安全性・相互作用 クラス

メディカルハーブ安全性ハンドブック 第２版では、掲載するハーブについて、安全性クラス(１つもしくは複数)と相互作用クラスにクラス分類をしている。クラスの定義は以下に示す。クラス分類についての詳しい情報、各特定クラスに含める基準と考慮事項は本書緒言を参照のこと。

安全性クラス

Class 1. 適切に使用する場合、安全に摂取することができるハーブ
Class 2. 記載された植物含有成分の使用に関する資格のある専門家による特別な指示がない限り、以下の使用制限が適用されるハーブ

- **2a:** 外用のみ
- **2b:** 妊娠中に使用しない
- **2c:** 授乳中に使用しない
- **2d:** 注釈にあるような他の特定の使用制限がある

Class 3. 資格のある専門家監督下でのみ使用することができるハーブ。クラス3のハーブには、特定のラベル表示が推奨されている (xxii頁　参照) 。

相互作用クラス

Class A. 臨床的に関連のある相互作用が予測されないハーブ
Class B. 臨床的に関連する相互作用が起こりうることが生物学的に妥当であるハーブ
Class C. 臨床的に関連する相互作用が起こることが知られているハーブ

BOTANICAL SAFETY HANDBOOK

メディカルハーブ安全性ハンドブック

第2版

◉日本語版監修：小池一男
◉日本語版監訳：林 真一郎、渡辺肇子
◉翻訳：今 知美

編著

AHPA
（AMERICAN HERBAL PRODUCTS ASSOCIATION 米国ハーブ製品協会）

Zoë Gardner
ゾーイ・ガードナー

Michael McGuffin
マイケル・マクガフィン

Expert Advisory Council
Roy Upton
Soaring Bear
David Winston
Daniel Gagnon
Aviva Jill Romm
Tieraona Low Dog
Mary Hardy
Lyle Craker

Reviewers
David Bechtel
Leslie Beyer
Bill J. Gurley

Proofreaders
Bill Schoenbart
Constance A. Parks

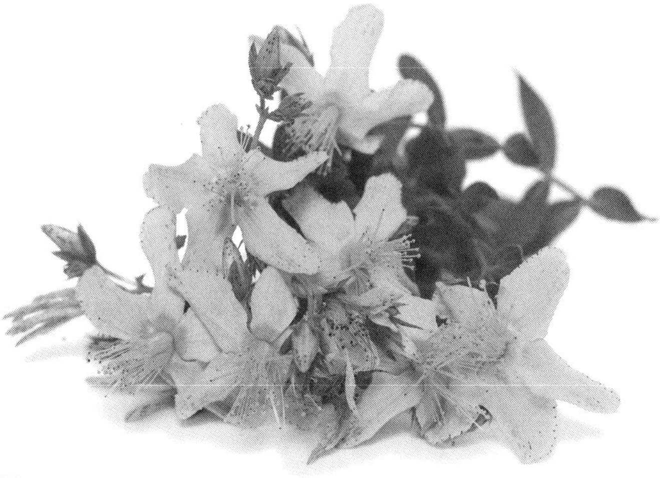

東京堂出版

AMERICAN HERBAL PRODUCTS ASSOCIATION'S
BOTANICAL SAFETY HANDBOOK, SECOND EDITION
Authored/edited by Zoë Gardner & Michael McGuffin

Japanese edition published by arrangement through The Sakai Agency

献辞

This book is dedicated to the memory of Mary Frances Picciano, Ph.D., former Senior Nutrition Research Scientist at the Office of Dietary Supplements, National Institutes of Health. Her interest, foresight, and willingness to have the Office of Dietary Supplements support a partnership with the American Herbal Products Association and the University of Massachusetts made this work possible.

目　次

序文（第1版）

一般の流通市場においても，また法的枠組みにおいても，ハーブ製品に対する関心が高まり，植物性製剤の安全性に関するデータを広く公開する必要性が生じてきた。1994年に栄養補助食品健康教育法（DSHEA法）が可決され，この法律が，ハーブを含有する栄養補助食品（サプリメント）も含む栄養補助食品の（消費者に適応や禁忌を告知する）警告的ラベル表示の使用を義務づける法律であることから，このような情報の必要性はさらに強まった。

米国ハーブ製品協会（AHPA）は，このニーズに対処するため，その標準委員会を通じて特別小委員会（以下〝委員会〟）を招集した。その委員会のメンバーは様々な情報源や専門誌などから，あまたの安全性データを発掘し，また，世界の数カ国においては，すでにハーブを分類する試みがなされていたことをも見出した。しかしながら，北米で販売されている植物性製剤の成分に関するデータが包括的に編集されたものや総覧も，現実的な使用に耐えうる形態のものは入手できなかった。

本書の目的は，すべての天然物質は本来的に安全であると予断することなく，また一般的ないくつかの文献が示唆するような，無批判な情報源からの毒性の報告を盲目的に受け入れることなく，ハーブの安全性に関する評価の合理的基盤を確立することにある。編者らは，この任務を遂行するにあたり，大きな壁に直面した。今回参照した参考文献の多くの著者は，引用の典拠を示さないデータを援用していたり，歴史的な問題ゆえの誤った情報をそのまま用いたり，また植物製剤の使用に対する先見的な偏見を示している場合もあった。

また，毒性に関しては，多くのハーブにおいて最新の研究を活用できない。それでもなお，編者らはここに提示する情報の主たる部分は，充分に正確であると確信している。編者達は，読者に本書が貴重な参考文献であると認識され，かつわれわれの記述に関して，あらゆる有益な批判がよせられることを切望している。

このたびの試みを発起するにあたり，AHPAは，ハーブもしくはハーブ製剤の広範囲にわたる安全な使用を保証する産業界，一般消費者および規制当局など，各界共通の利益となる記述を提示している。本書は，ハーブ製剤の製造者や生活者を安全なハーブ製剤の活用に導く正確かつ的確なデータを提供すると考える。米国ハーブ市場における最も広く確立された同業者団体として，AHPAは，本書の発行を発起支持することによって，ハーブ産業界が，信頼に足るメディカルハーブの使用を促進するリーダーシップの役割を担うことを推進する。

序　文

この米国ハーブ製品協会（AHPA）の『メディカルハーブ安全性ハンドブック』（*Botanical Safety Handbook*）第2版は，1997年に出版された第1版から重要な変更を経ている。同時に，この版は，実用的で入手しやすい形で安全なハーブの使用に関して正確な情報を提供するための，AHPAの継続的な責務を反映している。

第1版では，禁忌があったり使用に制限があったりするもの，資格のある専門家指導下でのみ使用するべきもの，適切に使用する限り安全に摂取できるものを区別するために，4つのクラスにハーブを分類した。また，一部のハーブは，分類のためのデータが不十分だったため，別のクラスに分類されていた。改訂版であるこの第2版でも，レビューの過程で特定のハーブについて正確な判断を下すための情報が不十分だった場合，そのハーブがハンドブックから削除された場合を除き，第1版の安全性分類システムを踏襲している。

本書はまた，ハーブと医薬品との相互作用の潜在性について判明していることを取り扱うために，独立した分類システムを採用している。臨床的に相互作用の関連が予測されないもの，臨床的に関連のある相互作用が生物学的に妥当であるもの，実際に相互作用が生じることが知られているものを分類するために，各ハーブに3段階の相互作用クラスが付与してある。

植物製品は世界中で広く使用されている。米国では，ほとんどのハーブが，量り売り，または錠剤，カプセル，チンキ剤で売られているか，栄養補助食品（この製品群にはビタミン，ミネラル，アミノ酸，および多数の他の成分を含む）として規制されている。多くのハーブはまた，料理に使われる一般的な調味料であり，茶としても使用されている。また，一部のハーブは，非処方薬として有効成分が利用されている。第1版の出版以降，米国においてサプリメントのカテゴリーにおけるハーブ製品の市場は年々大幅に増大しており，ハーブ製品の消費は，1996年の30億ドル（Muth et al.1999）から2010年には50億ドルとなった（Anon.2011）。

過去15年間のより重要な変化は，科学的な情報にアクセスするためのツールとして，インターネットやオンライン科学データベースが出現したことである。第1版での情報源は2次文献（すなわち，1次文献の書誌事項，伝統的・科学的情報での要約・抄録誌など）にほぼ完全に依存しており，植物の安全性の決定に必要な情報を収集するために，編集委員は自らが個人的に収集・所蔵している文献資料を使用した。一方，冒頭で説明したように，この第2版の編集では，1次文献（すなわち，発表された研究論文，症例報告，および他のオリジナルの文献）の徹底的なレビューを行った。第1版では，500種類以上の植物を評価するために280の文献のみを用いたのに対し，第2版では，セントジョーンズワート（*Hypericum perforatum*），イチョウ葉やイチョウ種子（*Ginkgo biloba*），ニンニク鱗茎（*Allium sativum*）の評価にだけでも301の参考文献を使用している。

植物の安全性情報の要約を提供しようとする際には，公表された記録物において，特定の偏見や誤りが含まれることがある。そのような偏見が植物製剤やサプリメントのレビューで繰り返されるうちに，消費者が“自然由来のものはすべて安全”という安全神話を信じることにつながることもしばしばある（Barnes 2003; Dasgupta and Bernard 2006）。カナダで行われた消費者の意識調査では，回答者の7%が，自然素材で作られた製品はいかなるリスクとも関連がない，という項目に完全に同意したことがわかったが（Anon.2005），そのような思い込みを消費者が受け入れたことを示す分析結果を公表したものはない。

しかし，幅広く料理に使用し，伝統療法に使用する多くの植物は，一般的に安全であることは事実である。私たちは，食事をより香り豊かにするためにさまざまなハーブを安全に添えることができる。私たちは，おいしいペパーミント茶やローズヒップ茶を味わい，ダンディライオンの根やソウパルメットの実や，他のいくつものハーブを含むサプリメントを安全に摂取することができる。食品やサプリメントで広く使用される一部のハーブには，アレルギーや個々の反応が記録されているが，そのような個々の問題は他の多くの食品にも認められており，広く安全とみなされている多くのハーブの安全性を損なうものではない。

一方で，周知のように，毒性が強く，死亡につながるような植物も多数存在する。自然に精通した北米のハイカーはみな，森の中を歩く際は，ツタウルシ（ポイズン・アイビー）（*Toxicodendron* spp.　トキシコデンドロン属）に触れないようにしなければならないことを知っている。2,400年前にアテナの裁判でソクラテスに下せられた死刑判決は，ドクニンジンの致死量（ポイズン・ヘムロック：*Conium maculatum*）を用いて行われた。赤道熱帯雨林の植物をいくつかブレンドした毒クラーレ（矢毒）（例えば，*Chondrodendron*，*Curarea*，*Strychnos*の種）は，南米の狩猟文化で，矢に殺傷力をもたせるために使用されている(Schultes and Raffauf 1990)。そして，ロサンゼルスの“コンクリートジャングル”では，2000年に2人の少年が，キョウチクトウ（*Nerium oleander*）の葉を数枚摂取したことによって死亡している（Garrison 2000)。しかし，連邦法と常識に従えば，消費者が容易に摂取できる製品に含まれる毒性の強い植物の使用を防ぐことができる。

AHPAの『メディカルハーブ安全性ハンドブック』の改訂となる第2版は，参考文献としての必要性を満たしている。それは，“自然物”であるがために，すべてのハーブは安全であるという神話をうのみにしたり，また，すべての症例報告やハーブまたはハーブ製品からの健康被害に，根拠のない非論理的な結論を結びつける考え方を検証なしに受けいれたりすることはしないということである。この第2版を仕上げるにあたり，不正確な参考文献と正確な参考文献を整理するのに，かなりの努力を要した。実際にそのような文献には遭遇しなかったが，すべての天然物質は本質的に安全であるとするような文献は，本書では対象にしていない。特定のハーブ製品が，根拠を欠く発言や，不完全な記録に基づいて，安全性に問題があると主張する報告を盲目的に受け入れることを避けるため，多大な努力が必要とされた。残念ながら，業界で審査がある科学雑誌でさえ，参考文献が不完全である例がしばしばみられた。文献に欠陥がある場合，それを意識的に指摘するようにしたが，そのような参考文献も，完全な文献情報を読者に提供するため収録した場合もある。

ハーブサプリメント製品の消費市場が拡大し，科学的な情報がより入手しやすくなった現在だが，APHAの『メディカルハーブ安全性ハンドブック』第2版の目指すゴールは，基本的に第1版と同じである。ハーブ製品を市場で売買する会社は，連邦規制に従って製品の使用に起因する既知の安全上の問題を開示している。医療従事者は，特にハーブ使用の実践や経験を欠く場合は，ハーブを使用する患者を指導する際に，正確なデータを必要としている。そしてハーブやハーブ製品を利用する消費者が，安全かつ適切なヘルスケアを選択できるように，容易に理解できる情報が必要である。AHPAの『メディカルハーブ安全性ハンドブック』第2版は，これらの消費者が必要とする情報を提供するように設計されている。

しかし，本書は，ハーブの使用マニュアルではないことに留意していただきたい。ハーブの使用や効能の情報を提供する優秀な参考文献は，数多く存在する。本書の読者は，健康のためにいつどのようにハーブを使うかのアドバイスについては，そういった参考文献を調べるか，実践や経験のある専門家に相談することを勧める。

編者は，AHPAの『メディカルハーブ安全性ハンドブック』第2版で提供する情報が正確であり，読者にとって価値のある参考文献となることを願っている。しかし，有益な批評は大いに歓迎し，編者はそれを傾聴する所存である。

参考文献

Anon. (Ipsos-Reid). 2005. Baseline Natural Health Products Survey Among Consumers: Final Report. Health Canada, Natural Health Products Directorate.

Anon. 2011. Organic wins big in 2010. *Nutr. Bus. J.* 16(6):1-8.

Barnes J. 2003. Quality, efficacy and safety of complementary medicines: Fashions, facts and the future. Part II: Efficacy and safety. *Br. J. Clin. Pharmacol.* 55:331-340.

Dasgupta, A. and D.W. Bernard. 2006. Herbal remedies: Effects on clinical laboratory tests. *Arch. Pathol. Lab. Med.* 130:521–528.

Garrison, J. 2000. Two Toddlers Died from Oleander Poisoning, Coroner Says. *Los Angeles Times*: July 26, 2000.

Muth, M.K., D.W. Anderson, J.L. Domanico, J.B. Smith, and B. Wendling. 1999. Economic characterization of the dietary supplement industry. Contract No. 223-96-2290: Task Order 3. Final Report. Research Triangle Park, NC: Research Triangle Institute.

Schultes, R.E., and R.F. Raffauf. 1990. *The healing forest.* Portland, OR: Dioscorides Press.

謝　辞

AHPAが本書の作成に着手する決定を下すにあたって重要な役割を果たした3名に対し，『メディカルハーブ安全性ハンドブック』第1版で謝辞が述べられた。本書を着想し，継続的に支援してくださったダニエル・ギャグノン氏，ご自身の経験に基づき激励してくださったジョン・ホーラ氏，そして，本書がまだ構想の緒についたばかりだった段階で本書の価値を明確に見出してくださった故ウィリアム・アプラー氏に，今再びこの謝辞を捧げる。

本書の編集に携わった専門家諮問評議会のメンバーは，金銭的な見返りがないにも関わらず，惜しみなく時間を割いて，ほぼ5年にわたり定期的に会合を開いた。メンバー各人の具体的な専門知識と経験は卓越したものであり，多数の参考文献が評価にかけられて本書に体系化された。彼らの尽力により，本書は単なる参考文献の羅列の域をはるかに超えるものとなった。専門家諮問評議会のメンバーの経歴は後述のとおりである。

そのほか，多くの専門家から具体的な教示を賜った。次の方々に謝意を示したい。
Dennis Awang, Dan Bensky, Paul Bergner, Mary Bove, Eric Brand, Josef Brinckmann, Francis Brinker, Chanchal Cabrera, Todd Caldecott, John Chen, Sigrun Chrubasik, Emily Cohen, Cynthia Copple, Amanda McQuade Crawford, De-Qiang Dou, Lana Dvorkin-Camiel, Andrew Ellis, Thomas Avery Garran, Christopher Hobbs, David Hoffmann, Prashanti de Jager, K.P. Khalsa, Vasant Lad, Reinhard Länger, Wilson Lau, Phyllis Light, Russell Molyneux, Vikram Naharwar, Robert Newman, Xie Peishan, Sebastian Pole, Bill Schoenbart, Atreya Smith, Ed Smith, James Snow, Alan Tillotson, Jonathan Treasure, Nancy Turner, Donnie Yance, Eric Yarnell, Yifang Zhang

世界中のハーバリストや科学者の研究や経験が，メディカルハーブの安全性に関する我々の理解の基礎を築いてくれたことにも謝意を表する。本書でレビューした植物の安全性に関する我々の理解に，彼らの仕事と著作物が重要な基盤を与えてくれた。

米国国立衛生研究所サプリメントオフィス(ODS)のジョセフ・ベッツ博士と故メアリー・フランシス・ピッチアーノ博士にもまた感謝を捧げる。ベッツ博士は，専門家諮問評議会の構築に尽力してくださった。また同博士は，ハーブが同時に摂取する薬剤の作用に影響を及ぼす可能性について取り扱うことが重要であると提言してくださり，その結果，本書ではハーブと薬の相互作用に関して記述することになった（第1版では扱わなかった事項である)。ピッチアーノ博士は，改訂作業に必要なODSからの経済的支援を進めてくださり，そのおかげで，この改訂版は学術的・科学的に高い水準に達することができた。

本書でレビューした数千に及ぶ文献の入手と管理は，多くの研究アシスタントの尽力に依った。この作業はJamie Blair, Brittney Laramee, Annie Winkler, Ryan Rogan, Rye Zemelsky, Kathleen Broadhurst, Jennifer Kehoe, Margo Voskanian, Jennifer Hast, Abigail Haines 各氏の多大な協力なしには不可能だった。また，原稿の査読と編集に携わっていただいたConstance ParksとBill Schoenbartにも感謝を捧げる。

支　援

本書の作成は，国立衛生研究所の栄養補助食品オフィスからの経済的支援および，マサチューセッツ大学，アマースト校の薬用植物プログラムからの寄付により可能となった。

また，本書の作成を支援するために，以下のAHPA会員の企業および個人から経済的支援を受けた。

VISIONARIES

BENEFACTORS

CHAMPIONS

Amin Talati, LLC
CRC Insurance Services, Inc.
Frontier Natural Products Co-op
GNC (General Nutrition Centers, Inc.)
Michael McGuffin
Mountain Rose Herbs
Pacific Nutritional, Inc.
Rainbow Light
Systemic Formulas
Vitality Works

SPONSORS

Alkemists Laboratories
Animal Essentials Inc.
Arise & Shine Herbal Products, Inc.
Bent Creek Institute, Inc.
Emerson Ecologics
Gaia Herbs
Golden Flower Chinese Herbs
Herbalist & Alchemist
Iovate Health Sciences International Inc.
Motherlove Herbal Co.
NOW Foods
Nuherbs Co.
Paragon Laboratories
Jim Prochnow
Ridgecrest Herbals
Sabinsa Corporation

ADVOCATES AND SUPPORTERS

American Botanical Council
Cindy Angerhofer
Beehive Botanicals, Inc.
Jon Benninger
BI Nutraceuticals
Bighorn Botanicals
Ed Croom
Steven Dentali
Dicentra
Earth Mama Angel Baby
EuroPharma USA
Evergreen Herbs, LLC
James Fischer
Dagmar Goldschmidt
Jackie Greenfield
Howard Miller
Mountain Meadow Herbs, Inc.
Pacific Botanicals
Pharmline Inc.
St. Francis Herb Farm Inc.
Strategic Sourcing Inc.
Mary Beth Watkins

編　者

ゾーイ・ガードナー, M.S., Ph.D.（c）

トラディショナルメディシン社研究開発管理者

人と植物との関係に魅せられ，ゾーイ・ガードナーは，1998年以来，薬用植物の生産，保全，品質，安全性，適切な使用についての研究，調査，教育を行っている。オーデュボンエクスペディション研究所で，環境学の学士号を取得した後，マサチューセッツ大学で，メディカルハーブプログラムを確立する支援をし，植物および土壌科学における修士号を取得した。近年では，植物栄養補助食品の大手メーカーである，トラディショナルメディシナル社の研究開発部門に加わった。

自称"ハーブオタク"であり，現在メディカルハーブの品質と安全性に関する博士課程を完了しようとしている。

マイケル・マクガフィン

アメリカハーブ製品協会（AHPA）会長

マイケル・マクガフィンは，1975年以来ハーブ業界で活躍し，この分野の小売・製造業の両方の企業を所有・運営している。彼は，メディカルハーブ安全性ハンドブック第1版（Botanical Safety Handbook
1997）とHerbs of Commerce 第2版（2000）の編者である。アメリカハーブ薬局方および米国植物救済局，薬局規定科学プログラムのUSCスクールの諮問委員会，中国伝統医学の標準化技術委員会のための国際機関（仮称），ISO/TC249の米国技術諮問グループの議長を務めている。規制当局との積極的な関わりを維持し，栄養補助食品のための適正製造規範に関するFDAの食品諮問委員会ワーキンググループ（1998～1999），FDAの食品諮問委員会の栄養補助食品部会（2003～2005），環境健康ハザード分析食品警告ワーキンググループのカリフォルニアオフィスで務めた（2008～2010）。

専門家諮問評議会

ロイ・アプトン, RH（AHG）, DAyu
米国ハーブ薬局方事務局長
ロイ・アプトンは，伝統的なアーユルヴェーダ，中国および西洋の伝統的なハーブについて訓練を受け習熟し，ネイティブアメリカンおよびカリブ民族植物学の伝統を学び，米国ハーバリスト組合の専門会員でもある。また，米国ハーブ薬局方の事務局長および編者で，米国ハーブ製品協会の規格委員会および米国植物協議会の諮問委員会，AOACインターナショナル，NSFインターナショナルのメンバーである。著作活動も行い，講師であることに加え，米国ハーバリスト組合の共同創設者およびかつての会長であり，カリフォルニアを拠点にしたハーブ会社Planetary Herbalsのハーバリスト兼ディレクターである。

ソアリング・ベア, Ph.D.
米国国立医学図書館技術情報スペシャリスト（Ret.）
ソアリング・ベア博士は，1970年代初頭以来，毒物学に焦点をあてたハーブデータの収集をしている。アリゾナ大学で，生化学で名誉理学士および薬理学で博士号を取得した。構造活性相関および化学的相互作用に関する博士研究は，ハーブの対生物作用について独自の視点を提供している。herbmed.orgを創設し，1万件以上の要約を編集し，Medline（医学を中心に生命科学の文献情報を収集したオンラインデータベース）にリンクした。米国国立医学図書館では，生命科学用語集（MeSH）セクションにおいて，pubmed.gov（医学・生物学分野の学術論文検索システム）データベースで毎日行われる数100万件の検索の質を向上させる，ハーブ・代替医療およびMeSHの化学分野の重要な改訂に携わった。

デービッド・ウィンストン, RH（AHG）
Herbalist & Alchemist社長
デービッド・ウィンストンは，チェロキー，中国および西洋/折衷伝統ハーブでの40年以上わたる実践をもつハーバリスト・民族植物学者である。米国ハーバリスト組合の創設/専門メンバーで，33年以上にわたり臨床診療に従事している。米国やカナダ全体の，多くの医師や医療専門家に対するハーブコンサルタントでもある。またHerbalist & Alchemist社の社長であり，ハーブ研究とハーブ治療研究図書館のためのデービッド・ウィンストンセンターの創始者・ディレクターである。ハーブ療法に関する多数の著書があり，国際的にも知られる講師で，医学校・シンポジウム・ハーブ会議などで頻繁に指導にあたっている。

ダニエル・ガニオン, M.S., RH（AHG）
Herbs, Etc.社長
Herbs, Etcのオーナーであるダニエル・ガニオンは，1976年以来の実践ハーバリストである。サンタフェ自然医学大学，サンタフェ大学，ニューメキシコ大学で，メディカルハーブ，生薬学および関連する科目を学んだ。ノースアメリカ植物医学大学で薬草療法の理学士号を取得し，薬草療法のスコットランド校で修士号を取得した。10年以上ノースアメリカ植物医学大学の教員を務めた。現在は，医療サービス関係者に対するハーブコンサルタント業に従事している。また，ハーブ医学に関する著書がある。

アヴィヴァ・ジル・ロム, M.D.
女性と子供のための統合医療ディレクター
アヴィヴァ・ロム博士は医師になる前に，助産，女性の健康，そして女性と小児の植物医学で知られた専門家であり，20年以上にわたって自宅出産助産師およびハーバリストとしての実跡がある。エール医学校を卒業し，内科（エール）のインターンシップおよび家庭医学（タフツ）の研修を修了した。アメリカハーバリスト組合長，女性のハーブ療法，遠隔学習プログラムの創始者兼ディレクターを務めた。そして，アメリカのハーブ薬局方の医療ディレクターである。米国における植物医学の実践および教育のための基準を設立する際に活躍し，植物医学，妊娠や子供の健康に関する多数の書籍を著している。

ティラオナ・ロードッグ, M.D.
アリゾナ大学医学部
アリゾナ統合医療センターフェローシップ・ディレクター
自然医療におけるティラオナ・ロードッグ博士の豊富なキャリアは25年以上になる。ニューメキシコ大学医学部を卒業し，アメリカハーバリスト組合長を務め，現在はアリゾナ大学医学部アリゾナ統合医療センターでフェローシップのディレクターの任にあたっている。米国国民健康政策および規制問題に関わっており，補完代替療法のホワイトハウス委員会，国立補完代替医療センターの諮問委員会のメンバーも務めた。現在は米国薬局方サプリメント・植物専門委員会の議長である。

メアリー・ハーディ, M.D.

統合腫瘍学のためのUCLAセンター

メディカルディレクター

メアリー・ハーディ博士は，ルイジアナ州立大学医学部で医学博士号を取得し，ハーバード大学神学校およびローマリンダ大学で医療倫理を学んだ，統合医療の医師である。米国および欧州におけるハーブプラクティショナーに師事し，ペルー，ケニア，南アフリカ，モロッコ，中国で伝統的なヒーラーを訪れた。RAND社での南カルフォルニアのエビデンスに基づく実践センターによって行われた多くの研究プロジェクトの補完代替療法の専門家，統合医療のアカデミック連合の臨床実習委員会の共同議長，米国国立衛生研究所が資金提供をした，UCLA植物研究センターの副所長である。

ライル・クラッカー, Ph.D.

マサチューセッツ州立大学アマースト校

薬用植物プログラム 教授

ライル・クラッカー博士は，30年以上にわたり薬用植物のフィールドの研究を行っている。ミネソタ大学で農学博士号を取得し，*Journal of Herbs, Spices, and Medicinal Plants*を創刊し，編集者も務めた。また，*Journal of Medicinally Active Plants*も創刊し現在は編集長，国際園芸学会（ISHS）セクションの前議長，アメリカ園芸学会（ASHS）のハーブ，スパイス，薬用植物ワーキンググループの主催者，薬用・芳香植物および薬効植物のアメリカ評議会での国際協議会の組織メンバーである。アメリカ植物協議会の諮問委員会のメンバーであり，植物の教育や研究に資するAHPA財団の理事会員を務めている。

緒　言

米国ハーブ製品協会（AHPA）の『メディカルハーブ安全性ハンドブック』第2版は，本書に掲載されているすべてのハーブ*1を摂取する際に，個人の意思決定に影響を与えうる数多くの安全性上の情報を提供している。その情報は，それぞれの植物に関連する文献資料による識別のプロセスや，ハーブやハーブ製品の伝統療法で実践・経験のある有資格の専門家による評価を通して準備された。本書に掲載されたそれぞれのハーブ*2は，1つ，もしくは複数の安全性クラスに分類され，また相互作用クラスにも分類されている。下記にその詳細を示す。これらの分類，並びに参考文献からの関連情報の概要は，それぞれの植物に関連する安全性の問題を理解するための基本的なデータとして最初に提示している。概要に続き，使用に際してさらに詳細な情報を「レビュー詳細」というセクションで提示している。これら各セクションの内容の詳細な説明は，本項後半を参照。

＊1　ハーブと植物という用語は本書を通して，交換可能な言葉として使用されている。

＊2　または場合によってハーブの属グループ。例えば同種属の1つまたは複数の使用部位の安全性の問題が異ならない，属内の2つまたはそれ以上のグループが共通の安全性である時にはそのように立項している。

ハーブの安全性の検討

本書の作成にあたり，様々な組織・個人の見解・経験が考慮された。本書第1版の指針と着想の主要な情報源は，世界保健機構（WHO）の情報であった。1991年，WHOの伝統医療プログラムは，医薬品規制当局の第6回国際会議で，植物療法の評価に関するガイドラインを発表した。その後WHOによって審査され，採択されたこれらのガイドラインは，植物療法の安全性が，下記の原則に従って評価されるべきであると提言している。

> …その製品が危害なく伝統的に使用されている場合は，新たなエビデンスによりリスク - ベネフィットの評価の見直しが必要とされない限り，特定抑制規制措置を行うべきではない（WHO1991）

第1版の編者は，WHOのガイドラインからこの原則を採用し，この考え方は今回の編集でも維持されている。

J. M.キングスバリーは，彼の古典的な著書，*The Problem of Poisonous Plants*において，植物によっては大量に摂取した場合にのみ有毒であるにしても，有害物質を多少なりとも含有する植物の例は多数あるという事実に注目することで，さらなる方向性を示している。彼は次のように指摘する。

> 植物が機能的に有毒な作用を示す場合には，有毒な二次化合物を含有するだけではなく，充分な濃度でその化合物が動物に影響を及ぼす有効手段を有しており，またその化合物は，動物の持つ，その毒性化合物に対するいかなる生理学的・生化学的な防御力にも，毒性が勝るものでなければならない。したがって，たとえ植物中に毒性学的に有意な量で，既知の毒素が存在していたとしても，実際に人や動物種が，即時的にその植物によって中毒になることを意味するものではない（Kingsbury 1979）

キングスバリーの見解の妥当性を検討する上で，ハーブの安全性の問題が生ずる手段を再検討することは興味深い。毒性試験は，多くの場合，実験動物に非常に高用量のハーブもしくはハーブから単離した成分を摂取させることによって行われる。例えば，ベンスキーとギャンブルは，マルベリーの葉に関するモノグラフにおいて，“ヒトにおける標準用量の250倍をマウスに長期間投与した場合，肝臓および腎臓障害が引き起こされた”と報告している（Bensky and Gamble 1986）。過剰摂取に基づくデータは，ハーブサプリメントの実際の使用とはほとんど直接的に関係がなく，そのような所見は，明らかに普段の人の摂取パターンとは関係しない。加えて，記載された情報により，ハーブ，ハーブ製剤，もしくは単離した化合物のLD_{50}（すなわち，試験動物の50%が当該物質によって死亡する“致死量”）を識別することが可能であることもあるが，濃度や使用されたハーブの剤形を特定できる情報はしばしば欠如している。そのような不完全なデータを，ヒトの摂取の安全性評価に正確に適用することはできない。

一般的に入手可能な様々な食品やハーブから単離した成分に関する有意な毒性データは（確かに）存在する。ナス科に属するジャガイモは，特に塊茎の緑色の部分に，微量の有毒なアルカロイド配糖体ソラニンを含有する（Turner and Szczawinski 1991）。ソラニン中毒の症状は重篤であるが，ジャガイモ自体は一般的に安全な食品とされている。5g程度のナツメグの摂取は著しい幻覚を引き起こすことがあるが（Sangalli and Chiang 2000），休日のエッグノッグにこの独特な香りを振りかける楽しみを妨げるような安全上の心配は必要ない。同様に，ペパーミントには26種もの毒素が認められるが，ペパーミント油で香りをつけたキャンディーに関連する安全上の問題はない（Duke 1989）。ハーブ製品に関する安全上の問題は，成分内容だけをみて食品に警戒を払う必要はない。

WHOによって採択された原則に従い，また，キングスバリーによって明確に述べられた考え方を取り入れるにあたって，ハーブの安全性は，その使用の歴史的な背景を考慮して，使用目的に従って評価することが必要である。本書では，安全性分類を確立する際に，単離した成分の毒性に関する情報を自動的に適用することや，過剰または無責任な消費パターンを考慮することは意図的に控えた。通常の投与量の範囲でのハーブの使用が，安全性上の問題を引き起こすことが実証された場合，または未加工の植物から得られる有害または潜在的に有害な成分の量が，問題とするべき量である場合にのみ，ハーブを特定のクラスに分類する決定を下した。

潜在的な薬物相互作用の対処

ハーブと医薬品との相互作用の問題は，当時はその問題に関する情報がとても少なかったため，本書第1版では除外された。それから数年を経て，この問題はより一層顕著に研究されてきた。ハーブと医薬品との相互作用に関する初期の研究論文は，大部分が推論的であったが，その後研究者は，特定の薬の代謝や薬物代謝酵素に対するいくつかのハーブの実際の効果を測定する科学的な基礎データを進展させ始めた。同時に，多くの個別植物の研究の出現によって，多くのハーブで薬物相互作用が予測されないということも確認されている。

薬物相互作用は通常2つのカテゴリーに分類される。薬または植物の生理学的作用が相互作用する（相加作用・拮抗作用を含む）薬力学的相互作用，そして相互作用が薬の吸収，代謝または排泄に影響を与え，薬のバイオアベイラビリティの量や期間（付録3，CYP450およびP-gp相互作用プロファイルを参照）を変化させる，薬物動態学的相互作用である。薬力学的相互作用は一般に薬と植物の薬理効果を基に予想しやすいのに対し，薬物動態学的相互作用は，テストや十分に立証された症例報告を通して確認されるまで，通常は予想することができない。

特に薬力学的相互作用による著しい健康障害の可能性がある場合は（例えば，心臓の薬や抗血小板薬の相加効果），少数の薬力学的相互作用は記載されるが，本書では主として薬物動態学的相互作用に注目している。

ハーブと薬の薬物動態学的相互作用では，相互作用の重症度は，一般的には使用される薬の毒性や治療用量が達しない場合の因果関係に基づいている。ハーブが，狭い治療濃度域の薬と使用される場合（すなわち，ジゴキシン，ワルファリン，リチウム，シクロスポリン，フェニトイン，テオフィリンのように，有効作用と毒性作用の間の差が小さい），資格のある医療従事者による指導監督が強く求められる。

薬力学的・薬物動態学的相互作用のいずれも，薬や植物の有効性やバイオアベイラビリティを増加させるような，ポジティブな作用を有する可能性もある。そのようなポジティブな治療的相互作用は，その相互作用が安全性の問題を提示する限り，本書では記載していない。

専門家諮問評議会の選定

米国医学研究所（IOM）の*Framework for Evaluating the Safety of Dietary Supplements*（サプリメントの安全性を評価するフレームワーク）で概説されている，安全性評価のための方法および考慮事項は，本書の作成を検討した参考文献の収集およびレビューの過程において規範となった（IOM 2005）。このIOMの文書はまた，栄養補助食品に関連する多くの分野の専門家活用の重要性を強調している。このアドバイスに従って，資格のある専門家諮問評議会が本プロジェクトの最初に設立された。メンバーは，医学，臨床薬草学，薬理学，生化学，そして伝統的で体系立てられた植物療法（例えば，中国伝統医学またはアーユルヴェーダ医学）などの分野における，豊富な知識と経験によって選ばれた。専門家諮問評議会で特定のトピックまたは植物の知識が見つからなかった場合は，外部の専門家の見識や意見を求めた。

文献レビューの方法

体系的な文献検索は，国立医学図書館の技術情報専門家と協力して開発した検索用語を用いて，2007年1月から2010年5月に，次のような電子データベースで行われた。

・PubMed（[Latin name] OR [standardized common

name]) AND (adverse effects OR adverse reaction OR safety OR tolerability OR drug interactions OR herb–drug interactions OR poisoning OR toxic OR toxicity OR toxicology OR drug toxicity OR teratogen* OR contraindicat* OR cytochrome OR p450 OR pregnancy OR lactation OR breast feeding OR breast milk OR pharmacodynamics OR " [MeSH term] /adverse effects" OR "[MeSH term] /toxicity" OR (Case Reports [ptyp]))

- EMBASE and Biological Abstracts ([Latin name] OR [standardized common name]) AND (adverse drug reaction OR safety OR tolerability OR drug tolerability OR herb drug interaction OR drug interaction OR drug contraindication AND contraindication OR poisoning OR intoxication OR drug toxicity OR toxic OR toxicity OR toxicology OR teratogen OR teratogenic OR teratogenicity OR cytochrome OR pregnancy OR lactation)
- TOXNET ([Latin name] OR [standardized common name]) AND (teratogen* OR adverse effects OR safety OR tolerability OR drug interactions OR poisoning OR toxicity OR cytochrome OR contraindications OR pregnancy OR lactation) NOT PubMed

レビューのためにこれらの調査から選択された文献は，安全性に関連した（薬物相互作用研究を含む）メタアナリシス，システマティックレビュー，他のレビュー，臨床試験，ヒト・動物・*in vitro* の薬理学的研究，生殖および発生毒性試験を含む毒性試験，疫学研究および民族植物学研究を含んだ。併用製品およびホメオパシー製品は通常除外した。言語の制限をしなかったので，他言語の文献も可能な限り含まれていたが，レビューでは英語の文献に焦点をあてた。

この広範な文献レビューに加えて，多数の出版物も調査した。これらは，主にハーブ療法の伝統的な使用に関する権威ある参考文献からなり，また，規制文書，民族植物学の記録，薬局方のテキスト，毒物学，食品成分，その他の関連するトピックに関する文書を含んでいる。

文献は研究編者によって識別され，入手され，要約された。全文献の要約は，安全性や相互作用の評価，禁忌，注意事項のレビューや割り当てのために，必要に応じて，専門家諮問評議会および他の専門家に提示された。評価は，検討中の植物の使用歴を念頭において保持することにより，専門家諮問評議会によって割り当てられた。

レビューのプロセスでは，異なるタイプの出版物（すなわち，症例報告に対して，無作為化プラセボ対照二重盲検試験など）によって与えられた根拠のレベルは積極的に考慮されたが，このプロセスでは，各参考文献の妥当性の正式な評価は行われなかった。さらに，いくつかの出版物は，摂取したハーブ製品についての十分な詳細情報の欠如，既往歴や併用薬物の使用といった交絡因子の考慮なしに報告された有害作用と特定のハーブ成分との因果関係を仮定する症例報告といった，限定された数値であったことが認められた。編者はそれらの欠陥に注意を促しているが，いくつかはそのような参考文献も残された。

2007年から2010年のレビューの後に出版された科学雑誌における追加の文献も，上記のプロセスに従った編集段階で，いくつかの項で考慮された。

調査過程およびクラス分類

第2版で掲載されているハーブは，1997年に出版された第1版とほぼ同じである。第1版刊行以降に米国市場でより顕著に見られるようになったいくつかのハーブが追加された。第1版で取り上げていたハーブで，関連する現代の資料が見つからず，歴史的な情報源からの根拠が欠けているか不十分であったものは，今回掲載していない。

分類は，項目で示している植物の各部位*ごとに掲載し，特に明記しない限り，乾燥した植物材料である。分類は，原料として，または最終製品（錠剤，カプセル剤，茶剤，等）中の構成要素として，その全体，切片または粉末状形態におけるハーブの指定した部位のみを取り扱う。または伝統的なプロセスによって植物部位から調製した煎剤，チンキ，抽出物を取り扱う。濃縮した抽出物，化合物を添加した抽出物，植物から単離した化合物は，元の植物とは異なる生理化学的効果，安全性および相互作用の考慮があることが予測される。そして，分類は追加のレビューなしにそれらの他の要素に対し推定すべきではない。

分類は，特定のハーブから抽出した成分に関するデータと，健康増進または治療効果のために通常摂取される用量に基づいて行われた。従って，使用上の注意事項は，配合成分の一部として少量で流通しているハーブや，治療用量よりも少量で香辛料として使用されるハーブについては，誇張された記述になる。

各ハーブは，専門家諮問評議会の経験に伴い，収集したすべての情報に基づいて，2つのクラスに分類した。第1に，ハーブの安全性を評価する安全性クラス。第2に，ハーブと

＊植物の部位で「全草」としているものは，葉および茎からなるもので，この用語は一般的に非木質にのみ使用している。「地上部」としているものは，地面の上に出ている部分全てを指し，通常葉や茎だけでなく，花，果実，種子も含み，収穫時の植物の成熟状態による。他の全ての植物部位（例えば樹皮，葉，根）は，一般的に使用される植物用語である。

薬を併用した場合に，処方薬または非処方薬の効果を変える可能性のあるハーブについて現在知られている情報を提供する，相互作用クラス。この文書の主たる適切な適用法は，ハーブやハーブ製品の理性的な使用を前提とした分類に基づくという理解である。

クラスは以下に定義されており，次いで，それぞれの特定のクラスに含める基準と考慮事項が箇条書きで記載されている。

安全性クラス

Class 1. 適切に使用する場合，安全に摂取することができるハーブ

- 安全で伝統的な利用の歴史がある
- 因果関係の確立が高い重要な有害事象の症例報告がない
- 臨床試験において重要な有害事象がない
- 妊娠中および授乳中の使用においての問題が確認されなかった
- 本質的な有毒成分がない
- 過度の使用に関連した毒性は，このクラスから除外するための根拠とならない。
- 軽度なまたは個人の体質による副作用は，このクラスから除外するための根拠とならない。

Class 2.* 記載された植物含有成分の使用に関する資格のある専門家による特別な指示がない限り，以下の使用制限が適用されるハーブ

2a:外用のみ

- 毒性は，伝統的な用量で経口的に摂取した粗製剤で実証された。
- 経口使用に関連した毒性（例えば，肝毒性，腎毒性，神経毒性）の因果関係の可能性とともにヒトにおける有害事象のデータがある。

2b: 妊娠中に使用しない

- 伝統的に使用禁忌
- 堕胎薬や子宮刺激剤としての伝統的な使用
- ヒトに関連する有害事象データが存在し，因果関係の可能性がある。
- 動物におけるデータが催奇形性を示唆しているか，ヒトでの妥当な適用での胎児または母親への他の有害作用。
- 通常の食品として植物を摂取する場合に，標準用量が典型的な食品としての量を超えるもの。

2c: 授乳中に使用しない

- 伝統的に使用禁忌
- ヒトでの関連する有害事象のデータが存在し，因果関係の可能性がある。
- 潜在的な肝毒性または神経毒性
- 母乳中に成分のバイオアベイラビリティの問題が実証されている。

2d: 注釈にあるような他の特定の使用制限がある

- ハーブの使用が特定の集団にとって安全ではない可能性がある情報が存在する。
- 標準的な範囲外の投与量レベルが有害事象を引き起こすことが知られている。

Class 3. 資格のある専門家監督下でのみ使用することができるハーブ。以下のラベル表示がクラス3に推奨されている。“資格のある専門家監督下でのみ使用すること”ラベルには，以下の適正使用情報を記載しなければならない。用量，禁忌，生じ得る有害作用および薬物との相互作用，ならびに本品の安全使用に関する他の関連情報。

- 狭い治療域
- 多くの集団で確認された安全性の問題

*クラス2 のサブパートのいずれかに位置付けられたハーブは、これらのサブパートの他にもまた位置づけられる可能性がある。

相互作用クラス

Class A. 臨床的に関連のある相互作用が予測されないハーブ

- 因果関係の可能性で疑わしい相互作用の症例報告がない。
- ヒトの薬理学的な研究において臨床的に関連のある相互作用がないか，たとえあるとしてもわずかである。

Class B. 臨床的に関連する相互作用が起こりうることが生物学的に妥当であるハーブ

- ヒトまたは動物の薬理学的研究データが，臨床的に関連する相互作用の可能性を示唆している。
- 複数の症例報告が，潜在的な相互作用の問題を示唆している。
- 細胞培養または生化学的分析が，相互作用の生物学的に妥当なメカニズムの基礎を確立する。

Class C. 臨床的に関連する相互作用が起こることが知られているハーブ

- ヒトの薬理学的研究で，特定の薬剤やサプリメントとの相互作用を実証している。

- ヒトの薬理学的研究で，薬物代謝酵素や薬物トランスポータータンパク質において，臨床的に関連のある作用を実証している。
- 疑われる相互作用の症例報告において，因果関係の可能性がある。

範囲の限定

本書は，以下のデータ，条件，関連製品を特に除外する。

- 過剰摂取。本書で取り上げた安全性および相互作用に関する分類は，通常の摂取量にとってのものであり，どのような量における安全性も保証しない。また，これらは注釈で言及することもあるが，過度または適度ではない使用でのみ重要となる懸念は，クラス分類に関連しない。
- 分類された成分の安全性または毒性の問題。多くの一般的な食品と同様，ある種のハーブは，単独で毒性を示す成分を含有することが知られている。成分にのみ基づくデータは，そのような化合物が蓄積されると知られている場合か，摂取パターンが健康上の問題を生じるのに十分である場合を除いて，本書の安全性分類に関連しない。成分の知識がハーブの安全性に関連する場合は，成分そのものを注釈で識別した。
- 単独での静脈内または腹腔内投与のみに基づく毒性データ。一般的にハーブ製品の大部分は，経口的に，また適切な投与量の指示で摂取されている。注射剤の生理学的効果は，経口摂取に関連していない。他の剤形の投与に関連した情報も調査されたが，クラス分類の単独の根拠とはしなかった。特に明記しない限り，分類は経口摂取を前提とする。
- 中国伝統医学およびアーユルヴェーダでの禁忌。中国およびアーユルヴェーダの治療では伝統的に，ほとんどのハーブが個人の体質の強さと弱さ，季節，気候および特定の伝統の文脈でのみ理解される他の要因に基づく禁忌を有している。これらの伝統的な問題は，妊娠中の禁忌のように，現代生物医学の文脈で解釈が可能でない限り，本書には含めなかった。
- 胃腸障害。過剰投与による悪心または嘔吐の報告も，時折また軽微な胃腸障害が指摘されているが，そのような反応の頻度または重症度を考慮することが正当でない限り，安全性分類を確立する際に考慮に入れなかった。
- 特異体質。あらゆる植物性物質は，食品として，あるいは医薬品として使用するかを問わず，過敏な人では予測できない負の反応を刺激する可能性がある。このような特異体質が予測可能であることを示唆する根拠がない限り，安全性分類はそのような特異体質を考慮に入れていない。
- アレルギー反応。キク科，セリ科および他の植物の科に属するある種の植物は，比較的高度なアレルギー誘発性を有し，本書では，フィーバーフュー（*Tanacetum parthenium*）およびエキナセア種の開花時の先端部のような，ある特定の植物でこれに関する具体的な説明が提供されている。しかし，植物のアレルギーの可能性は，一般的に制限的分類の基準とはみなされない。ブタクサに対するアレルギーのある人は，キク科のすべての植物，特に花の部分の摂取上の注意を順守することが望ましい。
- 接触皮膚炎。本書の主な焦点は，経口摂取用のハーブ製品にある。関連する皮膚炎の記録とともに，外用の治療歴がある場合（例えば，からしパップ剤）を除き，そのような懸念は本書においては取り扱わない。
- 広く流通していない安全性の問題のある有名な有毒植物。非常に有毒なものとして標準的な毒性学テキストに記載されている多くの植物は，本書には収載されていない。これらのうちいくつかの単離物および成分は，処方薬に含まれている可能性があるが，それらは一般的に店舗で入手できる製品には認められていない。除外した植物は以下の通り。

  Adonis vernalis, Claviceps purpurea, Chondrodendron tomentosum, Colchicum autumnale, Conium maculatum, Croton tiglium, Datura spp., *Gelsemium sempervirens, Hyoscyamus niger, Nicotiana* spp., *Rauwolfia* spp., *Stramonium* spp., *Strophanthus kombe, Strychnos nux-vomica*
- ホメオパシーハーブ製剤。ホメオパシー製剤は，OTC薬または処方薬として分類されており，現在 *Homeopathic Pharmacopoeia of the United States*（アメリカホメオパシー薬局方）により規制されている。粗形態でのハーブにとって発生する安全性の問題は，同じハーブのホメオパシー製剤には適用されない場合があり，本書では，ホメオパシー形態のハーブ製剤は取り扱わない。
- 精油。精油は特定の揮発性成分の濃縮物である。多くの精油は，適切かつ経験豊富な者による，安全使用に関する十分な根拠と歴史を有するが，精油は，精油が得られる未加工の植物材料には存在しないか，中程度に存在する毒性学的問題をしばしば引き起こす。内用の歴史がある少数の精油を除いて，本書では精油の分類を含まない。
- ハーブの化学的に定義された単離成分を含む有効物質が添加されたハーブ製品。そのような製品の安全性は，市場導入前に製造業者および販売業者が検討すべきである。

・環境因子，添加物または汚染物質。健康上の問題を示す汚染物質は注釈で記載されるが，クラス分類は植物医薬品原料の純度低下の可能性については考慮していない。この種の安全性上の問題は，ハーブ製品が汚染されていないこと，および不純物が混在していないことを保証する責任がある原料供給業者および原料製造業者の製造業務基準により対処するべきである。

参考文献

Bensky, D., and A. Gamble. 1986. *Chinese herbal medicine: Materia medica*. Seattle: Eastland Press.

Duke, J.A. 1989. *CRC handbook of medicinal herbs*. Boca Raton, FL: CRC Press.

IOM. 2005. *Dietary supplements; A framework for evaluating safety*. Institute of Medicine and National Research Council of the National Academies. Washington, D.C.: National Academies Press.

Kingsbury, J.M. 1979. *The problem of poisonous plants*. New York: Columbia University Press.

Sangalli, B., and W. Chiang. 2000. Toxicology of nutmeg abuse. *J. Toxicol. Clin. Toxicol.* 38 (6):671-678.

Turner, N., and A. Szczawinski. 1991. *Common poisonous plants and mushrooms of North America*. Portland, OR: Timber Press.

WHO. 1991. WHO Guidelines for the assessment of herbal medicines. WHO/TRM/91.4. Geneva: World Health Organization.

データの構成

植物の一覧は，学名（ラテン語）でアルファベット順に配列されている。2つ以上の種が交換可能として使用されるケースの場合，または安全な使用に関連する問題が，近縁種と同じまたはほぼ同じである場合は，属の複数の種が単一の項目に併合されている。いくつかのハーブは，複数の有用な部位が使われている。これらの植物の部位は，すべての部位の安全性の問題が非常に似ている場合にのみ，1つの項目にまとめて分類している。それ以外の場合は，別の項目として，それぞれの植物の部位を掲載している。

学名に続くのは植物の科名である。同義の学名が関連文献内で見られる場合には，異名として掲載されている。

植物が多くの一般名を有することは稀ではなく，このことはハーブの用途や，生じ得る安全上の問題の理解を混乱させる可能性がある。AHPAは，各ハーブに単一の共通または常用名を割り当てることでこの問題を解決するために，*Herbs of Commerce*（McGuffin et al. 2000）の第2版を発行し，（米国における）一般名（日本語版においては英名として掲載）として各項に示した。ハーブの呼び名全てを網羅的に掲載することを意図するものではないが，なじみのある共通の名前を，別名として記載している。アーユルヴェーダや中国伝統医学で一般に使用される，アーユルヴェーダ名と中国名（ピンイン名）も掲載している。注意：中国名では通常植物の特定部位を示しているが，アーユルヴェーダ名は植物そのものを示す傾向がある。時折の例外を除いて，本書における植物の命名法は，*Herbs of Commerce*第2版に由来している。

※日本語翻訳版においては，日本における標準的一般名を掲載し，英名としてオリジナル版の英語一般名を掲載している。日本での古くからの名前は和名として掲載する。第十六改正日本薬局方およびその第一追補に収載されているものには（局），日本薬局方外生薬規格2012に収載のものには（局外）を付して掲載した。
中国名はオリジナル版のピンイン表記と漢字での表記を併記した。
また，科名について，科名に続けて（　）内に記載しているのは，これまで使われてきた新エングラー体系の分類による科名である。日本語翻訳版ではAPGⅢ分類体系による科名表示を基本とする。

植物の名前に続くのは，植物の安全性と相互作用性に関するクラス分類である。時折，個別の追加情報が，特殊な処理を必要とするハーブのために付加されている。

残りの部分は2つのセクションに分割され，各ハーブまたは種の安全性に関して，科学的情報の要約や伝統的な知識を簡潔に示す植物情報の概要部分と，概要で掲載された情報の詳細を提供するレビュー詳細の部分に分かれている。

それぞれのハーブの概要部分には，次の要素が含まれている。太字で印刷された以下の各見出しはどのハーブでも示してあり，それぞれで何も関連する情報がない場合には，“知見なし”と記載している。他のすべての要素は任意であり，関連のある説明つきの情報がある場合のみ含まれている。

- **安全性クラス**：各ハーブで，この緒言において前述した1つまたは複数の安全性クラスが割り当てられている。
- **相互作用クラス**：各ハーブに，前述の相互作用クラスも割り当てられている。
- **禁　忌**：いかなる場合でもその植物を使用すべきではない状況，条件，集団について，ここに掲載している。
- **他の注意事項**：使用時の特別な考慮についてここで明示している。例えば，前述のように，共通の特異作用（例：アレルギー反応），典型的な危険性はないが有害事象のある可能性，およびいくつかの特別な注意が必要な条件等を含む。
- **薬やサプリメントとの相互作用**：ここでは，相互作用クラスBまたはCに記載されている，可能性や確実性のある相互作用に関する情報を提供するために，既知または疑われる相互作用の詳細についても説明する。注意＝しかし，根拠に乏しい相互作用や，相互作用の実証が欠如している薬に関しては，一般的に薬理学的考察の項で表示されている。
- 標準用量：過剰投与を避けるべきであるとの勧告が示されている植物については，標準容量を記載する。用量は通常，直接摂取または茶剤・煎剤としての製剤において，量と形態のみ記載し，特に断らない限り，乾燥した形態のハーブに基づいている。チンキ剤および抽出物（エキス）の形態での同等の用量は，乾燥重量基準で抽出物の濃度を計算しなければならない。標準用量は，用量限度に相当すると同一視するべきではない。むしろ，この用量は「ひとり1回分」という概念に関連するとみるべきである。標準用量は適切な用量限度の決定に関連するが，従来このようなレベルの設定には，その他の要因に関する完全な検討が必要とされる。

・注　意：カフェインやピロリジジン・アルカロイドなどの特定の植物の成分や，催吐薬や利尿薬のような既知の生理作用のあるハーブでは，多くの種で安全上の配慮を提示している。注意記述は，個々の種でそのような問題の詳細を問題提起するよりも，これらの成分または作用を識別し，付録1,2,3において，各主題の詳細な考察を読者に提示する。

・注　釈：必要に応じて，特定のラベル表示勧告，製剤に関する情報，潜在的な問題となる化学化合物の含有量，使用制限の例外，純度低下の可能性や，その他の情報のような，ハーブの安全な使用に関する補足情報は，すべてこのセクションに含まれている。引用した参考文献の質や適用，詳細のいくつかの議論はここに示す。

・**有害事象と副作用**：特定のハーブの使用に関連して発生していることが報告されている，異常な徴候や症状を含む健康への悪影響の記録が，この部分で示される。副作用とは，ハーブが摂取されたために起こる主たる作用ではないが，予測可能な作用として定義される（例えば，一部の人は，ジンジャーの摂取後胸焼けを経験する）。有害事象は，ハーブの使用に関連する，どの健康関連事象をも含み，事象発生時に摂取されたハーブに関連することもしないこともある。いつくかの一時的な使用量に関連する有害事象はハーブ摂取に起因するかもしれないが（例えば，生のイチョウの種子の過剰摂取による吐き気，嘔吐，中枢神経系障害），多くの症例報告で明らかにされている有害事象は，ハーブに関連している可能性が高いわけではない。症例報告では，どの有害事象においても，特定のハーブが原因だったかを決定するため十分な詳細情報が欠けており，症例報告は，報告された有害事象が，特定のハーブによって引き起こされたという証拠それ自体であると考えることはできない。

・**薬理学的考察**：ハーブの生理学的作用や薬理学的活性が安全な使用に関連する場合，その情報はこの部分で報告される。臨床使用に関連する*in vitro*データもここで示されているが，ヒトや動物の使用からのデータがより好ましい。潜在的な薬物相互作用の低レベルのエビデンスも基本的にここに示されている。

・**妊婦と授乳婦**：入手できる妊娠中や授乳期間中でのハーブの安全性情報が，ここで提供されている。多くのクラス1のハーブは，相当な量のデータや伝統的な使用があり，妊娠中や授乳期間中に安全に使用できるということを提案している。他の植物は，データや臨床的な経験が少ないが，妊娠中や授乳期間中にそれらのハーブは利用可能である。妊娠中や授乳期間中でのハーブの使用に関する正式なデータや臨床経験の欠如はあったが，これらの条件でハーブの使用を禁止とする正当な理由はなかった。また，このような場合には，編者や専門家諮問委員会は，最も適切な決定を行うために，利用可能な文献を用いて最善の判断を適応した。次の記述は，植物に関するデータや臨床経験が不足しているか，または望ましい水準よりも粗雑な場合に記載されている

科学的または伝統的文献において，妊娠中および授乳中におけるこのハーブの安全性は不明である。本書では，妊娠中や授乳期間での使用に関する問題は確認されなかったが，最終的な安全性は確立されていない。

レビュー詳細のセクションでは，それぞれの項目が独自の構成によって，5つの主要部分に分かれている。ハーブに関する植物情報の概要とそのレビュー詳細セクションは，それぞれそれ自体で完結するように意図されているため，両者を読むとかなり重複していると思えるだろう。つまり，植物情報の概要部分では，ハーブの安全性と相互作用への理解に関する情報を提供するが，レビュー詳細では，レビューした各ハーブのデータについて，より深い議論を行っている。

これらの要素のいくつか（以下に太字で示されている）は，どの項でも記載されており，そのハーブに関して関連情報が存在しない場合，その事実は「確認されなかった」と示してある。

他の要素は任意であり，項目に関連した情報がある場合のみ掲載されている。

Ⅰ．薬やサプリメントとの相互作用
- **薬やサプリメントとの相互作用の臨床試験**
- **被疑薬やサプリメントとの相互作用の症例報告**
- **薬やサプリメントとの相互作用の動物試験**

Ⅱ．有害事象
- 臨床試験で報告された有害事象
- **有害事象の症例報告**

Ⅲ．薬理学および薬物動態学
- **ヒトの薬理学的研究**
- **動物の薬理学的研究**
- ***In vitro*の薬理学的研究**

Ⅳ．妊婦と授乳婦

ｖ．毒性研究

・急性毒性
・短期毒性
・亜慢性毒性
・慢性毒性
・遺伝毒性
・細胞毒性

各項の最後には，参考文献のリストが記載されている。

参考文献

McGuffin, M., J. Kartesz, A. Leung, and A.O. Tucker. 2000. *Herbs of commerce. 2nd ed*. Silver Spring, MD: American Herbal Products Association.

免責条項

『メディカルハーブ安全性ハンドブック』(*Botanical Safety Handbook*)の専門家諮問評議会ならびに編者は，本書に含まれる情報が，植物性原料の安全な使用に関する最新の知識の正確な記述を保証するものであるよう努力をした。本書の作成にあたり，正確な情報を提供するための主要参考文献の選択に特別な注意が払われ，すべての利用可能な科学的情報のバランスの取れた見解を提示するための努力もなされた。

経口摂取したハーブの安全性は，個々の消費者の健康に著しく依存するだけでなく，摂取したハーブの量にもよる。また，特異反応やアレルギー反応は，多くの場合予測できない。

これらの分類に基づき，掲載されたハーブを摂取するどの消費者も，自己の責任において利用し，有害反応が起きた場合には，すみやかに医療従事者の診察を受けるべきである。

この時点ではAHPA構成員（製剤製造メーカー）は，本書に含まれている特定の情報を商品表示に採用する義務はない。むしろ本書は，消費者に十分な情報を与える商品表示を作成するうえで，AHPAに加盟または非加盟の製造業者の助けとなるデータを提供するガイドラインとして発表するものである。すべてのデータの確認とラベルの作成における文責は製造元にある。

◉本書，日本語版の翻訳出版に際し，監修者・監訳者・翻訳者ならびに出版社は，上記原著者同様，読者のメディカルハーブの利用に対し，一切の責任を負いかねますので，ご了承ください。

日本版 刊行に際して

薬剤師　林 真一郎

不眠や抑うつなどの心の病や，認知症などの老年病の急増といった病気の質の変化は，治療の内容や医療システムそのものの変化を引き起こします。そうした背景を受けて，薬物療法を柱にした近代・西洋医学を基本としながらも，メディカルハーブや心理療法，食事療法，音楽療法など様々な相補・代替療法を取り入れ，患者中心の医療を実践する統合医療（integrative medicine）がわが国でも普及の兆しを見せています。なかでもメディカルハーブは医薬品の起源でもあり科学的根拠が明らかであるため，統合医療においても大きな期待が寄せられています。

さてメディカルハーブの臨床応用の際に問われるのが，安全性と医薬品との薬物相互作用の情報です。本書はそうしたニーズに応えるため米国の専門家が総力をあげて編集し，1997年に第1版が出版されました。今回の改訂第2版では従来の安全性のクラス分類に加えて，医薬品との薬物相互作用の情報が大幅に加筆され相互作用についてのクラス分類も掲載されていて，まさに統合医療の実践者にとっての「座右の書」となっています。

従来はメディカルハーブと医薬品との薬物相互作用について「医薬品の作用を不安定にするリスク要因」といった否定的な見方が主流でしたが，最近では薬物相互作用を積極的に活用していこうといった前向きの捉え方も登場してきたことを指摘しておきたいと思います。

本書の翻訳は，公衆衛生的な視点で統合ヘルスケアに取り組む保健師の今知美さんが担当し，小池一男教授には生薬学の立場から緻密な御校正をいただきました。中国でのメディカルハーブの扱いや日本薬局方との関連は薬剤師の渡邉肇子先生にご教示をいただきました。また，リサーチ面で生薬学教室出身の粕谷ひかるさんにご協力をいただいています。この場をお借りして御礼申し上げます。

Abies balsamea (L.) Mill. マツ科

一般名：バルサムファー
英　名：balsam fir
和　名：バルサムモミ，アメリカシルバーモミ
別　名：American silver fir
使用部位：樹皮，針葉，樹液，木部

安全性クラス：1
相互作用クラス：A
禁忌　知見なし
他の注意事項　知見なし
薬やサプリメントとの相互作用　知見なし
有害事象と副作用　知見なし
薬理学的考察　知見なし
妊婦と授乳婦　科学的または伝統的文献において，妊娠中および授乳中におけるバルサムファーの安全性は不明である。本書では，妊娠中や授乳期間での使用に関する問題は確認されなかったが，最終的な安全性は確立されていない。

レビュー詳細

I. 薬やサプリメントとの相互作用
薬やサプリメントとの相互作用の臨床試験
　確認されなかった。
被疑薬やサプリメントとの相互作用の症例報告
　確認されなかった。
薬やサプリメントとの相互作用の動物試験
　確認されなかった。

II. 有害事象
有害事象の症例報告　確認されなかった。

III. 薬理学および薬物動態学
ヒトの薬理学的研究　確認されなかった。
動物の薬理学的研究　確認されなかった。
*In vitro*の薬理学的研究　バルサムモミの未確認部分のエタノール抽出物は，*in vitro*での薬物代謝酵素CYP3A4の作用機序に基づいた阻害を示した（Tam et al. 2011）。

IV. 妊婦と授乳婦
妊娠および授乳期間中におけるバルサムモミの安全性情報は確認されなかった。

V. 毒性研究
確認されなかった。

参考文献

Tam, T.W., R. Liu, J.T. Arnason, A. Krantis, W.A. Staines, P.S. Haddad, and B.C. Foster. 2011. Cree antidiabetic plant extracts display mechanism-based inactivation of CYP3A4. *Can. J. Physiol. Pharmacol.* 89(1):13-23.

Achillea millefolium L. キク科

一般名：ヤロー
英　名：yarrow
和　名：セイヨウノコギリソウ
別　名：milfoil
使用部位：全草

安全性クラス：1
相互作用クラス：A
禁忌　知見なし
他の注意事項　アレルギーの交差反応性はキク科の植物では一般的であるため，キク科（例えばフィーバーフュー，カモミールやエキナセア種など）のアレルギーを持つ人は，ヤローに対しても注意が必要である（Hausen 1996; Paulsen et al. 1993）。
薬やサプリメントとの相互作用　知見なし
注意　ツヨン（微量）（Bradley 1992），付録1参照。
注釈　米国での食品添加物としてのヤローの使用は，最終食品または飲料ではツヨン除去（フリー）という制限の対象となっている（CFR 2011）。しかし，栄養補助食品において使用するための栄養成分は，連邦政府の食品添加物の定

義から特別に除外されている（U.S.C. 2010)。

ツヨンはヤローの中には微量しか含有されていない（Leung and Foster 1996)。いくつかのツヨンの安全性に関する懸念は，アブサンという歴史的にツヨンが含まれていたアルコール飲料の影響に基づいている。しかし，最近の研究では，報告のあった有害事象に関しては，アブサンのツヨン含有量よりも，アルコール含有量が原因であったと指摘されている（Lachenmeier et al. 2006, 2008)。

有害事象と副作用　ヤロー植物への接触性アレルギーの症例が報告されており，また，キク科の植物にアレルギー交差反応性が実証されている（Davies and Kersey 1986; Guin and Skidmore 1987; Hausen 1996; Paulsen et al. 1993)。

薬理学的考察　ヤローを用いた*in vitro*の研究では，いくつかのCYP酵素の阻害（Scott et al. 2006)，胆汁の流量増加（Benedek et al. 2006)，エストロゲンの活性（Innocenti et al. 2007）が報告されている。ある動物実験では，高用量（1日当たり1.2g/kg）で精子への有害作用を示したが，低用量では認められなかった（Dalsenter et al. 2004)。

妊婦と授乳婦　妊娠や授乳期間中におけるヤローの安全性に関する情報は限られている。ある動物実験では，高用量のヤロー（2.8g/kg）を投与したラットで胎児体重が減少することが示されたが，有害作用は低用量の場合確認されなかった（Boswell-Ruys et al. 2003)。

授乳期間中のヤローの安全性は不明である。本書では，妊娠中や授乳期間での使用に関する問題は確認されなかったが，最終的な安全性は確立されていない。

レビュー詳細

I. 薬やサプリメントとの相互作用

薬やサプリメントとの相互作用の臨床試験

確認されなかった。

被疑薬やサプリメントとの相互作用の症例報告

確認されなかった。

薬やサプリメントとの相互作用の動物試験

確認されなかった。

II. 有害事象

有害事象の症例報告　ヤローへの接触性アレルギーの症例が報告されており（Davies and Kersey 1986; Guin and Skidmore 1987)，セスキテルペンラクトンであるα-過酸化アセトンが主因と考えられている（Hausen et al. 1991)。

キク科植物に敏感な人へのパッチテストでは，3800名の被験者のうち約1.5%がヤローに反応した（Hausen 1996)。同様に，686名の被験者へのパッチテストでは，32名がヤローを含む一部キク科植物に対し過敏であることが明らかになった（Paulsen et al. 1993)。

III. 薬理学および薬物動態学

ヒトの薬理学的研究　確認されなかった。

動物の薬理学的研究　1日当たり最大600mg/kgのヤロー抽出物を90日間経口投与した雄ラットでは，男性生殖器系に対する有害作用は観察されなかった。1日当たり1.2g/kgを投与したラットでは，異常な精子の割合が増加した（Dalsenter et al. 2004)。

*In vitro*の薬理学的研究　ヤローのメタノール抽出物によるCYP450酵素CYP2C19，CYP19，CYP3A4の阻害が，*in vitro*で観察された（Scott et al. 2006)。摘出したラットの肝臓において，ヤローの極性画分を分離肝灌流した結果，胆汁流量での用量依存的な増加が観察された（Benedek et al. 2006)。ヤローのメタノールおよび水抽出物は，エストロゲン受容体陽性ヒト乳癌細胞（MCF-7）でエストロゲン活性を示した。エストロゲン受容体αとβの活性化が見られた（Innocenti et al. 2007)。

IV. 妊婦と授乳婦

妊娠8～15日に，1日当たり2.8g/kgのヤローのエタノール抽出物を投与したラットの仔で，胎児体重の減少が観察されたが，妊娠1～8日にヤローを投与した場合は胎児への影響は認められなかった。着床前または着床後胚損失率の変化は認められなかった（Boswell-Ruys et al. 2003)。

授乳期間中のヤローの安全性情報は確認されなかった。

V. 毒性研究

急性毒性

マウスに対するヤロー抽出物（2%プロピレングリコール水溶液）のLD_{50}は，経口および皮下投与で1g/kgである（Provital 1998)。

慢性毒性

1日当たり最大1.2g/kgのヤロー水抽出物を90日間投与したラットでは，慢性毒性の兆候は観察されなかった（Cavalcanti et al. 2006)。

遺伝毒性

ヤローの水抽出物の弱い遺伝毒性の影響は，キイロショウジョウバエで報告されている（Graf et al. 1994)。

参考文献

Benedek, B., N. Geisz, W. Jager, T. Thalhammer, and B. Kopp. 2006. Choleretic effects of yarrow (*Achillea millefolium* s.l.) in the isolated perfused rat liver. *Phytomedicine* 13(9-10):702-706.

Boswell-Ruys, C.L., H.E. Ritchie, and P.D. Brown-Woodman. 2003. Preliminary screening study of reproductive outcomes after exposure to yarrow in the pregnant rat. *Birth Defects Res. B Dev. Reprod. Toxicol.* 68(5):416-420.

Bradley, P.R. 1992. *British herbal compendium: A handbook of scientific information on widely used plant drugs*. Bournemouth, Dorset: British Herbal Medicine Association.

Cavalcanti, A.M., C.H. Baggio, C.S. Freitas, et al. 2006. Safety and antiulcer efficacy studies of *Achillea millefolium* L. after chronic treatment in Wistar rats. *J. Ethnopharmacol.* 107(2):277-284.

CFR. 2011. *Code of federal regulations*, Title 21 Part 172.510, 2011 ed. Food additives permitted for direct addition to food for human consumption. Flavoring agents and related substances. Natural flavoring substances and natural substances used in conjunction with flavors. Washington, DC: U.S. Government Printing Office.

Dalsenter, P.R., A.M. Cavalcanti, A.J. Andrade, S.L. Araujo, and M.C. Marques. 2004. Reproductive evaluation of aqueous crude extract of *Achillea millefolium* L. (Asteraceae) in Wistar rats. *Reprod. Toxicol.* 18(6):819-823.

Davies, M.G., and P.J. Kersey. 1986. Contact allergy to yarrow and dandelion. *Contact Dermat.* 14(4):256-257.

Graf, U., A. Alonso Moraga, R. Castro, and E. Diaz Carrillo. 1994. Genotoxicity testing of different types of beverages in the *Drosophila* wing somatic mutation and recombination test. *Food Chem. Toxicol.* 32(5):423-430.

Guin, J.D., and G. Skidmore. 1987. Compositae dermatitis in childhood. *Arch. Dermatol.* 123(4):500-502.

Hausen, B.M. 1996. A 6-year experience with compositae mix. *Am. J. Contact Dermat.* 7(2):94-99.

Hausen, B.M., J. Breuer, J. Weglewski, and G. Rücker. 1991. alpha-Peroxyachifolid and other new sensitizing sesquiterpene lactones from yarrow (*Achillea millefolium* L., Compositae). *Contact Dermat.* 24(4):274-280.

Innocenti, G., E. Vegeto, S. Dall'Acqua, et al. 2007. In vitro estrogenic activity of *Achillea millefolium* L. *Phytomedicine* 14(2-3):147-152.

Lachenmeier, D., D. Nathan-Maister, T. Breaux, et al. 2008. Chemical composition of vintage preban absinthe with special reference to thujone, fenchone, pinocamphone, methanol, copper, and antimony concentrations. *J. Agric. Food Chem.* 59(9):3073-3081.

Lachenmeier, D.W., J. Emmert, T. Kuballa, and G. Sartor. 2006. Thujone—Cause of absinthism? *Forensic Sci. Int.* 158(1):1-8.

Leung, A.Y., and S. Foster. 1996. *Encyclopedia of common natural ingredients used in food, drugs, and cosmetics*. 2nd ed. New York: Wiley.

Paulsen, E., K.E. Andersen, and B.M. Hausen. 1993. Compositae dermatitis in a Danish dermatology department in one year. I. Results of routine patch testing with the sesquiterpene lactone mix supplemented with aimed patch testing with extracts and sesquiterpene lactones of Compositae plants. *Contact Dermat.* 29(1):6-10.

Provital, S.A. 1998. Raw materials documentation for yarrow (*Achillea millefolium*) extract. Unpublished data. *Cited in* Fiume, M. 2001. Final report on the safety assessment of yarrow (*Achillea millefolium*) extract. *Int. J. Toxicol.* 20(Suppl. 2):79-84.

Scott, I.M., R.I. Leduc, A.J. Burt, et al. 2006. The inhibition of human cytochrome P450 by ethanol extracts of North American botanicals. *Pharmaceut. Biol.* 44(5):315-327.

U.S.C. 2010. United States Code, Title 21, Part 321 (s)(6). Current as of January 7, 2011. Washington, DC: U.S. Government Printing Office.

Achyranthes bidentata Blume　　ヒユ科

一般名：ゴシツ

英　名：achyranthes

和　名：ヒナタイノコズチ

生薬名：局（根）ゴシツ（牛膝）

中国名：牛膝（*niu xi*）（根）

別　名：ox knee

使用部位：根

安全性クラス：2b, 2d

相互作用クラス：A

禁忌　妊娠中は，医療従事者監督下以外での使用禁止（Bensky et al. 2004; Chen and Chen 2004)。

月経過多には禁忌（Bensky et al. 2004; Chen and Chen 2004)。

他の注意事項　知見なし

注意　子宮収縮薬（Bensky et al. 2004; Chen and Chen 2004)，付録2参照。

注釈　複数の種がゴシツという名称で取引されており，すべてが妊娠中には禁忌とされている（Bensky et al. 2004)。

有害事象と副作用　知見なし

薬理学的考察　知見なし

妊婦と授乳婦　中国伝統医学の文献には，ゴシツは妊娠中に使用するべきではないと示されている（Bensky et al. 2004; Chen and Chen 2004)。流産した女性で，ゴシツの使用と子宮口拡張との関連が観察された（Chen and Chen 2004)。ゴシツの動物研究では，抗着床，抗受精，子宮刺激作用を示している（Che 1988; Chen and Chen 2004; Zhu and Che 1987)。

授乳期間でのゴシツの安全性は不明である。本書では，授乳期間での使用に関する問題は確認されなかったが，最終的な安全性は確立されていない。

レビュー詳細

I. 薬やサプリメントとの相互作用

薬やサプリメントとの相互作用の臨床試験
　確認されなかった。
被疑薬やサプリメントとの相互作用の症例報告
　確認されなかった。
薬やサプリメントとの相互作用の動物試験
　確認されなかった。

II. 有害事象

有害事象の症例報告　確認されなかった。

III. 薬理学および薬物動態学

ヒトの薬理学的研究　確認されなかった。
動物の薬理学的研究　マウスに対し1日当たり50，100，200mg/kgの用量でゴシツ由来の多糖類を15日間腹腔内投与した場合，50mg/kgの投与群では肺癌腫瘍の成長を阻害したが，200mg/kgの投与群では腫瘍の成長速度が増加した。100mg/kgを投与したマウスでの腫瘍増殖は，未処理の対照群と同等であった（Jin et al. 2007）。
　妊娠と授乳婦の項も参照。
*In vitro*の薬理学的研究　確認されなかった。

IV. 妊婦と授乳婦

流産した女性で，ゴシツの使用と子宮口拡張との関連が観察された（Chen and Chen 2004）。
　50または80mg/kgの用量でゴシツサポニンのベンゼン抽出物を経口投与したマウスでは，メスの受精能力や着床が減少した。80または120mg/kgの用量でクロロホルム抽出物を投与した場合，受精能力は低下したが，着床には影響がなかった（Che 1988）。
　受精能力における用量依存的な減少は，125～1000mg/kgの用量でゴシツサポニンを経口投与したマウスで観察された（ED_{50}は218 mg/kgであった）。500mg/kgを投与したマウスでは観測されなかったが，交尾後5日目にゴシツサポニン500mg/kgを経口投与したマウスでは着床が抑制された。流産への影響は交尾後14～19日目に1日当たり2g/kgのゴシツサポニンを経口投与したラットでは観察されなかった（Zhu and Che 1987）。
　交尾した雌マウスに対し250～500mg/kgの用量のゴシツを20日間投与した場合，生殖能力の低下や流産の危険性が増加した（Chen and Chen 2004）。
　ウサギやラットに対する研究では，ゴシツが子宮収縮を刺激することが示された（用量や投与経路は明記されていない）（Chen and Chen 2004）。
　授乳期間中に関するゴシツの安全性情報は確認されなかった。

V. 毒性研究

急性毒性
マウスに対するエクジステロンとイノコステロンの混合物のLD_{50}は，経口投与において9g/kgである（Chen and Chen 2004）。
短期毒性
1日当たり60g/kgの用量でゴシツの煎剤を30日間経口投与したマウスでは，血液パラメータ，肝臓，腎臓に異常は観察されなかった（Chen and Chen 2004）。

参考文献

Bensky, D., S. Clavey, and E. Stöger. 2004. *Chinese herbal medicine: Materia medica*. 3rd ed. Seattle: Eastland Press.

Che, X. 1988. Anti-fertility effects of *Achyranthes bidentata* in mice. *Xi'an Yike Daxue Xuebao* 9(2):119-121.

Chen, J.K., and T.T. Chen. 2004. *Chinese medical herbology and pharmacology*. City of Industry, CA: Art of Medicine Press.

Jin, L.Q., Z.J. Zheng, Y. Peng, et al. 2007. Opposite effects on tumor growth depending on dose of *Achyranthes bidentata* polysaccharides in C57BL/6 mice. *Int. Immunopharmacol.* 7(5):568-577.

Zhu, H., and X. Che. 1987. Study on antifertility effect of *Achyranthes bidentata* saponins on rats and mice. *Xi'an Yike Daxue Xuebao* 8(3):246-249.

Aconitum carmichaelii Debeaux

キンポウゲ科

一般名：アコニット
英　名：Sichuan aconite
和　名：セイヨウトリカブト，カラトリカブト
生薬名：局（塊根を定められた加工法により製す）ブシ（附子）
中国名：烏頭（ウズ）（*chuan wu*）（加工された主根），附子（*fu ji*）（加工された側根）
別　名：Japanese aconite
使用部位：加工された主根および側根

安全性クラス：3

相互作用クラス：A

禁忌　このハーブの適切な使用において，有資格の専門家監督下以外での使用禁止（Bensky et al. 2004; Bisset 1981; Chan 2009; Fitzpatrick et al. 1994; Lin et al. 2004）。

加工されていない根は絶対に内用すべきではない（Bensky et al. 2004）。

他の注意事項　中国伝統医学の参考文献では，アコニットの毒性成分の吸収が大幅に増加するため，アコニットと一緒にアルコールを飲用すべきではないと示している（Bensky et al. 2004; Chen and Chen 2004）。

薬やサプリメントとの相互作用　抗不整脈薬とアコニットの同時服用には，細心の注意を払うべきとの指示がある（Chen and Chen 2004）。

注釈　加工されている物および加工されていないアコニットの両方が市販されている。アコニットには，心臓や中枢神経系に影響を与える有害なアルカロイドであるアコニチンが含まれている（Bensky et al. 2004）。加工されていない根にはアコニチンが含まれているため，かなり高い毒性がある。そのため，香港の中国伝統医学病院において深刻な有害事象と関連のある主要なハーブとされている（Chan 2002; Chan et al. 1994a, 1994c; Poon et al. 2006）。アコニット根の処理過程において大幅にアコニチン量を減らすことができる（Chen and Chen 2004）。本書においては，毒性を減らすために処理された加工根を，主に取り扱うこととする。

アコニットはいくつかの方法で加工することができるが，最も一般的なのは，数時間かけてアコニットを熱処理することである。このような処理は，未処理の場合よりも，アコニットの毒性を1/2000～1/4000に軽減する（Chen and Chen 2004）。120度以上で50分間加熱処理すると，メサコニチン，アコニチン，低アコニチンなどのジエステルアルカロイドを減少させ，ベンゾイルメサコニン，ベンゾイルアコニン，ベンゾイルヒパコニンのようなモノエステルアルカロイドを増加させた。それに対し，105度以上の加熱処理では，ジエステルアルカロイドは残存した（Taki et al. 1998）。

中国伝統医学の文献では，加工されたアコニットには毒性があるとされているが，加工された適量の根をジンジャーやリコリス（カンゾウ）のような他の適切な材料と組み合わせる場合，そして患者が注意深く適切な方法で調製した場合は，毒性の少ない可能性があるということも示している（Bensky et al. 2004）。

他のアコニットの種も流通しているが（Bensky et al. 2004），すべての種類がクラス3と認識されるべきである。

有害事象と副作用　アコニット中毒の症例が報告されており，いくつかの例では死亡している。中毒の特徴的な症状は，吐き気，嘔吐，全身性知覚障害（しびれ），不整脈，四肢冷感などである（Bisset 1981; Fitzpatrick et al. 1994）。

様々な種のアコニットによる中毒の症例報告のレビューでは，中毒の危険性は，加工の不十分なアコニット根，不適切に調製された抽出物（すなわち，患者が煎剤を作る際に長い時間根を沸騰していない），大量摂取，アルコールベースの抽出物を用いている際に高いことが示された（Lin et al. 2004）。

薬理学的考察　上記の有害事象と副作用参照。

妊婦と授乳婦　中国伝統医学の文献では，妊娠中の加工アコニットの使用を禁止している（Bensky et al. 2004; Chen and Chen 2004）。

授乳期間でのアコニットの安全性は不明である。本書では，妊娠中や授乳期間での使用に関する問題は確認されなかったが，最終的な安全性は確立されていない。そして，このハーブの適切な使用において，有資格の専門家監督下以外での使用を推奨しない。

レビュー詳細

I. 薬やサプリメントとの相互作用

薬やサプリメントとの相互作用の臨床試験

確認されなかった。

被疑薬やサプリメントとの相互作用の症例報告

確認されなかった。

薬やサプリメントとの相互作用の動物試験

確認されなかった。

II. 有害事象

有害事象の症例報告　アコニット中毒は加工されていない物，不適切な調製，または過量服用等の誤った使用後に発生することが報告されている。中毒は，神経系（めまい，視力障害，散瞳，視力喪失，口・手足・全身のしびれ），消化器系（重度の悪心，嘔吐），循環系（動悸，低血圧，四肢冷感，胸痛，徐脈，洞性頻脈，心室期外，心室性不整脈，接合部調律）に影響を与える可能性がある（Bisset 1981; Chan 2009; Fitzpatrick et al. 1994）。

毒性作用は，アルカロイドのアコニチンによって引き起こされる（Fu et al. 2006; Lin et al. 2004）。アコニチンや他のアルカロイドはナトリウムチャネルを活性化し，心臓，神経，広範囲の筋肉組織の興奮性に影響を与える。ムスカリン活性化はまた，低血圧および徐脈性不整脈の原因となる（Chang and But 1986）。

典型的なアコニット中毒の臨床症状とともに，多くのアコニット中毒による症例が報告されており，いくつかのケースは致命的だった（But et al. 1994; Chan 2002; Chan et al. 1993, 1994a, 1994b, 1994c; Fatovich 1992; Fujita et al. 2007; Kolev et al. 1996; Lowe et al. 2005; Smith et al. 2005;

Tai et al. 1992a, 1992b)。重度の中毒は，わずか0.2mgのアコニチンの摂取後や，加工されたアコニット6gを含む漢方薬の処方から調製した煎剤の摂取後に報告されている（But et al. 1994)。毒性用量範囲は，煎剤として加工された乾燥根の15g〜60gであると報告されており，それは収穫時期，加工の方法，煎じる時間により違いが生じる（Bensky et al. 2004)。

様々な種のアコニットによる中毒の症例報告のレビューでは，中毒の危険性は，不十分な加工のアコニット根，不適切に調製した抽出物（すなわち，患者が煎剤を作る際に長い時間根を沸騰しない)，大量投与，アルコールベースの抽出物で高いことが示された（Lin et al. 2004)。

III. 薬理学および薬物動態学

ヒトの薬理学的研究　確認されなかった。

動物の薬理学的研究　血漿グルコース値の用量依存的な低下は，加工したアコニットを最大50 mg/kgまで経口投与した糖尿病ラットで認められた。血漿グルコースの低下作用は，μ-オピオイド受容体の遮断によって消失された（Liou et al. 2006)。1日当たり1 mg/kgのアコニチンを経口投与したマウスにおいて，心室細動，心室頻拍，脚ブロックなどを含む様々なタイプの不整脈が観察された。不整脈はアコニチンの投与後30分以内に発生し，90分後も持続した。臓器や血液中のアコニチンの濃度は，反復投与後に徐々に減少し，投与を始めてから22日目には，一過性の心室頻拍や脚ブロックはほとんど観察されなかった。マウスの20%は投与を始めて2日間で死亡した，おそらく，アコニチン中毒によるものと考察された（Wada et al. 2005)。

1日当たり18g，36g，88g/kgの加工アコニットの水抽出物を14日間投与したラットで，尿中のタウリンおよびトリメチルアミン*N*-オキシド（TMAO）の減少および尿中のクエン酸，2-オキソグルタル酸，コハク酸，ヒプル酸塩の増加が観察された（Li et al. 2008)。

*In vitro*の薬理学的研究　ラットの肝臓ミクロソームにおける研究では，アコニチンは，CYP3AおよびCYP1A1/2によって代謝されることを示唆した（Cao et al. 2001)。

IV. 妊婦と授乳婦

中国伝統医学の文献では，妊娠中の加工アコニットの使用を禁止している（Bensky et al. 2004; Chen and Chen 2004)。

妊娠したラットにおいて，加工アコニットを最大10.3g/kgまでの用量で処置した場合，体重および食餌の消費は減少したものの，胎児の奇形は全く発見されなかった。8.3g/kgのアコニットを投与したラットの胎児では，体長と胸骨の石灰化の減少がみられた（Xiao et al. 2005)。要約には特定されていなかったが，この研究の剤形および投与経路は，煎剤を経口投与していた可能性が高い（Xiao et al. 2005)。

アコニチンを0，1，2.5，5，10 μg/mlの用量で処理したラット胚において，胚の成長および発達は，S9による代謝活性化なしで，アコニチン2.5 μg/mlの濃度で悪影響を受けた。その影響としては，頭殿長および頭位の減少，体節数の減少および形態学的評価の低下を含んだ。アコニチンの濃度が5 μg/mlに増加した時には，心臓の欠陥，不規則な体節，脳奇形を含む重度の異常形態作用が観察された（Xiao et al. 2007)。

授乳期間でアコニットの安全性に関する情報は確認されなかった。

V. 毒性研究

急性毒性

加工したアコニットのLD_{50}は，経口投与で161g/kg，静脈内投与で3.5g/kgである（Chen and Chen 2004)。マウスに対する加工されていないアコニットのLD_{50}は，経口投与で5.49g/kg，静脈内投与で0.49g/kgである（Chen and Chen 2004）アコニットの根の経口LD_{50}は，おおよそラットで10g/kg，マウスで10g/kg以上である（Minematsu et al. 1996)。

ヒトにおけるアコニチンの致死用量は，3〜6mgと報告されている（Frohne and Pfänder 1983)。

短期毒性

アコニットやアコニットの煎剤を40，200，400 mg/kgの用量で腹腔内投与したマウスでは，40g/kgの用量では肝臓や腎臓パラメータの変化は見られなかった。一方で，200または400gの用量では，肝臓および腎臓の組織学的変化に伴って，乳酸脱水素酵素の血清濃度が上昇した。しかし，心臓や生殖腺に有意な変化は見られなかった（Chan et al. 1995)。

骨髄性視神経症は，0.6 mg/kgの総アルカロイドを含むアコニット種のチンキを腹腔内投与したウサギで観察された（Suk et al. 1994)。

加工アコニットを5週間経口投与したラットにおいて，無毒性レベルは，1日当たり2.5g/kg以上であると推定された（Minematsu et al. 1996)。

参考文献

Bensky, D., S. Clavey, and E. Stöger. 2004. *Chinese herbal medicine: Materia medica*. 3rd ed. Seattle: Eastland Press.

Bisset, N.G. 1981. Arrow poisons in China. Part II. *Aconitum*—botany, chemistry, and pharmacology. *J. Ethnopharmacol.* 4(3):247-336.

But, P.P., Y.T. Tai, and K. Young. 1994. Three fatal cases of herbal aconite poisoning. *Vet. Hum. Toxicol.* 36(3):212-215.

Cao, H., S.T. Wang, L.Y. Wu, X.T. Wang, and A.P. Jiang. 2001. Pharmacological study on Tianxiong (tuber of *Aconitum carmichaeli* Debx.), a Chinese drug for reinforcing the kidney yang retail in Hong Kong market. *Zhongguo Zhong Yao Za Zhi* 26(6):369-372.
Chan, T.Y., J.C. Chan, B. Tomlinson, and J.A. Critchley. 1994a. Poisoning by Chinese herbal medicines in Hong Kong: A hospital-based study. *Vet. Hum. Toxicol.* 36(6):546-547.
Chan, T.Y., B. Tomlinson, and J.A. Critchley. 1993. Aconitine poisoning following the ingestion of Chinese herbal medicines: A report of eight cases. *Aust. N. Z. J. Med.* 23(3):268-271.
Chan, T.Y., B. Tomlinson, J.A. Critchley, and C.S. Cockram. 1994b. Herb-induced aconitine poisoning presenting as tetraplegia. *Vet. Hum. Toxicol.* 36(2):133-134.
Chan, T.Y., B. Tomlinson, L.K. Tse, et al. 1994c. Aconitine poisoning due to Chinese herbal medicines: A review. *Vet. Hum. Toxicol.* 36(5):452-455.
Chan, T.Y.K. 2002. Incidence of herb-induced aconitine poisoning in Hong Kong: Impact of publicity measures to promote awareness among the herbalists and the public. *Drug Safety* 25(11):823-828.
Chan, T.Y.K. 2009. Aconite poisoning. *Clin. Toxicol.* 47(4):279-285.
Chan, W.Y., T.B. Ng, J.L. Lu, et al. 1995. Effects of decoctions prepared from *Aconitum carmichaeli*, *Aconitum kusnezoffii* and *Tripterygium wilfordii* on serum lactate dehydrogenase activity and histology of liver, kidney, heart and gonad in mice. *Hum. Exp. Toxicol.* 14(6):489-493.
Chang, H.-M., and P.P.H. But. 1986. *Pharmacology and applications of Chinese materia medica*. English ed. Singapore, Philadelphia: World Scientific.
Chen, J.K., and T.T. Chen. 2004. *Chinese medical herbology and pharmacology*. City of Industry, CA: Art of Medicine Press.
Fatovich, D.M. 1992. Aconite: A lethal Chinese herb. *Ann. Emerg. Med.* 21(3):309-311.
Fitzpatrick, A.J., M. Crawford, R.M. Allan, and H. Wolfenden. 1994. Aconite poisoning managed with a ventricular assist device. *Anaesth. Intensive Care* 22(6):714-717.
Frohne, D., and H.J. Pfänder. 1983. *A colour atlas of poisonous plants*. 2nd ed. London: Wolfe Publishing.
Fu, M., M. Wu, Y. Qiao, and Z. Wang. 2006. Toxicological mechanisms of *Aconitum* alkaloids. *Pharmazie* 61(9):735-741.
Fujita, Y., K. Terui, M. Fujita, et al. 2007. Five cases of aconite poisoning: Toxicokinetics of aconitines. *J. Anal. Toxicol.* 31(3):132-137.
Kolev, S.T., P. Leman, G.C. Kite, et al. 1996. Toxicity following accidental ingestion of *Aconitum* containing Chinese remedy. *Hum. Exp. Toxicol.* 15(10):839-842.
Li, L., B. Sun, Q. Zhang, et al. 2008. Metabonomic study on the toxicity of Hei-Shun-Pian, the processed lateral root of *Aconitum carmichaelii* Debx.(Ranunculaceae). *J. Ethnopharmacol.* 116(3):561-568.
Lin, C.C., T.Y. Chan, and J.F. Deng. 2004. Clinical features and management of herb-induced aconitine poisoning. *Ann. Emerg. Med.* 43(5):574-579.
Liou, S.S., I.M. Liu, and M.C. Lai. 2006. The plasma glucose lowering action of Hei-Shug-Pian (sic), the fire-processed product of the root of *Aconitum (Aconitum carmichaeli)*, in streptozotocin-induced diabetic rats. *J. Ethnopharmacol.* 106(2):256-262.
Lowe, L., M.J. Matteucci, and A.B. Schneir. 2005. Herbal aconite tea and refractory ventricular tachycardia. *N. Engl. J. Med.* 353(14):1532.
Minematsu, S., T. Yanagisawa, M. Watanabe, et al. 1996. Safety evaluation of processed aconiti tuber (TJ-3022): Single dose toxicity studies in rats and mice and one month repeated dose toxicity study in rats. *Jpn. Pharmacol. Therapeut.* 24(10):19-33.
Poon, W.T., C.K. Lai, C.K. Ching, et al. 2006. Aconite poisoning in camouflage. *Hong Kong Med. J.* 12(6):456-459.
Smith, S.W., R.R. Shah, J.L. Hunt, and C.A. Herzog. 2005. Bidirectional ventricular tachycardia resulting from herbal aconite poisoning. *Ann. Emerg. Med.* 45(1):100-101.
Suk, K.D., K.C. Yoon, J.P. Shin, and S.H. Kim. 1994. Aconite induced myelo-optic neuropathy in a rabbit model. *Kor. J. Ophthalmol.* 8(2):77-82.
Tai, Y.T., P.P. But, K. Young, and C.P. Lau. 1992a. Cardiotoxicity after accidental herb-induced aconite poisoning. *Lancet* 340(8830):1254-1256.
Tai, Y.T., C.P. Lau, P.P. But, P.C. Fong, and J.P. Li. 1992b. Bidirectional tachycardia induced by herbal aconite poisoning. *Pacing Clin. Electrophysiol.* 15(5):831-839.
Taki, M., Y. Omiya, Y. Suzuki, et al. 1998. Quality and pharmacological investigation of processed aconiti tuber (JT-3022). *Nat. Med.* 52:343-352.
Wada, K., M. Nihira, H. Hayakawa, et al. 2005. Effects of long-term administrations of aconitine on electrocardiogram and tissue concentrations of aconitine and its metabolites in mice. *Forensic Sci. Int.* 148(1):21-29.
Xiao, K., H.X. Li, Y.Q. Wang, et al. 2005. Embryotoxicity and teratogenecity (sic) of *Aconitum* in rats. *J. China Pharmaceut. Univ.* 36(6):567-571.
Xiao, K., L. Wang, Y. Liu, et al. 2007. Study of aconitine toxicity in rat embryos in vitro. *Birth Defects Res. B Dev. Reprod. Toxicol.* 80(3):208-212.

Acorus calamus L.

ショウブ科（サトイモ科）

一般名：スィートフラッグ
英　名：calamus
和　名：ショウブ
アーユルヴェーダ名：*vacha*
別　名：acorus, sweet calamus, sweetflag
使用部位：アサロン含有の3倍体か4倍体の品種の根茎

安全性クラス：3
相互作用クラス：A

禁忌　このハーブの適切な使用において，有資格の専門家監督下以外での使用禁止（Chadha 1988; De Smet 1985; Leung and Foster 1996; Martindale and Reynolds 1996; Wichtl 2004）。

他の注意事項　知見なし

薬やサプリメントとの相互作用　知見なし

注意　アルケニルベンゼン（β-アサロンおよびα-アサロン）（通常1.1～2.6%，上限は8.0%）（Hanson et al. 2005; Kumar et al. 2000; Motley 1994; Oprean et al. 1998; Subramanian et al. 2004; Widmer et al. 2005），付録1参照。

注釈　スィートフラッグは，インド，中国，欧州，北米に自生し，植物化学成分は原産地により様々である。インド産の精油は最大75%のβ-アサロンを含んでいるが（付録1，アルケニルベンゼン参照），日本や東ロシア産の精油には10～40%含まれ，ヨーロッパ産はおよそ13%，そして北米産の精油には，β-アサロンは含まれていない（Keller and Stahl 1982, 1983; Raina et al. 2003; Stahl and Keller 1981; Subramanian et al. 2008）。市場においては様々なスィートフラッグの品種が正確に区別されない場合があるため，アジア・ヨーロッパ品種の注意事項は，北米種とは別に考慮されるべきである。

動物および*in vitro*研究では，β-アサロンは，発癌性，変異原性，染色体損傷特性の性質を有することが示されている（Abel 1987; Balachandran et al. 1991; FAO/WHO 1981; Goggelmann and Schimmer 1983; Habermann 1971; Hasheminejad and Caldwell 1994）。

米国では，すべてのスィートフラッグ種を食品として取り扱うことは禁じられている（CFR 2011）。

有害事象と副作用　知見なし

薬理学的考察　中国伝統医学の参考文献では，スィートフラッグの過剰摂取や長期使用は避けるべきであるとしている（Bensky et al. 2004）。

妊婦と授乳婦　鶏卵中のスィートフラッグ精油の研究では，胚発生に有害な悪影響を示さなかった（Yabiku et al. 1979）。妊娠や授乳でのスィートフラッグの安全性に関するその他の情報は確認されなかった。

本書においても，妊娠中や授乳期間での使用に関する問題は確認されなかったが，最終的な安全性は確立されていない。そして，このハーブの適切な使用において，有資格の専門家監督下以外での使用を推奨しない。

レビュー詳細

I. 薬やサプリメントとの相互作用

薬やサプリメントとの相互作用の臨床試験

確認されなかった。

被疑薬やサプリメントとの相互作用の症例報告

確認されなかった。

薬やサプリメントとの相互作用の動物試験

スィートフラッグ抽出物は，ペントバルビタール誘発性の睡眠時間を増強することが示されている（Dandiya et al. 1959; Hazra et al. 2007; Panchal et al. 1989）。

II. 有害事象

有害事象の症例報告　19歳の男性は，8インチの長いスィートフラッグの根茎を摂取した後に発汗，持続的な嘔吐，軽度の白血球増加を経験した（Vargas et al. 1998）。

III. 薬理学および薬物動態学

ヒトの薬理学的研究　確認されなかった。

動物の薬理学的研究　スィートフラッグのエタノール抽出物は，分裂促進因子および抗原によって刺激されたヒト末梢血単核細胞の増殖を阻害することから，免疫調節の可能性が示唆された。同じ抽出物は，いくつかのマウスやヒト細胞株の増殖を阻害した（Mehrotra et al. 2003）。

動物研究では，スィートフラッグが中枢神経系に対する抑制作用を有することが示されている（Agarwal et al. 1956; Dandiya et al. 1958, 1959; Dandiya and Cullumbine 1959; Dasgupta et al. 1977）。

***In vitro*の薬理学的研究**　負のイオンチャネルおよび変時性効果が，スィートフラッグのアルコール抽出物の100μg/ml濃度で処理されたカエルの心臓標本で観察された（Panchal et al. 1989）。

IV. 妊婦と授乳婦

スィートフラッグ精油を0.12，0.60，3.00，15.00，75.00mg/eggの用量で注入した鶏卵では催奇形性は観察されなかった（Yabiku et al. 1979）。同様に，最大4mg/eggまでの用量でα-アサロンを注入された場合も催奇形性は観察されなかった。4mg/eggの用量でβ-アサロンを注入された場合はいずれも生存しなかったが，0.04mg/eggの用量では43%の胚が生存した（Yabiku et al. 1979）。

授乳期間中でのスィートフラッグの安全性情報は確認されなかった。

V. 毒性研究

急性毒性

ラットに対するスィートフラッグ精油の経口LD_{50}は，ジャンムー産精油では0.77g/kg（～75%β-アサロン）（Jenner et al. 1964），カシミール産精油では4.3g/kg（～5% β-アサロン）（WHO 1981），ヨーロッパ産精油では3.5g/kg（～5% β-アサロン）（WHO 1981）であった。

マウスに対するヨーロッパ産スィートフラッグ精油の腹腔LD_{50}は，β-アサロンを含む精油では1.1g/kgであり，β-アサロンを含まない精油では1.7g/kgだった（Yabiku et al. 1979）。ラットに対する精油の腹腔内LD_{50}は299 mg/kgであった（Yabiku et al. 1979）。マウスに対するβ-アサロンの腹腔LD_{50}は0.184g/kgであった（Yabiku et al. 1979）。

A

慢性毒性

1日当たり，0，500，1000，2500，5000ppm（0，0.05，0.1，0.25，0.5%）のジャンムー産スィートフラッグ精油（〜75%β-アサロン）を含む餌を2年間与えたラットは，5000ppm群では45週間以内に全ラットが死亡し，2500ppm群では68週間以内に全ラットが死亡，1000ppm群では104週間以内に全ラットが死亡した。肝障害，胸膜空内液や腹腔内液，そして腸内の腫瘍塊を含む肉眼的異常が観察された。心臓の萎縮は，試験群およびコントロール群の両方に観察されたが，試験動物においてより重篤であった（Taylor 1967, 1981）。

1日当たり，0.1，0.5，1.0，2.0%のヨーロッパ産スィートフラッグ精油（〜5%β-アサロン）を含有する餌を2年間与えたラットでは，1および2%群で平滑筋肉腫，肝細胞腺腫，肝細胞腺癌が観察された。肝臓における他の用量依存的な有害作用は認められたが，0.1%の用量ではコントロール群と類似またはわずかな増加が観察された。心臓で観察された用量依存性の変化は，心筋の萎縮，線維形成，脂肪変性，脂肪浸潤が含まれていた（Taylor 1981）。

1日当たり，0，400，800，2000 ppm（0，0.04，0.08，0.2%）β-アサロンを含む餌を2年間与えたラットでは，800ppmの用量で死亡率が増加した。2000ppm投与群のすべてのラットは84週間以上生存しなかった。腹部や胸膜腔における漿液，肝臓と腎臓の変化，腸管内の腫瘍塊といった肉眼的病理変化が観察された。腫瘍の発症と用量に関連性がみられた。心臓の変化は心筋の萎縮，線維症，血栓症，脂肪変性，脂肪浸潤が含まれた（Taylor 1981）。

遺伝毒性

ネズミチフス菌TA97A株，TA100株，TA102株，TA104株では，スィートフラッグ抽出物の変異原活性は認められなかった。用量依存性の抗変異原活性は25〜100μg/plateの濃度で観察された（Aqil et al. 2008）。

シス-アサロンの変異原活性は，他の変異原性/発癌性の天然物と比較して弱いと特徴付けられているが（Wichtl 2004），*in vitro*では変異原活性を示した（Goggelmann and Schimmer 1983）。

代謝活性化したネズミチフス菌TA98株，TA100株，TA1535株，TA1537株で，2〜200μg/plateの濃度におけるβ-アサロンの変異原活性は観察されなかった。代謝活性化なしのテストは完成されなかった（Hsia et al. 1979）。

活性化の有無に関わらずネズミチフス菌でのエイムス試験では，最大5000ppmまでの濃度におけるα-アサロンの変異原活性は観察されなかった。関連した研究では，β-アサロンは50 ppmで変異原性はなかったが，活性化ありでは5000 ppmの濃度で変異原活性を示した（Yabiku et al. 1979）。

細胞毒性

スィートフラッグのエタノール抽出物はブラインシュリンプ致死試験において細胞傷害活性を示した（Padmaja et al. 2002）。

参考文献

Abel, G. 1987. Chromosome-damaging effect of beta-asarone on human lymphocytes. *Planta Med.* 53(3):251-253.

Agarwal, S.L., P. Dandiya, K. Singh, and R. Arora. 1956. A note on the preliminary studies of certain pharmacological actions of *Acorus calamus*. *J. Am. Pharm. Assn.* 45:655-6.

Aqil, F., M. Zahin, and I. Ahmad. 2008. Antimutagenic activity of methanolic extracts of four Ayurvedic medicinal plants. *Indian J. Exp. Biol.* 46(9):668-672.

Balachandran, B., S.N. Sivaswamy, and V.M. Sivaramakrishnan. 1991. Genotoxic effects of some foods and food components in Swiss mice. *Indian J. Med. Res.* 94:378-383.

Bensky, D., S. Clavey, and E. Stöger. 2004. *Chinese herbal medicine: Materia medica*. 3rd ed. Seattle: Eastland Press.

CFR. 2011. *Code of federal regulations*, Title 21 Part 189.110, 2011 ed. Substances prohibited from use in human food. Calamus and its derivatives. Washington, DC: U.S. Government Printing Office.

Chadha, Y. 1988. *The wealth of India: A dictionary of Indian raw materials and industrial products*. Delhi: Council of Scientific and Industrial Research.

Dandiya, P.C., R. Baxter, and H. Cullumbine. 1958. Studies on *Acorus calamus*. I. Phytochemical investigation. *Can. Pharm. J.* 91:607.

Dandiya, P.C., and H. Cullumbine. 1959. Studies on *Acorus calamus*. III. Some pharmacological actions of the volatile oil. *J. Pharmacol. Exp. Ther.* 125:353-359.

Dandiya, P.C., H. Cullumbine, and E.A. Sellers. 1959. Studies on *Acorus calamus*. IV. Investigations on mechanism of action in mice. *J. Pharmacol. Exp. Ther.* 126:334-337.

Dasgupta, S.R., B. Patra, and S. Sikdar. 1977. Preliminary studies of the effect of a chloroform extracted factor from *Acorus calamus* on the behavior of conscious Rhesus monkeys. *Sci. Culture* 43:218.

De Smet, P.A. 1985. A multidisciplinary overview of intoxicating snuff rituals in the western hemisphere. *J. Ethnopharmacol.* 13(1):3-49.

FAO/WHO. 1981. β-Asarone. FAO/WHO Expert Committee on Food Additives. Toxicological evaluation of certain food additives. WHO Food Additives Series 16. Geneva.

Goggelmann, W., and O. Schimmer. 1983. Mutagenicity testing of beta-asarone and commercial calamus drugs with *Salmonella typhimurium*. *Mutat. Res.* 121(3-4):191-194.

Habermann, R.T. 1971. Carcinogenicity of beta-asarone in rats in a two-year feeding study. *Cited in* FAO/WHO. 1981. β-Asarone. FAO/WHO Expert Committee on Food Additives. Toxicological evaluation of certain food additives. WHO Food Additives Series 16. Geneva.

Hanson, K., M. Gayton-Ely, L. Holland, P. Zehr, and B. Söderberg. 2005. Rapid assessment of beta-asarone content of *Acorus calamus* by micellar electrokinetic capillary chromatography. *Electrophoresis* 26(4-5):943-946.

Hasheminejad, G., and J. Caldwell. 1994. Genotoxicity of the alkenylbenzenes alpha- and beta-asarone, myristicin and elimicin as determined by the UDS assay in cultured rat hepatocytes. *Food Chem. Toxicol.* 32 (3):223-231.
Hazra, R., K. Ray, and D. Guha. 2007. Inhibitory role of *Acorus calamus* in ferric chloride-induced epileptogenesis in rat. *Hum. Exp. Toxicol.* 26(12):947-953.
Hsia, M.T.S., J.A. Adamovics, and B.L. Kreamer. 1979. Microbial mutagenicity studies of insect growth regulators and other potential insecticidal compounds in *Salmonella typhimurium*. *Chemosphere* 8(8):521-529.
Jenner, P.M., E.C. Hagan, J.M. Taylor, E.L. Cook, and O.G. Fitzhugh. 1964. Food flavourings and compounds of related structure. I. Acute oral toxicity. *Food Cosmet. Toxicol.* 2(3):327-343.
Keller, K., and E. Stahl. 1982. Kalamus: Inhaltsstoffe und β-Asarongehalt bei verschiedenen Herkünften. *Dtsch. Apoth. Ztg.* 122:2463-2466.
Keller, K., and E. Stahl. 1983. Composition of the essential oil from beta-asarone free calamus. *Planta Med.* 47(2):71-74.
Kumar, V.S., R.K. Srivastava, A. Krishna, et al. 2000. Cultivation, chemistry, biology and utilization of bach (*Acorus calamus*): A review. *J. Med. Aromatic Plant Sci.* 22(2-3):338-348.
Leung, A.Y., and S. Foster. 1996. *Encyclopedia of common natural ingredients used in food, drugs, and cosmetics*. 2nd ed. New York: Wiley.
Martindale, W., and J.E.F. Reynolds. 1996. *The extra pharmacopoeia*. 31st ed. London: Pharmaceutical Press.
Mehrotra, S., K.P. Mishra, R. Maurya, et al. 2003. Anticellular and immunosuppressive properties of ethanolic extract of *Acorus calamus* rhizome. *Int. Immunopharmacol.* 3(1):53-61.
Motley, T. 1994. The ethnobotany of sweet flag, *Acorus calamus* (Araceae). *Econ. Bot.* 48(4):397-412.
Oprean, R., M. Tamas, and L. Roman. 1998. Comparison of GC-MS and TLC techniques for asarone isomers determination. *J. Pharm. Biomed. Anal.* 18(1-2):227-234.
Padmaja, R., P.C. Arun, D. Prashanth, et al. 2002. Brine shrimp lethality bioassay of selected Indian medicinal plants. *Fitoterapia* 73:508-510.
Panchal, G.M., H. Venkatakrishna-Bhatt, R.B. Doctor, and S. Vajpayee. 1989. Pharmacology of *Acorus calamus* L. *Indian J. Exp. Biol.* 27(6):561-567.
Raina, V., S. Srivastava, and K. Syamasunder. 2003. Essential oil composition of *Acorus calamus* L. from the lower region of the Himalayas. *Flav. Frag. J.* 18(1):18-20.
Stahl, E., and K. Keller. 1981. The classification of commercial *Acorus calamus* drugs. *Plant Med.* 43(2):128-140.
Subramanian, L., S. Murali, and P.M. Murali. 2004. Analysis of asarones from commercial samples of *Acorus calamus* L. *Proc. Natl. Acad. Sci. India B (Biol. Sci.)* 74(1):75-78.
Subramanian, R., V. Ozaa, P. Parmara, and S. Mehtab. 2008. Rapid determination of β-asarone-free *Acorus calamus* cytotypes by HPTLC *Curr. Trends Biotechnol. Pharm.* 2(4):506-513.
Taylor, J.M. 1967. Toxicity of oil of calamus (Jammu variety). *Toxicol. Exp. Pharmacol.* 10:405.
Taylor, J.M. 1981. Personal communication to the World Health Organization concerning unpublished studies on beta-asarone and calamus oils. *Cited in* WHO. 1981. β-Asarone. Toxicological evaluation of certain food additives. WHO Food Additives Series 16. Joint FAO/WHO Expert Committee on Food Additives.
Vargas, C.P., L.R. Wolf, S.R. Gamm, and K. Koontz. 1998. Getting to the root (*Acorus calamus*) of the problem. *J. Toxicol. Clin. Toxicol.* 36(3):259-260.
WHO. 1981. β-Asarone. *In* Toxicological evaluation of certain food additives. WHO Food Additives Series 16. Joint FAO/WHO Expert Committee on Food Additives.
Wichtl, M. 2004. *Herbal drugs and phytopharmaceuticals: A handbook for practice on a scientific basis*. 3rd ed. Boca Raton, FL: CRC Press.
Widmer, V., A. Schibli, and E. Reich. 2005. Quantitative determination of β-asarone in calamus by high-performance thin-layer chromatography. *J. AOAC Int.* 88(5):1562-1567.
Yabiku, H.Y., S. Oga, and F.M. Lajolo. 1979. Toxic effects of *Acorus calamus* oil. Preliminary study with rats and chicken embryos. *An. Farm. Quim. Sao Paulo* 19(2):252-258.

Acorus calamus L. ショウブ科

一般名：スィートフラッグ
英　名：calams
和　名：ショウブ
アーユルヴェーダ名：*vacha*
別　名：acorus，sweet calamus，sweetflag
使用部位：アサロンを含まない2倍体の品種の根茎

安全性クラス：1
相互作用クラス：A

禁忌　知見なし

他の注意事項　知見なし

薬やサプリメントとの相互作用　知見なし

注釈　スィートフラッグは，インド，中国，欧州，北米に自生し，植物化学成分は原産地により様々である。インド産の精油は最大75%のβ-アサロンを含んでいるが（付録1, アルケニルベンゼン参照），日本や東ロシア産のスィートフラッグ精油には10～40%含まれ，ヨーロッパ産の物はおよそ13%，そして北米産の精油には，β-アサロンは含まれていない（Keller and Stahl 1982, 1983; Raina et al. 2003; Stahl and Keller 1981; Subramanian et al. 2008）。様々なスィートフラッグの品種が市場で正確に区別されない場合があるため，アジア・ヨーロッパ品種の注意事項は，北米種と関連づけて考慮されるべきである。

米国では，すべてのスィートフラッグは食物として取り扱うことを禁じられている（CFR 2011）。

有害事象と副作用　知見なし

薬理学的考察　中国伝統医学の文献では，スィートフラッグの過剰摂取や長期使用は避けるべきであるとしている（Bensky et al. 2004）。

妊婦と授乳婦　鶏卵中での研究はスィートフラッグ精油の催奇作用を示さなかった（Yabiku et al. 1979）。妊娠や授乳におけるスィートフラッグの安全性は不明である。

レビュー詳細

I. 薬やサプリメントとの相互作用

薬やサプリメントとの相互作用の臨床試験

確認されなかった。

被疑薬やサプリメントとの相互作用の症例報告

確認されなかった。

薬やサプリメントとの相互作用の動物試験

スィートフラッグの抽出物は，ペントバルビタール誘発性の睡眠時間を増強することが示されている（Dandiya et al. 1959; Hazra et al. 2007; Panchal et al. 1989）。

II. 有害事象

有害事象の症例報告　19歳の男性は，8インチの長いスィートフラッグの根茎を摂取した後に発汗，持続的な嘔吐，軽度の白血球増加を経験した（Vargas et al. 1998）。

III. 薬理学および薬物動態学

ヒトの薬理学的研究　確認されなかった。

動物の薬理学的研究　スィートフラッグのエタノール抽出物は，分裂促進因子および抗原によって刺激されたヒト末梢血単核細胞の増殖を阻害することから，免疫調節の可能性が示唆された。その抽出物は，いくつかのマウスやヒトの細胞株の増殖を阻害した（Mehrotra et al. 2003）。

動物研究では，スィートフラッグが中枢神経系に対する抑制作用を有することが示されている（Agarwal et al. 1956; Dandiya et al. 1958, 1959; Dandiya and Cullumbine 1959; Dasgupta et al. 1977）。

*In vitro*の薬理学的研究　負のイオンチャネルおよび変時性効果はスィートフラッグのアルコール抽出物の100 μg/mlの濃度で処理されたカエルの心臓標本で観察された（Panchal et al. 1989）。

IV. 妊婦と授乳婦

スィートフラグ精油を0.12，0.60，3.00，15.00，75.00mg/eggの用量で注入した鶏卵では催奇形性は観察されなかった（Yabiku et al. 1979）。

授乳期間中でのスィートフラッグの安全性情報は確認されなかった。

V. 毒性研究

急性毒性

マウスに対するヨーロッパ産スィートフラッグ精油の腹腔LD_{50}は，β-アサロンを含む精油では1.1g/kgであり，β-アサロンを含まない精油では1.7g/kgであった（Yabiku et al. 1979）。

遺伝毒性

ネズミチフス菌TA97A株，TA100株，TA102株，TA104株では，スィートフラッグ抽出物の変異原活性は観察されなかった。用量依存性の抗変異原活性は25～100 μg/plateの濃度で観察された（Aqil et al. 2008）。

細胞毒性

スィートフラッグのエタノール抽出物はブラインシュリンプ致死試験において細胞傷害活性を示した（Padmaja et al. 2002）。

参考文献

Agarwal, B.L., R.K. Agarwal, and D.N. Misra. 1977. Malignant arrhythmias induced by accidental aconite poisoning. *Indian Heart J.* 29(5):246-248.

Aqil, F., M. Zahin, and I. Ahmad. 2008. Antimutagenic activity of methanolic extracts of four Ayurvedic medicinal plants. *Indian J. Exp. Biol.* 46(9):668-672.

Bensky, D., S. Clavey, and E. Stöger. 2004. *Chinese herbal medicine: Materia medica*. 3rd ed. Seattle: Eastland Press.

CFR. 2011. *Code of federal regulations*, Title 21 Part 189.110, 2011 ed. Substances prohibited from use in human food. Calamus and its derivatives. Washington, DC: U.S. Government Printing Office.

Dandiya, P.C., R. Baxter, and H. Cullumbine. 1958. Studies on *Acorus calamus*. I. Phytochemical investigation. *Can. Pharm. J.* 91:607.

Dandiya, P.C., and H. Cullumbine. 1959. Studies on *Acorus calamus*. III. Some pharmacological actions of the volatile oil. *J. Pharmacol. Exp. Ther.* 125:353-359.

Dandiya, P.C., H. Cullumbine, and E.A. Sellers. 1959. Studies on *Acorus calamus*. IV. Investigations on mechanism of action in mice. *J. Pharmacol. Exp. Ther.* 126:334-337.

Dasgupta, S.R., B. Patra, and S. Sikdar. 1977. Preliminary studies of the effect of a chloroform extracted factor from *Acorus calamus* on the behavior of conscious Rhesus monkeys. *Sci. Culture* 43:218.

Hazra, R., K. Ray, and D. Guha. 2007. Inhibitory role of *Acorus calamus* in ferric chloride-induced epileptogenesis in rat. *Hum. Exp. Toxicol.* 26(12):947-953.

Keller, K., and E. Stahl. 1982. Kalamus: Inhaltsstoffe und β-Asarongehalt bei verschiedenen Herkünften. *Dtsch. Apoth. Ztg.* 122:2463-2466.

Keller, K., and E. Stahl. 1983. Composition of the essential oil from beta-asarone free calamus. *Planta Med.* 47(2):71-74.
Mehrotra, S., K.P. Mishra, R. Maurya, et al. 2003. Anticellular and immunosuppressive properties of ethanolic extract of *Acorus calamus* rhizome. *Int. Immunopharmacol.* 3(1):53-61.
Padmaja, R., P.C. Arun, D. Prashanth, et al. 2002. Brine shrimp lethality bioassay of selected Indian medicinal plants. *Fitoterapia* 73:508-510.
Panchal, G.M., H. Venkatakrishna-Bhatt, R.B. Doctor, and S. Vajpayee. 1989. Pharmacology of *Acorus calamus* L. *Indian J. Exp. Biol.* 27(6):561-567.
Raina, V., S. Srivastava, and K. Syamasunder. 2003. Essential oil composition of *Acorus calamus* L. from the lower region of the Himalayas. *Flav. Frag. J.* 18(1):18-20.
Stahl, E., and K. Keller. 1981. The classification of commercial *Acorus calamus* drugs. *Plant Med.* 43(2):128-140.
Subramanian, R., V. Ozaa, P. Parmara, and S. Mehtab. 2008. Rapid determination of β-asarone-free *Acorus calamus* cytotypes by HPTLC. *Curr. Trends Biotechnol. Pharm.* 2(4):506-513.
Vargas, C.P., L.R. Wolf, S.R. Gamm, and K. Koontz. 1998. Getting to the root (*Acorus calamus*) of the problem. *J. Toxicol. Clin. Toxicol.* 36(3):259-260.
Yabiku, H.Y., S. Oga, and F.M. Lajolo. 1979. Toxic effects of *Acorus calamus* oil. Preliminary study with rats and chicken embryos. *An. Farm. Quim. Sao Paulo* 19(2):252-258.

Acorus gramineus Sol. ex Aiton　　ショウブ科

一般名：グラスリーブドカラムス
英　名：grass-leaf sweetflag
和　名：セキショウ，アメリカショウブ
異　名：*Acorus tatarinowii* Schott
中国名：石菖根（セキショウコン）（*shi chang pu*）（根茎）
別　名：grass-leaf calamus
使用部位：根茎

安全性クラス：3
相互作用クラス：A
禁忌　このハーブの適切な使用において，有資格の専門家監督下以外での使用禁止（Bensky et al. 2004）。
他の注意事項　知見なし
薬やサプリメントとの相互作用　薬理学的考察参照。
注意　アルケニルベンゼン（β-アサロンおよびα-アサロン，0.08～0.8%）（Chang and But 1986; Chen and Chen 2004; Cho et al. 2002; Sugimoto et al. 1997a, 1997b），（付録1参照）。
注釈　グラスリーブドカラムスの様々な品種や，異なる地理的起原の植物が，β-アサロンのレベルを変化させてきた（付録1，アルケニルベンゼン参照）（Bensky et al. 2004; Sugimoto et al. 1997b）。低量β-アサロンの植物材料が強く好まれるが，β-アサロンが高い植物は，深刻な状況あるいは短期間でのみといった，絶対に必要な時にのみ使用されるべきである（Bensky et al. 2004）。
有害事象と副作用　知見なし
薬理学的考察　グラスリーブドカラムスの経口投与や芳香吸入後のマウスにおいて，ペントバルビタール誘発性の睡眠時間の増加が観察された（Koo et al. 2003; Liao et al. 1998）。
妊婦と授乳婦　鶏卵の研究では，グラスリーブドカラムスからの化合物に催奇形活性を示さなかった（Yabiku et al. 1979）。妊娠や授乳期間中のグラスリーブドカラムスに関するその他の安全性情報は確認されなかった。
　本書においても，妊娠中や授乳期間での使用に関する問題は確認されなかったが，最終的な安全性は確立されていない。そして，このハーブの適切な使用において，有資格の専門家監督下以外での使用を推奨しない。

レビュー詳細

I. 薬やサプリメントとの相互作用
薬やサプリメントとの相互作用の臨床試験
　確認されなかった。
被疑薬やサプリメントとの相互作用の症例報告
　確認されなかった。
薬やサプリメントとの相互作用の動物試験
　グラスリーブドカラムスの水抽出物を0.5～5.0g/kg経口投与したマウスで，ペントバルビタール誘発性の睡眠時間の用量依存的な増加が観察された（Liao et al. 1998）。
　グラスリーブドカラムスの芳香吸入もまた，マウスにおけるペントバルビタール誘発性の睡眠時間を延長した（Koo et al. 2003）。

II. 有害事象
有害事象の症例報告　確認されなかった。

III. 薬理学および薬物動態学
ヒトの薬理学的研究　確認されなかった。
動物の薬理学的研究　グラスリーブドカラムスの水抽出物を0.5～5.0g/kg経口投与したマウスで，自発運動活性の用量

依存的な減少が観察された（Liao et al. 1998）。

*In vitro*の薬理学的研究　確認されなかった。

IV. 妊婦と授乳婦

最大4mg/eggまでの用量でα-アサロンを注入した鶏卵で，催奇作用は観察されなかった。β-アサロンを注入した鶏卵では，4mg/eggの用量ではいずれも生存しなかったが，0.04mg/eggの用量では43％の胚が生き延びた（Yabiku 1980）。

授乳期間中でのグラスリーブドカラムスの安全性情報は確認されなかった。

V. 毒性研究

β-アサロン毒性の詳細は，アサロンを含有している3倍体または4倍体の品種であるスィートフラッグ根茎の項を参照。

急性毒性

マウスに対するグラスリーブドカラムスの水抽出物のLD_{50}は，腹腔内投与において53g/kgであった（Chen and Chen 2004）。マウスに対するα-アサロンのLD_{50}は，腹腔内投与において339 mg/kgであった。毒性作用は，発作，痙攣，呼吸数の低下が含まれた（Chen and Chen 2004）。

参考文献

Bensky, D., S. Clavey, and E. Stöger. 2004. *Chinese herbal medicine: Materia medica*. 3rd ed. Seattle: Eastland Press.

Chang, H.-M., and P.P.H. But. 1986. *Pharmacology and applications of Chinese materia medica*. English ed. Singapore, Philadelphia: World Scientific.

Chen, J.K., and T.T. Chen. 2004. *Chinese medical herbology and pharmacology*. City of Industry, CA: Art of Medicine Press.

Cho, J., Y.H. Kim, J.Y. Kong, C.H. Yang, and C.G. Park. 2002. Protection of cultured rat cortical neurons from excitotoxicity by asarone, a major essential oil component in the rhizomes of *Acorus gramineus*. *Life Sci.* 71(5):591-599.

Koo, B.S., K.S. Park, J.H. Ha, et al. 2003. Inhibitory effects of the fragrance inhalation of essential oil from *Acorus gramineus* on central nervous system. *Biol. Pharm. Bull.* 26(7):978-982.

Liao, J.F., S.Y. Huang, Y.M. Jan, L.L. Yu, and C.F. Chen. 1998. Central inhibitory effects of water extract of Acori graminei rhizoma in mice. *J. Ethnopharmacol.* 61(3):185-193.

Sugimoto, N., M. Mikage, H. Ohtsubo, F. Kiuchi, and Y. Tsuda. 1997a. Pharmacognostical investigations of acori rhizomes: I. Histological and chemical studies of rhizomes of *A. calamus* and *A. gramineus* distributed in Japan. *Nat. Med.* 51(3):259-264.

Sugimoto, N., H. Ohtsubo, M. Mikiage, et al. 1997b. Pharmacognostical investigation of Acori rhizomes: II. Histological and chemical studies of Acori rhizomes in Asian markets. *Nat. Med.* 51(4):316-324.

Yabiku, H.K. 1980. Calamus oil—Toxicological aspects and their control in alcoholic beverages. *Cited in* WHO. 1981. β-Asarone. Toxicological evaluation of certain food additives. WHO Food Additives Series 16. Joint FAO/WHO Expert Committee on Food Additives.

Yabiku, H.Y., S. Oga, and F.M. Lajolo. 1979. Toxic effects of *Acorus calamus* oil. Preliminary study with rats and chicken embryos. *An. Farm. Quim. Sao Paulo* 19(2):252-258.

Actaea spp.

キンポウゲ科

Actaea cimicifuga L.

一般名：チュウゴクサラシナショウマ

英　名：Chinese cimicifuga

異　名：*Cimicifuga foetida* L.

中国名：升麻（*sheng ma*）（根茎）

別　名：skunk bugbane

Actaea dahurica (Turcz. ex Fisch. & C.A. Mey.) Franch.

一般名：チュウゴクサラシナショウマ

英　名：Chinese cimicifuga

異　名：*Cimicifuga dahurica* (Turcz. ex Fisch. & C.A. Mey.) Maxim.

中国名：升麻（*sheng ma*）（根茎）

別　名：Dahurian bugbane

Actaea heracleifolia (Kom.) J. Compton

一般名：チュウゴクサラシナショウマ

英　名：Chinese cimicifuga

異　名：*Cimicifuga heracleifolia* Kom.

中国名：升麻（*sheng ma*）（根茎）

別　名：large-leaf bugbane

生　薬　名：［局］（*Cimicifuga dahurica, C. foetida, C. heracleifolia*ほか1種の根茎）ショウマ（升麻）

使用部位：根茎

安全性クラス：2d

相互作用クラス：A

禁忌　中国サラシナショウマの典型的な治療的用途は，不完全な発疹状態での麻疹または麻疹の初期段階にある。麻疹による発疹が完全に発症した後での使用は勧められない（Bensky et al. 2004; Chen and Chen 2004）。

他の注意事項　知見なし

薬やサプリメントとの相互作用　知見なし

有害事象と副作用　中国伝統医学の文献では，中国サラシナショウマの過剰摂取（標準容量は，3〜9 gの煎剤として掲載）は，頭痛，めまい，嘔吐，震え，胃腸炎，異常勃起を引き起こす可能性があることを指摘している（Bensky et al. 2004）。

薬理学的考察　知見なし

妊婦と授乳婦　科学的または伝統的文献において，妊娠中および授乳中における中国サラシナショウマの安全性は不明である。本書では，妊娠中や授乳期間での使用に関する問題は確認されなかったが，最終的な安全性は確立されていない。

レビュー詳細

I. 薬やサプリメントとの相互作用

薬やサプリメントとの相互作用の臨床試験
確認されなかった。

被疑薬やサプリメントとの相互作用の症例報告
確認されなかった。

薬やサプリメントとの相互作用の動物試験
確認されなかった。

II. 有害事象

有害事象の症例報告　中国サラシナショウマの過剰摂取（標準容量は，3〜9gの煎剤）は，吐き気，嘔吐，胃腸炎を引き起こす可能性がある。また，高用量は，頭痛，振戦，四肢のテタニー性痙攣，倦怠感，めまい，異常勃起を引き起こすことがあることも指摘されてきた。さらに，極端な過剰摂取は低血圧，呼吸困難，せん妄，呼吸停止を引き起こす可能性がある（Bensky et al. 2004; Chen and Chen 2004）。

III. 薬理学および薬物動態学

ヒトの薬理学的研究　確認されなかった。

動物の薬理学的研究　糖尿病ラットに対し，中国サラシナショウマから単離したイソフェルラ酸を5 mg/kg（静脈注射）またはそれ以上の用量で静脈内投与した結果，血漿グルコースの用量依存的な低下が観察された（Liu et al. 1999）。

***In vitro*の薬理学的研究**　中国サラシナショウマの抽出物は，グラム陽性およびグラム陰性細菌における抗菌活性を示した（Moskalenko 1986）。

IV. 妊婦と授乳婦

妊娠および授乳期間中に関する中国サラシナショウマの安全性情報は確認されなかった。

V. 毒性研究

急性毒性
マウスに対する中国サラシナショウマのメタノール抽出物のLD_{50}は，経口投与において最大10g/kgまでの用量で決定することができなかった。同抽出物の腹腔LD_{50}は8.5g/kgであった（Shibata et al. 1975）。

参考文献

Bensky, D., S. Clavey, and E. Stöger. 2004. *Chinese herbal medicine: Materia medica*. 3rd ed. Seattle: Eastland Press.

Chen, J.K., and T.T. Chen. 2004. *Chinese medical herbology and pharmacology*. City of Industry, CA: Art of Medicine Press.

Liu, I.M., T.C. Chi, F.L. Hsu, C.F. Chen, and J.T. Cheng. 1999. Isoferulic acid as active principle from the rhizoma of *Cimicifuga dahurica* to lower plasma glucose in diabetic rats. *Planta Med.* 65(8):712-714.

Moskalenko, S.A. 1986. Preliminary screening of far-eastern ethnomedicinal plants for antibacterial activity. *J. Ethnopharmacol.* 15(3):231-259.

Shibata, M., Y. Yamatake, Y. Amagaya, and M. Fukushima. 1975. Pharmacological studies on the Chinese crude drug "Shoma." I. Acute toxicity and anti-inflammatory action of *Cimicifuga rhizoma, Cimicifuga dahurica* Maxim. (author's transl.). *Yakugaku Zasshi* 95(5):539-546.

Actaea racemosa L.

キンポウゲ科

一般名：ブラックコホシュ
英　名：black cohosh
和　名：アメリカショウマ
異　名：*Cimicifuga racemosa* (L.) Nutt.
別　名：black bugbane，black snakeroot，rheumatism weed
部　位：根茎

安全性クラス：2B
相互作用クラス：A

禁忌　妊娠中は，医療従事者監督下以外での使用禁止。

他の注意事項　知見なし

薬やサプリメントとの相互作用　知見なし

注釈　カナダにおける肝毒性に関連したブラックコホシュ製品の分析では，いくつかの製品はブラックコホシュではなく，近縁種であったことが判明した（Painter et al. 2010）。

米国市場における製品の分析では，テストされた11製品のうち3つの製品は，ブラックコホシュに混合もしくは代替品として，ルイヨウショウマ属（*Actaea*）のアジア種を用いていた（Jiang et al. 2006）。

有害事象と副作用　ブラックコホシュを摂取する人への肝毒性の症例報告に対し幅広い関心が寄せられている。ブラックコホシュ製品を摂取した人の肝毒性に関した，7つの発表された症例報告および42の未発表の症例報告についての欧州医薬品庁（ＥＭＥＡ）による分析では，"全体的に，すべての考察された文献の症例および医薬品安全性監視報告書は，不十分な報告である"，しかしながら，それにも関わらず，3つの"起こりうる"そして2つの"起こりそうな可能性がある"症例を発見した，と結論付けた（EMEA 2006）。同様の症例および追加された肝毒性に関する症例報告に基づき，英国の医薬品およびヘルスケア製品規制局とオーストラリアの医薬品行政局は，ブラックコホシュを含む製品に注意ラベルを貼るよう要求している（MHRA 2006; TGA 2006）。米国薬局方もまた，注意ラベルを推奨している（Mahady et al. 2008）。これらの症例報告が発表される以前は，臨床試験および他の安全性データのレビューから，ブラックコホシュは一般的に安全であるとされていた（Huntley and Ernst 2003; Low Dog et al. 2003）。

69の発表されたまたは未発表のブラックコホシュ関連の肝毒性に関する症例報告のレビューでは，69の症例のうち68のケースでブラックコホシュとの因果関係が起こりそうもない・無関係・評価できない，として除外され，"たとえもしあるとしても，ブラックコホシュの重大な肝毒性リスクを支持する証拠は僅か"であることが示された（Teschke et al. 2009）。あるブラックコホシュ茎根の動物研究では，高用量で生物学的に妥当な肝毒性の作用を明らかにしたが（Lüde et al. 2007），いくつかのヒトへの研究では，肝臓での酵素レベルの変化は観察されてはいない（Bai et al. 2007; Nasr and Nafeh 2009; Osmers et al. 2005; van Breemen et al. 2009）。医療従事者や消費者は，ブラックコホシュを含む製品と肝毒性との関連の可能性について注意するべきである。

時折，胃腸の不快感が，ブラックコホシュの摂取で起こることが報告されている（Bradley 1992）。

薬理学的考察　前臨床試験でのヒト，動物および*in vitro*研究では，ブラックコホシュのエストロゲン活性に混合した結果が得られたが，6か月間及び12か月間のヒトでの臨床試験では，エストロゲン作用の欠如を示した（Huntley 2004; Liske et al. 2002; Mahady 2003, 2005; Raus et al. 2006; Reed et al. 2008）。

妊婦と授乳婦　ブラックコホシュは，通経作用が報告されているため，いくつかの文献では妊娠中の使用は禁忌とされている（Brinker 2001; Dugoua et al. 2006）。しかしながら，現代のハーバルプラクティショナーは，この作用を観察しておらず，流産予防として妊娠初期にブラックコホシュを使用している（Upton 2002）。

本書での，妊娠中の使用に関する禁忌は，これらの症例報告の意味や肝毒性の推定されるメカニズムが完全には解明されていないため，ブラックコホシュ使用に関連して報告された肝毒性の最近の事例についての懸念に基づいている。

ブラックコホシュは，伝統的には出産調整剤として，妊娠後期や，分娩時または出産前後に使用されている（Ellingwood 1919; Felter 1891; Felter and Lloyd 1898; McFarlin et al. 1999; Scudder 1903）。

ある文献（Dugoua et al. 2006）では，ブラックコホシュの潜在的なホルモン活性が授乳期間中のトラブルの原因となる可能性があることを示す低いレベルの根拠を指摘したが，さらなる研究では，ブラックコホシュのエストロゲン活性の欠如を示した（ヒトの薬理学的研究を参照）。

レビュー詳細

I. 薬やサプリメントとの相互作用

薬やサプリメントとの相互作用の臨床試験

14日間のブラックコホシュ投与（40mg/day）の前後に，ジゴキシン（0.4mg）の単回投与を行ったところ，ブラックコホシュとジゴキシンとの間に相互作用は示されなかった（Gurley et al. 2006）。

ブラックコホシュ（1090mg；1日2回，28日間）は，CYP 2D6を阻害することが示された（Gurley et al. 2005）。

被疑薬やサプリメントとの相互作用の症例報告

確認されなかった。

薬やサプリメントとの相互作用の動物試験

確認されなかった。

II. 有害事象

臨床試験で報告された有害事象　発表された症例報告や医薬品安全性監視レポートセンターの臨床試験データのシステマティックレビューでは，Huntley とErnst（2003）は，ブラックコホシュは一般的に安全であると結論づけた。製品が限られた時間に摂取された場合には，有害事象のリスクはわずかであり，症状としては胃腸障害や発疹がほとんどで，通常，軽度かつ一過性である。レビュアーは，肝臓や循環状態を含むいくつかの重篤な有害事象が報告されたことを指摘したが，情報が限られているために因果関係は確定できないと考える（Huntley and Ernst 2003）。

同様に，ヒトの臨床試験（2800名以上の被験者を含む），市販後のサーベイランス，ブラックコホシュ未使用者の症例報告のレビューでは，ブラックコホシュ服用者における有害事象の発生率（5.4%）は低かった。報告された有害事象のうち，97%は大きな問題はなく，重要な症状はブラックコホシュ服用以外の原因に起因していた（Low Dog et al. 2003）。

有害事象の症例報告　2009年10月の時点では，薬物監視機関や発表された文献には，ブラックコホシュ使用に関連する肝毒性の全83の症例が報告されていた（Mahady et al. 2009）。一般的に，“評価できない，起こりそうもない，起こりうる，おそらく起こりそうな，明らかに起こりそうな”といったカテゴリーでの評価スケールを使用することで，これらの症例の臨床分析では，ほとんどの症例においてブラックコホシュに関連するものは“起こりそうもない”または“おそらく起こりそうな”と結論付けたが，2つの症例だけが“起こりうる”，そして“明らかに起こりそうな”に該当なしとして結論付けた。論評者は，ほとんどの症例で詳細な情報が欠如していることが，因果関係の評価を困難にさせていることを指摘した（EMEA 2006; Mahady et al. 2008; Teschke and Schwarzenboeck 2009）。発表された症例報告の概要は次のとおりである。

自己免疫性肝炎のケースは，多発性筋炎，糖尿病，高血圧，閉塞性睡眠時無呼吸症の既往がある57歳の女性で報告された。取り入れられた薬物療法は，ラベタロール，フォシノプリル，ベラパミル，メトホルミン，インスリン，アスピリン，アミノサリチル酸であった。女性は，約1週間ブラックコホシュ（製品と用量は不確定）を服用していた（Cohen et al. 2004）。

1日当たり500mgのブラックコホシュを5か月間服用していた50歳の女性で，劇症肝炎が報告された（Levitsky et al. 2005a）。後に発表された修正情報では，医師は，患者が定期的にアルコールを摂取しており，発症時点でバラシクロビルを服用していたことを指摘したが，当初の症例報告では，どの共投薬のリストも重要な既往歴も報告されていなかった（Levitsky et al. 2005b）。

1日当たり1000mgの不特定のブラックコホシュ製品を8か月間摂取していた54歳の女性で，劇症肝炎が報告された。女性は繊維筋痛症，変形性関節症，鬱病，甲状腺機能低下症の既往歴を持っており，フルオキセチン，プロポキシフェン，アセトアミノフェン，レボチロキシンを服用していた（Lynch et al. 2006）。

1日当たり40mgのブラックコホシュのイソプロパノール抽出物を6日間服用していた47歳の女性で，急性肝炎が報告された（Whiting et al. 2002）。

胆石，逆流性食道炎，不安症の既往を持つ50歳の女性において，ランソプラゾールと一緒に1日当たり40m gのブラックコホシュ（不特定製品）を2週間摂取したところ，肝炎が報告された（Nisbet and O’Connor 2007）。

ブラックコホシュを2週間摂取していた41歳の女性で，急性肝炎が報告されたが，使用量および製品は特定されなかった。このケースの場合，ブラックコホシュの摂取停止後，女性は重症化した巨細胞性肝炎を発症した（Dunbar and Solga 2007）。

慢性疲労および高血圧の既往のある50歳の女性で，肝酵素の増加が報告された。使用した用量，期間，製品が特定されていなかったが，ブラックコホシュを服用していた（Joy et al. 2008）。

胆石，脂肪肝，喘息の既往のある51歳の女性において，ブラックコホシュを2か月間摂取したところ，肝酵素の増加が報告された。摂取したブラックコホシュの用量と製品は特定されていなかった（Joy et al. 2008）。

更年期症状に応じて，3年間断続的にブラックコホシュ20mgを摂取していた51歳の女性で，肝不全が報告された。女性は肥満，胃バイパス手術，アルコール依存症の既往があった（Chow et al. 2008）。

甲状腺機能低下症の既往歴のある42歳の女性は，レボチロキシンと一緒に6か月間ブラックコホシュ（製品と用量は特定されていない）を摂取していたところ，肝障害が報告された。ブラックコホシュの摂取停止後，数か月間は肝臓の酵素レベルは高いままであった（Guzman et al. 2009）。

過敏性腸症候群の既往歴がある53歳の女性で，肝酵素の増加が報告された。薬物療法では，必要に応じてジサイクロミンおよび非ステロイド抗炎症薬，そしてブラックコホシュと大豆タンパク質を含む製品（使用量，期間そして製品は特定されていない）を含んでいた（Guzman et al. 2009）。

高血圧，甲状腺機能低下症，糖尿病，高コレステロール血症の既往歴がある58歳の女性で，慢性肝炎が報告された。女性は，イルベサルタン，レボチロキシン，シンバスタチン，インスリンとともに1日当たり80m gのブラックコホシュ抽出物を1年間服用していた。当初，肝障害はシンバスタチンによって誘導されると考えられていたが，シンバスタチンを中止しても，肝臓酵素レベルが減少しなかった（Pierard et al. 2009）。

1日当たり80mgのブラックコホシュを2～4か月間摂取した2人の患者（1人の女性はブラックコホシュや“他のビタミン，ミネラル，ハーブサプリメント”を含む製品を摂取していた）で，皮膚血管炎が報告された。血管炎は，治療およびブラックコホシュの摂取中止により解決した。重要な既往歴や他の服薬内容についてはどちらの患者でも報告されておらず，いずれの患者も再投与試験を断った（Ingraffea et al. 2007）。

ブラックコホシュ，アルファルファ（*Medicago sativa*），アザチオプリンおよびシクロスポリンを服用している女性で，腎移植の16年後に，拒絶反応が発生した。女性は，事象の数か月前に乳癌の治療を受けていた（Light and Light 2003）。

ブラックコホシュ使用に関連する他の有害事象としては，ブラックコホシュを1年間摂取していた女性に，無力症のケース（Minciullo et al. 2006）と紅斑性発疹のケース（Meyer et al. 2007）がみられた。

III. 薬理学および薬物動態学

ヒトの薬理学的研究　ヒトの臨床試験では，ブラックコホシュのエストロゲン作用の欠如がみられた。400人の閉経後の女性を対象とした臨床試験では，1日当たり40ｍｇのブラックコホシュを1年間投与した場合，子宮内膜増殖症や，子宮内膜に関するその他の有害作用はなく，子宮内膜の厚さに変化は認められなかった（Raus et al. 2006）。同様に，閉経周辺期および閉経後の女性を対象とした臨床試験では，ブラックコホシュを24週間（39または127mg/日）投与した場合，膣細胞診において変化は生じず，全身的なエストロゲン作用は観察されなかった（Liske et al. 2002）。

膣細胞診のプロファイル，膣の乾燥，月経周期性，ホルモンプロファイルの変化は，1日当たり160mgのブラックコホシュを12か月間経口投与した45～55歳の女性で観察されなかった（Reed et al. 2008）。

1日当たり80ｍｇのブラックコホシュを12週間経口投与した閉経後の女性で，エストロゲン活性は見られなかった。エストロゲン活性の測定には，血清中のエストロゲンマーカー，pS2レベル，乳頭液の細胞形態が含まれていた（Ruhlen et al. 2007）。

マンモグラフィの乳房密度，乳房の細胞増殖，子宮内膜の厚さの変化は，1日当たり40mgのブラックコホシュのイソプロパノール抽出物を6か月間消費した閉経後の女性で，観察されなかった（Hirschberg et al. 2007）。

乳癌生存者を対象とした研究では，ブラックコホシュを摂取していない女性に比べ，ブラックコホシュを摂取していた女性で，乳癌再発の遅延が観察された（Zepelin et al. 2007）。

1日当たり40ｍｇのブラックコホシュ抽出物を4か月間摂取していた閉経後の女性で，総肝血流量，ビリルビン，β-グルタミルトランスフェラーゼ，アルカリホスファターゼ，アラニンアミノトランスフェラーゼ，アスパラギン酸アミノトランスフェラーゼ，血清アルブミン，プロトロンビン時間および濃度の変化は観察されなかった（Nasr and Nafeh 2009）。1日当たり40ｍｇのブラックコホシュを3または4か月摂取した，あるいは最大128ｍｇまで単回投与を受けた女性において，肝酵素レベルの変化は観察されなかった（Bai et al. 2007; Osmers et al. 2005; van Breemen et al. 2009）。

1.4，2.8，5.6mgの用量の23-エピ-26-デオキシアクテインを投与したヒトに対する研究では，この化合物の臨床薬理試験フェーズIおよびフェーズIIの代謝産物は発見されなかったことを示した。代謝産物の欠如に基づいて，23-エピ-26-デオキシアクテインは，シトクロム450酵素では代謝されないと考えられた。したがって，ＣＹＰ酵素に対する拮抗作用に起因する相互作用の原因である可能性は低い（van Breemen et al. 2010）。

動物の薬理学的研究　ブラックコホシュのエストロゲン作用を調べているレビューでは，動物実験からのデータが混在していることが示されたが，現在はエストロゲン様作用の欠如の傾向がみられる（Huntley 2004; Mahady 2003, 2005）。論評者達は，古い研究では，エストロゲン作用を示す傾向があるが，新しい研究ではエストロゲン性の欠如を示していると指摘した。子宮重量の増加や，黄体形成ホルモンレベル（ＬＨ）の減少は，エストロゲン作用の指標である（Upton 2002）。

ラットとマウスの研究では（通常は卵巣を切除した動物を使用する），ブラックコホシュを投与した動物で，子宮重量の増加や，黄体形成ホルモン（ＬＨ）のレベルが低下したとされている（Düker et al. 1991; Eagon et al. 1999; Foldes 1959; Gizicky 1944; Jarry and Harnischfeger 1985; Jarry et al. 1985）。他の研究では，子宮重量の増加を示さなかった（Einer-Jensen et al. 1996; Kretzschma et al. 2005）。ラットでは，ブラックコホシュは子宮重量または遺伝子発現に影響を与えずに骨密度の損失を減らし，ブラックコホシュは，器官特異的なエストロゲン受容体調節因子であると示唆している（Seidlova-Wuttke et al. 2003）。

ブラックコホシュ抽出物を最大600mgまで，またはブラックコホシュ抽出物の脂溶性画分を最大40mgまで経口投与したラットでは，子宮有効活性が観察されなかった（Bolle et al. 2007）。遺伝的に乳癌にかかりやすいマウスに対し，1日当たり40mgのヒト用量と同等のレベルのブラックコホシュを含む餌を与えた。その結果，乳癌の発症や発生率に差は見られなかった。同じブラックコホシュ含有の餌を与えた担癌マウスでは，肺転移の発生率の増加が観察された（Davis et al. 2008）。

エストロゲン依存性乳腺腫瘍のラットでは，ブラックコホシュによる治療は癌の増殖を刺激しなかった（Freudenstein et al. 2002）。同様に，ブラックコホシュ単独または，タモキシフェンで子宮体癌を治療したラットでは，双方ともに，未治療のコントロール群よりも少ない転移および小さい腫瘍塊がみられた（Nisslein and Freudenstein 2004）。

***In vitro*の薬理学的研究**　ブラックコホシュのエストロゲン作用を調べた論評者達は，*in vitro*研究からのデータは混在しているが，エストロゲン様作用の欠如の傾向であるとしている（Huntley 2004; Mahady 2003, 2005）。古い研究ではエストロゲン作用を示す傾向があるが，新しい研究ではエ

ストロゲン性の欠如を示していると指摘した。

*In vitro*の実験では，主にエストロゲン受容体陽性の乳癌細胞株を用いており，様々な癌細胞株の増殖におけるブラックコホシュの作用を調べている。多くの研究では，ブラックコホシュは細胞増殖を引き起こさなかったことが示され，いくつかのケースは，増殖を阻害したが（Bodinet and Freudenstien 2002; Dixon Shanies and Shaikh 1999; Einbond et al. 2007, 2008; Freudenstein and Bodinet 1999; Gaube et al. 2007; Hostanska et al. 2004; Lupu et al. 2003; Nesselhut et al. 1993; Rice et al. 2007; Zava et al. 1998），他の研究では増殖作用を示した（Harnischfeger and Cillien 1996; Liu et al. 2001a; Lohningら 2000）。同様に，エストロゲン受容体への結合を調べる研究では，結合を示さなかったが（Düker et al. 1991; Eagon et al. 1996; Harnischfeger and Cillien 1996; Liu et al. 2001b; Zava et al. 1998; Zierau et al. 2002），他の研究は結合を示した（Jarry et al. 1985, 1999, 2003; Liu et al. 2001a）。マウスの乳腺腫瘍細胞において，ブラックコホシュでの治療は，ドキソルビシンおよびドセタキセルの細胞毒性を増加し，シスプラチンの細胞毒性を減少したが，放射線または4-ヒドロペルオキシシクロホスファミド（細胞培養中で活性のあるシクロホスファミド類似体）の効果を変化させなかった（Rockwell et al. 2005）。

ヒト肝癌細胞（HepG2細胞）において，ブラックコホシュのエタノール抽出物は10μg/mlの濃度でミトコンドリアのβ酸化を損ない，75μg/mlの濃度で細胞傷害活性を示した。

エストロゲン受容体陽性の乳癌細胞（MCF-7）では，ブラックコホシュ単独では細胞増殖に対し刺激作用は示さなかったが，ブラックコホシュと併用の場合エストロゲン増殖作用の用量依存的な阻害が指摘された。濃度を増加したタモキシフェンとブラックコホシュの併用は，さらに，乳癌細胞の増殖を阻害した（Al-Akoum et al. 2007）。

ブラックコホシュは，ヒトアヘン受容体を発現するチャイニーズハムスター卵巣細胞におけるμ-オピオイド受容体の部分アゴニストであることが示された（Rhyu et al. 2006）。

IV. 妊婦と授乳婦

妊娠や分娩中のブラックコホシュ使用に関しては，有効な科学的情報は限られている。伝統的な使用法では，ブラックコホシュを出産調整薬としている（Upton 2002）。

入手可能な文献のレビューでは，Dugouaらは，低いレベルのエビデンスが，分娩を誘発する効果，ホルモン効果，通経薬の特性，無排卵作用のために，妊娠中の使用の懸念を示したと結論づけた（Dugoua et al. 2006）。それらの著者は，低いレベルのエビデンスは，ブラックコホシュの潜在的なホルモン活性が授乳期間中の懸念となりうることを示唆した。そのレビューが終了して以降行われたヒトへの研究では，ブラックコホシュのエストロゲン作用の欠如を示した（ヒトの薬理学的研究を参照）。

他の研究ではブラックコホシュのエストロゲン作用の欠如を示したが，ある文献（Dugoua et al. 2006）は，ブラックコホシュの潜在的なホルモン活性を示唆する低レベルのエビデンスが，授乳期間中の懸念の原因となる可能性があると指摘した（ヒトの薬理学的研究を参照）。

V. 毒性研究

急性毒性

アクテイナのLD_{50}は，腹腔内投与のマウスで500mg/kg以上，経口投与のラットで1000mg/kg，静脈内投与のウサギでは70mg/kgであった。アクテイナの中毒量は，経口または皮下投与したウサギで確定できなかった（Genazzani and Sorrentino 1962）。

短期毒性

ラットに対し1日当たり1～1000mg/kgの用量で21日間強制栄養によってブラックコホシュのエタノール抽出物を投与した研究では，10mg/kg以上の用量で，肝細胞のミトコンドリア内におけるいくつかの用量依存性の変化が観察された。10mg/kgの用量では，わずかな量のミトコンドリアの腫脹や胆細管の拡大が観察された。100または300mg/kgの用量では，より明確なミトコンドリアの膨張やマトリックスでの液包のようなミトコンドリア形態での変化が観察された。1000mg/kgの用量では，肝細胞の微小胞脂肪変性およびグリコーゲンの枯渇が認められた（Lüde et al. 2007）。

肝臓形態または肝機能指標の変化は，1日当たり300mg/kgのブラックコホシュ抽出物を30日間経口投与したラットで観察されなかった（Mazzanti et al. 2008）。

慢性毒性

ブラックコホシュの抽出物を1日当たり最大5000mg/kgまで投与したラットでは，最高量投与群において，いくつかの臓器重量に，わずかではあるが，可逆的な増加が指摘されたが，毒性作用は，用量レベルのいずれにおいても認められなかった（Korn 1991）。

遺伝毒性

変異原性のエビデンスは，エイムス試験において実証されなかった（Beuscher 1996; Boblitz et al. 2000; Schaper and Brümmer 1990）。

参考文献

Al-Akoum, M., S. Dodin, and A. Akoum. 2007. Synergistic cytotoxic effects of tamoxifen and black cohosh on MCF-7 and MDA-MB-231 human breast cancer cells: An in vitro study. *Can. J. Physiol. Pharmacol.* 85(11):1153-1159.

Bai, W., H.-H. Henneicke-von Zepelin, S. Wang, et al. 2007. Efficacy and tolerability of a medicinal product containing an isopropanolic black cohosh extract in Chinese women with menopausal symptoms: A randomized, double blind, parallel-controlled study versus tibolone. *Maturitas* 58(1):31-41.

Beuscher, N. 1996. European phytotherapy: *Cimicifuga racemosa* L.—black cohosh. *Q. Rev. Nat. Med.* (Spring):19-27.

Boblitz, N., E. Liske, and P. Wüstenberg. 2000. Black cohosh: Efficacy, effect and safety of *Cimicifuga racemosa* in gynecology. *Dtsch. Apoth. Ztg.* 140(24):107-114.

Bodinet, C., and J. Freudenstien. 2002. Influence of *Cimicifuga racemosa* on the proliferation of estrogen receptor-positive human breast cancer cells. *Breast Cancer Res. Treat.* 76(1):1-10.

Bolle, P., S. Mastrangelo, F. Perrone, and M.G. Evandri. 2007. Estrogen-like effect of a *Cimicifuga racemosa* extract subfraction as assessed by in vivo, ex vivo and in vitro assays. *J. Steroid Biochem. Mol. Biol.* 107(3-5):262-269.

Bradley, P.R. 1992. *British herbal compendium: A handbook of scientific information on widely used plant drugs.* Bournemouth, Dorset: British Herbal Medicine Association.

Brinker, F. 2001. *Herb contraindications and drug interactions.* 3rd ed. Sandy, OR: Eclectic Medical Publications.

Chow, E.C., M. Teo, J.A. Ring, and J.W. Chen. 2008. Liver failure associated with the use of black cohosh for menopausal symptoms. *Med. J. Aust.* 188 (7):420.

Cohen, S.M., A.M. O'Connor, J. Hart, N.H. Merel, and H.S. Te. 2004. Autoimmune hepatitis associated with the use of black cohosh: a case study. *Menopause* 11(5):575-577.

Davis, V.L., M.J. Jayo, A. Ho, et al. 2008. Black cohosh increases metastatic mammary cancer in transgenic mice expressing c-erbB2. *Cancer Res.* 68(20):8377-8383.

Dixon Shanies, D., and N. Shaikh. 1999. Growth inhibition of human breast cancer cells by herbs and phytoestrogens. *Oncol. Rep.* 6:1383-1387.

Dugoua, J.J., D. Seely, D. Perri, G. Koren, and E. Mills. 2006. Safety and efficacy of black cohosh (*Cimicifuga racemosa*) during pregnancy and lactation. *Can. J. Clin. Pharmacol.* 13(3):e257-e261.

Düker, E.M., L. Kopanski, H. Jarry, and W. Wuttke. 1991. Effects of extracts from *Cimicifuga racemosa* on gonadotropin release in menopausal women and ovariectomized rats. *Planta Med.* 57:424-427.

Dunbar, K., and S.F. Solga. 2007. Black cohosh, safety, and public awareness. *Liver Int.* 27(7):1017.

Eagon, C.L., M.S. Elm, and P.K. Eagon. 1996. Estrogenicity of traditional Chinese and Western herbal remedies. *Proc. Am. Assoc. Cancer Res.* 37:284.

Eagon, P.K., N.B. Tress, H.A. Ayer, et al. 1999. Medicinal botanicals with hormonal activity. *Proc. Am. Assoc. Cancer Res.* 40:161-162.

Einbond, L.S., T. Su, H.A. Wu, et al. 2007. Gene expression analysis of the mechanisms whereby black cohosh inhibits human breast cancer cell growth. *Anticancer Res.* 27(2):697-712.

Einbond, L.S., Y. Wen-Cai, K. He, et al. 2008. Growth inhibitory activity of extracts and compounds from *Cimicifuga* species on human breast cancer cells. *Phytomedicine* 15(6-7):504-511.

Einer-Jensen, N., J. Zhao, K.P. Andersen, and K. Kristoffersen. 1996. *Cimicifuga* and *Melbrosia* lack oestrogenic effects in mice and rats. *Maturitas* 25(2):149-153.

Ellingwood, F. 1919. *American materia medica therapeutics and pharmacognosy.* 11th ed. Chicago: Ellingwood's Therapeutist.

EMEA. 2006. Assessment of case reports connected to herbal medicinal products containing *Cimicifugae racemosae rhizoma* (black cohosh, root). EMEA/HMPC/269258/2006. European Medicines Agency. London.

Felter, H.W. 1891. Eclectic medicines—I. Macrotys. *Med. Gleaner* 3(5):109-111.

Felter, H.W., and J.U. Lloyd. 1898. *King's American dispensatory.* 18th ed., 3rd rev. 2 vols. Cincinnati: Ohio Valley Co.

Foldes, J. 1959. The actions of an extract of *Cimicifuga racemosa. Arzneimittelforschung* 13:623-624.

Freudenstein, J., and C. Bodinet. 1999. Influence of an isopropanolic aqueous extract of *Cimicifuga racemosa* rhizoma on the proliferation of MCF-7 cells (abstract). Paper read at 23rd Int. LOF-Symposium on Phyto-Oestrogens, at University of Gent, Belgium.

Freudenstein, J., C. Dasenbrock, and T. Nisslein. 2002. Lack of promotion of estrogen-dependent mammary gland tumors in vivo by an isopropanolic *Cimicifuga racemosa* extract. *Cancer Res.* 62(12):3448-3852.

Gaube, F., S. Wolfl, L. Pusch, T.C. Kroll, and M. Hamburger. 2007. Gene expression profiling reveals effects of *Cimicifuga racemosa* (L.) Nutt. (black cohosh) on the estrogen receptor positive human breast cancer cell line MCF-7. *BMC Pharmacol.* 7(1):11.

Genazzani, E., and L. Sorrentino. 1962. Vascular action of acteina: Active constituent of *Actaea racemosa* L. *Nature* 194:544-555.

Gizicky, H.U. 1944. Arzneipflanzen in ihren Beziehungen zum weiblichen Genitalsystem. Versuche anweissen ratten und mausen mit *Cimicifuga racemosa. Z. Ges. Exp. Med.* 113:635-644.

Gurley, B.J., G.W. Barone, D.K. Williams, et al. 2006. Effect of milk thistle (*Silybum marianum*) and black cohosh (*Cimicifuga racemosa*) supplementation on digoxin pharmacokinetics in humans. *Drug Metab. Dispos.* 34(1):69-74.

Gurley, B.J., S.F. Gardner, M.A. Hubbard, et al. 2005. In vivo effects of goldenseal, kava kava, black cohosh, and valerian on human cytochrome P450 1A2, 2D6, 2E1, and 3A4/5 phenotypes. *Clin. Pharmacol. Ther.* 77(5):415-426.

Guzman, G., E.R. Kallwitz, C. Wojewoda, et al. 2009. Liver injury with features mimicking autoimmune hepatitis following the use of black cohosh. *Case Rep. Med.* 2009:1-8.

Harnischfeger, G., and N. Cillien. 1996. Influence of *Cimicifuga racemosa* extract fractions on the proliferation of human carcinoma cells in vitro with regard to their estrogen receptor sensitivity. Paper presented at 44th Annual Congress of Georg August Universitat, at Gottingen, Germany.

Hirschberg, A.L., M. Edlund, G. Svane, et al. 2007. An isopropanolic extract of black cohosh does not increase mammographic breast density or breast cell proliferation in postmenopausal women. *Menopause* 14(1):89-96.

Hostanska, K., T. Nisslein, J. Freudenstein, J. Reichling, and R. Saller. 2004. *Cimicifuga racemosa* extract inhibits proliferation of estrogen receptor-positive and negative human breast carcinoma cell lines by induction of apoptosis. *Breast Cancer Res. Treat.* 84(2):151-160.

Huntley, A. 2004. The safety of black cohosh (*Actaea racemosa, Cimicifuga racemosa*). *Expert Opin. Drug Safety* 3(6):615-623.

Huntley, A., and E. Ernst. 2003. A systematic review of the safety of black cohosh. *Menopause* 10(1):58-64.

Ingraffea, A., K. Donohue, C. Wilkel, and V. Falanga. 2007. Cutaneous vasculitis in two patients taking an herbal supplement containing black cohosh. *J. Am. Acad. Dermatol.* 56(5 Suppl):S124-S126.

Jarry, H., and G. Harnischfeger. 1985. Endocrine effects of constituents of *Cimicifuga racemosa*. 1. The effect on serum levels of pituitary hormones in ovariectomized rats. *Planta Med.* 51(1):46-49.

Jarry, H., G. Harnischfeger, and E. Duker. 1985. The endocrine effects of constituents of *Cimicifuga racemosa*. 2. In vitro binding of constituents to estrogen receptors. *Planta Med.* 51(4):316-319.

Jarry, H., S. Leonhardt, C. Duls, et al. 1999. Organ-specific effects of *Cimicifuga racemosa* in brain and uterus (abstract). Paper read at 23rd International LOF-Symposium on Phyto-Oestrogens, at University of Gent, Belgium.

Jarry, H., M. Metten, B. Spengler, V. Christoffel, and W. Wuttke. 2003. In vitro effects of the *Cimicifuga racemosa* extract BNO 1055. *Maturitas* 44(Suppl 1):S31-S38.

Jiang, B., F. Kronenberg, P. Nuntanakorn, M.H. Qiu, and E.J. Kennelly. 2006. Evaluation of the botanical authenticity and phytochemical profile of black cohosh products by high performance liquid chromatography with selected ion monitoring liquid-chromatography mass spectrometry. *J. Agric. Food. Chem.* 54:3242-3253.

Joy, D., J. Joy, and P. Duane. 2008. Black cohosh: A cause of abnormal postmenopausal liver function tests. *Climacteric* 11(1):84-88.

Korn, W.D. 1991. Six month oral toxicity study with remifemin-granulate in rats followed by an 8-week recovery period. Hannover, Germany. International Bioresearch.

Kretzschmar, G., T. Nisslein, O. Zierau, and G. Vollmer. 2005. No estrogen-like effects of an isopropanolic extract of Rhizoma Cimicifugae racemosae on uterus and vena cava of rats after 17 day treatment. *J. Steroid Biochem. Mol. Biol.* 97(3):271-277.

Levitsky, J., T.A. Alli, J. Wisecarver, and M.F. Sorrell. 2005a. Fulminant liver failure associated with the use of black cohosh. *Dig. Dis. Sci.* 50(3):538-539.

Levitsky, J., T.A. Alli, J. Wisecarver, and M.F. Sorrell. 2005b. Fulminant liver failure associated with the use of black cohosh. *Dig. Dis. Sci.* 53 (3):869.

Light, T.D., and J.A. Light. 2003. Acute renal transplant rejection possibly related to herbal medications. *Am. J. Transplant.* 3(12):1608-1609.

Liske, E., W. Hanggi, H.H. Henneicke-von Zepelin, et al. 2002. Physiological investigation of a unique extract of black cohosh (Cimicifugae racemosae rhizoma): A 6-month clinical study demonstrates no systemic estrogenic effect. *J. Women's Health Gend. Based Med.* 11(2):163-174.

Liu, Z., Z. Yang, M. Zhu, and J. Huo. 2001a. Estrogenicity of black cohosh (*Cimicifuga racemosa*) and its effects on estrogen receptor level in human breast cancer MCF-7 cells. *Wei Sheng Yan Jiu* 30(2):77-80.

Liu, Z., B. Yu, J.S. Huo, C.Q. Lu, and J.S. Chen. 2001b. Estrogenic effects of *Cimicifuga racemosa* (black cohosh) in mice and on estrogen receptors in MCF-7 cells. *J. Med. Food* 4:171-178.

Lohning, A., E.J. Verspohl, and H. Winterhoff. 2000. *Cimicifuga racemosa*: In vitro findings using MCF-7 cells (abstract). Paper read at Phytopharmakaforschung, at Bonn, Germany.

Low Dog, T.L., K.L. Powell, and S.M. Weisman. 2003. Critical evaluation of the safety of *Cimicifuga racemosa* in menopause symptom relief. *Menopause* 10(4):299-313.

Lüde, S., M. Török, S. Dieterle, et al. 2007. Hepatic effects of *Cimicifuga racemosa* extract in vivo and in vitro. *Cell Mol. Life Sci.* 64(21):2848-2857.

Lupu, R., I. Mehmi, E. Atlas, et al. 2003. Black cohosh, a menopausal remedy, does not have estrogenic activity and does not promote breast cancer cell growth. *Int. J. Oncol.* 23(5):1407-1412.

Lynch, C.R., M.E. Folkers, and W.R. Hutson. 2006. Fulminant hepatic failure associated with the use of black cohosh: A case report. *Liver Transplant.* 12(6):989-992.

Mahady, G., T. Low Dog, D.N. Sarma, and G.I. Giancaspro. 2009. Suspected black cohosh hepatotoxicity—Causality assessment versus safety signal. *Maturitas* 64(2):139-140.

Mahady, G.B. 2003. Is black cohosh estrogenic? *Nutr. Rev.* 61(5 Pt 1):183-186.

Mahady, G.B. 2005. Black cohosh (*Actaea/Cimicifuga racemosa*): Review of the clinical data for safety and efficacy in menopausal symptoms. *Treat. Endocrinol.* 4(3):177-184.

Mahady, G.B., T. Low Dog, M.L. Barrett, et al. 2008. United States Pharmacopeia review of the black cohosh case reports of hepatotoxicity. *Menopause* 15(4):628.

Mazzanti, G., A. Di Sotto, A. Franchitto, et al. 2008. Effects of *Cimicifuga racemosa* extract on liver morphology and hepatic function indices. *Phytomedicine* 15(11):1021-1024.

McFarlin, B.L., M.H. Gibson, J. O'Rear, and P. Harman. 1999. A national survey of herbal preparation use by nurse-midwives for labor stimulation. Review of the literature and recommendations for practice. *J. Nurse Midwifery* 44(3):205-216.

Meyer, S., T. Vogt, E.C. Obermann, M. Landthaler, and S. Karrer. 2007. Cutaneous pseudolymphoma induced by *Cimicifuga racemosa*. *Dermatology* 214(1):94-96.

MHRA. 2006. Black cohosh. UK Public Assessment Report.

Minciullo, P.L., A. Saija, M. Patafi, et al. 2006. Muscle damage induced by black cohosh (*Cimicifuga racemosa*). *Phytomedicine* 13(1-2):115-118.

Nasr, A., and H. Nafeh. 2009. Influence of black cohosh (*Cimicifuga racemosa*) use by postmenopausal women on total hepatic perfusion and liver functions. *Fertil. Steril.* 92(5):1780-1782.

Nesselhut, T., C. Schellhase, R. Dietrich, and W. Kuhn. 1993. Study on the proliferative potential of phytopharmacological agents with estrogen-like effect in breast cancer cells. *Arch. Gynecol. Obstet.* 254:817-818.

Nisbet, B.C., and R.E. O'Connor. 2007. Black cohosh-induced hepatitis. *Del. Med. J.* 79(11):441-444.

Nisslein, T., and J. Freudenstein. 2004. Concomitant administration of an isopropanolic extract of black cohosh and tamoxifen in the in vivo tumor model of implanted RUCA-I rat endometrial adenocarcinoma cells. *Toxicol. Lett.* 150(3):271-275.

Osmers, R., M. Friede, E. Liske, et al. 2005. Efficacy and safety of isopropanolic black cohosh extract for climacteric symptoms. *Obstet. Gynecol.* 105(5):1074-1083.

Painter, D., S. Perwaiz, and M. Murty. 2010. Black cohosh products and liver toxicity: update. *Can. Adverse React. Newsl.* 20(1):1-2.

Pierard, S., J.C. Coche, P. Lanthier, et al. 2009. Severe hepatitis associated with the use of black cohosh: A report of two cases and an advice for caution. *Eur. J. Gastroenterol. Hepatol.* 21(8):941.

Raus, K., C. Brucker, C. Gorkow, and W. Wuttke. 2006. First-time proof of endometrial safety of the special black cohosh extract (*Actaea* or *Cimicifuga racemosa* extract) CR BNO 1055. *Menopause* 13(4):678-691.

Reed, S.D., K.M. Newton, A.Z. Lacroix, et al. 2008. Vaginal, endometrial, and reproductive hormone findings: Randomized, placebo-controlled trial of black cohosh, multibotanical herbs, and dietary soy for vasomotor symptoms: The Herbal Alternatives for Menopause (HALT) study. *Menopause* 15(1):51-58.

Rhyu, M.R., J. Lu, D.E. Webster, et al. 2006. Black cohosh (*Actaea racemosa*, *Cimicifuga racemosa*) behaves as a mixed competitive ligand and partial agonist at the human mu opiate receptor. *J. Agric. Food Chem.* 54(26):9852-9857.

Rice, S., A. Amon, and S.A. Whitehead. 2007. Ethanolic extracts of black cohosh (*Actaea racemosa*) inhibit growth and oestradiol synthesis from oestrone sulphate in breast cancer cells. *Maturitas* 56(4):359-367.

Rockwell, S., Y. Liu, and S.A. Higgins. 2005. Alteration of the effects of cancer therapy agents on breast cancer cells by the herbal medicine black cohosh. *Breast Cancer Res. Treat.* 90(3):233-239.

Ruhlen, R.L., J. Haubner, J.K. Tracy, et al. 2007. Black cohosh does not exert an estrogenic effect on the breast. *Nutr. Cancer* 59(2):269-277.

Schaper and Brümmer. 1990. Unpublished internal research, *In* Low Dog, T., et al. Critical evaluation of the safety of *Cimicifuga racemosa* in menopause symptom relief. *Menopause* 10(4):299-313.

Scudder, J. 1903. *Specific medications and specific medicines*. Cincinnati: Scudder Bros.

Seidlova-Wuttke, D., H. Jarry, T. Becker, V. Christoffel, and W. Wuttke. 2003. Pharmacology of *Cimicifuga racemosa* extract BNO 1055 in rats: Bone, fat and uterus. *Maturitas* 44(Suppl 1):S39-S50.

Teschke, R., R. Bahre, A. Genthner, et al. 2009. Suspected black cohosh hepatotoxicity—Challenges and pitfalls of causality assessment. *Maturitas* 63(4):302-314.

Teschke, R., and A. Schwarzenboeck. 2009. Suspected hepatotoxicity by *Cimicifugae racemosae rhizoma* (black cohosh, root): Critical analysis and structured causality assessment. *Phytomedicine* 16(1):72-84.

TGA. 2006. Therapeutic Goods Administration. Black cohosh (*Cimifuga racemosa*). New labeling and consumer information for medicines containing black cohosh (*Cimifuga racemosa*).

Upton, R. 2002. *Black cohosh rhizome*. Santa Cruz, CA: American Herbal Pharmacopoeia.

van Breemen, R.B., W. Liang, S. Banuvar, et al. 2010. Pharmacokinetics of 23-epi-26-deoxyactein in women after oral administration of a standardized extract of black cohosh. *Clin. Pharmacol. Ther.* 87(2):219-225.

Whiting, P.W., A. Clouston, and P. Kerlin. 2002. Black cohosh and other herbal remedies associated with acute hepatitis. *Med. J. Aust.* 177(8):440-443.

Zava, D.T., C.M. Dollbaum, and M. Blen. 1998. Estrogen and progestin bioactivity of foods, herbs, and spices. *Proc. Soc. Exp. Biol.* 217:369-378.

Zepelin, H.H., H. Meden, K. Kostev, et al. 2007. Isopropanolic black cohosh extract and recurrence-free survival after breast cancer. *Int. J. Clin. Pharmacol. Ther.* 45(3):143-154.

Zierau, O., C. Bodinet, S. Kolba, M. Wulf, and G. Vollmer. 2002. Antiestrogenic activities of *Cimicifuga racemosa* extracts. *J. Steroid Biochem. Mol. Biol.* 80(1):125-130.

Adenophora spp.　キキョウ科

Adenophora stricta Miq.
一般名：トウシャジン
英　名：adenophora
和　名：ナガバノニンジン
中国名：南沙参（*nan sha shen*）（根）
別　名：ladybells
Adenophora triphylla (Thunb. ex Murray) A. DC.
一般名：ツリガネニンジン
英　名：adenophora
異　名：*Adenophora tetraphylla* Fisch.
中国名：南沙参（*nan sha shen*）（根）
別　名：ladybells

生薬名：局外（上記2種ほか2種の根）シャジン（沙参）
使用部位：根

安全性クラス：1
相互作用クラス：A
禁忌　知見なし
他の注意事項　知見なし
薬やサプリメントとの相互作用　知見なし
有害事象と副作用　トウシャジン，ツリガネニンジンに対するアレルギー反応が報告されている（Bensky et al. 2004）。
薬理学的考察　知見なし
妊婦と授乳婦　科学的または伝統的文献において，妊娠中および授乳中におけるトウシャジン，ツリガネニンジンの安全性は不明である。本書では，妊娠中や授乳期間での使用に関する問題は確認されなかったが，最終的な安全性は確立されていない。

レビュー詳細

I. 薬やサプリメントとの相互作用

薬やサプリメントとの相互作用の臨床試験

確認されなかった。

被疑薬やサプリメントとの相互作用の症例報告

確認されなかった。

薬やサプリメントとの相互作用の動物試験

確認されなかった。

II. 有害事象

有害事象の症例報告　トウシャジン，ツリガネニンジンの不適切な使用は，頭痛，脱力感，無気力，悪寒，腹部膨満，嘔吐，または月経遅延の原因となる可能性がある（Bensky et al. 2004）。

薬疹および喘息を含む，トウシャジン，ツリガネニンジンに対するアレルギー反応が報告されている（Bensky et al. 2004）。

III. 薬理学および薬物動態学

ヒトの薬理学的研究　確認されなかった。

動物の薬理学的研究　確認されなかった。

*In vitro*の薬理学的研究　トウシャジン，ツリガネニンジンのメタノールおよびエタノール抽出物は，組換え酵母系において弱いエストロゲン作用を現した（Kang et al. 2006; Kim et al. 2008）。

IV. 妊婦と授乳婦

妊娠および授乳期間中のトウシャジン，ツリガネニンジン使用の情報は確認されなかった。

V. 毒性研究

毒性研究は確認されなかった。

参考文献

Bensky, D., S. Clavey, and E. Stöger. 2004. *Chinese herbal medicine: Materia medica*. 3rd ed. Seattle: Eastland Press.

Kang, S.C., C.M. Lee, H. Choi, et al. 2006. Evaluation of oriental medicinal herbs for estrogenic and antiproliferative activities. *Phytother. Res.* 20(11):1017.

Kim, I.G., S.C. Kang, K.C. Kim, E.S. Choung, and O.P. Zee. 2008. Screening of estrogenic and antiestrogenic activities from medicinal plants. *Env. Toxicol. Pharmacol.* 25(1):75-82.

Adiantum spp.　ホウライシダ科

Adiantum capillus-veneris L.

一般名：メイデンヘアファーン

英　名：maidenhair fern

和　名：ホウライシダ

別　名：southern maidenhair，Venus'hair fern

Adiantum pedatum L.

一般名：メイデンヘアファーン

英　名：maidenhair fern

和　名：クジャクシダ

別　名：northern maidenhair

使用部位：全草

安全性クラス：2b

相互作用クラス：A

禁忌　妊娠中は，医療従事者監督下以外での使用禁止（List and Hörhammer 1973; Taylor 2005）。

他の注意事項　知見なし

薬やサプリメントとの相互作用　知見なし

有害事象と副作用　"過量"では催吐作用があるかもしれない（Chadha 1988; List and Hörhammer 1973）。

薬理学的考察　知見なし

妊婦と授乳婦　メイデンヘアファーンは伝統的には，月経を促進するために使用されてきた（Taylor 2005）。妊娠中は，有資格の医療従事者監督下以外での使用は推奨しない。

授乳期間中のメイデンヘアファーンの安全性は不明である。本書では，授乳期間での使用に関する問題は確認されなかったが，最終的な安全性は確立されていない。

レビュー詳細

I. 薬やサプリメントとの相互作用

薬やサプリメントとの相互作用の臨床試験

確認されなかった。

被疑薬やサプリメントとの相互作用の症例報告

確認されなかった。

薬やサプリメントとの相互作用の動物試験

確認されなかった。

II. 有害事象

有害事象の症例報告　確認されなかった。

III. 薬理学および薬物動態学

ヒトの薬理学的研究　確認されなかった。
動物の薬理学的研究　確認されなかった。
*In vitro*の薬理学的研究　確認されなかった。

IV. 妊婦と授乳婦

メイデンヘアファーンは伝統的には，月経を促進するために使用されてきた（Taylor 2005）。

授乳期間中のメイデンヘアファーンの安全性情報は確認されなかった。

V. 毒性研究

確認されなかった。

参考文献

Chadha, Y. 1988. *The wealth of India: A dictionary of Indian raw materials and industrial products*. Delhi: Council of Scientific and Industrial Research.

List, P.H., and H. Hörhammer. 1973. *Hagers handbuch der pharmazeutischen praxis*. Berlin: Springer.

Taylor, L. 2005. *The healing power of rainforest herbs*. Garden City Park, NY: Square One Publishers.

Aesculus hippocastanum L.

ムクロジ科（トチノキ科）

一般名：ホースチェストナッツ
英　名：horse chestnut
和　名：セイヨウトチノキ
使用部位：種子

安全性クラス：1
相互作用クラス：A
禁忌　知見なし
他の注意事項　知見なし
薬やサプリメントとの相互作用　知見なし
有害事象と副作用　ホースチェストナッツでの臨床試験におけるシステマティックレビューとメタアナリシスでは，ホースチェストナッツは，関連のある軽度の有害事象が確認されたが，一般的に良好な忍容性であると示されている（Pittler and Ernst 2006; Siebert et al. 2002）。臨床試験で報告された軽度の有害事象は，胃腸の不調，めまい，吐き気，頭痛，痒みであった（Pittler and Ernst 2006）。

アナフィラキシー反応を含む，ホースチェストナッツに対するアレルギー反応が報告されている（Jaspersen-Schib et al. 1996; Sirtori 2001）。

腎臓および肝臓損傷の症例は，精製されたホースチェストナッツの抽出物の注射に関連して報告されている（Grasso and Corvaglia 1976; Hellberg et al. 1975; Klose and Pistor 1976; Takegoshi et al. 1986; Voigt and Junger 1978）。ホースチェストナッツの経口使用では予測されず，そのような反応は報告されていない（Mills and Bone 2005）。

薬理学的考察　薬物代謝酵素であるCYP3A4，CYP1A2，CYP2D6，CYP2E1，CYP2C19，および薬物輸送体P-糖タンパク質（P-gp）におけるホースチェストナッツの作用を調べる試験管研究では，これらの酵素やトランスポーターにいくつかの作用を示したが，どれも臨床的に関連があるとは考えられなかった（Brandin et al. 2007; Hellum et al. 2007, 2009; Hellum and Nilsen 2007, 2008）。

妊婦と授乳婦　胎児の発達に対する有害作用は，妊婦を対象としたホースチェストナッツ抽出物の臨床試験では報告されなかった（Alter 1973; Steiner 1990; Steiner and Hillemanns 1986, 1990）。動物実験では，胎児の体重の減少は，ホースチェストナッツの高用量（300 mg/kg）を経口投与したウサギで観察された。有害作用は，同じ用量を投与したラット，または，ラットやウサギでの低用量（100 mg/kg）では観察されなかった（Liehn et al. 1972）。

授乳期間中のホースチェストナッツの安全性は不明である。本書では，授乳期間での使用に関する問題は確認されなかったが，最終的な安全性は確立されていない。

レビュー詳細

I. 薬やサプリメントとの相互作用

薬やサプリメントとの相互作用の臨床試験
　確認されなかった。
被疑薬やサプリメントとの相互作用の症例報告
　確認されなかった。
薬やサプリメントとの相互作用の動物試験
　確認されなかった。

II. 有害事象

臨床試験で報告された有害事象　ホースチェストナッツの二重盲検比較試験のシステマティックレビューでは，14の研究において有害事象が報告された。うち4つの研究は，ホースチェストナッツ群において治療に関連した有害事象はなかったと報告された。6つの研究では，治療を受けた1～36%の患者で，消化器の不調，めまい，吐き気，頭痛，痒みが報告された。残りの4つの研究では，ホースチェストナッツの治療は，よく許容されたと報告された。レビューは，ホースチェストナッツ群の有害事象は，軽度および低頻度として特徴づけた（Pittler and Ernst 2006)。

ホースチェストナッツ抽出物のランダム比較試験（合計1051人の患者）および大規模観察研究（合計10,725人の患者）のメタアナリシスでは，試験や研究において重大な有害事象は報告されなかった。そして，ホースチェストナッツ抽出物での治療により，軽度な有害事象が増加することはなかったとしている（Siebert et al. 2002)。

有害事象の症例報告　急性腎不全の症例は，平均で4日間アエスシン（ホースチェストナッツからのサポニンの混合物）を0.5mg/kg静脈内注射で投与（推奨用量の約2～3倍）された小児で報告されている。症例は，主に2～10歳の子供で見られ，正常な腎機能を示した3～4日後に症状が観察された。全体的な死亡率は10.7%だった（Grasso and Corvaglia 1976; Hellberg et al. 1975; Klose and Pistor 1976; Voigt and Junger 1978)。これらの症例のコメントでは，腎不全患者における薬剤使用の本文では，その症例は，標準用量か過量のいずれかを投与された患者が関与しており，幾人かは他の薬剤を使用していたことを指摘している。また，ほとんどの患者は，事故後の多外傷，または重度の手術を受けており，急性腎不全につながる可能性のある状態であった（Seyffart 1991)。アエスシンは，注射後に溶血の原因になるだけでなく，腎臓に堆積し，腎不全をひきおこす可能性がある（Mills and Bone 2005)。

手術前に，ホースチェストナッツ標準化エキスを65mgの用量で筋肉注射を受けた37歳の男性で，肝障害が報告された。注射後17日目に行われた肝機能検査では，総ビリルビン，ALP，GGTPの中程度の増加および好酸球の軽度の増加を明らかにした。リンパ球刺激試験は陽性であり，肝生検は，小葉中心域での壊死とともに，著しい胆汁うっ滞を示したが，門脈路ではほとんど，あるいは全く変化を示さなかった（Takegoshi et al. 1986)。

アナフィラキシー反応を含む，ホースチェストナッツに対するアレルギー反応が報告されている（Jaspersen-Schib et al. 1996; Sirtori 2001)。

III. 薬理学および薬物動態学

ヒトの薬理学的研究　アエスシンの静脈内投与における，腎臓への影響を評価する試験（ホースチェストナッツからのサポニン混合物を1日当たり10～25mgの用量で3～10日間）では，健常な腎臓を持つ患者は，腎機能の欠陥は観察されなかった。腎機能障害を有する患者においても，機能の悪化は観察されなかった（Ascher 1977; Bastian and Valilensieck 1976; Sirtori 2001; Wilhelm and Feldmeier 1975)。

動物の薬理学的研究　関連する動物薬理学的研究は確認されなかった。

***In vitro*の薬理学的研究**　薬物代謝酵素CYP3A4および薬物輸送体P-gpの阻害は，ホースチェストナッツ抽出物で治療した組換えバキュロウイルス発現系におけるCYP3A4および，Caco-2 c細胞で観察された。効果はセントジョーンズワートよりも少なかった（Hellum and Nilsen 2008)。活性は臨床的に関連すると考えられていなかったが，CYP2D6のいくつかの阻害は，組換えバキュロウイルス発現系におけるCYP2D6で観察された（Hellum and Nilsen 2007)。

薬物代謝酵素CYP1A2，CYP2D6，CYP3A4の一般的な抑制の可能性は，ホースチェストナッツ抽出物で治療した初期のヒトの肝細胞で観察された。活性は，臨床的に関連するCYP相互作用を有すると考えられる，他の植物に比べて少なかった（Hellum et al. 2007)。

薬物代謝酵素CYP1A2の2倍誘導は，ホースチェストナッツ抽出物で治療したヒト結腸癌細胞（LS180）で観察された。CYP3A4または輸送タンパクMDR1での影響は観察されなかった（Brandin et al. 2007)。

培養ヒト肝細胞での薬物代謝酵素CYP2C19およびCYP2E1において，ホースチェストナッツ抽出物の著しい影響はなかった（Hellum et al. 2009)。

IV. 妊婦と授乳婦

妊婦を対象としたホースチェストナッツ抽出物の使用に関するいくつかの臨床試験が完了している。投与量は，1日当たり480～600mg（100mgのアエスシンに標準化）の用量を2～4週間摂取している。これらの研究では，胎児の発達への有害作用は報告されなかった（Alter 1973; Steiner 1990; Steiner and Hillemanns 1986; Steiner and Hillemanns 1990)。

催奇形性は，妊娠中にホースチェストナッツ抽出物を100mg/kg経口投与したウサギや，100または300mg経口投与したラットの子孫で観察されなかった。300mg/kg投与したウサギでは，胎児の体重で有意な減少が観察された（Liehn et al. 1972)。ホースチェストナッツ抽出物の催奇形や胎児毒性作用は，妊娠6日～15日に9または30mg/kgを静脈内投与したラットまたは，妊娠6日～18日に同じ用量を投与したウサギで，観察されなかった（Liehn et al. 1972)。

授乳期間中のホースチェストナッツの安全性情報は確認されなかった。

V. 毒性研究

急性毒性

ホースチェストナッツ抽出物の経口LD_{50}は，マウスで990mg/kg，ラットで2,150 mg/kg，モルモットで1,120 mg/kg，ウサギで1,530 mg/kg，ハムスターで10,700 mg/kgそしてヒヨコで10600 mg/kgであった（Liehn et al. 1972; Williams and Olsen 1984）。イヌは130mg/kg以上の用量で嘔吐したため，イヌの経口LD_{50}は決定できなかった（Liehn et al. 1972）。静脈内投与におけるホースチェストナッツ抽出物のLD_{50}は，マウスで138 mg/kg，ラットで165mg/kg，モルモットで465mg/kg，ウサギで180mg/kgである。マウスに対するホースチェストナッツのLD_{50}は，腹腔内投与において342mg/kgであった（Liehn et al. 1972）。

短期毒性

1日当たり9，30，90mg/kgのホースチェストナッツ抽出物を8週間静脈内投与したラットでは，9mg/kgの用量において有害作用は報告されなかった。90mg/kgの投与量では，30匹のうち8匹が最初の数日間で死亡した。残りの動物には影響は見られなかった（Liehn et al. 1972）。

毒性作用および臓器の損傷は，ホースチェストナッツ抽出物を100，200，400 mg/kg（ヒト用量の40倍）の用量で週5日間，34週間経口投与したラットまたは，24，40，80mg/kg（ヒト用量の8倍）を経口投与したイヌで観察されなかった（Liehn et al. 1972）。

遺伝毒性

変異原性のためのエイムス試験では，ホースチェストナッツ抽出物は，S9による代謝活性化ありで弱い変異原性を示したが，代謝活性化なしでは変異原性を示さなかった。ホースチェストナッツの流動抽出物は，代謝活性化なしで変異原性を示さず，代謝活性化ありでは弱い変異原性を示した（Schimmer et al. 1994）。この研究の著者らは，変異原性活性は，クエルセチンによる可能性が考えられるが，クエルセチンはヒトの臨床的では関連する変異原活性があるとは考えられていない（Harwood et al. 2007）。

参考文献

Alter, H. 1973. Zur medikamentösen therapie der varikosis. *Z. Allg. Med.* 49:1301-1304.

Ascher, P. 1977. Renale Funktionsgroessen unter Na-Aescinat bei nierengesunden und nierenkranken Patienten. *Therapiewoche* 52:3-10.

Bastian, H.P., and W. Valilensieck. 1976. Nierenfunktion unter parenteraler Aescin-Behandlung. *Med. Klin.* 71:1295-1299.

Brandin, H., E. Viitanen, O. Myrberg, and A.K. Arvidsson. 2007. Effects of herbal medicinal products and food supplements on induction of CYP1A2, CYP3A4 and MDR1 in the human colon carcinoma cell line LS180. *Phytother. Res.* 21(3):239-244.

Grasso, A., and E. Corvaglia. 1976. Due casi di sospetta tubulonefrosi tossica da escina. *Gazz. Med. Ital.* 135:581-584.

Harwood, M., B. Danielewska-Nikiel, J.F. Borzelleca, et al. 2007. A critical review of the data related to the safety of quercetin and lack of evidence of in vivo toxicity, including lack of genotoxic/carcinogenic properties. *Food Chem. Toxicol.* 45(11):2179-2205.

Hellberg, K., W. Ruschewski, and R. de Vivie. 1975. Medikamentoes bedingtes post-operatives Nierenversagen nach herzchirurgischen Eingriffen. *Thoraxchirurgie* 23:396-399.

Hellum, B.H., Z. Hu, and O.G. Nilsen. 2007. The induction of CYP1A2, CYP2D6 and CYP3A4 by six trade herbal products in cultured primary human hepatocytes. *Basic Clin. Pharmacol. Toxicol.* 100(1):23-30.

Hellum, B.H., Z. Hu, and O.G. Nilsen. 2009. Trade herbal products and induction of CYP2C19 and CYP2E1 in cultured human hepatocytes. *Basic Clin. Pharmacol. Toxicol.* 105(1):58-63.

Hellum, B.H., and O.G. Nilsen. 2007. The in vitro inhibitory potential of trade herbal products on human CYP2D6-mediated metabolism and the influence of ethanol. *Basic Clin. Pharmacol. Toxicol.* 101(5):350-358.

Hellum, B.H., and O.G. Nilsen. 2008. In vitro inhibition of CYP3A4 metabolism and P-glycoprotein-mediated transport by trade herbal products. *Basic Clin. Pharmacol. Toxicol.* 102(5):466-475.

Jaspersen-Schib, R., L. Theus, M. Guirguis-Oeschger, B. Gossweiler, and P.J. Meier-Abt. 1996. Acute poisonings with toxic plants in Switzerland between 1966 and 1994. *Schweiz. Med. Wochenschr.* 126(25):1085-1098.

Klose, P., and K. Pistor. 1976. Posttraumatisches nierenversagen bei 2 Kindern nach beta-aescin-therapie. *Munch. Med. Wschr.* 719-720.

Liehn, H.D., P.A. Franco, H. Hampel, and G. Hofrichter. 1972. A toxicological study of extractum hippocastani semen. *Panminerva Med.* 14(3):84.

Mills, S., and K. Bone. 2005. *The essential guide to herbal safety*. St. Louis: Elsevier.

Pittler, M.H., and E. Ernst. 2006. Horse chestnut seed extract for chronic venous insufficiency. *Cochrane Database Syst. Rev.* (1):CD003230.

Schimmer, O., A. Krüger, H. Paulini, and F. Haefele. 1994. An evaluation of 55 commercial plant extracts in the Ames mutagenicity test. *Pharmazie* 49:448-451.

Seyffart, G. 1991. *Drug dosage in renal insufficiency*. Boston: Kluwer.

Siebert, U., M. Brach, G. Sroczynski, and K. Berla. 2002. Efficacy, routine effectiveness, and safety of horsechestnut seed extract in the treatment of chronic venous insufficiency. A meta-analysis of randomized controlled trials and large observational studies. *Int. Angiol.* 21(4):305-315.

Sirtori, C.R. 2001. Aescin: Pharmacology, pharmacokinetics and therapeutic profile. *Pharmacol. Res.* 44(3):183-193.

Steiner, M. 1990. Untersuchungen zur ödemvermindernden und ödemprotektiven wirkung von roßkastaniensamenextrakt. *Phlebol. Proktol.* 19:239-242.

Steiner, M., and H. Hillemanns. 1986. Untersuchungen zur ödemprotektiven Wirkung eines Venentherapeutikums. *Munch. Med. Wschr.* 128:551-555.

Steiner, M., and H. Hillemanns. 1990. Venostasin retard in the management of venous problems during pregnancy. *Phlebology* 5:41-44.

Takegoshi, K., T. Tohyama, and K. Okuda. 1986. A case of Venoplant-induced hepatic injury. *Gastroenterol. Jap.* 21(1):62-65.

Voigt, E., and H. Junger. 1978. Acute posttraumatic renal failure following therapy with antibiotics and beta-aescin. *Anaesthesist* 27(2):81.

Wilhelm, R., and C. Feldmeier. 1975. Postoperative und posttraumatische Oedemprophylaxe und therapie. *Med. Klin.* 70:2079-2083.

Williams, M.C., and J.D. Olsen. 1984. Toxicity of seeds of three *Aesculus* spp. to chicks and hamsters. *Am. J. Vet. Res.* 45(3):539-542.

Aframomum melegueta K. Schum. ショウガ科

一般名：グレインズオブパラダイス（種子）
英　名：grains-of-paradise（種子）
異　名：*Amomum melegueta* Roscoe
アーユルヴェーダ名：*brihadela*
別　名：Guinea grains（種子），melegueta pepper（種子）
使用部位：果実，種子

安全性クラス：1
相互作用クラス：A
禁忌　知見なし
他の注意事項　知見なし
薬やサプリメントとの相互作用　知見なし
注意　ピペリン含有（Githens 1948），付録3参照。
注釈　このハーブにとっての分類や懸念は，一般的に料理で使用される低用量とは対照的に，治療目的で使用される比較的高用量に基づいており，スパイスとしての使用には関連していない。
有害事象と副作用　あるヒトでの研究では，グレインズオブパラダイス種子の350mg用量での単回の使用は，一時的な目の変化に関連がみられた（Igwe et al. 1999）。
薬理学的考察　知見なし
妊婦と授乳婦　科学的または伝統的文献において，妊娠中および授乳中におけるグレインズオブパラダイスの安全性は不明である。本書では，妊娠中や授乳期間での使用に関する問題は確認されなかったが，最終的な安全性は確立されていない。

レビュー詳細

I. 薬やサプリメントとの相互作用
薬やサプリメントとの相互作用の臨床試験
　確認されなかった。
被疑薬やサプリメントとの相互作用の症例報告
　確認されなかった。
薬やサプリメントとの相互作用の動物試験
　確認されなかった。

II. 有害事象
有害事象の症例報告　確認されなかった。

III. 薬理学および薬物動態学
ヒトの薬理学的研究　健常な男性による350mgのグレインズオブパラダイス種子の摂取は，目に輻湊近点を17%増加させ，瞳孔の大きさや視力の影響なしに，眼球調節の振幅を9.2%減少させた。これらの作用が一時的に視力を損なう可能性があるとともに，視力調節の減少や損失が視力のぼやけにつながる。輻湊近点の増加は，視力の重複につながる。著者らは，グレインズオブパラダイスの長期的あるは過剰な伝統的利用は，東部ナイジェリアのイボ族の間で共通している早期老眼に影響している可能性があるとした（Igwe et al. 1999）。
動物の薬理学的研究　確認されなかった。
*In vitro*の薬理学的研究　確認されなかった。

IV. 妊婦と授乳婦
妊娠および授乳期間中のグレインズオブパラダイス使用に関する情報は確認されなかった。

V. 毒性研究
マウスに対するグレインズオブパラダイスのエタノール抽出物のLD_{50}は，腹腔内投与において2.1g/kgであった（Okoli ら 2007）。

参考文献

Githens, T. 1948. *Drug plants of Africa*. Philadelphia: University of Pennsylvania Press.
Igwe, S., I. Emeruwa, and J. Modie. 1999. Ocular toxicity of *Aframomum melegueta* (alligator pepper) on healthy Igbos of Nigeria. *J. Ethnopharmacol.* 65(3):203-206.
Okoli, C.O., P.A. Akah, S.V. Nwafor, U.U. Ihemelandu, and C. Amadife. 2007. Anti-inflammatory activity of seed extracts of *Aframomum melegueta*. *J. Herbs Spices Med. Plants* 13(1):11-21.

Agastache rugosa (Fisch. & C.A. Mey.) Kuntze　シソ科

一般名：コリアンミント
英　名：Chinese giant hyssop
和　名：カワミドリ
中国名：藿香（カッコウ）（*huo xiang*）（地上部）
使用部位：全草

安全性クラス：1
相互作用クラス：A
禁忌　知見なし
他の注意事項　知見なし
薬やサプリメントとの相互作用　知見なし
有害事象と副作用　知見なし
薬理学的考察　知見なし
妊婦と授乳婦　中国伝統医学の文献は，妊娠中および授乳中のコリアンミント使用について何ら注意を示していない（Bensky et al. 2004; Chen and Chen 2004)。本書においても，妊娠中や授乳期間での使用に関する問題は確認されなかったが，最終的な安全性は確立されていない。

レビュー詳細

I. 薬やサプリメントとの相互作用
薬やサプリメントとの相互作用の臨床試験
　確認されなかった。
被疑薬やサプリメントとの相互作用の症例報告
　確認されなかった。
薬やサプリメントとの相互作用の動物試験
　確認されなかった。

II. 有害事象
有害事象の症例報告　確認されなかった。

III. 薬理学および薬物動態学
ヒトの薬理学的研究　確認されなかった。
動物の薬理学的研究　確認されなかった。
*In vitro*の薬理学的研究　確認されなかった。

IV. 妊婦と授乳婦
中国伝統医学の文献では，妊娠中および授乳中のコリアンミント使用における注意は示されていない（Bensky et al. 2004; Chen and Chen 2004)。

V. 毒性研究
確認されなかった。

参考文献

Bensky, D., S. Clavey, and E. Stöger. 2004. *Chinese herbal medicine: Materia medica*. 3rd ed. Seattle: Eastland Press.

Chen, J.K., and T.T. Chen. 2004. *Chinese medical herbology and pharmacology*. City of Industry, CA: Art of Medicine Press.

Agathosma spp.　ミカン科

Agathosma betulina (P.J. Bergius) Pillans
一般名：ビューキュー
英　名：buchu
異　名：*Barosma betulina* (Bergius) Bartl. & H.L. Wendl.
別　名：round buchu, short buchu
Agathosma crenulata (L.) Pillans
一般名：ビューキュー
英　名：buchu
異　名：*Barosma crenulata* (L.) Hook.
別　名：ovate buchu
Agathosma serratifolia (Curtis) Spreeth
一般名：ビューキュー
英　名：buchu
異　名：*Barosma serratifolia* (Curtis) Willd.
別　名：long buchu
使用部位：葉

安全性クラス：2b
相互作用クラス：A
禁忌　妊娠中は，医療従事者監督下以外での使用禁止（Bradley 1992; Collins and Graven 1996; Kaiser et al. 1975)。
他の注意事項　腎炎のある人は使用注意（McGuffin et al.

1997)。

薬やサプリメントとの相互作用　知見なし

注 意　利尿薬(Felter and Lloyd 1898; Moolla and Viljoen 2008; Remington and Wood 1918)，付録2参照。

有害事象と副作用　知見なし

薬理学的考察　知見なし

妊婦と授乳婦　ビューキューはプレゴン（*A. betulina* 精油の2.4～4.5%，*A. crenulata* 精油の31.6～73.2%）を含んでいる（Collins and Graven 1996; Kaiser et al. 1975)。プレゴンは，ヨーロピアンペニーロイヤル（*Mentha pulegium*）の堕胎作用の要因となる主要成分であると考えられている(Anderson et al. 1996)。ビューキューの堕胎作用の報告は確認されなかったが，妊娠中のビューキュー使用は推奨しない。

授乳期間中のビューキューの安全性は不明である。本書では，授乳期間での使用に関する問題は確認されなかったが，最終的な安全性は確立されていない。

レビュー詳細

I. 薬やサプリメントとの相互作用

薬やサプリメントとの相互作用の臨床試験

確認されなかった。

被疑薬やサプリメントとの相互作用の症例報告

確認されなかった。

薬やサプリメントとの相互作用の動物試験

確認されなかった。

II. 有害事象

有害事象の症例報告　確認されなかった。

III. 薬理学および薬物動態学

ヒトの薬理学的研究　確認されなかった。

動物の薬理学的研究　確認されなかった。

*In vitro*の薬理学的研究　確認されなかった。

IV. 妊婦と授乳婦

ビューキューはプレゴン（*A. betulina* 精油の2.4～4.5%，*A. crenulata* 精油の31.6～73.2%）を含んでいる（Collins and Graven 1996; Kaiser et al. 1975)。プレゴンは，ヨーロピアンペニーロイヤル（*Mentha pulegium*）の堕胎作用の要因である主要成分であると考えられている（Anderson et al. 1996)。ビューキューの堕胎作用の報告は確認されなかったが，妊娠中のビューキュー使用は推奨しない。

授乳期間中のビューキューの安全性情報は確認されなかった。

V. 毒性研究

細胞毒性

ビューキュー種の精油（*A. betulina* および*A. crenulata*）の細胞毒性活性は，ＭＴＴ細胞生存率測定で最大100 μg/mlまでの濃度で観察されなかった（Viljoen et al. 2006)。

参考文献

Anderson, I.B., W.H. Mullen, J.E. Meeker, et al. 1996. Pennyroyal toxicity: Measurement of toxic metabolite levels in two cases and review of the literature. *Ann. Intern. Med.* 124(8):726-734.

Bradley, P.R. 1992. *British herbal compendium: A handbook of scientific information on widely used plant drugs*. Bournemouth, UK: British Herbal Medicine Association.

Collins, N.F., and E.H. Graven. 1996. Chemotaxonomy of commercial buchu species (*Agathosma betulina* and *A. crenulata*). *J. Essen. Oil Res.* 8:229-235.

Felter, H.W., and J.U. Lloyd. 1898. *King's American dispensatory*. 18th ed., 3rd rev. 2 vols. Cincinnati: Ohio Valley Co.

Kaiser, R., D. Lamparsky, and P. Schudel. 1975. Analysis of buchu leaf oil. *J. Agric. Food Chem.* 23:943-950.

McGuffin, M., C. Hobbs, R. Upton, and A. Goldberg. 1997. *Botanical safety handbook*. Boca Raton, FL: CRC Press.

Moolla, A., and A.M. Viljoen. 2008. 'Buchu'—*Agathosma betulina* and *Agathosma crenulata* (Rutaceae): A review. *J. Ethnopharmacol.* 119(3):413-419.

Remington, J.P., and H.C. Wood. 1918. *The dispensatory of the United States of America*. 20th ed. Philadelphia: Lippincott.

Viljoen, A.M., A. Moolla, S.F. Van Vuuren, et al. 2006. The biological activity and essential oil composition of 17 *Agathosma* (Rutaceae) species. *J. Essen. Oil Res.* 18:2-16.

Agrimonia eupatoria L.　バラ科

一般名：アグリモニー

英　名：agrimony

和　名：セイヨウキンミズヒキ

別　名：church steeples

使用部位：全草

安全性クラス：1

相互作用クラス：A

禁忌　知見なし
他の注意事項　知見なし
薬やサプリメントとの相互作用　知見なし
注意　タンニン含有（4.0～10.0%）（Wichtl 2004），付録1参照。
有害事象と副作用　知見なし
薬理学的考察　知見なし
妊婦と授乳婦　科学的または伝統的文献において，妊娠中および授乳中におけるアグリモニーの安全性は不明である。本書では，妊娠中や授乳期間での使用に関する問題は確認されなかったが，最終的な安全性は確立されていない。

レビュー詳細

I. 薬やサプリメントとの相互作用
薬やサプリメントとの相互作用の臨床試験
　確認されなかった。
被疑薬やサプリメントとの相互作用の症例報告
　確認されなかった。
薬やサプリメントとの相互作用の動物試験
　確認されなかった。

II. 有害事象
有害事象の症例報告　確認されなかった。

III. 薬理学および薬物動態学
ヒトの薬理学的研究　確認されなかった。
動物の薬理学的研究　確認されなかった。
*In vitro*の薬理学的研究　確認されなかった。

IV. 妊婦と授乳婦
妊娠および授乳期間中のアグリモニーの安全性情報は確認されなかった。

V. 毒性研究
遺伝毒性
アグリモニーのメタノール抽出物の変異原活性は，代謝活性化の有無に関わらず，エイムス試験では観察されなかった（Bilia et al. 1993）。

参考文献

Bilia, A.R., E. Palme, S. Catalano, L. Pistelli, and I. Morelli. 1993. Constituents and biological assay of *Agrimonia eupatoria*. *Fitoterapia* 64(6):549-550.

Wichtl, M. 2004. *Herbal drugs and phytopharmaceuticals: A handbook for practice on a scientific basis*. 3rd ed. Boca Raton, FL: CRC Press.

Albizia julibrissin Durazz.　マメ科

一般名：シルクツリー
英　名：silk tree
和　名：ネムノキ
中国名：合歓皮（ゴウカンヒ）（*he huan pi*）（樹皮）
別　名：mimosa tree
使用部位：樹皮

安全性クラス：2b
相互作用クラス：A
禁忌　妊娠中は，医療従事者監督下以外での使用禁止（Bensky et al. 2004; Chen and Chen 2004）。
他の注意事項　知見なし
薬やサプリメントとの相互作用　知見なし
有害事象と副作用　知見なし
薬理学的考察　知見なし
妊婦と授乳婦　中国伝統医学の文献では，シルクツリー樹皮は，妊娠中は注意して使用するべきであるとしている（Bensky et al. 2004; Chen and Chen 2004）。ある文献はシルクツリー樹皮は子宮収縮を刺激することを示唆している（Chen and Chen 2004）。

　授乳期間中のシルクツリー樹皮の安全性は不明である。本書では，授乳期間での使用に関する問題は確認されなかったが，最終的な安全性は確立されていない。

レビュー詳細

I. 薬やサプリメントとの相互作用
薬やサプリメントとの相互作用の臨床試験
　確認されなかった。
被疑薬やサプリメントとの相互作用の症例報告
　確認されなかった。
薬やサプリメントとの相互作用の動物試験
　確認されなかった。

II. 有害事象

有害事象の症例報告　確認されなかった。

III. 薬理学および薬物動態学

ヒトの薬理学的研究　確認されなかった。

動物の薬理学的研究　確認されなかった。

*In vitro*の薬理学的研究　Julibrine II（4'-*O*-メチルピリドキシン）は摘出したカエルの心臓で不整脈を誘発することが判明した。また，シルクツリーから単離した他の関連化合物では，不整脈を誘発しなかった（Higuchi et al. 1992）。4'-*O*-メチルピリドキシンはまた，イチョウ種子でも見出され，イチョウ種子の過剰摂取後のてんかん発作に関連する化合物であると考えられている。てんかん発作は，ビタミンB_6欠乏によるものと考えられており，4'-*O*-メチルピリドキシンが原因である（van Beek and Montoro 2009; Wada et al. 1985）。伝統的なシルクツリー使用に関連して，てんかん発作の症例は報告されていない。

IV. 妊婦と授乳婦

中国伝統医学の文献では，シルクツリー樹皮は，妊娠中には注意して使用するべきであるとしている（Bensky et al. 2004; Chen and Chen 2004）。ある文献ではシルクツリーの樹皮は子宮収縮を刺激することを示唆している（Chen and Chen 2004）。

授乳期間中のシルクツリー樹皮の安全性情報は確認されなかった。

V. 毒性研究

シルクツリー樹皮は，ビタミンB_6欠乏症の症状を引き起こす可能性がある，4'-*O*-メチルピリドキシンを含み，イチョウ種子の摂取による毒性作用（てんかん発作や消化器症状）の原因となる化合物であると考えられている（イチョウ種子の項参照）（Mooney et al. 2009; Wada et al. 1985）。シルクツリー樹皮の毒性作用は，中国伝統医学での使用に関連して報告されていない（Bensky et al. 2004; Chen and Chen 2004）。

細胞毒性

シルクツリーのサポニン画分は，*in vitro*で細胞傷害活性を示した（Ikeda et al. 1997）。

参考文献

Bensky, D., S. Clavey, and E. Stöger. 2004. *Chinese herbal medicine: Materia medica*. 3rd ed. Seattle: Eastland Press.

Chen, J.K., and T.T. Chen. 2004. *Chinese medical herbology and pharmacology*. City of Industry, CA: Art of Medicine Press.

Higuchi, H., J. Kinjo, and T. Nohara. 1992. An arrhythmic-inducing glycoside from *Albizia julibrissin* Durazz, IV. *Chem. Pharm. Bull.* 40(3):829-831.

Ikeda, T., S. Fujiwara, K. Araki, et al. 1997. Cytotoxic glycosides from *Albizia julibrissin*. *J. Nat. Prod.* 60(2):102-107.

Mooney, S., J.E. Leuendorf, C. Hendrickson, and H. Hellmann. 2009. Vitamin B_6: A long known compound of surprising complexity. *Molecules* 14(1):329-351.

van Beek, T.A., and P. Montoro. 2009. Chemical analysis and quality control of *Ginkgo biloba* leaves, extracts, and phytopharmaceuticals. *J. Chromatogr. A* 1216(11):2002-2032.

Wada, K., S. Ishigaki, K. Ueda, M. Sakata, and M. Haga. 1985. An antivitamin B_6, 4'-methoxypyridoxine from the seed of *Ginkgo biloba* L. *Chem. Pharm. Bull.* 33:3555-3557.

Albizia julibrissin Durazz.

マメ科

一般名：シルクツリー
英　名：silk tree
和　名：ネムノキ
中国名：合歓花（*he huan hua*）（花）
別　名：mimosa tree
使用部位：花

安全性クラス：1
相互作用クラス：A

禁忌　知見なし

他の注意事項　知見なし

薬やサプリメントとの相互作用　知見なし

有害事象と副作用　知見なし

薬理学的考察　知見なし

妊婦と授乳婦　中国伝統医学の文献において，妊娠および授乳期間中のシルクツリー花使用について何ら注意を示していない（Bensky et al. 2004; Chen and Chen 2004）。本書では，妊娠中や授乳期間での使用に関する問題は確認されなかったが，最終的な安全性は確立されていない。

レビュー詳細

I. 薬やサプリメントとの相互作用

薬やサプリメントとの相互作用の臨床試験　確認されなかった。

被疑薬やサプリメントとの相互作用の症例報告

確認されなかった。

薬やサプリメントとの相互作用の動物試験
確認されなかった。

II. 有害事象

有害事象の症例報告　確認されなかった。

III. 薬理学および薬物動態学

ヒトの薬理学的研究　確認されなかった。
動物の薬理学的研究　確認されなかった。
*In vitro*の薬理学的研究　確認されなかった。

IV. 妊婦と授乳婦

中国伝統医学の文献において，妊娠および授乳期間中のシルクツリー花使用について何ら注意を示していない（Bensky et al. 2004; Chen and Chen 2004）。

V. 毒性研究

確認されなかった。

参考文献

Bensky, D., S. Clavey, and E. Stöger. 2004. *Chinese herbal medicine: Materia medica*. 3rd ed. Seattle: Eastland Press.

Chen, J.K., and T.T. Chen. 2004. *Chinese medical herbology and pharmacology*. City of Industry, CA: Art of Medicine Press.

Alcea rosea L.　アオイ科

一般名：ホリーホック
英　名：hollyhock
異　名：*Althaea rosea* (L.) Cav.
使用部位：根

安全性クラス：1
相互作用クラス：A
禁忌　知見なし
他の注意事項　知見なし
薬やサプリメントとの相互作用　ホリーホックのような粘液質植物は，経口投与した薬剤の吸収を遅らせることがあるため，ホリーホック摂取の1時間前あるいは数時間後に他の薬を摂取するべきである（Brinker 2001; De Smet 1993; Mills and Bone 2005）。
注意　粘液質（Tomoda et al. 1983; Turowska et al. 1966），付録3参照。
有害事象と副作用　知見なし
薬理学的考察　知見なし
妊婦と授乳婦　科学的または伝統的文献において，妊娠中および授乳中におけるホリーホックの安全性は不明である。本書では，妊娠中や授乳期間での使用に関する問題は確認されなかったが，最終的な安全性は確立されていない。

レビュー詳細

I. 薬やサプリメントとの相互作用

薬やサプリメントとの相互作用の臨床試験
確認されなかった。
被疑薬やサプリメントとの相互作用の症例報告
確認されなかった。
薬やサプリメントとの相互作用の動物試験
確認されなかった。

II. 有害事象

有害事象の症例報告　確認されなかった。

III. 薬理学および薬物動態学

ヒトの薬理学的研究　確認されなかった。
動物の薬理学的研究　確認されなかった。
*In vitro*の薬理学的研究　確認されなかった。

IV. 妊婦と授乳婦

妊娠および授乳中でのホリーホックの安全性情報は確認されなかった。

V. 毒性研究

確認されなかった。

参考文献

Brinker, F. 2001. *Herb contraindications and drug interactions*. 3rd ed. Sandy, OR: Eclectic Medical Publications.

De Smet, P.A.G.M. 1993. *Adverse effects of herbal drugs, Vol. 2*. New York: Springer.

Mills, S., and K. Bone. 2005. *The essential guide to herbal safety*. St. Louis: Elsevier.

Tomoda, M., K. Shimada, and N. Shimizu. 1983. Plant mucilages. XXXII. A representative mucilage, "*Althaea*-mucilage R", from the roots of *Althaea rosea*. *Chem. Pharm. Bull.* 31(8):2677-2684.

Turowska, I., S. Kohlmunzer, and Z. Maga. 1966. Studies on the correlation between the concentration of the mucilaginous elements and the value of *Althaea rosea* as a mucilaginous raw material: I. *Acta Biol. Cracov Ser. Bot.* 9:111.

Alchemilla xanthochlora Rothm.

バラ科

一般名：レディースマントル
英　名：lady's mantle
和　名：ハゴロモグサ
異　名：*Alchemilla vulgaris* auct. non L.
使用部位：全草

安全性クラス：1
相互作用クラス：A
禁忌　知見なし
他の注意事項　知見なし
薬やサプリメントとの相互作用　知見なし
注　意　タンニン（6～16%）（Fraisse et al. 1999; Wichtl 2004），付録1参照。

有害事象と副作用　知見なし
薬理学的考察　知見なし
妊婦と授乳婦　科学的または伝統的文献において，妊娠中および授乳中におけるレディースマントルの安全性は不明である。本書では，妊娠中や授乳期間での使用に関する問題は確認されなかったが，最終的な安全性は確立されていない。

レビュー詳細

I. 薬やサプリメントとの相互作用

薬やサプリメントとの相互作用の臨床試験
確認されなかった。

被疑薬やサプリメントとの相互作用の症例報告
確認されなかった。

薬やサプリメントとの相互作用の動物試験
確認されなかった。

II. 有害事象

有害事象の症例報告　確認されなかった。

III. 薬理学および薬物動態学

ヒトの薬理学的研究　確認されなかった。
動物の薬理学的研究　確認されなかった。
*In vitro*の薬理学的研究　確認されなかった。

IV. 妊婦と授乳婦

妊娠および授乳中でのレディースマントルの安全性情報は確認されなかった。

V. 毒性研究

遺伝毒性

ネズミチフス菌TA98株とTA100株での変異原性のためのエイムス試験で，TA98株においてレディースマントルのエタノール抽出物のいくつかの変異原性活性が観察されたが，TA100株では観察されなかった。変異原性活性は植物内のクエルセチンレベルと関係していることから，変異原性はクエルセチンに起因するものであった（Schimme et al. 1988）。クエルセチンのレビューでは，変異原性活性は*in vitro*では観察されたが，*in vivo*ではそのような作用は見られなかったとしている（Harwood et al. 2007）。

参考文献

Fraisse, D., A. Carnat, A.P. Carnat, and J.L. Lamaison. 1999. Standardization of the aerial parts of *Alchemilla*. *Ann. Pharm. Fr.* 57(5):401-405.

Harwood, M., B. Danielewska-Nikiel, J.F. Borzelleca, et al. 2007. A critical review of the data related to the safety of quercetin and lack of evidence of *in vivo* toxicity, including lack of genotoxic/carcinogenic properties. *Food Chem. Toxicol.* 45(11):2179-2205.

Schimmer, O., F. Hafele, and A. Kruger. 1988. The mutagenic potencies of plant extracts containing quercetin in *Salmonella typhimurium* TA98 and TA100. *Mutat. Res.* 206(2):201-208.

Wichtl, M. 2004. *Herbal drugs and phytopharmaceuticals: A handbook for practice on a scientific basis*. 3rd ed. Boca Raton, FL: CRC Press.

Aletris farinosa L.

ノギラン科（ユリ科）

一般名：スターグラス
英　名：aletris

別　名：blazing star，colic root，star grass，true unicorn

使用部位：根茎，根

安全性クラス：1
相互作用クラス：A
禁忌　知見なし
他の注意事項　知見なし
薬やサプリメントとの相互作用　知見なし
有害事象と副作用　知見なし
薬理学的考察　知見なし
妊婦と授乳婦　初期の動物実験では，スターグラスの子宮抑制作用を示し，スターグラスが脳下垂体のオキシトシン刺激作用を拮抗する可能性があると報告している（Butler and Costello 1944）。しかしながらこれは，臨床的に関連する分娩時のオキシトシン投与との相互作用の根拠にはならない。

授乳期間中のスターグラスの安全性は不明である。本書では，妊娠中や授乳期間での使用に関する問題は確認されなかったが，最終的な安全性は確立されていない。

レビュー詳細

I. 薬やサプリメントとの相互作用
薬やサプリメントとの相互作用の臨床試験
　確認されなかった。
被疑薬やサプリメントとの相互作用の症例報告
　確認されなかった。
薬やサプリメントとの相互作用の動物試験
　確認されなかった。

II. 有害事象
有害事象の症例報告　確認されなかった。

III. 薬理学および薬物動態学
ヒトの薬理学的研究　確認されなかった。
動物の薬理学的研究　確認されなかった。
*In vitro*の薬理学的研究　スターグラスの含水アルコール抽出物は，エストロゲン（MCF-7）またはプロゲステロン（T47D）受容体が豊富なヒト乳癌細胞への最小限の結合を示した（Zava et al. 1998）。

IV. 妊婦と授乳婦
スターグラスの液体抽出物は，麻酔下のネコの子宮や摘出したラットの子宮内で抑制活性を示した。下垂体後葉の子宮収縮成分の刺激作用に対する拮抗もまた観察された（Butler and Costello 1944）。

授乳期間中のスタークラスの安全性情報は確認されなかった。

V. 毒性研究
確認されなかった。

参考文献

Butler, C.L., and C.H. Costello. 1944. Pharmacological studies. I. *Aletris farinosa*. *J. Am. Pharm. Assoc.* 33:177-183.

Zava, D.T., C.M. Dollbaum, and M. Blen. 1998. Estrogen and progestin bioactivity of foods, herbs, and spices. *Proc. Soc. Exp. Biol. Med.* 217(3):369-378.

Alisma plantago-aquatica L. ssp. *orientale* (Sam.) Sam.　オモダカ科

一般名：タクシャ
英　名：Asian water plantain
和　名：サジオモダカ
生薬名：局（通例，周皮を除いた塊茎）タクシャ（沢瀉）

異　名：*Alisma orientale* (Sam.) Juz.
中国名：沢瀉（タクシャ）（*ze xie*）（根茎）
別　名：alisma
使用部位：根茎

安全性クラス：1
相互作用クラス：A
禁忌　知見なし
他の注意事項　長期間の使用は胃腸の炎症の原因および，電解質バランスを乱すことがある（Bensky et al. 2004）。
薬やサプリメントとの相互作用　知見なし
注意　利尿作用（Bensky et al. 2004; Chen and Chen 2004; Zhu 1998），付録2参照。
有害事象と副作用　タクシャの長期間または過剰摂取は，電解質のバランスを崩す可能性がある（Bensky et al. 2004）。

悪心，嘔吐，腹痛，下痢，肝障害は，タクシャの使用と関連して報告されてきた（Bensky et al. 2004）。

タクシャに暴露後のアレルギー性皮膚発疹が報告されている（Bensky et al. 2004）。

薬理学的考察　ある*in vitro*の研究では，タクシャは，薬物輸送タンパク質のP-糖タンパク質を阻害する可能性があることを示した（Fong et al. 2007）。

妊婦と授乳婦

科学的または伝統的文献において，妊娠中および授乳中におけるタクシャの安全性は不明である。本書では，妊娠中や授乳期間での使用に関する問題は確認されなかったが，最終的な安全性は確立されていない。

レビュー詳細

I. 薬やサプリメントとの相互作用

薬やサプリメントとの相互作用の臨床試験

確認されなかった。

被疑薬やサプリメントとの相互作用の症例報告

確認されなかった。

薬やサプリメントとの相互作用の動物試験

確認されなかった。

II. 有害事象

有害事象の症例報告　タクシャの長期使用または過剰摂取は，電解質バランスを崩す可能性があり，血尿や，重度の場合には，アシドーシスを起こす可能性がある（Bensky et al. 2004）。

悪心，嘔吐，腹痛，下痢，肝障害は，タクシャの使用と関連して報告されてきた（Bensky et al. 2004）。

タクシャに暴露後のアレルギー性皮膚発疹が報告されている（Bensky et al. 2004）。

III. 薬理学および薬物動態学

ヒトの薬理学的研究　確認されなかった。

動物の薬理学的研究　確認されなかった。

*In vitro*の薬理学的研究　多剤耐性癌細胞では，タクシャ抽出物は，アクチノマイシンD，ピューロマイシン，パクリタキセル，ビンブラスチン，ドキソルビシンを含むP-糖タンパク質（P-gp）基質である抗癌薬との相乗的な増殖抑制活性示した。研究の著者らは，タクシャにはP-gpの効果的な阻害剤である成分を含有する可能性があると結論付けた（Fong et al. 2007）。

IV. 妊婦と授乳婦

妊娠および授乳中でのタクシャの安全性情報は確認されなかった。

V. 毒性研究

急性毒性

ラットに対するタクシャのアルコール抽出物のLD_{50}は静脈投与において0.98g/kg，腹腔内注射では1.27g/kgであった（Chen and Chen 2004）。

亜慢性毒性

1日当たり1または2g/kgの用量でタクシャ抽出物を3か月間経口投与したラットでは，内臓への有害作用は観察されなかった（Chen and Chen 2004）。

参考文献

Bensky, D., S. Clavey, and E. Stöger. 2004. *Chinese herbal medicine: Materia medica*. 3rd ed. Seattle: Eastland Press.

Chen, J.K., and T.T. Chen. 2004. *Chinese medical herbology and pharmacology*. City of Industry, CA: Art of Medicine Press.

Fong, W.F., C. Wang, G.Y. Zhu, et al. 2007. Reversal of multidrug resistance in cancer cells by *Rhizoma Alismatis* extract. *Phytomedicine* 14(2-3):160-165.

Zhu, Y.P. 1998. *Chinese materia medica chemistry, pharmacology and applications*. Boca Raton, FL: CRC Press.

Alkanna tinctoria (L.) Tausch　ムラサキ科

一般名：アルカネット

英　名：alkanet

使用部位：根

安全性クラス：2a, 2b, 2c

相互作用クラス：A

禁忌　外用のみ（Roeder et al. 1984）。

妊娠中および授乳中は，医療従事者監督下以外での使用禁止（Roeder et al. 1984）。

他の注意事項　知見なし

薬やサプリメントとの相互作用　知見なし

注意　ピロリジジンアルカロイド（Roeder et al. 1984），付録1参照。

注釈　米国ハーブ製品協会は，アルカネットなどの有害なピロリジジンアルカロイドが含まれている植物成分を持つすべての製品は，内用での販売を禁止し，以下の注意ラベル表示を義務付ける商品表示（AHPA2011）を制定した。

“外用のみ。外傷（切り傷や擦り傷）がある場合は使用してはならない。授乳中にも使用してはならない。”

植物部位別のアルカロイドの濃度は知られていないが，アルカネットは不飽和ピロリジジンアルカロイドを含んでいる（Roeder et al. 1984)。

有害事象と副作用　知見なし

薬理学的考察　知見なし

妊婦と授乳婦　科学的または伝統的文献において，妊娠および授乳期間中のアルカネットの安全性情報は確認されなかった。ピロリジジンアルカロイドの存在に基づいて，アルカネットは妊娠中や授乳中に使用すべきではない。

レビュー詳細

I. 薬やサプリメントとの相互作用

薬やサプリメントとの相互作用の臨床試験
確認されなかった。

被疑薬やサプリメントとの相互作用の症例報告
確認されなかった。

薬やサプリメントとの相互作用の動物試験
確認されなかった。

II. 有害事象

有害事象の症例報告　確認されなかった。

III. 薬理学および薬物動態学

ヒトの薬理学的研究　確認されなかった。

動物の薬理学的研究　確認されなかった。

*In vitro*の薬理学的研究　確認されなかった。

IV. 妊婦と授乳婦

妊娠および授乳期間中のアルカネットの安全性情報は確認されなかった。ピロリジジンアルカロイドの存在に基づいて，アルカネットは妊娠や授乳中に使用すべきではない。

V. 毒性研究

亜慢性毒性

毒性作用は，1日当たりアルカンニン化合物1%を含む餌を15週間与えたマウスでは観察されなかった。化合物は，腹部の脂肪や尿中には検出されなかった（Majláthová 1971)。

遺伝毒性

アルカンニンの変異原活性は，ネズミチフス菌TA98株およびTA1535株において，代謝活性化の有無に関わらず観察されなかった（Papageorgiou 1978)。

参考文献

AHPA. July 2011. Code of Ethics & Business Conduct. Silver Spring, MD: American Herbal Products Association.

Majláthová, L. 1971. [Feeding trial with alkannin on mice]. *Nahrung* 15(5):505-508.

Papageorgiou, V.P. 1978. Wound healing properties of naphthaquinone pigments from *Alkanna tinctoria*. *Experientia* 34(11):1499.

Roeder, E., H. Wiedenfeld, and R. Schraut. 1984. Pyrrolizidine alkaloids from *Alkanna tinctoria*. *Phytochemistry* 23(9):2125-2126.

Allium sativum L.

ネギ科（ユリ科）

一般名：ニンニク，ガーリック

英　名：garlic

和　名：ニンニク

アーユルヴェーダ名：*lashuna*, *rasona*

中国名：大蒜（ダイサン）（*da suan*）（鱗茎）

使用部位：鱗茎

安全性クラス：1

相互作用クラス：C

禁忌　知見なし

他の注意事項　血液凝固障害のある人は1日当たり2g以上のニンニクを使用する場合，有資格の医療従事者監督下とすべきである（Bordia et al. 1996; Kiesewetter et al. 1993a; Kiesewetter et al. 1993b; Steiner and Li 2001)。

手術を受ける患者は，手術前7日間はニンニクの摂取をやめることが勧められている（Bordia et al. 1996; Kiesewetter et al. 1993a; Kiesewetter et al. 1993b; Steiner and Li 2001)。

急性または慢性の胃炎がある人は，生または最小限に処理されたニンニクを摂取するときは注意が必要である（De Smet 1992; Felter and Lloyd 1898; Nelson et al. 2006)。芳香族化合物の下部食道括約筋での弛緩作用が報告されているため，呑酸のある人はニンニクを避けるべきである（Brinker 2001)。

生のニンニクの外用は，皮膚刺激性，接触皮膚炎または化学熱傷の原因となることがある（Friedman et al. 2006)。

薬やサプリメントとの相互作用　1日当たり2g以上の生のニンニクに相当する用量は，サクイナビルの血漿濃度を減少させる可能性がある（Piscitelli et al. 2002)。

この項の薬理学的考察も参照。

注釈　このハーブについての分類や懸念は，一般的に料理で使用される低用量とは対照的に，治療目的で使用される比較的高用量に基づいており，スパイスとしての使用には関連していない。

有害事象と副作用　ニンニクの臨床試験のシステマティックレビューでは，有害作用は，口臭や体臭が“臭い”ことを含む。その他の作用では，可能性としての注意であり証明されてはいないが，鼓腸，食道炎や腹痛，小腸閉塞，皮膚炎，鼻炎，喘息，出血が含まれていた（Mulrow et al. 2000）。ニンニクは敏感な人で胃腸障害を引き起こす可能性がある（Bradley 1992; De Smet 1992; Felter and Lloyd 1898; Nelson et al. 2006）。

いくつかの異常出血のケースが，ニンニクの使用に関連して報告されている（Burnham 1995; Carden et al. 2002; German et al. 1995; Rose et al. 1990）。

アナフィラキシー反応を含むニンニクに対するアレルギー反応が報告されている（Perez-Pimiento et al. 1999）。生のニンニクへの局所暴露が，敏感な人に対し様々なタイプのアレルギーや，非アレルギー性皮膚刺激を引き起こすことが認識されている（Jappe et al. 1999）。

薬理学的考察　ヘパリン，クロピドグレル，アスピリンを摂取している人は，1日当たり2 g以上の生のニンニクを取る場合は，異常出血がないか観察するべきである（Bordia et al. 1996; Kiesewetter et al. 1993a; Kiesewetter et al. 1993b; Steiner and Li 2001）。ヒトへの研究では，血小板凝集におけるワルファリンとニンニクの相加作用を示さなかった（Abdul et al. 2008; Macan et al. 2006）。

ヒトに対する研究は，いくつかの研究では凝集における影響を示さず，他の研究では凝集の阻害を示すとともに，血小板凝集に対してニンニク製剤の様々な効果を示した。（Beckert et al. 2007; Bordia et al. 1996; Kiesewetter et al. 1993a; Kiesewetter et al. 1993b; Scharbert et al. 2007; Steiner and Li 2001）。

ヒトへの研究において，ガーリック油は，薬物代謝酵素CYP2E1を阻害することが示された（Gurley et al. 2002; Gurley et al. 2005）。

妊婦と授乳婦　妊娠第3期（妊娠後期）におけるニンニクの使用に関する研究では，母体や胎児の有害事象は観察されなかった（Ziaei et al. 2001）。

授乳中の母親によるニンニクの摂取は，授乳期間を延長させることにつながり（Mennella and Beauchamp 1991; Mennella and Beauchamp 1993），いくつかの症例では人の母乳の臭気を変化させることが示されている（Mennella and Beauchamp 1991）。ブロッコリーやキャベツのような野菜と同様に，授乳中の母親によるニンニクの摂取は，何人かの母乳育児中の乳児での疝痛に関連している（Lust et al. 1996）。

アーユルヴェーダ医学のある文献では，妊娠中のニンニクを禁忌としている（Chadha 1988）。しかし，食品として使用されている長い歴史の中では，子供に対しては注意する必要があるが，適度な量でのニンニクの消費は一般的に安全であることが確立している。

レビュー詳細

I. 薬やサプリメントとの相互作用

薬やサプリメントとの相互作用の臨床試験

1日当たり3.6gのサクイナビルと2.4gのニンニクを20日間同時投与した場合，サクイナビルの血漿濃度の低下をもたらした（Piscitelli et al. 2002）。

国際標準比（INR）（血液凝固検査の結果を報告するために使用される標準化したスケール）での変化は，血小板凝集，凝固因子活性およびワルファリンの血漿濃度は，ニンニク錠剤を1日2錠（それぞれ2gの生のニンニクと同等量），2週間経口投与された健常な被験者で観察されなかった（Abdul et al. 2008）。

ワルファリン治療を受けている患者では，1日当たり10mlの熟成ニンニク抽出物を補給した場合は，ワルファリン用量の調整を必要としなかった。INR，血小板数，出血の発症率を含む血液学的パラメータでの有意な変化は観察されなかった（Macan et al. 2006）。

3か月間，熟成ニンニク抽出物（1日6片に同等）を補給中に，アセトアミノフェン（1g）の単回投与は，アセトアミノフェンの最高血漿中濃度およびアセトアミノフェン代謝物の増加，腎クリアランスの減少を示した（Gwilt et al. 1994）。

1日当たり10mgのニンニク抽出物（生のニンニクの1gに相当）を4日間摂取後，リトナビル（400mgの単回投与）の影響は観察されなかった（Gallicano et al. 2003）。

シクロスポリン治療を受けている腎移植患者では，1日当たり1片のニンニク摂取は，シクロスポリンのレベルに影響を与えなかった（Jabbari et al. 2005）。

ドセタキル（30 mg/m2/週）による治療を受けている乳癌患者では，1日当たり1200mgのニンニクとの併用投与は，ドセタキルの薬物動態に有意な影響を与えなかった（Cox et al. 2006）。

被疑薬やサプリメントとの相互作用の症例報告

国際標準比（INR）（血液凝固検査の結果を報告するために使用される標準化したスケール）と凝固時間が増加した2つの症例では，ニンニク，抗凝固剤，ワルファリン（投与量は不明）を摂取していた人々で報告された（Sunter 1991）。

INR低下の症例は，ニンニク（毎日600mg），抗凝固剤，フルインジオンを摂取した82歳の男性で報告された（Pathak et al. 2003）。

87歳の患者における血小板機能障害の症例は，1日当たり約2gのニンニク片を慢性的に摂取した後に報告された（De Smet 1993）。

胃腸毒性の2つの症例は，ニンニク，プロテアーゼ阻害剤，リトナビルを摂取していた患者で報告された（Laroche et al. 1999）。

薬やサプリメントとの相互作用の動物試験

ウサギに対し，ニンニクの水抽出物を伴う14日間の栄養補給の前後に，抗生物質イソニアジド（30mg/kg）を単回投与した場合，排泄率の変化なしに，イソニアジドの生物学的利用能を有意に減少させた（Dhamija et al. 2006）。抗生物質リファンピシン（24mg/kg）を用いた同一の研究では，リファンピシンの生物学的利用能は変化を示さなかった（Dhamija et al. 2006）。

II. 有害事象

臨床試験で報告された有害事象　ニンニクの臨床試験のシステマティックレビューでは，有害事象は口臭と体臭を含んでいた。その他の影響は，可能性はあるが証拠に欠けることとして，鼓腸，食道炎や腹痛，小腸閉塞，皮膚炎，鼻炎，喘息，出血が含まれていた（Mulrow et al. 2000）。

有害事象の症例報告　異常出血のいくつかの症例は，ニンニクの摂取と関連付けられて報告されている。これらの症例には，血小板機能障害のある脊髄硬膜外血腫（Rose et al. 1990），術後出血（Burnham 1995; German et al. 1995），眼窩周囲血腫（Carden et al. 2002）が含まれている。

アナフィラキシー反応を含むニンニクのアレルギー反応が報告されている（Perez-Pimiento et al. 1999）。生ニンニクへの局所的暴露は，刺激性，アレルギー性およびタンパク質接触皮膚炎，接触蕁麻疹，天疱瘡（水疱）およびそれらの組み合わせの誘導を引き起こした（Jappe et al. 1999）。

III. 薬理学および薬物動態学

ヒトの薬理学的研究　ステージIIの末梢動脈閉塞性疾患の患者で，1日当たり800mgのニンニクを12週間摂取したところ，自然発生的な血小板凝集および血漿粘度を低下させることが発見された（Kiesewetter et al. 1993b）。

脳血管危険因子および絶えず血小板凝集が増加した患者で，1日当たり800mgのニンニクを4週間投与したところ，循環の血小板凝集があり，自然発生的な血小板凝集の阻害をもたらした。プラセボ群では，有意な変化は見られなかった（Kiesewetter et al. 1993a）。

ニンニク油を投与された冠状動脈疾患の患者からの血液サンプルでは，化学的に誘導した血小板凝集の阻害が観察された。異なる用量での単回投与は，急性投与後の血小板凝集に対して用量依存的な効果の欠如を示したが，低用量を長期間投与した場合は，抗血小板活性を示した（Bordia et al. 1996）。

1日当たり2.4，4.8，7.2gの熟成ニンニク抽出物を6週間経口投与した健常被験者から採取した血液サンプルでは，ADP誘導性の血小板凝集は高用量のみで遅かった。コラーゲン誘導性の場合は，低用量よりも，中・高用量で遅かったが，エピネフリン誘導性の場合は，低・中用量が高用量よりも凝集を抑制させるのに有効だった（Steiner and Li 2001）。

1日当たりメーカー推奨の用量（量は特定されていない）でニンニクカプセルを2週間経口投与された健常な被験者では，プロトロンビン時間，部分的トランボプラスチン時間，トロンビン時間，出血時間，コラーゲン/エピネフリン測定，またはコラーゲン/エピネフリン2リン酸測定を含む，血小板機能および他の血液学的パラメータへの影響は認められなかった。アスピリンは，ポジティブコントロールとして使用され，顕著に血小板機能を阻害した（Beckert et al. 2007）。

単回または1週間，食事中に4.2gの生のニンニクを与えられた健常な被験者では，どちらの投与期間においても，血小板機能は損なわれなかった（Scharbert et al. 2007）。

1日当たり5mlの熟成ニンニク抽出物を13週間経口投与した健常な被験者から採取した血液サンプルでは，ADP誘導の凝集速度の阻害が観察された。トロンボキサンB2と6-ケトプロスタグランジン$F_{1f\alpha}$の血漿濃度は変化しなかった（Rahman 2007）。

ニンニク油（1500mg/dayを28日間）は，ヒトにおけるCYP2E1活性の有意な阻害を引き起こすことが示されている（Gurley et al. 2002; Gurley et al. 2005）。CYP3A4，CYP1A2，CYP2D6へのニンニクの影響は観察されていない（Gurley et al. 2002; Gurley et al. 2005; Markowitz et al. 2003）。

動物の薬理学的研究　ジアリルトリサルファイドが豊富なニンニク油を5または50mg/kgの用量で経口投与したラットでは，出血時間およびトロンビン時間の延長，および抗凝固因子の活性が増強した。50mg/kgでは，ニンニク油は，血漿フィブリノゲン濃度を増加させ，赤血球数，ヘモグロビン，血小板のようないくつかの血液学的パラメータのレベルに影響を与えた（Chan et al. 2007）。

1日当たり1g/kgの無臭のニンニク抽出物を2週間投与したラットでは，誘導性血栓症を有する動物の凝固系の活性化は，プロトロンビン時間や活性化部分トランボプラスチン時間によって評価されるように，ニンニク投与群で抑制された（Fukao et al. 2007）。

***In vitro*の薬理学的研究**　研究は確認できたが，ヒトデータの可用性のために省略した。

IV. 妊婦と授乳婦

妊婦を対象としたニンニクの研究は，妊娠第3期（後期）において1日当たり800mgのニンニクを8週間摂取した場合，ニンニクを摂取した34%の母親で報告された“ニンニクの臭い”はあったが，胎児や母親で有害作用は生じなかった（Ziaei et al. 2001）。

授乳中の母親によるニンニクの摂取は，母乳の臭いを変化させることが示されている（Mennella and Beauchamp 1991）。母乳育児に対する研究では，授乳中の母親は1.5 gのニンニクを単回摂取していた。その結果，硫黄含有の揮発性化合物が母乳に伝搬された。この母乳の乳児への授乳行動では，変化なしから授乳時間の延長までが確認された（Mennella and Beauchamp 1991; Mennella and Beauchamp 1993）。

疝痛は上記のような詳細な研究で報告されていないが，ブロッコリーやキャベツのような野菜に共通しているように（Lust et al. 1996），授乳中の母親によるニンニクの消費は，何人かの乳児での疝痛に関連している（Mennella and Beauchamp 1991; Mennella and Beauchamp 1993）。

V. 毒性研究

急性毒性

腹腔内投与におけるニンニク抽出物のLD_{50}は，雄ラットで30ml/kgであり，雌ラットはこの用量でも生き延びた（Nakagawa et al. 1984）。雄と雌のラットは，30ml/kgの用量での経口または皮下投与で生き延びた（Nakagawa et al. 1984）。

短期毒性

ニンニク抽出物500mg/kgを4週間腹腔内投与したラットでは，肺および肝臓における組織の変化が観察された。ニンニク療法の副作用は，軟便，脱水，白血球や赤血球の増加を含む（Alnaqeeb et al. 1996）。

1日当たり5ml/kgの生のニンニクジュースを21日間経口投与したラットでは，肝臓の腫脹，副腎および脾臓の肥大，赤血球数の変化とともに深刻な胃の損傷が発生した（Nakagawa et al. 1980）。

イヌの胃に，経管栄養（直接チューブで投与）で生のニンニク粉末を投与した場合，消化管粘膜に深刻な損傷をもたらした。同様の方法で煮沸したニンニク粉末を投与した場合には，胃粘膜の発赤を発症したが，熟成ニンニク抽出物では有害作用を引き起こさなかった（Hoshino et al. 2001）。

1，2.5，5g/kgの生のニンニクを投与したラットでは，ニンニク摂取の1週間後に，肝機能の有意な低下を示した。0.1，0.25g/kgの低用量では，有害作用を引き起こさなかった（Ranaらl. 2006）。

亜慢性毒性

1日当たり2000mg/kgのニンニク抽出物を週5回，6か月間投与したラットでは，有害作用は観察されなかった（Sumiyoshi et al. 1984）。対照群と比較して，1日当たり100mg/kgのニンニク抽出物を3か月間投与したマウスでは，心臓，肝臓，脾臓重量が，わずかに減少した（al-Bekairi et al. 1990）。

遺伝毒性

エイムス試験において，ニンニクのチンキでは変異原性活性は示されなかった。しかしながら，ニンニクジュースでは，代謝活性化なしで，DNA損傷を誘導した（Schimmer et al. 1994）。

参考文献

Abdul, M.I.M., X. Jiang, K.M. Williams, et al. 2008. Pharmacodynamic interaction of warfarin with cranberry but not with garlic in healthy subjects. *Br. J. Pharmacol.* 154(8):1691-1700.

al-Bekairi, A., A. Shah, and S. Qureshi. 1990. Effect of *Allium sativum* on epididymal spermatozoa, estradiol-treated mice and general toxicity. *J. Ethnopharmacol.* 29(2):117-125.

Alnaqeeb, M.A., M. Thomson, T. Bordia, and M. Ali. 1996. Histopathological effects of garlic on liver and lung of rats. *Toxicol. Lett.* 85(3):157-164.

Beckert, B.W., M.J. Concannon, S.L. Henry, D.S. Smith, and C.L. Puckett. 2007. The effect of herbal medicines on platelet function: An in vivo experiment and review of the literature. *Plast Reconstr. Surg.* 120(7):2044-2050.

Bordia, A., S.K. Verma, and K.C. Srivastava. 1996. Effect of garlic on platelet aggregation in humans: A study in healthy subjects and patients with coronary artery disease. *Prostaglandins Leukot. Essent. Fatty Acids* 55(3):201-205.

Bradley, P.R. 1992. *British herbal compendium: A handbook of scientific information on widely used plant drugs.* Bournemouth, Dorset: British Herbal Medicine Association.

Brinker, F. 2001. *Herb contraindications and drug interactions.* 3rd ed. Sandy, OR: Eclectic Medical Publications.

Burnham, B. 1995. Garlic as a possible risk for postoperative bleeding. *Plast. Reconstr. Surg.* 95(1):213.

Carden, S., W. Good, P. Carden, and R.M. Good 2002. Garlic and the strabismus surgeon. *Clin. Experiment. Ophthalmol.* 30(4):303-304.

Chadha, Y. 1988. *The wealth of India: A dictionary of Indian raw materials and industrial products.* Delhi: Council of Scientific and Industrial Research.

Chan, K.C., M.C. Yin, and W.J. Chao. 2007. Effect of diallyl trisulfide-rich garlic oil on blood coagulation and plasma activity of anticoagulation factors in rats. *Food Chem. Toxicol.* 45(3):502-507.

Cox, M.C., J. Low, J. Lee, et al. 2006. Influence of garlic (*Allium sativum*) on the pharmacokinetics of docetaxel. *Clin. Cancer Res.* 12(15):4636-4640.

De Smet, P.A.G.M. 1992. *Adverse effects of herbal drugs Volume 1.* Berlin; New York: Springer.

De Smet, P.A.G.M. 1993. *Adverse effects of herbal drugs Volume 2.* Berlin; Heidelberg; New York: Springer.

Dhamija, P., S. Malhotra, and P. Pandhi. 2006. Effect of oral administration of crude aqueous extract of garlic on pharmacokinetic parameters of isoniazid and rifampicin in rabbits. *Pharmacology* 77(2):100-104.

Felter, H.W., and J.U. Lloyd. 1898. *King's American dispensatory*. 18th ed., 3rd rev. 2 vols. Cincinnati: Ohio Valley Co.

Friedman, T., A. Shalom, and M. Westreich. 2006. Self-inflicted garlic burns: Our experience and literature review. *Int. J. Dermatol.* 45(10):1161-1163.

Fukao, H., H. Yoshida, Y. Tazawa, and T. Hada. 2007. Antithrombotic effects of odorless garlic powder both in vitro and in vivo. *Biosci. Biotechnol. Biochem.* 71(1):84-90.

Gallicano, K., B. Foster, and S. Choudhri. 2003. Effect of short-term administration of garlic supplements on single-dose ritonavir pharmacokinetics in healthy volunteers. *Br. J. Clin. Pharmacol.* 55(2):199-202.

German, K., U. Kumar, and H. Blackford. 1995. Garlic and the risk of TURP bleeding. *Br. J. Urol.* 76(4):518.

Gurley, B., S. Gardner, M. Hubbard, et al. 2002. Cytochrome P450 phenotypic ratios for predicting herb-drug interactions in humans. *Clin. Pharmacol. Ther.* 72(3):276-287.

Gurley, B.J., S.F. Gardner, M.A. Hubbard, et al. 2005. Clinical assessment of effects of botanical supplementation on cytochrome P450 phenotypes in the elderly: St John's wort, garlic oil, *Panax ginseng* and *Ginkgo biloba*. *Drug. Aging* 22(6):525-539.

Gwilt, P., C. Lear, M. Tempero, et al. 1994. The effect of garlic extract on human metabolism of acetaminophen. *Cancer Epidemiol. Biomarkers. Prev.* 3:155-160.

Hoshino, T., N. Kashimoto, and S. Kasuga. 2001. Effects of garlic preparations on the gastrointestinal mucosa. *J. Nutr.* 131(3s):1109s-1113s.

Jabbari, A., H. Argani, A. Ghorbanihaghjo, and R. Mahdavi. 2005. Comparison between swallowing and chewing of garlic on levels of serum lipids, cyclosporine, creatinine and lipid peroxidation in renal transplant recipients. *Lipids Health Dis.* 4(11)1-4.

Jappe, U., B. Bonnekoh, B. Hausen, and H. Gollnick. 1999. Garlic-related dermatoses: Case report and review of the literature. *Am. J. Contact Derm.* 10(1):37-39.

Kiesewetter, H., F. Jung, E. Jung, et al. 1993a. Effect of garlic on platelet aggregation in patients with increased risk of juvenile ischaemic attack. *Eur. J. Clin. Pharmacol.* 45(4):333-336.

Kiesewetter, H., F. Jung, E.M. Jung, et al. 1993b. Effects of garlic coated tablets in peripheral arterial occlusive disease. *Clin. Investig.* 71(5):383-386.

Laroche, M., S. Choudhri, K. Gallicano, and B. Foster. 1999. Severe gastrointestinal toxicity with concomitant ingestion of ritonavir and garlic [Abstract only]. *Can. J. Infect. Dis.* 9(Suppl A):471P.

Lust, K.D., J. Brown, and W. Thomas. 1996. Maternal intake of cruciferous vegetables and other foods and colic symptoms in exclusively breast-fed infants. *J. Am. Diet. Assoc.* 96(1):46-48.

Macan, H., R. Uykimpang, M. Alconcel, et al. 2006. Aged garlic extract may be safe for patients on warfarin therapy. *J. Nutr.* 136(3 Suppl):793S-795S.

Markowitz, J., C. DeVane, K. Chavin, et al. 2003. Effects of garlic (*Allium sativum* L.) supplementation on cytochrome P450 2D6 and 3A4 activity in healthy volunteers. *Clin. Pharmacol. Ther.* 74(2):170-177.

Mennella, J., and G. Beauchamp. 1991. Maternal diet alters the sensory qualities of human milk and the nursling's behavior. *Pediatr. Dermatol.* (88):737-744.

Mennella, J.A., and G.K. Beauchamp. 1993. The effects of repeated exposure to garlic-flavored milk on the nursling's behavior. *Pediatr. Res.* 34(6):805-808.

Mulrow, C., V. Lawrence, R. Ackermann, et al. 2000. Garlic: Effects on cardiovascular risks and disease, protective effects against cancer, and clinical adverse effects. *Evid. Rep. Technol. Assess.* (20):1-4.

Nakagawa, S., K. Masamoto, H. Sumiyoshi, and H. Harada. 1984. Acute toxicity test of garlic extract. *J. Toxicol. Sci.* 9(1):57-60.

Nakagawa, S., K. Masamoto, H. Sumiyoshi, K. Kunihiro, and T. Fuwa. 1980. Effect of raw and extracted-aged garlic juice on growth of young rats and their organs after peroral administration. *J. Toxicol. Sci.* 5(1):91-112.

Nelson, L., R.D. Shih, M.J. Balick, and K.F. Lampe. 2006. *Handbook of poisonous and injurious plants*. New York: Springer.

Pathak, A., P. Leger, H. Bagheri, et al. 2003. Garlic interaction with fluindione: A case report. *Therapie* 58(4):380-381.

Perez-Pimiento, A., I. Moneo, M. Santaolalla, et al. 1999. Anaphylactic reaction to young garlic. *Allergy* 54(6):626-629.

Piscitelli, S.C., A.H. Burstein, N. Welden, K.D. Gallicano, and J. Falloon. 2002. The effect of garlic supplements on the pharmacokinetics of saquinavir. *Clin. Infect. Dis.* 34(2):234-238.

Rahman, K. 2007. Effects of garlic on platelet biochemistry and physiology. *Molec. Nutr. Food. Res.* 51(11):1335-1344.

Rana, S.V., R. Pal, K. Vaiphei, and K. Singh. 2006. Garlic hepatotoxicity: Safe dose of garlic. *Trop. Gastroenterol.* 27(1):26-30.

Rose, K., P. Croissant, C. Parliament, and M. Levin. 1990. Spontaneous spinal epidural hematoma with associated platelet dysfunction from excessive garlic ingestion: A case report. *Neurosurg.* 26(5):880-882.

Scharbert, G., M.L. Kalb, M. Duris, C. Marschalek, and S.A. Kozek-Langenecker. 2007. Garlic at dietary doses does not impair platelet function. *Anesthes. Analges.* 105(5):1214-1218.

Schimmer, O., A. Kruger, H. Paulini, and F. Haefele. 1994. An evaluation of 55 commercial plant extracts in the Ames mutagenicity test. *Pharmazie* 49:448-451.

Steiner, M., and W. Li. 2001. Aged garlic extract, a modulator of cardiovascular risk factors: A dose-finding study on the effects of AGE on platelet functions. *J. Nutr.* 131(3s):980s-984s.

Sumiyoshi, H., A. Kanezawa, K. Masamoto, et al. 1984. Chronic toxicity test of garlic extract in rats. *J. Toxicol. Sci.* 9(1):61-75.

Sunter, W. 1991. Warfarin and garlic. *Pharm. J.* (246):722.

Ziaei, S., S. Hantoshzadeh, P. Rezasoltani, and M. Lamyian. 2001. The effect of garlic tablet on plasma lipids and platelet aggregation in nulliparous pregnants at high risk of preeclampsia. *Eur. J. Obstet. Gynecol. Reprod. Biol.* 99(2):201-206.

Aloe spp. ツルボラン科（ユリ科）

Aloe ferox Mill.
一般名：アロエフェロックス
英　名：cape aloe

Aloe perryi Baker
一般名：ソコトアロエ
英　名：Perry's aloe
別　名：Socotrine aloe, Zanzibar aloe

Aloe spp.

Aloe vera (L.) Burm. f.
一般名：アロエベラ
英　名：aloe vera
異　名：*Aloe barbadensis* Mill.
アーユルヴェーダ名：*ghrita kumari*, *kanyasara*（葉の液汁を乾燥させたもの）
中国名：蘆会（アロエ）（*lu hui*）（葉の濃縮液汁を乾燥させたもの）
別　名：aloe（アロエ），Barbados aloe（バルバドスアロエ），Curaçao aloe

生薬名：局（主として*A. ferox*, またはこれと*A. africana*, または*A. spicata*との雑種の葉から得た液汁を乾燥したもの）アロエ
使用部位：葉の内鞘部を乾燥させた液剤（通常アロエ・ラテックスと呼ぶ）

安全性クラス：2b, 2c, 2d
相互作用クラス：A
禁忌　アロエラテックスは，妊娠および授乳中は，医療従事者監督下以外での使用禁止（Bensky et al. 2004; Chen and Chen 2004; Mills and Bone 2005）。

アロエラテックスの内服は，以下の症状のある人には禁忌。腸閉塞，原因不明の腹痛，腸に炎症（虫垂炎，大腸炎，クローン病，過敏性腸症候群）がある場合（Bensky et al. 2004; Bradley 1992; Chadha 1988; Roth et al. 1984; Weiss and Meuss 2001; Wichtl 2004），大腸メラノーゼ，痔（Bradley 1992; Felter and Lloyd 1898; List and Hörhammer 1973; Roth et al. 1984），肝臓疾患，腎臓障害（Wichtl 2004），（水分や電解質の喪失を伴う）重症な脱水。

アロエラテックスは，12歳未満の子供や，月経中（Wichtl2004）の使用禁忌（Bradley 1992; De Smet 1993）。

8日間以上の長期使用禁止（Bensky et al. 2004; Bradley 1992; Chadha 1988; De Smet 1993; Felter and Lloyd 1898; Leung and Foster 1996; Martindale and Reynolds 1996; Roth et al. 1984; Weiss and Meuss 2001; Wichtl 2004）。

他の注意事項　知見なし

薬やサプリメントとの相互作用　以下の薬理学的考察参照。

注意　刺激性瀉下薬（Bensky et al. 2004; Bradley 1992; Chadha 1988; De Smet 1993; Felter and Lloyd 1898; Leung and Foster 1996; Martindale and Reynolds 1996; Weiss and Meuss 2001; Wichtl 2004; Williamson 2003），付録2参照。

標準用量　就寝前に1回，50～300 mg（Bradley 1992; Williamson 2003）。

注釈　アロエラテックスは，葉の内鞘部から出る苦い黄色い汁を乾燥させたものを使用しており，アロエベラゲルとは異なる製品である。ラテックスは下剤作用をもつアロインを含むが，ゲル（次の項を参照）は含まない（Leung and Foster 1996）。

米国ハーブ製品協会は，アロエを十分に含有する製品には，以下の注意を促すラベルの商品表示を制定した（AHPA2011）。

注意：腹痛や下痢がある場合には，使用しないこと。妊娠中や授乳中である場合は，使用する前に医療従事者に相談すること。下痢や水様便がみられたときは使用を中止すること。定められた用量を超えて使用しないこと。長期間使用しないこと。

アロエラテックスは，他の利用可能なものよりも便通としてはあまり望ましい薬剤ではないので，一般的に瀉下薬としての使用は時代遅れであると考えられている（Hoover 1970; Martindale and Reynolds 1996）。

有害事象と副作用　長期間の使用による有害事象は，電解質の喪失，カリウムの損失，大腸の損傷，腎機能不全，動悸が含まれている（Wichtl 2004）。いくつかの疫学研究では，刺激性瀉下薬の長期使用は，結腸直腸癌と関連しているが（Siegers 1992; Siegers et al. 1993），他の疫学研究では，癌との関連は示されなかった（Wald 2003）。

急性肝炎の2例は，3～4週間錠剤またはカプセル剤でアロエベラの抽出物を500mg摂取した人で報告されている。アロエ成分の調剤に関する追加情報は，いずれのケースでも確認されなかった（Kanat et al. 2006; Rabel et al. 2005）。

アロエラテックス含有製品の過剰摂取（1日当たりわずか1.0 g を数日間）は腎臓障害と同様に，大腸穿孔や出血性の下痢を引き起こす可能性がある。また死亡するケースも1例みられた（Bradley 1992; Leung and Foster 1996; List and Hörhammer 1973; Martindale and Reynolds 1996; Wichtl 2004; Williamson 2003）。

薬理学的考察　アロエラテックスと，抗不整脈薬および強心配糖体を含む植物との併用は，瀉下薬としてのアロエラテックスの長期使用が，これらの薬や植物の毒性を増加させることにつながり，結果としてカリウムの損失を引き起こす可能性があると警告されている（Brinker 2001; De Smet 1993）。

アロエラテックスの内服による，チアジド系利尿薬，コルチコイド，リコリスとの併用は注意が必要であり，瀉下薬としてのアロエラテックスの長期使用は，これらの薬や植物によって誘導されるカリウム損失を増加される可能性がある（Brinker 2001）。

アロエラテックスのような刺激性瀉下薬の使用は，胃腸

通過時間を減少させる。従って，経口投与された薬剤の吸収を低下させる（Brinker 2001; De Smet 1993）。

妊婦と授乳婦　アロエラテックスの経口使用は，中国伝統医学では妊娠中に禁忌である（Bensky et al. 2004; Chen and Chen 2004）。ほとんどの刺激性瀉下薬は子宮刺激作用に関連する懸念のために，伝統的に妊娠中の使用を禁じているが，アロエラテックスを含む多くの刺激性瀉下薬は，推奨される投与スケジュールに従って使用される場合は，妊娠や胎児への有害作用がないことを示している（De Smet 1993; ESCOP 2003）。したがって，これらの瀉下薬は，現在では妊娠中の使用も差支えないと考えられている（De Smet 1993; ESCOP 2003; Prather 2004）。しかしながら，潜在的な特定のアントラキノンの遺伝毒性のために，アロエラテックスを含む，特定のアントラキノン瀉下薬の使用は，妊娠初期には避けるか，専門家の監督下で使用することを推奨する（ESCOP 2003）。

限られた動物研究では，妊娠中のアロエラテックスの使用は，1つの研究では有害事象を示さず，他の研究ではいくつかの胎児異常を示すという相反する結果を提示している（ESCOP 2003; Nath et al. 1992）。

妊娠を希望する間のアロエラテックスの使用は，避ける方が良さそうである（Mills and Bone 2005）。

授乳中の使用は注意する必要がある（Bensky et al. 2004）。近年の文献では，母親が他のアントラキノン瀉下薬の摂取後に母乳育児の乳児で瀉下効果は観察されなかったことを示したが（Committee on Drugs 2001; Faber and Strenge-Hesse 1988; Tyson et al. 1937），折衷派の医師は伝統的に乳児に瀉下効果を得るために授乳中の母親にアロエラテックスを投与してきた（Felter and Lloyd 1898）。

レビュー詳細

I. 薬やサプリメントとの相互作用

薬やサプリメントとの相互作用の臨床試験

確認されなかった。

被疑薬やサプリメントとの相互作用の症例報告

刺激性瀉下薬の使用は，胃腸通過時間を短縮し，経口投与する薬物の吸収を低下させる（Brinker 2001; Mills and Bone 2005）。

薬やサプリメントとの相互作用の動物試験

確認されなかった。

II. 有害事象

有害事象の症例報告　アロエラテックスの摂取に関連して報告された有害事象は，吐き気，嘔吐，鼻血，腹痛，下痢，血便，血尿，タンパク尿，長期投与後の大腸炎などである（Bensky et al. 2004）。

急性肝炎の2例は，アロエベラ（1日当たり500mg）を3～4週間摂取した人で報告されている。アロエ成分の調剤に関する情報は確認されなかった（Kanat et al. 2006; Rabe et al. 2005）。

アロエラテックス含有製品の過剰摂取（1日当たりわずか1.0 g を数日間）は腎臓障害と同様，大腸穿孔や出血性の下痢を引き起こす可能性がある。また死亡するケースも1例みられた（Bradley 1992; Leung and Foster 1996; List and Hörhammer 1973; Martindale and Reynolds 1996; Wichtl 2004; Williamson 2003）。

高血圧や腹痛の既往がある47歳の男性は，伝統的に便秘に使用してきたアロエフェロックスレメディを3回摂取したところ，腎不全が報告された（Luyckx et al. 2002）。

III. 薬理学および薬物動態学

ヒトの薬理学的研究　アントラキノン含有瀉下薬の疫学研究では，これらの瀉下薬の長期使用と大腸癌に相関があることが示された（Siegers 1992; Siegers et al. 1993）。刺激性瀉下薬の慢性的な使用のレビューでは，刺激性瀉下薬は大腸の細胞の表面に構造上の損傷を引き起こす可能性があるが，瀉下薬使用と大腸癌との間には因果関係は確立されなかったと結論付けた（Wald 2003）。

動物の薬理学的研究　研究は確認できたが，ヒトデータの可用性のために省略した。

***In vitro*の薬理学的研究**　研究は確認できたが，ヒトデータの可用性のために省略した。

IV. 妊婦と授乳婦

妊娠ラットに（最大1000mg/kgまで）アロエラテックス抽出物を投与した場合は，胚毒性，胎児毒性，および催奇形性活性を示さなかった（ESCOP 2003）。いくつかの胎児の異常は，妊娠0～9日にグランドアロエベラ葉抽出物を与えた妊娠アルビノラットの胎児に認められた（Nath et al. 1992）。

アロエラテックスのような刺激性瀉下薬の副作用に，子宮収縮の誘導が含まれると報告されているため（De Smet 1993），アロエラテックスの経口使用は，伝統的に妊娠中には禁忌である（Bensky et al. 2004; Chen and Chen 2004）。

近年の文献では，センナやカスカラサグラダのような他のアントラキノン瀉下薬を母親が摂取した場合，母乳育児の乳児において瀉下効果は示されていないが（Committee on Drugs 2001; Faber and Strenge-Hesse 1988; Tyson et al. 1937），折衷医師は伝統的に，乳児下剤効果が得られるように，母乳育児の母親にアロエラテックスを投与していた

(Felter and Lloyd 1898)。

V. 毒性研究

急性毒性

マウスに対するアロエベラ抽出物（全固形物0.50%，アルコール43.70%）のLD_{50}は，経口投与において120mg/kgと報告されている（Lagarto Parra et al. 2001）。0.5，1，3g/kgの単回投与でのアロエベラの経口投与では，0.5または1g/kgのいずれでも毒性兆候を示さなかった。ゆえに，このLD_{50}値には疑問が残る。3g/kgの用量では，神経活性の低下が示された（Shah et al. 1989）。

亜慢性毒性

1日当たり2，4，8g/kgの用量でアロエ全葉粉末（種は未特定）を90日間与えられたラットでは，様々な臓器の色素沈着が観察された（Zhou et al. 2003）。

遺伝毒性

ケープアロエの水抽出物（5〜100mg/ml）は，枯草菌（*Bacillus subtilis*）DNA修復試験（*rec* アッセイ）において，変異原性に関する混在した結果が得られたが，サルモネラ菌TA98株やTA100株では変異原性は示されなかった（Morimoto et al. 1982）。

バクテリアでの形質転換分析では，アロエベラ果肉でいくつかの遺伝毒性が示された。細胞毒性はみられなかった（Paes-Leme et al. 2005）。

参考文献

AHPA. July 2011. Code of Ethics & Business Conduct. Silver Spring, MD: American Herbal Products Association.

Bensky, D., S. Clavey, and E. Stöger. 2004. *Chinese herbal medicine: Materia medica*. 3rd ed. Seattle: Eastland Press.

Bradley, P.R. 1992. *British herbal compendium: A handbook of scientific information on widely used plant drugs*. Bournemouth, Dorset: British Herbal Medicine Association.

Brinker, F. 2001. *Herb contraindications and drug interactions*. 3rd ed. Sandy, OR: Eclectic Medical Publications.

Chadha, Y. 1988. *The wealth of India: A dictionary of Indian raw materials and industrial products*. Delhi: Council of Scientific and Industrial Research.

Chen, J.K., and T.T. Chen. 2004. *Chinese medical herbology and pharmacology*. City of Industry, CA: Art of Medicine Press.

Committee on Drugs. 2001. American Academy of Pediatrics. The transfer of drugs and other chemicals into human milk. *Pediatrics* 108(3):776-789.

De Smet, P.A.G.M. 1993. *Adverse effects of herbal drugs, Volume 2*. Berlin, Heidelberg, New York: Springer.

ESCOP. 2003. *ESCOP monographs: The scientific foundation for herbal medicinal products*. 2nd ed. Exeter, U.K.: European Scientific Cooperative on Phytotherapy.

Faber, P., and A. Strenge-Hesse. 1988. Relevance of rhein excretion into breast milk. *Pharmacology* 36(1):212-220.

Felter, H.W., and J.U. Lloyd. 1898. *King's American dispensatory*. 18th ed., 3rd rev. 2 vols. Cincinnati: Ohio Valley Co.

Hoover, J.M. 1970. *Remington's pharmaceutical sciences*. 14th ed. Easton, PA: Mack Publishing Company.

Kanat, O., A. Ozet, and S. Ataergin. 2006. *Aloe vera*-induced acute toxic hepatitis in a healthy young man. *Eur. J. Intern. Med.* 17(8):589.

Lagarto Parra, A., R. Silva Yhebra, I. Guerra Sardinas, and L. Iglesias Buela. 2001. Comparative study of the assay of *Artemia salina* L. and the estimate of the medium lethal dose (LD_{50} value) in mice, to determine oral acute toxicity of plant extracts. *Phytomedicine* 8(5):395-400.

Leung, A.Y., and S. Foster. 1996. *Encyclopedia of common natural ingredients used in food, drugs, and cosmetics*. 2nd ed. New York: Wiley.

List, P.H., and H. Hörhammer. 1973. *Hagers handbuch der pharmazeutischen praxis*. Vollst. 4. Neuausg. ed. Berlin, Heidelberg, New York: Springer.

Luyckx, V.A., R. Ballantine, M. Claeys, et al. 2002. Herbal remedy-associated acute renal failure secondary to Cape aloes. *Am. J. Kidney Dis.* 39(3):E13.

Martindale, W., and J.E.F. Reynolds. 1996. *The extra pharmacopoeia*. 31st ed. edited by James E.F. Reynolds; deputy editor, Kathleen Parfitt; assistant editors, Anne V. Parsons, Sean C. Sweetman. London: Pharmaceutical Press.

Mills, S., and K. Bone. 2005. *The essential guide to herbal safety*. St. Louis: Elsevier.

Morimoto, I., F. Watanabe, T. Osawa, and T. Okitsu. 1982. Mutagenicity screening of crude drugs with *Bacillus subtilis* rec-assay and *Salmonella* microsome reversion assay. *Mutat. Res.* 97:81-102.

Nath, D., N. Sethi, R. Singh, and A. Jain. 1992. Commonly used Indian abortifacient plants with special reference to their teratologic effects in rats. *J. Ethnopharmacol.* 36(2):147-154.

Paes-Leme, A.A., E.S. Motta, J.C. De Mattos, et al. 2005. Assessment of *Aloe vera* (L.) genotoxic potential on *Escherichia coli* and plasmid DNA. *J. Ethnopharmacol.* 102(2):197-201.

Rabe, C., A. Musch, P. Schirmacher, W. Kruis, and R. Hoffman. 2005. Acute hepatitis induced by an *Aloe vera* preparation: A case report. *World J. Gastroenterol.* 11(2):303-304.

Roth, L., M. Daunderer, and K. Kormann. 1984. *Giftpflanzen-pflanzengifte: Vorkommen, wirkung, therapie*. 2. Aufl. ed. Landsberg, Germany: Ecomed.

Shah, A.H., S. Qureshi, M. Tariq, and A.M. Ageel. 1989. Toxicity studies on six plants used in the traditional Arab system of medicine. *Phytother. Res.* 3:25-29.

Siegers, C.P. 1992. Anthranoid laxatives and colorectal cancer. *Trends Pharmacol. Sci.* 13(6):229-231.

Siegers, C.P., E. von Hertzberg-Lottin, M. Otte, and B. Schneider. 1993. Anthranoid laxative abuse—a risk for colorectal cancer? *Gut* 34(8):1099-1101.

Tyson, R.M., E.A. Shrader, and H.H. Perlman. 1937. Drugs transmitted through breast milk: Part I: Laxatives. *J. Pediatr.* 11(6):824-832.

Wald, A. 2003. Is chronic use of stimulant laxatives harmful to the colon? *J. Clin. Gastroenterol.* 36(5):386-389.

Weiss, R.F., and A.R. Meuss. 2001. *Weiss's herbal medicine*. Classic ed. New York: Thieme.

Wichtl, M. 2004. *Herbal drugs and phytopharmaceuticals: A handbook for practice on a scientific basis*. 3rd ed. Boca Raton, FL: CRC Press.

Williamson, E.M. 2003. *Potter's herbal cyclopedia*. Saffron Walden, Essex: C.W. Daniel Co.

Zhou, Y., Y. Feng, H. Wang, and H. Yang. 2003. 90-day subchronic toxicity study of aloe whole-leaf powder. *Wei Sheng Yan Jiu* 32(6):590-593.

Aloe vera (L.) Burm. f.　　ユリ科

一般名：アロエベラ
英　名：aloe vera
異　名：*Aloe barbadensis* Mill.
別　名：aloe，Barbados aloe，Curaçao aloe
使用部位：実質葉細胞からの粘液葉ゲル（通称アロエベラ内葉：しばしばアロエベラゲルとも呼ばれる）

安全性クラス：1
相互作用クラス：A
禁忌　知見なし
他の注意事項　知見なし
薬やサプリメントとの相互作用　アロエベラは，経口投与した薬の吸収を遅らせる可能性があるため，他の薬剤は，アロエベラ葉ゲル摂取の1時間前あるいは数時間後に摂取するべきである（Brinker 1997）。
注意　粘液質（～30%）（Roboz and Haagen-Smit 1948），付録3参照。
注釈　アロエベラ葉のゲルは，一般的にクレンジングジュースとして大量に消費されている。それは葉の内鞘部から作られたアロエラテックスのような瀉下作用はないが，アロインを含む異なる製品である（Leung and Foster 1996）。
有害事象と副作用　アロエベラ葉ゲルのレビューは，局所使用において有害事象は非常に少なく，一般に忍容性が良好であることが示されている（Vogler and Ernst 1999）。接触皮膚炎が，アロエベラ葉ゲルの局所使用後に報告されている（Ferreira et al. 2007; Hogan 1988; Hunter and Frumkin 1991）。
　ヘノッホ-シェーンライン紫斑病（皮膚に紫色の斑点，関節痛，胃腸や腎臓に問題がある病気）の2つの症例は，アロエベラ液剤や抽出物を摂取した人で報告されている（Cao et al. 2005; Cholongitas et al. 2005）。
薬理学的考察　他の研究では，アロエベラ葉ゲルまたは抽出物は創傷治癒または乾癬に有益な効果を示したが（Fulton 1990; Syed et al. 1996），ある研究では，手術創での使用は治癒時間を長引かせたとされ，2次癒合/2次治癒（開放創のまま治癒過程をすすめる）となるとして警告している（Schmidt and Greenspoon 1991）。
妊婦と授乳婦　妊娠中のアロエベラ葉ゲルの5つの動物研究では，1つの研究では妊娠を妨げるいくつかの作用を示したが，4つの研究では妊娠への影響を示さなかった（Kamboj and Dhawan 1982）。
　授乳期間中のアロエベラ葉ゲルの安全性は不明である。本書では，授乳期間での使用に関する問題は確認されなかったが，最終的な安全性は確立されていない。

レビュー詳細

I. 薬やサプリメントとの相互作用

薬やサプリメントとの相互作用の臨床試験
　確認されなかった。

被疑薬やサプリメントとの相互作用の症例報告
　麻酔薬セボフルラン（0.5～1.2%）を投与された患者において，手術の2週間前からアロエベラ製品（1日4錠）を服用していたところ，手術中の大量出血が報告された。この症例を報告した医師は，セボフルランは血小板凝集を減少させ，セボフルラン臨床試験のおよそ1%の患者が出血を経験した報告した。またその患者は使用したアロエ製剤が生のハーブ製品なのか，乾燥成分や抽出物であったかを認識していないと述べた（Lee et al. 2004）。医師はまた，アロエベラ葉ゲル抽出物を投与したラットで，プロスタグランジン合成の著しい阻害を示した研究を参照した（Vazquez et al. 1996）。

薬やサプリメントとの相互作用の動物試験
　確認されなかった。

II. 有害事象

臨床試験で報告された有害事象　アロエベラ葉ゲルの局所または経口使用での比較臨床試験10例（詳細が記されていない抽出物使用が1例）のシステマティックレビューでは，アロエベラの有害作用による中止は示されなかった。報告された有害作用は，局所的用後の炎症，接触皮膚炎，軽度の痒みを含む。有害作用は，可逆的として認められ，アロエベラは良好な忍容性・許容性があるとして特徴づけられた（Vogler and Ernst 1999）。
有害事象の症例報告　接触皮膚炎の症例はアロエベラ葉ゲルの局所適用後に報告されている（Ferreira et al. 2007; Hogan 1988; Hunter and Frumkin 1991）。アロエ過敏症の症例は，アロエベラを経口（1日当たりティースプーン3杯）と局所の両方で使用していた女性で報告された（Morrow et al. 1980）。
　ヘノッホ-シェーンライン紫斑病（皮膚に紫色の斑点，関節痛，胃腸や腎臓に問題がある病気）の2つの症例は，アロエを使用していた人で報告されている。1人の患者は“アロエベラの4～5の小葉から抽出されたいくつかの液剤”を摂取した24時間後に，湿疹，腹痛，腎機能の急速な悪化，血清クレアチニンレベルの異常が認められた（患者は以前にも同じレメディを数か月間摂取していた）（Cholongitas et al. 2005）。別の患者は，およそ1週間“アロエベラ抽出物”（摂取した部位や用量は特定されなかった）を摂取していた。その結果，全身性浮腫や触知紫斑病を発症したが最終的には治癒した（Cao et al. 2005）。

甲状腺機能障害の症例は，アロエベラ植物液剤を経口（1日当たり10ml）と局所の両方で使用していた女性で報告された（Pigatto and Guzzi 2005）。

III. 薬理学および薬物動態学

ヒトの薬理学的研究　いくつかの臨床試験は，様々なタイプの創傷および皮膚の状態におけるアロエの局所適用の治癒効果を研究した。その結果，乾癬患者の治癒時間の短縮化（Syed et al. 1996），また，痤瘡のための削皮術（皮膚の外科的擦過）後にアロエで治療した患者でも同様の治癒効果が認められた（Fulton 1990）。治癒時間の遅延は，手術後の複雑な傷で観察された（Schmidt and Greenspoon 1991）。700人の患者を対象としたアレルギーパッチテストでは，濃縮アロエベラ葉ゲル（10倍）への反応は観察されなかった（Reider et al. 2005）。

動物の薬理学的研究　研究は確認できたが，ヒトデータの可用性のために省略した。

***In vitro*の薬理学的研究**　研究は確認できたが，ヒトデータの可用性のために省略した。

IV. 妊婦と授乳婦

発表されたレビューや出産調節に関する未発表のインドの研究では，性交後1～7日にアロエベラ葉抽出物（毎日100～500mg/kg）を投与した雌ラットは，妊娠を防ぐいくつかの作用があったことが示された。反対に，似たような4つの報告では，妊娠には影響がないことを示した（Kamboj and Dhawan 1982）。

授乳期間中のアロエベラ葉ゲルの安全性情報は確認されなかった。

V. 毒性研究

短期毒性

毒性，死亡または他の有害事象の臨床兆候は，1日当たり2mlのアロエベラ葉の水抽出物を14日間経口投与されたラットでは観察されなかった（MDS 2000）。

亜慢性毒性

技術的なグレードのアセマンナン（アロエゲルの多糖類の断片）を用いて，ラットに対し餌の5%としてアセマンナンを14日間経口投与，および1日当たり最大2000mg/kgまでの用量で6か月間投与，また，ビーグル犬に対し1日当たり最大1500mg/kgまでの用量で90日間経口投与した場合，有意な有害作用は認められなかった（Fogelman et al. 1992）。

臓器重量や体重の変化は，1日当たり100mg/kgのアロエベラ抽出物を90日間与えられた雄マウスで報告されなかった。マウスの20%に性器の変性が報告された（Shah et al. 1989）。

慢性毒性

42日齢から自然死するまでの間，食事の1%としてアロエベラ葉粉末を摂取したラットでは，有害作用は報告されなかった（Iken et al. 2002）。

遺伝毒性

バクテリアでの形質転換分析では，アロエベラ果肉におけるいくつかの遺伝毒性が表れたが，細胞毒性はなかった（Paes-Leme et al. 2005）。

参考文献

Brinker, F. 1997. Interactions of pharmaceutical and botanical medicines. *J. Naturopathic Med.* 7(2):14-20.

Cao, D., C.H. Yoon, B.S. Shin, et al. 2005. Effects of aloe, aloesin, or propolis on the pharmacokinetics of benzo[*a*]pyrene and 3-OH-benzo[*a*]pyrene in rats. *J. Toxicol. Env. Health A* 68(23-24):2227-2238.

Cholongitas E., Katsoudas, S., and Dourakis, S. 2005. Henoch–Schonlein purpura associated with *Aloe vera* administration. *Eur. J. Intern. Med.* 16(1):59-60.

Ferreira, M., M. Teixeira, E. Silva, and M. Selores. 2007. Allergic contact dermatitis to *Aloe vera. Contact Dermat.* 57(4):278-279.

Fogelman, R.W., T.E. Shellenberger, M.F. Balmer, R.H. Carpenter, and B.H. McAnalley. 1992. Subchronic oral administration of acemannan in the rat and dog. *Vet. Hum. Toxicol.* 34(2):144-147.

Fulton, J.E. 1990. The stimulation of postdermabrasion wound healing with stabilized *Aloe vera* gel-polyethylene oxide dressing. *J. Dermatol. Surg. Oncol.* 16(5):460-467.

Hogan, D.J. 1988. Widespread dermatitis after topical treatment of chronic leg ulcers and stasis dermatitis. *Can. Med. Assoc. J.* 138(4):336-338.

Hunter, D., and A. Frumkin. 1991. Adverse reactions to vitamin E and *Aloe vera* preparations after dermabrasion and chemical peel. *Cutis* 47(3):193-196.

Ikeno, Y., G.B. Hubbard, S. Lee, B.P. Yu, and J.T. Herlihy. 2002. The influence of long-term *Aloe vera* ingestion on age-related disease in male Fischer 344 rats. *Phytother. Res.* 16(8):712-718.

Kamboj, V.P., and B.N. Dhawan. 1982. Research on plants for fertility regulation in India. *J. Ethnopharmacol.* 6(2):191-226.

Lee, A., P.T. Chui, C.S. Aun, T. Gin, and A.S. Lau. 2004. Possible interaction between sevoflurane and *Aloe vera. Ann. Pharmacother.* 38(10):1651-1654.

Leung, A.Y., and S. Foster. 1996. *Encyclopedia of common natural ingredients used in food, drugs, and cosmetics*. 2nd ed. New York: Wiley.

MDS. 2000. MDS Pharma Services. Single dose toxicity study by the oral route in the rat. Unpublished data. *In* Bergfeld et al. 2004. *Safety assessment of aloe*. Cosmetic Ingredient Review.

Morrow, D.M., M.J. Rapaport, and R.A. Strick. 1980. Hypersensitivity to aloe. *Arch. Dermatol.* 116(9):1064-1065.

Paes-Leme, A.A., E.S. Motta, J.C. De Mattos, et al. 2005. Assessment of *Aloe vera* (L.) genotoxic potential on *Escherichia coli* and plasmid DNA. *J. Ethnopharmacol.* 102(2):197-201.

Pigatto, P.D., and G. Guzzi. 2005. Aloe linked to thyroid dysfunction. *Arch. Med. Res.* 36(5):608.

Reider, N., A. Issa, T. Hawranek, et al. 2005. Absence of contact sensitization to *Aloe vera* (L.) Burm. f. *Contact Dermat.* 53(6):332-334.

Roboz, E., and A.J. Haagen-Smit. 1948. A mucilage from *Aloe vera*. *J. Am. Chem. Soc.* 70(10):3248-3249.

Syed, T.A., S.A. Ahmad, A.H. Holt, et al. 1996. Management of psoriasis with *Aloe vera* extract in a hydrophilic cream: A placebo-controlled, double-blind study. *Trop. Med. Int. Health* 1(4):505-509.

Schmidt, J.M., and J.S. Greenspoon. 1991. Aloe vera dermal wound gel is associated with a delay in wound healing. *Obstet. Gynecol.* 78(1):115-117.

Shah, A.H., S. Qureshi, M. Tariq, and A.M. Ageel. 1989. Toxicity studies on six plants used in the traditional Arab system of medicine. *Phytother. Res.* 3:25-29.

Vazquez, B., G. Avila, D. Segura, and B. Escalante. 1996. Antiinflammatory activity of extracts from *Aloe vera* gel. *J. Ethnopharmacol.* 55(1):69-75.

Vogler, B.K., and E. Ernst. 1999. *Aloe vera*: A systematic review of its clinical effectiveness. *Br. J. Gen. Pract.* 49(447):823-828.

Aloysia citriodora Palau　クマツヅラ科

一般名：レモンバーベナ，ベルベーヌ
英　名：lemon verbena
和　名：コウスイボク
異　名：*Aloysia triphylla* (L'Hér.) Britton，*Lippia citriodora* Kunth, nom. illeg.
別　名：verbena
使用部位：葉

安全性クラス：1
相互作用クラス：A
禁忌　知見なし
他の注意事項　知見なし
薬やサプリメントとの相互作用　知見なし
有害事象と副作用　知見なし
薬理学的考察　知見なし
妊婦と授乳婦　科学的または伝統的文献において，妊娠中および授乳中におけるレモンバーベナの安全性は不明である。本書では，妊娠中や授乳期間での使用に関する問題は確認されなかったが，最終的な安全性は確立されていない。

レビュー詳細

I. 薬やサプリメントとの相互作用

薬やサプリメントとの相互作用の臨床試験
確認されなかった。
被疑薬やサプリメントとの相互作用の症例報告
確認されなかった。
薬やサプリメントとの相互作用の動物試験
確認されなかった。

II. 有害事象

有害事象の症例報告　確認されなかった。

III. 薬理学および薬物動態学

ヒトの薬理学的研究　確認されなかった。
動物の薬理学的研究　確認されなかった。
*In vitro*の薬理学的研究　レモンバーベナのヘキサン抽出物は，ラットの心臓におけるβ-受容体の活性を拮抗することが観察された（Vargas Solis 2000）。

IV. 妊婦と授乳婦

妊娠および授乳中でのレモンバーベナの安全性情報は確認されなかった。

V. 毒性研究

急性毒性
ブラインシュリンプ致死試験におけるレモンバーベナ精油のLC_{50}は，1279μg/mlだった（Oliva et al. 2007）。
遺伝毒性
レモンバーベナの水抽出物の抗遺伝毒性活性は，マウスでのコメットアッセイで観察された（Zamorano-Ponce et al. 2004; Zamorano-Ponce et al. 2006）。

参考文献

Oliva, M.D.L.M., N. Gallucci, J.A. Zygadlo, and M.S. Demo. 2007. Cytotoxic activity of Argentinean essential oils on *Artemia salina*. *Pharm. Biol.* 45(4):259-262.

Vargas Solis, R.C. 2000. Inhibitory effect of *Aloysia triphylla* hexanic extract on Wistar rat heart. *Rev. Mex. Cien. Farm.* 31(3):23-25.

Zamorano-Ponce, E., J. Fernandez, G. Vargas, P. Rivera, and M.A. Carballo. 2004. Protective activity of cedron (*Aloysia triphylla*) infusion over genetic damage induced by cisplatin evaluated by the comet assay technique. *Toxicol. Lett.* 152(1):85-90.

Zamorano-Ponce, E., C. Morales, D. Ramos, et al. 2006. Antigenotoxic effect of *Aloysia triphylla* infusion against acrylamide-induced DNA damage as shown by the comet assay technique. *Mutat. Res.* 603(2):145-150.

Alpinia galanga (L.) Sw.

ショウガ科

一般名：グレーターガランガル

英　名：greater galangal

異　名：*Maranta galanga* L.

アーユルヴェーダ名：*kulanjana*

中国名：大高良姜（*da gao liang jiang*）

別　名：galanga，Java galanga，Siamese galanga

使用部位：根茎

安全性クラス：1

相互作用クラス：A

禁忌　知見なし

他の注意事項　知見なし

薬やサプリメントとの相互作用　知見なし

注釈　米国での食品添加物としてのこの種の使用は，アルコール飲料の香料としての機能に限定されているが（CFR 2011a），関連種の*A. officinarum*は一般にスパイスまたは香料として安全であると認識され，同じ参考文献で識別されている（CFR 2011b）。また，栄養補助食品での使用のための食物成分は，特に連邦食品添加物の定義から除外されている（U.S.C. 2010）。

有害事象と副作用　知見なし

薬理学的考察　知見なし

妊婦と授乳婦　科学的または伝統的文献において，妊娠中および授乳中におけるグレーターガランガルの安全性は不明である。本書では，妊娠中や授乳期間での使用に関する問題は確認されなかったが，最終的な安全性は確立されていない。

レビュー詳細

I. 薬やサプリメントとの相互作用

薬やサプリメントとの相互作用の臨床試験

確認されなかった。

被疑薬やサプリメントとの相互作用の症例報告

確認されなかった。

薬やサプリメントとの相互作用の動物試験

確認されなかった。

II. 有害事象

有害事象の症例報告　パッチテスト（生または乾燥させたグレーターガランガル両方）によって確認されたアレルギー性接触皮膚炎は，グレーターガランガルの局所適用後に報告された（Hong and Chang 2006）。

III. 薬理学および薬物動態学

ヒトの薬理学的研究　確認されなかった。

動物の薬理学的研究　グレーターカランガルのメタノールまたは水抽出物，粉末根茎の投与は血糖値の減少を，健常なウサギで観察したが，糖尿病ウサギでは観察されなかった（Akhtar et al. 2002）。

*In vitro*の薬理学的研究　ウサギの血小板における血小板活性因子の結合阻害は，グレーターガランガルでの処理後に観察された（Jantan et al. 2005）。

薬物代謝酵素CYP2D6およびCYP3A4の阻害は，グレーターガランガルのメタノール抽出物で処理したヒト肝臓ミクロソームで観察された（Subehan et al. 2006; Usia et al. 2006）。

IV. 妊婦と授乳婦

妊娠および授乳中でのグレーターガランガルの安全性情報は確認されなかった。

V. 毒性研究

急性毒性

グレーターガランガルのエタノール抽出物を最大3g/kgまで単回経口投与したマウスでは，有意な死亡数は観察されなかった（Qureshi et al. 1992）。

ブラインシュリンプ致死試験において，グレーターガランガルのエタノール抽出物のLD_{50}は，109 μg/mlだった（Khattak et al. 2005）。

亜慢性毒性

1日当たり100mg/kgのグレーターガランガルのエタノール抽出物を90日間経口投与されたマウスでは，赤血球数は増加したが，臓器重量に変化はなく，毒性の兆候もないことが観察された（Qureshi et al. 1992）。

遺伝毒性

グレーターガランガルの水抽出物で処理したヒト繊維芽細胞，乳腺腫瘍，肺線癌細胞株においてDNAの一本鎖切断が観察された。切断は，100 μg/ml以上の濃度での暴露後に観察された（Muangnoi et al. 2007）。

細胞毒性

細胞毒性作用は，グレーターガランガルの水またはメタノールおよびジクロロメタン抽出物で処理されたヒト繊維芽細胞，乳腺腫瘍，肺線癌細胞株で観察された（Muangnoi et al. 2007; Nam et al. 2005）。

参考文献

Akhtar, M.S., M.A. Khan, and M.T. Malik. 2002. Hypoglycaemic activity of *Alpinia galanga* rhizome and its extracts in rabbits. *Fitoterapia* 73(7-8):623-628.

CFR. 2011a. *Code of federal regulations*, Title 21 Part 172.510, 2011 ed. Food additives permitted for direct addition to food for human consumption. Natural flavoring substances and natural substances used in conjunction with flavors. Washington, DC: U.S. Government Printing Office.

CFR. 2011b. *Code of federal regulations*, Title 21 Part 182.10, 2011 ed. Substances generally recognized as safe. Spices and other natural seasonings and flavorings. Washington, DC: U.S. Government Printing Office.

Hong, S.J., and C.H. Chang. 2006. Erythema multiforme-like generalized allergic contact dermatitis caused by *Alpinia galanga*. *Contact Dermat.* 54(2):118-120.

Jantan, I., I.A. Rafi, and J. Jalil. 2005. Platelet-activating factor (PAF) receptor-binding antagonist activity of Malaysian medicinal plants. *Phytomedicine* 12(1-2):88-92.

Khattak, S., R. Saeed ur, H.U. Shah, W. Ahmad, and M. Ahmad. 2005. Biological effects of indigenous medicinal plants *Curcuma longa* and *Alpinia galanga*. *Fitoterapia* 76(2):254-257.

Muangnoi, P., M. Lu, J. Lee, et al. 2007. Cytotoxicity, apoptosis and DNA damage induced by *Alpinia galanga* rhizome extract. *Planta Med.* 73(8):748-754.

Nam, J.-W., S.-J. Kim, A.-R. Han, S.K. Lee, and E.-K. Seo. 2005. Cytotoxic phenylpropanoids from the rhizomes of *Alpinia galanga*. *J. Appl. Pharmacol.* 13(4):263-266.

Qureshi, S., A.H. Shah, and A.M. Ageel. 1992. Toxicity studies on *Alpinia galanga* and *Curcuma longa*. *Planta Med.* 58(2):124-127.

Subehan, T. Usia, H. Iwata, S. Kadota, and Y. Tezuka. 2006. Mechanism-based inhibition of CYP3A4 and CYP2D6 by Indonesian medicinal plants. *J. Ethnopharmacol.* 105(3):449-455.

U.S.C. 2010. United States Code, Title 21, Part 321 (s)(6). Current as of January 7, 2011. Washington, DC: U.S. Government Printing Office.

Usia, T., H. Iwata, A. Hiratsuka, et al. 2006. CYP3A4 and CYP2D6 inhibitory activities of Indonesian medicinal plants. *Phytomedicine* 13(1-2):67-73.

Alpinia officinarum Hance

ショウガ科

一般名：レッサーガランガル

英　名：lesser galangal

生薬名：局（根茎）リョウキョウ（良姜）

中国名：高良姜（コウリョウキョウ）（*gao liang jiang*）（根茎）

別　名：Chinese galangal，Chinese ginger

使用部位：根茎

安全性クラス：1

相互作用クラス：A

禁忌　知見なし

他の注意事項　知見なし

薬やサプリメントとの相互作用　知見なし

有害事象と副作用　知見なし

薬理学的考察　知見なし

妊婦と授乳婦　科学的または伝統的文献において，妊娠中および授乳中におけるレッサーガランガルの安全性は不明である。本書では，妊娠中や授乳期間での使用に関する問題は確認されなかったが，最終的な安全性は確立されていない。

レビュー詳細

I. 薬やサプリメントとの相互作用

薬やサプリメントとの相互作用の臨床試験

確認されなかった。

被疑薬やサプリメントとの相互作用の症例報告

確認されなかった。

薬やサプリメントとの相互作用の動物試験

確認されなかった。

II. 有害事象

有害事象の症例報告　確認されなかった。

III. 薬理学および薬物動態学

ヒトの薬理学的研究　確認されなかった。

動物の薬理学的研究　確認されなかった。

*In vitro*の薬理学的研究　レッサーガランガルから単離されたいくつかの化合物は，血小板活性化因子受容体結合を阻害することが示された（Fan et al. 2007）。

IV. 妊婦と授乳婦

妊娠および授乳中でのレッサーガンガラの安全性情報は確認されなかった。

V. 毒性研究

急性毒性

マウスに対するレッサーガランガルのアルコール抽出物のLD_{50}は，経口投与において4.2ml/kgであった（Chen and Chen 2004）。

1日当たり120g/kgのレッサーガランガルの水抽出物を7日間経口投与したマウスで，死亡例は報告されなかった（Chen and Chen 2004）。

細胞毒性

レッサーガランガルのメタノールおよびジクロロメタン抽出物で処理したヒトの乳癌および肺癌細胞株で，細胞毒性が観察された（Lee and Houghton 2005）。

参考文献

Chen, J.K., and T.T. Chen. 2004. *Chinese medical herbology and pharmacology*. City of Industry, CA: Art of Medicine Press.

Fan, G.J., Y.H. Kang, Y.N. Han, and B.H. Han. 2007. Platelet-activating factor (PAF) receptor binding antagonists from *Alpinia officinarum*. *Bioorg. Med. Chem. Lett.* 17(24):6720-6722.

Lee, C.C., and P. Houghton. 2005. Cytotoxicity of plants from Malaysia and Thailand used traditionally to treat cancer. *J. Ethnopharmacol.* 100(3):237-243.

Althaea officinalis L.

アオイ科

一般名：アルテア，マシュマロウ

英　名：marshmallow

和　名：ウスベニタチアオイ，ビロードアオイ

別　名：althaea，althea

使用部位：花，葉，根

安全性クラス：1

相互作用クラス：A

禁忌　知見なし

他の注意事項　少なくとも250ml（8oz）の水分と一緒に摂取すること。

薬やサプリメントとの相互作用　マシュマロウは経口摂取した薬剤の吸収を遅らせることがあるため，他の薬剤はマシュマロウ摂取の1時間前あるいは数時間後に摂取すべきである（Brinker 2001; De Smet 1993; Mills and Bone 2005）。

注意　粘液質（～10%）（Evans 2002），付録3参照。

有害事象と副作用　知見なし

薬理学的考察　知見なし

妊婦と授乳婦　科学的または伝統的文献において，妊娠中および授乳中におけるマシュマロウの安全性は不明である。本書では，妊娠中や授乳期間での使用に関する問題は確認されなかったが，最終的な安全性は確立されていない。

レビュー詳細

I. 薬やサプリメントとの相互作用

薬やサプリメントとの相互作用の臨床試験

確認されなかった。

被疑薬やサプリメントとの相互作用の症例報告

確認されなかった。

薬やサプリメントとの相互作用の動物試験

確認されなかった。

II. 有害事象

有害事象の症例報告　確認されなかった。

III. 薬理学および薬物動態学

ヒトの薬理学的研究　確認されなかった。

動物の薬理学的研究　ラットに対し10，30，100mg/kgのマシュマロウを経口投与した場合，投与の7時間後のコントロール値と比較し，血漿グルコース濃度はそれぞれ74%，81%，65%に低下した（Tomoda et al. 1987）。

*In vitro*の薬理学的研究　確認されなかった。

参考文献

Brinker, F. 2001. *Herb contraindications and drug interactions*. 3rd ed. Sandy, OR: Eclectic Medical Publications.

De Smet, P.A.G.M. 1993. *Adverse effects of herbal drugs Volume 2*. Berlin, Heidelberg, New York: Springer.

Evans, W. 2002. *Trease and Evans pharmacognosy*. 15th ed. New York: Saunders.

Mills, S., and K. Bone. 2005. *The essential guide to herbal safety*. St. Louis: Elsevier.

Tomoda, M., N. Shimizu, Y. Oshima, et al. 1987. Hypoglycemic activity of twenty plant mucilages and three modified products. *Planta Med*. 53(1):8-12.

Amomum tsao-ko Crevost & Lemarié　ショウガ科

一般名：ソウカ

英　名：tsao-ko amomum

中国名：草果（ソウカ）（*cao guo*）（果実）

別　名：*tsao ko*

使用部位：果実

安全性クラス：1

相互作用クラス：A

禁忌　知見なし

他の注意事項　知見なし

薬やサプリメントとの相互作用　知見なし

有害事象と副作用　知見なし

薬理学的考察　知見なし

妊婦と授乳婦　科学的または伝統的文献において，妊娠および授乳期間中のソウカの安全性は不明である。本書では，妊娠中や授乳期間での使用に関する問題は確認されなかったが，最終的な安全性は確立されていない。

レビュー詳細

I. 薬やサプリメントとの相互作用

薬やサプリメントとの相互作用の臨床試験
確認されなかった。

被疑薬やサプリメントとの相互作用の症例報告
確認されなかった。

薬やサプリメントとの相互作用の動物試験
確認されなかった。

II. 有害事象

有害事象の症例報告　確認されなかった。

III. 薬理学および薬物動態学

ヒトの薬理学的研究　血小板活性化因子を原因とする死亡は，ソウカ精油0.5mlを1日3回の頻度で4週間経口投与したヘリコバクター・ピロリ菌に感染した患者で観察された（Huang et al. 2008）。

動物の薬理学的研究　確認されなかった。

*In vitro*の薬理学的研究　確認されなかった。

IV. 妊婦と授乳婦

妊娠および授乳中でのソウカの安全性情報は確認されなかった。

V. 毒性研究

急性毒性

ラットに対するゲラニオールのLD_{50}は，経口投与で4.8g/kg，静脈内投与したウサギでは50mg/kgである（Chen and Chen 2004）。

参考文献

Chen, J.K., and T.T. Chen. 2004. *Chinese medical herbology and pharmacology*. City of Industry, CA: Art of Medicine Press.

Huang, G.D., Y.H. Huang, M.Z. Xiao, et al. 2008. Effect of volatile oil of amomum on expressions of platelet activating factor and mastocarcinoma-related peptide in the gastric membrane of chronic gastritis patients with helicobacter-pylori infection. *Chin. J. Integr. Med*. 14(1):23-27.

Andrographis paniculata (Burm. f.) Nees　キツネノマゴ科

一般名：センシンレン

英　名：andrographis

アーユルヴェーダ名：*bhunimba*, *mahatikta*

中国名：穿心蓮（センシンレン）（*chuan xin lian*）（全草）

別　名：creat，green chiretta，Indian chiretta　　　　**使用部位**：全草

安全性クラス：2b
相互作用クラス：A
禁忌　妊娠中は，医療従事者監督下以外での使用禁止（But 1988; Chang and But 1986; Chen and Chen 2004; Zoha et al. 1989）。
他の注意事項　知見なし
薬やサプリメントとの相互作用
知見なし
注意　堕胎薬（Chang and But 1986; Chen and Chen 2004），付録2参照。
有害事象と副作用　センシンレンのヒトに対する研究のシステマティックレビューは，“有害事象は高用量で実証されたが，短期治療では奨励する安全プロファイルに関連している”と結論付けた（Coon and Ernst 2004）。

大量の経口投与は，胃の不快感，食欲減退の原因となることが報告されている（Chang and But 1986）。アナフィラキシー反応を含むセンシンレンに対するアレルギー反応が報告されている（Coon and Ernst 2004）。
薬理学的考察　動物研究では，センシンレンは，血糖値の調整を変化させる可能性があることを実証した。したがって，インスリンまたは経口血糖下降薬を使用している糖尿病の人は，センシンレンを使用中，血糖値を厳密に測定することを勧める（Borhanuddin et al. 1994; Husen et al. 2004; Zhang and Tan 2000）。

雌や雄の生殖能力や胚着床に対するセンシンレンの効果に関する動物研究の結果は矛盾している。いくつかの研究では，センシンレンの高用量は抗着床活性を示し，流産を引き起こしたことが示されたが（But 1988; Zhang and Tan 1997），他の似たような用量の研究では，雌の生殖や妊娠への有害事象は示されていなかった（Shamsuzzoha et al. 1978, 1979）。雄の動物におけるセンシンレンまたはアンドログラフォリドの研究結果は，1つはセンシンレンを，もう1つはアンドログラフォリドを用いた2つの研究で，生殖への影響はなかったとするものから（Burgos et al. 1997; Sattayasai et al. 2010），アンドログラフォリドを使用した別の研究では精子数の減少および精子の運動性の欠如（Akbarsha and Murugaian 2000）といった異なる結果が示されている。そこで，さらなるエビデンスが可能になるまでに，妊娠を希望する男女はセンシンレンの使用は注意すべきである。
妊婦と授乳婦　妊娠中のセンシンレンの安全性情報は限られている。マウスでの受精能力に対する有害作用がないことを示すいくつかの研究（Dhammaupakorn and Chaichantipyuth 1989; Shamsuzzoha et al. 1978, 1979）や，抗受精や堕胎作用を示す他の研究（Chen and Chen 2004; But 1988; Zohaら 1989）とともに，動物研究において受精や妊娠への影響について矛盾する結果が報告されている。

授乳中のセンシンレンの安全性は不明である。本書では，授乳期間での使用に関する問題は確認されなかったが，最終的な安全性は確立されていない。

この項の薬理学的考察も参照。

レビュー詳細

I. 薬やサプリメントとの相互作用
薬やサプリメントとの相互作用の臨床試験
確認されなかった。
被疑薬やサプリメントとの相互作用の症例報告
確認されなかった。
薬やサプリメントとの相互作用の動物試験
ペントバルビトン誘導性の睡眠時間の延長が，100〜300mg/kgのセンシンレン抽出物を腹腔内投与したマウスで観察された（Mandal et al. 2001）。

II. 有害事象
臨床試験で報告された有害事象　センシンレンのヒトに対する研究のシステマティックレビューは，“有害事象は高用量で実証されたが，短期治療では，奨励する安全プロファイルに関連している”と結論付けた（Coon and Ernst 2004）。高用量を使用した研究は，HIV陽性や健常者でのアンドログラフォリドの第1相試験であった。その研究は，有害事象が多いため，早期に終了した。この研究で使用した用量は，1日当たり5または10mg/kgのセンシンレンであり，他の研究で使用される用量よりも6〜12倍高かった。有害事象は，アレルギー反応（1つのアナフィラキシー反応を含む），疲労，頭痛，発疹，下痢，吐き気，味覚減少，舌の乾燥，性欲減退，短期記憶の減少，光に対する目の過敏性，記憶力減退，めまい，胸やけ，リンパ節の圧痛，リンパ節腫脹などである。この研究では，プラセボ群はいなかった（Calabrese et al. 2000）。蕁麻疹は，センシンレン標準化エキスの研究において60被験者のうち2人で報告された（Melchoir et al. 1996）。追加されたいくつかのヒトへの研究では，有害事象の報告がなかったかまたは，有害事象の情報の提供がなかった（Coon and Ernst 2004）。
有害事象の症例報告　2003年6月の時点で，センシンレンを摂取しているヒトでの有害事象は，英国，ドイツ，オース

トリアを含む，国の薬物安全監視機関で報告されていなかった（Coon and Ernst 2004)。アナフィラキシーショックの1例や，アナフィラキシー反応の2例がWHOに報告されていた。すべてのケースは，スウェーデンからであり，症例報告の詳細は入手できなかった（Coon and Ernst 2004)。センシンレン製品の製造業者から得られたデータでは，ある会社はセンシンレンを含む製品で5つのアレルギー反応の報告を受けたと示した（Coon and Ernst 2004)。

III. 薬理学および薬物動態学

ヒトの薬理学的研究　確認されなかった。

動物の薬理学的研究　睾丸毒性は，1日当たり最大で1000mg/kgの用量でセンシンレン標準化エキスを60日間経口投与した雄ラットで観察されなかった（Burgos et al. 1997)。精子数の減少や精子の運動性の欠如は，1日当たり25または50mg/kgのアンドログラフォリドを48日間経口投与した月齢3か月の雄ラットで観察された（Akbarsha and Murugaian 2000)。逆に，精子の形態や運動性の有意な変化は，1日当たり50mg/kgのアンドログラフォリドを最大8週間経口摂取した雄マウスでは観察されなかった。処置の4週間後には，対照群と比較して血清テストステロン濃度の増加が観察された。センシンレン治療をしていた雄マウスでは，未治療の雄よりも，早い段階で頻回に雌と交尾していた（Sattayasai et al. 2010)。アルカリホスファターゼ活性および総タンパクの減少は，1日当たり10または20mg/animalの用量でセンシンレンの粉末懸濁液を24または48日間経口投与した雄ラットの生殖器官で観察された（Akbarsha and Manivannan 1993)。性欲の減退は，0.75%のセンシンレン茎の粉末を含む餌を最大4週間与えた雄マウスで観察された（Shamsuzzoha et al. 1979)。

空腹時およびブドウ糖負荷試験後の血清グルコース濃度の阻害が，100，200，400mgの用量でセンシンレンのエタノール抽出物を経口投与された糖尿病ラットで観察された（Zhang and Tan 2000)。高血糖の予防はみられたが，アドレナリン誘発性の高血糖作用は，センシンレンの水抽出物を10mg/kg経口投与したウサギでは観察されなかった（Borhanuddin et al. 1994)。同様に，血糖値の有意な低下が，センシンレンの水抽出物を経口投与された高血糖のラットで観察された。高血糖作用は，フリーズドライ抽出物が使用された際に増強された（Husen et al. 2004)。

CYP450酵素の有意な変化は，センシンレン抽出物1g/kgまたは，アンドログラフォリド10mg/kgをそれぞれ単回投与したラットでは観察されなかった（Choudhury et al. 1987)。

アンドログラフォリドの用量依存的な胆汁分泌作用が，1.5〜12mg/kgの用量で投与されたラットおよびモルモットで観察された（Shukla et al. 1992)。

***In vitro*の薬理学的研究**　ヒトの血小板において，アンドログラフォリドは，血小板活性化因子によって誘導した凝集を用量依存的に阻害した（Amroyan et al. 1999)。マウスの血小板では，センシンレン標準化エキス，アンドログラフォリドおよび14-デオキシ-11,12-ジヒドロアンドログラホリドは，用量依存的にトロンビン誘導の血小板凝集を阻害した（Thisoda et al. 2006)。

センシンレンのメタノールおよびエタノール抽出物は，CYP3A4とCYP2D6を阻害した（Subehan et al. 2006; Usia et al. 2006)。アンドログラフォリドは，CYP1A1とCYP1A2を誘導したが，CYP1B1への影響はなかった（Jaruchotikamol et al. 2007)。

ビスアンドログラフォリドAは，790〜950nMのEC_{50}（半有効濃度）で一過性受容器電位チャネルV4（TRPV4）を活性化することが示されている（Smith et al. 2006)。

IV. 妊婦と授乳婦

雌マウスに対し，1日当たり2g/kgのセンシンレンを餌の一部として6週間投与した後，繁殖能力のある雄マウス（センシンレンを投与されていない）と交尾した場合，雌マウスは妊娠しなかった（Zoha et al. 1989)。

交尾の14日間前および交尾から21日目までの間，餌の1%（毎日〜2g/kg）としてセンシンレンの葉や根の粉末を投与されたマウスでは，抗受精作用は観察されなかった（Shamsuzzoha et al. 1978)。同様に，抗受精作用は，交尾前28日間センシンレン茎の粉末を投与された雌マウスでも観察されなかった（Shamsuzzoha et al. 1979)。

センシンレン全草の水抽出物を腹腔内投与（用量は特定されていない）したマウスでは，着床を妨げ，妊娠の第1，第2，第3期中に流産を引き起こした（But 1988; Chen and Chen 2004)。

妊娠0〜19日にセンシンレン抽出物を200，600，2000mg/kg（ヒトの標準容量より30〜300倍高い）経口投与したラットでは，プロゲステロンレベルの変化はなく，プロゲステロンを介した妊娠の終了は観察されなかった（Panossian et al. 1999)。

センシンレン葉の粉末懸濁液を200または400mg/kgの用量でおよそ4週間経口投与された妊娠マウスでは，催奇形性または毒性は観察されなかった（Dhammaupakorn and Chaichantipyuth 1989)。

授乳期間中のセンシンレンの安全性情報は確認されなかった。

V. 毒性研究

急性毒性

マウスに対するセンシンレンのアルコール抽出物のLD_{50}は，経口または皮下投与において最大で15g/kgの用量で決定することができなかった（Sithisomwongse et al. 1989）。腹腔内投与におけるLD$_{50}$は，14.98g/kgであった（Sithisomwongse et al. 1989）。

マウスに対するセンシンレン全草の水メタノール抽出物のLD$_{50}$は，腹腔内投与において最大で1g/kgの用量で決定することができなかった（Nakannishi et al. 1965）。

マウスに対するアンドログラフォリドのLD$_{50}$は，経口投与において最大で40g/kgまでの用量で決定することができなかった（Chang and But 1986）。

参考文献

Akbarsha, M.A., and B. Manivannan. 1993. Biochemical changes in the testis and male accessory organs of albino rats on treatment with *Andrographis paniculata* (Nees). *Indian J. Comp. An. Physiol.* 11(2):103-108.

Akbarsha, M.A., and P. Murugaian. 2000. Aspects of the male reproductive toxicity/male antifertility property of andrographolide in albino rats: Effect on the testis and the cauda epididymidal spermatozoa. *Phytother. Res.* 14(6):432-435.

Amroyan, E., E. Gabrielian, A. Panossian, G. Wikman, and H. Wagner. 1999. Inhibitory effect of andrographolide from *Andrographis paniculata* on PAF-induced platelet aggregation. *Phytomedicine* 6(1):27-31.

Borhanuddin, M., M. Shamsuzzoha, and A.H. Hussain. 1994. Hypoglycaemic effects of *Andrographis paniculata* Nees on non-diabetic rabbits. *Bangladesh Med. Res. Counc. Bull.* 20(1):24-26.

Burgos, R.A., E.E. Caballero, N.S. Sanchez, et al. 1997. Testicular toxicity assessment of *Andrographis paniculata* dried extract in rats. *J. Ethnopharmacol.* 58(3):219-224.

But, P. 1988. Chinese medicine for birth control. *Abstr. Chin. Med.* 2(2):247-269.

Calabrese, C., S.H. Berman, J.G. Babish, et al. 2000. A phase I trial of andrographolide in HIV positive patients and normal volunteers. *Phytother. Res.* 14(5):333-338.

Chang, H.-M., and P.P.H. But. 1986. *Pharmacology and applications of Chinese materia medica*. English ed. Singapore, Philadelphia: World Scientific.

Chen, J.K., and T.T. Chen. 2004. *Chinese medical herbology and pharmacology*. City of Industry, CA: Art of Medicine Press.

Choudhury, B.R., S.J. Haque, and M.K. Poddar. 1987. In vivo and in vitro effects of kalmegh (*Andrographis paniculata*) extract and andrographolide on hepatic microsomal drug metabolizing enzymes. *Planta Med.* 53(2):135-140.

Coon, J.T., and E. Ernst. 2004. *Andrographis paniculata* in the treatment of upper respiratory tract infections: A systematic review of safety and efficacy. *Planta Med.* 70(4):293-298.

Dhammaupakorn, P., and C. Chaichantipyuth. 1989. *Cited in* Mills, S., and K. Bone. 2005. *The essential guide to herbal safety*. St. Louis: Elsevier.

Husen, R., A.H. Pihie, and M. Nallappan. 2004. Screening for antihyperglycaemic activity in several local herbs of Malaysia. *J. Ethnopharmacol.* 95(2-3):205-208.

Jaruchotikamol, A., K. Jarukamjorn, W. Sirisangtrakul, et al. 2007. Strong synergistic induction of CYP1A1 expression by andrographolide plus typical CYP1A inducers in mouse hepatocytes. *Toxicol. Appl. Pharmacol.* 224(2):156-162.

Mandal, S.C., A.K. Dhara, and B.C. Maiti. 2001. Studies on psychopharmacological activity of *Andrographis paniculata* extract. *Phytother. Res.* 15(3):253-256.

Melchoir, J., S. Palm, and G. Wikman. 1996. Controlled clinical study of standardised *Andrographis paniculata* extract in common cold—a pilot trial. *Phytomedicine* 3:315-318.

Nakannishi, K., S. Sasaki, A. Kiang, et al. 1965. Phytochemical and pharmacological screening. *Chem. Pharm. Bull.* 13:822.

Panossian, A., A. Kochikian, E. Gabrielian, et al. 1999. Effect of *Andrographis paniculata* extract on progesterone in blood plasma of pregnant rats. *Phytomedicine* 6(3):157-161.

Sattayasai, J., S. Srisuwan, T. Arkaravichien, and C. Aromdee. 2010. Effects of andrographolide on sexual functions, vascular reactivity and serum testosterone level in rodents. *Food. Chem. Toxicol.* 48 (7):1934-1938.

Shamsuzzoha, M., M.S. Rahman, and M.M. Ahmed. 1979. Antifertility activity of a medicinal plant of the genus *Andrografis* (sic) Wall (family Acanthaceae). Part II. *Bangladesh Med. Res. Counc. Bull.* 5(1):14-18.

Shamsuzzoha, M., M.S. Rahman, M.M. Ahmed, and A.K. Islam. 1978. Antifertility effect in mice of medicinal plant of family Acanthaceae. *Lancet* 312(8095):900.

Shukla, B., P.K. Visen, G.K. Patnaik, and B.N. Dhawan. 1992. Choleretic effect of andrographolide in rats and guinea pigs. *Planta Med.* 58(2):146-149.

Sithisomwongse, N., J. Phengchata, and S. Cheewapatana. 1989. Acute and chronic toxicity of *Andrographis paniculata* Nees. *Thai J. Pharm. Sci.* 14(2):109-117.

Smith, P.L., K.N. Maloney, R.G. Pothen, J. Clardy, and D.E. Clapham. 2006. Bisandrographolide from *Andrographis paniculata* activates TRPV4 channels. *J. Biol. Chem.* 281(40):29897.

Subehan, T. Usia, H. Iwata, S. Kadota, and Y. Tezuka. 2006. Mechanism-based inhibition of CYP3A4 and CYP2D6 by Indonesian medicinal plants. *J. Ethnopharmacol.* 105(3):449-455.

Thisoda, P., N. Rangkadilok, N. Pholphana, et al. 2006. Inhibitory effect of *Andrographis paniculata* extract and its active diterpenoids on platelet aggregation. *Eur. J. Pharmacol.* 553(1-3):39-45.

Usia, T., H. Iwata, A. Hiratsuka, et al. 2006. CYP3A4 and CYP2D6 inhibitory activities of Indonesian medicinal plants. *Phytomedicine* 13(1-2):67-73.

Zhang, C.Y., and B.K. Tan. 1997. Mechanisms of cardiovascular activity of *Andrographis paniculata* in the anaesthetized rat. *J. Ethnopharmacol.* 56(2):97-101.

Zhang, X.F., and B.K. Tan. 2000. Anti-diabetic property of ethanolic extract of *Andrographis paniculata* in streptozotocin-diabetic rats. *Acta Pharmacol. Sin.* 21(12):1157-1164.

Zoha, M.S., A.H. Hussain, and S.A. Choudhury. 1989. Antifertility effect of *Andrographis paniculata* in mice. *Bangladesh Med. Res. Counc. Bull.* 15(1):34-37.

A

Anemarrhena asphodeloides Bunge　ユリ科

一般名：チモ
英　名：anemarrhena
和　名：ハナスゲ

生薬名：局（根茎）チモ（知母）
中国名：知母（*zhi mu*）（根茎）
使用部位：根茎

安全性クラス：2d
相互作用クラス：A
禁忌　下痢の場合，使用禁止（Bensky et al. 2004; Chen and Chen 2004）。
他の注意事項　知見なし
薬やサプリメントとの相互作用　知見なし
有害事象と副作用　知見なし
薬理学的考察　動物研究では，チモは血糖値の調節を変化させる可能性があることを実証している。したがって，インスリンまたは経口血糖降下薬を使用している糖尿病の人は，チモを使用している間は，血糖値を厳密に測定し続けるべきである（Chen and Chen 2004; Jia et al. 2003; Miura et al. 2001; Nakashima et al. 1993; Takahashi et al. 1985）。
妊婦と授乳婦　科学的または伝統的文献において，妊娠中および授乳中におけるチモの安全性は不明である。本書では，妊娠中や授乳期間での使用に関する問題は確認されなかったが，最終的な安全性は確立されていない。

レビュー詳細

I. 薬やサプリメントとの相互作用
薬やサプリメントとの相互作用の臨床試験
　確認されなかった。
被疑薬やサプリメントとの相互作用の症例報告
　確認されなかった。
薬やサプリメントとの相互作用の動物試験
　確認されなかった。

II. 有害事象
有害事象の症例報告　確認されなかった。

III. 薬理学および薬物動態学
ヒトの薬理学的研究　確認されなかった。
動物の薬理学的研究　糖尿病マウスにおいて，チモの水抽出物は，用量依存的な血糖値の低下を示している（Miura et al. 2001; Nakashima et al. 1993; Takahashi et al. 1985）。
*In vitro*の薬理学的研究　チモから単離したステロイドサポニンは，ヒトの血液中で血小板凝集を阻害し，一部のトロンボプラスチン時間を活性化した（Zhang et al. 1999）. 他のサポニンは，ウサギの血液で，PAF誘導の血小板凝集を阻害した（Dong and Han 1991）。
　健常および糖尿病ラットから摘出した膵臓のランゲルハンス島において，チモのエタノール抽出物は，3.3mM（正常）と16.7mM（糖尿病）の濃度でインスリン分泌を刺激した（Hoa et al. 2004）。

IV. 妊婦と授乳婦
妊娠および授乳中でのチモの安全性情報は確認されなかった。

V. 毒性研究
急性毒性
抽出物（溶剤の種類は特定されていない）を静脈内投与したウサギでは，7mlの用量で呼吸不全や死につながり，1～3mlの用量は呼吸困難を引き起こしたが，0.5mlの用量では有害作用を示さなかった（Chen and Chen 2004）。

参考文献

Bensky, D., S. Clavey, and E. Stöger. 2004. *Chinese herbal medicine: Materia medica*. 3rd ed. Seattle: Eastland Press.
Chen, J.K., and T.T. Chen. 2004. *Chinese medical herbology and pharmacology*. City of Industry, CA: Art of Medicine Press.
Dong, J.X., and G.Y. Han. 1991. A new active steroidal saponin from *Anemarrhena asphodeloides*. *Planta Med.* 57(5):460-462.
Hoa, N.K., D.V. Phan, N.D. Thuan, and C.G. Ostenson. 2004. Insulin secretion is stimulated by ethanol extract of *Anemarrhena asphodeloides* in isolated islet of healthy Wistar and diabetic Goto-Kakizaki rats. *Exp. Clin. Endocrinol. Diabetes* 112(9):520-525.
Jia, W., W. Gaoz, and L. Tang. 2003. Antidiabetic herbal drugs officially approved in China. *Phytother. Res.* 17(10):1127-1134.
Miura, T., H. Ichiki, N. Iwamoto, et al. 2001. Antidiabetic activity of the rhizoma of *Anemarrhena asphodeloides* and active components, mangiferin and its glucoside. *Biol. Pharm. Bull.* 24(9):1009-1011.
Nakashima, N., I. Kimura, M. Kimura, and H. Matsuura. 1993. Isolation of pseudoprototimosaponin AIII from rhizomes of *Anemarrhena asphodeloides* and its hypoglycemic activity in streptozotocin-induced diabetic mice. *J. Nat. Prod.* 56(3):345-350.

Takahashi, M., C. Konno, and H. Hikino. 1985. Isolation and hypoglycemic activity of anemarans A, B, C and D, glycans of *Anemarrhena asphodeloides* rhizomes. *Planta Med.* 51(2):100-102.

Zhang, J., Z. Meng, M. Zhang, et al. 1999. Effect of six steroidal saponins isolated from anemarrhenae rhizoma on platelet aggregation and hemolysis in human blood. *Clin. Chim. Acta* 289(1-2):79-88.

Anemopsis californica (Nutt.) Hook. & Arn.

ドクダミ科

一般名：イエルバマンサ
英　名：yerba mansa
使用部位：根茎，根

安全性クラス：1
相互作用クラス：A
禁忌　知見なし
他の注意事項　知見なし
薬やサプリメントとの相互作用　知見なし
有害事象と副作用　知見なし
薬理学的考察　知見なし
妊婦と授乳婦　科学的または伝統的文献において，妊娠中および授乳中におけるイエルバマンサの安全性は不明である。本書では，妊娠中や授乳期間での使用に関する問題は確認されなかったが，最終的な安全性は確立されていない。

レビュー詳細

I. 薬やサプリメントとの相互作用

薬やサプリメントとの相互作用の臨床試験
確認されなかった。
被疑薬やサプリメントとの相互作用の症例報告
確認されなかった。
薬やサプリメントとの相互作用の動物試験
確認されなかった。

II. 有害事象

有害事象の症例報告　確認されなかった。

III. 薬理学および薬物動態学

ヒトの薬理学的研究　確認されなかった。
動物の薬理学的研究　確認されなかった。
*In vitro*の薬理学的研究　イエルバマンサの水およびエタノール抽出物は，濃度依存的にヒトの乳癌細胞（MCF-7/AZ，エストロゲン受容体陽性）の増殖を阻害したが，大腸癌細胞（HCT8/E11）の増殖には影響がなかった（Daniels et al. 2006）。

IV. 妊婦と授乳婦

妊娠中および授乳期間中でのイエルバマンサの安全性情報は確認されなかった。

V. 毒性研究

確認されなかった。

参考文献

Daniels, A.L., S. Van Slambrouck, R.K. Lee, et al. 2006. Effects of extracts from two Native American plants on proliferation of human breast and colon cancer cell lines in vitro. *Oncol. Rep.* 15(5):1327-1331.

Anethum graveolens L.

セリ科

一般名：ディル
英　名：dill
和　名：イノンド
異　名：*Peucedanum graveolens* (L.) Benth. & Hook. f.
アーユルヴェーダ名：*shatapushpa*
使用部位：果実（一般に"種子"として知られている），全草

安全性クラス：1
相互作用クラス：A
禁忌　知見なし
他の注意事項　知見なし
薬やサプリメントとの相互作用　知見なし
注意　利尿作用（Mahran et al. 1991），付録2参照。
有害事象と副作用　パッチテストによって確認されたディルに対するアレルギー反応が報告されている（Monteseirin

et al. 2003; Monteseirin et al. 2002)。

薬理学的考察　知見なし

妊婦と授乳婦　科学的または伝統的文献において，妊婦へのディルの安全性は不明である。本書では，妊婦への使用に関する問題は確認されなかったが，最終的な安全性は確立されていない。

ディルの種子は，伝統的に授乳婦に対し，乳汁分泌を促すために使用されてきた（Jain et al. 2004; Mahran et al. 1992）。

レビュー詳細

I. 薬やサプリメントとの相互作用

薬やサプリメントとの相互作用の臨床試験

確認されなかった。

被疑薬やサプリメントとの相互作用の症例報告

確認されなかった。

薬やサプリメントとの相互作用の動物試験

確認されなかった。

II. 有害事象

有害事象の症例報告　パッチテストによって確認されたディルに対するアレルギー反応が報告されている（Monteseirin et al. 2002, 2003）。

III. 薬理学および薬物動態学

ヒトの薬理学的研究　確認されなかった。

動物の薬理学的研究　コルチコイド誘発性糖尿病のラットに対し，1日当たり100mg/kgのディル葉抽出物を15日間経口投与した場合，血清グルコースとインスリンレベルの低下が観察された（Panda 2008）。

1日当たり0.5，5mg/kgのディル種子のエタノール抽出物，または0.045，0.45g/kgのディル種子の水抽出物を10日間経口投与された雌ラットでは，双方の高用量投与群において，発情期サイクルの発情間期，プロゲステロン濃度に著しい増加が見られた。卵巣の体積，1次卵胞，2次卵胞，初期胞状卵胞に著しい変化は明らかにされなかった（Monsefi et al. 2006）。

*In vitro*の薬理学的研究　確認されなかった。

IV. 妊婦と授乳婦

妊婦へのディルの安全性情報は確認されなかった。本書においても，妊婦への使用に関する問題は確認されなかったが，最終的な安全性は確立されていない。

ディルの種子は，インドで伝統的に授乳婦に対し，乳汁分泌を促すために使用されてきた（Jain et al. 2004）。

V. 毒性研究

急性毒性

マウスに対するディル種子抽出物の腹腔LD_{50}は，水性抽出物で3.04g/kg，エタノール抽出物では6.89g/kgであった（Hosseinzadeh et al. 2002）。

ラットに対するディル種子油のLD_{50}は4.6g/kgであった（Opdyke and Letizia 1982）。

ディル種子の精油35mg/kgを静脈内投与したモルモットでは，アナフィラキシーショックを起こし，死亡した。ネコに対し，同じ精油を5〜10mg/kgの用量で静脈内投与した結果，血圧低下および呼吸気量の増加を引き起こした（Shipochliev 1968）。

遺伝毒性

ディル葉または種子の精油で処理したヒトのリンパ球で，染色体異常や姉妹染色分体交換の用量依存性の誘導が観察された。*in vivo*のキイロショウジョウバエ体細胞変異および組換え試験（SMART）において，ディル種子精油の有意な作用は観察されなかった（Lazutka et al. 2001）。

遺伝毒性作用は，1日当たり1g/kgのディル種子精油を投与した（期間は特定されなかった）マウスの骨髄細胞では観察されなかった。種子油は，ベンゾ[α]ピレンの遺伝毒性作用に反し保護した（Morkunas 2002）。

細胞毒性

ディル種子および葉の精油の細胞毒性が，ヒトリンパ球で観察された（Lazutka et al. 2001）。

参考文献

Hosseinzadeh, H., G.R. Karimi, and M. Ameri. 2002. Effects of *Anethum graveolens* L. seed extracts on experimental gastric irritation models in mice. *BMC Pharmacol.* 2:21.

Jain, A., S.S. Katewa, B.L. Chaudhary, and P. Galav. 2004. Folk herbal medicines used in birth control and sexual diseases by tribals of southern Rajasthan, India. *J. Ethnopharmacol.* 90(1):171-177.

Lazutka, J.R., J. Mierauskiene, G. Slapsyte, and V. Dedonyte. 2001. Genotoxicity of dill (*Anethum graveolens* L.), peppermint (*Mentha piperita* L.) and pine (*Pinus sylvestris* L.) essential oils in human lymphocytes and *Drosophila melanogaster*. *Food Chem. Toxicol.* 39(5):485-492.

Mahran, G.H., H.A. Kadry, Z.G. Isaac, et al. 1991. Investigation of diuretic drug plants. 1. Phytochemical screening and pharmacological evaluation of *Anethum graveolens* L., *Apium graveolens* L., *Daucus carota* L. and *Eruca sativa* Mill. *Phytother. Res.* 5(4):169-172.

Mahran, G.H., H.A. Kadry, C.K. Thabet, et al. 1992. GC/MS analysis of volatile oil of fruits of *Anethum graveolens*. *Int. J. Pharmacog.* 30(2):139-144.
Monsefi, M., M. Ghasemi, and A. Bahaoddini. 2006. The effects of *Anethum graveolens* L. on female reproductive system. *Phytother. Res.* 20(10):865-868.
Monteseirin, J., J.L. Perez-Formoso, M. Hernandez, et al. 2003. Contact urticaria from dill. *Contact Dermat.* 48(5):275.
Monteseirin, J., J.L. Perez-Formoso, M.C. Sanchez-Hernandez, et al. 2002. Occupational contact dermatitis to dill. *Allergy* 57(9):866-867.
Morkunas, V. 2002. [Investigation of the genetic toxicology of dill essential oil and benzo(*a*)pyrene in mouse bone marrow by micronucleus test]. *Biologija* 4:14-16.
Opdyke, C., and C. Letizia. 1982. Flavor and fragrance raw materials. *Food Chem. Toxicol.* 20:633.
Panda, S. 2008. The effect of *Anethum graveolens* L. (dill) on corticosteroid induced diabetes mellitus: Involvement of thyroid hormones. *Phytother. Res.* 22(12):1695-1697.
Shipochliev, T. 1968. [Pharmacological study of several essential oils. I. Effect on the smooth muscle]. *Vet. Med. Nauk.* 5(6):63-69.

Angelica dahurica (Fisch. ex Hoffm.) Benth. & Hook. f. ex Franch. & Sav.　セリ科

一般名：ビャクシ
英　名：fragrant angelica
和　名：オオシシウド，ヨロイグサ
生薬名：局（根）ビャクシ（白芷）
中国名：白芷（*bai zhi*）（根）
別　名：Dahurian angelica
使用部位：根

安全性クラス：1
相互作用クラス：A
禁忌　知見なし
他の注意事項　知見なし
薬やサプリメントとの相互作用　知見なし
注釈　アンジェリカの他の種は，一般的にビャクシとして売買されている（Bensky et al. 2004; Chang and But 1986）。
有害事象と副作用　フレッシュハーブとの接触による局所アレルギー反応や皮膚炎が報告されている（Bensky et al. 2004）。このようなビャクシに含まれるフラノクマリン類は，皮膚への接触後に，光感作作用（日光や他の紫外線に対する皮膚の反応）があるが，ビャクシの経口摂取による光感作の症例は知られていない（Bensky et al. 2004）。
薬理学的考察　動物の研究では，ビャクシは薬物代謝酵素のCYP2C，CYP3A，CYP2D1，CYP2C9を阻害することを示した（Ishihara et al. 2000）。ヒトへの使用における関連性は知られていない。
妊婦と授乳婦　科学的または伝統的文献において，妊娠中および授乳中におけるビャクシの安全性は不明である。本書では，妊娠中や授乳期間での使用に関する問題は確認されなかったが，最終的な安全性は確立されていない。

レビュー詳細

I. 薬やサプリメントとの相互作用

薬やサプリメントとの相互作用の臨床試験
　確認されなかった。
被疑薬やサプリメントとの相互作用の症例報告
　確認されなかった。
薬やサプリメントとの相互作用の動物試験
　ラットに対し，ビャクシから単離されたクマリン誘導体を25，50，100mg/kgの用量で経口投与した場合，ペントバルビタールナトリウムによって誘導された催眠時間を増加させた。100mg/kgの用量はまた，バルビツール酸ナトリウムによって誘導された催眠期間を短縮させた（Liu et al. 2006）。

II. 有害事象

有害事象の症例報告　ビャクシの大量投与（30〜60g）は心拍数を低下させ，血圧上昇，呼吸深度の増加，吐き気，嘔吐，めまい，呼吸困難，発汗，四肢のしびれを引き起こす可能性がある（Bensky et al. 2004; Chen and Chen 2004）。総過剰摂取の症例は，発作や痙攣と関連がある（Chen and Chen 2004）。

　いくつかの情報では，ビャクシを摂取する人は，ハーブに含まれるフラノクマリン類のために，太陽にあたることを制限する必要があると示しているが，経口摂取に関連する光感作の症例は知られていない（Bensky et al. 2004）。フレッシュハーブとの接触による局所アレルギー反応や皮膚炎が報告されている（Bensky et al. 2004）。ビャクシを含むマルチハーブ煎剤への皮膚接触に関連する植物性光皮膚炎の2つの症例が報告されている（Zhang and Zhu 2011）。

III. 薬理学および薬物動態学

ヒトの薬理学的研究　確認されなかった。
動物の薬理学的研究　薬物代謝酵素CYP2C，CYP3A，CYP2D1の阻害が，ビャクシ1g/kgを経口投与したラットで観察された。同じ用量レベルで，ビャクシは静脈内投与し

たトルブタミド（CYP2C9基質）のクリアランスを減少し，半減期を延長させた（Ishihara et al. 2000）。

フラノクマリン類のフェロプテリンは，中枢性ベンゾジアゼピン受容体の部分作動薬となるとが示された。

他の天然フラノクマリンである，ビアカンゲリコールとインペラトリンは，ラットの脳のGABA-A受容体のベンゾジアゼピン部位に結合活性を示した（Dekermendjian et al. 1996）。

*In vitro*の薬理学的研究　ビャクシの投与は，薬物代謝酵素のCYP3A4を阻害した。活性は園芸品種によって変化する。浸剤は，異なる製品の40%エタノール抽出物よりも有意な活性があった（Guo et al. 2001）。

ビャクシから単離した11個のフラノクマリン化合物のうち，2つは強いアルカリホスファターゼの誘導能を示した。それぞれの半有効濃度値EC_{50}は1.1および0.8μg/mlのであった。他の9個については，弱いかわずかな活性を示した程度であった（Piao et al. 2006）。

ビャクシは，B16メラノーマ細胞において，メラニン形成を阻害した（Cho et al. 2006）。

ビャクシから単離された8個のフラノクマリン化合物のうち，1個は中枢神経のベンゾジアゼピン受容体へのジアゼパムの結合を強く阻害（IC_{50} of 0.36 μ*M*）したが，他の構造的に類似した化合物では，受容体結合には最小限の効果を示したのみであった（Bergendorff et al. 1997）。

IV. 妊婦と授乳婦

妊婦や授乳婦でのビャクシの安全性情報は確認されなかった。

V. 毒性研究

急性毒性

マウスに対するビャクシ煎剤のLD_{50}は，経口投与において53.82g/kgであった（Chen and Chen 2004）。

参考文献

Bensky, D., S. Clavey, and E. Stöger. 2004. *Chinese herbal medicine: Materia medica*. 3rd ed. Seattle: Eastland Press.

Bergendorff, O., K. Dekermendjian, M. Nielsen, et al. 1997. Furanocoumarins with affinity to brain benzodiazepine receptors in vitro. *Phytochemistry* 44(6):1121-1124.

Chang, H.-M., and P.P.H. But. 1986. *Pharmacology and applications of Chinese materia medica*. English ed. Singapore, Philadelphia: World Scientific.

Chen, J.K., and T.T. Chen. 2004. *Chinese medical herbology and pharmacology*. City of Industry, CA: Art of Medicine Press.

Cho, Y.H., J.H. Kim, S.M. Park, et al. 2006. New cosmetic agents for skin whitening from *Angelica dahurica*. *J. Cosmet. Sci.* 57(1):11-21.

Dekermendjian, K., J. Ai, M. Nielsen, et al. 1996. Characterisation of the furanocoumarin phellopterin as a rat brain benzodiazepine receptor partial agonist in vitro. *Neurosci. Lett.* 219 (3):151-154.

Guo, L.Q., M. Taniguchi, Q.Y. Chen, K. Baba, and Y. Yamazoe. 2001. Inhibitory potential of herbal medicines on human cytochrome P450-mediated oxidation: Properties of umbelliferous or citrus crude drugs and their relative prescriptions. *Jpn. J. Pharmacol.* 85(4):399-408.

Ishihara, K., H. Kushida, M. Yuzurihara, et al. 2000. Interaction of drugs and Chinese herbs: Pharmacokinetic changes of tolbutamide and diazepam caused by extract of *Angelica dahurica*. *J. Pharm. Pharmacol.* 52(8):1023-1029.

Liu, Z., J. Li, and J. Wu. 2006. [Influence of coumarins from Radix Angelicae Dahuricae on the hypnotic effects of pentobarbital sodium and barbital sodium in mice]. *Med. J. Wuhan Univ.* 27(1):63-65.

Piao, X.L., H.H. Yoo, H.Y. Kim, et al. 2006. Estrogenic activity of furanocoumarins isolated from *Angelica dahurica*. *Arch. Pharm. Res.* 29(9):741-745.

Zhang, R., and W. Zhu. 2011. Phytophotodermatitis due to Chinese herbal medicine decoction. *Indian J. Dermatol.* 56(3):329-321.

Angelica pubescens Maxim.　セリ科

一般名：ドッカツ
英　名：pubescent angelica
和　名：シシウド，ウドタラシ

生薬名：局外（根）トウドクカツ（唐独活）
中国名：独活（*du huo*）（根）
使用部位：根

安全性クラス：2d
相互作用クラス：A

禁忌　長時間の直射日光の照射を避ける（Chen and Chen 2004）。

他の注意事項　知見なし

薬やサプリメントとの相互作用　知見なし

注意　光感作（Chang and But 1986; Chen and Chen 2004），付録2参照。

注釈　アンジェリカの他の種および他の属の植物は，通常ドッカツとして売買されている。

有害事象と副作用　詳細な情報は不足しているが，ドッカツの使用と関連して，胃の不快感，吐き気，嘔吐，めまい，頭痛，舌のしびれが報告されている（Bensky et al. 2004）。

薬理学的考察　ドッカツの過剰投与（標準的な治療用量は煎剤として3～9g）は，日光に対する感受性の増加と関連がある（Chen and Chen 2004）。

妊婦と授乳婦　科学的または伝統的文献において，妊娠中および授乳中におけるドッカツの安全性は不明である。本書では，妊娠中や授乳期間での使用に関する問題は確認されなかったが，最終的な安全性は確立されていない。

レビュー詳細

I. 薬やサプリメントとの相互作用

薬やサプリメントとの相互作用の臨床試験

確認されなかった。

被疑薬やサプリメントとの相互作用の症例報告

確認されなかった。

薬やサプリメントとの相互作用の動物試験

確認されなかった。

II. 有害事象

有害事象の症例報告　気管支炎の治療におけるドッカツ使用の間に，胃の不快感，吐き気，嘔吐，めまい，頭痛，舌のしびれの有害事象が報告されている。これらの報告についての詳細は不足している（Bensky et al. 2004）。

ドッカツの過剰摂取は光感作の増加に関連している（Chen and Chen 2004）。ドッカツの乾燥根の過剰摂取または生の根の“高用量”投与（標準的治療用量は，煎剤として3～9g）は，呼吸促迫，興奮，幻覚，せん妄，強直痙攣，重症な場合には死亡を引き起こすことが報告されている。使用用量，関連する既往歴を含むこれらのケースの詳細は不足している（Bensky et al. 2004）。

III. 薬理学および薬物動態学

ヒトの薬理学的研究　確認されなかった。

動物の薬理学的研究　確認されなかった。

*In vitro*の薬理学的研究　ドッカツから単離したオストールは，ウサギの洗浄血小板において，血小板凝集，ADP，アラキドン酸，PAF，コラーゲン，A23187イオノフォアによって誘導されたATP放出およびトロンビンを阻害した。多血小板血漿中では弱い活性を示した（Ko et al. 1989）。

IV. 妊婦と授乳婦

妊婦および授乳婦へのドッカツの安全性情報は確認されなかった。

V. 毒性研究

急性毒性

ラットに対するキサントトキシンのLD_{50}は，筋肉内投与において160mg/kgであるが，ベルガプテンのLD_{50}は945mg/kgである（Chen and Chen 2004）。

参考文献

Bensky, D., S. Clavey, and E. Stöger. 2004. *Chinese herbal medicine: Materia medica*. 3rd ed. Seattle: Eastland Press.

Chang, H.-M., and P.P.H. But. 1986. *Pharmacology and applications of Chinese materia medica*. English ed. Singapore, Philadelphia, PA: World Scientific.

Chen, J.K., and T.T. Chen. 2004. *Chinese medical herbology and pharmacology*. City of Industry, CA: Art of Medicine Press.

Ko, F.N., T.S. Wu, M.J. Liou, T.F. Huang, and C.M. Teng. 1989. Inhibition of platelet thromboxane formation and phosphoinositides breakdown by osthole from *Angelica pubescens*. *Thromb. Haemost.* 62(3):996-999.

Angelica sinensis (Oliv.) Diels　セリ科

一般名：トウキ，カラトウキ

英　名：dong quai

異　名：*Angelica polymorpha* Maxim. var. *sinensis* Oliv.

中国名：当帰身（*dang gui shen*）（根本体），当帰頭（*dang gui tou*）（根の頭部），当帰尾（*dang gui wei*）（根の尾部）

別　名：Chinese angelica，tang kuei

使用部位：根

安全性クラス：1

相互作用クラス：C

禁忌　知見なし

他の注意事項　手術を受ける患者は，血小板凝集の阻害が報告されているため，手術前の7日間は，トウキの使用をやめるべきである（Li and Yang 1982; Tu and Huang 1984; Yan et al. 1987）。

薬やサプリメントとの相互作用　ヒトの症例報告や動物研究では，ワルファリンとトウキ間での相互作用の可能性が示されている（Ellis and Stephens 1999; Lo et al. 1995; Page and Lawrence 1999)。

有害事象と副作用　トウキを摂取している人で報告された有害事象は，子宮内膜症の悪化，歯茎の重度の出血（多量の出血が数か月間続く），月経周期の過剰刺激，月経出血の過多または増加，浮腫および乳房圧痛，頭痛，過敏性の増加，女性化乳房，職業性喘息などである（Goh and Loh 2001; Lee et al. 2001; Upton 2003）。これらの有害事象とトウキの間の因果関係は，いずれの症例も決定されなかった。中国伝統医学の文献では，重大な有害事象は報告されていない（Bensky et al. 2004; Chen and Chen 2004）。

薬理学的考察　トウキ抽出物による血小板凝集の阻害は，ヒトおよび動物研究で観察されている（Dong et al. 2004; Li and Yang 1982; Tu and Huang 1984; Yan et al. 1987）。

トウキのエストロゲン活性について矛盾する結果が動物および*in vitro*の研究で報告されているが（Circosta et al. 2006; Dixon-Shanies and Shaikh 1999; Lau et al. 2005），閉経後の女性を対象としたトウキの研究では，エストロゲン活性を示さなかった（Hirata et al. 1997）。そして結合および転写に関する研究では，エストロゲン受容体ERαまたはERβに活性を示さなかった（Amato et al. 2002）。

薬物代謝酵素CYP2D6およびCYP3Aの誘導が，トウキ抽出物を投与されたラットで観察された（Tang et al. 2006）。

妊婦と授乳婦　妊娠および授乳中のトウキ使用の安全性に関しては，利用可能な情報は限られている。トウキの成分を使用した*in vitro*研究では子宮への刺激作用と緩和作用の両方の効果が報告されている（Zhu 1998）。中国伝統医学では，トウキは妊娠の様々な段階で他のハーブと組み合わせて使用されている（Upton 2003）。西洋では，トウキは一般にトウキ単体で使用され，いくつかの文献では，妊娠中のトウキ使用は禁忌とされている（Brinker 2001; Mills and Bone 2005），しかし，妊娠中の禁忌は，本書で参照された中国生薬の文献のいずれにも記載されていない（Bensky et al. 2004; Chen and Chen 2004）。

発疹や授乳中の高血圧の症例が報告されている（Nambiar et al. 1999; Upton 2003）。

レビュー詳細

I. 薬やサプリメントとの相互作用

薬やサプリメントとの相互作用の臨床試験

確認されなかった。

被疑薬やサプリメントとの相互作用の症例報告

ワルファリン，ジゴキシン，フロセミドを摂取している女性は，1日当たり1または2錠（1錠あたり565mg）のトウキを摂取した後，INRが上昇した（血液凝固検査の結果を報告するために使用される標準化したスケールであり，INRの上昇は血液凝固の遅延を示す）。女性のINRはトウキの摂取終了後に，正常範囲に戻った（Page and Lawrence 1999）。INRの上昇と出血は，ワルファリンとトウキを摂取している女性で報告された（投与量，期間，製品は未特定）（Ellis and Stephens 1999）。

薬やサプリメントとの相互作用の動物試験

1日当たり4g/kgのトウキの経口投与およびワルファリンを皮下投与されたウサギでは，ワルファリン投与の定常状態モデルにおいて，プロトロンビン時間の増加が観察されたが，単回投与モデルでは，プロトロンビン時間の有意な変化は見られなかった。トウキ単独では，プロトロンビン時間に変化はみられなかった（Lo et al. 1995）。

II. 有害事象

臨床試験で報告された有害事象　利用可能な伝統的で科学的なデータのレビューでは，トウキは副作用の確率が低く，非常に安全なハーブであることを示した（Upton 2003）。

有害事象の症例報告　女性化乳房の症例は，1か月間毎日トウキカプセルを摂取していた男性で報告された（用量は不特定）。その男性は，フェニトインと葉酸での長期治療を行っていた。女性化乳房は，トウキの摂取中止後数か月で治癒した（Goh and Loh 2001）。いくつかの症例報告は，女性化乳房とフェニトイン使用との関連が示されている（Ikeda et al. 1998; Monson and Scott 1987; Rossi et al. 1983）。

米国のハーバリストギルドのメンバーによる調査結果では，トウキの使用中に観察された有害事象は，子宮内膜症の悪化，月経周期の過剰刺激，月経血の増加や過多，浮腫および乳房の圧痛，頭痛（時に重度），過敏性の増加，重度の歯茎出血（多量の出血が数か月間続く）など（Upton 2003）。

職業性喘息の症例は，ハーブの材料を処理するハーブショップで働いていた薬剤師で報告された。患者は，皮膚プリックテストでトウキ（*Angelica radix*，種は不明）に対し陽性反応があり，気管支誘発試験では，トウキ抽出物に対し，早期喘息反応を示した（Lee et al. 2001）。

III. 薬理学および薬物動態学

ヒトの薬理学的研究　潰瘍性大腸炎の患者では，1日当たり40mlのトウキ抽出物を静脈内投与したところ，血小板活性化を阻害した（Dong et al. 2004）。急性虚血性脳卒中の患者に，1日当たり200mlの25%トウキ溶液を20日間静脈内投与した場合，血小板粘着率，血小板電気泳動時間，全血粘着力，プロトロンビン時間の増加を含む，多くの血液学的パラメータの減少をもたらした（Tu and Huang 1984）。全血粘着性の低下は，トウキを経口投与した人々でおよそ3時間観察された（Terasawaら 1985）。

閉経後の女性を対象とした研究では，1日当たり4.5gのトウキを24週間投与したところ，血清ホルモン濃度，膣細胞診，または子宮内膜の厚さに変化は見られず，エストロゲン作用の欠如を示した（Hirata et al. 1997）。

動物の薬理学的研究　トウキの水またはエタノール抽出物を3g/kg投与したラットでは，両方で，薬物代謝酵素CYP2D6およびCYP3Aを有意に誘導した（Tang et al. 2006）。

トウキ1mlの注入は，麻疹ワクチンの注入によって誘導された肺胞毛細血管での血小板凝集および赤血球の停滞を防いだ（Yan et al. 1987）。絶食中のラットに対しトウキの水抽出物を（1.5時間あたり）6または8mlずつ投与した場合，血栓形成の時間の減少やプロトロンビン時間の増加をもたらした（Li and Yang 1982）。

子宮重量の増加は，1日当たり500μlのトウキのエタノール抽出物を4日間経口投与した卵巣摘出マウスでは観察されなかった（Amato et al. 2002）。1 μg/ratのエストラジオールまたは1日当たり100または300mg/kgの乾燥したトウキのエタノール抽出物を投与した卵巣摘出ラットでは，トウキ投与群において，子宮重量の有意な増加が観察されたが，その増加は，エストラジオール投与群よりも有意に少なかった。中位の黄体形成ホルモンレベルは，トウキ投与群で減少し，卵胞刺激ホルモンレベルでは特に変化はなかった。これらの結果は，トウキのエストロゲン作用を示唆している（Circosta et al. 2006）。

***In vitro*の薬理学的研究**　MCF-7（ER陽性）ヒト乳癌細胞でのトウキのエタノール抽出物の研究では，トウキは対照群と比較して，16倍以上の割合でMCF-7細胞増殖を誘導した。遺伝子発現解析では，トウキはエストロゲン受容体のERαまたはERβCDNAのいずれも活性を示さなかった（Amato et al. 2002）。トウキの水抽出物は，用量依存的にMCF-7およびBT-20（ER陰性）乳癌細胞の増殖を刺激した（Lau et al. 2005）。トウキ抽出物は，T-47D（ER陽性）およびMCF-7ヒト乳癌細胞の増殖を阻害した（Dixon-Shanies and Shaikh 1999）。

IV. 妊婦と授乳婦

香港において593人の妊婦を対象とした調査では，うち12%が妊娠中にトウキを使用しており，妊娠中に使用するハーブでは2番目に人気のハーブだった。母親や乳幼児の健康に関するデータは，収集されなかった（Ong et al. 2005）。

マウスに対し，1日当たり0.1～0.4mlのトウキの水抽出物を5日間皮下注射した場合，生殖能力への影響や催奇形性は示されなかった（Matsui et al. 1967）。

摘出した子宮に対し，トウキ精油は弛緩作用を生じた。一方で，不揮発性画分の場合は子宮収縮を増強した（Zhu 1998）。

発疹に関する3つの未発表の症例は，トウキを摂取していた（用量，期間，調剤は未報告）母親の新生児（母乳育児）で報告された（Upton 2003）。

母乳中の女性と，彼女の乳児（生後3週間）は，女性がトウキ（用量が不特定）を含むスープを摂取した後に，双方ともに高血圧を引き起こした。トウキの摂取を中止後48時間で，血圧が正常に戻った（Nambiar et al. 1999）。

V. 毒性研究

急性毒性

ラットに対するトウキの濃縮抽出物（8:1～16:1）のLD_{50}は，経口投与において100g/kgであり（Zschocke et al. 1998）水抽出物を静脈内投与したマウスでは100g/kg（Wei 1987），50%エタノール抽出物を経口投与したマウスでは40g/kg以上である（Yang and Chen 1992）。ラットに対するトウキの濃縮抽出物（4:1）のLD_{50}は100g/kg（投与経路は不特定）である（Zhu 1987）。トウキ抽出物の毒性作用は，ラットやマウスに対し6g/kgの用量の単回投与後では観察されなかった（Tanaka et al. 1983）。

マウスに対するフェルラ酸のLD_{50}は，静脈投与において856.6mg/kgになることが報告され（Ozaki and Ma 1990），リグスチリドを腹腔内投与したマウスではおよそ410mg/kg（Xie and Tao 1985）であり，3-*n*-ブチリデンフタリドを経口投与したラットでは2.45g/kgである（Opdyke 1979）。

トウキの毒性に関するレビューでは，トウキの揮発成分の静脈注射は，腎臓変性を引き起こすと報告された（Mei et al. 1991）。

短期毒性

ラットに対し1日当たり1.5または3g/kgのトウキ抽出物を経口摂取した21日後に，血清遊離コレステロール濃度と腎臓のCYP450酵素の増加が観察された（Tanaka et al. 1983）。

遺伝毒性

サルモネラ遺伝毒性分析では，トウキのいかなる遺伝毒性も観察されなかった（NTP 2008）。

参考文献

Amato, P., S. Christophe, and P.L. Mellon. 2002. Estrogenic activity of herbs commonly used as remedies for menopausal symptoms. *Menopause* 9(2):145-150.

Bensky, D., S. Clavey, and E. Stöger. 2004. *Chinese herbal medicine: Materia medica*. 3rd ed. Seattle: Eastland Press.

Brinker, F. 2001. *Herb contraindications and drug interactions*. 3rd ed. Sandy, OR: Eclectic Medical Publications.

Chen, J.K., and T.T. Chen. 2004. *Chinese medical herbology and pharmacology*. City of Industry, CA: Art of Medicine Press.

Circosta, C., R.D. Pasquale, D.R. Palumbo, S. Samperi, and F. Occhiuto. 2006. Estrogenic activity of standardized extract of *Angelica sinensis*. *Phytother. Res.* 20(8):665-669.

Dixon-Shanies, D., and N. Shaikh. 1999. Growth inhibition of human breast cancer cells by herbs and phytoestrogens. *Oncol. Rep.* 6(6):1383-1387.

Dong, W.G., S.P. Liu, H.H. Zhu, H.S. Luo, and J.P. Yu. 2004. Abnormal function of platelets and role of *Angelica sinensis* in patients with ulcerative colitis. *World J. Gastroenterol.* 10(4):606-609.

Ellis, G., and M. Stephens. 1999. Untitled. *Br. Med. J.* 319:650.

Goh, S., and K. Loh. 2001. Gynaecomastia and the herbal tonic "dong quai." *Singapore Med. J.* 42(3):155-156.

Hirata, J.D., L.M. Swiersz, B. Zell, R. Small, and B. Ettinger. 1997. Does dong quai have estrogenic effects in postmenopausal women? A double-blind, placebo-controlled trial. *Fertil. Steril.* 68 (6):981-986.

Ikeda, A., H. Hattori, A. Odani, J. Kimura, and H. Shibasaki. 1998. Gynaecomastia in association with phenytoin and zonisamide in a patient having a CYP2C subfamily mutation. *J. Neurol. Neurosurg. Psychiat.* 65(5):803-804.

Lau, C.B., T.C. Ho, T.W. Chan, and S.C. Kim. 2005. Use of dong quai (*Angelica sinensis*) to treat peri- or postmenopausal symptoms in women with breast cancer: Is it appropriate? *Menopause* 12(6):734-740.

Lee, S.K., H.K. Cho, S.H. Cho, et al. 2001. Occupational asthma and rhinitis caused by multiple herbal agents in a pharmacist. *Ann. Allergy Asthma Immunol.* 86(4):469-474.

Li, C., and S. Yang. 1982. The influence of yimucao, chishao, danggui, sanleng, erzhu and zelan upon the blood coagulation of rats. *Zhongxiyi Jiehe Zazhi* 69(2):111-112.

Lo, A.C.T., K. Chan, J.H.K. Yeung, and K.S. Woo. 1995. Danggui (*Angelica sinensis*) affects the pharmacodynamics but not the pharmacokinetics of warfarin in rabbits. *Eur. J. Drug Metab. Pharmacokinet.* 20(1):55-60.

Matsui, A., J. Rogers, Y. Woo, and W. Cutting. 1967. Effects of some natural products on fertility in mice. *Med. Pharmacol. Exp. Int. J. Exp. Med.* 16(5):414-424.

Mills, S., and K. Bone. 2005. *The essential guide to herbal safety*. St. Louis: Elsevier.

Monson, J.P., and D.F. Scott. 1987. Gynaecomastia induced by phenytoin in men with epilepsy. *Br. Med. J.* 294(6572):612.

Nambiar, S., R. Schwartz, and A. Constantino. 1999. Hypertension in mother and baby linked to ingestion of Chinese herbal medicine. *West. J. Med.* 171:152.

NTP. 2008. Dong quai: Genetic toxicology. National Toxicology Program.

Ong, C.O., L.Y. Chan, P.B. Yung, and T.N. Leung. 2005. Use of traditional Chinese herbal medicine during pregnancy: A prospective survey. *Acta Obstet. Gynecol. Scand.* 84(7):699-700.

Opdyke, D.L.J. 1979. *Monographs on fragrance raw materials*. New York: Pergamon Press.

Page, R.L. 2nd, and J.D. Lawrence. 1999. Potentiation of warfarin by dong quai. *Pharmacotherapy* 19(7):870-876.

Rossi, L., U. Bonuccelli, G. Marcacci, et al. 1983. Gynecomastia in epileptics treated with phenobarbital, phenytoin and fluoresone: Two case reports. *Ital. J. Neurol. Sci.* 4(2):207-210.

Tanaka, S., A. Takahashi, and K. Onoda. 1983. [Toxicological studies on biological effects of the herbal drug extracts in rats and mice—peony root, peach kernel, Japanese angelica root and *Cnidium* rhizome]. *Yakugaku Zasshi* 103(9):937-955.

Tang, J.C., J.N. Zhang, Y.T. Wu, and Z.X. Li. 2006. Effect of the water extract and ethanol extract from traditional Chinese medicines *Angelica sinensis* (Oliv.) Diels, *Ligusticum chuanxiong* Hort. and *Rheum palmatum* L. on rat liver cytochrome P450 activity. *Phytother. Res.* 20(12):1046-1051.

Terasawa, K., A. Imadaya, H. Tosa, et al. 1985. Chemical and clinical evaluation of crude drugs derived from *Angelica acutilobae* and *Angelica sinensis*. *Fitoterapia* 56(4):201-208.

Tu, J., and H. Huang. 1984. Effects of radix Angelicae sinensis on hemorrheology in patients with acute ischemic stroke. *Zhongyi Zazhi* 4(3):225-228.

Upton, R. 2003. *Dang gui root: Angelica sinensis (Oliv.) Diels: Standards of analysis, quality control, and therapeutics, American Herbal Pharmacopoeia and therapeutic compendium*. Scotts Valley, CA: American Herbal Pharmacopoeia.

Yan, T., A. Hou, G. Zhou, et al. 1987. Pharmacological effects of *Angelica* injection and its treatment of infantile viral pneumonia. *Zhongguo Zhongxiyi Jiehe Zazhi* 7(3):161-162.

Zhu, D.P. 1987. Dong quai. *Am. J. Chin. Med.* 15(3-4):117-125.

Zhu, Y.P. 1998. *Chinese materia medica chemistry, pharmacology and applications*. Boca Raton, FL: CRC Press.

Zschocke, S., J.-H. Liu, H. Stuppner, and R. Bauer. 1998. Comparative study of roots of *Angelica sinensis* and related umbelliferous drugs by thin layer chromatography, high-performance liquid chromatography, and liquid chromatography-mass spectrometry. *Phytochem. Anal.* 9(6):283-290.

Angelica spp. セリ科

Angelica archangelica L.

一般名：アンジェリカ

英　名：angelica

和　名：ヨーロッパトウキ

異　名：*Angelica officinalis* Moench, *Archangelica officinalis* (Moench) Hoffm.

アーユルヴェーダ名：*chanda*, *chirakabheda*

別　名：archangel, European angelica

Angelica atropurpurea L.

一般名：紫アンジェリカ

英　名：purple angelica

別　名：alexanders, American angelica, great angelica, purple-stem angelica

生薬名：局（*A. acutiloba*の根を通例湯通ししたもの）トウキ（当帰）

使用部位：果実（一般に"種子"として知られる部分），根

安全性クラス：2b
相互作用クラス：A
禁忌　妊娠中は，医療従事者監督下以外での使用禁止（Felter and Lloyd 1898）。
他の注意事項　知見なし
薬やサプリメントとの相互作用　知見なし
注意　通経薬（Felter and Lloyd 1898; Puri 1971），付録2参照。
有害事象と副作用　アンジェリカや紫アンジェリカで存在するようなフラノクマリン類は，皮膚への接触後に光感作作用（日光や他の紫外線への反応）があり，いくつかの文献では，アンジェリカや紫アンジェリカを摂取する人は，長期間の太陽への暴露は避けるべきであると示している（Blumenthal et al. 1998; Williamson 2003）。しかし，アンジェリカや紫アンジェリカの内用に関連した光感作の症例は，文献で確認されなかった。
薬理学的考察　知見なし
妊婦と授乳婦　アンジェリカや紫アンジェリカは，伝統的に通経薬として使用されている（Felter and Lloyd 1898; Puri 1971）。このことに基づき，妊娠中の使用は，資格のある医療従事者監督下以外での使用は勧められない。
　授乳期間中のアンジェリカ使用の安全性は不明である。本書では，授乳期間での使用に関する問題は確認されなかったが，最終的な安全性は確立されていない。

レビュー詳細

I. 薬やサプリメントとの相互作用
薬やサプリメントとの相互作用の臨床試験
　確認されなかった。
被疑薬やサプリメントとの相互作用の症例報告
　確認されなかった。
薬やサプリメントとの相互作用の動物試験
　確認されなかった。

II. 有害事象
有害事象の症例報告　確認されなかった。

III. 薬理学および薬物動態学
ヒトの薬理学的研究　ボランティアを対象とした48時間のクローズドパッチテストにおいて，1%アンジェリカ根または種子油の適応後，感作反応は観察されなかった（Opdyke 1979）。
動物の薬理学的研究　一般に植物性光皮膚炎を引き起こすと認識されている7つの植物のうち，アンジェリカは，葉の内部表面上に高濃度のクマリンが含まれていた。他の種に比べて，*Psoralea bituminosa*は葉の表面のクマリン濃度が最も高かったが，アンジェリカのクマリン濃度は，*P. bituminosa*よりも大きかった（Zobel and Brown 1991）。
　アンジェリカ種子の精油500mgを局所的に処置したウサギで，穏やかな反応が観察された（Opdyke 1974）。
*In vitro*の薬理学的研究　確認されなかった。

IV. 妊婦と授乳婦
他の用途に加えて，アンジェリカは伝統的に通経薬として使用されている（Felter and Lloyd 1898）。
　授乳期間中のアンジェリカの安全性情報は確認されなかった。

V. 毒性研究
急性毒性
アンジェリカ根の精油の経口LD_{50}は，ラットで11.16g/kg（Skramlik 1959），マウスでは2.2g/kgである（Opdyke 1975）。
　ウサギに対するアンジェリカ根の経皮LD_{50}は，最大5g/kgまでの用量で決定されなかった（Opdyke 1975）。
遺伝毒性
アンジェリカの遺伝毒性は，マウスの骨髄および末梢血管細胞における小核試験で観察されなかった（Salikhova et al. 1993）。アンジェリカのアルコール抽出物の抗変異原活性は，マウスの骨髄細胞での小核試験で観察された（Salikhova et al. 1993; Salikhova and Poroshenko 1995）。

参考文献

Blumenthal, M., W. Busse, A. Goldberg, et al. 1998. *The complete German Commission E monographs*. Austin, TX: American Botanical Council.
Felter, H.W., and J.U. Lloyd. 1898. *King's American dispensatory*. 18th ed., 3rd rev. 2 vols. Cincinnati: Ohio Valley Co.
Opdyke, D. 1974. Fragrance raw materials monographs: Angelica seed oil. *Food Cosmet. Toxicol.* 12(7-8):821.
Opdyke, D. 1975. Angelica root oil. *Food Cosmet. Toxicol.* 13(6):713.
Opdyke, D.L.J. 1979. *Monographs on fragrance raw materials*. New York: Pergamon Press.
Puri, H.S. 1971. Comparative study of folk lore vegetable drugs of Europe and India. *Acta Phytother.* 18:21-23.
Salikhova, R.A., N. Dulatova, and G.G. Poroshenko. 1993. [Studies of *Angelica archangelica* L. antimutagen properties by the micronucleus test]. *Byull. Eksper. Biol. I Med.* 115(4):371-372.

Salikhova, R.A., and G.G. Poroshenko. 1995. Antimutagenic properties of *Angelica archangelica* L. *Vestn. Ross. Akad. Med. Nauk.* 1:58-61.
Skramlik, V.E.V. 1959. Über die giftigkeit und verträglichkeit von ätherischen ölen. *Pharmazie* 14:435-445.
Williamson, E.M. 2003. *Potter's herbal cyclopedia*. Saffron Walden, Essex: C.W. Daniel Co.
Zobel, A.M., and S.A. Brown. 1991. Dermatitis-inducing psoralens on the surfaces of seven medicinal plant species. *J. Toxicol. Cutan. Ocular Toxicol.* 10(3):223-231.

Anthriscus cerefolium (L.) Hoffm. セリ科

一般名：チャービル，セルフィーユ
英　名：chervil
別　名：garden chervil
使用部位：全草

安全性クラス：2b
相互作用クラス：A

禁忌　妊娠中は，医療従事者監督下以外での使用禁止(Chadha 1988; List and Hörhammer 1973)。

他の注意事項　知見なし

薬やサプリメントとの相互作用　知見なし

注意　通経薬(List and Hörhammer 1973; Remington and Wood 1918)，付録2参照。

注釈　このハーブにとっての分類や懸念は，一般的に料理で使用される低用量とは対照的に，治療目的で使用される比較的高用量に基づいており，スパイスとしての使用には関連していない。

有害事象と副作用　知見なし

薬理学的考察　知見なし

妊婦と授乳婦　通経薬としての伝統的な使用に基づき(Chadha 1988; List and Hörhammer 1973; Remington and Wood 1918)，2つの文献では，妊娠中にはチャービルを使用すべきではないとしている(Chadha 1988; List and Hörhammer 1973)。妊娠中のチャービル使用に関する他の情報は確認されなかった。

授乳期間中のチャービル使用に関する安全性は不明である。本書では，授乳期間での使用に関する問題は確認されなかったが，最終的な安全性は確立されていない。

レビュー詳細

I. 薬やサプリメントとの相互作用

薬やサプリメントとの相互作用の臨床試験
　確認されなかった。
被疑薬やサプリメントとの相互作用の症例報告
　確認されなかった。
薬やサプリメントとの相互作用の動物試験
　確認されなかった。

II. 有害事象

有害事象の症例報告　確認されなかった。

III. 薬理学および薬物動態学

ヒトの薬理学的研究　確認されなかった。
動物の薬理学的研究　確認されなかった。
*In vitro*の薬理学的研究　確認されなかった。

IV. 妊婦と授乳婦

通経薬としての伝統的な使用に基づき（Chadha 1988; List and Hörhammer 1973; Remington and Wood 1918)，2つの文献では，妊娠中にはチャービルを使用すべきではないとしている（Chadha 1988; List and Hörhammer 1973)。妊娠中および授乳中のチャービル使用に関する他の情報は確認されなかった。

V. 毒性研究

確認されなかった。

参考文献

Chadha, Y. 1988. *The wealth of India: A dictionary of Indian raw materials and industrial products*. Delhi: Council of Scientific and Industrial Research.
List, P.H., and H. Hörhammer. 1973. *Hagers handbuch der pharmazeutischen praxis*. Vollst. 4. Neuausg. ed. Berlin: Springer.
Remington, J.P., and H.C. Wood. 1918. *The dispensatory of the United States of America*. 20th ed. Philadelphia: Lippincott.

Apium graveolens L. セリ科

一般名：セロリ
英　名：celery

別　名：wild celery

使用部位：果実（一般に“種子”として知られる部分）

安全性クラス：2b
相互作用クラス：A

禁忌　妊娠中は，医療従事者監督下以外での使用禁止（Bradley 1992）。

他の注意事項　セロリの種子は，腎炎の人や腎炎の症歴がある人は注意して使用するべきである（Bradley 1992; Wichtl 2004）。

薬やサプリメントとの相互作用　知見なし

注意　光感作薬（Ahluwalia et al. 1988; Garg et al. 1978, 1979; Schimmer 1983），付録2参照。

注釈　このハーブにとっての懸念は，一般的に料理で使用される低用量とは対照的に，治療目的で使用される比較的高用量に基づいており，スパイスとしての使用には関連していない。

有害事象と副作用　セロリへのアナフィラキシー反応を含むアレルギー反応が，報告されている（Ballmer-Weber et al. 2000; Barg et al. 2008; Darsow et al. 2004; Luttkopf et al. 2000; Pauli et al. 1988; Vilke 2002）。主に，生のセロリを扱うか，大量のセロリ根を摂取し，次いで高い紫外線への暴露（UV治療や日焼けサロン）をした人で，光毒性が報告されている（Birmingham et al. 1961; Jeanmougin et al. 2005; Ljunggren 1990; Schimmer 1983）。種子の摂取に関連した光毒性の報告は確認されなかった。セロリ種子，茎，葉に含まれるフラノクマリン化合物は，光毒性の原因である（Beattie et al. 2007; Beier et al. 1983; Birmingham et al. 1961; Schimmer 1983）。

薬理学的考察　知見なし

妊婦と授乳婦　生殖能力へのセロリ種子精油の有害作用は，2つの動物研究で観察されなかった（Garg et al. 1970; Sharma et al. 1983）。セロリ精油中のアピオールは，流産作用のあることが報告されている（Kochmann 1931; van Itallie et al. 1932; Wichtl 2004）。

授乳期間中のセロリ種子の安全性は不明である。本書では，授乳期間での使用に関する問題は確認されなかったが，最終的な安全性は確立されていない。

レビュー詳細

I. 薬やサプリメントとの相互作用

薬やサプリメントとの相互作用の臨床試験

確認されなかった。

被疑薬やサプリメントとの相互作用の症例報告

確認されなかった。

薬やサプリメントとの相互作用の動物試験

確認されなかった。

II. 有害事象

有害事象の症例報告　セロリに対するアナフィラキシー反応として，セロリの摂取後に，食品依存性および運動誘発性アナフィラキシーの2つの症例が報告されている（Barg et al. 2008; Vilke 2002）。オセルタミビル（タミフル）へのアナフィラキシー反応の1例は，セロリ-ニンジン-ヨモギ-スパイス症候群の患者で発症した（Hirschfeld et al. 2008）。

セロリに対するアレルギー反応は，二重盲検試験およびパッチテストによって確認されている（Ballmer-Weber et al. 2000; Darsow et al. 2004; Ermertcan et al. 2007; Luttkopf et al. 2000; Pauli et al. 1988）。

光感作は，日焼けサロンを訪れる前に大量にセロリ根を摂取した女性で報告された（Ljunggren 1990）。似たような反応は，光化学療法（UVA）を受けている患者で報告された（Jeanmougin et al. 2005）。

重度の光線皮膚炎に対する軽症例が，生のセロリを扱う人で報告されている（Beier et al. 1983; Birmingham et al. 1961; Finkelstein et al. 1994; Seligman et al. 1987）。

III. 薬理学および薬物動態学

ヒトの薬理学的研究　カバノキ-セロリ症候群は，セロリの摂取後に頻繁にI型アレルギー症状を発症する，ホワイトバーチ（*Betula* spp.）花粉やマグワート（*Artemisia vulgaris*）花粉に対して過敏な個人で説明されている（Breiteneder et al. 1995; Luttkopf et al. 2000）。

光毒性反応は，200gの生または調理したセロリの茎やパースニップを投与し，次いでUVA光へ暴露した，健常な被験者で観察されなかった（Beattie et al. 2007）。

動物の薬理学的研究　1日当たり200mg/kgのセロリ種子のエタノール抽出物を10日間投与された雌ラットでは，発情期の延長が観察されたが，20または30日間の投与では，月経期の減少をもたらした（Barethia 2008）。

*In vitro*の薬理学的研究　確認されなかった。

IV. 妊婦と授乳婦

着床への影響は，妊娠1日～7日にセロリの石油エーテル，アルコールまたは水抽出物を100mg/kg経口摂取したラットでは観察されなかった（Garg et al. 1970）。生殖能力への有害作用は，妊娠1～7日目に1日当たり250mg/kgのセロリのエタノール抽出物を経口投与したラットで報告されなかっ

A

た（Sharma et al. 1983）。

セロリの子宮刺激作用（植物の部位は特定されていない）が報告されている（Kreitmair 1936）。

授乳期間中のセロリ種子の安全性情報は確認されなかった。

V. 毒性研究

急性毒性

ラットに対するセロリ種子精油のLD_{50}は，経口投与において5g/kgまでの用量で決定することができなかった（Opdyke 1974）。ウサギのに対するセロリ種子精油の経皮LD_{50}は，5g/kgまでの用量で決定することができなかった（Opdyke 1974）。

参考文献

Ahluwalia, V.K., D.R. Boyd, A.K. Jain, C.H. Khanduri, and N.D. Sharma. 1988. Furanocoumarin glucosides from the seeds of *Apium graveolens*. *Phytochemistry* 27(4):1181-1183.

Ballmer-Weber, B.K., S. Vieths, D. Luttkopf, P. Heuschmann, and B. Wuthrich. 2000. Celery allergy confirmed by double-blind, placebo-controlled food challenge: A clinical study in 32 subjects with a history of adverse reactions to celery root. *J. Allergy Clin. Immunol.* 106(2):373-378.

Barethia, R. 2008. Effect of *Apium graveolens* on the oestrus cycle in rats. *J. Exp. Zool. India* 11(2):311-312.

Barg, W., A. Wolanczyk-Medrala, A. Obojski, et al. 2008. Food-dependent exercise-induced anaphylaxis: Possible impact of increased basophil histamine releasability in hyperosmolar conditions. *J. Investig. Allergol. Clin. Immunol.* 18(4):312-315.

Beattie, P.E., M.J. Wilkie, G. Smith, J. Ferguson, and S.H. Ibbotson. 2007. Can dietary furanocoumarin ingestion enhance the erythemal response during high-dose UVA1 therapy? *J. Am. Acad. Dermatol.* 56(1):84-87.

Beier, R.C., G.W. Ivie, E.H. Oertli, and D.L. Holt. 1983. HPLC analysis of linear furocoumarins (psoralens) in healthy celery (*Apium graveolens*). *Food Chem. Toxicol.* 21(2):163-165.

Birmingham, D.J., M.M. Key, G.E. Tubich, and V.B. Perone. 1961. Phototoxic bullae among celery harvesters. *Arch. Dermatol.* 83(1):73.

Bradley, P.R. 1992. *British herbal compendium: A handbook of scientific information on widely used plant drugs*. Bournemouth, UK: British Herbal Medicine Association.

Breiteneder, H., K. Hoffmann-Sommergruber, G. O'Riordain, et al. 1995. Molecular characterization of Api g 1, the major allergen of celery (*Apium graveolens*), and its immunological and structural relationships to a group of 17-kDa tree pollen allergens. *Eur. J. Biochem.* 233(2):484-489.

Darsow, U., J. Laifaoui, K. Kerschenlohr, et al. 2004. The prevalence of positive reactions in the atopy patch test with aeroallergens and food allergens in subjects with atopic eczema: A European multicenter study. *Allergy* 59(12):1318-1325.

Ermertcan, A.T., S. Ozturkcan, M.T. Sahin, C. Bilac, and D.B. Bilac. 2007. Acute irritant contact dermatitis due to *Apium graveolens*. *Contact Dermat.* 57(2):122-123.

Finkelstein, E., U. Afek, E. Gross, et al. 1994. An outbreak of phytophotodermatitis due to celery. *Int. J. Dermatol.* 33(2):116-118.

Garg, S.K., S.K. Saksena, and R.R. Chaudhury. 1970. Antifertility screening of plants. VI. Effect of five indigenous plants on early pregnancy in albino rats. *Indian J. Med. Res.* 58(9):1285-1289.

Garg, S.K., S.R. Gupta, and N.D. Sharma. 1978. Apiumetin: A new furanocoumarin from the seeds of *Apium graveolens*. *Phytochemistry* 17:2135–2136.

Garg, S.K., S.R. Gupta, and N.D. Sharma. 1979. Apiumoside, a new furanocoumarin glucoside from the seeds of *Apium graveolens*. *Phytochemistry* 18:1764-1765.

Hirschfeld, G., L. Weber, A. Renkl, K. Scharffetter-Kochanek, and J.M. Weiss. 2008. Anaphylaxis after oseltamivir (Tamiflu) therapy in a patient with sensitization to star anise and celery-carrot-mugwort-spice syndrome. *Allergy* 63(2):243-244.

Jeanmougin, M., C. Varroud-Vial, and L. Dubertret. 2005. Phototoxic side-effect following celery ingestion during puva therapy. *Ann. Dermatol. Venereol.* 132(6-7 Pt 1):566-567.

Kochmann, M. 1931. *Anthemis nobilis* und Apiol, sind sie Abortivmittel? *Arch. Toxicol.* 2(1):35-36.

Kreitmair, H. 1936. Pharmacological trials with some domestic plants. *E. Merck's Jahresber*. 50:102-111.

Ljunggren, B. 1990. Severe phototoxic burn following celery ingestion. *Arch. Dermatol.* 126(10):1334-1336.

Luttkopf, D., B.K. Ballmer-Weber, B. Wuthrich, and S. Vieths. 2000. Celery allergens in patients with positive double-blind placebo-controlled food challenge. *J. Allergy Clin. Immunol.* 106(2):390-399.

Opdyke, D.L.J. 1974. Fragrance raw materials monographs. *Food Chem. Toxicol.* 12:849.

Pauli, G., J.C. Bessot, P.A. Braun, et al. 1988. Celery allergy clinical and biological study of 20 cases. *Ann. Allergy* 60(3):243-246.

Schimmer, O. 1983. Determination of the phototoxic and photomutagenic potency of drug and commercial preparations containing furocoumarin using a *Chlamydomonas* test system. *Planta Med.* 47(2):79-82.

Seligman, P.J., C.G. Mathias, M.A. O'Malley, et al. 1987. Phytophotodermatitis from celery among grocery store workers. *Arch. Dermatol.* 123(11):1478-1482.

Sharma, B.B., M.D. Varshney, D.N. Gupta, and A.O. Prakash. 1983. Antifertility screening of plants. Part I. Effect of ten indigenous plants on early pregnancy in albino rats. *Int. J. Crude Drug Res.* 21(4):183-187.

van Itallie, L., A. Harmsma, and L.W. van Esveld. 1932. Abortifacients, particularly apiole. *Arch. Exp. Pathol. Pharmakol.* 165:84-100.

Vilke, G.M. 2002. Food-dependent exercise-induced anaphylaxis. *Prehosp. Emerg. Care* 6(3):348-350.

Wichtl, M. 2004. *Herbal drugs and phytopharmaceuticals: A handbook for practice on a scientific basis*. 3rd ed. Boca Raton, FL: CRC Press.

Apocynum spp. キョウチクトウ科

Apocynum androsaemifolium L.

一般名：スプレッディングドッグベイン

Apocynum spp.

英　名：spreading dogbane
別　名：common dogbane

Apocynum cannabinum L.
一般名：インディアンヘンプ
英　名：Indian hemp
別　名：Canada hemp，hemp dogbane
使用部位：根

安全性クラス：3
相互作用クラス：B

禁忌　有資格の専門家監督下以外での使用禁止（Felter and Lloyd 1898; Wood and LaWall 1926)。

他の注意事項　知見なし

薬やサプリメントとの相互作用　スプレッディングドッグベインとインディアンヘンプの強心配糖体の存在に基づいて，心臓の薬を使用している患者に対しては注意して使用すべきである（Genkina et al. 1974; Grundmann and Gerlach 1967; Lee et al. 1972)。

注 意　催吐薬（Felter and Lloyd 1898; Wood and LaWall 1926)，付録2参照。

利尿薬（Felter and Lloyd 1898; Wood and LaWall 1926)，付録2参照。

有害事象と副作用　消化管の刺激，吐き気，嘔吐，発汗の増加を引き起こす可能性（Felter and Lloyd 1898; Wood and LaWall 1926)。

薬理学的考察　1800年代や1900年代初頭の医学書では，スプレッディングドッグベインの使用は，吐き気や（時には大量の）嘔吐，大量の発汗，利尿作用，“心臓に強く働き，心機能を遅らせ，動脈の緊張を高める”という症状を発症させることを示している（Felter and Lloyd 1898; Graham 1909; Wood and LaWall 1926)。

妊婦と授乳婦　科学的または伝統的文献において，妊娠および授乳期間中のスプレッディングドッグベインとインディアンヘンプの安全性情報は確認されなかった。薬理学的活性に基づいて，妊娠中の使用は資格のある医療従事者監督下以外での使用は推奨しない。

本書においても，授乳期間での使用について問題は明らかにされなかったが，安全性は最終的に確立されていない。そして，このハーブはその適切な使用において，有資格の専門家監督下以外での使用は推奨しない。

レビュー詳細

I. 薬やサプリメントとの相互作用

薬やサプリメントとの相互作用の臨床試験
　確認されなかった。

被疑薬やサプリメントとの相互作用の症例報告
　確認されなかった。

薬やサプリメントとの相互作用の動物試験
　確認されなかった。

II. 有害事象

有害事象の症例報告　確認されなかった。

III. 薬理学および薬物動態学

ヒトの薬理学的研究　確認されなかった。

動物の薬理学的研究　心拍数の減速および尿量の増加は，スプレッディングドッグベインを様々な用量で処置したネコ，イヌ，カエルで観察された（Graham 1909; Wood and LaWall 1926)。

*In vitro*の薬理学的研究　スプレッディングドッグベインの様々な用量で処置された摘出したウサギの心臓で，心拍数の減速が観察された（Graham 1909)。

IV. 妊婦と授乳婦

妊婦および授乳婦でのスプレッディングドッグベインとインディアンヘンプの安全性情報は確認されなかった。

V. 毒性研究

急性毒性

カエルに対するスプレッディングドッグベインチンキのLD_{50}は，静脈内投与において5.1ml/kgである（Graham 1909)。

細胞毒性

スプレッディングドッグベインの水-アルコール抽出物画分は，ヒト鼻咽頭癌細胞で，細胞毒性活性を示した（Kupchan et al. 1964)。

参考文献

Felter, H.W., and J.U. Lloyd. 1898. *King's American dispensatory*. 18th ed., 3rd rev. 2 vols. Cincinnati: Ohio Valley Co.

Genkina, G.L., K.K. Khodzhaev, T.T. Shakirov, and N.K. Abubakirov. 1974. An investigation of the roots of *Apocynum androsaemifolium* and *A. cannabinum* for their cardenolide content. *Chem. Nat. Compd.* 8(3):316-318.

Graham, J.C. 1909. The pharmacology of *Apocynum cannabinum*. *Biochem. J.* 4(9):385-404.
Grundmann, W., and H. Gerlach. 1967. Cardiac glycosides from the roots of *Apocynum cannabinum*: Quantitative determination of glycosides in photometry cymarin apocannoside. *Pharm. Zentralh.* 106(8):501-508.
Kupchan, S.M., R.J. Hemingway, and R.W. Doskotch. 1964. Tumor inhibitors. IV. Apocannoside and cymarin, the cytotoxic principles of *Apocynum cannabinum* L. *J. Med. Chem.* 7:803-804.
Lee, P.K., D.P. Carew, and J. Rosazza. 1972. *Apocynum cannabinum* tissue culture. Growth and chemical analysis. *Lloydia* 35(2):150-156.
Wood, H., and C. LaWall. 1926. *The dispensatory of the United States of America*. Philadelphia: J.B. Lippincott.

Aralia californica S. Watson　ウコギ科

一般名：カリフォルニアスパイクナード
英　名：California spikenard
別　名：elk clover
使用部位：根茎，根

安全性クラス：1
相互作用クラス：A
禁忌　知見なし
他の注意事項　知見なし
注釈　米国西部の薬用植物に関する文献では，カリフォルニアスパイクナード使用の注意や禁忌は掲載されていない(Moore 2003)。
薬やサプリメントとの相互作用　知見なし
有害事象と副作用　知見なし
薬理学的考察　知見なし
妊婦と授乳婦　科学的または伝統的文献において，妊娠中および授乳中におけるカリフォルニアスパイクナードの安全性は不明である。本書では，妊娠中や授乳期間での使用に関する問題は確認されなかったが，最終的な安全性は確立されていない。

レビュー詳細

I. 薬やサプリメントとの相互作用
薬やサプリメントとの相互作用の臨床試験
確認されなかった。
被疑薬やサプリメントとの相互作用の症例報告
確認されなかった。
薬やサプリメントとの相互作用の動物試験
確認されなかった。

II. 有害事象
有害事象の症例報告　確認されなかった。

III. 薬理学および薬物動態学
ヒトの薬理学的研究　確認されなかった。
動物の薬理学的研究　確認されなかった。
*In vitro*の薬理学的研究　確認されなかった。

IV. 妊婦と授乳婦
妊婦および授乳婦でのカリフォルニアスパイクナードの安全性情報は確認されなかった。

V. 毒性研究
確認されなかった。

参考文献

Moore, M. 1993. *Medicinal plants of the Pacific West*. Santa Fe: Red Crane Books.

Aralia nudicaulis L.　ウコギ科

一般名：スモールスパイクナード
英　名：small spikenard
和　名：ハダカタラノキ
別　名：false sarsaparilla，wild sarsaparilla
使用部位：根茎

安全性クラス：1
相互作用クラス：A
禁忌　知見なし
他の注意事項　知見なし

薬やサプリメントとの相互作用　知見なし

注釈　歴史的な米国の医学書では，スモールスパイクナードの使用における注意事項は報告されていない（Felter and Lloyd 1898; Remington and Wood 1918）。

有害事象と副作用　知見なし

薬理学的考察　知見なし

妊婦と授乳婦　科学的または伝統的文献において，妊娠中および授乳中におけるスモールスパイクナードの安全性は不明である。本書では，妊娠中や授乳期間での使用に関する問題は確認されなかったが，最終的な安全性は確立されていない。

レビュー詳細

I. 薬やサプリメントとの相互作用

薬やサプリメントとの相互作用の臨床試験
確認されなかった。

被疑薬やサプリメントとの相互作用の症例報告
確認されなかった。

薬やサプリメントとの相互作用の動物試験　確認されなかった。

II. 有害事象

有害事象の症例報告　確認されなかった。

III. 薬理学および薬物動態学

ヒトの薬理学的研究　確認されなかった。

動物の薬理学的研究　確認されなかった。

*In vitro*の薬理学的研究　確認されなかった。

IV. 妊婦と授乳婦

妊婦および授乳婦でのスモールスパイクナードの安全性情報は確認されなかった。

V. 毒性研究

確認されなかった。

参考文献

Felter, H.W., and J.U. Lloyd. 1898. *King's American dispensatory.* 18th ed., 3rd rev. 2 vols. Cincinnati: Ohio Valley Co.

Remington, J.P., and H.C. Wood. 1918. *The dispensatory of the United States of America.* 20th ed. Philadelphia: Lippincott.

Aralia racemosa L.

ウコギ科

一般名：スパイクナード

英　名：spikenard

別　名：American spikenard

使用部位：根茎

安全性クラス：2b

相互作用クラス：A

禁忌　妊娠中は，医療従事者監督下以外での使用禁止（Densmore 1928; Herrick 1977）。

他の注意事項　知見なし

薬やサプリメントとの相互作用　知見なし

有害事象と副作用　知見なし

薬理学的考察　知見なし

妊婦と授乳婦　スパイクナードは，チペワとイロコイ族で堕胎薬としての使用が報告されている（Densmore 1928; Herrick 1977）。この情報に基づき，妊娠中の使用は，資格のある医療従事者監督下以外では推奨しない。

授乳期間中のスパイクナード使用の安全性は不明である。本書では，授乳期間での使用に関する問題は確認されなかったが，最終的な安全性は確立されていない。

レビュー詳細

I. 薬やサプリメントとの相互作用

薬やサプリメントとの相互作用の臨床試験
確認されなかった。

被疑薬やサプリメントとの相互作用の症例報告
確認されなかった。

薬やサプリメントとの相互作用の動物試験
確認されなかった。

II. 有害事象

有害事象の症例報告　確認されなかった。

III. 薬理学および薬物動態学

ヒトの薬理学的研究　確認されなかった。

動物の薬理学的研究　確認されなかった。

*In vitro*の薬理学的研究　確認されなかった。

IV. 妊婦と授乳婦

スパイクナードは，チペワとイロコイ族で堕胎薬としての使用が報告されている（Densmore 1928; Herrick 1977）。

授乳期間中のスパイクナード使用の安全性情報は確認されなかった。

V. 毒性研究

確認されなかった。

参考文献

Densmore, F. 1928. Uses of plants by the Chippewa Indians. *Smithsonian Inst. Bur. Am. Ethnol. Annu. Rep.* 44:273-379.

Herrick, J.W. 1977. Iroquois medical botany. Ph.D. Thesis. State University of New York, Albany.

Arctium lappa L.　キク科

一般名：バードック

英　名：burdock

和　名：ゴボウ

生薬名：局（果実）ゴボウシ（牛蒡子）

中国名：牛蒡子（*niu bang zi*）（果実）

別　名：*gobo*, *goboshi*, great burdock

使用部位：根，種子

安全性クラス：1

相互作用クラス：A

禁忌　知見なし

他の注意事項　知見なし

薬やサプリメントとの相互作用　知見なし

有害事象と副作用　バードックに対するアナフィラキシー反応が報告されている（Sasaki et al. 2003）。接触皮膚炎のいくつかの症例は，バードック根の局所適用後に報告されている（Rodriguez et al. 1995）。

アトロピン中毒の症例は，不純なバードック根製品を摂取した人で報告されている（Bryson et al. 1978; Fletcher and Cantwell 1978; Gandolfo and Accascina 1953; Rhoads et al. 1984）。アトロピンは，バードックの既知の構成成分ではない（Leung and Foster 1996; Mills and Bone 2005）。

薬理学的考察　知見なし

妊婦と授乳婦　1つの動物研究は，胎児の成長にバードックの有害作用はないことを示した（Matsui et al. 1967）。科学的または伝統的文献において，妊娠および授乳期間中のバードックの他の安全性は不明である。本書では，妊娠中や授乳期間での使用に関する問題は確認されなかったが，最終的な安全性は確立されていない。

レビュー詳細

I. 薬やサプリメントとの相互作用

薬やサプリメントとの相互作用の臨床試験

確認されなかった。

被疑薬やサプリメントとの相互作用の症例報告

確認されなかった。

薬やサプリメントとの相互作用の動物試験

確認されなかった。

II. 有害事象

有害事象の症例報告　バードック根のラベルが添付されていたお茶を摂取した人々で，いくつかのアトロピン毒性の症例が報告されている（Bryson et al. 1978; Fletcher and Cantwell 1978; Gandolfo and Accascina 1953; Rhoads et al. 1984）。アトロピンは，バードックの既知の構成成分ではない。アトロピンの存在の原因は，汚染だった（Leung and Foster 1996; Mills and Bone 2005）。

調理したバードックへのアナフィラキシー反応が報告されている。患者は，生および茹でたバードック根，生および茹でたニンジンでの皮膚プリックテストで陽性反応を示した（Sasaki et al. 2003）。アレルギー性接触皮膚炎が，バードック根を局所適用した3人の患者で報告されている。3人の患者はそれぞれ，クローズドパッチテストでは陽性であったが，オープンパッチテストでは陽性ではなく，他のキク科植物に対して，アレルギーは報告されなかった。ニッケルに対する陽性反応は1人の患者で報告された。セスキテルペンラクトン混合物でのテストは完了しなかった（Rodriguez et al. 1995）。

III. 薬理学および薬物動態学

ヒトの薬理学的研究　確認されなかった。

動物の薬理学的研究　いくつかの初期のレビューでは，バードックの血糖降下作用を示した（Bever and Zahnd 1979; Farnsworth and Segelman 1971）。

生殖能力に対する有害作用は，バードックの水抽出物（部位は未特定）0.05～0.2mlを1日2回，5日間皮下投与したマウスで見られなかった（Matsui et al. 1967）。

*In vitro*の薬理学的研究　バードック根の抽出物は，若干ではあるがCYP酵素 CYP3A4，CYP19，CYP2C19を阻害した（Scott et al. 2006）。

バードック種子の水抽出物は，200 μg/mlの濃度で血小板活性因子結合を阻害した（Iwakami et al. 1992）。

IV. 妊婦と授乳婦

催奇形性は，バードックの水抽出物（部位は未特定）0.05～0.2mlを1日2回，5日間皮下投与した妊娠マウスの仔で見られなかった（Matsui et al. 1967）。

授乳期間中のバードック使用の安全性情報は確認されなかった。

V. 毒性研究

急性毒性

ラットに対するバードック根のアルコール抽出物のLD_{50}は，経口投与において700mg/kgである（Sharma et al. 1978）。

亜慢性毒性

バードック根を30%含む餌を4か月間与えたラットでは，毒性作用は観察されなかった（Hirono et al. 1978）。

参考文献

Bever, B., and G. Zahnd. 1979. Plants with oral hypoglycemic activity. *Q. J. Crude Drug Res.* 17:139-196.

Bryson, P.D., A.S. Watanabe, B.H. Rumack, and R.C. Murphy. 1978. Burdock root tea poisoning. Case report involving a commercial preparation. *J. Am. Med. Assoc.* 239(20):2157.

Farnsworth, N., and A. Segelman. 1971. Hypoglycemic plants. *Tile Till* 57:52-56.

Fletcher, G.F., and J.D. Cantwell. 1978. Burdock root tea poisoning. *J. Am. Med. Assoc.* 240(15):1586.

Gandolfo, N., and G. Accascina. 1953. Atropine poisoning by ingestion of decoction of burdock roots. *Rend. Ist. Sup. Sanit.* 16(10-11-12):844-851.

Hirono, I., H. Mori, K. Kato, et al. 1978. Safety examination of some edible plants, Part 2. *J. Environ. Pathol. Toxicol.* 1(1):71-74.

Iwakami, S., J.B. Wu, Y. Ebizuka, and U. Sankawa. 1992. Platelet activating factor (PAF) antagonists contained in medicinal plants: Lignans and sesquiterpenes. *Chem. Pharm. Bull. (Tokyo)* 40(5):1196-1198.

Leung, A.Y., and S. Foster. 1996. *Encyclopedia of common natural ingredients used in food, drugs, and cosmetics*. 2nd ed. New York: Wiley.

Matsui, A.S., J. Rogers, Y.K. Woo, and W.C. Cutting. 1967. Effects of some natural products on fertility in mice. *Med. Pharmacol. Exp. Int. J. Exp. Med.* 16(5):414-424.

Mills, S., and K. Bone. 2005. *The essential guide to herbal safety*. St. Louis: Elsevier.

Rhoads, P.M., T.G. Tong, W. Banner, Jr., and R. Anderson. 1984. Anticholinergic poisonings associated with commercial burdock root tea. *J. Toxicol. Clin. Toxicol.* 22(6):581-584.

Rodriguez, P., J. Blanco, S. Juste, et al. 1995. Allergic contact dermatitis due to burdock (*Arctium lappa*). *Contact Dermat.* 33(2):134-135.

Sasaki, Y., Y. Kimura, T. Tsunoda, and H. Tagami. 2003. Anaphylaxis due to burdock. *Int. J. Dermatol.* 42(6):472-473.

Scott, I.M., R.I. Leduc, A.J. Burt, et al. 2006. The inhibition of human cytochrome P450 by ethanol extracts of North American botanicals. *Pharm. Biol.* 44(5):315-327.

Sharma, M.L., N. Chandokhe, B.J. Ghatak, et al. 1978. Pharmacological screening of Indian medicinal plants. *Indian J. Exp. Biol.* 16(2):228-240.

Arctostaphylos uva-ursi (L.) Spreng.　ツツジ科

一般名：ウワウルシ
英　名：uva-ursi
和　名：クマコケモモ
生薬名：局（葉）ウワウルシ
別　名：bearberry，kinnickinick
使用部位：葉

安全性クラス：1

相互作用クラス：A

禁忌　知見なし

他の注意事項　知見なし

薬やサプリメントとの相互作用　知見なし

注意　タンニン（6.0～27.5%，通常はおおよそ10%）（Leung and Foster 1996; Wichtl 2004），付録1参照。

注釈　いくつかのハーブの文献が，ウワウルシは腎障害には禁忌であると示しているが（Bradley 1992; ESCOP 2003），最近の文献のレビューでは，この禁忌を支持するエビデンスは見出されなかった（Upton et al. 2008）。いくつかの腎障害のエビデンスは，ハイドロキノン類を慢性的に投与したラットで観察されており，それが腎障害禁忌の要因となっている可能性がある（Hoffman-Bohm and Simon 1992; Kari et al. 1992; Shibataら 1991）。腎障害は，腎障害にかかりやすい集団である高齢の雄ラットで主に見られた（DeCaprio 1999; McGregor 2007）。

あるのハーブの文献は，“ハイドロキノンはウワウルシ葉茶の投与では，無毒性であるように思われるが，ハイドロキノンは，変異原性と発癌作用の可能性を持つことに関する疑いは残されたままである”としている（Wichtl 2004）。ハイドロキノンに関するレビューは，遺伝毒性が腹腔内または皮下投与を使用した動物試験および*in vitro*で観察されたが，そのような作用は，経口摂取した動物では見られなかったことを示している（DeCaprio 1999; McGregor 2007)。

ウワウルシは，アルブチンや他のハイドロキノングルコシドを含み，乾燥した葉に最大12%存在する（Hegnauer 1966)。しかし，ハイドロキノンの暴露は，葉中の濃度，抽出物内や他の剤形中の濃度，体内でのハイドロキノンの吸収や分布を含む多岐にわたる要因に依存し，それはまだ完全には調査されていない（Upton et al. 2008)。

有害事象と副作用　黄斑症の症例が，ウワウルシの長期的な摂取後に報告された（Wang and Del Priore 2004)。

ウワウルシの摂取は，ハイドロキノンの代謝のために，尿が茶緑色に変化したことが報告されている（Upton et al. 2008)。

薬理学的考察　いくつかのハーブの文献は，ウワウルシと尿を酸性化することができる医薬品との併用は，酸性尿でのウワウルシの効果や，酸性尿を生成するレメディの効果の減少をもたらす可能性があることを示しているが（Blumenthal et al. 1998; Bradley 1992; ESCOP 2003; Weiss and Meuss 2001)，ウワウルシのレビューは，そのような相互作用を支持する検証可能なデータがないため，この懸念は理論的であるように思われる（Upton et al. 2008)。

妊婦と授乳婦　妊娠中のウワウルシの安全性に関する研究は確認されなかった。多くの生殖毒性研究がアルブチンおよびハイドロキノンで完了している。ラットでのアルブチンの無影響量（NOEL）は，1日当たり100mg/kgであった（Itabashi et al. 1988)。ラットでのハイドロキノンのNOELは1日当たり100mg/kgであった（Murphy et al. 1992)。ウサギでは，ハイドロキノンの母性毒性におけるNOELは25mg/kgであり，発生毒性のNOELは75mg/kgであった（Murphy et al. 1992)。

2世代生殖試験における毒性研究では，ラットの仔の発達に有意な変化は見られなかった（Blacker et al. 1993)。

授乳期間中のウワウルシ使用の安全性は不明である。本書では，授乳期間での使用に関する問題は確認されなかったが，最終的な安全性は確立されていない。

レビュー詳細

I. 薬やサプリメントとの相互作用

薬やサプリメントとの相互作用の臨床試験

確認されなかった。

被疑薬やサプリメントとの相互作用の症例報告

薬やサプリメントとの相互作用の症例報告は確認されなかった。いくつかの参考文献は，尿を酸性化する医薬品とウワウルシの併用により，ウワウルシの効果を減少する可能性があると示している（Bradley 1992; ESCOP 2003; Weiss and Meuss 2001)。尿路感染症を治療するために使用するクランベリーの酸性度は，クランベリーとウワウルシを一緒に摂取することを避ける理由としてしばしば引用される。一般的には尿を酸性化するクランベリーの効能に関する研究では，そのような影響は軽度か存在しないことを示している（Upton 2002)。

薬やサプリメントとの相互作用の動物試験

ラット，マウス，ウサギにおけるウワウルシの研究では，ウワウルシは，デキメタゾン，プレドニゾロン，インドメタシンの抗炎症作用を増強する可能性があることを示している（Matsuda et al. 1990, 1991, 1992)。

II. 有害事象

臨床試験で報告された有害事象　1日当たり300または500mgの精製されたハイドロキノンを3～5か月間投与した男性または女性では，血液や尿検査での有害事象および異常値は報告されなかった（Carlson and Brewer 1953)。

有害事象の症例報告　標的黄斑症の症例は，3年間ウワウルシ茶を"定期的に"（用量および頻度は報告されていない）摂取していた56歳の女性で報告された。その女性は，3年目に視力の低下を報告した。研究の報告者は，ハイドロキノン類はチロシンキナーゼの阻害，および関連するメラニン合成阻害として知られており，また，眼のメラニンの減少が，黄斑症を引き起こす可能性があることを示した（Wang and Del Priore 2004)。

III. 薬理学および薬物動態学

ヒトの薬理学的研究　有害作用は，ウワウルシ標準化エキスまたは同じエキスを含む胃液耐性錠を投与された健常な被験者では観察されなかった（Paper et al. 1993)。

ウワウルシを摂取する人の尿中アルブチン濃度の研究では，有害作用の報告はなかった（Quintus et al. 2005; Siegers et al. 1997)。

動物の薬理学的研究　ウワウルシの抽出物のいくつかは，メラニン合成，肝斑，動物での他の異常な色素沈着への阻害作用がある可能性がある（Maeda and Fukuda 1996; Matsuda et al. 1992, 1996; Ortiz et al. 1999)。

***In vitro*の薬理学的研究**　ウワウルシの水およびメタノール抽出物は，薬物代謝酵素CYP3A5，CYP3A7，CYP3A4，CYP2C19を阻害し，水抽出物はCYP19も阻害した。すべての酵素にとって，水抽出物はメタノール抽出物よりも強い阻害作用があった（Chauhan et al. 2007)。

MDR1，薬物代謝酵素CYP1A2，CYP3A4の誘導は，ヒト結腸癌細胞で観察された（Brandin et al. 2007)。逆に，ウワウルシのエタノール抽出物によるCYP3A4，CYP2C19の阻害が，ハイスループットスクリーニング分析で観察された（Scott et al. 2006）。

ウワウルシは，メチシリン耐性黄色ブドウ球菌に対するβ-ラクタム系抗生物質の作用を増強した（Shimizu et al. 2001）。

IV. 妊婦と授乳婦

毎日100または400mg/kgのアルブチンを皮下投与した妊娠ラットでは，親および胎児に対し毒性の兆候はなかった。無影響量（NOEL）用量は，1日当たり100 mg/kgであった（～7000mgのヒト用量に相当）（Itabashi et al. 1988）。

ラットでの2世代生殖試験における毒性試験では，共同生活の10週間前，共同生活中および試験の終わりまで，1日当たり最大で150mg/kgの用量でハイドロキノンが，投与された。有害作用は，第1または第2世代（F0 or F1）の親ラットにおいて，餌の消費量，生存または生殖パラメータで観察されなかった。軽度，一過性の振戦は，最大用量投与後のいくつかのF0およびF1，および50mg/kg/dayの用量投与群のシングルのF0で認められた（Blacker et al. 1993）。

妊娠の6～15日目に1日当たり最大で300mg/kgのハイドロキノンを経口投与した妊娠ラットでは，最高用量において，わずかな胎児の体重減少が見られた以外は，生殖能力，妊娠の結果および胎児の発達に変化は見られなかった（Krasavage et al. 1992）。妊娠6～15日目に1日当たり最大で300mg/kgのハイドロキノン化合物を経口投与した妊娠ラットでは，母体および発達毒性の両方におけるNOELは100mg/kgであったのに対し，無毒性量（NOAEL）は300mg/kgであった（Murphy et al. 1992）。

妊娠6～15日にハイドロキノンを最大で150mg/kgまで経口投与したウサギでは，母体毒性のNOELは1日当たり25mg/kgであり，発達毒性は75mg/kgであった。この研究の条件下では，1日150mg/kgでのハイドロキノンは，母性毒性の存在下で最小限の発達変化をもたらした（Murphy et al. 1992）。

摘出したラットおよびモルモットの子宮におけるウワウルシの作用は，1～2mgの生薬/cm^{2}の適用後に観察されなかった（Shipochliev 1981）。

授乳期間中のウワウルシの安全性情報は確認されなかった。

V. 毒性研究

急性毒性

ハイドロキノンの経口LD_{50}は，ウサギで200m/kg，ネコで80mg/kg，ラットでは最大375mg/kgの用量で決定することができなかった（Clayton and Clayton 1991; Topping et al. 2007）。ラットでは，285と375mg/kgの間の用量で投与した1時間後に，軽度から中程度の震えおよび小さな痙攣を生じた（Topping et al. 2007）。マウスに対するハイドロキノンのLD_{50}は皮下投与において160mg/kgである（Clayton and Clayton 1991）。これらの値に基づいて，ヒトでのハイドロキノン化合物のLD_{50}は，平均21gと推定され，ウワウルシの典型的な用量に関連する潜在的な毒性は低いことが示された（Upton et al. 2008）。

亜慢性毒性

1日当たり0～200mg/kgの用量でハイドロキノンを週5日，13週間経口投与されたラットでは，64または200mg/kgの用量において，震えと活動性の減少を含む急性の行動影響の発現をもたらした。64mg/kg以上の用量では，CNS刺激を示す急性の神経行動影響をもたらした。しかし，ハイドロキノンによって反復的なCNS刺激をもたらした用量レベルでの亜慢性暴露は，経時的な深刻な刺激作用の悪化をもたらすことなく，CNS，PNSおよび腎毒性への形態学的変化も示されなかった。他の研究で観察されたハイドロキノン暴露後の腎毒性作用は，フィッシャー344ラットを使用しており，この研究で使用したSDラットでは観察されなかった（Topping et al. 2007）。

慢性毒性

ラットに対するハイドロキノンのいくつかの慢性毒性試験では，雌ラットより雄ラットが有意に多くの影響を受けており，長期間の餌または他の経口暴露後に腎症を示している（Hoffman-Bohm and Simon 1992; Kari et al. 1992; Shibata et al. 1991）。ハイドロキノンの毒性に関するレビューでは，慢性進行性腎症が高齢の雄ラットの特徴であると示している（DeCaprio 1999; McGregor 2007）。

マウスやラットでのハイドロキノンの慢性毒性試験は，餌の0.8%として2年間の長期間投与をした後に，いくつかの有害作用を示した。ハイドロキノン群は，雄ラットの100%，雄マウスの30%，雌ラットの7%で尿細管過形成を発症し，雄ラットの47%および雄マウスの10%で腺腫を発症した（Shibata et al. 1991）。

ハイドロキノンに慢性的に暴露した後，雄ラットの80%，雌ラットの27%が腎症を発症し，マウスでは全くみられなかった。マウスでは胃で扁平上皮過形成を発症し，雄マウスの67%が肝臓の肥大を起こし，47%が肝細胞腺腫を引き起こした。しかし，対照群ともに，生存率に違いはなかった（Hoffman-Bohm and Simon 1992）。

ラットに対し最大で50mg/kg，マウスに対し最大で100mg/kgの用量で2年間経口投与した，ハイドロキノンの慢性毒性試験では，最高用量において，雄ラットに重度の腎症が発症した。低用量ラットの7%および高用量ラットの14%で腎尿細管腺腫が見られたが，雌ラットおよび対照群では見られなかった。雌ラットでは，単核細胞白血病が投与量に伴って増加した（Kari et al. 1992）。

25または50mg/kgのハイドロキノンを週5日，2年間経口投与したラットでは，腎臓の尿細管細胞腺腫の顕著な増加

（雄 F344/Nラット），単核細胞白血病の増加（雌 F344/Nラット），肝細胞腫瘍の増加（雌B6C3F1マウス）が示されたように，雄および雌F344/N ラット，B6C3F1 マウスでハイドロキノンの発癌活性のいくつかの証拠があった。50または100mg/kgを投与された雄B6C3F1マウスでは，ハイドロキノンの発癌活性のエビデンスは認められなかった。ハイドロキノンの投与は，雄および雌マウス両方での甲状腺濾胞細胞過形成，雄マウスにおける肝臓の核の大小不同，多核肝細胞，肝臓の好塩基性病巣に関連していた（NTP 1989）。

遺伝毒性

ウワウルシの変異原活性は，ネズミチフス菌でのエイムス試験や枯草菌Recアッセイで見られなかった（ESCOP 2003; Hoffman-Bohm and Simon 1992)。アルブチンの変異原性は，1日当たり100～400mg/kgの用量で皮下投与されたラットでは観察されなかった（Itabashi et al. 1988)。

エイムス試験および420mgのアルブチンを投与した成人からの尿の小核試験では，変異原性および遺伝毒性活性は観察されなかった（Siegers et al. 1997)。0.01Mの濃度での遺伝子突然変異分析では，アルブチンの変異原性は観察されなかったが，ハイドロキノンは0.01Mの濃度で，変異頻度の増加を引き起こした（Mueller and Kasper 1996)。

ハイドロキノンのレビューでは，遺伝毒性は*in vitro*や皮下または腹腔内投与を用いた動物試験で観察されているが，ハイドロキノンを経口投与した動物では一般的にこれらの作用は見られなかった（DeCaprio 1999; McGregor 2007)。

参考文献

Blacker, A.M., R.E. Schroeder, J.C. English, et al. 1993. A 2-generation reproduction study with hydroquinone in rats. *Fund. Appl. Toxicol.* 21(4):420-424.

Blumenthal, M., W. Busse, A. Goldberg, et al. 1998. *The complete German Commission E monographs*. Austin, TX: American Botanical Council.

Bradley, P.R. 1992. *British herbal compendium: A handbook of scientific information on widely used plant drugs*. Bournemouth, Dorset: British Herbal Medicine Association.

Brandin, H., E. Viitanen, O. Myrberg, and A.K. Arvidsson. 2007. Effects of herbal medicinal products and food supplements on induction of CYP1A2, CYP3A4 and MDR1 in the human colon carcinoma cell line LS180. *Phytother. Res.* 21(3):239-244.

Carlson, A.J., and N.R. Brewer. 1953. Toxicity studies on hydroquinone. *Proc. Soc. Exp. Biol. Med.* 84(3):684-688.

Chauhan, B., C. Yu, A. Krantis, et al. 2007. In vitro activity of uva-ursi against cytochrome P450 isoenzymes and P-glycoprotein. *Can. J. Physiol. Pharmacol.* 85(11):1099-1107.

Clayton, G., and F. Clayton. 1991. *Patty's industrial hygiene and toxicology*. 4th ed. New York: Wiley.

DeCaprio, A.P. 1999. The toxicology of hydroquinone—Relevance to occupational and environmental exposure. *Crit. Rev. Toxicol.* 29(3):283-330.

ESCOP. 2003. *ESCOP monographs: The scientific foundation for herbal medicinal products*. 2nd ed. Exeter, U.K.: European Scientific Cooperative on Phytotherapy.

Hegnauer, R. 1966. *Ericaceae*. Basel: Birkhäuser.

Hoffman-Bohm, K., and P. Simon. 1992. *Arctostaphylos*. Edited by Hansel, R., Keller, K., Rimpler, H. Schneider, G. *Hagers handbuch der pharmazeutichen praxis*. Berlin: Springer.

Itabashi, M., H. Aihara, T. Inoue, et al. 1988. Reproduction study of arbutin in rats by subcutaneous administration. *Iyakuhin Kenkyu* 19:282-297.

Kari, F.W., J. Bucher, S.L. Eustis, J.K. Haseman, and J.E. Huff. 1992. Toxicity and carcinogenicity of hydroquinone in F344/N rats and B6c3f1 mice. *Food Chem. Toxicol.* 30(9):737-747.

Krasavage, W.J., A.M. Blacker, J.C. English, and S.J. Murphy. 1992. Hydroquinone: A developmental toxicity study in rats. *Fund. Appl. Toxicol.* 18(3):370-375.

Leung, A.Y., and S. Foster. 1996. *Encyclopedia of common natural ingredients used in food, drugs, and cosmetics*. 2nd ed. New York: Wiley.

Maeda, K., and M. Fukuda. 1996. Arbutin: Mechanism of its depigmenting action in human melanocyte culture. *J. Pharmacol. Exp. Ther.* 276:765-769.

Matsuda, H., M. Higashino, Y. Nakai, et al. 1996. Studies of cuticle drugs from natural sources. IV. Inhibitory effects of some *Arctostaphylos* plants on melanin biosynthesis. *Biol. Pharm. Bull.* 19(1):153-156.

Matsuda, H., S. Nakamura, H. Shiomoto, T. Tanaka, and M. Kubo. 1992. Pharmacological studies on leaf of *Arctostaphylos uva-ursi* (L.) Spreng. IV. Effect of 50% methanolic extract from *Arctostaphylos uva-ursi* (L.) Spreng. (bearberry leaf) on melanin synthesis. *Yakugaku Zasshi* 112(4):276-282.

Matsuda, H., H. Nakata, T. Tanaka, and M. Kubo. 1990. [Pharmacological study on *Arctostaphylos uva-ursi* (L.) Spreng. II. Combined effects of arbutin and prednisolone or dexamethasone on immuno-inflammation]. *Yakugaku Zasshi* 110(1):68-76.

Matsuda, H., T. Tanaka, and M. Kubo. 1991. Pharmacological studies on leaf of *Arctostaphylos uva-ursi* (L.) Spreng. III. Combined effect of arbutin and indomethacin on immuno-inflammation. *Yakugaku Zasshi* 111(4-5):253-258.

McGregor, D. 2007. Hydroquinone: An evaluation of the human risks from its carcinogenic and mutagenic properties. *Crit. Rev. Toxicol.* 37:887-914.

Mueller, L., and P. Kasper. 1996. The mutagenic potential of arbutine, a naturally occurring hydroquinone glycoside. *Mutat. Res.* 360:291-292.

Murphy, S.J., R.E. Schroeder, A.M. Blacker, W.J. Krasavage, and J.C. English. 1992. A study of developmental toxicity of hydroquinone in the rabbit. *Fund. Appl. Toxicol.* 19(2):214-221.

NTP. 1989. Toxicology and carcinogenesis studies of hydroquinone in F-344/N rats and B6C3F1 mice. NIH Publication No. 90-2821. Research Triangle Park, NC: National Institutes of Health.

Ortiz, Y., B. Elba, E. Del Pino Ma, G. Guzman, and I. Arias. 1999. Malasma: An aleatory, double blind, comparative study to evaluate the efficacy and safety of uva ursi: Uva ursi and lactic acid vs hydroquinone. *Dermatol. Rev. Mex.* 43:245-254.

Paper, D., J. Koehler, and G. Franz. 1993. Bioavailability of drug preparations containing a leaf extract from *Arctostaphylos uva-ursi (Uvae ursi folium)*. *Planta Med.* 59:A589.

Quintus, J., K.A. Kovar, P. Link, and H. Hamacher. 2005. Urinary excretion of arbutin metabolites after oral administration of bearberry leaf extracts. *Planta Med.* 71(2):147-152.

Scott, I.M., R.I. Leduc, A.J. Burt, et al. 2006. The inhibition of human cytochrome P450 by ethanol extracts of North American botanicals. *Pharm. Biol.* 44(5):315-327.

Shibata, M.A., M. Hirose, H. Tanaka, et al. 1991. Induction of renal-cell tumors in rats and mice, and enhancement of hepatocellular tumor-development in mice after long-term hydroquinone treatment. *Jpn. J. Cancer Res.* 82(11):1211-1219.

Shimizu, M., S. Shiota, T. Mizushima, et al. 2001. Marked potentiation of activity of beta-lactams against methicillin-resistant *Staphylococcus aureus* by corilagin. *Antimicrob. Agents Chemother.* 45(11):3198-3201.

Shipochliev, T. 1981. [Uterotonic action of extracts from a group of medicinal plants]. *Vet. Med. Nauk.* 18(4):94-98.

Siegers, C.P., J.P. Siegers, R. Pentz, C. Bodinet, and J. Freudenstein. 1997. Metabolism of arbutin from uvae ursi-extracts in humans. *Pharm. Pharmacol. Lett.* 7(2-3):90-92.

Topping, D.C., L.G. Bernard, J.L. O'Donoghue, and J.C. English. 2007. Hydroquinone: Acute and subchronic toxicity studies with emphasis on neurobehavioral and nephrotoxic effects. *Food Chem. Toxicol.* 45(1):70-78.

Upton, R. 2002. *Cranberry fruit:* Vaccinium macrocarpon *Aiton: Standards of analysis, quality control, and therapeutics, American Herbal Pharmacopoeia and therapeutic compendium.* Santa Cruz, CA: American Herbal Pharmacopoeia.

Upton, R., A. Graff, and D. Swisher. 2008. *Uva ursi leaf,* Arctostaphylos uva-ursi *(L.) Spreng: Standards of analysis, quality control, and therapeutics.* Scotts Valley, CA: American Herbal Pharmacopoeia.

Wang, L., and L.V. Del Priore. 2004. Bull's-eye maculopathy secondary to herbal toxicity from uva ursi. *Am. J. Ophthalmol.* 137(6):1135-1137.

Weiss, R.F., and A.R. Meuss. 2001. *Weiss's herbal medicine.* Classic ed. New York: Thieme.

Wichtl, M. 2004. *Herbal drugs and phytopharmaceuticals: A handbook for practice on a scientific basis.* 3rd ed. Boca Raton, FL: CRC Press.

Arisaema spp. サトイモ科

Arisaema amurense Maxim.

一般名：テンナンショウ

英　名：Chinese arisaema

和　名：ヒロハテンナンショウ

中国名：天南星（*tian nan xing*）（根茎）

Arisaema erubescens (Wall.) Schott

一般名：テンナンショウ

英　名：Chinese arisaema

異　名：*Arisaema consanguineum* Schott

中国名：天南星（*tian nan xing*）（根茎）

Arisaema heterophyllum Blume

一般名：テンナンショウ

英　名：Chinese arisaema

和　名：マイヅルテンナンショウ

中国名：天南星（*tian nan xing*）（根茎）

生薬名：局外（上記3種またはその他同属の近縁植物のコルク層を除いた塊茎）テンナンショウ（天南星）

使用部位：加工（修治）した根茎

安全性クラス：3

相互作用クラス：A

禁忌　有資格の専門家監督下以外での本品の使用禁止 (Bensky et al. 2004; Chen and Chen 2004)。

他の注意事項　知見なし

薬やサプリメントとの相互作用　知見なし

標準容量

標準用量は加工された根茎3〜10 gの煎剤である (Bensky et al. 2004; Chen and Chen 2004)。

注釈　使用する前に，テンナンショウは毒性を減少するために加工されるべきである。処理は通常，ミョウバンを加えた水に浸し，続いて新鮮なショウガやミョウバンで茹でる。胆汁での処理は，伝統的な方法によると，ハーブの毒性を減らす代替方法である (Bensky et al. 2004)。未処理のテンナンショウは，内用には有毒で不適切であると考えられている (Bensky et al. 2004; Chen and Chen 2004)。本項では，毒性を減らすために処理された加工根茎を取り扱っている。

有害事象と副作用　テンナンショウに対する有害反応は，通常不完全な加工または過剰投与に関連している。刺激性のシュウ酸カルシウムの結晶は，通常，舌や口のしびれ，痒みや灼熱感，腫れ，唾液過多，味覚の損失を含む症状の原因となる (Bensky et al. 2004; Chen and Chen 2004; Wu and Zhong 2008)。

生のテンナンショウが皮膚へ接触した場合に，局所的な反応が発生する可能性がある。この反応は，腫れ，痒み，痛みを含む (Bensky et al. 2004; Chen and Chen 2004)。

薬理学的考察　知見なし

妊婦と授乳婦　中国伝統医学のある文献では，テンナンショウは，妊娠中は細心の注意を払って使用するべきであると示しているが (Chen and Chen 2004)，他の文献では，このハーブは妊娠中には禁忌であるとしている (Bensky et al. 2004)。

授乳期間中のテンナンショウの安全性情報は確認されなかった。

本書においても，妊娠中や授乳期間での使用に関する問題は確認されなかったが，最終的な安全性は確立されていない。本品はその適切な使用において有資格の専門家監督下以外では推奨しない。

レビュー詳細

I. 薬やサプリメントとの相互作用

薬やサプリメントとの相互作用の臨床試験
確認されなかった。

被疑薬やサプリメントとの相互作用の症例報告
確認されなかった。

薬やサプリメントとの相互作用の動物試験
確認されなかった。

II. 有害事象

有害事象の症例報告　テンナンショウに対する有害反応は，通常不完全な加工または過剰投与に関連している（標準容量は，3～10gの煎剤として記載）。有害反応は，舌や口のしびれ，痒み，灼熱感，腫れ，浮腫み，唾液過多，味覚の損失，開口困難，言語不明瞭，口腔や咽頭粘膜のびらんや壊死，頭痛，吐き気，嘔吐，めまい，動悸を含む（Bensky et al. 2004; Chen and Chen 2004）。

III. 薬理学および薬物動態学

ヒトの薬理学的研究　確認されなかった。

動物の薬理学的研究　確認されなかった。

***In vitro*の薬理学的研究**　確認されなかった。

IV. 妊婦と授乳婦

中国伝統医学の文献では，テンナンショウは，妊娠中は細心の注意を払って使用するべきであると示しているが（Chen and Chen 2004），他の文献では，妊娠中には禁忌であるとしている（Bensky et al. 2004）。

授乳期間中のテンナンショウの安全性情報は確認されなかった。

V. 毒性研究

急性毒性

マウスに対する加工したテンナンショウの煎剤のLD_{50}は，経口投与において最大150g/kgまでの用量で決定できなかった。腹腔内投与では13.5g/kgであった（Chen and Chen 2004）。

参考文献

Bensky, D., S. Clavey, and E. Stöger. 2004. *Chinese herbal medicine: Materia medica*. 3rd ed. Seattle: Eastland Press.

Chen, J.K., and T.T. Chen. 2004. *Chinese medical herbology and pharmacology*. City of Industry, CA: Art of Medicine Press.

Wu, H., and L.Y. Zhong. 2008. Study on irritation of calcium oxalate crystal in Araceae plants. *Zhongguo Zhong Yao Za Zhi* 33(4):380-384.

Arisaema triphyllum (L.) Schott　　サトイモ科

一般名：ジャックインザプルピット
英　名：Jack-in-the-pulpit
和　名：ミツバテンナンショウ
別　名：Indian turnip
使用部位：乾燥した塊茎

安全性クラス：2d

相互作用クラス：A

禁忌　推奨用量を超えないこと（Felter 1922; Felter and Lloyd 1898）。

他の注意事項　知見なし

薬やサプリメントとの相互作用　知見なし

標準容量

標準容量は，チンキの1～5滴で，30分～1時間ほど空けること（Felter 1922）。

注釈　ジャックインザプルピットは，処理過程（熱や乾燥）によって破壊された水不溶性のシュウ酸カルシウムの結晶を含む（Felter and Lloyd 1898; Keating 2004; Nakata and McConn 2000; Nelson et al. 2006; Weber 1891）。

有害事象と副作用　未処理の植物に存在するシュウ酸カルシウムの結晶は，摂取後に唇や口に痛みを伴う灼熱感の原因となる，機械的に皮膚と粘膜を刺激する微細な針状の構造を有している。経口摂取は，炎症反応を引き起こす可能性があり，しばしば浮腫や水疱を伴い，時に嗄声や嚥下困難を引き起こす（Nelson et al. 2006）。

薬理学的考察　知見なし

妊婦と授乳婦　科学的または伝統的文献において，妊娠中および授乳中におけるジャックインザプルピットの安全性は不明である。本書では，妊娠中や授乳期間での使用に関する問題は確認されなかったが，最終的な安全性は確立されていない。

レビュー詳細

I. 薬やサプリメントとの相互作用

薬やサプリメントとの相互作用の臨床試験
　確認されなかった。

被疑薬やサプリメントとの相互作用の症例報告
　確認されなかった。

薬やサプリメントとの相互作用の動物試験　確認されなかった。

II. 有害事象

有害事象の症例報告　確認されなかった。

III. 薬理学および薬物動態学

ヒトの薬理学的研究　確認されなかった。

動物の薬理学的研究　確認されなかった。

*In vitro*の薬理学的研究　確認されなかった。

IV. 妊婦と授乳婦

妊娠および授乳期間中のジャックインザプルピットの安全性情報は確認されなかった。

V. 毒性研究

確認されなかった。

参考文献

Felter, H.W. 1922. *The Eclectic materia medica, pharmacology and therapeutics*. Cincinnati, OH: Scudder.

Felter, H.W., and J.U. Lloyd. 1898. *King's American dispensatory*. 18th ed., 3rd rev. 2 vols. Cincinnati: Ohio Valley Co.

Keating, R.C. 2004. Systematic occurrence of raphide crystals in Araceae. *Ann. Missouri Bot. Gard.* 91(3):495-504.

Nakata, P.A., and M.M. McConn. 2000. Isolation of *Medicago truncatula* mutants defective in calcium oxalate crystal formation. *Plant Physiol.* 124(3):1097-1104.

Nelson, L., R.D. Shih, M.J. Balick, and K.F. Lampe. 2006. *Handbook of poisonous and injurious plants*. 2nd ed. Berlin: Springer.

Weber, R.A. 1891. Raphides, the cause of the acridity of certain plants. *J. Am. Chem. Soc.* 13(7):215-217.

Armoracia rusticana P. Gaertn. et al.　アブラナ科

一般名：ホースラディッシュ
英　名：horseradish
和　名：ウマノダイコン，ワサビダイコン
異　名：*Armoracia lapathifolia* Gilib.
使用部位：根茎，根

安全性クラス：1

相互作用クラス：A

禁忌　知見なし

他の注意事項　胃や腸の潰瘍，または腎臓疾患のある人は注意して使用すること（Blumenthal et al. 1998）。

薬やサプリメントとの相互作用　知見なし

注釈　ドイツのコミッションEは，ホースラディッシュは4歳以下の子供に使用してはならないとしているが（Blumenthal et al. 1998），この注意の根拠は示されておらず，他の伝統的および科学的な文献からも，この注意を支持するものは発見されなかった。

有害事象と副作用　ホースラディッシュは，胃腸の不快感を引き起こす可能性がある（Blumenthal et al. 2000）。

薬理学的考察　知見なし

妊婦と授乳婦　科学的または伝統的文献において，妊娠中および授乳中におけるホースラディッシュの安全性は不明である。本書では，妊娠中や授乳期間での使用に関する問題は確認されなかったが，最終的な安全性は確立されていない。

レビュー詳細

I. 薬やサプリメントとの相互作用

薬やサプリメントとの相互作用の臨床試験
　確認されなかった。

被疑薬やサプリメントとの相互作用の症例報告
　確認されなかった。

薬やサプリメントとの相互作用の動物試験
　確認されなかった。

II. 有害事象

有害事象の症例報告　確認されなかった。

III. 薬理学および薬物動態学

ヒトの薬理学的研究　確認されなかった。

動物の薬理学的研究　確認されなかった。

*In vitro*の薬理学的研究　確認されなかった。

IV. 妊婦と授乳婦

妊娠および授乳期間中のホースラディッシュの安全性情報は確認されなかった。

V. 毒性研究

遺伝毒性

ホースラディッシュペーストのわずかな変異原性活性が，細菌の変異原性試験で観察された。効果は，キャベツや芽キャベツの変異原性活性よりも有意に少なかった（Kassie et al. 1996）。ホースラディッシュの抗変異原性活性は，骨髄細胞で観察された（Agabeili and Kasimova 2005）。

参考文献

Agabeili, R.A., and T.E. Kasimova. 2005. Antimutagenic activity of *Armoracia rusticana*, *Zea mays* and *Ficus carica* plant extracts and their mixture. *Tsitol. I Genet.* 39(3):75-79.

Blumenthal, M., W. Busse, A. Goldberg, et al. 1998. *The complete German Commission E monographs*. Austin, TX: American Botanical Council.

Blumenthal, M., A. Goldberg, and J. Brinckmann. 2000. *Herbal medicine: Expanded Commission E monographs*. Newton, MA: Integrative Medicine.

Kassie, F., W. Parzefall, S. Musk, et al. 1996. Genotoxic effects of crude juices from *Brassica* vegetables and juices and extracts from phytopharmaceutical preparations and spices of cruciferous plants origin in bacterial and mammalian cells. *Chem. Biol. Interact.* 102(1):1-16.

Arnica spp.　キク科

Arnica latifolia Bong.

一般名：アルニカ

英　名：arnica

和　名：ウサギギク

Arnica montana L.

一般名：アルニカ

英　名：arnica

和　名：ウサギギク

別　名：European arnica，leopard's bane，mountain tobacco

使用部位：花，根茎，植物全体

安全性クラス：3（内用），**2d**（外用）

相互作用クラス：A

禁忌　このハーブの適切な使用において，有資格の専門家監督下以外での内用を禁止（De Smet 1992; Felter and Lloyd 1898; Leung and Foster 1996; List and Hörhammer 1973; Wichtl 2004）。

開放創および傷ついた皮膚には使用してはならない（Felter and Lloyd 1898; Mitchell 1983）。

他の注意事項　キク科の植物（例えばヒマワリ，マリーゴールド，フィーバーフュー）にアレルギーがある人は，キク科に対するアレルギー交差反応が共通するため，アルニカに注意が必要である（Hausen 1996）。

薬やサプリメントとの相互作用　知見なし

注釈　アルニカのホメオパシー製剤は一般的に使用され，この項の主体であるアルニカのハーブ製品とは区別されている（Leivers 2005）。

アルニカは，微量の無毒性ピロリジジンアルカロイドであるツッシラギンとイソツッシラギンを含んでいる（Passreiter et al. 1992）。

アルニカの他の種（*A. angustifolia, A. chamissonis, A. chamissonis* Less. ssp. *foliosa, A. cordifolia, A. sororia*）は代替品で使用される（McGuffin et al. 1997）。

有害事象と副作用　アルニカに対するアレルギー性接触皮膚炎が報告されており，いくつかのケースではキク科やクスノキ科の他の植物の種に対する感受性に関連している（Brinkhaus et al. 2006; Hausen 1980, 1985, 1992, 1996; Hausen and Schulz 1978; Machet et al. 1993; Paulsen et al. 2008; Pirker et al. 1992; Schempp et al. 2002; Schwarzkopf et al. 2006）。

薬理学的考察　知見なし

妊婦と授乳婦　アルニカの過剰摂取は流産につながっている（Blaschek et al. 2002; Merdinger 1938）。子宮刺激がラットとモルモットで観察されている（Brunzell and Wester 1947; Kreitmair 1936）。

授乳期間中のアルニカの安全性は不明である。本書では，授乳期間での使用に関する問題は確認されなかったが，最終的な安全性は確立されていない。そして，このハーブは，適切な使用において，有資格の専門家監督下以外での内用を推奨しない。

レビュー詳細

I. 薬やサプリメントとの相互作用

薬やサプリメントとの相互作用の臨床試験

確認されなかった。

被疑薬やサプリメントとの相互作用の症例報告

確認されなかった。

薬やサプリメントとの相互作用の動物試験

確認されなかった。

II. 有害事象

有害事象の症例報告　アルニカは，敏感な人に接触皮膚炎を引き起こすセスキテルペンラクトン類を含む（Hausen 1978, 1980, 1996; Herrmann et al. 1978）。キク科への感受性に関する研究では母集団/人口の1.4%までがアルニカに接触アレルギーを起こす傾向があることを示している（de Groot et al. 1988; Hausen 1996; Paulsen et al. 1993; Reider et al. 2001）。アルニカおよびサンフラワー（*Helianthus annuus*），マリーゴールド（*Tagetes* spp.）を含むキク科の他の種，クスノキ科の種への交差反応性が報告されている（Hausen 1996; Hausen and Schulz 1978; Machet et al. 1993; Paulsen et al. 2008; Pirker et al. 1992）。アルニカやアルニカを含む製品の接触皮膚炎の他の症例が報告されている（Hausen 1980, 1985; Hörmann and Korting 1994, 1995; Pirker et al. 1992; Rudzki and Grzywa 1977; Schempp et al. 2002; Schwarzkopf et al. 2006; Spettoli et al. 1998）。

アルニカを1.5%含むクリームの局所適用は，白血病関連のスウィート症候群の症例を引き起こすことが報告された（Delmonte et al. 1998）。

若い男性が誤ってアルニカの花と葉の未知の量から作られたお茶を摂取した。2時間後に，筋肉痛，頭痛，悪寒を経験し，また高熱，頻脈，低血圧を引き起こした。クレアチニン，アスパラギン酸アミノトランスフェラーゼ，アラニンアミノトランスフェラーゼの血清レベルが上昇した（Topliff and Grande 2000）。アルニカチンキを70g摂取した男性では，胃の痙攣に続いて死亡が報告された（Blaschek et al. 2002）。アルニカによる中毒は，二次的な呼吸停止と循環器麻痺により，死亡を引き起こしたと報告された（製品と用量は未特定）（Hänsel et al. 1993）。

古いハーブの文献では，アルニカの高用量の内用は，“喉での熱感，吐き気，嘔吐，利通，四肢の痙攣性収縮，呼吸困難，時に消化管の炎症，昏睡”を示した（Felter and Lloyd 1898）。

III. 薬理学および薬物動態学

ヒトの薬理学的研究　確認されなかった。

動物の薬理学的研究　ニュージーランドアルビノウサギを用いた刺激性試験では，大豆油およびトコフェロールを加えたアルニカの一次刺激性インデックスは0であった（Henkel Corp. 1997）。局所的に適用されたアルニカ抽出物，ブチレングリコール，水の混合物は，ウサギに対し刺激を与えなかった（Ichimaru Pharcos Co. 1995）。アルニカアブソリュートとアルニカレジノイドの適用は，マウスの皮膚を刺激しなかった（RIFM 1996a, 1996b）。

アルニカの生の抽出物，エーテル抽出物，チンキは，パーブライトホワイトモルモットで感作反応を引き起こした（Hausen 1978）。アルニカ抽出物，ブチレングリコール，水を含有する混合物は，モルモットに対する光毒性はなく，アルニカアブソリュートやアルニカレジノイドは，無毛マウスにおいて光毒性はなかった（Ichimaru Pharcos Co. 1995; RIFM 1996a, 1996b）。

*In vitro*の薬理学的研究　ヘレナリンや11α,13-ジヒドロヘレナリンは，ヒト血小板において，コラーゲン誘導血小板凝集，トロンボキサン形成および5-ヒドロキシトリプタミン分泌を濃度依存的に抑制することが示されている（Schröder et al. 1990）。

IV. 妊婦と授乳婦

アルニカの浸剤（アルニカ花20 g から調合）やアルニカ花チンキ（44ml）の過剰投与後に流産が報告されている（Blaschek et al. 2002; Merdinger 1938）。

子宮の状態または収縮性の変化は，アルニカチンキで処理された摘出した妊娠ラットの子宮では観察されなかった（Blaschek et al. 2002）。子宮刺激が，アルニカ花の熱水抽出物（用量は特定されていない）を胃内投与したラットおよびアルニカチンキを投与したモルモットで観察された（Brunzell and Wester 1947）。

堕胎薬としてハーブを使用していた女性の医療記録調査では，アルニカの摂取（調合や量は不特定）が多臓器障害の2事例につながったことを示した（Ciganda and Laborde 2003）。

授乳期間中のアルニカの安全性情報は確認されなかった。

V. 毒性研究

急性毒性

マウスに対するアルニカ抽出物の経口LD_{50}は123mg/kg（RTECS 1996）であり，ラットでは最大5g/kgの用量でを決定することはできなかった（CTFA 1981）。マウスに対するアルニカ抽出物の腹腔LD_{50}は31mg/kgである（RTECS 1996）。

ウサギに対するアルニカレジノイドの経皮LD_{50}は5g/kgより大きく，わずかな刺激作用がこの用量レベルで観察された（RIFM 1996b）。

遺伝毒性

変異原性のエイムス試験では，アルニカのエタノール抽出物は，代謝活性化の有無に関わらずネズミチフス菌TA98株および代謝活性化ありでのネズミチフス菌TA100株において，対照群と比較して，復帰変異体数の2～4倍の増加をもたらした。代謝活性化なしでのTA100株では増加は見られなかった（Goggelmann and Schimmer 1986）。研究著者は，その作用はアルニカでのフラボノール化合物による可能性があり，結果として“植物の起原が必須成分の存在のために重要である”ということではなく，抽出物の調合や成長した土地に基づいて異なることを示した（Goggelmann and Schimmer 1986）。

参考文献

Blaschek, W., S. Ebel, E. Hackenthal, et al. 2002. *Hagers handbuch der drogen und arzneistoffe. HagerROM.* Heidelberg: Springer.

Brinkhaus, B., J.M. Wilkens, R. Ludtke, et al. 2006. Homeopathic arnica therapy in patients receiving knee surgery: Results of three randomised double-blind trials. *Complement Ther. Med.* 14(4):237-246.

Brunzell, A., and S. Wester. 1947. *Arnica chamissonis* and *Arnica montana* compared. *Svensk Farm. Tidskr.* 51:645-651.

Ciganda, C., and A. Laborde. 2003. Herbal infusions used for induced abortion. *J. Toxicol. Clin. Toxicol.* 41(3):235-239.

Cosmetic, Toiletry, and Fragrance Association (CTFA). 1981. Acute oral toxicity, skin irritation, sensitization, and ocular irritation testing on *Arnica montana* extract. Unpublished data.

de Groot, A.C., D.P. Bruynzeel, J.D. Bos, et al. 1988. The allergens in cosmetics. *Arch. Dermatol.* 124(10):1525-1529.

De Smet, P.A.G.M. 1992. *Adverse effects of herbal drugs, volume 1.* Berlin, New York: Springer.

Delmonte, S., C. Brusati, A. Parodi, and A. Rebora. 1998. Leukemia-related Sweet's syndrome elicited by pathergy to *Arnica. Dermatology* 197(2):195-196.

Felter, H.W., and J.U. Lloyd. 1898. *King's American dispensatory.* 18th ed., 3rd rev. 2 vols. Cincinnati: Ohio Valley Co.

Goggelmann, W., and O. Schimmer. 1986. Mutagenic activity of phytotherapeutical drugs. *Prog. Clin. Biol. Res.* 206:63-72.

Hänsel, R., K. Keller, H. Rimpler, and G. Schneider, eds. 1993. *Hagers handbuch der pharmazeutischen praxis.* 5th ed. Berlin: Springer.

Hausen, B.M. 1978. Identification of the allergens of *Arnica montana* L. *Contact Dermat.* 4(5):308.

Hausen, B.M. 1980. [*Arnica* allergy]. *Hautarzt* 31(1):10-17.

Hausen, B.M. 1985. *Gaillardia* allergy. *Derm. Beruf. Umwelt.* 33(2):62-65.

Hausen, B.M. 1992. *In* De Smet PAGM. 1992. *Adverse effects of herbal drugs, volume 1.* New York: Springer.

Hausen, B.M. 1996. A 6-year experience with compositae mix. *Am. J. Contact Dermat.* 7(2):94-99.

Hausen, B.M., and K.H. Schulz. 1978. Polyvalent contact allergy in a florist. *Derm. Beruf. Umwelt.* 26(5):175-176.

Henkel Corp. 1997. *Cited in* Fiume M. 2001. Final report on the safety assessment of *Arnica montana* extract and *Arnica montana. Int. J. Toxicol.* 20(Suppl. 2):1-11.

Herrmann, H.D., G. Willuhn, and B.M. Hausen. 1978. Helenalinmethacrylate, a new pseudoguaianolide from the flowers of *Arnica montana* L. and the sensitizing capacity of their sesquiterpene lactones. *Planta Med.* 34(3):299-304.

Hörmann, H., and H. Korting. 1994. Akute allergische Kontaktdermatitis auf Arnika-Tinktur. *Dermatosen* 42:246-249.

Hörmann, H., and H. Korting. 1995. Allergic acute contact dermatitis due to arnica tincture self-medication. *Phytomedicine* 3:315-317.

Ichimaru Pharcos Co. 1995. Specifications of arnica liquid (*Arnica montana* extract and butylene glycol water). Unpublished data submitted by CTFA.

Kreitmair, H. 1936. Pharmacological trials with some domestic plants. *E Merck's Jahr. Neuer. Geb. Pharmakother. Pharm.* 50:102-110.

Leivers, K. 2005. Unravelling the confusion around arnica's herbal and homoeopathic use. *Pharm. J.* 275:289-291.

Leung, A.Y., and S. Foster. 1996. *Encyclopedia of common natural ingredients used in food, drugs, and cosmetics.* 2nd ed. New York: Wiley.

List, P.H., and H. Hörhammer. 1973. *Hagers handbuch der pharmazeutischen praxis.* Vollst. 4. Neuausg. ed. Berlin, Heidelberg, New York: Springer.

Machet, L., L. Vaillant, A. Callens, et al. 1993. Allergic contact dermatitis from sunflower (*Helianthus annuus*) with cross-sensitivity to arnica. *Contact Dermat.* 28(3):184-185.

McGuffin, M., C. Hobbs, R. Upton, and A. Goldberg. 1997. *Botanical safety handbook.* Boca Raton, FL: CRC Press.

Merdinger, O. 1938. *MMW* 1496. *Cited in* Mills S., Bone K. 2005. *The essential guide to herbal safety.* St. Louis: Elsevier.

Mitchell, H. 1983. *British herbal pharmacopoeia.* Bournemouth, U.K.: British Herbal Medicine Association.

Passreiter, C.M., G. Willuhn, and E. Roder. 1992. Tussilagine and isotussilagine: Two pyrrolizidine alkaloids in the genus *Arnica. Planta Med.* 58(6):556-557.

Paulsen, E., K.E. Andersen, and B.M. Hausen. 1993. Compositae dermatitis in a Danish dermatology department in one year (I). Results of routine patch testing with the sesquiterpene lactone mix supplemented with aimed patch testing with extracts and sesquiterpene lactones of Compositae plants. *Contact Dermat.* 29(1):6-10.

Paulsen, E., L.P. Christensen, and K.E. Andersen. 2008. Cosmetics and herbal remedies with Compositae plant extracts—Are they tolerated by Compositae-allergic patients? *Contact Dermat.* 58(1):1523.

Pirker, C., T. Moslinger, D.Y. Koller, M. Gotz, and R. Jarisch. 1992. Cross-reactivity with *Tagetes* in *Arnica* contact eczema. *Contact Dermat.* 26(4):217-219.

Reider, N., P. Komericki, B.M. Hausen, P. Fritsch, and W. Aberer. 2001. The seamy side of natural medicines: Contact sensitization to arnica (*Arnica montana* L.) and marigold (*Calendula officinalis* L.). *Contact Dermat.* 45(5):269-272.

RIFM. 1996a. Monograph 1121—Arnica resinoid. Hackensack, NJ: Research Institute for Fragrance Materials. *Cited in* Fiume, M. 2001. Final report on the safety assessment of *Arnica montana* extract and *Arnica montana. Int. J. Toxicol.* 20(Suppl. 2):1-11.

RIFM. 1996b. Monograph 1240—Arnica absolute. Hackensack, NJ: Research Institute for Fragrance Materials. *Cited in* Fiume M. 2001. Final report on the safety assessment of *Arnica montana* extract and *Arnica montana. Int. J. Toxicol.* 20(Suppl. 2):1-11.

RTECS. 1996. Registry of the toxic effects of chemical substances (RTECS). Bethesda, MD: National Library of Medicine. *Cited in* Fiume M. 2001. Final report on the safety assessment of *Arnica montana* extract and *Arnica montana. Int. J. Toxicol.* 20(Suppl. 2):1-11.

Rudzki, E., and Z. Grzywa. 1977. Dermatitis from *Arnica montana. Contact Dermat.* 3:281-282.

Schempp, C.M., E. Schopf, and J.C. Simon. 2002. Plant-induced toxic and allergic dermatitis (phytodermatitis). *Hautarzt* 53(2):93-97.
Schröder, H., W. Lösche, H. Strobach, et al. 1990. Helenalin and 11a,13-dihydrohelenalin, two constituents from *Arnica montana* L., inhibit human platelet function via thiol-dependent pathways. *Thromb. Res.* 57:839-845.
Schwarzkopf, S., P.L. Bigliardi, and R.G. Panizzon. 2006. Allergic contact dermatitis from Arnica. *Rev. Med. Suisse* 2(91):2884-2885.
Spettoli, E., S. Silvani, P. Lucente, L. Guerra, and C. Vincenzi. 1998. Contact dermatitis caused by sesquiterpene lactones. *Am. J. Contact Dermat.* 9(1):49-50.
Topliff, A., and G. Grande. 2000. Significant toxicity after the ingestion of arnica. *J. Toxicol. Clin. Toxicol.* 38(5):518.
Wichtl, M. 2004. *Herbal drugs and phytopharmaceuticals: A handbook for practice on a scientific basis.* 3rd ed. Boca Raton, FL: CRC Press.

Artemisia abrotanum L.

キク科

一般名：サザンウッド
英　名：southernwood
別　名：lad's love
使用部位：全草

安全性クラス：2b
相互作用クラス：A
禁忌　有資格の医療従事者監督下以外での妊娠中の使用禁止（McGuffin et al. 1997）。
他の注意事項　知見なし
薬やサプリメントとの相互作用　知見なし
注意　通経薬（Madaus 1938; Steinegger and Hänsel 1972），付録2参照。
有害事象と副作用　知見なし
薬理学的考察　知見なし
妊婦と授乳婦　妊娠中のサザンウッドの使用は推奨しない（McGuffin et al. 1997）。サザンウッドは通経作用を有することが報告されている（Madaus 1938; McGuffin et al. 1997; Steinegger and Hänsel 1972）。

授乳期間中のサザンウッドの安全性は不明である。本書では，授乳期間での使用に関する問題は確認されなかったが，最終的な安全性は確立されていない。

レビュー詳細

I. 薬やサプリメントとの相互作用

薬やサプリメントとの相互作用の臨床試験
　確認されなかった。
被疑薬やサプリメントとの相互作用の症例報告
　確認されなかった。
薬やサプリメントとの相互作用の動物試験
　確認されなかった。

II. 有害事象

臨床試験で報告された有害事象　小規模研究では，サザンウッド精油の鼻スプレー製剤は，一般的にアレルギー性鼻炎を持つ成人で忍容性が良好であった。局所的な鼻腔投与の直後に，すべての患者は，5～20秒間，軽度から中程度までの鼻の刺すような感覚を報告した。その感覚は不快なものではなかった。反復および長期的使用中，粘膜の炎症や損傷，出血または鼻の乾燥などの有害な作用については，どの患者からも報告されていない（Remberg et al. 2004）。
有害事象の症例報告　確認されなかった。

III. 薬理学および薬物動態学

ヒトの薬理学的研究　確認されなかった。
動物の薬理学的研究　確認されなかった。
*In vitro*の薬理学的研究　確認されなかった。

IV. 妊婦と授乳婦

妊娠中のサザンウッドの使用は推奨しない（McGuffin et al. 1997）。

授乳期間中のサザンウッドの安全性情報は確認されなかった。

V. 毒性研究

確認されなかった。

参考文献

Madaus, G. 1938. *Lehrbuch der biologischen heilmittel.* Leipzig: Thieme.
McGuffin, M., C. Hobbs, R. Upton, and A. Goldberg. 1997. *Botanical safety handbook.* Boca Raton, FL: CRC Press.
Remberg, P., L. Björk, T. Hedner, and O. Sterner. 2004. Characteristics, clinical effect profile and tolerability of a nasal spray preparation of *Artemisia abrotanum* L. for allergic rhinitis. *Phytomedicine* 11(1):36-42.
Steinegger, E., and R. Hänsel. 1972. *Lehrbuch der pharmakognosie auf phytochemischer grundlage.* New York: Springer.

Artemisia absinthium L. キク科

一般名：ワームウッド
英　名：wormwood
和　名：ニガヨモギ
使用部位：全草

安全性クラス：2b, 2c, 2d
相互作用クラス：A
禁忌　妊娠および授乳期間中の使用禁止（Blagojevic et al. 2006; McGuffin et al. 1997）。

長期使用の禁止。推奨用量を超えて使用しないこと（Leung and Foster 1996; Pinto-Scognamiglio 1967; Wichtl 2004）。

他の注意事項　知見なし
薬やサプリメントとの相互作用　知見なし
標準容量
茶剤として使用する場合，1日に2～3回，ドライハーブで1.5gを超えないこと（Wichtl 2004）。

注意　ツヨン（精油中に0～20%のα-ツヨン，精油中に1.3～46%のβ-ツヨン，植物の精油含有量は0.2～1.5%）（Blagojevic et al. 2006; Lawrence 1995; Wichtl 2004），付録1参照。

注釈　いくつかのハーブの参考書は，長期間の使用（Leung and Foster 1996），過剰用量，精油の使用を除くワームウッドの毒性的懸念を立証していない（Felter and Lloyd 1898; Weiss and Meuss 2001; Wichtl 2004）。

ツヨンフリーであることを最終食品に求める，ワームウッド使用に対する規制が，米国および他の国に存在する（CFR 2011; Leung and Foster 1996; Martindale and Reynolds 1996）。

ワームウッドは，GABA受容体と結合することで，自律神経系の興奮につながり，痙攣を引き起こす可能性があるα-およびβ-ツヨンを含む（Höld et al. 2000）。体内における大量のツヨンとツヨン代謝物は痙攣および意識消失を引き起こす可能性がある（Lee and Balick 2005; Olsen 2000）。ニコチン酸受容体，ムスカリン性コリン作動性受容体および，5-HT_3受容体活性もまた報告されている（Deiml et al. 2004; Lee and Balick 2005）。

有害事象と副作用　標準容量で使用するワームウッドの有害事象および副作用の報告は確認されなかった。ワームッド精油の過剰摂取は，てんかん，横紋筋融解症（筋線維の壊死），嘔吐，胃腸の痙攣，尿閉，そして重症例では，混乱と腎臓の病変をもたらした（Berlin and Smilkstein 1996; Weisbord et al. 1997; Wichtl 2004）。

薬理学的考察　ツヨンはポルフィリンを有するテルペノイドであり，したがって，肝臓でのヘム合成における基本的な欠陥がある患者には有害な可能性がある（Bonkovsky et al. 1992）。

妊婦と授乳婦　本書において安全性クラス2bおよび2cのハーブは，妊娠または授乳期間中は，有資格の専門家監督下で記載されたハーブの使用を許容しているが，本書の編者は，ワームウッドを妊娠および授乳中に使用する理由がないこと，そしてツヨンや他の化合物の生物活性に基づいて，ワームウッドについては，妊娠や授乳中に使用すべきではないとしている（Rao et al. 1988）。

妊娠または授乳中におけるワームウッドの限られた安全性情報が利用可能である。ラットにおけるある研究では，ワームウッドの抗着床活性を示した（Rao et al. 1988）。

レビュー詳細

I. 薬やサプリメントとの相互作用

薬やサプリメントとの相互作用の臨床試験
　確認されなかった。
被疑薬やサプリメントとの相互作用の症例報告
　確認されなかった。
薬やサプリメントとの相互作用の動物試験
　確認されなかった。

II. 有害事象

有害事象の症例報告　強直間代痙攣に起因する横紋筋融解による急性腎不全が，ワームウッド精油を10ml摂取した男性で報告された。患者は，神経筋疾患，腎疾患，アルコール依存の既往はなかった。製造業者は，摂取されたワームウッド精油が純粋で不純物はなかったことを確認した（Weisbord et al. 1997）。ワームウッド精油60mlの摂取は，精神状態の変化，痙攣および，高体温，横紋筋融解症および誤嚥を含む二次合併症につながった（Berlin and Smilkstein 1996）。

徐脈性不整脈が，急性アブサン中毒のある男性で報告された。報告書の著者は，頻脈性不整脈が急性アルコール中毒で頻繁に発症されたが，徐脈性不整脈は例外的であると指摘した（Benezet-Mazuecos and de la Fuente 2006）。

ワームウッド抽出物を含むアルコール飲料アブサンの慢性的な消費者で，アブサン中毒として知られる状態が観察された。その状態は，せん妄，幻覚，振戦，発作を含めアルコール依存症の一形態として記述されていた（Lee and

Balick 2005)。ツヨンは精神活動やアブサン毒性の主要な原因であるとかつて考えられていたが，最近のアブサンの研究では，歴史的および現代的なサンプルに含まれるツヨンはわずかであり，着色剤の硫酸銅や塩化アンチモンのような他の成分が，アブサンの有害作用の原因となっている可能性があると示している（Blaschek et al. 2002; Lachenmeier et al. 2008)。

III. 薬理学および薬物動態学

ヒトの薬理学的研究　健常な被験者を対象に，0，10，100mg/lの濃度のアルコール飲料（ツヨンの平均用量が0，0.026，0.26mg/kgとなるように調整したもの）を投与したところ，注意力の低下と用量依存的な関連がみられた。ツヨンは，アルコールの抗不安作用に対する一時的な反作用を示した（Dettling et al. 2004)。

動物の薬理学的研究　確認されなかった。

*In vitro*の薬理学的研究　確認されなかった。

IV. 妊婦と授乳婦

抗着床活性がワームウッドのエタノール抽出物を投与されたラットで報告された（Rao et al. 1988)。

ワームウッドはイランで伝統的に使用された2つのハーブによる流産手法の成分として記載されている（Madari and acobs 2004)。ワームウッドの大量消費後の毒性作用と死亡（抽出物は特定されなかったが精油であると考えられた）が，堕胎薬として使用された植物の文脈で報告されている（Gessner 1974)。

V. 毒性研究

急性毒性

マウスに対するワームウッド液抽出物の経口LD_{50}は2.5g/kg（Lagarto Parra et al. 2001)，ラットに対するエタノール抽出物の腹腔LD_{50}は1g/kg（Sharma et al. 1978)，ラットに対する精油の経口LD_{50}は96mg/kg（Opdyke 1975）である。

1.6g/kgまでの用量でのワームウッドのヘキサン，クロロホルムおよび水抽出物を経口投与したウサギで，死亡は観察されなかった（Khattak et al. 1985)。

α-およびβ-ツヨンをマウスで590mg/kg（Wenzel and Ross 1957）およびラットで100mg/kg（Sampson and Fernandez 1939）腹腔内投与した場合では，痙攣の発症が報告されている。

亜慢性毒性

毒性試験において，雄と雌のラットに対し13週間ワームウッド抽出物を反復投与したところ，無毒性量（NOAEL）は，雄ラットで1日当たり1.27g/kgおよび雌ラットで1日当たり2.06g/kgに相当した（Muto et al. 2003)。

慢性毒性

18か月間以上，合計15.3gの粉末ワームウッドを経口投与したラットでは，平均寿命および成長の減少があったが，肝臓障害や腫瘍形成の増加は観察されなかった（Schmahl 1956)。

ツヨンの慢性投与は，肝臓の脂肪変性につながることが報告されている（Pinto-Scognamiglio 1967)。

遺伝毒性

ワームウッド抽出物のエイムス試験では，変異原活性は報告されなかった（Schimmer et al. 1994)。

参考文献

Benezet-Mazuecos, J., and A. de la Fuente. 2006. Electrocardiographic findings after acute absinthe intoxication. *Int. J. Cardiol.* 113(2):e48-e50.

Berlin, R., and M. Smilkstein. 1996. Wormwood oil@toxic.ing. *J. Toxicol. Clin. Toxicol.* 34(5):543.

Blagojevic, P., N. Radulovic, R. Palic, and G. Stojanovic. 2006. Chemical composition of the essential oils of Serbian wild-growing *Artemisia absinthium* and *Artemisia vulgaris*. *J. Agric. Food Chem.* 54(13):4780-4789.

Blaschek, W., S. Ebel, E. Hackenthal, et al. 2002. *Hagers handbuch der drogen und arzneistoffe. HagerROM.* Heidelberg: Springer.

Bonkovsky, H.L., E.E. Cable, J.W. Cable, et al. 1992. Porphyrogenic properties of the terpenes camphor, pinene, and thujone (with a note on historic implications for absinthe and the illness of Vincent van Gogh). *Biochem. Pharmacol.* 43(11):2359-2368.

CFR. 2011. *Code of federal regulations*, Title 21 Part 172.510, 2011 ed. Food additives permitted for direct addition to food for human consumption. Natural flavoring substances and natural substances used in conjunction with flavors. Washington, DC: U.S. Government Printing Office.

Deiml, T., R. Haseneder, W. Zieglglinsberger, et al. 2004. α-Thujone reduces 5-HT_3 receptor activity by an effect on the agonist-reduced desensitization. *Neuropharmacology* 46:192-201.

Dettling, A., H. Grass, A. Schuff, et al. 2004. Absinthe: Attention performance and mood under the influence of thujone. *J. Stud. Alcohol* 65(5):573-581.

Felter, H.W., and J.U. Lloyd. 1898. *King's American dispensatory*. 18th ed., 3rd rev. 2 vols. Cincinnati: Ohio Valley Co.

Gessner, O. 1974. *Cited in* Mills, S., Bone K. 2005. *The essential guide to herbal safety*. St. Louis: Elsevier.

Höld, K.M., N.S. Sirisoma, T. Ikeda, T. Narahashi, and J.E. Casida. 2000. Alpha-thujone (the active component of absinthe): Gamma-aminobutyric acid type A receptor modulation and metabolic detoxification. *Proc. Natl. Acad. Sci. U.S.A.* 97(8):3826-3831.

Khattak, S.G., S.N. Gilani, and M. Ikram. 1985. Antipyretic studies on some indigenous Pakistani medicinal plants. *J. Ethnopharmacol.* 14(1):45-51.

Lachenmeier, D., D. Nathan-Maister, T. Breaux, et al. 2008. Chemical composition of vintage preban absinthe with special reference to thujone, fenchone, pinocamphone, methanol, copper, and antimony concentrations. *J. Agric. Food Chem.* 59(9):3073-3081.

Lagarto Parra, A., R. Silva Yhebra, I. Guerra Sardinas, and L. Iglesias Buela. 2001. Comparative study of the assay of *Artemia salina* L. and the estimate of the medium lethal dose (LD_{50} value) in mice, to determine oral acute toxicity of plant extracts. *Phytomedicine* 8(5):395-400.
Lawrence, B.M. 1995. Essential oils 1992–1994. In *Natural flavor and fragrance materials*. Carol Stream, IL: Allured Publishing Corp.
Lee, R.A., and M.J. Balick. 2005. Absinthe: La fee vert. *Explore J. Sci. Healing* 1(3):217-219.
Leung, A.Y., and S. Foster. 1996. *Encyclopedia of common natural ingredients used in food, drugs, and cosmetics*. 2nd ed. New York: Wiley.
Madari, H., and R.S. Jacobs. 2004. An analysis of cytotoxic botanical formulations used in the traditional medicine of ancient Persia as abortifacients. *J. Nat. Prod.* 67(8):1204-1210.
Martindale, W., and J.E.F. Reynolds. 1996. *The extra pharmacopoeia*. 31st ed. edited by James E.F. Reynolds London: Pharmaceutical Press.
McGuffin, M., C. Hobbs, R. Upton, and A. Goldberg. 1997. *Botanical safety handbook*. Boca Raton, FL: CRC Press.
Muto, T., T. Watanabe, M. Okamura, et al. 2003. Thirteen-week repeated dose toxicity study of wormwood (*Artemisia absinthium*) extract in rats. *J. Toxicol. Sci.* 28(5):471-478.
Olsen, R. 2000. Absinthe and the GABA receptors. *Proc. Natl. Acad. Sci. U.S.A.* 97:4417-4418.
Opdyke, D. 1975. Monographs on fragrance raw materials. *Food Cosmet. Toxicol.* 13:721-722.
Pinto-Scognamiglio, W. 1967. Connaissances actuelles sur l'activité pharmacodynamique de la thujone, aromatisant naturel d'un emploi entendu. *Boll. Chim. Farm.* 106:292-300.
Rao, V., A. Menezes, and M. Gadelha. 1988. Antifertility screening of some indigenous plants of Brasil. *Fitoterapia* 59:17-20.
Sampson, W.L., and L. Fernandez. 1939. Experimental convulsions in the rat. *J. Pharm. Exp. Ther.* 65:275.
Schimmer, O., A. Kruger, H. Paulini, and F. Haefele. 1994. An evaluation of 55 commercial plant extracts in the Ames mutagenicity test. *Pharmazie* 49(6):448-451.
Schmahl, D. 1956. Failure of cancerogenic effect of *Artemesia absinthium* fed to rats. *Z. Krebsforsch.* 61(3):227-229.
Sharma, M.L., N. Chandokhe, B.J. Ghatak, et al. 1978. Pharmacological screening of Indian medicinal plants. *Indian J. Exp. Biol.* 16(2):228-240.
Weisbord, S.D., J.B. Soule, and P.L. Kimmel. 1997. Poison on line—acute renal failure caused by oil of wormwood purchased through the Internet. *New Engl. J. Med.* 337:825-827.
Weiss, R.F., and A.R. Meuss. 2001. *Weiss's herbal medicine.* Classic ed. New York: Thieme.
Wenzel, D., and C. Ross. 1957. Central stimulating properties of some terpenones. *J. Am. Pharm. Assoc.* 46:77.
Wichtl, M. 2004. *Herbal drugs and phytopharmaceuticals: A handbook for practice on a scientific basis*. 3rd ed. Boca Raton, FL: CRC Press.

Artemisia annua L.

キク科

一般名：スィートアニー，スィートワームウッド
英　名：sweet wormwood
和　名：クソニンジン，ホソバニンジン
中国名：青蒿（*qing hao*）（地上部）
別　名：annual wormwood，sweet Annie
使用部位：地上部

安全性クラス：2b
相互作用クラス：A

禁忌　妊娠中は有資格の医療従事者監督下以外での使用禁止（Al Kadi 2007; Boareto et al. 2008）。

他の注意事項　知見なし

薬やサプリメントとの相互作用　知見なし

注釈　スィートアニーは，アルテミシニンを含む。アルテミシニンとスィートアニー由来の化合物は広く抗マラリア薬として使用されている（Meshnick 2002）。

有害事象と副作用　スィートアニーによる有害作用は，抽出物（投薬量は明示されていない）の使用で，患者の3.4%に胃腸の副作用を引き起こしたと報告されているが（Bensky et al. 2004），煎剤として調整された通常用量としては，中国伝統医学の文献では報告されていない（Bensky et al. 2004; Chen and Chen 2004）。

肝炎のケースが，アルテミシニンを含むサプリメントと関連があると報告された（Malhotra et al. 2009）。

抗マラリア薬として使用されたアルテミシニンまたはアルテミシニン誘導体からは，重篤な有害事象は報告されていない。

これらはまたマラリアの症状として注目されているが，これらの化合物の使用に関連する軽度な有害事象は，悪心，嘔吐，下痢などである（Gordi and Lepist 2004; McGready et al. 1998; Meshnick 2002; Meshnick et al. 1996; Ribeiro and lliaro 1998）。

薬理学的考察　知見なし

妊婦と授乳婦　抗マラリア薬のレビューでは，アルテミシニン系化合物は，安全性データの欠如により，妊娠初期の使用を推奨しないとされたが，妊娠Ⅱ期やⅢ期には使用することができるだろう（Al Kadi 2007）。そのレビューの後に報告された動物研究では，着床後胚損失の増加はアルテミシニンの比較的高用量（35または70mg/kg）を与えられた動物で観察されたが，標準ヒト用量（7mg/kg）に相当する量を与えられた動物では観察されなかったことが示された（Boareto et al. 2008）。

授乳期間中のスィートアニーの安全性は不明である。本書では，授乳期間での使用に関する問題は確認されなかったが，最終的な安全性は確立されていない。

レビュー詳細

I. 薬やサプリメントとの相互作用

薬やサプリメントとの相互作用の臨床試験

確認されなかった。

被疑薬やサプリメントとの相互作用の症例報告

確認されなかった。

薬やサプリメントとの相互作用の動物試験　齧歯動物マラリア中のアルテミシニン（通常のネズミマラリア原虫の感受性系統）を用いた研究では，増強された明白な相乗効果が，薬物のメフロキン，テトラサイクリン，スピラマイシンで発見された。いくつかの相乗作用はプリマキンで観察された。ダプソン，スルファジアジン，スルファドキシン，ピリメタミン，ピリメタミン/スルファドキシンおよびシクログアニルとアルテミシニンの組み合わせは，拮抗作用を示した。メフロキンとの組み合わせはメフロキン耐性株で有意な増強を示したが，最も高い増強はプリマキン耐性株でのアルテミシニンとプリマキンの間で示された。メフロキン，プリマキン，テトラサイクリンまたはクリンダマイシンとアルテミシニンの組み合わせは，アルテミシニン耐性株で明白な増強を示した（Chawira et al. 1987）。

II. 有害事象

有害事象の症例報告　アルテミシニンおよびアルテミシニン誘導体の動物毒性研究のレビューでは，特に脳幹での神経毒性作用が観察されたことを示している。しかしながらこれらのレビューは，そのような毒性は，ヒトで広く使用された後には観察されていないことを認めている。1996年の時点で，推定200万人のマラリア患者が重篤な有害事象の報告なしに，アルテミシニンとその誘導体で治療されていた。これらはマラリアの症状として記録されているが，重篤ではない共通の有害事象は，悪心，嘔吐，下痢を含んでいる（Gordi and Lepist 2004; McGready et al. 1998; Meshnick 2002; Meshnick et al. 1996; Ribeiro and Olliaro 1998）。時折，好中球減少症，網状赤血球減少症，肝酵素の上昇，一過性徐脈，QT間隔の延長もまた報告された（Ribeiro and Olliaro 1998）。

アルテミシニンを1カプセル当たり100mg含むサプリメントを，1回2カプセルを毎日3回，1週間摂取していた52歳の男性で肝炎が報告された。分析では，アルテミシニンの存在および不純物がないことを確認した（Malhotra et al. 2009）。

III. 薬理学および薬物動態学

ヒトの薬理学的研究　確認されなかった。

動物の薬理学的研究　確認されなかった。

*In vitro*の薬理学的研究　スィートアニーから単離したフラボノール化合物は，黄色ブドウ球菌の多剤耐性株に対してベルベリンおよびノルフロキサシンの活性を増強することが見出された（Stermitz et al. 2002）。

IV. 妊婦と授乳婦

妊娠7～13または14～20日に1日当たり7，35，70mg/kgのアルテミシニンを経口投与したラットでは，35および75mg/kgの投与量レベルにおいて，着床後胚損失の増加が観察された。着床後胚損失は，母親においてプロゲステロンの減少傾向とテストステロン減少との相関がみられた。結果は，両期間における毒性を示しており，妊娠後期でより低い感受性であった（Boareto et al. 2008）。

抗マラリア薬のレビューでは，安全性データがないために，アルテミシニン系化合物は妊娠初期の間に使用することは推奨されていないが，妊娠Ⅱ期およびⅢ期では使用できる可能性を示した（Al Kadi 2007）。

授乳期間中のスィートアニーの安全性情報は確認されなかった。

V. 毒性研究

急性毒性

マウスに対するアルテミシニンのLD_{50}は，経口投与で4.23g/kg，筋肉内投与で3.84g/kg，腹腔内投与で1.59g/kg，皮下投与で9g/kgである（Zhu 1998）。ラットに対するアルテミシニンのLD_{50}は，経口投与で5.58g/kg，筋肉内投与で2.57g/kgである（Zhu 1998）。

参考文献

Al Kadi, H.O. 2007. Antimalarial drug toxicity: A review. *Chemotherapy* 53(6):385-391.

Bensky, D., S. Clavey, and E. Stöger. 2004. *Chinese herbal medicine: Materia medica*. 3rd ed. Seattle: Eastland Press.

Boareto, A.C., J.C. Muller, A.C. Bufalo, et al. 2008. Toxicity of artemisinin (*Artemisia annua* L.) in two different periods of pregnancy in Wistar rats. *Reprod. Toxicol.* 25(2):239-246.

Chawira, A.N., D.C. Warhurst, B.L. Robinson, and W. Peters. 1987. The effect of combinations of qinghaosu (artemisinin) with standard antimalarial drugs in the suppressive treatment of malaria in mice. *Trans. R. Soc. Trop. Med. Hyg.* 81(4):554-558.

Chen, J.K., and T.T. Chen. 2004. *Chinese medical herbology and pharmacology*. City of Industry, CA: Art of Medicine Press.

Gordi, T., and E.I. Lepist. 2004. Artemisinin derivatives: Toxic for laboratory animals, safe for humans? *Toxicol. Lett.* 147(2):99-107.

Malhotra, U., R. Rakita, F. Fernandez, et al. 2009. Hepatitis temporally associated with an herbal supplement containing artemisinin—Washington, 2008. *J. Am. Med. Assoc.* 302(13):1412-1414.

McGready, R., T. Cho, J.J. Cho, et al. 1998. Artemisinin derivatives in the treatment of falciparum malaria in pregnancy. *Trans. R. Soc. Trop. Med. Hyg.* 92(4):430-433.

Meshnick, S.R. 2002. Artemisinin: Mechanisms of action, resistance and toxicity. *Int. J. Parasitol.* 32(13):1655-1660.

Meshnick, S.R., T.E. Taylor, and S. Kamchonwongpaisan. 1996. Artemisinin and the antimalarial endoperoxides: From herbal remedy to targeted chemotherapy. *Microbiol. Rev.* 60(2):301-15.

Ribeiro, I.R., and P. Olliaro. 1998. Safety of artemisinin and its derivatives. A review of published and unpublished clinical trials. *Med. Trop.* 58(3 Suppl.):50-53.

Stermitz, F.R., L.N. Scriven, G. Tegos, and K. Lewis. 2002. Two flavonols from *Artemisia annua* which potentiate the activity of berberine and norfloxacin against a resistant strain of *Staphylococcus aureus*. *Planta Med.* 68(12):1140-1141.

Zhu, Y.-P. 1998. *Chinese materia medica: Chemistry, pharmacology and applications* Amsterdam: Harwood Academic Publishers.

Artemisia dracunculus L. 'Sativa' キク科

一般名：タラゴン，エストラゴン，フレンチタラゴン

英　名：French tarragon

別　名：estragon，tarragon

使用部位：全草

安全性クラス：1

相互作用クラス：A

禁忌　知見なし

他の注意事項　知見なし

薬やサプリメントとの相互作用　知見なし

注意　アルケニルベンゼン（精油の60～81%がエストラゴール，精油含有量は0.9～5.3%）(Arabhosseini et al. 2006; De Vincenzi et al. 2000; Ribnicky et al. 2004; Wichtl 2004)，付録1参照。

有害事象と副作用　知見なし

薬理学的考察　動物研究や伝統的なヒトへの使用では，タラゴンは血糖値の調節を変化させる可能性があることを示している（Ribnicky et al. 2006; Swanston-Flatt et al. 1991)。糖尿病を持つ人は，タラゴンを使用する前に有資格の医療従事者に使用について相談すること，および血糖値を厳密に測定することを勧める。

*In vitro*研究では，タラゴン抽出物は血小板凝集を阻害する可能性を示している（Shahriyary and Yazdanparast 2007; Tognolini et al. 2006)。

妊婦と授乳婦　科学的または伝統的文献において，妊娠中および授乳中におけるタラゴンの安全性は不明である。本書では，妊娠中や授乳期間での使用に関する問題は確認されなかったが，最終的な安全性は確立されていない。

レビュー詳細

I. 薬やサプリメントとの相互作用

薬やサプリメントとの相互作用の臨床試験

確認されなかった。

被疑薬やサプリメントとの相互作用の症例報告

確認されなかった。

薬やサプリメントとの相互作用の動物試験

確認されなかった。

II. 有害事象

有害事象の症例報告　確認されなかった。

III. 薬理学および薬物動態学

ヒトの薬理学的研究　確認されなかった。

動物の薬理学的研究　1日当たり500mg/kgのタラゴンのエタノール抽出物を7日間経口投与した糖尿病マウスでは，血糖値の減少が観察された（Ribnicky et al. 2006)。

*In vitro*の薬理学的研究　モルモットおよびラットの血漿において，タラゴンの精油がADP，アラキドン酸，U46619誘導性血小板凝集に対する抗血小板活性を示した。

精油はまた，血餅退縮を不安定化する能力を示した（Tognolini et al. 2006)。

血小板粘着，凝集および分泌の阻害は，タラゴンのメタノール抽出物で処理したヒトの血小板で観察された（Shahriyary and Yazdanparast 2007)。

IV. 妊婦と授乳婦

妊娠および授乳期間中のタラゴンの安全性情報は確認されなかった。

V. 毒性研究

急性毒性

ラットに対するタラゴンのエタノール抽出物のLD_{50}は，経口投与において最大5g/kgまでの用量で決定することができなかった（Ribnicky et al. 2004)。

亜慢性毒性

1日当たり10，100，1000mg/kgのタラゴンのエタノール抽

出物を90日間経口投与したラットで，臨床化学，臓器重量，臓器の顕微鏡検査において，有害作用がないことを示した（Ribnicky et al. 2004）。

遺伝毒性

ネズミチフス菌TA98株，TA100株，TA1535株，TA1537株，TA102株でのエイムス試験では，S9による代謝活性化の有無に関わらず，タラゴンのエタノール抽出物の変異原活性は観察されなかった（Ribnicky et al. 2004）。

タラゴンの精油は，枯草菌（*Bacillus subtilis*）を用いた*rec*アッセイでは変異原活性を示したが，サルモネラ/ミクロソームでの復帰突然変異試験では示さなかった（Zani et al. 1991）。

参考文献

Arabhosseini, A., S. Padhye, T.A. van Beek, et al. 2006. Loss of essential oil of tarragon *Artemisia dracunculus* L. due to drying. *J. Sci. Food Agric.* 86(15):2543-2550.

De Vincenzi, M., M. Silano, F. Maialetti, and B. Scazzocchio. 2000. Constituents of aromatic plants: II. Estragole. *Fitoterapia* 71(6):725-729.

Ribnicky, D.M., A. Poulev, J. O'Neal, et al. 2004. Toxicological evaluation of the ethanolic extract of *Artemisia dracunculus* L. for use as a dietary supplement and in functional foods. *Food Chem. Toxicol.* 42(4):585-598.

Ribnicky, D.M., A. Poulev, M. Watford, W.T. Cefalu, and I. Raskin. 2006. Antihyperglycemic activity of Tarralin, an ethanolic extract of *Artemisia dracunculus* L. *Phytomedicine* 13(8):550-557.

Shahriyary, L., and R. Yazdanparast. 2007. Inhibition of blood platelet adhesion, aggregation and secretion by *Artemisia dracunculus* leaves extracts. *J. Ethnopharmacol.* 114(2):194-198.

Swanston-Flatt, S.K., P.R. Flatt, C. Day, and C.J. Bailey. 1991. Traditional dietary adjuncts for the treatment of diabetes mellitus. *Proc. Nutr. Soc.* 50:641-651.

Tognolini, M., E. Barocelli, V. Ballabeni, et al. 2006. Comparative screening of plant essential oils: Phenylpropanoid moiety as basic core for antiplatelet activity. *Life Sci.* 78(13):1419-1432.

Wichtl, M. 2004. *Herbal drugs and phytopharmaceuticals: A handbook for practice on a scientific basis*. 3rd ed. Boca Raton, FL: CRC Press.

Zani, F., G. Massimo, S. Benvenuti, et al. 1991. Studies on the genotoxic properties of essential oils with *Bacillus subtilis* rec-assay and *Salmonella*/microsome reversion assay. *Planta Med.* 57(3):237-241.

Artemisia spp.　キク科

Artemisia douglasiana Bess.

一般名：ウエスタンマグワート

英　名：western mugwort

Artemisia lactiflora Wall. ex DC.

一般名：ホワイトマグワート

英　名：white mugwort

Artemisia vulgaris L.

一般名：マグワート

英　名：mugwort

和　名：オショウヨモギ

アーユルヴェーダ名：*nagadamani*

使用部位：全草

安全性クラス：2b

相互作用クラス：A

禁忌　妊娠中は有資格の医療従事者監督下以外での使用禁止（Jamwal and Anand 1962; Riddle 1997; Saha et al. 1961; Wichtl 2004）。

他の注意事項　知見なし

薬やサプリメントとの相互作用　知見なし

注意　通経薬（Saha et al. 1961; Williamson 2003），付録2参照。

ツヨン（精油の～64%，*A. vulgaris*は0.03～0.3%の精油を含む）（Misra and Singh 1986），付録1参照。

有害事象と副作用　植物暴露による接触皮膚炎のレビューでは，マグワートは皮膚炎の比較的一般的な原因であることが示された（Kurz and Rapaport 1979; Saito et al. 1982）。

薬理学的考察　知見なし

妊婦と授乳婦　いくつかの報告書では，マグワートは堕胎薬として使われてきたことを示している（Jamwal and Anand 1962; Riddle 1997; Saha et al. 1961; Wichtl 2004）。この情報を元に，妊娠中は，有資格の医療従事者監督下以外での使用を推奨しない。

授乳期間中のマグワートの安全性は不明である。本書では，授乳期間での使用に関する問題は確認されなかったが，最終的な安全性は確立されていない。

レビュー詳細

I. 薬やサプリメントとの相互作用

薬やサプリメントとの相互作用の臨床試験

確認されなかった。

被疑薬やサプリメントとの相互作用の症例報告

確認されなかった。

薬やサプリメントとの相互作用の動物試験

確認されなかった。

II. 有害事象

有害事象の症例報告　植物暴露による接触皮膚炎のレビューでは，マグワートは皮膚炎の比較的一般的な原因であることが示された（Kurz and Rapaport 1979; Saito et al. 1982）。

重度のアレルギー反応は，マグワート接触後，既存のヒマワリアレルギーのある花屋の従業員で報告された。皮膚テスト（プリックとスクラッチ）では，マグワートとタラゴンへの強い感受性が明らかになった（Kurzen et al. 2003）。

松の実を摂取した後アナフィラキシーを経験した患者を対象とした皮膚プリックテストでは，マグワートに交差反応を示した（Rodrigues-Alves et al. 2008）。レタスに感作された患者では，CAP阻害試験で，マグワートに対してもアレルギーであったことを示した（Vila et al. 1998）。

III. 薬理学および薬物動態学

ヒトの薬理学的研究　確認されなかった。

動物の薬理学的研究　マグワートのメタノール抽出物を250mg/kg経口投与した非糖尿病マウスでは，経口ブドウ糖負荷試験で血糖値の増加が観察された（Villasenor and Lamadrid 2006）。

***In vitro*の薬理学的研究**　確認されなかった。

IV. 妊婦と授乳婦

いくつかの報告書では，マグワートは堕胎薬として使われてきたことを示している（Jamwal and Anand 1962; Riddle 1997; Saha et al. 1961; Wichtl 2004）。摘出したモルモットの子宮において，マグワートの刺激作用は観察されなかった（Saha et al. 1961）。

授乳期間中のマグワートの安全性情報は確認されなかった。

V. 毒性研究

確認されなかった。

参考文献

Jamwal, K.S., and K.K. Anand. 1962. Preliminary screening of some reputed abortifacient indigenous plants. *Indian J. Pharm.* 24:218-220.

Kurz, G., and M.J. Rapaport. 1979. External/internal allergy to plants (*Artemesia*). *Contact Dermat.* 5(6):407-409.

Kurzen, M., C. Bayerl, and S. Goerdt. 2003. Occupational allergy to mugwort. *J. Dtsch. Dermatol. Ges.* 1(4):285-290.

Misra, L.N., and S.P. Singh. 1986. α-Thujone, the major component of the essential oil from *Artemisia vulgaris* growing wild in Nilgiri Hills. *J. Nat. Prod.* 49(5):941.

Riddle, J. 1997. *Eve's herbs: A history of contraception and abortion in the West*. Cambridge, MA: Harvard University Press.

Rodrigues-Alves, R., A. Pregal, M.C. Pereira-Santos, et al. 2008. Anaphylaxis to pine nut: Cross-reactivity to *Artemisia vulgaris*? *Allergol. Immunopathol. (Madrid)* 36(2):113-116.

Saha, J.C., S. Kasinathan, J.C. Saha, and S. Kasinathan. 1961. Ecbolic properties of Indian medicinal plants. *Indian J. Med. Res.* 49:130-151.

Saito, F., O. Urushibata, and T. Murao. 1982. Contact dermatitis from plants for the last 6 years. *Hifu* 24(2):238-249.

Vila, L., G. Sanchez, M.L. Sanz, et al. 1998. Study of a case of hypersensitivity to lettuce (*Lactuca sativa*). *Clin. Exp. Allergy* 28(8):1031-1035.

Villasenor, I.M., and M.R. Lamadrid. 2006. Comparative anti-hyperglycemic potentials of medicinal plants. *J. Ethnopharmacol.* 104(1-2):129-131.

Wichtl, M. 2004. *Herbal drugs and phytopharmaceuticals: A handbook for practice on a scientific basis*. 3rd ed. Boca Raton, FL: CRC Press.

Williamson, E.M. 2003. *Potter's herbal cyclopedia*. Saffron Walden, Essex: C.W. Daniel Co.

Artemisia spp.　キク科

Artemisia capillaris Thunb.

一般名：インチンコウ

英　名：yin-chen wormwood

和　名：カワラヨモギ

生薬名：［局］インチンコウ（茵陳蒿）

中国名：茵陳蒿（*yin chen hao*）（地上部，全草）

別　名：capillaris, capillary artemisia

Artemisia scoparia Waldst. & Kit.

一般名：インチンコウ

英　名：yin-chen wormwood

和　名：ハマヨモギ

中国名：茵陳蒿（*yin chen hao*）（全草）

使用部位：地上部，全草

安全性クラス：1

相互作用クラス：A

禁忌　知見なし

他の注意事項　知見なし

薬やサプリメントとの相互作用　知見なし

注意　ツヨン（α-ツヨンが*A. scoparia* 精油の0.7%，*A. capillaris* 精油の0.1%，β-ツヨンが*A. scoparia* 精油の0.3%，*A. capillaris* 精油内に微量）（Cha et al. 2005），付録1参照。

有害事象と副作用　知見なし

薬理学的考察　知見なし

妊婦と授乳婦　科学的または伝統的文献において，妊娠中および授乳中におけるインチンコウの地上部または全草での安全性は不明である。本書では，妊娠中や授乳期間での使用に関する問題は確認されなかったが，最終的な安全性は確立されていない。

レビュー詳細

I. 薬やサプリメントとの相互作用

薬やサプリメントとの相互作用の臨床試験

確認されなかった。

被疑薬やサプリメントとの相互作用の症例報告

確認されなかった。

薬やサプリメントとの相互作用の動物試験

確認されなかった。

II. 有害事象

有害事象の症例報告　有害事象のまれなケースは，インチンコウの比較的高用量（15～30g）を摂取している人で報告されている。症状は，頭痛，めまい，上肢のしびれや振戦，動悸，失神，胸部の圧迫感など。正確な投与量や調整方法，関連する既往歴は報告されていない（Bensky et al. 2004）。

III. 薬理学および薬物動態学

ヒトの薬理学的研究　確認されなかった。

動物の薬理学的研究　確認されなかった。

*In vitro*の薬理学的研究　インチンコウから単離した75個の化合物のうち，15種類は血小板凝集阻害活性を示した（Wu et al. 2001）。

IV. 妊婦と授乳婦

着床の阻害は，10mg/kgのスコパロンを経口投与した雌ラットで観察された。25または50mg/kgの用量では，骨の異常が観察された数匹の仔とともに，産仔数，生存/死亡仔数の比率，体重増加に悪影響があった（Chandhoke 1979）。

妊娠および授乳期間中のインチンコウの安全性情報は確認されなかった。

V. 毒性研究

急性毒性

マウスに対するカピラリンのLD_{50}は，腹腔内投与において262.5mg/kgである（Chen and Chen 2004）。

短期毒性

雄ラットに対し，1日当たり10，25，50mg/kgのスコパロンを75日間経口投与した場合，体重増加率の減少および用量依存性の死亡をもたらした（Chandhoke 1979）。

遺伝毒性

インチンコウの水抽出物の変異原性活性は，S9による代謝活性化の有無に関わらず，ネズミチフス菌TA98株またはTA100株でのエイムス試験で観察されなかった（Yin et al. 1991）。

マウスでの小核および染色異常試験では，いつかの変異原活性は，4.5，9，18g/kgのインチンコウの水抽出物を腹腔内投与したマウスで観察された。小核試験では，多染性赤血球の増加は，4.5，9，18g/kgの用量レベルで観察された。染色体異常の発生率の増加は，4.5，9，18g/kg用量レベルで観察されたが，0.9g/kg用量レベルでは観察されなかった（Yin et al. 1991）。

参考文献

Bensky, D., S. Clavey, and E. Stöger. 2004. *Chinese herbal medicine: Materia medica*. 3rd ed. Seattle: Eastland Press.

Cha, J.-D., M.-R. Jeong, S.-I. Jeong, et al. 2005. Chemical composition and antimicrobial activity of the essential oils of *Artemisia scoparia* and *A. capillaris*. *Planta Med.* 71(2):186-190.

Chandhoke, N. 1979. Scoparone effect on reproductive processes in rats. *Indian J. Exp. Biol.* 17(8):740-742.

Chen, J.K., and T.T. Chen. 2004. *Chinese medical herbology and pharmacology*. City of Industry, CA: Art of Medicine Press.

Wu, T.S., Z.J. Tsang, P.L. Wu, et al. 2001. New constituents and antiplatelet aggregation and anti-HIV principles of *Artemisia capillaris*. *Bioorg. Med. Chem.* 9(1):77-83.

Yin, X.J., D.X. Liu, H.C. Wang, and Y. Zhou. 1991. A study on the mutagenicity of 102 raw pharmaceuticals used in Chinese traditional medicine. *Mutat. Res.* 260(1):73-82.

Asclepias asperula (Decne.) Woodson　ガガイモ科

一般名：インモータル

英　名：inmortal

使用部位：根

安全性クラス：2b

相互作用クラス：A

禁忌　妊娠中は有資格の医療従事者監督下以外での使用禁止（Conway and Slocumb 1979; Moore 2003）。

他の注意事項　心臓の薬との併用に注意（Moore 2003）。

薬やサプリメントとの相互作用　知見なし

有害事象と副作用　過剰摂取は，吐き気や嘔吐を引き起こす可能性がある（1日あたりの標準投与量は，根部分をティースプーン2杯分と表示）（Moore 2003）。

薬理学的考察　知見なし

妊婦と授乳婦　インモータルは出産を楽にしたり，堕胎を誘導したりするために使用されている（Conway and Slocumb 1979）。これに基づき，妊娠中の使用は有資格の医療従事者監督下以外では推奨しない。

授乳期間中のインモータルの安全性は不明である。本書では，妊娠中や授乳期間での使用に関する問題は確認されなかったが，最終的な安全性は確立されていない。

レビュー詳細

I. 薬やサプリメントとの相互作用

薬やサプリメントとの相互作用の臨床試験

確認されなかった。

被疑薬やサプリメントとの相互作用の症例報告

確認されなかった。

薬やサプリメントとの相互作用の動物試験

確認されなかった。

II. 有害事象

有害事象の症例報告　インモータルに関連する有害事象の症例報告は確認されなかった。

III. 薬理学および薬物動態学

ヒトの薬理学的研究　確認されなかった。

動物の薬理学的研究　確認されなかった。

*In vitro*の薬理学的研究　インモータルから分離されたいくつかのカルデノイリドは，生理的受容体，ブタの腎臓のNa^+，K^+-ATPaseに対する結合親和性を示した。カルデノリドの結合親和性の順は，高いものからウザリゲニン，デスグルコウザリン，ウザリンおよび6'-*O*-（*E*-4-ヒドロキシシンナモイル）デスグルコウザリンであった（Abbott et al. 1998）。

IV. 妊婦と授乳婦

インモータルの熱水および冷水抽出物が出産に使用されてきた。また高用量の煎剤が堕胎を誘発するために使用されてきた。高用量の使用は，吐き気の原因となることが報告されている（Conway and Slocumb 1979）。

授乳期間中のインモータルの安全性情報は確認されなかった。

V. 毒性研究

確認されなかった。

参考文献

Abbott, A.J., C.G. Holoubek, and R.A. Martin. 1998. Inhibition of Na^+,K^+-ATPase by the cardenolide 6′-*O*-(*E*-4-hydroxycinnamoyl) desglucouzarin. *Biochem. Biophys. Res. Commun.* 251(1):256-259.

Conway, G., and J. Slocumb. 1979. Plants used as abortifacients and emmenagogues by Spanish New Mexicans. *J. Ethnopharmacol.* 1:241-261.

Kingsbury, J.M. 1964. *Poisonous plants of the United States and Canada*. Englewood Cliffs, NJ: Prentice-Hall.

List, P.H., and H. Hörhammer. 1973. *Hagers handbuch der pharmazeutischen praxis*. Vollst. 4. Neuausg. ed. Berlin, Heidelberg, New York: Springer.

Martindale, W., and J.E.F. Reynolds. 1996. *The extra pharmacopoeia*. 31st ed. London: Pharmaceutical Press.

Moore, M. 2003. *Medicinal plants of the Mountain West*. Revised and expanded edition. Santa Fe: Museum of New Mexico Press.

Turner, N., and A. Szczawinski. 1991. *Common poisonous plants and mushrooms of North America*. Portland, OR: Timber Press.

Asclepias tuberosa L.　キョウチクトウ科（ガガイモ科）

一般名：プルーリジールート

英　名：pleurisy root

使用部位：根

安全性クラス：2b

相互作用クラス：A

禁忌　妊娠中は有資格の医療従事者監督下以外での使用禁止（List and Hörhammer 1973; Moore 2003）。

他の注意事項　吐き気や嘔吐を引き起こす可能性（List and Hörhammer 1973）。

薬やサプリメントとの相互作用　知見なし

注意　催吐作用（List and Hörhammer 1973），付録2参照。

注釈　*A. tuberosa* 根の標準化された共通名がプルーリジールートであるが，植物自体は，バタフライウィード（butterfly weed，和名：ヤナギトウワタ）である（McGuffin et al. 2000）。

有害事象と副作用　ある毒物学の文献では，プルーリジールートの摂取は，口腔，喉，消化管の炎症を引き起こす可能性があることを示したが（Lewis 1998），1800年代後半に書かれた薬学書には，プルーリジールートは一般的に使用されたときは，そのような有害作用は記されていなかった（Felter and Lloyd 1898）。

薬理学的考察　知見なし

妊婦と授乳婦　子宮の刺激および子宮収縮作用が動物実験で報告されている（Costello and Butler 1949）。ある参考書が，プルーリジールートが"繊細な妊娠"にはおそらく使用は不適当であることを示している（Moore 2003）。これらの報告に基づき，妊娠中の使用は，資格のある医療従事者監督下以外では推奨しない。

授乳期間中のプルーリジールートの安全性は不明である。本書では，授乳期間での使用に関する問題は確認されなかったが，最終的な安全性は確立されていない。

レビュー詳細

I. 薬やサプリメントとの相互作用

薬やサプリメントとの相互作用の臨床試験

確認されなかった。

被疑薬やサプリメントとの相互作用の症例報告

確認されなかった。

薬やサプリメントとの相互作用の動物試験

確認されなかった。

II. 有害事象

有害事象の症例報告　プルーリジールートに関連する有害事象の症例報告は確認されなかった。

III. 薬理学および薬物動態学

ヒトの薬理学的研究　確認されなかった。

動物の薬理学的研究　古い研究では，プルーリジールート抽出物のエストロゲン様活性は，去勢したラットで観察された（Costello and Butler 1949）。

*In vitro*の薬理学的研究　プルーリジールートの水抽出物から，膜組織Na^+，K^+-ATPaseへのウアバインの結合阻害および，放射免疫測定においてジゴキシン抗体との交差反応が*in vitro*で観察された（Longerich et al. 1993）。

IV. 妊婦と授乳婦

プルーリジールートのエタノールおよびイソプロパノールベース抽出物を静脈内投与したウサギ，イヌ，ネコで子宮刺激作用が観察された（Costello and Butler 1949）。プルーリジールート抽出物を注射されたネコとウサギで，子宮収縮力の増加が観察された（Hassan 1952）。

ある参考文献では，プルーリジールートが"不安定な状況の妊娠"にはおそらく使用は不適当であることを示している（Moore 2003）。

授乳期間中のプルーリジールートの安全性情報は確認されなかった。

V. 毒性研究

急性毒性

プルーリジールートのアルコール抽出物を0.04ml/kgの用量で，ラットに腹腔内およびウサギに静脈内投与した場合に，部分的な麻痺を誘発した（Hassan 1952）。

短期毒性

プルーリジールートのアルコール抽出物を1日当たり10mg腹腔内投与したラットでは，5日後に下痢や継続した震えを発症した（Hassan 1952）。

参考文献

Costello, C., and C. Butler. 1949. The estrogenic and uterine stimulating activity of *Asclepias tuberosa*. *J. Am. Pharm. Assoc. Sci. Ed.* 39:233-237.

Felter, H.W., and J.U. Lloyd. 1898. *King's American dispensatory*. 18th ed., 3rd rev. 2 vols. Cincinnati: Ohio Valley Co.

Hassan, W.E., Jr. 1952. Studies on species of *Asclepias*. VI. Toxicology, pathology, and pharmacology. *J. Am. Pharm. Assoc.* 41(6):298-300.

Kingsbury, J.M. 1964. *Poisonous plants of the United States and Canada*. Englewood Cliffs, NJ: Prentice-Hall.

Lewis, R. 1998. *Lewis' dictionary of toxicology*. Boca Raton, FL: CRC Press.

List, P.H., and H. Hörhammer. 1973. *Hagers handbuch der pharmazeutischen praxis*. Vollst. 4. Neuausg. ed. Berlin, Heidelberg; New York: Springer.

Longerich, L., E. Johnson, and M.H. Gault. 1993. Digoxin-like factors in herbal teas. *Clin. Invest. Med.* 16(3):210-218.

Martindale, W., and J.E.F. Reynolds. 1996. *The extra pharmacopoeia*. 31st ed. London: Pharmaceutical Press.

McGuffin, M., J. Kartesz, A. Leung, and A.O. Tucker. 2000. *Herbs of commerce*. 2nd ed. Silver Spring, MD: American Herbal Products Association.

Mills, S., and K. Bone. 2005. *The essential guide to herbal safety*. St. Louis: Elsevier.

Moore, M. 2003. *Medicinal plants of the Mountain West*. Revised and expanded edition. Santa Fe: Museum of New Mexico Press.

Turner, N., and A. Szczawinski. 1991. *Common poisonous plants and mushrooms of North America*. Portland, OR: Timber Press.

Asparagus adscendens Roxb.　キジカクシ科（ユリ科）

一般名：サフェド ムスリ
英　名：*Asparagus adscendens*
アーユルヴェーダ名：*shveta mushali*
使用部位：根

安全性クラス：1
相互作用クラス：A
禁忌　知見なし
他の注意事項　知見なし
薬やサプリメントとの相互作用　知見なし
有害事象と副作用　知見なし
薬理学的考察　知見なし
妊婦と授乳婦　科学的または伝統的文献において，妊娠中および授乳中におけるサフェド ムスリの安全性は不明である。本書では，妊娠中や授乳期間での使用に関する問題は確認されなかったが，最終的な安全性は確立されていない。

サフェド ムスリは，伝統的に授乳婦で乳汁分泌を促進するために使用されている（Kapoor 2001）。

レビュー詳細

I. 薬やサプリメントとの相互作用

薬やサプリメントとの相互作用の臨床試験
　確認されなかった。
被疑薬やサプリメントとの相互作用の症例報告
　確認されなかった。
薬やサプリメントとの相互作用の動物試験
　確認されなかった。

II. 有害事象

有害事象の症例報告　確認されなかった。

III. 薬理学および薬物動態学

ヒトの薬理学的研究　確認されなかった。
動物の薬理学的研究　確認されなかった。
*In vitro*の薬理学的研究　サフェド ムスリの水抽出物は，膵臓β-細胞におけるグルコース依存性インスリン分泌作用の増加をもたらした。抽出物はまた，脂肪細胞におけるグルコース取り込みの増加をもたらした（Mathews et al. 2006）。

IV. 妊婦と授乳婦

妊娠中のサフェド ムスリの安全性情報は確認されなかった。

サフェド ムスリは，伝統的に授乳婦で乳汁分泌を促進するために使用されている（Kapoor 2001）。

V. 毒性研究

確認されなかった。

参考文献

Kapoor, L.D. 2001. *Handbook of Ayurvedic medicinal plants*. Boca Raton, FL: CRC Press.

Mathews, J.N., P.R. Flatt, and Y.H. Abdel-Wahab. 2006. *Asparagus adscendens* (shweta musali) stimulates insulin secretion, insulin action and inhibits starch digestion. *Br. J. Nutr.* 95(3):576-581.

Asparagus cochinchinensis (Lour.) Merr.　ユリ科

一般名：チャイニーズアスパラガス
英　名：Chinese asparagus
和　名：クサスギカズラ
生薬名：局（コルク化した外層の大部分を除き通例蒸した根）テンモンドウ（天門冬）
中国名：天門冬（*tian men dong*）（塊根）
使用部位：塊根

安全性クラス：1
相互作用クラス：A
禁忌　知見なし
他の注意事項　知見なし
薬やサプリメントとの相互作用　知見なし
有害事象と副作用　知見なし
薬理学的考察　知見なし
妊婦と授乳婦　中国伝統医学の文献では，妊娠および授乳期間中のチャイニーズアスパラガスの使用に関していかなる注意事項も示していない（Bensky et al. 2004; Chen and Chen 2004）。本書においても，妊娠中や授乳期間での使用に関する問題は確認されなかったが，最終的な安全性は確立されていない。

レビュー詳細

I. 薬やサプリメントとの相互作用

薬やサプリメントとの相互作用の臨床試験
確認されなかった。
被疑薬やサプリメントとの相互作用の症例報告
確認されなかった。
薬やサプリメントとの相互作用の動物試験
確認されなかった。

II. 有害事象

有害事象の症例報告　確認されなかった。

III. 薬理学および薬物動態学

ヒトの薬理学的研究　確認されなかった。
動物の薬理学的研究　確認されなかった。
*In vitro*の薬理学的研究　確認されなかった。

IV. 妊婦と授乳婦

中国伝統医学の文献では，妊娠中および授乳中のチャイニーズアスパラガスの使用に関するいかなる注意事項も示していない（Bensky et al. 2004; Chen and Chen 2004)。

V. 毒性研究

確認されなかった。

参考文献

Bensky, D., S. Clavey, and E. Stöger. 2004. *Chinese herbal medicine: Materia medica*. 3rd ed. Seattle: Eastland Press.

Chen, J.K., and T.T. Chen. 2004. *Chinese medical herbology and pharmacology*. City of Industry, CA: Art of Medicine Press.

Asparagus officinalis L.　ユリ科

一般名：アスパラガス
英　名：asparagus
和　名：オランダキジカクシ
使用部位：根茎

安全性クラス：1
相互作用クラス：A
禁忌　知見なし
他の注意事項　知見なし
薬やサプリメントとの相互作用　知見なし
注意　利尿薬（Blumenthal et al. 1998; Fyfe and Scudder 1909; Jeaffreson 1855; Van Wyk and Wink 2004)，付録2参照。
有害事象と副作用　アスパラガスの地上部から職業性のアレルギー性接触皮膚炎が報告されている（Rademaker and Yung 2000; Tabar et al. 2004)。アナフィラキシーを含むアレルギー反応は，アスパラガスの地上部の摂取後に報告されている（Tabar et al. 2004)。アスパラガスの根に関する副作用は確立されていない。
薬理学的考察　注意の項参照。
妊婦と授乳婦　科学的または伝統的文献において，妊娠中および授乳中におけるアスパラガスの安全性は不明である。本書では，妊娠中や授乳期間での使用に関する問題は確認されなかったが，最終的な安全性は確立されていない。

レビュー詳細

I. 薬やサプリメントとの相互作用

薬やサプリメントとの相互作用の臨床試験
確認されなかった。
被疑薬やサプリメントとの相互作用の症例報告
確認されなかった。
薬やサプリメントとの相互作用の動物試験
確認されなかった。

II. 有害事象

有害事象の症例報告　アスパラガスに対する職業上のアレルギー性接触皮膚炎が，アスパラガス工場で働いていた農場労働者で報告された（Rademaker and Yung 2000)。

アスパラガスへのアナフィラキシー反応を含むアレルギー反応が報告され，パッチテストおよびIgE免疫ブロット法によって確認された（Tabar et al. 2004)。

III. 薬理学および薬物動態学

ヒトの薬理学的研究　確認されなかった。
動物の薬理学的研究　確認されなかった。
*In vitro*の薬理学的研究　確認されなかった。

IV. 妊婦と授乳婦

妊娠および授乳期間中のアスパラガスの安全性情報は確認されなかった。

V. 毒性研究

細胞毒性

アスパラガスの根茎から単離されたいくつかのステロイド化合物は，ヒトおよびマウスの腫瘍細胞株で毒性作用がみられた（Huang et al. 2008）。

参考文献

Blumenthal, M., W. Busse, A. Goldberg, et al. 1998. *The complete German Commission E monographs*. Austin, TX: American Botanical Council.

Fyfe, J.W., and J.M. Scudder. 1909. *Specific diagnosis and specific medication*. Cincinnati, OH: Scudder Brothers.

Huang, X.F., Y.Y. Lin, and L.Y. Kong. 2008. Steroids from the roots of *Asparagus officinalis* and their cytotoxic activity. *J. Integr. Plant Biol.* 50(6):717-722.

Jeaffreson, S.J. 1855. On asparagus as a diuretic. *Br. Med. J.* 3(123):439.

Rademaker, M., and A. Yung. 2000. Contact dermatitis to *Asparagus officinalis*. *Aust. J. Dermatol.* 41(4):262-263.

Tabar, A.I., M.J. Alvarez-Puebla, B. Gomez, et al. 2004. Diversity of asparagus allergy: Clinical and immunological features. *Clin. Exp. Allergy* 34(1):131-136.

Van Wyk, B., and M. Wink. 2004. *Medicinal plants of the world: An illustrated scientific guide to important medicinal plants and their uses*. Portland, OR: Timber Press.

Asparagus racemosus Willd. ユリ科

一般名：シャタバリ

英　名：shatavari

アーユルヴェーダ名：*shatavari*

使用部位：根茎

安全性クラス：1

相互作用クラス：A

禁忌　知見なし

他の注意事項　知見なし

薬やサプリメントとの相互作用　知見なし

注意　利尿作用（Kapoor 2001; Williamson 2002），付録2参照。

有害事象と副作用　知見なし

薬理学的考察　動物研究ではシャタバリはエストロゲン様活性を有する可能性があることを示した（Pandey et al. 2005）。

妊婦と授乳婦　シャタバリは，インドでは一般的に生殖器系の強壮剤として使用され，伝統的には切迫流産を予防するために使用されている（Caldecott 2006）。シャタバリの文献レビューでは，アーユルヴェーダにおいて，このハーブは一般的に妊娠中の使用は安全だと考えられていることを示した（Goyal et al. 2003）。動物研究では，妊娠中にシャタバリのメタノール抽出物を投与したマウスで，胎児の発達に有害作用を示した（Goel et al. 2006）。シャタバリは伝統的に，牛乳，ギー，または水で調整し，妊娠中を通して使用されている。メタノール抽出物は，伝統的な使用法よりも大量のステロイド化合物を供給している点から，動物研究で報告された有害作用を説明することができるだろう。

シャタバリは，伝統的に授乳中の女性に乳汁分泌促進に使用されている（Joglekar et al. 1967; Kumar et al. 2008; Nadkarni 1954; Patel and Kanitkar 1969）。

レビュー詳細

I. 薬やサプリメントとの相互作用

薬やサプリメントとの相互作用の臨床試験

確認されなかった。

被疑薬やサプリメントとの相互作用の症例報告

確認されなかった。

薬やサプリメントとの相互作用の動物試験

確認されなかった。

II. 有害事象

確認されなかった。

III. 薬理学および薬物動態学

ヒトの薬理学的研究　確認されなかった。

動物の薬理学的研究　妊娠1日～15日目に1日当たり3mg/kgのシャタバリのアルコール抽出物を経口投与したラットでは，肉眼的所見において，乳腺の隆起，拡張した膣口，横方向に位置した子宮角が見られた。また，肥厚した膣上皮が観察された。著者らは，これらの結果は，女性の生殖組織において報告された変化に伴い，女性の乳腺や生殖器に対するシャタバリのエストロゲン作用の可能性を示唆した（Pandey et al. 2005）。

化学的に誘導した腫瘍発生率の低下が，シャタバリのクロロホルム-メタノール抽出物を投与したラットで観察された（Rao 1981）。

*In vitro*の薬理学的研究　シャタバリ抽出物のエタノール抽出物，ヘキサン，クロロホルム，酢酸エチル画分が，濃度依存的に，分離灌流したラットの膵臓，単離した膵島細胞，クローンβ細胞でのインスリン分泌を刺激した（Hannan et al. 2007）。

IV. 妊婦と授乳婦

1日当たり100mg/kgのシャタバリのメタノール抽出物を60日間経口投与したラットで，胎児の再吸収，総奇形，子宮内発育遅延の増加と胎盤サイズの縮小が観察された。産仔数の減少や仔の体重および身長の減少が，メタノール抽出物処置と関連がみられた（Goel et al. 2006）。

シャタバリのサポニン画分が，摘出したラットの子宮においてオキシトシンを阻害することが報告された（Gaitonde and Jetmalani 1969）。

シャタバリは伝統的に流産を予防するために使用されている（Caldecott 2006）。シャタバリの文献レビューでは，アーユルヴェーダにおいて，このハーブは一般的に妊娠中の使用は安全だと考えられていることを示した（Goyal et al. 2003）。

シャタバリは，伝統的に授乳中の女性に乳汁分泌促進に使用されている（Joglekar et al. 1967; Kumar et al. 2008; Nadkarni 1954; Patel and Kanitkar 1969）。

V. 毒性研究

急性毒性

シャタバリ抽出物を1g/kg経口投与したマウスでは，有害作用は観察されなかった（Debelmas and Hache 1976; Rege et al. 1999）。

短期毒性

1日当たり1g/kgのシャタバリの水抽出物を15〜30日間経口投与したマウスとラットでは，有害作用は観察されなかった（Rege et al. 1999）。

参考文献

Caldecott, T. 2006. *Ayurveda: The divine science of life*. New York: Mosby.

Debelmas, A.M., and J. Hache. 1976. Toxicity of several medicinal plants of Nepal including some behavioral and central nervous system effects. *Plant Med. Phytother.* 10:128-138.

Gaitonde, B.B., and M.H. Jetmalani. 1969. Antioxytocic action of saponin isolated from *Asparagus racemosus* Willd. (shatavari) on uterine muscle. *Arch. Int. Pharmacodyn. Ther.* 179(1):121-129.

Goel, R.K., T. Prabha, M.M. Kumar, et al. 2006. Teratogenicity *of Asparagus racemosus* Willd. root, a herbal medicine. *Indian J. Exp. Biol.* 44(7):570-573.

Goyal, R.K., J. Singh, and H. Lal. 2003. *Asparagus racemosus*—an update. *Indian J. Med. Sci.* 57(9):408-414.

Hannan, J.M., L. Marenah, L. Ali, et al. 2007. Insulin secretory actions of extracts of *Asparagus racemosus* root in perfused pancreas, isolated islets and clonal pancreatic beta-cells. *J. Endocrinol.* 192 (1):159-168.

Joglekar, G.V., R.H. Ahuja, and J.H. Balwani. 1967. Galactogogue effect of *Asparagus racemosus*. Preliminary communication. *Indian Med. J.* 61(7):165.

Kapoor, L.D. 2001. *Handbook of Ayurvedic medicinal plants*. Boca Raton, FL: CRC Press.

Kumar, S., R.K. Mehla, and A.K. Dang. 2008. Use of shatavari (*Asparagus racemosus*) as a galactopoietic and therapeutic herb-A review. *Agric. Rev.* 29(2):132-138.

Nadkarni, A.K. 1954. *Indian materia medica*. Vol. 1. Bombay: Popular Book Dept.

Pandey, S.K., A. Sahay, R.S. Pandey, and Y.B. Tripathi. 2005. Effect of *Asparagus racemosus* rhizome (shatavari) on mammary gland and genital organs of pregnant rat. *Phytother. Res.* 19(8):721-724.

Patel, A.B., and U.K. Kanitkar. 1969. *Asparagus racemosus* Willd., form bordi, as a galactogogue in buffaloes. *Indian Vet. J.* 46(8):718-721.

Rao, A.R. 1981. Inhibitory action of *Asparagus racemosus* on DMBA-induced mammary carcinogenesis in rats. *Int. J. Cancer* 28(5):607-610.

Rege, N.N., U.M. Thatte, and S.A. Dahanukar. 1999. Adaptogenic properties of six rasayana herbs used in Ayurvedic medicine. *Phytother. Res.* 13(4):275-291.

Williamson, E.M. 2002. *Major herbs of Ayurveda*. Edinburgh, New York: Churchill Livingstone.

Astragalus mongholicus Bunge　マメ科

一般名：アストラガルス
英　名：astragalus
和　名：タイツリオウギ
生薬名：局（根）オウギ（黄耆）
異　名：*Astragalus membranaceus* (Fisch. ex Link) Bunge var. *mongholicus* (Bunge) P. K. Hsiao
中国名：黄耆（*huang qi*）（根）
別　名：membranous milkvetch, Mongolian milkvetch
使用部位：根

安全性クラス：1
相互作用クラス：B

禁忌　知見なし
他の注意事項　知見なし

薬やサプリメントとの相互作用　理論的には，アストラガルスは，シクロスポリンやコルチコイドのような免疫抑制剤と不適合である可能性が考えられる（Upton 1999）。限られた数のヒトへの研究では，アストラガルスは，自己免疫疾患を有する患者で，コルチコイドおよびシクロホスファミドの治療効果を増加することが示されているが（Cai et al. 2006; Pan et al. 2008; Su et al. 2007），動物試験では，シクロホスファミド誘発の免疫抑制に対し反転を示した（Chu et al. 1988b, 1988c）。

アストラガルスは，ヒトでの組換えインターフェロンアルファ1（rIFN-α-1）(Qian et al. 1990)，マウスでのアシクロビル（Zuo et al. 1995），*in vitro*でのインターロイキン2（rIL-2）およびインターフェロン（Chu et al. 1988a; Hou et al. 1981）の治療効果を増強することが示されている。

注釈　アストラガルスと化学的に異なる特定の種の地上部は，家畜で生殖異常を引き起こす可能性があるロコ病と呼ばれる疾患を引き起こすことが知られている。ロコ病の原因となるスワインソニンは，アストラガルスには存在しない (Rios and Waterman 1997)。

有害事象と副作用　知見なし

薬理学的考察　知見なし

妊婦と授乳婦　伝統的または科学的文献において，妊娠および授乳期間中の安全性は不明である（Bensky et al. 2004; Chen and Chen 2004）。本書では，妊娠中や授乳期間での使用に関する問題は確認されなかったが，最終的な安全性は確立されていない。

レビュー詳細

I. 薬やサプリメントとの相互作用

薬やサプリメントとの相互作用の臨床試験

アストラガルスは，ヒトパピローマウィルス16型または単純ヘルペスウィルス2型患者での，組換えインターフェロンα1（rIFN-α1）の治療効果を増強することが示されている (Qian et al. 1990)。

アストラガルスの精製画分は，シクロホスファミド誘発の免疫抑制を逆転することを示し，異種間の移植を拒絶するラットの能力を増強する（Chu et al. 1988b)。

全身性エリテマトーデスの患者では，アストラガルスと標準的な副腎皮質ステロイド/免疫抑制薬物治療の併用投与（腹腔内）（英文レデューでは薬は指定されていない）は，標準的な副腎皮質ステロイド単独治療群と比べ，アポトーシスの副腎皮質ステロイドの抑制機能を増強し，Tリンパ球サブセットの比率や機能を調節することが示された (Cai et al. 2006)。月に1度シクロホスファミドの投与とともに月に12日アストラガルス20mlを3か月間の静脈内投与した，腎臓障害を合併した全身性エリテマトーデスの患者では，アストラガルス群において4.3%の感染率が認められたが，対照群では25%であった。それはシクロホスファミドと一緒に使用したアストラガルスが，感染率や尿タンパクを減少させ，ループス腎炎の患者の免疫機能を向上させることから，効果的であることを示した (Su et al. 2007)。

被疑薬やサプリメントとの相互作用の症例報告

アストラガルスのT細胞刺激活性は，理論的には，シクロスポリンおよび副腎皮質ステロイドなどの免疫抑制薬の効果と相反する可能性がある。

薬やサプリメントとの相互作用の動物試験

マウスに対し，単核細胞の移植後の免疫抑制剤シクロホスファミドと一緒にアストラガルスを部分的に精製された画分を同時投与した場合，シクロスファミド活性の逆転を示し，移植拒絶の結果となった（Chu et al. 1988b)。

アストラガルスは，ヒトでの組換えインターフェロンアルファ1（rIFN-α1）(Qian et al. 1990)，マウスでのアシクロビル（Zuo et al. 1995），*in vitro*でのインターロイキン2（rIL-2）およびインターフェロン（Chu et al. 1988a; Hou et al. 1981）の治療効果を増強することが示されている。

II. 有害事象

有害事象の症例報告　アストラガルスを摂取した人で，皮膚の発疹と掻痒を含むアレルギー反応が報告されている (Bensky et al. 2004)。

過剰摂取は，胸の圧迫感，不眠，めまい，高血圧を引き起こす可能性がある。アナフィラキシー反応が，アストラガルス抽出物を静脈内投与した患者で報告されている (Bensky et al. 2004)。

III. 薬理学および薬物動態学

ヒトの薬理学的研究　T細胞上でCD25の発現が，1日当たりアストラガルス1.23g相当の抽出物を7日間投与した健常な被験者で増加した（Zwickey et al. 2007)。

動物の薬理学的研究　確認されなかった。

***In vitro*の薬理学的研究**　アストラガルスの水抽出物は，脾臓細胞の増殖，B細胞IgG産生，IL-6のマクロファージサイトカイン産生の増加，またT細胞の細胞傷害の誘導を増強することによって，免疫機能を増強することが示された (Yoshida et al. 1997)。

IV. 妊婦と授乳婦

妊娠および授乳期間中のアストラガルスの安全性情報は確認されなかった。

V. 毒性研究

急性毒性

ラットに対し100g/kg相当の用量で濃縮された水抽出物を投与した場合には，毒性は観察されなかったが（投与ルートは特定されていない）（Chang and But 1987; Wagner et al. 1997），マウスに対するアストラガルス抽出物のLD_{50}は，40g/kgとして報告されている（Chang and But 1987）。マウスに対しアストラガルス抽出物50g/kgを腹腔内投与した場合，衰弱，麻痺，呼吸困難，チアノーゼが発症し，いくつかの動物では，死亡する前に四肢の拘縮が観察された（Chang and But 1987）。

亜慢性毒性

臨床毒性の兆候は，アストラガルス抽出物を最大39.9g/kgまでの用量で12週間腹腔内投与したラットおよび，アストラガルス抽出物を最大で19.5g/kgまでの用量で17週間腹腔内投与したイヌで観察されなかった（Yu et al. 2007）。

変異原性

アストラガルスは変異原性がないことが報告されている（Wagner et al. 1997）。

参考文献

Bensky, D., S. Clavey, and E. Stöger. 2004. *Chinese herbal medicine: Materia medica*. 3rd ed. Seattle: Eastland Press.

Cai, X.Y., Y.L. Xu, and X.J. Lin. 2006. Effects of radix Astragali injection on apoptosis of lymphocytes and immune function in patients with systemic lupus erythematosus. *Zhongguo Zhong Xi Yi Jie He Za Zhi* 26(5):443-445.

Chang, H., and P. But. 1987. *Pharmacology and applications of Chinese materia medica, volume 2*. Singapore: World Scientific.

Chu, D.T., J. Lepe-Zuniga, W.L. Wong, R. LaPushin, and G.M. Mavligit. 1988a. Fractionated extract of *Astragalus membranaceus*, a Chinese medicinal herb, potentiates LAK cell cytotoxicity generated by low dose of recombinant interleukin-2. *J. Clin. Lab. Immunol.* 26(4):183-187.

Chu, D.T., W.L. Wong, and G.M. Mavligit. 1988b. Immunotherapy with Chinese medicinal herbs. II. Reversal of cyclophosphamide-induced immune suppression by administration of fractionated *Astragalus membranaceus* in vivo. *J. Clin. Lab. Immunol.* 25(3):125-129.

Chu, D.T., W.L. Wong, and G.M. Mavligit. 1988c. Immunotherapy with Chinese medicinal herbs. I: Reversal of cyclophosphamide-induced immune suppression by administration of fractionated *Astragalus membranaceus* in vivo. *J. Clin. Lab. Immunol.* 25(3):119-123.

Hou, Y., Z. Zhang, S. Su, and S. Duan. 1981. Interferon induction and lymphocyte transformation stimulated by *Astragalus membranaceus* in mouse spleen cell cultures. *Zhonghua Weisheng Wuxue Hemian Yixue Zazhi* 1(2):137-139.

Pan, H.F., X.H. Fang, W.X. Li, D.Q. Ye, G.C. Wu, and X.P. Li. 2008. Radix Astragali: A promising new treatment option for systemic lupus erythematosus. *Med. Hypotheses* 71(2):311-312.

Qian, Z., S. Mao, X. Cai, X. Zhang, F. Gao, M. Lu, X. Shao, Y. Li, X. Yang, and Y. Zhuo. 1990. Viral etiology of chronic cervicitis and its therapeutic response to α-recombinant interferon. *Chin. Med. J. (Engl.)* 103(8):647-651.

Rios, J., and P. Waterman. 1997. A review of the pharmacology and toxicology of astragalus. *Phytother. Res.* 11:411-418.

Su, L., J.C. Mao, and J.H. Gu. 2007. Effect of intravenous drip infusion of cyclophosphamide with high-dose *Astragalus* injection in treating lupus nephritis. *Zhong Xi Yi Jie He Xue Bao* 5(3):272-275.

Upton, R. 1999. Astragalus root: *Astragalus membranaceus* and *Astragalus membranaceus* var. *mongholicus*: Analytical, quality control, and therapeutic monograph. Santa Cruz, CA: American Herbal Pharmacopoeia.

Wagner, H., R. Bauer, X. Peigen, C. Jianming, and H. Michler. 1997. Radix Astragali [huang qi]: Chinese drug monographs and analysis. Bayer, Wald: Verlag für Ganzheitliche Medizin Dr Erich Wühr GmbH. Volume 1(8). Available from American Botanical Council, Austin, TX.

Yoshida, Y., M.Q. Wang, J.N. Liu, B.E. Shan, and U. Yamashita. 1997. Immunomodulating activity of Chinese medicinal herbs and *Oldenlandia diffusa* in particular. *Int. J. Immunopharmacol.* 19(7):359-370.

Yu, S.Y., H.T. Ouyang, J.Y. Yang, X.L. Huang, T. Yang, J.P. Duan, J.P. Cheng, Y.X. Chen, Y.J. Yang, and P. Qiong. 2007. Subchronic toxicity studies of Radix Astragali extract in rats and dogs. *J. Ethnopharmacol.* 110(2):352-355.

Zuo, L., X. Dong, and X. Sun. 1995. The curative effects of *Astragalus membranaceus* Bunge (A-6) in combination with acyclovir on mice infected with HSV-1. *Virol. Sin.* 110(2).

Zwickey, H., J. Brush, C.M. Iacullo, E. Connelly, W.L. Gregory, A. Soumyanath, and R. Buresh. 2007. The effect of *Echinacea purpurea*, *Astragalus membranaceus* and *Glycyrrhiza glabra* on CD25 expression in humans: A pilot study. *Phytother. Res.* 21(11):1109-1112.

Atractylodes lancea (Thunb.) DC.　キク科

一般名：ソウジュツ

英　名：cang-zhu atractylodes

和　名：ホソバオケラ

生薬名：局（本品またはそれらの雑種の根茎）ソウジュツ（蒼朮）

異　名：*Atractylodes chinensis* (Bunge) Koidz.，*Atractylis ovata* Thunb.

中国名：蒼朮（*cang zhu*）（根茎）

使用部位：根茎

A

安全性クラス：1
相互作用クラス：A
禁忌　知見なし
他の注意事項　知見なし
薬やサプリメントとの相互作用　知見なし
有害事象と副作用　知見なし
薬理学的考察　知見なし
妊婦と授乳婦　伝統的または科学的文献において，妊娠および授乳期間中のソウジュツの使用に関する安全性は不明である（Bensky et al. 2004; Chen and Chen 2004）。本書では，妊娠中や授乳期間での使用に関する問題は確認されなかったが，最終的な安全性は確立されていない。

レビュー詳細

I. 薬やサプリメントとの相互作用

薬やサプリメントとの相互作用の臨床試験
　確認されなかった。
被疑薬やサプリメントとの相互作用の症例報告
　確認されなかった。
薬やサプリメントとの相互作用の動物試験
　確認されなかった。

II. 有害事象

臨床試験で報告された有害事象　ソウジュツの抽出物は，くる病の乳児を治療するために臨床試験において使用されている。1つの研究では，2または3歳児を対象に0.066mlの精油を1日3回，1～2週間経口投与した（Chen and Chen 2004）。別の研究では，乳児に対し，ソウジュツの4.5gに相当するシロップを1日2回，15日間使用した（Chen and Chen 2004）。英訳論文においては，有害事象は報告されなかった。
有害事象の症例報告　確認されなかった。

III. 薬理学および薬物動態学

ヒトの薬理学的研究　確認されなかった。
動物の薬理学的研究　確認されなかった。
*In vitro*の薬理学的研究　確認されなかった。

IV. 妊婦と授乳婦

妊娠および授乳期間中のソウジュツの安全性情報は確認されなかった。

V. 毒性研究

確認されなかった。

参考文献

Chen, J.K., and T.T. Chen. 2004. *Chinese medical herbology and pharmacology*. City of Industry, CA: Art of Medicine Press.

Atractylodes macrocephala Koidz.　キク科

一般名：ビャクジュツ
英　名：bai-zhu atractylodes
和　名：オオバナオケラ
生薬名：（局）（根茎）ビャクジュツ（白朮）
中国名：白朮（*bai zhu*）（根茎）
使用部位：根茎

安全性クラス：1
相互作用クラス：A
禁忌　知見なし
他の注意事項　知見なし
薬やサプリメントとの相互作用　知見なし
有害事象と副作用　知見なし
薬理学的考察　あるヒトでの研究では，プロトロンビン時間の延長（血液凝固の減速を示す）は，ビャクジュツで治療した患者で観察された。プロトロンビン時間の影響の大きさについての情報は，記載されていなかった（Chen and Chen 2004）。
妊婦と授乳婦　ビャクジュツは，中国伝統医学で"安胎"のために使用されている（Bensky et al. 2004）。
　授乳期間中のビャクジュツの安全性は不明である。本書では，授乳期間での使用に関する問題は確認されなかったが，最終的な安全性は確立されていない。

レビュー詳細

I. 薬やサプリメントとの相互作用

薬やサプリメントとの相互作用の臨床試験

確認されなかった。

被疑薬やサプリメントとの相互作用の症例報告

確認されなかった。

薬やサプリメントとの相互作用の動物試験

確認されなかった。

II. 有害事象

臨床試験で報告された有害事象　過剰摂取（標準容量は6〜15gの煎剤）または不適切な使用は，吐血，鼻出血，血便，体温上昇，興奮と関連がある（Bensky et al. 2004）。

III. 薬理学および薬物動態学

ヒトの薬理学的研究　プロトロンビン時間の延長は，ビャクジュツの5%煎剤を1日3回，4日間投与した健常な被験者で観察された。プロトロンビン時間の影響の大きさについての情報は記載されていなかった（Chen and Chen 2004）。

動物の薬理学的研究　確認されなかった。

*In vitro*の薬理学的研究　薬物代謝酵素CYP3A4の誘導は，ビャクジュツの抽出物で処置したヒトの肝細胞およびラットの肝ミクロソームで観察された（Dong et al. 2008a, 2008b）。

IV. 妊婦と授乳婦

ビャクジュツは，中国伝統医学で“安胎”のために妊娠中に使用されている（Bensky et al. 2004）。

ビャクジュツから単離されたセスキテルペンラクトンは，摘出したラットの子宮でアセチルコリンとオキシトシンによって誘導された収縮を阻害した（Zhang et al. 2000）。

授乳期間中のビャクジュツの安全性情報は確認されなかった。

V. 毒性研究

急性毒性

マウスに対するビャクジュツの煎剤のLD_{50}は，腹腔内投与において13.3g/kgである（Chen and Chen 2004）。

細胞毒性

アトラクチレノイドの酸化促進および細胞傷害活性が観察されている（Wang et al. 2006）。

参考文献

Bensky, D., S. Clavey, and E. Stöger. 2004. *Chinese herbal medicine: Materia medica*. 3rd ed. Seattle: Eastland Press.

Chen, J.K., and T.T. Chen. 2004. *Chinese medical herbology and pharmacology*. City of Industry, CA: Art of Medicine Press.

Dong, H.Y., J.W. Shao, J.F. Chen, et al. 2008a. Transcriptional regulation of cytochrome P450 3A4 by four kinds of traditional Chinese medicines. *Zhongguo Zhong Yao Za Zhi* 33(9):1014-1017, 1089.

Dong, H.Y., J.W. Shao, T. Wang, Y.H. Guo, and L.Y. Yan. 2008b. Effects on the activities and mRNA expression of CYP3A in rat's liver by four kinds of extracts from anti-cancer traditional Chinese medicines. *Zhong Yao Cai* 31(1):68-71.

Wang, C.C., S.Y. Lin, H.C. Cheng, and W.C. Hou. 2006. Pro-oxidant and cytotoxic activities of atractylenolide I in human promyeloleukemic HL-60 cells. *Food Chem. Toxicol.* 44(8):1308-1315.

Zhang, Y.Q., S.B. Xu, Y.C. Lin, et al. 2000. Antagonistic effects of 3 sesquiterpene lactones from *Atractylodes macrocephala* Koidz on rat uterine contraction in vitro. *Acta Pharmacol. Sin.* 21(1):91-96.

Atropa belladonna L.

ナス科

一般名：ベラドンナ

英　名：belladonna

和　名：西洋ハシリドコロ

生薬名：局（根）ベラドンナコン（ベラドンナ根）

別　名：deadly nightshade

使用部位：葉

安全性クラス：3

相互作用クラス：C

禁忌　このハーブの適切な使用において，有資格の専門家監督下以外での使用禁止（Caksen et al. 2003; Felter and Lloyd 1898; Frohne and Pfänder 2000; Hsu et al. 1995; Kingsbury 1964; Lee 2007; Nelson et al. 2006; Witthaus 1911）。

他の注意事項　知見なし

薬やサプリメントとの相互作用　相互作用に関する考慮点は，薬物のアトロピンと同様である（Caksen et al. 2003; Lee 2007）。

有害事象と副作用　ベラドンナの過剰摂取では，“交尾期のウサギのように狂気じみて，骨のように干からびて，ビートのように真っ赤で，帽子屋のように気が狂い，コウモリのように目が見えず”として口語で説明される症状とともに，抗コリン中毒の典型的な症状を誘発する（Lee 2007）。最も一般的な中毒症状は，顔のほてり，瞳孔散大，心拍数の増加，意味不明の会話，幻覚，口渇，興奮である（Caksen et al. 2003; Lee 2007）。

薬理学的考察　中枢神経系および末梢神経系で抗コリン作用を有するアトロピンは，ベラドンナの作用の主要原因である（Leung and Foster 1996）。

妊婦と授乳婦　妊娠初期でベラドンナを使用していた女性を対象とした研究では，ベラドンナの使用は奇形と関連していたことが示された。しかしながら，データの解釈が困難で因果関係を決定することはできなかった（Heinonen et al. 1977）。

アトロピンは急速に胎盤を通過することが示されており（Kanto et al. 1981; Kivalo and Saarikoski 1977; Onnen et al. 1979），ハイリスクの産科患者での胎盤機能を評価するために使用されている（Hellman and Fillisti 1965）。アトロピンはまた，帝王切開前の胃液分泌を減少させるためにも使用されているが，胎児や新生児への作用は観察されていない（Diaz et al. 1980; Roper and Salem 1981）。

アトロピンは，母乳に移行することや，新生児は抗コリン薬に過敏であることが報告されているが，アトロピンを摂取していた母親の乳児では有害作用は報告されていない（Briggs et al. 2008; Dart 2004）。米国の小児科学会では，授乳中に使用可能として，アトロピンをリストに掲載している（AAP 2001）。

レビュー詳細

I. 薬やサプリメントとの相互作用

薬やサプリメントとの相互作用の臨床試験

確認されなかった。

被疑薬やサプリメントとの相互作用の症例報告

確認されなかった。

薬やサプリメントとの相互作用の動物試験

確認されなかった。

II. 有害事象

有害事象の症例報告　ベラドンナの過剰摂取の症状は，“交尾期のウサギのように狂気じみて，骨のように干からびて，ビートのように真っ赤で，帽子屋のように気が狂い，コウモリのように目が見えず”として口語で説明される症状での，抗コリン中毒の症状である（Lee 2007）。

ベラドンナ中毒は，発声障害とともに口渇，嚥下困難，心拍数の増加，尿閉を引き起こす。体温の上昇がほてりや皮膚の乾燥を伴うことがある。散瞳，視力障害，興奮や精神錯乱，頭痛や混乱が観察されることがある（Nelson et al. 2006）。

小児ベラドンナ中毒の49例のレビューでは，その症例は，軽度/中等度または重度の中毒に分類された。脳障害を伴うケースは重症と考えられ，伴わないケースは軽度/中等度と考えられた。軽度/中等度のグループでは，最も一般的な症状として，頻脈，顔面紅潮，瞳孔散大，意味不明の会話，高血糖，興奮であった。重症のグループでは，意味不明の会話，昏睡，瞳孔散大，無気力，頻脈，顔面紅潮，痙攣であった（Caksen et al. 2003）。ベラドンナベリーは，子供における中毒の最も一般的な原因であるが，レビューでは摂取された植物の一部は示されなかった（Lee 2007）。

ベラドンナを摂取していたウサギを食べた後にベラドンナ中毒が報告されている（Firth and Bentley 1921）。

ベラドンナ中毒は，マテ（*Ilex paraguariensis*）として表示されていた紅茶を摂取したいくつかの家族で報告され，後にそれはベラドンナ葉であることが発見された。中毒症状は，興奮，顔面紅潮，散瞳，幻覚，見当識障害，頻脈，吐き気，嘔吐を含み，ベラドンナ中毒と一致していた（Hsu et al. 1995）。

初期の毒物学文献では，ベラドンナ製剤（点眼薬，膏薬，塗布剤）に対する379の中毒例を説明している（Witthaus 1911）。ベラドンナのレビューでは，ベラドンナの医療用途は大幅に減少しており，そのような中毒はまれになっていると指摘している（Lee 2007）。

多数のベラドンナ中毒の他の症例は，文献で報告され，ベラドンナ根，ベリーまたは葉の偶発的または意図的な摂取による有害作用を含んでいる（例，Ceha et al. 1997; Gabel 1968; Gibbons 1954; Lange and Toft 1990; Minors 1948; Montoya et al. 2009; Schneider et al. 1996; Southgate et al. 2000; Trabattoni et al. 1984）。

III. 薬理学および薬物動態学

ヒトの薬理学的研究　ベラドンナチンキを1，2，5mlの用量（アルカロイド濃度0.1mg/ml，アトロピン/スコポラミン＝20:1）で単回経口投与した健常な被験者では，PR間隔と心拍変動の高周波領域のスペクトルパワーは1または2mlの投与後に顕著に増加した。5mlの投与後では，PR間隔，心拍変動の高周波領域のスペクトルパワー，非侵襲性圧反射感受性の減少が観察された。2ml用量の活性は，迷走神経刺激として特徴づけられたが，5ml用量の活性は，迷走神経抑制として特徴づけられた。血圧に対する有意な作用は観察されなかった（Bettermann et al. 2001）。

動物の薬理学的研究　ベラドンナチンキやアトロピンで処置したマウスでは，ベラドンナの抗コリン作用はチンキのアルカロイド含有量によって示唆されたものより大きかった（Mazzanti et al. 1988）。

***In vitro*の薬理学的研究**　確認されなかった。

IV. 妊婦と授乳婦

妊娠初期にベラドンナを使用していた554人の女性を対象とした研究では，ベラドンナが目や耳の奇形と関連しており，気道異常や尿道下裂のリスク増加と関連があったことが示された。研究の著者は，データの解釈が困難で因果関係を決定することはできなかったと報告した。妊娠中に常にベラドンナを使用していた女性の間では，1355人の暴露者が報告され，ベラドンナと奇形の関連はそのグループでは観察されなかった（Heinonen et al. 1977）。

アトロピンは急速に胎盤を通過することが示されており（Kanto et al. 1981; Kivalo and Saarikoski 1977; Onnen et al. 1979），胎児の迷走神経遮断および後の頻脈を発症することにより，ハイリスクな産科患者での胎盤機能を評価するために使用されている（Hellman and Fillisti 1965）。アトロピンはまた，帝王切開前の胃液分泌を減少させるためにも使用されているが，胎児や新生児への作用が観察されていない（Diaz et al. 1980; Roper and Salem 1981）。

アトロピンは，母乳に移行することや，新生児は抗コリン薬に過敏であることが報告されているが，アトロピンを摂取していた母親の乳児では有害作用は報告されていない（Briggs et al. 2008; Dart 2004）。米国の小児科学会では，授乳中に使用可能として，アトロピンをリストに掲載している（AAP 2001）。

V. 毒性研究

急性毒性

ラットに対するアトロピンの経口LD_{50}は500mg/kgであり，マウスでは75mg/kgである。静脈内投与後のLD_{50}はラットでは73mg/kgであり，マウスでは30mg/kgである。ラットに対するアトロピンのLD_{50}は，筋肉内投与で920mg/kg，腹腔内投与で280mg/kgである（Sax and Lewis 1992）。

参考文献

AAP. 2001. The transfer of drugs and other chemicals into human milk. American Academy of Pediatrics Committee on Drugs. *Pediatrics* 108(3):776-789.

Bettermann, H., D. Cysarz, A. Portsteffen, and H.C. Kummell. 2001. Bimodal dose-dependent effect on autonomic, cardiac control after oral administration of *Atropa belladonna*. *Auton. Neurosci.* 90(1-2):132-137.

Briggs, G.G., R.K. Freeman, and S.J. Yaffe. 2008. *Drugs in pregnancy and lactation: A reference guide to fetal and neonatal risk.* 8th ed. Philadelphia: Lippincott, Williams & Wilkins.

Caksen, H., D. Odabas, S. Akbayram, et al. 2003. Deadly nightshade (*Atropa belladonna*) intoxication: An analysis of 49 children. *Hum. Exp. Toxicol.* 22(12):665-668.

Ceha, L.J., C. Presperin, E. Young, M. Allswede, and T. Erickson. 1997. Anticholinergic toxicity from nightshade berry poisoning responsive to physostigmine. *J. Emerg. Med.* 15(1):65-69.

Dart, R.C. 2004. *Medical toxicology*. Philadelphia: Lippincott, Williams & Wilkins.

Diaz, D.M., S.F. Diaz, and G.F. Marx. 1980. Cardiovascular effects of glycopyrrolate and belladonna derivatives in obstetric patients. *Bull. N.Y. Acad. Med.* 56(2):245.

Felter, H.W., and J.U. Lloyd. 1898. *King's American dispensatory*. 18th ed., 3rd rev. 2 vols. Cincinnati: Ohio Valley Co.

Firth, D., and J.R. Bentley. 1921. Belladonna poisoning from eating rabbit. *Lancet* 2:901.

Frohne, D., and H.J. Pfänder. 2000. *A colour atlas of poisonous plants: A handbook for pharmacists, doctors, toxicologists, biologists and veterinarians*. 2nd ed. London: Manson.

Gabel, M.C. 1968. Purposeful ingestion of belladonna for hallucinatory effects. *J. Pediatr.* 72(6):864-866.

Gibbons, W.D. 1954. Deadly nightshade poisoning. *Med. J. Aust.* 41:254-255.

Heinonen, O.P., D. Slone, and S. Shapiro. 1977. *Birth defects and drugs in pregnancy*. Littleton, MA: Publishing Sciences Group.

Hellman, L.M., and L.P. Fillisti. 1965. Analysis of the atropine test for placental transfer in gravidas with toxemia and diabetes. *Am. J. Obstet. Gynecol.* 91:797.

Hsu, C.K., P. Leo, D. Shastry, et al. 1995. Anticholinergic poisoning associated with herbal tea. *Arch. Int. Med.* 155(20):2245-2248.

Kanto, J., R. Virtanen, E. Iisalo, K. Maenpaa, and P. Liukko. 1981. Placental transfer and pharmacokinetics of atropine after a single maternal intravenous and intramuscular administration. *Acta Anaesthesiol. Scand.* 25(2):85-88.

Kingsbury, J.M. 1964. *Poisonous plants of the United States and Canada*. Englewood Cliffs, NJ: Prentice-Hall.

Kivalo, I., and S. Saarikoski. 1977. Placental transmission of atropine at full-term pregnancy. *Br. J. Anaes.* 49(10):1017-1021.

Lange, A., and P. Toft. 1990. Poisoning with deadly nightshade (*Atropa belladonna*). *Ugeskr. Laeger* 152:1096.

Lee, M.R. 2007. Solanaceae IV: *Atropa belladonna*, deadly nightshade. *J. R. Coll. Physicians Edinb.* 37(1):77-84.

Leung, A.Y., and S. Foster. 1996. *Encyclopedia of common natural ingredients used in food, drugs, and cosmetics*. 2nd ed. New York: Wiley.

Mazzanti, G., B. Tita, P. Bolle, M. Bonanomi, and D. Piccinelli. 1988. A comparative study of behavioural and autonomic effects of atropine and *Atropa belladonna*. *Pharm. Res. Commun.* 20(Suppl. 5):49-53.

Minors, E.H. 1948. Five cases of belladonna poisoning. *Br. Med. J.* 2:518-519.

Montoya, A.M., N. Mavrakanas, and J.S. Schutz. 2009. Acute anticholinergic syndrome from *Atropa belladonna* mistaken for blueberries. *Eur. J. Ophthalmol.* 19:170-172.

Nelson, L., R.D. Shih, M.J. Balick, and K.F. Lampe. 2006. *Handbook of poisonous and injurious plants*. 2nd ed. Berlin: Springer.

Onnen, I., G. Barrier, P. d'Athis, C. Sureau, and G. Olive. 1979. Placental transfer of atropine at the end of pregnancy. *Eur. J. Clin. Pharmacol.* 15(6):443-446.

Roper, R.E., and M.G. Salem. 1981. Effects of glycopyrrolate and atropine combined with antacid on gastric acidity. *Br. J. Anaesth.* 53(12):1277-1280.

Sax, N.I., and R.J. Lewis. 1992. *Dangerous properties of industrial materials*. 8th ed. New York: Van Nostrand Reinhold.

Schneider, F., P. Lutun, P. Kintz, et al. 1996. Plasma and urine concentrations of atropine after the ingestion of cooked deadly nightshade berries. *J. Toxicol. Clin. Toxicol.* 34(1):113-117.

Southgate, H.J., M. Egerton, and E.A. Dauncey. 2000. Lessons to be learned: A case study approach. Unseasonal severe poisoning of two adults by deadly nightshade (*Atropa belladonna*). *J. R. Soc. Health* 120(2):127-130.

Trabattoni, G., D. Visintini, G.M. Terzano, and A. Lechi. 1984. Accidental poisoning with deadly nightshade berries: A case report. *Hum. Toxicol.* 3(6):513-516.

Witthaus, R.A. 1911. *Manual of toxicology.* 2nd ed. New York: Baillière Tindall and Cox.

Avena spp.

イネ科

Avena fatua L.
一般名：ワイルドオーツ
英　名：wild oat
和　名：カラスムギ，チャヒキ
使用部位：小穂

Avena sativa L.
一般名：オーツ
英　名：oat
和　名：オートムギ，マカラスムギ，オート
使用部位：小穂

安全性クラス：1
相互作用クラス：A

禁忌　知見なし

他の注意事項　知見なし

薬やサプリメントとの相互作用　知見なし

有害事象と副作用　オーツへのアレルギー性接触皮膚炎が報告され，パッチテストで確認されている（De Paz Arranz et al. 2002; Pazzaglia et al. 2000)。

薬理学的考察　動物研究では，オーツ抽出物は，モルヒネおよびニコチンの作用に拮抗する可能性があると示されている（Connor et al. 1975)。

妊婦と授乳婦　科学的または伝統的文献において，妊娠中および授乳中におけるオーツおよびワイルドオーツの安全性に関する情報は確認されなかった。本書においても，妊娠中や授乳期間での使用に関する問題は確認されなかったが，最終的な安全性は確立されていない。

レビュー詳細

I. 薬やサプリメントとの相互作用

薬やサプリメントとの相互作用の臨床試験

確認されなかった。

被疑薬やサプリメントとの相互作用の症例報告

確認されなかった。

薬やサプリメントとの相互作用の動物試験

オーツのアルコール抽出物は，マウスにおいてモルヒネとニコチン注射の作用を拮抗した。抽出物は，バルビトンナトリウムによって誘導されるベメグリドまたはニコチンまたは睡眠時間に対し，発作閾値に影響を与えなかった（Connor et al. 1975)。

II. 有害事象

有害事象の症例報告

オーツへのアレルギー性接触皮膚炎が報告され，パッチテストで確認されている（De Paz Arranz et al. 2002; Pazzaglia et al. 2000)。

III. 薬理学および薬物動態学

ヒトの薬理学的研究

アトピー性皮膚炎の子供におけるオーツタンパク質（1, 3および5%）の感作試験では，オーツタンパク質への皮膚プリックテストにおいて，19%の子供が陽性であったが，アトピーパッチテストでは15%で陽性を示した（Boussault et al. 2007)。

生検で確認されたヘルペス状皮膚炎の患者では，患者の厳格なグルテンフリー食（研究以前に平均15.8年間維持していた）にオーツを加えた後，有害作用は観察されなかった。抗グリアジン，抗レクチリン，抗筋内膜抗体の血清学的検査では，オーツ導入前および摂取中止後には陰性であり，絨毛構造は正常であった（Hardman et al. 1997)。

セリアック病およびヘルペス状皮膚炎の患者では，1日当たり2.5gのアベニンタンパク質（300gのオーツに相当，またはオートミール約10杯分）を5日間摂取後，有害作用は見られなかった。小腸の生検では，アベニンは陰窩の深さと絨毛の高さの比率，腸細胞，あるいは上皮内リンパ球数に変化がいないことを示した（Hardman et al. 1999)。

セリアック病の患者の食事にオーツの導入をした研究では，1人の患者はオーツ導入後に湿疹や部分的な絨毛委縮を発症したが，1日当たり50gのオーツを加え12週間摂取した場合は，一般的に忍容性が良好であった。数人の患者は，オーツ導入後にインターフェロンガンマmRNA発現量の増加を示した（Lundin et al. 2003)。他の研究では，オーツの適度な量は，グルテン不耐性を持つ人にとって安全である事が示されている（Janatuinen et al. 1995, 2002; Picarelli et al. 2001; Storsrud et al. 2003)。

動物の薬理学的研究　オーツの2～200%コロイド抽出物を使用した刺激性試験では，眼や皮膚に毒性は観察されず，いかなる感作や光感作も観察されなかった（Fabre 2004）。

In vitroの薬理学的研究　確認されなかった。

IV. 妊婦と授乳婦

妊娠および授乳期間中のオーツとワイルドオーツの使用情報は確認されなかった。

V. 毒性研究

確認されなかった。

参考文献

Boussault, P., C. Leaute-Labreze, E. Saubusse, et al. 2007. Oat sensitization in children with atopic dermatitis: Prevalence, risks and associated factors. *Allergy* 62(11):1251-1256.

Connor, J., T. Connor, P.B. Marshall, A. Reid, and M.J. Turnbull. 1975. The pharmacology of *Avena sativa*. *J. Pharm. Pharmacol.* 27(2):92-98.

De Paz Arranz, S., A. Perez Montero, L.Z. Remon, and M.I. Molero. 2002. Allergic contact urticaria to oatmeal. *Allergy* 57(12):1215.

Fabre, B. 2004. *Avena sativa*, demande d'inscription en usage topique. Pierre Fabre Innovation Développement. Concept paper 2004. *Cited in* EMEA. 2008. Assessment report on *Avena sativa* L., herba and *Avena sativa* L., fructus. Doc. Ref. EMEA/HMPC/202967/2007. London: European Medicines Agency.

Hardman, C., L. Fry, A. Tatham, and H.J. Thomas. 1999. Absence of toxicity of avenin in patients with dermatitis herpetiformis. *N. Engl. J. Med.* 340(4):321.

Hardman, C.M., J.J. Garioch, J.N. Leonard, et al. 1997. Absence of toxicity of oats in patients with dermatitis herpetiformis. *N. Engl. J. Med.* 337(26):1884-1887.

Janatuinen, E.K., T.A. Kemppainen, R.J. Julkunen, et al. 2002. No harm from five year ingestion of oats in coeliac disease. *Gut* 50(3):332-335.

Janatuinen, E.K., P.H. Pikkarainen, T.A. Kemppainen, et al. 1995. A comparison of diets with and without oats in adults with celiac disease. *N. Engl. J. Med.* 333(16):1033-1037.

Lundin, K.E., E.M. Nilsen, H.G. Scott, et al. 2003. Oats induced villous atrophy in coeliac disease. *Gut* 52(11):1649-1652.

Pazzaglia, M., M. Jorizzo, G. Parente, and A. Tosti. 2000. Allergic contact dermatitis due to *Avena* extract. *Contact Dermat.* 42(6):364.

Picarelli, A., M. Di Tola, L. Sabbatella, et al. 2001. Immunologic evidence of no harmful effect of oats in celiac disease. *Am. J. Clin. Nutr.* 74(1):137-140.

Storsrud, S., M. Olsson, R. Arvidsson Lenner, et al. 2003. Adult coeliac patients do tolerate large amounts of oats. *Eur. J. Clin. Nutr.* 57(1):163-169.

Azadirachta indica A. Juss.

センダン科

一般名：ニーム
英　名：neem
異　名：*Melia azadirachta* L.
アーユルヴェーダ名：*nimba*
別　名：bead tree，margosa
使用部位：樹皮

安全性クラス：1
相互作用クラス：A
禁忌　知見なし
他の注意事項　知見なし
薬やサプリメントとの相互作用　知見なし
有害事象と副作用　知見なし
薬理学的考察　ホルモンレベルや精子産生の変化は，ニーム茎皮の抽出物を腹腔内投与した雄ラットで観察された（Raji et al. 2003）。
妊婦と授乳婦　ある動物研究では，ニーム樹皮抽出物の大量投与（500mg/kg）は抗着床活性を示したが（Bhargava and Prakash 2000），科学的および伝統的な文献で，妊娠および授乳期間中のニームの安全性は不明である。本書では，妊娠中や授乳期間での使用に関する問題は確認されなかったが，最終的な安全性は確立されていない。

レビュー詳細

I. 薬やサプリメントとの相互作用

薬やサプリメントとの相互作用の臨床試験
　確認されなかった。
被疑薬やサプリメントとの相互作用の症例報告
　確認されなかった。
薬やサプリメントとの相互作用の動物試験
　確認されなかった。

II. 有害事象

確認されなかった。

III. 薬理学および薬物動態学

ヒトの薬理学的研究　確認されなかった。
動物の薬理学的研究　1日当たり最大150mg/kgのニーム樹皮のエタノール抽出物を10週間腹腔内投与したラットでは，

A

精巣，精巣上体，精嚢重量の用量依存的な減少，副腎重量の増加が観察された。また，血清テストステロンとLHでの用量依存的な減少を引き起こしたが，FSHレベルでは変化がみられなかった。雄ラットは，試験期間を通して，雌ラットを妊娠させることができず，雌ラットは後に未処置の雄ラットで正常妊娠し繁殖した（Raji et al. 2003）。

*In vitro*の薬理学的研究　確認されなかった。

IV. 妊婦と授乳婦

1日当たり500mg/kgのニーム樹皮を10日間経口投与した雌ラットで，有意な抗着床活性が観察された。黄体の数には変化が見られなかったものの，胎児吸収が観察された（Bhargava and Prakash 2000）。

授乳期間中のニームの安全性情報は確認されなかった。

V. 毒性研究

確認されなかった。

参考文献

Bhargava, V., and A.O. Prakash. 2000. Effect of a herbal preparation from neem bark on early and late pregnancy in rats. *Indian Drugs* 37(4):178-181.

Raji, Y., U.S. Udoh, O.O. Mewoyeka, F.C. Ononye, and A.F. Bolarinwa. 2003. Implication of reproductive endocrine malfunction in male antifertility efficacy of *Azadirachta indica* extract in rats. *Afr. J. Med. Med. Sci.* 32(2):159-165.

Azadirachta indica A. Juss.

センダン科

一般名：ニーム
英　名：neem
異　名：*Melia azadirachta* L.
アーユルヴェーダ名：*nimba*
別　名：bead tree，margosa
使用部位：葉

安全性クラス：2d
相互作用クラス：A

禁忌　妊娠を試みている男性に対する内用の禁止（Aladakatti and Ahamed 2005; Aladakatti et al. 2001; Awasthy 2001; Ghosesawar et al. 2003; Kataria et al. 2000; Kaushic and Upadhyay 1995; Mishra and Singh 2005; Parveen et al. 1993）。

他の注意事項　知見なし

薬やサプリメントとの相互作用　知見なし

有害事象と副作用　ニーム葉抽出物を1リットル摂取した女性で，数時間後の心室細動や心臓発作が報告された。因果関係は決定されず，濃度や抽出物の詳細は報告されなかった（Sivashanmugham et al. 1984）。

薬理学的考察　男性避妊薬としてニーム葉の使用を調査している動物研究は，精子の形成に関する組織の変化，精子の形状と運動性の変化，精子数の減少を示している（Aladakatti and Ahamed 2005; Aladakatti et al. 2001; Awasthy 2001; Ghosesawar et al. 2003; Kataria et al. 2000; Kaushic and Upadhyay 1995; Mishra and Singh 2005; Parveen et al. 1993）。研究での投与量は20〜2000mgまでの範囲であった。組織や精子形成の変化は，治療停止後に正常に戻ることが示された（Joshi et al. 1996; Mishra and Singh 2005）。男性の避妊薬としてのニーム葉の安全性や有効性に関するヒトでの研究は完成されていない。

動物研究では，ニーム葉は血糖値の調節を変化させる可能性があることを実証した（Chandra et al. 2008; Chattopadhyay 1999; Kar et al. 2003; Khosla et al. 2000）。糖尿病を持つ人は，このハーブを使用する前に有資格の医療従事者に相談し，血糖値を厳密に測定することを勧める。

動物実験では，ニーム葉の高用量（100mg/kg）を摂取した動物では甲状腺ホルモンレベルの減少を示したが，低用量（40mg/kg）では示さなかった（Panda and Kar 2000）。

妊婦と授乳婦　妊娠6〜15日目にアザジラクチンを高用量（1.5g/kg）与えたラットや，アザジラクチン（0.5mg/kg）を与えたラットでの2世代繁殖試験では，胎児発達への有害作用は観察されなかった。

授乳期間中のニーム葉の安全性は不明である。本書においても，授乳期間での使用に関する問題は確認されなかったが，最終的な安全性は確立されていない。

レビュー詳細

I. 薬やサプリメントとの相互作用

薬やサプリメントとの相互作用の臨床試験

確認されなかった。

被疑薬やサプリメントとの相互作用の症例報告

確認されなかった。

薬やサプリメントとの相互作用の動物試験
確認されなかった。

II. 有害事象

臨床試験で報告された有害事象　HIV/AIDS患者において，1日当たり1gのニーム葉のアセトン-水抽出物画分を12週間経口投与したところ，肝臓や腎臓機能パラメータの変化を含む有害作用は報告されなかった（Mbah et al. 2007)。
有害事象の症例報告　ニーム葉抽出物を1リットル（抽出物の種類や濃度は未特定）摂取した24歳の女性において，摂取から2時間後に心室細動および心停止が報告された（Sivashanmugham et al. 1984)。

III. 薬理学および薬物動態学

ヒトの薬理学的研究　確認されなかった。
動物の薬理学的研究
男性生殖器への影響
1日当たり50，100，200mg/kgのニーム葉の水抽出物を28日間経口投与した雄ラットでは，200mg/kgの投与群において，組織学的所見，および精巣上体管中のシアル酸レベルの両方で，顕著な悪化が確認された。50または100mg/kgの投与群では，精巣上体の組織学的所見で明らかな変化はなかった。すべての処置群において，精巣は，同じ領域で正常および影響を受けた精細管の両方を示した。治療を中止して42日後に，生殖器官の変化は対照群と同等になった（Mishra and Singh 2005)。

精子形成への影響は，1日当たり100mg/kgのニーム葉のエタノール抽出物を21日間経口投与した雄ラットでは観察されなかった。処置された雄と未処置の雌との交配では，抗着床活性が観察された（Choudhary et al. 1990)。

1日当たり100mgのニーム葉粉末（ラットの平均体重は185g）を24日間経口投与したラットでは，総精子数，精子の運動性，輸精管液中での前進速度の減少が観察された。異常な精子の割合が増加し，フルクトース含量が減少した（Ghosesawar et al. 2003)。

1日当たり20，40，60mgのニーム葉粉末（平均ラット体重は240g）を24日間経口投与した雄ラットでは，精嚢および腹側前立腺の重量，精子の運動性，精子の数および正常な精子の相対的な割合の減少が観察された（Parveen et al. 1993)。

1日当たり100mg/animalのニーム葉粉末を48日間経口投与した雄ラットでは，総精子数，精子の運動性および前進速度の減少が観察された。異常な精子の割合が増加し，精巣上体尾精液のフルクトースの含有量が減少した（Aladakatti et al. 2001)。

1日当たり500mg/kgのニーム葉を48日間経口投与した雄ラットでは，細胞間隙が拡大した委縮性精細管，ライディッヒ細胞の変性，精巣上体尾精子の病理学的変化が観察された（Aladakatti and Ahamed 2005)。

1日当たり100mg/animalのニーム葉粉末（ラットの平均体重は225g）を24日間経口投与したラットでは，ライディッヒ細胞や精子形成要素の委縮とともに，胚要素の細胞核や精細管の直径の減少が観察された。ニーム投与の中止後，8日間以内に回復が観察された（Joshi et al. 1996)。

精巣上体の頭尾部での組織学的および生化学的な変化は，1日当たり20，40，60mg/animalのニーム葉粉末を24日間経口投与したラットで観察された。処置されたラットでは，両方の領域で上皮の高さと核の直径が減少し，頭の内腔はリンパ球で充填された。生化学的には，タンパク質含有量および酸性ホスファターゼの用量依存的な減少，アルカリホスファターゼおよび乳酸デヒドロゲナーゼ活性の増加が，血清テストステロンの減少とともに，両方の領域で観察された（Kasturi et al. 1995)。

1日当たり100mg/animalのニーム葉粉末を24日間経口投与された雄ラットでは，細胞内の空間や空胞形成が，セルトリ細胞で観察された。ライディッヒ細胞では，細胞質内封入体の減少が出現し，粗面小胞体の形状が単一の分岐していない尿細管として出現した。著者は，ニーム葉は抗精子形成と抗アンドロゲン特性を通じて，精子形成に影響を与える可能性があると結論付けた（Kasturi et al. 2002)。

1日当たり0.5，1，2g/kgのニーム葉抽出物を6週間経口投与したマウスで，精子数の減少および異常な頭部形成のある精子の頻度の増加が観察された（Awasthy 2001)。

女性生殖器への影響
1日当たり0.5mlのニーム葉の水抽出物を3日間経口投与した卵巣摘出ラットでは，膣開口の欠如，膣スミアでの上皮細胞の欠如，子宮の不完全な発達が観察され，エストロゲン活性の欠如を示した（Mateenuddin et al. 1986)。

抗糖尿病活性
糖尿病および健康ラットでは，ニーム葉の水抽出物500mg/kgの経口投与により，血糖値の低下をもたらした。健常ラットよりも糖尿病ラットでより明らかな効果を示したとともに，その作用はグリベンクラミド薬と似ていた（Khosla ら 2000)。

血糖値の低下は，ニーム抽出物を500mg/kg経口投与した糖尿病ラットで観察された（Chandra et al. 2008)。血糖値の低下は，1日当たり500mg/kgのニーム葉のエタノール抽出物を2週間経口投与した糖尿病ラットで観察された（Kar et al. 2003)。

血糖値の低下は，ニーム葉のアルコール抽出物を50～400mg/kg経口投与したマウスまたは，0.25～8mg/kg経口投与したラットで観察された（Chattopadhyay 1999)。

他の薬理学的活性
1日当たり40または100mg/kgのニーム葉抽出物を20日間経

口投与したマウスでは，高用量群において，血清トリヨードサイロニン（T3）の減少および血清チロキシン（T4）濃度の増加が認められた。低用量群では，T_3またはT_4値の有意な変化は認められなかった（Panda and Kar 2000）。

ラットへのニーム葉のアルコール抽出物100，300，1000mg/kgの静脈内投与は，初期の徐脈に次いで不整脈を生じた。著しい，用量依存的な血圧の低下が観察され，それは即時的，かつ急性で永続的だった。アトロピンまたはメピラミンでの前処理は，ニーム葉抽出物の血圧降下作用を変化させなかった（Koley and Lal 1994）。

*In vitro*の薬理学的研究　精子に対し機能停止を生じるために必要なニーム葉抽出物の濃度に関する研究報告では，最小有効濃度はおよそ2.85mg/億精子であった。精子の形態や生存力に対する抽出物の効果もまた研究されており，頭部，中片部または尾部での変化は観察されなかった。“軟らかい”葉から作られた抽出物は，“古い”葉から作られた抽出物よりも効果的であった（Khillare and Shrivastav 2003）。

IV. 妊婦と授乳婦

妊娠6～15日に1日当たり0.5，1.5g/kgのアザジラクチンを経口投与した妊娠ラットでは，胎児の発育，着床の数，着床後胚損失および他の生殖パラメータに対する有意な有害作用は観察されなかった。いくつかの小さな奇形が高用量で観察されたが，化合物または用量とは関連していなかった（Srivastava and Raizada 2001）。

生殖機能または胎児や子の発達への有害作用は，1日当たり5，25，50mg/kgのアザジラクチンに相当する量を含む餌を与えたラットでは，2世代以上で観察されなかった（Srivastava and Raizada 2007）。

授乳期間中のニーム葉の安全性情報は確認されなかった。

V. 毒性研究

急性毒性

マウスに対するニーム葉の水抽出物のLD_{50}は，経口投与において2.5g/kgまでの用量で決定することができなかった（Dorababu et al. 2006）。

呼吸困難を伴う神経症状（頭部運動，円の中を歩くなど），体温上昇，肝不全，腹部膨張を含む急性毒性が，ニーム葉100gを摂取したヒツジで観察された。症状は12時間持続し，その後死亡した（Ali and Salih 1982）。

短期毒性

1日当たり1g/kgのニーム葉抽出物を28日間経口投与したラットでは，有害作用は観察されなかった。観察されたパラメータは，身体や組織重量，食物や水の摂取量，血液学的プロファイルおよび様々な肝臓と腎臓の機能評価を含んだ（Dorababu et al. 2006）。

体重の変化，器官-体重比率または肝臓酵素レベルを含む有害作用は，1日当たり0.5または1mgのニーム葉の水抽出物を28日間皮下投与したマウスで観察されなかった（Haque et al. 2006）。

1日当たり100mg/kgのニーム葉抽出物を49日間投与したラットでは，食欲，体重，瞳孔反射の減少が観察された。組織病理学的研究では，肝臓，腎臓，肺，脳における鬱血を明らかにした（Hore et al. 1999）。

亜慢性毒性

1日当たり50または200mg/kgの生または乾燥したニーム葉を8週間経口投与したヤギまたはモルモットでは，心拍数，脈拍，呼吸数の減少に伴って，体重の段階的な減少，虚弱，食欲不振，健康状態の悪化が観察された。生のニーム葉を与えられた動物では下痢が観察された。ヤギにおけるニーム葉の高用量は，処置の最後の数日間で，震えや運動失調を引き起こした。統計学的に重要な血液学的変化は観察されなかった。処置したヤギの剖検では，出血性びらんが認められた。病理組織学的に，出血，鬱血，変性の様々な程度が，精細管の変性に伴って，肝臓，腎臓，肺，十二指腸，脳で見られた（Ali 1987）。

細胞毒性

2世代にわたり，1日当たり5，25，50mg/kgのアザジラクチンに相当する量を含む餌を与えたラットでは，酵素パラメータ（AST，ALT，ALP），ビリルビン，コレステロール，総タンパクまたは，肝臓，脳，腎臓，精巣または卵巣の組織病理学を含む毒性作用は観察されなかった（Srivastava and Raizada 2007）。

遺伝毒性

1日当たり0.5，1，2g/kgのニーム葉抽出物を6週間経口投与したマウスでは，精子形成を担う遺伝子の調節と共に，染色糸破損またはスピンドル破損が確認された（Awasthy 2001）。

1日当たり0.5，1，2g/kgのニーム葉のエタノール抽出物を経口投与したラットにおいて，骨髄細胞の分裂期染色体での構造的および有糸分裂的な変化の発生率の増加が，8，15，35日目に観察された（Awasthy et al. 1999）。

エイムス試験では，ニーム葉のエタノール抽出物の弱い抗突然変異作用がネズミチフス菌TA100株で観察された（Kusamran et al. 1998）。

参考文献

Aladakatti, R.H., and R.N. Ahamed. 2005. Ultrastructural changes in Leydig cells and cauda epididymal spermatozoa induced by *Azadirachta indica* leaves in albino rats. *Phytother. Res.* 19(9):756-766.

Aladakatti, R.H., R. Nazeer Ahamed, M. Ahmed, and M.G. Ghosesawar. 2001. Sperm parameters changes induced by *Azadirachta indica* in albino rats. *J. Basic Clin. Physiol. Pharmacol.* 12(1):69-76.

Ali, B.H. 1987. The toxicity of *Azadirachta indica* leaves in goats and guinea pigs. *Vet. Hum. Toxicol.* 29(1):16-19.

Ali, B.H., and A.M.M. Salih. 1982. Suspected *Azadirachta indica* toxicity in a sheep. *Vet. Rec.* 111:494.

Awasthy, K.S. 2001. Genotoxicity of a crude leaf extract of neem in male germ cells of mice. *Cytobios* 106(Suppl. 2):151-164.

Awasthy, K.S., O.P. Chaurasia, and S.P. Sinha. 1999. Prolonged murine genotoxic effects of crude extracted from neem. *Phytother. Res.* 13(1):81-83.

Chandra, A., A.A. Mahdi, R.K. Singh, F. Mahdi, and R. Chander. 2008. Effect of Indian herbal hypoglycemic agents on antioxidant capacity and trace elements content in diabetic rats. *J. Med. Food* 11(3):506-512.

Chattopadhyay, R.R. 1999. A comparative evaluation of some blood sugar lowering agents of plant origin. *J. Ethnopharmacol.* 67(3):367-372.

Choudhary, D.N., J.N. Singh, S.K. Verma, and B.P. Singh. 1990. Antifertility effects of leaf extracts of some plants in male rats. *Indian J. Exp. Biol.* 28(8):714-716.

Dorababu, M., M.C. Joshi, G. Bhawani, et al. 2006. Effect of aqueous extract of neem (*Azadirachta indica*) leaves on offensive and diffensive gastric mucosal factors in rats. *Indian J. Physiol. Pharmacol.* 50(3):241-249.

Ghosesawar, M.G., R.N. Ahamed, M. Ahmed, and R.H. Aladakatti. 2003. *Azadirachta indica* adversely affects sperm parameters and fructose levels in vas deferens fluid of albino rats. *J. Basic Clin. Physiol. Pharmacol.* 14(4):387-395.

Haque, E., I. Mandal, S. Pal, and R. Baral. 2006. Prophylactic dose of neem (*Azadirachta indica*) leaf preparation restricting murine tumor growth is nontoxic, hematostimulatory and immunostimulatory. *Immunopharmacol. Immunotoxicol.* 28(1):33-50.

Hore, S.K., S.K. Maiti, and N. Gupta. 1999. Effect of subacute exposure to neem (*Azadirachta indica*) leaf extract in rats. *Indian Vet. J.* 76(11):1011-1012.

Joshi, A.R., R.N. Ahamed, K.M. Pathan, and B. Manivannan. 1996. Effect of *Azadirachta indica* leaves on testis and its recovery in albino rats. *Indian J. Exp. Biol.* 34(11):1091-1094.

Kar, A., B.K. Choudhary, and N.G. Bandyopadhyay. 2003. Comparative evaluation of hypoglycaemic activity of some Indian medicinal plants in alloxan diabetic rats. *J. Ethnopharmacol.* 84(1):105-108.

Kasturi, M., R.N. Ahamed, K.M. Pathan, B. Manivannan, and R.H. Aladakatti. 2002. Ultrastructural changes induced by leaves of *Azadirachta indica* (Neem) in the testis of albino rats. *J. Basic Clin. Physiol. Pharmacol.* 13(4):311-328.

Kasturi, M., B. Manivannan, R.N. Ahamed, P.D. Shaikh, and K.M. Pathan. 1995. Changes in epididymal structure and function of albino rat treated with *Azadirachta indica* leaves. *Indian J. Exp. Biol.* 33(10):725-729.

Kataria, M., P.K. Gupta, S. Gupta, and V.K. Vijan. 2000. Effect of petroleum ether extracts of neem (*Azadirachta indica*) seed kernel and husk on blood parameters in rats. *Indian J. Toxicol.* 7:73-81.

Kaushic, C., and S. Upadhyay. 1995. Mode of long-term antifertility effect of intrauterine neem treatment (IUNT). *Contraception* 51(3):203-207.

Khillare, B., and T.G. Shrivastav. 2003. Spermicidal activity of *Azadirachta indica* (neem) leaf extract. *Contraception* 68(3):225-229.

Khosla, P., S. Bhanwra, J. Singh, S. Seth, and R.K. Srivastava. 2000. A study of hypoglycaemic effects of *Azadirachta indica* (Neem) in normal and alloxan diabetic rabbits. *Indian J. Physiol. Pharmacol.* 44(1):69-74.

Koley, K.M., and J. Lal. 1994. Pharmacological effects of *Azadirachta indica* (neem) leaf extract on the ECG and blood pressure of rat. *Indian J. Physiol. Pharmacol.* 38(3):223-225.

Kusamran, W.R., A. Tepsuwan, and P. Kupradinun. 1998. Antimutagenic and anticarcinogenic potentials of some Thai vegetables. *Mutat. Res.* 402(1-2):247-258.

Mateenuddin, M., K.K. Khairatkar, K.N. Mendhulkar, and N.L. Sadre. 1986. Assessment of oestrogenecity of neem leaf extract in rats. *Indian J. Physiol. Pharmacol.* 30(1):118-119.

Mbah, A.U., I.J. Udeinya, E.N. Shu, et al. 2007. Fractionated neem leaf extract is safe and increases $CD4^+$ cell levels in HIV/AIDS patients. *Am. J. Ther.* 14(4):369-374.

Mishra, R.K., and S.K. Singh. 2005. Effect of aqueous leaf extract of *Azadirachta indica* on the reproductive organs in male mice. *Indian J. Exp. Biol.* 43(11):1093-1103.

Panda, S., and A. Kar. 2000. How safe is neem extract with respect to thyroid function in male mice? *Pharmacol. Res.* 41(4):419-422.

Parveen, D.S., B. Manivannan, K.M. Pathan, M. Kasturi, and R.N. Ahamed. 1993. Antispermatic activity *Azadirachta indica* leaves in albino rats. *Curr. Sci.* 64:688-689.

Sivashanmugham, R., N. Bhaskar, and N. Banumathi. 1984. Ventricular fibrillation and cardiac arrest due to neem leaf poisoning. *J. Assoc. Physicians India* 32(7):610-611.

Srivastava, M.K., and R.B. Raizada. 2001. Assessment of embryo/fetotoxicity and teratogenicity of azadirachtin in rats. *Food Chem. Toxicol.* 39(10):1023-1027.

Srivastava, M.K., and R.B. Raizada. 2007. Lack of toxic effect of technical azadirachtin during postnatal development of rats. *Food Chem. Toxicol.* 45(3):465-471.

Bacopa monnieri (L.) Pennell

オオバコ科（ゴマノハグサ科）

一般名：バコパ
英　名：bacopa
異　名：*Herpestis monniera* (L.) Kunth
アーユルヴェーダ名：*brahmi*, *mandukaparni*
別　名：herb-of-grace, Indian pennywort, water hyssop
使用部位：全草

B

安全性クラス：1
相互作用クラス：A
禁忌　知見なし
他の注意事項　薬理学的考察参照。
薬やサプリメントとの相互作用　知見なし
注釈　一般的に，*Bacopa monnieri*はケララ（南インド）では*brahmi*，北と西インドでは*mandukaparni*と呼ばれているが，ゴツコラ（*Centella asiatica*）はケララでは*mandukaparni*，西と北インドでは*brahmi*と呼ばれている（McGuffin et al. 2000）。
有害事象と副作用　ヒトに対する用量漸増試験および安全性に関する研究では，バコパは一般的に忍容性がよく，一部，胃腸の不快感が報告されているのみである（Pravina et al. 2007; Singh and Dhawan 1997）。
薬理学的考察　バコパの高用量投与（250mg/kg）による動物研究では，精子の数や生存率の低下を示した。すべてのパラメータは，高用量投与の終了後数週間で正常に戻ることが示された（Singh and Singh 2009）。男性の避妊薬としてのバコパの安全性や有効性に関するヒトへの研究は，まだ行われていない。
妊婦と授乳婦　科学的または伝統的文献において，妊娠中および授乳中におけるバコパの安全性は不明である。本書では，妊娠中や授乳期間での使用に関する問題は確認されなかったが，最終的な安全性は確立されていない。

レビュー詳細

I. 薬やサプリメントとの相互作用

薬やサプリメントとの相互作用の臨床試験
　確認されなかった。
被疑薬やサプリメントとの相互作用の症例報告
　確認されなかった。
薬やサプリメントとの相互作用の動物試験
　確認されなかった。

II. 有害事象

有害事象の症例報告　確認されなかった。

III. 薬理学および薬物動態学

ヒトの薬理学的研究　臨床試験における第1相試験では，被験者は1日当たり300mgのバコパ標準化エキスを15日間摂取し，その後1日当たり450mgのバコパエキスを15日間摂取した。その結果，血液学的，生化学的，心電図パラメータにおいて有害事象は観察されなかった。途中，バコパエキスを300mg摂取した時点で2人の被験者，450mg摂取した時点で1人の被験者が軽度の胃腸障害を引き起こしたものの，投与を中止する必要はなく自然におさまった。（Pravina et al. 2007）

用量反応試験では，被験者は1日当たり20～200mgの用量でバコパから単離されたバコサイドAおよびBの混合物を4週間摂取，もしくは300mgを一度に摂取した。その結果，臨床学的，血液学的，生化学的パラメータにおいて，薬物関連の異常は何も認められなかったことから，有害事象は報告されなかった。（Singh and Dhawan 1997）。

動物の薬理学的研究　雄ラットに対し，1日当たり250mg/kgのバコパを28または56日間経口投与した。その結果，精子の運動性，生存能力，数の可逆的減少および精子の形態の変化が，精巣での細胞や組織の変化に伴って観察された。性欲，テストステロンレベル，アラニンアミノトランスフェラーゼ，アスパラギン酸アミノトランスフェラーゼ，血清クレアチニンレベル，血液学的パラメータ，肝臓および腎臓組織学における変化は観察されなかった。これらの影響は，処置後56日以内で通常のレベルに戻った（Singh and Singh 2009）。

*In vitro*の薬理学的研究　確認されなかった。

IV. 妊婦と授乳婦

妊娠および授乳期間中におけるバコパの安全性情報は確認されなかった。

V. 毒性研究

急性毒性

ラットを用いた経口投与によるバコパのLD_{50}は，水抽出物では5g/kg，アルコール抽出物では17g/kg（Martis et al. 1992），バコパ標準化エキスでは2.2g/kgである（Joshua Allan et al. 2007）。腹腔内投与によるバコパのLD_{50}は，水抽出物では1g/kg，アルコール抽出物では15g/kgである（Martis et al. 1992）。

ブラインシュリンプ致死試験では，バコパの様々な抽出物のLD$_{50}$を測定した。エタノール抽出物では295 μg/ml，水抽出物では5332 μg/ml，サポニンを多く含む画分では95 μg/ml，バコサイドAでは38 μg/mlである（D'Souza et al. 2002）。

短期毒性

1日当たり250，500，1000mg/kgのバコパ標準化エキスを14日間経口投与したラットでは，雄に対し体重増加率の軽度な減少が観察された（Joshua Allan et al. 2007）。

亜慢性毒性

1日当たり85，210，500mg/kgのバコパ標準化エキスを90日間経口投与したラットでは，毒性の証拠は観察されなかった。観察されたパラメータは，臨床兆候，餌の消費，体重増加率，相対的臓器重量，生化学および血液データである（Joshua Allan et al. 2007）。

遺伝毒性

ネズミチフス菌でのエイムス試験において，バコパ標準化エキスの変異原性活性は，5000 μg/plateまでの濃度で観察されなかった（Deb et al. 2008）。染色体異常誘発能試験では，62.5 μg/mlまでの濃度で活性は観察されなかった。125μg/mlの濃度では代謝活性化なしでは軽度の染色体異常誘発活性が観察されたが，代謝活性化ありでは観察されなかった。バコパ抽出物は，用量依存的に染色体異常誘発能を示すものの，代謝活性化ありでは最大限の保護を示した（Deb et al. 2008）。

参考文献

D'Souza, P., M. Deepak, P. Rani, et al. 2002. Brine shrimp lethality assay of *Bacopa monnieri*. *Phytother. Res.* 16(2):197-198.

Deb, D.D., P. Kapoor, R.P. Dighe, et al. 2008. In vitro safety evaluation and anticlastogenic effect of BacoMind on human lymphocytes. *Biomed. Environ. Sci.* 21(1):7-23.

Joshua Allan, J., A. Damodaran, N.S. Deshmukh, K.S. Goudar, and A. Amit. 2007. Safety evaluation of a standardized phytochemical composition extracted from *Bacopa monnieri* in Sprague-Dawley rats. *Food Chem. Toxicol.* 45(10):1928-1937.

Martis, G., A. Rao, and K.S. Karanth. 1992. Neuropharmacological activity of *Herpestis monniera*. *Fitoterapia* 63:399-404.

McGuffin, M., J. Kartesz, A. Leung, and A.O. Tucker. 2000. *Herbs of commerce.* 2nd ed. Silver Spring, MD: American Herbal Products Association.

Pravina, K., K.R. Ravindra, K.S. Goudar, et al. 2007. Safety evaluation of BacoMind in healthy volunteers: Å phase I study. *Phytomedicine* 14(5):301-308.

Singh, A., and S.K. Singh. 2009. Evaluation of antifertility potential of brahmi in male mouse. *Contraception* 79(1):71-79.

Singh, H.K., and B.N. Dhawan. 1997. Neuropsychopharmacological effects of the Ayurvedic nootropic *Bacopa monniera* Linn. (brahmi). *Indian J. Pharmacol.* 29:S359-S365.

Ballota nigra L.

シソ科

一般名：ブラックホアハウンド

英　名：black horehound

使用部位：全草

安全性クラス：1

相互作用クラス：A

禁忌　知見なし

他の注意事項　知見なし

薬やサプリメントとの相互作用　知見なし

有害事象と副作用　知見なし

薬理学的考察　知見なし

妊婦と授乳婦　科学的または伝統的文献において，妊娠中および授乳中におけるブラックホアハウンドの安全性は不明である。本書では，妊娠中や授乳期間での使用に関する問題は確認されなかったが，最終的な安全性は確立されていない。

レビュー詳細

I. 薬やサプリメントとの相互作用

薬やサプリメントとの相互作用の臨床試験

確認されなかった。

被疑薬やサプリメントとの相互作用の症例報告

確認されなかった。

薬やサプリメントとの相互作用の動物試験

確認されなかった。

II. 有害事象

有害事象の症例報告　確認されなかった。

III. 薬理学および薬物動態学

ヒトの薬理学的研究　確認されなかった。

動物の薬理学的研究　血糖値の低下は，1日当たり400mg/kgのブラックホアハウンドのアルコール抽出物を7日間経口投与したラットで観察された（Nusier et al. 2007a）。耐糖能試験において，同じ抽出物を400mg/kg単回投与したラットでは，血中インスリン濃度の有意な増加とともに血糖値の有意な減少を示した（Nusier et al. 2007a）。糖尿病ラットに対するブラックホアハウンドの抽出物の投与は，上昇した血糖値を著しく低下させた（Nusier et al. 2007b）。

*In vitro*の薬理学的研究　確認されなかった。

IV. 妊婦と授乳婦

妊娠および授乳期間中のブラックホアハンドの使用に関する情報は確認されなかった。

V. 毒性研究

急性毒性

アスパラギン酸アミノトランスフェラーゼ（AST）またはアラニンアミノトランスフェラーゼ（ALT）レベルの変化は，1日当たり400mg/kgのブラックホアハウンドのアルコール抽出物を7日間経口投与したラットでは観察されなかった（Nusier et al. 2007a）。

参考文献

Nusier, M.K., H.N. Bataineh, Z.M. Bataineh, and H.M. Daradka. 2007a. Effects of *Ballota nigra* on blood biochemical parameters and insulin in albino rats. *Neuroendocrinol. Lett.* 28(4):473-476.

Nusier, M.K., H.N. Bataineh, Z.M. Bataineh, and H.M. Daradka. 2007b. Effects of *Ballota nigra* on glucose and insulin in alloxan-diabetic albino rats. *Neuroendocrinol. Lett.* 28(4):470-472.

Baptisia tinctoria (L.) R. Br.　マメ科

一般名：ワイルドインディゴ

英　名：wild indigo

別　名：false indigo

使用部位：根

安全性クラス：2b

相互作用クラス：A

禁忌　妊娠中は，医療従事者監督下以外での使用禁止

他の注意事項　知見なし

薬やサプリメントとの相互作用　知見なし

有害事象と副作用　"高用量"の使用は，嘔吐や下痢を起こす可能性がある（Felter and Lloyd 1898）。

薬理学的考察　知見なし

妊婦と授乳婦　妊娠および授乳期間中のワイルドインディゴの安全性情報は確認されなかった。しかしながら，このハーブの活性に基づいて，編者は妊娠中の使用は資格のある医療従事者監督下で使用されるべきであると考える。

レビュー詳細

I. 薬やサプリメントとの相互作用

薬やサプリメントとの相互作用の臨床試験

　確認されなかった。

被疑薬やサプリメントとの相互作用の症例報告

　確認されなかった。

薬やサプリメントとの相互作用の動物試験

　確認されなかった。

II. 有害事象

有害事象の症例報告　確認されなかった。

III. 薬理学および薬物動態学

ヒトの薬理学的研究　確認されなかった。

動物の薬理学的研究　確認されなかった。

*In vitro*の薬理学的研究　クロマトグラフィーで精製されたワイルドインディゴからの水エタノール画分は，強いリンパ球DNA合成刺激活性を示した（Beuscher et al. 1989）。

　ワイルドインディゴから単離したアラビノガラクタン含有タンパクは，マウス脾臓細胞の増殖，マウスリンパ球のIgM産生，マウス肺胞マクロファージでのIL6産生およびNO_2産生を増加させた（Classen et al. 2006）。

IV. 妊婦と授乳婦

妊娠および授乳期間中のワイルドインディゴの安全性情報は確認されなかった。しかしながら，このハーブの活性に基づいて，編者は妊娠中の使用は資格のある医療従事者監督下で使用されるべきであると考える。

V. 毒性研究

急性毒性

ワイルドインディゴの煎剤または浸剤を腹腔内投与したラットでは，致死量は100g当たり1mlであると報告されている（Macht and Black 1927）。

　胃管を経由してワイルドインディゴ浸剤を10ml投与したウサギ（1.5kg）では，いくらかの麻酔作用と後肢の軽度の麻痺が観察された。同様の製剤を3ml静脈内投与したウサギでは，下痢および肢の脱力が認められた（Macht and Black 1927）。

　ワイルドインディゴの煎剤または浸剤を5ml皮下投与したネコ（2.5kg）では，流涎，嘔吐に次いで，瞳孔の拡張，筋肉の痙攣，そして呼吸と心拍数が減少した（Macht and Black 1927）。

参考文献

Beuscher, N., K.H. Scheit, C. Bodinet, and L. Kopanski. 1989. Immunologically active glycoproteins of *Baptisia tinctoria*. *Planta Med.* 55(4):358-363.

Classen, B., S. Thude, W. Blaschek, M. Wack, and C. Bodinet. 2006. Immunomodulatory effects of arabinogalactan-proteins from *Baptisia* and *Echinacea*. *Phytomedicine* 13(9-10):688-694.

Felter, H.W., and J.U. Lloyd. 1898. *King's American dispensatory*. 18th ed., 3rd rev. 2 vols. Cincinnati: Ohio Valley Co.

Macht, D.I., and J.A. Black. 1927. A pharmacological note on *Baptisia tinctoria*. *J. Am. Pharm. Assoc.* 16:1056-1059.

Bauhinia forficate Link

マメ科

一般名：パタ デ パカ
英　名：cow's foot
別　名：*pata de vaca*
使用部位：葉

安全性クラス：1
相互作用クラス：A
禁忌　知見なし
他の注意事項　知見なし
薬やサプリメントとの相互作用　知見なし
有害事象と副作用　知見なし
有害事象と副作用　知見なし
薬理学的考察　ヒトでの研究では血清グルコース濃度でのパタ デ パカの作用を示さなかったが（Russo et al. 1990），いくつかの動物研究では，パタ デ パカが血糖値の調節を変化させることを示した（Lino et al. 2004; Pepato et al. 2002; Silva et al. 2002）。糖尿病を持つ人は，使用前に有資格の医療従事者に相談し，血糖値を厳密に測定することを勧める。

妊婦と授乳婦　いくつかの動物研究では，ラットに対し妊娠0〜20日に1日当たり500〜1000mg/kgの用量でパタ デ パカの水抽出物を投与した。その結果，母体の体重増加，生殖行動，胎児や胎盤の発育に有害事象を示さなかった（Calderon et al. 2001; Damasceno et al. 2004; Rudge et al. 2001; Volpato et al. 2008）。ある研究では，妊娠糖尿病ラットに対し妊娠中1日当たり200mg/kgのパタ デ パカを投与した場合，着床後胚損失率の減少が観察された（Volpato et al. 1999）。授乳期間中のパタ デ パカの安全性情報は不明である。本書では，妊娠中や授乳期間の使用に関する問題について確認されなかったが，最終的な安全性は確立されていない。

レビュー詳細

I. 薬やサプリメントとの相互作用

薬やサプリメントとの相互作用の臨床試験
確認されなかった。
被疑薬やサプリメントとの相互作用の症例報告
確認されなかった。
薬やサプリメントとの相互作用の動物試験
確認されなかった。

II. 有害事象

有害事象の症例報告　確認されなかった。

III. 薬理学および薬物動態学

ヒトの薬理学的研究　2型糖尿病を持つ被験者と健常な被験者に対し，1日当たり3gのパタ デ パカ浸剤を56日間投与した。その結果，血漿グルコース値および糖化ヘモグロビンにおける急性および慢性効果は観察されなかった（Russo et al. 1990）。

動物の薬理学的研究　糖尿病ラットに対し，パタ デ パカの水抽出物，エタノール抽出物，ヘキサン抽出物を7日間経口投与した。その結果，血漿グルコース値の著しい低下が観察された（Lino et al. 2004）。同様に糖尿病ラットに対し，パタ デ パカの煎剤（150g葉/L水，平均1日当たり3.52ml/kgの用量）の投与は，血清および尿中のグルコース値の低下が観察された（Pepato et al. 2002）。健常なラットおよび糖尿病ラットに対し，パタ デ パカの*n*-ブタノール画分を500〜600mg/kg経口投与した結果，双方ともに血糖値の著しい低下が観察された（Silva et al. 2002）。

*In vitro*の薬理学的研究　確認されなかった。

IV. 妊婦と授乳婦

パタ デ パカの安全性を調べるため，いくつかの研究では妊娠糖尿病ラットおよび健常なラットにおいて，パタ デ パカの水抽出物を，妊娠日（GD）0〜4日は500mg/kg，GD5〜14日は600mg/kg，GD15〜20日は1000mg/kgの用量で経口投与した。その結果，催奇作用，母体の体重増加，生殖行動，胎児や胎盤の発育への影響は観察されなかった。パタ デ パカを投与した群は，糖尿病ラットの子孫で観察された骨格異常や内臓奇形を減少させた。母体の血糖値の影響は，正常ラットおよび糖尿病ラットともに観察されなかった(Calderon et al. 2001; Damasceno et al. 2004; Rudge et al. 2001; Volpato et al. 2008)。

着床後胚損失率の減少は，妊娠中に1日当たり200mg/kg経口投与した妊娠糖尿病ラットで観察された（Volpato et al. 1999)。

授乳期間でのパタ デ パカの安全性に関する情報は確認されなかった。

V. 毒性研究

短期毒性

健常ラットおよび糖尿病ラットにおいて，飲料水の代わりにパタ デ パカの煎剤（150g/l）を33日間摂取させた。その結果，乳酸脱水素酵素，クレアチンキナーゼ，アミラーゼ，アンジオテンシン変換酵素，ビリルビンの血清濃度の変化は観察されなかった（Pepato et al. 2004)。

遺伝毒性

エイムス試験においてパタ デ パカの水抽出物では，代謝活性なしにネズミチフス菌TA100株および，代謝活性化の有無に関わらずネズミチフス菌TA98株で染色体異常誘発活性を示した。同じ抽出物において，代謝活性がある場合のTA100株および代謝活性化の有無に関わらずTA97a株およびTA104株では，活性は観察されなかった(Rivera et al. 1994)。

参考文献

Calderon, I.M., G.T. Volpato, D.C. Damasceno, and M.V. Rudge. 2001. Maternal, reproductive and perinatal repercussions after treatment with *Bauhinia forficata* aqueous extract during pregnancy of non-diabetic and diabetic rats. *J. Perinat. Med.* 29(Suppl. 1):504-505.

Damasceno, D.C., G.T. Volpato, M. Calderon Ide, R. Aguilar, and M.V. Rudge. 2004. Effect of *Bauhinia forficata* extract in diabetic pregnant rats: Maternal repercussions. *Phytomedicine* 11(2-3):196-201.

Lino, C., J.P. Diogenes, B.A. Pereira, et al. 2004. Antidiabetic activity of *Bauhinia forficata* extracts in alloxan-diabetic rats. *Biol. Pharm. Bull.* 27(1):125-127.

Pepato, M.T., A.M. Baviera, R.C. Vendramini, and I.L. Brunetti. 2004. Evaluation of toxicity after one-month's treatment with *Bauhinia forficata* decoction in streptozotocin-induced diabetic rats. *BMC Complement Altern. Med.* 4:7.

Pepato, M.T., E.H. Keller, A.M. Baviera, et al. 2002. Anti-diabetic activity of *Bauhinia forficata* decoction in streptozotocin-diabetic rats. *J. Ethnopharmacol.* 81(2):191-197.

Rivera, I.G., M.T. Martins, P.S. Sanchez, et al. 1994. Genotoxicity assessment through the Ames test of medicinal plants commonly used in Brazil. *Env. Toxicol. Water Qual.* 9(2):87-93.

Rudge, M.V., D.C. Damasceno, G.T. Volpato, and I.M. Calderon. 2001. Treatment of pregnant diabetic rats with *Bauhinia forficata* (Paw-of-cow) aqueous extract: Maternal and fetal repercussions. *J. Perinat. Med.* 29(Suppl. 1):493-494.

Russo, E.M., A.A. Reichelt, J.R. De-Sa, et al. 1990. Clinical trial of *Myrcia uniflora* and *Bauhinia forficata* leaf extracts in normal and diabetic patients. *Braz. J. Med. Biol. Res.* 23(1):11-20.

Silva, F.R., B. Szpoganicz, M.G. Pizzolatti, M.A. Willrich, and E. de Sousa. 2002. Acute effect of *Bauhinia forficata* on serum glucose levels in normal and alloxan-induced diabetic rats. *J. Ethnopharmacol.* 83(1-2):33-37.

Volpato, G.T., D.C. Damasceno, I.D.M. Paranhos Calderon, and M.V.C. Rudge. 1999. Study of *Bauhinia forficata* L. extract on diabetes in pregnant rats. *Rev. Bras. Plant. Med.* 2(1):49-55.

Volpato, G.T., D.C. Damasceno, M.V. Rudge, C.R. Padovani, and I.M. Calderon. 2008. Effect of *Bauhinia forficata* aqueous extract on the maternal-fetal outcome and oxidative stress biomarkers of streptozotocin-induced diabetic rats. *J. Ethnopharmacol.* 116(1):131-137.

Benincasa hispida (Thunb.) Cogn. ウリ科

一般名：ワックスゴード，トウガン

英　名：winter melon

和　名：トウガン

異　名：*Benincasa cerifera* Savi

アーユルヴェーダ名：*kushmanda*

中国名：冬瓜皮（トウガヒ）（*dong gua pi*）（外皮）

別　名：wax gourd，white pumpkin

使用部位：外皮

安全性クラス：1

相互作用クラス：A

禁忌　知見なし

他の注意事項　知見なし

薬やサプリメントとの相互作用　知見なし

有害事象と副作用　知見なし

薬理学的考察　知見なし

妊婦と授乳婦　中国伝統医学の文献では，妊娠および授乳期間中のトウガンの外皮における使用上の注意について何も示されていない(Bensky et al. 2004; Chen and Chen 2004)。本書では，妊娠中や授乳期間での使用に関する問題について確認されなかったが，最終的な安全性は確立されていない。

レビュー詳細

I. 薬やサプリメントとの相互作用

薬やサプリメントとの相互作用の臨床試験
　確認されなかった。
被疑薬やサプリメントとの相互作用の症例報告
　確認されなかった。
薬やサプリメントとの相互作用の動物試験
　確認されなかった。

II. 有害事象

有害事象の症例報告　確認されなかった。

III. 薬理学および薬物動態学

ヒトの薬理学的研究　確認されなかった。
動物の薬理学的研究　確認されなかった。
*In vitro*の薬理学的研究　確認されなかった。

IV. 妊婦と授乳婦

中国伝統医学の文献では，妊娠および授乳期間中のトウガンの外皮における使用上の注意について何も示されていない（Bensky et al. 2004; Chen and Chen 2004）。

V. 毒性研究

確認されなかった。

参考文献

Bensky, D., S. Clavey, and E. Stöger. 2004. *Chinese herbal medicine: Materia medica*. 3rd ed. Seattle: Eastland Press.

Chen, J.K., and T.T. Chen. 2004. *Chinese medical herbology and pharmacology*. City of Industry, CA: Art of Medicine Press.

Benincasa hispida (Thunb.) Cogn.　ウリ科

一般名：ワックスゴード，トウガン
英　名：winter melon
和　名：トウガン
異　名：*Benincasa cerifera* Savi
アーユルヴェーダ名：*kushmanda*
中国名：冬瓜子（トウガシ）（*dong gua zi*）（種子）
別　名：wax gourd, white pumpkin
使用部位：種子

安全性クラス：1
相互作用クラス：A
禁忌　知見なし
他の注意事項　知見なし
薬やサプリメントとの相互作用　知見なし
有害事象と副作用　知見なし
薬理学的考察　中国伝統医学の文献では，ワックスゴード種子は軽度な利尿活性があると示している（Chen and Chen 2004）。
妊婦と授乳婦
科学的または伝統的文献において，妊娠中および授乳中におけるワックスゴード種子の安全性は不明である。本書では，妊娠中や授乳期間での使用に関する問題は確認されなかったが，最終的な安全性は確立されていない。

レビュー詳細

I. 薬やサプリメントとの相互作用

薬やサプリメントとの相互作用の臨床試験
　確認されなかった。
被疑薬やサプリメントとの相互作用の症例報告
　確認されなかった。
薬やサプリメントとの相互作用の動物試験
　確認されなかった。

II. 有害事象

有害事象の症例報告　確認されなかった。

III. 薬理学および薬物動態学

ヒトの薬理学的研究　確認されなかった。
動物の薬理学的研究　確認されなかった。
In vitroの薬理学的研究　確認されなかった。

IV. 妊婦と授乳婦

妊娠および授乳期間中のワックスゴード種子の使用に関する情報は確認されなかった。

V. 毒性研究

確認されなかった。

参考文献

Chen, J.K., and T.T. Chen. 2004. *Chinese medical herbology and pharmacology*. City of Industry, CA: Art of Medicine Press.

Berberis vulgaris L.

メギ科

一般名：バーベリー
英　名：barberry
和　名：西洋メギ
別　名：European barberry
使用部位：根，根皮

安全性クラス：2b
相互作用クラス：A

禁忌　妊娠中は，医療従事者監督下以外での使用禁止(Jahnke et al. 2006)。

他の注意事項　授乳期間中のバーベリーの使用は勧められない(Chan 1993)。

重度または急性肝疾患，敗血症性胆嚢炎，非抱合型高ビリルビン血症，腸の痙攣やイレウス，肝癌がある人に使用の注意が促されている(Chan 1993; Mills and Bone 2005)。

薬やサプリメントとの相互作用　知見なし

注意　ベルベリン(根皮：6.1%，根の木部：0.4%)(De Smet 1992; Leung and Foster 1996)，付録1参照。

注釈　安全上，ベルベリンおよび他のアルカロイドの研究に基づくバーベリーの最大の問題点は，単離した化合物に関連するデータが，製品や根または根皮から作られた抽出物に直接適用されない場合があることである。

ベルベリンは，癌細胞株での細胞毒性(Kettmann et al. 2004; Kim et al. 2005; Orfila et al. 2000)，トポイソメラーゼIおよびII阻害(Kim et al. 1998; Mantena et al. 2006; Pasqual et al. 1993)を含む多くの生物活性を示す。

またベルベリンの抗菌作用は，ベルベリン含有植物に見られる非抗菌性化合物との相乗作用を示す研究がある(Stermitz et al. 2000)。

有害事象と副作用　知見なし

薬理学的考察　ヒトでの研究では，ベルベリンとシクロスポリンAとの作用に関して混在した結果を提供している。ある研究では，併用を繰り返すとシクロスポリンAのバイオアベイラビリティーが増加した(Wu et al. 2005)，一方，ベルベリンの単回投与後ではバイオアベイラビリティーの増加を示したものの，反復投与後には変化を示さなかった研究もある(Xin et al. 2006)。

妊婦と授乳婦　ハーブの安全性については，妊娠中のバーベリーの使用は禁忌または注意となっている(Brinker 2001; Mills and Bone 2005)。これらの禁忌は主に，ベルベリンの子宮収縮活性や(Furuya 1957; Imaseki et al. 1961)，ベルベリンがビリルビンを置換することで引き起こされる新生児黄疸によるものである(Chan 1993)。妊娠中のバーベリーの安全性を確証する決定的なデータは不足しているが，マウスおよびラットに対するベルベリンの生殖毒性試験では，ヒト標準容量の75倍以上に等しい用量でも胎児に有害事象を示さなかった(Jahnke et al. 2006)。

ベルベリン含有植物は，子宮刺激を誘導することが報告されている(Furuya 1957; Imaseki et al. 1961)。しかしながら，妊娠中にベルベリンを高用量投与したラットでは子宮刺激はなかった(Jahnke et al. 2006)。そして摘出した子宮を用いた研究では，子宮刺激とベルベリン濃度の間に相関は認められなかった(Haginiwa and Harada 1962)。

ベルベリンは，ベルベリン含有植物を摂取した授乳婦の母乳に存在することが示されている(Chan 1993)。

レビュー詳細

I. 薬やサプリメントとの相互作用

薬やサプリメントとの相互作用の臨床試験

腎移植患者に対し，ベルベリン200mgとシクロスポリンAを1日3回，3か月間投与したランダム化比較試験では，シクロスポリンAの最低血中濃度は88.9%増加し，ベルベリンを投与したグループでのシクロスポリンAの濃度/用量の比率は98.4%増加した。対照群では，シクロスポリンAの血中トラフ濃度は64.5%増加し，シクロスポリンAの濃度/用量の比率は69.4%増加した。著者らは，この相互作用のメカニズムは，ベルベリンによるCYP3A4阻害作用による可能性が高いことを示した(Wu et al. 2005)。

健常な男性被験者に対する経口投与によるシクロスポリンAのバイオアベイラビリティの増加は，シクロスポリンA3mgの単回投与に次いで，ベルベリン300mgの単回投与後に観察された。シクロスポリンAのAUCは19.2%増加し，半減期，最大血中薬物濃度，最大濃度までの時間，明らかな経口クリアランスの変化は観察されなかった(Xin et al. 2006)。逆に，1日2回，10日間のベルベリン300mg投与に次いで，6mgのシクロスポリンAの単回投与後でもシクロスポリンAのバイオアベイラビリティーに変化は認められなかった（Xin et al. 2006）。

健常な被験者に対するベルベリン吸収におけるオリザノール効果（ステロールとフェルラ酸を含む米糠油の誘導体）は観察されなかった（Li et al. 2000）。

被疑薬やサプリメントとの相互作用の症例報告　確認されなかった。

薬やサプリメントとの相互作用の動物試験

ラットにおいて，ベルベリンがペントバルビタール誘発性の睡眠時間を著しく延長することが示されている（Janbaz and Gilani 2000）。

II. 有害事象

有害事象の症例報告　確認されなかった。

III. 薬理学および薬物動態学

ヒトの薬理学的研究　重度の鬱血性心不全を持つ患者において，ベルベリン（0.2mg/kg/分）の静脈内投与は有意な血圧低下を引き起こした（Marin-Neto et al. 1988）。

動物の薬理学的研究　ラットに対するベルベリンの慢性投与は，10〜29mg/kgの用量では，タンパク質と結合した直接ビリルビンを有意に減少させることが示された。一方，2mgの用量では有意な置換は見られなかった（Chan 1993）。ベルベリンは，タンパク質と結合した直接ビリルビンを置換する薬物と相互作用がある可能性が推測されている（Mills and Bone 2005）。

ベルベリンは，マウスおよびラットにおいて血液凝固を促進することが示された（Ziablitskii et al. 1996）。

***In vitro*の薬理学的研究**　ベルベリンは，P-糖タンパク質を誘導することで，ヒト消化管および肝癌細胞におけるパクリタキセルおよびローダミンの流出を増加させることが示された（Blaschek et al. 2002）。ベルベリンは，コレラの治療でテトラサイクリン作用を妨げる可能性がある（Khin Maung et al. 1985）。

IV. 妊婦と授乳婦

妊娠ラットにおいて，妊娠日（GD）6〜20日に塩化ベルベリン水和物を与えた場合，母体の体重減少が観察された。最小毒性量（LOAEL）は1日当たり530mg/kgであった。わずかに軽度の胎児の体重減少が観察され，LOAELは1日当たり1000mg/kgであった（Jahnke et al. 2006）。同様に，GD 6〜17日に1日当たり最大1155mg/kgの用量でベルベリンを投与したマウスでは，母体のLOAELは1日当たり531mg/kgと測定され，毒性発生レベルは1日当たり1000mg/kgであった。雌マウスでは33%が死亡した。生存していた群では相対的な水の摂取量が増加しており，1腹当たりの胎児の平均体重は5〜6%減少したが，産子数は変わらなかった（Jahnke et al. 2006）。

ベルベリンは，妊娠・非妊娠マウスの両方で，子宮収縮を刺激することが示されている（Furuya 1957; Imaseki et al. 1961）。しかし，摘出した子宮を用いた研究では，子宮の弛緩または刺激はベルベリン濃度と相関しないことを示し，すべてのベルベリン含有ハーブが同じ作用を持つわけではないことを示唆している（Haginiwa and Harada 1962）。

ベルベリンは，ベルベリン含有植物を摂取した授乳婦の母乳に存在することが示されている（Chan 1993）。

V. 毒性研究

急性毒性

バーベリー根の抽出物画分（ベルベリン80%と他のイソキノリンアルカロイド3種を含む）の経口投与におけるLD_{50}は，マウスでは520mg/kgであり，ラットでは1280mg/kgである（Manolov et al. 1985）。マウスにおいて，バーベリー根の経口投与によるLD_{50}は，バーベリー根の粉末2600mg/kgと同等であると決定された（Peychev 2005）。

マウスにおいて，ベルベリン経口投与によるLD_{50}は329mg/kgである（Haginiwa and Harada 1962）。ラットにおいて，硫酸ベルベリンの経口投与によるLD_{50}は1000mg/kg以上であった（Kowalewski et al. 1975）。

遺伝毒性

ベルベリンの変異原活性は，S9混合液による代謝活性化の有無に関わらず，ネズミチフス菌TA100株およびTA98株で観察されなかった。ベルベリン塩酸塩は，S9混合液なしのTA98株で弱い変異原性を示したが，S9混合液なしのTA100株では変異原活性を示さなかった（Nozaka et al. 1990）。

代謝活性化有無に関わらずベルベリンの遺伝毒性，変異原性，組換え活性は，SOSクロモテスト（短期変異原検出法）で観察されなかった。ベルベリンは，非分裂細胞では，処置が行われている間は，有意な細胞毒性，変異原性，組換え活性を誘発しなかった。しかし分裂細胞では，このアルカロイドは正常及び修復能欠損出芽酵母株での細胞傷害，細胞増殖抑制作用を誘発した。

分裂細胞では，遺伝交差と同様に，フレームシフトやミトコンドリア変異の誘導が，ベルベリンは強力な突然変異誘発物質ではないことを示した（Pasqual et al. 1993）。

参考文献

Blaschek, W., S. Ebel, E. Hackenthal, et al. 2002. *Hagers handbuch der drogen und arzneistoffe. HagerROM.* Heidelberg: Springer.

Brinker, F. 2001. *Herb contraindications and drug interactions.* 3rd ed. Sandy, OR: Eclectic Medical Publications.

Chan, E. 1993. Displacement of bilirubin from albumin by berberine. *Biol. Neonate* 63(4):201-208.
De Smet, P.A.G.M. 1992. *Adverse effects of herbal drugs. Volume 1*. New York: Springer.
Furuya, T. 1957. Pharmacological action, including toxicity and excretion of berberine hydrochloride and its oxidation product. *Bull. Osaka Med. School* 3:62-67. *Cited in* De Smet, P.A.G.M. 1992. *Adverse effects of herbal drugs. Volume 1*. New York: Springer.
Haginiwa, J., and M. Harada. 1962. [Pharmacological studies on crude drugs. V. Comparison of berberine type alkaloid-containing plants on their components and several pharmacological actions.] *Jpn. J. Pharmacol.* 82:726-731.
Imaseki, I., Y. Kitabatake, and T. Taguchi. 1961. Studies on the effect of berberine alkaloids on intestine and uterus in mice. *Yakugaku Zasshi* 81:1281-1284.
Jahnke, G.D., C.J. Price, M.C. Marr, C.B. Myers, and J.D. George. 2006. Developmental toxicity evaluation of berberine in rats and mice. *Birth Defects Res. B Dev. Reprod. Toxicol.* 77(3):195-206.
Janbaz, K.H., and A.H. Gilani. 2000. Studies on preventive and curative effects of berberine on chemical-induced hepatotoxicity in rodents. *Fitoterapia* 71(1):25-33.
Kettmann, V., D. Kosfalova, S. Jantova, M. Cernakova, and J. Drimal. 2004. In vitro cytotoxicity of berberine against HeLa and L1210 cancer cell lines. *Pharmazie* 59(7):548-551.
Khin Maung, U., K. Myo, W. Nyunt Nyunt, K. Aye, and U. Tin. 1985. Clinical trial of berberine in acute watery diarrhoea. *Br. Med. J. (Clin. Res. Ed.)* 291(6509):1601-1605.
Kim, H.R., H.Y. Min, Y.H. Jeong, et al. 2005. Cytotoxic constituents from the whole plant of *Corydalis pallida*. *Arch. Pharm. Res.* 28(11):1224-1227.
Kim, S.A., Y. Kwon, J.H. Kim, M.T. Muller, and I.K. Chung. 1998. Induction of topoisomerase II-mediated DNA cleavage by a protoberberine alkaloid, berberrubine. *Biochemistry* 37(46):16316-16324.
Kowalewski, Z., A. Mrozikiewicz, T. Bobkiewicz, K. Drost, and B. Hladon. 1975. [Toxicity of berberine sulfate.] *Acta Pol. Pharm.* 32(1):113-120.
Leung, A.Y., and S. Foster. 1996. *Encyclopedia of common natural ingredients used in food, drugs, and cosmetics*. 2nd ed. New York: Wiley.
Li, B.X., B.F. Yang, X.M. Hao, et al. 2000. Study on the pharmacokinetics of berberine in single dosage and coadministration with oryzanol in rabbits and healthy volunteers. *Chin. Pharm. J.* 35(1)33-35.
Manolov, P., N. Nikolov, M. Markov, and M. Toneva. 1985. [Experimental research on *Berberis vulgaris*.] *Eksp. Med. Morfol.* 24(2):41-45.
Mantena, S.K., S.D. Sharma, and S.K. Katiyar. 2006. Berberine inhibits growth, induces G_1 arrest and apoptosis in human epidermoid carcinoma A431 cells by regulating Cdki-Cdk-cyclin cascade, disruption of mitochondrial membrane potential and cleavage of caspase 3 and PARP. *Carcinogenesis* 27(10):2018-2027.
Marin-Neto, J.A., B.C. Maciel, A.L. Secches, and L. Gallo, Jr. 1988. Cardiovascular effects of berberine in patients with severe congestive heart failure. *Clin. Cardiol.* 11(4):253-260.
Mills, S., and K. Bone. 2005. *The essential guide to herbal safety*. St. Louis: Elsevier.
Nozaka, T., F. Watanabe, S. Tadaki, et al. 1990. Mutagenicity of isoquinoline alkaloids, especially of the aporphine type. *Mutat. Res.* 240(4):267-279.
Orfila, L., M. Rodriguez, T. Colman, et al. 2000. Structural modification of berberine alkaloids in relation to cytotoxic activity in vitro. *J. Ethnopharmacol.* 71(3):449-456.
Pasqual, M.S., C.P. Lauer, P. Moyna, and J.A. Henriques. 1993. Genotoxicity of the isoquinoline alkaloid berberine in prokaryotic and eukaryotic organisms. *Mutat. Res.* 286(2):243-252.
Peychev, L. 2005. Pharmacological investigation on the cardiovascular effects of *Berberis vulgaris* on tested animals. *Pharmacia* 52(1-2):118-121.
Stermitz, F.R., P. Lorenz, J.N. Tawara, L.A. Zenewicz, and K. Lewis. 2000. Synergy in a medicinal plant: Antimicrobial action of berberine potentiated by 5′-methoxyhydnocarpin, a multidrug pump inhibitor. *Proc. Natl. Acad. Sci. U.S.A.* 97(4):1433-1437.
Wu, X., Q. Li, H. Xin, A. Yu, and M. Zhong. 2005. Effects of berberine on the blood concentration of cyclosporin A in renal transplanted recipients: Clinical and pharmacokinetic study. *Eur. J. Clin. Pharmacol.* 61(8):567-572.
Xin, H.W., X.C. Wu, Q. Li, et al. 2006. The effects of berberine on the pharmacokinetics of ciclosporin A in healthy volunteers. *Methods Find. Exp. Clin. Pharmacol.* 28(1):25-29.
Ziablitskii, V.M., V.N. Romanovskaia, R.Z. Umurzakova, A.N. Starosel'skaia, and T. Mikhal'skaia. 1996. [Modification to the functional status of the hemostatic system with the use of berberine sulfate.] *Eksp. Klin. Farmakol.* 59(1):37-39.

Betula lenta L.

カバノキ科

一般名：スィートバーチ
英　名：sweet birch
別　名：black birch, cherry birch
使用部位：樹皮，葉

安全性クラス：1
相互作用クラス：A
禁忌　知見なし
他の注意事項　知見なし
薬やサプリメントとの相互作用　知見なし
注意　サリチル酸塩（樹皮と葉 0.23～0.6%）(Burdock 1996; Felter and Lloyd 1898; List and Hörhammer 1973; Nowak 1966)，付録1参照。

有害事象と副作用　知見なし
薬理学的考察　知見なし
妊婦と授乳婦
科学的または伝統的文献において，妊娠中および授乳中におけるスィートバーチの安全性は不明である。本書では，妊娠中や授乳期間での使用に関する問題は確認されなかったが，最終的な安全性は確立されていない。

レビュー詳細

I. 薬やサプリメントとの相互作用

薬やサプリメントとの相互作用の臨床試験
　確認されなかった。
被疑薬やサプリメントとの相互作用の症例報告
　確認されなかった。
薬やサプリメントとの相互作用の動物試験
　確認されなかった。

II. 有害事象

有害事象の症例報告　確認されなかった。

III. 薬理学および薬物動態学

ヒトの薬理学的研究　確認されなかった。
動物の薬理学的研究　確認されなかった。
*In vitro*の薬理学的研究　確認されなかった。

IV. 妊婦と授乳婦

妊娠および授乳期間中のスィートバーチの安全性情報は確認されなかった。

V. 毒性研究

急性毒性

サリチル酸メチル（スィートバーチ精油の97～99%を構成する）の経口LD_{50}は，マウスで1110mg/kg，ラットで887または1250mg/kg，モルモットで1060mg/kg，ウサギで1300または2800mg/kg，イヌで2100mg/kgである（FAO/WHO 1967）。成人の経口LD_{50}は500mg/kgと推定される（FAO/WHO 1967）。

亜慢性毒性

サリチル酸メチルを50，100，250，500，800，1200mg/kgを最大で10週間，経口投与したイヌでは，250mg/kg以下では有害事象は示されなかった。しかしながら，肝臓の脂肪変性が用量依存的に増加した。（Webb and Hansen 1963）。0.1，0.5，1.0%のサリチル酸メチルを含む餌を17週間与えたラットでは，1.0%のレベルで雄雌ともに成長速度の有意な減少を示したが，組織学的検査では主要な器官の異常は示さなかった。

関連した実験では，2%のサリチル酸メチルを含む餌を最大10週間まで与えたラットでは，骨の成長が低減し，軟骨芽細胞および破骨細胞の活動性の減少に伴う過剰な骨密度が観察された（Webb and Hansen 1963）。

慢性毒性

0.1，0.5，1.0，2.0%のサリチル酸メチルを含む餌を2年間与えたラットにおいて，最高用量を投与したラットは49週間以内に死亡した。1.0%のレベルでは，成長率はかなり減速し，雄の精巣，雌の心臓と腎臓の肥大が認められた。0.5，1.0，2.0%のレベルで過剰な海綿骨の形成が見られた（Webb and Hansen 1963）。他の研究では，0.21%のレベルにおいて，骨変化を含む有害事象は明らかにされなかった（Packman et al. 1961）。

1日当たりサリチル酸メチル0，50，150，250mg/kgを2年間，経口投与したイヌで，150および250mg/kgのレベルにおいて，いくつかの成長遅延および肝肥大が示された。組織学的検査では，肝細胞肥大を明らかにした（Webb and Hansen 1963）。

参考文献

Burdock, G.A. 1996. *Encyclopedia of food and color additives*. Boca Raton, FL: CRC Press.

FAO/WHO. 1967. Methyl salicylate. Toxicological evaluation of some flavouring substances and non-nutritive sweetening agents. FAO Nutrition Meetings Resort Series No. 44A and WHO Food Additives 68.33.

Felter, H.W., and J.U. Lloyd. 1898. *King's American dispensatory*. 18th ed., 3rd rev. 2 vols. Cincinnati: Ohio Valley Co.

List, P.H., and H. Hörhammer. 1973. *Hagers handbuch der pharmazeutischen praxis*. Vollst. 4. Neuausg. ed. Berlin: Springer.

Nowak, G.A. 1966. Cosmetic and medicinal properties of the birch. *Am. Perfum. Cosmet.* 81:37-40.

Packman, E.W., D.D. Abbott, B.M. Wagner, and J.W.E. Harrison. 1961. Chronic oral toxicity of oil of sweet birch (methyl salicylate). *Pharmacologist* 3:62.

Webb, W.K., and W.H. Hansen. 1963. Chronic and subacute toxicology and pathology of methyl salicylate in dogs, rats and rabbits. *Toxicol. Appl. Pharmacol.* 5:576.

Betula spp.

カバノキ科

Betula pendula **Roth**
一般名：ホワイトバーチ
英　名：birch
異　名：*Betula verrucosa* Ehrh.
別　名：European white birch，silver birch，weeping birch

Betula pubescens **Ehrh.**
一般名：ホワイトバーチ
英　名：birch
和　名：シダレカンバ
異　名：*Betula alba* L.

別　名：downy birch, white birch

使用部位：樹皮，葉

安全性クラス：1
相互作用クラス：A
禁忌　知見なし
他の注意事項　知見なし
薬やサプリメントとの相互作用　知見なし
注 意　利尿薬（Remington and Wood 1918; Wichtl 2004），付録2参照。

有害事象と副作用　知見なし
薬理学的考察　知見なし
妊婦と授乳婦　科学的または伝統的文献において，妊娠中および授乳中におけるホワイトバーチの安全性は不明である。本書では，妊娠中や授乳期間での使用に関する問題は確認されなかったが，最終的な安全性は確立されていない。

レビュー詳細

I. 薬やサプリメントとの相互作用
薬やサプリメントとの相互作用の臨床試験
　確認されなかった。
被疑薬やサプリメントとの相互作用の症例報告
　確認されなかった。
薬やサプリメントとの相互作用の動物試験
　確認されなかった。

II. 有害事象
有害事象の症例報告　確認されなかった。

III. 薬理学および薬物動態学
ヒトの薬理学的研究　確認されなかった。
動物の薬理学的研究　確認されなかった。
*In vitro*の薬理学的研究　確認されなかった。

IV. 妊婦と授乳婦
妊娠および授乳期間中のホワイトバーチ使用に関する情報は確認されなかった。

V. 毒性研究
遺伝毒性
エイムス試験では，フラボノール類を含む植物から弱い変異原活性が観察された（Göggleman and Schimmer 1986）。

参考文献

Göggleman, W., and O. Schimmer. 1986. Mutagenic activity of phytotherapeutical drugs. In *Genetic toxicology of the diet*, edited by Knudsen, I. New York: Alan Liss.

Remington, J.P., and H.C. Wood. 1918. *The dispensatory of the United States of America.* 20th ed. Philadelphia: Lippincott.

Wichtl, M. 2004. *Herbal drugs and phytopharmaceuticals: A handbook for practice on a scientific basis.* 3rd ed. Boca Raton, FL: CRC Press.

Bixa orellana L.

ベニノキ科

一般名：アナトー
英　名：annatto
和　名：ベニノキ
別　名：*achiote*, lipstick tree
使用部位：種子

安全性クラス：1
相互作用クラス：A
禁忌　知見なし
他の注意事項　知見なし
薬やサプリメントとの相互作用　知見なし
有害事象と副作用　パッチテストにより，アナフィラキシー反応や蕁麻疹を含むアナトーに対するアレルギー反応が報告された（Nish et al. 1991）。
薬理学的考察　いくつかの動物研究は，アナトーが血糖値の調節を変化させる可能性があることを示している（Fernandes et al. 2002; Morrison et al. 1991; Morrison and West 1985; Russell et al. 2005, 2008）。糖尿病がある人は，アナトーの使用にあたっては医療従事者に相談し，血糖値を厳密に観察することを勧める。
妊婦と授乳婦　ラットにおける妊娠中のアナトー使用に関する2つの研究では，有害事象は観察されなかった（Paumgartten et al. 2002; van Esch et al. 1959）。アナトーの経口摂取による母体や胎児に対する無毒性量（NOAEL）は，1日当たり500mg/kg以上であったと結論付けた（Paumgartten et al. 2002）。

授乳期間でのアナトーの安全性は不明である。本書では，妊娠中や授乳期間での使用に関する問題について確認されなかったが，最終的な安全性は確立されていない。

レビュー詳細

I. 薬やサプリメントとの相互作用

薬やサプリメントとの相互作用の臨床試験

確認されなかった。

被疑薬やサプリメントとの相互作用の症例報告

確認されなかった。

薬やサプリメントとの相互作用の動物試験

確認されなかった。

II. 有害事象

有害事象の症例報告　パッチテストにより，アナフィラキシー反応や蕁麻疹を含むアナトーに対するアレルギー反応が報告された（Nish et al. 1991）。

III. 薬理学および薬物動態学

ヒトの薬理学的研究　再発性または慢性蕁麻疹の患者に対する研究において，ある研究では，アナトー抽出物（ビキシン0.065%）25 μlを局所的に処置した場合，患者の26%がアナトーに反応を示したが（Mikkelsen et al. 1978），アナトー抽出物10mgを経口投与した場合，患者の10%が反応を示した（Juhlin 1981）。

動物の薬理学的研究　油に溶解したクロロホルム抽出物50mlまたはエタノールに溶解したクロロホルム抽出物15mlの用量でビキシンを胃内投与したイヌでは，経口ブドウ糖負荷試験の後に血糖値上昇率の低下が観察された（Morrison and West 1985）。80mg/kgの用量で精製したアナトー抽出物を経口投与したイヌで，血糖値の低下が観察された（Russell et al. 2005）。アナトー抽出物を経口投与した健常なイヌおよび糖尿病のイヌでは，双方ともに空腹時の血糖値の低下が観察された（Russell et al. 2008）。トランスビキシンを投与されたイヌでは高血糖が観察された（Morrison et al. 1991）。

1日当たり0.8，8.5，74mg/kgのノルビキシンを含む飲料水を21日間与えたラットでは，ノルビキシンは用量依存的に高血糖を誘発した。逆に，1日当たり0.8，7.6，66，274mg/kgのノルビキシンを含む飲料水を21日間与えたマウスでは，ノルビキシンは用量依存的に低血糖を誘発した。これらの作用は，ノルビキシン50%を含むアナトー抽出物を投与した動物では観察されなかった。添加物であるアナトー色素を投与したラットとマウスでは，高インスリン血症や低インスリン血症が観察されたことから，膵部β細胞が影響を受けたことを示した（Fernandes et al. 2002）。

局所リンパ節試験において，ビキシン（1～25%w/v）で局所的に処置したマウスでは，耳介リンパ節細胞の増殖が通常時の3倍になった。

マウスの耳介腫脹試験では，ビキシン5～10%で処置したマウスで耳腫脹の有意な増加が観察された。ビキシンは，1～25%（w/v）の濃度で非刺激性として分類されたが，接触感作物質であると考えられた。同様に，ノルビキシン（1～20%w/v）では刺激または接触感作を示さなかった（Auttachoat et al. 2005）。

***In vitro*の薬理学的研究**　確認されなかった。

IV. 妊婦と授乳婦

妊娠6～15日に0～500mg/kgの用量でアナトー（ビキシン28%）を経口投与した妊娠ラットでは，胚の致死率の増加や胎児体重の減少は観察されなかった。アナトーに暴露された子孫では，外部，内臓または骨格異常の発生率の増加は誘発されなかった。アナトーの経口投与としての無毒性量（NOAEL）は，1日当たり500mg/kg以上であった（Paumgartten et al. 2002）。

成長や繁殖における催奇形性および他の有害事象は，アナトーの0.05%水抽出物および0.05%脂溶性アナトーを含む餌を与えたラットでは3世代にわたり観察されなかった（van Esch et al. 1959）。

授乳期間中のアナトーの安全性情報は確認されなかった。

V. 毒性研究

急性毒性

ラットに対するアナトーの経口LD_{50}は，脂溶性抽出物で50g/kg以上，水溶性抽出物で35g/kg以上である（Hallagan et al. 1995; van Esch et al. 1959）。

短期毒性

4週間以上にわたり計20回，アナトー粉末（ビキシン27%）を2g/kg経口投与したラットで，血液学的および血漿生化学的パラメータの変化は観察されなかった。体重増加量の減少は雄ラットで観察され，細胞増殖期における腎アポトーシスまたは腎尿細管のセグメントの調節が雌ラットの20%で観察された。アポトーシスの正確な機序は検討されなかった。著者は，アナトーはラットに対し毒性はなかったと結論付けた（Bautista et al. 2004）。

イヌ（9～16kg）に対し，1日当たりアナトーの乾燥クロロホルム抽出物を2g，エタノールに溶解し14日間経口投与した。その結果，肝臓および膵臓において，ミトコンドリア構造の乱れ，ミトコンドリアの融合，残余小体の形成が観察された。肝ミトコンドリアのスタッキングもまた，これらの動物で観察された。アナトー抽出物にリボフラビン

3mgを与えた場合は，ミトコンドリアの変化は観察されなかった（Morrison et al. 1987）。

ラットに対し1000ppmまでのアナトー（1日当たりビキシン4.23g/kg）を含む餌を，ジエチルニトロアミンで処置する2週間前もしくは処置後8週間与えた。その結果，発癌活性は観察されなかった（Agner et al. 2005）。

マウスにはアナトー抽出物（56，351mg/kg）またはノルビキシン（0.8，7.6，66，274mg/kg）を含む飲料水を，ラットにはアナトー抽出物（0.8，7.5，68mg/kg）またはノルビキシン（0.8，8.5，74mg/kg）を含む飲料水を21日間与えた。その結果，マウスではノルビキシンを摂取した群において，血漿アラニンアミノトランスフェラーゼ活性の増加を示した。一方ラットでは，毒性は検出されなかった（Fernandes et al. 2002）。

亜慢性毒性

ビーグル犬に対し，アナトー種子の脂溶性抽出物2.7%を含む餌を9週間，次いで通常の餌を5週間，その後抽出物1.35%のみを38週間を与えた。その結果，成長，食物摂取，死亡率，肝臓や腎臓機能，血液学および組織病理の異常は見られなかった。テストグループで1匹のイヌが死亡し肝細胞の変性が見られたが，関連性は明らかにされていない（Kay and Calandra 1961）。

ビーグル犬に対し，アナトーの水溶性抽出物最大10%までの餌を1年間，あるいは20%の餌を16週間与えた。次に1日当たり半分は同量の餌，半分はゼラチンカプセルを摂取する形を36週間続けた。その結果，肝臓や腎機能検査，血液学，すべての主要な組織の病理組織学的に，テスト物質に起因する異常は認められなかった（Kay and Calandra 1961）。

アナトー抽出物0，0.1，0.3，0.9%を含む餌を13週間与えたラットでは，体重，餌や水の消費，眼科および血液データにおいて，有害事象は観察されなかった。血液の生化学的分析では，雌雄ともに0.3，0.9%のレベルでアルカリホスファターゼ，リン脂質，総タンパク，アルブミン，アルブミン/グロブリン比の増加が認められた。また，絶対および相対肝重量の著しい増加も認められたが，0.1%のレベルでは見られなかった。電子顕微鏡検査により0.9%のレベルでは，肝細胞の肥大が明らかにされた。これは暴露後にミトコンドリアが豊富に存在することが実証された。この研究の著者は，アナトーの無毒性量（NOAEL）は餌の0.1%，すなわち1日当たり雄にとって69mg/kg，雌にとって76mg/kgに相当すると結論付けた（Hagiwara et al. 2003）。

ブタに対し1日当たりアナトーの水抽出物1%および脂溶性抽出物1%を含む餌を21週間与えた。その結果，食物摂取量，成長，血液学的検査，臓器重量，主要臓器の病理組織学的な変化は，観察されなかった（van Esch et al. 1959）。

マウスに対しアナトーの脂溶性抽出物0.1mlを1週間に3回，17か月間皮下投与した。その結果，注射部位での嚢胞形成が観察された（van Esch et al. 1959）。

ラットに対し，1日当たりアナトーの水抽出物2%およびアナトーの脂溶性抽出物2%を含む餌を13週間与えた。食物摂取量，成長，血液学的検査，臓器重量，主要臓器の病理組織学的な変化は観察されなかった（van Esch et al. 1959）。1日当たり1g/kgのアナトー抽出物を100日間経口投与したラットでは，有害事象は見られなかった（Zbinden and Studer 1958）。

ラットに対しアナトーの脂溶性抽出物0.05mlを1週間に3回，36週間同じ部位に皮下投与した。ラットは24か月間観察されたものの，有害事象は示されなかった（van Esch et al. 1959）。

ラットに対しビキシンまたはノルビキシンを含むアナトー抽出物0.1%を含む餌を52週間経口投与した。その結果，有害事象やカルテノイド化合物（ビキシンおよびノルビキシン）の蓄積は観察されなかった（Philip 1981）。

マウスに対しアナトー抽出物0.025mlを1週間に2回，3か月間局所的に処置した。その結果，皮膚乳頭腫や他の腫瘍は観察されなかった（Engelbreth-Holm and Inversen 1955）。

慢性毒性

ラットに対し1日当たりアナトー26mgを大豆油で溶解し，26か月間経口投与した。その結果，病理的な効果は観察されなかった（Engelbreth-Holm and Inversen 1955）。

遺伝毒性

コメット解析では，ラットに対しジエチルニトロソアミンで処置する2週間前あるいは処置後の8週間，最大1000ppmまでのアナトー（1日当たり4.23g/kgビキシン）を含む餌を与えた。その結果，変異原性は観察されなかった（Agner et al. 2004, 2005）。そして，マウスに対しアナトー色素を1日当たり351mg/kgまでの用量を21日間投与した。その結果，肝臓や腎臓におけるDNA切断の増加は検出されなかった（Fernandes et al. 2002）。

小核試験では，マウスに対し1日当たりアナトー1330，5330，10,670ppmを含む餌を7日間与えた。その結果，骨髄細胞における変異原活性は観察されなかった。シクロホスファミドと比較し，高濃度のアナトーと併用投与することで，小核細胞の出現頻度が増加した（Alves de Lima et al. 2003）。

変異原活性は，アナトー0.5g/100mlの濃度で処理した大腸菌では観察されなかった（Lück and Rickerl 1960）。他の以前の研究では，様々な試験系においてアナトーの遺伝毒性についての情報は認められない（Hallagan et al. 1995）。

染色体異常活性は，ビキシンを最大10 μg/mlの濃度で処理したヒトリンパ球では観察されなかった（Antunes et al. 2005）。

復帰突然変異試験では，代謝活性化の有無に関わらず，大腸菌およびネズミチフス菌TA1538株での遺伝毒性は観察されなかった（Haveland-Smith 1981）。

ネズミ線維芽細胞において，ノルビキシンの遺伝毒性は観察されなかった（Kovary et al. 2001）。

参考文献

Agner, A.R., L.F. Barbisan, C. Scolastici, and D.M. Salvadori. 2004. Absence of carcinogenic and anticarcinogenic effects of annatto in the rat liver medium-term assay. *Food Chem. Toxicol.* 42(10):1687-1693.

Agner, A.R., A.P. Bazo, L.R. Ribeiro, and D.M. Salvadori. 2005. DNA damage and aberrant crypt foci as putative biomarkers to evaluate the chemopreventive effect of annatto (*Bixa orellana* L.) in rat colon carcinogenesis. *Mutat. Res.* 582(1-2):146-154.

Alves de Lima, R.O., L. Azevedo, L.R. Ribeiro, and D.M. Salvadori. 2003. Study on the mutagenicity and antimutagenicity of a natural food colour (annatto) in mouse bone marrow cells. *Food Chem. Toxicol.* 41(2):189-192.

Antunes, L.M.G., L.M. Pascoal, M.D.L.P. Bianchi, and F.L. Dias. 2005. Evaluation of the clastogenicity and anticlastogenicity of the carotenoid bixin in human lymphocyte cultures. *Mutat. Res.* 585(1-2):113-119.

Auttachoat, W., D.R. Germolec, K.L. White, Jr., and T.L. Guo. 2005. Induction of contact sensitization by annatto extract bixin but not by norbixin in female BALB/c mice. *Toxicol. Sci.* 84(1 Supp):248.

Bautista, A.R., E.L. Moreira, M.S. Batista, M.S. Miranda, and I.C. Gomes. 2004. Subacute toxicity assessment of annatto in rat. *Food Chem. Toxicol.* 42(4):625-629.

Engelbreth-Holm, J., and S. Inversen. 1955. Is vegetable annatto butter colour carcinogenic? *Acta Pathol. Microbiol. Scand.* 37:483-491.

Fernandes, A.C., C.A. Almeida, F. Albano, et al. 2002. Norbixin ingestion did not induce any detectable DNA breakage in liver and kidney but caused a considerable impairment in plasma glucose levels of rats and mice. *J. Nutr. Biochem.* 13(7):411-420.

Hagiwara, A., N. Imai, T. Ichihara, et al. 2003. A thirteen-week oral toxicity study of annatto extract (norbixin), a natural food color extracted from the seed coat of annatto (*Bixa orellana* L.), in Sprague-Dawley rats. *Food Chem. Toxicol.* 41(8):1157-1164.

Hallagan, J.B., D.C. Allen, and J.F. Borzelleca. 1995. The safety and regulatory status of food, drug and cosmetics colour additives exempt from certification. *Food Chem. Toxicol.* 33(6):515-528.

Haveland-Smith, R.B. 1981. Evaluation of the genotoxicity of some natural food colours using bacterial assays. *Mutat. Res.* 91:285-290.

Juhlin, L. 1981. Recurrent urticaria: Clinical investigation of 330 patients. *Br. J. Derm.* 104:369-381.

Kay, J.H., and J.C. Calandra. 1961. Unpublished report by industrial bio-test laboratories *Cited in* WHO. 1982. Annatto extracts. Toxicological evaluation of certain food additives. WHO Food Additives Series, No. 17.

Kovary, K., T.S. Louvain, M.C. Costa e Silva, et al. 2001. Biochemical behaviour of norbixin during *in vitro* DNA damage induced by reactive oxygen species. *Br. J. Nutr.* 85(4):431-440.

Lück, H., and E. Rickerl. 1960. Lebensmittelzusatzstoffe und Mutagene Wirkung. VI. Mitteilung. Prüfung der in Westdeutschland zugelarsenen und ursprünglich vorgeschlagenen Lebensmittel-farbstoffe auf Mutagene Wirkung an *E. coli. Z. Lebensm. Untersuch.* 112:157-174.

Mikkelsen, H., J.C. Larsen, and F. Tarding. 1978. Hypersensitivity reactions to food colours with special reference to the natural colour annatto extract (butter colour). *Arch. Toxicol.* (Suppl.):141-143.

Morrison, E.Y., S. Smith-Richardson, M. West, et al. 1987. Toxicity of the hyperglycaemic-inducing extract of the annatto (*Bixa orellana*) in the dog. *West Indian Med. J.* 36(2):99-103.

Morrison, E.Y., H. Thompson, K. Pascoe, M. West, and C. Fletcher. 1991. Extraction of an hyperglycemic principle from the annatto (*Bixa orellana*): A medicinal plant in the West Indies. *Trop. Geogr. Med.* 43(1-2):184-188.

Morrison, E.Y., and M.E. West. 1985. The effect of *Bixa orellana* (annatto) on blood sugar levels in the anaesthetized dog. *West Indian Med. J.* 34(1):38-42.

Nish, W.A., B.A. Whisman, D.W. Goetz, and D.A. Ramirez. 1991. Anaphylaxis to annatto dye: A case report. *Ann. Allergy* 66(2):129-131.

Paumgartten, F.J., R.R. De-Carvalho, I.B. Araujo, et al. 2002. Evaluation of the developmental toxicity of annatto in the rat. *Food Chem. Toxicol.* 40(11):1595-1601.

Philip, J. 1981. Unpublished report by Unilever Research Division to WHO. *Cited in* WHO. 1982. Annatto extracts. Toxicological evaluation of certain food additives WHO Food Additives Series, No 17.

Russell, K.R., E.Y. Morrison, and D. Ragoobirsingh. 2005. The effect of annatto on insulin binding properties in the dog. *Phytother. Res.* 19(5):433-436.

Russell, K.R., F.O. Omoruyi, K.O. Pascoe, and E.Y. Morrison. 2008. Hypoglycaemic activity of *Bixa orellana* extract in the dog. *Methods Find. Exp. Clin. Pharmacol.* 30(4):301-305.

van Esch, G.J., H. van Genderen, and H.H. Vink. 1959. Uber die chronische Verträglichkeit von Annattofarbstoff. *Z. Lebensm. Untersuch.* 111:93-108.

Zbinden, G., and A. Studer. 1958. Tierexperimentelle Untersuchungen Uber die chronische Verträglichkeit von ß-Caratin, Lycopin, 7,7-Dihydro-β-carotin und bixin. *Z. Lebensm. Untersuch.* 108:113-134.

Boerhavia diffusa L.

オシロイバナ科

一般名：プナルナヴァー

英　名：boerhavia

和　名：ナハカノコソウ

アーユルヴェーダ名：*punarnava*

別　名：spreading hogweed

使用部位：根

安全性クラス：1

相互作用クラス：A

禁忌　知見なし

他の注意事項　下痢がある時の使用禁止（Pole 2006）。

薬やサプリメントとの相互作用　知見なし

注意　利尿薬（Chowdhury 1955; Kapoor 2001; Singh et al. 1992; Taylor 2005），付録2参照。

有害事象と副作用　知見なし

薬理学的考察　動物研究では，プナルナヴァーが血糖値の調節を変化させる可能性があることを実証した。糖尿病がある人は，プナルナヴァーの使用にあたっては医療従事者に相談し，血糖値を厳密に測定することを勧める。

妊婦と授乳婦　ある参考文献では，プナルナヴァーが中絶のために使用されたとの記載はあるが（Taylor 2005），動物研究では，妊娠中におけるプナルナヴァーの比較的高用量（250mg/kg）の使用においても有害事象を示さなかった（Singh et al. 1991）。

授乳期間でのプナルナヴァーの安全性は不明である。本書では，妊娠中や授乳期間での使用に関する問題について確認されなかったが，最終的な安全性は確立されていない。

B

レビュー詳細

I. 薬やサプリメントとの相互作用

薬やサプリメントとの相互作用の臨床試験

確認されなかった。

被疑薬やサプリメントとの相互作用の症例報告

確認されなかった。

薬やサプリメントとの相互作用の動物試験

確認されなかった。

II. 有害事象

確認されなかった。

III. 薬理学および薬物動態学

ヒトの薬理学的研究　確認されなかった。

動物の薬理学的研究　糖尿病ラットに対し1日当たりプナルナヴァー抽出物200mg/kgを4週間経口投与した。その結果，空腹時血糖値の減少が観察された（Pari and Satheesh 2004）。同じく糖尿病ラットに対しプナルナヴァー水抽出物を100，200，400mg/kg経口投与した場合，血糖値の減少が観察された（Chude et al. 2001）。

*In vitro*の薬理学的研究　確認されなかった。

IV. 妊婦と授乳婦

ラットに対し妊娠期間中，1日当たりプナルナヴァーエタノール抽出物250mg/kgを経口投与した。その結果，胎児発育における有害事象は観察されなかった（Singh et al. 1991）。

ある参考文献は，プナルナヴァーが中絶に使用されてきたことに言及している。しかしながら，使用された植物の部位，用量，投与経路，植物の使用方法等の詳細は報告されなかった（Taylor 2005）。

授乳期間でのプナルナヴァーの安全性情報は確認されなかった。

V. 毒性研究

急性毒性

マウスおよびラットにおけるプナルナヴァー水抽出物の経口LD_{50}は，最大で2g/kgまでの用量においても決定されなかった（Orisakwe et al. 2003）。ラットにおけるプナルナヴァーエタノール抽出物の経口LD_{50}は，1g/kgであった（Dhar et al. 1968）。

亜慢性毒性

マウス及びラットに対し1日当たりプナルナヴァー水抽出物500，1000，2000mg/kgを90日間経口投与した。その結果，毒性の兆候は観察されなかった。測定されたパラメータは，各臓器の絶対および相対重量，血液学的パラメータ，肝機能テストが含まれた。ラットにおいて，プナルナヴァー抽出物を投与したグループで著しい体重増加をもたらした他，対照群と比較して餌や水分摂取の増加がみられた（Orisakwe et al. 2003）。

参考文献

Chowdhury, A. 1955. *Boerhavia diffusa*: Effect on diuresis and some renal enzymes. *Ann. Biochem. Exp. Med.* 15:119-126.

Chude, M.A., O.E. Orisakwe, O.J. Afonne, et al. 2001. Hypoglycaemic effect of the aqueous extract of *Boerhavia diffusa* leaves. *Indian J. Pharmacol.* 33(3):215-216.

Dhar, M.M., B.N. Dhawan, B.V. Mehrotra, and C. Ray. 1968. Screening of Indian plants for biological activity. III. *Indian J. Exp. Biol.* 6:232-247.

Kapoor, L.D. 2001. *Handbook of Ayurvedic medicinal plants*. Boca Raton, FL: CRC Press.

Orisakwe, O.E., O.J. Afonne, M.A. Chude, E. Obi, and C.E. Dioka. 2003. Sub-chronic toxicity studies of the aqueous extract of *Boerhavia diffusa* leaves. *J. Health Sci.* 49(6):444-447.

Pari, L., and M.A. Satheesh. 2004. Antidiabetic effect of *Boerhavia diffusa*: Effect on serum and tissue lipids in experimental diabetes. *J. Med. Food* 7(4):472-476.

Pole, S. 2006. *Ayurvedic medicine: The principles of traditional practice*. New York: Churchill Livingstone.

Singh, A., R.G. Singh, R.H. Singh, N. Mishra, and N. Singh. 1991. An experimental evaluation of possible teratogenic potential in *Boerhavia diffusa* in albino rats. *Planta Med.* 57(4):315-316.

Singh, S.K.P., B.L. Pandey, and R.G. Singh. 1992. Recent approach in clinical and experimental evaluation of diuretic action of Punarnava. *Indian J. Med. Educ. Res.* 11(1):29-36.

Taylor, L. 2005. *The healing power of rainforest herbs*. Garden City Park, NY: Square One Publishers.

Borago officinalis L.

ムラサキ科

一般名：ボリジ
英　名：borage
和　名：ルリジシャ
使用部位：全草

安全性クラス：2a
相互作用クラス：A
禁忌　外用のみ（Dodson and Stermitz 1986; Herrmann et al. 2002; Huizing and Malingré 1981; Wretensjö and Karlberg 2003）。
他の注意事項　知見なし
薬やサプリメントとの相互作用　知見なし
注意　ピロリジジン・アルカロイド（0.0002～0.001%）（Dodson and Stermitz 1986; Herrmann et al. 2002; Huizing and Malingré 1981; Wretensjö and Karlberg 2003），付録1参照。
注釈　米国ハーブ製品協会はボリジを含め，有毒なピロリジジン・アルカロイドを含有する植物原料を用いたすべての製品に，以下の注意書きを表示し，内用として販売を提供しないよう勧告した（AHPA2011）。
“外用のみ。切り傷や擦り傷がある場合は使用してはならない。授乳中も使用してはならない”。

ボリジは，リコプサミン，アマベリン，スピニン，7-アセチルコリコプサミン，インターメジン，アセチルインターメジン，テシニンを含むピロリジジン・アルカロイド（PA）を比較的少量含んでいる（Herrmann et al. 2002; Larson et al. 1984; Roitman 1983）。これらの化合物のうち，テシニン以外は不飽和PAであり，一般的に毒性として分類されるグループである（De Smet 1993）。不飽和PA中には，毒性が軽度から重度までの幅がある。リコプサミンはモノエステル型不飽和PAであり，他のPA含有植物で発生するジエステル型不飽和PAよりも毒性が少ない。
有害事象と副作用　知見なし
薬理学的考察　知見なし
妊婦と授乳婦　妊娠中および授乳中におけるボリジの安全性に関する情報は確認されなかった。ピロリジジン・アルカロイドの存在に基づいて，妊娠および授乳期間中の使用は勧められない。

レビュー詳細

I. 薬やサプリメントとの相互作用

薬やサプリメントとの相互作用の臨床試験
確認されなかった。
被疑薬やサプリメントとの相互作用の症例報告
確認されなかった。
薬やサプリメントとの相互作用の動物試験
確認されなかった。

II. 有害事象

有害事象の症例報告　ボリジとジギタリス（*Digitalis purpurea*）は植物学上類似した葉を持っている。ボリジ葉とジギタリス葉を間違えて摂取した人では，ジギタリス摂取による有害な心血管作用が報告されている（Brustbauer and Wenisch 1997; Cardano et al. 2002; Maffe et al. 2009）。

III. 薬理学および薬物動態学

ヒトの薬理学的研究　確認されなかった。
動物の薬理学的研究　確認されなかった。
*In vitro*の薬理学的研究　確認されなかった。

IV. 妊婦と授乳婦

妊娠および授乳期間中のボリジの安全性情報は確認されなかった。

V. 毒性研究

確認されなかった。

参考文献

AHPA. July 2011. Code of Ethics & Business Conduct. Silver Spring, MD: American Herbal Products Association.

Brustbauer, R., and C. Wenisch. 1997. Bradycardiac atrial fibrillation after consuming herbal tea. *Dtsch. Med. Wochenschr.* 122(30):930-932.

Cardano, S., F. Beldi, C. Bignoli, A. Monteverde, and E. Uglietti. 2002. A dangerous “risotto.” *Rec. Prog. Med.* 93(4):245-246.

De Smet, P.A.G.M. 1993. *Adverse effects of herbal drugs. Volume 2.* New York: Springer.

Dodson, C.D., and F.R. Stermitz. 1986. Pyrrolizidine alkaloids from borage (*Borago officinalis*) seeds and flowers. *J. Nat. Prod.* 49(4):727-728.

Herrmann, M., H. Joppe, and G. Schmaus. 2002. Thesinine-4′-*O*-beta-D-glucoside the first glycosylated plant pyrrolizidine alkaloid from *Borago officinalis*. *Phytochemistry* 60:399-402.

Huizing, H.J., and T.M. Malingré. 1981. A chemotaxonomical study of some Boraginaceae: Pyrrolizidine alkaloids and phenolic compounds. *Plant Syst. Evol.* 137(1):127-134.

Larson, K.M., M.R. Roby, and F.R. Stermitz. 1984. Unsaturated pyrrolizidines from borage (*Borago officinalis*), a common garden herb. *J. Nat. Prod.* 47(4):747-748.
Maffe, S., L. Cucchi, F. Zenone, et al. 2009. *Digitalis* must be banished from the table: A rare case of acute accidental *Digitalis* intoxication of a whole family. *J. Cardiovasc. Med.* 10(9):727-732.
Roitman, J.N. 1983. *Ingestion of pyrrolizidine alkaloids: A health hazard of global proportions.* Edited by Finley, J.W. and D.E. Schwass, *Xenobiotics in foods and fields.* ACS Symposium Series 234. Washington, DC: American Chemical Society.
Wretensjö, I., and B. Karlberg. 2003. Pyrrolizidine alkaloid content in crude and processed borage oil from different processing stages. *J. Am. Oil Chem. Soc.* 80(10):963-970.

B

Borago officinalis L.

ムラサキ科

一般名：ボリジ
英　名：borage
和　名：ルリジシャ
使用部位：種子油

安全性クラス：1
相互作用クラス：A
禁忌　知見なし
他の注意事項　知見なし
薬やサプリメントとの相互作用　知見なし
注釈　ボリジ油は通常γ-リノレン酸（GLA）の原料として流通している。処理方法は，最終的な原料からピロリジジン・アルカロイド（PA）を除去する（Wretensjö and Karlberg 2003）。オイル中のピロリジジン・アルカロイド除去によるボリジ油改良プロセスについての研究では，およそ30,000の要因によって，PAを減少するプロセスを示した。最終的に得られたサンプルでは，PAは20ppbの検出限界以上に存在しなかった（Langer and Franz 1997; Wretensjö and Karlberg 2003）。種子自体は，少量の飽和PAであるテシニン（無毒性）を含むのみである（De Smet 1993; Dodson and Stermitz 1986）。
有害事象と副作用　知見なし
薬理学的考察　知見なし
妊婦と授乳婦　科学的または伝統的文献において，妊娠中および授乳中におけるボリジ油の安全性は不明である。本書では，妊娠中や授乳期間での使用に関する問題は確認されなかったが，最終的な安全性は確立されていない。

ボリジ油の主成分の1つであるγ-リノレン酸（GLA）は，人体で自然に形成される化合物であり，ヒトの母乳の成分である（Carter 1988）。

レビュー詳細

I. 薬やサプリメントとの相互作用

薬やサプリメントとの相互作用の臨床試験
確認されなかった。
被疑薬やサプリメントとの相互作用の症例報告
確認されなかった。
薬やサプリメントとの相互作用の動物試験
確認されなかった。

II. 有害事象

有害事象の症例報告　確認されなかった。

III. 薬理学および薬物動態学

ヒトの薬理学的研究　健常な被験者に対し1日当たりボリジ油3gを6週間経口投与した。その結果，血小板凝集作用は観察されなかった（Bard et al. 1997）。

アトピー性湿疹の被験者に対し1日当たりボリジ油を2g（成人用量）または1g（小児用量）を12週間経口投与した。その結果，血液学的および生化学的パラメータの変化は観察されなかった。有害事象は，対照群の報告と比べ少ない，あるいは同程度だった（Takwale et al. 2003）。

動物の薬理学的研究　確認されなかった。
*In vitro*の薬理学的研究　確認されなかった。

IV. 妊婦と授乳婦

妊娠中のボリジ油の安全性情報は確認されなかった。ボリジ油の主成分の1つであるγ-リノレン酸（GLA）は，人体で自然に形成される化合物であり，ヒトの母乳の成分である（Carter 1988）。

V. 毒性研究

確認されなかった。

参考文献

Bard, J.M., G. Luc, B. Jude, et al. 1997. A therapeutic dosage (3 g/day) of borage oil supplementation has no effect on platelet aggregation in healthy volunteers. *Fund. Clin. Pharmacol.* 11(2):143-144.

Carter, J.P. 1988. Gamma-linolenic acid as a nutrient. *Food Technol.* 42(6):72-82.

De Smet, P.A.G.M. 1993. *Adverse effects of herbal drugs. Volume 2.* New York: Springer.

Dodson, C.D., and F.R. Stermitz. 1986. Pyrrolizidine alkaloids from borage (*Borago officinalis*) seeds and flowers. *J. Nat. Prod.* 49(4):727-728.

Langer, T., and C. Franz. 1997. Determination of pyrrolizidine alkaloids in commercial samples of borage seed oil products by GC-MS. *Sci. Pharm.* 65:321-328.

Takwale, A., E. Tan, S. Agarwal, et al. 2003. Efficacy and tolerability of borage oil in adults and children with atopic eczema: Randomised, double blind, placebo controlled, parallel group trial. *Br. Med. J.* 327(7428):1385.

Wretensjö, I., and B. Karlberg. 2003. Pyrrolizidine alkaloid content in crude and processed borage oil from different processing stages. *J. Am. Oil Chem. Soc.* 80(10):963-970.

Boswellia spp.

カンラン科

Boswellia sacra Flueck.

一般名：フランキンセンス

英　名：frankincense（オレオガム樹脂）

和　名：ニュウコウ

異　名：*Boswellia carterii* Birdw.

中国名：乳香（*ru xiang*）（オレオガム樹脂）

別　名：（オレオガム樹脂）bible frankincense, incense, olibanum

Boswellia serrata Roxb.

一般名：インディアンフランキンセンス

英　名：Indian frankincense（オレオガム樹脂）

アーユルヴェーダ名：*shallaki*

別　名：（オレオガム樹脂）frankincense, Indian olibanum

使用部位：ゴム樹脂

安全性クラス：2b

相互作用クラス：A

禁忌　妊娠中は，医療従事者監督下以外での使用禁止(Bensky et al. 2004; Chen and Chen 2004)。

他の注意事項　知見なし

薬やサプリメントとの相互作用　知見なし

有害事象と副作用　フランキンセンスは，胃への刺激や，苦味が吐き気や嘔吐を引き起こす可能性がある（Bensky et al. 2004; Chen and Chen 2004)。

フランキンセンスとインディアンフランキンセンスでのアレルギー反応が報告されている（Acebo et al. 2004; Bensky et al. 2004)。

薬理学的考察　知見なし

妊婦と授乳婦　中国伝統医学の文献では，フランキンセンスは妊娠中に使用すべきではないと記載されているが(Bensky et al. 2004; Chen and Chen 2004)，イエメンでは，女性は妊娠中にフランキンセンスを噛んでいる（Ghazanfar 1994)。

授乳期間でのフランキンセンスの安全性は不明である。本書では，妊娠中や授乳期間での使用に関する問題について確認されなかったが，最終的な安全性は確立されていない。

レビュー詳細

I. 薬やサプリメントとの相互作用

薬やサプリメントとの相互作用の臨床試験

確認されなかった。

被疑薬やサプリメントとの相互作用の症例報告

確認されなかった。

薬やサプリメントとの相互作用の動物試験

確認されなかった。

II. 有害事象

臨床試験で報告された有害事象

インディアンフランキンセンス製品の臨床試験のシステマティックレビューでは，インディアンフランキンセンスに関連した有害事象が少しあったが，コントロール処置群またはプラセボ群で観察されたものと有意な差はないことが示された。下痢，腹痛，吐き気が7つの研究で報告された(Frank and Unger 2006)。レビューに含まれなかった研究では，潰瘍性大腸炎の患者に対し1日当たりインディアンフランキンセンス1.5gを6週間投与した結果，18%の患者で心窩部痛，腹部膨満，胃食道逆流，下痢および吐き気が報告された（Gupta et al. 1997)。

有害事象の症例報告　インディアンフランキンセンスへのアレルギー性接触皮膚炎が報告されている（Acebo et al. 2004)。

17歳の女性が，不特定な期間にわたって，フランキンセンスの大量摂取を繰り返した後，上腹部の胃石を発症した（El Fortia et al. 2006）。

III. 薬理学および薬物動態学

ヒトの薬理学的研究　確認されなかった。

動物の薬理学的研究　ウサギにおける皮膚および眼刺激性試験では，AKBA（3-O-acetyl-11-keto-β-boswellic acid）30%を含むインディアンフランキンセンスは，皮膚への非刺激性および眼への軽い刺激性があったことが示された（Lalithakumari et al. 2006）。

インディアンフランキンセンスとフランキンセンスは，いくつかの動物研究で，免疫調節活性を示している（Khajuria et al. 2008; Pungle et al. 2003; Sharma et al. 1996）。

***In vitro*の薬理学的研究**　フランキンセンスやインディアンフランキンセンスのメタノール抽出物は，非選択的にヒトの薬物代謝酵素アイソザイムCYP 1A2，2C8，2C9，2C19，2D6，3A4を阻害した（Frank and Unger 2006）。

P-糖タンパク（P-gp）の阻害は，マイクロモル範囲における抑制濃度で，インディアンフランキンセンス抽出物で処理したヒトのリンパ球性白血病細胞およびブタの脳毛細管内皮細胞で観察された。何種類かのボスウェル酸に対し低い血漿レベルを示したため，著者らは，血液脳関門でのP-gpの阻害は他のP-gp物質との関連はないと考えるが，胃腸P-gpの調節による薬物相互作用の可能性を除外することはできなかった（Weber et al. 2006）。

IV. 妊婦と授乳婦

中国伝統医学の文献では，フランキンセンスは妊娠中に使用すべきではないと記載されているが（Bensky et al. 2004; Chen and Chen 2004），イエメンでは，女性は妊娠中にフランキンセンスを噛んでいる（Ghazanfar 1994）。

授乳中のフランキンセンスおよびインディアンフランキンセンスの安全性情報は確認されなかった。

V. 毒性研究

急性毒性

マウスおよびラットにおけるインディアンフランキンセンス抽出物の経口または腹腔LD_{50}は，最大2g/kgまでの用量で決定できなかった（Singh and Atal 1986）。

ラットにおけるAKBA30%を含むインディアンフランキンセンス抽出物の経口LD_{50}は，最大5g/kgまでの用量で決定できなかった。同じ抽出物に対する急性経皮LD_{50}は，最大2g/kgまでの用量で決定できなかった（Lalithakumari et al. 2006）。

亜慢性毒性

ラットに対し1日当たりインディアンフランキンセンス（AKBA30%）0～2.5%含む餌を90日間与えた。その結果，血液学，臨床化学，病理組織学的変化は観察されなかった（Lalithakumari et al. 2006）。

慢性毒性

化学的に誘発された大腸炎ラットに対し，インディアンフランキンセンスのヘキサンと水分画を含む餌を1日当たり0.1または1%の濃度で生存期間与えた。その結果，顕著な肝肥大と脂肪肝を伴う肝毒性が観察された。マイクロアレイ解析による肝臓の遺伝子発現量では，脂質代謝関連遺伝子や肝毒性での生体異物に対応した解毒酵素などの大規模なグループ含む多くの遺伝子について調節異常を示した（Kiela et al. 2005）。

遺伝毒性

1日当たりインディアンフランキンセンス（AKBA30%）0～2.5%含む餌を90日間与えたラットでは，肝臓のDNA欠損の変化は観察されなかった（Lalithakumari et al. 2006）。

細胞毒性

未分化ケラチノサイト（HaCaTおよびNCTC2544）および胎児の皮膚線維芽細胞（HFFF2）において，インディアンフランキンセンスのゴム樹脂およびAKBAの処置により軽度から低い毒性が観察された（Burlando et al. 2008）。

参考文献

Acebo, E., J.A. Raton, S. Sautua, et al. 2004. Allergic contact dermatitis from *Boswellia serrata* extract in a naturopathic cream. *Contact Dermat.* 51(2):91-92.

Bensky, D., S. Clavey, and E. Stöger. 2004. *Chinese herbal medicine: Materia medica.* 3rd ed. Seattle: Eastland Press.

Burlando, B., A. Parodi, A. Volante, and A.M. Bassi. 2008. Comparison of the irritation potentials of *Boswellia serrata* gum resin and of acetyl-11-keto-(beta)-boswellic acid by in vitro cytotoxicity tests on human skin-derived cell lines. *Toxicol. Lett.* 177(2):144-149.

Chen, J.K., and T.T. Chen. 2004. *Chinese medical herbology and pharmacology.* City of Industry, CA: Art of Medicine Press.

El Fortia, M., H. Badi, K. Elalem, O. Kadiki, and Y. Topov. 2006. Olibanum bezoar: Complication of a traditional popular medicine. *East. Mediterr. Health J.* 12(6):927-929.

Frank, A., and M. Unger. 2006. Analysis of frankincense from various *Boswellia* species with inhibitory activity on human drug metabolising cytochrome P450 enzymes using liquid chromatography mass spectrometry after automated on-line extraction. *J. Chromatogr. A* 1112(1-2):255-262.

Ghazanfar, S.A. 1994. *Handbook of Arabian medicinal plants.* Boca Raton, FL: CRC Press.

Gupta, I., A. Parihar, P. Malhotra, et al. 1997. Effects of *Boswellia serrata* gum resin in patients with ulcerative colitis. *Eur. J. Med. Res.* 2(1):37-43.

Khajuria, A., A. Gupta, P. Suden, et al. 2008. Immunomodulatory activity of biopolymeric fraction BOS 2000 from *Boswellia serrata*. *Phytother. Res.* 22(3):340-348.
Kiela, P.R., A.J. Midura, N. Kuscuoglu, et al. 2005. Effects of *Boswellia serrata* in mouse models of chemically induced colitis. *Am. J. Physiol. Gastrointest. Liver Physiol.* 288(4):798-808.
Lalithakumari, K., A.V. Krishnaraju, K. Sengupta, G.V. Subbaraju, and A. Chatterjee. 2006. Safety and toxicological evaluation of a novel, standardized 3-*O*-acetyl-11-keto-(beta)-boswellic acid (AKBA)-enriched *Boswellia serrata* extract (5-Loxin™). *Toxicol. Mech. Methods* 16(4):199-226.
Pungle, P., M. Banavalikar, A. Suthar, M. Biyani, and S. Mengi. 2003. Immunomodulatory activity of boswellic acids of *Boswellia serrata* Roxb. *Indian J. Exp. Biol.* 41(12):1460-1462.
Sharma, M.L., A. Kaul, A. Khajuria, S. Singh, and G.B. Singh. 1996. Immunomodulatory activity of boswellic acids (pentacyclic triterpene acids) from *Boswellia serrata*. *Phytother. Res.*10(2):107-112.
Singh, G.B., and C.K. Atal. 1986. Pharmacology of an extract of salai guggal ex-*Boswellia serrata*, a new nonsteroidal anti-inflammatory agent. *Agents Actions* 18:407-412.
Weber, C.C., K. Reising, W.E. Muller, M. Schubert-Zsilavecz, and M. Abdel-Tawab. 2006. Modulation of Pgp function by boswellic acids. *Planta Med.* 72(6):507-513.

Brassica spp. and *Sinapis* spp. アブラナ科

Brassica juncea (L.) Czernov var. ***tumida*** Tsen & Lee
一般名：マスタード
英　名：mustard
中国名：白芥子（*bai jie zi*）（種子）
別　名：swollen-stem mustard
Brassica nigra (L.) W.D.J. Koch
一般名：ブラックマスタード
英　名：black mustard
アーユルヴェーダ名：*sarshapa*
別　名：brown mustard
Sinapis alba L.
一般名：ホワイトマスタード
英　名：white mustard
異　名：*Brassica alba* Rabenh.，*Brassica hirta* Moench
中国名：白芥子（*bai jie zi*）（種子）
別　名：yellow mustard
使用部位：種子

安全性クラス：1（内用），**2d**（外用）
相互作用クラス：A

禁忌

内用　知見なし

外用

6歳以下の小児への外用禁止（Felter and Lloyd 1898; List and Hörhammer 1973; Watt and Breyer-Brandwijk 1962）。

静脈瘤，深刻な循環器障害，他の静脈の障害がある人での使用禁止（Wichtl 2004）。

他の注意事項

内用

マスタードは，消化管を刺激する可能性があり，消化性潰瘍や胃出血がある人では慎重に使用するべきである（Bensky et al. 2004）。

外用

マスタードから作られた軟膏を15〜30分以上皮膚に放置した場合，水疱形成の原因となる。化膿を伴うこともあり十分な治療が行われない場合には潰瘍や壊死の可能性もある。（Wichtl 2004）。

薬やサプリメントとの相互作用　知見なし

有害事象と副作用　局所適用において，マスタードの局所皮膚刺激作用は24〜48時間持続する（Wichtl 2004）。ブラックマスタードの軟膏を局所的に15〜30分以上使用すると，化膿および不十分な治癒による潰瘍や壊死を伴う水疱形成が起こる可能性がある（Wichtl 2004）。

マスタードの高用量投与（標準用量は水抽出物3〜9gとして記載）は，腸炎，腹痛，下痢などを引き起こす可能性がある（Bensky et al. 2004）。

内用および局所使用後の両方で，マスタードのアレルギー反応が報告されている。アレルギー反応はアナフィラキシーショックおよび蕁麻疹を含み，それはパッチテストで確認された（Bensky et al. 2004; Morisset et al. 2003）。

薬理学的考察　いくつかの動物研究では，ブラックマスタードの種子は血糖値の調節を変化させる可能性があることを実証した。糖尿病のある人は，使用前に有資格の医療従事者に使用について相談することを勧める（Anand et al. 2007, 2009; Yadav et al. 2004）。

妊婦と授乳婦　科学的または伝統的文献において，妊娠中および授乳中におけるマスタードの安全性は不明である。本書では，妊娠中や授乳期間での使用に関する問題は確認されなかったが，最終的な安全性は確立されていない。

レビュー詳細

I. 薬やサプリメントとの相互作用

薬やサプリメントとの相互作用の臨床試験

確認されなかった。

被疑薬やサプリメントとの相互作用の症例報告
確認されなかった。

薬やサプリメントとの相互作用の動物試験
確認されなかった。

II. 有害事象

有害事象の症例報告　マスタードの種子を大量に摂取したウシで，中毒があったことが報告された（Katamoto et al. 2001; Semalulu and Rousseaux 1989）。中毒の原因として，アリルイソチオシアネートが考えられており，LD_{50}はウシで10mg/kg（Kingsbury 1964），ラットで339mg/kg（Jenner et al. 1964）である。

マスタード種子の軟膏としての局所適用は，局所適用後40分で症状が現れ，頻呼吸，発汗，めまい，興奮，低血圧に関連している（Bensky et al. 2004）。

III. 薬理学および薬物動態学

ヒトの薬理学的研究　マスタード種子のアレルギーは子供の食物アレルギーの1.1%を占めている（Morisset et al. 2003）。

3〜20歳までの，30人を対象とした陽性を示すプリック試験では，ブラックマスタード種子（*B.nigra*），マスタード粉末（*B. juncea*），メタ重亜硫酸フリーの強いマスタード調味料（*B. juncea*），または市販のアレルギーを起こす抽出物（*B. nigra*）を使用した。27人はマスタード特異免疫グロブリンE（IgE）のスクリーニングを受けた。そして単一または二重盲検プラセボコントロールによる食品のアレルギー誘発は，メタ重亜硫酸フリー調味料の1340mgが最大であった。アレルゲン抽出物でのプリックテストで誘発された膨疹の平均直径は，ネイティブマスタード，ブラックマスタード種子，マスタード粉末または強いマスタード調味料によって誘発されたものよりも少なかった。

マスタード特異IgE抗体値の平均は，8.7 KU/lであった（Morisset et al. 2003）。

動物の薬理学的研究　糖尿病ラットに対し1日当たりブラックマスタード種子200mg/kgを2か月間経口投与した。その結果，血清グルコースの減少および血清インスリンの増加が観察された（Anand et al. 2009）。経口ブドウ糖負荷試験において，ブラックマスタード種子の水抽出物の有効用量は200mg/kgであった。水抽出物は，クロロホルム，アセトン，エタノール抽出物よりも効果的であった（Anand et al. 2007）。ラットにおいてブラックマスタード種子を10%含む餌を30日間与えられた。その結果，空腹時血糖値およびインスリン値の有意な減少が観察された（Yadav et al. 2004）。

***In vitro*の薬理学的研究**　確認されなかった。

IV. 妊婦と授乳婦

妊娠および授乳期間中のマスタードの安全性情報は確認されなかった。

V. 毒性研究

急性毒性

ラットにおけるブラックマスタード種子の経口LD_{50}は，3g/kgまでの用量で決定できなかった（Anand et al. 2009）。

遺伝毒性

マスタード種子の抗変異原活性は，1日当たりマスタード種子を1〜10%含む餌を30日間与えた後，化学変異原に暴露したラットで観察された（Polasa et al. 1994）。

参考文献

Anand, P., K.Y. Murali, V. Tandon, R. Chandra, and P.S. Murthy. 2007. Preliminary studies on antihyperglycemic effect of aqueous extract of *Brassica nigra* (L.) Koch in streptozotocin induced diabetic rats. *Indian J. Exp. Biol.* 45(8):696-701.

Anand, P., Y.K. Murali, V. Tandon, P.S. Murthy, and R. Chandra. 2009. Insulinotropic effect of aqueous extract of *Brassica nigra* improves glucose homeostasis in streptozotocin induced diabetic rats. *Exp. Clin. Endocrinol. Diabetes* 117(6):251-256.

Bensky, D., S. Clavey, and E. Stöger. 2004. *Chinese herbal medicine: Materia medica.* 3rd ed. Seattle: Eastland Press.

Felter, H.W., and J.U. Lloyd. 1898. *King's American dispensatory.* 18th ed., 3rd rev. 2 vols. Cincinnati: Ohio Valley Co.

Jenner, P.M., E.C. Hagan, J.M. Taylor, E.L. Cook, and O.G. Fitzhugh. 1964. Food flavourings and compounds of related structure. I. Acute oral toxicity. *Food Cosmet. Toxicol.* 2(3):327-343.

Katamoto, H., S. Nishiguchi, K. Harada, et al. 2001. Suspected Oriental mustard (*Brassica juncea*) intoxication in cattle. *Vet. Rec.* 149(7):215-216.

Kingsbury, J.M. 1964. *Poisonous plants of the United States and Canada.* Prentice-Hall biological science series. Englewood Cliffs, NJ: Prentice-Hall.

List, P.H., and H. Hörhammer. 1973. *Hagers handbuch der pharmazeutischen praxis.* Vollst. 4. Neuausg. ed. Berlin: Springer.

Morisset, M., D.A. Moneret-Vautrin, F. Maadi, et al. 2003. Prospective study of mustard allergy: First study with double-blind placebo-controlled food challenge trials (24 cases). *Allergy* 58(4):295-299.

Polasa, K., P.U. Kumar, and K. Krishnaswamy. 1994. Effect of *Brassica nigra* on benzo[*a*]pyrene mutagenicity. *Food Chem. Toxicol.* 32(8):777-781.

Semalulu, S.S., and C.G. Rousseaux. 1989. Saskatchewan. Suspected oriental mustard seed (*Brassica juncea*) poisoning in cattle. *Can. Vet. J.* 30(7):595-596.

Watt, J.M., and M.G. Breyer-Brandwijk. 1962. *The medicinal and poisonous plants of southern and eastern Africa.* 2nd ed. Edinburgh: E. & S. Livingstone.

Wichtl, M. 2004. *Herbal drugs and phytopharmaceuticals: A handbook for practice on a scientific basis*. 3rd ed. Boca Raton, FL: CRC Press.

Yadav, S.P., V. Vats, A.C. Ammini, and J.K. Grover. 2004. *Brassica juncea* (Rai) significantly prevented the development of insulin resistance in rats fed fructose-enriched diet. *J. Ethnopharmacol.* 93(1):113-116.

Bupleurum spp.

セリ科

Bupleurum chinense DC.

一般名：サイコ
英　名：bupleurum
中国名：柴胡（*chai hu*）（根）
別　名：Chinese thoroughwax

Bupleurum scorzonerifolium Willd.

一般名：サイコ
英　名：bupleurum
和　名：ミシマサイコ
中国名：柴胡（*chai hu*）（根）
別　名：Chinese thoroughwax
局（*B. falcatum*の根）サイコ（柴胡）
使用部位：根

安全性クラス：1
相互作用クラス：A
禁忌　知見なし
他の注意事項　知見なし
薬やサプリメントとの相互作用　知見なし
有害事象と副作用　サイコへのアレルギー反応が報告されている（Bensky et al. 2004）。
妊婦と授乳婦　知見なし
妊婦と授乳婦　科学的または伝統的文献において，妊娠中および授乳中におけるサイコの安全性は不明である。本書では，妊娠中や授乳期間での使用に関する問題は確認されなかったが，最終的な安全性は確立されていない。

レビュー詳細

I. 薬やサプリメントとの相互作用

薬やサプリメントとの相互作用の臨床試験
　確認されなかった。
被疑薬やサプリメントとの相互作用の症例報告
　確認されなかった。
薬やサプリメントとの相互作用の動物試験
　確認されなかった。

II. 有害事象

サイコへのアレルギー反応が報告されている（Bensky et al. 2004）。

III. 薬理学および薬物動態学

ヒトの薬理学的研究　確認されなかった。
動物の薬理学的研究　確認されなかった。
***In vitro*の薬理学的研究**　サイコサポニンは，アスピリンに相当する阻害効力とともに，ADPによって誘導されたヒト血小板凝集を阻害し，容量依存的に外因性および内因性アラキドン酸からの血小板トロンボキサン形成を阻害した。効果は，グリーンティから単離したエピガロカテキンのものと同様であった（Chang and Hsu 1991）。

　オイゲニンおよびサイコクロモンは，ヒト末梢血管T細胞のC28副刺激活性を阻害した（Chang et al. 2003）。

　ヒトG6PD欠損赤血球細胞では，サイコの水抽出物は5〜10 mg/ml の用量で還元型グルタチオン（GSH）およびメトヘモグロビン（MetHb）の容量依存的減少を示した（Ko et al. 2008）。

　サイコのメタノール抽出物のエストロゲン活性は，組換え酵母系で認められなかった（Kim et al. 2008）。

IV. 妊婦と授乳婦

妊娠中および授乳中のサイコの使用に関する情報は確認されなかった。

V. 毒性研究

急性毒性　マウスにおけるサイコ精油の腹腔LD_{50} は1.19 g/kgであるが，サイコサポニンの腹腔LD_{50} は 1.9 g/kg である（Chen and Chen 2004）。

　マウスにおけるサイコの粗サポニン画分のLD_{50}はそれぞれ，経口投与で 4700mg/kg，皮下投与は1800 mg/kg，腹腔内投与は 112 mg/kg，静脈内投与は70 mg/kgである。モルモットにおける同画分のLD_{50} は，腹腔内投与で58.3 mg/kg である（Takagi and Shibata 1969）。

　サイコの根10 g から作られたサイコ精油（ヒト臨床用量の50倍）のラットに対する鼻腔内投与後，14日間観察したところ有害作用は認められなかった（Xie et al. 2006）。

細胞毒性
サイコサポニンは，カスパーゼ3および7の活性化を介してヒト肝細胞癌細胞（HepG2）でアポトーシスを誘導し，ポリ（ADP-リボース），ポリメラーゼ（PARP）欠損をもたらした。サイコサポニンに暴露後6時間以上でDNA欠損が明らかに認められた（Chiang et al. 2003）。

参考文献

Bensky, D., S. Clavey, and E. Stöger. 2004. *Chinese herbal medicine: Materia medica.* 3rd ed. Seattle: Eastland Press.

Chang, W.C., and F.L. Hsu. 1991. Inhibition of platelet activation and endothelial cell injury by flavan-3-ol and saikosaponin compounds. *Prostaglandins Leukotrienes Essent. Fatty Acids* 44(1):51-56.

Chang, W.L., L.W. Chiu, J.H. Lai, and H.C. Lin. 2003. Immunosuppressive flavones and lignans from *Bupleurum scorzonerifolium*. *Phytochemistry* 64(8):1375-1379.

Chen, J.K., and T.T. Chen. 2004. *Chinese medical herbology and pharmacology*. City of Industry, CA: Art of Medicine Press.

Chiang, L.C., L.T. Ng, L.T. Liu, D.E. Shieh, and C.C. Lin. 2003. Cytotoxicity and anti-hepatitis B virus activities of saikosaponins from *Bupleurum* species. *Planta Med.* 69(8):705-709.

Kim, I.G., S.C. Kang, K.C. Kim, E.S. Choung, and O.P. Zee. 2008. Screening of estrogenic and antiestrogenic activities from medicinal plants. *Env. Toxicol. Pharmacol.* 25(1):75-82.

Ko, C.H., K. Li, P.C. Ng, et al. 2008. Pro-oxidative effects of Chinese herbal medicine on G6PD-deficient erythrocytes in vitro. *Toxicol. in Vitro* 22(5):1222-1227.

Takagi, K., and M. Shibata. 1969. Pharmacological studies on *Bupleurum falcatum* L. I. Acute toxicity and central depressant action of crude saikosides. *Yakugaku Zasshi* 89(5):712-720.

Xie, Y., W. Lu, S. Cao, et al. 2006. Preparation of bupleurum nasal spray and evaluation on its safety and efficacy. *Chem. Pharm. Bull. (Tokyo)* 54(1):48-53.

Buxus sempervirens L.

ツゲ科

一般名：ボックス
英　名：boxwood
和　名：セイヨウツゲ
使用部位：葉

安全性クラス：3
相互作用クラス：A
禁忌　このハーブの適切な使用において，資格のある専門家監督下以外での使用禁止（Kingsbury 1964; List and Hörhammer 1973）。
他の注意事項　知見なし
薬やサプリメントとの相互作用　知見なし
有害事象と副作用　知見なし
薬理学的考察　知見なし
妊婦と授乳婦　妊娠および授乳期間中のボックスの安全性は不明である。本書では，妊娠中や授乳期間での使用に関する問題について確認されなかったが，最終的な安全性は確立されていない。そしてこのハーブは，適切な使用において，資格のある専門家監督下以外での使用を勧められない。

レビュー詳細

I. 薬やサプリメントとの相互作用

薬やサプリメントとの相互作用の臨床試験
確認されなかった。

被疑薬やサプリメントとの相互作用の症例報告
確認されなかった。

薬やサプリメントとの相互作用の動物試験
確認されなかった。

II. 有害事象

有害事象の症例報告　ボックスの葉を摂取（未知の量）した後，1歳の子供が無表情になり，その後極度に興奮したことが報告された（Frohne and Pfänder 2000）。

ボックスを摂取した家畜で中毒が報告されている。ウマは，1.5ポンドのボックス（体重の0.15%）を摂取した後に死亡した（Frohne and Pfänder 2000; Kingsbury 1964）。

III. 薬理学および薬物動態学

ヒトの薬理学的研究　確認されなかった。

動物の薬理学的研究　ブキサミノールEを1.25 μmol/kg投与したネコでは，短時間の血圧上昇に続いて，著しい血圧低下が観察された。アトロピンは，ほぼ完全に血圧降下作用を阻害し，メチルアトロピンは，部分的に作用を阻害した（Kvaltínová et al. 1991）。

*In vitro*の薬理学的研究　確認されなかった。

IV. 妊婦と授乳婦

妊娠および授乳期間中のボックスの安全性情報は確認されなかった。

V. 毒性研究

確認されなかった。

参考文献

Frohne, D., and H.J. Pfänder. 2000. *A colour atlas of poisonous plants: A handbook for pharmacists, doctors, toxicologists, biologists and veterinarians*. 2nd ed. London: Manson.

Kingsbury, J.M. 1964. *Poisonous plants of the United States and Canada*. Prentice-Hall biological science series. Englewood Cliffs, NJ: Prentice-Hall.

Kvaltínová, Z., L. Lukovic, J. Machová, and M. Fatranská. 1991. Effect of the steroidal alkaloid buxaminol-E on blood pressure, acetylcholinesterase activity and [$^{\$1}$H]quinuclidinyl benzilate binding in cerebral cortex. *Pharmacology* 43:20-25.

List, P.H., and H. Hörhammer. 1973. *Hagers handbuch der pharmazeutischen praxis*. Vollst. 4. Neuausg. ed. Berlin: Springer.

Calendula officinalis L. キク科

一般名：カレンデュラ，ポットマリーゴールド
英　名：calendula
和　名：キンセンカ
別　名：marigold，pot marigold
使用部位：花

安全性クラス：1
相互作用クラス：A
禁忌　知見なし
他の注意事項　一般的にキク科の植物に対するアレルギーの交差反応があるため，他のキク科植物（フィーバーフュー，カモミール，エキナセア等）にアレルギーのある人は，カレンデュラの使用に注意が必要である（Paulsen 2002）。
薬やサプリメントとの相互作用　知見なし
注釈　化粧品成分のレビューでは，カレンデュラは外用の化粧品としては“使用上安全”と見なした（CIR 2009）。
有害事象と副作用　アナフィラキシー反応を含むカレンデュラに対するアレルギー反応はまれであるが報告されている（Fiume 2001; Goldman 1974）。動物での刺激や感作の研究では，カレンデュラは非刺激性および非感作性であることが示されている（Fiume 2001）。
薬理学的考察　知見なし
妊婦と授乳婦　カレンデュラの含水エタノール抽出物での動物実験は，1.0g/kgまでの用量で，胎児の発育への有害作用を示さなかった（Silva et al. 2009）。
　授乳期間でのカレンデュラの安全性は不明である。本書では，妊娠中や授乳期間での使用に関する問題は確認されなかったが，最終的な安全性は確立されていない。

レビュー詳細

I. 薬やサプリメントとの相互作用
薬やサプリメントとの相互作用の臨床試験
　確認されなかった。
被疑薬やサプリメントとの相互作用の症例報告
　確認されなかった。
薬やサプリメントとの相互作用の動物試験
　確認されなかった。

II. 有害事象
有害事象の症例報告　カレンデュラ製剤のパッチテストでは，カレンデュラ10%（Bruynzeel et al. 1992），カレンデュラのエーテル抽出物（Reider et al. 2001），カレンデュラのエタノール抽出物（de Groot et al. 1988），カレンデュラアブソリュート（Rodriquez and Mitchell 1977）を含む軟膏に対し0～2%の発生率を示した。カレンデュラに敏感な患者は，ニッケル，プロポリス，香料ミックス，ペルーバルサム（*Myroxylon balsamum* var. *pereirae*）に対しても敏感だった。カレンデュラへの感作は，キク科ミックスまたはセスキテルペンミックスの使用によってのみ評価することができる（Reider et al. 2001）。
　カレンデュラ浸剤へのアナフィラキシー反応が報告されている（Goldman 1974）。カレンデュラ植物への接触皮膚炎が報告されている（Wrangsjö et al. 1990）。

III. 薬理学および薬物動態学
ヒトの薬理学的研究　確認されなかった。
動物の薬理学的研究　様々なカレンデュラ抽出物の眼刺激性試験や皮膚刺激性は確認されなかった（Fiume 2001）。同様に，動物の感作性試験では，カレンデュラは感作反応を起こさなかった（Fiume 2001）。
*In vitro*の薬理学的研究　確認されなかった。

IV. 妊婦と授乳婦
カレンデュラの含水アルコール抽出物の生殖毒性評価では，雌ラットに対し妊娠1～6，7～14，15～19日目に，0，0.25，0.5，1.0g/kgの抽出物を経口投与（強制）した。妊娠20日目に，ラットは母体と胎児のパラメータ評価のために処置された。黄体，着床部位，再吸収の痕跡については変化が見られなかった。そして，対照群と比較して，処置群では着床前および着床後胚損失率で有意な差は示されなかった。生存した胎児の数および胎児の体重は，処置群と対照群で同等であった。胎児体重は影響を受けなかったが，妊娠15～19日目にカレンデュラを投与された群では母体の体重において用量依存的な減少が観察された（Silva et al. 2009）。
　摘出したウサギとモルモットの子宮では，カレンデュラの水抽出物は子宮収縮作用を示した（Shipochliev 1981）。ヒトへの使用に対する関連性は不明である。
　古い研究および参考文献では，カレンデュラの月経促進作用を報告している（Palma 1964; Puri 1971; Saha et al. 1961）。
　授乳期間でのカレンデュラの安全性情報は確認されなかった。

V. 毒性研究

急性毒性

ラットとマウスに対する含水アルコール抽出物の経口LD_{50}は，5g/kgまでの用量で決定することができなかった（CTFA 1980; Silva et al. 2007）。マウスに対するカレンデュラ抽出物の腹腔LD_{50}は300mg/kgである（Dhar et al. 1968）。

短期毒性

ラットとマウスに対し，1日当たりカレンデュラの含水アルコール抽出物を1g/kgまでの用量で30日間投与した場合，血液学的変化は観察されなかった。そして脳，腎臓，心臓での形態学的変化も見られなかった。血中尿素窒素およびアラニントランスアミナーゼ濃度の増加が観察され，炎症部位は，肺（強制経口投与に関連）および肝臓で発見された（Silva et al. 2007）。

遺伝毒性

カレンデュラから単離したサポニンの変異原性活性は，代謝活性化の有無に関わらずネズミチフス菌TA98株を使用したエイムス試験では見られなかった（Elias et al. 1990）。ショウジョウバエを使った体細胞突然変異および組換え試験では，カレンデュラの水抽出物の変異原性活性は見られなかった。2つのフラボノール，クエルセチンやルチンは，弱い遺伝毒性活性がみられた（Graf et al. 1994）。

マウスに対し，1日当たりカレンデュラの水性エタノール抽出物を1g/kgまでの用量で2日間経口投与した後の染色体損傷は，骨髄小核試験で観察されなかった（Ramos et al. 1998）。カレンデュラの含水エタノール抽出物は，0.1～1.0 mg solids/mlの濃度で，アスペルギルスへの用量依存性の毒性および遺伝毒性（有糸分裂乗換および染色体異常分離の両方）を示した（Ramos et al. 1998）。50～5000 μ/plateのカレンデュラの含水エタノール抽出物の変異原性活性は，S9による活性化の有無に関わらずサルモネラ菌株で見られなかった（Ramos et al. 1998）。

カレンデュラの水および含水エタノール抽出物の低用量では，ジエチルニトロソアミンによって誘導された不定期DNA合成に反する効果を示したが，ジエチルニトロソアミンなしの高用量では，いくつかの遺伝毒性を示した（Perez-Carreon et al. 2002）。

細胞毒性

*In vitro*でのカレンデュラ抽出物の細胞毒性活性がMRC5, Hep2およびエールリッヒ細胞株で観察された。同じ抽出物をマウスに投与した場合，1つは不活性で，3つは活性が不十分であったが，ほとんどのサポニン含有抽出物は腹水を生じなかった（Boucaud-Maitre et al. 1988）。

参考文献

Boucaud-Maitre, Y., O. Algernon, and J. Raynaud. 1988. Cytotoxic and antitumoral activity of *Calendula officinalis* extracts. *Pharmazie* 43(3):220-221.

Bruynzeel, D.P., W.G. van Ketel, E. Young, T. van Joost, and G. Smeenk. 1992. Contact sensitization by alternative topical medicaments containing plant extracts. The Dutch Contact Dermatoses Group. *Contact Dermat.* 27(4):278-279.

CIR. 2009. Cosmetic ingredients found safe as used. December 2009. Washington D.C.: Cosmetic Ingredient Review.

CTFA. 1980. Acute oral toxicity of *Calendula officinalis* extract.

de Groot, A.C., D.P. Bruynzeel, J.D. Bos, et al. 1988. The allergens in cosmetics. *Arch. Dermatol.* 124(10):1525-1529.

Dhar, M.L., M.M. Dhar, B.N. Dhawan, B.N. Mehrotra, and C. Ray. 1968. Screening of Indian plants for biological activity: I. *Indian J. Exp. Biol.* 6 (4):232-247.

Elias, R., M. Demeo, E. Vidalollivier, et al. 1990. Antimutagenic activity of some saponins isolated from *Calendula officinalis* L., *Calendula arvensis* L. and *Hedera helix* L. *Mutagenesis* 5 (4):327-331.

Fiume, M. 2001. Final report on the safety assessment of *Calendula officinalis* extract and *Calendula officinalis*. *Int. J. Toxicol.* 20(Suppl. 2):13-20.

Goldman, I. 1974. [Anaphylactic shock after gargling with an infusion of *Calendula*.] *Klin. Med. (Mosk.)* 52 (4):142-143.

Graf, U., A.A. Moraga, R. Castro, and E. Diaz Carrillo. 1994. Genotoxicity testing of different types of beverages in the *Drosophila* wing somatic mutation and recombination test. *Food Chem. Toxicol.* 32 (5):423-430.

Palma, L. 1964. *Le piante medicinali d'Italia.* Torino: SEI.

Paulsen, E. 2002. Contact sensitization from Compositae-containing herbal remedies and cosmetics. *Contact Dermat.* 47 (4):189-198.

Perez-Carreon, J.I., G. Cruz-Jimenez, J.A. Licea-Vega, et al. 2002. Genotoxic and anti-genotoxic properties of *Calendula officinalis* extracts in rat liver cell cultures treated with diethylnitrosamine. *Toxicol. In Vitro* 16 (3):253-258.

Puri, H. 1971. *Cited in* Farnsworth, N.R., A.S. Bingel, G.A. Cordell, FA Crane, H.H. Fong. 1975. Potential value of plants as sources of new antifertility agents I. *J. Pharm. Sci.* 64(4):535-598.

Ramos, A., A. Edreira, A. Vizoso, et al. 1998. Genotoxicity of an extract of *Calendula officinalis* L. *J. Ethnopharmacol.* 61 (1):49-55.

Reider, N., P. Komericki, B.M. Hausen, P. Fritsch, and W. Aberer. 2001. The seamy side of natural medicines: Contact sensitization to arnica (*Arnica montana* L.) and marigold (*Calendula officinalis* L.). *Contact Dermat.* 45 (5):269-272.

Rodriquez, E., and J. Mitchell. 1977 Absence of contact hypersensitivity to some perfume materials derived from Compositae species. *Contact Dermat.* 3 (3):168-169.

Saha, J.C., E.C. Savani, and S. Kasinathan. 1961. Ecbolic properties of Indian medicinal plants. Part 1. *Indian J. Med. Res.* 49:130-151.

Samochowiec, L. 1983. Pharmacological study of saponosides from *Aralia mandshurica* Rupr. et Maxim and *Calendula officinalis* L. *Herba Pol.* 29:151-155.

Shipochliev, T. 1981. Uterotonic action of extracts from a group of medicinal plants. *Vet. Med. Nauk.* 18(4):94-98.

Silva, EJR, J.H. Costa-Silva, L.B. Evêncio, M. do Carmo, C.A. Fraga, M. Cristina, O.C. Coelho, and A.G. Wanderley. 2009. Reproductive assessment of hydroalcohol extract of *Calendula officinalis* L. in Wistar rats *Phytother. Res.* 23:1392-1398.

Silva, E.J., E.S. Goncalves, F. Aguiar, et al. 2007. Toxicological studies on hydroalcohol extract of *Calendula officinalis* L. *Phytother. Res.* 21(4):332-336.

Wrangsjö, K., A.M. Ros, and J.E. Wahlberg. 1990. Contact allergy to Compositae plants in patients with summer-exacerbated dermatitis. *Contact Dermat.* 22 (3):148-154.

Camellia sinensis (L.) Kuntze

ツバキ科

C

一般名：ブラックティー，紅茶

英　名：tea

異　名：*Thea sinensis* L.

別　名：black tea

使用部位：完全に発酵させた葉，茎

安全性クラス：1

相互作用クラス：C*

禁忌　知見なし

他の注意事項　多くのブラックティーは，神経刺激物質であるカフェインを含む。もし大量に服用すると，カフェインを含むブラックティー製品は，不眠，神経過敏，そして他のカフェインの過剰摂取でもよく知られる症状を引き起こす可能性がある。(Donovan and DeVane 2001)。

カフェインの中枢神経興奮作用のために，カフェイン含有製品の使用は，過剰摂取により心拍数増加や不整脈を悪化させる可能性がある。そのため，心臓疾患のある人には注意が必要である。また，カフェインは鬱病を悪化，あるいは不安を誘発する可能性があるため，精神疾患のある人に対する使用を注意している（Brinker 2001）。

薬やサプリメントとの相互作用　気管支拡張薬またはアドレナリン薬剤を含む，他の中枢神経系（CNS）刺激剤との併用は，神経質，神経過敏，不眠，および痙攣や不整脈を生じ，過度の中枢神経刺激を引き起こす可能性がある（PDR 2006）。

カフェインは，薬物代謝酵素CYP1A2により代謝される。1日当たりブラックティーを数杯飲む人がこの酵素を阻害する薬（フルボキサミン，シプロフロキサシン，シメチジン，アミオダロン，フルオロキノロン，フラフィリン，インターフェロン，メトキサレン，ミベフラジルを含む）を服用した場合，カフェインの血中濃度を上昇させ，カフェインの代謝を遅らせる可能性がある（Carrillo and Benitez 2000）。

注意　カフェイン（0.9～5.0%のカフェイン）（Wichtl 2004; Williamson 2003），付録1参照。

利尿薬（Brunton et al. 2006），付録2参照。

タンニン（12.9%）（List and Hörhammer 1973; Martindale and Reynolds 1996; Wichtl 2004），付録1参照。

注釈　米国ハーブ製品協会は，カフェインを含む栄養補助食品は，直接の成分として，またはハーブ製品の構成成分としてでも，次のいずれにも適合するように商品表示を制定した（AHPA 2011）。製品中のカフェインの存在および含有量が25mg以上の場合は追加されたカフェイン量を提示すること，1人分当たりのカフェイン量が最大200mgであることを勧める表記，そして3～4時間毎以上頻繁に摂取しないことを推奨する摂取法の明示を義務付けた。多量のカフェインが含まれている栄養補助食品にも同様の表示を義務付けた。

過剰なカフェイン摂取は，神経質，過敏，不眠，そして時々頻脈を引き起こす可能性がある。18歳未満の子供には勧められない。

このAHPAの商品表示のより詳細な情報については，付録1参照。

有害事象と副作用　ブラックティーの臨床試験のレビューでは，ブラックティーとの関連のある有害事象は示されなかった（Gardner et al. 2007）。

薬理学的考察　ブラックティーは，鉄，カルシウム，マグネシウムの吸収を低下させる可能性がある（Disler et al. 1975; Gardner et al. 2007; Merhav et al. 1985）。

妊婦と授乳婦　妊娠および授乳期間中のブラックティーの安全性に関する研究は確認されなかった。妊婦に対するカフェイン含有ブラックティー製品の使用に関しては，1日当たり300mg（およそブラックティー6杯）までのカフェインに制限すること（PDR 2006）。授乳中の女性は，1日当たり2～3杯まで（～150mgカフェイン）に制限すること（AAP 2001）。

レビュー詳細

I. 薬やサプリメントとの相互作用

薬やサプリメントとの相互作用の臨床試験

ブラックティーとの相互作用に関する臨床試験は確認されなかった。カフェインに関する多くの相互作用の研究が既に行われている。付録1のカフェイン参照。

被疑薬やサプリメントとの相互作用の症例報告

確認されなかった。

薬やサプリメントとの相互作用の動物試験

*　カフェインを含まない製剤にとっては、相互作用は予測されない。

確認されなかった。

II. 有害事象

有害事象の症例報告　ブラックティーの臨床試験のレビューでは，ブラックティーと関連のある有害事象は示されなかった（Gardner et al. 2007）。

有害事象の症例報告　確認されなかった。

III. 薬理学および薬物動態学

ヒトの薬理学的研究　30歳以上の約1000人を対象とした疫学研究では，ブラックティーを飲む習慣がない人達と比較して，19年以上ブラックティーを摂取していたヒトでは，より高い骨密度を示したが（Nesher et al. 2003），同時にミネラルとカフェインを投与した女性においては，カルシウムやマグネシウムの吸収が低下し，尿中排泄量が増加したことを示した（Bergman et al. 1990; Heaney and Recker 1982）。

ブラックティーは，特に貧血のリスクが高い人では，鉄の吸収を低下させることが示されている（Disler et al. 1975; Merhav et al. 1985）。作用のメカニズムは，腸内におけるブラックティーのタンニンとの鉄錯体の形成によると仮定される（South et al. 1997）。しかし，臨床試験や疫学研究のレビューでは，鉄の状態の変化は，貧血のリスクがあった集団を除いて，認められなかった（Gardner et al. 2007）。

カフェインは，薬物代謝酵素CYP1A2の基質である（Nordmark et al. 1999）。

動物の薬理学的研究　動物研究は確認できたが，ヒトデータの可用性のために省略した。

***In vitro*の薬理学的研究**　確認されなかった。

IV. 妊婦と授乳婦

カフェインは，FDAの妊娠カテゴリーCにあり，胎盤を通過し，胎児の血液および組織中に濃縮することが示されている。妊婦によるカフェインの過剰摂取は，胎児の不整脈と関連している。妊婦は1日300mg（およそブラックティー6杯）以下のカフェイン摂取の制限が望ましい（PDR 2006）。

カフェインは米国小児科学会によって，“授乳中に使用可能”として分類される。母親のカフェイン摂取が，乳児に神経過敏と睡眠不足を引き起こす可能性があり，母親によるカフェイン含有飲料の摂取は，1日2～3杯に制限されるべきであると指摘した（AAP 2001）。

疫学研究では，妊娠中の高カフェイン摂取と自然流産のリスクとの関連性を示唆した。分析では，多くの研究の方法論的欠陥が偏った結果につながっていることから，流産とカフェイン摂取の因果関係は確認できないことを結論づけた（Signorello and McLaughlin 2004）。

V. 毒性研究

急性毒性

ラットに対するカフェインのLD_{50}は，経口投与において335 mg/kgである（Mills and Bone 2005）。

参考文献

AAP. 2001. The transfer of drugs and other chemicals into human milk. American Academy of Pediatrics Committee on Drugs. *Pediatrics* 108(3):776-789.

AHPA. July 2011. Code of Ethics & Business Conduct. Silver Spring, MD: American Herbal Products Association.

Bergman, E.A., L.K. Massey, K.J. Wise, and D.J. Sherrard. 1990. Effects of dietary caffeine on renal handling of minerals in adult women. *Life Sci.* 47(6):557-564.

Brinker, F. 2001. *Herb contraindications and drug interactions.* 3rd ed. Sandy, OR: Eclectic Medical Publications.

Brunton, L.L., J.S. Lazo, and K.L. Parker. 2006. *Goodman & Gilman's the pharmacological basis of therapeutics.* 11th ed. New York: McGraw-Hill.

Carrillo, J.A., and J. Benitez. 2000. Clinically significant pharmacokinetic interactions between dietary caffeine and medications. *Clin. Pharmacokinet.* 39(2):127-153.

Disler, P.B., S.R. Lynch, R.W. Charlton, et al. 1975. The effect of tea on iron absorption. *Gut* 16(3):193-200.

Donovan, J.L., and C.L. DeVane. 2001. A primer on caffeine pharmacology and its drug interactions in clinical psychopharmacology. *Psychopharmacol. Bull.* 35(3):30-48.

Gardner, E.J., C.H. Ruxton, and A.R. Leeds. 2007. Black tea—Helpful or harmful? A review of the evidence. *Eur. J. Clin. Nutr.* 61(1):3-18.

Heaney, R.P., and R.R. Recker. 1982. Effects of nitrogen, phosphorus, and caffeine on calcium balance in women. *J. Lab. Clin. Med.* 99(1):46-55.

List, P.H., and H. Hörhammer. 1973. *Hagers handbuch der pharmazeutischen praxis.* Berlin: Springer.

Martindale, W., and J.E.F. Reynolds. 1996. *The extra pharmacopoeia.* London: Pharmaceutical Press.

Merhav, H., Y. Amitai, H. Palti, and S. Godfrey. 1985. Tea drinking and microcytic anemia in infants. *Am. J. Clin. Nutr.* 41(6):1210-1213.

Mills, S., and K. Bone. 2005. *The essential guide to herbal safety.* St. Louis: Elsevier.

Nesher, G., M. Mates, and S. Zevin. 2003. Effect of caffeine consumption on efficacy of methotrexate in rheumatoid arthritis. *Arthr. Rheum.* 48(2):571-572.

Nordmark, A., S. Lundgren, S. Cnattingius, and A. Rane. 1999. Dietary caffeine as a probe agent for assessment of cytochrome P4501A2 activity in random urine samples. *Br. J. Clin. Pharmacol.* 47(4):397-402.

PDR. 2006. *Physicians' desk reference for nonprescription drugs and dietary supplements.* 27th ed. Montvale, NJ: Medical Economics Co.

Signorello, L.B., and J.K. McLaughlin. 2004. Maternal caffeine consumption and spontaneous abortion: A review of the epidemiologic evidence. *Epidemiology* 15(2):229-239.

South, P.K., W.A. House, and D.D. Miller. 1997. Tea consumption does not affect iron absorption in rats unless tea and iron are consumed together. *Nutr. Res.* 17(8):1303-1310.

Wichtl, M. 2004. *Herbal drugs and phytopharmaceuticals: A handbook for practice on a scientific basis*. 3rd ed. Boca Raton, FL: CRC Press.

Williamson, E.M. 2003. *Potter's herbal cyclopedia*. Saffron Walden, Essex: C.W. Daniel Co.

Camellia sinensis (L.) Kuntze　ツバキ科

一般名：グリーンティー，緑茶
英　名：tea
異　名：*Thea sinensis* L.
別　名：green tea
使用部位：未発酵の葉，茎

安全性クラス：1
相互作用クラス：C*

禁忌　知見なし

他の注意事項　グリーンティーや多くのグリーンティー抽出物は，神経刺激物であるカフェインを含む。高用量を摂取した場合，カフェインを含むグリーンティー製品は，不眠，神経過敏，過剰なカフェイン摂取のよく知られる他の症状を引き起こす可能性がある（Donovan and DeVane 2001）。

カフェインの中枢神経興奮作用のために，カフェイン含有製品の使用による過剰のカフェイン摂取は心拍数増加や不整脈を悪化させる可能性があるため，心臓疾患のある人には注意を要する。また，カフェインは鬱病を悪化させ，不安を誘発する可能性があるため，精神疾患のある人も使用に注意を要する（Brinker 2001）。

グリーンティーのエタノール抽出物は食事と一緒に摂るべきである（Sarma et al. 2008）。

薬やサプリメントとの相互作用　気管支拡張薬またはアドレナリン薬剤を含む，他の中枢神経系（CNS）刺激剤とカフェインの使用は，神経質，神経過敏，不眠，痙攣や不整脈を生じる，過度の中枢神経刺激を引き起こす可能性がある（PDR 2006）。

注意　カフェイン（0.9～5.0%）（Leung and Foster 1996; Martindale and Reynolds 1996; Wichtl 2004），付録1参照。

利尿薬（Brunton et al. 2006），付録2参照。

タンニン（22.2%）（Martindale and Reynolds 1996; Wichtl 2004），付録1参照。

注釈　不発酵であるグリーンティーは，水について世界で2番目に多く消費されている飲料である（Graham 1992）。一般的なグリーンティー1杯には，15～40mgのカフェインを含む（Chin et al. 2008）。

米国ハーブ製品協会は，カフェインを含む栄養補助食品は，直接の成分として，またはハーブ製品の構成成分としてでも，次のいずれにも適合するように商品表示を制定した（AHPA 2011）。製品中のカフェインの存在および，含有量が25mg以上の場合は追加されたカフェイン量を提示すること，1人分当たりのカフェイン量が最大200mgであることを勧める表記，そして3～4時間毎以上頻繁に摂取しないことを推奨する摂取法の明示を義務付けた。多量のカフェインが含まれている栄養補助食品にも同様の表示を義務付けた。

過剰なカフェイン摂取は，神経質，過敏，不眠，そして時々頻脈を引き起こす可能性がある。18歳未満の子供には勧められない。

このAHPAの商品表示のより詳細な情報については，付録1参照。

有害事象と副作用　肝毒性の症例が，グリーンティー抽出物を含む製品を摂取した人で報告されている（Abu el Wafa ら 2005; Bonkovsky 2006; Duenas Sadornil et al. 2004; Federico et al. 2007; Garcia-Moran et al. 2004; Gloro et al. 2005; Javaid and Bonkovsky 2006; Jimenez-Saenz and Martinez-Sanchez 2006; Mazzanti et al. 2009; Molinari et al. 2006; Pedros et al. 2003; Seddik et al. 2001; Thiolet et al. 2002; Vial et al. 2003）。いくつかのケースは水抽出物に関連していたが，これらの症例は主にグリーンティーのエタノール抽出物と関連があった（Federico et al. 2007; Jimenez-Saenz and Martinez-Sanchez 2006; Mazzanti et al. 2009）。報告された症例のレビューでは，ほとんどの患者はビリルビンレベルや肝酵素アラニンアミノトランスフェラーゼ濃度の上昇とともに重度の肝細胞障害を発症し，免疫アレルギー障害よりも，特異体質の薬剤性肝障害の可能性があることを示した（Javaid and Bonkovsky 2006）。2つの症例報告では，肝症状の再発を伴う，グリーンティー抽出物への不注意な再摂取に関連していた（Bonkovsky 2006; Jimenez-Saenz and Martinez-Sanchez 2006）。

肝疾患を対象としたグリーンティーの作用に関する研究のシステマティックレビューにおいて，10のうち8つの研究の考察では，肝癌，肝硬変，脂肪肝を含む様々な肝疾患に対するグリーンティーの有意な保護作用を示した（Jin et al. 2008）。

*　カフェインを含まない製剤は、相互作用は予測されない。

薬理学的考察　グリーンティー抽出物の安全性のレビューでは，ヒトと動物のデータにおいて，没食子酸エピガロカテキン（EGCG）の最大血漿濃度は，食事と一緒または食後よりも，絶食条件下で投与されたときに有意に高かったことを示したことから，グリーンティー抽出物は食事と一緒に摂取することを推奨している（Kapetanovic et al. 2009; Sarma et al. 2008）。

カフェインは，薬物代謝酵素CYP1A2の基質である（Nordmark et al. 1999）。カフェインを含まないグリーンティー抽出物の有意な効果は，薬物代謝酵素CYP3A4およびCYP2D6で観察されなかった（Donovan et al. 2004）。CYP1A2，CYP2D6，CYP2C19における臨床的に重要な変化は，カテキンを投与した人で観察されなかった（Chow et al. 2006）。

グリーンティーは鉄の吸収を低下させる可能性がある（Samman et al. 2001）。カフェインは，カルシウムとマグネシウムの吸収を低下させる可能性がある（Bergman et al. 1990; Heaney and Recker 1982）。

妊婦と授乳婦　妊婦は1日300mg以下のカフェイン（およそカップ8杯のグリーンティー）摂取に制限するべきである（PDR 2006）。授乳婦は，カフェイン含有飲料の摂取を1日2～3杯に制限するべきである（AAP 2001）。

レビュー詳細

I. 薬やサプリメントとの相互作用

薬やサプリメントとの相互作用の臨床試験

グリーンティーやグリーンティー抽出物の相互作用の臨床試験は確認されなかった。カフェインの多くの相互作用試験が既に行われている。付録1のカフェイン参照。

被疑薬やサプリメントとの相互作用の症例報告

INR（国際標準比）の減少は，1日当たりグリーンティーを0.5～1ガロン飲み，ワルファリン摂取していた患者で報告された（Taylor and Wilt 1999）。ワルファリンは，血液凝固に不可欠なビタミンである，ビタミンK代謝を阻害することで作用している。そのため，ワルファリンを服用している患者はビタミンKの食事摂取量を制限する必要がある。煎れたグリーンティーでは，葉のビタミンKは0.01％より少ない含有量だが，グリーンティーのビタミンK含有量は比較的高かった（Booth et al. 1995）。

薬やサプリメントとの相互作用の動物試験

クロザピンの経口投与の4日前にグリーンティー抽出物を175mg/kg経口投与したラットでは，クロザピンの血漿レベルの減少が観察された（Jang et al. 2005）。

II. 有害事象

臨床試験で報告された有害事象　肥満の被験者を対象とした，グリーンティーのエタノール標準化エキス（1日375mgのカテキン）の試験では，70人の参加者のうち1人が，グリーンティーエキスを摂取した3か月後に肝トランスアミラーゼが上昇した（Chantre and Lairon 2002）。

有害事象の症例報告　肝毒性の症例が，グリーンティー抽出物を含む製品を服用した人で報告されている（Abu el Wafa et al. 2005; Bonkovsky 2006; Duenas Sadornil et al. 2004; Federico et al. 2007; Garcia-Moran et al. 2004; Gloro et al. 2005; Javaid and Bonkovsky 2006; Jimenez-Saenz and Martinez-Sanchez 2006; Mazzanti et al. 2009; Molinari et al. 2006; Pedros et al. 2003; Seddik et al. 2001; Thiolet et al. 2002; Vanstraelen et al. 2008; Verhelst et al. 2009; Vial et al. 2003）。これらの症例でのサプリメント使用期間は，5～120日間で累積投与量は6～240gの範囲であった（Bonkovsky 2006）。いくつかの症例は水抽出物に関連していたが，肝毒性の症例はグリーンティーのエタノール抽出物に関連していた（Federico et al. 2007; Jimenez-Saenz and Martinez-Sanchez 2006; Mazzanti et al. 2009）。2つの症例報告では，肝臓の症状の再発には，グリーンティー抽出物への不注意な再摂取が関わっていた（Bonkovsky 2006; Jimenez-Saenz and Martinez-Sanchez 2006）。報告された症例の1つのレビューでは，免疫アレルギー傷害よりも特有な薬物性肝障害を示す，ビリルビンおよび肝臓酵素アラニンアミノトランスフェラーゼレベルの上昇と激しい肝細胞傷害を発症した（Javaid and Bonkovsky 2006）。公表された有害事象に関するレビューにおいて医薬品センターに報告された34の症例報告が確認された。Naranjo有害事象因果関係判定スケールを元に，7つの症例で“可能性が高い”因果関係が発見され，残りの症例で“可能性あり”因果関係が発見された（Sarma et al. 2008）（Naranjo et al. 1981）。注目すべき点は症例報告に関わった製品の多様性であり，1つの症例のみが製品の構成を検証していた（Sarma et al. 2008）。

III. 薬理学および薬物動態学

ヒトの薬理学的研究　肝疾患に対するグリーンティーの効果に関する研究のシステマティックレビューでは，10のうち8の研究が，肝癌，肝硬変，脂肪肝疾患を含む様々な肝臓疾患に対する，グリーンティーの有意な保護作用を示した（Jin et al. 2008）。

前立腺生検陽性の男性において，12～214日間（平均34日）1日当たりグリーンティーポリフェノール（800mgEGCG）を1.3g含むグリーンティー標準化エキスを経口投与した。その結果，アスパラギン酸アミノトランスフェラーゼ，アルカリホスファターゼ，アミラーゼを含む肝酵素レベルの減少が観察された（McLarty et al. 2009）。

30歳以上のおよそ1000人の疫学研究では，ティーを習慣的に飲まない人と比較して，19年またはそれ以上の期間に習慣的に摂取していた人では，高い骨密度を示したが（Nesher et al. 2003），カフェインと同時にミネラルを摂取した女性では，尿中排泄量の増加，カルシウムおよびマグネシウムの吸収の低下を示した（Bergman et al. 1990; Heaney and Recker 1982）。

グリーンティーは特に貧血のリスクがある人において，鉄の吸収を妨げることが示されている（Samman et al. 2001）。その作用の仮定されたメカニズムは，腸内でのタンニンとの鉄複合体の形成である（South et al. 1997）。

カフェインを除去したグリーンティー抽出物（1日当たり800mgを14日間）の有意な作用は，薬物代謝酵素CYP3A4およびCYP2D6で観察されなかった（Donovan et al. 2004）。カテキンは，CYP1A2，CYP2D6，CYP2C19で影響がないこと，そしてCYP3A4の臨床的に重要ではない阻害が観察された（Nordmark et al. 1999）。

肝酵素レベルでの変化は，1日当たりグリーンティーの水抽出物を384mg（ポリフェノール119mg）含む6カプセルを3週間（各食事前に2カプセル）経口投与した健常な男性で観察されなかった（Frank et al. 2009）。

動物の薬理学的研究　動物研究は確認されたが，ヒトに対するデータが存在するために省略した。

***In vitro*の薬理学的研究**　*In vitro*研究は確認できたが，ヒトデータの可用性のために省略した。

IV. 妊婦と授乳婦

カフェインは，FDAの妊娠カテゴリーCであり，胎盤を通過し，胎児の血液や組織中に濃縮することが示されている。妊婦のカフェインの過剰摂取は，胎児不整脈と関連している。妊婦は，1日300mg（およそグリーンティー8杯分）以下のカフェイン摂取に制限するよう助言されている（PDR 2006）。

カフェインは，米国小児科学会により“授乳中に使用可能”として分類されている。委員会は，母親のカフェイン摂取が乳児に対し神経過敏と睡眠不足を引き起こす可能性があり，母親によるカフェイン含有飲料の摂取は，1日2～3杯に制限されるべきであると指摘した（AAP 2001）。

妊娠中にグリーンティー抽出物およびカテキンを与えたラットでは，胎児は母体血漿中で発見されたカテキンの100分の1を有することが発見された（Chu et al. 2006）。カテキンは，胎児のいくつかの異なる臓器で確認された。このうち目には，これらの化合物の最高濃度を有していた（Chu et al. 2007）。

V. 毒性研究

急性毒性

ラットに対するカフェインの経口LD_{50}は335mg/kgである（Mills and Bone 2005）。ラットに経口投与したEGCGのLD_{50}は2000mg/kgである（Isbrucker et al. 2006b）。EGCGを単回で1500mg/kg経口投与したマウスでは，アラニンアミノトランスフェラーゼ（ALT）の血漿レベルが138倍まで増加し，生存率を85％まで減少させた。ALTレベルの大きな増加は，1日当たり750mg/kgのEGCGを2日間投与した後に観察された（Lambert et al. 2010）。

短期毒性

1日当たりプーアールグリーンまたはプーアールブラック茶を2.5または5g/kgの用量で28日間経口投与したラットでは，5g/kgの用量を与えた雄において，アラニンアミノトランスフェラーゼが増加した。5g/kgの用量ですべてのラットおよび2.5g/kgの用量を与えた雄では，クレアチニンが増加し，肝臓においてわずかな胆管過形成が観察された。プーアールブラック茶抽出物で処置されたラットでは有害作用は観察されなかった（Wang et al. 2010）。

亜慢性毒性

1日当たり500mg/kgのEGCGを13週間投与後のラットにおいて，毒性兆候は観察されなかった（Isbrucker et al. 2006b）。罹患は500mg/kgを単回で与えた絶食したイヌで観察されたが，1日当たり500mg/kgのEGCGを13週間分割投与した場合では，有害事象は観察されなかった。この用量は，ヒトの標準用量と比較して，非現実的であると著者らによって指摘された（Isbrucker et al. 2006b）。EGCGのヒト摂取量のための無毒性量（NOAEL）は1日500mg/kgであると推定された（Isbrucker et al. 2006b）。

グリーンティーカテキンを0.3，1.25，5.0％含む餌（カテキンの1日摂取量は184，792，3533mg/kgであった）を90日間与えたラットでは，死亡や明らかな臨床兆候は観察されなかった。相対肝臓重量，アラニントランスアミラーゼ，アルカリホスファターゼの増加が，雄雌ともに5％レベルで観察された。血液学および病理組織学的所見では，変化は認められなかった。NOAELは，雄で764mg/kg，雌で820mg/kgと推定された（Takami et al. 2008）。

空腹時に，1日当たり200，500，1000mg/kgのグリーンティー抽出物（EGCG56～72％）を9か月間の計画で経口投与したビーグル犬では，広範囲な病的状態，死亡率や多くの主要臓器の病態により，結果として6.5か月で研究は終了となった。13週間の追跡研究では，ビーグル犬は空腹時または毎日の食事の後に，同じ抽出物を1日当たり175～200mg/kg与えられた。その結果，毒性は低い暴露で頻度が少なく，重症度も少なかった（Kapetanovic et al. 2009）。

高濃度のグリーンティーの水アルコール抽出物は，*in vitro*でのラットの肝臓細胞において，急性毒性を発揮することが示されている。肝臓毒性について，化合物（－）-エピガロカテキン-3-ガレート（EGCG）が原因物質ではないことが示された。しかし，カテキン類のバイオアベイラビリティーは経口摂取で比較的低く，EGCGはヒトへの研究で報告された肝臓毒性の原因ではないことが示された（Schmidt et al. 2005）。

グリーンティー中に含まれるフェノール類である没食子酸（100～800 mg/kg），没食子酸プロピル（100～200 mg/kg），およびグリーンティーカテキンEGCG（100mg/kg）の単回用量の投与は，肝損傷を示し，マウスでの血漿ALTレベルの用量依存性の増加をもたらした（Galati et al. 2006）。

遺伝毒性

EGCGの研究では，ネズミチフス菌およびラットでの試験（2000mg/kgまでの経口投与）で遺伝毒性の欠如が示された（Isbrucker et al. 2006a）。

参考文献

AAP. 2001. The transfer of drugs and other chemicals into human milk. American Academy of Pediatrics Committee on Drugs. *Pediatrics* 108(3):776-789.

Abu el Wafa, Y., A. Benavente Fernandez, A. Talavera Fabuel, M.A. Perez Ramos, and J.I. Ramos-Clemente. 2005. Acute hepatitis induced by *Camellia sinensis* (green tea). *An. Med. Intern.* 22(6):298.

AHPA. July 2011. Code of Ethics & Business Conduct. Silver Spring, MD: American Herbal Products Association.

Bergman, E.A., L.K. Massey, K.J. Wise, and D.J. Sherrard. 1990. Effects of dietary caffeine on renal handling of minerals in adult women. *Life Sci.* 47(6):557-564.

Bonkovsky, H.L. 2006. Hepatotoxicity associated with supplements containing Chinese green tea (*Camellia sinensis*). *Ann. Intern. Med.* 144(1):68-71.

Booth, S.L., H.T. Madabushi, K.W. Davidson, and J.A. Sadowski. 1995. Tea and coffee brews are not dietary sources of vitamin K-1 (phylloquinone). *J. Am. Diet. Assoc.* 95(1):82-83.

Brinker, F. 2001. *Herb contraindications and drug interactions*. 3rd ed. Sandy, OR: Eclectic Medical Publications.

Brunton, L.L., J.S. Lazo, and K.L. Parker. 2006. *Goodman & Gilman's the pharmacological basis of therapeutics*. 11th ed. New York: McGraw-Hill.

Chantre, P., and D. Lairon. 2002. Recent findings of green tea extract AR25 (Exolise) and its activity for the treatment of obesity. *Phytomedicine* 9(1):3-8.

Chin, J.M., M.L. Merves, B.A. Goldberger, A. Sampson-Cone, and E.J. Cone. 2008. Technical note: Caffeine content of brewed teas. *J. Analyt. Technol.* 32(8):702-704.

Chow, H.H., I.A. Hakim, D.R. Vining, et al. 2006. Effects of repeated green tea catechin administration on human cytochrome P450 activity. *Cancer Epidemiol. Biomarkers Prev.* 15(12):2473-2476.

Chu, K.O., C.C. Wang, C.Y. Chu, et al. 2006. Pharmacokinetic studies of green tea catechins in maternal plasma and fetuses in rats. *J. Pharm. Sci.* 95(6):1372-1381.

Chu, K.O., C.C. Wang, C.Y. Chu, et al. 2007. Uptake and distribution of catechins in fetal organs following in utero exposure in rats. *Human Reprod.* 22(1):280-287.

Donovan, J.L., K.D. Chavin, C.L. Devane, et al. 2004. Green tea (*Camellia sinensis*) extract does not alter cytochrome P450 3A4 or 2D6 activity in healthy volunteers. *Drug Metab. Dispos.* 32(9):906-908.

Donovan, J.L., and C.L. DeVane. 2001. A primer on caffeine pharmacology and its drug interactions in clinical psychopharmacology. *Psychopharmacol. Bull.* 35(3):30-48.

Duenas Sadornil, C., S. Fabregas Puigtio, and R. Durandez. 2004. Hepatotoxicity due to *Camellia sinensis*. *Med. Clin.* 122(17):677-678.

Federico, A., A. Tiso, and C. Loguercio. 2007. A case of hepatotoxicity caused by green tea. *Free Radicals Biol. Med.* 43(3):474.

Frank, J., T.W. George, J.K. Lodge, et al. 2009. Daily consumption of an aqueous green tea extract supplement does not impair liver function or alter cardiovascular disease risk biomarkers in healthy men. *J. Nutr.* 139(1):58-62.

Galati, G., A. Lin, A.M. Sultan, and P.J. O'Brien. 2006. Cellular and in vivo hepatotoxicity caused by green tea phenolic acids and catechins. *Free Radicals Biol. Med.* 40(4):570-580.

Garcia-Moran, S., F. Saez-Royuela, E. Gento, A. Lopez Morante, and L. Arias. 2004. Acute hepatitis associated with *Camellia thea* and *Orthosiphon stamineus* ingestion. *Gastroenterol. Hepatol.* 27(9):559-560.

Gloro, R., I. Hourmand-Ollivier, B. Mosquet, et al. 2005. Fulminant hepatitis during self-medication with hydroalcoholic extract of green tea. *Eur. J. Gastroenterol. Hepatol.* 17(10):1135-1137.

Graham, H.N. 1992. Green tea composition, consumption, and polyphenol chemistry. *Prev. Med.* 21:334-350.

Heaney, R.P., and R.R. Recker. 1982. Effects of nitrogen, phosphorus, and caffeine on calcium balance in women. *J. Lab. Clin. Med.* 99(1):46-55.

Isbrucker, R.A., J. Bausch, J.A. Edwards, and E. Wolz. 2006a. Safety studies on epigallocatechin gallate (EGCG) preparations. Part 1: Genotoxicity. *Food Chem. Toxicol.* 44(5):626-635.

Isbrucker, R.A., J.A. Edwards, E. Wolz, A. Davidovich, and J. Bausch. 2006b. Safety studies on epigallocatechin gallate (EGCG) preparations. Part 2: Dermal, acute and short-term toxicity studies. *Food Chem. Toxicol.* 44(5):636-650.

Jang, E.H., J.Y. Choi, C.S. Park, et al. 2005. Effects of green tea extract administration on the pharmacokinetics of clozapine in rats. *J. Pharm. Pharmacol.* 57(3):311-316.

Javaid, A., and H.L. Bonkovsky. 2006. Hepatotoxicity due to extracts of Chinese green tea (*Camellia sinensis*): A growing concern. *J. Hepatol.* 45(2):334-335; author reply 335-336.

Jimenez-Saenz, M., and M.d.C. Martinez-Sanchez. 2006. Acute hepatitis associated with the use of green tea infusions. *J. Hepatol.* 44(3):616-617.

Jin, X., R.H. Zheng, and Y.M. Li. 2008. Green tea consumption and liver disease: A systematic review. *Liver Int.* 28(7):990-996.

Kapetanovic, I.M., J.A. Crowell, R. Krishnaraj, et al. 2009. Exposure and toxicity of green tea polyphenols in fasted and non-fasted dogs. *Toxicology* 260(1-3):28-36.

Lambert, J.D., M.J. Kennett, S. Sang, et al. 2010. Hepatotoxicity of high oral dose (–)-epigallocatechin-3-gallate in mice. *Food Chem. Toxicol.* 48(1):409-416.

Leung, A.Y., and S. Foster. 1996. *Encyclopedia of common natural ingredients used in food, drugs, and cosmetics*. 2nd ed. New York: Wiley.

Martindale, W., and J.E.F. Reynolds. 1996. *The extra pharmacopoeia*. London: Pharmaceutical Press.

Mazzanti, G., F. Menniti-Ippolito, P.A. Moro, et al. 2009. Hepatotoxicity from green tea: A review of the literature and two unpublished cases. *Eur. J. Clin. Pharmacol.* 65(4):331-341.

McLarty, J., R.L. Bigelow, M. Smith, et al. 2009. Tea polyphenols decrease serum levels of prostate-specific antigen, hepatocyte growth factor, and vascular endothelial growth factor in prostate cancer patients and inhibit production of hepatocyte growth factor and vascular endothelial growth factor in vitro. *Cancer Prev. Res.* 2(7):673-682.

Mills, S., and K. Bone. 2005. *The essential guide to herbal safety*. St. Louis: Elsevier.

Molinari, M., K.D. Watt, T. Kruszyna, et al. 2006. Acute liver failure induced by green tea extracts: Case report and review of the literature. *Liver Transplant.* 12(12):1892-1895.

Naranjo, C.A., U. Busto, E.M. Sellers, et al. 1981. A method for estimating the probability of adverse drug reactions. *Clin. Pharmacol. Ther.* 30(2):239-245.

Nesher, G., M. Mates, and S. Zevin. 2003. Effect of caffeine consumption on efficacy of methotrexate in rheumatoid arthritis. *Arthr. Rheum.* 48(2):571-572.

Nordmark, A., S. Lundgren, S. Cnattingius, and A. Rane. 1999. Dietary caffeine as a probe agent for assessment of cytochrome P4501A2 activity in random urine samples. *Br. J. Clin. Pharmacol.* 47(4):397-402.

PDR. 2006. *Physicians' desk reference for nonprescription drugs and dietary supplements.* 27th ed. Montvale, NJ: Medical Economics Co.

Pedros, C., G. Cereza, N. Garcia, and J.R. Laporte. 2003. Liver toxicity of *Camellia sinensis* dried ethanolic extract. *Med. Clin.* 121(15):598-599.

Samman, S., B. Sandstrom, M.B. Toft, et al. 2001. Green tea or rosemary extract added to foods reduces nonheme-iron absorption. *Am. J. Clin. Nutr.* 73(3):607-612.

Sarma, D.N., M.L. Barrett, M.L. Chavez, et al. 2008. Safety of green tea extracts: A systematic review by the U.S. Pharmacopeia. *Drug Saf.* 31(6):469-484.

Schmidt, M., H.J. Schmitz, A. Baumgart, et al. 2005. Toxicity of green tea extracts and their constituents in rat hepatocytes in primary culture. *Food Chem. Toxicol.* 43(2):307-314.

Seddik, M., D. Lucidarme, C. Creusy, and B. Filoche. 2001. Is Exolise hepatotoxic? *Gastroenterol. Clin. Biol.* 25(8-9):834-835.

South, P.K., W.A. House, and D.D. Miller. 1997. Tea consumption does not affect iron absorption in rats unless tea and iron are consumed together. *Nutr. Res.* 17(8):1303-1310.

Takami, S., T. Imai, M. Hasumura, et al. 2008. Evaluation of toxicity of green tea catechins with 90-day dietary administration to F344 rats. *Food Chem. Toxicol.* 46(6):2224-2229.

Taylor, J.R., and V.M. Wilt. 1999. Probable antagonism of warfarin by green tea. *Ann. Pharmacother.* 33(Apr):426-428.

Thiolet, C., D. Mennecier, C. Bredin, et al. 2002. Acute cytolysis induced by Chinese tea. *Gastroenterol. Clin. Biol.* 26(10):939-940.

Vanstraelen, S., J. Rahier, and A.P. Geubel. 2008. Jaundice as a misadventure of a green tea (*Camellia sinensis*) lover: A case report. *Acta Gastroenterol. Belg.* 71(4):409-412.

Verhelst, X., P. Burvenich, D. Van Sassenbroeck, et al. 2009. Acute hepatitis after treatment for hair loss with oral green tea extracts (*Camellia sinensis*). *Acta Gastroenterol. Belg.* 72(2):262-264.

Vial, T., G. Bernard, B. Lewden, J. Dumortier, and J. Descotes. 2003. Acute hepatitis due to Exolise, a *Camellia sinensis*-derived drug. *Gastroenterol. Clin. Biol.* 27(12):1166-1167.

Wang, D., R. Xiao, X. Hu, et al. 2010. Comparative safety evaluation of Chinese Pu-erh green tea extract and Pu-erh black tea extract in Wistar rats. *J. Agric. Food Chem.* 58(2):1350-1358.

Wichtl, M. 2004. *Herbal drugs and phytopharmaceuticals: A handbook for practice on a scientific basis*. 3rd ed. Boca Raton, FL: CRC Press.

Cananga odorata (Lam.) Hook. f. & Thomson　バンレイシ科

一般名：イランイラン

英　名：ylang ylang

使用部位：花

安全性クラス：1

相互作用クラス：A

禁忌　知見なし

他の注意事項　薬理学的考察参照。

薬やサプリメントとの相互作用　知見なし

有害事象と副作用　パッチテストにより，イランイランに対するアレルギー反応が報告されている（Burdock and Carabin 2008）。

薬理学的考察　イランイラン精油で処置された健常または香りに敏感な被験者でのアレルギーパッチテストおよび感作性試験では，被験者集団の0～6.2%で反応がみられた（Burdock and Carabin 2008）。

妊婦と授乳婦　科学的または伝統的文献において，妊娠中および授乳中におけるイランイランの安全性は不明である。本書では，妊娠中や授乳期間での使用に関する問題は確認されなかったが，最終的な安全性は確立されていない。

レビュー詳細

I. 薬やサプリメントとの相互作用

薬やサプリメントとの相互作用の臨床試験

確認されなかった。

被疑薬やサプリメントとの相互作用の症例報告

確認されなかった。

薬やサプリメントとの相互作用の動物試験

イランイラン精油の芳香浴をさせたラットでは，ペントバルビタール誘発性睡眠時間には影響がみられなかった（空気中の濃度は報告されなかった）（Komori et al. 1997, 2006）。

II. 有害事象

有害事象の症例報告　パッチテストによって，職業性接触皮膚炎を含む，イランイラン精油に対するアレルギー反応が報告されている（Burdock and Carabin 2008）。

III. 薬理学および薬物動態学

ヒトの薬理学的研究 イランイラン精油10％で処理された被験者でのクローズドパッチテストでは，感作および刺激性は観察されなかった（Opdyke 1979）。

ヒトのパッチテストでは，0.2～10％の濃度のイランイランの精油は，被験者の1.3～6.2％で陽性皮膚反応を誘発した（Frosch et al. 2002）。

イランイラン精油は被験者の3.4％で反応を誘発したが，イランイランアブソリュートでは，5％の濃度において被験者のおよそ5％で皮膚炎や湿疹を起こした（Itoh et al. 1988）。

4900人以上の被験者を対象とした，65のアレルゲンパッチテストでは，イランイラン精油は被験者の1.1％で接触皮膚炎を誘発し，アレルゲンの47位に位置づけられた（Pratt et al. 2004）。

連続パッチテストでは，イランイラン精油10％で処理された後に，被験者の0または5％が敏感になった。同一の被験物質での再投与テストでは，感作反応は観察されなかった（Opdyke 1979）。

動物の薬理学的研究 刺激性試験でにおいて，無毛マウスの背部もしくは，無傷または擦過傷のあるウサギの皮膚に対し，イランイランの精油を希釈せずに適用したところ刺激はなかった（Opdyke 1979）。

***In vitro*の薬理学的研究** 確認されなかった。

IV. 妊婦と授乳婦

妊娠および授乳期間中におけるイランイランの安全性情報は確認されなかった。

V. 毒性研究

急性毒性

ラットに対するイランイラン精油の経口LD_{50}，およびウサギに対する急性経皮LD_{50}は5g/kgまでの用量で決定されなかった（Opdyke 1979）。

参考文献

Burdock, G.A., and I.G. Carabin. 2008. Safety assessment of ylang-ylang (*Cananga* spp.) as a food ingredient. *Food Chem. Toxicol.* 46(2):433-445.

Frosch, P.J., J.D. Johansen, T. Menne, et al. 2002. Further important sensitizers in patients sensitive to fragrances. *Contact Dermat.* 47(2):78-85.

Itoh, M., K. Hosono, H. Kantoh, et al. 1988. Patch tests results with cosmetic ingredients conducted between 1978 and 1986. *Nippon Koshohin Kagakkaishi* 12:27-41.

Komori, T., T. Matsumoto, E. Motomura, and T. Shiroyama. 2006. The sleep-enhancing effect of valerian inhalation and sleep-shortening effect of lemon inhalation. *Chem. Senses* 31:731-737.

Komori, T., M. Tanida, A. Kikuchi, et al. 1997. Effects of odorant inhalation on pentobarbital-induced sleep time in rats. *Hum. Psychopharmacol.* 12:601.

Opdyke, D.L.J. 1979. *Monographs on fragrance raw materials*. New York: Pergamon.

Pratt, M.D., D.V. Belsito, V.A. DeLeo, et al. 2004. North American Contact Dermatitis Group patch-test results, 2001-2002 study period. *Dermatitis* 15(4):176-183.

Canarium album (Lour.) Räusch. カンラン科

一般名：カンラン

英　名：Chinese white olive

中国名：青果（*qing guo*）（果実）

別　名：white canary tree

使用部位：果実

安全性クラス：1

相互作用クラス：A

禁忌 知見なし

他の注意事項 薬理学的考察参照。

薬やサプリメントとの相互作用 知見なし

有害事象と副作用 知見なし

注釈 医学的に使用されていることに加え，カンランの果実は中国で食用果実として消費されている（Jin et al. 1999）。

薬理学的考察 知見なし

妊婦と授乳婦 科学的または伝統的文献において，妊娠中および授乳中におけるカンランの安全性は不明である。本書では，妊娠中や授乳期間での使用に関する問題は確認されなかったが，最終的な安全性は確立されていない。

レビュー詳細

I. 薬やサプリメントとの相互作用

薬やサプリメントとの相互作用の臨床試験

確認されなかった。
被疑薬やサプリメントとの相互作用の症例報告
確認されなかった。
薬やサプリメントとの相互作用の動物試験
確認されなかった。

II. 有害事象
有害事象の症例報告　確認されなかった。

III. 薬理学および薬物動態学
ヒトの薬理学的研究　確認されなかった。
動物の薬理学的研究　確認されなかった。
*In vitro*の薬理学的研究　確認されなかった。

IV. 妊婦と授乳婦
妊娠および授乳期間中におけるカンランの安全性情報は確認されなかった。

V. 毒性研究
確認されなかった。

参考文献

Jin, C., S. Yin-Chun, C. Gui-Qin, and W. Wen-Dun. 1999. Ethnobotanical studies on wild edible fruits in southern YunnAN: Folk names; nutritional value and uses. *Econ. Bot.* 53(1):2-14.

Capsella bursa-pastoris (L.) Medik.　アブラナ科

一般名：シェパーズパース
英　名：shepherd's purse
和　名：ナズナ，ペンペングサ
使用部位：地上部

安全性クラス：2b
相互作用クラス：A
禁忌　妊娠中は，医療従事者監督下以外での使用禁止（Chadha 1988; Kuroda and Takagi 1968, 1969; Shipochliev 1981; Watt and Breyer-Brandwijk 1962）。
他の注意事項　薬理学的考察参照。
薬やサプリメントとの相互作用　知見なし
注意　子宮収縮薬（Williamson 2003），付録2参照。
注釈　古い参考文献では，生のハーブから作られる抽出物は，ドライハーブから作られる抽出物よりも活性があると言及しており，現代のハーバリストも同様に主張している（Felter and Lloyd 1898, 1901）。シェパーズパースの主要な特徴の1つは産後の出血を止めることであるが，これは抽出物自体の安全性に関連していない。そのため本品を使用することは安全性に関し問題が生じるかもしれない。
有害事象と副作用　知見なし
薬理学的考察　知見なし
妊婦と授乳婦　妊婦や授乳婦におけるシェパーズパースの使用では限られてはいるが安全性情報が確認された。動物および*in vitro*の古い研究では，シェパーズパースは子宮収縮を刺激する可能性があることを示している（Kuroda and Takagi 1968, 1969; Shipochliev 1981）。主に民族植物学の調査では，シェパーズパースは伝統的に通経薬と堕胎薬として使用されたと報告している（Casey 1960; de Laszlo and Henshaw 1954; Palma 1964; Watt and Breyer-Brandwijk 1962）。この情報をもとに，妊娠中は，有資格の医療従事者監督下以外での使用は勧められない。
　シェパーズパースは，アブラナ科（例えば，カリフラワーや芽キャベツ）の多くの植物中に存在するグルコシノレートを含む。これらの化合物は胎盤を介し，かつ母乳中にも存在することが示されている（Panter and James 1990）。低濃度で癌予防効果が示されているが，高濃度のグルコシノレートは，甲状腺によるヨウ素の取り込みを阻害する（Stoewsand 1995）。

レビュー詳細

I. 薬やサプリメントとの相互作用
薬やサプリメントとの相互作用の臨床試験
確認されなかった。
被疑薬やサプリメントとの相互作用の症例報告
確認されなかった。
薬やサプリメントとの相互作用の動物試験
確認されなかった。

II. 有害事象
有害事象の症例報告　確認されなかった。

III. 薬理学および薬物動態学

ヒトの薬理学的研究　確認されなかった。

動物の薬理学的研究　ラットで観察されたシェパーズパースの血圧降下作用は，β-アドレナリン受容体遮断薬によって阻害されるが，アトロピンでは阻害されないことから，コリン作用についての以前の報告を否定している（Jurisson 1971; Kuroda and Takagi 1968）。

***In vitro*の薬理学的研究**　確認されなかった。

IV. 妊婦と授乳婦

摘出した動物の子宮組織では，シェパーズパースの浸剤は1～2mg/mlの濃度で子宮刺激作用を示した。その作用は，カモミールよりも低かった（Shipochliev 1981）。ラットに対しシェパーズパースのエタノール抽出物画分を静脈内投与した場合，ラットは実験的に誘発された収縮作用を増加させた（Kuroda and Takagi 1969）。同じ抽出物において，摘出したラットの子宮で収縮作用を及ぼした（Kuroda and Takagi 1968）。シェパーズパースは伝統的に，出産時の子宮収縮を刺激するために使用されている（Bastien 1983）。主に民族植物学の調査では，シェパーズパースは伝統的に通経薬と堕胎薬として使用されたと報告している（Casey 1960; de Laszloto and Henshaw 1954; Palma 1964; Watt and Breyer-Brandwijk 1962）。上記の生理活性についての報告に対して，古代ギリシャの医師ペダニウス・ディオスコリデスは，シェパーズパースは，“生理を調節し，妊娠を中絶させる” とすでに記述している（Dioscorides 512）。

シェパーズパースは，アブラナ科（例えば，カリフラワーや芽キャベツ）の多くの植物中に存在するグルコシノレートを含む。グルコシノレートの胎盤通過が観察されており（Panter and James 1990），発達への有害作用が高用量のグルコシノレートの食事を投与された動物の子孫で報告されている（Panter and James 1990）。催奇形性は，妊娠8および9日目にグルコシノレートを皮下投与したラットの胎児で観察されなかった（Nishie and Daxenbichler 1980）。

グルコシノレートは，低用量では癌予防効果が示されているが，高用量ではヨウ素の取り込みを阻害する（Stoewsand 1995）。

グルコシノレートは，動物の母乳で検出されている（Cheeke and Shull 1985）。

V. 毒性研究

急性毒性

ラットに対するシェパーズパースのエタノール抽出物のLD_{50}は，腹腔内投与において1000mg/kgである（Sharma et al. 1978）。

シェパーズパースの他のLD_{50}値（抽出物の種類は不明）は，腹腔内投与で1500mg/kg，皮下投与で3100mg/kgである。毒性の症状は，鎮静，瞳孔の拡張，後肢の麻痺，呼吸困難，そして死亡が含まれていた（Jurisson 1971）。シェパーズパースのエタノール抽出物画分はマウスで“低い”毒性を示した（Kuroda and Takagi 1969）。

短期毒性

シェパーズパースを20または40%含むを与えられたモルモットでは，20%において生殖能力への影響は観察されず，40%では雄および雌で一時的な不妊が観察され，排卵の減少が観察された。エストロゲン活性は見られなかった（East 1955）。

細胞毒性

MT2リンパ芽球細胞への毒性に対して，シェパーズパースの水抽出物の抗エイズ活性の治療可能比は，1未満であった（Abdel-Malek et al. 1996）。

参考文献

Abdel-Malek, S., J.W. Bastien, W.F. Mahler, et al. 1996. Drug leads from the Kallawaya herbalists of Bolivia. 1. Background, rationale, protocol and anti-HIV activity. *J. Ethnopharmacol.* 50(3):157-166.

Bastien, J.W. 1983. Pharmacopeia of Qollahuaya Andeans. *J. Ethnopharmacol.* 8(1):97-111.

Casey, R.C. 1960. 298 alleged anti-fertility plants of India. *Indian J. Med. Sci.* 14:590-600.

Chadha, Y. 1988. *The wealth of India: A dictionary of Indian raw materials and industrial products.* Delhi: Council of Scientific and Industrial Research.

Cheeke, P.R., and L. Shull. 1985. *Natural toxicants in feeds and poisonous plants.* Westport, CT: AVI Publishing Company.

de Laszlo, H., and P.S. Henshaw. 1954. Plant materials used by primitive peoples to affect fertility. *Science* 119(3097):626-631.

Dioscorides, P. 512. *De materia medica: The Greek herbal of Dioscorides.* Translated by Goodyer, J. (1959 edition). New York: Hafner Pub. Co.

East, J. 1955. The effect of certain plant preparations on the fertility of laboratory mammals. 3. *Capsella bursa-pastoris* L. *J. Endocrinol.* 12(4):267-272.

Felter, H., and J. Lloyd. 1901. *Syllabus of Eclectic materia medica and therapeutics. Compiled from notes taken from the lectures of Frederick J. Locke, M.D.* Cincinnati, OH: Scudder Brothers Company.

Felter, H.W., and J.U. Lloyd. 1898. *King's American dispensatory.* 18th ed., 3rd rev. 2 vols. Cincinnati: Ohio Valley Co.

Jurisson, S. 1971. [Determination of active substances of *Capsella bursa-pastoris*.] *Tartu Riiliku Ulikooli Toim* 270:71-79.

Kuroda, K., and K. Takagi. 1968. Physiologically active substance in *Capsella bursa-pastoris*. *Nature* 220 (5168):707-708.

Kuroda, K., and K. Takagi. 1969. Studies on *Capsella bursa-pastoris*. I. General pharmacology of ethanol extract of the herb. *Arch. Int. Pharmacodyn. Ther.* 178(2):382-391.

Nishie, K., and M.E. Daxenbichler. 1980. Toxicology of glucosinolates, related compounds (nitriles, *R*-goitrin, isothiocyanates) and vitamin U found in Cruciferae. *Food Cosmet. Toxicol.* 18 (2):159-172.

Palma, L. 1964. *Le piante medicinali d'Italia.* Torino: SEI.
Panter, K.E., and L.F. James. 1990. Natural plant toxicants in milk: A review. *J. Anim. Sci.* 68(3):892-904.
Sharma, M.L., N. Chandokhe, B.J. Ghatak, et al. 1978. Pharmacological screening of Indian medicinal plants. *Indian J. Exp. Biol.* 16(2):228-240.
Shipochliev, T. 1981. [Uterotonic action of extracts from a group of medicinal plants.] *Vet. Med. Nauk.* 18 (4):94-98.
Stoewsand, G.S. 1995. Bioactive organosulfur phytochemicals in *Brassica oleracea* vegetables—A review. *Food Chem. Toxicol.* 33 (6):537-543.
Watt, J.M., and M.G. Breyer-Brandwijk. 1962. *The medicinal and poisonous plants of southern and eastern Africa.* 2nd ed. Edinburgh: E. & S. Livingstone.
Williamson, E.M. 2003. *Potter's herbal cyclopedia.* Saffron Walden, Essex: C.W. Daniel Co.

Capsicum spp. ナス科

Capsicum annuum L. var. ***annuum***
一般名：カイエンヌ
英　名：cayenne
和　名：トウガラシ
生薬名：局（果実）トウガラシ（蕃椒）
異　名：*Capsicum frutescens* L.
別　名：cayenne pepper，chili pepper，paprika，red pepper，tabasco pepper

Capsicum annuum L. var. ***glabriusculum***（Dunal）Heiser & Pickersgill
一般名：バードペッパー
英　名：bird pepper
別　名：African bird pepper，piquin
使用部位：果実

安全性クラス：1（内用），**2d**（外用）
相互作用クラス：A

禁忌　外用
目元には使用しないこと（Agrawal et al. 1985; Fett 2003; Johnson 2007）。

他の注意事項　内用
敏感な人では，過剰投与は，胃腸の刺激や胸焼けを起こすか，胃食道逆流症を悪化させる可能性がある（Chadha 1988; Felter and Lloyd 1898; Martindale and Reynolds 1996; Milke et al. 2006; Myers et al. 1987; Viranuvatti et al. 1972; Watt and Breyer-Brandwijk 1962）。

外用
カイエンヌ製剤は，非常に低い濃度でも粘膜および傷や怪我をした皮膚に刺激を与え，痛みを伴う灼熱感を引き起こす可能性がある（Fett 2003; Johnson 2007）。

薬やサプリメントとの相互作用　カイエンヌはアンギオテンシン変換酵素（ACE）阻害剤の効果に影響を及ぼすとは考えられていないが，カイエンヌ製品の局所使用は，ACEの副作用によって引き起こされる咳を悪化させる可能性がある（Stargrove et al. 2008; Yeo et al. 1994, 1995）。

注釈　ドイツのコミッションEは，カイエンヌは2日間以上連続して用いるべきではなく，再度用いる場合は，14日間の間隔をあけて使用するべきであると提案している（Blumenthal et al. 2000）。しかしながら，有効成分としてのカプサイシン（0.025～0.075％）を含む製品を局所塗布したヒトへの研究の2つのシステマティックレビューでは，研究期間は通常4～8週間の継続期間であったことが示された（Mason et al. 2004; Zhang and Po 1994）。

有害事象と副作用　カイエンヌの局所使用は，多くの場合，紅斑（毛細管の鬱血による皮膚の赤み）を伴う灼熱感を生じさせることがある。連続した局所使用は，一般的に薬剤の中止に可逆的である脱感作の原因となる（Hautkappeら1998; Johnson 2007）。カイエンヌ製剤は，非常に低い濃度でも粘膜を刺激し，痛みを伴う灼熱感を引き起こす可能性がある（Fett 2003）。

カイエンヌの摂取は，敏感な人で胃の不快感，胸やけ，胃食道逆流症（GER）を引き起こしたり，悪化させたりする可能性がある（Milke et al. 2006）。

薬理学的考察　ラットでのある研究では，カイエンヌは，アスピリンとサリチル酸のバイオアベイラビリティを減少させたことが示された（Cruz et al. 1999）。ウサギを対象とした研究では，カイエンヌは経口摂取でテオフィリンの血漿濃度を増加させたが，静脈内投与では増加しなかった（Bouraoui et al. 1995）。ヒトへの使用においてこれらのデータの関連性は知られていない。

妊婦と授乳婦　妊娠中のカイエンヌの安全性情報は限られている。ある動物研究では，妊娠ラットに対しカイエンヌを5日間投与した場合は，有害作用を示さなかった（Pellicer et al. 1996）。

授乳期間中のカイエンヌの安全性は不明である。本書では，授乳期間での使用に関する問題について確認されなかったが，最終的な安全性は確立されていない。

レビュー詳細

I. 薬やサプリメントとの相互作用

薬やサプリメントとの相互作用の臨床試験

2つの小規模研究において，カプサイシンが，ACE阻害薬の副作用である咳を悪化させたことが示された（Yeo et al. 1994, 1995）。

被疑薬やサプリメントとの相互作用の症例報告

カプサイシン含有クリーム（カプサイシン0.075%）の局所適用は，ACE阻害薬（特定されていない）を服用した女性で咳を誘発した。その咳は，クリームを塗った後すぐに起こった（Hakas 1990）。

薬やサプリメントとの相互作用の動物試験

ラットにアスピリンまたはサリチル酸と，カイエンヌ抽出物（300 mg/kg，カプサイシン10%）との同時投与は，サリチル酸およびアスピリンの生物学的利用能を有意に減少させた。アスピリンまたはサリチル酸と，トウガラシ抽出物（100または300 mg/kg）との長期経口投与は，アスピリンの血漿濃度の低下（検出限界未満）およびサリチル酸の血中濃度に有意な低下をもたらした（Cruz et al. 1999）。カプサイシンはラットにおいてアセトアミノフェンの吸収を増加させた（Metwally and Kandil 1985）。

ラットへのカイエンヌ懸濁液（カイエンヌ10%）5ml/kgとテオフィリン20mg/kgの経口同時投与は，テオフィリンの血漿レベルを有意に増加させたが（Bouraoui et al. 1988），カイエンヌ（10%カイエンヌ懸濁液を5ml/kg）の経口投与とテオフィリン（12mg/kg）の静脈内投与はテオフィリンの血漿濃度に影響を与えなかった（Bouraoui et al. 1995）。

ウサギに対しカイエンヌとテオフィリンを7日間投与した結果，テオフィリン代謝物である1-メチル尿酸の尿中排泄量を有意に減少させた（Bouraoui et al. 1995）。

ラットへのカプサイシンの0.1 μg/kg投与は，エタノールによる粘膜損傷から胃を保護した。しかし，10〜30 mg/kgの用量では，粘膜損傷を悪化させた（Salam et al. 1995）。

II. 有害事象

臨床試験で報告された有害事象　腰痛のためのハーバルメディシンのシステマティックレビューにおいて，カイエンヌ単一製剤の局所使用に関した2つの試験では，カイエンヌ治療群での有害事象は，炎症性接触湿疹，蕁麻疹，微細な出血斑，および小胞形成や皮膚炎であったことを報告した。1つの試験では，カイエンヌ群で15個の有害事象および対照群で9つの有害事象が報告された（Gagnier et al. 2007）。カプサイシン含有プラスター剤またはプラセボの臨床試験では，限局性の有害事象がカプサイシン群の7.5%およびプラセボ群の3.1%で発見された（Frerick et al. 2003）。

カプサイシンの臨床試験のレビューでは，カプサイシンの皮膚への局所適用を繰り返し行った場合，最初に灼熱感，次いで段階的な脱感作を引き起こし，最終的には適用中止になったことを示した（Hautkappe et al. 1998）。

合計656人の患者を対象とした6つの研究を含む，慢性疼痛の治療に関するカプサイシンの局所使用のメタアナリシスでは，カプサイシンを使用した54%の患者は，プラセボ群の15%と比較して，1つ以上の局所的な有害事象が報告された。咳は0.075%カプサイシン製品を使用した8%の患者で報告され，0.025%カプサイシンの製品を使用した患者では報告されなかった。ある実薬対照試験では，0.025%カプサイシンを使った32の患者のうち1人，および0.25%カプサイシンを使用した7人で咳が報告された（Mason et al. 2004）。

有害事象の症例報告　接触皮膚炎および蕁麻疹を含むカイエンヌへの局所反応が報告されている（Burnett 1989; Feldman and Levy 2003）。

III. 薬理学および薬物動態学

ヒトの薬理学的研究　胃潰瘍に対するカイエンヌの効果に関するレビューでは，健常な被験者を対象に空腹時の胃に直接大量のチリペッパーを投与した場合，胃酸分泌の増加と血流増加からなる軽度の反応を生じたことが示された（Ayad 1995）。カイエンヌ消費の様々な病歴のある健常な被験者での3gのカイエンヌの胃内投与では，20人の被験者のうち13人は検出可能な変化を引き起こさず，6人の被験者で軽度から中度の浮腫または血流増加，1人の被験者で出血を起こした（Viranuvatti et al. 1972）。健常な被験者に対するヒト胃粘膜上のカイエンヌの評価は，0.1〜0.5gのカイエンヌの投与が，用量依存的な胃壁分泌，ペプシン分泌，カリウム損失，胃細胞剥離を示し，胃への影響はアスピリンと同様であったことが示された（Myers et al. 1987）。

健常な被験者への20gのカイエンヌの投与は，アスピリン（600mg）によって誘導された消化管粘膜傷害に対する保護作用を示した（Yeoh et al. 1995）。

胃食道逆流症（GER）に対する慢性的なチリ摂取の効果に関する研究では，毎日チリ3g（2つの異なる種類のチリ，1つは0.048%カプサイシン，もう1つは0.088%カプサイシン）の摂取は，GERを誘発し，誘導された逆流の程度は，チリの種類に関連していた（Milke et al. 2006）。

過敏性腸症候群（IBS）の患者を対象としたワヒーヨ（guajillo chilli）（*Capsicum annuum* L. var. *annuum*の品種）の試験では，1gの摂取（0.112%カプサイシン）はIBS症状に影響を及ぼさなかったが，上腹部の不快感を引き起こし，直腸疼痛閾値を下げた。著者は，ワヒーヨは，IBSの人では直腸痛覚過敏（痛みに対する感度が高い）を誘発する可能性があることを示した（Schmulson et al. 2003）。

痔の症状の悪化は，痔の患者に対し挽いたカイエンヌペッパー10mgを投与した後には観察されなかった（Altomare et al. 2006）。

フリーズドライのチリを4.2g補った食事と一緒に鉄を摂取した場合には，鉄の吸収を有意に阻害した（Tuntipopipat et al. 2006)。

カプサイシンの吸入により誘発される"知覚過敏"による咳が記載されている（Millqvist 2000; Millqvist and Bende 2001; Millqvist et al. 2000)。咳は，カプサイシンクリーム（0.075%）の局所適用の研究において，有害事象として報告された（Ellison et al. 1997)。その影響は，乾燥したクリームの粒子のエアロゾル化と，吸入によるものと考えられている（McKenna et al. 2002)。カプサイシンは，咳を刺激する感覚受容体である，バニロイド受容体1型を活性化する（Kissin 2008; Knotkova et al. 2008; Morice and Geppetti 2004; Nagy et al. 2004; Pingle et al. 2007; Szolcsanyi 2004)。

動物の薬理学的研究　ウサギに対し0.1%～1%の濃度のカイエンヌチンキを局所適用した場合，非刺激性であったことが示された（Maruzen Pharmaceuticals 2002)。

***In vitro*の薬理学的研究**　カプサイシンは，薬物代謝酵素CYP2E1を阻害する（Surh and Sup Lee 1995)。

ヒト回腸癌細胞では，カイエンヌは，細胞透過性が増加（密着結合の間隔が増加）した（Jensen-Jarolim et al. 1998)。

IV. 妊婦と授乳婦

妊娠中のラットに対し，毎日カイエンヌ（カプサイシン2.75mg）を5日間投与した研究では，胎児に有害な発達作用がないことを示した。ラットの仔は，急性熱刺激に対する遅延応答を示した。この研究の著者らは，カプサイシンが胎盤関門を通過できることが示唆されたとしている（Pellicer et al. 1996)。妊娠7日～15日に1日おきにカプサイシンを50～200mg/kg皮下投与したラットでは，分娩時間，骨格の発達および仔の体重への影響は観察されなかった（Perfumi and Sparapassi 1999)。妊娠14，16，18，20，または15日と16日，あるいは16日と17日でカプサイシンを50mg/kg皮下投与したラットでは，18日目に注射した母親でのみ，胎児の頭臀長の減少が観察された。妊娠16日と17日に処理された母親の仔では，胎児の自発運動の低下，モルヒネへの胎児反応の喪失が観察されたが，15日と16日目に処理された群では見られなかった。骨格や軟組織の奇形，胎児の体重や平均胎児数の違い，または再吸収の発生は観察されなかった（Kirby et al. 1982)。カプサイシン20～50mg/kgの用量を皮下投与したラットで，胎盤を通過することが示された（Atkinson and Chaggar 1983)。

授乳期間中のカイエンヌの安全性情報は確認されなかった。

V. 毒性研究

急性毒性

ラットに対するカイエンヌ抽出物の経口LD_{50}は，23.58ml/kgである（Winek et al. 1982)。様々な投与経路を介してマウスに投与したカプサイシンのLD_{50}値は，190mg/kg（経口），7.65mg/kg（腹腔内），0.65mg/kg（静脈内）である（Glinsukon et al. 1980)。

短期毒性

10%までの用量でカイエンヌ入りの食事を4週間与えたマウスでは，肝細胞の赤血球大小不同症やグリコーゲンのわずかな枯渇だけが観察された。一般的な健康状態，体重，食事摂取量については明らかな影響を受けず，また治療関連の変化は，実験した組織のいずれにおいても観察されなかった（Jang et al. 1992)。

亜慢性毒性

1日当たり0.5g/kgのカイエンヌ粉末を60日間胃内投与したラットでは，対照群と比較して成長速度の減少が観察されたが，直腸温度，水分摂取量，血液生化学的検査，尿の希釈および濃度，相対臓器重量においては，対照群と比較して，有意な差は観察されなかった（Monsereenusorn 1983)。

2%のカイエンヌを含む餌を8週間与えたラットでは，有意な有害作用は観察されなかった。しかし，10%のカイエンヌを含む餌を与えたラットでは，飼料摂取量および成長率は低下し，腸上皮の内腔への剥離，細胞質の脂肪空胞および小葉中心性肝細胞の壊死が観察された（al-Qarawi and Adam 1999)。

慢性毒性

ハムスターの頬袋にカイエンヌ抽出物20 μlを慢性投与した場合，23%のハムスターで，眼球萎縮，瞼の閉鎖を引き起こした。この影響は，カイエンヌ抽出物で繰り返し処置される前に，強力な発癌物質メチル（アセトキシメチル）ニトロソアミンを単回投与されたハムスターでは観察されなかった（Agrawal et al. 1985)。

1日当たり5mg/kgのカイエンヌを12か月間投与したウサギでは，対照群と比較して，脾臓および肝臓重量が増加した。顕微鏡検査によって，これらの器官の細胞レベルでの作用を明らかにした（Lee 1963)。

遺伝毒性

チリ（種は不特定）とカプサイシンの変異原性活性は，S9により代謝活性化されたネズミチフス菌でのエイムス試験で観察された（Nagabhushan and Bhide 1986)。

カイエンヌ抽出物およびカプサイシンは，代謝活性化したネズミチフス菌TA98株，TA100株，TA1535株，TA1537株，TA1538株での変異原性活性を示した。カプサイシンはカイエンヌよりも強力な変異原性を示した。同製品の変異原性活性は，小核試験やチャイニーズハムスター細胞から分離した8-アザグアニン耐性株での突然変異誘発分析では観察されなかった。2倍の用量レベルを使用したスイスマウスでの試験では，カプサイシンはDNA合成を阻害した（Nagabhushan and Bhide 1985)。

発癌性

口腔癌をもつインド人男性を対象とした症例研究では，赤いチリ粉末の使用が癌のリスクの増加と用量依存的に関連していたことが示された。茶飲料はまた，喉頭癌のリスクファクターとなり，頻度は少ないが，食道癌のリスクファクターでもあることが観察された（Notani and Jayant 1987)。同様に，メキシコでの男女を対象とした症例研究では，チリペッパーの消費とともに胃癌リスクの用量依存的な増加が報告されたことが示された（López-Carnllo et al. 1994)。逆に，イタリアの男女を対象とした症例研究では，チリペッパーの消費が胃癌リスクの減少と関連していたことが示された（Buiatti et al. 1989)。

食事の10%としてカイエンヌを2年間投与したラットでは，処理の6か月後，より腫瘍の発生を生じやすい雄において，肝臓での腫瘍性変化が観察された。雌ラットでは，胆嚢癌，胆管癌，腺癌，肝細胞癌が観察された（Hoch-Ligeti 1951)。

間食事の一部として4g/kgのカイエンヌを12か月与えたラットでは，腹部の腺癌の発生率が35%であることが発見された。対照群では腺癌は観察されなかった（Balachandran and Sivaramkrishnan 1995)。1日当たり80mg/kgのカイエンヌを30日間与えた場合，腸腫瘍またはポリープの発生率が83%，発癌物質1,2-ジメチルヒドラジン（DMH）で処理した陽性対照群では，腫瘍またはポリープの発生率は90%であり，関連性がみられた（Nalini et al. 1997)。カイエンヌ単独，DMH単独または2つを併用投与したラットでは，腸および大腸腫瘍の発生率はカイエンヌ群で90%，DMH群で93%，併用群では96%であった。研究の著者らは，カイエンヌはDMHの発癌を促進したと結論付けた（Chitra et al. 1997)。

カプサイシンの抗癌および発癌作用に関する研究のレビューでは，少量のカプサイシンは有害作用がなかったことを示したが，大量摂取は，壊死，潰瘍形成，発癌に関連していた。

カプサイシンはまた，化学的予防物質として作用する特定の発癌物質の代謝を変化させることが示されている（Surh and Lee 1996)。

細胞毒性

カプサイシンとレシニフェラトキシン（いずれもバニロイド類）は，NADH－電子伝達系の阻害，c-Junキナーゼ（JNK）の活性化（AP1は不活性化），そして形質転換細胞のアポトーシスを誘導する（Macho et al. 1998)。カプサイシン，ジヒドロカプサイシン，レシニフェラトキシンは，NADHオキシダーゼを阻害し，アポトーシスを誘導する（Vaillant et al. 1996; Wolvetang et al. 1996)。

参考文献

Agrawal, R.C., A.V. Sarode, V.S. Lalitha, and S.V. Bhide. 1985. Chilli extract treatment and induction of eye lesions in hamsters. *Toxicol. Lett.* 28(1):1-7.

al-Qarawi, A.A., and S.E. Adam. 1999. Effects of red chilli (*Capsicum frutescens* L.) on rats. *Vet. Hum. Toxicol.* 41(5):293-295.

Altomare, D.F., M. Rinaldi, F. La Torre, et al. 2006. Red hot chili pepper and hemorrhoids: The explosion of a myth: Results of a prospective, randomized, placebo-controlled, crossover trial. *Dis. Colon Rectum* 49 (7):1018-1023.

Atkinson, M.E., and J.S. Chaggar. 1983. The effects of prenatal capsaicin on the distribution of substance P in developing primary afferent neurons. *Neurosci. Lett.* 35 (1):25-29.

Ayad, M. 1995. Do chili peppers cause ulcers? A burning question. *Nutr. Bytes* 1(1):1-3.

Balachandran, B., and V.M. Sivaramkrishnan. 1995. Induction of tumours by Indian dietary constituents. *Indian J. Cancer* 32 (3):104-109.

Blumenthal, M., A. Goldberg, and J. Brinckmann. 2000. *Herbal medicine: Expanded Commission E monographs*. Newton, MA: Integrative Medicine.

Bouraoui, A., J.L. Brazier, H. Zouaghi, and M. Rousseau. 1995. Theophylline pharmacokinetics and metabolism in rabbits following single and repeated administration of capsicum fruit. *Eur. J. Drug Metab. Pharmacokinet.* 20(3):173-178.

Bouraoui, A., A. Toumi, H. Ben Mustapha, and J.L. Brazier. 1988. Effects of capsicum fruit on theophylline absorption and bioavailability in rabbits. *Drug Nutr. Interact.* 5(4):345-350.

Buiatti, E., D. Palli, A. DeCarli, et al. 1989. A case-control study of gastric cancer and diet in Italy. *Int. J. Cancer* 44 (4):611-616.

Burnett, J.W. 1989. Capsicum pepper dermatitis. *Cutis* 43 (6):534.

Chadha, Y. 1988. *The wealth of India: A dictionary of Indian raw materials and industrial products*. Delhi: Council of Scientific and Industrial Research.

Chitra, S., P. Viswanathan, N. Nalini, K. Sabitha, and V.P. Menon. 1997. Role of red chilli (capsaicin) in the formation of colonic carcinoma. *Indian J. Pathol. Microbiol.* 40 (1):21-25.

Cruz, L., G. Castaneda-Hernandez, and A. Navarrete. 1999. Ingestion of chilli pepper (*Capsicum annuum*) reduces salicylate bioavailability after oral aspirin administration in the rat. *Can. J. Physiol. Pharmacol.* 77 (6):441-446.

Ellison, N., C.L. Loprinzi, J. Kugler, et al. 1997. Phase III placebo-controlled trial of capsaicin cream in the management of surgical neuropathic pain in cancer patients. *J. Clin. Oncol.* 15(8):2974.

Feldman, H., and P.D. Levy. 2003. Hot pepper-induced urticaria while repairing a digital laceration. *Am. J. Emerg. Med.* 21(2):159.

Felter, H.W., and J.U. Lloyd. 1898. *King's American dispensatory*. 18th ed., 3rd rev. 2 vols. Cincinnati: Ohio Valley Co.

Fett, D.D. 2003. Botanical briefs: Capsicum peppers. *Cutis* 72 (1):21-23.

Frerick, H., W. Keitel, U. Kuhn, et al. 2003. Topical treatment of chronic low back pain with a capsicum plaster. *Pain* 106 (1-2):59-64.

Gagnier, J.J., M.W. van Tulder, B. Berman, and C. Bombardier. 2007. Herbal medicine for low back pain: A Cochrane review. *Spine* 32 (1):82-92.

Glinsukon, T., V. Stitmunnaithum, C. Toskulkao, T. Buranawuti, and V. Tangkrisanavinont. 1980. Acute toxicity of capsaicin in several animal species. *Toxicon* 18(2):215-220.

Hakas, J.F., Jr. 1990. Topical capsaicin induces cough in patient receiving ACE inhibitor. *Ann. Allergy* 65(4):322-323.

Hautkappe, M., M.F. Roizen, A. Toledano, et al. 1998. Review of the effectiveness of capsaicin for painful cutaneous disorders and neural dysfunction. *Clin. J. Pain* 14 (2):97.

Hoch-Ligeti, C. 1951. Production of liver tumours by dietary means; effect of feeding chilies [*Capsicum frutescens* and *annuum* (Linn.)] to rats. *Acta Unio Int. Contra Cancrum* 7(3):606-611.

Jang, J.J., D.E. Devor, D.L. Logsdon, and J.M. Ward. 1992. A 4-week feeding study of ground red chilli (*Capsicum annuum*) in male B6C3F1 mice. *Food Chem. Toxicol.* 30 (9):783-787.

Jensen-Jarolim, E., L. Gajdzik, I. Haberl, et al. 1998. Hot spices influence permeability of human intestinal epithelial monolayers. *J. Nutr.* 128(3):577-581.

Johnson, W. 2007. Final report on the safety assessment of *Capsicum annuum* extract, *Capsicum annuum* fruit extract, *Capsicum annuum* resin, *Capsicum annuum* fruit powder, *Capsicum frutescens* fruit, *Capsicum frutescens* fruit extract, *Capsicum frutescens* resin, and capsaicin. *Int. J. Toxicol.* 26(Suppl. 1):3-106.

Kirby, M.L., T.F. Gale, and T.G. Mattio. 1982. Effects of prenatal capsaicin treatment on fetal spontaneous activity, opiate receptor binding, and acid phosphatase in the spinal cord. *Exp. Neurol.* 76(2):298-308.

Kissin, I. 2008. Vanilloid-induced conduction analgesia: Selective, dose-dependent, long-lasting, with a low level of potential neurotoxicity. *Anesth. Analg.* 107 (1):271-281.

Knotkova, H., M. Pappagallo, and A. Szallasi. 2008. Capsaicin (TRPV1 agonist) therapy for pain relief: Farewell or revival? *Clin. J. Pain* 24(2):142-154.

Lee, S. 1963. Studies on the influence of diets and lipotropic substances upon the various organs and metabolic changes in rabbits on long term feeding with red pepper. *Cited in* Johnson, W. 2007. Final report on the safety assessment of *Capsicum annuum* extract, *Capsicum annuum* fruit extract, *Capsicum annuum* resin, *Capsicum annuum* fruit powder, *Capsicum frutescens* fruit, *Capsicum frutescens* fruit extract, *Capsicum frutescens* resin, and capsaicin. *Int J. Toxicol.* 26(Suppl. 1):3-106.

López-Carillo, L., M.H. Avila, and R. Dubrow. 1994. Chili pepper consumption and gastric cancer in Mexico: A case-control study. *Am. J. Epidemiol.* 139(3):263-271.

Macho, A., M.V. Blazquez, P. Navas, and E. Munoz. 1998. Induction of apoptosis by vanilloid compounds does not require de novo gene transcription and activator protein 1 activity. *Cell Growth Differ.* 9(3):277-286.

Martindale, W., and J.E.F. Reynolds. 1996. *The extra pharmacopoeia.* 31st ed. London: Pharmaceutical Press.

Maruzen Pharmaceuticals. 2002. Data on *Capsicum annuum* fruit extract: UV absorption, concentration of use, and skin irritation. *Cited in* Johnson, W. 2007. Final report on the safety assessment of *Capsicum annuum* extract, *Capsicum annuum* fruit extract, *Capsicum annuum* resin, *Capsicum annuum* fruit powder, *Capsicum frutescens* fruit, *Capsicum frutescens* fruit extract, *Capsicum frutescens* resin, and capsaicin. *Int. J. Toxicol.* 26(Suppl. 1):3-106.

Mason, L., R.A. Moore, S. Derry, J.E. Edwards, and H.J. McQuay. 2004. Systematic review of topical capsaicin for the treatment of chronic pain. *Br. Med. J.* 238:991-994.

McKenna, D., K. Jones, and K. Hughes. 2002. *Botanical medicines: The desk reference for major herbal supplements.* New York: Haworth Press.

Metwally, S.A., and A.M. Kandil. 1985. Effect of capsaicin on gastrointestinal absorption of acetaminophen. *J. Drug Res.* 16(1-2):1-6.

Milke, P., A. Diaz, M.A. Valdovinos, and S. Moran. 2006. Gastroesophageal reflux in healthy subjects induced by two different species of chilli (*Capsicum annum*). *Dig. Dis.* 24(1-2):184-188.

Millqvist, E. 2000. Cough provocation with capsaicin is an objective way to test sensory hyperreactivity in patients with asthma-like symptoms. *Allergy* 55(6):546-550.

Millqvist, E., and M. Bende. 2001. Capsaicin cough sensitivity is decreased in smokers. *Resp. Med.* 95(1):19-21.

Millqvist, E., O. Lowhagen, and M. Bende. 2000. Quality of life and capsaicin sensitivity in patients with sensory airway hyperreactivity. *Allergy* 55(6):540-545.

Monsereenusorn, Y. 1983. Subchronic toxicity studies of capsaicin and capsicum in rats. *Res. Commun. Chem. Pathol. Pharmacol.* 41(1):95-110.

Morice, A.H., and P. Geppetti. 2004. Cough 5: The type 1 vanilloid receptor: A sensory receptor for cough. *Thorax* 59(3):257.

Myers, B.M., J.L. Smith, and D.Y. Graham. 1987. Effect of red pepper and black pepper on the stomach. *Am. J. Gastroenterol.* 82(3):211-214.

Nagabhushan, M., and S.V. Bhide. 1985. Mutagenicity of chili extract and capsaicin in short-term tests. *Env. Mutagen.* 7(6):881-888.

Nagabhushan, M., and S.V. Bhide. 1986. Nonmutagenicity of curcumin and its antimutagenic action versus chili and capsaicin. *Nutr. Cancer* 8 (3):201-210.

Nagy, I., P. Santha, G. Jancso, and L. Urban. 2004. The role of the vanilloid (capsaicin) receptor (TRPV1) in physiology and pathology. *Eur. J. Pharmacol.* 500(1-3):351-369.

Nalini, N., K. Sabitha, S. Chitra, P. Viswanathan, and V.P. Menon. 1997. Histopathological and lipid changes in experimental colon cancer: Effect of coconut kernal (*Cocos nucifera* Linn.) and (*Capsicum annum* Linn.) red chilli powder. *Indian J. Exp. Biol.* 35(9):964-971.

Notani, P.N., and K. Jayant. 1987. Role of diet in upper aerodigestive tract cancers. *Nutr. Cancer* 10(1-2):103-113.

Pellicer, F., O. Picazo, B. Gomez-Tagle, and O.I. de la Roldan. 1996. Capsaicin or feeding with red peppers during gestation changes the thermonociceptive response of rat offspring. *Physiol. Behav.* 60(2):435-438.

Perfumi, M., and L. Sparapassi. 1999. Rat offspring treated prenatally with capsaicin do not show some of the irreversible effects induced by neonatal treatment with neurotoxin. *Pharmacol. Toxicol.* 84(2):66.

Pingle, S.C., J.A. Matta, and G.P. Ahern. 2007. Capsaicin receptor: TRPV1 a promiscuous TRP channel. *Handb. Exp. Pharmacol.* 179:155-171.

Salam, O.M.E.A., G. Mozsik, and J. Szolcsanyi. 1995. Studies on the effect of intragastric capsaicin on gastric ulcer and on the prostacyclin-induced cytoprotection in rats. *Pharmacol. Res.* 32(4):209-215.

Schmulson, M.J., M.A. Valdovinos, and P. Milke. 2003. Chili pepper and rectal hyperalgesia in irritable bowel syndrome. *Am. J. Gastroenterol.* 98(5):1214-1215.

Stargrove, M., J. Treasure, and D. McKee. 2008. *Herb, nutrient, and drug interactions: Clinical implications and therapeutic solutions.* St. Loius, MO: Elsevier.

Surh, Y.J., and S.S. Lee. 1996. Capsaicin in hot chili pepper: Carcinogen, co-carcinogen or anticarcinogen? *Food Chem. Toxicol.* 34(3):313-316.

Surh, Y.J., and S. Sup Lee. 1995. Capsaicin, a double-edged sword: Toxicity, metabolism, and chemopreventive potential. *Life Sci.* 56(22):1845-1855.

Szolcsanyi, J. 2004. Forty years in capsaicin research for sensory pharmacology and physiology. *Neuropeptides* 38(6):377-384.

Tuntipopipat, S., K. Judprasong, C. Zeder, et al. 2006. Chili, but not turmeric, inhibits iron absorption in young women from an iron-fortified composite meal. *J. Nutr.* 136 (12):2970-2974.

Vaillant, F., J.A. Larm, G.L. McMullen, E.J. Wolvetang, and A. Lawen. 1996. Effectors of the mammalian plasma membrane NADH-oxidoreductase system. Short-chain ubiquinone analogues as potent stimulators. *J. Bioenerg. Biomembr.* 28(6):531-540.

Viranuvatti, V., C. Kalayasiri, O. Chearani, and U. Plengvanit. 1972. Effects of capsicum solution on human gastric mucosa as observed gastroscopically. *Am. J. Gastroenterol.* 58(3):225-232.

Watt, J.M., and M.G. Breyer-Brandwijk. 1962. *The medicinal and poisonous plants of southern and eastern Africa.* 2nd ed. Edinburgh: E. & S. Livingstone.

Winek, C.L., D.C. Markie, and S.P. Shanor. 1982. Pepper sauce toxicity. *Drug Chem. Toxicol.* 5(2):89-113.
Wolvetang, E.J., J.A. Larm, P. Moutsoulas, and A. Lawen. 1996. Apoptosis induced by inhibitors of the plasma membrane NADH-oxidase involves Bcl-2 and calcineurin. *Cell Growth Differ.* 7(10):1315-1325.
Yeo, W.W., I. Chadwick, M. Kraskiewicz, P. Jackson, and L. Ramsay. 1995. Resolution of ACE inhibitor cough: Changes in subjective cough and responses to inhaled capsaicin, intradermal bradykinin and substance-P. *Br. J. Clin. Pharmacol.* 40(5):423-429.
Yeo, W.W., K.S. Higgins, G. Foster, P.R. Jackson, and L.E. Ramsay. 1994. Effect of dose adjustment on enalapril-induced cough and the response to inhaled capsaicin. *J. Hyperten.* 12(11):1311.
Yeoh, K.G., J.Y. Kang, I. Yap, et al. 1995. Chili protects against aspirin-induced gastroduodenal mucosal injury in humans. *Dig. Dis. Sci.* 40(3):580-583.
Zhang, W., and L. Po. 1994. The effectiveness of topically applied capsaicin *Eur. J. Clin. Pharmacol.* 46(6):517-522.

Carica papaya L.

パパイヤ科

一般名：パパイヤ
英　名：papaya
使用部位：葉

安全性クラス：2b
相互作用クラス：A
禁忌　妊娠中は，医療従事者監督下以外での使用禁止（Adebiyi et al. 2002）。
他の注意事項　知見なし
薬やサプリメントとの相互作用　知見なし
有害事象と副作用　知見なし
薬理学的考察　知見なし
妊婦と授乳婦　パパインの動物研究では，いくつかの研究では有害事象がないことを示し，他の研究では胎児消失や胎児への有害事象の増加を示している。このように，パパインに対する妊娠中の安全性に関しては，矛盾する情報が提供されている（Adebiyi et al. 2002; Devi and Singh 1978, 1979; Schmidt 1995; Singh and Devi 1976）。熟していないパパイヤの果実は，多くのアジアの国々で，伝統的に妊婦には避けられている（Adebiyi et al. 2002）。パパイヤの異なる部位は，堕胎を起こし，また分娩を誘発するために使用されている（Adebiyi et al. 2002; Kamatenesi-Mugisha and Oryem-Origa 2007）。
授乳期間中のパパイヤ葉の安全性は不明である。本書では，授乳期間での使用に関する問題は確認されなかったが，最終的な安全性は確立されていない。

レビュー詳細

I. 薬やサプリメントとの相互作用

薬やサプリメントとの相互作用の臨床試験
確認されなかった。
被疑薬やサプリメントとの相互作用の症例報告
確認されなかった。
薬やサプリメントとの相互作用の動物試験
確認されなかった。

II. 有害事象

有害事象の症例報告　IgE抗体を介した，ラテックスタンパク質（“ラテックス果物アレルギー”）に対し即時型過敏症のある136人の患者からの血液サンプルでは，異なる果実において被験者の50%がパパイヤへの陽性反応を示した。（Brehler et al. 1997）。このようなパパイヤ，アボカド，バナナ，イチジク，キウイなどのラテックス含有果実への感作は，ラテックスに対しアレルギーがある人々で報告されている（Diaz-Perales et al. 1999; Marin et al. 2002）。
パパインへの職業感作の症例では，この化合物を扱う多くの人々で報告されている。感作は，皮膚プリックテスト，特定のIgE抗体の検出，特定の気管支誘発試験によって確認された（Van Kampen et al. 2005）。

III. 薬理学および薬物動態学

ヒトの薬理学的研究　確認されなかった。
動物の薬理学的研究　確認されなかった。
*In vitro*の薬理学的研究　確認されなかった。

IV. 妊婦と授乳婦

妊娠0〜6または6〜15日に1日当たり800mg/kgのパパインを経口投与したラットでは，胎児異常がないことに伴い，着床前胚損失の減少が観察された（Schmidt 1995）。肉眼的および組織学的検査では，妊娠8〜17日にパパインを経口または腹腔内投与したラットの胎盤で変化を示した（Devi and Singh 1978）。
妊娠10〜20日の妊娠ウサギへのパパインの腹腔内投与は，胎児発育，内臓および皮下出血，そのほか様々な臓器の浮腫と関連があった（Devi and Singh 1979; Singh and Devi 1976）。

着床後胚損失のわずかな増加は，妊娠4〜8日目にパパインを含む餌を与えたラットで観察された（Gopalakrishnan and Rajasekharasetty 1978）。

ウガンダでの民族植物学の研究では，パパイヤの葉，果実，根が出産を誘発するために使用されていることが示された（Kamatenesi-Mugisha and Oryem-Origa 2007）。摘出したラットの子宮では，パパイヤラテックスとパパインおよびキモパパインは子宮筋肉の痙攣性収縮を誘発した（Adaikan and Adebiyi 2004; Adebiyi et al. 2002）。

授乳期間中のパパイヤ葉の安全性情報は確認されなかった。

V. 毒性研究

確認されなかった。

C

参考文献

Adaikan, P.G., and A. Adebiyi. 2004. Mechanisms of the oxytocic activity of papaya proteinases. *Pharm. Biol.* 42(8):646-655.

Adebiyi, A., P.G. Adaikan, and R.N. Prasad. 2002. Papaya (*Carica papaya*) consumption is unsafe in pregnancy: Fact or fable? Scientific evaluation of a common belief in some parts of Asia using a rat model. *Br. J. Nutr.* 88(2):199-203.

Brehler, R., U. Theissen, C. Mohr, and T. Luger. 1997. "Latex-fruit syndrome": Frequency of cross-reacting IgE antibodies. *Allergy* 52(4):404-410.

Devi, S., and S. Singh. 1978. Changes in placenta of rat fetuses induced by maternal administration of papain. *Indian J. Exp. Biol.* 16(12):1256-1260.

Devi, S., and S. Singh. 1979. Teratogenic effect of papain in rabbit fetuses. *J. Anat. Soc. India* 28(1):6-10.

Diaz-Perales, A., C. Collada, C. Blanco, et al. 1999. Cross-reactions in the latex-fruit syndrome: A relevant role of chitinases but not of complex asparagine-linked glycans. *J. Allergy Clin. Immunol.* 104(3. Pt. 1):681-687.

Gopalakrishnan, M., and M.R. Rajasekharasetty. 1978. Effect of papaya (*Carica papaya* Linn.) on pregnancy and estrous cycle in albino rats of Wistar strain. *Indian J. Physiol. Pharmacol.* 22(1):66-70.

Kamatenesi-Mugisha, M., and H. Oryem-Origa. 2007. Medicinal plants used to induce labour during childbirth in western Uganda. *J. Ethnopharmacol.* 109(1):1-9.

Marin, F.A., S.P.D.B.A. Peres, and A. Zuliani. 2002. Latex-fruit allergy. *Rev. Nutr.* 15(1):95-103.

Schmidt, H. 1995. Effect of papain on different phases of prenatal ontogenesis in rats. *Reprod. Toxicol.* 9(1):49-55.

Singh, S., and S. Devi. 1976. Lethality and teratogenicity of papain in rabbit fetuses. *J. Anat. Soc. India* 25(1):31-32.

Van Kampen, V., R. Merget, and T. Bruning. 2005. Occupational allergies to papain. *Pneumologie* 59 (6):405-410.

Carthamus tinctorius L.

キク科

一般名：サフラワー
英　名：safflower
和　名：ベニバナ
生薬名：局（管状花）コウカ（紅花）
アーユルヴェーダ名：*kusumbha*
中国名：紅花（*hong hua*）（花）
使用部位：花

安全性クラス：2b, 2d
相互作用クラス：B

禁忌　妊娠中は，医療従事者監督下以外での使用禁止（Bahmanfour and Javidnia 2003; Bahmanpour et al. 2003; Bensky et al. 2004; Chadha 1988; Chen and Chen 2004; Leung and Foster 1996; List and Hörhammer 1973; Tang and Eisenbrand 1992）。

出血障害，出血性疾患，消化性潰瘍の患者での使用禁止（Bensky et al. 2004; Chang and But 1986; Chen and Chen 2004）。

他の注意事項　知見なし

薬やサプリメントとの相互作用　抗凝固薬との併用は，有資格の医療従事者監督下で行うべきである（Chen and Chen 2004）。

注意　堕胎薬（List and Hörhammer 1973），付録2参照。

子宮収縮薬（Bensky et al. 2004; Chen and Chen 2004），付録2参照。

注釈　サフラワーから抽出された，一般的に調理で使用されるオイルは，この章で対象となる花とは区別される。花にとっての問題や考察は種子油には適用されない。

有害事象と副作用　アナフィラキシー反応を含むサフラワーに対するアレルギー反応が報告されている（Bensky et al. 2004）。

薬理学的考察　サフラワー，食品着色料のサフラワーイエローは，動物および*in vitro*研究で抗血小板活性があることを示し，血液凝固時間を延長する可能性がある（Chen and Chen 2004; Zang et al. 2002; Zhu 1998）。

妊婦と授乳婦　中国伝統医学の参考文献では，サフラワーは妊娠中に使用すべきではないことを示している（Bensky et al. 2004; Chen and Chen 2004）。動物研究では，サフラワーに子宮刺激作用があり，筋の収縮を増加させることを示している（Chen and Chen 2004; Shi et al. 1995; Wang 1983）。胎児や胚への有害作用は，サフラワー抽出物を投与した妊娠ラットで観察されている（Bahmanfour and Javidnia 2003; Bahmanpour et al. 2003; Nobakht et al. 2000）。

授乳期間中のサフラワーの安全性は不明である。本書では，授乳期間での使用に関する問題は確認されなかったが，最終的な安全性は確立されていない。

レビュー詳細

I. 薬やサプリメントとの相互作用

薬やサプリメントとの相互作用の臨床試験

確認されなかった。

被疑薬やサプリメントとの相互作用の症例報告

確認されなかった。

薬やサプリメントとの相互作用の動物試験

確認されなかった。

II. 有害事象

有害事象の症例報告　サフラワーの過剰摂取（標準用量は煎剤として3〜10 gと記載）は，出血，吐き気，頭痛，散瞳，眼圧の上昇と関連していた（Bensky et al. 2004; Chen and Chen 2004）。

アナフィラキシー反応を含むサフラワーに対するアレルギー反応が報告されている（Bensky et al. 2004）。職業性喘息は，日常的に乾燥したサフラワーを扱う作業員で報告された（Compes et al. 2006）。

III. 薬理学および薬物動態学

ヒトの薬理学的研究　確認されなかった。

動物の薬理学的研究　サフラワーの水抽出物を10mg/kg静脈内投与したイヌでは，冠状動脈の血流で58%の増加が観察された。しかし，アルコール抽出物を10〜30 mg/kgの用量で投与した場合では効果がなかった（Wang 1983）。イヌに対するサフラワーのアルコール抽出物の投与は，凝固時間および血清トロンビン時間を延長し，血清プロトロンビン時間を減少させた。カルタミンは，ウサギにおいてADP誘発性の血小板凝集を阻害した。これらの研究で使用された用量は報告されていなかった（Zhu 1998）。

サフラワーの抽出物を投与したラットでは，抽出物は血栓の形成防止において73%の効果があった。用量，期間，投与経路は記載されていなかった（Chen and Chen 2004）。

***In vitro*の薬理学的研究**　サフラワーのアルコールおよび水抽出物は，ウサギおよびラットの血小板においてＡＤＰおよびコラーゲン誘導性の血小板凝集を阻害した（Zhu 1998）。食品着色剤であるサフラワーイエローは，ウサギの血小板におけるＡＤＰ誘導性の血小板凝集を阻害し，血漿プロトロンビン時間を延長した（Zang et al. 2002）。

エストロゲン受容体陽性ヒト乳癌細胞（MCF-7）における細胞増殖の増加は，サフラワー抽出物を投与したマウスの血清で処置した細胞で観察された。ジエチルスチルベストロール単独またはサフラワーと同時投与した動物由来の血清で処置した細胞では，同時投与は単独投与の細胞よりも細胞増殖が減少した（Zhao et al. 2007）。

1日当たり50〜450mg/kgの食品着色剤のサフラワーイエローを8日間腹腔内投与したマウスでは，腹腔マクロファージおよび末梢白血球の両方の血清リゾチーム濃度と貪食機能の低下が観察された。その処置はまた，プラーク形成細胞と特定のロゼット細胞の産生を減少させ，そして遅延型過敏反応を阻害し，サプレッサーＴ細胞の活性化は最適上限の免疫によって誘発された（Lu et al. 1991）。

IV. 妊婦と授乳婦

マウスに対し1，10，25，50mg/kgのサフラワーの水抽出物を，妊娠7または8日目に単回投与，妊娠9または10日に反復投与として腹腔内投与した場合，先天性奇形が観察された。奇形は脳ヘルニア，二分脊椎，尾や四肢の壊死，目やまぶたの奇形が含まれていた（Bahmanfour and Javidnia 2003; Bahmanpour et al. 2003）。

妊娠0〜8日に1日当たり0.2，0.8，1.2，1.6，2.0mg/kgのサフラワーの水抽出物を経口投与したマウスでは，1.6および2mg/kg投与群において，胚の吸収が観察された。1.2mg/kgの投与群では，細胞の配向や変性と同様に外部や内部そして縦径の変化が観察された（Nobakht et al. 2000）。

摘出したラットの子宮において，サフラワーの抽出物はH1受容体およびα-アドレナリン受容体に対する刺激作用を有することが発見された（Shi et al. 1995）。中国の科学的文献では，サフラワーは子宮の平滑筋を刺激し筋収縮を増加させることが示されており，この作用は妊娠中でより顕著に表れるとしている（Chen and Chen 2004; Wang 1983）。

授乳期間中のサフラワーの安全性情報は確認されなかった。

V. 毒性研究

急性毒性

マウスに対するカルタミンのLD_{50}は，経口投与において8g/kgまでの用量で決定することができなかった（Zhu 1998）。

マウスに対する食品着色剤のサフラワーイエローのLD_{50}は，腹腔内投与において7.54g/kgであった（Zang et al. 2002）。

亜慢性毒性

1日当たり1.5g/kgまでの用量のサフラワー抽出物を90日間投与したラットでは，肝臓，腎臓，心臓，胃，腸内において異常は観察されなかった。投与経路は特定されなかった（Chen and Chen 2004）。

1日当たり20，60，180mg/kgの食品着色剤サフラワーイエローを90日間腹腔内投与したラットでは，60または180mg/kg投与群において，血液凝固時間の延長が観察された。血液凝固プロセスには変化はみられなかった。血液凝固時間の延長は，摂取を中止して28日後に正常レベルに回復した。180mg/kgの投与群では，いくつかの腎障害が肝指数の増加に伴って観察された。肝組織像での明らかな病理学的変化や他の器官における有害作用は観察されなかった（Liu et al. 2004）。逆に，ラットに対するサフラワー抽出物の腹腔内投与は，誘発性腎虚血および再灌流とともに，腎機能不全や損傷を減らすことが示されている（Gao et al. 2006）。

遺伝毒性

サフラワーの水抽出物の有意な変異原性活性は，ネズミチフス菌TA98株およびTA100株では観察されず，またマウスでの小核や染色体異常分析でも観察されなかった（Yin et al. 1991）。

C

参考文献

Bahmanfour, S., and K. Javidnia. 2003. Ocular abnormalities due to toxic effects of the *Carthamus* tincture in the mouse embryo (abstract). *Toxicol. Lett.* 144(Suppl. 1):S114.

Bahmanpour, S., K. Javidnia, and H. Arandi. 2003. Weight and crown-rump length reduction, gross malformation and pregnancy outcome in *Carthamus tinctorius* L.-treated mice. *Arch. Iranian Med.* 6(2):117-120.

Bensky, D., S. Clavey, and E. Stöger. 2004. *Chinese herbal medicine: Materia medica.* 3rd ed. Seattle: Eastland Press.

Chadha, Y. 1988. *The wealth of India: A dictionary of Indian raw materials and industrial products.* Delhi: Council of Scientific and Industrial Research.

Chang, H.-M., and P.P.H. But. 1986. *Pharmacology and applications of Chinese materia medica.* English ed. Singapore, Philadelphia: World Scientific.

Chen, J.K., and T.T. Chen. 2004. *Chinese medical herbology and pharmacology.* City of Industry, CA: Art of Medicine Press.

Compes, E., B. Bartolome, M. Fernandez-Nieto, J. Sastre, and J. Cuesta. 2006. Occupational asthma from dried flowers of *Carthamus tinctorius* (safflower) and *Achillea millefolium* (yarrow). *Allergy* 61(10):1239-1240.

Gao, F., X.H. Wu, C.L. Luo, et al. 2006. Effect of saffor (*Carthamus tinctorius*) injection on renal ischemia/reperfusion injury in rats. *Zhongguo Zhong Yao Za Zhi* 31(21):1814-1818.

Leung, A.Y., and S. Foster. 1996. *Encyclopedia of common natural ingredients used in food, drugs, and cosmetics.* 2nd ed. New York: Wiley.

List, P.H., and H. Hörhammer. 1973. *Hagers handbuch der pharmazeutischen praxis.* Berlin: Springer.

Liu, Z., C. Li, M. Li, D. Li, and K. Liu. 2004. The subchronic toxicity of hydroxysafflor yellow A of 90 days repeatedly intraperitoneal injections in rats. *Toxicology* 203(1-3):139-143.

Lu, Z.W., F. Liu, J. Hu, D. Bian, and F.G. Li. 1991. Suppressive effects of safflower yellow on immune functions. *Zhongguo Yao Li Xue Bao* 12(6):537-542.

Nobakht, M., M. Fattahi, M. Hoormand, et al. 2000. A study on the teratogenic and cytotoxic effects of safflower extract. *J. Ethnopharmacol.* 73(3):453-459.

Shi, M., L. Chang, and G. He. 1995. Stimulating action of *Carthamus tinctorius* L., *Angelica sinensis* (Oliv.) Diels and *Leonurus sibiricus* L. on the uterus. *Zhongguo Zhong Yao Za Zhi* 20(3):173-175, 192.

Tang, W., and G. Eisenbrand. 1992. *Chinese drugs of plant origin: Chemistry, pharmacology, and use in traditional and modern medicine.* New York: Springer.

Wang, Y.S. 1983. *Pharmacology and applications of Chinese materia medica.* Beijing: People's Health Publishers.

Yin, X.J., D.X. Liu, H.C. Wang, and Y. Zhou. 1991. A study on the mutagenicity of 102 raw pharmaceuticals used in Chinese traditional medicine. *Mutat. Res.* 260(1):73-82.

Zang, B.X., W. Wu, W.R. Li, et al. 2002. Study on the anticoagulation effect of gross safflor yellow prepared by silica gel adsorption. *Chin. Pharm. J.* 37(2):106-109.

Zhao, P.W., D.W. Wang, J.Z. Niu, J.F. Wang, and L.Q. Wang. 2007. Evaluation on phytoestrogen effects of ten kinds of Chinese medicine including *Flos Carthami. Zhongguo Zhong Yao Za Zhi* 32(5):436-439.

Zhu, Y.-P. 1998. *Chinese materia medica: Chemistry, pharmacology and applications.* Amsterdam: Harwood Academic Publishers.

Carum carvi L. セリ科

一般名：キャラウェイ
英　名：caraway
和　名：ヒメウイキョウ
アーユルヴェーダ名：*krishna jiraka*
使用部位：果実（一般に"種子"として知られている部分）

安全性クラス：1
相互作用クラス：A
禁忌　知見なし
他の注意事項　知見なし
薬やサプリメントとの相互作用　知見なし
有害事象と副作用　知見なし
薬理学的考察　動物研究では，キャラウェイが血糖値の調節を変化させる可能性があることが実証されている

（Eddouks et al. 2004; Ene et al. 2008）。糖尿病がある人は，使用前に有資格の医療従事者に相談し，血糖値を厳密に測定することを勧める。

妊婦と授乳婦　科学的または伝統的文献において，妊娠中および授乳中におけるキャラウェイの安全性は不明である。本書では，妊娠中や授乳期間での使用に関する問題は確認されなかったが，最終的な安全性は確立されていない。

レビュー詳細

I. 薬やサプリメントとの相互作用

薬やサプリメントとの相互作用の臨床試験

確認されなかった。

被疑薬やサプリメントとの相互作用の症例報告

確認されなかった。

薬やサプリメントとの相互作用の動物試験

確認されなかった。

II. 有害事象

有害事象の症例報告　確認されなかった。

III. 薬理学および薬物動態学

ヒトの薬理学的研究　アニス種子に対する職業アレルギーのある患者では，皮膚プリックテストにおいて，キャラウェイや他のスパイス，コリアンダー，クミン，ディル，フェンネル，アスパラガスを含む食品に対し陽性反応を示した。皮膚プリックテストでは，セロリ，ニンジン，シラカバ花粉，ヨモギ花粉抽出物に対しては陰性だった（Garcia-Gonzalez et al. 2002）。

パッチテストにおいて，4％のキャラウェイ種子油を48時間適用したところ，非刺激性が認められた（Opdyke 1979）。

動物の薬理学的研究　糖尿病ラットに対し，20mg/kgのキャラウェイ種子の水抽出物を経口投与した場合，血糖値の有意な減少が観察された。1日当たり20mg/kgのキャラウェイ抽出物を15日間投与した場合では，血糖値はほぼ正常化した。健常なラットに対し単回あるいは反復投与した場合は，血糖値の変化は観察されなかった（Eddouks et al. 2004）。糖尿病ラットに対し，1日当たり5，10，20，40，80mg/kgのキャラウェイ種子を10週間経口投与した場合，10mg/kgの投与群において，血糖値の有意な低下が観察された（Ene et al. 2008）。

キャラウェイ種子油を無傷または擦過傷のあるウサギの皮膚に塗布したところ刺激作用が観察されたが，無毛マウスの背中に塗布した場合には刺激作用は観察されなかった（Opdyke 1979）。

In vitroの薬理学的研究　確認されなかった。

IV. 妊婦と授乳婦

妊娠および授乳期間中におけるキャラウェイの安全性情報は確認されなかった。

V. 毒性研究

急性毒性

ラットに対するキャラウェイ種子油の経口LD_{50}は，3.5mg/kgである。同じ製品のウサギに対する経皮LD_{50}は，1.78ml/kgである（Opdyke 1979）。

亜慢性毒性

1日当たり5，10，20，40，80mg/kgのキャラウェイ種子油を10週間経口投与したラットでは，20mg/kg以上の用量の投与群において，肝臓マーカー酵素（AST，ALT，ALP）値の上昇が観察された（Ene et al. 2006）。

遺伝毒性

変異原性活性のためのエイムス試験では，キャラウェイの水，メタノール，ヘキサン抽出物の変異原性活性は，ネズミチフス菌TA98株とTA100株で観察されなかったが（Higashimoto et al. 1993），エタノール抽出物はネズミチフス菌TA98株とTA102株で中程度の変異原性活性を示した（Mahmoud et al. 1992）。

参考文献

Eddouks, M., A. Lemhadri, and J.B. Michel. 2004. Caraway and caper: Potential anti-hyperglycaemic plants in diabetic rats. *J. Ethnopharmacol.* 94(1):143-148.

Ene, A.C., M.A. Milala, and E.A. Nwankwo. 2006. The effect of different doses of black caraway (*Carum carvi* L.) oil on the liver enzymes of alloxan-induced diabetic rats. *J. Med. Sci.* 6(6):994-998.

Ene, A.C., E.A. Nwankwo, and L.M. Samdi. 2008. Alloxan-induced diabetes in rats and the effects of Black caraway (*Carum carvi* L.) oil on their body weights. *J. Pharmacol. Toxicol.* 3(2):141-146.

Garcia-Gonzalez, J.J., B. Bartolome-Zavala, S. Fernandez-Melendez, et al. 2002. Occupational rhinoconjunctivitis and food allergy because of aniseed sensitization. *Ann. Allergy Asthma Immunol.* 88(5):518-522.

Higashimoto, M., J. Purintrapiban, K. Kataoka, et al. 1993. Mutagenicity and antimutagenicity of extracts of three spices and a medicinal plant in Thailand. *Mutat. Res.* 303(3):135-142.

Mahmoud, I., A. Alkofahi, and A. Abdelaziz. 1992. Mutagenic and toxic activities of several spices and some Jordanian medicinal plants. *Int. J. Pharmacogn.* 30(2):81-85.

Opdyke, D.L.J. 1979. *Monographs on fragrance raw materials.* New York: Pergamon.

C

Castanea dentata (Marsh.) Borkh.

ブナ科

一般名：アメリカンチェストナッツ
英　名：American chestnut
和　名：アメリカグリ
使用部位：葉

安全性クラス：1
相互作用クラス：A
禁忌　知見なし
他の注意事項　知見なし
薬やサプリメントとの相互作用　知見なし
注意　タンニン（9%）（Hale-White 1901），付録1参照。
有害事象と副作用　知見なし
薬理学的考察　知見なし
妊婦と授乳婦　科学的または伝統的文献において，妊娠中および授乳中におけるアメリカンチェストナッツの安全性は不明である。本書では，妊娠中や授乳期間での使用に関する問題は確認されなかったが，最終的な安全性は確立されていない。

レビュー詳細

I. 薬やサプリメントとの相互作用

薬やサプリメントとの相互作用の臨床試験
　確認されなかった。
被疑薬やサプリメントとの相互作用の症例報告
　確認されなかった。
薬やサプリメントとの相互作用の動物試験
　確認されなかった。

II. 有害事象

有害事象の症例報告　確認されなかった。

III. 薬理学および薬物動態学

ヒトの薬理学的研究　確認されなかった。
動物の薬理学的研究　確認されなかった。
*In vitro*の薬理学的研究　確認されなかった。

IV. 妊婦と授乳婦

妊娠および授乳期間中のアメリカンチェストナッツの使用に関する情報は確認されなかった。

V. 毒性研究

確認されなかった。

参考文献

Hale-White, W. 1901. *Materia medica pharmacy, pharmacology and therapeutics.* 5th ed. Philadelphia: P. Blakiston's Son & Co.

Castanea sativa Mill.

ブナ科

一般名：スパニッシュチェストナッツ
英　名：Spanish chestnut
使用部位：葉

安全性クラス：1
相互作用クラス：A
禁忌　知見なし
他の注意事項　知見なし
薬やサプリメントとの相互作用　知見なし
有害事象と副作用　知見なし
薬理学的考察　知見なし
妊婦と授乳婦　科学的または伝統的文献において，妊娠中および授乳中におけるスパニッシュチェストナッツの安全性は不明である。本書では，妊娠中や授乳期間での使用に関する問題は確認されなかったが，最終的な安全性は確立されていない。

レビュー詳細

I. 薬やサプリメントとの相互作用

薬やサプリメントとの相互作用の臨床試験
　確認されなかった。
被疑薬やサプリメントとの相互作用の症例報告

確認されなかった。

薬やサプリメントとの相互作用の動物試験

確認されなかった。

II. 有害事象

有害事象の症例報告　ラテックスに対し過敏症をもつ女性において，バナナ，アボカド，スパニッシュチェストナッツに対する過敏性を明らかにした（Beier and Disch 1994）。

III. 薬理学および薬物動態学

ヒトの薬理学的研究　スパニッシュチェストナッツ葉の水エタノール抽出物の刺激作用は，健常な被験者を対象としたパッチテストでは観察されなかった（Almeida et al. 2008）。

動物の薬理学的研究　確認されなかった。

In vitroの薬理学的研究　確認されなかった。

IV. 妊婦と授乳婦

妊娠および授乳期間中のスパニッシュチェストナッツの使用に関する情報は確認されなかった。

V. 毒性研究

確認されなかった。

参考文献

Almeida, I.F., P. Valentão, P.B. Andrade, et al. 2008. In vivo skin irritation potential of a *Castanea sativa* (chestnut) leaf extract, a putative natural antioxidant for topical application. *Basic Clin. Pharmacol. Toxicol.* 103(5):461-467.

Beier, C., and R. Disch. 1994. Contact urticaria to latex with associated immediate reaction to banana, avocado and chestnut. *Allergologie* 17(6):268-270.

Catharanthus roseus (L.) G. Don　キョウチクトウ科

一般名：マダガスカルペリウィンクル

英　名：Madagascar periwinkle

和　名：ニチニチソウ

異　名：*Vinca rosea* L.

使用部位：全草

安全性クラス：2b

相互作用クラス：A

禁忌　妊娠中は，医療従事者監督下以外での使用禁止（Gupta 2009; Gupta and Mathur 2009; List and Hörhammer 1973; Mathur et al. 1996）。

他の注意事項　知見なし

薬やサプリメントとの相互作用　知見なし

注意　堕胎薬（Gupta 2009; List and Hörhammer 1973; Mathur et al. 1996），付録2参照。

注釈　マダガスカルペリウィンクルから単離したビンブラスチンおよびビンクリスチンは，様々な癌の治療における化学療法剤として使用される（Leveque and Jehl 2007; van Der Heijden et al. 2004）。マダガスカルペリウィンクルにおけるこれらの化合物の濃度は非常に低い（ビンブラスチンは～2ppm）（van Der Heijden et al. 2004）。

有害事象と副作用　動物研究では，マダガスカルペリウィンクルの高用量での精巣細胞上の有害作用を実証した（Mathur et al. 1996; Mathur and Chaudan 1985）。

重度の骨髄抑制の症例は，マダガスカルペリウィンクルの使用に関連して報告されている（Wu et al. 2004）。動物研究では，マダガスカルペリウィンクルの注射後に白血球および骨髄抑制の枯渇を示したが，経口使用後では示さなかった（Noble et al. 1958; Svoboda et al. 1962）。

薬理学的考察　動物研究は，マダガスカルペリウィンクルが血糖値の調節を変化させる可能性があることを立証した（Ahmed et al. 2007; Chattopadhyay et al. 1991; Nammi et al. 2003; Singh et al. 2001）。糖尿病がある人は，使用前に有資格の医療従事者に相談し，血糖値を厳密に測定することを勧める。

妊婦と授乳婦　動物研究では，妊娠中のマダガスカルペリウィンクルの摂取は，生存胎児の数を減少させたことが示されている（Gupta 2009; Gupta and Mathur 2009; Mathur et al. 1996）。この情報に基づいて，妊娠中の使用は，有資格の医療従事者監督下以外では勧められない。

授乳期間中のマダガスカルペリウィンクルの安全性は不明である。本書では，授乳期間での使用に関する問題は確認されなかったが，最終的な安全性は確立されていない。

レビュー詳細

I. 薬やサプリメントとの相互作用

薬やサプリメントとの相互作用の臨床試験

確認されなかった。

被疑薬やサプリメントとの相互作用の症例報告

確認されなかった。

薬やサプリメントとの相互作用の動物試験　確認されなかった。

II. 有害事象

有害事象の症例報告　重度の骨髄抑制が，糖尿病，C型肝炎，肝癌の既往のある67歳の女性で報告された。女性は症状の発症前に5日間，マダガスカルペリウィンクルのジュースを不特定量摂取していた（Wu et al. 2004）。

III. 薬理学および薬物動態学

ヒトの薬理学的研究　確認されなかった。

動物の薬理学的研究　ラットに対するマダガスカルペリウィンクルの様々な抽出物や抽出物画分の注射は，白血球および骨髄抑制の枯渇につながった。報告によれば，このような効果は経口投与後には見られなかったとしている（Noble et al. 1958; Svoboda et al. 1962）。

150または300mg/kgのマダガスカルペリウィンクルのエタノール抽出物を経口投与した雄ラットで，精巣壊死，尿細管のヒアリン化およびセルトリ細胞単独症候群が観察された。生化学的研究では，生殖組織中でグリコーゲンおよびフルクトース値の低下を明らかにした（Mathur and Chaudan 1985）。

前立腺および精嚢重量の減少は，マダガスカルペリウィンクルの石油エーテル抽出物またはエタノール抽出物を10mg/kg，1日おきに20日間筋肉内投与した雄マウスで観察された（Mathur et al. 1996）。

17-β-エストラジオールとともにマダガスカルペリウィンクルの石油エーテル抽出物を1日当たり10mgの用量で筋肉内投与したマウスでは，エストラジオールの単独投与と比較して，子宮重量の増加の阻害が観察された（Gupta 2009）。

0.5または1mg/kgのマダガスカルペリウィンクルジュース，または300または450mg/kgのマダガスカルペリウィンクルの水抽出物を経口投与した糖尿病ラットでは，血清グルコース値の低下が観察された（Ahmed et al. 2007）。1日当たり500mg/kgのマダガスカルペリウィンクルのジクロロメタン-メタノール抽出物を7または15日間経口投与した糖尿病ラットでは，有意な血糖降下作用が観察された（Singh et al. 2001）。

健常または糖尿病ウサギに対し，0.5，0.75，1.0ml/kgのマダガスカルペリウィンクルジュースを経口投与した場合，双方で血糖値が用量依存的に低下した。この作用はグリベンクラミド40μg/kgを使用した陽性対照群に相当した（Nammi et al. 2003）。

*In vitro*の薬理学的研究　マダガスカルペリウィンクルの水抽出物は，薬物代謝酵素CYP2D6を阻害した（Usia et al. 2006）。セルペンジンとアジマリシンは，マダガスカルペリウィンクル由来の化合物の中でも最も強力な阻害剤として特定された（Usia et al. 2005）。

マダガスカルペリウィンクルのジクロメタン-メタノール-水抽出物は，12.5μg/mlの濃度でChang肝細胞および脂肪細胞で毒性を示した（van de Venter et al. 2008）。

IV. 妊婦と授乳婦

妊娠の完全な阻害は，妊娠7〜9日にマダガスカルペリウィンクルの石油エーテル抽出物またはエタノール抽出物を10mg（動物当たり）投与したマウスで観察された（Mathur et al. 1996）。

ラットを対象とした研究では，妊娠1〜10日にマダガスカルペリウィンクルを投与したところ，堕胎作用を示した。投与量および使用された製品の表記されていない（Adhikary et al. 1990）。

マウスに対し妊娠7〜9日に，2，5，10mgのマダガスカルペリウィンクル葉の石油エーテル抽出物を筋肉内投与した場合，10mgの投与群において，着床部位は観察されなかった。しかしながら，85%の着床率を示した対照群と比較し，2mgの用量では20%，5mgの用量では48%の着床率が観察された（Gupta 2009; Gupta and Mathur 2009）。

授乳期間中のマダガスカルペリウィンクルの安全性情報は確認されなかった。

V. 毒性研究

急性毒性

マウスに対するマダガスカルペリウィンクルの水抽出物の LD_{50} は，腹腔内投与において3.16g/kgである（Sarma et al. 1997）。

マウスに対しマダガスカルペリウィンクルの水抽出物を10g/kg経口投与した場合，死亡は観察されなかった（Sarma et al. 1997）。

マダガスカルペリウィンクルのエタノール抽出物の水画分を最大4g/kgまで腹腔内投与したラットで，有害作用は観察されなかった（Chattopadhyay et al. 1991）。

遺伝毒性

ネズミチフス菌株TA98株およびTA100株を用いたエイムス試験では，マダガスカルペリウィンクルのメタノール抽出物は，代謝活性化ありでTA98株においていくつかの変異原性活性を示したが，代謝活性化なしでは示さなかった。TA100株およびVitoTOX分析では変異原性活性は認められなかった（Elgorashi et al. 2003）。

参考文献

Adhikary, P., J. Banerji, D. Choudhury, et al. 1990 Anti-implantation activity of some indigenous plants in adult female rats [abstract]. *Indian J. Pharmacol.* 22(1):24-25.

Ahmed, A.U., A.H. Ferdous, S.K. Saha, et al. 2007. Hypoglycemic effect of *Catharanthus roseus* in normal and streptozotocin-induced diabetic rats. *Mymensingh Med. J.* 16(2):143-148.

Chattopadhyay, R.R., S.K. Sarkar, S. Ganguly, R.N. Banerjee, and T.K. Basu. 1991. Hypoglycemic and antihyperglycemic effect of leaves of *Vinca rosea* Linn. *Indian J. Physiol. Pharmacol.* 35(3):145-151.

Elgorashi, E.E., J.L. Taylor, A. Maes, et al. 2003. Screening of medicinal plants used in South African traditional medicine for genotoxic effects. *Toxicol. Lett.* 143(2):195-207.

Gupta, P. 2009. Antiestrogenic activity of petroleum ether extract of the leaves of *Catharanthus roseus* (*Vinca rosea*) in female albino mice. *Asian J. Exp. Sci.* 23(1):313-316.

Gupta, P., and P. Mathur. 2009. Changes in the uterine phosphatase levels in female swiss albino mice treated with chromatographic fractions of petroleum ether extracts of *Vinca rosea* leaves. *J. Herb Med. Toxicol.* 3(2):143-145.

Leveque, D., and F. Jehl. 2007. Molecular pharmacokinetics of *Catharanthus* (*Vinca*) alkaloids. *J. Clin. Pharmacol.* 47(5):579-588.

List, P.H., and H. Hörhammer. 1973. *Hagers handbuch der pharmazeutischen praxis.* Berlin: Springer.

Mathur, P., P. Garg, D.K. Vyas, and D. Jacob. 1996. Antifertility efficacy of various extracts of leaves of *Catharanthus roseus* in Swiss albino mouse. *J. Anim. Morphol. Physiol.* 43(1):29-33.

Mathur, R., and S. Chaudan. 1985. Antifertility efficacy of *Catharanthus roseus* Linn.: A biochemical and histological study. *Acta Eur. Fertil.* 16(3):203-205.

Nammi, S., M.K. Boini, S.D. Lodagala, and R.B. Behara. 2003. The juice of fresh leaves of *Catharanthus roseus* Linn. reduces blood glucose in normal and alloxan diabetic rabbits. *BMC Complement. Altern. Med.* 3:4.

Noble, R.L., C.T. Beer, and J.H. Cutts. 1958. Role of chance observations in chemotherapy: *Vinca rosea. Ann N.Y. Acad. Sci.* 76:882-894.

Sarma, J., N. Ahmed, and N. Ahmed. 1997. Preliminary studies on acute toxicity of *Vinca rosea* Linn. in albino mice. *Indian J. Indig. Med.* 19(2):140-142.

Singh, S.N., P. Vats, S. Suri, et al. 2001. Effect of an antidiabetic extract of *Catharanthus roseus* on enzymic activities in streptozotocin induced diabetic rats. *J. Ethnopharmacol.* 76(3):269-277.

Svoboda, G., I.S. Johnson, M. Gorman, and N. Neuss. 1962. Current status of research on the alkaloids of *Vinca rosea* Linn. (*Catharanthus roseus* G. Don). *J. Pharm. Sci.* 51(8):707-720.

Usia, T., H. Iwata, A. Hiratsuka, et al. 2006. CYP3A4 and CYP2D6 inhibitory activities of Indonesian medicinal plants. *Phytomedicine* 13 (1-2):67-73.

Usia, T., T. Watabe, S. Kadota, and Y. Tezuka. 2005. Cytochrome P450 2D6 (CYP2D6) inhibitory constituents of *Catharanthus roseus. Biol. Pharm. Bull.* 28(6):1021-1024.

van de Venter, M., S. Roux, L.C. Bungu, et al. 2008. Antidiabetic screening and scoring of 11 plants traditionally used in South Africa. *J. Ethnopharmacol.* 119(1):81-86.

van Der Heijden, R., D.I. Jacobs, W. Snoeijer, D. Hallard, and R. Verpoorte. 2004. The Catharanthus alkaloids: Pharmacognosy and biotechnology. *Curr. Med. Chem.* 11(5):607-628.

Wu, M.L., J.F. Deng, J.C. Wu, F.S. Fan, and C.F. Yang. 2004. Severe bone marrow depression induced by an anticancer herb *Cantharanthus roseus. J. Toxicol. Clin. Toxicol.* 42(5):667-671.

Caulophyllum thalictroides (L.) Michx.

メギ科

一般名：ブルーコホシュ
英　名：blue cohosh
和　名：ルイヨウボタン
別　名：papoose root
使用部位：根

安全性クラス：2b
相互作用クラス：A

禁忌　妊娠中は，有資格の医療従事者監督下以外での使用禁止（Dugoua et al. 2008; Flynn et al. 1998; Kennelly et al. 1999）。

他の注意事項　知見なし

薬やサプリメントとの相互作用　知見なし

注意　堕胎薬（De Smet 1993），通経薬（De Smet 1993），付録2参照。

注釈　ブルーコホシュは，ニコチン作用と類似しているアルカロイドである*N*-メチルシチシンを含む。そのため腸の活動刺激，呼吸数の増加，血圧上昇をさせる能力をもつ。ブルーコホシュはまた，冠動脈血管収縮薬として作用する配糖体であるカロサポニンを含んでおり，これが，子宮収縮と分娩誘発刺激の原因であると考えられている（Ferguson and Edwards 1954; McFarlin et al. 1999; Satchithanandam et al. 2008; Scott and Chin 1943）。

有害事象と副作用　出産前に，時々ブラックコホシュまたは，他のハーブと組み合わせてブルーコホシュを使用していた母親から生まれた乳児で，心筋梗塞，広範囲の鬱血性心不全，多臓器不全，周産期の脳卒中が報告されている（Finkel and Zarlengo 2004; Gunn and Wright 1996; Jones and Lawson 1998）。

薬理学的考察　ヒトと動物研究において，ブルーコホシュから単離した化合物の子宮収縮力および子宮の痙攣の増加が報告されている（Ferguson and Edwards 1954; Pilcher et al. 1916; Pilcher and Mauer 1918; Vinks et al. 1982）。

妊婦と授乳婦　ブルーコホシュは分娩を増強するため，分娩促進薬として予定日前までの数週間に使用されてきた（Felter and Lloyd 1898）。そして，1882～1905の米国薬局方では分娩誘導物質として正式に掲載されていた。出産前の数週間にブルーコホシュを摂取していた母親から生まれた乳児で，いくつかの重篤な有害事象が報告された。1999年の助産師の調査では，64%が分娩中の出産を強化するために，しばしばブラックコホシュと一緒にブルーコホシュを使用したことを明らかにした。

この調査では，助産師が妊娠期間中に少しでも快適に過ごせるようにブルーコホシュを使用したところ，胎便や頻脈の頻度が上昇し，蘇生が必要なケースもあったことを指摘した（McFarlin et al. 1999）。しかし，これらの有害事象は，ブルーコホシュ自体の使用，または過期妊娠での使用と関連があるかは不明である（Romm 2005）。

20世紀初頭の折衷医や今日の助産師達は，切迫流産のために妊娠中にブルーコホシュを少量使用している。しかし，ブルーコホシュから単離した化合物がラット胚培養で胎児の奇形を引き起こしたことを考えると，妊娠初期でのブルーコホシュの安全性は疑問である（Flynn et al. 1998; Kennelly et al. 1999）。

最新の情報を勘案すると，妊娠中のブルーコホシュの使用は，有害事象の可能性があるため，胎児と母親の両方を適切に観察することができ且つその使用に精通している医療従事者の監督下でのみの使用に制限するべきである。この項の有害事象，副作用および薬理学的考察も参照。

授乳期間中のブルーコホシュの安全性は不明である。本書では，授乳期間での使用に関する問題は確認されなかったが，最終的な安全性は確立されていない。

レビュー詳細

I. 薬やサプリメントとの相互作用

薬やサプリメントとの相互作用の臨床試験

確認されなかった。

被疑薬やサプリメントとの相互作用の症例報告

確認されなかった。

薬やサプリメントとの相互作用の動物試験

確認されなかった。

II. 有害事象

有害事象の症例報告　172人の助産師の調査では，90人が定期的に分娩を刺激するためにハーブ製剤を使用したことが示された。うち64%でブルーコホシュの使用が報告された。この調査結果で報告された有害事象は，吐き気，羊水混濁の増加，過度な胎児頻脈であり，ブラックコホシュ（*Actaea racemosa*）とブルーコホシュは区別していなかった（McFarlin et al. 1999）。

急性心筋梗塞，鬱血性心不全，心原性ショックが，ブルーコホシュを摂取していた母親の新生児で報告された。推奨用量は1日1錠であったが，その母親は出産前の3週間，毎日ブルーコホシュを3錠摂取していた（Jones and Lawson 1998）。伝統的なハーブの文献のレビューでは，過剰摂取の症例として摂取された用量を示した（Bergner 2001）。明らかな正常妊娠および正常分娩後，新生児は自発呼吸をすることができず，中枢神経系の低酸素性虚血性損傷があった。出産に立ち会っていた助産師は，分娩を誘導するために，ブルーコホシュとブラックコホシュ（用量と期間は不特定）を与えていた。生後3か月で，子供に下肢痙縮がみられ，経鼻胃管栄養を必要とした（Gunn and Wright 1996）。

周産期の脳卒中が，ブルーコホシュ含有茶を摂取していた母親の乳児（生後26時間）で報告された（用量と期間は不特定）。乳児の尿および糞便サンプルでは，コカインの代謝産物であるベンゾイルコカインに陽性だった。母親が摂取していたブルーコホシュ製品およびブルーコホシュの別の製品の分析もまた，ベンゾイルに対して陽性であったことが報告された。著者は，ベンゾイルが，コカインおよびブルーコホシュ両方の代謝産物，またはコカインで汚染されたブルーコホシュの代謝産物のいずれかであることが示唆された（Finkel and Zarlengo 2004）。この報告書のコメントでは，ブルーコホシュが，ベンゾイルエクゴニンまたはベンゾイルエクゴニンに代謝される可能性のあるいくつかの化合物を含むという公表された証拠が存在しないことを示した（Chan and Nelson 2004; Potterton 2004）。これらのコメントに対して，報告した医師は，母体のコカイン使用，非感受性イムノアッセイ，または製品の化学分析の不正確な解釈がベンゾイルエクゴニンの検出にとって，可能な説明であることを示した（Finkel and Zarlengo 2004）。別の分析では，ブルーコホシュの測定値において偽陽性があり，コカインの代謝産物のように見えるがコカインに関連していない化学成分を含むことが示された（Mills and Bone 2005）。

中絶しようとした21歳の女性は，妊娠5または6週の間に1日当たり10〜20の用量（用量単位は不特定）のブルーコホシュチンキを4日間摂取したところ，ニコチン中毒と診断された。症状として，高血圧，頻脈，嘔吐，発汗，腹壁の筋攣縮を含んでいた。女性はまた，経口的にスリッパーエルムを摂取しており，スリッパーエルムやパセリを膣洗浄に使用していた（RaoとHoffman 2002）。

III. 薬理学および薬物動態学

ヒトの薬理学的研究　スパルテインは，スパルテインを代謝することができなかった女性のわずかな割合（〜5%）で，子宮の痙攣を引き起こすことが発見された（Eichelbaum et al. 1979; Vinks et al. 1982）。

動物の薬理学的研究　ブルーコホシュ抽出物を投与したイ

ヌでは，子宮への影響は認められなかった（Pilcher and Mauer 1918）。ラットおよびラットの子宮に対し，5または10mg/kgのカロサポニンの静脈投与は，子宮収縮力および収縮率を増加した（Ferguson and Edwards 1954）。

*In vitro*の薬理学的研究　ブルーコホシュのメタノール抽出物は，CYP450酵素系に作用を示さなかった。抽出物から単離したアルカロイドの組み合わせは，CYP2C19，CYP3A4，CPY2D6，CYP1A2の阻害を示した（Madgula et al. 2009）。

IV. 妊婦と授乳婦

この項の有害事象の症例報告，薬理学および薬物動態学も参照。

ラット胚培養システムにおいて，カロフィルミンは，5μg/mlの濃度で100％の致死率を生成する胚毒性であり，*N*-メチルシチシンは，80μg/ml の濃度で神経管欠損を有する潜在的な催奇形性として説明された。胚の成長と発達の阻害が観察されたが，アナギリンは500μg/mlの濃度で催奇形は観察されなかった（Flynn et al. 1998）。別のラット胚培養の研究では，ブルーコホシュのアルカロイドである*N*-メチルシチシンは催奇形性活性を示したのに対し，タスピンは高い胚毒性を示したが催奇形性は見られなかった。ゆえに，他のアルカロイドは催奇形性を生じなかったことを明らかにした（Kennelly et al. 1999）。

授乳期間中のブルーコホシュの安全性情報は確認されなかった。

V. 毒性研究

急性毒性

マウスに対するメチルシチシンのLD_{50}は，腹腔内投与で51mg/kg，静脈内投与後21mg/kg，経口投与においては最大500mg/kgの用量で決定することができなかった（Barlow and McLeod 1969）。

静脈内投与におけるカロサポニンのLD_{50}は，マウスで12mg/kg，ラットで20mg/kgであった。この研究では，活動や運動失調および間代発作の増加が観察され，死亡は窒息に起因するものであった（Ferguson and Edwards 1954）。

亜慢性毒性

1日当たり5mg/kgの用量でカロサポニンを60日間皮下投与したラットでは，毒性の兆候を生じなかった（Ferguson and Edwards 1954）。

参考文献

Barlow, R.B., and L.J. McLeod. 1969. Some studies on cytisine and its methylated derivatives. *Br. J. Pharmacol.* 35(1):161-174.

Bergner, P. 2001. *Caulophyllum*: Cardiotoxic effects of blue cohosh on a fetus. *Med. Herbalism* 12(1):12-14.

Chan, G.M., and L.S. Nelson. 2004. More on blue cohosh and perinatal stroke. *N. Engl. J. Med.* 351(21):2239-2241.

De Smet, P.A.G.M. 1993. *Adverse effects of herbal drugs, Volume 2*. Berlin, Heidelberg, New York: Springer.

Dugoua, J.J., D. Perri, D. Seely, E. Mills, and G. Koren. 2008. Safety and efficacy of blue cohosh (*Caulophyllum thalictroides*) during pregnancy and lactation. *Can. J. Pharmacol.* 15:e66-e73.

Eichelbaum, M., N. Spannbrucker, and H.J. Dengler. 1979. Influence of the defective metabolism of sparteine on its pharmacokinetics. *Eur. J. Clin. Pharmacol.* 16(3):189-194.

Felter, H.W., and J.U. Lloyd. 1898. *King's American dispensatory*. 18th ed., 3rd rev. 2 vols. Cincinnati: Ohio Valley Co.

Ferguson, H.C., and L.D. Edwards. 1954. A pharmacological study of a crystalline glycoside of *Caulophyllum thalictroides*. *J. Am. Pharm. Assoc.* 43:16-21.

Finkel, R.S., and K.M. Zarlengo. 2004. Blue cohosh and perinatal stroke. *N. Engl. J. Med.* 351(3):302-303.

Flynn, T.J., E.J. Kennelly, E.P. Mazzola, T.G. McCloud, and J.M. Betz. 1998. Screening of the dietary supplement blue cohosh for potentially teratogenic alkaloids using rat embryo culture. *Teratology* 57(4/5):219.

Gunn, T.R., and I.M. Wright. 1996. The use of black and blue cohosh in labour. *N.Z. Med. J.* 109(1032):410-411.

Jones, T.K., and B.M. Lawson. 1998. Profound neonatal congestive heart failure caused by maternal consumption of blue cohosh herbal medication. *J. Pediatr.* 132(3, Pt. 1):550-552.

Kennelly, E.J., T.J. Flynn, E.P. Mazzola, et al. 1999. Detecting potential teratogenic alkaloids from blue cohosh rhizomes using an in vitro rat embryo culture. *J. Nat. Prod.* 62(10):1385-1389.

Madgula, V., Z. Ali, T. Smillie, et al. 2009. Alkaloids and saponins as cytochrome P450 inhibitors from blue cohosh (*Caulophyllum thalictroides*) in an in vitro assay. *Planta Med.* 75:329-332.

McFarlin, B.L., M.H. Gibson, J. O'Rear, and P. Harman. 1999. A national survey of herbal preparation use by nurse-midwives for labor stimulation. Review of the literature and recommendations for practice. *J. Nurse Midwifery* 44(3):205-216.

Mills, S., and K. Bone. 2005. *The essential guide to herbal safety*. St. Louis: Elsevier.

Pilcher, D., W. Delzell, and G. Burman. 1916. The action of various "female" remedies on the excised uterus of the guinea-pig. *J. Am. Med. Assoc.* 47:490-492.

Pilcher, J., and R. Mauer. 1918. The action of "female remedies" on intact uteri of animals. *Surg. Gynecol. Obstet.* 27:97-99.

Potterton, D. 2004. More on blue cohosh and perinatal stroke. *N. Engl. J. Med.* 351(21):2239-2241.

Rao, R.B., and R.S. Hoffman. 2002. Nicotinic toxicity from tincture of blue cohosh (*Caulophyllum thalictroides*) used as an abortifacient. *Vet. Hum. Toxicol.* 44(4):221-222.

Romm, A. 2005. Blue cohosh (*Caulophyllum thalictroides*): Safety questioned during pregnancy and labor. 4th Oxford International Conference on Science of Botanicals, Oxford, MS.

Satchithanandam, S., E. Grundel, J. Roach, et al. 2008. Alkaloids and saponins in dietary supplements of blue cohosh (*Caulophyllum thalictroides*). *J. AOAC Int.* 91(1):21-32.

Scott, C., and K. Chin. 1943. The pharmacologic action of *N*-methylcytisine. *Therapeutics* 79:334.

Vinks, A., T. Inaba, S.V. Otton, and W. Kalow. 1982. Sparteine metabolism in Canadian Caucasians. *Clin. Pharmacol. Ther.* 31(1):23-29.

Ceanothus americanus L.　クロウメモドキ科

一般名：ニュージャージーティー
英　名：red root
和　名：ソリチャ，カリフォルニアライラック
別　名：Jersey tea，New Jersey tea
使用部位：根，根皮

安全性クラス：1
相互作用クラス：A
禁忌　知見なし
他の注意事項　知見なし
薬やサプリメントとの相互作用　薬理学的考察参照。
有害事象と副作用　知見なし
薬理学的考察　初期のヒト，動物，*in vitro*の研究では，ニュージャージーティーは，血液凝固速度の増加を引き起こすことが示された（Groot 1927; Lynch 1966; Lynch et al. 1958; Taylor 1927; Tharaldsen 1929; Tharaldsen and Krawetz 1927）。
妊婦と授乳婦　科学的または伝統的文献において，妊娠中および授乳中におけるニュージャージーティーの安全性は不明である。本書では，妊娠中や授乳期間での使用に関する問題は確認されなかったが，最終的な安全性は確立されていない。

レビュー詳細

I. 薬やサプリメントとの相互作用
薬やサプリメントとの相互作用の臨床試験
　確認されなかった。
被疑薬やサプリメントとの相互作用の症例報告
　確認されなかった。
薬やサプリメントとの相互作用の動物試験
　確認されなかった。

II. 有害事象
有害事象の症例報告　確認されなかった。

III. 薬理学および薬物動態学
ヒトの薬理学的研究　血液凝固時間の減少は，ニュージャージーティーの含水アルコール抽出物を15または30ml経口投与した健常な被験者で観察された（Groot 1927）。
動物の薬理学的研究　血液凝固時間の減少は，ニュージャージーティーの含水アルコール抽出物を静脈内投与したイヌで観察されたが，経口投与では影響は観察されなかった（Groot 1927）。
　イヌに対し4mlのニュージャージーティー含水アルコール抽出物の静脈内投与は，血圧を下げることが報告されたが，経口投与では影響は観察されなかった（Groot 1927）。
In vitroの薬理学的研究　血液凝固時間の減少は，ニュージャージーティー抽出物の様々な画分で処理した血液で観察された（Lynch et al. 1958）。

IV. 妊婦と授乳婦
妊娠および授乳期間中のニュージャージーティーの使用に関する情報は確認されなかった。

V. 毒性研究
確認されなかった。

レビュー詳細

Groot, J.T. 1927. Pharmacology of *Ceanothus americanus*. I. Preliminary studies; hemodynamics and the effects of coagulation. *J. Pharmacol.* 30:275-291.
Lynch, T.A. 1966. Blood coagulating principles from *Ceanothus americanus*.
Lynch, T.A., T.S. Miya, and C.J. Carr. 1958. An investigation of the blood coagulating principles from *Ceanothus americanus*. *J. Am. Pharm. Assoc.* 47(11):816-819.
Taylor, G.C. 1927. *Ceanothus americanus* L. as a hemostatic. A resume of recent investigations into the chemistry, pharmacology and clinical use of the drug. *Am. J. Pharm.* 99:214-232.
Tharaldsen, C.E. 1929. Ceanothyn as a hemostatic. *J. Am. Inst. Homeopathy* 22:428-435.
Tharaldsen, C.E., and J. Krawetz. 1927. The blood reactions of the alkaloids of *Ceanothus americanus*. *Am. J. Physiol.* 79:445-452.

Centaurea cyanus L.　キク科

一般名：コーンフラワー
英　名：cornflower
和　名：ヤグルマギク
別　名：bachelor's button，cyani
使用部位：地上部

安全性クラス：1
相互作用クラス：A
禁忌　知見なし
他の注意事項　知見なし
薬やサプリメントとの相互作用　知見なし
有害事象と副作用　知見なし
薬理学的考察　知見なし
妊婦と授乳婦　科学的または伝統的文献において，妊娠中および授乳中におけるコーンフラワーの安全性は不明である。本書では，妊娠中や授乳期間での使用に関する問題は確認されなかったが，最終的な安全性は確立されていない。

レビュー詳細

I. 薬やサプリメントとの相互作用
薬やサプリメントとの相互作用の臨床試験
　確認されなかった。
被疑薬やサプリメントとの相互作用の症例報告
　確認されなかった。
薬やサプリメントとの相互作用の動物試験
　確認されなかった。

II. 有害事象
有害事象の症例報告　確認されなかった。

III. 薬理学および薬物動態学
ヒトの薬理学的研究　確認されなかった。
動物の薬理学的研究　確認されなかった。
In vitroの薬理学的研究　確認されなかった。

IV. 妊婦と授乳婦
妊娠および授乳期間中のコーンフラワーの使用に関する情報は確認されなかった。

V. 毒性研究
急性毒性
ブラインシュリンプ致死試験において，コーンフラワーのメタノール抽出物のLC_{50}は38 μg/mlであるが，コーンフラワーのエーテル抽出物のLC_{50}は103 μg/mlである（Janackovic et al. 2008）。

参考文献

Janackovic, P., V. Tesevic, P.D. Marin, et al. 2008. Brine shrimp lethality bioassay of selected *Centaurea* L. species (Asteraceae). *Arch. Biol. Sci.* 60(4):681-685.

Centaurium erythraea Rafn

リンドウ科

一般名：センタウリウム
英　名：centaury
別　名：common centaury，lesser centaury
使用部位：花付きの頭部

安全性クラス：1
相互作用クラス：A
禁忌　知見なし
他の注意事項　知見なし
薬やサプリメントとの相互作用　知見なし
有害事象と副作用　知見なし
薬理学的考察　動物実験では，投与の数日後にセンタウリウムの利尿作用を示した（Haloui et al. 2000）。
妊婦と授乳婦　科学的または伝統的文献において，妊娠中および授乳中におけるセンタウリウムの安全性は不明である。本書では，妊娠中や授乳期間での使用に関する問題は確認されなかったが，最終的な安全性は確立されていない。

レビュー詳細

I. 薬やサプリメントとの相互作用
薬やサプリメントとの相互作用の臨床試験
　確認されなかった。
被疑薬やサプリメントとの相互作用の症例報告
　確認されなかった。
薬やサプリメントとの相互作用の動物試験
　確認されなかった。

II. 有害事象
有害事象の症例報告　確認されなかった。

III. 薬理学および薬物動態学

ヒトの薬理学的研究　確認されなかった。

動物の薬理学的研究　センタウリウムの8または16%水抽出物を1日当たり10mg/kgの用量で7日間経口投与したラットでは，5日後に利尿の増強が観察された。投与を始めて4日間は，ナトリウム，カリウム，カルシウムの尿中排泄量に増加は記録されなかったが，その後有意に増加した。電解質または尿素での変化は観察されなかった（Haloui et al. 2000）。

In vitroの薬理学的研究　確認されなかった。

IV. 妊婦と授乳婦

妊娠および授乳期間中のセンタウリウムの使用に関する情報は確認されなかった。

V. 毒性研究

急性毒性

ブラインシュリンプ致死試験では，センタウリウムから単離された化合物のLC_{50}は，スウェルチアマリンでは8 μg/ml，スウェロサイドでは34 μg/ml，ゲンチオピクロシドでは24 μg/mlである（Kumarasamy et al. 2003a, 2003b）。

遺伝毒性

センタウリウムのチンキまたは液体抽出物の変異原性活性は，ネズミチフス菌TA98株またはTA100株では観察されなかったが，減圧蒸留した抽出物では，TA98株において弱い変異原性活性を示した（Schimmer et al. 1994）。オイストミンとデメチルオイストミンの強い抗変異原性活性はネズミチフス菌TA98株，TA100株，TA102株で観察された（Schimmer and Mauthener 1996）。

参考文献

Haloui, M., L. Louedec, J.B. Michel, and B. Lyoussi. 2000. Experimental diuretic effects of *Rosmarinus officinalis* and *Centaurium erythraea*. *J. Ethnopharmacol.* 71(3):465-472.

Kumarasamy, Y., L. Nahar, P.J. Cox, M. Jaspars, and S.D. Sarker. 2003a. Bioactivity of secoiridoid glycosides from *Centaurium erythraea*. *Phytomedicine* 10(4):344-347.

Kumarasamy, Y., L. Nahar, and S.D. Sarker. 2003b. Bioactivity of gentiopicroside from the aerial parts of *Centaurium erythraea*. *Fitoterapia* 74(1-2):151-154.

Schimmer, O., A. Krüger, H. Paulini, and F. Haefele. 1994. An evaluation of 55 commercial plant extracts in the Ames mutagenicity test. *Pharmazie* 49:448-448.

Schimmer, O., and H. Mauthener. 1996. Polymethoxylated xanthones from the herb of *Centaurium erythraea* with strong antimutagenic properties in *Salmonella typhimurium*. *Planta Med.* 62(6):561-564.

Centella asiatica (L.) Urb.　セリ科

一般名：ゴツコラ，センテラ

英　名：gotu kola

和　名：ツボクサ

異　名：*Hydrocotyle asiatica* L.

アーユルヴェーダ名：*brahmi*，*mandukaparni*

中国名：積雪草（*ji xue cao*）（全草）

別　名：Asiatic pennywort，Indian pennywort

使用部位：全草

安全性クラス：1

相互作用クラス：A

禁忌　知見なし

他の注意事項　知見なし

薬やサプリメントとの相互作用　知見なし

注釈　一般的に，*Centella asiatica*は北と西インドでは*brahmi*，ケララ（南インド）では*mandukaparni*と呼ばれているが，バコパ（*Bacopa monnieri*）はケララで*brahmi*，北と西インドでは*mandukaparni*と呼ばれている。

有害事象と副作用　パッチテストによって確認されたアレルギー性接触皮膚炎が，ゴツコラを含む製品の局所使用後に報告されている（Bilbao et al. 1995; Eun and Lee 1985; Izu et al. 1992; Morante et al. 1998; Santucci et al. 1985; Vena and Angelini 1986）。

薬理学的考察　知見なし

妊婦と授乳婦　胎児の発達への有害作用は，交尾7日前から14または21日間にゴツコラのフレッシュジュース（生の植物20～80g/kgに相当）を投与したマウスの仔で，観察されなかった（Dutta and Basu 1968）。

授乳期間中のゴツコラの安全性は不明である。本書では，授乳期間での使用に関する問題は確認されなかったが，最終的な安全性は確立されていない。

レビュー詳細

I. 薬やサプリメントとの相互作用

薬やサプリメントとの相互作用の臨床試験

確認されなかった。

被疑薬やサプリメントとの相互作用の症例報告

確認されなかった。

薬やサプリメントとの相互作用の動物試験

確認されなかった。

II. 有害事象

有害事象の症例報告　黄疸や肝毒性の症例が，減量のために21～60日間ゴツコラ錠を摂取していた3人の女性で報告された（製品や用量は未特定）。病理診断は，顕著な壊死とアポトーシマを伴う肉芽腫性肝炎，肝硬変変質および激しい壊死性炎症を伴う慢性肝炎，そして肉芽腫性肝炎であった。すべての患者は，ゴツコラの摂取中止後に改善し，1人の患者は，再摂取の2週間後に黄疸が再発した（Jorge and Jorge 2005）。

夜食症候群は，およそ2年間ゴツコラ（用量は不特定）のチンキを摂取していた41歳の女性で観察された。症候群の発症は，ゴツコラの使用に時間的に関連しており，チンキの使用中止後に症状は改善した（O' Brien 2005）。

パッチテストによって確認されたアレルギー性接触皮膚炎が，ゴツゴラを含む製品の局所使用後に報告されている（Bilbao et al. 1995; Eun and Lee 1985; Izu et al. 1992; Morante et al. 1998; Santucci et al. 1985; Vena and Angelini 1986）。

III. 薬理学および薬物動態学

ヒトの薬理学的研究　確認されなかった。

動物の薬理学的研究　ゴツコラの弱い感作能力が，繰り返し局所使用した後のモルモットで観察された（Hausen 1993）。

受胎率の低下が，交尾7日前から14日もしくは21日間，ゴツコラのフレッシュジュース（生の植物20～80g/kgに相当）を経口投与したマウスで観察された。受胎率は未処置の対照群で85％，処置群で約45％であった（Dutta and Basu 1968）。

ラットに対し，1日当たり28ml/kgの用量でゴツコラのエタノール，メタノール，*n*-ブタノール抽出物を14日間投与した場合，*in vitro*の血小板反応性を阻害した。エタノール抽出物はまた動的な凝固を阻害した（Satake et al. 2007）。

***In vitro*の薬理学的研究**　確認されなかった。

IV. 妊婦と授乳婦

胎児の発達への有害事象は，交尾7日前から14または21日間，ゴツコラのフレッシュジュース（生の植物20～80g/kgに相当）を投与したマウスの仔で観察されなかった（Dutta and Basu 1968）。

授乳期間中のゴツコラの安全性情報は確認されなかった。

V. 毒性研究

急性毒性

ラットにおけるゴツコラの含水アルコール抽出物のLD_{50}は，経口投与において675mg/kgまでの用量で決定することができなかった（De Lucia et al. 1997）。

短期毒性

1日当たり150mg/kgのゴツコラの含水アルコール抽出物を30日間経口投与したラットでは，有害作用は観察されなかった。血漿グルコースおよびタンパク質のレベルに変化はなく，胃，肝臓，脾臓，腎臓での変化も観察されなかった（De Lucia et al. 1997）。

有害作用は，1日当たり最大1mg/kgのゴツコラの水抽出物を15日間経口投与したマウスで観察されなかった（Rao et al. 2005）。

遺伝毒性

ゴツコラの水抽出物とエタノール抽出物の変異原性活性は代謝活性化ありのネズミチフス菌TA98株で観察されたが，代謝活性化なしでは観察されなかった（Mills and Bone 2005; Rivera et al. 1994）。逆に，変異原性の適度な阻害が，ゴツコラ抽出物で処置されたネズミチフス菌TA98株およびTA100株で観察され（Yen et al. 2001），化学的に誘導された遺伝毒性作用（染色体異常および姉妹染色分体交換）の用量依存的な減少が，ゴツコラ抽出物で処置されたヒトのリンパ球で観察された（Siddique et al. 2008）。

参考文献

Bilbao, I., A. Aguirre, R. Zabala, et al. 1995. Allergic contact dermatitis from butoxyethyl nicotinic acid and *Centella asiatica* extract. *Contact Dermat.* 33(6):435-436.

De Lucia, R., J.A.A. Sertie, E.A. Camargo, and S. Panizza. 1997. Pharmacological and toxicological studies on *Centella asiatica* extract. *Fitoterapia* 68(5):413-416.

Dutta, T., and U.P. Basu. 1968. Crude extract of *Centella asiatica* and products derived from its glycosides as oral antifertility agents. *Indian J. Exp. Biol.* 6(3):181-182.

Eun, H.C., and A.Y. Lee. 1985. Contact dermatitis due to madecassol. *Contact Dermat.* 13(5):310-313.

Hausen, B.M. 1993. *Centella asiatica* (Indian pennywort), an effective therapeutic but a weak sensitizer. *Contact Dermat.* 29(4):175-179.

Izu, R., A. Aguirre, N. Gil, and J.L. Diaz-Perez. 1992. Allergic contact dermatitis from a cream containing *Centella asiatica* extract. *Contact Dermat.* 26(3):192-193.

Jorge, O.A., and A.D. Jorge. 2005. Hepatotoxicity associated with the ingestion of *Centella asiatica*. *Rev. Esp. Enferm. Dig.* 97(2):115-124.

Mills, S., and K. Bone. 2005. *The essential guide to herbal safety*. St. Louis: Elsevier.

Morante, J.M.O., J.J.G. Bujan, M.G. Guemes, I.Y. Bayona, and R.S. Arechavala. 1998. Allergic contact dermatitis from *Centella asiatica* extract: Report of a new case. *Acta Dermo-Sifiliograf.* 89(6):341-343.

O'Brien, B. 2005. Night eating syndrome and gotu kola. *Iranian Med. J.* 98(10):250-251.

Rao, S.B., M. Chetana, and P. Uma Devi. 2005. *Centella asiatica* treatment during postnatal period enhances learning and memory in mice. *Physiol. Behav.* 86(4):449-457.
Rivera, I.G., M.T. Martins, P.S. Sanchez, et al. 1994. Genotoxicity assessment through the Ames test of medicinal-plants commonly used in Brazil. *Env. Toxicol. Water Qual.* 9(2):87-93.
Santucci, B., M. Picardo, and A. Cristaudo. 1985. Contact dermatitis due to centelase. *Contact Dermat.* 13(1):39.
Satake, T., K. Kamiya, Y. An, T. Oishi Nee Taka, and J. Yamamoto. 2007. The anti-thrombotic active constituents from *Centella asiatica*. *Biol. Pharm. Bull.* 30(5):935-940.
Siddique, Y.H., G. Ara, T. Beg, et al. 2008. Antigenotoxic role of *Centella asiatica* L. extract against cyproterone acetate induced genotoxic damage in cultured human lymphocytes. *Toxicol. In Vitro* 22(1):10-7.
Vena, G.A., and G. Angelini. 1986. Contact allergy to centelase. *Contact Dermat.* 15(2):108-109.
Yen, G.C., H.Y. Chen, and H.H. Peng. 2001. Evaluation of the cytotoxicity, mutagenicity and antimutagenicity of emerging edible plants. *Food Chem. Toxicol.* 39(11):1045-1053.

Cephaelis ipecacuanha (Brot.) Tussac　アカネ科

一般名：イペカック
英　名：ipecac
生薬名：局（根および根茎）トコン（吐根）
異　名：*Psychotria ipecacuanha* (Brot.) Stokes
別　名：Brazilian ipecac, ipecacuanha, Rio ipecac
使用部位：根茎

安全性クラス：3
相互作用クラス：A

禁忌　このハーブの適切な使用において，資格のある専門家監督下以外での使用禁止（CFR 2011; Manno and Manno 1977; Manoguerra and Cobaugh 2005; Quang and Woolf 2000)。

他の注意事項　十分な用量は，ほとんどの人で吐き気や嘔吐の原因となる（Lloyd 1897; Manno and Manno 1977; Manoguerra and Cobaugh 2005; Silber 2005; Wichtl 2004; Wood and LaWall 1926)。

薬やサプリメントとの相互作用　知見なし

標準用量　催吐薬としてのイペカックシロップ（U.S.P.）の用量は15mlである（CFR 2011)。

去痰薬としてのイペカックの標準的な治療用量は，成人で0.4〜1.4mlの用量のイペカックシロップ（U.S.P.）である（Martindale and Reynolds 1996)。

催吐目的では，患者の80〜85%が単回，10〜15%が2回の投与が必要であり，4〜5%は投与後も嘔吐しないことが示された（Manoguerra and Cobaugh 2005)。

注意　催吐薬（Leung and Foster 1996; Martindale and Reynolds 1996; Wichtl 2004; Wood and LaWall 1926)，付録2参照。

注釈　米国でのイペカックシロップの販売は1.0オンス以下とされておりラベルを表示しなければならない。下記のものを摂取した意識を消失している人への使用は禁忌である。“ストリキニーネ，アルカリ類（アルカリ液）や強酸のような腐食剤，もしくは灯油，ガソリン，石油，重油または洗浄液のような石油蒸留物”。また，製品を使用する前に医師，毒物センターまたは病院に電話しなければならないという表示がなくてはならず，子供の手の届かないところに置くべきである。ラベルにはまた，イペカックシロップの標準用量は，1歳以上の人には大さじ1杯（15ml）であると示すべきである（CFR 2011)。

イペカックの液体抽出物のような濃縮された製剤は，非常に強い毒性があるため（Gilman et al. 1985; Martindale and Reynolds 1996)，医療従事者監督下でのみ使用するべきである。イペカックは皮膚や粘膜に刺激作用があるため，取り扱いに注意すべきである。イペカックからの浮遊塵の吸入は，イペカックへの感作や喘息の誘発に関連がある（Persson 1991; Wichtl 2004)。

有害事象と副作用　通常，イペカックシロップの十分な用量は，摂取後15〜30分以内に嘔吐を誘発する（Manoguerra and Cobaugh 2005)。

嘔吐を誘発するためのイペカック使用に関連する有害事象は，激しく長期の嘔吐，下痢，不規則な嗜眠，胃の破裂，上部消化管の裂傷，出血性胃腸炎，心拍数の減少，脳出血，縦隔気腫を含む（Czajka and Russell 1985; Quang and Woolf 2000)。

拒食症や過食症の人による慢性的なイペカックの乱用が，心毒性，全身性の筋力低下，代謝障害，ショックや死亡と関連がある（Quang and Woolf 2000)。

薬理学的考察　中毒の特殊療法におけるイペカックの使用は，現在では多くの組織で推奨されてはいない。活性炭や他の治療のプロトコールが安全でより効果的であると認識されている（Manoguerra and Cobaugh 2005; Meadows-Oliver 2004; Silber 2005)。

2003年には，米国小児科学会において，イペカックシロップは中毒の治療としてこれ以上使用しないように推奨する政府声明を発表した（AAP 2003)。米国やヨーロッパの毒性学会によって発行された1997年の共同声明では，イペカックシロップは中毒を起こした患者の特殊治療において，投与しないように勧めた（Krenzelok et al. 1997)。

米国の毒物管理センター協会による2005年の声明では，イペカックは限られた状況での使用に適している可能性があることを示す，さらなる臨床のガイドラインを提供した。これらのガイドラインは，イペカックの嘔吐目的の使用は，医療専門家の直接的な指示でのみ使用すべきであることを示し，以下の場合は使用すべきではないとしている。

・患者が昏睡状態または精神状態に変化がある場合で，胃内容物中の嘔吐の危険性が高い。
・患者が痙攣している。
・摂取された物質が，精神状態の変化，または痙攣を引き起こす。
・摂取された物質が，苛性ソーダや腐食剤である。
・摂取された物質が，誤嚥の可能性がある低粘度の石油蒸留物である。
・患者が，嘔吐によって悪化する疾患がある（例えば，重症高血圧，徐脈，出血性素因）（Manoguerra and Cobaugh 2005）。

他のガイドラインでは，上記の"絶対禁忌"に"相対的禁忌"を追加している。これらのガイドラインでは，次のような場合にイペカックを使用すべきではないとしている。

・患者がすでに吐いている。
・懸念のある製品を摂取してからすでに1時間以上経過している。
・患者は，出血（素因出血）や出血の影響を受けやすい。
・摂取した毒に対する経口解毒剤の使用が可能である。
・患者が6か月以下の月齢。
・患者が高齢，もしくは心臓疾患の既往がある。
・患者が心疾患の薬を摂取している（カルシウム-チャネル遮断薬，β遮断薬）（Quang and Woolf 2000）。

イペカックは心臓疾患のある患者に使用すべきではない（Gilman et al. 1985; Mitchell 1983）。

妊婦と授乳婦　妊娠中および授乳期間中におけるイペカックの安全性に関する研究は確認されなかった。催吐作用に基づいて，妊娠中イペカックの使用は有資格の医療従事者監督下以外では勧められない。

授乳期間中のイペカックの安全性情報は確認されなかったが，最終的な安全性は確立されていない。また，本品は，適切な使用において，資格のある専門家監督下以外での使用は勧められない。

レビュー詳細

I. 薬やサプリメントとの相互作用

薬やサプリメントとの相互作用の臨床試験

確認されなかった。

被疑薬やサプリメントとの相互作用の症例報告

確認されなかった。

薬やサプリメントとの相互作用の動物試験

確認されなかった。

II. 有害事象

有害事象の症例報告　嘔吐を誘発するためのイペカックの使用に関連する有害事象は，激しく長期的な嘔吐，胃の破裂，マロリー・ワイス裂傷，出血性胃腸炎，徐脈，脳出血，縦隔気腫を含む（Quang and Woolf 2000）。遅延性嘔吐のケース（数日間持続）は，イペカックシロップを15〜30ml投与した2〜4歳の子供で報告されている。いくつかは致命的だった（Manno and Manno 1977）。

拒食症や過食症の人による慢性的なイペカックの乱用は，PR延長によって特徴づけられた心毒性，T波異常，QRS異常，鬱血性心筋症，心房，心室不整脈と関連がある。全身性の筋力低下，筋疾患，下痢，軽度の震え，浮腫，脱水，代謝障害（低カリウム血症，代謝性アシドーシス，クレアチニンホスホキナーゼの上昇），ショック，死亡もまた，慢性的な使用後に報告されている（Manno and Manno 1977; Quang and Woolf 2000）。

イペカックは皮膚や粘膜に刺激作用があるため，取り扱いに注意すべきである。イペカックからの浮遊塵の吸入は，イペカックへの感作や喘息の誘発に関連がある（Persson 1991; Wichtl 2004）。

III. 薬理学および薬物動態学

ヒトの薬理学的研究　イペカックシロップを投与された146人の患者でのフォローアップ研究では，イペカック誘発性の嘔吐後，4時間以内には患者の33.6%は症状がなく，17.1%は遅延性嘔吐を経験したことが示された。下痢や不規則な昏睡の発生率は，イペカックシロップを投与されていない患者よりも，イペカック誘発性の嘔吐後で高かった（Czajk and Russell 1985）。

動物の薬理学的研究　拒食症の動物モデルにおいて，毎日イペカックを4〜10週間腹腔内投与したラットでは，ミオパシーを誘発した。摂取を中止して6〜12週間後に完治した（Hopf and Goebel 1993）。

***In vitro*の薬理学的研究**　確認されなかった。

IV. 妊婦と授乳婦

妊娠および授乳期間中のイペカックの安全性に関する研究は確認されなかった。

V. 毒性研究

急性毒性

腹腔内投与において，ラットに対するエメチンのLD_{50}は

12.1mg/kgであるが，セファエリンのLD_{50}は9.9mg/kgである（Radomski et al. 1952)。

参考文献

AAP. 2003. Policy statement: Poison treatment in the home. American Academy of Pediatrics. *Pediatrics* 112(5):1182-1185.

CFR. 2011. *Code of federal regulations*, Title 21 Part 201.308, 2011 ed. Specific labeling requirements for specific drug products. Ipecac syrup; warnings and directions for use for over-the-counter sale. Washington, DC: U.S. Government Printing Office.

Czajka, P.A., and S.L. Russell. 1985. Nonemetic effects of ipecac syrup. *Pediatrics* 75(6):1101-1104.

Gilman, A.G., L.S. Goodman, and A. Gilman. 1985. *Goodman & Gilman's the pharmacological basis of therapeutics*. 7th ed. New York: MacMillan.

Hopf, N.J., and H.H. Goebel. 1993. Experimental emetine myopathy: Enzyme histochemical, electron microscopic, and immunomorphological studies. *Acta Neuropathol.* 85(4):414-418.

Krenzelok, E.P., M. McGuigan, and P. Lheur. 1997. Position statement: Ipecac syrup. American Academy of Clinical Toxicology; European Association of Poisons Centres and Clinical Toxicologists. *J. Toxicol. Clin. Toxicol.* 35(7):699-709.

Leung, A.Y., and S. Foster. 1996. *Encyclopedia of common natural ingredients used in food, drugs, and cosmetics*. 2nd ed. New York: Wiley.

Lloyd, J.U. 1897. *Cephaelis ipecacuanha*. Cincinnati, OH: Self-published.

Manno, B.R., and J.E. Manno. 1977. Toxicology of ipecac: A review. *Clin. Toxicol.* 10(2):221-242.

Manoguerra, A.S., and D.J. Cobaugh. 2005. Guideline on the use of ipecac syrup in the out-of-hospital management of ingested poisons. *Clin. Toxicol. (Phila.)* 43(1):1-10.

Martindale, W., and J.E.F. Reynolds. 1996. *The extra pharmacopoeia*. 31st ed. London: Pharmaceutical Press.

Meadows-Oliver, M. 2004. Syrup of ipecac: New guidelines from the AAP. *J. Pediatr. Health Care* 18(2):109-110.

Mitchell, H. 1983. *British herbal pharmacopoeia*. Bournemouth, U.K.: British Herbal Medicine Association.

Persson, C.G. 1991. Ipecacuanha asthma: More lessons. *Thorax* 46(6):467-468.

Quang, L.S., and A.D. Woolf. 2000. Past, present, and future role of ipecac syrup. *Curr. Opin. Pediatr.* 12(2):153-162.

Radomski, J.L., E.C. Hagan, H.N. Fuyat, and A.A. Nelson. 1952. The pharmacology of ipecac. *J. Pharm. Exp. Ther.* 104(4):421-426.

Silber, T.J. 2005. Ipecac syrup abuse, morbidity, and mortality: Isn't it time to repeal its over-the-counter status? *J. Adolesc. Health* 37(3):256-260.

Wichtl, M. 2004. *Herbal drugs and phytopharmaceuticals: A handbook for practice on a scientific basis*. 3rd ed. Boca Raton, FL: CRC Press.

Wood, H., and C. LaWall. 1926. *The dispensatory of the United States of America*. Philadelphia: J.B. Lippincott.

Ceratonia siliqua L.

マメ科

一般名：キャロブ
英　名：carob
和　名：イナゴマメ
別　名：locust bean, St. John's bread
使用部位：果実

安全性クラス：1
相互作用クラス：A
禁忌　知見なし
他の注意事項　知見なし
薬やサプリメントとの相互作用　知見なし
有害事象と副作用　知見なし
薬理学的考察　知見なし

妊婦と授乳婦　胎児の発達におけるキャロブビーンガムの有害作用は，動物実験で観察されなかった（FAO/WHO 1981)。

授乳期間中のキャロブビーンガムの安全性は不明である。本書では，授乳期間での使用に関する問題は確認されなかったが，最終的な安全性は確立されていない。

レビュー詳細

I. 薬やサプリメントとの相互作用

薬やサプリメントとの相互作用の臨床試験
確認されなかった。

被疑薬やサプリメントとの相互作用の症例報告
確認されなかった。

薬やサプリメントとの相互作用の動物試験
確認されなかった。

II. 有害事象

有害事象の症例報告　キャロブ粉への繰り返しの暴露による職業的喘息が報告されている（Scoditti et al. 1996; van der Bremptら 1992)。キャロブビーンガムへのアレルギー反応が報告されている（Savino et al. 1999)。

III. 薬理学および薬物動態学

ヒトの薬理学的研究　健常な被験者を対象に，キャロブビーンガム（9.5g/1000kcal）を加えた食事を2週間摂取したところ，対照群と比較して，カルシウム，鉄，亜鉛の吸収が有意に低下したが，銅の吸収は変わらなかった（Harmuth-Hoene et al. 1982）。

動物の薬理学的研究　確認されなかった。

*In vitro*の薬理学的研究　確認されなかった。

IV. 妊婦と授乳婦

キャロブビーンガムの催奇形性は，最大で1,300mg/kg経口投与したマウスまたはラット，1000mg/kg投与したハムスター，196mg/kgまで投与したウサギで観察されなかった。910mg/kgの用量では，ほとんどの妊娠ウサギで致死が起こり，1,300mg/kgの用量は妊娠マウスの25%が致死した（FAO/WHO 1981）。

授乳期間中のキャロブビーンガムの安全性情報は確認されなかった。

V. 毒性研究

急性毒性

キャロブビーンガムの経口LD_{50}は，5g/kgまでの用量で決定できなかった（FAO/WHO 1981）。

慢性毒性

組織病理学的影響は，ローカストビーンガムを2.5または5.0%含む餌を103週間与えたラットとマウスで観察されなかった。ローカストビーンガム5.0%の餌を与えた雄マウスでは，体重増加の低下が観察された（Melnick et al. 1983; NTP 1981）。

遺伝毒性

キャロブ抽出物の弱い変異原性活性は，ネズミチフス菌TA98株とTA100株で観察された（Alkofahi et al. 1990）。

参考文献

Alkofahi, A.S., A. Abdelaziz, I. Mahmoud, et al. 1990. Cytotoxicity, mutagenicity and antimicrobial activity of forty Jordanian medicinal plants. *Int. J. Crude Drug Res.* 28(2):139-144.

FAO/WHO. 1981. Carob (Locust) bean gum. International Programme on Chemical Safety. Toxicological evaluation of certain food additives and food contaminants. In *WHO Food Additives Series.*

Harmuth-Hoene, A.E., A. Meier-Ploeger, and C. Leitzmann. 1982. Effect of carob bean flour on the resorption of minerals and trace elements in man. *Z. Ernahrungswiss.* 21(3):202-213.

Melnick, R.L., J. Huff, J.K. Haseman, et al. 1983. Chronic effects of agar, guar gum, gum arabic, locust-bean gum, or tara gum in F344 rats and B6C3F1 mice. *Food Chem. Toxicol.* 21(3):305-311.

NTP. 1981. Carcinogenesis bioassay of locust bean gum (CAS No. 9000-40-2) in F344 rats and B6C3F1 mice (feed study). In *National Toxicology Program Technical Report Series Report No 221.*

Savino, F., M.C. Muratore, L. Silvestro, R. Oggero, and M. Mostert. 1999. Allergy to carob gum in an infant. *J Pediatr. Gastroenterol. Nutr.* 29(4):475-476.

Scoditti, A., P. Peluso, R. Pezzuto, T. Giordano, and A. Melica. 1996. Asthma to carob bean flour. *Ann. Allergy Asthma Immunol.* 77(1):81.

van der Brempt, X., C. Ledent, and M. Mairesse. 1992. Rhinitis and asthma caused by occupational exposure to carob bean flour. *J. Allergy Clin. Immunol.* 90(6, Pt. 1):1008-1010.

Cetraria islandica (L.) Ach.

ウメノキゴケ科

一般名：アイスランドモス

英　名：Iceland moss

和　名：アイスランドゴケ，エイランタイ（依蘭苔）

使用部位：葉状体

安全性クラス：1

相互作用クラス：A

禁忌　知見なし

他の注意事項　知見なし

薬やサプリメントとの相互作用　知見なし

有害事象と副作用　知見なし

薬理学的考察　知見なし

妊婦と授乳婦　科学的または伝統的文献において，妊娠中および授乳中におけるアイスランドモスの安全性は不明である。本書では，妊娠中や授乳期間での使用に関する問題は確認されなかったが，最終的な安全性は確立されていない。

レビュー詳細

I. 薬やサプリメントとの相互作用

薬やサプリメントとの相互作用の臨床試験

確認されなかった。

被疑薬やサプリメントとの相互作用の症例報告

確認されなかった。

薬やサプリメントとの相互作用の動物試験

確認されなかった。

II. 有害事象

臨床試験での有害事象　アイスランドモスの0.5～5g相当量を含む錠剤の臨床試験では，4または5日間毎日摂取した場合に一般的に忍容制が良好であった（Bradley 2006; ESCOP

2003)。

有害事象の症例報告　確認されなかった。

III. 薬理学および薬物動態学

ヒトの薬理学的研究　確認されなかった。

動物の薬理学的研究　抗原誘発性関節炎のあるマウスでは，対照動物と比較して，関節炎に有意な減少が観察された。マウスは14日間前から，そして関節炎が誘発された後の36日間，1週間に2回の割合でアイスランドモス水抽出物を2.5mg/kg皮下投与された（Freysdottir et al. 2008）。

*In vitro*の薬理学的研究　IL10とIL12p40分泌の発現増加は，アイスランドモスの水抽出物で培養されたヒト単球由来未熟樹状細胞で観察された（Freysdottir et al. 2008）。

IV. 妊婦と授乳婦

妊娠および授乳期間中のアイスランドモスの安全性情報は確認されなかった。

V. 毒性研究

急性毒性

1日当たりアイスランドモスを50%含む餌を与えたマウスでは，胃腸障害が観察され，6日以内で死亡した（Airaksinen et al. 1986a）。

亜慢性毒性

アイスランドモス（10分間煮沸または2日間2%の木材灰溶液に浸したもの）を25%含む餌を3か月間与えたラットでは，数匹のラットの腎臓において，限局性の管状障害および糸球体細胞数に増加がみられた。対照群と比較して，尿タンパク値が上昇した。また，体重増加率の減少が観察された（Airaksinen et al. 1986b）。

参考文献

Airaksinen, M.M., P. Peura, L. Ala-Fossi-Salokangas, et al. 1986a. Toxicity of plant material used as emergency food during famines in Finland. *J. Ethnopharmacol.* 18(3):273-296.

Airaksinen, M.M., P. Peura, and S. Antere. 1986b. Toxicity of Iceland lichen and reindeer lichen. *Arch. Toxicol. Suppl.* 9:406-409.

Bradley, P.R. 2006. *British herbal compendium: A handbook of scientific information on widely used plant drugs. Volume 2.* Bournemouth, UK: British Herbal Medicine Association.

ESCOP. 2003. *ESCOP monographs: The scientific foundation for herbal medicinal products.* 2nd ed. Exeter, U.K.: European Scientific Cooperative on Phytotherapy.

Freysdottir, J., S. Omarsdottir, K. Ingolfsdottir, A. Vikingsson, and E.S. Olafsdottir. 2008. In vitro and in vivo immunomodulating effects of traditionally prepared extract and purified compounds from *Cetraria islandica*. *Int. Immunopharmacol.* 8(3):423-430.

Chaenomeles speciosa (Sweet) Nakai　バラ科

一般名：フラワリングクインス

英　名：flowering quince

和　名：ボケ

生薬名：局外（偽果）モッカ（木瓜）

異　名：*Chaenomeles lagenaria* (Loisel.) Koidz.

中国名：木瓜（*mu gua*）（果実）

別　名：Chinese quince，Japanese quince

使用部位：果実

安全性クラス：1

相互作用クラス：A

禁忌　知見なし

他の注意事項　知見なし

薬やサプリメントとの相互作用　知見なし

注釈　中国伝統医学の参考文献では，胃酸過多の人には，フラワリングクインスは禁忌とされているが（Bensky et al. 2004），他の参考文献ではそのような懸念を示していない（Chen and Chen 2004）。

有害事象と副作用　フラワリングクインスへの局所暴露後のアレルギー反応が報告されている（Bensky et al. 2004）。

薬理学的考察　知見なし

妊婦と授乳婦　科学的または伝統的文献において，妊娠中および授乳中におけるフラワリングクインスの安全性は不明である。本書では，妊娠中や授乳期間での使用に関する問題は確認されなかったが，最終的な安全性は確立されていない。

レビュー詳細

I. 薬やサプリメントとの相互作用

薬やサプリメントとの相互作用の臨床試験

確認されなかった。

被疑薬やサプリメントとの相互作用の症例報告

確認されなかった。

薬やサプリメントとの相互作用の動物試験

確認されなかった。

II. 有害事象

有害事象の症例報告　フラワリングクインスへの局所暴露後のアレルギー反応が報告されている（Bensky et al. 2004）。

III. 薬理学および薬物動態学

ヒトの薬理学的研究　確認されなかった。

動物の薬理学的研究　確認されなかった。

*In vitro*の薬理学的研究　確認されなかった。

IV. 妊婦と授乳婦

妊娠および授乳期間中のフラワリングクインスの安全性情報は確認されなかった。

V. 毒性研究

確認されなかった。

参考文献

Bensky, D., S. Clavey, and E. Stöger. 2004. *Chinese herbal medicine: Materia medica.* 3rd ed. Seattle: Eastland Press.

Chen, J.K., and T.T. Chen. 2004. *Chinese medical herbology and pharmacology*. City of Industry, CA: Art of Medicine Press.

Chamaelirium luteum (L.) A. Gray

ユリ科

一般名：フォールスユニコーン

英　名：false unicorn

別　名：blazing star，fairy wand，helonias

使用部位：根茎

安全性クラス：1

相互作用クラス：A

禁忌　知見なし

他の注意事項　知見なし

薬やサプリメントとの相互作用　知見なし

有害事象と副作用　フォールスユニコーンの高用量投与（標準的な投与量は，根の粉末0.5～1 gと記載）は，嘔吐する可能性がある（Felter and Lloyd 1898）。

薬理学的考察　知見なし

妊婦と授乳婦　歴史的には，フォールスユニコーンは，つわりを治療し，流産の既往のある女性の流産リスクを低減するために使用されている（Felter and Lloyd 1898）。

授乳期間中のフォールスユニコーンの安全性は不明である。本書では，授乳期間での使用に関する問題は確認されなかったが，最終的な安全性は確立されていない。

レビュー詳細

I. 薬やサプリメントとの相互作用

薬やサプリメントとの相互作用の臨床試験
確認されなかった。

被疑薬やサプリメントとの相互作用の症例報告
確認されなかった。

薬やサプリメントとの相互作用の動物試験
確認されなかった。

II. 有害事象

有害事象の症例報告　確認されなかった。

III. 薬理学および薬物動態学

ヒトの薬理学的研究　確認されなかった。

動物の薬理学的研究　確認されなかった。

*In vitro*の薬理学的研究　フォールスユニコーンの含水エタノール抽出物は，エストラジオールとプロゲステロン受容体において，有意な結合活性を示さなかった（Zava et al. 1998）。

IV. 妊婦と授乳婦

歴史的には，フォールスユニコーンは，つわりを治療し，流産の既往のある女性の流産リスクを低減するために使用されている（Felter and Lloyd 1898）。

授乳期間中のフォールスユニコーンの安全性情報は確認されなかった。

V. 毒性研究

確認されなかった。

参考文献

Felter, H.W., and J.U. Lloyd. 1898. *King's American dispensatory*. 18th ed., 3rd rev. 2 vols. Cincinnati: Ohio Valley Co.

Zava, D.T., C.M. Dollbaum, and M. Blen. 1998. Estrogen and progestin bioactivity of foods, herbs, and spices. *Proc. Soc. Exp. Biol. Med.* 217(3):369-378.

Chamaemelum nobile (L.) All.

キク科

一般名：ローマンカモミール
英　名：Roman chamomile
和　名：ローマンカミツレ
異　名：*Anthemis nobilis* L.
別　名：dog fennel，English chamomile
使用部位：花

安全性クラス：2b
相互作用クラス：A
禁忌　妊娠中は，医療従事者監督下以外での使用禁止（Kochmann 1931; van Itallie et al. 1932）。
他の注意事項　アレルギー交差反応がキク科植物で共通しているため，キク科（例えばフィーバーフューやカモミールなど）の他の植物にアレルギーのある人は注意が必要である（Hausen 1979）。
薬やサプリメントとの相互作用　知見なし
注意　堕胎薬（List and Hörhammer 1973），付録2参照。
通経薬（List and Hörhammer 1973; Palma 1964; Saha et al. 1961），付録2参照。
有害事象と副作用　パッチテストでのローマンカモミールに対するアレルギー反応が報告されている（Bossuyt and Dooms-Goossens 1994; Giordano-Labadie et al. 2000; Hausen 1979; McGeorge and Steele 1991; Paulsen 2002; Pereira et al. 1997）。
薬理学的考察　知見なし
妊婦と授乳婦　1930年代ドイツの参考文献によると，当時ローマンカモミールは流産の処方成分として売られていた（Kochmann 1931; van Itallie et al. 1932）。ローマンカモミールの通経作用が報告されている（Palma 1964; Saha et al. 1961）。これらの報告に基づいて，妊娠中は，有資格の医療従事者監督下以外では使用すべきではない。
授乳期間中のローマンカモミールの安全性は不明である。本書では，授乳期間での使用に関する問題は確認されなかったが，最終的な安全性は確立されていない。

レビュー詳細

I. 薬やサプリメントとの相互作用
薬やサプリメントとの相互作用の臨床試験
確認されなかった。
被疑薬やサプリメントとの相互作用の症例報告
確認されなかった。
薬やサプリメントとの相互作用の動物試験
確認されなかった。

II. 有害事象
有害事象の症例報告　アロマセラピークラスの学生が，ローマンカモミール精油を吸入した後，頻脈，高血圧，吐き気を伴う目まいを起こした（Maddocks-Jennings 2004）。
ローマンカモミール茶，ローマンカモミールを含む局所クリームによる接触皮膚炎が報告されている（Bossuyt and Dooms-Goossens 1994; Giordano-Labadie et al. 2000; McGeorge and Steele 1991; Pereira et al. 1997）。一般的に，ローマンカモミール中のセスキテルペンラクトン類が，この作用の原因であると認識されている（Paulsen 2002）。

III. 薬理学および薬物動態学
ヒトの薬理学的研究　5%ローマンカモミールでのパッチテストでは，湿疹のある290人の患者のうち，1人のみ陽性反応を誘発した（Meneghini et al. 1971）。キク科の異なる植物に対するアレルギーがある人を対象としたパッチテストでは，25人中2人がローマンカモミールへのアレルギーがあったことを示した（Hausen 1979）。25人の健常な被験者を対象とした最大化試験では，4%ローマンカモミール精油への感作反応は示さなかった（Opdyke 1979）。
動物の薬理学的研究　ローマンカモミールの水抽出物を50，100，200mg/kgの用量で静脈内投与したラットでは，最高用量の投与群において尿量の増加が観察された。すべての群において，用量依存的な血圧降下作用が観察された（Zeggwagh et al. 2007）。
無毛マウスの背部に希釈されていないローマンカモミール精油を塗布した場合，刺激作用は生じなかった。24時間無傷または擦過傷のあるウサギに精油を塗布した場合，軽度の刺激が観察された（Opdyke 1979）。
*In vitro*の薬理学的研究　確認されなかった。

IV. 妊婦と授乳婦
1930年代ドイツの参考文献によると，当時ローマンカモミールは流産の処方薬として売られていた（Kochmann 1931; van Itallie et al. 1932）。ローマンカモミールの通経作用が報告されている（Palma 1964; Saha et al. 1961）。
授乳期間中のローマンカモミールの安全性情報は確認されなかった。

V. 毒性研究

急性毒性

ローマンカモミールのLD_{50}は，経口および局所投与において，5g/kgまでの用量で決定することができなかった（Opdyke 1979）。

遺伝毒性

ローマンカモミール精油の変異原性活性は，枯草菌での*rec*アッセイおよびサルモネラ/ミクロソームでの復帰突然変異試験において見られなかった（Zani et al. 1991）。

参考文献

Bossuyt, L., and A. Dooms-Goossens. 1994. Contact sensitivity to nettles and camomile in “alternative” remedies. *Contact Dermat.* 31(2):131-132.

Giordano-Labadie, F., H.P. Schwarze, and J. Bazex. 2000. Allergic contact dermatitis from chamomile used in phytotherapy. *Contact Dermat.* 42(2):247.

Hausen, B.M. 1979. The sensitizing capacity of Compositae plants. III. Test results and cross-reactions in Compositae-sensitive patients. *Dermatologica* 159(1):1-11.

Kochmann, M. 1931. *Anthemis nobilis* und apiol, sind sie abortivmittel? *Arch. Toxicol.* 2(1):35-36.

List, P.H., and H. Hörhammer. 1973. *Hagers handbuch der pharmazeutischen praxis*. Berlin: Springer.

Maddocks-Jennings, W. 2004. Critical incident: Idiosyncratic allergic reactions to essential oils. *Complement Ther. Nurse Midwifery* 10(1):58-60.

McGeorge, B.C.L., and M.C. Steele. 1991. Allergic contact dermatitis of the nipple from Roman chamomile ointment. *Contact Dermat.* 24:139-140.

Meneghini, C.L., F. Rantuccio, and M. Lomuto. 1971. Additives, vehicles and active drugs of topical medicaments as causes of delayed type allergic dermatitis. *Dermatologica* 143:137-147.

Opdyke, D.L.J. 1979. *Monographs on fragrance raw materials*. New York: Pergamon.

Palma, L. 1964. *Cited in* Farnsworth, N.R., A.S. Bingel, G.A. Cordell, F.A. Crane, and H.H. Fong. 1975. Potential value of plants as sources of new antifertility agents I. *J. Pharm. Sci.* 64(4):535-598.

Paulsen, E. 2002. Contact sensitization from Compositae-containing herbal remedies and cosmetics. *Contact Dermat.* 47(4):189-198.

Pereira, F., R. Santos, and A. Pereira. 1997. Contact dermatitis from chamomile tea. *Contact Dermat.* 37(6):307.

Saha, J.C., E.C. Savini, and S. Kasinthan. 1961. *Cited in* Farnsworth, N.R., A.S. Bingel, G.A. Cordell, F.A. Crane, and H.H. Fong. 1975. Potential value of plants as sources of new antifertility agents I. *J. Pharm. Sci.* 64(4):535-598.

van Itallie, L., A. Harmsma, and L.W. van Esveld. 1932. Abortifacients, particularly apiole. *Arch. Exp. Pathol. Pharmakol.* 165:84-100.

Zani, F., G. Massimo, S. Benvenuti, et al. 1991. Studies on the genotoxic properties of essential oils with *Bacillus subtilis* rec-assay and *Salmonella*/microsome reversion assay. *Planta Med.* 57(3):237-241.

Zeggwagh, N.A., J.B. Michel, M. Eddouks, and A. Pereira. 2007. Acute hypotensive and diuretic activities of *Chamaemelum nobile* aqueous extract in normal rats. *Am. J. Pharmacol. Toxicol.* 2(3):140-145.

Chamaesyce hirta (L.) Millsp.

トウダイグサ科

一般名：ピルベアリングトウダイグサ

英　名：pill-bearing spurge

異　名：*Euphorbia hirta* L., *Euphorbia pilulifera* auct. non L.

別　名：asthma herb，garden euphorbia

使用部位：全草

安全性クラス：1

相互作用クラス：A

禁忌　知見なし

他の注意事項　知見なし

薬やサプリメントとの相互作用　知見なし

標準用量　去痰薬として，2.0 g（Cook and Martin 1948; Powers et al. 1942）。催吐薬としてもほぼ同用量。

注意　利尿薬（Johnson et al. 1999），付録2参照。

有害事象と副作用　吐き気や嘔吐を引き起こす可能性がある（Felter and Lloyd 1898; List and Hörhammer 1973）。

薬理学的考察　伝統的な使用と動物研究では，ピルベアリングトウダイグサは利尿薬であることを示している（Johnson et al. 1999）。

妊婦と授乳婦　科学的または伝統的文献において，妊娠中および授乳中におけるピルベアリングトウダイグサの安全性は不明である。本書では，妊娠中や授乳期間での使用に関する問題は確認されなかったが，最終的な安全性は確立されていない。

レビュー詳細

I. 薬やサプリメントとの相互作用

薬やサプリメントとの相互作用の臨床試験

確認されなかった。

被疑薬やサプリメントとの相互作用の症例報告

確認されなかった。

薬やサプリメントとの相互作用の動物試験

確認されなかった。

II. 有害事象

有害事象の症例報告　確認されなかった。

III. 薬理学および薬物動態学

ヒトの薬理学的研究　確認されなかった。

動物の薬理学的研究　ピルベアリングトウダイグサの水またはエタノール抽出物を50または100mg/kgの単回用量を経口投与したラットでは，尿量の時間依存的な増加が観察された。ピルベアリングトウダイグサの水抽出物はナトリウム，カリウム，重炭酸塩の尿中排泄量を増加させた。対照的に，エタノール抽出物は，重炭酸塩の排泄量を増加させ，カリウムの損失を減少し，腎臓でのナトリウム除去にはほとんど影響を及ぼさなかった。ピルベアリングトウダイグサの活性は，薬物アセタゾラミドに似た作用があるとして注目された（Johnson et al. 1999）。

***In vitro*の薬理学的研究**　確認されなかった。

IV. 妊婦と授乳婦

民族植物学の研究では，ピルベアリングトウダイグサが不妊を治療するためにトリニダード・トバゴで使用されていることが示された（Lans 2007）。

授乳期間中の ピルベアリングトウダイグサの安全性情報は確認されなかった。

V. 毒性研究

急性毒性

有害事象は，ピルベアリングトウダイグサの水抽出物を2g/kg経口投与したニワトリで観察されなかった。観察されたパラメータは，肝臓酵素レベル，肝臓および腎臓の顕微鏡的検査を含む（Hashemi et al. 2008）。

短期毒性

1日当たり10g/kgのピルベアリングトウダイグサの水抽出物を14日間経口投与したラットでは，白血球数の増加，大球性低色素性貧血，血球容積の減少，肝臓酵素値（ALTとAST）の上昇が観察された。研究の最後には，ピルベアリングトウダイグサ群の20％が死亡した（Adedapo et al. 2004）。

参考文献

Adedapo, A.A., M.O. Abatan, and O.O. Olorunsogo. 2004. Toxic effects of some plants in the genus *Euphorbia* on haematological and biochemical parameters of rats. *Vet. Arhiv.* 74(1):53-62.

Cook, E.F., and E.W. Martin. 1948. *Remington's practice of pharmacy.* 9th ed. Easton, PA: Mack Publishing Company.

Felter, H.W., and J.U. Lloyd. 1898. *King's American dispensatory.* 18th ed., 3rd rev. 2 vols. Cincinnati: Ohio Valley Co.

Hashemi, S.R., I. Zulkifli, M.H. Bejo, A. Farida, and M.N. Somchit. 2008. Acute toxicity study and phytochemical screening of selected herbal aqueous extract in broiler chickens. *Int. J. Pharmacol.* 4(5):352-360.

Johnson, P.B., E.M. Abdurahman, E.A. Tiam, I. Abdu-Aguye, and I.M. Hussaini. 1999. *Euphorbia hirta* leaf extracts increase urine output and electrolytes in rats. *J. Ethnopharmacol.* 65(1):63-69.

Lans, C. 2007. Ethnomedicines used in Trinidad and Tobago for reproductive problems. *J. Ethnobiol. Ethnomed.* 3:13.

List, P.H., and H. Hörhammer. 1973. *Hagers handbuch der pharmazeutischen praxis.* Berlin: Springer.

Powers, J.L., E.H. Wirth, and A.B. Nichols. 1942. *National formulary.* 7th ed. Washington, DC: American Pharmaceutical Association.

Changium smyrnioides Wolff　セリ科

一般名：ミントウジン

英　名：changium

中国名：明党参（*ming dang shen*）（根）

使用部位：根

安全性クラス：2b

相互作用クラス：A

禁忌　妊娠中は，医療従事者監督下以外での使用禁止（Bensky et al. 2004）。

他の注意事項　知見なし

薬やサプリメントとの相互作用　知見なし

有害事象と副作用　知見なし

薬理学的考察　知見なし

妊婦と授乳婦　中国伝統医学の文献では，ミントウジンは妊娠中に使用すべきではないと示している（Bensky et al. 2004）。

授乳期間中のミントウジンの安全性は不明である。本書では，授乳期間での使用に関する問題は確認されなかったが，最終的な安全性は確立されていない。

レビュー詳細

I. 薬やサプリメントとの相互作用

薬やサプリメントとの相互作用の臨床試験

確認されなかった。

被疑薬やサプリメントとの相互作用の症例報告

確認されなかった。

薬やサプリメントとの相互作用の動物試験

確認されなかった。

II. 有害事象

有害事象の症例報告　確認されなかった。

III. 薬理学および薬物動態学

ヒトの薬理学的研究　確認されなかった。
動物の薬理学的研究　確認されなかった。
*In vitro*の薬理学的研究　確認されなかった。

IV. 妊婦と授乳婦

中国伝統医学の参考書では，ミントウジンは妊娠中に使用すべきではないと示している（Bensky et al. 2004）。

授乳期間中のミントウジンの安全性情報は確認されなかった。

V. 毒性研究

確認されなかった。

参考文献

Bensky, D., S. Clavey, and E. Stöger. 2004. *Chinese herbal medicine: Materia medica.* 3rd ed. Seattle: Eastland Press.

Chelidonium majus L.　ケシ科

一般名：グレーターセランディン
英　名：celandine
別　名：greater celandine
使用部位：地上部

安全性クラス：2b, 2c, 2d
相互作用クラス：A

禁忌　妊娠中および授乳期間中は，医療従事者監督下以外での使用禁止（BfArM 2008）。

肝疾患の既往歴のある人，胆管閉塞がある人，肝臓疾患で禁忌物質を服用している人には使用禁止（Benninger et al. 1999; BfArM 2008; Crijns et al. 2002; ESCOP 2003; Greving et al. 1998; Hardeman et al. 2008; Rifai et al. 2006; Stickel et al. 2003）。

有資格の医療従事者監督下以外で，2～4週間を超える長期の使用禁止（BfArM 2008; ESCOP 2003; Mills and Bone 1999; Wichtl 2004）。

推奨用量を超えないこと（ESCOP 2003）。

他の注意事項　グレーターセランディンの使用中に，もし肝障害の兆候（皮膚や目が黄色くなる，暗色尿，異常な色の便，上腹部の痛み，吐き気，食欲不振，疲労）が観察された場合には，グレーターセランディンの使用を中止し，適切な医師の診察を受けるべきである（BfArM 2008）。

薬やサプリメントとの相互作用　知見なし

標準用量　推奨用量は，標準化含水アルコールエキスで125～700mg（総アルカロイド9～24mg），チンキ剤では2～4mlを1日3回，エキス剤では1～2mlを1日3回である（ESCOP 2003）。

注意　ベルベリン（0.011～0.25%）（Frohne and Pfänder 2000; Kursinszki et al. 2006; Osol and Farrar 1955; Sárközi et al. 2006; Tomè and Colombo 1995），付録1参照。

注釈　肝毒性の症例報告により，ドイツの規制当局では，もしグレーターセランディンのアルカロイドが2.5mg以上（ケリドニンとして計算）を含むか，2.5g以上の用量を毎日1回，4週間以上使用される場合は，肝機能値を観察するべきであるとしている（BfArM 2008; ESCOP 2003; Wichtl 2004）。

有害事象と副作用　多くの場合は胆汁うっ滞の，急性肝炎の症例が，グレーターセランディンを摂取している人で報告されている（Benninger et al. 1999; Crijns et al. 2002; Greving et al. 1998; Hardeman et al. 2008; Rifai et al. 2006; Stickel et al. 2003）。肝炎の症例はいずれも致命的ではなく，すべてはグレーターセランディンの中止で回復した。何人かの患者はまた，胆汁うっ滞性肝炎と関連している医薬品を摂取していた（Huang and Liaw 1995; Kullak-Ublick and Meier 2000）。

ハーブの参考書では，グレーターセランディンの浸剤（熱水抽出）は，近年に市販された抽出物と比較して，アルカロイドの濃度が有意に低いことが指摘された。ゆえに，歴史的な有害作用の欠如は伝統的な製剤中の低いアルカロイド含有量に起因している可能性がある（Wichtl 2004）。

吐き気，胃のむかつき，下痢などの軽度の胃腸障害が，グレーターセランディンの副作用として報告されている（ESCOP 2003）。消化器系の重度の刺激は，生のグレーターセランディンの摂取に関連して報告されている（Kingsbury 1964; Nelson et al. 2006）。

薬理学的考察　知見なし

妊婦と授乳婦　妊娠中および授乳期間中のグレーターセランディンの安全性は不明である。本書の妊娠中や授乳中の使用のための禁忌は，グレーターセランディンの使用に関連して報告された肝毒性例に関する懸念に基づくもので，これらの症例報告の意味および肝毒性のメカニズムの可能性はまだ完全には解明されていない。

レビュー詳細

I. 薬やサプリメントとの相互作用

薬やサプリメントとの相互作用の臨床試験

確認されなかった。

被疑薬やサプリメントとの相互作用の症例報告

確認されなかった。

薬やサプリメントとの相互作用の動物試験

確認されなかった。

II. 有害事象

有害事象の症例報告　ケースシリーズは，2年間にわたり観察された10人の急性肝炎の発生について記述している。胆汁うっ滞が10人の患者のうち5人，そして10症例のうち7症例で観察されたことから，肝炎は薬物誘発性として特徴づけられた。いずれの患者も肝不全は発生せず，グレーターセランディンの中止は，肝炎の改善につながった。グレーターセランディンの使用期間は1～9か月だった。処方薬，市販薬およびハーブサプリメントは，チロキシン（2患者），ヨウ化物（2患者），エストラジオール（2患者），アミトリプチリン（1患者）を含むいくつかの症例で使用されていた（Benninger et al. 1999）。胆汁うっ滞性肝炎は，抗甲状腺薬，エストラジオール，アミトリプチリンと関連している（Huang and Liaw 1995; Kullak-Ublick and Meier 2000; Larrey et al. 1988; Randeva et al. 2000）。

胆汁うっ滞性肝炎は，グレーターセランディンを4か月間摂取していた35歳の女性で報告された。女性は5年間チロキシンを摂取し，肝炎になる前の月にロキシスロマイシンを1クール摂取した（Greving et al. 1998）。重度のうっ滞性肝炎は，39歳の女性で報告された。両方の発生がグレーターセランディンの使用期間に関連していた。両方のケースで，女性はスルファメトキサゾールまたはペニシリンのいずれかを直近で摂取していたか，し終えていた（Stickel et al. 2003）。

非胆汁うっ滞性肝炎は，グレーターセランディン（投与当たり4～8mgの"有効成分"）を4か月間摂取していた28歳の女性で報告された。女性は，数年前からメストラノールとクロルマジノン酢酸，そしてセントジョーンズワートを2か月間服用しており，肝炎になる6か月前にテトラサイクリンを1クール終えていた（Greving et al. 1998）。

薬物毒性を示すうっ滞性肝炎がグレーターセランディンのカプセル（1日当たり約2カプセル，1カプセルにつきグレーターセランディン4mgを含む）を摂取していた69歳の男性で報告された（Stickel et al. 2003）。グレーターセランディンとウコン製品（投与量と使用期間は未特定）の使用に関連した急性胆汁うっ滞性肝炎が，58歳の男性で報告された（Rifai et al. 2006）。42歳の女性は，グレーターセランディンを数週間使用した後，急性肝炎による黄疸を発症した。肝機能は，グレーターセランディンを中止後，2か月以内に正常に戻った（Crijns et al. 2002）。58歳の女性において，グレーターセランディン，リンドウ，ウコンのカプセルを摂取し始めた後，急性肝炎が報告された（Hardeman et al. 2008）。

腎不全，肝細胞溶解，血小板減少症を伴う溶血性貧血が，時折グレーターセランディンのお茶を摂取していた72歳の女性で報告された（Pinto Garcia et al. 1990）。

グレーターセランディンの過剰摂取は，腹痛，胃腸痛，尿意切迫感，血尿を起こす可能性がある（ESCOP 2003）。

接触皮膚炎が，局所的にグレーターセランディンのジュースを使用していた64歳の女性で報告された（Etxenagusia et al. 2000）。

III. 薬理学および薬物動態学

ヒトの薬理学的研究　確認されなかった。

動物の薬理学的研究　四塩化炭素誘発性肝障害のラットに対し，100または200mg/kgのグレーターセランディンの水抽出物を腹腔内投与した場合，肝臓保護作用は観察されなかった（Sever Yilmaz et al. 2007）。

化学的に誘発された肝腫瘍のあるマウスに対し，1日当たり0.1ml（マウス当たり18～22g）のグレーターセランディンのエタノール抽出物を60または120日間経口投与した場合，肝臓保護，抗腫瘍，抗遺伝毒性活性が報告された（Biswas et al. 2008）。

*In vitro*の薬理学的研究　グレーターセランディンから単離されたアルカロイド（ケレリスリン，サンギナリン，ベルベリン，コプチシン）は，マウスの肝細胞において，ミトコンドリア呼吸に有意な阻害作用があった（Barreto et al. 2003）。

IV. 妊婦と授乳婦

妊娠中および授乳期間中のグレーターセランディンの安全性情報は確認されなかった。

V. 毒性研究

サンギナリンにおける追加の毒性試験についてはブラッドルート（*Sanguinaria canadensis*）を参照。

急性毒性

マウスに対するグレーターセランディンの煎剤のLD_{50}は，腹腔内投与において9.5g/kgである（Chang and But 1986）。マウスに対するグレーターセランディンのアルカロイドの抽出物のLD_{50}は，皮下投与において300mg/kgである（Huang 1993）。

腹腔内投与におけるケリドニンのLD_{50}は，マウスで1.3g/kg，ラットでは2g/kgである。亜致死性の用量は，眼瞼下垂，振戦，鎮静，体温の低下を引き起こした（Jagiello-Wojtowicz et al. 1989）。

グレーターセランディン500gの摂取は，ウシやウマに毒性作用を引き起こす可能性がある（Frohne and Pfänder 2000）。

亜慢性毒性

食事の0.1～0.0002％としてサンギナリンとケレリトリン（3:1の比率）を90日間投与したブタで，肝酵素の変化は観察されなかった（Kosina et al. 2004）。

遺伝毒性

コメット分析において，アルカロイドであるケリドニンとサンギナリンのDNA損傷作用は，サンギナリンはケリドニンよりも低濃度で作用が認められた（Philchenkov et al. 2008）。

細胞毒性

ブラインシュリンプ致死試験では，ケリドニンのLC_{50}は319ppmであり，フォトトロピンのLC_{50}は49ppmであった。グレーターセランディンのエタノールと水抽出物のLC_{50}は1000ppmまでの濃度で決定することができなかった（Saglam and Arar 2003）。

グレーターセランディンのエタノール抽出物の細胞毒性活性は，10または50μg/mlで処置されたヒトリンパ芽球様細胞で観察された（Spiridonov et al. 2005）。

ケリドニンとサンギナリンは，ヒト急性T-リンパ芽球性白血病のMT-4細胞でアポトーシスを誘導した（Philchenkov et al. 2008）。

ラットの肝細胞での細胞毒性試験において，グレーターセランディンから単離されたアルカロイドのEC_{50}は次のとおりである。サンギナリンで5 μg/ml，ケレリトリンで8 μg/ml，コプチシンで13 μg/ml，フォトトロピンで100 μg/ml，ケリドニンでは100 μg/ml以上である（ESCOP 2003）。

参考文献

Barreto, M.C., R.E. Pinto, J.D. Arrabaca, and M.L. Pavao. 2003. Inhibition of mouse liver respiration by *Chelidonium majus* isoquinoline alkaloids. *Toxicol. Lett.* 146(1):37-47.

Benninger, J., H.T. Schneider, D. Schuppan, T. Kirchner, and E.G. Hahn. 1999. Acute hepatitis induced by greater celandine (*Chelidonium majus*). *Gastroenterology* 117(5):1234-1237.

BfArM. 2008. Abwehr von gefahren durch arzneimittel, stufe II: Schöllkraut-haltige arzneimittel zur innerlichen anwendung. April 9, 2008. Bonn: Bundesinstitut für Arzneimittel und Medizinprodukte.

Biswas, S.J., N. Bhattacharjee, and A.R. Khuda-Bukhsh. 2008. Efficacy of a plant extract (*Chelidonium majus* L.) in combating induced hepatocarcinogenesis in mice. *Food Chem. Toxicol.* 46(5):1474-1487.

Chang, H.-M., and P.P.H. But. 1986. *Pharmacology and applications of Chinese materia medica*. English ed. Singapore, Philadelphia: World Scientific.

Crijns, A.P., P.G.A.M. De Smet, M. van den Heuvel, B.W. Schot, and E.B. Haagsma. 2002. Acute hepatitis after use of a herbal preparation with greater celandine (*Chelidonium majus*). *Ned. Tijdschr. Geneeskd.* 146(3):124-128.

ESCOP. 2003. *ESCOP monographs: The scientific foundation for herbal medicinal products*. 2nd ed. Exeter, U.K.: European Scientific Cooperative on Phytotherapy.

Etxenagusia, M.A., M. Anda, I. Gonzalez-Mahave, E. Fernandez, and L. Fernandez de Corres. 2000. Contact dermatitis from *Chelidonium majus* (greater celandine). *Contact Dermat.* 43(1):47.

Frohne, D., and H.J. Pfänder. 2000. *A colour atlas of poisonous plants: A handbook for pharmacists, doctors, toxicologists, biologists and veterinarians*. 2nd ed. London: Manson.

Greving, I., V. Meister, C. Monnerjahn, K.M. Muller, and B. May. 1998. *Chelidonium majus*: A rare reason for severe hepatotoxic reaction. *Pharmacoepidemiol. Drug Safety* 7(Suppl.):S66-S69.

Hardeman, E., L. Van Overbeke, S. Ilegems, and M. Ferrante. 2008. Acute hepatitis induced by greater celandine (*Chelidonium majus*). *Acta Gastroenterol. Belg.* 71(2):281-282.

Huang, K.C. 1993. *The pharmacology of Chinese herbs*. Boca Raton, FL: CRC Press.

Huang, M.J., and Y.F. Liaw. 1995. Clinical associations between thyroid and liver diseases. *J. Gastroenterol. Hepatol.* 10(3):344-350.

Jagiello-Wojtowicz, E., L. Jusiak, J. Szponar, and Z. Kleinrok. 1989. Preliminary pharmacological evaluation of chelidonine in rodents. *Pol. J. Pharmacol. Pharm.* 41(2):125-131.

Kingsbury, J.M. 1964. *Poisonous plants of the United States and Canada*. Prentice-Hall biological science series. Englewood Cliffs, NJ: Prentice-Hall.

Kosina, P., D. Walterova, J. Ulrichova, et al. 2004. Sanguinarine and chelerythrine: Assessment of safety on pigs in ninety days feeding experiment. *Food Chem. Toxicol.* 42(1):85-91.

Kullak-Ublick, G.A., and P.J. Meier. 2000. Mechanisms of cholestasis. *Clin. Liver Dis.* 4(2):357-385.

Kursinszki, L., Á. Sárközi, Á. Kéry, and É. Szöke. 2006. Improved RP-HPLC method for analysis of isoquinoline alkaloids in extracts of *Chelidonium majus*. *Chromatographia* 63:131-135.

Larrey, D., G. Amouyal, D. Pessayre, et al. 1988. Amitriptyline-induced prolonged cholestasis. *Gastroenterology* 94(1):200-203.

Mills, S., and K. Bone. 1999. *Principles and practice of phytotherapy: Modern herbal medicine*. London: Churchill Livingstone.

Nelson, L., R.D. Shih, M.J. Balick, and K.F. Lampe. 2006. *Handbook of poisonous and injurious plants*. 2nd ed. New York: New York Botanical Garden.

Osol, A., and G. Farrar. 1955. *The dispensatory of the United States of America*. 25th ed. Philadelphia: Lippincott.

Philchenkov, A., V. Kaminskyy, M. Zavelevich, and R. Stoika. 2008. Apoptogenic activity of two benzophenanthridine alkaloids from *Chelidonium majus* L. does not correlate with their DNA damaging effects. *Toxicol. In Vitro* 22(2):287-295.

Pinto Garcia, V., P.R. Vicente, A. Barez, et al. 1990. Hemolytic anemia induced by *Chelidonium majus*. Clinical case. *Sangre* 35(5):401-403.

Randeva, H.S., V. Bangar, S. Sailesh, and E.W. Hillhouse. 2000. Fatal cholestatic jaundice associated with amitriptyline. *Int. J. Clin. Pract.* 54(6):405-406.

Rifai, K., P. Flemming, M.P. Manns, and C. Trautwein. 2006. Severe drug hepatitis caused by *Chelidonium*. *Internist* 47(7):749-751.

Saglam, H., and G. Arar. 2003. Cytotoxic activity and quality control determinations on *Chelidonium majus*. *Fitoterapia* 74 (1-2):127-129.

Sárközi, Á., G. Janicsák, L. Kursinszki, and Á. Kéry. 2006. Alkaloid composition of *Chelidonium majus* L. studied by different chromatographic techniques. *Chromatographia* 63:81-86.
Sever Yilmaz, B., H. Ozbek, G. Saltan Citoglu, et al. 2007. Analgesic and hepatoprotective effects of *Chelidonium majus* L. *Ankara Univ. Eczacil. Fakult. Derg.* 36(1):9-20.
Spiridonov, N.A., D.A. Konovalov, and V.V. Arkhipov. 2005. Cytotoxicity of some Russian ethnomedicinal plants and plant compounds. *Phytother. Res.* 19(5):428-432.
Stickel, F., G. Poschl, H.K. Seitz, et al. 2003. Acute hepatitis induced by greater celandine (*Chelidonium majus*). *Scand. J. Gastroenterol.* 38(5):565-568.
Tomè, F., and M.L. Colombo. 1995. Distribution of alkaloids in *Chelidonium majus* and factors affecting their accumulation. *Phytochemistry* 40(1):37-39.
Wichtl, M. 2004. *Herbal drugs and phytopharmaceuticals: A handbook for practice on a scientific basis*. 3rd ed. Boca Raton, FL: CRC Press.

Chimaphila umbellata (L.) W.P.C. Barton　ツツジ科（イチヤクソウ科）

一般名：ピプシッセワ
英　名：pipsissewa
和　名：オオウメガサソウ
別　名：prince's pine
使用部位：地上部

安全性クラス：1
相互作用クラス：A
禁忌　知見なし
他の注意事項　知見なし
薬やサプリメントとの相互作用　知見なし
有害事象と副作用　知見なし
薬理学的考察　知見なし
妊婦と授乳婦　科学的または伝統的文献において，妊娠中および授乳中ではピプシッセワの安全性は不明である。本書では，妊娠中や授乳期間での使用に関する問題は確認されなかったが，最終的な安全性は確立されていない。

レビュー詳細

I. 薬やサプリメントとの相互作用
薬やサプリメントとの相互作用の臨床試験
　確認されなかった。
被疑薬やサプリメントとの相互作用の症例報告
　確認されなかった。
薬やサプリメントとの相互作用の動物試験
　確認されなかった。

II. 有害事象
有害事象の症例報告　確認されなかった。

III. 薬理学および薬物動態学
ヒトの薬理学的研究　確認されなかった。
動物の薬理学的研究　確認されなかった。
*In vitro*の薬理学的研究　確認されなかった。

IV. 妊婦と授乳婦
妊娠中および授乳期間中におけるピプシッセワの安全性に関する情報は確認されなかった。

V. 毒性研究
ピプシッセワの葉は，アルブチンを18〜22%含有する（Shnyakina et al. 1981; Trubachev 1967）。アルブチンの毒性データはウワウルシ（*Arctostaphylos uva-ursi*）を参照。

参考文献

Shnyakina, G.P., V.A. Sedel'nikova, and N.B. Tsygankova. 1981. Arbutin content in the leaves of some plants grown at Dal'nyi Vostok. *Rastitel'nye Resursy* 17(4):568-571.
Trubachev, A.A. 1967. Phytochemical study of *Chimaphila umbellata*. *Tr. Leningrad Khim.* 21:176-182.

Chionanthus virginicus L.　モクセイ科

一般名：フリンジツリー
英　名：fringetree
和　名：アメリカヒトツバタゴ
使用部位：根皮

安全性クラス：1
相互作用クラス：A

禁忌　知見なし

他の注意事項　知見なし

薬やサプリメントとの相互作用　知見なし

注釈　歴史的な米国の医学書では，フリンジツリーの使用に関する注意は報告されていない（Felter and Lloyd 1898; Remington and Wood 1918）。

有害事象と副作用　知見なし

薬理学的考察　知見なし

妊婦と授乳婦　科学的または伝統的文献において，妊娠中および授乳中におけるフリンジツリーの安全性は不明である。本書では，妊娠中や授乳期間での使用に関する問題は確認されなかったが，最終的な安全性は確立されていない。

レビュー詳細

I. 薬やサプリメントとの相互作用

薬やサプリメントとの相互作用の臨床試験
確認されなかった。

被疑薬やサプリメントとの相互作用の症例報告
確認されなかった。

薬やサプリメントとの相互作用の動物試験
確認されなかった。

II. 有害事象

有害事象の症例報告　確認されなかった。

III. 薬理学および薬物動態学

ヒトの薬理学的研究　確認されなかった。

動物の薬理学的研究　確認されなかった。

*In vitro*の薬理学的研究　確認されなかった。

IV. 妊婦と授乳婦

妊娠中および授乳期間中におけるフリンジツリーの安全性に関する情報は確認されなかった。

V. 毒性研究

確認されなかった。

参考文献

Felter, H.W., and J.U. Lloyd. 1898. *King's American dispensatory.* 18th ed., 3rd rev. 2 vols. Cincinnati: Ohio Valley Co.

Remington, J.P., and H.C. Wood. 1918. *The dispensatory of the United States of America.* 20th ed. Philadelphia: Lippincott.

Chrysanthemum morifolium Ramat.　キク科

一般名：キク

英　名：chrysanthemum

生薬名：局（頭花）キクカ（菊花）

異　名：*Chrysanthemum sinense* Sabine，*Dendranthema grandiflorum*（Ramat.）Kitam.，*Dendranthema morifolium*（Ramat.）Tzvelev

中国名：菊花（*ju hua*）（花）

別　名：florist's chrysanthemum，mum

使用部位：花

安全性クラス：1

相互作用クラス：A

禁忌　知見なし

他の注意事項　ブタクサ（*Ambrosia artemisiifolia*）に非常に過敏な人は，キクに対しても過敏な可能性がある。

薬やサプリメントとの相互作用　知見なし

有害事象と副作用　軽度のアレルギー性皮膚反応がキクの摂取後に報告されている（Bensky et al. 2004）。接触皮膚炎が，生および乾燥したキクとの接触後に報告されている（Bensky et al. 2004; Frain-Bell et al. 1979; Goncalo et al. 1996; Sertoli et al. 1985; Sharma et al. 1989）。

薬理学的考察　知見なし

妊婦と授乳婦　科学的または伝統的文献において，妊娠中および授乳中におけるキクの安全性は不明である。本書では，妊娠中や授乳期間での使用に関する問題は確認されなかったが，最終的な安全性は確立されていない。

レビュー詳細

I. 薬やサプリメントとの相互作用

薬やサプリメントとの相互作用の臨床試験
確認されなかった。

被疑薬やサプリメントとの相互作用の症例報告
確認されなかった。

薬やサプリメントとの相互作用の動物試験
確認されなかった。

II. 有害事象

有害事象の症例報告　軽度のアレルギー性皮膚反応がキクの摂取後に報告されている（Bensky et al. 2004）。接触皮膚炎が，生および乾燥したキクとの接触後に報告されている（Bensky et al. 2004; Frain-Bell et al. 1979; Goncalo et al. 1996; Sertoli et al. 1985; Sharma et al. 1989）。接触皮膚炎はまた，主にキクやその他の花を扱う労働者で報告されている（Sharma and Kaur 1989; Sharma et al. 1989）。

III. 薬理学および薬物動態学

ヒトの薬理学的研究　確認されなかった。

動物の薬理学的研究　確認されなかった。

In vitroの薬理学的研究　確認されなかった。

IV. 妊婦と授乳婦

妊娠中および授乳期間中におけるキクの安全性に関する情報は確認されなかった。

V. 毒性研究

遺伝毒性

キクのフラボノイド類の抗変異原性活性は，化学的に処理されたネズミチフス菌株におけるエイムス試験で観察された（Miyazawa and Hisama 2003）。

参考文献

Bensky, D., S. Clavey, and E. Stöger. 2004. *Chinese herbal medicine: Materia medica*. 3rd ed. Seattle: Eastland Press.

Frain-Bell, W., A. Hetherington, and B.E. Johnson. 1979. Contact allergic sensitivity to chrysanthemum and the photosensitivity dermatitis and actinic reticuloid syndrome. *Br. J. Dermatol.* 101(5):491-501.

Goncalo, S., M. Goncalo, and J. Sequeira. 1996. Contact dermatitis to *Dendranthema morifolium* (Ramat). *Contact Dermat.* 35(5):310-311.

Miyazawa, M., and M. Hisama. 2003. Antimutagenic activity of flavonoids from *Chrysanthemum morifolium*. *Biosci. Biotechnol. Biochem.* 67(10):2091-2099.

Sertoli, A., P. Campolmi, P. Fabbri, N. Gelsomini, and E. Panconesi. 1985. Contact eczema caused by *Chrysanthemum morifolium* Ramat. *G. Ital. Dermatol. Venereol.* 120(5):365-370.

Sharma, S.C., and S. Kaur. 1989. Airborne contact dermatitis from Compositae plants in northern India. *Contact Dermat.* 21(1):1-5.

Sharma, S.C., R.C. Tanwar, and S. Kaur. 1989. Contact dermatitis from chrysanthemums in India. *Contact Dermat.* 21(2):69-71.

Chrysopogon zizanioides (L.) Roberty　イネ科

一般名：ベチバー

英　名：vetiver

異　名：*Andropogon muricatus* Retz., *Vetiveria zizanoides* (L.) Nash ex Small

アーユルヴェーダ名：*ushira*

使用部位：根

安全性クラス：2b

相互作用クラス：A

禁忌　妊娠中は，医療従事者監督下以外での使用禁止（Caldecott 2006; Watt and Breyer-Brandwijk 1962）。

他の注意事項　知見なし

薬やサプリメントとの相互作用　知見なし

注意　堕胎作用（Watt and Breyer-Brandwijk 1962），付録2参照。

有害事象と副作用　知見なし

薬理学的考察　知見なし

妊婦と授乳婦　アーユルヴェーダ医学の文献では，ベチバーを妊娠中に使用すべきではないと示している（Caldecott 2006）。他の文献では，ベチバーが堕胎薬として使用されていたと報告している（Watt and Breyer-Brandwijk 1962）。民族植物学の調査では，ベチバーは分娩時間を短縮し，後産ために使用される植物グループの1つであることが示された（Lans 2007）。

授乳期間中のベチバーの安全性は不明である。本書では，授乳期間での使用に関する問題は確認されなかったが，最終的な安全性は確立されていない。

レビュー詳細

I. 薬やサプリメントとの相互作用

薬やサプリメントとの相互作用の臨床試験

確認されなかった。

被疑薬やサプリメントとの相互作用の症例報告

確認されなかった。

薬やサプリメントとの相互作用の動物試験

確認されなかった。

II. 有害事象

有害事象の症例報告　確認されなかった。

III. 薬理学および薬物動態学

ヒトの薬理学的研究　確認されなかった。

動物の薬理学的研究　確認されなかった。

*In vitro*の薬理学的研究　確認されなかった。

IV. 妊婦と授乳婦

民族植物調査では，トリニダード・トバゴではリプロダクティブヘルスのために薬用植物のベチバーを使用している。分娩時間を短縮し胎盤を排せつするために使用される植物のグループの1つとして表示した（Lans 2007)。

アーユルヴェーダ医学の文献では，ベチバーを妊娠中に使用すべきではないと示している（Caldecott 2006)。用量や製剤，またはベチバーが単独なのかどのように使用されていたか等の詳細が提供されていないが，他の文献では，ベチバーが堕胎薬として使用されていたと報告している（Watt and Breyer-Brandwijk 1962)。

授乳期間中のベチバーの安全性情報は確認されなかった。

V. 毒性研究

確認されなかった。

参考文献

Caldecott, T. 2006. *Ayurveda: The divine science of life*. New York: Mosby.

Lans, C. 2007. Ethnomedicines used in Trinidad and Tobago for reproductive problems. *J. Ethnobiol. Ethnomed.* 3:13.

Watt, J.M., and M.G. Breyer-Brandwijk. 1962. *The medicinal and poisonous plants of southern and eastern Africa*. 2nd ed. Edinburgh: E. & S. Livingstone.

Cibotium barometz (L.) J. Sm.

タカワラビ科

一般名：クセキ

英　名：Scythian lamb

和　名：タカワラビ，ヒツジシダ

中国名：狗脊（*gou ji*)（根茎）

別　名：golden moss，Tartarian lamb

使用部位：根茎

安全性クラス：1

相互作用クラス：A

禁忌　知見なし

他の注意事項　知見なし

薬やサプリメントとの相互作用　知見なし

有害事象と副作用　知見なし

薬理学的考察　知見なし

妊婦と授乳婦　中国伝統医学の文献において，妊娠中および授乳期間中のクセキの安全性は不明である（Bensky et al. 2004; Chen and Chen 2004)。本書では，妊娠中や授乳期間での使用に関する問題は確認されなかったが，最終的な安全性は確立されていない。

レビュー詳細

I. 薬やサプリメントとの相互作用

薬やサプリメントとの相互作用の臨床試験
　確認されなかった。

被疑薬やサプリメントとの相互作用の症例報告
　確認されなかった。

薬やサプリメントとの相互作用の動物試験
　確認されなかった。

II. 有害事象

有害事象の症例報告　確認されなかった。

III. 薬理学および薬物動態学

ヒトの薬理学的研究　確認されなかった。

動物の薬理学的研究　確認されなかった。

*In vitro*の薬理学的研究　確認されなかった。

IV. 妊婦と授乳婦

中国伝統医学の文献では，妊娠中および授乳期間中のクセキの使用に関して何の問題も示していない（Bensky et al. 2004; Chen and Chen 2004)。

V. 毒性研究

確認されなかった。

参考文献

Bensky, D., S. Clavey, and E. Stöger. 2004. *Chinese herbal medicine: Materia medica*. 3rd ed. Seattle: Eastland Press.

Chen, J.K., and T.T. Chen. 2004. *Chinese medical herbology and pharmacology*. City of Industry, CA: Art of Medicine Press.

Cichorium intybus L.

キク科

C

一般名：チコリ
英　名：chicory
和　名：キクニガナ
アーユルヴェーダ名：*kasni*
別　名：golden moss，Tartarian lamb
使用部位：焙煎した根

安全性クラス：1
相互作用クラス：A
禁忌　知見なし
他の注意事項　知見なし
薬やサプリメントとの相互作用　知見なし
有害事象と副作用　チコリに対するアレルギー性皮膚炎が報告されており（Blumenthal et al. 1998），生および未焙煎の植物材料に存在するセスキテルペンラクトン類が原因である可能性が高い（Friis et al. 1975; Malarz et al. 2002; Pyrek 1985; Ross et al. 1993）。

動物試験では，チコリ根が血糖値の調節を変化させる可能性があることを示した（Kaur and Gupta 2002; Pushparaj et al. 2007）。糖尿病を持つ人は，使用前に有資格の医療従事者に相談し，血糖値を厳密に測定することを助言する。

薬理学的考察　知見なし
妊婦と授乳婦　科学的または伝統的文献において，妊娠中および授乳中におけるチコリの安全性は不明である。本書では，妊娠中や授乳期間での使用に関する問題は確認されなかったが，最終的な安全性は確立されていない。

レビュー詳細

I. 薬やサプリメントとの相互作用

薬やサプリメントとの相互作用の臨床試験
　確認されなかった。
被疑薬やサプリメントとの相互作用の症例報告
　確認されなかった。
薬やサプリメントとの相互作用の動物試験
　確認されなかった。

II. 有害事象

有害事象の症例報告　確認されなかった。

III. 薬理学および薬物動態学

ヒトの薬理学的研究　確認されなかった。
動物の薬理学的研究　血清インスリン値の変化なしでの血清グルコール値の低下が，チコリ全体の抽出物を125mg/kg経口投与された糖尿病ラットで観察された（Pushparaj et al. 2007）。
*In vitro*の薬理学的研究　確認されなかった。

IV. 妊婦と授乳婦

妊娠中および授乳期間中におけるチコリの安全性に関する情報は確認されなかった。

V. 毒性研究

短期毒性
1日当たり1g/kgまでの用量のチコリ根抽出物を28日間経口投与したラットでは，臨床観察，体重の変化，食物消費量，臨床病理学，剖検，組織学を含む有害作用は観察されなかった。研究者はその研究結果に基づいて，最大無毒性量を1日当たり1g/kgとした（Schmidt et al. 2007）。
遺伝毒性
サルモネラでのエイムス試験では，代謝活性化の有無に関わらず，チコリ根抽出物の変異原性活性は観察されなかった（Schmidt et al. 2007）。

参考文献

Blumenthal, M., W. Busse, A. Goldberg, et al. 1998. *The complete German Commission E monographs*. Austin, TX: American Botanical Council.

Friis, B., N. Hjorth, J.T. Vail, and J.C. Mitchell. 1975. Occupational contact dermatitis from *Cichorium* (chicory, endive) and *Lactuca* (lettuce). *Contact Dermat.* 1(5):311-313.

Kaur, N., and A.K. Gupta. 2002. Applications of inulin and oligofructose in health and nutrition. *J. Biosci.* 27(7):703-714.

Malarz, J., A. Stojakowska, and W. Kisiel. 2002. Sesquiterpene lactones in a hairy root culture of *Cichorium intybus*. *Z. Naturforsch. C J. Biosci.* 57(11-12):994-997.

Pushparaj, P.N., H.K. Low, J. Manikandan, B.K. Tan, and C.H. Tan. 2007. Anti-diabetic effects of *Cichorium intybus* in streptozotocin-induced diabetic rats. *J. Ethnopharmacol.* 111(2):430-434.

Pyrek, J.S.T. 1985. Sesquiterpene lactones of *Cichorium intybus* and *Leontodon autumnalis*. *Phytochemistry* 24:186-188.

Ross, J.S., H. Du Peloux Menage, J.L.M. Hawk, and I.R. White. 1993. Sesquiterpene lactone contact sensitivity: Clinical patterns of Compositae dermatitis and relationship to chronic actinic dermatitis. *Contact Dermat.* 29(2):84-87.

Schmidt, B.M., N. Ilic, A. Poulev, and I. Raskin. 2007. Toxicological evaluation of a chicory root extract. *Food Chem. Toxicol.* 45(7):1131-1139.

Cinchona spp.

アカネ科

Cinchona calisaya Wedd.
一般名：キナノキ，キナ
英　名：yellow cinchona
異　名：*Cinchona ledgeriana* Moens ex Trimen
別　名：calisaya，yellow quinine
Cinchona officinalis L.
一般名：アカキナノキ，キナ
英　名：red cinchona
別　名：Jesuit's bark，Peruvian bark，red quinine
Cinchona pubescens Vahl
一般名：アカキナノキ，キナ
英　名：red cinchona
別　名：red quinine
使用部位：樹皮

安全性クラス：2b, 2d
相互作用クラス：A
禁忌　妊娠中は，医療従事者監督下以外での使用禁止（Blaschek et al. 2006; Wichtl 2004）。

推奨用量を超えての使用禁止（Martindale and Reynolds 1996）。

他の注意事項　キニーネは，潜在的に生命を脅かす深刻な過敏性反応を引き起こす可能性がある（Belkin 1967; BfR 2005; Brasic and Baltimore 2001; CFR 2011a; Howard et al. 2003）。

キナは胃腸刺激を起こす可能性があるので，胃や腸に潰瘍のある人は使用注意（Wichtl 2004）。

薬やサプリメントとの相互作用　知見なし

標準用量　標準用量は，茶として1日1～4g（Wichtl 2004）。

注釈　アカキナノキとキナノキは，抗マラリア薬として広く使用されているアルカロイドキニーネの原料である。アカキナノキとキナノキは，最大15％までのアルカロイド含むが，一般的には5～8％のアルカロイドを含む（キニーネおよび関連化合物を含む）（Bradley 1992; DAB 1987; McHale 1986; Wichtl 2004）。

米国では規制により，アカキナノキとキナノキは83ppmを超えない限りにおいて，成分表示に，"キニーネ"というラベルで成分を識別していれば，炭酸飲料の苦味として使用が許容される（CFR 2011b）。

米国の市販薬の規制では，キニーネおよび他の*Cinchona*誘導体に対し以下のラベルが要求される。

注意：もし，耳鳴り，難聴，皮膚の発疹，あるいは視覚障害が発生した場合は使用を中止すること（CFR 2011c）。米国では，夜間下肢こむら返りに関連するために，硫酸キニーネを含む製品は市販されない場合がある（CFR 2011a）。

有害事象と副作用　キニーネの過剰摂取による"キニーネ中毒"の症状は，頭痛，吐き気，分散視覚，耳鳴り，せん妄，腹痛，下痢を含む。失明，難聴，痙攣，麻痺，衰弱，さらには死亡を含む極端な反応が，極度に敏感な人で発生する可能性がある（Gilman et al. 1985; Martindale and Reynolds 1996; Remington and Wood 1918）。

キニーネは，過敏な人で，血栓性血小板減少性紫斑病（微小血管内で形成するため血栓を生じ，血小板数の減少をもたらす疾患）を引き起こすことが報告されている。この状態は，キニーネ錠やキニーネを含むトニック水の使用に関連がある。キニーネアルカロイドに感作となり，長期間使用後に突然反応を引き起こす（Belkin 1967; Brasic and Baltimore 2001; Howard et al. 2003）。

比較的，キナへのアレルギー反応は一般的である（Wichtl 2004）。

薬理学的考察　知見なし

妊婦と授乳婦　いくつかの報告書では，キニーネは，一般的に流産の目的としては効果がなく，母親に対して毒性であることを示すが，堕胎薬として使用されていると報告されている（Dannenberg and Dorfman 1983）。この関連ある情報を元に，妊娠中は，有資格の医療従事者監督下以外の使用を推奨しない。

授乳期間中のアカキナノキの安全性情報は確認されなかった。本書では，授乳期間での使用に関する問題は確認されなかったが，最終的な安全性は確立されていない。

レビュー詳細

I. 薬やサプリメントとの相互作用

薬やサプリメントとの相互作用の臨床試験

確認されなかった。

被疑薬やサプリメントとの相互作用の症例報告

確認されなかった。

薬やサプリメントとの相互作用の動物試験

確認されなかった。

II. 有害事象

有害事象の症例報告　ループス抗凝固因子（LA）のある高齢者のレビューでは，73%がキナアルカロイドを摂取していたことが示された。薬物の使用頻度は，年齢と性別を合わせた対照群とは有意に異なった。抗リン脂質抗体症候群を示唆する特徴が，5人の患者で観察された。反復試験はすべての患者で持続的なLA活性を示したが，5人の患者のうち2人は関連する薬剤を中止していた（Bird et al. 1995）。

キニーネは，過敏な人で，血栓性血小板減少性紫斑病（微小血管内で形成するため血栓を生じ，血小板数の減少をもたらす疾患）を引き起こすことが報告されている。この状態は，キニーネ錠やキニーネを含むトニック水の使用に関連がある（Belkin 1967; Brasic and Baltimore 2001; Howard et al. 2003）。

キニーネによる接触性蕁麻疹が報告されている（Dooms-Goossens et al. 1986）。

III. 薬理学および薬物動態学

ヒトの薬理学的研究　確認されなかった。

動物の薬理学的研究　キニーネおよびその誘導体の光感作用が報告されている（Spikes 1998; Waddell et al. 1997）。

*In vitro*の薬理学的研究　確認されなかった。

IV. 妊婦と授乳婦

いくつかの報告書では，キニーネは，一般的に流産の目的としては効果がなく，母親に対して毒性であることを示すが，堕胎薬として使用されていると報告されている（Dannenberg and Dorfman 1983）。

キニーネは，FDAの妊娠カテゴリーCに掲載されている。“動物生殖試験では，胎児に有害作用を示しており，そしてヒトでは適切かつ管理良好な研究はない。しかし，潜在的な利点として，可能性のあるリスクに関わらず，妊婦への薬物使用を正当化することができる。”

授乳期間中のキニーネの安全性情報は確認されなかった。

V. 毒性研究

急性毒性

マウスに対するキニーネのLD_{50}は，腹腔内投与において245mg/kgである（Carlson and Cretcher 1951）。

参考文献

Belkin, G.A. 1967. Cocktail purpura. *Ann. Intern. Med.* 66(3):583.

BfR. 2005. Quinine-containing beverages may cause health problems. Updated BfR Health Assessment No. 020/2008, 17 February. German Federal Institute for Risk Assessment.

Bird, M.R., A.I. O'Neill, R.R. Buchanan, K.M. Ibrahim, and J. Des Parkin. 1995. Lupus anticoagulant in the elderly may be associated with both quinine and quinidine usage. *Pathology* 27(2):136-139.

Blaschek, W., S. Ebel, E. Hackenthal, et al., eds. 2006. *Hagers handbuch der drogen und arzneistoffe.* Version 5.0, CD-ROM. Heidelberg: Springer.

Bradley, P.R. 1992. *British herbal compendium: A handbook of scientific information on widely used plant drugs.* Bournemouth, UK: British Herbal Medicine Association.

Brasic, J.R., and M. Baltimore. 2001. Quinine-induced thrombocytopenia in a 64-year-old man who consumed tonic water to relieve nocturnal leg cramps. *Mayo Clin. Proc.* 76(8):863.

Carlson, W.W., and L.H. Cretcher. 1951. The blood distribution and toxicity of several cinchona alkaloid derivatives. *J. Am. Pharm. Assoc.* 40(9):471-473.

CFR. 2011a. *Code of federal regulations*, Title 21 Part 310.546, 2011 ed. Requirements for specific new drugs or devices. Drug products containing active ingredients offered over-the-counter (OTC) for the treatment and/or prevention of nocturnal leg muscle cramps. Washington, DC: U.S. Government Printing Office.

CFR. 2011b. *Code of federal regulations*, Title 21 Part 172.575, 2011 ed. Food additives permitted for direct addition to food for human consumption. Flavoring agents and related substances. Quinine. Washington, DC: U.S. Government Printing Office.

CFR. 2011c. *Code of federal regulations*, Title 21 Part 369.20, 2011 ed. Interpretive statements re warnings on drugs and devices for over-the-counter sale. Warnings and caution statements for drugs. Drugs; recommended warning and caution statements. Washington, DC: U.S. Government Printing Office.

DAB. 1987. DAB 9—Kommentar. Deutsches Arzneibuch 9, Band 2:1157-1164.

Dannenberg, A.L., and S.F. Dorfman. 1983. Use of quinine for self-induced abortion. *South. Med. J.* 76(7):846-849.

Dooms-Goossens, A., H. Deveylder, C. Duron, M. Dooms, and H. Degreef. 1986. Airborne contact urticaria due to cinchona. *Contact Dermat.* 15(4):258.

Gilman, A.G., L. Goodman, T.W. Rall, and F. Murad. 1985. *Goodman and Gilman's the pharmacological basis of therapeutics.* 7th ed. New York: Macmillan.

Howard, M.A., A.B. Hibbard, D.R. Terrell, et al. 2003. Quinine allergy causing acute severe systemic illness: Report of 4 patients manifesting multiple hematologic, renal, and hepatic abnormalities. *Proc. Baylor Univ. Med. Cent.* 16(1):21-26.

Martindale, W., and J.E.F. Reynolds. 1996. *The extra pharmacopoeia.* 31st ed. London: Pharmaceutical Press.

McHale, D. 1986. The *Cinchona* tree. *Biologist* 33:45-53.

Remington, J.P., and H.C. Wood. 1918. *The dispensatory of the United States of America.* 20th ed. Philadelphia: Lippincott.

Spikes, J.D. 1998. Photosensitizing properties of quinine and synthetic antimalarials. *J. Photochem. Photobiol. B* 42(1):1-11.

Waddell, T.G., A.D. Carter, J.T. Arnason, R. Marles, and G. Guillet. 1997. Phototoxicity of quinine derivatives. Structure-activity trends. *Fitoterapia* 68(4):381-383.

Wichtl, M. 2004. *Herbal drugs and phytopharmaceuticals: A handbook for practice on a scientific basis.* 3rd ed. Boca Raton, FL: CRC Press.

Cinnamomum aromaticum Nees

クスノキ科

一般名：カシア，ニッケイ
英　名：cassia
生薬名：局（樹皮または周皮の一部を除いたもの）
ケイヒ（桂皮）

異　名：*Cinnamomum cassia* auct.
中国名：肉桂（*rou gui*）（樹皮），桂枝（*gui zhi*）（小枝）
別　名：Chinese cinnamon
使用部位：樹皮

安全性クラス：2b
相互作用クラス：A

禁忌　妊娠中は，医療従事者監督下以外での使用禁止（Bensky et al. 2004; Chen and Chen 2004; List and Hörhammer 1973）。

他の注意事項　ペルーツリーのバルサムに敏感な人への使用注意（Calnan 1976; Hoskins 1984; Pfutzner et al. 2003）。

薬やサプリメントとの相互作用　知見なし

注釈　本品の分類や懸念は，一般的に調理に使用される低用量とは対照的に，治療目的で使用される比較的高用量に基づいており，スパイスとしての使用には関連付けられていない。

Cinnamomum のいくつかの種は，一般的に"シナモン"として流通している（Leung and Foster 1996）。

欧州当局は，カシアのクマリン含有の懸念を提起している（BfR 2006; EFSA 2008）。近年のエビデンスでは，クマリンは遺伝毒性がないことを示しているが，1980年代には，クマリンは遺伝毒性および発癌作用があると疑われていた（Lake 1999; Sproll et al. 2008）。2008年では，欧州食品安全当局は，食品中のクマリンの適切な総摂取量（TDI）は1日当たり0.1mg/kgであることを示し，この用量を1日3回，1～2週間摂取した場合には懸念を提起しなかった（EFSA 2008）。リスク評価を行ったドイツ連邦研究所（BfR）は，クマリンの医薬的使用からのヒト臨床データを論評し，0.1mg/kgがTDIの許容量であると結論付けた（BfR 2006）。その他は単離された化合物の研究に基づいているため，このTDIレベルを疑問視し，クマリンの毒性を変化する植物抽出物または植物全体での他の化合物活性を考慮していない（Schmidt et al. 2007）。カシアのクマリン含有量は1250～1490mgの範囲であると報告されているが，カシア精油のクマリン含有は4370mgである（Rychlik 2008）。

有害事象と副作用　カシアまたはカシアからの化合物に対するアレルギーまたは感作反応は比較的一般的である。これらの反応は，通常，皮膚または粘膜に影響を与える（Allen and Blozis 1988; Endo and Rees 2006; Lamey et al. 1990; Miller et al. 1992; Wright 2007）。

薬理学的考察　ヒトおよび動物研究では，カシアは血糖値の調節を変化させる可能性があることを示した（Dugoua et al. 2007; Kim et al. 2006; Pham et al. 2007; Verspohl et al. 2005）。糖尿病を持つ人は，使用前に有資格の医療従事者に相談し，血糖値を厳密に測定することを勧める。

パッチテストによる，カシアおよびカシア精油への職業アレルギーが報告されている（De Benito and Alzaga 1999; Steger et al. 2000）。

妊婦と授乳婦　中国伝統医学の文献では，カシアは妊娠中に使用すべきでないと示している（Bensky et al. 2004; Chen and Chen 2004）。シンナムアルデヒド（1日当たり5～250mg/kg）を投与したラットでは，胎児奇形の増加が観察された（Mantovani et al. 1989）。この情報に基づき，妊娠中の使用は，有資格の医療従事者監督下以外での使用は推奨されない。

授乳期間中のカシアの安全性は不明である。本書では，授乳期間での使用に関する問題は確認されなかったが，最終的な安全性は確立されていない。

レビュー詳細

I. 薬やサプリメントとの相互作用

薬やサプリメントとの相互作用の臨床試験
確認されなかった。

被疑薬やサプリメントとの相互作用の症例報告
確認されなかった。

薬やサプリメントとの相互作用の動物試験
確認されなかった。

II. 有害事象

臨床試験で報告された有害事象　1日当たり最大6gまでの用量のカシアを40または60日間摂取した臨床試験では，有害事象は報告されなかった（Hlebowicz et al. 2007; Khan et al. 2003）。

有害事象の症例報告　カシアの過剰投与（1日当たり18gまたはそれ以上の水抽出物）は，腹部の緊張，排尿障害，赤色尿，排尿時の灼熱感，タンパク尿，便秘，胸の熱感，冷たい飲料による喉の渇き，目の乾燥と腫れ，顔面紅潮，めまい，視力障害，舌のしびれと関連がある（Bensky et al. 2004）。

カシア精油のおよそ70～95%を占めるシンナムアルデヒ

ドは，過敏な人では，皮膚感作と刺激を引き起こす可能性がある。シンナムアルデヒドへの反応は，一般的に歯磨き粉，ガム，またはハード・キャンディーなどの製品への長期の経口的暴露によって，最も発生する。シナモン風味の製品は，口腔内の炎症や損傷の多くの症例の原因であることが判明している（Allen and Blozis 1988; Endo and Rees 2006; Lamey et al. 1990; Miller et al. 1992; Wright 2007）。これらは，口内炎（口腔内のいずれかの構造の粘膜内層の炎症），口腔顔面肉芽腫，紅斑性の斑点，多形紅斑，扁平苔癬，白板症，多層化した角化症や潰瘍の様々な程度，形質細胞歯肉炎を含む（Allen and Blozis 1988; Anil 2007; Cohen and Bhattacharyya 2000; Endo and Rees 2006, 2007; Lamey et al. 1990; Mihail 1992; Miller et al. 1992; Wright 2007）。いくつかの症例は，本質的にはアレルギーとして診断されている（Drake and Maibach 1976; Tremblay and Avon 2008）。シンナムアルデヒドに関連する有害事象の詳細については，シナモン（*Cinnamomum verum*）における有害事象の症例報告を参照。

カシアの粉末を36g（粉末カシアの標準用量は1～2g）摂取した人で，めまい，視力障害，頻脈，眼内圧の増加，咳，尿産生の減少，喉の渇きのような症状を経験した（Bensky et al. 2004; Zhu 1998）。

パッチテストにより，カシアおよびカシア精油への職業アレルギーが報告された（De Benito and Alzaga 1999）。

カシアに職業的暴露があった労働者では，皮膚プリックテストと特異的IgE検査において，カシアに高いまたは低い暴露があった62人の労働者の11％が，カシアに感作されたことを示した（Steger et al. 2000）。

III. 薬理学および薬物動態学

ヒトの薬理学的研究　糖尿病に対するカシアのランダム化比較試験のレビューでは，3つの研究のうち2つが，1日当たり1～6gの投与量が空腹時血糖の減少を示したことを報告した。もう一方の研究では1日当たり1.5gの投与量では血糖値の変化がなかったことを示した（Dugoua et al. 2007）。その後報告された研究では，1日当たり3gの用量では血糖値に影響を示さず，1日当たり6gの用量では血糖値の減少を示した（Hlebowicz et al. 2007, 2009）。

カシアとペルーバルサムは，類似した多くのアレルゲン性化合物を含有する。パッチテストでは，これら2つの種に対するアレルギーを有する人に交差反応性を実証した（Calnan 1976; Hoskins 1984; Pfutzner et al. 2003）。ペルーバルサムにアレルギーのある118人の患者対象としたパッチテストでは，患者の14.5％がカシアにアレルギーがあったことが示された。ペルーバルサムにアレルギーがない220人の患者を対象としたテストでは，1人だけがカシアに陽性だった（Niinimaki 1984）。

1日当たり2.8g（シュウ酸塩55mg含有）のカシアを4週間経口投与した健常な被験者では，空腹時血糖に有意な変化は観察されなかった。試験終了時の尿中シュウ酸レベルの有意な変化は観察されなかった（Tang et al. 2008）。

動物の薬理学的研究　ブドウ糖負荷試験において，カシアの水抽出物乾燥剤5.29mg/kgまたは粉末化カシア85.7mg/kg（エキス剤のカシアの用量に相当）を経口投与したラットで血糖値の低下が観察されたが，ブドウ糖負荷だけでは変化は観察されなかった（Verspohl et al. 2005）。

1日当たり50，100，150，200mg/kgのカシア抽出物を6週間経口投与した糖尿病マウスでは，血糖値の用量依存的な減少が観察された（Kim et al. 2006）。1日当たり5，10，20mg/kgのシンナムアルデヒドを45日間経口投与した糖尿病ラットでは，血漿グルコース値の用量依存的な減少が観察された（Subash Babu et al. 2007）。

***In vitro*の薬理学的研究**　ヒトエストロゲン受容体発現プラスミドおよびレポータープラスミドを特徴とする組換え型酵母系において，カシアのエタノール抽出物の抗エストロゲン作用が観察された（Kim et al. 2008）。

カシア抽出物は，テトラサイクリン塩酸塩の溶解を減少させた（Miyazaki et al. 1977）。

IV. 妊婦と授乳婦

中国伝統医学の文献では，カシアは妊娠中に使用すべきでないと示している（Bensky et al. 2004; Chen and Chen 2004）。

授乳期間中のカシアの安全性情報は確認されなかった。

V. 毒性研究

急性毒性

マウスに対するカシアの煎剤のLD_{50}は，静脈内投与において18.48g/kgである（Chen and Chen 2004）。ラットに対するカシア精油の経口LD_{50}は2.8ml/kgであるが，ウサギへの経皮LD_{50}は0.32ml/kgである（Opdyke 1979）。

ラット，マウス，モルモットに対するケイ皮酸のLD_{50}は，経口投与において5g/kgまでの用量で決定することができなかった（Hoskins 1984）。

マウスに対するシンナムアルデヒドのLD_{50}は，静脈内投与で132mg/kg，腹腔内投与で610mg/kg，経口投与で2225mg/kgである（Zhu 1998）。

遺伝毒性

カシア精油の変異原性活性は，S9による活性の有無に関わらずネズミチフス菌TA100株でのエイムス試験では観察されなかった（Park 2002; Sekizawa and Shibamoto 1982）。カシア精油は，枯草菌での*rec*アッセイで陽性を示した（Sekizawa and Shibamoto 1982）。

参考文献

Allen, C.M., and G.G. Blozis. 1988. Oral mucosal reactions to cinnamon-flavored chewing gum. *J. Am. Dent. Assoc.* 116(6):664-667.

Anil, S. 2007. Plasma cell gingivitis among herbal toothpaste users: A report of three cases. *J. Contemp. Dent. Pract.* 8(4):60-66.

Bensky, D., S. Clavey, and E. Stöger. 2004. *Chinese herbal medicine: Materia medica.* 3rd ed. Seattle: Eastland Press.

BfR. 2006. High daily intakes of cinnamon: Health risk cannot be ruled out. BfR Health Assessment No. 044/2006. Bundesinstitut für Risikobewertung.

Calnan, C.D. 1976. Cinnamon dermatitis from an ointment. *Contact Dermat.* 2(3):167-170.

Chen, J.K., and T.T. Chen. 2004. *Chinese medical herbology and pharmacology*. City of Industry, CA: Art of Medicine Press.

Cohen, D.M., and I. Bhattacharyya. 2000. Cinnamon-induced oral erythema multiformelike sensitivity reaction. *J. Am. Dent. Assoc.* 131:929-934.

De Benito, V., and R. Alzaga. 1999. Occupational allergic contact dermatitis from cassia (Chinese cinnamon) as a flavouring agent in coffee. *Contact Dermat.* 40(3):165.

Drake, T.E., and H.I. Maibach. 1976. Allergic contact dermatitis and stomatitis caused by a cinnamic aldehyde-flavored toothpaste. *Arch. Dermatol.* 112(2):202-203.

Dugoua, J.J., D. Seely, D. Perri, et al. 2007. From type 2 diabetes to antioxidant activity: A systematic review of the safety and efficacy of common and cassia cinnamon bark. *Can. J. Physiol. Pharmacol.* 85(9):837-847.

EFSA. 2008. Coumarin in flavourings and other food ingredients with flavouring properties. Scientific opinion of the Panel on Food Additives, Flavourings, Processing Aids and Materials in Contact with Food. *EFSA J.* No. 793:1-15.

Endo, H., and T.D. Rees. 2006. Clinical features of cinnamon-induced contact stomatitis. *Compend. Contin. Educ. Dent.* 27(7):403-409.

Endo, H., and T.D. Rees. 2007. Cinnamon products as a possible etiologic factor in orofacial granulomatosis. *Med. Oral Patol. Oral Cir. Bucal* 12(6):E440-E444.

Hlebowicz, J., G. Darwiche, O. Bjorgell, and L.O. Almer. 2007. Effect of cinnamon on postprandial blood glucose, gastric emptying, and satiety in healthy subjects. *Am. J. Clin. Nutr.* 85(6):1552-1526.

Hlebowicz, J., A. Hlebowicz, S. Lindstedt, et al. 2009. Effects of 1 and 3 g cinnamon on gastric emptying, satiety, and postprandial blood glucose, insulin, glucose-dependent insulinotropic polypeptide, glucagon-like peptide 1, and ghrelin concentrations in healthy subjects. *Am. J. Clin. Nutr.* 89(3):815-821.

Hoskins, J.A. 1984. The occurrence, metabolism and toxicity of cinnamic acid and related compounds. *J. Appl. Toxicol.* 4(6):283-292.

Khan, A., M. Safdar, M.M. Ali Khan, K.N. Khattak, and R.A. Anderson. 2003. Cinnamon improves glucose and lipids of people with type 2 diabetes. *Diabetes Care* 26(12):3215-3218.

Kim, I.G., S.C. Kang, K.C. Kim, E.S. Choung, and O.P. Zee. 2008. Screening of estrogenic and antiestrogenic activities from medicinal plants. *Env. Tox. Pharmacol.* 25(1):75-82.

Kim, S.H., S.H. Hyun, and S.Y. Choung. 2006. Anti-diabetic effect of cinnamon extract on blood glucose in *db/db* mice. *J. Ethnopharmacol.* 104(1-2):119-123.

Lake, B.G. 1999. Coumarin metabolism, toxicity and carcinogenicity: Relevance for human risk assessment. *Food Chem. Toxicol.* 37(4):423-453.

Lamey, P.J., M.A. Lewis, T.D. Rees, et al. 1990. Sensitivity reaction to the cinnamonaldehyde component of toothpaste. *Br. Dent. J.* 168(3):115-118.

Leung, A.Y., and S. Foster. 1996. *Encyclopedia of common natural ingredients used in food, drugs, and cosmetics*. 2nd ed. New York: Wiley.

List, P.H., and H. Hörhammer. 1973. *Hagers handbuch der pharmazeutischen praxis*. Berlin: Springer.

Mantovani, A., A.V. Stazi, C. Macri, et al. 1989. Pre-natal (segment II) toxicity study of cinnamic aldehyde in the Sprague-Dawley rat. *Food Chem. Toxicol.* 27(12):781-786.

Mihail, R.C. 1992. Oral leukoplakia caused by cinnamon food allergy. *J. Otolaryngol.* 21(5):366-367.

Miller, R.L., A.R. Gould, and M.L. Bernstein. 1992. Cinnamon-induced stomatitis venenata: Clinical and characteristic histopathologic features. *Oral Surg. Oral Med. Oral Pathol.* 73(6):708-716.

Miyazaki, S., H. Inoue, and T. Nadai. 1977. Effect of antacids on the dissolution behavior of tetracycline and methacycline. *Chem. Pharm. Bull.* 27:2523-2527.

Niinimaki, A. 1984. Delayed-type allergy to spices. *Contact Dermat.* 11(1):34-40.

Opdyke, D.L.J. 1979. *Monographs on fragrance raw materials.* New York: Pergamon.

Park, H.J. 2002. Mutagenicity of the essential oils in Ames test. *Korean J. Pharmacog.* 33(4):372-375.

Pfutzner, W., P. Thomas, A. Niedermeier, et al. 2003. Systemic contact dermatitis elicited by oral intake of balsam of Peru. *Acta Derm. Venereol.* 83(4):294-295.

Pham, A.Q., H. Kourlas, and D.Q. Pham. 2007. Cinnamon supplementation in patients with type 2 diabetes mellitus. *Pharmacotherapy* 27(4):595-599.

Rychlik, M. 2008. Quantification of free coumarin and its liberation from glucosylated precursors by stable isotope dilution assays based on liquid chromatography-tandem mass spectrometric detection. *J. Agric. Food Chem.* 56(3):796-801.

Schmidt, M., M. Mueller, and S.D. Mueller. 2007. Cinnamon and coumarins: Bitter "truth"—extrapolation of risks. *Deutsche Lebensmittel-Rundschau* 103(8):378-383.

Sekizawa, J., and T. Shibamoto. 1982. Genotoxicity of safrole-related chemicals in microbial test systems. *Mutat. Res.* 101(2):127-140.

Sproll, C., W. Ruge, C. Andlauer, R. Godelmann, and D.W. Lachenmeier. 2008. HPLC analysis and safety assessment of coumarin in foods. *Food Chem.* 109(2):462-469.

Steger, A., K. Radon, A. Pethran, and D. Nowak. 2000. Sensitization and lung function in workers occupationally exposed to natural thickening products. *Allergy* 55(4):376-381.

Subash Babu, P., S. Prabuseenivasan, and S. Ignacimuthu. 2007. Cinnamaldehyde—A potential antidiabetic agent. *Phytomedicine* 14(1):15-22.

Tang, M., D.E. Larson-Meyer, and M. Liebman. 2008. Effect of cinnamon and turmeric on urinary oxalate excretion, plasma lipids, and plasma glucose in healthy subjects. *Am. J. Clin. Nutr.* 87(5):1262-1267.

Tremblay, S., and S.L. Avon. 2008. Contact allergy to cinnamon: Case report. *J. Can. Dent. Assoc.* 74(5):445-461.

Verspohl, E.J., K. Bauer, and E. Neddermann. 2005. Antidiabetic effect of *Cinnamomum cassia* and *Cinnamomum zeylanicum in vivo* and *in vitro*. *Phytother. Res.* 19(3):203-206.

Wright, J. 2007. Diagnosis and management of oral lichenoid reactions. *J. Calif. Dent. Assoc.* 35(6):412-416.

Zhu, Y.-P. 1998. *Chinese materia medica: Chemistry, pharmacology and applications.* Amsterdam: Harwood Academic Publishers.

Cinnamomum camphora (L.) J. Presl クスノキ科

一般名：カンファー
英　名：camphor
和　名：クスノキ，ホウショウ
異　名：*Camphora camphora*（L.）H. Karst, nom. illeg., *Camphora officinalis* Nees, *Laurus camphora* L.
アーユルヴェーダ名：*karpura*
使用部位：木部の蒸留物

安全性クラス：2b, 2d
相互作用クラス：A
禁忌　妊娠中は，医療従事者監督下以外での使用禁止(Bensky et al. 2004; Chen and Chen 2004)。

長期間の使用禁止，推奨用量を超えての使用禁止(Manoguerra et al. 2006; McGuffin et al. 1997)。2歳以下の子供の使用禁止（Bensky et al. 2004; Guilbert et al. 2007; Uc et al. 2000)。

他の注意事項　小児への使用注意（Bensky et al. 2004; Guilbert et al. 2007; Uc et al. 2000)。

カンファーを内用する場合は厳重な注意のもとに使用すること（Bensky et al. 2004; Chen and Chen 2004; Geller et al. 1984; Love et al. 2004; Manoguerra et al. 2006)。

薬やサプリメントとの相互作用　知見なし

注意　アルケニルベンゼン（サフロール 1.1～43%）（Stubbs et al. 2004)，付録1参照。

標準用量

外用

製品は，カンファーを11%もしくはそれ以下の含有量であるべき（Love et al. 2004; Manoguerra et al. 2006)。

内用

標準用量は，1日100～200mgである（Bensky et al. 2004; Chen and Chen 2004)。

注釈　"カンファー"は，*Cinnamomum camphora*と，この植物に独特の香りを与える化合物の共通名である。カンファーは頻繁にパーソナルケア製品の一部に使用されている。カンファーは，カンファー精油の約50%を構成する（Stubbs et al. 2004)。

米国において食品添加物としてのカンファーの使用は，最終食品や飲料はサフロールフリーであるという制限がある（CFR 2011）が，栄養補助食品で使用する場合は，食品添加物の定義からは明確に除外されている（U.S.C. 2010)。

有害事象と副作用　大多数の中毒例は，カンファーを含む製品の偶然または意図的な摂取後に報告されている。一般的に摂取後すぐに始まる中毒症状は，粘膜刺激，吐き気，嘔吐，全身痙攣，腹痛を含む。その他の症状としては，中枢神経系の抑制，頭痛，めまい，錯乱，不安，幻覚，痙攣を含む。また中毒による死亡例が報告されている。製品の局所使用による中毒は比較的まれであり，主に小さい子供で発生した（Love et al. 2004; Manoguerra et al. 2006)。

カンファーによる中毒のレビューでは，2mg/kgより少ない摂取量では症状がなかったことが示されたが，5～10mg/kgの摂取では，軽度の症状をもたらした。通常30mg/kgの用量では毒性があると考えられ，一般的に59mg/kgの用量で重篤な症状が観察される。平均致死量は199 mg/kg として報告されている（Geller et al. 1984; Manoguerra et al. 2006)。

薬理学的考察　有害事象と副作用参照。

妊婦と授乳婦　中国伝統医学の文献では，カンファーは妊娠中に使用すべきではないことを示している（Bensky et al. 2004; Chen and Chen 2004)。

動物研究では，比較的高用量のカンファーの摂取は有害事象を示さなかった（Leuschner 1997)。

授乳期間中のカンファーの安全性は不明である。本書では，授乳期間での使用に関する問題は確認されなかったが，最終的な安全性は確立されていない。

レビュー詳細

I. 薬やサプリメントとの相互作用

薬やサプリメントとの相互作用の臨床試験

確認されなかった。

被疑薬やサプリメントとの相互作用の症例報告

確認されなかった。

薬やサプリメントとの相互作用の動物試験

確認されなかった。

II. 有害事象

有害事象の症例報告　多数の中毒の症例がカンファーを含む製品の偶然または意図的な摂取後に報告されている。一般的に摂取後すぐに始まる中毒症状は，粘膜刺激，吐き気，嘔吐，腹痛，全般発作を含む。その他の症状としては，中枢神経系の抑制，頭痛，めまい，錯乱，不安，幻覚，痙攣を含む。まれな症例として肝毒性が報告されている。いくつかのケースでは死亡した。製品の局所使用による中毒は比較的まれであり，主に小さい子供で発生した（Love et al. 2004; Manoguerra et al. 2006)。

カンファーによる中毒のレビューでは，2mg/kg以下の摂取量では症状がなかったことが示されたが，5〜10mg/kgの摂取では，軽度の症状をもたらした。通常30mg/kgの用量では毒性があると考えられ，一般的に59mg/kgの用量で重篤な症状が観察される。平均致死量は199 mg/kg として報告されている（Geller et al. 1984; Manoguerra et al. 2006)。

重度の貧血の既往歴がある60歳の男性で，心筋炎（心筋の炎症）が報告された。症状は，男性がカンファーを120mg/kg摂取した後発症した（Bhaya and Beniwal 2007)。

カンファーを含む製品を，不特定量腹部に局所的に処置した4か月の女児で，痙攣が報告された（Guilbert et al. 2007)。

2か月の栄養不良の女児に対し，カンファーを含む風邪薬の"豊富な量"を1日当たり3回，5日間局所的に投与されたところ，肝毒性が報告された。肝毒性は風邪薬の中止後に解消された（Uc et al. 2000)。

III. 薬理学および薬物動態学

ヒトの薬理学的研究　確認されなかった。

動物の薬理学的研究　確認されなかった。

*In vitro*の薬理学的研究　確認されなかった。

IV. 妊婦と授乳婦

D-カンファー（=d-カンファー）を，ラットに対し1日当たり最大で1000mg/kgまで，ウサギに対し1日当たり681mg/kgの用量で投与した場合，催奇形性を引き起こさなかった。発達に対する無影響量（NOEL）はラットで1000mg/kgを上回り，ウサギでは681mg/kgであった（Leuschner 1997)。

授乳期間中のカンファーの安全性情報は確認されなかった。

V. 毒性研究

急性毒性

カンファーの経口LD_{50}は，モルモットで1800 mg/kg，ウサギで2000 mg/kgであり，イヌでは800 mg/kgである。カンファーの腹腔LD_{50}は，ラットで900mg/kgで，マウスで3000 mg/kgである。カンファーの皮下LD_{50}は，マウスで2200mg/kgである（Wickstrom 1988)。

遺伝毒性

カンファーの変異原性活性は，代謝活性化の有無に関わらず，サルモネラ菌TA97A株，TA98株，TA100株，TA102株でのサルモネラ菌/ミクロソーム分析で観察されなかった（Gomes-Carneiro et al. 1998)。

参考文献

Bensky, D., S. Clavey, and E. Stöger. 2004. *Chinese herbal medicine: Materia medica.* 3rd ed. Seattle: Eastland Press.

Bhaya, M., and R. Beniwal. 2007. Camphor induced myocarditis: A case report. *Cardiovasc. Toxicol.* 7(3):212-214.

CFR. 2011. *Code of federal regulations,* Title 21 Part 172.510, 2011 ed. Food additives permitted for direct addition to food for human consumption. Flavoring agents and related substances. Natural flavoring substances and natural substances used in conjunction with flavors. Washington, DC: U.S. Government Printing Office.

Chen, J.K., and T.T. Chen. 2004. *Chinese medical herbology and pharmacology.* City of Industry, CA: Art of Medicine Press.

Geller, R.J., D.A. Spyker, L.K. Garrettson, and A.D. Rogol. 1984. Camphor toxicity: Development of a triage strategy. *Vet. Hum. Toxicol.* 26(2):8-10.

Gomes-Carneiro, M.R., I. Felzenszwalb, and F.J. Paumgartten. 1998. Mutagenicity testing (±)-camphor, 1,8-cineole, citral, citronellal, (−)-menthol and terpineol with the *Salmonella*/microsome assay. *Mutat. Res.* 416(1-2):129-136.

Guilbert, J., C. Flamant, F. Hallalel, et al. 2007. Anti-flatulence treatment and status epilepticus: A case of camphor intoxication. *Emerg. Med. J.* 24(12):859-860.

Leuschner, J. 1997. Reproductive toxicity studies of D-camphor in rats and rabbits. *Arzneimittelforschung* 47(2):124-128.

Love, J.N., M. Sammon, and J. Smereck. 2004. Are one or two dangerous? Camphor exposure in toddlers. *J. Emerg. Med.* 27(1):49-54.

Manoguerra, A.S., A.R. Erdman, P.M. Wax, et al. 2006. Camphor poisoning: An evidence-based practice guideline for out-of-hospital management. *Clin. Toxicol.* 44(4):357-370.

McGuffin, M., C. Hobbs, R. Upton, and A. Goldberg. 1997. *Botanical safety handbook.* Boca Raton, FL: CRC Press.

Stubbs, B.J., A. Specht, and D. Brushett. 2004. The essential oil of *Cinnamomum camphora* (L.) Nees and Eberm.—Variation in oil composition throughout the tree in two chemotypes from eastern Australia. *J. Ess. Oil Res.* 16(1):9-14.

Uc, A., W.P. Bishop, and K.D. Sanders. 2000. Camphor hepatotoxicity. *South. Med. J.* 93(6):596-598.

U.S.C. 2010. United States Code, Title 21, Part 321 (s)(6). Current as of January 7, 2011. Washington, DC: U.S. Government Printing Office.

Wickstrom, E. 1988. Camphor. PIM 095. Poisons Information Monographs—Pharmaceuticals. INCHEM. International Programme on Chemical Safety: Inter-Organization Programme of UNEP, ILO, FAO, WHO, UNIDO, UNITAR, and OECD.

Cinnamomum verum J. Presl　クスノキ科

一般名：シナモン

英　名：cinnamon

和　名：セイロンニッケイ

異　名：*Cinnamomum zeylanicum* Nees

アーユルヴェーダ名：*tvak*

別　名：Ceylon cinnamon，true cinnamon

使用部位：樹皮

安全性クラス：2b
相互作用クラス：A
禁忌　妊娠中は，医療従事者監督下以外での使用禁止（Chadha 1988; Mantovani et al. 1989; Wichtl 2004）。
他の注意事項　ペルーバルサムに過敏な人への使用注意（Calnan 1976; Hoskins 1984; Pfutzner et al. 2003）。
薬やサプリメントとの相互作用　知見なし
注釈　本品の分類や懸念は，一般的に調理に使用される低用量とは対照的に，治療目的で使用される比較的高用量に基づいており，スパイスとしての使用には関連付けられていない。

*Cinnamomum*のいくつかの種は，一般的に"シナモン"の名で流通している（Leung and Foster 1996）。
有害事象と副作用　シナモンまたはシナモンからの化合物に対するアレルギーまたは感作反応は比較的一般的である。これらの反応は，通常，皮膚または粘膜に影響を与える（Allen and Blozis 1988; Endo and Rees 2006; Lamey et al. 1990; Miller et al. 1992; Wright 2007）。
薬理学的考察　動物研究では，シナモンが血糖値を変化させる可能性があることを示した（Kannappan et al. 2006; Verspohlら 2005）。糖尿病を持つ人は，使用前に有資格の医療従事者に相談し，血糖値を厳密に測定することを勧める。
妊婦と授乳婦　胚の数の減少が，シナモン精油を含有する餌を与えたマウスで観察された（Domaracky et al. 2007）。妊娠7～17日にシンナムアルデヒド（1日当たり5～250mg/kg）を与えたラットで，胎児奇形の増加が観察された（Mantovani et al. 1989）。

授乳期間中のシナモンの安全性は不明である。本書では，授乳期間での使用に関する問題は確認されなかったが，最終的な安全性は確立されていない。

レビュー詳細

I. 薬やサプリメントとの相互作用

薬やサプリメントとの相互作用の臨床試験
　確認されなかった。
被疑薬やサプリメントとの相互作用の症例報告
　確認されなかった。
薬やサプリメントとの相互作用の動物試験
　確認されなかった。

II. 有害事象

有害事象の症例報告　シナモンの副作用は標準治療用量（1日2～4g）では予測されない。シナモンの過剰摂取は，心拍数，蠕動，呼吸，発汗を増加させる中枢神経系を興奮させる可能性がある。興奮は，時々眠気とともに鎮静を伴う（Wichtl 2004）。

シナモン精油の約55～75％を構成するシンナムアルデヒドは，敏感な人では皮膚感作と刺激を引き起こす可能性がある。シンナムアルデヒドへの反応は，一般的に歯磨き粉，ガム，またはハード・キャンディーなどの製品への長期経口暴露で最も発生する。シナモン風味の製品は，口腔内の炎症や損傷の多くの症例の原因であることが判明している（Allen and Blozis 1988; Endo and Rees 2006; Lamey et al. 1990; Miller et al. 1992; Wright 2007）。これらは，口内炎（口腔内のいずれかの構造の粘膜内層の炎症），口腔顔面肉芽腫，紅斑性の斑点，多形紅斑，扁平苔癬，白板症，多層化した角化症や潰瘍の様々な程度，形質細胞歯肉炎を含む（Allen and Blozis 1988; Anil 2007; Cohen and Bhattacharyya 2000; Endo and Rees 2006, 2007; Lamey et al. 1990; Mihail 1992; Millerら 1992; Wright 2007）。いくつかの症例は，本質的にはアレルギーとして診断されている（Drake and Maibach 1976; Tremblay and Avon 2008）。

アレルギー性接触皮膚炎の症例は，コーヒーにシナモン粉末を加えた人で報告されている。少なくとも1つの症例では，コーヒーを口に含んだ際のシナモンとの経口接触が，皮膚炎の増加につながった（De Rossi and Greenberg 1998）。シンナムアルデヒドへの接触アレルギーは，口腔扁平苔癬の患者で確認された（Hoskyn and Guin 2005）。

舌の扁平上皮癌は，経口粘膜の炎症を刺激するシナモンアルデヒドで風味づけしたシュガーレスガムを，1日当たり5パックまで噛んでいた24歳の女性で報告された（Westra et al. 1998）。臨床的に扁平上皮癌であると考えられた口腔白斑症は，シナモンガムを噛んだ患者で報告された（Mihail 1992）。

パッチテストにより，シナモン，シナモン精油，シナモンから単離した化合物による接触皮膚炎の症例が多数報告された（Farkas 1981; Garcia-Abujeta et al. 2005; Goh and Ng 1988; Hartmann and Hunzelmann 2004; Kern 1960; Kirton 1978; Ludera-Zimoch 1981; Sanchez-Perez and Garcia-Diez 1999）。いくつかの症例は，パン屋とレストランの従業員の職業的暴露によるものであった（Ackermann et al. 2009; Fisher 1982; Nixon 1995）。

酒さの激しい悪化は，1日おきに500mgのシナモンカプセルを1週間摂取し，その後1日当たり1カプセルを2週目に摂取した2型糖尿病の68歳の女性で報告された（Campbell et al. 2008）。

ズボンの後ろポケットにシナモン精油の小瓶をもっていた11歳の少年は，小瓶が壊れ，結果として比較的高用量のシナモン精油に接触した大腿後部において，第1および第2度熱傷が報告された（Sparks 1985）。

口腔内の炎症，腹痛，吐き気の1症例が，シナモン精油に浸した爪楊枝やハード・キャンディー，または指を吸っていた32人の思春期の男子で報告された（Perry et al. 1990）。

嘔吐，下痢，めまい，意識喪失はシナモン精油60mlを摂取した子で報告された（Pilapil 1989）。

過失による血涙は，不特定時間，シナモン樹皮を巻いたガーゼを目に当てていた女性で報告された（Awan et al. 2006）。

シナモン粉末に定期的に暴露していた労働者で，職業性喘息が報告された（Uragoda 1984）。シナモン粉末に職業的に暴露した労働者で，脱毛だけでなく皮膚や目の刺激が報告された。その原因はシンナムアルデヒドによる可能性が高い（Calnan 1976; Uragoda 1984）。

III. 薬理学および薬物動態学

ヒトの薬理学的研究　シナモンやペルーバルサムは類似の多くのアレルギー性化合物を含む。パッチテストでは，これら2種に対するアレルギーを有する人で交差反応性を実証した（Calnan 1976; Hoskins 1984; Pfutzner et al. 2003）。

スパイス工場労働者の間で，最も一般的な刺激物とされているシナモンのスパイス粉末を扱う作業員において，共通な症状として掻痒と皮膚刺激性が報告された。皮膚反応があった25人の工場労働者のうち11人でシンナムアルデヒドへの陽性反応が示され，皮膚プリックテストでは，6人の労働者で陽性反応を誘発した（Meding 1993）。

動物の薬理学的研究　1日当たり0.2または2.0ml（動物当たり150〜170g）のシナモンの水抽出物を60日間経口投与し，高フルクトース食を与えたラットでは，2.0ml投与群の血糖値が対照群と同様であった。高フルクトース食のみを与えたラットでは血糖値が上昇した（Kannappan et al. 2006）。

シナモンの乾燥水抽出物を5.96mg/kg経口投与したラットでは，ブドウ糖負荷試験において血糖値の減少が観察されたが，ブドウ糖負のみでは変化は観察されなかった（Verspohl et al. 2005）。

1日当たり5，10，20mg/kgのシンナムアルデヒドを45日間経口投与した糖尿病ラットでは，血漿グルコース値の用量依存的な減少が観察された（Subash Babu et al. 2007）。

モルモットのマキシマイゼーション試験では，シンナムアルデヒドに感作したモルモットはまた，アルコールとケイ皮酸に対しても反応した。シンナミルアルコールに感作したモルモットでは，シンナミルアルコールとシンナムアルデヒドに反応したが，ケイ皮酸には反応しなかった。ケイ皮酸は感作しなかった。シンナムアルデヒドの濃度と比較して，シンナミルアルコールの15倍およびケイ皮酸の25倍の高濃度では，シンナムアルデヒドに感作したモルモットに陽性反応を与えた（Weibel et al. 1989）。

***In vitro*の薬理学的研究**　シナモンの水抽出物は，摘出したモルモットの気管平骨筋の収縮反応を用量依存的に引き起こした。著者らは，その結果に基づいて，シナモン粉末に暴露したスパイス工場労働者が経験したシナモンへの反応は，直接的な刺激反応による可能性があることを示した（Zuskin et al. 1988）。

IV. 妊婦と授乳婦

妊娠7〜17日に5，25，250mg/kgの用量でシンナムアルデヒドを経口投与したラットでは，すべての投与群において，頭蓋骨骨欠損の発生率が増加したが，減少した鼓室胞の骨化が25および250mg/kgの投与群で増加した。拡張した骨盤/腎臓で減少した小乳頭状突起，拡張した尿管，異常な胸骨の発生の増加が，25mg/kgの投与群において最も高い有病率をもっていたことが発見された。減少した頭蓋骨化，拡張型尿管，腎臓の変形の発生の増加が，母体毒性が検出されなかった5mg/kgの投群で観察された（Mantovani et al. 1989）。

シナモン精油を0.25%含有する餌を2週間経口投与したマウスで，核の数の減少や胚の分布の変化が，妊娠4日目で観察された（Domaracky et al. 2007）。

授乳期間中のシナモンの安全性情報は確認されなかった。

V. 毒性研究

急性毒性

マウスに対するシナモンのエタノール抽出物のLD_{50}は，経口投与において3g/kgまでの用量で決定することができなかった（Shah et al. 1998）。

シンナムアルデヒドの経口LD_{50}は異なる研究において，ラットで1.85，2.22，3.35，3.4g/kg，モルモットで1.16または3.4g/kg，マウスで0.46または2.32g/kgとして報告されている（Hoskins 1984; Subash Babu et al. 2007）。

ラット，マウス，モルモットに対するケイ皮酸のLD_{50}は，経口投与において5g/kgまでの用量で決定することができなかった（Hoskins 1984）。

亜慢性毒性

1日当たり100mg/kgのシナモンのエタノール抽出物を90日間経口投与したマウスでは，死亡の兆候は観察されなかった。血液学的研究では，ヘモグロビンレベルの減少を示した。生殖器官の重量，精子の運動性，精子数の増加が，精子毒性作用なしに観察された（Shah et al. 1998）。

慢性毒性

1日当たりシナモン粉末（動物当たり100mg）を12か月間経口投与したマウスでは，扁平上皮乳頭腫および低分化癌腫の増加が観察された。同様の結果が，一般的にチリペッパー（*Capsicum annuum*）のようなスパイスや大型のタチウオ（*Trichiurus lepturus*）のような食物の消費で観察された(Balachandran and Sivaramkrishnan 1995)。

遺伝毒性

H17株（*rec*[+]）とM45株（*rec*[-]）の枯草菌*rec*アッセイでは，シナモンのエタノール抽出物の変異原性活性は観察されなかった。S9による代謝活性化後には確認されなかったが，石油エーテルとクロロホルム抽出物は，変異原性活性を示した（Ungsurungsie et al. 1984)。

シナモンのエタノール抽出物の"中程度の"変異原性活性が，ネズミチフス菌TA102株で観察されたが，TA98株では観察されなかった（Mahmoud et al. 1992)。

エイムス試験および大腸菌WP2 uvrA株での復帰突然変異試験では，シナモン精油の変異原性活性は観察されなかった。シナモン精油は，S9による代謝活性化なしの枯草菌*rec*アッセイで変異原性活性を示した（Sekizawa and Shibamoto 1982)。

参考文献

Ackermann, L., K. Aalto-Korte, R. Jolanki, and K. Alanko. 2009. Occupational allergic contact dermatitis from cinnamon including one case from airborne exposure. *Contact Dermat.* 60(2):96-99.

Allen, C.M., and G.G. Blozis. 1988. Oral mucosal reactions to cinnamon-flavored chewing gum. *J. Am. Dent. Assoc.* 116(6):664-667.

Anil, S. 2007. Plasma cell gingivitis among herbal toothpaste users: A report of three cases. *J. Contemp. Dent. Pract.* 8(4):60-66.

Awan, S., H.S. Kazmi, and A.A. Awan. 2006. An unusual case of bloody tears. *J. Ayub Med. Coll. Abbottabad* 18(1):68-69.

Balachandran, B., and V.M. Sivaramkrishnan. 1995. Induction of tumours by Indian dietary constituents. *Indian J. Cancer* 32(3):104-109.

Calnan, C.D. 1976. Cinnamon dermatitis from an ointment. *Contact Dermat.* 2(3):167-170.

Campbell, T.M., R. Neems, and J. Moore. 2008. Severe exacerbation of rosacea induced by cinnamon supplements. *J. Drugs Dermatol.* 7(6):586-587.

Chadha, Y. 1988. *The wealth of India: A dictionary of Indian raw materials and industrial products.* Delhi: Council of Scientific and Industrial Research.

Cohen, D.M., and I. Bhattacharyya. 2000. Cinnamon-induced oral erythema multiformelike sensitivity reaction. *J. Am. Dent. Assoc.* 131:929-934.

De Rossi, S.S., and M.S. Greenberg. 1998. Intraoral contact allergy: A literature review and case reports. *J. Am. Dent. Assoc.* 129(10):1435-1441.

Domaracky, M., P. Rehak, S. Juhas, and J. Koppel. 2007. Effects of selected plant essential oils on the growth and development of mouse preimplantation embryos *in vivo*. *Physiol. Res.* 56(1):97-104.

Drake, T.E., and H.I. Maibach. 1976. Allergic contact dermatitis and stomatitis caused by a cinnamic aldehyde-flavored toothpaste. *Arch. Dermatol.* 112(2):202-203.

Endo, H., and T.D. Rees. 2006. Clinical features of cinnamon-induced contact stomatitis. *Compend. Contin. Educ. Dent.* 27(7):403-409.

Endo, H., and T.D. Rees. 2007. Cinnamon products as a possible etiologic factor in orofacial granulomatosis. *Med. Oral Patol. Oral Cir. Bucal* 12(6):E440-E444.

Farkas, J. 1981. Perioral dermatitis from marjoram, bay leaf and cinnamon. *Contact Dermat.* 7(2):121.

Fisher, A.A. 1982. Hand dermatitis—A "baker's dozen." *Cutis* 29(3):214, 217-218, 221.

Garcia-Abujeta, J.L., C.H. de Larramendi, J.P. Berna, and E.M. Palomino. 2005. Mud bath dermatitis due to cinnamon oil. *Contact Dermat.* 52(4):234.

Goh, C.L., and S.K. Ng. 1988. Bullous contact allergy from cinnamon. *Derm. Beruf. Umwelt.* 36(6):186-187.

Hartmann, K., and N. Hunzelmann. 2004. Allergic contact dermatitis from cinnamon as an odour-neutralizing agent in shoe insoles. *Contact Dermat.* 50(4):253-254.

Hoskins, J.A. 1984. The occurrence, metabolism and toxicity of cinnamic acid and related compounds. *J. Appl. Toxicol.* 4(6):283-292.

Hoskyn, J., and J.D. Guin. 2005. Contact allergy to cinnamal in a patient with oral lichen planus. *Contact Dermat.* 52(3):160-161.

Kannappan, S., T. Jayaraman, P. Rajasekar, M.K. Ravichandran, and C.V. Anuradha. 2006. Cinnamon bark extract improves glucose metabolism and lipid profile in the fructose-fed rat. *Singapore Med. J.* 47(10):858-863.

Kern, A.B. 1960. Contact dermatitis from cinnamon. *Arch. Dermatol.* 81:599-600.

Kirton, V. 1978. Contact urticaria and cinnamic aldehyde. *Contact Dermat.* 4(6):374-375.

Lamey, P.J., M.A. Lewis, T.D. Rees, et al. 1990. Sensitivity reaction to the cinnamonaldehyde component of toothpaste. *Br. Dent. J.* 168(3):115-118.

Leung, A.Y., and S. Foster. 1996. *Encyclopedia of common natural ingredients used in food, drugs, and cosmetics.* 2nd ed. New York: Wiley.

Ludera-Zimoch, G. 1981. Case of urticaria with immediate local and generalized reaction to cinnamon oil and benzaldehyde.] *Przegl. Dermatol.* 68(1):67-70.

Mahmoud, I., A. Alkofahi, and A. Abdelaziz. 1992. Mutagenic and toxic activities of several spices and some Jordanian medicinal plants. *Int. J. Pharmacogn.* 30(2):81-85.

Mantovani, A., A.V. Stazi, C. Macri, et al. 1989. Prenatal (segment II) toxicity study of cinnamic aldehyde in the Sprague-Dawley rat. *Food Chem. Toxicol.* 27(12):781-786.

Meding, B. 1993. Skin symptoms among workers in a spice factory. *Contact Dermat.* 29(4):202-205.

Mihail, R.C. 1992. Oral leukoplakia caused by cinnamon food allergy. *J. Otolaryngol.* 21(5):366-367.

Miller, R.L., A.R. Gould, and M.L. Bernstein. 1992. Cinnamon-induced stomatitis venenata: Clinical and characteristic histopathologic features. *Oral Surg. Oral Med. Oral Pathol.* 73(6):708-716.

Nixon, R. 1995. Cinnamon allergy in a baker. *Australas. J. Dermatol.* 36(1):41.

Perry, P.A., B.S. Dean, and E.P. Krenzelok. 1990. Cinnamon oil abuse by adolescents. *Vet. Hum. Toxicol.* 32(2):162-164.

Pfutzner, W., P. Thomas, A. Niedermeier, et al. 2003. Systemic contact dermatitis elicited by oral intake of balsam of Peru. *Acta Derm. Venereol.* 83(4):294-295.

Pilapil, V.R. 1989. Toxic manifestations of cinnamon oil ingestion in a child. *Clin. Pediatr.* 28(6):276.

Sanchez-Perez, J., and A. Garcia-Diez. 1999. Occupational allergic contact dermatitis from eugenol, oil of cinnamon and oil of cloves in a physiotherapist. *Contact Dermat.* 41(6):346-347.

Sekizawa, J., and T. Shibamoto. 1982. Genotoxicity of safrole-related chemicals in microbial test systems. *Mutat. Res.* 101(2):127-140.
Shah, A.H., A.H. Al-Shareef, A.M. Ageel, and S. Qureshi. 1998. Toxicity studies in mice of common spices, *Cinnamomum zeylanicum* bark and *Piper longum* fruits. *Plant Foods Hum. Nutr.* 52(3):231-239.
Sparks, T. 1985. Cinnamon oil burn. *West. J. Med.* 142(6):835.
Subash Babu, P., S. Prabuseenivasan, and S. Ignacimuthu. 2007. Cinnamaldehyde—A potential antidiabetic agent. *Phytomedicine* 14(1):15-22.
Tremblay, S., and S.L. Avon. 2008. Contact allergy to cinnamon: Case report. *J. Can. Dent. Assoc.* 74(5):445-461.
Ungsurungsie, M., C. Paovalo, and A. Noonai. 1984. Mutagenicity of extracts from Ceylon cinnamon in the rec assay. *Food Chem. Toxicol.* 22(2):109-112.
Uragoda, C.G. 1984. Asthma and other symptoms in cinnamon workers. *Br. J. Indian Med.* 41(2):224-227.
Verspohl, E.J., K. Bauer, and E. Neddermann. 2005. Antidiabetic effect of *Cinnamomum cassia* and *Cinnamomum zeylanicum in vivo* and *in vitro*. *Phytother. Res.* 19(3):203-206.
Weibel, H., J. Hansen, and K.E. Andersen. 1989. Cross-sensitization patterns in guinea pigs between cinnamaldehyde, cinnamyl alcohol and cinnamic acid. *Acta Derm. Venereol.* 69(4):302-307.
Westra, W.H., J.S. McMurray, J. Califano, P.W. Flint, and R.L. Corio. 1998. Squamous cell carcinoma of the tongue associated with cinnamon gum use: A case report. *Head Neck* 20(5):430-433.
Wichtl, M. 2004. *Herbal drugs and phytopharmaceuticals: A handbook for practice on a scientific basis*. 3rd ed. Boca Raton, FL: CRC Press.
Wright, J. 2007. Diagnosis and management of oral lichenoid reactions. *J. Calif. Dent. Assoc.* 35(6):412-416.
Zuskin, E., B. Kanceljak, Z. Skuric, et al. 1988. Immunological and respiratory findings in spice-factory workers. *Env. Res.* 47(1):95-108.

Cistanche spp. ハマウツボ科

Cistanche deserticola Ma
一般名：ニクジュヨウ
英　名：desert broomrape
中国名：肉蓯蓉（*rou cong rong*）（茎）

Cistanche salsa (C.A. Mey.) Beck
一般名：ホンオニク
英　名：broomrape
和　名：ホンオニク
中国名：肉蓯蓉（*rou cong rong*）（茎）
使用部位：茎

安全性クラス：1
相互作用クラス：A
禁忌　知見なし
他の注意事項　知見なし
薬やサプリメントとの相互作用　知見なし
有害事象と副作用　知見なし
薬理学的考察　知見なし

妊婦と授乳婦　中国伝統医学の文献では，妊娠中および授乳期間中のホンオニクおよびニクジュヨウの使用上のいかなる懸念も示していない（Bensky et al. 2004; Chen and Chen 2004）。本書では，妊娠中や授乳期間中での使用に関する問題は確認されなかったが，最終的な安全性は確立されていない。

レビュー詳細

I. 薬やサプリメントとの相互作用
薬やサプリメントとの相互作用の臨床試験
確認されなかった。
被疑薬やサプリメントとの相互作用の症例報告
確認されなかった。
薬やサプリメントとの相互作用の動物試験
確認されなかった。

II. 有害事象
有害事象の症例報告　確認されなかった。

III. 薬理学および薬物動態学
ヒトの薬理学的研究　確認されなかった。
動物の薬理学的研究　確認されなかった。
*In vitro*の薬理学的研究　確認されなかった。

IV. 妊婦と授乳婦
中国伝統医学の文献では，妊娠中および授乳期間中のホンオニクおよびニクジュヨウの使用上のいかなる問題も示していない（Bensky et al. 2004; Chen and Chen 2004）。

V. 毒性研究
確認されなかった

参考文献

Bensky, D., S. Clavey, and E. Stöger. 2004. *Chinese herbal medicine: Materia medica*. 3rd ed. Seattle: Eastland Press.

Chen, J.K., and T.T. Chen. 2004. *Chinese medical herbology and pharmacology*. City of Industry, CA: Art of Medicine Press.

Citrus × aurantifolia (Christm.) Swingle

ミカン科

一般名：ライム

英　名：lime

別　名：key lime

使用部位：果皮

安全性クラス：1

相互作用クラス：A

禁忌　知見なし

他の注意事項　知見なし

薬やサプリメントとの相互作用　知見なし

注意　光感作（Opdyke 1979; Pomeranz and Karen 2007），付録2参照。

有害事象と副作用　ライムの果皮は植物性光皮膚炎（皮膚の非免疫学的光毒性反応）を起こす可能性のあるフラノクマリン化合物を含み，ライムの果皮への局所暴露後に太陽に暴露された人において反応しやすい（Opdyke 1979; Pomeranz and Karen 2007）。そのような反応は，経口摂取後には予測されない。

薬理学的考察　知見なし

妊婦と授乳婦　科学的または伝統的文献において，妊娠中および授乳中におけるライムの安全性は不明である。本書では，妊娠中や授乳期間での使用に関する問題は確認されなかったが，最終的な安全性は確立されていない。

レビュー詳細

I. 薬やサプリメントとの相互作用

薬やサプリメントとの相互作用の臨床試験

確認されなかった。

被疑薬やサプリメントとの相互作用の症例報告

確認されなかった。

薬やサプリメントとの相互作用の動物試験

確認されなかった。

II. 有害事象

有害事象の症例報告　植物性光皮膚炎のいくつかの症例は，ライム果皮への局所暴露後に太陽に暴露されることで報告されている。紅斑性小胞および水疱は，ライムを拾っていた62歳の男性の手で観察された（Schmidt 2007）。痛み，紅斑，水疱形成発疹を伴う植物性光皮膚炎は，2日間ビーチで過ごした間に，モヒート（ライムを含むカクテル）を準備していた23歳の女性で観察された（Pomeranz and Karen 2007）。ライムジュースを準備していた子供で，植物性皮膚炎のケースが報告された（Mill et al. 2008）。

また，ライム果皮に対するアレルギー反応が局所暴露後に報告されている。湿疹や眼瞼皮膚炎を持つ52歳の女性のケースでは，ジントニックを飲み終えた後1分ほどライムをしゃぶる習慣があり，結果として口角炎を引き起こした（Thomson et al. 2007）。

III. 薬理学および薬物動態学

ヒトの薬理学的研究　香料原料での感作性試験では，香料ミックスによるパッチテストで陽性反応を示した何人かの被験者は，ライム抽出物に対しても陽性反応を示した（Roesyanto-Mahadi et al. 1990）。ライム精油は，ヒトのパッチテストで，光毒性活性を示した（Opdyke 1979）。

動物の薬理学的研究　光毒性試験において，圧搾法で処理されたライム精油は，ブタと無毛マウスで光毒性作用を示したが，水蒸気蒸留された精油ではそのような作用を示さなかった（Opdyke 1979）。

*In vitro*の薬理学的研究　確認されなかった。

IV. 妊婦と授乳婦

妊娠中および授乳期間中におけるライムの安全性に関する情報は確認されなかった。

V. 毒性研究

急性毒性

ラットおよびウサギに対するライム精油のLD_{50}は，経口投与において5g/kgまでの用量で決定することができなかった（Opdyke 1979）。

参考文献

Mill, J., B. Wallis, L. Cuttle, et al. 2008. Phytophotodermatitis: Case reports of children presenting with blistering after preparing lime juice. *Burns* 34(5):731-733.

Opdyke, D.L.J. 1979. *Monographs on fragrance raw materials*. New York: Pergamon.

Pomeranz, M.K., and J.K. Karen. 2007. Images in clinical medicine. Phytophotodermatitis and limes. *N. Engl. J. Med.* 357(1):e1.

Roesyanto-Mahadi, I.D., A.M. Geursen-Reitsma, T. van Joost, and T.W. van den Akker. 1990. Sensitization to fragrance materials in Indonesian cosmetics. *Contact Dermat.* 22(4):212-217.

Schmidt, J. 2007. Phytophotodermatitis. *Dermatol. Nurs.* 19(5):486.

Thomson, M.A., P.W. Preston, L. Prais, and I.S. Foulds. 2007. Lime dermatitis from gin and tonic with a twist of lime. *Contact Dermat.* 56(2):114-115.

Citrus × aurantium L.

ミカン科

一般名：ビターオレンジ
英　名：bitter orange
和　名：ダイダイ
生薬名：局（未熟果実）キジツ（枳実）
中国名：枳実（*zhi shi*）（未熟果実），枳殻（キコク）（*zhi qiao*）（成熟果実）
別　名：bigarade，marmalade orange，Seville orange，sour orange
使用部位：果実

安全性クラス：1
相互作用クラス：C

禁忌　知見なし

他の注意事項　知見なし

薬やサプリメントとの相互作用　ヒトに対する研究では，ビターオレンジの果汁は，薬物代謝酵素CYP3A4を阻害することで，CYP3A4によって代謝される薬の血中濃度の増加をもたらすことが示されている。ヒトでの研究は，シクロスポリン，フェロジピン，デキストロメトルファン，サキナビルとビターオレンジ果汁の相互作用を確認した（Di Marco et al. 2002; Edwards et al. 1999; Malhotra et al. 2001; Mouly et al. 2005）。付録3，シトクロムP450を参照。

注釈　粗く（最低限の処理）乾燥させたビターオレンジの未熟果実とほぼ成熟した果実は，中国伝統医学で使用されている。乾燥したビターオレンジ果実中のシネフリンは，0.012～0.25％の範囲であり（Rossato et al. 2011），ビターオレンジの*p*-シネフリンは，主にプロトアルカロイドで存在することが報告されている（Stohs et al. 2011）。また，果実の濃縮抽出物（通常4～6％の*p*-シネフリンに標準化）が販売されている（次項参照）。

この項で確立した相互作用は，主にビターオレンジ果汁の研究に基づいており，多くの薬との相互作用に関与している果汁中のフロクマリンの1つであるベルガモチンもまた（Baumgart 2004; Edwards et al. 1999; Malhotra et al. 2001; Messer et al. 2012），果実に存在するという事実がある（Peroutka et al. 2007）。

さらに，いくつかのフロクマリンは光毒性であると認識されている（Kavli and Volden 1984）。しかし，ビターオレンジの果実を使用した人の中で光毒性の症例は報告されておらず，柑橘類のフロクマリンであるベルガプトールおよびベルガモチンは，*in vitro*研究で光毒性であることは示されていなかった（Messer et al. 2012）。

有害事象と副作用　子供において，オレンジの皮（苦味剤または甘味）の大量摂取による，腸疝痛，痙攣さらには死亡事例も報告されている（Leung and Foster 1996）。しかし，この参考文献と情報源のレビューでは，報告された死亡例は，1833年に記録されている“オレンジの皮を食べた”ことに起因する1例に限られていることが明らかとなり，詳細は提供されなかった（Wood and Bache 1833）。現在の文献では，標準治療用量でこのような事象の懸念は示されていない。

薬理学的考察　ビターオレンジ果実のジュースおよびビターオレンジ果実全体の抽出物は，グレープフルーツと類似した方法で，特定の薬剤代謝に影響を与えることが示されているが，正確にはグレープフルーツと同じではない（Malhotra et al. 2001; Di Marco et al. 2002）。動物研究では，ラットにおいて果実の煎剤が薬物タクロリスムの血中レベルを有意に減少させたことを発見したが，成熟果実の皮では薬に影響を及ぼさず（Lin et al. 2011），ブタにおけるシクロスポリンの血漿濃度を増加させたと説明した（Hou et al. 2000）。

いくつかの研究では，α，β1およびβ2アドレナリン受容体への*p*-シネフリンの弱い結合親和性を示した（Brown et al. 1988; Jordan et al. 1987; Ma et al. 2010）。これは，多くの動物およびヒトへの研究における，血圧や心拍数で観察された効果の欠如に対する機械的説明を提供している（Stohs et al. 2011）。

ヒトへの研究では，シクロスポリン，フェロジピン，デキストロメトルファン，サキナビルとビターオレンジ果汁の相互作用を確認した（Di Marco et al. 2002; Edwards et al.

1999; Malhotra et al. 2001; Mouly et al. 2005)。

妊婦と授乳婦　妊娠中のビターオレンジ果実の安全性情報は限られている。中国伝統医学のある参考文献は，妊娠中の未熟果実と成熟果実の両方に注意を促しているが（Bensky et al. 2004），他の文献では懸念は記載されていない。

科学的および伝統的文献において授乳期間中のビターオレンジ果実の安全性は不明である。本書では，授乳期間での使用に関する問題は確認されなかったが，最終的な安全性は確立されていない。

レビュー詳細

I. 薬やサプリメントとの相互作用

薬やサプリメントとの相互作用の臨床試験

フェロジピンとともにビターオレンジ果汁を240ml経口投与された健常な被験者では，フェロジピンの血漿時間 − 濃度曲線下面積において73%の増加が観察された。ビターオレンジ果汁の影響は，最終排泄相の半減期の変化なしに，フェロジピンの最大濃度が増強されたというグレープフルーツ果汁の効果と似ていた。作用機序として腸のCYP3A4の不活性化が示唆された（Malhotra et al. 2001)。

ビターオレンジ果汁またはグレープフルーツ果汁を200ml経口投与した健常な被験者では，両方の果汁ともに経口投与されたデキストロメトルファンの生物学的利用能が有意に増加したが，洗い流しをした3日後には半分のベースライン値に戻った。結果は，両方の果汁が腸のCYP3A4およびP-糖タンパク質に対する，臨床的に有意な阻害剤であることを示唆した（Di Marco et al. 2002)。

被疑薬やサプリメントとの相互作用の症例報告

確認されなかった。

薬やサプリメントとの相互作用の動物試験

ブタへのシクロスポリン（10mg/kg）およびビターオレンジの水抽出物の同時投与は，シクロスポリンの血漿濃度を64%まで増加させた（Hou et al. 2000)。

未熟果実の煎剤2g/kgの有無またはビターオレンジの熟した皮の有無で，タクロリムス（CYP3A4の基質）を1.5mg/kg経口投与したラットでは，ビターオレンジの未熟果実の煎剤を投与したラットでタクロリムスの最大血漿濃度が72%減少した。熟した皮の煎剤を投与したラットでは，タクロリムスの変化は観察されなかった。同じ植物での関連した*in vitro*の研究では，未熟果実は，細胞外に薬物を輸送する薬物輸送タンパク質であるP-gpの活性を増加させた。両方の研究では，未熟果実と熟した皮の煎剤は，500mlの水に25gの植物材料を加え，液体が100mlになるように調製することで作成した（Lin et al. 2011)。

II. 有害事象

有害事象の症例報告　確認されなかった。

III. 薬理学および薬物動態学

ヒトの薬理学的研究　確認されなかった。

動物の薬理学的研究　確認されなかった。

In vitroの薬理学的研究　ラット大動脈において*p*-シネフリンは，α1およびα2アドレナリン受容体への結合に対し，ノルエピネフリンよりも1000倍活性が少ないことが測定された（Brown et al. 1988)。ヒト胚腎臓において*p*-シネフリンは，α1Aアドレナリン受容体での部分的なアゴニストとして作用することが示された（Ma et al. 2010)。またチャイニーズハムスター卵巣細胞において，*p*-シネフリンは，α2Aおよびα2C受容体で拮抗作用を示したが，アゴニストとしては作用しなかった（Ma et al. 2010)。*p*-シネフリンは，モルモットの心房と気管において，ほとんどあるいはまったく，β1およびβ2アドレナリン受容体の活性化を示さず，β1およびβ2アドレナリン受容体への結合に対しては，ノルエピネフリンよりも40,000倍活性が少なかった（Jordan et al. 1987)。

IV. 妊婦と授乳婦

妊娠中のビターオレンジ果実の安全性情報は限られている。中国伝統医学のある参考文献は，妊娠中の未成熟と完熟果実の両方に注意を促しているが（Bensky et al. 2004)，他の文献では懸念は記載されていない。

授乳期間中のビターオレンジ果実の安全性情報は確認されなかった。本書では，授乳期間での使用に関する問題は確認されなかったが，最終的な安全性は確立されていない。

V. 毒性研究

急性毒性

マウスに対する未熟ビターオレンジのLD_{50}は，静脈内投与において72g/kgと記録されており，イヌに対しては21g/kgの用量においても深刻な反応を生じなかった（Zhu 1998)。

参考文献

Baumgart, A., M. Schmidt, H.J. Schmitz, and D. Schrenk. 2005. Natural furocoumarins as inducers and inhibitors of cytochrome P450 1A1 in rat hepatocytes. *Biochem. Pharmacol.* 69(4):657-667.

Bensky, D., S. Clavey, and E. Stöger. 2004. *Chinese herbal medicine: Materia medica.* 3rd ed. Seattle: Eastland Press.

Brown C.M., J.C. McGrath, and J.M. Midgley. 1988. Activities of octapamine and synephrine stereoisomers on alpha-adrenoreceptors. *Br. J. Pharmacol.* 93:417–429.

Di Marco M.P., D.J. Edwards, I.W. Wainer, and M.P. Ducharme. 2002. The effect of grapefruit juice and Seville orange juice on the pharmacokinetics of dextromethorphan: The role of gut CYP3A and P-glycoprotein. *Life Sci.* 71(10):1149-60.

Edwards D.J., M.E. Fitzsimmons, E.G. Schuetz, K. Yasuda, M.P. Ducharme, L.H. Warbasse, P.M. Woster, J.D. Schuetz, and P. Watkins. 1999. 6′,7′-Dihydroxybergamottin in grapefruit juice and Seville orange juice: Effects on cyclosporine disposition, enterocyte CYP3A4, and P-glycoprotein. *Clin. Pharmacol. Ther.* 65(3):237-44.

Hou, Y.C., S.L. Hsiu, C.W. Tsao, Y.H. Wang, and P.D. Chao. 2000. Acute intoxication of cyclosporin caused by coadministration of decoctions of the fruits of *Citrus aurantium* and the pericarps of *Citrus grandis*. *Planta Med.* 66(7):653-655.

Jordan, R., C.M. Thonoor, and C.M. Williams. 1987. Beta-adrenergic activities of octopamine and synephrine stereoisomers on guinea-pig atria and trachea [abstract]. *J. Pharm. Pharmacol.* 39:752-754.

Kavli, G., and G. Volden. 1984. Phytophotodermatitis. *Photodermatol*. 1(2):65-75.

Leung, A.Y., and S. Foster. 1996. *Encyclopedia of common natural ingredients used in food, drugs, and cosmetics*. 2nd ed. New York: Wiley.

Lin, S.P., P.P. Wu, Y.C. Hou, S.Y. Tsai, M.J. Wang, S.H. Fang, and P.D.L. Chao. 2011. Different influences on tacrolimus pharmacokinetics by coadministrations of zhi ke and zhi shi in rats. *Evid. Based Complement. Alternat. Med.* vol. 2011, doi:10.1155/2011/751671

Ma, G., S.A. Bavadekar, B.T. Schaneberg BT, I.A. Khan, and D.R. Feller. 2010. Effect of synephrine and beta-phenylephrine on human alpha-adrenoceptor subtypes. *Planta Med.* 76: 981-986.

Malhotra S., D.G. Bailey, M.F. Paine, and P.B. Watkins. 2001. Seville orange juice–felodipine interaction: Comparison with dilute grapefruit juice and involvement of furocoumarins. *Clin. Pharmacol. Ther.* 69(1):14-23.

Messer A., N. Raquet, C. Lohr, and D. Schrenk. 2012. Major furocoumarins in grapefruit juice II: Phototoxicity, photogenotoxicity, and inhibitory potency *versus* cytochrome P450 3A4 activity. *Food Chem. Toxicol.* 50:756-60.

Mouly, S.J., C. Matheny, M.F. Paine, J. Lamba, V. Lamba, S.N. Pusek, E.G. Shuetz, P.W. Stewart, and P.B. Watkins. 2005. Variation in oral clearance of saquinavir is predicted by CYP3A5*1 genotype but not by enterocyte content of cytochrome P450 3A5. *Clin. Pharmacol. Ther.* 78(6):605-618.

Rossato L.G., V.M. Costa, R.P. Limberger, M.L. Bastos, and F. Remião. 2011. Synephrine: From trace concentrations to massive consumption in weight loss. *Food Chem Toxicol* 49(1):8-16.

Stohs, S., H.G. Preuss, and M. Shara. 2011. A review of the receptor-binding properties of *p*-synephrine as related to its pharmacological effects. *Oxid. Med. Cell. Longev.* vol. 2011, doi:10.1155/2011/482973.

Wood, B., and F. Bache. 1833. *The dispensatory of the United States of America.* 1st ed. Philadelphia: Lippincott.

Zhu, Y.-P. 1998. *Chinese materia medica: Chemistry, pharmacology and applications.* Amsterdam: Harwood Academic Publishers.

Citrus × aurantium L.

ミカン科

一般名：ビターオレンジ

英　名：bitter orange

別　名：bigarade, marmalade orange, Seville orange, sour orange

使用部位：果実の濃縮抽出物（シネフリン3〜8%）

安全性クラス：2d[*1]

相互作用クラス：C[*2]

禁忌　カフェインやカフェイン含有ハーブと組み合わせたビターオレンジ果実の濃縮抽出物は，心臓の異常，高血圧，不眠または不安のある人への使用，過剰または長期使用を推奨しない（Haller 2005）。

他の注意事項　知見なし

薬やサプリメントとの相互作用　ヒトに対する研究で，ビターオレンジの果汁は，薬物代謝酵素CYP3A4を阻害する事が示され，CYP3A4によって代謝される薬の血中濃度の増加をもたらす（Di Marco et al. 2002; Edwards et al. 1999; Malhotraら 2001; Mouly et al. 2005）。下記の注釈および付録3，シトクロムP450を参照。

注釈　粗く（最低限の処理）乾燥させたビターオレンジの未熟果実とほぼ成熟した果実は，中国伝統医学で使用されている（前項参照）。乾燥したビターオレンジ果実中のシネフリンは，0.012〜0.25%の範囲であり（Rossato et al. 2011），ビターオレンジの*p*-シネフリンは，主にプロトアルカロイドで存在することが報告されている（Stohs et al. 2011a）。また果実の濃縮抽出物（通常4〜6%の*p*-シネフリンに標準化）が販売されている（Bui et al. 2006; Calapai et al. 1999; Gurley et al. 2004; Hansen et al. 2006; Kubo et al. 2005; Nguyen et al. 2006）。

＊1　カフェインやカフェイン含有ハーブと併用しない場合は該当しない。

＊2　フロクマリンが存在しないビターオレンジ果実抽出物の場合は，臨床的に関連する薬やサプリメントとの相互作用は予測されない。

この項の参考文献のいくつかは，この抽出物がビターオレンジの果実（ホール）に由来していると述べているが（Calapai et al. 1999; Firenzuoli et al. 2005; Min et al. 2005），他の多くは，その抽出物の由来を具体的に特定していない（Bouchard et al. 2005; Bui et al. 2006; Colker et al. 1999; Gurley et al. 2004; Hansen et al. 2006; Nykamp et al. 2004）。しかし，後半の文献のいくつかは，ビターオレンジまたは*Citrus aurantium*の異名として，*Citrus*種の乾燥した未熟果実に対する中国名枳実（*zhi shi*）を提示している（Bui et al. 2006; Gurley et al. 2004; Hansen et al. 2006）。報告のうち1例だけが，明らかな製品のラベルに基づいて，処方薬の原料としてのビターオレンジの皮を識別している（Gange et al. 2006）。いくつかの研究では，ビターオレンジ果実の抽出物を使用したある特定のブランドを参照している（Douds 1997; Haller et al. 2005）。本項の目的のために，すべての参考文献でレビューされた材料は，実際には皮からではなくビターオレンジの果実（ホール）から抽出されたものとする。

本項で確立された相互作用は，主にビターオレンジの果実中に存在するフロクマリンはCYP3A4阻害薬であるという事実に基づいている（Ishihara et al. 2011）。しかし，ビターオレンジ果実の抽出物を使用したある研究では，薬物代謝酵素CYP3A4の有意な作用は報告されなかった。それはまた，CYP3A4の阻害薬として知られるフロクマリン6, 7-ジヒドロキシベルガモチンが検出されなかったことも報告している（Gurley et al. 2004）。臨床的に関連のある薬やサプリメントとの相互作用は，フロクマリンが存在しないビターオレンジ果実の濃縮抽出物では予測されない。

フロクマリンは，光毒性として認識されている（Kavli and Volden 1984）。しかし，ビターオレンジ果実抽出物を使用した人での光毒性の症例は報告されておらず，柑橘類のフロクマリン2種，ベルガプトールおよびベルガモチンは*in vitro*で光毒性があるとは発見されていなかった（Messer et al. 2012）。カナダ保健省のナチュラルヘルス製品総局（NHPD）は，健常な成人の1日使用量は，*p*-シネフリン50mgまで，そして320mgまでのカフェインと一緒に使用する場合は40mgまでとし，一般的にタイプⅢのリスクに分類している。この分類は，そのような使用では，“健康への有害な影響を発生する可能性はない”という意味で定義される。一方NHPDは，*p*-シネフリンが含まれているが特定の注意書きが欠けている製品について，“子供，妊婦および授乳婦には禁忌，血圧の薬（高血圧または降圧薬のいずれも），甲状腺薬，交感神経興奮薬またはモノアミン酸化酵素阻害薬を服用している場合は使用禁止”として特定している。それはタイプⅡのリスク分類（“使用または暴露により，そのような製品は一時的な健康への悪影響を起こす可能性があり，深刻な有害事象が将来起こる可能性がある”）になりうるものと決定した（Marles 2011）。

有害事象と副作用

脳卒中，異型狭心症，心筋梗塞などの有害事象が，カフェインやカフェインを含む成分と一緒にビターオレンジの濃縮抽出物の摂取で，時間的な関連と共に報告されている（Bouchard et al. 2005; Gange et al. 2006; Nasir et al. 2004; Nykamp et al. 2004）。1998年から2004年にかけてカナダ保健省に報告された心血管系副作用の16の報告書のうちの1つは，ビターオレンジまたはシネフリンを含有する製品は，カフェインやエフェドリンを含有しない製品と関連があったが，他の報告された製品はこれらのアルカロイドを1つまたは両方を含んでいた（Jordan et al. 2004）。頻脈の事例は，2つの別々の状況での52歳の女性で報告された。2つの状況は，シネフリン30mgに標準化したビターオレンジの抽出物500mgを含む栄養補助食品の摂取と同日に起こった。他の成分は明らかにされていない（Firenzuoli 2005）。

薬理学的考察　心拍数および血圧に対するビターオレンジ果実の濃縮抽出物の影響に関する研究結果は矛盾している。75分（Stohs et al. 2011b）でのビターオレンジ果実の濃縮抽出物（*p*-シネフリン50mg含有）の急性使用は，心拍数増加に関連がなかった。しかしながら，4時間（Bui et al. 2006）および6時間後（Haller et al. 2005）に同様の用量で心拍数の有意な増加が認められた。同様にある研究では，ビターオレンジ果実の濃縮抽出物の使用後に血圧の有意な増加を示したが（Bui et al. 2006），他の研究ではそのような作用は示されていない（Haller et al. 2005; Min et al. 2005; Stohsら2011b）。いくつかの研究では，α，$\beta 1$および$\beta 2$アドレナリン受容体への*p*-シネフリンの弱い結合親和性が認められたが（Brown et al. 1988; Jordan et al. 1987; Ma et al. 2010），多くの動物とヒトへの研究における血圧と心拍数の測定結果の欠如のために機械的説明を提供している（Stohs et al. 2011a）。

ビターオレンジ果実の濃縮抽出物は，1つのヒトへの試験において，薬物代謝酵素CYP3A4には影響がないことが示された（Gurley et al. 2004）。しかし，ビターオレンジ果汁（セビリアオレンジ果汁としても知られている）はCYP3A4の活性を有意に阻害することが示されている（Penzak et al. 2002）。ビターオレンジの果汁に関する研究結果は，2つの結果が異なっているため，果汁から作られた製品には関連がないかもしれない。

ビターオレンジは，光毒性および特定の薬物代謝酵素を阻害する作用として認識されているフロクマリン類を含む（Baumgart et al. 2005）。しかし，ビターオレンジを使用した人での光毒性の症例は報告されていない。

妊婦と授乳婦　妊娠中のビターオレンジ果実の安全性情報は限られている。妊娠ラットでのビターオレンジ果実濃縮抽出物の研究では，母親や胎児に有害作用を示さなかった

(Hansen et al. 2006)。その後の研究では，妊娠ラットに対し体重あたり100mg/kgまでのシネフリンを20日間経口投与したところ，発生毒性および胎児の発育に有害作用は引き起こさなかった（Hansen et al. 2011)。

科学的および伝統的文献において，授乳期間中のビターオレンジ果実の安全性は不明である。本書では，授乳期間での使用に関する問題は確認されなかったが，最終的な安全性は確立されていない。

レビュー詳細

I. 薬やサプリメントとの相互作用

薬やサプリメントとの相互作用の臨床試験

CYP3A4でのビターオレンジ果実の濃縮抽出物（1日当たり700mg，シネフリン28mg含有）の有意な影響は観察されなかった（Gurley et al. 2004)。

被疑薬やサプリメントとの相互作用の症例報告

確認されなかった。

薬やサプリメントとの相互作用の動物試験

確認されなかった。

II. 有害事象

臨床試験で報告された有害事象　ビターオレンジ果実の濃縮抽出物（975mg，シネフリン58mg含有)，カフェインおよびセントジョーンズワート（*Hypericum perforatum*）を含むサプリメントを6週間摂取した成人の臨床試験では，有害事象は報告されなかった（Colker et al. 1999)。

発表または未発表の20以上のヒトへの研究レビューでは，ビターオレンジ抽出物の単独（*p*-シネフリン）または他のハーブ製剤との同時投与は，心拍数や血圧の増加，心電図データ，血清化学，血液細胞数や尿検査において有意な有害事象を発生しなかった（Stohs et al. 2012)。

有害事象の症例報告　脳卒中が，ビターオレンジ果実の濃縮抽出物（1日当たり6～12mgのシネフリン）とカフェイン（1日当たり200～400mg）を含むサプリメントを1週間摂取していた38歳の男性で報告された（Bouchard et al. 2005)。

頻脈の2つの症例は，ビターオレンジの濃縮抽出物（1日当たり30mgのシネフリン）を含む減量を目的とした栄養補助食品を摂取した女性で報告された。製品の処方に関する追加情報は，症例報告で提供されなかった。症状は，女性が抽出物の使用を開始した日に発生した（Firenzuoli et al. 2005)。

急性横壁心筋梗塞が，カフェイン30mg（ガラナインとして誤認された［原文まま］)，緑茶30mgと同様にビターオレンジ（他の説明は記載されていない）を300mg含む製品を減量のために1年間使用していた55歳の女性で報告された。患者はまた，ほぼ40年間の喫煙習慣（1日当たり1.5箱)，コーラ，コーヒー，ティーからの高カフェイン摂取および心雑音の既往も報告した（Nykamp et al. 2004)。

いくつかの他の成分と一緒に，50%エピガロカテキンガレートの緑茶標準化エキスと5%シネフリンのビターオレンジ標準化エキスの組み合わせが125mg含まれる製品を，減量のために35日間使用した57歳の男性は，右冠動脈に関連する異型狭心症の典型的な症状を示した（Gange et al. 2006)。

ビターオレンジ標準化エキスとともに多くのカフェイン含有成分と組み合わせた製品の使用を再開したばかりの，以前健康だった22歳の女性は，使用中に失神した。心電図では洞性頻脈とQT延長を明らかにした（Nasir et al. 2004)。

1998～2004年の6年間で，カナダ保健省は，ビターオレンジやシネフリンを含有する製品に関連した心血管系に関する16の副作用の報告を受けた。これらの製品の1つは，カフェインもエフェドリンも含有しないことが報告されたが，他の製品はこれらのアルカロイドを1つまたは両方を含有していた（Jordan et al. 2004)。

III. 薬理学および薬物動態学

ヒトの薬理学的研究　QTc間隔や血圧の変化は，ビターオレンジ果実の濃縮抽出物（450mg，シネフリン27mg含有）の単回投与後には観察されなかった（Min et al. 2005)。空腹時の被験者を対象に，ナリンギンおよびスペリジンの有無における，*p*-シネフリン50mg含有するビターオレンジ果実の濃縮抽出物を経口摂取したところ，45分後の収縮期および拡張期血圧や心拍数の増加は観察されなった（Stohsら 2011b)。

逆に，シネフリン46.9mgを含むビターオレンジ果実の濃縮抽出物の単回投与は，6時間後に毎分11.4±10.8拍の心拍数の増加に関連することが報告されたが，血圧は変化しなかった（Haller et al. 2005)。他の研究では，ビターオレンジ果実の濃縮抽出物（900mg，シネフリン54mg含有）の投与は，4時間後に毎分4.2 ± 4.5拍まで心拍数が増加し，収縮期および拡張期血圧がそれぞれ7.3 ± 4.6 mm Hg と2.6 ± 3.8 mm Hgまで増加した（Bui et al. 2006)。

動物の薬理学的研究　1日当たり2.5～20mg/kgのビターオレンジ果実の濃縮抽出物（4または6%のシネフリン）を7または15日間投与したラットでは，4または6%のどちらかの抽出物を投与したラットで，用量依存的な死亡が観察された。対照群と比較して，血圧の差は観察されなかった（Calapai et al. 1999)。毎日食事の5%としてビターオレンジ抽出物を投与したラットでは，対照群と比較して，アドレナリンおよびドーパミン量が上昇し，心臓の重量がわずかに減少した（Kubo et al. 2005)。

In vitroの薬理学的研究　ラット大動脈において*p*-シネフリ

ンは，α1およびα2アドレナリン受容体への結合に対し，ノルエピネフリンよりも1000倍活性が少ないことが測定された（Brown et al. 1988）。ヒト胚腎臓細胞（HEK293）においてp-シネフリンは，α1Aアドレナリン受容体での部分的なアゴニストとして作用することが示され，m-シネフリン最大55%の最大応答を与えた（Ma et al. 2010）。また，p-シネフリンは，チャイニーズハムスター卵巣細胞において，αA2およびα2C受容体で拮抗作用を示したが，アゴニストとしては作用しなかった（Ma et al. 2010）。p-シネフリンは，モルモットの心房と気管において，ほとんどあるいはまったく，β1およびβ2アドレナリン受容体の活性化を示さず，β1およびβ2アドレナリン受容体への結合に対しては，ノルエピネフリンよりも40,000倍活性が少ないことが測定された（Jordan et al. 1987）。

IV. 妊婦と授乳婦

催奇形性や他の有害事象は，1日当たり100mg/kgまでの用量でビターオレンジの濃縮抽出物（シネフリン6%）を強制投与したラットの胎児で観察されなかった。しかし，カフェイン（25mg/kg）との同時投与では，着床した卵数の減少が観察された（Hansen et al. 2006）。

その後の研究では，妊娠ラットに対し体重当たり100mg/kg（少なくとも，通常のヒト相当用量の20倍）までの用量のシネフリンを20日間経口投与した場合，発生毒性は生じなかった。

有害作用は，胎児の体重，胚致死，またはおおまかな内臓や骨格異常の発生に関しては観察されなかった。この研究で投与されたものは，6%シネフリンで標準化されたビターオレンジの濃縮抽出物，または比較的純粋な90%シネフリン抽出物としての天然成分のいずれかであった（Hansen et al. 2011）。

授乳期間中のビターオレンジ果実の安全性情報は確認されなかった。

V. 毒性研究

短期毒性

14日間，1日当たりビターオレンジ濃縮抽出物を10g/kg与えたラットでは，肌荒れ，活力低下，混雑した呼吸，顔周辺の黒色，排便の減少，流涎，軟便，尿/便染色を含む臨床的な異常が観察されたが，死亡しなかった（Douds 1997）。

参考文献

Baumgart, A., M. Schmidt, H.J. Schmitz, and D. Schrenk. 2005. Natural furocoumarins as inducers and inhibitors of cytochrome P450 1A1 in rat hepatocytes. *Biochem. Pharmacol.* 69(4):657-667.

Bouchard, N.C., M.A. Howland, H.A. Greller, R.S. Hoffman, and L.S. Nelson. 2005. Ischemic stroke associated with use of an ephedra-free dietary supplement containing synephrine. *Mayo Clin. Proc.* 80(4):541-545.

Brown C.M., J.C. McGrath, and J.M. Midgley. 1988. Activities of octapamine and synephrine stereoisomers on alpha-adrenoreceptors. *Br. J. Pharmacol.* 93:417–429.

Bui, L.T., D.T. Nguyen, and P.J. Ambrose. 2006. Blood pressure and heart rate effects following a single dose of bitter orange. *Ann. Pharmacother.* 40(1):53-57.

Calapai, G., F. Firenzuoli, A. Saitta, et al. 1999. Antiobesity and cardiovascular toxic effects of *Citrus aurantium* extracts in the rat: A preliminary report. *Fitoterapia* 70(6):586-592.

Colker, C.M., D.S. Kalman, G.C. Torina, T. Perlis, and C. Street. 1999. Effects of *Citrus aurantium* extract, caffeine, and St. John's wort on body fat loss, lipid levels, and mood states in overweight healthy adults. *Curr. Therap. Res.* 60(3):145-153.

Douds, D. 1997. An acute oral toxicity study in rats with Advantra Z. Spencerville, OH: Springborn Laboratories, Inc. (Study No. 3443.1; submitted to Nutratech Inc., Fairfield, NJ.)

Firenzuoli, F., L. Gori, and C. Galapai. 2005. Adverse reaction to an adrenergic herbal extract (*Citrus aurantium*). *Phytomedicine* 12(3):247-248.

Gange, C.A., C. Madias, E.M. Felix-Getzik, A.R. Weintraub, and N.A. Estes, 3rd. 2006. Variant angina associated with bitter orange in a dietary supplement. *Mayo Clin. Proc.* 81(4):545-548.

Gurley, B.J., S.F. Gardner, M.A. Hubbard, et al. 2004. In vivo assessment of botanical supplementation on human cytochrome P450 phenotypes: *Citrus aurantium*, *Echinacea purpurea*, milk thistle, and saw palmetto. *Clin. Pharmacol. Ther.* 76(5):428-440.

Haller, C.A., N.L. Benowitz, and P. Jacob, 3rd. 2005. Hemodynamic effects of ephedra-free weight-loss supplements in humans. *Am. J. Med.* 118(9):998-1003.

Hansen, D.K., B.E. Juliar, G.E. White, and L.S. Pellicore. 2011. Developmental toxicity of *Citrus aurantium* in rats. *Birth Defects Res. (Part B)*:92:216-223.

Hansen, D.K., K.S. Wall, G. White, and L.S. Pellicore. 2006. Teratogenic potential of *Citrus aurantium* [abstract only]. *Birth Defects Res. A Clin. Mol. Teratol.* 76(5):385.

Kavli, G., and G. Volden. 1984. Phytophotodermatitis. *Photodermatol.* 1(2):65-75.

Jordan, R., C.M. Thonoor, and C.M. Williams. 1987. Beta-adrenergic activities of octopamine and synephrine stereoisomers on guinea-pig atria and trachea [abstract]. *J. Pharm. Pharmacol.* 39:752-754.

Jordan S., M. Murty, and K. Pilon. 2004. Products containing bitter orange or synephrine: Suspected cardiovascular adverse reactions. *Can. Med. Assoc. J.* 171(8):993-994.

Kubo, K., C. Kiyose, S. Ogino, and M. Saito. 2005. Suppressive effect of *Citrus aurantium* against body fat accumulation and its safety. *J. Clin. Biochem. Nutr.* 36(1):11-17.

Ma, G., S.A. Bavadekar, B.T. Schaneberg BT, I.A. Khan, and D.R. Feller. 2010. Effect of synephrine and beta-phenylephrine on human alpha-adrenoceptor subtypes. *Planta Med.* 76: 981-986.

Marles, R. 2011. Synephrine, octopamine and caffeine Health Risk Assessment (HSR) Report. Health Canada. Natural Health Products Directorate.

Messer A., N. Raquet, C. Lohr, and D. Schrenk. 2012. Major furocoumarins in grapefruit juice II: Phototoxicity, photogenotoxicity, and inhibitory potency vs. cytochrome P450 3A4 activity. *Food Chem. Toxicol.* 50:756-760.

Min, B., D. Cios, J. Kluger, and C.M. White. 2005. Absence of QT_c-interval-prolonging or hemodynamic effects of a single dose of bitter-orange extract in healthy subjects. *Pharmacotherapy* 25(12):1719-1724.

Nasir, J. M., S.J. Durning, M. Ferguson, H.J.S. Barold, and M.C. Haigney. 2004. Exercise-induced syncope associated with QT prolongation and ephedra-free Xenadrine. *Mayo Clin. Proc.* 79(8):1059–1062.

Nguyen, D.T., L.T. Bui, and P.J. Ambrose. 2006. Response of CEDIA amphetamines assay after a single dose of bitter orange. *Ther. Drug Monit.* 28(2):252-254.

Nykamp, D., M. Fackih, and A. Compton. 2004. Possible association of acute lateral-wall myocardial infarction and bitter orange supplement. *Ann. Pharmacother.* 38(5):812-816.

Penzak, S.R., E.P. Acosta, M. Turner, et al. 2002. Effect of Seville orange juice and grapefruit juice on indinavir pharmacokinetics. *J. Clin. Pharmacol.* 42(10):1165-1170.

Stohs, S., H.G. Preuss, and M. Shara. 2011a. A review of the receptor-binding properties of *p*-synephrine as related to its pharmacological effects. *Oxid. Med. Cell. Longev.* vol. 2011, Article ID 482973, 9 pages. doi:10.1155/2011/482973.

Stohs, S.J., H.G. Preuss, S.C. Keith, P.L. Keith, H. Miller, and G.R. Kaats. 2011b. Effects of *p*-synephrine alone and in combination with selected bioflavonoids on resting metabolism, blood pressure, heart rate, and self-reported mood changes. *Int. J. Med. Sci.* 8:295-301.

Stohs, S., H.G. Preuss, and M. Shara. 2012. A review of the human clinical studies involving *Citrus aurantium* (bitter orange) extracts and its primary protoalkaloid *p*-synephrine. *Int. J. Med. Sci.* 9(7):527-538.

Citrus bergamia Risso & Poit. ミカン科

一般名：ベルガモットオレンジ
英　名：bergamot orange
異　名：*Citrus* ~ *aurantium* L. ssp. *bergamia* (Risso and Poit.) Wight and Arn. ex Engl.
使用部位：果皮

安全性クラス：1
相互作用クラス：A
禁忌　知見なし
他の注意事項　知見なし
薬やサプリメントとの相互作用　知見なし
注意　光感作薬（Dubertret et al. 1990; Freund 1916; Kejlova et al. 2007; Maibach and Marzulli 1986; Zaynoun et al. 1977a, 1977b），付録2参照。
注釈　ベルガモットオレンジ果皮は，光皮膚炎を引き起こす可能性のあるフラノクマリン化合物のベルガプテンを含み，ベルガモット果皮への局所暴露後に太陽に暴露された人において反応しやすい（Dubertret et al. 1990; Freund 1916; Kejlova et al. 2007; Maibach and Marzulli 1986; Zaynoun et al. 1977a, 1977b）。そのような反応は，ベルガモットオレンジの経口摂取後には予測されない。商用の処理では，ベルガモットオレンジ製品からベルガプテンを取り除くことが可能であり，ベルガプテンフリーの製品が市販されている。
有害事象と副作用　ベルガモットオレンジを含む製品の局所適用に続いて太陽に暴露された後，皮膚への反応が報告されている（Gruson and Chang 2002; Kaddu et al. 2001; Meyer 1970; Wang et al. 2002; Weisenseel and Woitalla 2005; Zacher and Ippen 1984）。
　筋肉の痙攣や攣縮および視力障害が，1日当たりおよそ4リットルのアールグレイ紅茶（紅茶にベルガモット精油を加えたもの）を飲んだ男性で報告された。症状は時間とともに悪化し，アールグレイ摂取の中止で和らいだ（Finsterer 2002）。
薬理学的考察　知見なし
妊婦と授乳婦　科学的または伝統的文献において，妊娠中および授乳中におけるベルガモットオレンジの安全性は不明である。本書では，妊娠中や授乳期間での使用に関する問題は確認されなかったが，最終的な安全性は確立されていない。

レビュー詳細

I. 薬やサプリメントとの相互作用

薬やサプリメントとの相互作用の臨床試験
　確認されなかった。
被疑薬やサプリメントとの相互作用の症例報告
　確認されなかった。
薬やサプリメントとの相互作用の動物試験
　確認されなかった。

II. 有害事象

有害事象の症例報告　光皮膚炎の症例は，ベルガモットオレンジ精油，または精油を含む製品の局所暴露後に太陽へ暴露した人々で報告されている（Cocks and Wilson 1998;

Gruson and Chang 2002; Kaddu et al. 2001; Knott and Hofmann 2007; Wang et al. 2002; Weisenseel and Woitalla 2005)。

1日当たり4リットルまでの用量の紅茶を飲む習慣のある44歳の男性で，紅茶からアールグレイ紅茶（紅茶にベルガモットオレンジを加えたもの）に変えた1週間後に，視力障害に関連する目の圧迫感，手足の打診痛知覚，筋肉の痙攣や攣縮を引き起こした。症状は時間とともに悪化し，アールグレイ摂取の中止後に回復した。著者らは，この患者におけるベルガモット精油の有害作用は，ベルガプテンが時間依存的にランビエ絞輪に対しカリウム透過性を低下させ，時々，筋肉の攣縮や痙攣を引き起こす，カリウム電流の位相性変化や軸索膜の興奮につながる選択的な軸索鞘のカリウムチャネル遮断薬であるという事実によるものだったことを記した（Finsterer 2002）。

パッチテストにおいて，ベルガモットオレンジを含む化粧品や香水に繰り返し暴露された2人の患者で，アレルギー性接触皮膚炎が報告された（Zacher and Ippen 1984）。

III. 薬理学および薬物動態学

ヒトの薬理学的研究　ベルガモットオレンジ精油の光感作に影響を与える要因に関する研究では，ベルガモット精油の最小有効濃度は1%～20%以上の範囲であり，肌の色といくつかの相関を示した。つまり，濃い肌色の場合はUVA光線への暴露後の反応を誘発するために高濃度の精油を必要とする（Zaynoun et al. 1977b）。

動物の薬理学的研究　ベルガプテンを0～50ppmの用量で局所処置した無毛アルビノマウスでは，腫瘍の発症時期に用量依存的な関連が観察された。ベルガプテンは5ppmの最低用量では，光線腫瘍形成の可能性があった。治療媒体へのUVAとUVBサンスクリーンの追加は，腫瘍形成作用を有意に減少させた（Young et al. 1990）。

化学的に腫瘍を形成させたマウスに対し，純粋なベルガモットオレンジ精油で局所処置したところ，乳頭腫は観察されなかった（Roe and Field 1965）。

ベルガプテンへの反応に関する，ヒト，動物および*in vitro*研究を比較する試験が，光感作テストを開発するために使用された（Girard et al. 1979; Gloxhuber 1970; Kejlova et al. 2007）。

***In vitro*の薬理学的研究**　ベルガモットオレンジの精油は，紫外線AまたはBが豊富な放射線源に暴露されたヒト赤血球における光感作反応を誘発した（Placzek et al. 2007）。

IV. 妊婦と授乳婦

妊娠中および授乳期間中におけるベルガモットオレンジの安全性に関する情報は確認されなかった。

V. 毒性研究

急性毒性

ラットに対するベルガモット精油のLD_{50}は，経口投与において10g/kgまでの用量で決定できなかった（Opdyke 1979）。

遺伝毒性

ベルガプテンは，光感作による細菌の致死や変異原性の誘発，“暗さ”により誘発されるフレームシフト変異原性，組織培養中の哺乳類細胞の致死や染色体異常誘発性の影響が発見された（Ashwood-Smith et al. 1980）。

太陽に似せた放射線（SSR）を使用した出芽酵母でのベルガプテンおよびベルガモットオレンジ精油（ベルガプテンの相当量を含む）での研究では，ベルガプテン単独またはベルガモットオレンジ精油でのベルガプテン（ベルガプテンと同等の濃度）では，生存および細胞質プチット突然変異体の誘導，突然変異のリバースとフォワード，有糸分裂遺伝子変換および有糸分裂乗換を含む遺伝的に異常なコロニーへの似た影響があることを示した。SSR用量とベルガプテン濃度，変異原性または組換え作用との間には，相互作用は認められなかった。化学的UVAまたはUVBフィルターの存在下では，遺伝的影響の誘導に対する相当数の保護が観察された（Averbeck et al. 1990）。

ベルガモット精油の変異原性活性は，枯草菌*rec*アッセイおよびサルモネラ菌/ミクロソームリバージョンアッセイで認められなかった（Zani et al. 1991）。

参考文献

Ashwood-Smith, M.J., G.A. Poulton, M. Barker, and M. Mildenberger. 1980. 5-Methoxypsoralen, an ingredient in several suntan preparations, has lethal, mutagenic and clastogenic properties. *Nature* 285(5764):407-409.

Averbeck, D., S. Averbeck, L. Dubertret, A.R. Young, and P. Morliere. 1990. Genotoxicity of bergapten and bergamot oil in *Saccharomyces cerevisiae*. *J. Photochem. Photobiol. B* 7(2-4):209-229.

Cocks, H., and D. Wilson. 1998. Dangers of the intake of psoralens and subsequent UV exposure producing significant burns. *Burns* 24(1):82.

Dubertret, L., P. Morliere, D. Averbeck, and A.R. Young. 1990. The photochemistry and photobiology of bergamot oil as a perfume ingredient: An overview. *J. Photochem. Photobiol. B* 7(2-4):362-365.

Finsterer, J. 2002. Earl Grey tea intoxication. *Lancet* 359(9316):1484.

Freund, E. 1916. Über bisher noch nicht beschriebene künstliche hautverfärbungen. *Wochenschrift* 63:931-933.

Girard, J., J. Unkovic, J. Delahayes, and C. Lafille. 1979. [Phototoxicity of bergamot oil. Comparison between humans and guinea pigs.] *Dermatologica* 158(4):229-243.

Gloxhuber, C. 1970. Phototoxicity testing of cosmetic materials. *J. Soc. Cosmet. Chem.* 21(Nov.):825-833.

Gruson, L.M., and M.W. Chang. 2002. Berloque dermatitis mimicking child abuse. *Arch. Pediatr. Adolesc. Med.* 156(11):1091-1093.

Kaddu, S., H. Kerl, and P. Wolf. 2001. Accidental bullous phototoxic reactions to bergamot aromatherapy oil. *J. Am. Acad. Dermatol.* 45(3):458-461.

Kejlova, K., D. Jirova, H. Bendova, et al. 2007. Phototoxicity of bergamot oil assessed by in vitro techniques in combination with human patch tests. *Toxicol. In Vitro* 21(7):1298-1303.

Knott, E., and H. Hofmann. 2007. [Purely natural: Phototoxic dermatitis.] *MMW Fortschr. Med.* 149(6):36.

Maibach, H.I., and F.N. Marzulli. 1986. Photoirritation (phototoxicity) from topical agents. *Dermatol. Clin.* 4(2):217-222.

Meyer, J. 1970. Accidents due to tanning cosmetics with a base of bergamot oil. *Bull. Soc. Fr. Dermatol. Syphiligr.* 77(6):881-884.

Opdyke, D.L.J. 1979. *Monographs on fragrance raw materials*. New York: Pergamon.

Placzek, M., W. Fromel, B. Eberlein, K.P. Gilbertz, and B. Przybilla. 2007. Evaluation of phototoxic properties of fragrances. *Acta Derm. Venereol.* 87(4):312-316.

Roe, F.J.C., and W.E.H. Field. 1965. Chronic toxicity of essential oils and certain other products of natural origin. *Food Cosmet. Toxicol.* 3(2):311-323.

Wang, L., B. Sterling, and P. Don. 2002. Berloque dermatitis induced by "Florida water." *Cutis* 70(1):29-30.

Weisenseel, P., and S. Woitalla. 2005. Toxic mustard plaster dematitis and phototoxic dematitis after application of bergamot oil. *MMW Fortschr. Med.* 147(51-52):53, 55.

Young, A.R., S.L. Walker, J.S. Kinley, et al. 1990. Phototumorigenesis studies of 5-methoxypsoralen in bergamot oil: Evaluation and modification of risk of human use in an albino mouse skin model. *J. Photochem. Photobiol. B* 7(2-4):231-250.

Zacher, K.D., and H. Ippen. 1984. Contact dermatitis caused by bergamot oil. *Derm. Beruf. Umwelt.* 32(3):95-97.

Zani, F., G. Massimo, S. Benvenuti, et al. 1991. Studies on the genotoxic properties of essential oils with *Bacillus subtilis* rec-assay and *Salmonella*/microsome reversion assay. *Planta Med.* 57(3):237-241.

Zaynoun, S.T., B.E. Johnson, and W. Frain-Bell. 1977a. A study of oil of bergamot and its importance as a phototoxic agent. I. Characterization and quantification of the photoactive component. *Br. J. Dermatol.* 96(5):475-482.

Zaynoun, S.T., B.E. Johnson, and W. Frain-Bell. 1977b. A study of oil of bergamot and its importance as a phototoxic agent. II. Factors which affect the phototoxic reaction induced by bergamot oil and psoralen derivatives. *Contact Dermat.* 3(5):225-239.

Citrus × limon (L.) Osbeck

ミカン科

一般名：レモン

英　名：lemon

アーユルヴェーダ名：*nimbuka*

使用部位：果皮

安全性クラス：1

相互作用クラス：A

禁忌　知見なし

他の注意事項　知見なし

薬やサプリメントとの相互作用　知見なし

有害事象と副作用　知見なし

薬理学的考察　レモンの果皮は，局所適用後の太陽への暴露により光毒性を引き起こすことが知られている，フラノクマリン類を含んでいるが（Naganuma et al. 1985; Opdyke 1979; Zobel and Brown 1991），そのような光毒性の症例報告は文献で確認されておらず，そのような反応は経口摂取後には予測されない。

妊婦と授乳婦　科学的または伝統的文献において，妊娠中および授乳中におけるレモンの安全性は不明である。本書では，妊娠中や授乳期間での使用に関する問題は確認されなかったが，最終的な安全性は確立されていない。

レビュー詳細

I. 薬やサプリメントとの相互作用

薬やサプリメントとの相互作用の臨床試験

確認されなかった。

被疑薬やサプリメントとの相互作用の症例報告

確認されなかった。

薬やサプリメントとの相互作用の動物試験

確認されなかった。

II. 有害事象

有害事象の症例報告　レモン果皮油（他の製品を含む）によるアレルギー性接触皮膚炎が，日常的に精油と関連する化合物に暴露されていた香水工場労働者で報告された（Schubert 2006）。レモン果皮精油へのアレルギーの症例が報告され，パッチテストで確認されている（Audicana and Bernaola 1994）。

III. 薬理学および薬物動態学

ヒトの薬理学的研究　確認されなかった。

動物の薬理学的研究　レモン果皮精油に存在するフラノクマリンのオキシポイセダニンは，目に見える紅斑を先行せずに，接触されたモルモットの皮膚で色素沈着を引き起こすことが判明した。オキシポイセダニンの光毒性活性は，ベルガプテンの約4分の1だった（Naganuma et al. 1985）。

***In vitro*の薬理学的研究**　未熟なレモン果実抽出物は，薬物

代謝酵素CYP3A4とCYP2C9を阻害したが，CYP2D6には有意な阻害を起こさなかった。CYP3A4の阻害は，グレープフルーツと同様であった（Fujita et al. 2008）。

IV. 妊婦と授乳婦

妊娠中および授乳期間中におけるレモンの安全性に関する情報は確認されなかった。

V. 毒性研究

急性毒性

ラットに対するレモン精油のLD_{50}は，経口投与において5g/kgまでの用量で決定することができなかった（Opdyke 1979）。

C

参考文献

Audicana, M., and G. Bernaola. 1994. Occupational contact dermatitis from citrus fruits: Lemon essential oils. *Contact Dermat.* 31(3):183-185.

Fujita, T., A. Kawase, T. Niwa, et al. 2008. Comparative evaluation of 12 immature citrus fruit extracts for the inhibition of cytochrome P450 isoform activities. *Biol. Pharm. Bull.* 31(5):925-930.

Naganuma, M., S. Hirose, and Y. Nakayama. 1985. A study of the phototoxicity of lemon oil. *Arch. Dermatol. Res.* 278(1):31-36.

Opdyke, D.L.J. 1979. *Monographs on fragrance raw materials.* New York: Pergamon.

Schubert, H.J. 2006. Skin diseases in workers at a perfume factory. *Contact Dermat.* 55(2):81-83.

Zobel, A.M., and S.A. Brown. 1991. Dermatitis-inducing psoralens on the surfaces of seven medicinal plant species. *J. Toxicol. Cutan. Ocul. Toxicol.* 10(3):223-231.

Citrus reticulata Blanco

ミカン科

一般名：マンダリンオレンジ

英　名：tangerine

生薬名：局（成熟した果皮）チンピ（陳皮）

局外キッピ（橘皮）

局外（未熟果皮または未熟果実）セイヒ（青皮）

中国名：陳皮（*chen pi*）（成熟した果実の乾燥果皮），橘皮（*qing pi*）（グリーン果実の乾燥果皮）

別　名：mandarin，Mandarin orange，red tangerine

使用部位：果皮

安全性クラス：1

相互作用クラス：A

禁忌　知見なし

他の注意事項　マンダリンオレンジ果皮の長期使用は推奨されない（Chen and Chen 2004）。

薬やサプリメントとの相互作用　知見なし

有害事象と副作用　マンダリンオレンジへのアナフィラキシー反応が報告され，パッチテストによって確認された（Ebo et al. 2007）。香水に含まれるマンダリンオレンジ精油による接触皮膚炎もまた報告されている（Vilaplana 2002）。

薬理学的考察　知見なし

妊婦と授乳婦　科学的または伝統的文献において，妊娠中および授乳中におけるマンダリンオレンジの安全性は不明である。本書では，妊娠中や授乳期間での使用に関する問題は確認されなかったが，最終的な安全性は確立されていない。

レビュー詳細

I. 薬やサプリメントとの相互作用

薬やサプリメントとの相互作用の臨床試験

確認されなかった。

被疑薬やサプリメントとの相互作用の症例報告

確認されなかった。

薬やサプリメントとの相互作用の動物試験

確認されなかった。

II. 有害事象

有害事象の症例報告　マンダリンオレンジへのアナフィラキシー反応が報告され，パッチテストによって確認された(Ebo et al. 2007)。香水に含まれるマンダリンオレンジ精油による接触皮膚炎もまた報告されている（Vilaplana 2002）。

III. 薬理学および薬物動態学

ヒトの薬理学的研究　確認されなかった。

動物の薬理学的研究　確認されなかった。

*In vitro*の薬理学的研究　確認されなかった。

IV. 妊婦と授乳婦

妊娠中および授乳期間中におけるマンダリンオレンジの安全性に関する情報は確認されなかった。

V. 毒性研究

急性毒性
イヌに対し，熟成したマンダリンオレンジ果皮の50％の煎剤を3ml/kgの用量で投与した場合，有害作用は報告されなかった（Chen and Chen 2004）。

マウスに対するタンゲレチンの静脈内LD_{50}は780mg/kgであるが，ヘスペリジンの静脈内LD_{50}は850mg/kgである（Chen and Chen 2004）。

参考文献

Chen, J.K., and T.T. Chen. 2004. *Chinese medical herbology and pharmacology*. City of Industry, CA: Art of Medicine Press.

Ebo, D.G., O. Ahrazem, G. Lopez-Torrejon, et al. 2007. Anaphylaxis from mandarin (*Citrus reticulata*): Identification of potential responsible allergens. *Int. Arch. Allergy Immunol.* 144(1):39-43.

Vilaplana, J., and C. Romaguera. 2002. Contact dermatitis from the essential oil of tangerine in fragrance. *Contact Derm.* 46 (2):108.

Clematis chinensis Osbeck

キンポウゲ科

一般名：チャイニーズクレマチス
英　名：Chinese clematis
和　名：サキシマボタンヅル，シナセンニチソウ

生薬名：局（根および根茎）イレイセン（威霊仙）
中国名：威霊仙（*wei ling xian*）（根と根茎）
使用部位：根

安全性クラス：1
相互作用クラス：A

禁忌　知見なし

他の注意事項　妊娠中は使用注意（Chen and Chen 2004）。

薬やサプリメントとの相互作用　知見なし

注釈　チャイニーズクレマチスの樹液は，皮膚や粘膜を刺激するアネモニンとプロトアネモニンを含有する。（Bensky et al. 2004; Chang and But 1986; Kingsbury 1964; List and Hörhammer 1973; Nelson et al. 2006）。これらの刺激の原理は，主に乾燥した環境や長期保管で失われる（Bensky et al. 2004; List and Hörhammer 1973）。

有害事象と副作用　適切に乾燥した根の典型的な治療用途では，有害作用は観察されなかった（Bensky et al. 2004）。長期または過度の使用は，胃腸炎，心拍数の遅れ，散瞳を含む有害事象と関連がある（Bensky et al. 2004）。フレッシュハーブの局所適用は，皮膚炎を起こす可能性がある（Bensky et al. 2004; Tan et al. 2008; Wang et al. 2001）。

薬理学的考察　知見なし

妊婦と授乳婦　中国伝統医学のある参考文献では，チャイニーズクレマチスは妊娠中には注意して使用すべきであるとしているが（Chen and Chen 2004），他の参考文献では，妊娠中の使用に懸念を示していない（Bensky et al. 2004）。動物研究では，チャイニーズクレマチスのアルコール抽出物がマウスにおける堕胎活性があることを示した（Chen and Chen 2004）。英訳文献では，用量や投与方法の情報は報告されていなかった。中国伝統医学では，典型的には生薬は水で抽出され，単一の生薬よりもむしろ組合せて処方されるため，標準治療としての使用では上記の動物研究との関連性は知られていない。

授乳期間中のチャイニーズクレマチスの安全性は不明である。本書では，授乳期間での使用に関する問題は確認されなかったが，最終的な安全性は確立されていない。

レビュー詳細

I. 薬やサプリメントとの相互作用

薬やサプリメントとの相互作用の臨床試験
　確認されなかった。

被疑薬やサプリメントとの相互作用の症例報告
　確認されなかった。

薬やサプリメントとの相互作用の動物試験
　確認されなかった。

II. 有害事象

有害事象の症例報告　適切に処理された根の典型的な治療での使用では，有害作用は観察されていない。長期または過度の使用（標準用量は6～9gの煎剤）は，灼熱感，浮腫，口腔内の潰瘍，嘔吐，腹痛，重度の下痢，呼吸困難，遅い心拍数，興奮，青白い顔，冷感，散瞳が関連していた。重症のケースでは，摂取後およそ10時間での死亡が報告された（Bensky et al. 2004）。

チャイニーズクレマチスの大量投与での局所適用は，発疹，皮膚の水疱形成，アレルギー性皮膚炎と関連していた（Bensky et al. 2004）。脱色素および過度の色素沈着を伴う掻痒性紅斑は，フレッシュチャイニーズクレマチスの局所的使用後に報告された（Tan et al. 2008）。全身反応を伴う重篤な接触皮膚炎は，フレッシュチャイニーズクレマチス

との接触後に報告された（Wang et al. 2001）。

III. 薬理学および薬物動態学

ヒトの薬理学的研究　確認されなかった。
動物の薬理学的研究　確認されなかった。
*In vitro*の薬理学的研究　確認されなかった。

IV. 妊婦と授乳婦

中国伝統医学のある参考文献では，チャイニーズクレマチスは妊娠中には注意して使用すべきであると示しているが（Chen and Chen 2004），他の参考文献では，妊娠中の使用に懸念を示していない（Bensky et al. 2004）。動物研究では，チャイニーズクレマチスのアルコール抽出物がマウスにおける堕胎作用があることを示した（Chen and Chen 2004）。英訳文献では，用量や投与方法の情報は報告されていなかった。中国伝統医学では，典型的には生薬は水で抽出され，単一の生薬よりもむしろ組合せて処方されるため，標準治療としての使用では上記の動物研究との関連性は知られていない。

授乳期間中のチャイニーズクレマチスの安全性情報は確認されなかった。本書においても，授乳期間での使用に関する問題は確認されなかったが，最終的な安全性は確立されていない。

V. 毒性研究

急性毒性

マウスに対するチャイニーズクレマチスの50%エタノール抽出物のLD_{50}は，腹腔内投与において50g/kgまでの用量で決定できなかった（Yang and Chen 1997）。

短期毒性

チャイニーズクレマチスの50%エタノール抽出物を，1日当たり5または10g/kgの用量で14日間経口投与したラットでは，10g/kgを投与した群において，心臓および肝臓湿重量の増加が観察された。低用量では，尿量の増加が観察された。いずれの群においても，白血球および尿タンパクの増加，血清グルタミン酸-ピルビン酸トランスアミナーゼの減少が観察された（Yang and Chen 1997）。

参考文献

Bensky, D., S. Clavey, and E. Stöger. 2004. *Chinese herbal medicine: Materia medica.* 3rd ed. Seattle: Eastland Press.

Chang, H.-M., and P.P.H. But. 1986. *Pharmacology and applications of Chinese materia medica*. English ed. Singapore, Philadelphia: World Scientific.

Chen, J.K., and T.T. Chen. 2004. *Chinese medical herbology and pharmacology*. City of Industry, CA: Art of Medicine Press.

Kingsbury, J.M. 1964. *Poisonous plants of the United States and Canada*. Prentice-Hall biological science series. Englewood Cliffs, NJ: Prentice-Hall.

List, P.H., and H. Hörhammer. 1973. *Hagers handbuch der pharmazeutischen praxis*. Berlin: Springer.

Nelson, L., R.D. Shih, M.J. Balick, and K.F. Lampe. 2006. *Handbook of poisonous and injurious plants*. 2nd ed. New York: New York Botanical Garden.

Tan, C., W.Y. Zhu, and Z.S. Min. 2008. Co-existence of contact leukoderma and pigmented contact dermatitis attributed to *Clematis chinensis* Osbeck. *Contact Dermat.* 58(3):177-178.

Wang, N.Z., Z.Y. Xue, and Z.G. Bi. 2001. Severe contact dermatitis and systemic reaction caused by fresh *Clematis chinensis* Osbeck: A case report. *Clin. J. Dermatol.* 30:256-257.

Yang, H.Y., and C.F. Chen. 1997. Subacute toxicity of 15 commonly used Chinese drugs (II). *J. Food Drug Anal.* 5(4):355-380.

Cnicus benedictus L.　キク科

一般名：ホーリーシスル，サントリソウ
英　名：blessed thistle
和　名：サントリソウ，キバナアザミ
異　名：*Centaurea benedicta* (L.) L.
別　名：holy thistle
使用部位：全草

安全性クラス：1
相互作用クラス：A

禁忌　知見なし

他の注意事項　アレルギー交差反応性はキク科の植物に共通しているため，キク科の他の種類（フィーバーフューやエキナセア種のような）にアレルギーのある人は，ホーリーシスルの使用注意（Upton 2007; Zeller et al. 1985）。

薬やサプリメントとの相互作用　知見なし

有害事象と副作用　ホーリーシスルへのアレルギー反応が報告されている（De Smet 1993）。動物研究では，ホーリーシスルは増感剤であり，キク科の他の種類への交差反応性を示した（Zeller et al. 1985）。

高用量（ティーカップ当たり5.0g以上）は胃を刺激し，嘔吐の原因となる（Roth et al. 1984）。

薬理学的考察　知見なし

妊婦と授乳婦　科学的または伝統的文献において，妊娠中または授乳期間中におけるホーリーシスルの安全性に関して情報は限られている。本書では，妊娠中や授乳期間での

使用に関する問題は確認されなかったが，最終的な安全性は確立されていない。

レビュー詳細

I. 薬やサプリメントとの相互作用

薬やサプリメントとの相互作用の臨床試験
　確認されなかった。
被疑薬やサプリメントとの相互作用の症例報告
　確認されなかった。
薬やサプリメントとの相互作用の動物試験
　確認されなかった。

II. 有害事象

有害事象の症例報告　確認されなかった。

III. 薬理学および薬物動態学

ヒトの薬理学的研究　確認されなかった。

動物の薬理学的研究　モルモットへの感作試験では，ホーリーシスルが比較的強い感作物質であることが示された。この試験では，キク科の他の植物に対しても交差反応性が観察された（Zeller et al. 1985）。ホーリーシスルは，セスキテルペンラクトンであるクニシンを含む。このような化合物は，キク科の種に関連のあるアレルギー性接触皮膚炎の原因となっている（Gordon 1999）。

*In vitro*の薬理学的研究　ホーリーシスルは，抗性腺刺激作用のあるリストペルミン酸を含むことが報告されている（Graham and Noble 1955）。

IV. 妊婦と授乳婦

ホーリーシスル抽出物は，摘出したモルモットの子宮において収縮を刺激しなかった（Pilcher et al. 1916）。

授乳期間中のホーリーシスルの安全性情報は確認されなかった。

V. 毒性研究

急性毒性
マウスに対するクニシンのLD_{50}は，1.6～3.2μmol/kgである（Müller and Schneider 1999）。

遺伝毒性
ホーリーシスルのエタノール抽出物は，S9での代謝活性化の有無に関わらず，ネズミチフス菌でのエイムス試験において変異原性はみられなかった（Schimmer et al. 1994）。

参考文献

De Smet, P.A.G.M. 1993. *Adverse effects of herbal drugs, Volume 2.* New York: Springer.

Gordon, L.A. 1999. Compositae dermatitis. *Australas. J. Dermatol.* 40(3):123-130.

Graham, R., and R. Noble. 1955. Comparison of in vitro activity of various species of *Lithospermum* and other plants to inactivate gonadotrophin. *Endocrinology* 56:239.

Müller, B., and B. Schneider. 1999. Anwendungsbereiche eines Trockenextrakts aus Birkenblätten bei Harnwegserkrankungen: Ergebnisse einer Anwendungsbeobachtung. *In Abstracts of Phytotherapie an der Schwelle zum neuen Jahrtausend;* 10. Jahrestagung der Gesellschaft für Phytotherapie. Abstract P16., at Münster, 11-13 November.

Pilcher, J.D., G.E. Burman, and W.R. Delzell. 1916. The action of the so-called female remedies on the excized uterus of the guinea pig. *Arch. Intern. Med.* 18:557-583.

Roth, L., M. Daunderer, and K. Kormann. 1984. *Giftpflanzen-pflanzengifte: Vorkommen, wirkung, therapie.* Landsberg, Germany: Ecomed.

Schimmer, O., A. Krueger, H. Paulini, and F. Haefele. 1994. An evaluation of 55 commercial plant extracts in the Ames mutagenicity test. *Pharmazie* 49 (6):448-451.

Upton, R. 2007. *Feverfew aerial parts: Tanacetum parthenium (L.) Schultz Bip: Standards of analysis, quality control, and therapeutics.* Santa Cruz, CA: American Herbal Pharmacopoeia.

Zeller, W., M. de Gols, and B.M. Hausen. 1985. The sensitizing capacity of Compositae plants. VI. Guinea pig sensitization experiments with ornamental plants and weeds using different methods. *Arch. Dermatol. Res.* 277(1):28-35.

Cnidium monnieri (L.) Cusson ex Juss.　セリ科

一般名：クニジウム
英　名：cnidium
和　名：オガセリ
生薬名：局（果実）ジャショウシ（蛇床子）
中国名：蛇床子（*she chuang zi*）（種子）
使用部位：種子

安全性クラス：1
相互作用クラス：A
禁忌　知見なし

他の注意事項　クニジウムは，腎臓の炎症や関連する症例の既往のある人への使用注意（Yan et al. 2001）。

薬やサプリメントとの相互作用　知見なし

有害事象と副作用　知見なし
薬理学的考察　知見なし
妊婦と授乳婦　科学的または伝統的文献において，妊娠中および授乳期間中におけるクニジウムの安全性は不明である。本書では，妊娠および授乳期間の使用に関する問題は確認されなかったが，最終的な安全性は確立されていない。

レビュー詳細

I. 薬やサプリメントとの相互作用
薬やサプリメントとの相互作用の臨床試験
　確認されなかった。
被疑薬やサプリメントとの相互作用の症例報告
　確認されなかった。
薬やサプリメントとの相互作用の動物試験
　確認されなかった。

II. 有害事象
有害事象の症例報告　クニジウム抽出物の摂取による有害事象は報告されていない。クニジウムのクマリン画分の摂取は，口渇，眠気，軽度の胃の不快感につながる（Bensky et al. 2004）。

III. 薬理学および薬物動態学
ヒトの薬理学的研究　確認されなかった。
動物の薬理学的研究　確認されなかった。
*In vitro*の薬理学的研究　確認されなかった。

IV. 妊婦と授乳婦
妊娠中および授乳期間中におけるクニジウムの安全性情報は確認されなかった。

V. 毒性研究
細胞毒性
クニジウム抽出物から単離されたクマリン化合物（オストール，インペラトリン，ベルガプテン，イソピムピンリン，キサントトキシン）が，*in vitro*でのヒトの白血病，子宮頸癌，大腸癌細胞に対して，細胞傷害活性を示した。オストールは，腫瘍細胞株に対し最も強い細胞傷害活性を示した。インペラトリンは，ヒト白血病細胞に対して，最も高い感受性および正常末梢血単核細胞への最小細胞毒性を示した（Yang et al. 2003）。

参考文献

Bensky, D., S. Clavey, and E. Stöger. 2004. *Chinese herbal medicine: Materia medica.* 3rd ed. Seattle: Eastland Press.
Yan, F., Z. Liang, C. Jianna, et al. 2001. Analysis of *Cnidium monnieri* fruits in different regions of China. *Talanta* 53(6):1155-1162.
Yang, L.L., M.C. Wang, L.G. Chen, and C.C. Wang. 2003. Cytotoxic activity of coumarins from the fruits of *Cnidium monnieri* on leukemia cell lines. *Planta Med.* 69(12):1091-1095.

Codonopsis spp.　キキョウ科

Codonopsis pilosula (Franch.) Nannf.
一般名：ダンシェン
英　名：codonopsis
異　名：*Codonopsis silvestris* Kom.
中国名：党参（*dang shen*）（根）
別　名：bellflower

Codonopsis tangshen Oliv.
一般名：ダンシェン
英　名：codonopsis
中国名：党参（*dang shen*）（根）
別　名：bellflower，Sichuan dang shen
使用部位：根

安全性クラス：1
相互作用クラス：A
禁忌　知見なし
他の注意事項　知見なし
薬やサプリメントとの相互作用　知見なし
有害事象と副作用　標準的な治療用量で有害作用は予測されない（Bensky et al. 2004）。
薬理学的考察　知見なし
妊婦と授乳婦　科学的または伝統的文献において，妊娠中および授乳中におけるダンシェンの安全性は不明である。本書では，妊娠中や授乳期間での使用に関する問題は確認されなかったが，最終的な安全性は確立されていない。

レビュー詳細

I. 薬やサプリメントとの相互作用
薬やサプリメントとの相互作用の臨床試験

確認されなかった。

被疑薬やサプリメントとの相互作用の症例報告
確認されなかった。

薬やサプリメントとの相互作用の動物試験
確認されなかった。

II. 有害事象

有害事象の症例報告　ダンシェンの63g以上の用量は，左胸部での不快感や，不整脈を起こす可能性がある。ダンシェンの使用を中止した場合は，これらの症状は治まる（Bensky et al. 2004; Liang 1976）。過剰摂取（30～60gのダンシェンの水抽出物）の他の症状は，視力障害，喉の痛み，めまい，見当識障害，バランスの喪失，脚の痙攣，失声を含む（Bensky et al. 2004）。ダンシェンは低い毒性があると報告されるが，標準治療用量の範囲で使用する場合では副作用は予測されない（Bensky et al. 2004）。

III. 薬理学および薬物動態学

ヒトの薬理学的研究　確認されなかった。

動物の薬理学的研究　ラットに対するダンシェンの"高用量"（用量は明示されていない）投与は，体重増加率および血清トリヨードサイロニン（T3）レベルの低下，リバースT3および甲状腺刺激ホルモン放出ホルモン（TRH）の増加を引き起こすことが報告された（Chen et al. 1989）。

***In vitro*の薬理学的研究**　確認されなかった。

IV. 妊婦と授乳婦

妊娠中および授乳期間中におけるダンシェンの安全性情報は確認されなかった。

V. 毒性研究

急性毒性

マウスに対するダンシェンの腹腔LD_{50}は79g/kgである（Chen and Chen 2004）。同じ抽出物を最大10g/kgまでの用量で経口投与したマウスでは，毒性および死亡は見られなかった（Chen and Chen 2004）。

短期毒性

ダンシェン抽出物を13日間皮下投与したラットでは，毒性作用は見られなかった（Wang 1983）。同じ抽出物を15日間腹腔内投与したマウスでは，毒性作用および血清グルタミン酸ピルビン酸トランスアミナーゼレベルの変化は観察されなかった（Wang 1983）。

参考文献

Bensky, D., S. Clavey, and E. Stöger. 2004. *Chinese herbal medicine: Materia medica.* 3rd ed. Seattle: Eastland Press.

Chen, J.K., and T.T. Chen. 2004. *Chinese medical herbology and pharmacology.* City of Industry, CA: Art of Medicine Press.

Chen, M.D., A.K. Kuang, and J.L. Chen. 1989. Influence of yang-restoring herb medicines upon metabolism of thyroid hormone in normal rats and a drug administration schedule. *Zhong Xi Yi Jie He Za Zhi* 9(2):93-95.

Liang, J. 1976. *Res. Disc. Chin. Med. Herbol.* 4:33 *Cited in* Chen, J.K., T.T. Chen. 2004. *Chinese medical herbology and pharmacology.* City of Industry, CA: Art of Medicine Press.

Wang, Y. 1983. *Pharmacology and applications of Chinese materia medica.* Beijing: People's Health Publishers.

Coffea arabica L.

アカネ科

一般名：コーヒー

英　名：coffee

別　名：Arabian coffee

使用部位：焙煎した種子の仁

安全性クラス：1

相互作用クラス：C*

禁忌　知見なし

他の注意事項　コーヒーは，神経刺激作用であるカフェインを含む。カフェイン含有のコーヒー製品を大量に摂取した場合，不眠，神経過敏および過剰なカフェイン摂取による他のよく知られた症状を引き起こす可能性がある（Donovan and DeVane 2001）。

カフェインの中枢神経刺激作用により，カフェインの過剰摂取は心拍数の増加や不整脈を悪化させる可能性があるため，カフェイン含有製品の使用は，心臓疾患を持つ人には要注意である。カフェインは鬱病を悪化または不安を誘発する可能性があるため，精神障害のある人の使用も注意が必要である（Brinker 2001）。

薬やサプリメントとの相互作用　気管支拡張剤やアドレナリン作動薬を含む，他の中枢神経刺激剤とカフェインの併用は，神経質，神経過敏，不眠，痙攣や不整脈の可能性をもたらす過度の中枢神経刺激を引き起こす可能性がある（PDR 2006）。

カフェインはCYP1A2により代謝される。この酵素を阻害する薬物（フルボキサミン，シプロフロキサシン，シメ

*　カフェインフリーに調製されたものは，相互作用なしだろうと思われる。

チジン，アミオダロン，フルオロキノロン，フラフィリン，インターフェロン，メトキサレン，ミベフラジルを含む）は，カフェインの代謝を遅らせる可能性がある。毎日コーヒーを複数杯飲む人では，高濃度のカフェインが蓄積されるだろう（Carrillo and Benitez 2000）。

注意　カフェイン（1.5〜2.5%）（Leung and Foster 1996; McCusker et al. 2003），付録1参照。

利尿薬（Carrillo and Benitez 2000; Maughan and Griffin 2003），付録2参照。

注釈　1杯平均8オンスのコーヒーには，75〜130mgのカフェインを含有する。エスプレッソのショットには，55〜76mgのカフェインを含む（McCusker et al. 2003）。国際的なコーヒー会社の1店舗から買った単一の種類のコーヒーのカフェイン含有量は，8オンスカップ当たり130〜282mgと異なっていたことがわかった（McCusker et al. 2003）。

米国ハーブ製品協会は，カフェインを含む栄養補助食品は，直接の成分として，またはハーブ製品の構成成分としてでも，次のいずれにも適合するように商品表示を制定した（AHPA 2011）。製品中のカフェインの存在および，含有量が25mg以上の場合は追加されたカフェイン量を提示すること，1人分当たりのカフェイン量が最大200mgであることを勧める表記，3〜4時間以上頻繁に摂取しないことを推奨する摂取法の明示を義務付けた。多量のカフェインが含まれている栄養補助食品にも同様の表示を義務付けた。

過剰なカフェイン摂取は，神経質，過敏，不眠，そして，時々頻脈を引き起こす可能性がある。18歳未満の子供には勧められない。

このAHPAの商品表示の詳細は付録1参照。

有害事象と副作用　コーヒーの過剰摂取は，不穏，緊張，興奮，不眠，顔面紅潮，頻尿，腹痛，吐き気，震え，多弁，虚無感，神経過敏を引き起こす可能性がある（Hughes et al. 1991）。コーヒーの摂取中止は，頭痛，眠気，疲労感，神経過敏等の離脱症状を引き起こすことがある。著しい禁断症状は，1日当たりわずか100mgのカフェイン（およそ1杯のコーヒー）を摂取した3日後に起こる可能性がある（Evans and Griffiths 1999; Juliano and Griffiths 2004）。疫学的研究は，コーヒー消費量と冠動脈心疾患リスクとの関連について矛盾する結果を提供した。いくつかの研究では，何の関連もないことを示す一方で，他の研究では，毎日コーヒーを5杯以上飲むことは冠状動脈性心臓病のリスクを増大させることを示している（Higdon and Frei 2006; Sofi et al. 2007）。心臓発作のリスクは，1日当たり2〜3杯のコーヒーを飲む人に比べて，5〜10杯摂取する人で高くなることが示されている（Hammar et al. 2003; Palmer et al. 1995; Sesso et al. 1999; Tavani et al. 2001, 2004）。

ボイルドコーヒー（浸漬法）の摂取は，コレステロール値の増加と関連していたが，濾過コーヒー（フィルター法）の有意な影響は観察されなかった（Jee et al. 2001）。

研究は一般的にはコーヒーと脳卒中の関連は示さなかった（Adolfsson et al. 1977; Grobbee et al. 1990; Heyden et al. 1978）。

かつての研究と逆に，近年のレビューとメタ分析では，膵臓癌，膀胱癌，卵巣癌，乳癌，前立腺癌，胃癌を含む特定の癌のリスクとコーヒーには関連がないことを示している（Higdon and Frei 2006; Tavani and La Vecchia 2000）。

薬理学的考察　コーヒーの慢性摂取による血圧上昇は最小ではあるが（収縮期血圧1.2mmHg，拡張期血圧0.49mmHg），コーヒーは血圧の急性上昇を引き起こすことが示されている（Geleijnse 2008; Noordzij et al. 2005; Nurminen et al. 1999）。

臨床試験では，コーヒーと不整脈には関連がないことを示した（Chelsky et al. 1990; Frost and Vestergaard 2005; Myers 1991; Wilhelmsen et al. 2002）。

コーヒー摂取はカルシウム吸収のわずかな減少と関連があった。研究では，骨密度に対するコーヒーの影響を示さず，高齢者におけるコーヒー摂取と股関節骨折のリスクでは様々な混在した，または矛盾した結果を示した（Barger-Lux and Heaney 1995; Hasling et al. 1992; Higdon and Frei 2006）。

紅茶の約半分の阻害作用であったが，コーヒーは鉄の吸収を強く阻害することが示された（Hurrell et al. 1999）。

妊婦と授乳婦　妊婦は1日300mg以下のカフェイン摂取（およそコーヒー3杯）が望ましい（PDR 2006; Sato et al. 1993）。授乳中の女性は1日2〜3杯にカフェイン含有飲料の摂取を制限することが望ましい（AAP 2001）。

カフェインの研究では，1日当たり3〜4杯と同等のレベルで妊娠や胎児の発育に有害作用を示さなかった。はるかに高用量（1日コーヒー21杯またはそれ以上に相当）において，胎児への有害作用は観察されていない（Christian and Brent 2001）。

レビュー詳細

I. 薬やサプリメントとの相互作用

薬やサプリメントとの相互作用の臨床試験

24時間の研究期間中に，ミルク・砂糖入りのインスタントコーヒーを2〜7杯摂取した群または未摂取群でのテオフィリンを経口投与した健常な被験者は，テオフィリンとカフェインの血中濃度はコーヒー摂取群で有意に高かった。テオフィリンの半減期は6.3〜8.3時間に増加し，テオフィリンのクリアランスが低下した（Sato et al. 1993）。

被疑薬やサプリメントとの相互作用の症例報告

リチウムを摂取している患者では，コーヒー摂取とカフェイン離脱はリチウム振戦の増加と関連があった（Grandjean and Aubry 2009; Mester et al. 1995)。症例報告および関連する一連の小試験は，コーヒーがチロキシン（T4）の腸管吸収を阻害する可能性があることを示した（Benvenga et al. 2008)。

薬やサプリメントとの相互作用の動物試験

確認されなかった。

II. 有害事象

有害事象の症例報告　コーヒーの過剰摂取は，落ち着きのなさ，緊張，興奮，不眠，顔面紅潮，頻尿，腹痛，吐き気，震え，多弁，虚無感，神経過敏，神経運動興奮を引き起こす可能性がある（Hughes et al. 1991)。

コーヒーの摂取中止は，頭痛，眠気，疲労感，神経過敏等の離脱症状を引き起こすことがある。著しい禁断症状は，1日当たりわずか100mgのカフェイン（およそ1杯のコーヒー）を摂取した3日後に起こる可能性がある（Evans and Griffiths 1999; Juliano and Griffiths 2004)。

ローストおよびグリーンコーヒー（生豆）への職業性喘息およびアレルギーが，コーヒー粉末に暴露した人で報告されている（Diba and English 2002; Lemiere et al. 1996; Treudler et al. 1997)。皮膚プリックテストでは，コーヒーへのアナフィラキシー反応が報告された（Infante et al. 2003)。

III. 薬理学および薬物動態学

ヒトの薬理学的研究　疫学的研究は，コーヒー摂取と冠動脈心疾患との関連について矛盾する結果を提供した（Higdon and Frei 2006; Sofi et al. 2007)。症例対照研究では，コーヒーを飲まない群と比較して，1日当たり5杯以上のコーヒーを摂取するヒトで冠状動脈性心疾患のリスクが40～60％増加したことを発見した（Greenland 1993; Kawachi et al. 1994)。逆に前向き研究では，一般的にはコーヒー摂取と冠動脈性心疾患リスクとの間に有意な関連性を発見していない（Kawachi et al. 1994; Myers and Basinski 1992)。この結果の差は，研究方法によって説明されるだろう。症例対照研究では，既往歴と疾患を発症した人のリスクファクターが，対照群と比較される前向き研究では，時間をかけて一群の結果を決定することができる（Coggon et al. 1997)。

心臓発作のリスクは，1日当たり2～3杯のコーヒーを飲む人と比較して，1日当たりコーヒーを5～10杯を飲む人々で高いことが示されている（Hammar et al. 2003; Palmer et al. 1995; Sesso et al. 1999; Tavani et al. 2001, 2004)。症例対照研究では，1日当たり10杯以上のコーヒーを飲みかつ冠状動脈疾患を発症した人で，心停止リスクの増加を確認したが（de Vreede-Swagemakers et al. 1999)，類似した前向き研究では，心臓発作から生き延びた人とコーヒーの多量摂取（10杯以上）との間に関連性は発見されなかった（Mukamal et al. 2004)。

臨床試験および前向き研究では，不整脈のリスクとコーヒーとの間には関連がないことを示し（Chelsky et al. 1990; Frost and Vestergaard 2005; Myers 1991; Wilhelmsen et al. 2002)，一般的にコーヒーと脳卒中のリスクとの間に関連がないことを示している（Adolfsson et al. 1977; Grobbee et al. 1990; Heyden et al. 1978)。しかし，ある研究では1日当たり3杯以上のコーヒーを摂取した高血圧の非喫煙の男性で，脳卒中のリスクが増加したことを示した（Hakim et al. 1998)。

通常，コーヒー摂取の30分～4時間後に生じる血圧の急性上昇は，健常な被験者を対象とした多くの研究において観察されている（Nurminen et al. 1999)。血圧を上げる作用は，高血圧の人ではより顕著だろう（Nurminen et al. 1999)。

一部の人の耐性は不完全であるが，日常的なコーヒー摂取で，ほとんどの人はコーヒーの血圧上昇作用への耐性ができる（James 1994; Lovallo et al. 2004)。慢性的なコーヒー摂取の血圧への影響に関する研究のメタ分析では，濾過コーヒーよりもボイルドコーヒーが血圧の大幅な上昇を引き起こすとともに，血圧の平均的な上昇は小さかったことが示された（収縮期血圧1.2mmHg，拡張期血圧0.49mmHg)。レビューされた研究では，コーヒーの平均摂取量は，1日当たり450～1235ml（カフェイン225～798mg）であった（Noordzij et al. 2005)。いくつかの疫学的研究では，1日当たり1～2杯のコーヒーを飲んだ人と比較して，逆に，コーヒーを飲まなかった人および毎日6～9杯のコーヒーを飲んだ人で，血圧上昇とコーヒー摂取の間にU型相関を示した（Geleijnse 2008)。

濾過していないコーヒー（トルココーヒー，フレンチプレス，またはボイルドコーヒー）は，血清コレステロール値（総コレステロールとLDLコレステロール）の増加と関連があったが，レビューでは，濾過コーヒーが血清コレステロール値のわずかな上昇をもたらしたことを示した（Jee et al. 2001)。この作用は，濾過していないコーヒーで存在するカフェストロールとカーベオールに起因している（Urgert and Katan 1997)。臨床的および疫学的研究では，コーヒーは血漿総ホモシステインレベルの用量依存性の増加と関連している（Bree et al. 2001; Husemoen et al. 2004; Mennen et al. 2002; Nygard et al. 1997; Stolzenberg-Solomon et al. 1999)。濾過コーヒーは，同量の濾過されていないコーヒーを飲む人でのホモシステイン値の10％の増加と比較して，2週間1日当たり濾過コーヒーを34オンス飲む人でのホモシステイン値が18％増加し，濾過していないコーヒーよりも大きな影響を示した（Urgert et al. 2000)。健常な被験者を対象とした臨床試験では，1日当たり200μg

の葉酸の補充は，1日当たり2.5杯のコーヒーによって引き起こされるホモシステイン値の上昇を防ぐことが示された。上昇した総ホモシステイン値は，冠動脈疾患，脳卒中，鬱血性心不全などの心血管疾患リスクの増加と関連がある（Mart-Carvajal et al. 2009）。

コーヒーは，コーヒー1杯当たりのカルシウムバランスにおいておよそ6mgの減少とともに，カルシウム吸収の効果をわずかに減少させることを示している（Barger-Lux and Heaney 1995; Hasling et al. 1992）。大多数の疫学的研究では，コーヒー摂取は骨塩量の変化に関連がないことを示している（Higdon and Frei 2006）。疫学的研究は，コーヒー摂取と股関節骨折のリスクに矛盾する結果を提供している（Higdon and Frei 2006）。5つの症例対照研究の中で，どれもコーヒー摂取と股関節骨折のリスクとの関係は認められなかった（Cumming and Klineberg 1994; Johnell et al. 1995; Kanis et al. 1999; Nieves et al. 1992; Tavani et al. 1995）。コホート研究では，コーヒー摂取と股関節骨折リスクとの間に関連が発見されなかったが，他の3つの研究では，1日当たりコーヒーを2～4杯以上飲む女性で関連が示された（Cummings et al. 1995; Hernandez-Avila et al. 1991; Kielら 1990）。

紅茶の約半分の阻害作用であったが，コーヒーは鉄の吸収を強く阻害することが示された（Hurrell et al. 1999）。

以前の症例対照研究では，コーヒー摂取と膵臓，膀胱，卵巣癌の発生の増加との関連を示したが，近年の研究では，これらの研究結果を支持していない（Higdon and Frei 2006）。前向き研究では，一般的にコーヒー摂取と膵臓癌，膀胱癌，卵巣癌，乳癌，前立腺癌，胃癌との関連がないことを示している（Tavani and La Vecchia 2000）。レビューとメタ分析では，コーヒーは大腸癌（Giovannucci 1998; Tavani and La Vecchia 2004）および肝臓癌（Higdon and Frei 2006）のリスクを減少させる可能性があることを示している。

カフェインは，薬物代謝酵素CYP1A2の基質である（Nordmark et al. 1999）。

動物の薬理学的研究　研究は確認されたが，ヒトデータの可用性のために省略した。

***In vitro*の薬理学的研究**　研究は確認できたが，ヒトデータの可用性のために省略した。

IV. 妊婦と授乳婦

カフェインは，FDAの妊娠カテゴリーCであり，胎盤を通過し，胎児の血液および組織中に濃縮することが示されている。妊婦によるカフェインの過剰摂取は，胎児の不整脈と関連している。妊婦は1日300mg以下のカフェイン摂取（およそコーヒー3杯）が望ましい（PDR 2006; Sato et al. 1993）。

カフェインは，米国小児科学会によって“授乳中に使用可能な薬剤”として分類される。委員会は，母親のカフェイン摂取が授乳中の乳児に神経過敏と睡眠不足を引き起こす可能性があり，母親によるカフェイン含有飲料の摂取は1日2～3杯に制限するべきであると指摘した（AAP 2001）。

カフェインによる生殖および発達毒性試験のレビューでは，1日当たりカフェインを5～6mg/kg（約コーヒー3～4杯）の摂取は，妊娠や胎児の発達への有害作用は予測されないことを示した。カフェインの発達毒性の無影響量（NOEL）は1日30mg/kg（約コーヒー21杯）であり，生殖毒性のNOELは1日80～120mg/kgの間である（Christian and Brent 2001）。

疫学研究では，妊娠中の高カフェイン摂取と自然流産のリスクとの関連性を示唆した。分析では，多くの研究の方法論的欠陥が偏った結果につながっていることから，カフェイン摂取と流産の因果関係は確認できないことを結論づけた（Signorello and McLaughlin 2004）。

V. 毒性研究

急性毒性

マウスに対するコーヒー精油の経口LD_{50}は，5g/kgまでの用量で決定することができなかった（Viani 1988）。ラットに対するカフェインの経口LD_{50}は335mg/kgである（Mills and Bone 2005）。他の情報源では，ラットのカフェインの経口LD_{50}は261～383mg/kg，または200～400mg/kgの間にあると幅広く推定した（NTP 1982; OECD 2004）。

ヒトでのカフェインの致死経口投与量は，コーヒー50～100杯分に相当する5～10gと推定されている（Stavric 1988）。

慢性毒性

コーヒーまたはカフェイン抜きのインスタントコーヒーを6％含む餌を2年間与えたラットでは，1日当たりの平均のコーヒー摂取量は雄で2.9g/kg，雌で3.5g/kgであり，ヒトに換算するとコーヒー70～80杯に相当した。すべてのグループにおいて，腫瘍の総数は対照群よりも低いまたは同等のいずれかであった。コーヒー処置群の体重は，一般的に対照群の体重より少なく，コーヒーのカフェイン含有量に反比例した。コーヒーを処置したラットでの食物摂取量は，対照群よりも高いまたは同等であった。血液および組織学的違いが見られたが，組織学的所見により実証された解釈としての毒性や害を示すために考慮されなかった。雌雄における血漿コレステロール濃度は，一貫してカフェイン摂取と正の相関を示した（Würzner et al. 1977a, 1977b）。

唯一の水分供給源として25，50，100％希釈のコーヒー（100％レベルでの摂取はヒトに換算すると，雄ラットでは37杯，雌ラットでは67杯のコーヒーと同等）を2年間提供したラットで，コレステロール値の上昇が観察された。骨カルシウムの減少および血清カルシウム増加が1年後に観察されたが，処置を変更することなく正常に戻った。血清アルカリホスファターゼ，ビリルビン，血中尿素窒素の平均値が時折上昇した。肺，腎臓，肝臓，精巣上体の相対重量における処置に関連した増加を記録した。死亡率の増加は，50または100%のコーヒーを摂取した雌で観察された。腫瘍のレベルは，治療群と対照群で同等であった（Palm et al. 1984）。

1日当たり0.5～5%のインスタントコーヒーを含む餌を2年間与えたラットで，最高用量のレベルで体重増加率が損なわれた。肝臓および腎臓肥大もまた観察された（Daubert 1967）。

遺伝毒性

コーヒーの遺伝毒性試験のレビューでは，細菌や真菌での*in vitro*および高濃度の哺乳動物細胞での試験で変異原性活性が示された。しかし，細菌や哺乳動物細胞が代謝活性を提供する肝臓酵素で培養した場合には，変異原性活性は示されなかった。動物研究では，コーヒーの変異原性活性に関する多くの研究で，コーヒーおよびカフェインの変異原性活性の欠如を示す（Nehlig and Debry 1994）。

参考文献

AAP. 2001. The transfer of drugs and other chemicals into human milk. American Academy of Pediatrics Committee on Drugs. *Pediatrics* 108(3):776-789.

AHPA. July 2011. Code of Ethics & Business Conduct. Silver Spring, MD: American Herbal Products Association.

Adolfsson, R., K. Svardsudd, and G. Tibblin. 1977. 1913 men study—A longitudinal study of the development of stroke in a population. *Scand. J. Soc. Med. Suppl.* 14:122-127.

Barger-Lux, M.J., and R.P. Heaney. 1995. Caffeine and the calcium economy revisited. *Osteoporosis Int.* 5(2):97-102.

Benvenga, S., L. Bartolone, M.A. Pappalardo, et al. 2008. Altered intestinal absorption of L-thyroxine caused by coffee. *Thyroid* 18(3):293-301.

Bree, A., W.M. Verschuren, H.J. Blom, and D. Kromhout. 2001. Lifestyle factors and plasma homocysteine concentrations in a general population sample. *Am. J. Epidemiol.* 154(2):150-154.

Brinker, F. 2001. *Herb contraindications and drug interactions*. 3rd ed. Sandy, OR: Eclectic Medical Publications.

Carrillo, J.A., and J. Benitez. 2000. Clinically significant pharmacokinetic interactions between dietary caffeine and medications. *Clin. Pharmacokinet.* 39(2):127-153.

Chelsky, L.B., J.E. Cutler, K. Griffith, et al. 1990. Caffeine and ventricular arrhythmias: An electrophysiological approach. *J. Am. Med. Assoc.* 264(17):2236.

Christian, M.S., and R.L. Brent. 2001. Teratogen update: Evaluation of the reproductive and developmental risks of caffeine. *Teratology* 64(1):51-78.

Coggon, D., G. Rose, and D.J.P. Barker. 1997. *Epidemiology for the uninitiated*. 4th ed. London: BMJ.

Cumming, R.G., and R.J. Klineberg. 1994. Case-control study of risk factors for hip fractures in the elderly. *Am. J. Epidemiol.* 139(5):493-503.

Cummings, S.R., M.C. Nevitt, W.S. Browner, et al. 1995. Risk factors for hip fracture in white women. *New Engl. J. Med.* 332(12):767-773.

Daubert, B.F. 1967. Effects of long-term administration of coffee and caffeine in rats. Colloque Scientifique International sur le Café 3, Trieste (Italia), June 2-9.

de Vreede-Swagemakers, J.J.M., A.P.M. Gorgels, M.P. Weijenberg, et al. 1999. Risk indicators for out-of-hospital cardiac arrest in patients with coronary artery disease. *J. Clin. Epidemiol.* 52 (7):601-607.

Diba, V.C., and J.S. English. 2002. Contact allergy to green coffee bean dust in a coffee processing plant worker. *Contact Dermat.* 47(1):56.

Donovan, J.L., and C.L. DeVane. 2001. A primer on caffeine pharmacology and its drug interactions in clinical psychopharmacology. *Psychopharmacol. Bull.* 35 (3):30-48.

Evans, S.M., and R.R. Griffiths. 1999. Caffeine withdrawal: A parametric analysis of caffeine dosing conditions. *J. Pharmacol. Exp. Ther.* 289(1):285-294.

Frost, L., and P. Vestergaard. 2005. Caffeine and risk of atrial fibrillation or flutter: The Danish Diet, Cancer, and Health Study. *Am. J. Clin. Nutr.* 81(3):578.

Geleijnse, J.M. 2008. Habitual coffee consumption and blood pressure: An epidemiological perspective. *Vasc. Health Risk Manag.* 4(5):963-970.

Giovannucci, E. 1998. Meta-analysis of coffee consumption and risk of colorectal cancer. *Am. J. Epidemiol.* 147(11):1043-1052.

Grandjean, E.M., and J.M. Aubry. 2009. Lithium: Updated human knowledge using an evidence-based approach: Part III: Clinical safety. *CNS Drugs* 23(5):397-418.

Greenland, S. 1993. A meta-analysis of coffee, myocardial infarction, and coronary death. *Epidemiology* 4(4):366-374.

Grobbee, D.E., E.B. Rimm, E. Giovannucci, et al. 1990. Coffee, caffeine, and cardiovascular disease in men. *New Engl. J. Med.* 323(15):1026.

Hakim, A.A., G.W. Ross, J.D. Curb, et al. 1998. Coffee consumption in hypertensive men in older middle-age and the risk of stroke: The Honolulu Heart Program. *J. Clin. Epidemiol.* 51(6):487-494.

Hammar, N., T. Andersson, L. Alfredsson, et al. 2003. Association of boiled and filtered coffee with incidence of first nonfatal myocardial infarction: The SHEEP and the VHEEP study. *J. Intern. Med.* 253(6):653-659.

Hasling, C., K. Sondergaard, P. Charles, and L. Mosekilde. 1992. Calcium metabolism in postmenopausal osteoporotic women is determined by dietary calcium and coffee intake. *J. Nutr.* 122(5):1119.

Hernandez-Avila, M., G.A. Colditz, M.J. Stampfer, et al. 1991. Caffeine, moderate alcohol intake, and risk of fractures of the hip and forearm in middle-aged women. *Am. J. Clin. Nutr.* 54(1):157-163.

Heyden, S., H.A. Tyroler, G. Heiss, C.G. Hames, and A. Bartel. 1978. Coffee consumption and mortality: Total mortality, stroke mortality, and coronary heart disease mortality. *Arch. Intern. Med.* 138(10):1472-1475.

Higdon, J.V., and B. Frei. 2006. Coffee and health: A review of recent human research. *Crit. Rev. Food Sci. Nutr.* 46(2):101-123.

Hughes, J.R., S.T. Higgins, W.K. Bickel, et al. 1991. Caffeine self-administration, withdrawal, and adverse effects among coffee drinkers. *Arch. Gen. Psychiatry* 48(7):611-617.

Hurrell, R.F., M. Reddy, and J.D. Cook. 1999. Inhibition of nonhaem iron absorption in man by polyphenolic-containing beverages. *Br. J. Nutr.* 81(4):289-295.

Husemoen, L.L.N., T.F. Thomsen, M. Fenger, and T. Jørgensen. 2004. Effect of lifestyle factors on plasma total homocysteine concentrations in relation to MTHFR (C677T) genotype. Inter99 (7). *Eur. J. Clin. Nutr.* 58(8):1142-1150.

Infante, S., M.L. Baeza, M. Calvo, et al. 2003. Anaphylaxis due to caffeine. *Allergy* 58(7):681-682.

James, J.E. 1994. Chronic effects of habitual caffeine consumption on laboratory and ambulatory blood pressure levels. *J. Cardiovasc. Risk* 1:159-164.

Jee, S.H., J. He, L.J. Appel, et al. 2001. Coffee consumption and serum lipids: A meta-analysis of randomized controlled clinical trials. *Am. J. Epidemiol.* 153(4):353-362.

Johnell, O., B. Gullberg, and J.A. Kanis. 1995. Risk factors for hip fracture in European women: The MEDOS Study. *J. Bone Miner. Res.* 10:1802-1815.

Juliano, L.M., and R.R. Griffiths. 2004. A critical review of caffeine withdrawal: Empirical validation of symptoms and signs, incidence, severity, and associated features. *Psychopharmacology* 176(1):1-29.

Kanis, J., O. Johnell, B. Gullberg, et al. 1999. Risk factors for hip fracture in men from Southern Europe: The MEDOS study. *Osteoporosis Int.* 9(1):45-54.

Kawachi, I., G.A. Colditz, and C.B. Stone. 1994. Does coffee drinking increase the risk of coronary heart disease? Results from a meta-analysis. *Br. Med. J.* 72(3):269-275.

Kiel, D.P., D.T. Felson, M.T. Hannan, J.J. Anderson, and P.W.F. Wilson. 1990. Caffeine and the risk of hip fracture: The Framingham Study. *Am. J. Epidemiol.* 132(4):675.

Lemiere, C., J.L. Malo, M. McCants, and S. Lehrer. 1996. Occupational asthma caused by roasted coffee: Immunologic evidence that roasted coffee contains the same antigens as green coffee, but at a lower concentration. *J. Allergy Clin. Immunol.* 98(2):464-466.

Leung, A.Y., and S. Foster. 1996. *Encyclopedia of common natural ingredients used in food, drugs, and cosmetics*. 2nd ed. New York: Wiley.

Lovallo, W.R., M.F. Wilson, and A.S. Vincent. 2004. Blood pressure response to caffeine shows incomplete tolerance after short-term regular consumption. *Hypertension* 43:760-765.

Mart-Carvajal, A.J., I. Sol, D. Lathyris, and G. Salanti. 2009. Homocysteine lowering interventions for preventing cardiovascular events. *Cochrane Database Syst. Rev.* No. 4:CD006612.

Maughan, R.J., and J. Griffin. 2003. Caffeine ingestion and fluid balance: A review. *J. Hum. Nutr. Dietet.* 16(6):411-420.

McCusker, R.R., B.A. Goldberger, and E.J. Cone. 2003. Technical note: Caffeine content of specialty coffees. *J. Analyt. Toxicol.* 27(7):520-522.

Mennen, L.I., G.P. de Courcy, J.C. Guilland, et al. 2002. Homocysteine, cardiovascular disease risk factors, and habitual diet in the French Supplementation with Antioxidant Vitamins and Minerals Study. *Am. J. Clin. Nutr.* 76(6):1279-1289.

Mester, R., P. Toren, and I. Mizrachi. 1995. Caffeine withdrawal increases lithium blood levels. *Biol. Psychiatry* 37(5):348-350.

Mills, S., and K. Bone. 2005. *The essential guide to herbal safety*. St. Louis: Elsevier.

Mukamal, K.J., M. Maclure, J.E. Muller, J.B. Sherwood, and M.A. Mittleman. 2004. Caffeinated coffee consumption and mortality after acute myocardial infarction. *Am. Heart J.* 147(6):999-1004.

Myers, M.G. 1991. Caffeine and cardiac arrhythmias. *Ann. Intern. Med.* 114(2):147.

Myers, M.G., and A. Basinski. 1992. Coffee and coronary heart disease. *Arch. Intern. Med.* 152(9):1767-1772.

Nehlig, A., and G. Debry. 1994. Potential genotoxic, mutagenic and antimutagenic effects of coffee: A review. *Mutat. Res.* 317(2):145-162.

Nieves, J.W., J.A. Grisso, and J.L. Kelsey. 1992. A case-control study of hip fracture: Evaluation of selected dietary variables and teenage physical activity. *Osteoporosis Int.* 2(3):122-127.

Noordzij, M., C. Uiterwaal, L.R. Arends, et al. 2005. Blood pressure response to chronic intake of coffee and caffeine: A meta-analysis of randomized controlled trials. *J. Hyperten.* 23(5):921-928.

Nordmark, A., S. Lundgren, S. Cnattingius, and A. Rane. 1999. Dietary caffeine as a probe agent for assessment of cytochrome P4501A2 activity in random urine samples. *Br. J. Clin. Pharmacol.* 47(4):397-402.

NTP. 1982. Acute toxicity report on caffeine (3,7-dihydro-1,3,7-trimethyl-1*H*-purine-2,6-dione) in Fischer 344 rats. Final Report, NCTR Tech Rpt. Jefferson, AR: National Center for Toxicological Research.

Nurminen, M.L., L. Niittynen, R. Korpela, and H. Vapaatalo. 1999. Coffee, caffeine and blood pressure: A critical review. *Eur. J. Clin. Nutr.* 53:831–839.

Nygard, O., H. Refsum, P.M. Ueland, et al. 1997. Coffee consumption and plasma total homocysteine: The Hordaland Homocysteine Study. *Am. J. Clin. Nutr.* 65(1):136-143.

OECD. 2004. Caffeine CAS: 58-08-2. In *Screening information dataset (SIDS) high production volume chemicals*. Paris: Organisation for Economic Co-operation and Development.

Palm, P.E., E.P. Arnold, M.S. Nick, J.R. Valentine, and T.E. Doerfler. 1984. Two-year toxicity/carcinogenicity study of fresh-brewed coffee in rats initially exposed in utero. *Toxicol. Appl. Pharmacol.* 74(3):364-382.

Palmer, J.R., L. Rosenberg, R.S. Rao, and S. Shapiro. 1995. Coffee consumption and myocardial infarction in women. *Am. J. Epidemiol.* 141(8):724-731.

PDR. 2006. *Physicians' desk reference for nonprescription drugs and dietary supplements*. 27th ed. Montvale, NJ: Medical Economics Co.

Sato, J., H. Nakata, E. Owada, et al. 1993. Influence of usual intake of dietary caffeine on single-dose kinetics of theophylline in healthy human subjects. *Eur. J. Clin. Pharmacol.* 44(3):295-298.

Sesso, H.D., J.M. Gaziano, J.E. Buring, and C.H. Hennekens. 1999. Coffee and tea intake and the risk of myocardial infarction. *Am. J. Epidemiol.* 149(2):162.

Signorello, L.B., and J.K. McLaughlin. 2004. Maternal caffeine consumption and spontaneous abortion: A review of the epidemiologic evidence. *Epidemiology* 15(2):229-239.

Sofi, F., A.A. Conti, A.M. Gori, et al. 2007. Coffee consumption and risk of coronary heart disease: A meta-analysis. *Nutr. Metab. Cardiovasc. Dis.* 17(3):209-223.

Stavric, B. 1988. Methylxanthines: Toxicity to humans. 2. Caffeine. *Food Chem. Toxicol.* 26(7):645-662.

Stolzenberg-Solomon, R.Z., E.R. Miller 3rd, M.G. Maguire, J. Selhub, and L.J. Appel. 1999. Association of dietary protein intake and coffee consumption with serum homocysteine concentrations in an older population. *Am. J. Clin. Nutr.* 69(3):467-475.

Tavani, A., M. Bertuzzi, S. Gallus, E. Negri, and C. La Vecchia. 2004. Risk factors for non-fatal acute myocardial infarction in Italian women. *Prev. Med.* 39(1):128-134.

Tavani, A., M. Bertuzzi, E. Negri, L. Sorbara, and C. La Vecchia. 2001. Alcohol, smoking, coffee and risk of non-fatal acute myocardial infarction in Italy. *Eur. J. Epidemiol.* 17(12):1131-1137.

Tavani, A., and C. La Vecchia. 2000. Coffee and cancer: A review of epidemiological studies, 1990–1999. *Eur. J. Cancer Prev.* 9(4):241-256.

Tavani, A., and C. La Vecchia. 2004. Coffee, decaffeinated coffee, tea and cancer of the colon and rectum: A review of epidemiological studies, 1990–2003. *Cancer Causes Control* 15(8):743-757.

Tavani, A., E. Negri, and C. LaVecchia. 1995. Coffee intake and risk of hip fracture in women in northern Italy. *Prev. Med.* 24(4):396-400.

Treudler, R., B. Tebbe, and C.E. Orfanos. 1997. Coexistence of type I and type IV sensitization in occupational coffee allergy. *Contact Dermat.* 36(2):109.

Urgert, R., and M.B. Katan. 1997. The cholesterol-raising factor from coffee beans. *Annu. Rev. Nutr.* 17:305-324.

Urgert, R., T. van Vliet, P.L. Zock, and M.B. Katan. 2000. Heavy coffee consumption and plasma homocysteine: A randomized controlled trial in healthy volunteers. *Am. J. Clin. Nutr.* 72(5):1107-1110.

Viani, R. 1988. Physiologically active substances in coffee. In *Coffee, Volume 3: Physiology*, edited by Clarke, R.J., and R. Macrae. New York: Elsevier Applied Science.

Wilhelmsen, L., A. Rosengren, and G. Lappas. 2002. Hospitalizations for atrial fibrillation in the general male population: Morbidity and risk factors. *J. Intern. Med.* 250(5):382-389.

Würzner, H.P., E. Lindström, L. Vuataz, and H. Luginbühl. 1977a. A 2-year feeding study of instant coffees in rats. I. Body weight, food consumption, haematological parameters and plasma chemistry. *Food Cosmet. Toxicol.* 15(1):7-16.

Würzner, H.P., E. Lindström, L. Vuataz, and H. Luginbühl. 1977b. A 2-year feeding study of instant coffees in rats. II. Incidence and types of neoplasms. *Food Cosmet. Toxicol.* 15(4):289-296.

Coix lacryma-jobi L.

イネ科

一般名：ヨブスティアズ
英　名：Job's tears
和　名：ジュズダマ，ハトムギ
生薬名：局（種皮を除いた種子）ヨクイニン（薏苡仁）
局外（果実および苞しょう）ハトムギ
別　名：coix
中国名：薏苡仁（*yi yi ren*）（種子）
使用部位：種子

安全性クラス：2b
相互作用クラス：A

禁忌　妊娠中は，医療従事者監督下以外での使用禁止（Chen and Chen 2004; Tzeng et al. 2005）。

他の注意事項　ヨブスティアズは，精液漏（性行為なしでの精液の頻繁な不随意放出）および多尿（尿の大量放出）のある人で使用注意（Chen and Chen 2004）。

薬やサプリメントとの相互作用　知見なし

注釈　ヨブスティアズは中国，インド，南アジアでは伝統的に食物として摂取されている（Arber 2010; Simoons 1991）。

有害事象と副作用　知見なし

薬理学的考察　動物実験では，ヨブスティアズが血糖値の調節を変化させる可能性があることを実証した（Takahashi et al. 1986; Yeh et al. 2006）。糖尿病を持つ人は，使用前に有資格の医療従事者に相談し，血糖値を厳密に測定することを勧める。

妊婦と授乳婦　2つの動物研究では，胎児の発育への有害作用を示さなかったが（Shinoda et al. 2007; Tzeng et al. 2005），大量のヨブスティアズを用いたある研究では，胚損失を示したものの，胎児の発達への有害作用はなかった（Tzeng et al. 2005）。

動物および*in vitro*の研究では，子宮収縮に対するヨブスティアズの作用に矛盾した結果をもたらした。

ラットの誘導収縮において阻害作用が観察されたが（Hsia et al. 2008），摘出したラットの子宮における研究では異なる抽出物が誘導，阻害，または子宮収縮への影響があった場合，なかった場合などを示した（Hsia et al. 2008; Tzeng et al. 2005）。

中国伝統医学の参考文献では，ヨブスティアズは妊娠中に使用すべきではないとしている（Chen and Chen 2004）。

授乳期間中のヨブスティアズの安全性は不明である。本書では，授乳期間での使用についての問題は確認されなかったが，最終的な安全性は確立されていない。

レビュー詳細

I. 薬やサプリメントとの相互作用

薬やサプリメントとの相互作用の臨床試験
確認されなかった。

被疑薬やサプリメントとの相互作用の症例報告
確認されなかった。

薬やサプリメントとの相互作用の動物試験
確認されなかった。

II. 有害事象

有害事象の症例報告　確認されなかった。

III. 薬理学および薬物動態学

ヒトの薬理学的研究　確認されなかった。

動物の薬理学的研究　プロスタグランジンF2α誘発の子宮収縮においてヨブスティアズの阻害作用がラットで観察された（Hsia et al. 2008）。

1日当たり皮をむいたヨブスティアズを58％含む餌を4週間与えた糖尿病ラットで，血漿グルコース値の減少が観察された（Yeh et al. 2006）。健常および糖尿病マウスに対し，ヨブスティアズの水抽出物の経口投与後に，低血糖活性が観察された（Takahashi et al. 1986）。

***In vitro*の薬理学的研究**　摘出したラットの子宮では，ヨブスティアズの水抽出物は自発的な子宮収縮を増強した。メタノール抽出物の影響は観察されなかった（Tzeng et al. 2005）。ヨブスティアズ外皮のエタノール抽出物は，摘出したラットの子宮で，子宮平骨筋収縮を抑制した（Hsia et al. 2008）。

プロスタグランジン生合成のダウンレギュレーションは，ヨブスティアズのぬかの抽出物で処理したラットの顆粒膜細胞で観察された（Hsia et al. 2006）。

IV. 妊婦と授乳婦

妊娠6日目にヨブスティアズの水またはメタノール抽出物のどちらかを1g/kg経口投与した妊娠ラットでは，水抽出物の投与群で，胎児の再吸収および着床後胚損失の増加が観察された。胎児奇形はどちらの群でも観察されなかった（Tzeng et al. 2005）。

妊娠期間中にヨブスティアズを最大5％まで含む餌を与えたラットで，胎児発育に対する有害作用は観察されなかった。著者らは，無毒性量レベルは母ラットと仔ラットの両方で1日当たり3.5g/kg以上であったと結論付けた（Shinoda et al. 2007）。

授乳期間中のヨブスティアズの安全性情報は確認されなかった。

V. 毒性研究

短期毒性

臓器重量および血液化学上で重要な有害変化は，1日当たり0.5～2g/kgの用量でヨブスティアズ全体の水抽出物を14日間経口投与したラットで観察されなかった（Hayashi et al. 2009）。

参考文献

Arber, A. 2010. *The gramineae: A study of cereal, bamboo and grass*. Cambridge: Cambridge University Press.

Chen, J.K., and T.T. Chen. 2004. *Chinese medical herbology and pharmacology*. City of Industry, CA: Art of Medicine Press.

Hayashi, H., Y. Ohta, T. Arai, et al. 2009. Preliminary reproduction toxicity screening test of *Coix lacryma-jobi* L. var. *ma-yuen* Stapf by oral administration in rats. *Jpn. J. CAM* 6(2):105-110.

Hsia, S.M., W. Chiang, Y.H. Kuo, and P.S. Wang. 2006. Downregulation of progesterone biosynthesis in rat granulosa cells by adlay (*Coix lachryma-jobi* L. var. *ma-yuen* Stapf.) bran extracts. *Int. J. Impotence Res.* 18(3):264-274.

Hsia, S.M., Y.H. Kuo, W. Chiang, and P.S. Wang. 2008. Effects of adlay hull extracts on uterine contraction and Ca^{2+} mobilization in the rat. *Am. J. Physiol. Endocrinol. Metab.* 295(3):E719-E726.

Shinoda, Y., M. Hirata, K. Sato, et al. 2007. Preliminary reproduction toxicity screening test of *Coix lacryma-jobi* L. var. *ma-yuen* Stapf by oral administration in rats. *Jpn. Pharmacol. Therapeut.* 35(1):67-70.

Simoons, F.J. 1991. *Food in China: A cultural and historical inquiry*. Boca Raton, FL: CRC Press.

Takahashi, M., C. Konno, and H. Hikino. 1986. Isolation and hypoglycemic activity of coixans A, B and C, glycans of *Coix lachryma-jobi* var. *ma-yuen* seeds. *Planta Med.* 52(1):64-65.

Tzeng, H.P., W. Chiang, T.H. Ueng, and S.H. Liu. 2005. The abortifacient effects from the seeds of *Coix lachryma-jobi* L. var. *ma-yuen* Stapf. *J. Toxicol. Env. Health A* 68(17-18):1557-1565.

Yeh, P.H., W. Chiang, and M.T. Chiang. 2006. Effects of dehulled adlay on plasma glucose and lipid concentrations in streptozotocin-induced diabetic rats fed a diet enriched in cholesterol. *Int. J. Vitam. Nutr. Res.* 76(5):299-305.

Cola spp.　　アオギリ科

Cola acuminata (Pall.) Schott & Endl.

一般名：コラ

英　名：cola

別　名：abata cola, bissy nut, kola

Cola nitida (Vent.) A. Chev.

一般名：コラ

英　名：cola

異　名：*Sterculia nitida* Vent.

別　名：ghanja cola, kola

使用部位：種子

安全性クラス：1

相互作用クラス：C*

＊　カフェインフリーに調製されたものは，相互作用なしだろうと思われる。

禁忌　知見なし

他の注意事項　コラは神経興奮剤であるカフェインを含む。カフェインを含むコラ製品を大量に摂取した場合，不眠，神経過敏およびカフェインの過剰摂取時のよく知られた他の症状を引き起こす可能性がある（Donovan and DeVane 2001）。

カフェインの中枢神経刺激作用により，カフェインの過剰摂取は心拍数の増加や不整脈を悪化させる可能性があるため，カフェイン含有製品の使用は，心臓疾患を持つ人には要注意である。カフェインは鬱病を悪化または不安を誘発する可能性があるため，精神障害のある人の使用も注意が必要である（Brinker 2001）。

薬やサプリメントとの相互作用　気管支拡張剤やアドレナリン作動薬を含む，他の中枢神経刺激剤とカフェインの使用は，神経質，神経過敏，不眠，痙攣や不整脈の可能性をもたらす過度の中枢神経刺激を引き起こす可能性がある（PDR 2006）。

注意　カフェイン（0.6〜3.8%）（Atawodi et al. 2007; Leung and Foster 1996; Wichtl 2004），付録1参照。

利尿薬（Brunton et al. 2006），付録2参照。

注釈　米国ハーブ製品協会は，カフェインを含む栄養補助食品は，直接の成分として，またはハーブ製品の構成成分としてでも，次のいずれにも適合するように商品表示を制定した（AHPA 2011）。製品中のカフェインの存在および，含有量が25mg以上の場合は追加されたカフェイン量を表示すること，1人分当たりのカフェイン量が最大200mgであることを勧める表記，3〜4時間以上頻繁に摂取しないことを推奨する摂取法の明示を義務付けた。多量のカフェインが含まれている栄養補助食品にも同様の表示を義務付けた。

過剰なカフェイン摂取は，神経質，過敏，不眠，そして，時々頻脈を引き起こす可能性がある。18歳未満の子供には勧められない。

このAHPAの商品表示の詳細は付録1参照。

有害事象と副作用　コラナッツを習慣的に噛むことは，歯茎に黄色の色素沈着を起こす可能性があり（Ashri and Gazi 1990），過度の使用は胃腸の病気を引き起こす可能性がある（Wichtl 2004）。

コラに対するアレルギー反応が報告されている（Speer 1976）。

薬理学的考察　他の注意事項および薬やサプリメントとの相互作用は上記参照。

妊婦と授乳婦　妊娠中にコラナッツを摂取した妊婦の研究では，新生児の頭囲および胸囲とコラ使用の間にいくつかの関連が観察されたが（Abidoye et al. 1990），動物研究では胎児の発達に有害作用を示さなかった（Ajarem and Ahmad 1994）。妊婦は1日300mg以下のカフェイン摂取が望ましい（PDR 2006）。

米国小児科学会によると，カフェインは，カフェイン含有飲料の母親による摂取は1日150mgに制限されるべきであることを指摘するとともに，“授乳中に使用可能な薬剤”として分類される（AAP 2001）。

レビュー詳細

I. 薬やサプリメントとの相互作用

薬やサプリメントとの相互作用の臨床試験

確認されなかった。

被疑薬やサプリメントとの相互作用の症例報告

確認されなかった。

薬やサプリメントとの相互作用の動物試験

確認されなかった。

II. 有害事象

有害事象の症例報告　歯茎の明るい黄色の色素沈着が，習慣的にコラナッツをかむ人で報告されている（Ashri and Gazi 1990）。

コラナッツは一般的な食物アレルゲンとしてリストに掲載されている（Speer 1976）。

III. 薬理学および薬物動態学

ヒトの薬理学的研究　マラリアにかかっていない人において，コラナッツ35gの摂取は，不眠，集中力の欠如，めまい，虚弱を含む多くのマラリア患者のような症状を引き起こすことが報告された（Alaribe et al. 2003）。

動物の薬理学的研究　フレッシュコラナッツ抽出物を2.5，5，10mg/kg腹腔内投与したマウスでは，5mg/kgの用量では自発運動量が増加したが，10mg/kgの用量では自発運動量が低下し，2.5mg/kgでは有意な影響はなかった（Ajarem 1990）。

1日当たり33または100%コラナッツを含む餌を7日間与えたラットで，動脈圧の増加が観察された（Osim and Udia 1993）。

***In vitro*の薬理学的研究**　コラのメタノール抽出物は，エストロゲン受容体陽性ヒト乳癌細胞（MCF-7）におけるpS2の遺伝子の時間，用量およびエストロゲン受容体依存性の刺激を示したが，アセトン抽出物はpS2の転写刺激を示さなかった（Fontenot et al. 2007）。

摘出したラットの心臓では，*C. nitida* subsp. *Rubra*の水抽出物の適用は，4〜8mg/lの濃度で心臓代謝率を増加させたが，10mg/lの濃度ではコントロールレベルまで減少した。*C. acuminata*で処置した心臓は，4〜10mg/lで処置後に，6mg/lでのピーク活性で心臓代謝率が増加した。両方の種の抽出物は2mg/lの濃度で処置後では，心代謝率に変化を引き起こさなかった。両方の抽出物は用量依存性の増加に次いで心拍数の減少を引き起こした（Chukwu et al. 2006）。

IV. 妊婦と授乳婦

新生児の身体測定値における妊娠中のコラナッツ摂取の影響に関する研究では，コラナッツの消費は，頭囲30〜35cmに関連し，また胸囲の差に関連があった。コラナッツと出生体重の間には関連がなかった。多くの母親（76%）は1週間にコラナッツを13〜91gの間で摂取していた（Abidoye et al. 1990）。

発達への有害作用は，妊娠期間中に飲料水としてコラ抽出物（1日10mg/kgに相当）を32mg/lまで提供した妊娠マウスの子で報告されなかった。日齢4日目の子では，対照群と比較して体重増加率の低下が観察されたが，より低い濃度のコラ抽出物（1日2.5または5mg/kgに相当）を与えられていた母マウスの子では体重の差は観察されなかった（Ajarem and Ahmad 1994）。

カフェインは，FDAの妊娠カテゴリーCであり，胎盤を通過し，胎児の血液および組織中濃度に達成することが示されている。妊婦によるカフェインの過剰摂取は，胎児の不整脈と関連している。妊婦は1日300mg以下のカフェイン摂取が望ましい（PDR 2006）。

米国小児科学会によると，カフェインは，“授乳中に使用可能な薬剤”として分類される。委員会は，母親のカフェイン摂取が授乳中の乳児に神経過敏と睡眠不足を引き起こす可能性があり，母親によるカフェイン含有飲料は1日150mgに制限されるべきであることを指摘する（AAP 2001）。

疫学的研究では，妊娠中の高カフェイン摂取と自然流産の増加との間に関連性を示唆した。これらの研究分析では，多くの研究の方法論的欠陥が偏った結果を生んでいることから，カフェイン摂取と流産の間の因果関係は確認できないことを結論付けた（Signorello and McLaughlin 2004）。

V. 毒性研究

急性毒性

ラットに対するカフェインのLD_{50}は，経口摂取において335mg/kgである（Mills and Bone 2005）。

コラナッツの餌を与えたラットでは有害作用は報告されなかった（1日摂取量は〜9.2g。ラットの体重は〜210g）（Osim and Udia 1993）。

亜慢性毒性

1日おきにコラナッツの水抽出物を57mg/kg（1g/kgのヒト用量に相当）の用量で18週間経口投与したラットでは，総体重の減少，肝臓，腎臓，脳，精巣の絶対重量の増加が観察された。総タンパク，RNAおよびこれらの臓器のDNAは有意に低下し，総および抱合型ビリルビンの血清濃度が有意に減少した（Ikegwuonu et al. 1981）。

参考文献

AAP. 2001. The transfer of drugs and other chemicals into human milk. American Academy of Pediatrics Committee on Drugs. *Pediatrics* 108(3):776-789.

AHPA. July 2011. Code of Ethics & Business Conduct. Silver Spring, MD: American Herbal Products Association.

Abidoye, R.O. and A.P. Chijioke. 1990. Effect of kolanut (*Cola nitida* Vent.) on the anthropometric measurement of newborn babies in Nigeria. *Nutr. Res.* 10(10):1091-1098.

Ajarem, J.S. 1990. Effects of fresh kola-nut extract (*Cola nitida*) on the locomotor activities of male mice. *Acta Physiol. Pharmacol. Bulg.* 16(4):10-15.

Ajarem, J.S., and M. Ahmad. 1994. Effects of consumption of fresh kola-nut extract by female mice on the post-natal development and behavior of their offspring. *J. King Saud Univ.* 6:41-50.

Alaribe, A.A.A., G.C. Ejezie, and E.N.U. Ezedinachi. 2003. The role of kola nut (*Cola nitida*) in the etiology of malaria morbidity. *Pharm. Biol.* 41(6):458-462.

Ashri, N., and M. Gazi. 1990. More unusual pigmentations of the gingiva. *Oral Surg. Oral Med. Oral Pathol.* 70(4):445-449.

Atawodi, S.E., B. Pfundstein, R. Haubner, et al. 2007. Content of polyphenolic compounds in the Nigerian stimulants *Cola nitida* ssp. *alba*, *Cola nitida* ssp. *rubra* A. Chev, and *Cola acuminata* Schott. & Endl. and their antioxidant capacity. *J. Agric. Food Chem.* 55(24):9824-9828.

Brinker, F. 2001. *Herb contraindications and drug interactions.* 3rd ed. Sandy, OR: Eclectic Medical Publications.

Brunton, L.L., J.S. Lazo, and K.L. Parker. 2006. *Goodman & Gilman's the pharmacological basis of therapeutics.* 11th ed. New York: McGraw-Hill.

Chukwu, L.O., W.O. Odiete, and L.S. Briggs. 2006. Basal metabolic regulatory responses and rhythmic activity of mammalian heart to aqueous kola nut extracts. *Afr. J. Biotechnol.* 5(5):484-486.

Donovan, J.L., and C.L. DeVane. 2001. A primer on caffeine pharmacology and its drug interactions in clinical psychopharmacology. *Psychopharmacol. Bull.* 35(3):30-48.

Fontenot, K., S. Naragoni, M. Claville, and W. Gray. 2007. Characterization of bizzy nut extracts in estrogen-responsive MCF-7 breast cancer cells. *Toxicol. Appl. Pharmacol.* 220(1):25-32.

Ikegwuonu, F.I., T.A. Aire, and S.O. Ogwuegbu. 1981. Effects of kola-nut extract administration on the liver, kidney, brain, testis and some serum constituents of the rat. *J. Appl. Toxicol.* 1(6):292-294.

Leung, A.Y., and S. Foster. 1996. *Encyclopedia of common natural ingredients used in food, drugs, and cosmetics.* 2nd ed. New York: Wiley.

Mills, S., and K. Bone. 2005. *The essential guide to herbal safety.* St. Louis: Elsevier.

Osim, E.E., and P.M. Udia. 1993. Effects of consuming a kola nut (*Cola nitida*) diet on mean arterial pressure in rats. *Int. J. Pharmacogn.* 31(3):193-197.

PDR. 2006. *Physicians' desk reference for nonprescription drugs and dietary supplements.* 27th ed. Montvale, NJ: Medical Economics Co.

Signorello, L.B., and J.K. McLaughlin. 2004. Maternal caffeine consumption and spontaneous abortion: A review of the epidemiologic evidence. *Epidemiology* 15(2):229-239.

Speer, F. 1976. Food allergy: The 10 common offenders. *Am. Fam. Physician* 13(2):106-112.

C

Wichtl, M. 2004. *Herbal drugs and phytopharmaceuticals: A handbook for practice on a scientific basis*. 3rd ed. Boca Raton, FL: CRC Press.

Collinsonia canadensis L.

シソ科

一般名：カナダコリンソニア，ストーンルート
英　名：stoneroot
別　名：citronella，horse balm，richweed
使用部位：根

安全性クラス：1
相互作用クラス：A
禁忌　知見なし
他の注意事項　知見なし
薬やサプリメントとの相互作用　知見なし
有害事象と副作用　知見なし
薬理学的考察　知見なし

妊婦と授乳婦　折衷医学のテキストでは，ストーンルートが切迫流産を阻止し，妊娠中の女性の痔を治療するために使用されていたことを示している（Ellingwood 1919; Felter and Lloyd 1898）。

授乳期間中のストーンルートの安全性は不明である。本書では，授乳期間での使用に関する問題は確認されなかったが，最終的な安全性は確立されていない。

レビュー詳細

I. 薬やサプリメントとの相互作用

薬やサプリメントとの相互作用の臨床試験
確認されなかった。

被疑薬やサプリメントとの相互作用の症例報告
確認されなかった。

薬やサプリメントとの相互作用の動物試験
確認されなかった。

II. 有害事象

有害事象の症例報告　確認されなかった。

III. 薬理学および薬物動態学

ヒトの薬理学的研究　確認されなかった。

動物の薬理学的研究　確認されなかった。

*In vitro*の薬理学的研究　確認されなかった。

IV. 妊婦と授乳婦

折衷医学のテキストでは，ストーンルートが切迫流産を阻止し，妊娠中の女性の痔を治療するために使用されていたことを示している（Ellingwood 1919; Felter and Lloyd 1898）。

授乳期間中のストーンルートの安全性情報は確認されなかった。

V. 毒性研究

確認されなかった。

参考文献

Ellingwood, F. 1919. *The American materia medica, therapeutics and pharmacognosy*. Evanston, IL: Ellingwood's Therapeutist.

Felter, H.W., and J.U. Lloyd. 1898. *King's American dispensatory*. 18th ed., 3rd rev. 2 vols. Cincinnati: Ohio Valley Co.

Commiphora spp.

カンラン科

Commiphora madagascariensis Jacq.
一般名：ミルラ
英　名：myrrh（オレオガム樹脂）
異　名：*Commiphora abyssinica*（O. Berg.）Engl., orth. var., *Commiphora habessinica*（O. Berg.）Engl.
別　名：Abyssinian myrrh，Arabian myrrh，Yemen myrrh

Commiphora molmol（Engl.）Engl.
一般名：ミルラ
英　名：myrrh（オレオガム樹脂）
別　名：molmol，Somalian myrrh

Commiphora myrrha（Nees）Engl.
一般名：ミルラ
英　名：myrrh（オレオガム樹脂）
和　名：モツヤク（没薬）
アーユルヴェーダ名：*bola*
中国名：没薬（*mo yao*）（オレオガム樹脂）
別　名：common myrrh，Hirabol myrrh
使用部位：ゴム樹脂

安全性クラス：2b
相互作用クラス：A
禁忌　妊娠中は，医療従事者監督下以外での使用禁止（Bensky et al. 2004; Chen and Chen 2004）。
他の注意事項　知見なし
薬やサプリメントとの相互作用　知見なし
注釈　2～4g以上の服用は，腎臓の炎症や下痢を起こす可能性がある（List and Hörhammer 1973）。
有害事象と副作用　接触皮膚炎および全身性アレルギー反応を含むミルラに対するアレルギー反応が報告されている（Al-Suwaidan et al. 1998; Bensky et al. 2004; Bian and Pan 1987; Gallo et al. 1999; Lee and Lam 1993）。1つのヒトに対する研究で報告された有害事象は，めまい，傾眠，軽度の疲労感，腹部不快感だった（Sheir 2001）。
薬理学的考察　ミルラの苦味は，敏感な胃を持つ人に吐き気や嘔吐を引き起こす可能性がある（Chen and Chen 2004）。
妊婦と授乳婦　中国伝統医学の文献では，ミルラは妊婦には禁忌である（Bensky et al. 2004; Chen and Chen 2004）。この情報に基づき，妊娠中の使用は，有資格の医療従事者監督下以外での使用は推奨されない。
動物研究では，胎児発育に対するミルラの有害作用は報告されなかった（Massoud et al. 2000）。
授乳期間中のミルラの安全性は不明である。本書では，授乳期間での使用に関する問題は確認されなかったが，最終的な安全性は確立されていない。

レビュー詳細

I. 薬やサプリメントとの相互作用
薬やサプリメントとの相互作用の臨床試験
確認されなかった。
被疑薬やサプリメントとの相互作用の症例報告
確認されなかった。
薬やサプリメントとの相互作用の動物試験
確認されなかった。

II. 有害事象
臨床試験で報告された有害事象　1日当たり10mg/kgの用量でミルラを6日間摂取した住血吸虫症があるヒトでの研究では，有害事象は一過性で軽度であった。最も頻繁に報告された事象は，めまい，傾眠，軽度の疲労，腹部の痛みや不快感だった。ミルラは肝機能，血清クレアチニンまたは心電図所見に有意な影響はなく，肝臓や腎臓機能への影響もなかった（Sheir 2001）。
1日当たり12mg/kgの用量でミルラの樹脂と油の組み合わせを6日間経口投与した肝蛭症のある人で，有害事象は報告されなかった（Massoud 2001）。
有害事象の症例報告　パッチテストにより，ミルラを含む局所製品へのアレルギー性接触皮膚炎が報告されている（Al-Suwaidan et al. 1998; Gallo et al. 1999; Lee and Lam 1993）。ミルラを含む漢方薬を経口投与した人での2つのアレルギー反応の症例が報告されている。両方ともに，ミルラはアレルゲンと見なされた（Bian and Pan 1987）。

III. 薬理学および薬物動態学
ヒトの薬理学的研究　確認されなかった。
動物の薬理学的研究　確認されなかった。
In vitroの薬理学的研究　確認されなかった。

IV. 妊婦と授乳婦
中国伝統医学の文献では，ミルラは妊婦には禁忌である（Bensky et al. 2004; Chen and Chen 2004）。
妊娠6～15日にミルラ揮発油と樹脂の混合物を1日当たり50～200mg/kg投与された妊娠ラットの仔で，胎児異常は観察されなかった（Massoud et al. 2000）。
授乳期間中のミルラの安全性情報は確認されなかった。

V. 毒性研究
急性毒性
マウスに対するミルラのLD_{50}は，経口投与において3g/kgまでの用量で決定することができなかった。また毒性の兆候は観察されなかった（Rao et al. 2001）。
1日当たり1～5g/kgのミルラを経口投与されたヤギの仔で，歯ぎしり，流涎，軟便，食欲不振，黄疸，息切れ，運動失調，横臥が見られ，ヤギの仔らは5日～16日の間に死亡した。腸，肝臓，腎毒性は，貧血，白血球減少，血清ALP活性およびビリルビン，コレステロール，トリグリセリドおよびクレアチニンの濃度の増加，総タンパクとアルブミンの減少を伴った。0.25g/kgの用量では毒性は見られなかった（Omer and Adam 1999）。
短期毒性
腹腔内に250mg/kgまたは筋肉内に500mg/kg，経口的に1000mg/kgの用量で2週間ミルラを投与したラットでは，以下の症状を示した。鬱状態，軟便，黄疸，毛の乱れ，肝腎症，出血性筋炎，（注射部位での）斑状腹膜炎，死亡。これらは，血清ALPおよびALT活性，ビリルビン，およびクレアチニン濃度の増加，総タンパクおよびアルブミン値の減少，大赤血球性貧血や白血球減少を伴った。500mg/kgの経口投与または250mg/kgの筋肉内投与の用量では死亡はなく，

1週間毎日与えた場合の影響は少ないと記録された（Omer et al. 1999）。

亜慢性毒性

90日間，1日当たりミルラを100mg/kg経口投与したマウスで，有意な毒性は観察されなかった。精子有毒作用は見られなかったが，処置期間の終了時に，ミルラ投与群は体重の増加率の増加，精巣重量，精巣上体，精嚢の増加があった。赤血球数およびヘモグロビン値の増加が見られた（Rao et al. 2001）。

参考文献

Al-Suwaidan, S.N., M.O.G. Rab, S. Al-Fakhiry, et al. 1998. Allergic contact dermatitis from myrrh, a topical herbal medicine used to promote healing. *Contact Dermat.* 39(3):137-137.

Bensky, D., S. Clavey, and E. Stöger. 2004. *Chinese herbal medicine: Materia medica.* 3rd ed. Seattle: Eastland Press.

Bian, H.Z., and M.S. Pan. 1987. Systemic allergic reaction to myrrh, a report of 2 cases. *Bull. Chin. Mater. Med.* 12:53.

Chen, J.K., and T.T. Chen. 2004. *Chinese medical herbology and pharmacology.* City of Industry, CA: Art of Medicine Press.

Gallo, R., G. Rivara, G. Cattarini, E. Cozzani, and M. Guarrera. 1999. Allergic contact dermatitis from myrrh. *Contact Dermat.* 41(4):230-231.

Lee, T.Y., and T.H. Lam. 1993. Myrrh is the putative allergen in bonesetter's herbs dermatitis. *Contact Dermat.* 29(5):279.

List, P.H., and H. Hörhammer. 1973. *Hagers handbuch der pharmazeutischen praxis.* Berlin: Springer.

Massoud, A. 2001. Preliminary study of therapeutic efficacy of a new fasciolicidal drug derived from *Commiphora molmol* (myrrh). *Am. J. Trop. Med. Hyg.* 65(2):96-99.

Massoud, A.M., I.M. El-Ashmawy, S.A. Hemeda, and O.M. Salama. 2000. Hematological, chromosomal and teratogenic studies of a new schistosomicidal agent derived from myrrh. *Alex. J. Pharm. Sci.* 14(1):61-68.

Omer, S.A., and S.E. Adam. 1999. Toxicity of *Commiphora myrrha* to goats. *Vet. Hum. Toxicol.* 41(5):299-301.

Omer, S.A., S.E. Adam, and H.E. Khalid. 1999. Effects on rats of *Commiphora myrrha* extract given by different routes of administration. *Vet. Hum. Toxicol.* 41(4):193-196.

Rao, R.M., Z.A. Khan, and A.H. Shah. 2001. Toxicity studies in mice of *Commiphora molmol* oleo-gum-resin. *J. Ethnopharmacol.* 76(2):151-154.

Sheir, Z. 2001. A safe, effective, herbal antischistosomal therapy derived from myrrh. *Am. J. Trop. Med. Hyg.* 65(6):700-704.

Commiphora wightii (Arn.) Bhandari　カンラン科

一般名： *グッグル*

英　名： guggul（オレオガム樹脂）

異　名： *Balsamodendron mukul* Hook.，*Balsamodendron wightii* Arn.，*Commiphora mukul*（Hook. ex Stocks）Engl.

アーユルヴェーダ名： *guggulu*

別　名： bdellium tree，false myrrh，Indian bdellium tree

使用部位： ゴム樹脂

安全性クラス：2b

相互作用クラス：B

禁忌　妊娠中は，医療従事者監督下以外での使用禁止（Chadha 1988）。

他の注意事項　知見なし

薬やサプリメントとの相互作用　プロパノールおよびジルチアゼムの血漿濃度の減少が，グッグルの単回投与後に観察された（Dalvi et al. 1994）。

注意　子宮収縮薬（Chadha 1988），付録2参照。

注釈　米国市場での多くの製品は，グッグルステロンの特定のレベルを含むように標準化されている（Ulbricht et al. 2005; Urizar and Moore 2003）。選択されたグッグルステロンで特徴づけられた製剤は，伝統的な製剤よりも異なる生理的作用があると期待される。

ググリピッドはグッグルの標準化エキスである（Sahni et al. 2005）。

有害事象と副作用　ヒトへの研究での，グッグルおよびグッグル抽出物の副作用として，最も一般的に軟便や下痢を伴う胃腸障害が報告されている（Kuppurajan et al. 1978; Malhotra and Ahuja 1971; Malhotra et al. 1977; Nityanand et al. 1989; Singh et al. 2007; Szapary et al. 2003）。そのような作用は，一般的に2〜4g以上の用量で見られる（List and Hörhammer 1973）。

過敏薬疹は，グッグルとグッグル抽出物を経口投与したヒトの研究で観察されている（Gelfand et al. 2005; Satyavati 1991; Shanavaskhan and Binu 1997; Szapary et al. 2003）。グッグルを含有するクリームの局所使用に対するアレルギー性接触皮膚炎がパッチテストによって確認された（Kölönte et al. 2006; Salavert et al. 2007）。

薬理学的考察　ヒトでの出血の報告は，複数の比較試験を含む入手可能な文献で報告されていないが（Ulbricht et al. 2005），グッグルとググリピッドのいくつかのヒトへの研究では，グッグルは血小板凝集を減少させ，血清線維素溶解活性を増加させることが示されている（Baldav et al. 1980; Bordia and Chuttani 1979; Gaur et al. 1997; Mester et al. 1979）。

妊婦と授乳婦　動物研究では，胎児発育への有害作用は観察されなかった（CDIR 1986）。ラットでの古い研究では，グッグルの反復投与後に受精能力の低下を示した（Amma et al. 1978）。グッグルの子宮刺激活性が報告されている（Chadha 1988）。

授乳期間中のグッグルの安全性情報は確認されなかった。本書では，授乳期間での使用に関する問題は確認されなかったが，最終的な安全性は確立されていない。

レビュー詳細

I. 薬やサプリメントとの相互作用

薬やサプリメントとの相互作用の臨床試験

ググリピッドを1g単回経口投与した健常な男性被験者で，経口投与されたプロパノールおよびジルチアゼムの血漿濃度の減少が観察された（Dalvi et al. 1994）。

被疑薬やサプリメントとの相互作用の症例報告

確認されなかった。

薬やサプリメントとの相互作用の動物試験

確認されなかった。

II. 有害事象

臨床試験で報告された有害事象　グッグルAおよびガム・グッグルの臨床試験のシステマティックレビュー（Bordia and Chuttani 1979; Kuppurajan et al. 1978; Malhotra and Ahuja 1971; Singh et al. 1994; Szapary et al. 2002; Verma and Bordia 1988）では，プラセボ投与中に経験した有害事象に関する情報は提供はされていなかったが（Thompson Coon and Ernst 2003），発疹，吐き気，嘔吐，おくび，吃逆，頭痛，軟便，不穏，不安を含むいくつかの軽度な有害事象が，これらの試験の間に報告されたことを示した。

ググリピッドのプラセボ対照二重盲検臨床試験では，1日用量3g（標準用量）群の3%，1日用量6g（高用量）群の15%がググリピッドにおそらく関連している過敏症薬疹を経験したが，プラセボ群では誰も発疹を経験しなかった。皮膚反応は，掻痒に関連し，処置の開始から48時間以内に発症した。ググリピッドは，処置群の間での有害事象の発生率において統計的に有意な差なしで，一般的に良好な忍容性があるとして特徴づけられた。腎機能，肝臓関連酵素値，電解質およびTSH値の有意な変化は，いずれの処置群においても観察されなかった。高用量では，標準用量およびプラセボ群よりも，軟便および下痢の高い発生率が報告された（Gelfand et al. 2005; Szapary et al. 2003）。24週間ググリピッドを1日当たり100mg投与した臨床試験で報告された副作用は，頭痛，軽度の吐き気，おくび，吃逆だった（Singh et al. 1994）。グッグル抽出物画分の試験において被験者の12〜15%で，副作用として下痢が報告された。これらの製剤の副作用として，不安およびしゃっくりも報告された（Malhotra and Ahuja 1971; Malhotra et al. 1977）。

未精製のグッグルガムは，局所適用された場合に痒みや炎症を引き起こす可能性がある。グッグルの初期のヒトへの研究では，皮膚の発疹，下痢，月経不順が，一般的な副作用として報告された。発疹は，グッグルの用量を減少させることによってコントロールされた（Satyavati 1991; Shanavaskhan and Binu 1997）。

ググルガムの酢酸エチル画分におけるいくつかの臨床研究では，副作用は報告されなかった（Agarwal et al. 1986; Beg et al. 1996; Gopal et al. 1986）。

有害事象の症例報告　グッグルを含有するクリームの局所使用に対するアレルギー性接触皮膚炎がパッチテストによって確認された。1つの症例では，その患者はまたニッケルとコバルトに対して過敏であった（Kölönte et al. 2006; Salavert et al. 2007）。

バルサムオブペルー（*Myroxylon balsamum* var. *pereirae*）とアビエチン酸に対する交差反応性が報告されている（Willis 1973）。

1日当たり3gのググリピッドを1週間摂取した男性で軟便が報告された。その週の前に，患者は明らかな副作用なしで毎日550mgの用量でググリピッドを5か月間摂取していた。毎日使用された他の薬やサプリメントは，ニコチンパッチ，アスピリンおよびリコピンを含むソウパルメットだった（Sahni et al. 2005）。

III. 薬理学および薬物動態学

ヒトの薬理学的研究　冠動脈疾患がある被験者および健常な被験者では，グッグルの油脂抽出物の投与は，血小板付着指数を減少させ，血漿線維素溶解活性を増加させた（Bordia and Chuttani 1979）。他のいくつかの研究は，ググリピッドの投与が血小板凝集を阻害し，線維素溶解を増加させることを示している（Baldav et al. 1980; Gaur et al. 1997; Mester et al. 1979）。複数の比較試験を含め，入手可能な文献においては，ヒトでの出血の報告はないが，理論的には出血のリスクは増加する可能性がある（Ulbricht et al. 2005）。

動物の薬理学的研究　血清トリヨードサイロニン（T_3）の増加およびT_3/T_4比の増大は，1日当たり0.2g/kgの用量でグッグル抽出物を15日間経口投与したマウスで観察された（Panda and Kar 1999）。ラットに投与した場合に，グッグルから単離したケトステロイドは，強力な甲状腺刺激作用を示した。0.1mg/kgの投与では，甲状腺によるヨウ素の取り込みの増加および，甲状腺ペルオキシダーゼおよびプロテアーゼの活性強化を引き起こした（Tripathi et al. 1984）。

***In vitro*の薬理学的研究**　グッグルステロンは，エストロゲ

ン受容体-αアイソフォーム，プロゲステロン受容体，低マイクロモル範囲でのEC50値を有するプレグナンX受容体を活性化する。プレグナンX受容体グッグルステロン媒介活性は，げっ歯類およびヒトの肝細胞の両方においてCYP3A遺伝子の発現を誘導した（Brobst et al. 2004)。

IV. 妊婦と授乳婦

1日当たり20または200mg/kgの用量でグッグルおよびグッグルの酸性画分を7日間経口投与したラットで，子宮や卵巣でのシアル酸やグリコーゲン値の増加と同様に，子宮，卵巣，子宮頚部の重量の減少が観察された。著者は，このような活性は，この抽出物の避妊作用を示したことを言及した（Amma et al. 1978)。

グッグルの酢酸エチル画分を投与したラット，サル，イヌで，催奇形性は観察されなかった（CDIR 1986)。

グッグルの子宮刺激作用が報告されている（Chadha 1988)。

授乳期間中のグッグルの安全性情報は確認されなかった。

V. 毒性研究

急性毒性

マウスに対し経口または腹腔内投与したグッグルの酢酸エチル画分のLD_{50}は，2g/kgまでの用量で決定することができなかった（Shanker and Singh 2001)。マウスに対するグッグル精油の経口LD_{50}は1.7g/kgである（Bagi et al. 1985)。

短期毒性

1日当たり250mg/kgのグッグルの石油エーテル画分を3か月間投与したラットでは，50%の死亡率が観察された。対照群では20%だった（Malhotra and Ahuja 1971)。

亜慢性毒性

1日当たり1gのグッグルの石油エーテル画分を3か月間投与したイヌで，死亡は観察されなかった（Malhotra and Ahuja 1971)。

参考文献

Agarwal, R.C., S.P. Singh, R.K. Saran, et al. 1986. Clinical-trial of gugulipid a new hypolipidemic agent of plant-origin in primary hyperlipidemia. *Indian J. Med. Res.* 84:626-634.

Amma, M.K., N. Malhotra, R.K. Suri, et al. 1978. Effect of oleoresin of gum guggul (*Commiphora mukul*) on the reproductive organs of female rat. *Indian J. Exp. Biol.* 16(9):1021-1023.

Bagi, M.K., H. Kakrani, G. Kalyani, D. Satyanarayana, and F. Manvi. 1985. Preliminary pharmacological studies of essential oil from *Commiphora mukul*. *Fitoterapia* 56(4):245-248.

Baldav, V.S., R.C. Sharma, P.C. Ranka, and M.D. Chittera. 1980. Effect of *Commiphora mukul* (guggul) on fibrinolytic activity and platelet aggregation in coronary artery disease. *Rajasthan Med. J.* 19:84.

Beg, M., K.C. Singhal, and S. Afzaal. 1996. A study of effect of guggulsterone on hyperlipidemia of secondary glomerulopathy. *Indian J. Physiol. Pharmacol.* 40(3):237-240.

Bordia, A., and S.K. Chuttani. 1979. Effect of gum guggulu on fibrinolysis and platelet adhesiveness in coronary heart disease. *Indian J. Med. Res.* 70:992-996.

Brobst, D.E., X. Ding, K.L. Creech, et al. 2004. Guggulsterone activates multiple nuclear receptors and induces CYP3A gene expression through the pregnane X receptor. *J. Pharmacol. Exp. Ther.* 310(2):528-535.

CDIR. 1986. Gugulipid studies. Lucknow, India: Central Drug Research Institute.

Chadha, Y. 1988. *The wealth of India: A dictionary of Indian raw materials and industrial products*. Delhi: Council of Scientific and Industrial Research.

Dalvi, S.S., V.K. Nayak, S.M. Pohujani, et al. 1994. Effect of gugulipid on bioavailability of diltiazem and propranolol. *J. Assoc. Physicians India* 42(6):454-455.

Gaur, S.P.S., R.K. Garg, A.M. Kar, Y.K. Purohit, and A. Gupta. 1997. Gugulipid, a new hypolipidaemic agent, in patients of acute ischaemic stroke: Effect on clinical outcome, platelet function and serum lipids. *Asia Pacific J. Pharmacol.* 12(3-4):65-69.

Gelfand, J.M., G.H. Crawford, B.A. Brod, and P.O. Szazpary. 2005. Adverse cutaneous reactions to guggulipid. *J. Am. Acad. Dermatol.* 52(3, Part 1):533-534.

Gopal, K., R. Saran, S. Nityanand, P. Gupta, and M. Hasan. 1986. Clinical trial of ethyl acetate extract of gum gugulu (gugulipid) in primary hyperlipidemia. *J. Assoc. Physicians India* 34:249-251.

Kölönte, A., B. Guillot, and N. Raison-Peyron. 2006. Allergic contact dermatitis to guggul extract contained in an anticellulite gel-cream. *Contact Dermat.* 54(4):226-227.

Kuppurajan, K., S.S. Rajagopalan, T.K. Rao, and R. Sitaraman. 1978. Effect of guggulu (*Commiphora mukul* Engl.) on serum lipids in obese, hypercholesterolemic and hyperlipemic cases. *J. Assoc. Physicians India* 26(5):367-373.

List, P.H., and H. Hörhammer. 1973. *Hagers handbuch der pharmazeutischen praxis*. Berlin: Springer.

Malhotra, S.C., and M.M. Ahuja. 1971. Comparative hypolipidaemic effectiveness of gum guggulu (*Commiphora mukul*) fraction 'A,' ethyl-*p*-chlorophenoxyisobutyrate and Ciba-13437-Su. *Indian J. Med. Res.* 59(10):1621-1632.

Malhotra, S.C., M.M. Ahuja, and K.R. Sundaram. 1977. Long term clinical studies on the hypolipidaemic effect of *Commiphora mukul* (guggulu) and clofibrate. *Indian J. Med. Res.* 65(3):390-395.

Mester, L., M. Mester, and S. Nityanand. 1979. Inhibition of platelet aggregation by "guggulu" steroids. *Planta Med.* 37(4):367-369.

Nityanand, S., J.S. Srivastava, and O.P. Asthana. 1989. Clinical trials with gugulipid. A new hypolipidaemic agent. *J. Assoc. Physicians India* 37(5):323-328.

Panda, S., and A. Kar. 1999. Gugulu (*Commiphora mukul*) induces triiodothyronine production: Possible involvement of lipid peroxidation. *Life Sci.* 65(12):PL137-141.

Sahni, S., C.A. Hepfinger, and K.A. Sauer. 2005. Guggulipid use in hyperlipidemia: Case report and review of the literature. *Am. J. Health Syst. Pharm.* 62(16):1690-1692.

Salavert, M., S. Amarger, M.C. Le Bouedec, et al. 2007. Allergic contact dermatitis to guggul in a slimming cream. *Contact Dermat.* 56(5):286-287.

Satyavati, G. 1991. Guggulipid: A promising hypolipidemic agent from gum guggul (*Commiphora wightii*). In *Economic and medicinal plant research, Volume 5*. London: Academic Press.
Shanavaskhan, A.E., and S. Binu. 1997. Detoxification techniques of traditional physicians of Kerala, India on some toxic herbal drugs. *Fitoterapia* 68(1):69-74.
Shanker, G., and H. Singh. 2001. Pharmacology profile of standardised extract of gugul. *Indian J. Pharmacol.* 33(3).
Singh, B.B., S.P. Vinjamury, C. Der-Martirosian, et al. 2007. Ayurvedic and collateral herbal treatments for hyperlipidemia: A systematic review of randomized controlled trials and quasi-experimental designs. *Altern. Ther. Health Med.* 13(4):22-28.
Singh, R.B., M.A. Niaz, and S. Ghosh. 1994. Hypolipidemic and antioxidant effects of *Commiphora mukul* as an adjunct to dietary therapy in patients with hypercholesterolemia. *Cardiovasc. Drugs Ther.* 8(4):659-664.
Szapary, P.O., M.L. Wolfe, L.T. Bloedon, et al. 2003. Guggulipid for the treatment of hypercholesterolemia: A randomized controlled trial. *J. Am. Med. Assoc.* 290(6):765-772.
Szapary, P.O., M.L. Wolfe, L.T. Bloedon, et al. 2002. A double blind, randomised, placebo controlled clinical trial of standardized guggul extract in patients with hypercholesterolemia. *Complement. Ther. Med.* 10:112.
Thompson Coon, J.S., and E. Ernst. 2003. Herbs for serum cholesterol reduction: A systematic view. *J. Fam. Pract.* 52(6):468-478.
Tripathi, Y., O. Malhotra, and S. Tripathi. 1984. Thyroid stimulating action of *Z*-guggulsterone obtained from *Commiphora mukul*. *Planta Med.* 50(1):78-80.
Ulbricht, C., E. Basch, P. Szapary, et al. 2005. Guggul for hyperlipidemia: A review by the Natural Standard Research Collaboration. *Complement. Ther. Med.* 13(4):279-290.
Urizar, N., and D. Moore. 2003. Gugulipid: A natural cholesterol-lowering agent. *Annu. Rev. Nutr.* 23(1):303-313.
Verma, S., and A. Bordia. 1988. Effect of *Commiphora mukul* (gum guggulu) in patients with hyperlipidemia with special reference to HDL cholesterol. *Indian J. Med. Res.* 87:356-360.
Willis, J. 1973. *A dictionary of the flowering plants and ferns.* 8th ed. Cambridge: Cambridge University Press.

Convallaria majalis L.

キジカクシ科（ユリ科）

一般名：リリーオブザバレー
英　名：lily-of-the-valley
和　名：ドイツスズラン
使用部位：全草

安全性クラス：3
相互作用クラス：B

禁忌　このハーブの適切な使用は，有資格の専門家監督下以外では禁止（List and Hörhammer 1973; Martindale and Reynolds 1996; Nelson et al. 2006; Roth et al. 1984; Wood and LaWall 1926）。

他の注意事項　知見なし

薬やサプリメントとの相互作用　相互作用に関する考慮は，ジゴキシンやジギタリス配糖体と同様（Weiss and Fintelmann 2001）。

有害事象と副作用　吐き気や嘔吐の可能性（Felter and Lloyd 1898; Wood and LaWall 1926）。

リリーオブザバレーの多量摂取は，心拍や心臓のリズム変動と関連がある。リリーオブザバレーの摂取後に，口腔内の痛み，吐き気，嘔吐，腹痛，筋痙攣，下痢もまた発生することがある（Nelson et al. 2006）。

薬理学的考察　リリーオブザバレーは，“中等量”で摂取した場合に心拍数を遅くし，“毒性”用量では心停止を起こすことが報告されている（Wood and LaWall 1926）。

妊婦と授乳婦　科学的または伝統的文献において，妊娠中および授乳中におけるリリーオブザバレーの安全性は不明である。本書では，妊娠中や授乳期間での使用に関する問題は確認されなかったが，最終的な安全性は確立されていない。そしてこのハーブは適切な使用において，有資格の専門家監督下以外での使用を推奨しない。

レビュー詳細

I. 薬やサプリメントとの相互作用

薬やサプリメントとの相互作用の臨床試験
　確認されなかった。
被疑薬やサプリメントとの相互作用の症例報告
　確認されなかった。
薬やサプリメントとの相互作用の動物試験
　確認されなかった。

II. 有害事象

有害事象の症例報告　リズム障害，心ブロック，低血圧，胃腸障害，吐き気，嘔吐が，不特定量のリリーオブザバレーを野生ネギ（*Allium tricoccum*）と間違えて摂取した4人家族で報告された（Edgerton 1989）。

リリーオブザバレーの“大量”摂取は，洞性徐脈，心室性期外収縮，房室伝導欠損または心室頻脈含む症状を伴う，律動異常と関連していた。リリーオブザバレーの摂取後に，口腔内の痛み，吐き気，嘔吐，腹痛，筋痙攣，下痢もまた発生することがある（Nelson et al. 2006）。

ティースプーン1杯のリリーオブザバレーの液体抽出物を誤って投与された2歳児で，心拍数の増加，不穏，痙攣，昏睡が観察された（Andrew 1898）。

10年間で米国毒物管理センターに報告されたリリーオブ

ザバレーによる暴露症例のレビューでは，2639例のリリーオブザバレーおよびアメリカスズラン（*Convallaria montana*）への暴露であり，そのうち93％が6歳以下の子供であったことを確認した。死亡例は報告されず，すべての患者のうちの6％で報告された症状とともに，3人の患者だけが主な暴露被害を伴った（Krenzelok et al. 1996）。

リリーオブザバレーの葉を噛んでいた1匹のイヌで，第3度房室ブロック，徐脈，嘔吐，中毒死とともにリリーオブザバレー中毒の疑いが報告された（Atkinson et al. 2008）。

III. 薬理学および薬物動態学

ヒトの薬理学的研究　確認されなかった。

動物の薬理学的研究　確認されなかった。

*In vitro*の薬理学的研究　確認されなかった。

IV. 妊婦と授乳婦

妊娠および授乳期間中のリリーオブザバレーの安全性情報は確認されなかった。

V. 毒性研究

確認されなかった。

参考文献

Andrew, J.H. 1898. A case of poisoning by *Convallaria majalis. Therapeutic Gazette* 14(1):144.

Atkinson, K.J., D.M. Fine, T.J. Evans, and S. Khan. 2008. Suspected lily-of-the-valley (*Convallaria majalis*) toxicosis in a dog. *J. Vet. Emer. Crit. Care* 18(4):399-403.

Edgerton, P.H. 1989. Symptoms of digitalis-like toxicity in a family after accidental ingestion of lily of the valley plant. *J. Emerg. Nurs.* 15(3):220-223.

Felter, H.W., and J.U. Lloyd. 1898. *King's American dispensatory.* 18th ed., 3rd rev. 2 vols. Cincinnati: Ohio Valley Co.

Krenzelok, E.P., T.D. Jacobsen, and J.M. Aronis. 1996. Lily-of-the-valley *Convallaria majalis* exposures: Are the outcomes consistent with the reputation? 1996 Annual Meeting of the North American Congress of Clinical Toxicology, Portland, Oregon, USA, October 10-15, 1996. *J. Toxicol. Clin. Toxicol.* 34(5):601.

List, P.H., and H. Hörhammer. 1973. *Hagers handbuch der pharmazeutischen praxis.* Berlin: Springer.

Martindale, W., and J.E.F. Reynolds. 1996. *The extra pharmacopoeia.* London: Pharmaceutical Press.

Nelson, L., R.D. Shih, M.J. Balick, and K.F. Lampe. 2006. *Handbook of poisonous and injurious plants.* New York: Springer.

Roth, L., M. Daunderer, and K. Kormann. 1984. *Giftpflanzen-pflanzengifte: Vorkommen, wirkung, therapie.* Landsberg, Germany: Ecomed.

Weiss, R.F., and V. Fintelmann. 2001. *Weiss's herbal medicine.* New York: Thieme.

Wood, H., and C. LaWall. 1926. *The dispensatory of the United States of America.* Philadelphia: Lippincott.

Conyza canadensis (L.) Cronquist　キク科

一般名：カナダフリーベイン
英　名：Canada fleabane
和　名：ノミヨケソウ
異　名：*Erigeron canadensis* L.
別　名：Canadian horseweed
使用部位：全草

安全性クラス：1

相互作用クラス：A

禁忌　知見なし

他の注意事項　知見なし

薬やサプリメントとの相互作用　知見なし

有害事象と副作用　知見なし

薬理学的考察　*In vitro*の研究では，血小板において，カナダフリーベインからの化合物に対するいくつかの抗凝集作用を実証している（Olas et al. 2006; Saluk-Juszczak et al. 2007）。ヒトへの使用に対するこのin vitroデータの関連性は知られていない。

妊婦と授乳婦　科学的または伝統的文献において，妊娠中および授乳中におけるカナダフリーベインの安全性は不明である。本書では，妊娠中や授乳期間での使用に関する問題は確認されなかったが，最終的な安全性は確立されていない。

レビュー詳細

I. 薬やサプリメントとの相互作用

薬やサプリメントとの相互作用の臨床試験
確認されなかった。

被疑薬やサプリメントとの相互作用の症例報告
確認されなかった。

薬やサプリメントとの相互作用の動物試験
確認されなかった。

II. 有害事象

有害事象の症例報告　確認されなかった。

III. 薬理学および薬物動態学

ヒトの薬理学的研究　確認されなかった。

動物の薬理学的研究　確認されなかった。

*In vitro*の薬理学的研究　カナダフリーベインからの多糖類は，ヒトの血小板でのADPおよびコラーゲン誘導性凝集に対し用量依存的性の抗凝集作用を有することが観察されている（Olas et al. 2006; Saluk-Juszczak et al. 2007）。ヒトへの使用に対するこの*in vitro*データの関連性は知られていない。

IV. 妊婦と授乳婦

妊娠中および授乳期間中におけるカナダフリーベイン使用に関する情報は確認されなかった。

V. 毒性研究

確認されなかった。

C

参考文献

Olas, B., J. Saluk-Juszczak, I. Pawlaczyk, et al. 2006. Antioxidant and antiaggregatory effects of an extract from *Conyza canadensis* on blood platelets in vitro. *Platelets* 17(6):354-360.

Saluk-Juszczak, J., B. Olas, I. Pawlaczyk, R. Gancarz, and B. Wachowicz. 2007. Effects of the extract from *Conyza canadensis* on human blood platelet aggregation. *Gen. Physiol. Biophys.* 26(2):150-152.

Coptis chinensis Franch.　キンポウゲ科

一般名：チャイニーズゴールドスレッド

英　名：coptis

生薬名：局（根をほとんど除いた根茎）オウレン（黄連）

中国名：黄連（*huang lian*）（根茎）

別　名：Chinese goldthread

使用部位：根茎

安全性クラス：2b

相互作用クラス：A

禁忌　妊娠中は，医療従事者監督下以外での使用禁止（Chan 1993; Jahnke et al. 2006; Yeung et al. 1990）。

他の注意事項　授乳期間中のチャイニーズゴールドスレッドの使用は推奨しない（Chan 1993）。

薬やサプリメントとの相互作用　知見なし

注意　ベルベリン（4～7%）（Chang and But 1986），付録1参照。

注釈　報告されたチャイニーズゴールドスレッドに関する安全性についての最大の問題は，ベルベリンやその他のアルカロイドの研究に基づいている。単離された化合物に関するデータは，製品やチャイニーズゴールドスレッドから作られた抽出物に直接適用されない可能性がある。

有害事象と副作用　G6PDの状態によるものかもしれないが（Kaplan and Hammerman 2002），高ビリルビン血症が，チャイニーズゴールドスレッドを投与されたG6PD欠損（一般的にソラマメ中毒とよばれる遺伝性酵素欠乏）の乳児で報告された（Yeo and Tan 1996）。

中国伝統医学の文献では，チャイニーズゴールドスレッドは比較的安全と見なされているが，下痢，腹部膨満，赤血球の減少，心臓の動悸，息切れ，めまい，胃腸の不快感，吐き気，嘔吐を含むチャイニーズゴールドスレッドに関連する有害事象が報告されたことを示した（Bensky et al. 2004; Chen and Chen 2004）。

チャイニーズゴールドスレッドに対するアレルギー反応が報告されている（Bensky et al. 2004; Chen and Chen 2004）。

薬理学的考察　知見なし

妊婦と授乳婦　ベルベリン含有ハーブの使用は，ハーブの安全性に関するいくつかの現代のテキストでは，妊娠中の使用に対して注意喚起や禁忌としている（Brinker 2001; Mills and Bone 2005）。これらの禁忌は，主に摘出したマウスの子宮でのベルベリンの子宮刺激作用（Furuya 1957; Imaseki et al. 1961）および，ビリルビンを置換し，新生児黄疸を引き起こすベルベリンの潜在的な作用（Chan 1993）に基づいている。妊娠中のチャイニーズゴールドスレッドの安全性を確認する決定的なデータは不足しているが，マウスとラットにおける単離されたベルベリンでの生殖毒性試験では，標準ヒト用量の75倍以上に等しい用量で，胎児に有害作用を示さなかった（Jahnke et al. 2006; Price and George 2003）。

台湾でのチャイニーズゴールドスレッドの妊娠中の使用における調査と後ろ向き研究では，チャイニーズゴールドスレッドが一般的に妊娠中の女性に使用されていることを示している（Chuang et al. 2006, 2007）。ある研究では，胎児の成長に対する有意な有害作用は，チャイニーズゴールドスレッドに関連していないことが示された（Chuang et al. 2006）。

妊娠中に高用量のベルベリンを投与したラットで，子宮刺激作用は認められなかったが（Jahnke et al. 2006），子宮刺激を含む，ベルベリン含有植物の妊娠中の使用に関するいくつかの懸念が存在する（Furuya 1957; Imaseki et al. 1961）。また，摘出した子宮でのベルベリン含有ハーブ抽出物の研究では，子宮刺激作用とベルベリン濃度の間に関連は見られなかった（Haginiwa and Harada 1962）。

ベルベリンは，ベルベリンを含有する植物を摂取した授乳中の女性の母乳中に存在することが示されている（Chan 1993）。

レビュー詳細

I. 薬やサプリメントとの相互作用

薬やサプリメントとの相互作用の臨床試験

確認されなかった。

被疑薬やサプリメントとの相互作用の症例報告

確認されなかった。

薬やサプリメントとの相互作用の動物試験

確認されなかった。

II. 有害事象

有害事象の症例報告　グルコース-6-リン酸脱水素酵素（G6PD）欠損症の乳児は，重度の高ビリルビン血症や一過性のビリルビン脳症を発症した。その著者の報告では，チャイニーズゴールドスレッドを含む漢方薬の摂取に関連している可能性があるとして示した。血清ビリルビンのピークは562 μmol/lであった（Yeo and Tan 1996）。G6PD欠損のレビューでは，新生児における重度の高ビリルビン血症と核黄疸の潜在的な原因であることを示した（Kaplan and Hammerman 2002）。

中国伝統医学の文献では，チャイニーズゴールドスレッドは比較的安全と見なされているが，報告された有害作用は，一過性の下痢，腹部膨満，赤血球の減少，心臓の動悸，息切れ，めまい，耳鳴り，嘔吐，吐き気，消化管の不快感，アレルギー反応であることを示している。使用された製品，投与量，使用期間の詳細については報告されなかった（Bensky et al. 2004; Chen and Chen 2004）。

III. 薬理学および薬物動態学

ヒトの薬理学的研究　確認されなかった。

動物の薬理学的研究　1日当たり0.02mg/kgのベルベリンを1週間腹腔内投与した成体ラットでは，置換効果により，ビリルビンの血清タンパク結合で有意な減少をもたらした（Chan 1993）。

***In vitro*の薬理学的研究**　*In vitro*では，チャイニーズゴールドスレッドの水抽出物が，ペルオキシダーゼ酸化法により査定されるように，結合血清タンパクからビリルビンが置換されることが見出された。著者らは，チャイニーズゴールドスレッドは黄疸のある乳児において遊離ビリルビンによる脳の損傷のリスクを高める可能性があることを示した（Yeung et al. 1990）。

ベルベリンは，ビリルビンの置換剤として知られるフェニルブタゾンより10倍以上，ペパベリンよりもおよそ100倍増強されることが*in vitro*で判明した（Chan 1993）。

IV. 妊婦と授乳婦

台湾の後ろ向き研究では，妊娠中に1日当たり300〜500mgのチャイニーズゴールドスレッドを2〜3カプセルを摂取していた妊婦において，胎児の成長に重大な有害作用は観察されなかった。チャイニーズゴールドスレッドを摂取していなかった妊婦の対応群と比較して，チャイニーズゴールドスレッドを摂取していた女性，特にチャイニーズゴールドスレッドの56用量以上を摂取していた女性で，統計学的に有意ではない低体重リスクの増加および出生体重のわずかな減少が報告された（Chuang et al. 2006）。

台湾での妊娠中のハーブ使用に関連する調査では，24%の女性が少なくとも1つのハーブ製品を使用していたことが示された。女性の4%が，チャイニーズゴールドスレッドを使用しており，ハーブの中では3番目によく使われていた（Chuang et al. 2007）。

核黄疸（新生児黄疸によって引き起こされる脳損傷）の多くの症例数は，1970年代と1980年代の南アジア諸国で報告された（Upton 2001）。チャイニーズゴールドスレッドは，妊婦と新生児に伝統的な用法で使用された一般的な成分であった。チャイニーズゴールドスレッドは動物モデルにおいて，ビリルビンが血清タンパク結合を防ぐことが示されている，黄疸のある乳児では遊離ビリルビンによる脳損傷のリスクを増加することが報告された（Yeung et al. 1990）。新生児黄疸の症例に関する中国伝統医学のレビューでは，妊娠中のチャイニーズゴールドスレッドの母親への使用と新生児黄疸との間に関連がないことを示した（Fok 2001）。

妊娠6〜20日にベルベリン塩化物二水和物を与えた妊娠ラットでは，1日当たり530mg/kgの最小毒性量（LOAEL）とともに，母体の体重増加率の多少の減少が観察された。胎児体重の軽度の減少が観察され，胎児体重の減少に基づくLOAELは1000mg/kgであった（Jahnke et al. 2006）。同様に，妊娠6〜17日に1日当たり1155mg/kgまでの用量でベルベリンを投与したマウスは，母体のLOAELは1日531mg/kgであると決定され，発達毒性レベルは1日1000mg/kgであった。マウスでは，処置された雌の33%が死亡した。生存しているマウスは，相対的な水の摂取量が増加し，1腹当たりの平均胎児体重が，生存した産後数の変化なしに5〜6%減少した（Jahnke et al. 2006）。

ベルベリンは，妊娠および非妊娠マウスの両方で子宮収縮を刺激することが示されている（Furuya 1957; Imaseki et al. 1961）。しかし，摘出した子宮における様々なベルベリン含有ハーブ抽出物の研究では，すべてのベルベリン含有ハーブが子宮で同じ作用を持つわけではないことを示唆し，子宮の収縮や緩和は抽出物におけるベルベリンの濃度と相関しなかったことを示した（Haginiwa and Harada 1962）。

ベルベリンは，ベルベリンを含有する植物を摂取した授乳中の女性の母乳中に存在することが示されている（Chan 1993）。

V. 毒性研究

急性毒性

マウスに対するベルベリンの経口LD_{50}は329mg/kgである（Haginiwa and Harada 1962）。ラットに対するベルベリン硫酸の経口LD_{50}は1000mg/kgを大きく超える（Kowalewski et al. 1975）。

遺伝毒性

ベルベリンの変異原性活性は，S9混合による代謝活性化の有無に関わらずネズミチフス菌TA100株およびTA98株で観察されなかった。ベルベリン塩酸塩は，S9混合なしでのTA98株に対し弱い変異原性活性を示したが，S9混合なしのTA100株では変異原性活性を示さなかった（Nozaka et al. 1990）。

代謝活性化の有無に関わらずベルベリンの遺伝毒性，変異原性，組換え活性はSOSクロモテストで観察されなかった。ベルベリンは，非成長条件下において有意な細胞毒性，変異原性活性および組換え効果を誘発しなかった。しかし，分裂細胞では，アルカロイドは，細胞毒性，出芽酵母の修復欠損株での細胞増殖抑制作用を誘導した。分裂細胞では，乗換えのみならず，フレームシフトやミトコンドリア変性の誘導から，ベルベリンが強力な突然変異誘発物質ではないことを示した（Pasqual et al. 1993）。

参考文献

Bensky, D., S. Clavey, and E. Stöger. 2004. *Chinese herbal medicine: Materia medica*. 3rd ed. Seattle: Eastland Press.

Brinker, F. 2001. *Herb contraindications and drug interactions*. 3rd ed. Sandy, OR: Eclectic Medical Publications.

Chan, E. 1993. Displacement of bilirubin from albumin by berberine. *Neonatology* 63(4):201-208.

Chang, H.-M., and P.P.H. But. 1986. *Pharmacology and applications of Chinese materia medica*. English ed. Singapore, Philadelphia: World Scientific.

Chen, J.K., and T.T. Chen. 2004. *Chinese medical herbology and pharmacology*. City of Industry, CA: Art of Medicine Press.

Chuang, C.H., W.S. Hsieh, Y.L. Guo, et al. 2007. Chinese herbal medicines used in pregnancy: A population-based survey in Taiwan. *Pharmacoepidemiol. Drug Saf.* 16(4):464-468.

Chuang, C.H., J.N. Lai, J.D. Wang, P.J. Chang, and P.C. Chen. 2006. Use of coptidis rhizoma and foetal growth: A follow-up study of 9895 pregnancies. *Pharmacoepidemiol. Drug Saf.* 15(3):185-192.

Fok, T.F. 2001. Neonatal jaundice—Traditional Chinese medicine approach. *J. Perinatol.* 21(Suppl. 1):S98-S100; discussion S104-S107.

Furuya, T. 1957. Pharmacological action, including toxicity and excretion of berberine hydrochloride and its oxidation product. *Bull. Osaka Med. School* 3:62-67.

Haginiwa, J., and M. Harada. 1962. Pharmacological studies on crude drugs. V. Comparison of berberine type alkaloid-containing plants on their components and several pharmacological actions. *Yakugaku Zasshi* 82:726.

Imaseki, I., Y. Kitabatakea, and T. Taguchi. 1961. Studies on the effect of berberine alkaloids on intestine and uterus in mice. *Yakugaku Zasshi* 81:1281-1284.

Jahnke, G.D., C.J. Price, M.C. Marr, C.B. Myers, and J.D. George. 2006. Developmental toxicity evaluation of berberine in rats and mice. *Birth Defects Res. B Dev. Reprod. Toxicol.* 77(3):195-206.

Kaplan, M., and C. Hammerman. 2002. Glucose-6-phosphate dehydrogenase deficiency: A potential source of severe neonatal hyperbilirubinaemia and kernicterus. *Semin. Neonatol.* 7:121-128.

Kowalewski, Z., A. Mrozikiewicz, T. Bobkiewicz, K. Drost, and B. Hladon. 1975. Studies of toxicity of berberine sulfate. *Acta Pol. Pharmaceut.* 32(1):113-120.

Mills, S., and K. Bone. 2005. *The essential guide to herbal safety*. St. Louis: Elsevier.

Nozaka, T., F. Watanabe, S.I. Tadaki, et al. 1990. Mutagenicity of isoquinoline alkaloids, especially of the aporphine type. *Mutat. Res.* 240(4):267-279.

Pasqual, M.S., C.P. Lauer, P. Moyna, and J.A.P. Henriques. 1993. Genotoxicity of the isoquinoline alkaloid berberine in prokaryotic and eukaryotic organisms. *Mutat. Res.* 286(2):243-252.

Price, C.J., and J.D. George. 2003. Final study report on the developmental toxicity evaluation for berberine chloride dihydrate (CAS No. 5956-60-5) administered in the feed to Swiss (CD-1™) mice on gestational days 6 through 17. *Gov. Rep. Announc. Index* No. 20:112.

Upton, R. 2001. *Goldenseal root:* Hydrastis canadensis; *Standards of analysis, quality control, and therapeutics*, American Herbal Pharmacopoeia and therapeutic compendium. Santa Cruz, CA: American Herbal Pharmacopoeia.

Yeo, K.L., and V.C. Tan. 1996. Severe hyperbilirubinaemia associated with Chinese herbs—a case report. *Singapore Paediatr. J.* 38(4):180-182.

Yeung, C.Y., F.T. Lee, and H.N. Wong. 1990. Effect of a popular Chinese herb on neonatal bilirubin protein binding. *Biol. Neonate* 58(2):98-103.

Coptis trifolia (L.) Salisb.　キンポウゲ科

一般名：アメリカゴールドスレッド

英　名：American goldthread

異　名：*Coptis groenlandica* (Oeder) Fernald

別　名：canker root

使用部位：根茎

安全性クラス：2b
相互作用クラス：A
禁忌　妊娠中は，医療従事者監督下以外での使用禁止（Chan 1993; Jahnke et al. 2006）。
他の注意事項　授乳期間中のアメリカゴールドスレッドの使用は推奨されない（Chan 1993）。
薬やサプリメントとの相互作用　知見なし
注意　ベルベリン（0.8%）（Felter and Lloyd 1898; Schultz 1884），付録1参照。
注釈　報告されているアメリカゴールドスレッドの安全性に関する最大の懸念は，ベルベリンやその他のアルカロイドの研究に基づいている。単離した化合物に関するデータは，製品やアメリカゴールドスレッドから作られた抽出物に直接適用されない可能性がある。
有害事象と副作用　知見なし
薬理学的考察　知見なし
妊婦と授乳婦　ベルベリン含有ハーブの使用は，ハーブの安全性に関する最近の文献では，妊娠中の使用に対して注意喚起や禁忌としている（Brinker 2001; Mills and Bone 2005）。これらの禁忌は，主に摘出したマウスの子宮でのベルベリンの子宮刺激作用（Furuya 1957; Imaseki et al. 1961）および，ビリルビンを置換し，新生児黄疸を引き起こすベルベリンの潜在的な作用（Chan 1993）に基づいている。妊娠中のアメリカゴールドスレッドの安全性を確認する決定的なデータは不足しているが，マウスとラットにおける単離したベルベリンでの生殖毒性試験では，標準ヒト用量の75倍以上に等しい用量で，胎児に有害作用を示さなかった（Jahnke et al. 2006; Price and George 2003）。

妊娠中に高用量のベルベリンを投与したラットで，子宮刺激作用は認められなかったが（Jahnke et al. 2006），子宮刺激を含む，ベルベリン含有植物の妊娠中の使用に関するいくつかの懸念が存在する（Furuya 1957; Imaseki et al. 1961）。また，摘出した子宮でのベルベリン含有ハーブ抽出物の研究では，子宮刺激作用とベルベリン濃度の間に関連は見られなかった（Haginiwa and Harada 1962）。

ベルベリンは，ベルベリンを含有する植物を摂取した授乳中の女性の母乳中に存在することが示されている（Chan 1993）。

レビュー詳細

I. 薬やサプリメントとの相互作用

薬やサプリメントとの相互作用の臨床試験
　確認されなかった。
被疑薬やサプリメントとの相互作用の症例報告
　確認されなかった。
薬やサプリメントとの相互作用の動物試験
　確認されなかった。

II. 有害事象

有害事象の症例報告　確認されなかった。

III. 薬理学および薬物動態学

ヒトの薬理学的研究　確認されなかった。
動物の薬理学的研究　1日当たり0.02mg/kgのベルベリンを1週間腹腔内投与した成体ラットでは，置換効果により，ビリルビンの血清タンパク結合に有意な減少をもたらした（Chan 1993）。
*In vitro*の薬理学的研究　ベルベリンは，ビリルビンの置換剤として知られるフェニルブタゾンより10倍以上，ペパベリンよりもおよそ100倍増強されることが*in vitro*で判明した（Chan 1993）。

IV. 妊婦と授乳婦

妊娠6〜20日にベルベリン塩化物二水和物を与えた妊娠ラットでは，1日当たり530mg/kgの最小毒性量（LOAEL）とともに，母体の体重増加率の多少の減少が観察された。胎児体重の軽度の減少が観察され，胎児体重の減少に基づくLOAELは1000mg/kgであった（Jahnke et al. 2006）。同様に，妊娠6〜17日に1日当たり1155mg/kgまでの用量でベルベリンを投与したマウスは，母体のLOAELは1日531mg/kgであると決定され，発達毒性レベルは1日1000mg/kgであった。マウスでは，処置された雌の33%が死亡した。生存しているマウスは，相対的な水の摂取量が増加し，1腹当たりの平均胎児体重が，生存した産後数の変化なしに5〜6%減少した。（Jahnke et al. 2006）

ベルベリンは，妊娠および非妊娠マウスの両方で子宮収縮を刺激することが示されている（Furuya 1957; Imaseki et al. 1961）。しかし，摘出した子宮における様々なベルベリン含有ハーブ抽出物の研究では，すべてのベルベリン含有ハーブが子宮で同じ作用を持つわけではないことを示唆し，子宮の収縮や緩和は抽出物におけるベルベリンの濃度と相関しなかったことを示した（Haginiwa and Harada 1962）。

ベルベリンは，ベルベリンを含有する植物を摂取した授乳中の女性の母乳中に存在することが示されている（Chan 1993）。

V. 毒性研究

急性毒性

マウスに対するベルベリンの経口LD_{50}は329mg/kgである(Haginiwa and Harada 1962)。ラットに対するベルベリン硫酸の経口LD_{50}は1000mg/kgを大きく超える(Kowalewski et al. 1975)。

遺伝毒性

ベルベリンの変異原性活性は，S9混合による代謝活性化の有無に関わらずネズミチフス菌TA100株およびTA98株で観察されなかった。ベルベリン塩酸塩は，S9混合なしでのTA98株に対し弱い変異原性活性を示したが，S9混合なしでのTA100株では変異原性活性を示さなかった(Nozaka et al. 1990)。

代謝活性化の有無に関わらずベルベリンの遺伝毒性，変異原性，組換え活性はSOSクロモテストでは観察されなかった。ベルベリンは，非成長条件下において有意な細胞毒性，変異原性活性および組換え効果を誘発しなかった。しかし，分裂細胞では，アルカロイドは，細胞毒性，出芽酵母の修復欠損株での細胞増殖抑制作用を誘導した。分裂細胞では，乗換えのみならず，フレームシフトやミトコンドリア変性の誘導から，ベルベリンが強力な突然変異誘発物質ではないことを示した(Pasqual et al. 1993)。

C

参考文献

Brinker, F. 2001. *Herb contraindications and drug interactions*. 3rd ed. Sandy, OR: Eclectic Medical Publications.

Chan, E. 1993. Displacement of bilirubin from albumin by berberine. *Neonatology* 63(4):201-208.

Felter, H.W., and J.U. Lloyd. 1898. *King's American dispensatory*. 18th ed., 3rd rev. 2 vols. Cincinnati: Ohio Valley Co.

Furuya, T. 1957. Pharmacological action, including toxicity and excretion of berberine hydrochloride and its oxidation product. *Bull. Osaka Med. School* 3:62-67.

Haginiwa, J., and M. Harada. 1962. Pharmacological studies on crude drugs. V. Comparison of berberine type alkaloid-containing plants on their components and several pharmacological actions. *Yakugaku Zasshi* 82:726.

Imaseki, I., Y. Kitabatakea, and T. Taguchi. 1961. Studies on the effect of berberine alkaloids on intestine and uterus in mice. *Yakugaku Zasshi* 81:1281-1284.

Jahnke, G.D., C.J. Price, M.C. Marr, C.B. Myers, and J.D. George. 2006. Developmental toxicity evaluation of berberine in rats and mice. *Birth Defects Res. B Dev. Reprod. Toxicol.* 77(3):195-206.

Kowalewski, Z., A. Mrozikiewicz, T. Bobkiewicz, K. Drost, and B. Hladon. 1975. Studies of toxicity of berberine sulfate. *Acta Pol. Pharmaceut.* 32(1):113-120.

Mills, S., and K. Bone. 2005. *The essential guide to herbal safety*. St. Louis: Elsevier.

Nozaka, T., F. Watanabe, S.I. Tadaki, et al. 1990. Mutagenicity of isoquinoline alkaloids, especially of the aporphine type. *Mutat. Res.* 240(4):267-279.

Pasqual, M.S., C.P. Lauer, P. Moyna, and J.A.P. Henriques. 1993. Genotoxicity of the isoquinoline alkaloid berberine in prokaryotic and eukaryotic organisms. *Mutat. Res.* 286(2):243-252.

Price, C.J., and J.D. George. 2003. Final study report on the developmental toxicity evaluation for berberine chloride dihydrate (CAS No. 5956-60-5) administered in the feed to Swiss (CD-1™) mice on gestational days 6 through 17. *Gov. Rep. Announce. Index* No. 20:112.

Schultz, J. 1884. The alkaloids of *Coptis trifolia*. *Am. J. Pharm.* 56.

Cordia ecalyculata Vell.

ムラサキ科

一般名：カ デ バグレ

英　名：chá-de-bugre

異　名：*Cordia salicifolia* Cham.

使用部位：葉

安全性クラス：1

相互作用クラス：A

禁忌　知見なし

他の注意事項　知見なし

薬やサプリメントとの相互作用　知見なし

有害事象と副作用　知見なし

薬理学的考察　知見なし

妊婦と授乳婦　科学的または伝統的文献において，妊娠中および授乳中におけるカ デ バグレの安全性は不明である。本書では，妊娠中や授乳期間での使用に関する問題は確認されなかったが，最終的な安全性は確立されていない。

レビュー詳細

I. 薬やサプリメントとの相互作用

薬やサプリメントとの相互作用の臨床試験

確認されなかった。

被疑薬やサプリメントとの相互作用の症例報告

確認されなかった。

薬やサプリメントとの相互作用の動物試験

確認されなかった。

II. 有害事象

有害事象の症例報告　確認されなかった。

III. 薬理学および薬物動態学

ヒトの薬理学的研究　確認されなかった。

動物の薬理学的研究　毎日カ デ バグレの水抽出物を13日間経口投与した糖尿病ラットでは，血糖値への影響は観察されなかった（Siqueira et al. 2006）。

***In vitro*の薬理学的研究**　確認されなかった。

IV. 妊婦と授乳婦

妊娠中および授乳期間中におけるカ デ バグレの安全性に関する情報は確認されなかった。

V. 毒性研究

急性毒性

マウスに対するカ デ バグレの水抽出物のLD_{50}は，腹腔内投与で920mg/kgであったが，経口投与では2g/kgまでの用量で決定できなかった（Caparroz-Assef et al. 2005）。

亜慢性毒性

1日当たり400mg/kgまでの用量のカ デ バグレの水抽出物を90日間経口投与したマウスでは，体重増加，臓器重量および生化学的および血液学的パラメータの変化を含む有害事象は観察されなかった（Caparroz-Assef et al. 2005）。

参考文献

Caparroz-Assef, S.M., R. Grespan, R.C. Freire Batista, et al. 2005. Toxicity studies of *Cordia salicifolia* extract. *Acta Sci. Health Sci.* 27(1):41-44.

Siqueira, V.L.D., D.A.G. Cortez, C.E. Oliveira, C.V. Nakamura, and R.B. Bazoette. 2006. Pharmacological studies of *Cordia salicifolia* Cham in normal and diabetic rats. *Braz. Arch. Biol. Tech.* 49(2):215-218.

Cordyceps sinensis (Berk.) Sacc.

バッカクキン科

一般名：コルジセプス

英　名：cordyceps

和　名：トウチュウカソウ（冬虫夏草）

中国名：冬虫夏草（*dong chong xia cao*）（子実体と幼虫），*jinshuibao jiaonang*, *jinshuibao pian*（発酵させたCs-4菌糸体）

別　名：Chinese caterpillar fungus

使用部位：子実体と幼虫，菌糸体

安全性クラス：1

相互作用クラス：A

禁忌　知見なし

他の注意事項　知見なし

薬やサプリメントとの相互作用　知見なし。特定の薬との相互作用の欠如を示すヒトへの研究のため，以下の薬やサプリメントの相互作用の臨床試験を参照。

注釈　コルジセプスは，*Hepialus armoricanus*種の幼虫に寄生する菌である。市販されているコルジセプス製品は，幼虫に寄生する本体での菌の子実体および，コルジセプス菌糸体（真菌の非生殖部分）の培養された菌株から作られた製品を含む。いくつかの薬理学的研究の対象となる製剤Cs-4および$Cs\text{-}B_{414}$は，コルジセプスの野生株から単離した菌糸株からの発酵産物である（Hockaday 2002）。

野生採取したコルジセプスの子実体（接続されたホスト幼虫の体で）は，鉛中毒の症例やコルジセプスの汚染につながった慣習となっており，成分の重量を増加させるために鉛を混ぜていることが報告されている（Wu et al. 1996）。このような汚染は，菌糸体または栽培されたコルジセプスから作られた製品では懸念はない。

有害事象と副作用　コルジセプスとCs-4の臨床試験のレビューでは，軽度の上部消化管の不快感が報告されていることが示された（Zhu et al. 1998）。

薬理学的考察　コルジセプスとコルジセプスの多糖画分は，糖尿病マウスおよびラットで，血糖値を変化させることが知られ，多糖画分は全体の抽出物より顕著な効果がある（Balon et al. 2002; Li et al. 2006; Zhang et al. 2006; Zhao et al. 2002）。糖尿病を持つ人は，使用前に有資格の医療従事者に相談し，血糖値を厳密に測定することを勧める。

妊婦と授乳婦　妊娠中のコルジセプスの安全性に関する情報は限られている。妊娠中のコルジセプス製品のある動物研究では，母体の健康や胎児の発育に有害作用を示さなかった（Jing et al. 1987）。

科学的または伝統的文献において，授乳期間中におけるコルジセプスの安全性は不明である。本書では，授乳期間中の使用について問題は確認されなかったが，最終的な安全性は確立されていない。

レビュー詳細

I. 薬やサプリメントとの相互作用

薬やサプリメントとの相互作用の臨床試験

シクロスポリンAの有効性における有害作用は，1日当たり3gのコルジセプスを15日間投与された，シクロスポリンを摂取（1日5mg/kg）していた肝移植患者で観察されなかった。シクロスポリンAの腎毒性の有意な減少が報告された（Xu et al. 1995）。

有意な有害事象および相互作用は，慢性腎不全患者でのCs-4の研究で報告されなかった。患者らは，ジゴキシン，ヒドロクロロチアジド，硝酸イソソルビド，フロセミド，ラナトシド，ドーパミン，ドブタミンを含んだ標準処方薬に加えて，Cs-4を1日当たり3～4g投与された（Zhang et al. 1995）。

急性感染症の高齢患者において，1日当たり6gのコルジセプスの投与は，アミカシン有効性で明らかな有害作用なしにアミカシン（1日400mgを6日間）の毒性を減少させた。コルジセプスとアミカシンで処置された患者は，アミカシン単独を摂取した患者と比較して，尿中の*N*-アセチル-β-グルコサミニダーゼの値が有意に低かった（Bao et al. 1994）。

被疑薬やサプリメントとの相互作用の症例報告

確認されなかった。

薬やサプリメントとの相互作用の動物試験

メトトレキサートの有効性への有害作用は，15mg/kgのメトトレキサートと一緒にコルジセプスの水抽出物を1日当たり200mg/kg投与された，メラノーマ細胞を投与したマウスで観察されなかった（Nakamura et al. 2003）。

コルジセプスは，糸球体と間質性傷害を改善する，ラットでのシクロスポリンAの腎毒性作用を減少させた。急性試験では，ラットは1日当たりコルジセプス1000mg/kgおよびシクロスポリンAを50mg/kg，15日間投与され，慢性試験では，ラットはコルジセプス500mg/kgおよびシクロスポリンAを30mg/kg，3か月間投与された（Zhao and Li 1993）。

II. 有害事象

臨床試験で報告された有害事象　コルジセプスの臨床試験のレビューでは，試験で報告された有害事象は，吐き気，口渇，胃の不快感を含む軽度の上部消化管の不快感があったことが示された（Zhu et al. 1998）。

有害事象の症例報告　コルジセプスの使用に伴う副作用は，頭痛，神経過敏，不穏，浮腫，顔や四肢の腫脹，鼻血，尿量の減少，頻脈として報告された。正確な製品，投与量，使用期間を含む症例の詳細は入手できなかった（Chen and Chen 2004）。

コルジセプスを摂取した人で，便秘，腹部膨満，蠕動運動の減少が報告された。症例の詳細は入手不可であった（Bensky et al. 2004）。

Cs-4に全身性アレルギー反応が報告されている（Xu 1992）。

III. 薬理学および薬物動態学

ヒトの薬理学的研究　確認されなかった。

動物の薬理学的研究　ストレプトゾトシン誘発性糖尿病ラットに対し，コルジセプスの水抽出物（1日当たり100mg/kg）とコルジセプスの多糖類製剤（1日当たり10 mg/kg）を投与した場合，多糖類製剤が水抽出物よりも血糖降下作用が増強された（Zhang et al. 2006）。コルジセプスの多糖画分（1日当たり200mg/kg）は，アロキサン誘発性糖尿病マウスおよびストレプトゾトシン誘発性糖尿病ラットで，血糖降下作用をもたらした（Li et al. 2006）。

Cs-4はグルコースおよびインスリンの空腹時血漿濃度を低下させ，経口グルコース耐性を改善しラットでのグルコース-インスリンインデックスを増加させた（Zhao et al. 2002）。また，ラットでの全身のインスリン感受性を増加させることが観察された（Balon et al. 2002）。

***In vitro*の薬理学的研究**　コルジセピンは，U46619（トロンボキサンA2類似体）によって誘導されるヒト血小板の凝集を完全に阻害することが示されている（Cho et al. 2006）。同様に，外因性$CaCl_2$の様々な濃度の存在下で，コルジセピンによるコラーゲン誘導性のヒト血小板凝集の用量依存的な阻害が観察された（Cho et al. 2007）。

コルジセピンは，ヒト口腔扁平上皮癌細胞株，OEC-M1におけるアポトーシスをもたらした（Wu et al. 2007）。

IV. 妊婦と授乳婦

妊娠6～16日に培養されたコルジセプスの菌糸体を5g/kgまで投与された場合，妊娠ラットおよび胎児への有害作用は報告されなかった（Jing et al. 1987）。

授乳期間中におけるコルジセプスの安全性に関する情報は確認されなかった。

V. 毒性研究

急性毒性

マウスに対するコルジセプスのLD_{50}は，腹腔内投与において21g/kgである。過剰摂取の症状は，一般的な抑制，次いで興奮，痙攣，発作，呼吸抑制を含んだ（Chen and Chen 2004）。コルジセプスの温浸抽出物の腹腔内投与は，5g/kgの用量でいくつかのマウスに致死的であり，30～50g/kgの用量ですべての処置されたマウスで致死的だった（Zhu 1998）。コルジセプスの温浸の静脈内または皮下投与は，マウスおよびウサギで阻害作用があり，それは急速な呼吸と脈拍についで死に至る痙攣を誘導する大用量によるものだった。沸騰させた抽出物は無毒性として報告された（Zhu 1998）。

コルジセプスは，45g/kgの用量（投与経路は記されていず，おそらく経口）でマウスに良好な忍容性がある（Chen and Chen 2004）。

亜慢性毒性

臓器重量，血液パラメータ，体重での有意な変化は，食事の一部としてCs-4または5を20g/kgの用量で3か月間投与したラットで報告されなかった（IMM 1996）。血液パラメータおよび肝臓および腎機能の変化は，食事の一部としてCs-4を3g/kg用量で3か月間投与されたイヌで観察されなかった（IMM 1996）。

1日当たり10g/kgの用量でCs- B_{414}を3か月間経口投与したウサギで，有害作用は観察されなかった。血液パラメータ，肝臓および腎機能の変化は，処置された雄で，精子数の有意な増加と関連があった精巣の重量の増加を除いて観察されなかった（Huang et al. 1987）。

遺伝毒性

Cs-B_{414}の遺伝毒性や変異原性は，ウサギや，ネズミチフス菌でのエイムス試験で観察されなかった（Zhu et al. 1998）。

参考文献

Balon, T.W., A.P. Jasman, and J.S. Zhu. 2002. A fermentation product of *Cordyceps sinensis* increases whole-body insulin sensitivity in rats. *J. Altern. Complement. Med.* 8(3):315-323.

Bao, Z., Z. Wu, and F. Zheng. 1994. Amelioration of aminoglycoside nephrotoxicity by *Cordyceps sinensis* in old patients. *Chin J. Integ. Trad. West. Med. (Chung-Kuo Chung Hsi i Chieh Ho Tsa Chih)* 14(5):271-273.

Bensky, D., S. Clavey, and E. Stöger. 2004. *Chinese herbal medicine: Materia medica.* 3rd ed. Seattle: Eastland Press.

Chen, J.K., and T.T. Chen. 2004. *Chinese medical herbology and pharmacology.* City of Industry, CA: Art of Medicine Press.

Cho, H.J., J.Y. Cho, M.H. Rhee, C.R. Lim, and H.J. Park. 2006. Cordycepin (3′-deoxyadenosine) inhibits human platelet aggregation induced by U46619, a TXA_2 analogue. *J. Pharm. Pharmacol.* 58(12):1677-1682.

Cho, H.J., J.Y. Cho, M.H. Rhee, and H.J. Park. 2007. Cordycepin (3′-deoxyadenosine) inhibits human platelet aggregation in a cyclic AMP- and cyclic GMP-dependent manner. *Eur. J. Pharmacol.* 558(1-3):43-51.

Hockaday, T.D.R. 2002. Two herbal preparations, Cordyceps Cs4 and Cogent db: Do they act on blood glucose, insulin sensitivity, and diabetes as "viscous dietary fibers?" *J. Altern. Complement. Med.* 8(4):403-405.

Huang, Y., J. Lu, B. Zhu, et al. 1987. Toxicity study of fermentation *Cordyceps* mycelia B414. *Zhongchengyao Yanjiu* 10:24-25. *Cited in* Zhu, J.S., G.M. Halpern, and K. Jones. 1998. The scientific rediscovery of a precious ancient Chinese herbal regimen: *Cordyceps sinensis*: Part II. *J. Altern. Complement. Med.* 4(4):429-457.

IMM. 1996. Institute of Materia Medica. Clinical application of fermented *Cordyceps sinensis* Cs-4 (Part III): Toxicology. Unpublished report. *Cited in* Zhu, J.S., G.M. Halpern, and K. Jones. 1998. The scientific rediscovery of a precious ancient Chinese herbal regimen: *Cordyceps sinensis*: Part II. *J. Altern. Complement. Med.* 4(4):429-457.

Jing, A., Q. Tao, and Y. Zhang. 1987. Studies on teratogenicity of mycelial powder of *Cephalosporium sinensis* of *Cordyceps*. *Trad. Chin. Mater. Med.* 18(7):45.

Li, S.P., G.H. Zhang, Q. Zeng, et al. 2006. Hypoglycemic activity of polysaccharide, with antioxidation, isolated from cultured *Cordyceps* mycelia. *Phytomedicine* 13(6):428-433.

Nakamura, K., K. Konoha, Y. Yamaguchi, et al. 2003. Combined effects of *Cordyceps sinensis* and methotrexate on hematogenic lung metastasis in mice. *Receptors Channels* 9(5):329-334.

Wu, T.N., K.C. Yang, C.M. Wang, et al. 1996. Lead poisoning caused by contaminated *Cordyceps*, a Chinese herbal medicine: Two case reports. *Sci. Total Env.* 182(1-3):193-195.

Wu, W.C., J.R. Hsiao, Y.Y. Lian, C.Y. Lin, and B.M. Huang. 2007. The apoptotic effect of cordycepin on human OEC-M1 oral cancer cell line. *Cancer Chemother. Pharmacol.* 60(1):103-111.

Xu, F. 1992. Pharmaceutical studies of submerged culture of *Cordyceps* mycelia in China. *Chin. Pharmaceut. J.* 27(4):195-197.

Xu, F., J.B. Huang, L. Jiang, J. Xu, and J. Mi. 1995. Amelioration of cyclosporin nephrotoxicity by *Cordyceps sinensis* in kidney-transplanted recipients. *Nephrol. Dial. Transplant.* 10(1):142-143.

Zhang, G., Y. Huang, Y. Bian, et al. 2006. Hypoglycemic activity of the fungi *Cordyceps militaris*, *Cordyceps sinensis*, *Tricholoma mongolicum*, and *Omphalia lapidescens* in streptozotocin-induced diabetic rats. *Appl. Microbiol. Biotechnol.* 72 (6):1152-1156.

Zhang, Z., W. Huang, S. Liao, et al. 1995. Clinical and laboratory studies of Jin Shui Bao in scavenging oxygen free radicals in elderly senescent Xu-Zheng patients. *J. Admin. Trad. Chin. Med.* 5:14-18.

Zhao, C.S., W.T. Yin, J.Y. Wang, et al. 2002. CordyMax Cs-4 improves glucose metabolism and increases insulin sensitivity in normal rats. *J. Altern. Complement. Med.* 8(3):309-314.

Zhao, X., and L. Li. 1993. *Cordyceps sinensis* in protection of the kidney from cyclosporine A nephrotoxicity. *Zhonghua yi xue za zhi* 73(7):410-412, 447.

Zhu, J.S., G.M. Halpern, and K. Jones. 1998. The scientific rediscovery of a precious ancient Chinese herbal regimen: *Cordyceps sinensis*: Part II. *J. Altern. Complement. Med.* 4(4):429-457.

Zhu, Y.-P. 1998. *Chinese materia medica: Chemistry, pharmacology and applications.* Amsterdam: Harwood Academic Publishers.

Coriandrum sativum L.

セリ科

一般名：コリアンダー（実）

英　名：coriander（実）

アーユルヴェーダ名：*dhanyaka*

中国名：胡荽実（*yuan sui zi*）（実）

別　名：Chinese parsley，culantro

使用部位：果実（一般に"種子"として知られる部分）

安全性クラス：1

相互作用クラス：A

禁忌　知見なし

他の注意事項　知見なし

薬やサプリメントとの相互作用　知見なし

有害事象と副作用　アナフィラキシー反応を含むコリアンダー実へのアレルギー反応が報告され，パッチテストによって確認されている（Manzanedo et al. 2004）。

薬理学的考察　コリアンダー実は糖尿病の治療に伝統的に使用され，動物実験では血糖値の調節を変化させる可能性を実証した（Aissaoui et al. 2008; Eddouks et al. 2002; Jabeen et al. 2009; Otoom et al. 2006; Srinivasan 2005）。糖尿病を持つ人は，使用前に有資格の医療従事者に相談し，血糖値を厳密に測定することを勧める。

コリアンダー実の利尿作用が動物研究で観察されている（Aissaoui et al. 2008; Jabeen et al. 2009）。

妊婦と授乳婦　ある研究では，コリアンダー果実の水抽出物の抗着床作用を示したが（Al-Said et al. 1987），動物試験では，コリアンダー実および精油の胎児発達に対する有害作用は観察されていない（Al-Said et al. 1987; Burdock and Carabin 2009; Vollmuth et al. 1990）。妊娠した動物における精油の無毒性量（NOAEL）は1日250mg/kgとして推定され，胎児に対するNOAELは1日500mg/kgであった（Burdock and Carabin 2009; Vollmuth et al. 1990）。

授乳期間中におけるコリアンダーの安全性は不明である。本書では，授乳期間中の使用についての問題は確認されなかったが，最終的な安全性は確立されていない。

レビュー詳細

I. 薬やサプリメントとの相互作用

薬やサプリメントとの相互作用の臨床試験

確認されなかった。

被疑薬やサプリメントとの相互作用の症例報告

確認されなかった。

薬やサプリメントとの相互作用の動物試験

確認されなかった。

II. 有害事象

有害事象の症例報告　アナフィラキシー反応を含むコリアンダー果実へのアレルギー反応が報告され，パッチテストによって確認されている（Manzanedo et al. 2004）。コリアンダーの暴露から，タンパク質に対する職業性接触皮膚炎や職業性喘息が報告されている（Kanerva and Soini 2001; Sastre et al. 1996）。

III. 薬理学および薬物動態学

ヒトの薬理学的研究　コリアンダーは伝統的に糖尿病の治療で使用されてきた（Eddouks et al. 2002; Otoom et al. 2006; Srinivasan 2005）。

動物の薬理学的研究　1日当たりコリアンダー種子を10%含む餌を90日間与えたラットでは，コリアンダー果実の有意な血糖降下作用が観察された（Chithra and Leelamma 1999）。インスリン分泌の増加がコリアンダー果実（1日用量はおよそ62.5g/kg）を含む餌，およびコリアンダー果実(2.5g/l）を含む飲用水を与えた糖尿病ラットで観察された(Gray and Flatt 2007)。

ラットに対し30または100mg/kgのコリアンダー実抽出物を腹腔内投与した場合，用量依存的な利尿作用が観察された。30mg/kgでは軽度の利尿として特徴づけられ，100mg/kgでは“有意な”利尿作用として報告された。この作用は，対照薬あるフロセミドよりも少なかった（Jabeen et al. 2009）。麻酔されたラットに対し，40または100mg/kgのコリアンダー果実の水抽出物を継続的に2時間静脈内注入した場合，利尿作用が観察された。

コリアンダー果実は，用量依存的に利尿，電解質の排泄，糸球体濾過率を増加させたが，利尿作用および塩分排泄としてはフロセミドよりも強力ではなかった（Aissaoui et al. 2008）。

麻酔されたラットに対しコリアンダー果実の含水メタノール抽出物を静脈内投与した場合，アトロピンによって部分的に遮断された，動脈血圧の減少が観察された（Jabeen et al. 2009）。

In vitroの薬理学的研究　免疫機能に対する有害作用は，1日当たり1250mg/kgまでの用量のコリアンダー油を5日間経口投与されたマウスにおいて，宿主耐性試験およびプラーク形成細胞では観察されなかった（Gaworski et al. 1994）。

IV. 妊婦と授乳婦

交配の7日前から出生後4日間を通して，1日当たり250, 500, 1000mg/kgのコリアンダー精油を経口投与したラットでは，最高用量群において，体重の減少および餌摂取量の減少が，出産率，妊娠期間の長さ，産仔数の減少に伴って観察された。仔への唯一の影響は，1000mg/kg/day投与群の仔の生存率の低下であった。著者らは，母体に対する精油の無毒性用量（NOAEL）は1日250mg/kgであり，発達においては1日500mg/kgであったことを示した（Burdock and Carabin 2009; Vollmuth et al. 1990）。

1日当たり250または500mg/kgの生のコリアンダー果実の水抽出物を少なくとも20日間経口投与した妊娠ラットでは，用量依存性の抗着床作用が観察されたが，完全な不妊を生じることはなかった。処置の5日目に，血清プロゲステロン値の有意な減少が認められた。著者らは，この現象は，抽出物の抗着床作用が原因である可能性を示した。体重または胎児の大きさ，および臓器の変化を含む，胎児発育に対する有害作用は観察されなかった（Al-Said et al. 1987）。

授乳期間中におけるコリアンダーの安全性に関する情報は確認されなかった。

V. 毒性研究

急性毒性

マウスに対するコリアンダー果実の含水メタノール抽出物のLD_{50}は，経口投与において10g/kgまでの用量で決定できなかった（Jabeen et al. 2009）。ラットに対するコリアンダー精油の経口LD_{50}は4.13g/kgであったが，ウサギに対する皮膚LD_{50}は，5g/kgまでの用量で決定できなかった（Hart 1971）。

短期毒性

1日当たり160，400，1000mg/kgのコリアンダー精油を28日間経口投与したラットでは，最高量用群および中用量の雄において，絶対的および相対的腎臓重量の増加が観察された。中度および高用量投与群において，絶対的および相対的肝臓重量が増加した。いくつかの組織学的変化は，高用量の雄の腎臓および高用量の雌の肝臓で観察された。生存，臨床観察，体重および餌摂取量における処置に関連した影響は認められなかった。研究では，コリアンダー精油の無影響量（NOEL）は，雄ラットで1日160mg/kg，雌ラットはそれよりも少ないことが示唆された（Letizia et al. 2003）。

遺伝毒性

コリアンダー果実のエタノール抽出物のいくつかの変異原性は，ネズミチフス菌TA98株とTA100株でのエイムス試験で観察された（Mahmoud et al. 1992）。ネズミチフス菌TA98のストレプトマイシン依存株では，コリアンダーのアルコール抽出物のいくつかの変異原性が，S9による代謝活性ありで観察されたが，なしでは観察されなかった（Shashikanth and Hosono 1987）。コリアンダー果実の温水，メタノール，ヘキサン抽出物の変異原性活性は，代謝活性化の有無に関わらず，ネズミチフス菌株TA98株とTA100株でのエイムス試験で観察されなかった（Bersani et al. 1981; Higashimoto et al. 1993）。

コリアンダーのアルコール抽出物（植物の部位は記載されていない）の遺伝毒性活性は，コメットアッセイおよび培養ラット胚線維芽細胞において，いずれも1020mgまでの濃度で観察されなかった（Heibatullah et al. 2008）。

コリアンダー精油の染色体異常誘発活性は，処チャイニーズハムスター線維芽細胞株を使用した*in vitro*の染色体異常試験において，0.125mg/mlまでの濃度で観察されなかった（Ishidate et al. 1984）。

コリアンダー精油で処置した出芽酵母では，遺伝毒性活性は観察されなかった（Bakkali et al. 2005）。

参考文献

Aissaoui, A., J. El-Hilaly, Z.H. Israili, and B. Lyoussi. 2008. Acute diuretic effect of continuous intravenous infusion of an aqueous extract of *Coriandrum sativum* L. in anesthetized rats. *J. Ethnopharmacol.* 115(1):89-95.

Al-Said, M.S., K.I. Al-Khamis, M.W. Islam, et al. 1987. Post-coital antifertility activity of the seeds of *Coriandrum sativum* in rats. *J. Ethnopharmacol.* 21(2):165-173.

Bakkali, F., S. Averbeck, D. Averbeck, A. Zhiri, and M. Idaomar. 2005. Cytotoxicity and gene induction by some essential oils in the yeast *Saccharomyces cerevisiae*. *Mutat. Res.* 585(1-2):1-13.

Bersani, C., C. Cantoni, and G. Soncini. 1981. Ames test evaluation of mutagenic activity in essences and spices. *Arch. Vet. Ital.* 32:10-11.

Burdock, G.A., and I.G. Carabin. 2009. Safety assessment of coriander (*Coriandrum sativum* L.) essential oil as a food ingredient. *Food Chem. Toxicol.* 47(1):22-34.

Chithra, V., and S. Leelamma. 1999. *Coriandrum sativum*—Mechanism of hypoglycemic action. *Food Chem.* 67(3):229-231.

Eddouks, M., M. Maghrani, A. Lemhadri, M.L. Ouahidi, and H. Jouad. 2002. Ethnopharmacological survey of medicinal plants used for the treatment of diabetes mellitus, hypertension and cardiac diseases in the south-east region of Morocco (Tafilalet). *J. Ethnopharmacol.* 82(2-3):97-103.

Gaworski, C.L., T.A. Vollmuth, M.M. Dozier, et al. 1994. An immunotoxicity assessment of food flavouring ingredients. *Food Chem. Toxicol.* 32(5):409.

Gray, A.M., and P.R. Flatt. 2007. Insulin-releasing and insulin-like activity of the traditional anti-diabetic plant *Coriandrum sativum* (coriander). *Br. J. Nutrit.* 81(03):203-209.

Hart, E.P. 1971. Report to the research institute for fragrance materials. *In* Burdock, G.A., and I.G. Carabin. 2009. Safety assessment of coriander (*Coriandrum sativum* L.) essential oil as a food ingredient. *Food Chem. Toxicol.* 47(1):22-34.

Heibatullah, K., P. Marzieh, I. Arefeh, and M. Ebrahim. 2008. Genotoxicity determinations of coriander drop and extract of *Coriander sativum* in cultured fibroblast of rat embryo by comet assay. *Saudi Pharmaceut. J.* 16:85-88.

Higashimoto, M., J. Purintrapiban, K. Kataoka, et al. 1993. Mutagenicity and antimutagenicity of extracts of three spices and a medicinal plant in Thailand. *Mutat. Res.* 303(3):135-142.

Ishidate, M., T. Sofuni, K. Yoshikawa, et al. 1984. Primary mutagenicity screening of food additives currently used in Japan. *Food Chem. Toxicol.* 22(8):623-636.

Jabeen, Q., S. Bashir, B. Lyoussi, and A.H. Gilani. 2009. Coriander fruit exhibits gut modulatory, blood pressure lowering and diuretic activities. *J. Ethnopharmacol.* 122(1):123-130.

Kanerva, L., and M. Soini. 2001. Occupational protein contact dermatitis from coriander. *Contact Dermat.* 45(6):354-355.

Letizia, C.S., J. Cocchiara, J. Lalko, and A.M. Api. 2003. Fragrance material review on linalool. *Food Chem. Toxicol.* 41:943-964.

Mahmoud, I., A. Alkofahi, and A. Abdelaziz. 1992. Mutagenic and toxic activities of several spices and some Jordanian medicinal plants. *Int. J. Pharmacogn.* 30(2):81-85.

Manzanedo, L., J. Blanco, M. Fuentes, M.L. Caballero, and I. Moneo. 2004. Anaphylactic reaction in a patient sensitized to coriander seed. *Allergy* 59(3):362-363.

Otoom, S.A., S.A. Al-Safi, Z.K. Kerem, and A. Alkofahi. 2006. The use of medicinal herbs by diabetic Jordanian patients. *J. Herb. Pharmacother.* 6(2):31-41.

Sastre, J., M. Olmo, A. Novalvos, D. Ibanez, and C. Lahoz. 1996. Occupational asthma due to different spices. *Allergy* 51(2):117-120.

Shashikanth, K.N., and A. Hosono. 1987. Screening of streptomycin-dependent strains of *Salmonella typhimurium* and *Escherichia coli* for in vitro detection of spice-induced mutagenicity. *Lebensmittel-Wissenschaft Technol.* 20(2):91-94.

Srinivasan, K. 2005. Plant foods in the management of diabetes mellitus: Spices as beneficial antidiabetic food adjuncts. *Int. J. Food. Sci. Nutr.* 56(6):399-414.

Vollmuth, T.A., M.B. Bennett, A.M. Hoberman, and M.S. Christian. 1990. An evaluation of food flavoring ingredients using an in vivo reproductive and developmental toxicity screening test. *Teratology* 41:597-598.

Cornus officinalis Siebold & Zucc.

ミズキ科

一般名：サンシュユ
英　名：Asiatic dogwood
和　名：ハルコガネバナ
生薬名：局（偽果の果肉）サンシュユ（山茱萸）
異　名：*Macrocarpium officinale* (Siebold & Zucc.) Nakai

中国名：山茱萸（*shan zhu yu*）（種子を除いた果実）
別　名：Asiatic cornel, Asiatic cornelian cherry, Japanese cornel
使用部位：果実

安全性クラス：1
相互作用クラス：A
禁忌　知見なし
他の注意事項　排尿時痛や排尿困難な人への使用注意。
薬やサプリメントとの相互作用　知見なし
有害事象と副作用　知見なし

薬理学的考察　知見なし
妊婦と授乳婦　科学的または伝統的文献において，妊娠中および授乳中におけるサンシュユの安全性は不明である。本書では，妊娠中や授乳期間での使用に関する問題は確認されなかったが，最終的な安全性は確立されていない。

レビュー詳細

I. 薬やサプリメントとの相互作用
薬やサプリメントとの相互作用の臨床試験
確認されなかった。
被疑薬やサプリメントとの相互作用の症例報告
確認されなかった。
薬やサプリメントとの相互作用の動物試験
確認されなかった。

II. 有害事象
有害事象の症例報告　確認されなかった。

III. 薬理学および薬物動態学
ヒトの薬理学的研究　確認されなかった。
動物の薬理学的研究　サンシュユのエーテル抽出物を投与した糖尿病ラットでは，グルコース調節作用が観察された（Yamahara et al. 1981）。
*In vitro*の薬理学的研究　サンシュユのエタノール抽出物のエストロゲン様および抗エストロゲン様活性は，ヒトエストロゲン受容体発現プラスミドおよびレポータープラスミドを特徴とする組換え酵母において観察されなかった（Kim et al. 2008）。

IV. 妊婦と授乳婦
妊娠中および授乳期間中におけるサンシュユの安全性に関する情報は確認されなかった。

V. 毒性研究
急性毒性
抗炎症活性は，有害作用なしに，5g/kgのサンシュユを投与したマウスで認められた（Chen and Chen 2004）。
遺伝毒性
サンシュユの水およびエタノール抽出物の変異原性活性は，代謝活性化の有無に関わらず，ネズミチフス菌TA98株とTA100株でのエイムス試験および枯草菌*rec*アッセイで観察されなかった（Morimoto et al. 1982）。

参考文献

Bensky, D., S. Clavey, and E. Stöger. 2004. *Chinese herbal medicine: Materia medica.* 3rd ed. Seattle: Eastland Press.

Chen, J.K., and T.T. Chen. 2004. *Chinese medical herbology and pharmacology.* City of Industry, CA: Art of Medicine Press.

Kim, I.G., S.C. Kang, K.C. Kim, E.S. Choung, and O.P. Zee. 2008. Screening of estrogenic and antiestrogenic activities from medicinal plants. *Env. Toxicol. Pharmacol.* 25(1):75-82.

Morimoto, I., F. Watanabe, T. Osawa, T. Okitsu, and T. Kada. 1982. Mutagenicity screening of crude drugs with *Bacillus subtilis* rec-assay and *salmonella*/microsome reversion assay. *Mutat. Res.* 97:81-102.

Yamahara, J., H. Mibu, T. Sawada, et al. 1981. Biologically active principles of crude drugs. Antidiabetic principles of Corni fructus in experimental diabetes induced by streptozotocin. *Yakugaku Zasshi* 101(1):86-90.

Corydalis yanhusuo W.T. Wang　ケシ科

一般名：コリダリス
英　名：*Corydalis yanhusuo*
和　名：エンゴサク（延胡索）
生薬名：局（塊茎）エンゴサク（延胡索）
異　名：*Corydalis turtschaninovii* Bess. f. *yanhusuo* Y.H. Chou & C.C. Hsu
中国名：延胡索（*yan hu suo*）（塊茎）
別　名：Chinese fumewort
使用部位：塊茎

安全性クラス：2b
相互作用クラス：A
禁忌　妊娠中は，医療従事者監督下以外での使用禁止（Bensky et al. 2004; Chen and Chen 2004）。
他の注意事項　知見なし
薬やサプリメントとの相互作用　知見なし
注意　子宮収縮薬（List and Hörhammer 1973），付録2参照。
ベルベリン（0.005〜0.057％）（Ding et al. 2007; Zhang et al. 2009），付録1参照。
有害事象と副作用　知見なし
薬理学的考察　コリダリスへのアレルギー反応が報告されている（Bensky et al. 2004）。
妊婦と授乳婦　中国伝統医学の参考文献では，コリダリスは妊娠中に使用すべきではないと示す（Bensky et al. 2004; Chen and Chen 2004）。一方で“例外的な状況”では認めている文献もある（Bensky et al. 2004）。この情報に基づいて，妊娠中の使用は，有資格の医療従事者監督下以外での使用を推奨しない。
授乳期間中におけるコリダリスの安全性は不明である。本書では，授乳期間中の使用に関する問題は確認されなかったが，最終的な安全性は確立されていない。

レビュー詳細

I. 薬やサプリメントとの相互作用
薬やサプリメントとの相互作用の臨床試験
確認されなかった。
被疑薬やサプリメントとの相互作用の症例報告
確認されなかった。
薬やサプリメントとの相互作用の動物試験
確認されなかった。

II. 有害事象
有害事象の症例報告　有害作用は一般的な治療用量では予測されないが，コリダリスを高用量投与（10〜15g）した人では，眠気，めまい，腹部膨満を引き起こす可能性がある（Bensky et al. 2004）。
薬剤熱，紅斑，掻痒，吐き気，めまい，息切れ，口や手足のしびれなどを含む，コリダリスに対するアレルギー反応が報告されている（Bensky et al. 2004）。

III. 薬理学および薬物動態学
ヒトの薬理学的研究　確認されなかった。
動物の薬理学的研究　確認されなかった。
In vitroの薬理学的研究　確認されなかった。

IV. 妊婦と授乳婦
中国伝統医学の参考文献では，コリダリスは妊娠中に使用すべきではないと示す（Bensky et al. 2004; Chen and Chen 2004）。一方で，“例外的な状況”では認めている文献もある（Bensky et al. 2004）。この情報に基づいて，妊娠中の使用は，有資格の医療従事者監督下以外での使用を推奨しない。
授乳期間中におけるコリダリスの安全性に関する情報は確認されなかった。

V. 毒性研究
急性毒性
コリダリスの経口LD_{50}は，およそ100g/kgであった（Chen and Chen 2004）。この用量は，鎮静および振戦とともに，血圧，心拍数，呼吸の減少を含む副作用が認められた（Chen and Chen 2004）。中毒症状は，摂取後1〜4時間で現れ，症状としてめまい，顔面蒼白，眠気，脱力感，呼吸困難，痙攣，ショック，低血圧，弱脈である。ショックの重篤なケースでは，強直性痙攣および呼吸抑制が報告されている（Bensky et al. 2004）。

参考文献

Bensky, D., S. Clavey, and E. Stöger. 2004. *Chinese herbal medicine: Materia medica.* 3rd ed. Seattle: Eastland Press.

Chen, J.K., and T.T. Chen. 2004. *Chinese medical herbology and pharmacology.* City of Industry, CA: Art of Medicine Press.

Ding, B., T. Zhou, G. Fan, Z. Hong, and Y. Wu. 2007. Qualitative and quantitative determination of ten alkaloids in traditional Chinese medicine *Corydalis yanhusuo* WT Wang by LC-MS/MS and LC-DAD. *J. Pharmaceut. Biomed. Anal.* 45(2):219-226.

List, P.H., and H. Hörhammer. 1973. *Hagers handbuch der pharmazeutischen praxis.* Berlin: Springer.

Zhang, J., Y. Jin, J. Dong, et al. 2009. Systematic screening and characterization of tertiary and quaternary alkaloids from *Corydalis yanhusuo* W. T. Wang using ultra-performance liquid chromatography-quadrupole-time-of-flight mass spectrometry. *Talanta* 78(2):513-522.

Corylus spp.

カバノキ科

Corylus avellana L.

一般名：ヘイゼル

英　名：European hazel

和　名：セイヨウハシバミ

別　名：European filbert

Corylus cornuta Marsh.

一般名：ヘイゼル

英　名：beaked hazel

和　名：カナダハシバミ

別　名：beaked filbert

使用部位：樹皮，葉

安全性クラス：1

相互作用クラス：**A**

禁忌　知見なし

他の注意事項　知見なし

薬やサプリメントとの相互作用　知見なし

注　意　タンニン（Amarowicz et al. 2008; Fraisse et al. 1999），付録1参照。

有害事象と副作用　ヘイゼルとカナダハシバミの葉および樹皮に対するアレルギー反応の報告は確認されなかったが，それらのナッツおよび花粉に対するアレルギー反応が報告されている（Bozkurt et al. 2005; Peroni et al. 2007; Soyer and Sekerel 2008）。

薬理学的考察　知見なし

妊婦と授乳婦　科学的または伝統的文献において，妊娠中および授乳中におけるヘイゼルの安全性は不明である。本書では，妊娠中や授乳期間での使用に関する問題は確認されなかったが，最終的な安全性は確立されていない。

レビュー詳細

I. 薬やサプリメントとの相互作用

薬やサプリメントとの相互作用の臨床試験
　確認されなかった。

被疑薬やサプリメントとの相互作用の症例報告
　確認されなかった。

薬やサプリメントとの相互作用の動物試験
　確認されなかった。

II. 有害事象

有害事象の症例報告　ヘイゼルとカナダハシバミの葉および樹皮に対するアレルギー反応の報告は確認されなかったが，それらのナッツおよび花粉に対するアレルギー反応が報告されている（Bozkurt et al. 2005; Peroni et al. 2007; Soyer and Sekerel 2008）。

III. 薬理学および薬物動態学

ヒトの薬理学的研究　確認されなかった。

動物の薬理学的研究　確認されなかった。

*In vitro*の薬理学的研究　確認されなかった。

IV. 妊婦と授乳婦

妊娠中および授乳期間中におけるヘイゼルの安全性に関する情報は確認されなかった。

V. 毒性研究

確認されなかった。

参考文献

Amarowicz, R., G.A. Dykes, and R.B. Pegg. 2008. Antibacterial activity of tannin constituents from *Phaseolus vulgaris, Fagoypyrum esculentum, Corylus avellana* and *Juglans nigra*. *Fitoterapia* 79(3):217-219.

Bozkurt, B., G. Karakaya, and A.F. Kalyoncu. 2005. Food hypersensitivity in patients with seasonal rhinitis in Ankara. *Allergol. Immunopathol. (Madrid)* 33(2):86-92.

Fraisse, D., A. Carnat, A.P. Carnat, and J.L. Lamaison. 1999. Standardization of hazel leaf. *Ann. Pharm. Fr.* 57(5):406-409.

Peroni, D.G., A. Dall'Agnola, G.L. Piacentini, and A.L. Boner. 2007. Worsening of atopic dermatitis by hazelnut essence contained in hydroxyzine syrup. *Acta Paediatr.* 96(11):1710.

Soyer, O.U., and B.E. Sekerel. 2008. Food dependent exercise induced anaphylaxis or exercise induced anaphylaxis? *Allergol. Immunopathol. (Madrid)* 36(4):242-243.

Crataegus spp.

バラ科

Crataegus laevigata (Poir.) DC.

一般名：ホーソン

英　名：hawthorn

和　名：セイヨウサンザシ

異　名：*Crataegus oxyacantha* auct.

別　名：English hawthorn, May tree, white thorn

Crataegus monogyna Jacq.

一般名：ホーソン

英　名：hawthorn

和　名：ヒトシベサンサシ

別　名：English hawthorn, one-seed hawthorn

使用部位：花，葉

安全性クラス：1

相互作用クラス：A

禁忌　知見なし

他の注意事項　知見なし

薬やサプリメントとの相互作用　いくつかの研究報告から，ホーソンの花と葉が同時に摂取された場合に，心臓の薬の投与量が低減できる可能性があることを示唆している（Ammon and Haendel 1981; Bauer and Hölscher 1992; Blesken 1992; van Hellemont and Delfosse 1988）。ジゴキシンとの相互作用は，ヒトへの研究では観察されなかった（Tankanow et al. 2003）。

有害事象と副作用　メタ分析および臨床試験のシステマティックレビューでは，ホーソンの花と葉の抽出物は，いくつかの有害事象が報告されたが，臨床試験において良好な忍容性として特徴づけられている（Daniele et al. 2006; Pittler et al. 2003）。

薬理学的考察　ヒトへの研究では，低用量のインスリン，メトホルミン，グリクラジド，ACE阻害薬，カルシウムチャンネル遮断薬，β-遮断薬，利尿剤と，ホーソンの乾燥した開花時の先端部分の抽出物の相互作用の欠如を示した（Walker et al. 2006）。

妊婦と授乳婦　動物研究では，妊娠1～8または8～15日に，2.8g/kgのホーソン葉のエタノール抽出物を投与した結果，有害作用がないことを示した。この用量はヒト用量の56倍である（Yao et al. 2008）。妊娠および胎児の発達におけるホーソン葉と花の有害作用は，動物研究では観察されていない（ESCOP 2003; Manolov and Daleva 1969）。

授乳期間中におけるホーソンの安全性は不明である。本書では，授乳期間中の使用に関する問題は確認されなかったが，最終的な安全性は確立されていない。

レビュー詳細

I. 薬やサプリメントとの相互作用

薬やサプリメントとの相互作用の臨床試験

8人の健常な被験者を対象とした臨床試験では，1日当たり900mgのホーソンの葉と花の抽出物を3週間投与したところ，ジゴキシンの薬物動態に影響がなかったことが示された（Tankanow et al. 2003）。

処方薬を摂取している2型糖尿病患者の無作為化試験では，ホーソンの葉と花の抽出物3:1を1日当たり1200mgの用量を16週間投与した場合，有害な相互作用の報告なく，軽度の血圧低下をもたらした。試験参加者が摂取している処方薬は，血糖降下薬（低用量インスリン，メトホルミン，グリクラジドなど）と，血圧降下薬（ACE阻害薬，カルシウムチャンネル遮断薬，β-遮断薬，利尿薬など）であった（Walker et al. 2006）。

古い研究では，ホーソンの葉と花の抽出物は，ジギタリス配糖体（Trunzler and Schuler 1962），または，カフェイン，パパベリン，アデノシン，硝酸ナトリウム，エピネフリンのような薬剤の冠状血管拡張作用の効果を増強できる可能性を示した（Hahn et al. 1960）。しかし，1960年代と1970年代には，ホーソンの葉と花の抽出物は，ジギタリスを含む従来の心臓の薬としばしば組み合わされていた。このような組み合わせは，薬の副作用を減らすことが報告され，薬の用量の減少を可能にした（Ammon and Haendel 1981; Bauer and Hölscher 1992; Blesken 1992; Upton 1999）。

被疑薬やサプリメントとの相互作用の症例報告

確認されなかった。

薬やサプリメントとの相互作用の動物試験

マウスに対するバルビツール酸塩とホーソンの葉と花の抽出物の同時投与は，バルビツール酸塩単独投与に比べて，睡眠時間に有意な増加をもたらした（Della Loggia et al. 1982）。

II. 有害事象

臨床試験で報告された有害事象　13の無作為，二重盲件，プラセボ対照臨床試験を含む，ホーソンの葉と花の抽出物の単一製剤のメタ分析において，報告された有害事象は頻度が低く，軽度でかつ一過性であったことが示された。ホーソンを摂取する人々で報告された有害事象は，吐き気，めまい，心臓や胃腸の病気を含んだ。プラセボ群における有害事象の数および性質は確認されなかった（Pittler et al. 2003）。

合計7080人の参加者を対象とした22の研究を含む，ホーソンの葉と花の単一製剤に関連した，臨床試験，一般試験，観察研究および症例報告における有害事象のシステマティックレビューでは，ホーソンは一般的に良好な忍容性であることを結論付けた。研究での有害事象は，ホーソン群およびプラセボ群で同様であった。臨床試験におけるホーソン製剤の1日用量は160～1800mgの範囲であり，処置期間は3～24週間の範囲であった（Daniele et al. 2006）。

有害事象の症例報告　確認されなかった。

III. 薬理学および薬物動態学

ヒトの薬理学的研究　確認されなかった。

動物の薬理学的研究　確認されなかった。

In vitroの薬理学的研究　確認されなかった。

IV. 妊婦と授乳婦

妊娠1～8日または8～15日に，1日当たり2.8g/kgのホーソン葉のエタノール抽出物を経口投与したラットでは，胎児の発育に有害作用を示さなかった。使用された用量は推奨されたヒト用量の56倍として計算された（Yao et al. 2008）。

1日当たり100mg/kgのホーソン葉から得たフラボノイドの混合物を1か月与えたマウスの仔で，有害作用は観察されなかった（Manolov and Daleva 1969）。妊娠ラットとウサギに対し，ホーソン葉と花の含水エタノール抽出物を1.6g/kg経口投与した場合，催奇形性は観察されなかった。同じ研究では，出生後の母ラットや仔において毒性は認められなかった（ESCOP 2003）。

授乳期間中におけるホーソンの安全性に関する情報は確認されなかった。

V. 毒性研究

急性毒性

ホーソン葉と花の抽出物を最大で3000mg/kgまで経口投与したラットとマウスにおいて，臨床毒性または死亡の兆候は観察されなかった（Schlegelmilch and Heywood 1994）。1日当たり2.8g/kgのホーソン葉のエタノール抽出物を8日間経口投与したラットでは，有害作用は観察されなかった（Yao et al. 2008）。

ラットに対するホーソン葉と花の抽出物の腹腔LD_{50}は750mg/kgであり，マウスでは1170mg/kgである。腹腔内投与後に観察された兆候は，鎮静，立毛，呼吸困難，振戦である（Schlegelmilch and Heywood 1994）。1日当たり2.8g/kgのホーソン葉のエタノール抽出物を8日間経口投与したラットでは，有害作用は観察されなかった（Yao et al. 2008）。

亜慢性毒性

ラットとイヌに対し，1日当たり300mg/kgのホーソン葉と花の抽出物を26週間投与したところ，臨床毒性の兆候を生じなかった（SchlegelmilchらHeywood 1994）。

遺伝毒性および変異原性

ホーソン葉と花の抽出物の変異原性や染色体異常誘発能のエビデンスは，エイムス試験，マウスの小核試験，マウスリンパ腫試験およびヒトリンパ腫試験において観察されなかった（Schlegelmilch and Heywood 1994）。

参考文献

Ammon, H.P.T., and M. Haendel. 1981. *Crataegus*, toxicology and pharmacology. Part II: Pharmacokinetics. *Planta Med.* 43:209-239.

Bauer, I., and U. Hölscher. 1992. *In* Hänsel, R., K. Keller, H. Rimpler, and G. Schneider, eds. *Hagers handbuch der pharmazeutischen praxis, Volume 4.* Berlin: Springer.

Blesken, R. 1992. *Crataegus* in cardiology. *Fortschr. Med.* 110(15):290-292.

Daniele, C., G. Mazzanti, M.H. Pittler, and E. Ernst. 2006. Adverse-event profile of *Crataegus* spp.: A systematic review. *Drug Saf.* 29(6):523-535.

Della Loggia, R., A. Tubaro, C. Zilli, and C. Redaelli. 1982. The sedative action of hawthorn. *Planta Med.* 45(3):K7.

ESCOP. 2003. *ESCOP monographs: The scientific foundation for herbal medicinal products.* 2nd ed. Exeter, U.K.: European Scientific Cooperative on Phytotherapy.

Hahn, F., F. Klinkhammer, and A. Oberdorf. 1960. Darstellung und pharmakologische untersuchungen eines neuen therapeutischen wirkstoffes aus *Crataegus oxyacantha*. *Arzneimittelforschung* 10:825-826. *Cited in* Upton R., 1999. *Hawthorn leaf with flower, Crataegus* spp. Santa Cruz, CA: American Herbal Pharmacopoeia.

Manolov, P., and L. Daleva. 1969. Pharmacological study of a preparation based on a flavonoid mixture from *Crataegus monogyna*. *Farmatsiya* 19:38-44.

Pittler, M.H., K. Schmidt, and E. Ernst. 2003. Hawthorn extract for treating chronic heart failure: Meta-analysis of randomized trials. *Am. J. Med.* 114(8):665-674.

Schlegelmilch, R., and R. Heywood. 1994. Toxicity of *Crataegus* (hawthorn) extract (WS 1442). *J. Am. Coll. Toxicol.* 13(2):103-111.

Tankanow, R., H.R. Tamer, D.S. Streetman, et al. 2003. Interaction study between digoxin and a preparation of hawthorn (*Crataegus oxyacantha*). *J. Clin. Pharmacol.* 43(6):637-642.

Trunzler, G., and E. Schuler. 1962. [Comparative studies on the effect of a *Crataegus* extract, digitoxin, digoxin and γ-strophanthin on the isolated mammalian heart.] *Arzneimittelforschung* 12:198-202. *Cited in* Upton R., 1999. *Hawthorn leaf with flower, Crataegus* spp. Santa Cruz, CA: American Herbal Pharmacopoeia.

Upton, R. 1999. *Hawthorn leaf with flower, Crataegus* spp.*: Analytical, quality control, and therapeutic monograph*. Santa Cruz, CA: American Herbal Pharmacopoeia.

van Hellemont, J., and M. Delfosse. 1988. *Compendium de phytothérapie*. Association Pharmaceutique Belge.

Walker, A.F., G. Marakis, E. Simpson, et al. 2006. Hypotensive effects of hawthorn for patients with diabetes taking prescription drugs: A randomised controlled trial. *Br. J. Gen. Pract.* 56(527):437-443.

Yao, M., H.E. Ritchie, P.D. Brown-Woodman, 2008. A reproductive screening test of hawthorn. *J. Ethnopharmacol.* 118(1):127-132.

Crataegus spp. バラ科

Crataegus laevigata (Poir.) DC.

一般名：ホーソン

英　名：hawthorn

和　名：セイヨウサンザシ

異　名：*Crataegus oxyacantha* auct.

別　名：English hawthorn, May tree, white thorn

Crataegus monogyna Jacq.

一般名：ホーソン

英　名：hawthorn

和　名：ヒトシベサンザシ

別　名：English hawthorn, one-seed hawthorn

Crataegus pinnatifida Bunge

一般名：チャイニーズホーソン

英　名：Chinese hawthorn

生薬名：局（偽果）サンザシ（山査子）

中国名：山査（*shan zha*）（果実）

別　名：northern shanzha

使用部位：果実

安全性クラス：1

相互作用クラス：A

禁忌　知見なし

他の注意事項　知見なし

薬やサプリメントとの相互作用　1960年代と1970年代には，ホーソン果実抽出物は時々，ジギタリスを含む従来の心臓の薬と組み合わせられ，報告によると薬の用量の減少を可能にした（Ammon and Haendel 1981; Bauer and Hölscher 1992; Blesken 1992）。

注釈　ホーソンの果実は，広く食品として消費され，シロップやジャムとして作られたり，生で食べられたりしている。また，一般に果実を摂取するのと同様に，安全性があると考えられている（Upton 1999）。

有害事象と副作用　メタ分析，臨床試験のレビューでは，ホーソンの果実は，いくつかの有害事象が報告されたが，臨床試験において良好な忍容性として特徴づけられている（Daniele et al. 2006）。

薬理学的考察　知見なし

妊婦と授乳婦　科学的または伝統的文献において，妊娠中および授乳中におけるチャイニーズホーソン果実の安全性は不明である。本書では，妊娠中や授乳期間での使用に関する問題は確認されなかったが，最終的な安全性は確立されていない。

レビュー詳細

I. 薬やサプリメントとの相互作用

薬やサプリメントとの相互作用の臨床試験

1960年代と1970年代には，ホーソンの果実抽出物は，時々，ジギタリスを含む従来の心臓の薬と組み合わされていた。このような組み合わせは，薬の副作用を減らすことが報告され，薬の用量の減少を可能にした（Ammon and Haendel 1981; Bauer and Hölscher 1992; Blesken 1992; Upton 1999）。

被疑薬やサプリメントとの相互作用の症例報告

確認されなかった。

薬やサプリメントとの相互作用の動物試験

確認されなかった。

C

II. 有害事象

臨床試験で報告された有害事象　果実抽出物の2つの試験を含む，ホーソンの単一製剤に関連した症例報告と臨床試験における有害事象のシステマティックレビューでは，ホーソン果実は一般的に良好な忍容性であると結論づけた。臨床試験で認めた有害事象は，ホーソンの果実抽出物群とプラセボ群で同様であった。処置の期間は，8または10週間であった（Daniele et al. 2006）。

有害事象の症例報告　確認されなかった。

III. 薬理学および薬物動態学

ヒトの薬理学的研究　確認されなかった。

動物の薬理学的研究　確認されなかった。

*In vitro*の薬理学的研究　確認されなかった。

IV. 妊婦と授乳婦

妊娠中および授乳期間中におけるホーソン果実の安全性に関する情報は確認されなかった。

V. 毒性研究

ホーソンの果実は，広く食品として消費され，シロップやジャム，あるいは生で食べられたりしている。また，一般に果実を摂取するのと同様に，安全性があると考えられている（Upton 1999）。

参考文献

Ammon, H.P.T., and M. Haendel. 1981. *Crataegus*, toxicology and pharmacology. Part II: Pharmacokinetics. *Planta Med.* 43:209-239.

Bauer, I., and U. Hölscher. 1992. *In* Hänsel, R., K. Keller, H. Rimpler, and G. Schneider, eds. *Hagers handbuch der pharmazeutischen praxis, Volume 4 (AD).* Berlin: Springer-Verlag.

Blesken, R. 1992. *Crataegus* in cardiology. *Fortschr. Med.* 110(15):290-292.

Daniele, C., G. Mazzanti, M.H. Pittler, and E. Ernst. 2006. Adverse-event profile of Crataegus spp.: A systematic review. *Drug Saf.* 29(6):523-535.

Upton, R. 1999. *Hawthorn berry, Crataegus spp.: Analytical, quality control, and therapeutic monograph.* Santa Cruz, CA: American Herbal Pharmacopoeia.

Crocus sativus L.

アヤメ科

一般名：サフラン，クロッカス

英　名：saffron

生薬名：局（柱頭）サフラン

アーユルヴェーダ名：*kunkuma*

中国名：番紅花（*fan hong hua*）（柱頭）

別　名：Spanish saffron，true saffron

使用部位：柱頭

安全性クラス：2b

相互作用クラス：A

禁忌　妊娠中は，医療従事者監督下以外での使用禁止（Bensky et al. 2004; Chadha 1988; Frohne and Pfänder 2000; List and Hörhammer 1973; Tang and Eisenbrand 1992）。

他の注意事項　知見なし

薬やサプリメントとの相互作用　知見なし

注意　堕胎薬（Chadha 1988; Frohne and Pfänder 2000; List and Hörhammer 1973; Tang and Eisenbrand 1992; Wichtl 2004），付録2参照。

注釈　このハーブにとっての分類や懸念は，一般的に料理で使用される低用量とは対照的に，治療目的で使用される比較的高用量に基づいており，スパイスとしての使用には該当していない。

有害事象と副作用　サフランの過剰摂取は，嘔吐，出血，めまい，錯乱，皮膚や粘膜の黄変（黄疸の模倣）と関連がある（Frank 1961; Wichtl 2004）。

薬理学的考察　中国伝統医学での標準用量は，1.5～6gの水抽出物であるが（Bensky et al. 2004），有害作用はサフラン柱頭5gの摂取に関連がある（Frank 1961）。ドイツのコミッションEは1日最大用量を1.5gとしている（Wichtl 2004）。ヒトへの研究では，1日400mgまでの用量で有害作用がなかったことを示した（Modaghegh et al. 2008）。1日当たり1.5gより少ない治療用量および標準的な食品使用量の摂取は，リスクとの関連はみられない（Wichtl 2004）。

妊婦と授乳婦　サフランは，子宮の平骨筋に対し刺激作用があると報告され（Wichtl 2004），堕胎薬として使用されている（Chadha 1988; Wichtl 2004）。中国伝統医学の参考文献では，サフランは妊娠中には禁忌であることを示している（Bensky et al. 2004）。この情報に基づいて，妊娠中は有資格の医療従事者監督下以外での使用を推奨しない。

授乳期間中におけるサフランの安全性は不明である。本書では，授乳期間中の使用に関する問題は確認されなかったが，最終的な安全性は確立されていない。

レビュー詳細

I. 薬やサプリメントとの相互作用

薬やサプリメントとの相互作用の臨床試験

確認されなかった。

被疑薬やサプリメントとの相互作用の症例報告

確認されなかった。

薬やサプリメントとの相互作用の動物試験

確認されなかった。

II. 有害事象

有害事象の症例報告　サフランの過剰摂取（1日最大用量は1.5gとして記載）は，嘔吐，子宮出血，出血性下痢と尿，鼻，唇，まぶたからの出血，痙攣，腸疝痛，めまい，錯乱，皮膚や粘膜の黄変（黄疸の模倣）と関連していた（Bensky et al. 2004; Wichtl 2004）。

中絶を意図したサフラン5gの摂取は，鼻の黒い壊死，血小板減少，低トロンビン血漿，尿毒症，虚脱を伴う重度の紫斑病をもたらした（Frank 1961）。

III. 薬理学および薬物動態学

ヒトの薬理学的研究　健常な被験者を対象としたサフランの安全性評価では，1日当たり200または400mgのサフランを7日間の投与したところ，血液学的，生化学的，心電図のパラメータにおいて，臨床的に重要な変化は起こらなかった。観察では，赤血球，ヘモグロビン，ヘマトクリット，血小板のわずかな減少，そしてナトリウム，血中尿素窒素，クレアチニンの増加と共に，400mgの用量で立位の収縮血圧および平均動脈圧の低下がみられた（Modaghegh et al. 2008）。

動物の薬理学的研究　確認されなかった。

*In vitro*の薬理学的研究　カルシウムチャンネルの抑制効果は，1または5%濃度のサフラン含水エタノール抽出物で処置した，摘出したモルモットの心臓で観察されたが，0.1%および0.5%濃度では観察されなかった（Boskabady et al. 2008）。

クロセチンは，ADPまたはコラーゲンによって誘導された血小板凝集に対し用量依存的な阻害を示したが，アラキドン酸には示さなかった（Yang et al. 2008）。

IV. 妊婦と授乳婦

妊娠6～15日に1日当たり100mg/kgのサフラン抽出物を経口投与したマウスでは，臀部，中足骨，中手骨，指，胸骨の骨化の遅れが，妊娠18日目に摘出された胎児で観察された。主要な先天性奇形はなく，胎児の体重減少が観察された（Golalipoor et al. 2006, 2008）。

授乳期間中におけるサフランの安全性に関する情報は確認されなかった。

V. 毒性研究

急性毒性

げっ歯類に対するサフランのLD_{50}は，20.7g/kgと報告されている（Nair et al. 1995）。マウスに対するサフランのエタノール抽出物のLD_{50}は，600mg/kg以上と報告されている（Nair et al. 1991）。ヒトに対するサフランの致死量は20gであると報告されている（Wichtl 2004）。

短期毒性

0.35，0.70，1.05g/kgのサフロンのエタノール抽出物を14日間経口投与したラットでは，ヘモグロビン値，ヘマトクリット，総赤血球数の用量依存的な減少，総白血球数の増加が観察された。またAST，ALT，尿素，尿酸，クレアチニン値の用量依存的な増加も示された。顕微鏡観察では，軽度から重度の肝臓と腎臓の組織損傷を明らかにした（Mohajeri et al. 2007）。

亜慢性毒性

週1回400mg/kgのクロシンを13週間皮下投与したラットでは，腎臓において急性尿細管壊死が発見され，わずかな腎毒性の兆候が血清の生化学的検査によって確認された（Garcia-Olmo et al. 1999）。

遺伝毒性

サフランの酢酸エチル，メタノールまたは水抽出物の変異原性活性は，代謝活性化の有無に関わらず，ネズミチフス菌TA98株とTA100株を使用したサルモネラ/ミクロソームアッセイで観察されなかった（Yamamoto et al. 1982）。

サフロンの2:1でのクロロホルム-メタノール抽出物の変異原性活性は，ブタの腎臓細胞および100mg/plateの濃度で処置した胎盤栄養膜細胞で観察されなかった（Rockwell and Raw 1979）。

抗変異原性活性は，20，40，80mg/kgのサフランの水抽出物を，既知の変異原物質の投与の5日前に3回，経口投与したマウスで観察された（Premkumar et al. 2001, 2006）。サフランの抗変異原性活性は，25，50，100mg/kgの投与量でのマウス骨髄小核試験（Premkumar et al. 2003），およびネズミチフス菌TA98株のエイムス試験で観察された（Abdullaev et al. 2003）。

参考文献

Abdullaev, F.I., L. Riveron-Negrete, H. Caballero-Ortega, et al. 2003. Use of in vitro assays to assess the potential antigenotoxic and cytotoxic effects of saffron (*Crocus sativus* L.). *Toxicol. In Vitro* 17(5-6):731-736.

Bensky, D., S. Clavey, and E. Stöger. 2004. *Chinese herbal medicine: Materia medica*. 3rd ed. Seattle: Eastland Press.

Boskabady, M.H., M.N. Shafei, A. Shakiba, and H.S. Sefidi. 2008. Effect of aqueous-ethanol extract from *Crocus sativus* (saffron) on guinea-pig isolated heart. *Phytother. Res.* 22(3):330-334.

Chadha, Y. 1988. *The wealth of India: A dictionary of Indian raw materials and industrial products*. Delhi: Council of Scientific and Industrial Research.

Frank, A. 1961. Purpura resulting from artificial abortion. *Dtsch. Med. Wochenschr.* 86:1618.

Frohne, D., and H.J. Pfänder. 2000. *A colour atlas of poisonous plants: A handbook for pharmacists, doctors, toxicologists, biologists and veterinarians*. 2nd ed. London: Manson.

Garcia-Olmo, D.C., H.H. Riese, J. Escribano, et al. 1999. Effects of long-term treatment of colon adenocarcinoma with crocin, a carotenoid from saffron (*Crocus sativus* L.): An experimental study in the rat. *Nutr. Cancer* 35(2):120-126.

Golalipoor, M.J., V. Khori, and M. Afshar. 2006. Teratogenic effect of saffron on mice. *Reprod. Toxicol.* 22(2):272.

Golalipour, M.J., A.M. Gharravi, S. Ghafari, M. Afshar, and V. Khori. 2008. Effects of *Crocus sativus* on the fetal development of NMRI mice. *Saudi Med. J.* 29(2):309-310.

List, P.H., and H. Hörhammer. 1973. *Hagers handbuch der pharmazeutischen praxis*. Berlin: Springer.

Modaghegh, M.H., M. Shahabian, H.A. Esmaeili, O. Rajbai, and H. Hosseinzadeh. 2008. Safety evaluation of saffron (*Crocus sativus*) tablets in healthy volunteers. *Phytomedicine* 15(12):1032-1037.

Mohajeri, D., G. Mousavi, M. Mesgari, Y. Doustar, and M.H.K. Nouri. 2007. Subacute toxicity of *Crocus sativus* L. (saffron) stigma ethanolic extract in rats. *Am. J. Pharmacol. Toxicol.* 2(4):189-193.

Nair, S.C., S.K. Kurumboor, and J.H. Hasegawa. 1995. Saffron chemoprevention in biology and medicine: A review. *Cancer Biother.* 10(4):257-264.

Nair, S.C., B. Panikkar, and K.R. Panikkar. 1991. Antitumour activity of saffron. *Cancer Lett.* 57(2):109-114.

Premkumar, K., S.K. Abraham, S.T. Santhiya, P.M. Gopinath, and A. Ramesh. 2001. Inhibition of genotoxicity by saffron (*Crocus sativus* L.) in mice. *Drug Chem. Toxicol.* 24(4):421-428.

Premkumar, K., S.K. Abraham, S.T. Santhiya, and A. Ramesh. 2003. Inhibitory effects of aqueous crude extract of saffron (*Crocus sativus* L.) on chemical-induced genotoxicity in mice. *Asia Pac. J. Clin. Nutr.* 12(4):474-476.

Premkumar, K., C. Thirunavukkarasu, S.K. Abraham, S.T. Santhiya, and A. Ramesh. 2006. Protective effect of saffron (*Crocus sativus* L.) aqueous extract against genetic damage induced by anti-tumor agents in mice. *Hum. Exp. Toxicol.* 25(2):79-84.

Rockwell, P., and I. Raw. 1979. A mutagenic screening of various herbs, spices, and food additives. *Nutr. Cancer* 1:10-15.

Tang, W., and G. Eisenbrand. 1992. *Chinese drugs of plant origin: Chemistry, pharmacology, and use in traditional and modern medicine*. New York: Springer.

Wichtl, M. 2004. *Herbal drugs and phytopharmaceuticals: A handbook for practice on a scientific basis*. 3rd ed. Boca Raton, FL: CRC Press.

Yamamoto, H., T. Mizutani, and H. Nomura. 1982. Studies on the mutagenicity of crude drug extracts. I. *Yakugaku Zasshi* 102:596-601.

Yang, L., Z. Qian, Y. Yang, et al. 2008. Involvement of Ca^{2+} in the inhibition by crocetin of platelet activity and thrombosis formation. *J. Agric. Food Chem.* 56(20):9429-9433.

Cullen corylifolium (L.) Medik. マメ科

一般名：ホコツシ

英　名：psoralea

和　名：オランダビユ

異　名：*Psoralea corylifolia* L.

アーユルヴェーダ名：*bakuchi*

中国名：補骨脂（*bu gu zhi*）（果実）

別　名：Malaytea scurfpea，scurfy pea

使用部位：種子

安全性クラス：2b

相互作用クラス：A

禁忌　妊娠中は，医療従事者監督下以外での使用禁止(Chen et al. 2007)。

他の注意事項　知見なし

薬やサプリメントとの相互作用　知見なし

注意　光感作薬（Chang and But 1986; Innocenti et al. 1977; Maurice and Cream 1989），付録2参照。

有害事象と副作用　ホコツシの経口使用後に，皮膚へのアレルギー反応が報告されている（Bensky et al. 2004)。

ホコツシは，外用したときに光毒性を引き起こすことが知られている化合物を含むが（Epstein 1999; Innocenti et al. 1977)，ホコツシの摂取による光毒性の反応は中国の文献では報告されていない（Bensky et al. 2004)。ホコツシの摂取後の光毒性の1つの症例が他の文献で確認され，その症例はホコツシの過剰な（1日30g）長期使用に関連があった(Maurice and Cream 1989)。

薬理学的考察　知見なし

妊婦と授乳婦　中国伝統医学のある文献では，ホコツシは時々流産を防ぐために使用されたことを示したが（Bensky et al. 2004)，別のテキストでは，ホコツシの妊娠中の使用に対し注意を示している（Chen and Chen 2004)。この情報に基づいて，妊娠中は有資格の医療従事者監督下以外での使用を推奨しない。

授乳期間中におけるホコツシの安全性は不明である。本書では，授乳期間中の使用について問題は確認されなかったが，最終的な安全性は確立されていない。

レビュー詳細

I. 薬やサプリメントとの相互作用

薬やサプリメントとの相互作用の臨床試験
　確認されなかった。
被疑薬やサプリメントとの相互作用の症例報告
　確認されなかった。
薬やサプリメントとの相互作用の動物試験
　確認されなかった。

II. 有害事象

有害事象の症例報告　光過敏性が，白斑のある30歳の男性で報告された。男性は，1日当たり30gの粉末種子から調整された浸剤を約6か月間飲んでいた（Maurice and Cream 1989）。この症例の30gは過剰摂取であり，中国医学での標準用量は4.5～9g，アーユルヴェーダ医学の標準用量は1～3gである（Bensky et al. 2004; Kapoor 2001）。

急性胆汁うっ滞性肝炎は，1時間ごとに1杯の紅茶と一緒にホコツシの不特定量を7週間飲んだ44歳の女性で報告された（Nam et al. 2005）。中国伝統医学の文献では，ホコツシの有害作用は，通常の用量範囲（煎剤で4.5～9g）では予測されない（Bensky et al. 2004）。ホコツシの過剰摂取は，めまい，全身衰弱，視力障害，呼吸促拍，嘔吐と関連があった。過剰摂取の重症の場合は，吐血，意識消失，昏睡と関連がある（Bensky et al. 2004）。

アレルギー反応が，ホコツシ製剤の経口および注入後に報告されている（Bensky et al. 2004; Chen and Chen 2004）。

III. 薬理学および薬物動態学

ヒトの薬理学的研究　確認されなかった。
動物の薬理学的研究　ホコツシから抽出されたソラレンおよびアンゲリシンは，モルモットへの局所適用後に，光感作作用を示した（Innocenti et al. 1977）。

肝臓酵素および肝CYP450の変化は，イソソラレンを6日間投与したマウスで観察されなかった（Bickers et al. 1982）。

ストレス誘発性のMAO-AおよびMAO-Bの増加の抑制は，1日当たり30または50mg/kgのホコツシからの総フラノクマリンを21日間経口投与したマウスで観察され，ホコツシは，慢性的な軽度のストレスにより誘導された生化学的変化を抑制した（Chen et al. 2007）。

子宮重量の変化は，1日当たり25または50mg/kgのホコツシの含水エタノール抽出物を3か月間経口投与した，卵巣摘出ラットで観察されなかった。1日当たり5μ/kgのエストロゲンを投与した対照群でのラットは，子宮重量が有意に高く，ホコツシのエストロゲン活性の欠如を示唆した（Tsai et al. 2007）。

*In vitro*の薬理学的研究　ソラレンおよびイソソラレンは，MAO-B活性を超えて優先的にMAO-A活性を阻害し，ラットの脳ミトコンドリアでモノアミンオキシダーゼ（MAO）活性を阻害した。この阻害は，用量依存的かつ可逆的であることが見出された。MAO-Aの半抑制濃度値はソラレンで15.2 μ*M*で，イソソラレンで9.0 μ*M*であった。MAO-Bの半抑制濃度値はイソソラレンで61.8μ*M*であった（Kong et al. 2001）。

ソラレンおよびイソソラレンは，HeLa細胞分析における選択的ER-αアゴニストであった。これらの化合物は，エストロゲン受容体陽性乳癌細胞（MCF-7）の増殖を促進した。ホコツシの他の化合物は，ER-βアゴニストであった（Xin et al. 2010）。

ホコツシのエタノール抽出物は，ヒトエストロゲン受容体発現プラスミドおよびレポータープラスミドの両方を有する組換え型酵母系でエストロゲン活性を示した（Zhang et al. 2005）。

アラキドン酸，コラーゲン，血小板活性化因子によって誘導された血小板凝集の阻害が，ホコツシのメタノール抽出物で処理したウサギの血小板で観察された（Tsai et al. 1996）。

IV. 妊婦と授乳婦

中国伝統医学のある文献では，ホコツシは時々流産を防ぐために使用されたことを示したが（Bensky et al. 2004），別の文献では，ホコツシの妊娠中の使用に注意を示している（Chen and Chen 2004）。

ホコツシの非けん化画分を1日当たり60または90mgの用量で皮下投与されたラットでは，胚着床の減少や，再吸収の増加が観察された（Khan and Samad 1975）。

授乳期間中におけるホコツシの安全性に関する情報は確認されなかった。

V. 毒性研究

急性毒性
マウスに対するホコツシ精油のLD_{50}は38g/kgである（Zhu 1998）。マウスに対するホコツシからの化合物の経口LD_{50}は，イソソラレンで180mg/kgおよびバクチオールで2.3mg/kgである（Zhu 1998）。

マウスに対するホコツシの*n*-ヘキサン抽出物のエーテル-アセトン画分のLD_{50}は，経口投与において400mg/kgまでの用量で決定することができなかった（Latha and Panikkar 1999）。

ホコツシのエタノール抽出物10g/kgの単回用量を経口投与した雄ラットでは，血清テストステロンおよびFSHレベルの減少が，投与後3日と7日で特定の生殖細胞の発達の変性を先行した（Takizawa et al. 2004）。

1日当たり50，100，200mg/kgのイソソラレンを3日間経口投与したマウスで，有害作用は観察されなかった（Zhu 1998）。

亜慢性毒性

毎日ホコツシのエタノール抽出物を0.375，0.75，1.5，3.0％を含む餌を90日間与えたラットで，1.5％と3.0％の群において精巣の重量，および3.0％の群で卵巣の重量が，対照群よりも有意に少なかった。病理組織学的検査では，1.5および3.0％の群で，輸精管萎縮，精巣でのライディッヒ細胞の萎縮，貯精嚢および精巣での上皮細胞の萎縮を明らかにした。雌では，卵巣での卵胞の壊死に関連する黄体数の減少が，1.5％および3.0％の群で観察された（Takizawa et al. 2002）。ホコツシの精巣への影響について病理学的ターゲットを明確にするために，ホコツシ抽出物を3％含む餌を最大12週間ラットに与えた。ライディッヒ細胞萎縮に関連した偽管状変性は，血清テストステロンおよびFSH値の減少に伴って観察された（Takizawa et al. 2004）。

肝臓や腎臓の機能，心電図，内臓の組織学における変化は，1日当たり10～100 mg/kgのイソソラレンを14日間経口投与したイヌで観察されなかった（Zhu 1998）。

1日当たり1ml/kgまでの用量のバクチオールを1～4週間経口投与したマウスで，進行性の腎障害が観察されたが，他の臓器における病理学的変化は報告されなかった（Zhu 1998）。

参考文献

Bensky, D., S. Clavey, and E. Stöger. 2004. *Chinese herbal medicine: Materia medica.* 3rd ed. Seattle: Eastland Press.

Bickers, D.R., H. Mukhtar, S.J. Mulica, and M.A. Pathak. 1982. The effect of psoralens on hepatic and cutaneous drug metabolizing enzymes and cytochrome P-450. *J. Invest. Dermatol.* 79(3):201-205.

Chang, H.-M., and P.P.H. But. 1986. *Pharmacology and applications of Chinese materia medica.* English ed. Singapore, Philadelphia: World Scientific.

Chen, J.K., and T.T. Chen. 2004. *Chinese medical herbology and pharmacology.* City of Industry, CA: Art of Medicine Press.

Chen, Y., H.D. Wang, X. Xia, et al. 2007. Behavioral and biochemical studies of total furocoumarins from seeds of *Psoralea corylifolia* in the chronic mild stress model of depression in mice. *Phytomedicine* 14(7-8):523-529.

Epstein, J.H. 1999. Phototoxicity and photoallergy. *Semin. Cutan. Med. Surg.* 18(4):274-284.

Innocenti, G., F. Dall'Acqua, A. Guiotto, and G. Caporale. 1977. Investigation on skin photo sensitizing activity of various kinds of psoralea. *Planta Med.* 31(2):151-155.

Kapoor, L.D. 2001. *Handbook of Ayurvedic medicinal plants.* Boca Raton, FL: CRC Press.

Khan, Z., and F. Samad. 1975. Anti-fertility properties of the non-saponified fraction of seeds of *Psoralea corylifolia* in the adult female rats. *Pak. J. Sci. Indust. Res.* 18(1-2):54-56.

Kong, L.D., R.X. Tan, A.Y.H. Woo, and C.H.K. Cheng. 2001. Inhibition of rat brain monoamine oxidase activities by psoralen and isopsoralen: Implications for the treatment of affective disorders. *Pharmacol. Toxicol.* 88(2):75-80.

Latha, P.G., and K.R. Panikkar. 1999. Inhibition of chemical carcinogenesis by *Psoralea corylifolia* seeds. *J. Ethnopharmacol.* 68(1-3):295-298.

Maurice, P.D., and J.J. Cream. 1989. The dangers of herbalism. *Br. Med. J.* 299:1204.

Nam, S.W., J.T. Baek, D.S. Lee, et al. 2005. A case of acute cholestatic hepatitis associated with the seeds of *Psoralea corylifolia* (boh-gol-zhee). *Clin. Toxicol.* 43(6):589-591.

Takizawa, T., T. Imai, K. Mitsumori, et al. 2002. Gonadal toxicity of an ethanol extract of *Psoralea corylifolia* in a rat 90-day repeated dose study. *J. Toxicol. Sci.* 27(2):97-105.

Takizawa, T., K. Mitsumori, H. Takagi, et al. 2004. Sequential analysis of testicular lesions and serum hormone levels in rats treated with a *Psoralea corylifolia* extract. *Food Chem. Toxicol.* 42(1):1-7.

Tsai, M.H., G.S. Huang, Y.C. Hung, et al. 2007. *Psoralea corylifolia* extract ameliorates experimental osteoporosis in ovariectomized rats. *Am. J. Chin. Med.* 35(4):669-680.

Tsai, W.J., W.C. Hsin, and C.C. Chen. 1996. Antiplatelet flavonoids from seeds of *Psoralea corylifolia*. *J. Nat. Prod.* 59(7):671-672.

Xin, D., H. Wang, J. Yang, et al. 2010. Phytoestrogens from *Psoralea corylifolia* reveal estrogen receptor-subtype selectivity. *Phytomedicine* 17(2):126-131.

Zhang, C.Z., S.X. Wang, Y. Zhang, J.P. Chen, and X.M. Liang. 2005. *In vitro* estrogenic activities of Chinese medicinal plants traditionally used for the management of menopausal symptoms. *J. Ethnopharmacol.* 98(3):295-300.

Zhu, Y.-P. 1998. *Chinese materia medica: Chemistry, pharmacology and applications* Amsterdam: Harwood Academic Publishers.

Cuminum cyminum L. セリ科

一般名：クミン

英　名：cumin

アーユルヴェーダ名：*jiraka*

使用部位：果実（一般に"種子"として知られる部分）

安全性クラス：1

相互作用クラス：A

禁忌　知見なし

他の注意事項　クミンは，腎臓の炎症や腎臓の炎症の既往がある人には注意して使用すべきである（Gachkar et al. 2007; Rong and Zi-Tao 2004）。

薬やサプリメントとの相互作用　知見なし

注釈　このハーブにとっての懸念は，一般的に料理で使用される低用量とは対照的に，治療目的で使用される比較的高用量に基づいており，スパイスとしての使用には関連していない。

有害事象と副作用　クミンに対するアナフィラキシー反応を含むアレルギー反応が報告されている（Anliker et al. 2002; Boxer et al. 1997; Stager et al. 1991）。

薬理学的考察　動物研究では，クミンは，薬物リファンピシンの血漿濃度を増加させたことが示された（Sachin et al. 2007）。動物研究では，クミン種子のエストロゲン活性を示唆した（Al-Khamis et al. 1988; Malini and Vanithakumari 1987）。

妊婦と授乳婦　動物研究では，クミンの大量投与は，避妊作用を持つことが示されている（Al-Khamis et al. 1988; Garg 1976）。

授乳期間中におけるクミンの安全性は不明である。本書では，授乳期間中の使用に関する問題は確認されなかったが，最終的な安全性は確立されていない。

レビュー詳細

I. 薬やサプリメントとの相互作用

薬やサプリメントとの相互作用の臨床試験

確認されなかった。

被疑薬やサプリメントとの相互作用の症例報告

確認されなかった。

薬やサプリメントとの相互作用の動物試験

リファンピシンの血漿濃度の上昇は，リファンピシン40mg/kgと一緒にクミンの水-エタノール抽出物を16mg/kg経口投与したマウスで観察された。その作用はフラボノイド配糖体に起因するものであり，配糖体の透過増強作用によるものと仮定された（Sachin et al. 2007）。

II. 有害事象

有害事象の症例報告　クミンへのアナフィラキシー反応が報告されている（Boxer et al. 1997）。ヨモギ-スパイス症候群を持つ人もクミンに陽性反応を示している（Anliker et al. 2002; Stager et al. 1991）。

III. 薬理学および薬物動態学

ヒトの薬理学的研究　確認されなかった。

動物の薬理学的研究　骨損失の減少は，1日当たり1g/kgのクミンのメタノール抽出物を10週間経口投与した，エストロゲン欠乏誘発性骨粗鬆症のある卵巣切除ラットで観察された（Shirke et al. 2008）。

1日当たり10，20，25μg/kgのクミンのアセトン抽出物を10日間経口投与した卵巣摘出ラットで，発情が誘発された。20または25μg/kgの用量を投与したラットで，子宮重量および子宮内膜のタンパク質濃度の増加が観察された（Malini and Vanithakumari 1987）。

*In vitro*の薬理学的研究　確認されなかった。

IV. 妊婦と授乳婦

クミンの水抽出物を250または500mg/kg経口投与したラットでは，妊娠8～12日目に抽出物を投与された場合に，軽度の流産作用が観察された。クミンはまた，発情周期の発情前期と発情期において，エストラジオール-17βの血漿濃度を増加させた（Al-Khamis et al. 1988）。

クミンのアルコール抽出物を投与したラットでは，150mg/kgの用量で，100%の避妊作用が観察された（Garg 1976）。

アラブ首長国連邦での母親に対する調査では，クミンは一般的に，泣いている乳幼児を落ち着かせるために使用されるスパイスの1つであることが示された（Abdulrazzaq et al. 2009）。

授乳期間中におけるクミンの安全性に関する情報は確認されなかった。

V. 毒性研究

急性毒性

クミンのエタノール抽出物の経口LD_{50}は，3g/kgまでの用量で決定できなかった（Shah et al. 1989）。

短期毒性

クミンを2または10%含む餌を6週間与えたラットで，処置の3週間後に10%の群で，血液学的変化が観察された。これらの変化はヘモグロビン濃度，赤血球，血中血球容積，平均赤血球ヘモグロビン濃度の減少，また，白血球およびリンパ球の増加を含んだ。処置の6週間後には，赤血球系の変化は持続したが，白血球およびリンパ球の値は減少した。成長と腸肝循環による腎障害の減損も10%の群で観察された。血液学的変化は，2%の群では観察されなかった（Haroun et al. 2002）。

亜慢性毒性

1日当たり100mg/kgのクミンのエタノール抽出物を90日間経口投与したラットで，30%が尾部に傷や潰瘍が発症し，15%が脱毛になり，未処置の対照群で死亡した10%と比較して，25%のラットが90日目までに死亡した。ヘモグロビンの増加があり，臓器重量の変化は観察されなかった（Shah et al. 1989）。

遺伝毒性
クミンの水抽出物の変異原性活性は，ネズミチフス菌株で観察されなかった（Sivaswamy et al. 1991）。マウスの小核試験では，クミンは，化学的に誘発される遺伝毒性の用量依存的な阻害を示した（Abraham et al. 1998）。

参考文献

Abdulrazzaq, Y.M., A. Al Kendi, and N. Nagelkerke. 2009. Soothing methods used to calm a baby in an Arab country. *Acta Paediatr.* 98(2):392-396.

Abraham, S.K., S.P. Singh, and P.C. Kesavan. 1998. In vivo antigenotoxic effects of dietary agents and beverages co-administered with urethane: Assessment of the role of glutathione *S*-transferase activity. *Mutat. Res.* 413(2):103-110.

Al-Khamis, K.I., M.A. Al-Said, M.W. Islam, et al. 1988. Antifertility anti-implantation and abortifacient activity of the aqueous extract of *Cuminum cyminum*. *Fitoterapia* 59(1):5-10.

Anliker, M.D., S. Borelli, and B. Wuthrich. 2002. Occupational protein contact dermatitis from spices in a butcher: A new presentation of the mugwort-spice syndrome. *Contact Dermat.* 46(2):72-74.

Boxer, M., M. Roberts, and L. Grammer. 1997. Cumin anaphylaxis: A case report. *J. Allergy Clin. Immunol.* 99(5):722-723.

Gachkar, L., D. Yadegari, M.B. Rezaei, et al. 2007. Chemical and biological characteristics of *Cuminum cyminum* and *Rosmarinus officinalis* essential oils. *Food Chem.* 102(3):898-904.

Garg, S.K. 1976. Antifertility screening of plants: Effect of four indigenous plants on early pregnancy in female albino rats. *Indian J. Med. Res.* 64(8):1133-1135.

Haroun, E.M., O.M. Mahmoud, and S.E. Adam. 2002. Effect of feeding *Cuminum cyminum* fruits, *Thymus vulgaris* leaves or their mixture to rats. *Vet. Hum. Toxicol.* 44(2):67-69.

Malini, T., and G. Vanithakumari. 1987. Estrogenic activity of *Cuminum cyminum* in rats. *Indian J. Exp. Biol.* 25(7):442-444.

Rong, L., and J. Zi-Tao. 2004. Chemical composition of the essential oil of *Cuminum cyminum* L. from China. *Flav. Frag. J.* 19(4):311-313.

Sachin, B.S., S.C. Sharma, S. Sethi, et al. 2007. Herbal modulation of drug bioavailability: Enhancement of rifampicin levels in plasma by herbal products and a flavonoid glycoside derived from *Cuminum cyminum*. *Phytother. Res.* 21(2):157-163.

Shah, A.H., S. Qureshi, M. Tariq, and A.M. Ageel. 1989. Toxicity studies on six plants used in the traditional Arab system of medicine. *Phytother. Res.* 3(1):25-29.

Shirke, S.S., S.R. Jadhav, and A.G. Jagtap. 2008. Methanolic extract of *Cuminum cyminum* inhibits ovariectomy-induced bone loss in rats. *Exp. Biol. Med.* 233(11):1403-1410.

Sivaswamy, S.N., B. Balachandran, S. Balanehru, and V.M. Sivaramakrishnan. 1991. Mutagenic activity of south Indian food items. *Indian J. Exp. Biol.* 29(8):730-737.

Stager, J., B. Wuthrich, and S.G. Johansson. 1991. Spice allergy in celery-sensitive patients. *Allergy* 46(6):475-478.

Curculigo orchioides Gaertn.

キンバイザサ科

一般名：センボウ
英　名：curculigo
和　名：キンバイザサ
中国名：仙茅（*xian mao*）（根茎）
別　名：golden eye grass
使用部位：根茎

安全性クラス：2b, 2d
相互作用クラス：A

禁忌　妊娠中は，医療従事者監督下以外での使用禁止（Tarafder 1983）。

長期使用禁止，推奨用量を超えないこと（Bensky et al. 2004; Chen and Chen 2004）。

他の注意事項　知見なし

薬やサプリメントとの相互作用　薬理学的考察参照。

標準用量　煎剤3～10g（Bensky et al. 2004; Chen and Chen 2004），最大で1日12g（Bensky et al. 2004）。

有害事象と副作用　高用量投与は，冷や汗，手足のしびれ，舌の腫れ，興奮，意識消失と関連がある（Bensky et al. 2004）。

薬理学的考察　動物研究では，センボウは血糖値の調節を変化させる可能性があることを示した。糖尿病を持つ人は，使用前に有資格の医療従事者に相談し，血糖値を厳密に測定することを勧める（Madhavan et al. 2007）。

動物研究では，センボウは免疫調節活性があり，免疫抑制剤の作用を弱める可能性があることを示した（Bafna and Mishra 2006; Zhu 1998）。

センボウのエストロゲン活性に関する結果は矛盾しており，エストロゲン活性を示す報告（Vijayanarayana et al. 2007）がある一方，エストロゲン活性の欠如を示す報告（Cao et al. 2008）がある。双方とも動物を対象としている。

妊婦と授乳婦　インド北部における民族植物学の調査では，センボウは伝統的に堕胎薬として使用されていたことを示した（Tarafder 1983）。この情報に基づいて，妊娠中は有資格の医療従事者監督下以外での使用を推奨しない。

授乳期間中におけるセンボウの安全性は不明である。本書では，授乳期間中の使用に関する問題は確認されなかったが，最終的な安全性は確立されていない。

レビュー詳細

I. 薬やサプリメントとの相互作用

薬やサプリメントとの相互作用の臨床試験
確認されなかった。

被疑薬やサプリメントとの相互作用の症例報告
確認されなかった。

薬やサプリメントとの相互作用の動物試験
確認されなかった。

II. 有害事象

有害事象の症例報告　多量投は，冷や汗，手足のしびれ，舌の腫れ，興奮，意識消失と関連がある（Bensky et al. 2004)。

III. 薬理学および薬物動態学

ヒトの薬理学的研究　確認されなかった。

動物の薬理学的研究　シクロホスファミド誘導の免疫抑制のあるマウスで，1日当たり50〜800mg/kgのセンボウのメタノール抽出物を13日間経口投与した場合，体液の抗体価，遅延型過敏症，白血球のレベルに用量依存性の増加をもたらした（Bafna and Mishra 2006)。

シクロホスファミド誘導の免疫抑制のあるマウスで，センボウの10または20g/kgの経口投与は，腹腔マクロファージを増加させ，シクロホスファミドの免疫抑制作用を妨害した（Zhu 1998)。

卵巣摘出ラットに対し，1日当たり300，600，1200mg/kgのセンボウのエタノール抽出物を7日間経口投与した場合，対照群と比較して，膣の角質化の割合，子宮の湿重量，子宮グリコーゲン含有量の増加，そして子宮内膜の増殖性が観察された（Vijayanarayana et al. 2007)。

1日当たり0.5，1.0，2.0g/kgのセンボウ抽出物を12週間胃内投与された卵巣摘出ラットで，骨損失の減少が観察された。体重または子宮重量に影響は及ぼさなかった（Cao et al. 2008)。

1日当たり0.5または1.0g/kgのセンボウのアルコールまたは水抽出物を21日間経口投与したラットで，血糖値の低下が観察された（Madhavan et al. 2007)。

*In vitro*の薬理学的研究　確認されなかった。

IV. 妊婦と授乳婦

インド北部における民族植物学の調査では，センボウは伝統的に堕胎薬として使用されていたことを示した（Tarafder 1983)。

授乳期間中におけるセンボウの安全性に関する情報は確認されなかった。

V. 毒性研究

急性毒性

マウスに対するセンボウのLD_{50}は，経口投与において150g/kgまでの用量で決定することができなかった（Chen and Chen 2004)。

参考文献

Bafna, A.R., and S.H. Mishra. 2006. Immunostimulatory effect of methanol extract of *Curculigo orchioides* on immunosuppressed mice. *J. Ethnopharmacol.* 104(1-2):1-4.

Bensky, D., S. Clavey, and E. Stöger. 2004. *Chinese herbal medicine: Materia medica.* 3rd ed. Seattle: Eastland Press.

Cao, D.P., Y.N. Zheng, L.P. Qin, et al. 2008. *Curculigo orchioides*, a traditional Chinese medicinal plant, prevents bone loss in ovariectomized rats. *Maturitas* 59(4):373-380.

Chen, J.K., and T.T. Chen. 2004. *Chinese medical herbology and pharmacology.* City of Industry, CA: Art of Medicine Press.

Madhavan, V., R. Joshi, A. Murali, and S.N. Yoganarasimhan. 2007. Antidiabetic activity of *Curculigo orchioides* root tuber. *Pharmaceut. Biol.* 45(1):18-21.

Tarafder, C.R. 1983. Ethnogynecology in relation to plants 2. Plants used for abortion. *J. Econ. Taxon. Bot.* 4(2):507-516.

Vijayanarayana, K., R.S. Rodrigues, K.S. Chandrashekhar, and E.V. Subrahmanyam. 2007. Evaluation of estrogenic activity of alcoholic extract of rhizomes of *Curculigo orchioides. J. Ethnopharmacol.* 114(2):241-245.

Zhu, Y.-P. 1998. *Chinese materia medica: Chemistry, pharmacology and applications.* Amsterdam: Harwood Academic Publishers.

Curcuma zedoaria (Christm.) Roscoe　ショウガ科

一般名：ゼドアリー

英　名：zedoary

生薬名：［局］（根茎を通常湯通ししたもの）ガジュツ（莪迷）

アーユルヴェーダ名：*karchura*

中国名：我朮（*e zhu*）（根茎）

使用部位：根茎

安全性クラス：2b, 2d

相互作用クラス：A

禁忌　妊娠中は，医療従事者監督下以外での使用禁止（Bensky et al. 2004; Chen and Chen 2004）。月経過多の場合使用中止（Bensky et al. 2004; Chen and Chen 2004）。

他の注意事項　知見なし

薬やサプリメントとの相互作用　知見なし

注釈　このハーブにとっての懸念と分類は，一般的に料理で使用される低用量とは対照的に，治療目的で使用される比較的高用量に基づいており，スパイスとしての使用には関連していない。

Curcuma（ウコン属）の他の種は，ゼドアリーの元として互換的に使用される（Bensky et al. 2004; Chen and Chen 2004; PPRC 2005）。

有害事象と副作用　知見なし

薬理学的考察　ゼドアリーの抽出物は，*in vitro*で血小板結合を阻害している（Han et al. 1995）。この作用は理論上のものであり，相互作用に関しては文書化されていないが，中国伝統医学の文献では，ゼドアリーは抗凝固剤や抗血小板薬を服用している場合には注意して使用すべきと示している（Chen and Chen 2004）。

妊婦と授乳婦　中国伝統医学の文献では，ゼドアリーは妊娠中に使用すべきではないと示している（Bensky et al. 2004; Chen and Chen 2004）。この情報に基づいて，妊娠中は有資格の医療従事者監督下以外での使用を推奨しない。

授乳期間中におけるゼドアリーの安全性は不明である。本書では，授乳期間中の使用について問題は確認されなかったが，最終的な安全性は確立されていない。

レビュー詳細

I. 薬やサプリメントとの相互作用

薬やサプリメントとの相互作用の臨床試験

確認されなかった。

被疑薬やサプリメントとの相互作用の症例報告

確認されなかった。

薬やサプリメントとの相互作用の動物試験

確認されなかった。

II. 有害事象

有害事象の症例報告　確認されなかった。

III. 薬理学および薬物動態学

ヒトの薬理学的研究　確認されなかった。

動物の薬理学的研究　確認されなかった。

In vitroの薬理学的研究　薬物代謝酵素CYP3A4の阻害は，ゼドアリーのメタノール抽出物で処理したヒト腸上皮（Caco-2）細胞で観察された。抽出物の50%阻害濃度（IC_{50}）は，0.014 mg/mlであった（Hou et al. 2007）。ゼドアリーの抽出物は，薬物代謝酵素CYP1A1，CYP1A2，CYP2B1，CYP2B2，CYP2E1を阻害した（Jeong et al. 2002）。

薬物輸送体P-gpの活性の増加は，ゼドアリーのメタノール抽出物0.1mg/mlの濃度で処理されたヒト腸上皮（Caco-2）細胞で観察された（Hou et al. 2008）。

ウサギの血小板に対し，ゼドアリーフリーズドライ水抽出物200μ/mlで処置したところ，血小板活性化因子の結合阻害が観察された（Han et al. 1995）。

IV. 妊婦と授乳婦

中国伝統医学の文献では，ゼドアリーは妊娠中に使用すべきではないと示している（Bensky et al. 2004; Chen and Chen 2004）。

授乳期間中におけるゼドアリーの安全性に関する情報は確認されなかった。本書では，授乳期間中の使用について問題は確認されなかったが，最終的な安全性は確立されていない。

V. 毒性研究

急性毒性

マウスに対するゼドアリーのLD_{50}は，経口投与で147g/kg，筋肉注射で55g/kgである（Chen and Chen 2004）。

短期毒性

ゼドアリーから調合した高タンパク粉を320g/kg与えたラットでは，摂取開始6日後までにすべてのラットが死亡した。著者は，インドにおけるゼドアリーの伝統的な調整方法は，長時間，何度も水で洗浄しており，多くのタンパク質や他の水溶性の栄養素をほとんど取り除くプロセスであると指摘した（Latif et al. 1979）。

乾燥したゼドアリーを1日当たり400g/kg与えた離乳したてのラットでは，4日以内に40%が死亡した。同じく乾燥したゼドアリーを100または200g/kg与えた初生雛では，体重の減少が見られたが，20日間の試験期間を生き延びた（Latif et al. 1979）。

遺伝毒性

ゼドアリーの多糖画分の遺伝毒性活性は，S9での代謝活性化の有無に関わらず，エイムス試験では観察されなかった。同じ画分の染色体異常誘発活性は，代謝活性化の有無に関わらずチャイニーズハムスター肺線維芽細胞を使用した小核試験または染色体異常試験において観察されなかった（Kim et al. 2000）。

参考文献

Bensky, D., S. Clavey, and E. Stöger. 2004. *Chinese herbal medicine: Materia medica.* 3rd ed. Seattle: Eastland Press.

Chen, J.K., and T.T. Chen. 2004. *Chinese medical herbology and pharmacology*. City of Industry, CA: Art of Medicine Press.

Han, B.H., H.O. Yang, Y.H. Kang, and Y.N. Han. 1995. Screening of the inhibitory effects of herbal medicines on the platelet activating factor (PAF) binding: 35 selected herbal medicines based on folk medicinal informations. *J. Pharm. Soc. Korea* 39:10-13.

Hou, X.L., K. Takahashi, N. Kinoshita, et al. 2007. Possible inhibitory mechanism of *Curcuma* drugs on CYP3A4 in 1(alpha),25-dihydroxyvitamin D3 treated Caco-2 cells. *Int. J. Pharmaceut.* 337(1-2):169-177.

Hou, X.L., K. Takahashi, K. Tanaka, et al. 2008. *Curcuma* drugs and curcumin regulate the expression and function of P-gp in Caco-2 cells in completely opposite ways. *Int. J. Pharm.* 358(1-2):224-229.

Jeong, H.G., H.J. You, Y.S. Chang, et al. 2002. Inhibitory effects of medicinal herbs on cytochrome P450 drug metabolizing enzymes. *Korean J. Pharmacog.* 33(1):35-41.

Kim, K.I., J.W. Kim, B.S. Hong, et al. 2000. Antitumor, genotoxicity and anticlastogenic activities of polysaccharide from *Curcuma zedoaria*. *Mol. Cells* 10(4):392-398.

Latif, M.A., T.R. Morris, A.H. Miah, D. Hewitt, and J.E. Ford. 1979. Toxicity of shoti (Indian arrowroot: *Curcuma zedoaria*) for rats and chicks. *Br. J. Nutr.* 41 (1):57-63.

PPRC. 2005. *Pharmacopoeia of the People's Republic of China*. Beijing: People's Medical Publishing House.

Curcuma longa L.

ショウガ科

一般名：ターメリック

英　名：turmeric

和　名：ウコン

生薬名：局（根もしくは根のコルク層を除き，通常湯通ししたもの）ウコン（鬱金）

異　名：*Curcuma domestica* Valeton

アーユルヴェーダ名：*haridra*

中国名：姜黄（*jiang huang*）（根茎）

別　名：common turmeric, Indian saffron, yellow ginger

使用部位：根茎

安全性クラス：1

相互作用クラス：A

禁忌　知見なし

他の注意事項　知見なし

薬やサプリメントとの相互作用　知見なし

注釈　ターメリックはクルクミンを0.3～5.4%含む（Leung and Foster 1996）。市販のターメリック製品は，この通常のクルクミン割合による製品および，最大95%のクルクミノイドを含むように（クルクミンと他の類似の化合物を含む）追加されたものを含む。化合物による変化された濃度での製品は，ターメリックの伝統的な製剤とは異なる生理学的効果があることが予測されるだろう。

有害事象と副作用　ターメリック製品の局所適用後に，過敏な人で接触皮膚炎が報告されている（Hata et al. 1997; Nath and Thappa 2007; Sakurane et al. 1999）。

ヒトへの研究ではターメリックとクルクミンは，一般的に最大8gまでの用量で，良好な忍容性を示している。報告された有害事象は，吐き気や下痢を含んだ（Hsu and Cheng 2007）。

薬理学的考察　ハーブの安全性に関するいくつかの参考文献は，クルクミンを投与した人で観察された胆のう収縮（40mgの用量後に50%収縮）（Rasyid et al. 2002），クルクミンを投与したラットで観察された胆汁刺激作用（Bhat et al. 1984）が報告されたことにより（De Smet 1993），胆道閉塞のある人にターメリックの使用を禁止している（Brinker 2001; De Smet 1993; Mills and Bone 2005）。このような懸念は理論上であり，ターメリックにとっての臨床的根拠では，これらの懸念を支持および論破する報告はない。

ある研究では，クルクミンの高用量（100mg/kg）は，ラットで潰瘍を引き起こしたが，より低用量（50mg/kg）では潰瘍誘発活性を示さなかった（Gupta et al. 1980）。他の研究では，クルクミンは，中等量（80mg/kg）で強力な抗潰瘍活性を示した（Sivalingam et al. 2007; Swarnakar et al. 2005）。ターメリックの抽出物は，ヒト（3g用量）およびラット（500mg/kg用量）で抗潰瘍活性を示した（Prucksunand et al. 2001; Rafatullah et al. 1990）。

ターメリックおよびクルクミンの抗血小板活性は*in vitro*で報告されているが，ヒトおよび動物試験では確認されていない（Jantan et al. 2007; Shah et al. 1999; Srivastava 1989; Srivastava et al. 1995）。

妊婦と授乳婦　中国伝統医学の文献では妊娠中のターメリック根茎の使用に禁忌を示しているが（Bensky et al. 2004; Chen and Chen 2004），マウスにおける生殖への有害作用は，2世代試験で，クルクミンの高用量（1日当たり1g/kg）で観察されなかった（Ganiger et al. 2007）。生殖への以前の研究では，いくつかは着床の減少を示し（An 1998; Chen 1988; Garg 1974），他の研究では有害作用を示さず，いくつかの混合した結果を示している（Francis 2002; Govindarajan

1980; Vijayalaxmi 1980)。

クルクミンとその代謝物は，母乳に移行することが示されている（Singh et al. 1995, 1996）。

レビュー詳細

I. 薬やサプリメントとの相互作用

薬やサプリメントとの相互作用の臨床試験

確認されなかった。

被疑薬やサプリメントとの相互作用の症例報告

確認されなかった。

薬やサプリメントとの相互作用の動物試験

確認されなかった。

II. 有害事象

臨床試験で報告された有害事象　ターメリックとクルクミンの臨床試験のレビューでは，一般的に安全であり，1日当たり8gまでの用量を4か月間摂取したところ良好な忍容性があったことを示した。ヒトの薬理学的研究で報告された有害事象は（下記参照），頭痛，発疹，黄色便として報告された他の有害事象とともに，主に下痢または吐き気であった（Hsu and Cheng 2007）。

有害事象の症例報告　局所的に適用したターメリックベースのペーストであるクムクムは，皮膚炎の症例に関連がある（Nath and Thappa 2007）。

クルクミンとテトラヒドロクルクミンからの接触蕁麻疹の症例が報告されている（Fischer and Agner 2004; Lamb and Wilkinson 2003; Liddle et al. 2006; Thompson and Tan 2006）。日常的にスパイス粉末に暴露されたスパイスショップの労働者において，ターメリックのための陽性パッチテストで接触皮膚炎が報告された（Goh and Ng 1987）。

同様に，接触皮膚炎は，クルクミン食品着色料に暴露されたパスタ工場の労働者で報告された（Kiec-Swierczynska and recisz 1998）。ターメリックを含む局所軟膏を使っている個人で，接触皮膚炎の2つの症例が報告された。両方の個人のパッチテストでは，ターメリックとクルクミンの両方に感受性を示した（Hata et al. 1997; Sakurane et al. 1999）。

III. 薬理学および薬物動態学

ヒトの薬理学的研究　ターメリック標準化エキス（95%クルクミノイド）の単回用量の用量エスカレーション研究で，健常な被験者は0.5～8gの用量を投与された。許容値は，すべてのレベルで優れていると報告された。黄色便，下痢，頭痛，発疹を含む有害事象は，1gおよび上記の用量で報告された（Lao et al. 2006）。結腸直腸癌患者における用量エスカレーション研究では，1日当たり0.4～2.2gの間の用量のターメリック抽出物（36～180mgクルクミン）を最大4か月間摂取したところ，良好な忍容性があり用量制限毒性は観察されなかった。ターメリック抽出物440mgの29日間の摂取は，リンパ球グルタチオン-S-トランスフェラーゼ活性において59%の減少を伴ったが，高用量では観察されなかった（Sharma et al. 2001）。

ターメリック精油のヒトへの安全性研究では，血液，腎臓，肝臓のパラメータへの影響は，ターメリック精油を1日当たり3mlの用量で2か月間および1日当たり1.8mlの用量で1か月間投与された健常な被験者で観察されなかった。1人の被験者はアレルギー性皮膚発疹により研究の参加を中止した（Joshi et al. 2003）。

1日当たり2gの用量のクルクミノイドを7週間摂取したところ，良好な忍容性が報告された（Chainani-Wu et al. 2007）。1日当たり2gの用量でクルクミンを6か月間摂取したことろ，良好な忍容性があった（Hanai et al. 2006）。選択された癌のリスクが高い患者を対象とした，1日当たり1～12gのクルクミンの用量エスカレーション研究では，3か月間1日当たり最大8gまでの用量で毒性は観察されなかった。12gの投与量は，薬剤用量の多さのために患者に受け入れられないと報告された（Cheng et al. 2001）。

胆嚢の用量依存性の収縮は，クルクミンを20，40，80mg投与された健常な被験者で観察され，高用量でより大きな収縮を引き起こす原因となった（Rasyid et al. 2002）。

十二指腸や胃潰瘍患者では，1日当たり3gのターメリックを9週間投与したところ，患者の75%で潰瘍を消散させた（Prucksunand et al. 2001）。

ターメリックペーストは，伝統的に女性で不必要な毛の成長を防止するために局所的に適用されている（Rao and Kotagi 1984）。

動物の薬理学的研究　ラットに対し1日当たり100mgの用量のクルクミンを6日間投与した場合，胃潰瘍の形成を増加したが，50mgの用量では影響はなかった（Gupta et al. 1980）。逆に，500mg/kgの用量でのターメリックのエタノール抽出物は，ストレスまたは潰瘍を引き起こす化合物を投与されたラットで，有意な抗潰瘍性活性を有することが示された（Rafatullah et al. 1990）。

精巣重量および血清テストステロンの有意な減少は，1日当たり1mlの濃縮されたターメリックのエタノール抽出物（50mgの粉末に相当）を10日間皮下投与されたラットで観察された。肝臓，腎臓，および脾臓の形態の変化は観察されなかった（Rao and Kotagi 1984）。

*In vitro*の薬理学的研究　クルクミンは，アラキドン酸，コラーゲン，ADP誘発血小板凝集の有意な抗血小板活性を示した。半抑制濃度（IC_{50}）値はそれぞれ13.8，22.4，16.8μ*M*である（Jantan et al. 2007）。アラキドン酸誘発性血小板凝

集の阻害は，ターメリック抽出物で処理したヒト血小板で観察された（Srivastava 1989）。同様の研究では，クルクミンは，PAF-およびAA誘発性の血小板凝集を阻害したが，エピネフリン誘発性凝集は阻害しなかった。

クルクミンはまた，IC_{50}値70 μ*M*で血小板によるトロンボキサンA_2（TXA_2）の形成を阻害した。それは，TXA_2合成の阻害作用を伴うPAFおよびAA誘発性血小板凝集のクルクミン媒介優性阻害を示唆する（Shah et al. 1999）。第3の研究では，クルクミンは，コラーゲンおよびAA誘発性血小板凝集を阻害し，トロンボキサンB_2産生を阻害した（Srivastava et al. 1995）。

化合物のar-ツルメロンは，*in vitro*で，コラーゲンまたはアラキドン酸によって誘導される血小板凝集を阻害することが示されたが，血小板活性因子およびトロンビン誘発血小板凝集に対しての影響はなかった（Lee 2006）。

ラット肝細胞において，クルクミンは，0.05 m*M*の濃度で細胞保護的であったが，脂質過酸化における5 m*M*で観察された保護効果は，細胞グルタチオン枯渇および乳酸デヒドロゲナーゼ漏出を増加させる傾向にあった（Donatus et al. 1990）。

IV. 妊婦と授乳婦

クルクミン1500，3000，10,000ppmの餌を与えたマウスの2世代繁殖試験では，親マウスおよび生殖に対し有害事象は観察されなかった。第2世代の仔らの離乳前における軽度の体重減少が，最高用量で観察された。クルクミンの生殖毒性の無毒性量（NOAEL）は，1日1043mgであると決定された（Ganiger et al. 2007）。

0.5%ターメリックまたは0.015%クルクミンの餌を12週間与えたマウスで，妊娠率，着床，胚の生存に対する有意な影響は観察されなかった（Govindarajan 1980; Vijayalaxmi 1980）。着床および産子数の減少は，妊娠の最初の1週間に1日当たり100または200mg/kgのターメリックを投与したウサギで観察された。催奇形性は観察されなかった（Garg 1974）。催奇形性や生殖毒性は，1日当たり50mg/kgのターメリックを1年間投与した母親の子ら（Francis 2002）および，妊娠6～15日目にクルクミン600mgを投与されたウサギで観察されなかった（Govindarajan 1980）。

流産および着床の予防は，ターメリックのエタノール抽出物を15g/kgの非常に高い用量で経口投与したマウスで報告された（Chen 1988）。同様に膣内，皮下または腹腔内に投与された精油は，避妊作用をもたらした（An 1998）。

中国伝統医学の文献では，妊娠中のターメリック使用を禁じている（Bensky et al. 2004; Chen and Chen 2004）。

ターメリック4g/kgまたはクルクミン0.4g/kgを2または3週間投与したところ，授乳中のマウスおよびその仔らでシトクロムP450およびシトクロムb5レベルの増加を引き起こした（Singh et al. 1995）。他のある薬理学的研究では，ターメリックの有効成分や代謝物が母乳に移行することを示した（Singh et al. 1996）。

V. 毒性研究

急性毒性

マウスおよびラットに対するターメリック樹脂油の経口LD_{50}は，10g/kgまでの用量で決定することができなかった（Francis 2002）。ラット，モルモット，サルにターメリック粉末2.5g/kgまたはターメリックの水抽出物を0.3g/kg投与した後，毒性作用は観察されなかった（Shankar et al. 1980）。クルクミンの明らかな毒性は，最大5g/kgまでの用量を投与したラットで観察されなかった（Wahlstrom and Blennow 1978）。

ブラインシュリンプ致死試験では，ターメリックのエタノール抽出物の毒性作用は観察されなかった（Mahmoud et al. 1992）。

短期毒性

餌の0，1，5%としてターメリック，または0，0.05，0.25%としてターメリックエタノール抽出物を14日間与えたマウスおよびラットでは，マウスは1%投与群において有害作用を示し，研究で観察された肝毒性の症状から，マウスはラットよりもより感受性が強いことが発見された（Deshpande et al. 1998）。

組織病理学的変化は，餌の0.05，0.25%の用量でターメリックのエタノール抽出物または，餌の0.2，1.0，5.0%の用量でホールターメリックを14日間与えたマウスの肝臓で観察された（Kandarkar et al. 1998）。

肝臓の過酸化脂質レベルの減少が，1日当たり4mg/kg（10%クルクミン）のターメリックの含水アルコール抽出物を4週間与えたマウスで観察された。ターメリックの毒性作用は観察されなかった（Miquel et al. 1995）。

亜慢性毒性

餌の0，1，5%としてターメリック，または，0，0.05，0.25%としてターメリックのエタノール抽出物を90日間与えたマウスとラットでは，ターメリックの最高用量を摂取した動物は，巣状壊死または再生を伴う巣状壊死を含む肝毒性の症状があった（Deshpande et al. 1998）。

餌の0，1000，5000，10,000，25,000，50,000ppmの用量（雄で50，250，480，1300，2600mg/kgおよび雌で60，300，550，1450，2800mg/kgの平均日用量に相当）でターメリック樹脂油を13週間与えたマウスとラットでは，肝重量の増加が5000ppmおよびそれ以上の用量で観察された。いくつかの動物は被毛湿潤，変色した糞便が認められたが，病理組織学的病変は観察されず，また血液学，臨床化学，尿検査のパラメータにも有意な差は認めらなかった（NTP 1993）。

肝臓と甲状腺重量の用量依存的な増加が，1日当たり60，

296，1551mg/kgのターメリック樹脂油を102日間投与されたブタで報告された。胆管の炎症，甲状腺過形成，腎臓および膀胱の上皮の変化は，2つの高用量群で観察された（Bille et al. 1985）。

濃縮ターメリック抽出物を100mg/kgの用量で90日間投与したマウスでは，心臓，肺，精巣上体尾重量の有意な増加が観察された（Qureshi et al. 1992）。

慢性毒性

餌の0，1000，5000，10,000，25,000，50,000ppmの用量で（雄で50，250，480，1300，2600mg/kgまたは雌で2800mg/kgの平均日用量に相当）1日当たりターメリック樹脂油（クルクミン79～85%）を2年間与えたマウスとラットでは，10,000pm以上の用量で肝臓重量の増加が観察されたが，毒性作用は観察されなかった。最高用量では，ヘマトクリット値，ヘモグロビン濃度，赤血球数はラットで有意に減少した。その用量ではまた，潰瘍および慢性炎症の発生率の増加が観察された（NTP 1993）。

遺伝毒性

ターメリックのアルコール抽出物，ターメリック樹脂油およびクルクミンの変異原性は，代謝活性化の有無に関わらずネズミチフス菌株でのエイムス試験で観察されなかった（Abraham and Kesavan 1984; Jensen 1982; Nagabhushan and Bhide 1986; NTP 1993; Shah and Netrawali 1988）。

マウスに腹腔内投与したターメリックのメタノール抽出物6g/kgの単回急性用量は，染色体損傷を引き起こすことが報告された（Jain et al. 1987）。染色体形態の変化はターメリックのアルコール抽出物で処置したヒトのリンパ球培養と同様に，ハムスター，マウス，シカ細胞株で観察された（Goodpasture and Arrighi 1976）。クルクミンは，*in vitro*でヒトリンパ球および胃粘膜細胞株においてDNA損傷を誘発することが報告された（Blasiak et al. 1999）。12週間，最大0.5%ターメリックの餌を与えたラットおよび0.5%ターメリックまたは0.15%クルクミンを与えたマウスで，染色体異常は報告されなかった（Vijayalaxmi 1980）。姉妹染色分体交換や，染色体異常の有意な増加は，ターメリック樹脂油で処理されたチャイニーズハムスター卵巣細胞で観察された（NTP 1993）。

参考文献

Abraham, S.K., and P.C. Kesavan. 1984. Genotoxicity of garlic, turmeric and asafoetida in mice. *Mutat. Res.* 136(1):85-88.

An, Y. 1998. *Cited in* But, P.P.H. 1988. Chinese medicine for birth control. *Abstr. Chin. Med.* 2(2): 247-269.

Bensky, D., S. Clavey, and E. Stöger. 2004. *Chinese herbal medicine: Materia medica.* 3rd ed. Seattle: Eastland Press.

Bhat, B., M.R. Srinivasan, and N. Chandrasekhara. 1984. Influence of curcumin and capsaicin on the composition and secretion of bile in rats. *J. Food Sc. Technol. (Mysore)* 21(4):225-227.

Bille, N., J.C. Larsen, E.V. Hansen, and G. Wurtzen. 1985. Subchronic oral toxicity of turmeric oleoresin in pigs. *Food Chem. Toxicol.* 23(11):967-973.

Blasiak, J., A. Trzeciak, E. Malecka-Panas, et al. 1999. DNA damage and repair in human lymphocytes and gastric mucosa cells exposed to chromium and curcumin. *Teratogen. Carcinogen. Mutagen.* 19(1):19-31.

Brinker, F. 2001. *Herb contraindications and drug interactions*. 3rd ed. Sandy, OR: Eclectic Medical Publications.

Chainani-Wu, N., S. Silverman, Jr., A. Reingold, et al. 2007. A randomized, placebo-controlled, double-blind clinical trial of curcuminoids in oral lichen planus. *Phytomedicine* 14(7-8):437-446.

Chen, J.K., and T.T. Chen. 2004. *Chinese medical herbology and pharmacology*. City of Industry, CA: Art of Medicine Press.

Chen, Z. 1988. *Cited in* But, P.P.H. 1998. Chinese medicine for birth control. *Abstr. Chin. Med.* 2(2): 247-269.

Cheng, A.L., C.H. Hsu, J.K. Lin, et al. 2001. Phase I clinical trial of curcumin, a chemopreventive agent, in patients with high-risk or pre-malignant lesions. *Anticancer Res.* 21(4B):2895-2900.

De Smet, P.A.G.M. 1993. *Adverse effects of herbal drugs, Volume 2.* Berlin: Springer.

Deshpande, S.S., V.S. Lalitha, A.D. Ingle, et al. 1998. Subchronic oral toxicity of turmeric and ethanolic turmeric extract in female mice and rats. *Toxicol. Lett.* 95(3):183-193.

Donatus, I.A., Sardjoko, and N.P.E. Vermeulen. 1990. Cytotoxic and cytoprotective activities of curcumin—Effects on paracetamol-induced cytotoxicity, lipid-peroxidation and glutathione depletion in rat hepatocytes. *Biochem. Pharmacol.* 39(12):1869-1875.

Fischer, L.A., and T. Agner. 2004. Curcumin allergy in relation to yellow chlorhexidine solution used for skin disinfection prior to surgery. *Contact Dermat.* 51(1):39-40.

Francis, F.J. 2002. Colorants. *In* Watson, D., ed. *Colour in food: Improving quality (Food chemical safety, Volume 2).* Cambridge, U.K.: Woodhead Publishing Co.

Ganiger, S., H.N. Malleshappa, H. Krishnappa, et al. 2007. A two generation reproductive toxicity study with curcumin, turmeric yellow, in Wistar rats. *Food Chem. Toxicol.* 45(1):64-69.

Garg, S.K. 1974. Effect of *Curcuma longa* (rhizomes) on fertility in experimental animals. *Planta Med.* 26(3):225-227.

Goh, C.L., and S.K. Ng. 1987. Allergic contact dermatitis to *Curcuma longa* (turmeric). *Contact Dermat.* 17(3):186-186.

Goodpasture, C.E., and F.E. Arrighi. 1976. Effects of food seasonings on cell cycle and chromosome morphology of mammalian cells in vitro with special reference to turmeric. *Food Cos. Toxicol.* 14(1):9.

Govindarajan, V.S. 1980. Turmeric—Chemistry, technology, and quality. *CRC Crit. Rev. Food Sci. Nutr.* 12(3):199-301.

Gupta, B., V.K. Kulshrestha, R.K. Srivastava, and D.N. Prasad. 1980. Mechanisms of curcumin induced gastric ulcer in rats. *Indian J. Med. Res.* 71:806-14.

Hanai, H., T. Iida, K. Takeuchi, et al. 2006. Curcumin maintenance therapy for ulcerative colitis: Randomized, multicenter, double-blind, placebo-controlled trial. *Clin. Gastroenterol. Hepatol.* 4(12):1502-1506.

Hata, M., E. Sasaki, M. Ota, et al. 1997. Allergic contact dermatitis from curcumin (turmeric). *Contact Dermat.* 36(2):107-108.

Hsu, C.H., and A.L. Cheng. 2007. Clinical studies with curcumin. *Adv. Exp. Med. Biol.* 595:471-480.

Jain, A.K., H. Tezuka, T. Kada, and I. Tomita. 1987. Evaluation of genotoxic effects of turmeric in mice. *Curr. Sci.* 56(19):1005-1006.

Jantan, I., S.M. Raweh, H.M. Sirat, et al. 2007. Inhibitory effect of compounds from Zingiberaceae species on human platelet aggregation. *Phytomedicine* 15:306-309.

Jensen, N.J. 1982. Lack of mutagenic effect of turmeric oleoresin and curcumin in the Salmonella mammalian microsome test. *Mutat. Res.* 105(6):393-396.

Joshi, J., S. Ghaisas, A. Vaidya, et al. 2003. Early human safety study of turmeric oil (*Curcuma longa* oil) administered orally in healthy volunteers. *J. Assoc. Physicians India* 51:1055-1060.

Kandarkar, S.V., S.S. Sawant, A.D. Ingle, S.S. Deshpande, and G.B. Maru. 1998. Subchronic oral hepatotoxicity of turmeric in mice—Histopathological and ultrastructural studies. *Indian J. Exp. Biol.* 36(7):675-679.

Kiec-Swierczynska, M., and B. Krecisz. 1998. Occupational allergic contact dermatitis due to curcumin food colour in a pasta factory worker. *Contact Dermat.* 39(1):30-31.

Lamb, S.R., and S.M. Wilkinson. 2003. Contact allergy to tetrahydrocurcumin. *Contact Dermat.* 48(4):227.

Lao, C.D., M.T. Ruffin, D. Normolle, et al. 2006. Dose escalation of a curcuminoid formulation. *BMC Complement. Altern. Med.* 6:10.

Lee, H.S. 2006. Antiplatelet property of *Curcuma longa* L. rhizome-derived ar-turmerone. *Bioresour. Technol.* 97(12):1372-1376.

Leung, A.Y., and S. Foster. 1996. *Encyclopedia of common natural ingredients used in food, drugs, and cosmetics*. 2nd ed. New York: Wiley.

Liddle, M., C. Hull, C. Liu, and D. Powell. 2006. Contact urticaria from curcumin. *Dermatitis* 17(4):196-197.

Mahmoud, l., A. Alkofahi, and A. Abdelaziz. 1992. Mutagenic and toxic activities of several spices and some Jordanian medicinal plants. *Int. J. Pharmacog.* 30:81-85.

Mills, S., and K. Bone. 2005. *The essential guide to herbal safety*. St. Louis: Elsevier.

Miquel, J., M. Martinez, A. Diez, et al. 1995. Effects of turmeric on blood and liver lipoperoxide levels of mice: Lack of toxicity. *Age* 18(4):171-174.

Nagabhushan, M., and S.V. Bhide. 1986. Nonmutagenicity of curcumin and its antimutagenic action versus chili and capsaicin. *Nutr. Cancer* 8(3):201-210.

Nath, A.K., and D.M. Thappa. 2007. Kumkum-induced dermatitis: An analysis of 46 cases. *Clin. Exp. Dermatol.* 32(4):385-387.

NTP. 1993. NTP toxicology and carcinogenesis studies of turmeric oleoresin (CAS No. 8024-37-1) (major component 79%–85% curcumin, CAS No. 458-37-7) in F344/N rats and B6C3F1 mice (feed studies). *Natl. Toxicol. Program Tech. Rep. Ser.* No. 427:1-275.

Prucksunand, C., B. Indrasukhsri, M. Leethochawalit, and K. Hungspreugs. 2001. Phase II clinical trial on effect of the long turmeric (*Curcuma longa* Linn) on healing of peptic ulcer. *Southeast Asian J. Trop. Med. Public Health* 32(1):208-215.

Qureshi, S., A.H. Shah, and A.M. Ageel. 1992. Toxicity studies on *Alpinia galanga* and *Curcuma longa*. *Planta Med.* 58(2):124-127.

Rafatullah, S., M. Tariq, M.A. Al-Yahya, J.S. Mossa, and A.M. Ageel. 1990. Evaluation of turmeric (*Curcuma longa*) for gastric and duodenal antiulcer activity in rats. *J. Ethnopharmacol.* 29(1):25-34.

Rao, A.J., and S.G. Kotagi. 1984. Antiandrogenic action of the plant *Curcuma longa* root extract in male rats. *Ircs. Med. Sci. Biochem.* 12(6):500-501.

Rasyid, A., A.R.A. Rahman, K. Jaalam, and A. Lelo. 2002. Effect of different curcumin dosages on human gall bladder. *Asia Pac. J. Clin. Nutr.* 11(4):314-318.

Sakurane, J., H. Komamura, M. Isonokami, et al. 1999. A case of contact dermatitis due to *Curcuma longa* (turmeric). *Env. Dermatol.* 6(4):237-242.

Shah, B.H., Z. Nawaz, S.A. Pertani, et al. 1999. Inhibitory effect of curcumin, a food spice from turmeric, on platelet-activating factor- and arachidonic acid-mediated platelet aggregation through inhibition of thromboxane formation and Ca^{2+} signaling. *Biochem. Pharmacol.* 58(7):1167-1172.

Shah, R.G., and M.S. Netrawali. 1988. Evaluation of mutagenic activity of turmeric extract containing curcumin, before and after activation with mammalian cecal microbial extract of liver microsomal fraction, in the Ames *Salmonella* test. *Bull. Env. Contam. Toxicol.* 40(3):350-357.

Shankar, T.N., N.V. Shantha, H.P. Ramesh, I.A. Murthy, and V.S. Murthy. 1980. Toxicity studies on turmeric (*Curcuma longa*): Acute toxicity studies in rats, guineapigs and monkeys. *Indian J. Exp. Biol.* 18(1):73-75.

Sharma, R.A., H.R. McLelland, K.A. Hill, et al. 2001. Pharmacodynamic and pharmacokinetic study of oral *Curcuma* extract in patients with colorectal cancer. *Clin. Cancer Res.* 7(7):1894-1900.

Singh, A., S.P. Singh, and R. Bamezai. 1995. Postnatal modulation of hepatic biotransformation system enzymes via translactational exposure of F_1 mouse pups to turmeric and curcumin. *Cancer Lett.* 96(1):87-93.

Singh, A., S.P. Singh, and R. Bamezai. 1996. Effect of arecoline on the curcumin-modulated hepatic biotransformation system enzymes in lactating mice and translactationally exposed F_1 pups. *Nutr. Cancer* 25(1):101-110.

Sivalingam, N., R. Hanumantharaya, M. Faith, et al. 2007. Curcumin reduces indomethacin-induced damage in the rat small intestine. *J. Appl. Toxicol.* 27(6):551-560.

Srivastava, K.C. 1989. Extracts from two frequently consumed spices—cumin (*Cuminum cyminum*) and turmeric (*Curcuma longa*)—inhibit platelet aggregation and alter eicosanoid biosynthesis in human blood platelets. *Prostaglandins Leukotrienes Essent. Fatty Acids* 37(1):57-64.

Srivastava, K.C., A. Bordia, and S.K. Verma. 1995. Curcumin, a major component of food spice turmeric (*Curcuma longa*), inhibits aggregation and alters eicosanoid metabolism in human blood platelets. *Prostaglandins Leukotrienes Essent. Fatty Acids* 52(4):223-227.

Swarnakar, S., K. Ganguly, P. Kundu, et al. 2005. Curcumin regulates expression and activity of matrix metalloproteinases 9 and 2 during prevention and healing of indomethacin-induced gastric ulcer. *J. Biol. Chem.* 280(10):9409.

Thompson, D.A., and B.B. Tan. 2006. Tetrahydrocurcumin-related allergic contact dermatitis. *Contact Dermat.* 55(4):254-255.

Vijayalaxmi. 1980. Genetic effects of turmeric and curcumin in mice and rats. *Mutat. Res.* 79(2):125-132.

Wahlstrom, B., and G. Blennow. 1978. Study on fate of curcumin in rats. *Acta Pharmacol. Toxicol.* 43(2):86-92.

Cuscuta spp.　ネナシカズラ科

C

Cuscuta chinensis Lam.
一般名：チャイニーズドダー
英　名：Chinese dodder
中国名：菟糸子（トシシ）（*tu si zi*）（種子）
別　名：Chinese cuscuta

Cuscuta japonica Choisy
一般名：ドダー
英　名：Japanese dodder
中国名：菟糸子（トシシ）（*tu si zi*）（種子）
別　名：Japanese cuscuta
使用部位：種子

安全性クラス：1
相互作用クラス：A
禁忌　知見なし
他の注意事項　知見なし
薬やサプリメントとの相互作用　知見なし
有害事象と副作用　知見なし
薬理学的考察　知見なし
妊婦と授乳婦　チャイニーズドダーは，“安胎”のために中国伝統医学で使用されており，習慣的または切迫流産にとって重要なハーブとして特筆されている（Bensky et al. 2004; Chen and Chen 2004）。動物研究では，チャイニーズドダーからの化合物が流産を防止したことを示した（Ma et al. 2008）。

授乳期間中におけるチャイニーズドダーの安全性は不明である。本書では，授乳期間中の使用についての問題は確認されなかったが，最終的な安全性は確立されていない。

レビュー詳細

I. 薬やサプリメントとの相互作用

薬やサプリメントとの相互作用の臨床試験
　確認されなかった。
被疑薬やサプリメントとの相互作用の症例報告
　確認されなかった。
薬やサプリメントとの相互作用の動物試験
　確認されなかった。

II. 有害事象

有害事象の症例報告　チャイニーズドダーの使用に関連して，吐き気，嘔吐，眠気，胃出血，間代性痙攣が報告されている。投与量，期間，関連する既往歴に関する情報は記載されていない（Bensky et al. 2004）。

III. 薬理学および薬物動態学

ヒトの薬理学的研究　確認されなかった。
動物の薬理学的研究　確認されなかった。
*In vitro*の薬理学的研究　確認されなかった。

IV. 妊婦と授乳婦

チャイニーズドダーは，“安胎”のために中国伝統医学で使用されており，習慣的または切迫流産にとって重要なハーブとして特筆されている（Bensky et al. 2004; Chen and Chen 2004）。

流産の予防が，チャイニーズドダーの総フラボンを経口投与した妊娠ラットで観察された。用量および投与期間は特定されなかった（Ma et al. 2008）。

授乳期間中におけるチャイニーズドダーの安全性に関する情報は確認されなかった。

V. 毒性研究

急性毒性
マウスに対するチャイニーズドダーのエタノール抽出物のLD_{50}は，皮下投与において2.465g/kgである（Zhu 1998）。マウスに対するチャイニーズドダーのLD_{50}は，経口投与において5g/kgまでの用量で決定できなかった（Akbar et al. 1985）。チャイニーズドダーのエタノール抽出物を40g/kgまでの用量で経口投与したマウスで，毒性作用は観察されなかった（Zhu 1998）。

参考文献

Akbar, S., M. Nisa, and M. Tariq. 1985. Central nervous system depressant activity of *Cuscuta chinensis*. *Int. J. Crude Drug Res.* 23(2):91-94.

Bensky, D., S. Clavey, and E. Stöger. 2004. *Chinese herbal medicine: Materia medica.* 3rd ed. Seattle: Eastland Press.

Chen, J.K., and T.T. Chen. 2004. *Chinese medical herbology and pharmacology*. City of Industry, CA: Art of Medicine Press.

Ma, H.X., Z.L. You, and R.G. Wang. 2008. Effect of total flavones from *Cuscuta chinensis* on expression of Th type-1/Th type-2 cytokines, serum P and PR in abortion rats model. *Zhong yao cai* 31(8):1201.

Zhu, Y.-P. 1998. *Chinese materia medica: Chemistry, pharmacology and applications* Amsterdam: Harwood Academic Publishers.

Cyathula officinalis K.C. Kuan　ヒユ科

一般名：センゴシツ
英　名：cyathula
中国名：仙牛膝（*chuan niu xi*）（根）
使用部位：根

安全性クラス：2b, 2d
相互作用クラス：A
禁忌　妊娠中は，医療従事者監督下以外での使用禁止（Bensky et al. 2004; Chen and Chen 2004）。
　月経過多での使用禁止（Bensky et al. 2004; Chen and Chen 2004）。
他の注意事項　知見なし
薬やサプリメントとの相互作用　知見なし
有害事象と副作用　知見なし
薬理学的考察　月経過多には禁忌だが，ヒトの臨床試験では，子宮出血のある患者において，センゴシツの治療効果を示した（Chen and Chen 2004）。
妊婦と授乳婦　中国伝統医学の参考文献では，センゴシツの妊娠中の使用を禁止している（Bensky et al. 2004; Chen and Chen 2004）。動物研究では，センゴシツでの処置後に，受精能力が減少し，流産のリスクが増加したことを示した（Chen and Chen 2004）。この情報に基づいて，妊娠中は有資格の医療従事者監督下以外での使用を推奨しない。
　授乳期間中におけるセンゴシツの安全性は不明である。本書では，授乳期間中の使用について問題は確認されなかったが，最終的な安全性は確立されていない。

レビュー詳細

I. 薬やサプリメントとの相互作用
薬やサプリメントとの相互作用の臨床試験
　確認されなかった。
被疑薬やサプリメントとの相互作用の症例報告
　確認されなかった。
薬やサプリメントとの相互作用の動物試験
　確認されなかった。

II. 有害事象
有害事象の症例報告　確認されなかった。

III. 薬理学および薬物動態学
ヒトの薬理学的研究　確認されなかった。
動物の薬理学的研究　確認されなかった。
*In vitro*の薬理学的研究　確認されなかった。

IV. 妊婦と授乳婦
中国伝統医学の参考文献では，センゴシツの妊娠中の使用を禁止している（Bensky et al. 2004; Chen and Chen 2004）。1日当たり250～500mg/kgセンゴシツを20日間投与したマウスでは，卵受精の減少および流産の数の増加が観察された（Chen and Chen 2004）。
　授乳期間中におけるセンゴシツの安全性に関する情報は確認されなかった。

V. 毒性研究
遺伝毒性
センゴシツの水抽出物は，エイムス試験において化学的に誘導された変異原性を阻害した（Niikawa et al. 1995）。

参考文献

Bensky, D., S. Clavey, and E. Stöger. 2004. *Chinese herbal medicine: Materia medica.* 3rd ed. Seattle: Eastland Press.
Chen, J.K., and T.T. Chen. 2004. *Chinese medical herbology and pharmacology.* City of Industry, CA: Art of Medicine Press.
Niikawa, M., A.F. Wu, T. Sato, H. Nagase, and H. Kito. 1995. Effects of Chinese medicinal plant extracts on mutagenicity of Trp-P-1. *Nat. Med.* 49(3):329-331.

Cymbopogon citratus (DC. ex Nees) Stapf　イネ科

一般名：レモングラス
英　名：West Indian lemongrass
和　名：レモンガヤ
異　名：*Andropogon citratus* DC. ex Nees
アーユルヴェーダ名：*bhutrina*
別　名：lemongrass，fever grass

使用部位：地上部

安全性クラス：1

相互作用クラス：A

禁忌　知見なし

他の注意事項　知見なし

薬やサプリメントとの相互作用　知見なし

有害事象と副作用　レモングラスへのアレルギー性接触皮膚炎が，精油に繰り返し暴露されていたヒトで煎剤の摂取後に報告された（Bleasel et al. 2002)。

薬理学的考察　ヒトの研究では血清グルコール値に影響を示さなかったが，動物実験では，レモングラスは，血糖値の調節を変化する可能性があることを実証した（Adeneye and Agbaje 2007; Leite et al. 1986)。糖尿病を持つ人は，使用前に有資格の医療従事者に相談し，血糖値を厳密に測定することを勧める。

妊婦と授乳婦　様々な地域におけるレモングラス使用で報告されているハーブの文献の中では，カリブ海の薬用植物の文献は，レモングラスを堕胎薬として使用していたことを示した（Morton 1981)。しかし，他の文献では，レモングラスのこのような使用を示していなかった（Ayiku 1992; Blaschek et al. 2006; Teuscher et al. 2006)。また，発達への有害作用は，標準ヒト用量の10～20倍に等しい用量で妊娠中を通してレモングラスを投与されたマウスで観察されなかった（Souza Formigoni et al. 1986)。

シトラールの研究では，ラットにおける発達毒性の無毒性量（NOAEL）は約60mg/kgであったことが示された（Delgado et al. 1993)。シトラール蒸気に暴露したラットでは，胎児への有害作用は，母親に毒性があったレベル以上においても観察されなかった（Gaworski et al. 1992)。

不妊治療と一般繁殖に対するβ-ミルセンのNOAELは1日当たり300mg/Kgであったことが示された。一方で，発生毒性に対しては250 mg/kgあった。シトラールでは60 mg/kgを下回っていた（Delgado et al. 1993)。

授乳期間中におけるレモングラスの安全性は不明である。本書では，授乳期間中の使用に関する問題は確認されなかったが，最終的な安全性は確立されていない。

レビュー詳細

I. 薬やサプリメントとの相互作用

薬やサプリメントとの相互作用の臨床試験

確認されなかった。

被疑薬やサプリメントとの相互作用の症例報告

確認されなかった。

薬やサプリメントとの相互作用の動物試験

確認されなかった。

II. 有害事象

有害事象の症例報告　レモングラスティー摂取後に，アロマセラピストのアレルギー性接触皮膚炎が報告された。報告の著者らは，精油を扱う人は，これらの製品の感作性に注意する必要があると指摘した（Bleasel et al. 2002)。

III. 薬理学および薬物動態学

ヒトの薬理学的研究　1日当たりレモングラス2，4，10gから作られた煎剤を2週間経口投与した健常な被験者で，血清グルコース，尿素，クレアチニン，コレステロール，トリグリセリド，脂質，総ビリルビン，間接ビリルビン，GOT，GPT，アルカリホスファターゼ，総タンパク質，アルブミン，LDH，およびCPKの変化は観察されなかった。直接ビリルビンおよびアミラーゼのわずかな上昇が，1つの臨床症状なしで数人の被験者で観察された。10gの用量では胃のむかつきが報告されたが，有害事象は低用量では報告されなかった（Leite et al. 1986)。

フレグランス感作の評価では，レモングラス精油は，香りに敏感な被験者1600人の1.6%で反応を誘発した（Frosch et al. 2002)。

感作性試験では，レモングラス精油の感作は，石油基剤の4および5%の試験濃度で観察されなかった（Opdyke 1979)。48時間閉鎖パッチテストでは，4%の試験濃度で刺激は観察されなかった。

動物の薬理学的研究　1日当たり125～500mg/kgのレモングラスの水抽出物を42日間経口投与した健常なラットで，空腹時血漿グルコースレベルの用量依存的な減少が観察された（Adeneye and Agbaje 2007)。

マウスにおける局所リンパ節試験では，レモングラスの弱い皮膚感作性が観察された（Lalko and Api 2006)。

希釈していないレモングラス精油の光毒性作用は，ブタや無毛マウスで観察されなかった（Opdyke 1979)。擦過されたウサギの皮膚に適用したところ，レモングラス精油は適度に刺激した（Opdyke 1979)。

***In vitro*の薬理学的研究**　収縮力の変化なしでの心拍数の減少は，レモングラスの水抽出物で処置した摘出したラットの心臓で観察された（Gazola et al. 2004)。

レモングラスの水抽出物で処置したヒト結腸癌細胞（Caco-2）は，硫酸抱合の軽度の誘導が5%溶液に暴露された細胞で検出された（Okamura and Tamura 2004)。

IV. 妊婦と授乳婦

妊娠中に1日当たり4または8m//lkg（標準ヒト用量の約10および20倍）のレモングラスの水抽出物を経口投与したマウスの仔で，有害作用は観察されなかった（Souza Formigoni et al. 1986）。

カリブ海の薬用植物の文献では，レモングラスは堕胎薬として使用していたことが示された。用量や製剤の情報は記載されていなかった（Morton 1981）。

妊娠6〜15日に1日当たり60，125，250，500，1000mg/kgの用量でシトラールを経口投与されたラットで，体重増加率の一過性の減少および母体体重の減少（子宮重量を除く）が最高用量で観察された。着床当たりの再吸収の割合は，わずかではあるが統計学的に有意な増加が60および125mg/kgの用量で観察された。胎児の成長遅延の兆候および軽度の骨格異常の高い発生率が，60mg/kgより高い用量で発見された。内臓異常の頻度の増加は，どの用量レベルでも見られなかったが，胎児の脾臓重量の増加は，125 mg/kgより高い用量で観察された。報告者は，胎児の最大無毒性量は60mg/kg以下であると示した（Delgado et al. 1993）。

妊娠6〜15日に1日当たり6時間エアロゾル − 蒸気混合物として68ppmまたは蒸気として0，10，34ppmの濃度でシトラールに暴露したラットでは，68ppmの暴露は母体毒性を示した。この用量レベルでは，体重増加率の減少，目の不透明度，呼吸困難，鼻汁，流涎が観察された。低い蒸気暴露レベルでは，母体毒性は見られなかった。黄体，着床，再吸収，胎児の生存率，産子数，性比の数は，試験されたいずれの暴露レベルにおいてもシトラールの影響を受けなかった。また，暴露に関連した奇形は観察されなかった。母体毒性のレベルでは，平均胎児体重のわずかな減少や再生不良性の骨の発生率のわずかな増加が認められた（Gaworski et al. 1992）。

交配の21日間前，交配と妊娠中，および産後21日までの授乳期間を通じて，1日当たり0，100，300，500mg/kgのβ-ミルセンを経口投与したラットで，発達への有害作用は高用量を除いて観察されなかった。最高用量で，再吸収率と胎児の骨格異常の頻度の増加が観察された。母体毒性の兆候と，外部から見える奇形の増加はいずれの用量レベルでも観察されなかった。著者は，受精能力および一般的な生殖能力の無毒性量（NOAEL）は1日300mg/kgであると結論付けた（Paumgartten et al. 1998）。

妊娠15日から出産後21日を通して，β-ミルセンを0.25，0.5，1.0，1.5g/kg経口投与したラットで，仔への有害作用は最低用量で見られなかった。0.5gおよびそれ以上の用量では，出生体重の減少，周産期死亡率の増加，産後発達の遅れが観察され，β-ミルセンの2つの最高用量に暴露された雌の子で生殖能力が損なわれた。著者は周産期および出産後の発達毒性のNOAELは0.250g/kgであると結論付けた（Delgado et al. 1993）。

授乳期間中におけるレモングラスの安全性に関する情報は確認されなかった。

V. 毒性研究

急性毒性

ラットに対するレモングラス精油のLD_{50}は，経口投与において3.25g/kgである（Fandohan et al. 2008）。ウサギに経口または局所投与したレモングラス精油のLD_{50}は，5g/kgまでの用量で決定できなかった（Opdyke 1979）。

ラットに対するレモングラスの水抽出物のLD_{50}は，経口投与において5g/kgまでの用量で決定できなかった（Adeneye and Agbaje 2007）。ラットに対するレモングラスのアルコール抽出物のLD_{50}は，経口投与において460mg/kgである（Lagarto Parra et al. 2001）。

短期毒性

1日当たり50，500，1000，1500，2000，3000mg/kgの用量でレモングラス精油を14日間経口投与したラットで，5〜1500mg/kgの用量で処置したラットでは有害作用は観察されなかった。2000または3000mg/kgの用量で，すべてのラットは2日目に死亡した（Fandohan et al. 2008）。

1日当たり20mg/kgのレモングラスの水抽出物を6週間胃内投与したラットで，有害作用は観察されなかった。緑茶と似たような利尿効果が認められた（Mirza et al. 2001）。

遺伝毒性

ネズミチフス菌TA97a株，TA98株，TA100株，TA104株でのエイムス試験では，レモングラスの水抽出物のいくつかの変異原性活性は，代謝活性化なしのTA104株で観察された（Rivera et al. 1994）。逆に，レモングラスのエタノール抽出物は，変異原性化合物で処理したネズミチフス菌TA98株とTA100株で抗変異原性活性を示した（Vinitketkumnuen et al. 1994）。

参考文献

Adeneye, A.A., and E.O. Agbaje. 2007. Hypoglycemic and hypolipidemic effects of fresh leaf aqueous extract of *Cymbopogon citratus* Stapf. in rats. *J. Ethnopharmacol.* 112(3):440-444.

Ayiku, M.N.B. 1992. *Ghana herbal pharmacopoeia*. Osu, Accra, Ghana: The Advent Press.

Blaschek, W., S. Ebel, E. Hackenthal, et al. 2006. *Hagers handbuch der drogen und arzneistoffe. HagerROM.* Heidelberg: Springer.

Bleasel, N., B. Tate, and M. Rademaker. 2002. Allergic contact dermatitis following exposure to essential oils. *Australas. J. Dermatol.* 43(3):211-213.

Delgado, I.F., A.C. Nogueira, C.A. Souza, et al. 1993. Peri- and postnatal developmental toxicity of beta-myrcene in the rat. *Food Chem. Toxicol.* 31(9):623-638.
Fandohan, P., B. Gnonlonfin, A. Laleye, et al. 2008. Toxicity and gastric tolerance of essential oils from *Cymbopogon citratus*, *Ocimum gratissimum* and *Ocimum basilicum* in Wistar rats. *Food Chem. Toxicol.* 46(7):2493-2497.
Frosch, P.J., J.D. Johansen, T. Menne, et al. 2002. Further important sensitizers in patients sensitive to fragrances. *Contact Dermat.* 47(5):279-287.
Gaworski, C.L., T.A. Vollmuth, R.G. York, J.D. Heck, and C. Aranyi. 1992. Developmental toxicity evaluation of inhaled citral in Sprague-Dawley rats. *Food Chem. Toxicol.* 30(4):269-275.
Gazola, R., D. Machado, C. Ruggiero, G. Singi, and M. Macedo Alexandre. 2004. *Lippia alba*, *Melissa officinalis* and *Cymbopogon citratus*: Effects of the aqueous extracts on the isolated hearts of rats. *Pharmacol. Res.* 50(5):477-480.
Lagarto Parra, A., R. Silva Yhebra, I. Guerra Sardinas, and L. Iglesias Buela. 2001. Comparative study of the assay of *Artemia salina* L. and the estimate of the medium lethal dose (LD_{50} value) in mice, to determine oral acute toxicity of plant extracts. *Phytomedicine* 8(5):395-400.
Lalko, J., and A.M. Api. 2006. Investigation of the dermal sensitization potential of various essential oils in the local lymph node assay. *Food Chem. Toxicol.* 44(5):739-746.
Leite, J.R., L. Seabra Mde, E. Maluf, et al. 1986. Pharmacology of lemongrass (*Cymbopogon citratus* Stapf). III. Assessment of eventual toxic, hypnotic and anxiolytic effects on humans. *J. Ethnopharmacol.* 17(1):75-83.
Mirza, M., A. Askari, Z. Yaqueen, Z. Ahmad, and R.B. Qadri. 2001. Diuretic studies on lemon grass tea from *Cymbopogon citratus* (DC) Stapf. in rat. *Pak. J. Sci. Indust. Res.* 44(2):96-100.
Morton, J.F. 1981. *Atlas of medicinal plants of Middle America*. Springfield, IL: C.C Thomas.
Okamura, S., and H. Tamura. 2004. Effect of herbal teas on conjugation reactions in a human colon carcinoma cell line, Caco-2. *J. Health Sci.* 50(2):189-192.
Opdyke, D.L.J. 1979. *Monographs on fragrance raw materials*. New York: Pergamon.
Paumgartten, F.J., R.R. De-Carvalho, C.A. Souza, K. Madi, and I. Chahoud. 1998. Study of the effects of beta-myrcene on rat fertility and general reproductive performance. *Braz. J. Med. Biol. Res.* 31(7):955-965.
Rivera, I.G., M.T. Martins, P.S. Sanchez, et al. 1994. Genotoxicity assessment through the Ames test of medicinal plants commonly used in Brazil. *Env. Toxicol. Water Qual.* 9(2):87-93.
Souza Formigoni, M.L., H.M. Lodder, O. Gianotti Filho, T.M. Ferreira, and E.A. Carlini. 1986. Pharmacology of lemongrass (*Cymbopogon citratus* Stapf). II. Effects of daily two month administration in male and female rats and in offspring exposed "in utero." *J. Ethnopharmacol.* 17(1):65-74.
Teuscher, E., U. Bauermann, and M. Werner. 2006. *Medicinal spices: A handbook of culinary herbs, spices, spice mixtures and their essential oils*. Translated by Brinckmann, J., and M.P. Lindenmaier. Stuttgart: Medpharm Scientific Publishers.
Vinitketkumnuen, U., R. Puatanachokchai, P. Kongtawelert, N. Lertprasertsuke, and T. Matsushima. 1994. Antimutagenicity of lemon grass (*Cymbopogon citratus* Stapf) to various known mutagens in *Salmonella* mutation assay. *Mutat. Res.* 341(1):71-75.

Cynanchum atratum Bunge　キョウチクトウ科（ガガイモ科）

一般名：キナンクム
英　名：*Cynanchum atratum*
和　名：フナバラソウ
中国名：白微（*bai wei*）（根と根茎）
別　名：black-end swallowwort，swallowwort
使用部位：根

安全性クラス：1
相互作用クラス：A
禁忌　知見なし
他の注意事項　知見なし
薬やサプリメントとの相互作用　知見なし
有害事象と副作用　知見なし
薬理学的考察　知見なし
妊婦と授乳婦　科学的または伝統的文献において，妊娠中および授乳中におけるキナンクムの安全性は不明である。本書では，妊娠中や授乳期間での使用に関する問題は確認されなかったが，最終的な安全性は確立されていない。

レビュー詳細

I. 薬やサプリメントとの相互作用

薬やサプリメントとの相互作用の臨床試験
確認されなかった。
被疑薬やサプリメントとの相互作用の症例報告
確認されなかった。
薬やサプリメントとの相互作用の動物試験
確認されなかった。

II. 有害事象

有害事象の症例報告　キナンクムの過剰摂取（30〜45gの水抽出物）は，心臓の動悸，吐き気，嘔吐，めまい，頭痛，下痢，唾液過多と関連がある（Bensky et al. 2004）。

III. 薬理学および薬物動態学

ヒトの薬理学的研究　確認されなかった。
動物の薬理学的研究　シナトロシドBは，マウスで抗アセチルコリンエステラーゼ活性を示した（Lee et al. 2005）。キナンクムにおけるシナトロシドBの濃度に関する情報は何も確認されなかった。

*In vitro*の薬理学的研究　確認されなかった。

IV. 妊婦と授乳婦

妊娠中および授乳期間中におけるキナンクムの安全性に関する情報は確認されなかった。

V. 毒性研究

確認されなかった。

参考文献

Bensky, D., S. Clavey, and E. Stöger. 2004. *Chinese herbal medicine: Materia medica.* 3rd ed. Seattle: Eastland Press.

Lee, K.Y., J.S. Yoon, E.S. Kim, S.Y. Kang, and Y.C. Kim. 2005. Anti-acetylcholinesterase and anti-amnesic activities of a pregnane glycoside, cynatroside B, from *Cynanchum atratum. Planta Med.* 71(1):7-11.

Cynomorium songaricum Rupr.

キノモリウム科

一般名：キノモリウム

英　名：cynomorium

生薬名：鎖陽（*suo yang*）（肉質茎）

使用部位：肉質茎

安全性クラス：1

相互作用クラス：A

禁忌　知見なし

他の注意事項　知見なし

薬やサプリメントとの相互作用　知見なし

有害事象と副作用　知見なし

薬理学的考察　知見なし

妊婦と授乳婦　科学的または伝統的文献において，妊娠中および授乳中におけるキノモリウムの安全性に関する情報は確認されなかった。本書においても，妊娠中や授乳期間での使用に関する問題は確認されなかったが，最終的な安全性は確立されていない。

レビュー詳細

I. 薬やサプリメントとの相互作用

薬やサプリメントとの相互作用の臨床試験
確認されなかった。

被疑薬やサプリメントとの相互作用の症例報告
確認されなかった。

薬やサプリメントとの相互作用の動物試験
確認されなかった。

II. 有害事象

有害事象の症例報告　確認されなかった。

III. 薬理学および薬物動態学

ヒトの薬理学的研究　確認されなかった。

動物の薬理学的研究　確認されなかった。

In vitroの薬理学的研究　キノモリウムのエタノール抽出物のエストロゲン活性は，ヒトエストロゲン受容体発現プラスミドおよびレポータープラスミドを有する組換え酵母において観察された（Zhang et al. 2005）。

IV. 妊婦と授乳婦

妊娠中および授乳期間中におけるキノモリウムの安全性に関する情報は確認されなかった。

V. 毒性研究

確認されなかった。

参考文献

Zhang, C.Z., S.X. Wang, Y. Zhang, J.P. Chen, and X.M. Liang. 2005. In vitro estrogenic activities of Chinese medicinal plants traditionally used for the management of menopausal symptoms. *J. Ethnopharmacol.* 98(3):295-300.

Cyperus rotundus L.

カヤツリグサ科

一般名：ハマスゲ
英　名：cyperus
生薬名：(局)（根茎）コウブシ（香附子）
アーユルヴェーダ名：*musta*
中国名：香附（*xiang fu*）（根茎）
別　名：galingale，nut grass，nut sedge
使用部位：根茎

安全性クラス：1
相互作用クラス：A
禁忌　知見なし
他の注意事項　知見なし
薬やサプリメントとの相互作用　知見なし
有害事象と副作用　知見なし
薬理学的考察　知見なし
妊婦と授乳婦　科学的または伝統的文献において，妊娠中および授乳中におけるハマスゲの安全性は不明である。本書では，妊娠中や授乳期間での使用に関する問題は確認されなかったが，最終的な安全性は確立されていない。

レビュー詳細

I. 薬やサプリメントとの相互作用

薬やサプリメントとの相互作用の臨床試験
　確認されなかった。
被疑薬やサプリメントとの相互作用の症例報告
　確認されなかった。
薬やサプリメントとの相互作用の動物試験
　確認されなかった。

II. 有害事象

有害事象の症例報告　確認されなかった。

III. 薬理学および薬物動態学

ヒトの薬理学的研究　確認されなかった。
動物の薬理学的研究　1日当たり500mg/kgのハマスゲ抽出物を7日間経口投与した糖尿病ラットで，血清グルコースレベルの低下が観察された（Raut and Gaikwad 2006）。
　卵巣摘出ラットに対し，ハマスゲ精油0.2ml用量を6時間間隔で2回皮下投与した場合，48時間以内に膣上皮の完全な角質化をもたらした。0.3mlずつを3回投与後では，白色細胞が角質化細胞で出現した（Kilani et al. 2005）。
*In vitro*の薬理学的研究　確認されなかった。

IV. 妊婦と授乳婦

妊娠中および授乳期間中におけるハマスゲの安全性に関する情報は確認されなかった。

V. 毒性研究

急性毒性
マウスに対するハマスゲのアルコール抽出物の腹腔LD_{50}は1.5g/kgであるが（Zhu 1998），ラットに対するハマスゲ精油の腹腔LD_{50}は0.29ml/kg，ハマスゲの腹腔LD_{50}は1.5g/kgである（Chen and Chen 2004）。
短期毒性
ハマスゲを25%含む餌を与えたラットで，有害作用は観察されなかった（試験期間は記載なし）（Chen and Chen 2004）。

参考文献

Chen, J.K., and T.T. Chen. 2004. *Chinese medical herbology and pharmacology*. City of Industry, CA: Art of Medicine Press.
Kilani, S., R.B. Ammar, I. Bouhlel, et al. 2005. Investigation of extracts from (Tunisian) *Cyperus rotundus* as antimutagens and radical scavengers. *Env. Toxicol. Pharmacol.* 20(3):478-484.
Raut, N.A., and N.J. Gaikwad. 2006. Antidiabetic activity of hydro-ethanolic extract of *Cyperus rotundus* in alloxan induced diabetes in rats. *Fitoterapia* 77(7-8):585-588.
Zhu, Y.-P. 1998. *Chinese materia medica: Chemistry, pharmacology and applications*. Amsterdam: Harwood Academic Publishers.

Cytisus scoparius (L.) Link

マメ科

一般名：スコッチブルーム
英　名：Scotch broom
和　名：エニシダ
異　名：*Sarothamnus scoparius*（L.）Wimm. ex W.D.J. Koch，*Spartium scoparium* L.
別　名：broom，scoparium
使用部位：花付きの頭部

安全性クラス：3

相互作用クラス：B

禁忌　このハーブの適切な使用において，資格のある専門家監督下以外での使用禁止（Felter and Lloyd 1898; Leung and Foster 1996; Martindale and Reynolds 1996; Williamson 2003）。

他の注意事項　知見なし

薬やサプリメントとの相互作用　少量のチラミンの存在に基づいて，スコッチブルームはMAO阻害剤と一緒に摂取すべきではない（Wichtl 2004）。この項の薬理学的考察も参照。

注意　堕胎促進薬（List and Hörhammer 1973），付録2参照。

利尿薬（Felter and Lloyd 1898; Wood and LaWall 1926），付録2参照。

子宮刺激薬（Seel 1949; Wolfes et al. 1936），付録2参照。

有害事象と副作用　スコッチブルームの多量摂取は嘔吐や下痢を起こすと報告されているが，少量では利尿剤となることが報告されている（Felter and Lloyd 1898; Wood and LaWall 1926）。スコッチブルームの使用に関連して，よろめき歩行，視覚障害，大量嘔吐や発汗が報告されている（Felter and Lloyd 1898）。

薬理学的考察　スコッチブルームは，（多くの発酵食品で見つかっている）チラミンを比較的少量（0.08～0.8%）含む。チラミンは，MAO阻害剤を併用している場合は蓄積し，高血圧を引き起こす可能性があるモノアミン化合物である。スコッチブルームからのそのような相互作用の症例は報告されていない（Gresser et al. 1996; Schmalfuss and Heider 1931; Wichtl 2004）。

スパルテインは，細胞膜を介したナトリウムイオンの輸送を阻害し，心臓の過剰な刺激伝導系を正常に戻す，抗不整脈薬である（Wichtl 2004）。

スパルテインは，薬物代謝酵素CYP2D6の基質である（Casarett et al. 2001; Zanger et al. 2004）。CYP2D6を誘導または阻害する薬やサプリメント併用により，スパルテインの血清レベルは変化する可能性がある。

妊婦と授乳婦　*In vitro*研究では，スコッチブルームは子宮刺激作用があることを示している（Seel 1949; Wolfes et al. 1936）。スパルテインは，分娩誘発物質としてヒトの臨床試験の対象でとされており，オキシトシンと同程度に強力であることがわかった（Casarett et al. 2001）。

授乳期間中におけるスコッチブルームの安全性は不明である。本書では，授乳期間中の使用に関する問題は確認されなかったが，最終的な安全性は確立されていない。そして，このハーブの適切な使用において，資格のある専門家監督下以外での使用を推奨しない。

レビュー詳細

I. 薬やサプリメントとの相互作用

薬やサプリメントとの相互作用の臨床試験

確認されなかった。

被疑薬やサプリメントとの相互作用の症例報告

確認されなかった。

薬やサプリメントとの相互作用の動物試験

確認されなかった。

II. 有害事象

有害事象の症例報告　スコッチブルームの使用に関連して，よろめき歩行，視覚障害，大量嘔吐や発汗が報告されている。用量や製品の詳細は記載なし（Felter and Lloyd 1898）。

III. 薬理学および薬物動態学

ヒトの薬理学的研究　確認されなかった。

動物の薬理学的研究　確認されなかった。

*In vitro*の薬理学的研究　確認されなかった。

IV. 妊婦と授乳婦

*In vitro*研究では，スコッチブルームは子宮刺激作用があることを示している（Seel 1949; Wolfes et al. 1936）。スパルテインは，分娩誘発物質としてヒトの臨床試験の対象となっており，オキシトシンと同程度に強力であることがわかった。しかし，数人の女性において，スパルテインは長期の子宮収縮および異常な早期分娩を含む，過剰な反応を引き起こした（Casarett et al. 2001）。

授乳期間中におけるスコッチブルームの安全性に関する情報は確認されなかった。

V. 毒性研究

急性毒性

ラットに対するスパルテインの経口LD_{50}は，およそ430mg/kgである（Wink 1994）。

C

参考文献

Casarett, L.J., C.D. Klaassen, and J. Doull. 2001. *Casarett and Doull's toxicology: The basic science of poisons*. New York: McGraw-Hill Professional.

Felter, H.W., and J.U. Lloyd. 1898. *King's American dispensatory*. 18th ed., 3rd rev. 2 vols. Cincinnati: Ohio Valley Co.

Gresser, G., L. Witte, V.P. Dedkov, and F.C. Czygan. 1996. A survey of quinolizidine alkaloids and phenylethylamine tyramine in *Cytisus scoparius* (Leguminosae) from different origins. *Z. Naturforsch.* 51c:791-801.

Leung, A.Y., and S. Foster. 1996. *Encyclopedia of common natural ingredients used in food, drugs, and cosmetics*. 2nd ed. New York: Wiley.

List, P.H., and H. Hörhammer. 1973. *Hagers handbuch der pharmazeutischen praxis*. Berlin: Springer.

Martindale, W., and J.E.F. Reynolds. 1996. *The extra pharmacopoeia*. 31st ed. London: Pharmaceutical Press.

Schmalfuss, H., and A. Heider. 1931. Tyramine and hydroxytyramine, the blood-pressure-raising substances of the pod of the common broom *Sarothamnus scoparius* Wimm. *Biochem. Z.* 236:226-230.

Seel, H. 1949. Pharmacological and clinical investigations on German medicinal plants. X. *Sarothamnus scoparius* (*Spartium scoparium*) in the therapy of disturbances of the heart rhythm. *Hippokrates* 20:193-196.

Wichtl, M. 2004. *Herbal drugs and phytopharmaceuticals: A handbook for practice on a scientific basis*. 3rd ed. Boca Raton, FL: CRC Press.

Williamson, E.M. 2003. *Potter's herbal cyclopedia*. Saffron Walden, Essex: C.W. Daniel Co.

Wink, M. 1994. Biological activities and potential application of lupin alkaloids. In Neves-Martins, J.M., and M.L. Beirão da Costa, eds. *Advances in lupin research*. Lisboa: ISA Press.

Wolfes, O., H. Kreitmair, and W. Sieckmann. 1936. Broom and its active principles. *Merck's Jahresber.* 50:111-129.

Wood, H., and C. LaWall. 1926. *The dispensatory of the United States of America*. Philadelphia: Lippincott.

Zanger, U.M., S. Raimundo, and M. Eichelbaum. 2004. Cytochrome P450 2D6: Overview and update on pharmacology, genetics, biochemistry. *Naunyn Schmiedebergs Arch. Pharmacol.* 369(1):23-37.

Daemonorops draco (Willd.) Blume. ヤシ科

一般名：ケッケツ
英　名：dragon's blood palm
和　名：キリンケツヤシ
中国名：血竭（*xue jie*）（樹脂）
使用部位：樹脂

安全性クラス：2b, 2d
相互作用クラス：A
禁忌　妊娠中は，医療従事者監督下以外での使用禁止 (Bensky et al. 2004; Chen and Chen 2004)。
　月経中の内服禁止（Bensky et al. 2004)。
他の注意事項　知見なし
薬やサプリメントとの相互作用　知見なし
有害事象と副作用　ケッケツの摂取および局所暴露によるアレルギー反応が報告されている（Bensky et al. 2004)。
薬理学的考察　知見なし
妊婦と授乳婦　中国伝統医学の参考文献では，妊娠中はケッケツを使用すべきでない（Chen and Chen 2004)，または妊娠中に内服すべきではないとしている（Bensky et al. 2004)。この情報に基づいて，妊娠中は有資格の医療従事者監督下以外での使用を推奨しない。
　授乳期間中でのケッケツの安全性は不明である。本書では，授乳期間での使用に関する問題は確認されなかったが，最終的な安全性は確立されていない。

レビュー詳細

I. 薬やサプリメントとの相互作用
薬やサプリメントとの相互作用の臨床試験
　確認されなかった。
被疑薬やサプリメントとの相互作用の症例報告
　確認されなかった。
薬やサプリメントとの相互作用の動物試験
　確認されなかった。

II. 有害事象
ケッケツの摂取および局所暴露によるアレルギー反応が報告されている。症状は，掻痒，皮膚の膨疹と発疹，手足の血管神経性浮腫などである（Bensky et al. 2004)。

III. 薬理学および薬物動態学
ヒトの薬理学的研究　確認されなかった。
動物の薬理学的研究　マウスに対しケッケツを10または100mg/kg，さらにΔ^9-THC10mg/kgを腹腔内投与した結果，Δ^9-THC誘導による運動能力の阻害は観察されなかった（Ford et al. 2001)。この研究は，ケッケツとアサ（*Cannabis sativa*）の組み合わせによる麻薬などの使用の報告後に完了した（Ford et al. 2001)。
*In vitro*の薬理学的研究　確認されなかった。

IV. 妊婦と授乳婦
中国伝統医学の参考文献では，妊娠中はケッケツを使用すべきでない（Chen and Chen 2004)，または妊娠中に内服すべきではないとしている（Bensky et al. 2004)。
　授乳期間でのケッケツの安全性情報は確認されなかった。

V. 毒性研究
確認されなかった。

参考文献

Bensky, D., S. Clavey, and E. Stöger. 2004. *Chinese herbal medicine: Materia medica*. 3rd ed. Seattle: Eastland Press.
Chen, J.K., and T.T. Chen. 2004. *Chinese medical herbology and pharmacology*. City of Industry, CA: Art of Medicine Press.
Ford, S.L., R.R. Steiner, R. Thiericke, R. Young, and W.H. Soine. 2001. Dragon's blood incense: Misbranded as a drug of abuse? *Forensic Sci. Int.* 115(1-2):1-8.

Daucus carota L. ssp. *carota* セリ科

一般名：キャロット，クイーンアンズレース
英　名：wild carrot
別　名：Queen Ann's lace
使用部位：果実（一般に"種子"として知られる部分）

安全性クラス：2b
相互作用クラス：A

禁忌　妊娠中は，医療従事者監督下以外での使用禁止（Garg and Mathur 1972; Kaliwal et al. 1986; Kaliwal and Appaswamy Rao 1979; Kant et al. 1989; Sharma et al. 1976）。

他の注意事項　知見なし

薬やサプリメントとの相互作用　知見なし

注意　利尿薬（Felter and Lloyd 1898; Wood and LaWall 1918），付録2参照。

有害事象と副作用　知見なし

薬理学的考察　動物研究では，発情期におけるキャロットの作用は，弱いエストロゲン活性を示した（Majumder et al. 1997; Sharma et al. 1976）。

妊婦と授乳婦　キャロットの多くの研究が，異なる抽出物による妊娠中または交配した動物での着床に対する作用を検証した。いくつかの研究では，用量およびタイミングに関連する影響が観察されたが，他の研究では着床への影響を示さなかった（Garg and Mathur 1972; Kaliwal and Ahamed 1987; Kaliwal et al. 1986; Kaliwal and Appaswamy Rao 1979; Kant et al. 1989; Lal et al. 1986; Sharma et al. 1976）。この情報に基づいて，妊娠中は有資格の医療従事者監督下以外での使用を推奨しない。

授乳期間中でのキャロットの安全性は不明である。本書では，授乳期間での使用に関する問題は確認されなかったが，最終的な安全性は確立されていない。

レビュー詳細

I. 薬やサプリメントとの相互作用

薬やサプリメントとの相互作用の臨床試験

確認されなかった。

被疑薬やサプリメントとの相互作用の症例報告

確認されなかった。

薬やサプリメントとの相互作用の動物試験

確認されなかった。

II. 有害事象

有害事象の症例報告　確認されなかった。

III. 薬理学および薬物動態学

ヒトの薬理学的研究　確認されなかった。

動物の薬理学的研究　マウスに対し1日当たり3mg/kgのキャロットの脂肪酸画分を15日間腹腔内投与した。その結果，正常な発情周期が停止され卵巣の重量を減少させた。同様の結果がキャロットの石油エーテル抽出物を3または10mg/kg腹腔内投与したマウスで観察されたが，1mg/kgの用量では影響がなかった（Majumder et al. 1997）。

マウスにおける3日間の子宮肥大試験では，キャロットのアルコール抽出物を60または120mg/kgで処置された結果，子宮の湿重量に有意な増加が観察された（平均体重は記載されていない）。エストラジオール-17βと比較して，活性が"非常に弱い"とみなされた（Sharma et al. 1976）。3日間の抗エストロゲンアッセイでは，同じ抽出物を同量投与した結果，エストラジオール-17βの子宮肥大作用を有意に抑制した（Sharma et al. 1976）。

*In vitro*の薬理学的研究　確認されなかった。

IV. 妊婦と授乳婦

ラットに対し妊娠1～7日で水抽出物の画分100mg/kg，アルコール抽出物の画分50mg/kgまたはキャロット種子の石油エーテル抽出物の画分20mg/kgを経口投与した場合，すべての画分で妊娠の低下を観察した。しかしながら，いくつかの画分は他の画分よりもより活性を示した。発達に対する有害作用は，生まれた仔らで観察されなかった（Garg and Mathur 1972）。

その後の研究では，最も作用がある画分と投与量を再検証したが，着床ではいずれの画分も作用を全く示さなかった（Kant et al. 1989）。

ラットに対し妊娠1～7日にキャロットの石油エーテル抽出物を0.006ml/kg皮下投与した場合，妊娠8日で着床痕は観察されなかった（Kaliwal et al. 1986）。

ラットに対し妊娠1～7日にキャロットの石油エーテル抽出物を0.06ml/kg皮下投与した場合，処置したほぼすべてのラットで抗着床活性が観察された。プロゲステロンの投与は，キャロット種子の活性を阻害した（Kaliwal and Ahamed 1987）。ラットに対し妊娠1～3日，1～5日，3と4日または3日で同じ用量の同じ抽出物を皮下処理した場合，抗着床活性は観察されなかった。0.01ml/kgで処理したラットでは抗着床活性は観察されなかったが，0.02～0.04ml/kgの用量では，いくつかの着床を阻害した（Kaliwal and Appaswamy Rao 1979）。ラット交配後の指定された日に50，150，500mg/kgの用量でキャロットのエタノール抽出物を投与した場合，着床の最大阻害（80%）が交配後4～6日または，1～7日に500mg/kgで処理したラットで観察された（Kant et al. 1989）。

ラットに対し妊娠1～10日目でキャロット粉末を2または4.5g/kg経口投与した場合，抗着床作用は観察されなかった（Lal et al. 1986）。

マウスに対しキャロットのアルコール抽出物を1匹の当たり（平均体重は明記なし）80または120mg/kg経口投与した場合，交配後4～6日の投与では着床阻害作用があったが，交配後8～10日の投与ではその作用はなかった（Sharma et al. 1976）。

摘出したラットの子宮では，キャロット種子のクロロホルム画分は，自発活動およびオキシトシン誘発活性を阻害した。活性は用量依存的であり，抽出物0.5mg/mlの濃度では，オキシトシン誘発活性の顕著な阻害を生じた（Dhar et al. 1975）。

授乳期間中でのキャロットの安全性情報は確認されなかった。本書においても，授乳期間での使用に関する問題は確認されなかったが，最終的な安全性は確立されていない。

V. 毒性研究

急性毒性

ブラインシュリンプ致死試験では，キャロットのメタノール抽出物からの主要な化合物のLD_{50}は，ルテオリンが0.053mg/ml，ルテオリン3'-*O*-β-D-グルコピラノシドは1mg/ml，ルテオリン4'-*O*-β-D-グルコピラノシドでは1mg/mlであった（Kumarasamy et al. 2005）。

D

参考文献

Dhar, V.J., V.S. Mathur, and S.K. Garg. 1975. Pharmacological studies on *Daucus carota* part I. *Planta Med.* 28(1):12-15.

Felter, H.W., and J.U. Lloyd. 1898. *King's American dispensatory*. 18th ed., 3rd rev. 2 vols. Cincinnati: Ohio Valley Co.

Garg, S.K., and V.S. Mathur. 1972. Effect of chromatographic fractions of *Daucus carota* Linn. (seeds) on fertility in female albino rats. *J. Reprod. Fertil.* 31(1):143-145.

Kaliwal, B.B., and R.N. Ahamed. 1987. Maintenance of implantation by progesterone in carrot seed *Daucus carota* extract treated albino rats. *Indian J. Phys. Nat. Sci. A* 7:10-14.

Kaliwal, B.B., R.N. Ahamed, and M.A. Rao. 1986. Implantation delay and nidation by progesterone in carrot seed *Daucus carota* extract treated albino rats. *Proc. Indian Acad. Sci. Anim. Sci.* 95(2):263-268.

Kaliwal, B.B., and M. Appaswamy Rao. 1979. Dose and durational effect of carrot seed extract *Daucus-carota* on implantation in albino rats. *Comp. Physiol. Ecol.* 4(2):92-97.

Kant, A.K., N.K. Lohiya, and D. Jacob. 1989. A revaluation of the pregnancy interceptory efficacy of carrot *Daucus carota* L. seeds in the rat *J. Adv. Zool.* 10(2):110-113.

Kumarasamy, Y., L. Nahar, M. Byres, A. Delazar, and S.D. Sarker. 2005. The assessment of biological activities associated with the major constituents of the methanol extract of 'wild carrot' (*Daucus carota* L.) seeds. *J. Herb. Pharmacother.* 5(1):61-72.

Lal, R., M. Gandhi, A. Sankaranarayanan, V.S. Mathur, and P.L. Pharma. 1986. Antifertility effect of *Daucus carota* seeds in female albino rats. *Fitoterapia* 57(4):243-246.

Majumder, P.K., S. Dasgupta, R.K. Mukhopadhaya, U.K. Mazumdar, and M. Gupta. 1997. Anti-steroidogenic activity of the petroleum ether extract and fraction 5 (fatty acids) of carrot (*Daucus carota* L.) seeds in mouse ovary. *J. Ethnopharmacol.* 57(3):209-212.

Sharma, M.M., G. Lal, and D. Jacob. 1976. Estrogenic and pregnancy interceptory effects of carrot *Daucus carota* seeds. *Indian J. Exp. Biol.* 14(4):506-508.

Wood, H., and C. LaWall. 1918. *The dispensatory of the United States of America*. 21st ed. Philadelphia: Lippincott.

Dendrobium nobile Lindl.

ラン科

一般名：デンドロビウム

英　名：dendrobium

中国名：石斛（セッコク）（*shi hu*）（茎）

別　名：Chinese orchid

使用部位：全草

安全性クラス：1

相互作用クラス：A

禁忌　知見なし

他の注意事項　知見なし

薬やサプリメントとの相互作用　知見なし

注釈　デンドロビウムの他の種は，*D.nobile*の許容可能な代用品と考えられている。それらは，*D.loddigesii*, *D.fimbriatum* var. *occulatum*, *D.chrysanthum*, *D.officinale*など（Bensky et al. 2004; Chen and Chen 2004）。*Pholidota*（コエロギネ）属の種とともにデンドロビウムの混入が報告されている（Lau et al. 2001; Zhang et al. 2007）。

有害事象と副作用　デンドロビウムの総過剰摂取は（煎剤としての標準用量は6～15g），痙攣と関連がある（Chen and Chen 2004）。

薬理学的考察　知見なし

妊婦と授乳婦　科学的または伝統的文献において，妊娠中および授乳中におけるデンドロビウムの安全性は不明である。本書では，妊娠中や授乳期間での使用に関する問題は確認されなかったが，最終的な安全性は確立されていない。

レビュー詳細

I. 薬やサプリメントとの相互作用

薬やサプリメントとの相互作用の臨床試験

確認されなかった。

被疑薬やサプリメントとの相互作用の症例報告

確認されなかった。

薬やサプリメントとの相互作用の動物試験

確認されなかった。

II. 有害事象

有害事象の症例報告　デンドロビウムの総過剰摂取（標準用量は6～15gの煎剤）と痙攣に関連があると報告されている（Chen and Chen 2004）。

III. 薬理学および薬物動態学

ヒトの薬理学的研究　確認されなかった。

動物の薬理学的研究　確認されなかった。

*In vitro*の薬理学的研究　確認されなかった。

IV. 妊婦と授乳婦

妊娠中および授乳中におけるデンドロビウムの安全性に関する情報は確認されなかった。

V. 毒性研究

急性毒性

マウスにおけるデンドロビウムジュースのLD_{50}は，10g/kgまでの用量で決定することができなかった（英文レビューでは投与経路は特定されていない）（Jiang and Cheng 1999）。

遺伝毒性

デンドロビウムの変異原活性は，エイムス試験，マウス骨髄細胞小核試験，マウスの奇形試験で観察されなかった（英文要約では投与量は特定されていない）（Jiang and Cheng 1999）。

デンドロビウムの抽出物は，変異原性化合物で処理したネズミチフス菌株で抗変異原活性を示している（Miyazawa et al. 1997; Miyazawa et al. 1999）。

参考文献

Bensky, D., S. Clavey, and E. Stöger. 2004. *Chinese herbal medicine: Materia medica*. 3rd ed. Seattle: Eastland Press.

Chen, J.K., and T.T. Chen. 2004. *Chinese medical herbology and pharmacology*. City of Industry, CA: Art of Medicine Press.

Jiang, M., and S. Cheng. 1999. *Dendrobium nobile* juice. *Shipin Kexue* 20(11):39-41.

Lau, D.T.W., P.C. Shaw, J. Wang, and P.P.H. But. 2001. Authentication of medicinal *Dendrobium* species by the internal transcribed spacer of ribosomal DNA. *Planta Med.* 67:456-460.

Miyazawa, M., H. Shimamura, S.-I. Nakamura, and H. Kameoka. 1997. Antimutagenic activity of gigantol from *Dendrobium nobile*. *J. Agric. Food Chem.* 45(8):2849-2853.

Miyazawa, M., H. Shimamura, S.-I. Nakamura, et al. 1999. Moscatilin from *Dendrobium nobile*, a naturally occurring bibenzyl compound with potential antimutagenic activity. *J. Agric. Food Chem.* 47(5):2163-2167.

Zhang, Y.B., P.P.H. But, Z.T. Wang, and P.C. Shaw. 2007. Current approaches for the authentication of medicinal *Dendrobium* species and its products. *Plant Genet. Resources* 3(2):144-148.

Digitalis spp.

オオバコ科（ゴマノハグサ科）

Digitalis purpurea L.

一般名：ジギタリス

英　名：digitalis

和　名：キツネノテブクロ

別　名：foxglove，purple foxglove

Digitalis lanata Ehrh.

一般名：ケジギタリス，ギリシャフォックスグローブ

英　名：Grecian foxglove

別　名：digitalis

使用部位：葉

安全性クラス：3

相互作用クラス：C

禁忌　このハーブの適切な使用において，有資格の専門家監督下以外での使用禁止（Hanzlik 1929; Hauptman and Kelly 1999; Maffe et al. 2009; Ramlakhan and Fletcher 2007; Withering 1785）。

他の注意事項　知見なし

薬やサプリメントとの相互作用　相互作用に関する考慮は，ジギトキシン，ジゴキシンおよび他のジギタリス配糖体と同様である（Hauptman and Kelly 1999; Maffe et al. 2009; Vivo et al. 2008）。

注釈　ケジギタリスは，ジギタリスに存在しないジゴキシンを含む。ジギタリスは葉にジギトキシン，ジトキシン，種子にジギタリンを含む（Ramlakhan and Fletcher 2007）。ケジギタリスもまたラナトシドを含む（Weiler and Zenk 1976）。

米国の規制では，ジギタリス製剤を抗肥満薬として使用するのは不適切であることを消費者に知らせる製品表示が義務付けられている（CFR 2011）。

有害事象と副作用　ジギタリスやケジギタリスの中毒例が，意図的な服毒や，他の食用や薬用種の葉と勘違いして摂取した後に報告されている（Bain 1985; Cardano et al. 2002; Colls 1999; Dickstein and Kunkel 1980; Maffe et al. 2009; Slifman et al. 1998; Thierry et al. 2000）。中毒症状は，ジゴキシンおよびジギトキシンといった強心配糖体のような治療薬の過剰摂取によるものと似ている。症状は吐き気，嘔吐，心拍や心機能の変化，腹痛，下痢，めまい，頭痛，錯乱，せん妄，幻覚，視力の変化，息切れ，胸の痛みなどで

ある（Ramlakhan and Fletcher 2007）。

薬理学的考察　ジギタリスやケジギタリスの使用は，心機能への影響に関心が持たれている。ジゴキシン，ジギトキシン，および他の関連化合物と同様に，有効量と毒性量との間の差は非常に小さい（Hauptman and Kelly 1999; Withering 1785）。

妊婦と授乳婦　妊娠中および授乳期間中のジギタリスおよびケジギタリス使用に関する情報は確認されなかった。ジゴキシンの研究では，この化合物は容易に胎盤を通過することを示しており，ジゴキシンは胎児不整脈の治療に使われている（Chow et al. 1998; Joglar and Page 1999; Oudijk et al. 2002）。ジゴキシンはまた母乳中にも移行することが示されているが，濃度は比較的低く，授乳中に使用可能であると考えられている（AAP 2001; Chow et al. 1998; Reinhardt et al. 1982）。

このハーブの使用に関して，安全性は完全には確立されていない。そして，このハーブは適切な使用において有資格の専門家監督下以外での使用を推奨しない。

レビュー詳細

I. 薬やサプリメントとの相互作用

薬やサプリメントとの相互作用の臨床試験

確認されなかった。

被疑薬やサプリメントとの相互作用の症例報告

確認されなかった。

薬やサプリメントとの相互作用の動物試験

確認されなかった。

II. 有害事象

有害事象の症例報告　ジギタリスやケジギタリスの中毒例は，意図的な服毒や，他の食用やボリジ（*Borago officinalis*），コンフリー種（*Symphytum* spp.），サイリウム種（*Plantago* spp.）を含む薬用種の葉と勘違いして摂取した後に典型的に発症する（Bain 1985; Cardano et al. 2002; Colls 1999; Dickstein and Kunkel 1980; Maffe et al. 2009; Slifman et al. 1998; Thierry et al. 2000）。中毒の症例は，ジゴキシンやジギトキシンといった強心配糖体のような治療薬の過剰摂取によるものと同様の非特異的な症状を引き起こす。心血管系の症状は，心室性期外収縮，洞性徐脈または頻脈，非発作性接合部頻拍，房室（AV）解離，第1，第2，または第3度房室ブロックおよび洞房ブロックまたは洞房停止を含む，心電図の変化など。他の症状は，吐き気や嘔吐，腹痛，下痢，めまい，頭痛，錯乱，せん妄，しびれ，精神異常，視覚と聴覚の幻覚，傾眠，失語症や痙攣，視力障害，羞明，視力の黄色や緑の優位性（黄視症），復視，一過性の失明，動悸，胸痛，息切れなど（Ramlakhan and letcher 2007）。

ジギタリスの不特定量を摂取した36歳の女性において，吐き気や嘔吐，腹痛，洞性徐脈を伴う心血管性ショックが報告された（Lacassie et al. 2000）。

ある家族（父，母，娘，それぞれ62歳，58歳，35歳）は，ボリジと間違えて庭にあったジギタリスの葉を含むジャガイモ団子を食べた後，持続的な吐き気，嘔吐，嗜眠，激しい脱力感を経験した。心電図および生化学的な側面より，3人のすべてが，洞性徐脈および急性強心配糖体中毒の兆候であったことを示した。摂取された推定量は報告されていないが，3人の患者は完全に回復した。その後患者は，自分たちの食材は市場から購入することにした（Maffe et al. 2009）。

“ジギタリスをまるごと”食べた64歳の男性において，徐脈と第二房室ブロックの活動，すなわち洞停止に続き3.5秒間の洞休止が急速に進行する状態が報告された。摂取は自殺の意図があると考えられ，治療の試みにもかかわらず，死に至った（Ramlakhan and Fletcher 2007）。

ジギタリスによる中毒は，ウシ，シカ，ポニー，ミンク，シチメンチョウ等を含め，多くの家畜動物で報告されている（Corrigall et al. 1978; Parker 1951; Thomas et al. 1987; Wijnberg et al. 1999; Zimowski 1973）。

III. 薬理学および薬物動態学

ヒトの薬理学的研究　確認されなかった。

動物の薬理学的研究　確認されなかった。

*In vitro*の薬理学的研究　確認されなかった。

IV. 妊婦と授乳婦

妊娠中および授乳期間中のジギタリスおよびケジギタリス使用に関する情報は確認されなかった。ジゴキシンの研究では，この化合物は容易に胎盤を通過することを示しており，ジゴキシンは胎児不整脈の治療に使われている（Chow et al. 1998; Joglar and Page 1999; Oudijk et al. 2002）。

ジゴキシンはまた母乳中にも移行することが示されているが，濃度は比較的低く，授乳中に使用可能であると考えられている（AAP 2001; Chow et al. 1998; Reinhardt et al. 1982）。

V. 毒性研究

急性毒性

ジギトキシンのLD_{50}は，雌ラットで8.9mg/kgであり，雄ラットでは15.4mg/kgである（Scott et al. 1971）。

参考文献

AAP. 2001. Transfer of drugs and other chemicals into human milk. American Academy of Pediatrics Committee on Drugs. *Pediatrics* 108(3):776-789.

Bain, R.J. 1985. Accidental digitalis poisoning due to drinking herbal tea. *Br. Med. J.* 290(6482):1624.

Cardano, S., F. Beldi, C. Bignoli, A. Monteverde, and E. Uglietti. 2002. A dangerous "risotto." *Rec. Prog. Med.* 93(4):245-246.

CFR. 2011. *Code of federal regulations*, Title 21 Part 201.317, 2011 ed. Specific labeling requirements for specific drug products. Digitalis and related cardiotonic drugs for human use in oral dosage forms; required warning. Washington, DC: U.S. Government Printing Office.

Chow, T., J. Galvin, and B. McGovern. 1998. Antiarrhythmic drug therapy in pregnancy and lactation. *Am. J. Cardiol.* 82(4):58I-62I.

Colls, B.M. 1999. A salutary lesson: Three very unwise men. *Br. Med. J.* 318(7200):1729.

Corrigall, W., R.R. Moody, and J.C. Forbes. 1978. Foxglove (*Digitalis purpurea*) poisoning in farmed red deer (*Cervus elaphus*). *Vet. Rec.* 102(6):119-122.

Dickstein, E.S., and F.W. Kunkel. 1980. Foxglove tea poisoning. *Am. J. Med.* 69(1):167.

Hanzlik, P.J. 1929. A new method of estimating the potency of digitalis: Pigeon emesis. *J. Pharm. Exp. Ther.* 35(4):363-391.

Hauptman, P.J., and R.A. Kelly. 1999. Digitalis. *Circulation* 99(9):1265-1270.

Joglar, J.A., and R.L. Page. 1999. Treatment of cardiac arrhythmias during pregnancy: Safety considerations. *Drug Saf.* 20(1):85-94.

Lacassie, E., P. Marquet, S. Martin-Dupont, J.-M. Gaulier, and G. Lachatre. 2000. A non-fatal case of intoxication with foxglove, documented by means of liquid chromatography-electrospray-mass spectrometry. *J. Forensic Sci.* 45(5):1154-1158.

Maffe, S., L. Cucchi, F. Zenone, et al. 2009. Digitalis must be banished from the table: A rare case of acute accidental digitalis intoxication of a whole family. *J. Cardiovasc. Med.* 10(9):727-732.

Oudijk, M.A., J.M. Ruskamp, B.E. Ambachtsheer, et al. 2002. Drug treatment of fetal tachycardias. *Pediat. Drugs* 4(1):49-63.

Parker, W.H. 1951. Foxglove (*Digitalis purpurea*) poisoning in turkeys. *Vet. Rec.* 63(24):416.

Ramlakhan, S.L., and A.K. Fletcher. 2007. It could have happened to Van Gogh: A case of fatal purple foxglove poisoning and review of the literature. *Eur. J. Emerg. Med.* 14(6):356-359.

Reinhardt, D., O. Richter, T. Genz, and S. Potthoff. 1982. Kinetics of the translactal passage of digoxin from breast feeding mothers to their infants. *Eur. J. Pediat.* 138(1):49-52.

Scott, W.J., R.P. Beliles, and H.I. Silverman. 1971. The comparative acute toxicity of two cardiac glycosides in adult and newborn rats. *Toxicol. Appl. Pharmacol.* 20:599-601.

Slifman, N.R., W.R. Obermeyer, B.K. Aloi, et al. 1998. Contamination of botanical dietary supplements by *Digitalis lanata*. *N. Engl. J. Med.* 339(12):806-811.

Thierry, S., F. Blot, J.C. Lachérade, et al. 2000. Poisoning with foxglove extract: Favorable evolution without Fab fragments. *Intens. Care Med.* 26(10):1586.

Thomas, D.L., M.P. Quick, and R.P. Morgan. 1987. Suspected foxglove (*Digitalis purpurea*) poisoning in a dairy cow. *Vet. Rec.* 120(13):300-301.

Vivo, R.P., S.R. Krim, J. Perez, et al. 2008. Digoxin: Current use and approach to toxicity. *Am. J. Med. Sci.* 336(5):423-428.

Weiler, E.W., and M.H. Zenk. 1976. Radioimmunoassay for the determination of digoxin and related compounds in *Digitalis lanata*. *Phytochemistry* 15(10):1537-1545.

Wijnberg, I.D., J.H. van der Kolk, and E.G. Hiddink. 1999. Use of phenytoin to treat digitalis-induced cardiac arrhythmias in a miniature Shetland pony. *Vet. Rec.* 144(10):259-261.

Withering, W. 1785. *An account of the foxglove and some of its medical uses: With practical remarks on dropsy and other diseases*. London: J & J Robinson.

Zimowski, A. 1973. Intoxication of mink with *Digitalis purpurea*.] *Med. Wet.* 29(4):226.

Dimocarpus longan Lour.　ムクロジ科

一般名：ロンガン
英　名：longan
和　名：リュウガン（竜眼）
生薬名：局（仮種皮）リュウガンニク（竜眼肉）
異　名：*Euphoria longan* (Lour.) Steud., *Euphoria longana* Lam., *Nephelium longan* (Lour.) Hook., *Nephelium longana* (Lam.) Cambess.
中国名：竜眼肉（*long yan rou*）（多肉質の種皮）
使用部位：果実

安全性クラス：1
相互作用クラス：A

禁忌　知見なし

他の注意事項　知見なし

薬やサプリメントとの相互作用　知見なし

注釈　ロンガンはアジアの国々で一般的に果物として摂取されている（Menzel and Waite 2005）。

有害事象と副作用　ロンガンに対するアレルギー反応が報告されている（Bensky et al. 2004; Rank and Li 2007）。

薬理学的考察　知見なし

妊婦と授乳婦　科学的または伝統的文献において，妊娠中および授乳中におけるロンガンの安全性は不明である。本書では，妊娠中や授乳期間での使用に関する問題は確認されなかったが，最終的な安全性は確立されていない。

レビュー詳細

I. 薬やサプリメントとの相互作用

薬やサプリメントとの相互作用の臨床試験
確認されなかった。
被疑薬やサプリメントとの相互作用の症例報告
確認されなかった。
薬やサプリメントとの相互作用の動物試験
確認されなかった。

II. 有害事象

有害事象の症例報告　ロンガンに対するアレルギー反応において，めまいと体温上昇とともにアレルギー性薬疹を生じた1つの症例が報告されている（Bensky et al. 2004; Rank and Li 2007）。

III. 薬理学および薬物動態学

ヒトの薬理学的研究　確認されなかった。
動物の薬理学的研究　確認されなかった。
*In vitro*の薬理学的研究　確認されなかった。

IV. 妊婦と授乳婦

妊娠中および授乳中におけるロンガンの安全性に関する情報は確認されなかった。

V. 毒性研究

確認されなかった。

参考文献

Bensky, D., S. Clavey, and E. Stöger. 2004. *Chinese herbal medicine: Materia medica.* 3rd ed. Seattle: Eastland Press.

Menzel, C.M., and G.K. Waite. 2005. *Litchi and longan: Botany, production, and uses.* Wallingford, U.K.: CABI.

Rank, M.A., and J.T. Li. 2007. A case of food allergy due to longan fruit. *Ann. Allerg. Asthma Immunol.* 98(4):402.

Dioscorea oppositifolia L.　ヤマノイモ科

一般名：チャイニーズヤム
英　名：Chinese yam
和　名：ナガイモ
異　名：*Dioscorea opposita* Thunb.
中国名：山薬（*shan yao*）（根茎）
別　名：cinnamon vine，common yam
使用部位：根茎

安全性クラス：1
相互作用クラス：A
禁忌　知見なし
他の注意事項　知見なし
薬やサプリメントとの相互作用　知見なし
有害事象と副作用　知見なし
薬理学的考察　動物研究では，チャイニーズヤムが血糖値の調節を変更する可能性があることを示している（Chen and Chen 2004; Gao et al. 2007）。糖尿病を持つ人は，使用前に有資格の医療従事者に相談し，血糖値を厳密に測定することを勧める。

チャイニーズヤムの摂取および局所適用後のアレルギー反応が報告されている（Bensky et al. 2004）。

妊婦と授乳婦　科学的または伝統的文献において，妊娠中および授乳中におけるチャイニーズヤムの安全性は不明である。本書では，妊娠中や授乳期間での使用に関する問題は確認されなかったが，最終的な安全性は確立されていない。

レビュー詳細

I. 薬やサプリメントとの相互作用

薬やサプリメントとの相互作用の臨床試験
確認されなかった。
被疑薬やサプリメントとの相互作用の症例報告
確認されなかった。
薬やサプリメントとの相互作用の動物試験
確認されなかった。

II. 有害事象

有害事象の症例報告　チャイニーズヤムの摂取および局所適用後のアレルギー反応が報告されている。摂取後の症状は，全身に広がる斑点状丘疹，喉の痒み，掻痒，胸部の圧迫感を含む（Bensky et al. 2004）。

III. 薬理学および薬物動態学

ヒトの薬理学的研究　確認されなかった。

動物の薬理学的研究　マウスに対し，1日当たり30g/kgのチャイニーズヤムの煎剤を10日間経口投与した場合，血糖値は10～30mg/dlまで減少した。同じ抽出物の投与は，グルコースの腹腔内投与後のグルコースの急激な上昇を制御した（Chen and Chen 2004）。糖尿病ラットに対し，チャイニーズヤムのエタノール抽出物を経口投与した場合，血中インスリンおよびグルコース濃度を低下させた（Gao et al. 2007）。

*In vitro*の薬理学的研究　確認されなかった。

IV. 妊婦と授乳婦

妊娠中および授乳中におけるチャイニーズヤムの安全性に関する情報は確認されなかった。

V. 毒性研究

確認されなかった。

参考文献

Bensky, D., S. Clavey, and E. Stöger. 2004. *Chinese herbal medicine: Materia medica*. 3rd ed. Seattle: Eastland Press.

Chen, J.K., and T.T. Chen. 2004. *Chinese medical herbology and pharmacology*. City of Industry, CA: Art of Medicine Press.

Gao, X., B. Li, H. Jiang, et al. 2007. *Dioscorea opposita* reverses dexamethasone induced insulin resistance. *Fitoterapia* 78(1):12-15.

Dioscorea villosa L.

ヤマノイモ科

一般名：ワイルドヤム
英　名：wild yam
和　名：ヤセイヤマノイモ
別　名：China root，colic root，North American wild yam, rheumatism root
使用部位：根茎

安全性クラス：1
相互作用クラス：A

禁忌　知見なし

他の注意事項　知見なし

薬やサプリメントとの相互作用　知見なし

注釈　ワイルドヤムはジオスゲニンを含み，それは一般的に，プロゲステロンの天然資源として誤解されて宣伝されていた。ジオスゲニンは，プロゲステロンの合成のための前駆体として利用されてきたが，人体内ではプロゲステロンを形成するために必要な転換はおこらない（Dentali 1996）。

有害事象と副作用　悪心および嘔吐を軽減するために少量では使用されてきたが，チンキ剤の高用量の服用（標準用量は20～60滴のチンキとして記載）は，嘔吐を引き起こすことが報告されている（Felter and Lloyd 1898）。

動物研究では，ラットに対し4週間ワイルドヤム抽出物を高用量（毎日790mg/kg）投与した場合，肝臓と腎臓の炎症が観察された。2週間同じ用量を投与した場合では，炎症は観察されなかった（Wojcikowski et al. 2008）。

薬理学的考察　知見なし

妊婦と授乳婦　科学的または伝統的文献において，妊娠中および授乳中におけるワイルドヤムの安全性は不明である。本書では，妊娠中や授乳期間での使用に関する問題は確認されなかったが，最終的な安全性は確立されていない。

レビュー詳細

I. 薬やサプリメントとの相互作用

薬やサプリメントとの相互作用の臨床試験
　確認されなかった。

被疑薬やサプリメントとの相互作用の症例報告
　確認されなかった。

薬やサプリメントとの相互作用の動物試験
　確認されなかった。

II. 有害事象

有害事象の症例報告　確認されなかった。

III. 薬理学および薬物動態学

ヒトの薬理学的研究　確認されなかった。

動物の薬理学的研究　ラットに対し，1日当たり50，150，500mg/kgのワイルドヤムのオレイルアルコール溶離液の抽出物を4日間経口投与した場合，子宮と膣のパラメータにおいて，エストロゲン作用を示さなかった（Zava et al. 1998）。

ウサギに対する皮膚刺激性試験では，局所的に同抽出物の10%溶液を単回用量使用した場合，刺激性は観察されなかった（Hooker 2004）。

*In vitro*の薬理学的研究　ワイルドヤムのヒドロキシエタノール抽出物のエストロゲン活性は，エストロゲン受容体陽

性（MCF-7）ヒト乳癌細胞で観察されなかった（Zava et al. 1998）。正常腎細胞（NRK49F）および尿細管上皮細胞（NRK52E）において，酢酸エチル，メタノール，ワイルドヤムの水-メタノール抽出物は毒性を示した。5～50 μg/mlの濃度で，上皮間葉分化転換への誘導が観察された（Wojcikowski et al. 2009）。

IV. 妊婦と授乳婦

妊娠中および授乳中におけるワイルドヤムの安全性に関する情報は確認されなかった。

V. 毒性研究

急性毒性

ラットにおけるワイルドヤムのオレイルアルコール溶離液の抽出物の経口または経皮LD_{50}は，2g/kgまでの用量で決定することができなかった（Hooker 2004）。

短期毒性

ラットに対し，1日当たりワイルドヤムの含水アルコール抽出物790mg/kgを28日間経口投与した場合，腎臓における線維症および肝臓における炎症が観察された。14日間投与したラットでは，腎臓および肝臓での有害作用は観察されなかった（Wojcikowski et al. 2008）。

卵巣摘出ラットに対し，45日間にわたってジオスゲニン化合物，合計500mgの量を（腹腔内に移植されたリン酸カルシウム薬物送達システムを介して）投与した場合，体重および脾臓重量の増加が，副腎の湿重量のわずかな増加に伴って観察された。副腎の組織病理学的評価においては，皮質および副腎髄質領域の減少を明らかにした（Benghuzzi et al. 2003）。

皮膚毒性試験では，ラットに対し1日当たりワイルドヤムのオレイルアルコール溶離液の抽出物を29日間，1，3，10％の濃度で1ml/kg処置した場合，有害作用は観察されなかった（Hooker 2004）。

遺伝毒性

ネズミチフス菌TA98株，TA100株，TA1535株，TA1537株，TA1538株でのエイムス試験では，ワイルドヤムのオレイルアルコール溶離液の抽出物における突然変異原性活性は，代謝活性化の有無に関わらず観察されなかった（Hooker 2004）。

ラットにおける骨髄小核試験では，ワイルドヤムのオレイルアルコール溶離液の抽出物における変異原活性は，2g/kgまでの用量を2回投与された後でも観察されなかった（Hooker 2004）。

参考文献

Benghuzzi, H., M. Tucci, R. Eckie, and J. Hughes. 2003. The effects of sustained delivery of diosgenin on the adrenal gland of female rats. *Biomed. Sci. Instrum.* 39:335-340.

Dentali, S. 1996. Clearing up confusion over yams and progesterone. *Altern. Ther. Health Med.* 2(4):19.

Felter, H.W., and J.U. Lloyd. 1898. *King's American dispensatory*. 18th ed., 3rd rev. 2 vols. Cincinnati: Ohio Valley Co.

Hooker, E. 2004. Final report of the amended safety assessment of *Dioscorea villosa* (wild yam) root extract. *Int. J. Toxicol.* 23(Suppl. 2):49-54.

Wojcikowski, K., H. Wohlmuth, D.W. Johnson, and G. Gobe. 2008. *Dioscorea villosa* (wild yam) induces chronic kidney injury via pro-fibrotic pathways. *Food Chem. Toxicol.* 46(9):3122-3131.

Wojcikowski, K., H. Wohlmuth, D.W. Johnson, M. Rolfe, and G. Gobe. 2009. An in vitro investigation of herbs traditionally used for kidney and urinary system disorders: Potential therapeutic and toxic effects. *Nephrology* 14(1):70-79.

Zava, D.T., C.M. Dollbaum, and M. Blen. 1998. Estrogen and progestin bioactivity of foods, herbs, and spices. *Proc. Soc. Exp. Biol. Med.* 217(4):369.

Dipsacus spp. スイカズラ科（マツムシソウ科）

Dipsacus asper Wall.

一般名：ティーセル

英　名：Sichuan teasel

異　名：*Dipsacus asper* auct.

中国名：続断（ゾクダン）（*xu duan*）（根）

別　名：Sichuan dipsacus

Dipsacus japonicus Miq.

一般名：ニホンティーセル

英　名：Japanese teasel

和　名：ナベナ

中国名：続断（*xu duan*）（根）

別　名：Japanese dipsacus

使用部位：根

安全性クラス：1

相互作用クラス：A

禁忌　知見なし

他の注意事項　知見なし

薬やサプリメントとの相互作用　知見なし

有害事象と副作用　ティーセルに対するアレルギー反応が

報告されている（Bensky et al. 2004; Chen and Chen 2004）。

薬理学的考察　知見なし

妊婦と授乳婦　中国伝統医学では，ティーセルは"安胎"，妊娠中の子宮出血を止める，そして切迫流産の予防のために使用されている（Bensky et al. 2004; Chen and Chen 2004）。

授乳期間中のティーセルの安全性は不明である。本書では，妊娠中や授乳期間での使用に関する問題は確認されなかったが，最終的な安全性は確立されていない。

レビュー詳細

I. 薬やサプリメントとの相互作用

薬やサプリメントとの相互作用の臨床試験
　確認されなかった。

被疑薬やサプリメントとの相互作用の症例報告
　確認されなかった。

薬やサプリメントとの相互作用の動物試験
　確認されなかった。

II. 有害事象

有害事象の症例報告　ティーセルに対するアレルギー反応が報告されている。アレルギー反応は，限局性の紅斑，痒みおよび熱感や灼熱感などである（Bensky et al. 2004; Chen and Chen 2004）。

III. 薬理学および薬物動態学

ヒトの薬理学的研究　確認されなかった。

動物の薬理学的研究　確認されなかった。

*In vitro*の薬理学的研究　確認されなかった。

IV. 妊婦と授乳婦

中国伝統医学では，ティーセルは"安胎"，妊娠中の子宮出血を止める，そして切迫流産の予防のために使用されている（Bensky et al. 2004; Chen and Chen 2004）。

授乳期間中のティーセルの安全性情報は確認されなかった。本書においても，授乳期間での使用に関する問題は確認されなかったが，最終的な安全性は確立されていない。

V. 毒性研究

確認されなかった。

参考文献

Bensky, D., S. Clavey, and E. Stöger. 2004. *Chinese herbal medicine: Materia medica*. 3rd ed. Seattle: Eastland Press.

Chen, J.K., and T.T. Chen. 2004. *Chinese medical herbology and pharmacology*. City of Industry, CA: Art of Medicine Press.

Drynaria fortunei (Kunze ex Mett.) J. Sm.　ウラボシ科

一般名：コツサイホ
英　名：drynaria
和　名：ハカマウラボシ
中国名：骨砕補（*gu sui bu*）（根茎）
使用部位：根茎

安全性クラス：1
相互作用クラス：A

禁忌　知見なし

他の注意事項　知見なし

薬やサプリメントとの相互作用　知見なし

有害事象と副作用　知見なし

薬理学的考察　*In vitro*での研究では，コツサイホ抽出物のエストロゲン活性を示している（Chang et al. 2003; Jeong et al. 2005）。

妊婦と授乳婦　科学的または伝統的文献において，妊娠中および授乳中におけるコツサイホの安全性は不明である。本書では，妊娠中や授乳期間での使用に関する問題は確認されなかったが，最終的な安全性は確立されていない。

レビュー詳細

I. 薬やサプリメントとの相互作用

薬やサプリメントとの相互作用の臨床試験
　確認されなかった。

被疑薬やサプリメントとの相互作用の症例報告
　確認されなかった。

薬やサプリメントとの相互作用の動物試験
　確認されなかった。

II. 有害事象

有害事象の症例報告　標準治療用量（9～21gの煎剤）での

コツサイホの使用では，有害作用は報告されなかった（Bensky et al. 2004）。コツサイホの過剰摂取（100g以上の煎剤）は，口渇，過度な言語，恐怖，動悸，躁鬱病タイプの精神病に関連がある（Bensky et al. 2004; Chen and Chen 2004）。

III. 薬理学および薬物動態学

ヒトの薬理学的研究　確認されなかった。

動物の薬理学的研究　確認されなかった。

***In vitro*の薬理学的研究**　30〜100 μg/mlの濃度のコツサイホ抽出物によって誘導された非形質転換芽細胞（MC3T3-E1）の増殖は，エストロゲン拮抗薬であるタモキシフェンによって抑制された（Jeong et al. 2005）。

100 μg/mlの濃度のコツサイホのメタノール抽出物は，エストロゲン受容体陽性ヒト乳癌細胞（MCF-7）および骨芽細胞様細胞（ROS 17/2.8）での増殖活性を示した（Chang et al. 2003）。

IV. 妊婦と授乳婦

妊娠中および授乳中におけるコツサイホの安全性に関する情報は確認されなかった。

V. 毒性研究

確認されなかった。

参考文献

Bensky, D., S. Clavey, and E. Stöger. 2004. *Chinese herbal medicine: Materia medica*. 3rd ed. Seattle: Eastland Press.

Chang, E.J., W.J. Lee, S.H. Cho, and S.W. Choi. 2003. Proliferative effects of flavan-3-ols and propelargonidins from rhizomes of *Drynaria fortunei* on MCF-7 and osteoblastic cells. *Arch. Pharm. Res.* 26(8):620-630.

Chen, J.K., and T.T. Chen. 2004. *Chinese medical herbology and pharmacology*. City of Industry, CA: Art of Medicine Press.

Jeong, J.C., J.W. Lee, C.H. Yoon, et al. 2005. Stimulative effects of Drynariae Rhizoma extracts on the proliferation and differentiation of osteoblastic MC3T3-E1 cells. *J. Ethnopharmacol.* 96(3):489-495.

Dryopteris filix-mas (L.) Schott　　オシダ科

一般名：メイルファーン

英　名：male fern

和　名：オシダ

異　名：*Aspidium filix-mas* (L.) Sw.

使用部位：根茎

安全性クラス：3

相互作用クラス：A

禁忌　このハーブの適切な使用において，有資格の専門家監督下以外での使用禁止（Felter and loyd 1898; Maisch 1883; Weiss and Meuss 2001; Williamson 2003; Wood and LaWall 1918）。

他の注意事項　知見なし

薬やサプリメントとの相互作用　知見なし

有害事象と副作用　メイルファーン使用による中毒の症状は，嘔吐，下痢，めまい，頭痛，震え，冷や汗，呼吸困難，チアノーゼ，痙攣，昏迷，精神障害などである。中毒は，視力障害，時に視覚消失，いくつかのケースでは永久的な失明がみられた。また中毒の死亡例も報告されている（Felter and Lloyd 1898; Maisch 1883; Wood and LaWall 1918）。

薬理学的考察　メイルファーンは，歴史的にヒマシ油と組み合わせて使用された。ヒマシ油は，メイルファーンの毒性化合物の吸収を増加させると考えられており，これらの製品の併用は危険であり，もはや推奨されない（Leung and Foster 1996; Wood and LaWall 1918）。

妊婦と授乳婦　この種の毒性に基づいて（Felter and Lloyd 1898; Wood and LaWall 1918），妊娠および授乳中のメイルファーンの使用は推奨されない。

レビュー詳細

I. 薬やサプリメントとの相互作用

薬やサプリメントとの相互作用の臨床試験
確認されなかった。

被疑薬やサプリメントとの相互作用の症例報告
確認されなかった。

薬やサプリメントとの相互作用の動物試験
確認されなかった。

II. 有害事象

有害事象の症例報告　メイルファーン使用による中毒の症状は，嘔吐，下痢，めまい，頭痛，震え，冷や汗，呼吸困難，チアノーゼ，痙攣，昏迷，精神障害など。中毒は，視力障害，時に視覚消失，いくつかのケースでは永久的な失明がみられた。失明の症例は網膜血管の痙攣とその後の萎縮が原因であると考えられる（Wood and LaWall 1918）。

メイルファーンと近縁種，*Dryopteris borreri*を根に至るまで食べたウシでは，昏睡状態と盲目が発見された（Macleod and Greig 1978）。ウシでの*Dryopteris*（オシダ属）中毒の特徴は，失明，流涎，深い眠気であるが，死亡率は低い（Macleod and Greig 1978）。

III. 薬理学および薬物動態学

ヒトの薬理学的研究　確認されなかった。

動物の薬理学的研究　確認されなかった。

*In vitro*の薬理学的研究　確認されなかった。

IV. 妊婦と授乳婦

この種の毒性に基づいて（Felter and Lloyd 1898; Wood and LaWall 1918），妊娠および授乳中のメイルファーンの使用は推奨されない。

V. 毒性研究

確認されなかった。

参考文献

Felter, H.W., and J.U. Lloyd. 1898. *King's American dispensatory*. 18th ed., 3rd rev. 2 vols. Cincinnati: Ohio Valley Co.

Leung, A.Y., and S. Foster. 1996. *Encyclopedia of common natural ingredients used in food, drugs, and cosmetics*. 2nd ed. New York: Wiley.

Macleod, N.S., and A. Greig. 1978. Poisoning in cattle associated with *Dryopteris filix-mas* and *D. borreri*. *Vet. Rec.* 102(11):239-240.

Maisch, J.M. 1883. Gleanings in materia medica. *Am. J. Pharm.* 55(Feb.).

Weiss, R.F., and A.R. Meuss. 2001. *Weiss's herbal medicine*. Classic ed. New York: Stuttgart.

Williamson, E.M. 2003. *Potter's herbal cyclopedia*. Saffron Walden, Essex: C.W. Daniel Co.

Wood, H., and C. LaWall. 1918. *The dispensatory of the United States of America*. 21st ed. Philadelphia: Lippincott.

Echinacea spp.　キク科

Echinacea angustifolia DC.
一般名：エキナセア アングスティフォリア，エキナセア
英　名：*Echinacea angustifolia*
別　名：narrow-leaf Echinacea，Kansas snakeroot，narrow-leaf purple coneflower
使用部位：根，種子

Echinacea pallida (Nutt.) Nutt.
一般名：エキナセア パリダ，エキナセア
英　名：*Echinacea pallida*
異　名：*Rudbeckia pallida* Nutt.
別　名：pale-flower echinacea，pale purple coneflower
使用部位：根，種子

Echinacea purpurea (L.) Moench
一般名：エキナセア プルプレア，エキナセア
英　名：*Echinacea purpurea*
和　名：ムラサキバレンギク
異　名：*Rudbeckia purpurea* L.
別　名：purple coneflower
使用部位：地上部，根，種子

E

安全性クラス：1
相互作用クラス：A

禁忌　知見なし

他の注意事項　敏感な人はアレルギー反応が起こる可能性がある（Huntley et al. 2005）。アレルギー反応は，エキナセアの花や開花時の先端部分から作られた製品に対して最も可能性が高い（Mills and Bone 2005; Upton and Graff 2004）。

薬やサプリメントとの相互作用　知見なし

注釈　この項で引用した文献は，エキナセアの特定の種，具体的な植物の部位，製剤を明確に識別するためには，必ずしも十分ではない（Ang-Lee et al. 2001; Kemp and Franco 2002; Lee and Werth 2004; Logan and Ahmed 2003; Mullins and Heddle 2002; Soon and Crawford 2001）。したがって，すべてのエキナセア種や製剤に対してそれらの引用が該当すると考えるべきではない。

さらに，いくつかの文献はこの項で扱われた3つの種のうち1つだけに焦点をあてているが，他のレビューは3つの分類群をすべて含んでいる。ここでは共通の一般的な名前（すなわち，エキナセア）が，すべての種に関わる情報を示すために使用される。

コミッションEは，すべてのエキナセア種に関して，以下の全身性疾患に用いるべきではないとしている。結核，白血病，膠原病，多発性硬化症，エイズ，HIV感染症およびその他の自己免疫疾患（Blumenthal et al. 1998）。これらの条件下でのエキナセア種の使用に関する懸念は理論上であり，自己免疫症状の悪化を伴うエキナセアとの関連性を支持または反論する決定的なデータは不足している（Mills and Bone 2005; Upton and Graff 2004）。

エキナセア製品に対するアレルギー反応が報告されている（後述の有害事象と副作用参照）。何人かの研究者は，キク科の花粉に対するアレルギーが共通であるように，アレルギー反応は，製品中のエキナセア花粉の存在によるものであろうことを示唆している。つまり，エキナセアの開花時の先端部分から作られた製品の摂取は，根や葉から作られた製品よりもアレルギー反応を引き起こす可能性が高い（Mills and Bone 2005; Upton and Graff 2004）。

有害事象と副作用　臨床試験および臨床試験のレビューでは，報告された有害事象はプラセボと同様で，エキナセア製品は，忍容性が良好として注目されている（Huntley et al. 2005）。エキナセア種に対するアレルギー反応が報告されている（Coeugniet and Elek 1987; George et al. 2006; Huntley et al. 2005; Kemp and Franco 2002; Lee and Werth 2004; Logan and Ahmed 2003; Moell 1951; Mullins 1998; Mullins and Heddle 2002; Röseler 1952; Soon and Crawford 2001）。

薬理学的考察　ヒトにおける薬とサプリメントとの相互作用は，症例報告および臨床試験のいずれでも報告されていない。臨床研究ではこの懸念を支持も反論もしていないが，いくつかの情報（Ang-Lee et al. 2001; Izzo and Ernst 2001）では，免疫抑制剤との相互作用の理論的な懸念を示している。

CYP450薬物代謝酵素におけるエキナセアプルプレア製剤および各部の作用に関するヒトへの研究では，効果の欠如または臨床的に重要ではない効果を示しているが（Gorski et al. 2004; Gurley et al. 2004; Heinrich et al. 2008），ある研究では，エキナセアプルプレアは薬物代謝酵素CYP3Aを誘導したことを示唆した（Penzak et al. 2010）。

妊婦と授乳婦　限られたヒトに対するデータは，妊娠中のエキナセア種の使用の安全性について問題を示していない（Gallo et al. 1998; Gallo et al. 1999; Perri et al. 2006; Tsui et al. 2001）。動物研究では，妊娠中のエキナセアプルプレアの安全性に関して混在した結果を示している（Chow et al. 2006; Maass et al. 2005; Mengs et al. 2000）。

授乳期間中のエキナセア種の安全性は不明である。本書では，授乳期間での使用についての問題は確認されなかったが，最終的な安全性は確立されていない。

レビュー詳細

I. 薬やサプリメントとの相互作用

薬やサプリメントとの相互作用の臨床試験　健常な被験者に対し，独自のエキナセアプルプレア抽出物（著者らは生のエキナセアプルプレア抽出物を8：1の割合で使用した，製造業者によると生の根と花由来であると認識されている）を使用した。1日2回100mgのリトナビルとともにロピナビル400mgを経口投与とともに，1日当たり1500mgのエキナセアプルプレア抽出物を14日間投与群と投与なし群に分けた。その結果，薬物血清濃度の変化は観察されなかった。同じ研究で，被験者はエキナセアプルプレア抽出物の投与前後に8mgのミダゾラム（CYP3Aの基質）を投与された。その結果，ミダゾラムの血漿濃度（AUC0-∞）の減少が観察されたことから，薬物代謝酵素CYP3Aの誘導が示唆された。ゆえに，ロピナビルはCYP3Aの基質であり，血漿濃度の低下が予想される。この研究で観察されたロピナビル濃度の変化の欠如は，CYP3Aの強力な誘導因子であるリトナビルとの同時投与に起因するものであった（Penzak et al. 2010）。

被疑薬やサプリメントとの相互作用の症例報告　確認されなかった。

薬やサプリメントとの相互作用の動物試験　マウスに対するエキナセアプルプレア根抽出物とメラトニンの同時投与は，エキナセアまたはメラトニン単独投与のいずれかと比較して，次世代における脾臓と骨髄の機能的な顆粒球の成熟レベルを有意に減少させた（Currier et al. 2001）。

II. 有害事象

臨床試験で報告された有害事象　多くの試験でエキナセアとプラセボの有害反応の発生率が同様である報告とともに，エキナセアは一般的に臨床研究で忍容性が良好である（Huntley et al. 2005）。子供にエキナセアプルプレア地上部のフレッシュジュースを与えたある試験では，プラセボを摂取した子供に比べて，エキナセア製剤を摂取した子で発疹の発生率が有意に高かった（Taylor et al. 2003）。

有害事象の症例報告　エキナセア種を摂取した人々でアレルギー反応が報告されている。症状として，アナフィラキシー，喘息発作，血栓性血小板減少性紫斑病，白血球減少，腹痛，吐き気，排尿障害，関節痛，筋肉痛，めまいである（Coeugniet and Elek 1987; George et al. 2006; Huntley et al. 2005; Kemp and Franco 2002; Lee and Werth 2004; Logan and Ahmed 2003; Moell 1951; Mullins 1998; Mullins and Heddle 2002; Röseler 1952; Soon and Crawford 2001）。ほとんどの症例報告で，エキナセアの異なる種の区別をしていない。

メディカルハーバリストは，自己免疫疾患におけるエキナセアの種の使用において，異なった情報を報告している。症状の悪化は，全身性エリテマトーデス，潰瘍性大腸炎（自己免疫の病因が不明），糸球体腎炎，多発性硬化症において報告されている。“いくつか”のケースでは，作用は再投与で再発した。関節リウマチでは，10日間のエキナセア種による治療は症状を悪化させなかった（Upton and Graff 2007）。メディカルハーバリストの調査では，25人の自己免疫疾患を有する人々で，12人がエキナセア種を使用していたことを示した。12人のうち，11人が有効性を示し，1人が症状の悪化を示した（Upton and Graff 2007）。

III. 薬理学および薬物動態学

ヒトの薬理学的研究　健常な被験者に対し，エキナセアプルプレア根を1日当たり1600mg，8日間経口投与した。その結果，トルブタミド（CYP2C9）およびデキストロメトルファン（CYP2D6）活性の臨床的な変化に有意な差は見られなかった。エキナセアプルプレア根はカフェイン（CYP1A2誘導）の血漿濃度を減少させたが，一方で，ミダゾラム（CYP3A4）の作用は，エキナセア根による肝臓CYP3A4活性の誘導を介してのミダゾラム全身クリアランスの増加（～34%の増加）の一方で，腸内CYP3A4活性の阻害という相反する作用があった（Gorski et al. 2004）。薬物相互作用に関する研究のレビューでは，この研究で報告されたエキナセアプルプレア根の作用は，同研究者によって報告された既知のCYP3A4阻害と比較して見劣りすることを指摘した（Gurley et al. 2012）。

健常な被験者に対し，エキナセアプルプレア（詳細情報は提供されていない）の全草抽出物を1日当たり1600mg，28日間経口投与した。その結果，薬物代謝酵素CYP1A2（カフェイン），CYP2D6（デブリソキン），CYP2E1（クロルゾキサゾン），CYP3A4（ミダゾラム）活性の有意な効果は観察されなかった（Gurley et al. 2004）。

健常な被験者に対し，独自のエキナセアプルプレア抽出物（生のエキナセアプルプレアの根と花の抽出物を8:1の割合で調合したもの）を1日当たり1500mg，14日間経口投与した。投与前後に8mgのミダゾラム（CYP3Aの基質）と120mgのフェキソフェナジン（P-gpの基質）を経口投与した。その結果，ミダゾラムの血漿濃度（AUC0-∞）の減少が観察されたことから，薬物代謝酵素CYP3Aの誘導が示唆された。フェキソフェナジンの血中濃度の変化は観察されないことから，薬物輸送タンパク質のP-糖タンパク（P-gp）の作用は欠如が示唆された（Penzak et al. 2010）。

プローブ薬としてトルブタミドを使用し，エキナセアプルプレア根を1日当たり1600mgの用量で毎日反復投与した場合，CYP2C9に影響を与えなかった（Gorski et al. 2004）。

プローブ薬としてデキストロメトルファンおよびデブリソキンを使用し，同用量のエキナセア根およびエキナセアプルプレア抽出物800mg（イソブチルアミド6.6mgを含むが，植物の部位は記載されていない）を投与した場合，CYP2D6活性に影響を与えなかった（Gorski et al. 2004; Gurley et al. 2008）。

動物の薬理学的研究　確認されなかった。

***In vitro*の薬理学的研究**　CYP酵素へのエキナセアプルプレアの効果に関する*in vitro*の研究では，混在した結果が報告されている。CYP3A4に対するエキナセアプルプレアの地上部の製剤の効果に関するある研究結果では，使用されるモデル基質に応じて異なっていた。ある基質（7-ベンジルオキシ-4-トリフルオロメチルクマリン）では誘導を示したが，他は（レゾルフィンベンジルエーテル）阻害を示した（Yale and Gulrich 2005）。別の研究では，エキナセアアングスティフォリアの根の"商用グレード抽出物"（詳細情報は提供されていない）によって有意な阻害を示した（Budzinski et al. 2000）。

エキナセアプルプレアの地上部の製剤は，中程度にCYP2C9を阻害したが，CYP2D6活性には影響を与えなかった（Yale and Gulrich 2005）。

ヒト肝細胞において，新鮮なエキナセアプルプレア地上部（95%）および根（5%）抽出物または，エキナセアプルプレアから単離したアルキルアミドの臨床的に関連する濃度は，薬物代謝酵素CYP3A4の転写の発現に影響がなかった（Modarai et al. 2009）。

CYP酵素に対するエキナセアプルプレアの影響は，特定のエキナセアプルプレア製剤のアルキルアミドの含有量に基づいて大きく変化することが示されている。このような影響の変化は，臨床試験で得られた異なる結果の説明となるだろう（Modarai et al. 2007）。

雄ラットに対し，50%エタノールで抽出されたエキナセアプルプレアを含む餌を50mg/kg，4または8週間与えた。その結果，相対的な睾丸の大きさの減少および睾丸の組織学的変化が，エキナセア摂取後8週間後に観察された（Skaudickas et al. 2004）。

ハムスターに対し，エキナセアプルプレア根抽出物の極端に高い濃度（8mg/ml）への暴露が配偶子の機能に有害な影響を与えた（Ondrizek et al. 1999）。

IV. 妊婦と授乳婦

妊娠中にエキナセア種の製品を使用している女性に関する研究では，対照群と比較して，命にはかかわらない奇形，新生児の合併症，出生時体重，または妊娠年齢に有意な差は観察されなかった（Gallo et al. 2000）。カリフォルニア州の妊婦による栄養補助食品使用の調査では，回答者の8.9%が妊娠中のエキナセア（種は特定されていない）の使用を報告し，最も一般的に使用されたサプリメントだったことが示された（Tsui et al. 2001）。ブタに対し，妊娠85～110日目にエキナセアプルプレアの乾燥させた地上部を1.2または3.6%を含む餌を，授乳28日目までに0.5%または1.5%を含む餌を与えた。その結果，成長能力，体重減少，血液像，血漿酵素，初乳組成物で有意な差は観察されなかった。授乳中および離乳後4週間の観察期間中いずれにおいても，母乳を飲んでいた仔ブタの能力は損なわれていなかった（Maass et al. 2005）。

生後発育の胎児毒性および有害作用について，ラットまたはウサギに対し，エタノールで安定化させたエキナセアプルプレアの地上部からの生ジュース製剤を1日当たり2700mg/kgまで与えた場合でも観察されなかった（Mengs et al. 2000）。

マウスに対し，妊娠初期から妊娠10～14日を通してエキナセアプルプレア（植物の部位は述べられておらず，平均動物体重は特定されていない）の抽出物を1匹当たり45mg含む餌を与えた。その結果，妊娠当たりの胎児数の減少が観察された（Chow et al. 2006）。

授乳期間中のエキナセア種の安全性情報は確認されなかった。

V. 毒性研究

急性毒性

エキナセアプルプレアの多糖画分の静脈内投与によるLD_{50}は，マウスでは1000～2500mg/kgであると報告されている（Lenk 1989）。エキナセアプルプレアの静脈内投与によるLD_{50}は，50ml/kgである（Lang and Mengs 1976a, 1976b）。エキナセアプルプレアでの他の研究では，マウスに対する圧搾したジュースの物理的に可能な量が30,000mg/kg（経口）および10,000mg/kg（静脈内）であり致死量は決定することができなかった（Mengs et al. 1991）。

短期毒性

ラットに対し，エキナセアプルプレアの圧搾ジュースを1日当たり800～8000mg/kg，最大4週間投与した場合，毒性作用を示さなかった（Mengs et al. 1991）。

遺伝毒性

発癌性や変異原性は，*in vitro*分析で確認されなかった（Kennelly 1985; Mengs et al. 1991; Schimmer et al. 1989）。

参考文献

Ang-Lee, M.K., J. Moss, and C.S. Yuan. 2001. Herbal medicines and perioperative care. *J. Am. Med. Assoc.* 286(2):208-216.

Blumenthal, M., W.R. Busse, and A.B. Council. 1998. *The complete German Commission E monographs: Therapeutic guide to herbal medicines.* Philadelphia: Lippincott.

Budzinski, J.W., B.C. Foster, S. Vandenhoek, and J.T. Arnason. 2000. An in vitro evaluation of human cytochrome P450 3A4 inhibition by selected commercial herbal extracts and tinctures. *Phytomedicine* 7(4):273-282.

Chow, G., T. Johns, and S.C. Miller. 2006. Dietary *Echinacea purpurea* during murine pregnancy: Effect on maternal hemopoiesis and fetal growth. *Biol. Neonate* 89(2):133-138.

Coeugniet, E., and E. Elek. 1987. Immunomodulation with *Viscum album* and *Echinacea purpurea* extracts. *Onkologie* 10(3 Suppl.):27-33.

Currier, N.L., M. Sicotte, and S.C. Miller. 2001. Deleterious effects of *Echinacea purpurea* and melatonin on myeloid cells in mouse spleen and bone marrow. *J. Leukoc. Biol.* 70(2):274-276.

Gallo, M., W. Au, and G. Koren. 1998. The safety of echinacea use during pregnancy: A prospective controlled cohort study. *Teratology* 57(4/5):283.

Gallo, M., M. Sarkar, W. Au, et al. 1999. The safety of echinacea use during pregnancy: A prospective controlled study. *Clin. Invest. Med.* 22(4 Suppl.).

Gallo, M., M. Sarkar, W. Au, et al. 2000. Pregnancy outcome following gestational exposure to echinacea: A prospective controlled study. *Arch. Intern. Med.* 160(20):3141-3143.

George, L., E. Ioannis, T. Radostina, and M. Antonios. 2006. Severe thrombotic thrombocytopenic purpura (TTP) induced or exacerbated by the immunostimulatory herb echinacea. *Am. J. Hematol.* 81(3):224.

Gorski, J.C., S.M. Huang, A. Pinto, et al. 2004. The effect of echinacea (*Echinacea purpurea* root) on cytochrome P450 activity in vivo. *Clin. Pharmacol. Ther.* 75(1):89-100.

Gurley, B.J., S.F. Gardner, M.A. Hubbard, et al. 2004. In vivo assessment of botanical supplementation on human cytochrome P450 phenotypes: *Citrus aurantium, Echinacea purpurea,* milk thistle, and saw palmetto. *Clin. Pharmacol. Ther.* 76(5):428-440.

Gurley, B.J., A. Swain, M.A. Hubbard, et al. 2008. Clinical assessment of CYP2D6-mediated herb-drug interactions in humans: Effects of milk thistle, black cohosh, goldenseal, kava kava, St. John's wort, and *Echinacea. Mol. Nutr. Food Res.* 52(7):755-763.

Gurley, B.J., E.K. Fifer, and Z. Gardner. 2012. Pharmacokinetic herb-drug interactions (Part 2): Drug interactions involving popular botanical dietary supplements and their clinical relevance. *Planta Med.* [In press].

Heinrich, M., M. Modarai, and A. Kortenkamp. 2008. Herbal extracts used for upper respiratory tract infections: Are there clinically relevant interactions with the cytochrome P450 enzyme system? *Planta Med.* 74(6):657-660.

Huntley, A.L., J. Thompson Coon, and E. Ernst. 2005. The safety of herbal medicinal products derived from *Echinacea* species: A systematic review. *Drug Saf.* 28(5):387-400.

Izzo, A.A., and E. Ernst. 2001. Interactions between herbal medicines and prescribed drugs: A systematic review. *Drugs* 61(15):2163-2175.

Kemp, D.E., and K.N. Franco. 2002. Possible leukopenia associated with long-term use of echinacea. *J. Am. Board Fam. Pract.* 15(5):417-419.

Kennelly, J. 1985. Echinacea. York, England: Microtest Research Ltd. *In* Hobbs, C. 1997. *Echinacea: The immune herb.* Capitola, CA: Botanica Press.

Lang, W., and U. Mengs. 1976a. Report on echinacea toxicity in mice. *In* Hobbs, C. 1997. *Echinacea: The immune herb.* Capitola, CA: Botanica Press.

Lang, W., and U. Mengs. 1976b. Report on echinacea toxicity in rats. *In* Hobbs, C. 1997. *Echinacea: The immune herb.* Capitola, CA: Botanica Press.

Lee, A.N., and V.P. Werth. 2004. Activation of autoimmunity following use of immunostimulatory herbal supplements. *Arch. Dermatol.* 140(6):723-727.

Lenk, W. 1989. Acute toxicity of various polysaccharides from *Echinacea purpurea* in the mouse. *Ztschr. Phytother.* 10:49-51.

Logan, J.L., and J. Ahmed. 2003. Critical hypokalemic renal tubular acidosis due to Sjogren's syndrome: Association with the purported immune stimulant echinacea. *Clin. Rheumatol.* 22(2):158-159.

Maass, N., J. Bauer, B.R. Paulicks, B.M. Bohmer, and D.A. Roth-Maier. 2005. Efficiency of *Echinacea purpurea* on performance and immune status in pigs. *J. Anim. Physiol. Anim. Nutr.* 89(7-8):244-252.

Mengs, U., C.B. Clare, and J.A. Poiley. 1991. Toxicity of *Echinacea purpurea.* Acute, subacute and genotoxicity studies. *Arzneimittelforschung* 41(10):1076-1081.

Mengs, U., J. Leuschner, and R. Marshall. 2000. Toxicity studies with echinacin [abstract]. Third International Conference on Phytomedicine, Munich, Germany, 2000 October 11-13. *Phytomedicine* 7(Suppl. 2):32.

Mills, S., and K. Bone. 2005. *The essential guide to herbal safety.* St. Louis: Elsevier.

Modarai, M., J. Gertsch, A. Suter, M. Heinrich, and A. Kortenkamp. 2007. Cytochrome P450 inhibitory action of *Echinacea* preparations differs widely and co-varies with alkylamide content. *J. Pharm. Pharmacol.* 59(4):567-573.

Modarai, M., E. Silva, A. Suter, M. Heinrich, and A. Kortenkamp. 2009. Safety of herbal medicinal products: *Echinacea* and selected alkylamides do not induce CYP3A4 mRNA expression. *Evid. Based Complement. Alternat. Med.*

Moell, O. 1951. Primäre Ergebnisse der Echinacinbehandlung bei entzündlichen Unterleibserkrankungen. *Krankenhausarzt* 24:299-302.

Mullins, R.J. 1998. Echinacea-associated anaphylaxis. *Med. J. Aust.* 168(4):170-171.

Mullins, R.J., and R. Heddle. 2002. Adverse reactions associated with echinacea: The Australian experience. *Ann. Allergy Asthma Immunol.* 88(1):42-51.

Ondrizek, R.R., P.J. Chan, W.C. Patton, and A. King. 1999. An alternative medicine study of herbal effects on the penetration of zona-free hamster oocytes and the integrity of sperm deoxyribonucleic acid. *Fertil. Steril.* 71(3):517-522.

Penzak, S.R., S.M. Robertson, J.D. Hunt, et al. 2010. *Echinacea purpurea* significantly induces cytochrome P450 3A activity but does not alter lopinavir-ritonavir exposure in healthy subjects. *Pharmacother.* 30 (8):797-805.

Perri, D., J.J. Dugoua, E. Mills, and G. Koren. 2006. Safety and efficacy of echinacea (*Echinacea angustifolia, E. purpurea* and *E. pallida*) during pregnancy and lactation. *Can. J. Clin. Pharmacol.* 13(3):e262-e267.

Röseler, W. 1952. Erfahrungen mit der Echinacin-Therapie fieberhafter gynäkologischer Erkrankungen. *Medizinische* 3:93-95.

Schimmer, O., A. Erlangen, and B. Nurnberg. 1989. Investigation of the genotoxic potency of a neutral polysaccharide from echinacea tissue cultures in human lymphocyte cultures. *Ztschr. Phytother.* 10:39-42. *In* Hobbs, C. 1997. *Echinacea: The immune herb.* Capitola, CA: Botanica Press..
Skaudickas, D., A. Kondrotas, and K. Baltrusaitis. 2004. The effect of *Echinacea purpurea* extract on sexual glands of male rats. *Medicina* 40(12):1211-1218.
Soon, S.L., and R.I. Crawford. 2001. Recurrent erythema nodosum associated with *Echinacea* herbal therapy. *J. Am. Acad. Dermatol.* 44(2):298-299.
Taylor, J.A., W. Weber, L. Standish, et al. 2003. Efficacy and safety of echinacea in treating upper respiratory tract infections in children: A randomized controlled trial. *J. Am. Med. Assoc.* 290(21):2824-2830.
Tsui, B., C.E. Dennehy, and C. Tsourounis. 2001. A survey of dietary supplement use during pregnancy at an academic medical center. *Am. J. Obstet. Gynecol.* 185(2):433-437.
Upton, R., and A. Graff. 2004. *Echinacea purpurea root: Standards of analysis, quality control, and therapeutics.* American Herbal Pharmacopoeia. Scotts Valley, CA.
Upton, R., and A. Graff. 2007. *Echinacea purpurea aerial parts: Standards of analysis, quality control, and therapeutics.* American Herbal Pharmacopoeia. Scotts Valley, CA.
Yale, S.H., and I. Gulrich. 2005. Analysis of the inhibitory potential of *Ginkgo biloba*, *Echinacea purpurea*, and *Serenoa repens* on the metabolic activity of cytochrome P450 3A4, 2D6, and 2C9. *J. Altern. Complement. Med.* 11(3):433-439.
Yale, S.H., and K. Liu. 2004. *Echinacea purpurea* therapy for the treatment of the common cold: A randomized, double-blind, placebo-controlled clinical trial. *Arch. Intern. Med.* 164(11):1237-1241.

Echinodorus macrophyllus (Knuth) Micheli　オモダカ科

一般名：シャペウ デ コウロ
英　名：chapéau de couro
別　名：water plantain
使用部位：葉

安全性クラス：1
相互作用クラス：A
禁忌　知見なし
他の注意事項　知見なし
薬やサプリメントとの相互作用　知見なし
有害事象と副作用　知見なし
薬理学的考察　動物研究では，シャペウ デ コウロの免疫抑制活性を示した（Pinto et al. 2007）。
妊婦と授乳婦　科学的または伝統的文献において，妊娠中および授乳中におけるシャペウ デ コウロの安全性は不明である。本書では，妊娠中や授乳期間での使用に関する問題は確認されなかったが，最終的な安全性は確立されていない。

レビュー詳細

I. 薬やサプリメントとの相互作用

薬やサプリメントとの相互作用の臨床試験
　確認されなかった。
被疑薬やサプリメントとの相互作用の症例報告
　確認されなかった。
薬やサプリメントとの相互作用の動物試験
　確認されなかった。

II. 有害事象

有害事象の症例報告　確認されなかった。

III. 薬理学および薬物動態学

ヒトの薬理学的研究　確認されなかった。
動物の薬理学的研究　マウスに対し，シャペウ デ コウロの水抽出物を0.5または5mg/kg，7日間経口投与した。その結果，B細胞の抗体産生の阻害およびT細胞によって媒介される遅延型過敏症，皮下組織の白血球浸潤の減少を含む，免疫抑制活性が観察された（Pinto et al. 2007）。
*In vitro*の薬理学的研究　確認されなかった。

IV. 妊婦と授乳婦

妊娠中および授乳中におけるシャペウ デ コウロの安全性に関する情報は確認されなかった。

V. 毒性研究

短期毒性
マウスに対し，凍結乾燥抽出物をおよそ3，23，297mg/kg，または粗抽出物を2200mg/kg毎日摂取するとともに，6週間飲料水にシャペウ デ コウロの水溶性抽出物を投与した。その結果，最高用量を与えられたマウスで，体重の減少が観察された。血漿の生化学的分析では，無症状の肝臓毒性を示すいくつかの小さな変化を明らかにした（da Costa Lopes et al. 2000）
遺伝毒性
代謝活性化の有無に関わらず，菌株TA97a，TA98，TA100，TA102において，サルモネラ/ミクロソーム分析で，シャペウ デ コウロの水抽出物の変異原性は観察されなかった（da Costa Lopes et al. 2000）。
　マウスに対し，凍結乾燥抽出物を3，23，297mg/kg，または粗抽出物を2200mg/kg毎日摂取するとともに，6週間飲料水にシャペウ デ コウロの水抽出物を投与した。その結果，肝臓および血液細胞における遺伝毒性は，コメット分析で観察されなかった。腎臓細胞のDNA分析では，最高用量でテストされたものでは，いくつかの遺伝毒性を検出したが，低い用量では遺伝毒性はなかった（da Costa Lopes et al. 2000）。

参考文献

da Costa Lopes, L., F. Albano, G. Augusto Travassos Laranja, et al. 2000. Toxicological evaluation by in vitro and in vivo assays of an aqueous extract prepared from *Echinodorus macrophyllus* leaves. *Toxicol. Lett.* 116(3):189-198.

Pinto, A.C., G.C. Rego, A.M. Siqueira, et al. 2007. Immunosuppressive effects of *Echinodorus macrophyllus* aqueous extract. *J. Ethnopharmacol.* 111(2):435-439.

Eclipta prostrata (L.) L.

キク科

一般名：エクリプタ
英　名：eclipta
和　名：タカサブロウ
異　名：*Eclipta alba* (L.) Hassk.
アーユルヴェーダ名：*bhringaraja*
中国名：旱蓮草（カンレンソウ）（*han lian cao*）（地上部），墨旱蓮（*mo han lian*）（地上部）
別　名：false daisy
使用部位：地上部

安全性クラス：1
相互作用クラス：A
禁忌　知見なし
他の注意事項　知見なし
薬やサプリメントとの相互作用　知見なし
有害事象と副作用　知見なし
薬理学的考察　知見なし
妊婦と授乳婦　科学的または伝統的文献において，妊娠中および授乳中におけるエクリプタの安全性は不明である。本書では，妊娠中や授乳期間での使用に関する問題は確認されなかったが，最終的な安全性は確立されていない。

レビュー詳細

I. 薬やサプリメントとの相互作用

薬やサプリメントとの相互作用の臨床試験
　確認されなかった。
被疑薬やサプリメントとの相互作用の症例報告
　確認されなかった。
薬やサプリメントとの相互作用の動物試験
　確認されなかった。

II. 有害事象

有害事象の症例報告　確認されなかった。

III. 薬理学および薬物動態学

ヒトの薬理学的研究　確認されなかった。
動物の薬理学的研究　糖尿病ラットに対し，エクリプタの葉の懸濁液を2または4g/kg，60日間経口投与した。その結果，血糖値の有意な減少が観察された（Ananthi et al. 2003）。

エクリプタの免疫調節作用試験では，マウスに対しエクリプタのメタノール抽出物の100～500mg/kg用量の投与は，食細胞指数および抗体価は用量依存的に増加した（Jayathirtha and Mishra 2004）。
*In vitro*の薬理学的研究　確認されなかった。

IV. 妊婦と授乳婦

妊娠中および授乳中におけるエクリプタの安全性に関する情報は確認されなかった。

V. 毒性研究

急性毒性
エクリプタの水抽出物のLD_{50}は，経口投与で7841mg/kg，静脈内投与で303mg/kg，腹腔内投与では328mg/kgである（Qadri et al. 2001）。

参考文献

Ananthi, J., A. Prakasam, and K.V. Pugalendi. 2003. Antihyperglycemic activity of *Eclipta alba* leaf on alloxan-induced diabetic rats. *Yale J. Biol. Med.* 76(3):97-102.

Jayathirtha, M.G., and S.H. Mishra. 2004. Preliminary immunomodulatory activities of methanol extracts of *Eclipta alba* and *Centella asiatica*. *Phytomedicine* 11(4):361-365.

Qadri, N.M., S. Ahmad, S. Qureshi, and Y. Badar. 2001. Acute toxicological evaluation of the aqueous extract of *Eclipta alba* Hassk. *Pakistan J. Sci. Ind. Res.* 44(1):38-41.

Elettaria cardamomum (L.) Maton var. *cardamomum* ショウガ科

一般名：カルダモン
英　名：cardamom
生薬名：局（果実，種子のみを用いる）ショウズク（小豆蔻，小豆蔲）
異　名：*Amomum cardamomum* L., *Elettaria cardamomum* L. var. *miniscula* Burkill, *Elettaria cardamomum* L. var. *minus* Watt
アーユルヴェーダ名：*ela*
別　名：Mysore cardamom
使用部位：果実

安全性クラス：1
相互作用クラス：A
禁忌　知見なし
他の注意事項　知見なし
薬やサプリメントとの相互作用　知見なし
有害事象と副作用　パッチテストによるカルダモンへの接触および全身接触型皮膚反応が報告されている（Dooms-Goossens et al. 1990; Mobacken and Fregert 1975）。
薬理学的考察　知見なし
妊婦と授乳婦　科学的または伝統的文献において，妊娠中および授乳中におけるカルダモンの安全性は不明である。本書では，妊娠中や授乳期間での使用に関する問題は確認されなかったが，最終的な安全性は確立されていない。

レビュー詳細

I. 薬やサプリメントとの相互作用

薬やサプリメントとの相互作用の臨床試験
　確認されなかった。
被疑薬やサプリメントとの相互作用の症例報告
　確認されなかった。
薬やサプリメントとの相互作用の動物試験
　確認されなかった。

II. 有害事象

有害事象の症例報告　パッチテストによるカルダモンへの接触および全身接触型皮膚反応が報告されている（Dooms-Goossens et al. 1990; Mobacken and Fregert 1975）。皮膚症状の既往歴のあるスパイス工場労働者では，何人かの労働者にカルダモンに対して，刺激性パッチテスト反応が観察された（Meding 1993）。

III. 薬理学および薬物動態学

ヒトの薬理学的研究　48時間閉塞パッチテストで，ワセリン基剤の4%カルダモン精油の刺激性活性は観察されなかった（Opdyke 1979）。感作試験では，感作反応は，ワセリン基剤の4%カルダモン精油のテスト後で確認されなかった（Opdyke 1979）。
動物の薬理学的研究　刺激性試験では，擦過傷または無傷のウサギの皮膚にカルダモン精油を薄めずそのまま塗った。その結果，刺激作用は観察されなかった（Opdyke 1979）。
*In vitro*の薬理学的研究　カルダモンの抽出物は，ADPアゴニスト，エピネフリン，コラーゲン，カルシウムイオノフォアA23187で処理したヒト血小板で凝集を阻害した。凝集の阻害は，リストセチンで処理された血小板では観察されなかった（Suneetha and Krishnakantha 2005）。

IV. 妊婦と授乳婦

妊娠中および授乳中におけるカルダモンの安全性に関する情報は確認されなかった。

V. 毒性研究

急性毒性
ラットに対する経口または局所的に適用したカルダモン精油のLD_{50}は，5g/kgまでの用量で決定することができなかった（Opdyke 1979）。
　顕微鏡評価では，マウスに対し3または300mg/kgの用量で7日間経口投与した場合，グリセルアルデヒド3-リン酸デヒドロゲナーゼの阻害に伴う心臓の形態学的摂動，チオバルビツール酸反応性物質，コハク酸デヒドロゲナーゼおよびコハク酸デヒドロゲナーゼ活性の増加を示した（El Malti et al. 2007）。
遺伝毒性
カルダモン水抽出物の変異原活性は，2倍体出芽酵母D7株で観察されなかった（Chughtai et al. 1998）。

参考文献

Chughtai, S.R., M.A. Ahmad, N. Khalid, and A.S. Mohmand. 1998. Genotoxicity testing of some spices in diploid yeast. *Pakistan J. Bot.* 30(1):33-38.
Dooms-Goossens, A., R. Dubelloy, and H. Degreef. 1990. Contact and systemic contact-type dermatitis to spices. *Dermatol. Clin.* 8(1):89-93.
El Malti, J., D. Mountassif, and H. Amarouch. 2007. Antimicrobial activity of *Elettaria cardamomum*: Toxicity, biochemical and histological studies. *Food Chem.* 104(4):1560-1568.
Meding, B. 1993. Skin symptoms among workers in a spice factory. *Contact Dermat.* 29(4):202-205.
Mobacken, H., and S. Fregert. 1975. Allergic contact dermatitis from cardamom. *Contact Dermat.* 1(3):175-176.
Opdyke, D.L.J. 1979. *Monographs on fragrance raw materials.* New York: Pergamon.
Suneetha, W.J., and T.P. Krishnakantha. 2005. Cardamom extract as inhibitor of human platelet aggregation. *Phytother. Res.* 19(5):437-440.

Eleutherococcus senticosus (Rupr. & Maxim.) Maxim. ウコギ科

一般名：エレウテロ，シベリアンジンセン
英　名：eleuthero
和　名：エゾウコギ
生薬名：局（根茎，しばしば根を伴う）シゴカ（刺五加）
異　名：*Acanthopanax senticosus* (Rupr. & Maxim.) Harms
中国名：刺五加（*ci wu jia*）（根，茎）
別　名：Siberian ginseng，Ussurian thorny pepperbush
使用部位：根，根皮

安全性クラス：1
相互作用クラス：A
禁忌　知見なし
他の注意事項　知見なし
薬やサプリメントとの相互作用　知見なし
注釈　エレウテロは，強心配糖体を含む*Periploca sepium*（Martindale and Reynolds 1996）が混ぜられていると報告されている（Zhu 1998）。
有害事象と副作用　“多毛症”のケースでは，“シベリアンジンセン”としてラベル表示された製品に関連して報告された（Koren et al. 1990）。しかし，本品は，*Periploca sepium*が混ぜられていると同定された（Awang 1991）。
薬理学的考察　不眠症は，臨床試験において観察されていない（De Smet 1993）。
　ある情報源では，エレウテロは，1960年代に発表されたロシアの2つの研究の勧告に基づき（Dalinger 1966; Lapchik 1967），高血圧の患者に使用すべきではないと示している（WHO 2002）。
妊婦と授乳婦　基本的な動物研究では，妊娠および授乳期間中のエレウテロ使用の有害事象を示していない（Curtze 1980; Davydov and Krikorian 2000; Farnsworth et al. 1985）。
　ある参考文献では，妊娠中のエレウテロの使用を禁忌としているが，この禁忌の理由は，引用文献とともに提供されておらず，動物研究でも妊娠中の有害事象を示していない（WHO 2002）。

レビュー詳細

I. 薬やサプリメントとの相互作用

薬やサプリメントとの相互作用の臨床試験
　確認されなかった。
被疑薬やサプリメントとの相互作用の症例報告　血清ジゴキシンレベルの上昇が，エレウテロを摂取している男性で報告された。ジゴキシンのレベルは，男性が摂取を中止したときに低下し，エレウテロの摂取を再開した時に増加した（McRae 1996）。ジゴキシンレベルの上昇は，ジゴキシン分析での干渉による可能性がある。特にそれ以降のジゴキシンの毒性作用は観察されなかった（Brinker 2001）。他には，その製品に強心配糖体を含む，*Periploca sepium*が混在していた可能性を示し，その患者が摂取していた製品の植物同一性を疑問視している（Zhu 1998）。
薬やサプリメントとの相互作用の動物試験　エレウテロ（1日当たり40～320mg/kg）およびバルビツレートヘキソバルビタールの同時投与は，ヘキソバルビタールの鎮静作用を増加させることが示された（Medon et al. 1984）。

II. 有害事象

臨床試験で報告された有害事象　臨床試験のレビュー（合計4000人以上の患者）では，アルコール抽出物を1日当たり2～16mlの用量，最大60日間連続で摂取した場合では，有意な有害事象がなく忍容性良好であったことを示した（Farnsworth et al. 1985）。2100人以上の参加者を含んだこれらの研究において，エレウテロの副作用は報告されなかったが，著者らは，エレウテロは高血圧の人には投与すべきではないことを示した（Dalinger 1966; Lapchik 1967）。アテローム性動脈硬化症またはリウマチ性心疾患の患者に

対する研究では，不眠症，頻脈，期外収縮，高血圧，頭痛，心膜性疼痛，動悸，血圧の上昇を含むいくつかの有害事象が報告された（Koshkareva and Kovinsky 1966; Mikunis et al. 1966）。

有害事象の症例報告　エレウテロの使用は，“ジンセン乱用症候群”に関連して報告された（オタネニンジン*Panax ginseng*の項参照）（Siegel 1979）。しかしながらこの研究は，方法論的な欠陥，特にオタネニンジンおよびエレウテロの効果の間の区別がされていなかったことが批判されている（Mills and Bone 2005）。

III. 薬理学および薬物動態学

ヒトの薬理学的研究　エレウテロ標準化エキス（1日当たり970mg）を2週間投与した場合，薬物代謝酵素CYP2D6およびCYP3A4に有意な作用を示さなかった（Donovan et al. 2003）。

動物の薬理学的研究　マウスに対しエレウテロの水抽出物を腹腔内投与した場合，血漿血糖値を低下させた（Hikino et al. 1986）。

去勢ラットに対しエレウテロおよびテストステロンを7日間投与した場合，アンドロゲン作用は観察されなかった（Waller et al. 1992）。

***In vitro*の薬理学的研究**　新生児ラットの心筋細胞にエレウテロ抽出物を投与すると，カルシウム過負荷による急速な心停止をもたらしたが，希釈した抽出物では正常な心拍を示した。同じ抽出物を成体ラットの心筋細胞に投与した場合には，強心効果が観察された（Poindexter et al. 2006）。

動物および*in vitro*の研究では，エレウテロの摂取は，FPIA（蛍光偏光免疫測定）分析で血漿ジゴキシンレベルが異常に高いことやMEIA（酵素免疫測定）分析レベルの低下，といった特定のジゴキシン免疫測定法においていくつかの干渉を引き起こす可能性がある。EMIT，ランドックス，CLIA，Tina-quant分析では効果は観察されなかった（Dasgupta and Reyes 2005; Dasgupta et al. 2003）。分析前の活性炭による血清濾過は，試験結果の精度を上げた（Dasgupta and Veras 2006）。

IV. 妊婦と授乳婦

新生児の多毛症のケースでは，妊娠中に“シベリアンジンセン”（エレウテロの代替共通名）と表示された製品を摂取していた母親の子供で報告された（Koren et al. 1990）。その後の分析では，製品は強心配糖体を含むハーブである*Periploca sepium*であったことが明らかになった（Awang 1991）。

妊娠ラットにエレウテロ抽出物（13.5ml/kgまたは10mg/kg）を9または16日間の投与した場合，催奇形作用を示さなかった（Curtze 1980; Davydov and Krikorian 2000）。同様に，ヒツジやミンクに対し妊娠中にエレウテロのエタノール抽出物を与えた場合も，奇形性は観察されなかった（Farnsworth et al. 1985）。有害事象は，授乳1日～45日にエレウテロ（10ml/kg）を与えたミンクで報告されなかった（Farnsworth et al. 1985）。

V. 毒性研究

急性毒性

マウスに対する粉末のエレウテロ根の経口LD_{50}は31g/kgである（Brekhman 1960, 1963）。エタノール抽出物の経口LD_{50}は14.5g/kgである（Brekhman 1970）。

マウスに対しエレウテロの凍結乾燥した水抽出物3g/kgの用量で単回投与した場合，死亡しなかった（Medon et al. 1981）。

亜慢性毒性

ラットに対しエレウテロのエタノール抽出物を1日当たり10mg/kgの用量で2か月間与えた場合，毒性効果は観察されなかった（Davydov and Krikorian 2000）。

慢性毒性

ラットに対しエレウテロのエタノール抽出物を1日当たり5ml/kgの用量で320日間投与した場合，有害反応を示さなかった（Golotin et al. 1972）。

砂糖を使用して抽出物を飲んだマウスは攻撃的な行動を示したが，エレウテロの水抽出物を最大で96日間投与したマウスでは，体重増加，液体の消費，病因および死亡率で有意な差は見られなかった（Lewis et al. 1983）。

遺伝毒性

エレウテロ抽出物の変異原性および発癌性作用は，細菌の変異原性試験またはラットでは観察されなかった（Hirosue et al. 1986）。

参考文献

Awang, D.V. 1991. Maternal use of ginseng and neonatal androgenization. *J. Am. Med. Assoc.* 266(3):363.

Brekhman, I.I. 1960. Toxicity and general action of *Eleutherococcus*. In *Eleutherococcus root—New stimulating and tonic remedy* [in Russian]. Leningrad: VI Lenin Military Institute of Physical Culture and Sports.

Brekhman, I.I. 1963. Comparative data on pharmacological effect of ginseng, *Eleutherococcus*, *Echinopanax* and *Aralia* roots [in Russian]. *Materials to the studies of ginseng and other therapeutical medicines of the Far East* 5:219-227. *Cited in* Farnsworth, N., et al. 1985. Siberian ginseng (*Eleutherococcus senticosus*). *In* Wagner, H., et al., eds. *Economic and medicinal plant research, Volume 1*, pp. 155-215. London: Academic Press.

Brekhman, I.I. 1970. *Eleutherococcus*. Clinical data. Moscow: USSR Foreign Trade Publications 28524/2. *Cited in* Farnsworth, N., et al. 1985. Siberian ginseng (*Eleutherococcus senticosus*). *In* Wagner, H., et al., eds. *Economic and medicinal plant research, Volume 1,* pp. 155-215. London: Academic Press.

Brinker, F. 2001. *Herb contraindications and drug interactions*. 3rd ed. Sandy, OR: Eclectic Medical Publications.

Curtze, A. 1980. Die Arzneipflanze *Eleutherococcus senticosus* Maxim. in der Bundesrepublik Deutschland. *Kassenarzt* 20:497-503.

Dalinger, O.I. 1966. Effect of *Eleutherococcus* extract on the cardiovascular system and some measures of working capacity in older persons [in Russian]. *Central Nervous System Stimulants Tomsk* 1:112-4. *Cited in* Farnsworth, N., et al. 1985. Siberian ginseng (*Eleutherococcus senticosus*). *In* Wagner, H., et al., eds. *Economic and medicinal plant research, Volume 1,* pp. 155-215. London: Academic Press.

Dasgupta, A., and M.A. Reyes. 2005. Effect of Brazilian, Indian, Siberian, Asian, and North American ginseng on serum digoxin measurement by immunoassays and binding of digoxin-like immunoreactive components of ginseng with Fab fragment of antidigoxin antibody (Digibind). *Am. J. Clin. Pathol.* 124(2):229-236.

Dasgupta, A., and E. Veras. 2006. Effectiveness of activated charcoal and equilibrium dialysis in removing Asian, American, Siberian and Indian ginseng from human serum. *Clin. Chim. Acta* 367(1-2):144-149.

Dasgupta, A., S. Wu, J. Actor, et al. 2003. Effect of Asian and Siberian ginseng on serum digoxin measurement by five digoxin immunoassays. Significant variation in digoxin-like immunoreactivity among commercial ginsengs. *Am. J. Clin. Pathol.* 119(2):298-303.

Davydov, M., and A.D. Krikorian. 2000. *Eleutherococcus senticosus* (Rupr. & Maxim.) Maxim. (Araliaceae) as an adaptogen: A closer look. *J. Ethnopharmacol.* 72(3):345-393.

De Smet, P.A.G.M. 1993. *Adverse effects of herbal drugs, Volume 2.* Berlin: Springer.

Donovan, J.L., C. Lindsay DeVane, K.D. Chavin, R.M. Taylor, and J.S. Markowitz. 2003. Siberian ginseng (*Eleutherococcus senticosus*) effects on CYP2D6 and CYP3A4 activity in normal volunteers. *Drug Metab. Disposition* 31(5):519-522.

Farnsworth, N.R., D.A. Kinghorn, D.D. Soejarto, and D.P. Waller. 1985. Siberian ginseng (*Eleutherococcus senticosus*): Current status as an adaptogen. *Econ. Med. Plant Res.* 1:155-215.

Golotin, V.G., I.I. Brekhman, and A.I. Dobryakova. 1972. Influence of ginseng and *Eleutherococcus* extracts on life expectancy of white rats [in Russian]. *Medicines of the Soviet Far East Vladivostok* 11:37-41. *Cited in* Farnsworth, N., et al. 1985. Siberian ginseng (*Eleutherococcus senticosus*). *In* Wagner, H., et al., eds. *Economic and medicinal plant research, Volume 1,* pp. 155-215. London: Academic Press.

Hikino, H., M. Takahashi, K. Otake, and C. Konno. 1986. Isolation and hypoglycemic activity of eleutherans A, B, C, D, E, F, and G: Glycans of *Eleutherococcus senticosus* roots. *J. Nat. Prod.* 49(2):293-297.

Hirosue, T., M. Matsuzawa, H. Kawai, and et al. 1986. Mutagenicity and subacute toxicity of *Acanthopanax senticosus* extracts in rats. *J. Food Hyg. Soc. Jpn.* 27:380-386.

Koren, G., S. Randor, S. Martin, and D. Danneman. 1990. Maternal ginseng use associated with neonatal androgenization. *J. Am. Med. Assoc.* 264(22):2866.

Koshkareva, K.I., and K.P. Kovinsky. 1966. Application of *Eleutherococcus* extract on the hypochondriacal conditions [in Russian]. *Central Nervous System Stimulants Tomsk* 1:128-130. *Cited in* Farnsworth, N., et al. 1985. Siberian ginseng (*Eleutherococcus senticosus*). *In* Wagner, H., et al., eds. *Economic and medicinal plant research, Volume 1,* pp. 155-215. London: Academic Press.

Lapchik, V.F. 1967. [Article in Russian.] *Visn. Kiiv Univ. Ser. Biol.* 9:131. *Cited in* Farnsworth, N., et al. 1985. Siberian ginseng (*Eleutherococcus senticosus*). *In* Wagner, H., et al., eds. *Economic and medicinal plant research, Volume 1,* pp. 155-215. London: Academic Press.

Lewis, W.H., V.E. Zenger, and R.G. Lynch. 1983. No adaptogen response of mice to ginseng and *Eleutherococcus* infusions. *J. Ethnopharmacol.* 8(2):209-214.

Martindale, W., and J.E.F. Reynolds. 1996. *The extra pharmacopoeia.* 31st ed. London: Pharmaceutical Press.

McRae, S. 1996. Elevated serum digoxin levels in a patient taking digoxin and Siberian ginseng. *Can. Med. Assoc. J.* 155(3):293-295.

Medon, P.J., P.W. Ferguson, and C.F. Watson. 1984. Effects of *Eleutherococcus senticosus* extracts on hexobarbital metabolism in vivo and in vitro. *J. Ethnopharmacol.* 10(2):235-241.

Medon, P.J., E.B. Thompson, and N.R. Farnsworth. 1981. Hypoglycemic effect and toxicity of *Eleutherococcus senticosus* following acute and chronic administration in mice. *Acta Pharmacol. Sin.* 2(4):281-285.

Mikunis, R., V. Serkova, and T. Shirkova. 1966. Influence of *Eleutherococcus* on the immunobiologic reactivity of patients with rheumatic defects of heart. *In* Brekhman, I.I., ed. *Eleutherococcus* and other adaptogens among the Far Eastern plants [in Russian]. *Vladivostok* 7:221-226. *Cited in* Farnsworth, N., et al. 1985. Siberian ginseng (*Eleutherococcus senticosus*). *In* Wagner, H., et al., eds. *Economic and medicinal plant research, Volume 1,* pp. 155-215. London: Academic Press.

Mills, S., and K. Bone. 2005. *The essential guide to herbal safety*. St. Louis: Elsevier.

Poindexter, B.J., A.W. Allison, R.J. Bick, and A. Dasgupta. 2006. Ginseng: Cardiotonic in adult rat cardiomyocytes, cardiotoxic in neonatal rat cardiomyocytes. *Life Sci.* 79(25):2337-2344.

Siegel, R.K. 1979. Ginseng abuse syndrome. Problems with the panacea. *J. Am. Med. Assoc.* 241(15):1614-1615.

Waller, D.P., A.M. Martin, N.R. Farnsworth, and D.V. Awang. 1992. Lack of androgenicity of Siberian ginseng. *J. Am. Med. Assoc.* 267(17):2329.

WHO. 2002. *WHO monographs on selected medicinal plants, Volume 2*. Geneva: WHO.

Zhu, Y.-P. 1998. *Chinese materia medica: Chemistry, pharmacology and applications.* Amsterdam: Harwood Academic Publishers.

Elymus repens (L.) Gould　　イネ科

一般名：カウチグラス

英　名：couch grass

異　名：*Agropyron repens* (L.) P. Beauv., *Elytrigia repens* (L.) Desv. ex B.D. Jackson, *Triticum repens* L.

別　名：dog grass, graminis, quack grass, triticum, twitch grass

使用部位：根茎

安全性クラス：1
相互作用クラス：A
禁忌 知見なし
他の注意事項 知見なし
薬やサプリメントとの相互作用 知見なし
注意 利尿薬（Mills and Bone 2005），付録2参照。
有害事象と副作用 知見なし
薬理学的考察 知見なし
妊婦と授乳婦 科学的または伝統的文献において，妊娠中および授乳中におけるカウチグラスの安全性は不明である。本書では，妊娠中や授乳期間での使用に関する問題は確認されなかったが，最終的な安全性は確立されていない。

レビュー詳細

I. 薬やサプリメントとの相互作用
薬やサプリメントとの相互作用の臨床試験
確認されなかった。
被疑薬やサプリメントとの相互作用の症例報告
確認されなかった。
薬やサプリメントとの相互作用の動物試験
確認されなかった。

II. 有害事象
有害事象の症例報告 確認されなかった。

III. 薬理学および薬物動態学
ヒトの薬理学的研究 確認されなかった。
動物の薬理学的研究 確認されなかった。
*In vitro*の薬理学的研究 確認されなかった。

IV. 妊婦と授乳婦
妊娠中および授乳中におけるカウチグラスの安全性に関する情報は確認されなかった。

V. 毒性研究
遺伝毒性
カウチグラスの液体抽出物（1:1，20%エタノール）の変異原活性は，サルモネラ菌TA98株およびTA100株を使用したエイムス試験で観察されなかった（Schimmer et al. 1994）。

参考文献

Mills, S., and K. Bone. 2005. *The essential guide to herbal safety*. St. Louis: Elsevier.

Schimmer, O, A. Krüger, H. Paulini, and F. Haefele. 1994. An evaluation of 55 commercial plant extracts in the Ames mutagenicity test. *Planta Med.* 49(6): 448-451.

Epigaea repens L. ツツジ科

一般名：トレイリング アルブツス
英　名：trailing arbutus
和　名：アメリカイワナシ
別　名：gravel root
使用部位：葉

安全性クラス：1
相互作用クラス：A
禁忌 知見なし
他の注意事項 知見なし
薬やサプリメントとの相互作用 知見なし
注釈 ウワウルシ（*Arctostaphylos uva-ursi*）とトレイリング アルブツスは，化学的プロファイルと伝統的な使用に類似性があり，これらのハーブは，互いに許容可能な代替物と考えられてきた（Felter and Lloyd 1898; Remington and Wood 1918）。
有害事象と副作用 知見なし
薬理学的考察 知見なし
妊婦と授乳婦 科学的または伝統的文献において，妊娠中および授乳中におけるトレイリング アルブツスの安全性は不明である。本書では，妊娠中や授乳期間での使用に関する問題は確認されなかったが，最終的な安全性は確立されていない。

レビュー詳細

I. 薬やサプリメントとの相互作用

薬やサプリメントとの相互作用の臨床試験
　確認されなかった。
被疑薬やサプリメントとの相互作用の症例報告
　確認されなかった。
薬やサプリメントとの相互作用の動物試験
　確認されなかった。

II. 有害事象

有害事象の症例報告　確認されなかった。

III. 薬理学および薬物動態学

ヒトの薬理学的研究　確認されなかった。
動物の薬理学的研究　確認されなかった。
*In vitro*の薬理学的研究　確認されなかった。

IV. 妊婦と授乳婦

妊娠中および授乳中におけるトレイリング アルブツスの安全性に関する情報は確認されなかった。

V. 毒性研究

ウワウルシ（*Arctostaphylos uva-ursi*）の項でのハイドロキノンでの毒性試験のレビュー参照。ハイドロキノンは，トレイリング アルブツスに存在するアルブチンから加水分解される（Felter and Lloyd 1898; Tanaka and Iwamoto 2002）。

参考文献

Felter, H.W., and J.U. Lloyd. 1898. *King's American dispensatory*. 18th ed., 3rd rev. 2 vols. Cincinnati: Ohio Valley Co.

Remington, J.P., and H.C. Wood. 1918. *The dispensatory of the United States of America*. 20th ed. Philadelphia: Lippincott.

Tanaka, Y., and A. Iwamoto. 2002. Skin care preparation/Skin external preparation comprising extract of plant belonging to genus *Epigaea* of family Ericaceae for whitening skin. Japan: Matsumoto Trading Co.

Epilobium angustifolium L.

アカバナ科

一般名：ウィローハーブ
英　名：fireweed
和　名：ヤナギラン
異　名：*Chamaenerion angustifolium*（L.）Scop.，*Chamerion angustifolium*（L.）Holub
別　名：great willow herb
使用部位：全草

安全性クラス：1
相互作用クラス：A
禁忌　知見なし
他の注意事項　知見なし
薬やサプリメントとの相互作用　知見なし
有害事象と副作用　知見なし
薬理学的考察　知見なし
妊婦と授乳婦　科学的または伝統的文献において，妊娠中および授乳中におけるウィローハーブの安全性は不明である。本書では，妊娠中や授乳期間での使用に関する問題は確認されなかったが，最終的な安全性は確立されていない。

レビュー詳細

I. 薬やサプリメントとの相互作用

薬やサプリメントとの相互作用の臨床試験
　確認されなかった。
被疑薬やサプリメントとの相互作用の症例報告
　確認されなかった。
薬やサプリメントとの相互作用の動物試験
　確認されなかった。

II. 有害事象

有害事象の症例報告　確認されなかった。

III. 薬理学および薬物動態学

ヒトの薬理学的研究　確認されなかった。
動物の薬理学的研究　無去勢またはテストステロン-刺激去勢雄ラットに対し，ヘキサン抽出物，水抽出物または限外濾過画分を1日当たり40mg/kgの用量で20日間経口投与した。その結果，水抽出物は無去勢ラットにおける精嚢の重量減少および，去勢ラットでのすべての付属の性的器官の重量の増加を引き起こした。限外濾過画分は水抽出物よりも小さいが無去勢ラットで同じ効果を示し，去勢ラットでは作用は観察されなかった。ヘキサン抽出物を投与したラットでは性器への影響は観察されなかった（Hiermann and Bucar 1997）。

*In vitro*の薬理学的研究　確認されなかった。

IV. 妊婦と授乳婦

妊娠中および授乳中におけるウィローハーブの使用に関する情報は確認されなかった。

V. 毒性研究

確認されなかった。

参考文献

Hiermann, A., and F. Bucar. 1997. Studies of *Epilobium angustifolium* extracts on growth of accessory sexual organs in rats. *J. Ethnopharmacol.* 55(3):179-183.

Epilobium parviflorum Schreb.

アカバナ科

一般名：スモールフラワー ウィローハーブ

英　名：small-flower willow herb

使用部位：全草

安全性クラス：1

相互作用クラス：A

禁忌　知見なし

他の注意事項　知見なし

薬やサプリメントとの相互作用　知見なし

注意　タンニン（4～14%）（Ducrey et al. 1997; Lesuisse et al. 1996; Spilkova et al. 1995），付録1参照。

有害事象と副作用　知見なし

薬理学的考察　知見なし

妊婦と授乳婦　科学的または伝統的文献において，妊娠中および授乳中におけるスモールフラワー ウィローハーブの安全性は不明である。本書では，妊娠中や授乳期間での使用に関する問題は確認されなかったが，最終的な安全性は確立されていない。

レビュー詳細

I. 薬やサプリメントとの相互作用

薬やサプリメントとの相互作用の臨床試験

　確認されなかった。

被疑薬やサプリメントとの相互作用の症例報告

　確認されなかった。

薬やサプリメントとの相互作用の動物試験

　確認されなかった。

II. 有害事象

有害事象の症例報告　確認されなかった。

III. 薬理学および薬物動態学

ヒトの薬理学的研究　確認されなかった。

動物の薬理学的研究　確認されなかった。

*In vitro*の薬理学的研究　スモールフラワー ウィローハーブから単離した化合物は，5α-還元酵素を阻害することが示されている（Ducrey et al. 1997; Lesuisse et al. 1996）。

IV. 妊婦と授乳婦

妊娠中および授乳中におけるスモールフラワー ウィローハーブの使用に関する情報は確認されなかった。

V. 毒性研究

急性毒性

腹腔内投与によるラットに対するスモールフラワー ウィローハーブのエタノール抽出物のLD_{50}は，200mg/kgである（Sharma et al. 1978）。

　毒性作用は，スモールフラワー ウィローハーブの煎剤を2g/kgまで経口投与したラットで観察されなかった（Montalvo et al. 2003）。

参考文献

Ducrey, B., A. Marston, S. Göhring, R.W. Hartmann, and K. Hostettmann. 1997. Inhibition of 5α-reductase and aromatase by the ellagitannins oenothein A and oenothein B from *Epilobium* species. *Planta Med.* 63(2):111-114.

Lesuisse, D., J. Berjonneau, C. Ciot, et al. 1996. Determination of oenothein B as the active 5-α-reductase-inhibiting principle of the folk medicine *Epilobium parviflorum*. *J. Nat. Prod.* 59(5):490-492.

Montalvo, R.V., R. Menendéz, V.B. Pavón, T.I.G. Sardiñas, and T.Y.V. Hurtado. 2003. Toxicidad aguda oral de la droga seca de *Epilobium parviflorum* L. *Rev. Cubana Plant Med.* 2003(2).

Sharma, M.L., N. Chandokhe, B.J. Ghatak, et al. 1978. Pharmacological screening of Indian medicinal plants. *Indian J. Exp. Biol.* 16(2):228.

Spilkova, J., M. Johankova, and J. Dusek. 1995. Pharmacognostic evaluation of some species of the genus *Epilobium. Ceska Slov. Farm.* 44(4):196-200.

Epimedium spp.

メギ科

Epimedium brevicornum Maxim.
一般名：インヨウカク
英　名：epimedium
和　名：イカリソウ
中国名：淫羊霍（*yin yang huo*）（全草，葉）

Epimedium grandiflorum C. Morren
一般名：バレンワート
英　名：barrenwort
和　名：イカリソウ
異　名：*Epimedium macranthum* Morren & Decne.

Epimedium koreanum Nakai
一般名：インヨウカク
英　名：epimedium
和　名：キバナイカリソウ
中国名：淫羊霍（*yin yang huo*）（全草，葉）
別　名：Korean epimedium

Epimedium pubescens Maxim.
一般名：インヨウカク
英　名：epimedium
中国名：淫羊霍（*yin yang huo*）（全草，葉）
別　名：pubescent epimedium

Epimedium sagittatum（Siebold & Zucc.）Maxim.
一般名：インヨウカク
英　名：epimedium
和　名：ホザキイカリソウ
中国名：淫羊霍（*yin yang huo*）（全草，葉）
別　名：sagittate epimedium

Epimedium wushanense T.S. Ying
一般名：インヨウカク
英　名：epimedium
中国名：淫羊霍（*yin yang huo*）（全草，葉）
別　名：Wushan epimedium

生薬名：局（上記ほか1種の地上部）インヨウカク（淫羊霍）
使用部位：全草，葉

安全性クラス：1
相互作用クラス：A
禁忌　知見なし
他の注意事項　知見なし
薬やサプリメントとの相互作用　知見なし
有害事象と副作用　インヨウカクを摂取した数人は，口渇，胃部不快感，吐き気，めまいを経験し，その副作用はインヨウカクの摂取を中止することなく和らいだことが報告された（Bensky et al. 2004; Zhu 1998）。
薬理学的考察　閉経後の女性におけるある研究では，エストラジオール値には影響はなく，骨の損失の減少が示されたが（Zhang et al. 2007），動物と*in vitro*研究では，インヨウカクのエストロゲン様活性を示した（De Naeyer et al. 2005; Wang and Lou 2004; Yap et al. 2005, 2007; Zhang et al. 2005）。in vitroでは，インヨウカク抽出物はエストロゲン受容体βよりもαに対してより高い親和性を示した（Shen et al. 2007）。
妊婦と授乳婦　科学的または伝統的文献において，妊娠中および授乳中におけるインヨウカクの安全性は不明である。本書では，妊娠中や授乳期間での使用に関する問題は確認されなかったが，最終的な安全性は確立されていない。

レビュー詳細

I. 薬やサプリメントとの相互作用

薬やサプリメントとの相互作用の臨床試験
確認されなかった。
被疑薬やサプリメントとの相互作用の症例報告
確認されなかった。
薬やサプリメントとの相互作用の動物試験
確認されなかった。

II. 有害事象

有害事象の症例報告　インヨウカクを摂取した数人は，口渇，胃部不快感，吐き気，めまいを経験し，その副作用はインヨウカクの摂取を中止することなく和らいだことが報告された（Bensky et al. 2004; Zhu 1998）。インヨウカクに関する他の有害事象は，嘔吐，鼻血，腹部膨満がある（Bensky et al. 2004）。これらの有害事象に関する製品や用量の詳細に関する報告は，英訳論文にはなかった。

III. 薬理学および薬物動態学

ヒトの薬理学的研究　最近閉経した女性に，2年間インヨウカク由来（*E. brevicornum*）植物エストロゲンフラボノイドカプセル（1日当たりイカリン60mg，ダイゼイン15mg，ゲニステイン3mgを含む）を投与した場合では，子宮内膜での検出可能な過形成作用なしで，骨量の減少が観察された。血清エストラジオールは，変化しないままであった（Zhang et al. 2007）。

動物の薬理学的研究　雄ラットに対しインヨウカク（*E. brevicornum*）のエタノール抽出物画分500mgを経口投与した場合，エストロゲン受容体（ER）-α活性の増加が観察された（Yap et al. 2007）。

***In vitro*の薬理学的研究**　エストロゲン受容体（ER）-α陽性乳癌細胞（MCF-7）では，インヨウカク（*E. brevicornum*）100 μg/mlはタモキシフェンの作用を阻害した。核内でのER-α発現は，インヨウカクの低用量（1 μg/ml）で観察されたが，より高い用量（10または100 μg/ml）では，顕著に核内ER-αタンパク容量を減少させた（Yap et al. 2007）。

改良MCF-7細胞増殖分析では，イカリチンとデスメチルイカリチンが用量依存的にMCF-7/BUS細胞の増殖を刺激したが，イカリチンは刺激しなかった。エストロゲン受容体-調節プロゲステロン受容体およびPS2 mRNAレベルは，イカリチンまたはデスメチルイカリチンの処理によって増加した（Wang and Lou 2004）。

インヨウカク（*E. brevicornum*）は，低濃度ではエストロゲン応答性ヒト乳癌細胞の増殖を増加させ，高濃度では逆説的に成長に著しい阻害を引き起こすことが報告された（Yap et al. 2005）。

ヒトエストロゲン受容体発現プラスミドおよびレポータープラスミドを伴う組換え型イーストシステムでは，インヨウカク（*E. brevicornum*）のエストロゲン活性のEC_{50}は100 μg/mlで観察された（Zhang et al. 2005）。

インヨウカクの抽出物はER-αおよびER-βを遺伝子導入したヒト細胞中のER-βよりもER-αに対し大きい親和力を示した（Shen et al. 2007）。

インヨウカク（*E. brevicornum*）から抽出したポリフェノール化合物の抽出物は，エストロゲン応答バイオアッセイ，酵母細胞分析およびIshikawa Var-I 分析でエストロゲン活性を示した（De Naeyer et al. 2005）。

IV. 妊婦と授乳婦

科学的または伝統的文献において，妊娠中および授乳中におけるインヨウカクの安全性に関する情報は確認されなかった。本書では，妊娠中や授乳期間での使用についての問題は確認されなかったが，最終的な安全性は確立されていない。

V. 毒性研究

急性毒性

マウスに対するインヨウカク抽出物のLD_{50}は，腹腔内投与で36g/kgで，静脈内投与で56.8g/kgである（Chen and Chen 2004）。マウスに対するインヨウカクから抽出されたフラボノイドのLD_{50}は，腹腔内投与で3g/kgである（Leung and Foster 1996）。

マウスに対しインヨウカクを1日当たり450g/kgの用量で3日間経口投与した場合，有害作用は観察されなかった（Chen and Chen 2004）。

参考文献

Bensky, D., S. Clavey, and E. Stöger. 2004. *Chinese herbal medicine: Materia medica*. 3rd ed. Seattle: Eastland Press.

Chen, J.K., and T.T. Chen. 2004. *Chinese medical herbology and pharmacology*. City of Industry, CA: Art of Medicine Press.

De Naeyer, A., V. Pocock, S. Milligan, and D. De Keukeleire. 2005. Estrogenic activity of a polyphenolic extract of the leaves of *Epimedium brevicornum*. *Fitoterapia* 76(1):35-40.

Leung, A.Y., and S. Foster. 1996. *Encyclopedia of common natural ingredients used in food, drugs, and cosmetics*. 2nd ed. New York: Wiley.

Shen, P., B.L. Guo, Y. Gong, et al. 2007. Taxonomic, genetic, chemical and estrogenic characteristics of *Epimedium* species. *Phytochemistry* 68(10):1448-1458.

Wang, Z.Q., and Y.J. Lou. 2004. Proliferation-stimulating effects of icaritin and desmethylicaritin in MCF-7 cells. *Eur. J. Pharmacol.* 504(3):147-153.

Yap, S.P., P. Shen, M.S. Butler, et al. 2005. New estrogenic prenylflavone from *Epimedium brevicornum* inhibits the growth of breast cancer cells. *Planta Med.* 71(2):114-119.

Yap, S.P., P. Shen, J. Li, L.S. Lee, and E.L. Yong. 2007. Molecular and pharmacodynamic properties of estrogenic extracts from the traditional Chinese medicinal herb, *Epimedium*. *J. Ethnopharmacol.* 113(2):218-224.

Zhang, C.Z., S.X. Wang, Y. Zhang, J.P. Chen, and X.M. Liang. 2005. In vitro estrogenic activities of Chinese medicinal plants traditionally used for the management of menopausal symptoms. *J. Ethnopharmacol.* 98(3):295-300.

Zhang, G., L. Qin, and Y. Shi. 2007. Epimedium-derived phytoestrogen flavonoids exert beneficial effect on preventing bone loss in late postmenopausal women: A 24-month randomized, double-blind and placebo-controlled trial. *J. Bone Miner. Res.* 22(7):1072-1079.

Zhu, Y.-P. 1998. *Chinese materia medica: Chemistry, pharmacology and applications.* Amsterdam: Harwood Academic Publishers.

Equisetum hyemale L.

トクサ科

一般名：モクゾク
英　名：scouring rush
和　名：トクサ
別　名：rough horsetail
中国名：木賊（*mu zei*）（地上部）
使用部位：地上部

安全性クラス：2b
相互作用クラス：A
禁忌　妊娠中は，医療従事者監督下以外での使用禁止（Bensky et al. 2004; Chen and Chen 2004）。
他の注意事項　長期間の使用は推奨しない（Chen and Chen 2004）。
薬やサプリメントとの相互作用　知見なし
注意　利尿薬（Chen and Chen 2004; Perez Gutierrez et al. 1985），付録2参照。
有害事象と副作用　知見なし
薬理学的考察　知見なし
妊婦と授乳婦　中国伝統医学の参考文献では，妊娠中の女性はモクゾクは注意して使用すべきであると示している（Bensky et al. 2004; Chen and Chen 2004）。この情報に基づいて，妊娠中は資格のある医療従事者監督下以外での使用を推奨しない。
　授乳期間中のモクゾクの安全性は不明である。本書では，授乳期間での使用についての問題は確認されなかったが，最終的な安全性は確立されていない。

レビュー詳細

I. 薬やサプリメントとの相互作用
薬やサプリメントとの相互作用の臨床試験
　確認されなかった。
被疑薬やサプリメントとの相互作用の症例報告
　確認されなかった。
薬やサプリメントとの相互作用の動物試験
　確認されなかった。

II. 有害事象
有害事象の症例報告　確認されなかった。

III. 薬理学および薬物動態学
ヒトの薬理学的研究　確認されなかった。
動物の薬理学的研究　マウスに対しモクゾクのクロロホルム抽出物を投与した場合，利尿活性が観察された。モクゾク50mg/kgの効果は，尿量およびナトリウム，カリウム，塩化物の排泄に関連して，薬物ヒドロクロロチアジド，スピロノラクトンまたはフロセミド（すべて25mg/kg）の効果よりも大きかった（Perez Gutierrez et al. 1985）。
In vitroの薬理学的研究　確認されなかった。

IV. 妊婦と授乳婦
中国伝統医学の参考文献では，妊娠中の女性はモクゾクは注意して使用すべきであると示している（Bensky et al. 2004; Chen and Chen 2004）。
　授乳期間中のモクゾクの安全性情報は確認されなかった。

V. 毒性研究
確認されなかった。

参考文献

Bensky, D., S. Clavey, and E. Stöger. 2004. *Chinese herbal medicine: Materia medica*. 3rd ed. Seattle: Eastland Press.
Chen, J.K., and T.T. Chen. 2004. *Chinese medical herbology and pharmacology*. City of Industry, CA: Art of Medicine Press.
Perez Gutierrez, R.M., G. Yescas Laguna, and A. Walkowski. 1985. Diuretic activity of Mexican *Equisetum*. *J. Ethnopharmacol.* 14(2-3):269-272.

Equisetum spp.

トクサ科

Equisetum arvense L.
一般名：ホーステール
英　名：horsetail
和　名：スギナ
別　名：field horsetail, shave grass, shavetail grass

Equisetum telmateia Ehrh.
一般名：ジャイアントホーステール
英　名：giant horsetail
別　名：shave grass
使用部位：地上部

安全性クラス：2d
相互作用クラス：A
禁忌　腎臓疾患のある人への使用禁止（Bradley 1992）。
他の注意事項　知見なし
薬やサプリメントとの相互作用　知見なし
注意　利尿薬（Felter and Lloyd 1898; Wchtl 2004），付録2参照。
注釈　本ハーブの粉末状での小児への使用は無機シリカ含有のため，長期間の使用は推奨されない（McGuffin et al. 1997），一方，煎剤は主にコロイド状の有機シリカを含むため，この注意には該当しない（Weiss and Meuss 1998）。ホーステールのレビューにおいて，毒性は"ホーステールを大量摂取した場合や，吹き矢や笛として茎を使用していた子供で発生した"後に報告されたと述べているが，この情報のソースを引用していない（Hamon and Awang 1992）。生または乾燥したホーステールを噛むと，歯のエナメル質を損傷する可能性がある。

毒性をもつ可能性のあるアルカロイドパルストリンを含む*E. palustre*とホーステールの粗悪品が多数報告されている（Langhammer et al. 1972; Wichtl 2004）。ホーステールや他のトクサ種の混合種が報告され，さらに正確な同定は大変な作業である。中毒は，トクサ属の種を大量摂取した放牧動物でのみ報告されているように，ヒトでのパルストリン含有種の毒性は知られていない（Wichtl 2004）。
有害事象と副作用　高血圧の既往のある女性が，毎日不特定量のジャイアントホーステールの浸剤を約6か月間摂取していたところ，低ナトリウム血症や低カリウム血症が報告された（Miro et al. 1996）。

時々ニコチンと関連して観察されるものと同様の脂漏性皮膚炎に似た反応が，生のホーステールの接触に次いでタバコの副流煙に暴露した男性で報告された（Sudan 1985）。

ホーステールに対するアレルギー反応がパッチテストによって確認，報告されている（Agustin-Ubide et al. 2004）。
薬理学的考察　動物研究は，ホーステールが血糖値の調節を変化させる可能性があることを示した（Soleimani et al. 2007）。糖尿病を持つ人は，使用前に有資格の医療従事者に相談し，血糖値を厳密に測定することを勧める。

動物研究および伝統的な使用は，ホーステールが利尿活性を有することを示している（Perez Gutierrez et al. 1985; Wichtl 2004）。
妊婦と授乳婦　科学的または伝統的文献において，妊娠中および授乳中におけるホーステールおよびジャイアントホーステールの安全性は不明である。本書では，妊娠中や授乳期間での使用に関する問題は確認されなかったが，最終的な安全性は確立されていない。

レビュー詳細

I. 薬やサプリメントとの相互作用

薬やサプリメントとの相互作用の臨床試験
　確認されなかった。
被疑薬やサプリメントとの相互作用の症例報告
　確認されなかった。
薬やサプリメントとの相互作用の動物試験
　確認されなかった。

II. 有害事象

有害事象の症例報告　高血圧の既往のある84歳の女性が，ジャイアントホーステール（不特定量）の浸剤を約6か月間摂取していたところ，低ナトリウム血症や低カリウム血症が報告された（Miro et al. 1996）。

生のホーステールへの接触に次いで，タバコの副流煙に暴露した男性で脂漏性湿疹に似た反応が報告された。植物への再暴露は，急速かつ劇的な反応を誘発した。著者らは，これらの反応はホーステールのニコチンの存在が原因であると考えられていたことを示した（Sudan 1985）。

ホーステールに対するアレルギー反応がパッチテストによって確認，報告されている（Agustin-Ubide et al. 2004）。

*Equisetum*種によるウシやウマの中毒の複数のケースは，原因種としてホーステールを示すいくつかの報告書とともに，文献で報告されている（Groh 1930; Hansen 1928; Hudson 1924; Jones 1901; Pammel 1921; Rapp 1954; Rich 1902）。これらの報告書のレビューは，種の同定の不確実性が，報告書の解釈を困難にしている（Mills and Bone 2005）。家畜でのホーステールの様々な種の毒性に関する1904年の研究では，*E. arvense*は毒性がないことを示したが，植物学的に類似した*E. palustre*は毒性を示した（Long 1924）。中毒の症状はウマで観察されたが，ホーステールを含む干し草を摂取したウシでは観察されなかった。中毒は，チアミン塩酸塩の注射で治療することができる。

*In vitro*の試験では，ホーステールは酵素活性によりチアミンを分解したことが示された（Henderson et al. 1952）。

III. 薬理学および薬物動態学

ヒトの薬理学的研究　確認されなかった。
動物の薬理学的研究　糖尿病ラットに対しホーステールのメタノール抽出物を1日当たり50mg/kgの用量で5週間経口投与した。その結果，血糖値の低下が観察された

(Soleimani et al. 2007)。

*In vitro*の薬理学的研究　ラットの血小板に対しホーステールの水抽出物を投与した場合，トロンビンの阻害が観察されたが，ADP誘発凝集の阻害は観察されなかった。またIC_{50}は6.75mg/mlであった（Mekhfiら 2004）。

IV. 妊婦と授乳婦

妊娠中および授乳中におけるホーステールおよびジャイアントホーステールの使用に関する情報は確認されなかった。

V. 毒性研究

短期毒性

ラットに対し，4%のホーステール粉末に加え，20%のカゼイン食を与えた。その結果，コレステロールの有無に関わらずラットの20〜65%で首，頭，背中に皮膚炎をもたらした。餌を市販の固形飼料に変更された後には皮膚炎は改善した（Maeda et al. 1997）。

ハタネズミに対しホーステールを1日当たり0.1〜0.8mg/kgの用量で量を増やして餌に混ぜて与えた。その結果，肝臓や腎臓の機能に有害事象は観察されなかった（Jean and Bergeron 1986）。

亜慢性毒性

ラットに対しホーステールの含水アルコール抽出物を1日当たり50mg/kg，8週間腹腔内投与した場合，有害事象は観察されなかった（Guilherme dos Santos et al. 2005）。

参考文献

Agustin-Ubide, M.P., C. Martinez-Cocera, A. Alonso-Llamazares, et al. 2004. Diagnostic approach to anaphylaxis by carrot, related vegetables and horsetail (*Equisetum arvense*) in a homemaker. *Allergy* 59(7):786-787.

Bradley, P.R. 1992. *British herbal compendium: A handbook of scientific information on widely used plant drugs*. Bournemouth, UK: British Herbal Medicine Association.

Felter, H.W., and J.U. Lloyd. 1898. *King's American dispensatory*. 18th ed., 3rd rev. 2 vols. Cincinnati: Ohio Valley Co.

Groh, H. 1930. Horsetail a horse-poisoning weed. *Can. Dept. Agric. Dom. Exp. Farms Circ.* 74:1-3.

Guilherme dos Santos, J., Jr., F. Hoffmann Martins do Monte, M. Marcela Blanco, et al. 2005. Cognitive enhancement in aged rats after chronic administration of *Equisetum arvense* L. with demonstrated antioxidant properties in vitro. *Pharmacol. Biochem. Behav.* 81(3):593-600.

Hamon, N.W., and D.V. Awang. 1992. Horsetail. *Can. Pharm. J.* 125:399-401.

Hansen, A.A. 1928. Stock poisoning plants. *North Am. Vet.* 9(5):24-27.

Henderson, J.A., E.V. Evans, and R.A. McIntosh. 1952. The antithiamine action of *Equisetum*. *J. Am. Vet. Med. Assoc.* 120:375-378.

Hudson, R. 1924. Poisoning by horsetail (*Equisetum arvense*). *Vet. J.* 80:40.

Jean, Y., and J.M. Bergeron. 1986. Can voles (*Microtus pennsylvanicus*) be poisoned by secondary metabolites of commonly eaten foods? *Can. J. Zool.* 64(1):158-162.

Jones, L.R. 1901. Are our native horsetails or ferns poisonous? *Proc. Soc. Promotion Agric. Sci.* 22:70-74.

Langhammer, L., K. Blaszkiewitz, and I. Kotzorek. 1972. Detection of toxic adulteration of *Equisetum* herbs. *Dtsch. Apoth. Ztg.* 112(44):1749-1751.

Long, H.C. 1924. *Plants poisonous to live stock*. 2nd ed. Cambridge: Cambridge University Press.

Maeda, H., K. Miyamoto, and T. Sano. 1997. Occurrence of dermatitis in rats fed a cholesterol diet containing field horsetail (*Equisetum arvense* L.). *J. Nutr. Sci. Vitaminol.* 43(5):553-563.

McGuffin, M., C. Hobbs, R. Upton, and A. Goldberg. 1997. *Botanical safety handbook*. Boca Raton, FL: CRC Press.

Mekhfi, H., M. El Haouari, A. Legssyer, et al. 2004. Platelet anti-aggregant property of some Moroccan medicinal plants. *J. Ethnopharmacol.* 94(2-3):317-322.

Mills, S., and K. Bone. 2005. *The essential guide to herbal safety*. St. Louis: Elsevier.

Miro, O., E. Pedrol, S. Nogue, and F. Cardellach. 1996. [Severe hyponatremia and hypopotassemia induced by the consumption of *Equisetum telmateia*]. *Med. Clin.* 106(16):639.

Pammel, L.H. 1921. Equisetosis or horsetail poisoning. *Vet. Med.* 16(4):43.

Perez Gutierrez, R.M., G.Y. Laguna, and A. Walkowski. 1985. Diuretic activity of Mexican *Equisetum*. *J. Ethnopharmacol.* 14(2-3):269-272.

Rapp, W.F. 1954. The toxicity of *Equisetum*. *Am. Fern J.* 44:148-154.

Rich, F.A. 1902. *Equisetum* poisoning. *Am. Vet. Rev.* 26:944-945.

Soleimani, S., F.F. Azarbaizani, and V. Nejati. 2007. The effect of *Equisetum arvense* L. (Equisetaceae) in histological changes of pancreatic beta-cells in streptozotocin-induced diabetic in rats. *Pakistan J. Biol. Sci.* 10(23):4236-4240.

Sudan, B.J. 1985. Seborrhoeic dermatitis induced by nicotine of horsetails (*Equisetum arvense* L.). *Contact Dermat.* 13(3):201-202.

Weiss, R.F., and A.R. Meuss. 1998. *Weiss's herbal medicine*. Classic ed. New York: Thieme.

Wichtl, M. 2004. *Herbal drugs and phytopharmaceuticals: A handbook for practice on a scientific basis*. 3rd ed. Boca Raton, FL: CRC Press.

Eriobotrya japonica (Thunb.) Lindley　バラ科

一般名：ロウクワット
英　名：loquat
和　名：ビワ

生薬名：局（葉）ビワヨウ（枇杷葉）
中国名：枇杷葉（*pi pa ye*）（葉）
使用部位：葉

安全性クラス：1

相互作用クラス：A

禁忌　知見なし

他の注意事項　知見なし

薬やサプリメントとの相互作用　知見なし

標準用量　標準用量は，茶剤として1日当たり乾燥葉4.5〜15gまたは生の葉15〜30g（Bensky et al. 2004; Chen and Chen 2004）。

注意　青酸配糖体（アミグダリン0.06%）（Bensky et al. 2004; List and Hörhammer 1973），付録1参照。

注釈　ロウクワット葉に自然に存在する毛は，浮腫および喉頭の痙攣を引き起こし，咳を悪化させる可能性がある。粘膜の刺激を避けるためには除去されるべきである（Bensky et al. 2004; Tu 1988）。中国からの輸入材料は，原則として，この課題を適切に処理されてきたが，米国国内の流通品を使用する場合にさらなる注意が必須である。

有害事象と副作用　ロウクワットのお茶を1日当たり2リットルの用量で2週間使用した後に，重度の筋肉痛のケースが報告された（Saliba et al. 2004）。

薬理学的考察　動物研究では，ロウクワットが血糖値の調節を変化させる可能性があることを示した（Chen et al. 2008; De Tommasi et al. 1991; Li et al. 2007; Noreen et al. 1988; Roman-Ramos et al. 1991）。糖尿病を持つ人は，使用前に有資格の医療従事者に相談し，血糖値を厳密に測定することを勧める。

妊婦と授乳婦　科学的または伝統的文献において，妊娠中および授乳中におけるロウクワットの安全性は不明である。本書では，妊娠中や授乳期間での使用に関する問題は確認されなかったが，最終的な安全性は確立されていない。

レビュー詳細

I. 薬やサプリメントとの相互作用

薬やサプリメントとの相互作用の臨床試験

確認されなかった。

被疑薬やサプリメントとの相互作用の症例報告

確認されなかった。

薬やサプリメントとの相互作用の動物試験

確認されなかった。

II. 有害事象

有害事象の症例報告　39歳の男性は，1日当たりロウクワット茶（お茶を作るために使用したロウクワットの量は不特定）をおよそ2リットルの用量で2週間摂取していた。その際，特に腕や脚の近位筋の重度の筋肉痛が観察された。筋肉痛は，ロウクワットの減量後に改善された（Saliba et al. 2004）。

III. 薬理学および薬物動態学

ヒトの薬理学的研究　確認されなかった。

動物の薬理学的研究　健常および糖尿病のウサギに対し，ロウクワットのアルコール抽出物を最大200mg/kgまで経口投与した。その結果，健常なウサギでは血糖での一時的な減少が観察されたが，糖尿病のウサギでは有意な効果は観察されなかった（Noreen et al. 1988）。

糖尿病マウスおよび健常ラットに対しロウクワットから単離された化合物は血糖降下作用を示した（Chen et al. 2008; De Tommasi et al. 1991）。化合物は25または75mg/kgの用量で経口用量された後に作用を示した（Chen et al. 2008）。

健常なウサギに対しロウクワットの抽出物を経口投与した結果，血糖値の減少が観察された（Roman-Ramos et al. 1991）。

健常および糖尿病マウスに対しロウクワットのエタノール抽出物15〜60g/kgを経口投与した場合，血糖降下作用が観察された。30g/kgの用量では，薬物フェンホルミンの100mg/kgより有効であることが報告された。またロウクワットから抽出されたセスキテルペン化合物は，30g/kgの用量で血糖値を低下させた（Li et al. 2007）。

*In vitro*の薬理学的研究　ロウクワットのエタノール抽出物は，ヒトエストロゲン受容体の発現プラスミドとレポータープラスミドでの組換え酵母法でエストロゲン活性を示した（Kang et al. 2006; Kim et al. 2008）。

IV. 妊婦と授乳婦

妊娠中および授乳中におけるロウクワットの安全性に関する情報は確認されなかった。

V. 毒性研究

急性毒性

マウスに対するロウクワットのエタノール抽出物のLD_{50}は，経口投与で400.1g/kgである（Li et al. 2007）。

ウサギに対しロウクワットのアルコール抽出物を200mg/kgまで経口投与した場合，有害事象は観察されなかった（Noreen et al. 1988）。

参考文献

Bensky, D., S. Clavey, and E. Stöger. 2004. *Chinese herbal medicine: Materia medica.* 3rd ed. Seattle: Eastland Press.

Chen, J., W.L. Li, J.L. Wu, B.R. Ren, and H.Q. Zhang. 2008. Hypoglycemic effects of a sesquiterpene glycoside isolated from leaves of loquat (*Eriobotrya japonica* (Thunb.) Lindl.). *Phytomedicine* 15(1-2):98-102.

Chen, J.K., and T.T. Chen. 2004. *Chinese medical herbology and pharmacology*. City of Industry, CA: Art of Medicine Press.

De Tommasi, N., F. De Simone, G. Cirino, C. Cicala, and C. Pizza. 1991. Hypoglycemic effects of sesquiterpene glycosides and polyhydroxylated triterpenoids of *Eriobotrya japonica*. *Planta Med.* 57(5):414-416.

Kang, S.C., C.M. Lee, H. Choi, et al. 2006. Evaluation of oriental medicinal herbs for estrogenic and antiproliferative activities. *Phytother. Res.* 20(11):1017-1019.

Kim, I.G., S.C. Kang, K.C. Kim, E.S. Choung, and O.P. Zee. 2008. Screening of estrogenic and antiestrogenic activities from medicinal plants. *Env. Toxicol. Pharmacol.* 25(1):75-82.

Li, W.L., J.L. Wu, B.R. Ren, J. Chen, and C.G. Lu. 2007. Pharmacological studies on anti-hyperglycemic effect of folium eriobotryae. *Am. J. Chin. Med.* 35(4):705-711.

List, P.H., and H. Hörhammer. 1973. *Hagers handbuch der pharmazeutischen praxis*. Berlin: Springer.

Noreen, W., A. Wadood, H.K. Hidayat, and S.A. Wahid. 1988. Effect of *Eriobotrya japonica* on blood glucose levels of normal and alloxan-diabetic rabbits. *Planta Med.* 54(3):196-199.

Roman-Ramos, R., J.L. Flores-Saenz, G. Partida-Hernandez, A. Lara-Lemus, and F. Alarcon-Aguilar. 1991. Experimental study of the hypoglycemic effect of some antidiabetic plants. *Arch. Invest. Med.* 22(1):87-93.

Saliba, W.R., L.H. Goldstein, G.S. Habib, and M.S. Elias. 2004. Toxic myopathy induced by the ingestion of loquat leaf extract. *Ann. Rheum. Dis.* 63(10):1355-1356.

Tu, G. 1988. *Pharmacopoeia of the People's Republic of China*. English ed. Beijing, China: People's Medical Pub. House.

Eriodictyon spp. ハゼリソウ科

Eriodictyon californicum （Hook. & Arn.） Torr.

一般名：ヤーバサンタ

英　名：yerba santa

和　名：ハゼヨツリソウ

異　名：*Eriodictyon glutinosum* Benth.

Eriodictyon tomentosum Benth.

一般名：ウーリーヤーバサンタ

英　名：woolly yerba santa

使用部位：全草

安全性クラス：1

相互作用クラス：A

禁忌　知見なし

他の注意事項　知見なし

薬やサプリメントとの相互作用　知見なし

有害事象と副作用　知見なし

薬理学的考察　知見なし

妊婦と授乳婦　科学的または伝統的文献において，妊娠中および授乳中におけるヤーバサンタおよびウーリーヤーバサンタの安全性は不明である。本書では，妊娠中や授乳期間での使用に関する問題は確認されなかったが，最終的な安全性は確立されていない。

レビュー詳細

I. 薬やサプリメントとの相互作用

薬やサプリメントとの相互作用の臨床試験

確認されなかった。

被疑薬やサプリメントとの相互作用の症例報告

確認されなかった。

薬やサプリメントとの相互作用の動物試験

確認されなかった。

II. 有害事象

有害事象の症例報告　確認されなかった。

III. 薬理学および薬物動態学

ヒトの薬理学的研究　確認されなかった。

動物の薬理学的研究　確認されなかった。

*In vitro*の薬理学的研究　確認されなかった。

IV. 妊婦と授乳婦

妊娠中および授乳中におけるヤーバサンタおよびウーリーヤーバサンタの安全性に関する情報は確認されなかった。

V. 毒性研究

亜慢性毒性

ラットに対しヤーバサンタ流動エキス剤1日当たり537mg/kgを含む餌を90日間与えた。その結果，肉眼の病理学的変化および，血液パラメータ，体重増加，肝臓および腎臓重量の有意な変化は観察されなかった（Oser et al. 1965）。

遺伝毒性

エリオジクチオール，ジオスメチン，ルテオリンの変異原活性は，サルモネラ/哺乳動物ミクロソーム試験では観察されなかった（Brown and Dietrich 1979; Brown et al. 1977）。

参考文献

Brown, J.P., and P.S. Dietrich. 1979. Mutagenicity of plant flavonols in the *Salmonella*/mammalian microsome test: Activation of flavonol glycosides by mixed glycosidases from rat cecal bacteria and other sources. *Mutat. Res.* 66(3):223-240.

Brown, J.P., P.S. Dietrich, and R.J. Brown. 1977. Frameshift mutagenicity of certain naturally occurring phenolic compounds in the '*Salmonella*/microsome' test: Activation of anthraquinone and flavonol glycosides by gut bacterial enzymes. *Biochem. Soc. Trans.* 5(5):1489-1492.

Oser, B.L., S. Carson, and M. Oser. 1965. Toxicological tests on flavoring matters. *Food Cosmet. Toxicol.* 3(4):563-569.

E

Eryngium spp. セリ科

Eryngium maritimum L.
一般名：シーホーリー，エリンジウム
英　名：eryngo
別　名：sea holly, seaside eryngo
Eryngium planum L.
一般名：プレインズ エリンゴ
英　名：plains eryngo
和　名：マルバノヒゴタイサイコ，マツカサアザミ
Eryngium yuccifolium Michx.
一般名：ボタン エリンゴ
英　名：button eryngo
使用部位：根

安全性クラス：1
相互作用クラス：A
禁忌　知見なし
他の注意事項　知見なし
薬やサプリメントとの相互作用　知見なし
有害事象と副作用　ボタンエリンゴの多量摂取は，吐き気や嘔吐を引き起こす可能性がある（Felter and Lloyd 1898; Wood and LaWall 1918）。
薬理学的考察　知見なし
妊婦と授乳婦　科学的または伝統的文献において，妊娠中および授乳中におけるシーホーリー，プレインエリンゴ，ボタンエリンゴの安全性は不明である。本書では，妊娠中や授乳期間での使用に関する問題は確認されなかったが，最終的な安全性は確立されていない。

レビュー詳細

I. 薬やサプリメントとの相互作用
薬やサプリメントとの相互作用の臨床試験
　確認されなかった。
被疑薬やサプリメントとの相互作用の症例報告
　確認されなかった。
薬やサプリメントとの相互作用の動物試験
　確認されなかった。

II. 有害事象
有害事象の症例報告　確認されなかった。

III. 薬理学および薬物動態学
ヒトの薬理学的研究　確認されなかった。
動物の薬理学的研究　確認されなかった。
*In vitro*の薬理学的研究　確認されなかった。

IV. 妊婦と授乳婦
妊娠中および授乳中におけるシーホーリー，プレインエリンゴ，ボタンエリンゴの安全性に関する情報は確認されなかった。

V. 毒性研究
確認されなかった。

参考文献

Felter, H.W., and J.U. Lloyd. 1898. *King's American dispensatory*. 18th ed., 3rd rev. 2 vols. Cincinnati: Ohio Valley Co.

Wood, H., and C. LaWall. 1918. *The dispensatory of the United States of America*. 21st ed. Philadelphia: Lippincott.

Erythrina variegata L. マメ科

一般名：インディアンコーラルツリー，カイトウヒ
英　名：Indian coral tree
異　名：*Erythrina indica* Lam.
アーユルヴェーダ名：*paribhadra*

別　名：tiger's claw

中国名：海桐皮(カイトウヒ)（*hai tong pi*）（樹皮）

使用部位：樹皮

安全性クラス：1

相互作用クラス：A

禁忌　知見なし

他の注意事項　知見なし

薬やサプリメントとの相互作用　知見なし

有害事象と副作用　知見なし

薬理学的考察　知見なし

妊婦と授乳婦　科学的または伝統的文献において，妊娠中および授乳中におけるインディアンコーラルツリーの安全性は不明である。本書では，妊娠中や授乳期間での使用に関する問題は確認されなかったが，最終的な安全性は確立されていない。

レビュー詳細

I. 薬やサプリメントとの相互作用

薬やサプリメントとの相互作用の臨床試験
　確認されなかった。

被疑薬やサプリメントとの相互作用の症例報告
　確認されなかった。

薬やサプリメントとの相互作用の動物試験
　確認されなかった。

II. 有害事象

有害事象の症例報告　確認されなかった。

III. 薬理学および薬物動態学

ヒトの薬理学的研究　確認されなかった。

動物の薬理学的研究　確認されなかった。

*In vitro*の薬理学的研究　確認されなかった。

IV. 妊婦と授乳婦

妊娠中および授乳中におけるインディアンコーラルツリーの安全性に関する情報は確認されなかった。

V. 毒性研究

急性毒性

ラットに対するインディアンコーラルツリーの総アルカロイドのLD_{50}は，腹腔内投与で127.8mg/kgである（Ghosal et al. 1972）。

参考文献

Ghosal, S., S.K. Dutta, and S.K. Bhattacharya. 1972. *Erythrina*—Chemical and pharmacological evaluation II: Alkaloids of *Erythrina variegata* L. *J. Pharm. Sci.* 61(8):1274-1277.

Erythroxylum catuaba A. J. da Silva ex Hamet　コカノキ科

一般名：カツアバ，ゴールデントランペット

英　名：catuaba

別　名：golden trumpet

使用部位：樹皮

安全性クラス：1

相互作用クラス：A

禁忌　知見なし

他の注意事項　知見なし

薬やサプリメントとの相互作用　知見なし

注釈　本品の多くの異なる種が，"catuba"の名称で取引されている。これらは，*Anemopaegma, Erythroxylum, Ilex, Micropholis, Phyllanthus, Secondatia, Tetragastris, Trichilia*種を含む（Kletter et al. 2004）。*Herbs of Commerce*によると"ゴールデントランペット"は*Erythroxylum catuaba*の標準化された一般名である（McGuffin et al. 2000）。

有害事象と副作用　知見なし

薬理学的考察　知見なし

妊婦と授乳婦　科学的または伝統的文献において，妊娠中および授乳中におけるゴールデントランペットの安全性は不明である。本書では，妊娠中や授乳期間での使用に関する問題は確認されなかったが，最終的な安全性は確立されていない。

レビュー詳細

I. 薬やサプリメントとの相互作用

薬やサプリメントとの相互作用の臨床試験
確認されなかった。

被疑薬やサプリメントとの相互作用の症例報告
確認されなかった。

薬やサプリメントとの相互作用の動物試験
確認されなかった。

II. 有害事象

有害事象の症例報告　確認されなかった。

III. 薬理学および薬物動態学

ヒトの薬理学的研究　確認されなかった。

動物の薬理学的研究　確認されなかった。

*In vitro*の薬理学的研究　確認されなかった。

IV. 妊婦と授乳婦

妊娠中および授乳中におけるゴールデントランペットの安全性に関する情報は確認されなかった。

V. 毒性研究

確認されなかった。

参考文献

Kletter, C., S. Glasl, A. Presser, et al. 2004. Morphological, chemical and functional analysis of catuaba preparations. *Planta Med.* 70(10):993-1000.

McGuffin, M., J. Kartesz, A. Leung, and A.O. Tucker. 2000. *Herbs of commerce.* 2nd ed. Silver Spring, MD: American Herbal Products Association.

Eschscholzia californica Cham.

ケシ科

一般名：カルフォルニアポピー
英　名：California poppy
和　名：ハナビシソウ
使用部位：花をつける時期の全草

安全性クラス：2b
相互作用クラス：A

禁忌　妊娠中は，医療従事者監督下以外での使用禁止（Moore 2003）。

他の注意事項　知見なし

薬やサプリメントとの相互作用　知見なし

有害事象と副作用　ある文献では，"高用量"投与は吐き気を引き起こす可能性があることを示している。記載されている標準用量は，1日3回15〜25滴のチンキ，またはドライハーブ2〜4オンスの浸剤（Moore 2003）。

薬理学的考察　知見なし

妊婦と授乳婦　妊娠中や授乳中のカルフォルニアポピーの安全性に関する情報は限られている。ある現代のハーブの文献では，カルフォルニアポピーは妊娠中には使用すべきではないとしている（Moore 2003）。この情報に基づいて，妊娠中は資格のある医療従事者監督下以外での使用を推奨しない。

レビュー詳細

I. 薬やサプリメントとの相互作用

薬やサプリメントとの相互作用の臨床試験
確認されなかった。

被疑薬やサプリメントとの相互作用の症例報告
確認されなかった。

薬やサプリメントとの相互作用の動物試験
確認されなかった。

II. 有害事象

有害事象の症例報告　確認されなかった。

III. 薬理学および薬物動態学

ヒトの薬理学的研究　確認されなかった。

動物の薬理学的研究　確認されなかった。

*In vitro*の薬理学的研究　カルフォルニアポピーの水抽出物は，ドーパミンβ-ヒドロキシラーゼおよびモノアミン酸化酵素（MAO-B）を阻害した（Kleber et al. 1995）。

カルフォルニアポピーのエタノール抽出物は，100μg/mlの濃度で，セロトニン5-HT_{1A}および5-HT_7受容体に結合することが示された（Gafner et al. 2006）。

IV. 妊婦と授乳婦

ある現代のハーブの文献では，カルフォルニアポピーは妊娠中には使用すべきではないとしている（Moore 2003）。民族植物学の調査では，中央カリフォルニアのネイティブアメリカンは，妊娠中および授乳中のカリフォルニアポピーの使用を避けていることを示した（Bocek 1984)。妊娠中および授乳中のカリフォルニアポピーの安全性に関する他の情報は確認されなかった。

V. 毒性研究

急性毒性

経口および腹腔内投与によるマウスに対するカリフォルニアポピーの水-エタノール抽出物のLD_{50}は，5g/kgまでの用量で決定することができなかった（Rolland et al. 2001)。

参考文献

Bocek, B.R. 1984. Ethnobotany of Costanoan Indians, California, based on collections by John P. Harrington. *Econ. Bot.* 38(2):240-255.

Gafner, S., B.M. Dietz, K.L. McPhail, et al. 2006. Alkaloids from *Eschscholzia californica* and their capacity to inhibit binding of [^{3}H]8-hydroxy-2-(di-*N*-propylamino)tetralin to 5-HT_{1A} receptors in vitro. *J. Nat. Prod.* 69(3):432.

Kleber, E., W. Schneider, H. Schafer, and E. Elstner. 1995. Modulation of key reactions of the catecholamine metabolism by extracts from *Eschscholtzia californica* and *Corydalis cava*. *Arzneimittel-Forschung* 45(2):127-131.

Moore, M. 2003. *Medicinal plants of the Mountain West*. Revised and expanded edition. Santa Fe: Museum of New Mexico Press.

Rolland, A., J. Fleurentin, M.C. Lanhers, R. Misslin, and F. Mortier. 2001. Neurophysiological effects of an extract of *Eschscholzia californica* Cham. (Papaveraceae). *Phytother. Res.* 15(5):377-381.

Eucalyptus globulus Labill. フトモモ科

一般名：ユーカリ，ユーカリプタス

英　名：eucalyptus

別　名：blue gum，southern blue gum，Tasmanian blue gum

使用部位：葉

安全性クラス：1

相互作用クラス：A

禁忌　知見なし

他の注意事項　知見なし

薬やサプリメントとの相互作用　知見なし

注意　タンニン（上限11.0%)（De Smet 1992; Wichtl 2004)，付録1参照。

注釈　ユーカリ葉は，別項にあるユーカリ精油を含む（次項参照)。

有害事象と副作用　ユーカリへの暴露後の声帯機能障害やユーカリへのアレルギー反応が報告されている（Galdi et al. 2003; Huggins et al. 2004)。

薬理学的考察　知見なし

妊婦と授乳婦　科学的または伝統的文献において，妊娠中および授乳中におけるユーカリの安全性は不明である。本書では，妊娠中や授乳期間での使用に関する問題は確認されなかったが，最終的な安全性は確立されていない。

妊娠中や授乳中の精油の安全性については，ユーカリ精油（次項）参照。

レビュー詳細

I. 薬やサプリメントとの相互作用

薬やサプリメントとの相互作用の臨床試験

確認されなかった。

被疑薬やサプリメントとの相互作用の症例報告

確認されなかった。

薬やサプリメントとの相互作用の動物試験

確認されなかった。

II. 有害事象

有害事象の症例報告　喘息および鼻結膜炎の女性において，ユーカリの浸剤の摂取後に喘息の悪化が観察された。特異的IgEはユーカリ花粉に陽性で，共通の空気アレルゲンに対しては陰性であった（Galdi et al. 2003)。

呼吸困難を引き起こしており，原因物質を確認するために吸入による免疫テストを受けていた女性において，ユーカリとアンモニアの暴露後に声帯の機能不全があったが，アンモニア単独では観察されなかった。負の皮膚プリックテストの結果から，総IgEレベルおよび負のIgEユーカリ特異的抗体は，非免疫学的メカニズムであることが確認された（Huggins et al. 2004)。

III. 薬理学および薬物動態学

ヒトの薬理学的研究　確認されなかった。

動物の薬理学的研究　確認されなかった。

*In vitro*の薬理学的研究　確認されなかった。

IV. 妊婦と授乳婦

妊娠中および授乳中におけるユーカリの葉の安全性に関する情報は確認されなかった。ユーカリ葉精油参照（次項）。

V. 毒性研究

ユーカリ葉精油参照。

参考文献

De Smet, P.A.G.M. 1992. *Adverse effects of herbal drugs, Volume 1.* New York: Springer.

Galdi, E., L. Perfetti, G. Calcagno, M.C. Marcotulli, and G. Moscato. 2003. Exacerbation of asthma related to *Eucalyptus* pollens and to herb infusion containing *Eucalyptus*. *Monaldi Arch. Chest Dis.* 59(3):220-221.

Huggins, J.T., A. Kaplan, B. Martin-Harris, and S.A. Sahn. 2004. *Eucalyptus* as a specific irritant causing vocal cord dysfunction. *Ann. Allergy Asthma Immunol.* 93(3):299-303.

Wichtl, M. 2004. *Herbal drugs and phytopharmaceuticals: A handbook for practice on a scientific basis.* 3rd ed. Boca Raton, FL: CRC Press.

Eucalyptus globulus Labill. フトモモ科

一般名：ユーカリ，ユーカリプタス
英　名：eucalyptus
別　名：blue gum，southern blue gum，Tasmanian blue gum
使用部位：葉精油

安全性クラス：2b, 2d
相互作用クラス：A

禁忌　医療従事者監督下以外での妊娠中の内服禁止。
推奨用量を超えないこと（Ruse 1998; Tibballs 1995）。

他の注意事項　ユーカリの精油は高度に濃縮された製品であり，顔の領域，特に鼻や，乳幼児や小児で使用すべきではない。

薬やサプリメントとの相互作用　知見なし

標準用量　ユーカリプトールにおけるドイツの標準用量は，1日200mgを3回である（Juergens et al. 2003)。これは，ユーカリ精油のおよそ0.35mlに相当する。

注釈　ユーカリ精油は，ユーカリプトールを70～80%含む（それはまた1,8-シネオールまたは1,8-エポキシ-*p*-メンタンとも呼ばれる）（Chennoufi et al. 1980; De Vincenzi et al. 2002; HCPDG 2002; Leung and Foster 1996; Tyler et al. 1988）。精油は，多量のフェランドレンを含有する他のユーカリ精油が混じってはならない（Tyler et al. 1988）。

有害事象と副作用　ユーカリ精油の変化量における摂取後の中毒ケースが報告されている（Allan 1910; Anpalahan and Le Couteur 1998; Atkinson 1909; Benjamin 1906; Chun 1951; Craig 1953; Foggie 1911; Gurr and Scroggie 1965; Hindle 1994; Kirkness 1910; Myott 1906; Orr and Edin 1906; Owen 1885; Patel and Wiggins 1980; Sewell 1925; Spoerke et al. 1989; Taylor 1905; Webb and Pitt 1993; Wood 1900）。中毒は，中枢神経系（意識喪失，低換気，反射の減弱，痙攣），胃腸系（腹痛，嘔吐，下痢），呼吸器系（呼吸抑制，呼吸困難，肺炎，気管支痙攣），心血管系（低血圧，不整脈）に影響を与える可能性がある（Craig 1953; Patel and Wiggins 1980; Tibballs 1995）。同様の症状がユーカリ精油の局所適用後に観察されている（Darben et al. 1998）。

薬理学的考察　ラットに対する古い研究では，ユーカリ精油の皮下またはエアロゾル投与は，ペントバルビタールの代謝を高める可能性があることを示す（Jori and Briatico 1973）。

妊婦と授乳婦　ある研究では，妊娠ラットに対しユーカリ精油を投与したところ，胚毒性および胎児毒性を示さなかった（Pages et al. 1990）。

妊娠中または妊娠後にユーカリプトールを投与したラットでは，ユーカリプトールは胎盤を通過することが示されたが，母乳には移行しないことが報告された（Jori and Briatico 1973）。

レビュー詳細

I. 薬やサプリメントとの相互作用

薬やサプリメントとの相互作用の臨床試験
確認されなかった。

被疑薬やサプリメントとの相互作用の症例報告
確認されなかった。

薬やサプリメントとの相互作用の動物試験　ラットに対するユーカリプトールの皮下またはエアロゾル投与は，ペントバルビタールの代謝を増加させることが示された（Jori and Briatico 1973）。

ラットに対しユーカリ精油のエアロゾルに1日当たり2～10分，4日間暴露した場合，ペントバルビタール，ゾキザゾラミン，アンフェタミンの有効性の持続時間の減少が確認

された（Jori and Briatico 1973）。

II. 有害事象

臨床試験で報告された有害事象　気管支喘息のある患者に対し1日3回200mgの用量でユーカリプトールを投与した研究では，おそらくユーカリプトールに起因すると考えられた副作用は，胸やけや胃炎であった。これらの副作用は，処置群において16人中2人に起こったが，プラセボ群では起こらなかった。重篤な有害事象は報告されず，定期的な血液検査のパラメータでは，臨床学的に関連する異常は観察されなかった（Juergens et al. 2003）。

ドイツでは，ユーカリプトールは，腸溶性カプセルで販売ライセンスを取得した医薬品であり，1日600mgの用量で良好な忍容性があると報告されている。使用説明書では，本品は心窩部痛を防ぐために食べる20分くらい前に冷水で摂取するべきであると示されている（Juergens et al. 2003）。

有害事象の症例報告　ユーカリ精油の変化量における摂取後の中毒のケースが報告されている（Allan 1910; Anpalahan and Le Couteur 1998; Atkinson 1909; Benjamin 1906; Chun 1951; Craig 1953; Foggie 1911; Gurr and Scroggie 1965; Hindle 1994; Kirkness 1910; Myott 1906; Orr and Edin 1906; Owen 1885; Patel and Wiggins 1980; Sewell 1925; Spoerke et al. 1989; Taylor 1905; Webb and Pitt 1993; Wood 1900）。中毒は，中枢神経系（意識喪失，低換気，反射の減弱，痙攣），胃腸系（腹痛，嘔吐，下痢），呼吸器系（呼吸抑制，呼吸困難，肺炎，気管支痙攣），心血管系（低血圧，不整脈）に影響を与える可能性がある（Craig 1953; Patel and Wiggins 1980; Tibballs 1995）。同様の症状がユーカリ精油の局所適用後に観察されている（Darben et al. 1998）。

ユーカリ精油の毒性を引き起こす用量は幅が広く，6歳の子の場合15mlの投与量ではわずかな眠気を引き起こしたが（Atkinson 1909），10歳の男児の場合およそ4ml与えた際には死をもたらした（Foggie 1911）。また1歳の女児の場合4ml与えた際には最終的には回復したが重度の中毒をもたらした（Allan 1910）。成人に対し10ml与えた場合は眠気や運動失調を伴う中毒をもたらし（Kirkness 1910），4～5ml（Macpherson 1925）および25mlでは死亡につながった（Myott 1906）。しかし，120～220mlを摂取した成人（Gurr and Scroggie 1965）およびユーカリ精油をおよそ180ml摂取した73歳の女性（Anpalahan and Le Couteur 1998）の重度中毒の治療は成功した。

5か月～9歳の子供におけるユーカリ中毒のケースのレビューでは，子供によって摂取されたユーカリ油の用量の情報とともに，重症度を5段階のレベルに中毒事例を分類した（用量は実際のものであり，それぞれの子供の体重に基づいてml/kgに調製してはいないことに注意）。影響なし（0.2～0.5ml，平均1.7ml）摂取後にスパッタリングまたは咳の症状を有する。軽度の中毒（0.2～7.0ml，平均2.0ml）運動失調，嘔吐，腹痛，縮瞳の症状を有する。中程度の中毒（0.6～5.0ml，平均2.5ml）グラスゴー・コーマ・スケールスコア8～14点，意識低下の症状。重要な中毒（7.5ml）低換気なしでグラスゴー・コーマ・スケールスコア3～7点，意識消失の症状。生命を脅かす中毒（用量は未特定）低換気で意識不明の症状を有する（Tibballs 1995）。古い症例報告は，子供達がユーカリ精油を14および24ml摂取後に回復したことを示す（Benjamin 1906; Sewell 1925）。Tiballs（1995）は，中毒の異なるレベルの臨床管理の情報を提供している。

III. 薬理学および薬物動態学

ヒトの薬理学的研究　確認されなかった。

動物の薬理学的研究　ラットに対しユーカリプトールの摂取または吸入は，ミクロソーム混合機能オキシダーゼを誘導する（Jori and Briatico 1973）。このような活性は，ペントバルビタール，アミノピリン，アンフェタミンなどの特定の薬物のクリアランスを高速化し（Katzung 2007），ピロリジジンの毒性を増加させる可能性がある（White et al. 1983）。

***In vitro*の薬理学的研究**　*In vitro*においてユーカリ精油は，薬物代謝酵素CYP2C8，CYP2C19，CYP3A4を弱く阻害した。IC_{50}は100 μg/ml以上である（Unger and Frank 2004）。

ユーカリ精油は，34の要因によって切除したヒトの皮膚において，5-フルオロウラシルの浸透を高めた（Williams and Barry 1989）。

IV. 妊婦と授乳婦

妊娠ラットに対し妊娠6～15日でユーカリ精油を1日当たり135mg/kg皮下投与した場合，子孫では胚毒性および胎児毒性は観察されなかった（Pages et al. 1990）。

ラットに対し妊娠10～14日でユーカリプトールを皮下投与した場合，妊娠の最後の4日，または出産後2～6日を通して，母親のミクロソーム酵素活性を増し，胎児肝臓において酵素活性を誘導した。しかし，卒乳していない新生児ラットのミクロソーム活性は誘導しなかった。それはユーカリプトールが胎盤を通過するが母乳には移行しないことを示唆している（Jori and Briatico 1973）。

V. 毒性研究

急性毒性

経口投与によるラットに対するユーカリプトールのLD_{50}は1560mg/kg（Brownlee 1940）および2480 mg/kg（Jenner et al. 1964）として報告されている。1560mgの用量での毒性作用は，急速なチアノーゼ，昏迷，不規則な呼吸，騒音への極端な過敏性，痙攣，呼吸不全による死であった

(Brownlee 1940)。

ヒトにおける推定用量は0.05～0.5ml/kgの範囲である(Hindle 1994)。

短期毒性

ラットに対しユーカリプトールを1200mg/kgまでの用量で5日間胃管を通して投与，あるいは3342m/kgまでの用量でカプセル化および餌に加えた状態で28日間投与した。その結果，雄ラットに対し用量依存的な体重の減少および肝細胞の小葉中心性空胞化の通常レベルでの欠如が観察された。カプセル化したユーカリプトールを与えたすべての用量の雄ラットで，肝臓，腎臓，耳下腺唾液腺における用量依存的な病変が発見された（Wolff 1987b）。

雄ラットに対しユーカリプトールを1日当たり0，500，1000mg/kgの用量で28日間投与した場合，統計的に有意な体重減少および肝臓と腎臓重量の増加が認められたが，相対脳重量は最高用量群でのみ増加した。肝臓中の単核細胞の小さな限局性浸潤がすべての群で観察された。腎臓では，近位尿細管上皮細胞の細胞質での$\alpha 2\mu$-グロブリンを含む好酸球タンパク質液滴の用量依存的な蓄積が誘導された(Kristiansen and Madsen 1995)。

マウスに対しユーカリプトールを1200mg/kgまでの用量で5日間胃管を通して投与，あるいは5607mg/kgまでの用量でカプセル化および餌に加えた状態で28日間投与した。その結果，雄に対し肝臓重量/体重比がすべての用量で増加したが，カプセル化した形態で与えられた最低用量では増加しなかった。同様に，雌においては脳重量/体重比が最高用量で増加した。顕微鏡検査では，雄雌ともにカプセル化した化合物を高用量与えられたマウスで，極小な中心性肝細胞の肥大を明らかにした（Wolff 1987a）。

精製されたルチンではなく，ユーカリ由来のコマーシャルルチンを経口投与したラットで，白内障発症の原因となった（Nakagawa et al. 1965）。

慢性毒性

マウスに対し発癌物質9,10-ジメチル-1,2-ベンズアントラセン（DMBA）の適用後にユーカリ精油を週1回，33週間局所的に処置した。その結果，弱い腫瘍促進活性が観察された。腫瘍促進効果は，オレンジやレモン精油よりも少なかった(Roe and Field 1965)。

遺伝毒性

ユーカリプトールの変異原性は，代謝活性化の有無に関わらずネズミチフス菌TS97株，TA98株，TA100株，TA102株，TA1535株，TA1537株で観察されなかった（Gomes-Carneiro et al. 1998; Haworth et al. 1983)。ユーカリプトールは，*rec*分析を使用する枯草菌およびSCE分析を使用するCHO K-1細胞で活性はなかった（Sasaki et al. 1989)。

E

参考文献

Allan, J. 1910. Poisoning by oil of *Eucalyptus*. *Br. Med. J.* 1:569.

Anpalahan, M., and D.G. Le Couteur. 1998. Deliberate self-poisoning with eucalyptus oil in an elderly woman. *Aust. N. Z. J. Med.* 28(1):58.

Atkinson, T. 1909. Eucalyptus oil. *Br. Med. J.* 2:1656.

Benjamin, J. 1906. Eucalyptus poisoning. *Br. Med. J.* 1:1020.

Brownlee, G. 1940. A pharmacological examination of cineole and phellandrone. *Quart. J. Pharm. Pharmacol.* 13:130-137.

Chennoufi, R., J. Morizue, H. Richard, and F. Sandret. 1980. Etude des huilles essentielles d'*Eucalyptus globulus* au Maroc. *Riv. Ital.* 62:353-357.

Chun, L.T. 1951. Accidental poisoning in children; with special reference to kerosene poisoning. *Hawaii Med. J.* 11(2):83-87.

Craig, J.O. 1953. Poisoning by the volatile oils in childhood. *Arch. Dis. Child* 28(142):475-483.

Darben, T., B. Cominos, and C.T. Lee. 1998. Topical eucalyptus oil poisoning. *Australas. J. Dermatol.* 39(4):265-267.

De Vincenzi, M., M. Silano, A. De Vincenzi, F. Maialetti, and B. Scazzocchio. 2002. Constituents of aromatic plants: Eucalyptol. *Fitoterapia* 73(3):269-275.

Foggie, W.E. 1911. Eucalyptus oil poisoning. *Br. Med. J.* 1911:359-360.

Gomes-Carneiro, M.R., I. Felzenszwalb, and F.J.R. Paumgartten. 1998. Mutagenicity testing of (±)-camphor, 1,8-cineole, citral, citronellal, (−)-menthol and terpineol with the *Salmonella*/microsome assay. *Mutat. Res.* 416(1-2):129-136.

Gurr, F.W., and J.G. Scroggie. 1965. Eucalyptus oil poisoning treated by dialysis and mannitol infusion, with an appendix on the analysis of biological fluids for alcohol and eucalyptol. *Australas. Ann. Med.* 14:238-249.

Haworth, S., T. Lawlor, K. Mortelmans, W. Speck, and E. Zeiger. 1983. *Salmonella* mutagenicity test results for 250 chemicals. *Env. Mutagen.* 5(1):1-142.

HCPDG. 2002. Opinion of the Scientific Committee on Food on eucalyptol. EU Health & Consumer Protection Directorate-General. Brussels: European Commission, Scientific Committee on Food.

Hindle, R.C. 1994. Eucalyptus oil ingestion. *N. Z. Med. J.* 107(977):185-186.

Jenner, P.M., E.C. Hagan, J.M. Taylor, E.L. Cook, and O.G. Fitzhugh. 1964. Food flavourings and compounds of related structure. I. Acute oral toxicity. *Food Cosmet. Toxicol.* 2(3):327-343.

Jori, A., and G. Briatico. 1973. Effect of eucalyptol on microsomal enzyme activity of foetal and newborn rats. *Biochem. Pharmacol.* 22(4):543-544.

Juergens, U.R., U. Dethlefsen, G. Steinkamp, et al. 2003. Anti-inflammatory activity of 1,8-cineol (eucalyptol) in bronchial asthma: A double-blind placebo-controlled trial. *Resp. Med.* 97(3):250-256.

Katzung, B. 2007. *Basic & clinical pharmacology.* 10th ed. New York: McGraw-Hill.

Kirkness, E. 1910. Poisoning by oil of Eucalyptus *Br. Med. J.* 1:261.

Kristiansen, E., and C. Madsen. 1995. Induction of protein droplet (a2μ-globulin) nephropathy in male rats after short-term dosage with 1,8-cineole and *l*-limonene. *Toxicol. Lett.* 80(1-3):147-152.

Leung, A.Y., and S. Foster. 1996. *Encyclopedia of common natural ingredients used in food, drugs, and cosmetics*. 2nd ed. New York: Wiley.

Macpherson, J. 1925. The toxicology of eucalyptus oil. *Med. J. Aust.* 2:108-110.

Myott, M. 1906. Case of eucalyptus poisoning. *Br. Med. J.* 1:558.

Nakagawa, Y., M.R. Shetlar, and S.H. Wender. 1965. Physiological effects of commercial rutin samples on rats. *Life Sci.* 4:753-758.

Orr, J., and S. Edin. 1906. Eucalyptus poisoning. *Br. Med. J.* 1:1085.

Owen, F. 1885. Notes on a case of poisoning by eucalyptus. *Med. J. Aust.*15:394-397.

Pages, N., G. Fournier, F. Le Luyer, and M.C. Marques. 1990. Essential oils and their potential teratogenic properties: Preliminary study using the essential oil of *Eucalyptus globulus* in mice. *Plant Med. Phytother.* 24(1):21-26.

Patel, S., and J. Wiggins. 1980. Eucalyptus oil poisoning. *Arch. Dis. Child* 55(5):405-406.

Roe, F.J., and W.E. Field. 1965. Chronic toxicity of essential oils and certain other products of natural origin. *Food Cosmet. Toxicol.* 3(2):311-323.

Ruse, M. 1998. Eucalyptus oil: Inchem. International Programme on Chemical Safety, Poisons Information Monograph 031.

Sasaki, Y.F., H. Imanishi, T. Ohta, and Y. Shirasu. 1989. Modifying effects of components of plant essence on the induction of sister-chromatid exchange in cultured Chinese hamster ovary cells. *Mutat. Res.* 226:103-110.

Sewell, J.S. 1925. Poisoning by eucalyptus oil. *Br. Med. J.* 1925:922.

Spoerke, D.G., S.A. Vandenberg, S.C. Smolinske, K. Kulig, and B.H. Rumack. 1989. Eucalyptus oil: 14 cases of exposure. *Vet. Hum. Toxicol.* 31(2):166-168.

Taylor, H.S. 1905. A case of acute poisoning by eucalyptus oil. *Lancet* 2:963-964.

Tibballs, J. 1995. Clinical effects and management of eucalyptus oil ingestion in infants and young children. *Med. J. Aust.* 163(4):177-180.

Tyler, V., L. Brady, and J. Roberts. 1988. *Pharmacognosy.* 9th ed. Philadelphia: Lea & Febiger.

Unger, M., and A. Frank. 2004. Simultaneous determination of the inhibitory potency of herbal extracts on the activity of six major cytochrome P450 enzymes using liquid chromatography/mass spectrometry and automated online extraction. *Rapid Commun. Mass Spectrom.* 18(19):2273-2281.

Webb, N.J., and W.R. Pitt. 1993. Eucalyptus oil poisoning in childhood: 41 cases in south-east Queensland. *J. Paediatr. Child Health* 29(5):368-371.

White, R.D., R.A. Swick, and P.R. Cheeke. 1983. Effects of microsomal enzyme induction on the toxicity of pyrrolizidine (*Senecio*) alkaloids. *J. Toxicol. Env. Health* 12(4):633-640.

Williams, A.C., and B.W. Barry. 1989. Essential oils as novel human skin penetration enhancers. *Int. J. Pharmaceut.* 57(2):7-9.

Wolff, G.L. 1987a. Twenty-eight day gavage and encapsulated feed study on 1,8-cineole in B6C3F1 hybrid mice: National Toxicology Program. NTP chemical no. 15 – NTP experiment nos: 5014-02 (encapsulated) and 5014-06 (gavage). Final report.

Wolff, G.L. 1987b. Twenty-eight day gavage and encapsulated feed study on 1,8-cineole in Fischer 344 rats: National Toxicology Program. NTP chemical no. 15 – NTP experiment nos: 5014-03 (encapsulated) and 5014-07 (gavage). Final report.

Wood, F. 1900. Poisoning by oleum eucalypti. *Br. Med. J.* 1:194.

Eucommia ulmoides Oliv.

トチュウ科

一般名：トチュウ

英　名：eucommia

生薬名：局（樹皮）トチュウ（杜仲）

中国名：杜仲（*du zhong*）（樹皮）

別　名：Chinese rubber tree, hardy rubber tree

使用部位：樹皮

安全性クラス：1

相互作用クラス：A

禁忌　知見なし

他の注意事項　知見なし

薬やサプリメントとの相互作用　知見なし

有害事象と副作用　トチュウへの広範な皮膚接触後にアレルギー反応が報告されている（Bensky et al. 2004）。

薬理学的考察　知見なし

妊婦と授乳婦　トチュウは，妊娠を安定させ，流産を予防するために中国伝統医学で最も一般的に使用されるハーブの1つである（Bensky et al. 2004; Chen and Chen 2004）。

授乳期間中のトチュウの安全性は不明である。本書では，授乳期間での使用についての問題は確認されなかったが，最終的な安全性は確立されていない。

レビュー詳細

I. 薬やサプリメントとの相互作用

薬やサプリメントとの相互作用の臨床試験

確認されなかった。

被疑薬やサプリメントとの相互作用の症例報告

確認されなかった。

薬やサプリメントとの相互作用の動物試験

確認されなかった。

II. 有害事象

有害事象の症例報告　トチュウへの広範な皮膚接触後にアレルギー反応が報告されている（Bensky et al. 2004）。

III. 薬理学および薬物動態学

ヒトの薬理学的研究　確認されなかった。

動物の薬理学的研究　確認されなかった。

*In vitro*の薬理学的研究　確認されなかった。

IV. 妊婦と授乳婦

トチュウは，妊娠を安定させ，流産を予防するために中国伝統医学で最も一般的に使用されるハーブの1つである（Bensky et al. 2004; Chen and Chen 2004）。

摘出した子宮では，トチュウは化学的に誘導された子宮刺激と収縮を用量依存的に緩和した。処理されたトチュウは未処理のトチュウより活性的であった（Wang et al. 1989）。

授乳期間中のトチュウの安全性情報は確認されなかった。

V. 毒性研究

急性毒性

静脈内投与によるマウスに対するトチュウのLD_{50}は574.1g/kgである（Chen and Chen 2004）。マウスに対しトチュウを1日当たり500g/kgの用量で6日間腹腔内投与した場合，死亡は報告されなかった（Chen and Chen 2004）。

短期毒性

ラットに対しトチュウ抽出物を1日当たり200，600，1200mg/kgの用量で28日間経口投与した場合，臨床的所見，組織病理学的および血清化学評価によって決定された毒性のエビデンスは観察されなかった（Lang et al. 2005）。

遺伝毒性

マウス小核および染色体異常分析における変異原活性は，トチュウの水抽出物を1～2g/kgの用量で腹腔内投与したマウスで観察された。0.2g/kgの用量では変異原活性は観察されなかった。染色体異常の発生率の用量依存的増加は1～2g/kgの用量で観察された。小核分析において，1～2g/kgの用量レベルで多染性赤血球の増加が観察された（Yin et al. 1991）。

ネズミチフス菌TA98株またはTA100株での変異原性分析において，トチュウ抽出物は代謝活性化の有無に関わらずTA100株でいくつかの変異原活性を示した（Yin et al. 1991）。

参考文献

Bensky, D., S. Clavey, and E. Stöger. 2004. *Chinese herbal medicine: Materia medica*. 3rd ed. Seattle: Eastland Press.

Chen, J.K., and T.T. Chen. 2004. *Chinese medical herbology and pharmacology*. City of Industry, CA: Art of Medicine Press.

Lang, C., Z. Liu, H.W. Taylor, and D.G. Baker. 2005. Effect of *Eucommia ulmoides* on systolic blood pressure in the spontaneous hypertensive rat. *Am. J. Chin. Med.* 33(2):215-230.

Wang, Q., X. Li, S. Liu, and X. Guan. 1989. Experimental studies on the significance of processing *Eucommia ulmoides* Oliv. *Zhongguo Zhongyao Zazhi* 14(11):21.

Yin, X.J., D.X. Liu, H.C. Wang, and Y. Zhou. 1991. A study on the mutagenicity of 102 raw pharmaceuticals used in Chinese traditional medicine. *Mutat. Res.* 260(1):73-82.

Euonymus atropurpureus Jacq.　ニシキギ科

一般名：ワーフー
英　名：wahoo
和　名：ムラサキマサキ
別　名：eastern burningbush，euonymus
使用部位：根皮

安全性クラス：2b, 2c, 2d
相互作用クラス：A

禁忌　妊娠および授乳中は，医療従事者監督下以外での使用禁止（Bliss and Ramstad 1957a, 1957b; Bradley 1992）。推奨用量を超えないこと（Bradley 1992; Lyle 1932）。

他の注意事項　知見なし

薬やサプリメントとの相互作用　知見なし

標準用量　煎剤で0.3～1gまたはチンキで0.3～1ml（Bradley 1992）。

有害事象と副作用　ワーフーは吐き気を起こすことがある（Lyle 1932）。英国の参考文献ではワーフーの“過剰用量”は“比較的毒性”があると注意している（Bradley 1992）。

薬理学的考察　知見なし

妊婦と授乳婦　英国のハーブの参考文献では，ワーフーは妊娠中および授乳期間中に使用すべきではないと示している（Bradley 1992）。この情報に基づいて，妊娠中および授乳中は資格のある医療従事者監督下以外での使用を推奨しない。

レビュー詳細

I. 薬やサプリメントとの相互作用

薬やサプリメントとの相互作用の臨床試験

確認されなかった。

被疑薬やサプリメントとの相互作用の症例報告

確認されなかった。

薬やサプリメントとの相互作用の動物試験

確認されなかった。

II. 有害事象

有害事象の症例報告　英国の参考文献では，ワーフーの"過剰用量"は"比較的毒性"があると注意している。標準用量は，煎剤で0.3～1gまたはチンキで0.3～1mlとして報告されている（Bradley 1992)。

III. 薬理学および薬物動態学

ヒトの薬理学的研究　確認されなかった。

動物の薬理学的研究　確認されなかった。

*In vitro*の薬理学的研究　確認されなかった。

IV. 妊婦と授乳婦

英国のハーブの参考文献では，ワーフーは妊娠中および授乳期間中に使用すべきではないと示している（Bradley 1992)。

V. 毒性研究

確認されなかった。

参考文献

Bliss, C.A., and E. Ramstad. 1957a. Cardiac glycosides of *Euonymus atropurpurea* Jacq. I. Detection, separation, and isolation. *J. Am. Pharm. Assoc.* 46(1):15-18.

Bliss, C.A., and E. Ramstad. 1957b. Cardiac glycosides of *Euonymus atropurpurea* Jacq. II. A study of the structure of euatroside and euatromonoside. *J. Am. Pharm. Assoc.* 46(7):423-426.

Bradley, P.R. 1992. *British herbal compendium: A handbook of scientific information on widely used plant drugs, Volume 1.* Bournemouth, UK: British Herbal Medicine Association.

Lyle, T.J. 1932. *Physio-medical therapeutics, materia medica and pharmacy.* London: National Association of Medical Herbalists.

Eupatorium perfoliatum L.

キク科

一般名：ボーンセット
英　名：boneset
別　名：thoroughwort
使用部位：全草

安全性クラス：1
相互作用クラス：A
禁忌　知見なし
他の注意事項　知見なし
薬やサプリメントとの相互作用　知見なし
注釈　ボーンセットにおいて，肝毒性の原因となる可能性があるピロリジジンアルカロイド（PA）の存在の有無は，十分に調査されていない。ヒヨドリバナ属（*Eupatorium*）の多くの種はピロリジジンアルカロイドを含んでいるが，これらの化合物はボーンセットで確認されておらず，いくつかの参考書はボーンセットでのこれらの化合物の欠如を示す（Arzneimittelkommission 1990; De Smet 1993; Hensel et al. 2011; Leung and Foster 1996; Zhang et al. 2008)。

有害事象と副作用　ボーンセットは敏感なヒトではアレルギー性接触皮膚炎を引き起こす可能性のある化合物である，セスキテルペンラクトン類を含む（Herz et al. 1977; Warshaw and Zug 1996)。

ボーンセットの"高用量"（煎剤で5.5～7g）は嘔吐または下痢を起こす可能性がある（Felter and Lloyd 1898; Wood and LaWall 1926)。

薬理学的考察　知見なし

妊婦と授乳婦　科学的または伝統的文献において，妊娠中および授乳中におけるボーンセットの安全性は不明である。本書では，妊娠中や授乳期間での使用に関する問題は確認されなかったが，最終的な安全性は確立されていない。

レビュー詳細

I. 薬やサプリメントとの相互作用

薬やサプリメントとの相互作用の臨床試験
確認されなかった。

被疑薬やサプリメントとの相互作用の症例報告
確認されなかった。

薬やサプリメントとの相互作用の動物試験
確認されなかった。

II. 有害事象

有害事象の症例報告　確認されなかった。

III. 薬理学および薬物動態学

ヒトの薬理学的研究　確認されなかった。

動物の薬理学的研究　確認されなかった。

*In vitro*の薬理学的研究　確認されなかった。

IV. 妊婦と授乳婦

妊娠中および授乳中におけるボーンセットの安全性に関する情報は確認されなかった。

V. 毒性研究

細胞毒性

ボーンセットのエタノール抽出物は，標準的な細胞毒性薬クロラムブシルに匹敵する，EC_{50}12～14μg/mlで細胞毒性を示した（Habtemariam 1998）。

参考文献

Arzneimittelkommission. 1990. Vorinformation pyrrolizidinalkaloid-haltige humanarzneimittel. *Pharm. Ztg.* 135:2532-2533, 2623-2624.

De Smet, P.A.G.M. 1993. *Adverse effects of herbal drugs, Volume 2.* Berlin: Springer.

Felter, H.W., and J.U. Lloyd. 1898. *King's American dispensatory.* 18th ed., 3rd rev. 2 vols. Cincinnati: Ohio Valley Co.

Habtemariam, S. 1998. Cistifolin, an integrin-dependent cell adhesion blocker from the anti-rheumatic herbal drug, gravel root (rhizome of *Eupatorium purpureum*). *Planta Med.* 64(8):683-685.

Hensel, A., M. Maas, J. Sendker, M. Lechtenberg, F. Petereit, A. Deters, T. Schmidt, T. Stark. 2011. *Eupatorium perfoliatum* L. Phytochemistry, traditional use and current applications. *J. Ethnopharmacol.* 138(3):641-651.

Herz, W., P.S. Kalyanaraman, and G. Ramakrishnan. 1977. Sesquiterpene lactones of *Eupatorium perfoliatum. J. Org. Chem.* 42(13):2264-2271.

Leung, A.Y., and S. Foster. 1996. *Encyclopedia of common natural ingredients used in food, drugs, and cosmetics.* 2nd ed. New York: Wiley.

Warshaw, E.M., and K.A. Zug. 1996. Sesquiterpene lactone allergy. *Am. J. Contact Dermat.* 7(1):1-23.

Wood, H., and C. LaWall. 1926. *The dispensatory of the United States of America.* Philadelphia: Lippincott.

Zhang, M.L., M. Wu, J.J. Zhang, et al. 2008. Chemical constituents of plants from the genus *Eupatorium. Chem. Biodivers.* 5(1):40-55.

E

Euphrasia spp.

ハマウツボ科（ゴマノハグサ科）

Euphrasia rostkoviana F. Hayne

一般名：アイブライト

英　名：eyebright

和　名：コゴメグサ

Euphrasia stricta J.P. Wolff ex J.F. Lehm.

一般名：アイブライト

英　名：eyebright

和　名：コゴメグサ

異　名：*Euphrasia officinalis* L.

使用部位：全草

安全性クラス：1

相互作用クラス：A

禁忌　知見なし

他の注意事項　知見なし

薬やサプリメントとの相互作用　知見なし

注意　タンニン（～12%）（Harkiss and Timmins 1973），付録1参照。

注釈　アイブライトの種は植物学的に区別することは困難である（Harkiss and Timmins 1973）。*Euphrasia stricta, E. rostikoviana*およびこれらの種の混成物または混合種は，一般的にアイブライトとして取引されている（Wichtl 2004）。

有害事象と副作用　知見なし

薬理学的考察　動物研究はアイブライトが血糖値の調節を変化させる可能性があることを示した（Porchezhian et al. 2000）。糖尿病を持つ人は，使用前に有資格の医療従事者に相談し，血糖値を厳密に測定することを勧める。

妊婦と授乳婦　科学的または伝統的文献において，妊娠中および授乳中におけるアイブライトの安全性は不明である。本書では，妊娠中や授乳期間での使用に関する問題は確認されなかったが，最終的な安全性は確立されていない。

レビュー詳細

I. 薬やサプリメントとの相互作用

薬やサプリメントとの相互作用の臨床試験

確認されなかった。

被疑薬やサプリメントとの相互作用の症例報告

確認されなかった。

薬やサプリメントとの相互作用の動物試験

確認されなかった。

II. 有害事象

有害事象の症例報告　確認されなかった。

III. 薬理学および薬物動態学

ヒトの薬理学的研究　確認されなかった。

動物の薬理学的研究　糖尿病ラットに対しアイブライトの水抽出物を600mg/kg経口投与した場合，血糖低下作用が観察された。健常ラットでは有意な血糖降下活性は観察されなかった（Porchezhian et al. 2000）。

In vitroの薬理学的研究　確認されなかった。

IV. 妊婦と授乳婦

妊娠中および授乳中におけるアイブライトの安全性に関する情報は確認されなかった。

V. 毒性研究

急性毒性

ラットに対しアイブライトの水抽出物を6g/kgまで経口投与したところ，有害作用は観察されなかった（Porchezhian et al. 2000）。

遺伝毒性

アイブライトのエタノール抽出物の変異原活性は，S9による代謝活性化の有無に関わらず，ネズミチフス菌TA98株およびTA100株でのエイムス試験における変異原性分析で観察されなかった（Schimmer et al. 1994）。

参考文献

Harkiss, K.J., and P. Timmins. 1973. Studies in the Scrophulariaceae—Part VIII. Phytochemical investigation of *Euphrasia officinalis*. *Planta Med.* 23:182.

Porchezhian, E., S.H. Ansari, and N.K.K. Shreedharan. 2000. Antihyperglycemic activity of *Euphrasia officinale* leaves. *Fitoterapia* 71(5):522-526.

Schimmer, O., A. Krüger, H. Paulini, and F. Haefele. 1994. An evaluation of 55 commercial plant extracts in the Ames mutagenicity test. *Pharmazie* 49(6):448-451.

Wichtl, M. 2004. *Herbal drugs and phytopharmaceuticals: A handbook for practice on a scientific basis*. 3rd ed. Boca Raton, FL: CRC Press.

Euryale ferox Salib.

スイレン科

一般名：エウリュアレ

英　名：euryale

和　名：オニバス

アーユルヴェーダ名：*makhanna*

中国名：芡実（ケンジツ）（*qian shi*）（種子）

別　名：foxnut，gorgon waterlily

使用部位：種子

安全性クラス：1

相互作用クラス：A

禁忌　知見なし

他の注意事項　排尿・排便困難のある人への使用注意（Bensky et al. 2004）。

薬やサプリメントとの相互作用　知見なし

有害事象と副作用　知見なし

薬理学的考察　知見なし

妊婦と授乳婦　科学的または伝統的文献において，妊娠中および授乳中におけるエウリュアレの安全性は不明である。本書では，妊娠中や授乳期間での使用に関する問題は確認されなかったが，最終的な安全性は確立されていない。

レビュー詳細

I. 薬やサプリメントとの相互作用

薬やサプリメントとの相互作用の臨床試験
確認されなかった。

被疑薬やサプリメントとの相互作用の症例報告
確認されなかった。

薬やサプリメントとの相互作用の動物試験
確認されなかった。

II. 有害事象

有害事象の症例報告　エウリュアレへのアレルギー反応は，チクチクする掻痒感および限局性の蕁麻疹様丘疹発疹とともに報告された（Bensky et al. 2004）。

III. 薬理学および薬物動態学

ヒトの薬理学的研究　確認されなかった。

動物の薬理学的研究　確認されなかった。

***In vitro*の薬理学的研究**　確認されなかった。

IV. 妊婦と授乳婦

妊娠中および授乳中におけるエウリュアレの使用に関する情報は確認されなかった。

V. 毒性研究

確認されなかった。

参考文献

Bensky, D., S. Clavey, and E. Stöger. 2004. *Chinese herbal medicine: Materia medica*. 3rd ed. Seattle: Eastland Press.

Euterpe oleracea Mart.

ヤシ科

一般名：アサイー
英　名：açaí
別　名：assai palm，cabbage palm
使用部位：果実

安全性クラス：1
相互作用クラス：A
禁忌　知見なし
他の注意事項　知見なし
薬やサプリメントとの相互作用　知見なし
注釈　アサイーの果実は広く南米のアマゾン流域の人々によって食品として消費されている（Brondízio et al. 2002; Janick and Paull 2008; Muñiz-Miret et al. 1996）。

シャーガス病（心房や腸の合併症につながる可能性のある寄生虫病）のケースが，アマゾンにおけるアサイージュースの消費と関連がある（Nóbrega et al. 2009; Valente et al. 1999）。シャーガス病は，いくつかのタイプの昆虫によって伝染させられる。アマゾン流域での感染は，電気の光に寄ってきて，患者が摂取するジュースを処理するために使用される機械に落ちた，サシガメ類の昆虫によると考えられている（Valente et al. 1999）。適切に清潔にされた機械および果物を使用することで，病気の伝染を防ぐべきである。

有害事象と副作用　知見なし
薬理学的考察　知見なし
妊婦と授乳婦　科学的または伝統的文献において，妊娠中および授乳中におけるアサイーの安全性は不明である。本書では，妊娠中や授乳期間での使用に関する問題は確認されなかったが，最終的な安全性は確立されていない。

レビュー詳細

I. 薬やサプリメントとの相互作用

薬やサプリメントとの相互作用の臨床試験
　確認されなかった。
被疑薬やサプリメントとの相互作用の症例報告
　確認されなかった。
薬やサプリメントとの相互作用の動物試験
　確認されなかった。

II. 有害事象

有害事象の症例報告　確認されなかった。

III. 薬理学および薬物動態学

ヒトの薬理学的研究　確認されなかった。
動物の薬理学的研究　確認されなかった。
*In vitro*の薬理学的研究　確認されなかった。

IV. 妊婦と授乳婦

妊娠中および授乳中におけるアサイーの安全性に関する情報は確認されなかった。

V. 毒性研究

遺伝毒性
アサイーの変異原活性は，前もって凍結したアサイー果肉の高濃度（5，10，15%，w/v）で処理したサッカロミセス・セレビシエ酵母で観察された。その変異原性はカシューアップル（*Anacardium occidentale*），キウイフルーツ（*Actinidia chinensis*），イチゴ（*Fragaria vesca*）の変異原性と類似していた（Spada et al. 2008）。

参考文献

Brondízio, E.S., C.A.M. Safar, and A.D. Siqueira. 2002. The urban market of acai fruit (*Euterpe oleracea* Mart.) and rural land use change: Ethnographic insights into the role of price and land tenure constraining agricultural choices in the Amazon estuary. *Urban Ecosys*. 6(1):67-97.
Janick, J., and R.E. Paull. 2008. *The encyclopedia of fruit & nuts*. Wallingford, UK: CABI Publishing.
Muñiz-Miret, N., R. Vamos, M. Hiraoka, F. Montagnini, and R.O. Mendelsohn. 1996. The economic value of managing the acai palm (*Euterpe oleracea* Mart.) in the floodplains of the Amazon estuary, Para, Brazil. *Forest Ecol. Management* 87(1-3):163-173.
Nóbrega, A.A., M.H. Garcia, E. Tatto, et al. 2009. Oral transmission of Chagas disease by consumption of acai palm fruit, Brazil. *Emerg. Infect. Dis.* 15(4):653-655.

Spada, P.D., G.G. de Souza, G.V. Bortolini, J.A. Henriques, and M. Salvador. 2008. Antioxidant, mutagenic, and antimutagenic activity of frozen fruits. *J. Med. Food* 11(1):144-151.

Valente, S.A.S., V.C. Valente, and H. Fraiha Neto. 1999. Considerations on the epidemiology and transmission of Chagas disease in the Brazilian Amazon. *Mem. Inst. Oswaldo Cruz* 94:395-398.

Eutrochium spp. キク科

Eutrochium fistulosum (Barratt) E.E. Lamont
一般名：ホーロー ジョー パイ
英　名：hollow Joe Pye
異　名：*Eupatorium fistulosum* Barratt
Eutrochium maculatum (L.) E.E. Lamont
一般名：スポッテッド ジョー パイ
英　名：spotted Joe Pye
異　名：*Eupatorium maculatum* L.
Eutrochium purpureum (L.) E.E. Lamont
一般名：ジョーパイウィード
英　名：Joe Pye, gravel root（根）
異　名：*Eupatorium purpureum* L.
別　名：Joe Pye weed, queen-of-the-meadow
使用部位：全草，根茎，根

安全性クラス：2a, 2b, 2c
相互作用クラス：A
禁忌　外用のみの使用（McGuffin et al. 1997）。

妊娠中および授乳中は，医療従事者監督下以外での使用禁止（De Smet 1993）。

他の注意事項　知見なし
薬やサプリメントとの相互作用　知見なし
注意　ピロリジジンアルカロイド（Mills 1967; Smith and Culvenor 1981），付録1参照。

注釈　米国ハーブ製品協会は，***Eutrochium***種を含む，有毒なピロリジジンアルカロイドを含むすべてのハーブ製品は，内用として販売されてはならず，以下の注意を商品表示するよう制定した（AHPA 2011）。“外用のみの使用。傷のある皮膚には使用しないこと。授乳中の使用禁止”。

ジョー パイにおいて，肝毒性を引き起こす可能性があるピロリジジンアルカロイドの存在の有無については，十分には調査されていない。*Eupatorium*属の多くの種は，ピロリジジンアルカロイドを含んでいるが，これらの化合物は，ジョー パイでは確認されていない。

これらの化合物の存在を示す参考書は1960年代からの学術論文であり，地上部にエチナチン，根にエキナチンとトラケランタミンを“多分”含むものとしてジョー パイを一覧に示している（Mills 1967; Smith and Culvenor 1981）。1983年，ジョー パイは，“毒性が調査されていないか，または不十分な調査”のピロリジジンアルカロイド含有植物としてリスト化されていた（Danninger et al. 1983; INCHEM 1988）。エチナチンは，無毒性と見なされるタイプの飽和ピロリジジンアルカロイドであるトラケランタミンと比較して，肝毒性と関連がある不飽和ピロリジジンアルカロイドである。

有害事象と副作用　知見なし
薬理学的考察　知見なし
妊婦と授乳婦　妊娠中および授乳期間中のジョー パイの安全性情報は確認されなかった。ピロリジジンアルカロイド化合物の存在の可能性に基づいて，ジョー パイの妊娠中および授乳期間中の使用は推奨されない。

レビュー詳細

I. 薬やサプリメントとの相互作用

薬やサプリメントとの相互作用の臨床試験
確認されなかった。

被疑薬やサプリメントとの相互作用の症例報告
確認されなかった。

薬やサプリメントとの相互作用の動物試験
確認されなかった。

II. 有害事象

有害事象の症例報告　確認されなかった。

III. 薬理学および薬物動態学

ヒトの薬理学的研究　確認されなかった。
動物の薬理学的研究　確認されなかった。
*In vitro*の薬理学的研究　確認されなかった。

IV. 妊婦と授乳婦

妊娠中および授乳期間中のジョー パイの安全性情報は確認されなかった。

V. 毒性研究

確認されなかった。

参考文献

AHPA. July 2011. Code of Ethics & Business Conduct. Silver Spring, MD: American Herbal Products Association.

Danninger, T., U. Hagemann, V. Schmidt, and P.S. Schoenhoefer. 1983. Toxicity of pyrrolizidine alkaloid-containing medicinal plants. *Pharm. Ztg.* 128:289-303.

De Smet, P.A.G.M. 1993. *Adverse effects of herbal drugs, Volume 2.* Berlin: Springer.

INCHEM. 1988. Pyrrolizidine alkaloids. In *International Programme on Chemical Safety, Environmental Health Criteria 80*. Geneva: World Health Organization.

McGuffin, M., C. Hobbs, R. Upton, and A. Goldberg. 1997. *Botanical safety handbook*. Boca Raton, FL: CRC Press.

Mills, F. 1967. Phytochemical constituents of *Eupatorium purpureum* (Joe-Pye weed). Western Reserve Univ., Cleveland, OH.

Smith, L.W., and C.C.J. Culvenor. 1981. Plant sources of hepatotoxic pyrrolizidine alkaloids. *J. Nat. Prod.* 44:129-152.

Evernia spp. サルオガセ科

Evernia furfuracea (L.) W. Mann
一般名：ツリーモス
英　名：tree moss

Evernia prunastri (L.) Ach.
一般名：オークモス
英　名：oak moss
使用部位：葉状体

安全性クラス：1
相互作用クラス：A
禁忌　知見なし
他の注意事項　知見なし
薬やサプリメントとの相互作用　知見なし
注意　ツヨン含有の可能性（CFR 2011; Furia and Bellanca 1971），付録1参照。
注釈　いくつかの研究では，オークモス中にツヨンの存在を示しているが（Gavin and Tabacchi 1975; Stoll and Scherrer 1937），オークモスの化学的研究レビューでは，オークモス中のツヨンの存在に疑問視しており，最近の調査ではツヨンの存在は確認されていないことを示した（Joulain and Tabacchi 2009）。

*Evernia*種の加熱アルコール抽出物は有毒エチルエステルを生成するため，内用には使用しない（Furia and Bellanca 1971）。

米国では，食品添加物としてのオークモスの使用は，それが最終食品または飲料はツヨンフリーという制限がある（CFR 2011）。しかし，栄養補助食品に使用するための使用成分は，特に連邦食品添加物の定義から除外されている（U.S.C. 2010）。

有害事象と副作用　オークモスの芳香成分に対するアレルギー反応が報告されている（Goncalo 1987; Johansen et al. 2002; Schnuch et al. 2004）。
薬理学的考察　知見なし
妊婦と授乳婦　科学的または伝統的文献において，妊娠中および授乳中におけるツリーモスおよびオークモスの安全性は不明である。本書では，妊娠中や授乳期間での使用に関する問題は確認されなかったが，最終的な安全性は確立されていない。

レビュー詳細

I. 薬やサプリメントとの相互作用

薬やサプリメントとの相互作用の臨床試験
　確認されなかった。
被疑薬やサプリメントとの相互作用の症例報告
　確認されなかった。
薬やサプリメントとの相互作用の動物試験
　確認されなかった。

II. 有害事象

有害事象の症例報告　オークモスは一般的に香水の材料であり，香水アレルギーを検査するために使用される標準的な香料混合物に含まれている（Johansen et al. 2002）。1996～2002年の間に香料混合物で陽性に反応した59,298人のうち，29.9%はオークモスに反応があった（Schnuch et al. 2004）。フルラニア（*Frullania*）に対するアレルギー反応のある人では，その多くがオークモスにも陽性反応を示した（Goncalo 1987）。

III. 薬理学および薬物動態学

ヒトの薬理学的研究　48時間のクローズドパッチテストでは，ワセリン基剤の10%のオークモスコンクリートで処置された健常被験者では，刺激は観察されなかった（Opdyke 1979）。ワセリン基剤の10%のオークモス凝固物で局所的に処置された被験者では，感作は観察されなかった（Opdyke 1979）。
動物の薬理学的研究　刺激性試験では，24時間の閉鎖の下，無毛のマウス，ブタ，無傷または擦過傷のあるウサギの皮膚に，オークモスコンクリートを希釈せずに適用した。その結果，刺激性は観察されなかった（Opdyke 1979）。

*In vitro*の薬理学的研究　確認されなかった。

IV. 妊婦と授乳婦

妊娠中および授乳期間中のツリーモスおよびオークモスの安全性情報は確認されなかった。

V. 毒性研究

急性毒性

経口投与におけるラットに対するオークモスコンクリートのLD_{50}は2.9g/kgである。ウサギでテストされた同様の製品の経皮LD_{50}は，5g/kgまでの用量で決定できなかった（Opdyke 1979）。

参考文献

CFR. 2011. *Code of federal regulations*, Title 21 Part 172.510, 2011 ed. Food additives permitted for direct addition to food for human consumption. Flavoring agents and related substances. Natural flavoring substances and natural substances used in conjunction with flavors. Washington, DC: U.S. Government Printing Office.

Furia, T.E., and N. Bellanca. 1971. *Feranoli's handbook of flavor ingredients*. Cleveland, OH: The Chemical Rubber Co.

Gavin, J., and R. Tabacchi. 1975. Isolation and identification of phenolic and monoterpenic compounds from oak moss (*Evernia prunastri*). *Helv. Chim. Acta* 58(1):190-194.

Goncalo, S. 1987. Contact sensitivity to lichens and Compositae in *Frullania* dermatitis. *Contact Dermat.* 16(2):84-86.

Johansen, J.D., S. Heydorn, and T. Menne. 2002. Oak moss extracts in the diagnosis of fragrance contact allergy. *Contact Dermat.* 46(3):157-161.

Joulain, D., and R. Tabacchi. 2009. Lichen extracts as raw materials in perfumery. Part 1: Oakmoss. *Flav. Fragrance J.* 24(2):49-61.

Opdyke, D.L.J. 1979. *Monographs on fragrance raw materials*. New York: Pergamon.

Schnuch, A., H. Lessmann, J. Geier, P.J. Frosch, and W. Uter. 2004. Contact allergy to fragrances: Frequencies of sensitization from 1996 to 2002. Results of the IVDK. *Contact Dermat.* 50(2):65-76.

Stoll, M., and W. Scherrer. 1937. Concrete of oak moss. *Chim. Ind.* 29:205-212.

U.S.C. 2010. United States Code, Title 21, Part 321 (s)(6). Current as of January 7, 2011. Washington, DC: U.S. Government Printing Office.

Evolvulus alsinoides (L.) L.

ヒルガオ科

一般名：ドワーフ モーニング グローリー

英　名：dwarf morning glory

和　名：サンシキヒルガオ

アーユルヴェーダ名：*shankhapushpi*

使用部位：全草

安全性クラス：1

相互作用クラス：A

禁忌　知見なし

他の注意事項　知見なし

薬やサプリメントとの相互作用　知見なし

有害事象と副作用　知見なし

薬理学的考察　知見なし

妊婦と授乳婦　科学的または伝統的文献において，妊娠中および授乳中におけるドワーフ モーニング グローリーの安全性は不明である。本書では，妊娠中や授乳期間での使用に関する問題は確認されなかったが，最終的な安全性は確立されていない。

レビュー詳細

I. 薬やサプリメントとの相互作用

薬やサプリメントとの相互作用の臨床試験
確認されなかった。

被疑薬やサプリメントとの相互作用の症例報告
確認されなかった。

薬やサプリメントとの相互作用の動物試験
確認されなかった。

II. 有害事象

有害事象の症例報告　確認されなかった。

III. 薬理学および薬物動態学

ヒトの薬理学的研究　確認されなかった。

動物の薬理学的研究　確認されなかった。

*In vitro*の薬理学的研究　確認されなかった。

IV. 妊婦と授乳婦

妊娠中および授乳期間中のドワーフ モーニング グローリーの安全性情報は確認されなかった。

V. 毒性研究

急性毒性

経口投与によるマウスに対するドワーフ モーニング グローリーのLD$_{50}$は7g/kgである（Agarwala and Dey 1977）。

参考文献

Agarwala, N., and C.D. Dey. 1977. Behavioral and lethal effects of alcoholic extract of *Evolvulus alsinoides* in albino mice. *Indian J. Physiol. Allied Sci.* 31(2):81-86.

Ferula spp.　セリ科

Ferula assa-foetida L.
一般名：アサフォティアダ
英　名：asafetida（オレオガム樹脂）
和　名：アギ
アーユルヴェーダ名：*hingu*
別　名：asafoetida（オレオガム樹脂），devil's dung（オレオガム樹脂），giant fennel

Ferula foetida (Bunge) Regel
一般名：アサフォティアダ
英　名：asafetida（オレオガム樹脂）
アーユルヴェーダ名：*hingu*
別　名：asafoetida（オレオガム樹脂），devil's dung（オレオガム樹脂），giant fennel
使用部位：根茎および根のオレオガム樹脂

F

安全性クラス：2b, 2d
相互作用クラス：A
禁忌　妊娠中は，医療従事者監督下以外での使用禁止（Keshri et al. 1999, 2004; Madari and Jacobs 2004)。
乳幼児への使用禁止（Kelly et al. 1984)。
他の注意事項　知見なし
薬やサプリメントとの相互作用　知見なし
注意　通経薬（Felter and Lloyd 1898)，付録2参照。
注釈　このハーブの分類と懸念は，一般的に料理で使用される低用量とは対照的に，治療目的で使用される比較的高用量に基づいており，スパイスとしての使用には関連していない。
有害事象と副作用　生後5週の乳幼児において，グリセリン基剤のアサフォティアダの摂取後にメトヘモグロビン血症（血液中のメトヘモグロビンが正常レベルよりも高いことによって特徴づけられる障害）が報告された。関連のある*in vitro*の研究では，乳幼児のヘモグロビンではアサフォティアダは活性を示したが，成人のヘモグロビンでは示さなかった（Kelly et al. 1984)。
　過剰摂取による副作用は，唇の腫れ，胃の炎症，曖気，鼓腸，下痢，排尿時の灼熱感，頭痛，めまいなど。これらの副作用に関連する製品，用量および持続期間の詳細は不明である（De Smet 1992; Roth et al. 1984)。
　過敏な人では，アサフォティアダ50～100mgの用量で痙攣を引き起こすことが報告されている（Roth et al. 1984)。
薬理学的考察　知見なし
妊婦と授乳婦　動物研究では，アサフォティアダの抗着床活性を示している（Keshri et al. 1999, 2004)。折衷医学の文献では，アサフォティアダは通経薬としてリストに掲載されている（Felter and Lloyd 1898)。この情報に基づいて，妊娠中は有資格の医療従事者監督下以外での使用を推奨しない。
　授乳期間中のアサフォティアダの安全性は不明である。本書では，授乳期間での使用に関する問題は確認されなかったが，最終的な安全性は確立されていない。

レビュー詳細

I. 薬やサプリメントとの相互作用
薬やサプリメントとの相互作用の臨床試験
　確認されなかった。
被疑薬やサプリメントとの相互作用の症例報告
　確認されなかった。
薬やサプリメントとの相互作用の動物試験
　確認されなかった。

II. 有害事象
臨床試験で報告された有害事象　健常な被験者において，パンにバター100gと一緒にアサフォティアダ3gを投与した結果，有害作用は観察されなかった（Bordia and Arora 1975)。
有害事象の症例報告　生後5週の乳幼児において，グリセリン基材のアサフォティアダの摂取後にメトヘモグロビン血症（血液中のメトヘモグロビンが正常レベルよりも高いことによって特徴づけられる障害）が報告された。報告した医師によって行われた*in vitro*の研究では，乳幼児のヘモグロビンにおいてアサフォティアダの酸化作用がみられたが，成人のヘモグロビンでは見られないことを示した（Kelly et al. 1984)。
　過剰摂取による副作用は，唇の腫れ，胃の炎症，曖気，鼓腸，下痢，排尿時の灼熱感，頭痛，めまいなど。これらの副作用に関連する製品，用量および持続期間の詳細は不明である（De Smet 1992; Roth et al. 1984)。
　過敏な人では，アサフォティアダ50～100mgの用量で痙攣を引き起こすことが報告されている（Roth et al. 1984)。

III. 薬理学および薬物動態学
ヒトの薬理学的研究　確認されなかった。
動物の薬理学的研究　確認されなかった。
*In vitro*の薬理学的研究　確認されなかった。

IV. 妊婦と授乳婦

ラットに対し妊娠1～10日目にアサフォティアダの抽出物を200～400mg/kg経口投与した。その結果，用量依存性の抗着床活性が観察された。同じくメタノール抽出物を400mg/kg投与されたラットの80%，およびポリビニルピロリドン1:2の複合体で抽出された物を400mg/kg投与したラットの100%で妊娠が阻害された（Keshri et al. 1999)。

ラットに対し妊娠1～7日を通してアサフォティアダのメタノール抽出物を400mg/kg経口投与した結果，アサフォティアダの抗着床活性が観察された（Keshri et al. 2004)。

アサフォティアダは，他の植物とともに，古代ペルシャの堕胎薬処方の原料に挙げられている（Madari and Jacobs 2004)。

授乳期間中のアサフォティアダの安全性情報は確認されなかった。

V. 毒性研究

遺伝毒性

マウスに対しアサフォティアダを0.5または1g/kg経口投与した結果，精原細胞における姉妹染色分体交換の弱い誘発が観察された（Abraham and Kesavan 1984)。

アサフォティアダの水抽出物を0.25または0.5%の濃度で処理されたショウジョウバエにおいて，遺伝毒性活性は観察されなかった（Abraham and Kesavan 1985)。

アサフォティアダの抗変異原活性が報告された（Soni et al. 1997; Soudamini et al. 1995)。

参考文献

Abraham, S.K., and P.C. Kesavan. 1984. Genotoxicity of garlic, turmeric and asafoetida in mice. *Mutat. Res.* 136(1):85-88.

Abraham, S.K., and P.C. Kesavan. 1985. A preliminary analysis of the genotoxicity of a few spices in *Drosophila*. *Mutat. Res.* 143(4):219-224.

Bordia, A., and S.K. Arora. 1975. The effect of essential oil (active principle) of asafoetida on alimentary lipemia. *Indian J. Med. Res.* 63(5):707-711.

De Smet, P.A.G.M. 1992. *Adverse effects of herbal drugs, Volume 1*. Berlin: Springer.

Felter, H.W., and J.U. Lloyd. 1898. *King's American dispensatory*. 18th ed., 3rd rev. 2 vols. Cincinnati: Ohio Valley Co.

Kelly, K.J., J. Neu, B.M. Camitta, and G.R. Honig. 1984. Methemoglobinemia in an infant treated with the folk remedy glycerited asafoetida. *Pediatrics* 73(5):717-719.

Keshri, G., M. Bajpai, V. Lakshmi, B.S. Setty, and G. Gupta. 2004. Role of energy metabolism in the pregnancy interceptive action of *Ferula assafoetida* and *Melia azedarach* extracts in rat. *Contraception* 70(5):429-432.

Keshri, G., V. Lakshmi, M.M. Singh, and V.P. Kamboj. 1999. Postcoital antifertility activity of *Ferula assafoetida* extract in female rats. *Pharm. Biol.* 37(4):273-276.

Madari, H., and R.S. Jacobs. 2004. An analysis of cytotoxic botanical formulations used in the traditional medicine of ancient Persia as abortifacients. *J. Nat. Prod.* 67(8):1204-1210.

Roth, L., M. Daunderer, and K. Kormann. 1984. *Giftpflanzen-pflanzengifte: Vorkommen, wirkung, therapie*. Landsberg: Ecomed.

Soni, K.B., M. Lahiri, P. Chackradeo, S.V. Bhide, and R. Kuttan. 1997. Protective effect of food additives on aflatoxin-induced mutagenicity and hepatocarcinogenicity. *Cancer Lett.* 115(2):129-133.

Soudamini, K.K., M.C. Unnikrishnan, K. Sukumaran, and R. Kuttan. 1995. Mutagenicity and anti-mutagenicity of selected spices. *Indian J. Physiol. Pharmacol.* 39(4):347-353.

Filipendula ulmaria (L.) Maxim. バラ科

一般名：メドウスィート
英　名：meadowsweet
異　名：*Spiraea ulmaria* L.
別　名：queen-of-the-meadow
使用部位：全草

安全性クラス：1
相互作用クラス：A

禁忌　知見なし

他の注意事項　アスピリン他，サリチル酸を含有する薬に感受性のある人への使用注意（ESCOP 2003; Mills and Bone 2005; Wichtl 2004)。

G6PD（グルコース-6-リン酸脱水素酵素）欠損症のある人への使用注意（Mills and Bone 2005)。

薬やサプリメントとの相互作用　知見なし

注意　サリチル酸塩（0.5%まで）(Hansel et al. 1993; Meier 1987; Meier et al. 1987; Thieme 1965)，付録1参照。

タンニン（10～15%）(Hansel et al. 1993; Haslam et al. 1989; Okuda et al. 1993)，付録1参照。

有害事象と副作用　知見なし

薬理学的考察　メドウスィートの花は，植物性タンパク質に結合する"ヘパリン類似物質"を含むことが報告されている。動物研究では，これらの化合物の注射は，抗凝固および線維素溶解活性を示した（Kudriashov et al. 1990, 1991)。ヒトに対するメドウスィートの経口摂取において，これらのデータとの関連性は知られていない。

妊婦と授乳婦　摘出した動物の子宮を用いた研究では，メドウスィートは子宮の緊張状態と収縮力を増加させたことを示した（Barnaulov et al. 1978）。ヒトに対する使用において，このような*in vitro*研究との関連性は知られていない。

授乳期間中のメドウスィートの安全性は不明である。本書では，授乳期間での使用に関する問題は確認されなかったが，最終的な安全性は確立されていない。

レビュー詳細

I. 薬やサプリメントとの相互作用

薬やサプリメントとの相互作用の臨床試験

確認されなかった。

被疑薬やサプリメントとの相互作用の症例報告

確認されなかった。

薬やサプリメントとの相互作用の動物試験

確認されなかった。

II. 有害事象

有害事象の症例報告　確認されなかった。

III. 薬理学および薬物動態学

ヒトの薬理学的研究　確認されなかった。

動物の薬理学的研究　確認されなかった。

*In vitro*の薬理学的研究　植物性タンパク質に結合するヘパリン類似物質は，報告によるとメドウスィートの花で確認された。ヘパリン類似物質を動物の筋肉内および静脈内に投与すると，抗凝固および線維素溶解活性を増強した。活性は硫酸プロミタンによって中和された（Kudriashov et al. 1990, 1991）。

IV. 妊婦と授乳婦

メドウスィートの水抽出物で処理した後，ラット，ネコ，モルモットの子宮角の平骨筋区域で，子宮の緊張状態および収縮力の増加が観察された（Barnaulov et al. 1978）。ヒトに対する使用において，このような*in vitro*研究との関連性は知られていない。

授乳期間中のメドウスィートの安全性情報は確認されなかった。

V. 毒性研究

急性毒性

ウサギに対するメドウスィートのエタノール抽出物のLD_{50}は，腹腔内投与で1770mg/kgであり，静脈内投与で75.7mg/kgである（Barnaulov et al. 1977）。

腹腔内投与におけるマウスに対する1:20のメドウスィート煎剤のLD_{50}は，雌で1050mg/kg，雄で535mg/kgである。ウサギに対する煎剤のLD_{50}は，静脈内投与で141.5mg/kgである（Barnaulov et al. 1977）。

メドウスィートの異なる抽出物で処理したウサギでは，肝機能における有害事象は観察されなかった（抽出物，投与量，治療期間は特定されていない）（Barnaulov et al. 1979）。

参考文献

Barnaulov, O.D., I.G. Boldina, V.V. Galushko, et al. 1979. Pharmacological properties of galenic preparations from the flowers of *Filipendula ulmaria. Rastitel'nye Resursy* 15:399-407.

Barnaulov, O.D., T.V. Bukreeva, A.A. Kokarev, and A.I. Shevchenko. 1978. Primary evaluation of the spasmolytic properties of some natural compounds and galenicals. *Rastitel'nye Resursy* 14:573-579.

Barnaulov, O.D., A.V. Kumkov, and N.A. Khalikova. 1977. Chemical composition and primary evaluation of the properties of preparations from *Filipendula ulmaria* (L.) Maxim flowers. *Rastitel'nye Resursy* 13(4):661-669.

ESCOP. 2003. *ESCOP monographs: The scientific foundation for herbal medicinal products*. 2nd ed. Exeter, U.K.: European Scientific Cooperative on Phytotherapy.

Hansel, R., K. Keller, and H. Rimpler. 1993. *Hagers handbuch der pharmazeutischen praxis, Volume 5.* 5th ed. Berlin: Springer.

Haslam, E., T.H. Lilley, Y. Cai, R. Martin, and D. Magnolato. 1989. Traditional herbal medicines—The role of polyphenols. *Planta Med.* 55(1):1-8.

Kudriashov, B.A., I.M. Ammosova, L.A. Liapina, et al. 1991. Heparin from the meadowsweet (*Filipendula ulmaria*) and its properties. *Izv. Akad. Nauk. SSSR Biol.* 6:939-943.

Kudriashov, B.A., L.A. Liapina, and L.D. Azieva. 1990. The content of a heparin-like anticoagulant in the flowers of the meadowsweet (*Filipendula ulmaria*). *Farmakol. Toksikol.* 53(4):39-41.

Meier, B. 1987. Analytik, chromatographisches Verhalten und potentielle Wirksamkeit der Inhaltsstoffe salicylathaltiger Arzneipflanzen Mitteleuropas (Habilitationsschrift). Zürich: Eidgenossische Technische Hochschule.

Meier, D., L. Lehmann, O. Sticher, and A. Bettschart. 1987. Salicylate in arzneipflanzen. *Dtsche. Apoth. Ztg.* 127:2401-2407.

Mills, S., and K. Bone. 2005. *The essential guide to herbal safety*. St. Louis: Elsevier.

Okuda, T., T. Yoshida, and T. Hatano. 1993. Classification of oligomeric hydrolysable tannins and specificity of their occurrence in plants. *Phytochemistry* 32:507-521.

Thieme, H. 1965. Isolation of a new phenolic glycoside from the blossoms of *Filipendula ulmaria* (L.) Maxim. *Pharmazie* 20 (7):436-439.

Wichtl, M. 2004. *Herbal drugs and phytopharmaceuticals: A handbook for practice on a scientific basis*. 3rd ed. Boca Raton, FL: CRC Press.

Foeniculum spp.

セリ科

Foeniculum vulgare Mill.
一般名：フェンネル
英　名：fennel
アーユルヴェーダ名：*mishreya, shatapushpa*
中国名：小茴香（*xiao hui xiang*）（果実）
Foeniculum vulgare Mill. ssp. ***vulgare*** var. ***dulce***（Mill.）Batt. & Trab.
一般名：スィートフェンネル
英　名：sweet fennel
Foeniculum vulgare Mill. ssp. ***vulgare*** var. ***vulgare***
一般名：ビターフェンネル
英　名：bitter fennel
局（果実）ウイキョウ（茴香）
使用部位：果実（一般に"種子"として知られる部分）

安全性クラス：1
相互作用クラス：A
禁忌　知見なし
他の注意事項　知見なし
薬やサプリメントとの相互作用　薬理学的考察参照。
注意　アルケニルベンゼン（精油中に5～10%のエストラゴール）（ESCOP 2003），付録1参照。
有害事象と副作用　5か月～5歳の4人の少女において，1日当たり2～3杯のフェンネル茶を4か月～2年間摂取したところ，エストラジオールの濃度上昇とともに早発乳房（他に性早熟の臨床的な症状が見られない乳房のみの発達）の症例が報告された（Turkyilmaz et al. 2008）。

7～9か月の4人の乳児において，フェンネルピューレ（使用部位や用量は特定されていない）を与えた結果，呼吸困難，チアノーゼ，頻脈のあるメトヘモグロビン血症の症例が報告された。投与された製品に含まれる硝酸塩の高い値が，メトヘモグロビン血症の原因と思われた（Murone et al. 2005）。

まれに，フェンネルのアレルギー反応が報告されている（Bensky et al. 2004; De Smet 1992; Ottolenghi et al. 1995）。ヒトに対する研究は，シラカバ-ヨモギ-セロリ症候群とフェンネルアレルギーとの関連性を示している（Jensen-Jarolim et al. 1997; Stager et al. 1991）。
薬理学的考察　動物研究とヒトの症例報告では，フェンネルのエストロゲン様活性を示した（Malini et al. 1985; Turkyilmaz et al. 2008）。

動物研究では，シプロフロキシンの吸収はフェンネルの同時投与で減少したことを示した（Zhu et al. 1999）。
妊婦と授乳婦　フェンネルシードは，一般的に授乳中の母親によく利用される植物の1つであり，また疝痛のある乳児にも与えられる。フェンネルの*in vitro*研究および症例報告においていくつかエストロゲン様活性を示した。しかしながら，幅広く使用されているにも関わらず相対的に有害事象の報告は少ない。これらを考慮し，編者らは，フェンネル茶は妊娠中および授乳中の使用は安全であると確信している。しかし，フェンネル精油およびフェンネルのアルコール抽出物は，妊娠や授乳中に使用すべきではない（Wichtl 2004）。

フェンネルの安全性についての研究報告では，他の多くの精油と同様に，フェンネル精油は子宮の刺激作用を引き起こすことが報告されているが，この作用はフェンネルの治療用量では起こりにくいことを示した。また，フェンネルやフェンネル精油による自為堕胎の成功例は報告されていない（De Smet 1992）。

エストラゴールの発癌性の懸念に関して乳幼児におけるフェンネルのリスク便益分析では，利用可能な臨床および疫学的データに基づいて，癌のリスクはごくわずかであり，フェンネルシードの乳幼児への使用は安全であると結論付けた（Iten and Saller 2004）。

有害事象と副作用の項も参照。

レビュー詳細

I. 薬やサプリメントとの相互作用

薬やサプリメントとの相互作用の臨床試験

確認されなかった。

被疑薬やサプリメントとの相互作用の症例報告

確認されなかった。

薬やサプリメントとの相互作用の動物試験　ラットに対しシプロフロキシンのみ，またはシプロフロキシンおよびフェンネルの水抽出物2g/kgを経口投与した場合，同時投与後にシプロフロキシンの最大血漿中濃度，曲線下面積，尿中回収率の減少が観察された。シプロフロキシンの分布容積および最終排泄相の半減期が減少した（Zhu et al. 1999）。

マウスに対しフェンネル精油50mg/kgを腹腔内投与した場合，ペントバルビタール誘導性の睡眠時間の増加が観察された（Marcus and Lichtenstein 1982）。

II. 有害事象

有害事象の症例報告　5か月～5歳の4人の少女において，1日当たり2～3杯のフェンネル茶を4か月～2年間摂取したところ，早発乳房（他に性早熟の臨床的な症状が見られない乳房のみの発達）の症例が報告された。年齢別血清エストラジオール濃度は，正常よりも15～20倍高かった。すべての少女において最初の9か月間は母乳を摂取しており，誰もホルモン濃度の上昇の原因となる長期の薬物摂取の既往はなかった。フェンネルの摂取中止後，3～6か月以内に早発乳房の症状はなくなり，ホルモン値は正常範囲にまで低下した（Turkyilmaz et al. 2008）。

7～9か月の4人の乳児において，フェンネルピューレ（部位や用量は特定されていない）を与えられた際，呼吸困難，チアノーゼ，頻脈とともにメトヘモグロビン血症の症例が報告された。乳児のうち2人に与えられたピューレについて，硝酸含有量を分析したところ，高い濃度の硝酸塩（2550mg/kg）を含有していることが見出された。硝酸塩はメトヘモグロビン血症の最も一般的な原因である（Murone et al. 2005）。

まれではあるが，フェンネルに対するアレルギー反応が報告されている（Bensky et al. 2004; De Smet 1992; Ottolenghi et al. 1995）。アレルギー反応は，息切れ，顔面蒼白，低血圧，過度の発汗，速脈，意識障害等の症状と関連があると報告されている（Bensky et al. 2004）。シラカバ-ヨモギ-セロリ症候群の人に対するパッチテストでは，フェンネルに対する交差感度は，他のアレルゲンと比較して高かった（Jensen-Jarolim et al. 1997; Stager et al. 1991）。

III. 薬理学および薬物動態学

ヒトの薬理学的研究　特発性多毛症（過度な男性様の発毛，血清アンドロゲンの濃度は正常）のある女性の研究では，1日当たりフェンネルのエタノール抽出物を1または2%含むクリームを8または12週間，局所適応したところ毛の太さに用量依存的な減少が観察された。論文の著者は，フェンネルのエストロゲン活性がこの減少の原因であったことを示した（Javidnia et al. 2003）。

動物の薬理学的研究　ラットに対し1日当たり0.5～2.5mg/kgの用量でフェンネルのアセトン抽出物を14日間経口投与した。その結果，雌において発情周期の用量依存的な減少，乳腺，子宮内膜，子宮頸部，膣の重量の増加が観察された。雄において1.5または2.5mg/kgの用量後に，精巣および精管の総タンパク質濃度の減少，また精嚢および前立腺の増加が観察された（Malini et al. 1985）。

雄ラットに対し1日当たり250または500mg/kgのフェンネル水溶性抽出物を60日間経口投与した場合，精巣，精巣上体，精嚢，腹側前立腺，輸精管の重量の減少が観察された。また生殖能力の低下を伴う精子運動率の減少が観測された（Agarwal et al. 2006）。

マウスに対し1日当たり30mg/kgのフェンネル精油を5日間経口投与した場合，抗血栓活性が観察された。同用量では，コラーゲン-エピネフリン注射によって誘導される麻痺の予防が観察されたほか，出血誘発性の副作用は見られなかった（Tognolini et al. 2007）。

糖尿病マウスに対しフェンネルの不揮発精油を7日間，毎日腹腔内投与したところ，血糖値の影響は観察されなかった（Ozbek et al. 2003）。

***In vitro*の薬理学的研究**　モルモットおよびラットの血漿において，フェンネル精油は，アラキドン酸，ADP，トロンボキサンA_2，U46619によって誘発された血小板凝集を阻害した（Tognolini et al. 2006）。フェンネル精油の主成分であるアネトールは，アラキドン酸，コラーゲン，ADP，U46619によって誘発された血小板凝集を阻害し，モルモットにおいては血漿中のトロンビン誘導性血餅退縮を予防した（Tognolini et al. 2007）。

フェンネルのメタノール抽出物において，ヒト薬物代謝酵素CYP3A4の活性に対する影響については，1つの研究では有意な阻害を示し（Subehan et al. 2006, 2007），一方では活性を示さないといった異なる結果を示している（Usia et al. 2006）。フェンネル種子のメタノール抽出物においては，ヒト薬物代謝酵素CYP2D6に対し有意な作用は観察されなかった（Subehan et al. 2006; Usia et al. 2006）。

IV. 妊婦と授乳婦

ドイツ当局では，フェンネル精油とアルコール抽出物は妊娠中に摂取すべきではないが，フェンネルの水抽出物は安全と見なしている（Wichtl 2004）。

フェンネルの安全性の研究では，他の多くの精油と同様にフェンネル精油は子宮の刺激作用を引き起こすケースが報告されている。しかしながら，この作用は確認されていないことから，フェンネルの治療用量では起こりにくいことを示した。研究はまた，フェンネルやフェンネル精油を用いた自為堕胎の成功例は報告されていないことを示している（De Smet 1992）。

13日目のラット胚由来の肢芽細胞を用いた*in vitro*テストでは，胎児細胞に対するフェンネル精油の毒性について，いくつかの根拠を示したが，催奇形性の根拠は示さなかった。

0.93mg/ml以上の濃度で培養した5日後，分化した病巣の数に有意な減少が観察された。この減少は細胞分化の減少によるものではなく，細胞損失によるものと考えられた（Ostad et al. 2004）。

ラットに対し妊娠1～10日目に，フェンネル精油から単離したトランス-アネトールを50～80mg/kgの用量で投与した。その結果，用量依存性抗着床活性を示した。80mg/kgの用量では，妊娠1～2日目の投与については生殖に変化を起こさなかったが，妊娠3～5日目の投与では着床が起こらなかった。妊娠6～10日目に投与した場合では，妊娠数の減少を引き起こした。生まれた仔らには奇形は観察されなかった（Dhar 1995）。

摘出したラットの子宮を用いた研究では，フェンネル精油の投与は，オキシトシンとプロスタグランジンE2によって誘導された子宮収縮の強度を減少させた。精油はまた，プロスタグランジンE2によって誘導された子宮収縮の頻度を減少させたが，オキシトシンでは変化は見られなかった（Ostad et al. 2001）。

レメディとして，乳幼児における疝痛に対しフェンネル茶の使用に関するリスク便益分析では，動物実験のデータを直接ヒトへと置換することは多くの観点から問題があるとして，動物研究におけるエストラゴールの発癌性に関する研究は解釈が困難であることを示した。分析では，利用可能な臨床および疫学データに基づいて，癌のリスクもわずかであり，乳幼児に対するフェンネルシード使用は安全であると結論づけた（Ited and Saller 2004）。

V. 毒性研究

急性毒性

経口投与におけるラットに対するフェンネル油のLD_{50}は3.8ml/kgであるが，ビターフェンネル油のLD_{50}は5.42ml/kgである（Opdyke 1979）。ウサギにおけるフェンネル油とビターフェンネル油の経皮LD_{50}は，5ml/kgまでの用量で決定することができなかった（Opdyke 1979）。経口投与におけるマウスおよびラットに対するフェンネルのエタノール抽出物のLD_{50}は，最大3g/kgの投与量で決定することができなかった（Shah et al. 1991; Tanira et al. 1996）。

また，経口投与におけるラットに対するフェンネル精油のLD_{50}は1.3mg/kgと報告されている（Ostad et al. 2001）。マウスに対しては，フェンネル精油の腹腔内LD_{50}は1.04ml/kgであるが，経口LD_{50}は5.52ml/kgである（Ozbek et al. 2003, 2006）。

亜慢性毒性

マウスに対し1日当たり100mg/kgのフェンネルの水溶性抽出物を90日間経口投与した場合，有害な形態学，血液学，精子形成の変化は観察されなかった（Shah et al. 1991）。

遺伝毒性

フェンネル抽出物に対するいくつかの変異原活性は，ネズミチフス菌TA98株およびTA102株で観察された（Mahmoud et al. 1992）。

ネズミチフス菌TA98株およびTA100株を用いたエイムス試験において，フェンネル精油はS13との代謝活性化による増強活性とともに変異原活性を示した（Marcus and Lichtenstein 1982）。

ネズミチフス菌TA98株またはTA100株を用いたエイムス試験において，フェンネルの水溶性およびメタノール抽出物の変異原活性は，代謝活性化の有無に関わらず観察されなかった（Morimoto et al. 1982; Yamamoto et al. 1982）。同じ抽出物の変異原活性は，枯草菌を用いた*rec*アッセイ試験においても見られなかった（Morimoto et al. 1982）。

チャイニーズハムスター線維芽細胞を用いた染色体異常試験において（Sekizawa and Shibamoto 1982），フェンネル精油は変異原活性を示さなかったが（Ishidate et al. 1984），枯草菌を用いたDNA修復試験では，スィートフェンネル精油はいくつかの変異原活性を示した。

参考文献

Agarwal, M., T. Gehani, B. Sharma, and A. Chauhan. 2006. Antifertility effect of *Foeniculum vulgare* seeds (aqueous extract) on the reproductive organs of male rats, *Rattus norvegicus*. *J. Exp. Zool. India* 9(2):269-274.

Bensky, D., S. Clavey, and E. Stöger. 2004. *Chinese herbal medicine: Materia medica*. 3rd ed. Seattle: Eastland Press.

De Smet, P.A.G.M. 1992. *Adverse effects of herbal drugs, Volume 1*. Berlin: Springer.

Dhar, S.K. 1995. Anti-fertility activity and hormonal profile of *trans*-anethole in rats. *Indian J. Physiol. Pharmacol.* 39(1):63-67.

ESCOP. 2003. *ESCOP monographs: The scientific foundation for herbal medicinal products*. 2nd ed. Exeter, U.K.: European Scientific Cooperative on Phytotherapy.

Ishidate, M., T. Sofuni, K. Yoshikawa, et al. 1984. Primary mutagenicity screening of food additives currently used in Japan. *Food Chem. Toxicol.* 22(8):623-636.

Iten, F., and R. Saller. 2004. Fennel tea: Risk assessment of the phytogenic monosubstance estragole in comparison to the natural multicomponent mixture. *Forsch. Komplementarmed. Klass. Nat.* 11(2):104-108.

Javidnia, K., L. Dastgheib, S. Mohammadi Samani, and A. Nasiri. 2003. Antihirsutism activity of fennel (fruits of *Foeniculum vulgare*) extract. A double-blind placebo controlled study. *Phytomedicine* 10(6-7):455-458.

Jensen-Jarolim, E., A. Leitner, R. Hirschwehr, et al. 1997. Characterization of allergens in Apiaceae spices: Anise, fennel, coriander and cumin. *Clin. Exp. Allergy* 27(11):1299-1306.

Mahmoud, I., A. Alkofahi, and A. Abdelaziz. 1992. Mutagenic and toxic activities of several spices and some Jordanian medicinal plants. *Int. J. Pharmacogn.* 30(2):81-85.

Malini, T., G. Vanithakumari, N. Megala, et al. 1985. Effect of *Foeniculum vulgare* Mill. seed extract on the genital organs of male and female rats. *Indian J. Physiol. Pharmacol.* 29(1):21-26.

Marcus, C., and E.P. Lichtenstein. 1982. Interactions of naturally occurring food plant components with insecticides and pentobarbital in rats and mice. *J Agric. Food. Chem.* 30(3):563-568.

Morimoto, I., F. Watanabe, T. Osawa, T. Okitsu, and T. Kada. 1982. Mutagenicity screening of crude drugs with *Bacillus subtilis* rec-assay and *Salmonella*/microsome reversion assay. *Mutat. Res.* 97(2):81.

Murone, A.J., P. Stucki, M.G. Roback, and M. Gehri. 2005. Severe methemoglobinemia due to food intoxication in infants. *Pediatr. Emerg. Care* 21(8):536-538.
Opdyke, D.L.J. 1979. *Monographs on fragrance raw materials*. New York: Pergamon.
Ostad, S.N., B. Khakinegad, and O. Sabzevari. 2004. Evaluation of the teratogenicity of fennel essential oil (FEO) on the rat embryo limb buds culture. *Toxicol. In Vitro* 18 (5):623-627.
Ostad, S.N., M. Soodi, M. Shariffzadeh, N. Khorshidi, and H. Marzban. 2001. The effect of fennel essential oil on uterine contraction as a model for dysmenorrhea, pharmacology and toxicology study. *J. Ethnopharmacol.* 76(3):299-304.
Ottolenghi, A., A. De Chiara, S. Arrigoni, L. Terracciano, and M. De Amici. 1995. Diagnosis of food allergy caused by fruit and vegetables in children with atopic dermatitis. *Pediatr. Med. Chirurg.* 17(6):525.
Ozbek, H., M. Ozturk, I. Bayram, S. Ugras, and G.S. Citoglu. 2003. Hypoglycemic and hepatoprotective effects of *Foeniculum vulgare* Miller seed fixed oil extract in mice and rats. *Eastern J. Med.* 8(2):35-40.
Ozbek, H., A. Tas, F. Ozgokce, et al. 2006. Evaluation of median lethal dose and analgesic activity of *Foeniculum vulgare* Miller essential oil. *Int. J. Pharmacol.* 2(2):181-183.
Sekizawa, J., and T. Shibamoto. 1982. Genotoxicity of safrole-related chemicals in microbial test systems. *Mutat. Res.* 101(2):127.
Shah, A.H., S. Qureshi, and A.M. Ageel. 1991. Toxicity studies in mice of ethanol extracts of *Foeniculum vulgare* fruit and *Ruta chalepensis* aerial parts. *J. Ethnopharmacol.* 34(2-3):167-172.
Stager, J., B. Wuthrich, and S.G.O. Johansson. 1991. Spice allergy in celery-sensitive patients. *Allergy* 46(6):475-478.
Subehan, T. Usia, H. Iwata, S. Kadota, and Y. Tezuka. 2006. Mechanism-based inhibition of CYP3A4 and CYP2D6 by Indonesian medicinal plants. *J. Ethnopharmacol.* 105(3):449-455.
Subehan, S.F. Zaidi, S. Kadota, and Y. Tezuka. 2007. Inhibition on human liver cytochrome P450 3A4 by constituents of fennel (*Foeniculum vulgare*): Identification and characterization of a mechanism-based inactivator. *J. Agric. Food. Chem.* 55(25):10162-10167.
Tanira, M.O.M., A.H. Shah, A. Mohsin, A.M. Ageel, and S. Qureshi. 1996. Pharmacological and toxicological investigations on *Foeniculum vulgare* dried fruit extract in experimental animals. *Phytother. Res.* 10(1):33-36.
Tognolini, M., V. Ballabeni, S. Bertoni, et al. 2007. Protective effect of *Foeniculum vulgare* essential oil and anethole in an experimental model of thrombosis. *Pharmacol. Res.* 56(3):254-260.
Tognolini, M., E. Barocelli, V. Ballabeni, et al. 2006. Comparative screening of plant essential oils: Phenylpropanoid moiety as basic core for antiplatelet activity. *Life Sci.* 78(13):1419-1432.
Turkyilmaz, Z., R. Karabulut, K. Sonmez, and A. Can Basaklar. 2008. A striking and frequent cause of premature thelarche in children: *Foeniculum vulgare*. *J. Pediatr. Surg.* 43(11):2109-2111.
Usia, T., H. Iwata, A. Hiratsuka, et al. 2006. CYP3A4 and CYP2D6 inhibitory activities of Indonesian medicinal plants. *Phytomedicine* 13(1-2):67-73.
Wichtl, M. 2004. *Herbal drugs and phytopharmaceuticals: A handbook for practice on a scientific basis*. 3rd ed. Boca Raton, FL: CRC Press.
Yamamoto, H., T. Mizutani, and H. Nomura. 1982. Studies on the mutagenicity of crude drug extracts. I. *Yakugaku Zasshi* 102(6):596-601.
Zhu, M., P.Y.K. Wong, and R.C. Li. 1999. Effect of oral administration of fennel (*Foeniculum vulgare*) on ciprofloxacin absorption and disposition in the rat. *J. Pharm. Pharmacol.* 51(12):1391-1396.

F

Forsythia suspensa (Thunb.) Vahl　モクセイ科

一般名：フォーシシア
英　名：forsythia
生薬名：（局）（果実）レンギョウ（連翹）
中国名：連翹（*lian qiao*）（果実）
別　名：goldenbells
使用部位：果実

安全性クラス：1
相互作用クラス：A
禁忌　妊娠中は，医療従事者監督下以外での使用禁止（List and Hörhammer 1973; Roth et al. 1984）。
他の注意事項　下痢をしている人の使用注意（Chen and Chen 2004）。
薬やサプリメントとの相互作用　知見なし
注意　通経薬（List and Hörhammer 1973; Roth et al. 1984），付録2参照。
有害事象と副作用　フォーシシアの局所適用後の紫外線皮膚炎の症例が報告されている（Bensky et al. 2004）。
薬理学的考察　*In vitro*の研究では，フォーシシアの抗血小板活性を示した。ヒトへの使用に対するデータの適応性は知られていない（Iwakami et al. 1992）。
妊婦と授乳婦　フォーシシアの通経作用が報告されているが（List and Hörhammer 1973; Roth et al. 1984），中国伝統医学の文献では，妊娠中の使用に関する注意は記載されていない。
　授乳期間中のフォーシシアの安全性は不明である。本書では，授乳期間での使用に関する問題は確認されなかったが，最終的な安全性は確立されていない。

レビュー詳細

I. 薬やサプリメントとの相互作用
薬やサプリメントとの相互作用の臨床試験
　確認されなかった。
被疑薬やサプリメントとの相互作用の症例報告

確認されなかった。

薬やサプリメントとの相互作用の動物試験

確認されなかった。

II. 有害事象

有害事象の症例報告　フォーシシアを含む処方の局所適用後に，紫外線皮膚炎の症例が報告され，フォーシシアが原因物質であると決定された（Bensky et al. 2004）。

III. 薬理学および薬物動態学

ヒトの薬理学的研究　確認されなかった。

動物の薬理学的研究　確認されなかった。

*In vitro*の薬理学的研究　ウサギの血小板に対するフォーシシアの水抽出物の抗血小板活性が観察された（Iwakami et al. 1992）。

ラットに対しフォーシシアの抽出物を6日間経口投与した場合，薬物代謝酵素CYP3A4の阻害およびCYP2E1の非常に弱い誘導が観察された。英訳文献では，用量と抽出物の種類は特定されなかった（Yan et al. 2003）。

IV. 妊婦と授乳婦

フォーシシアの通経作用が報告されているが（List and Hörhammer 1973; Roth et al. 1984），中国伝統医学の文献では，妊娠中の使用に関する注意は記載されていない。

授乳期間中のフォーシシアの安全性情報は確認されなかった。

V. 毒性研究

急性毒性

マウスに対するフォーシシアのLD_{50}は経口投与で172.2g/kg，腹腔内投与で20.96g/kgである（抽出物の種類は特定されていない）（Chen and Chen 2004）。

遺伝毒性

マウスに対する染色体異常と小核試験では，フォーシシアの水抽出物は変異原活性試験で陽性だった（Yin et al. 1991）。

参考文献

Bensky, D., S. Clavey, and E. Stöger. 2004. *Chinese herbal medicine: Materia medica*. 3rd ed. Seattle: Eastland Press.

Chen, J.K., and T.T. Chen. 2004. *Chinese medical herbology and pharmacology*. City of Industry, CA: Art of Medicine Press.

Iwakami, S., J.B. Wu, Y. Ebizuka, and U. Sankawa. 1992. Platelet activating factor (PAF) antagonists contained in medicinal plants: Lignans and sesquiterpenes. *Chem. Pharm. Bull. (Tokyo)* 40(5):1196-1198.

List, P.H., and H. Hörhammer. 1973. *Hagers handbuch der pharmazeutischen praxis*. Berlin: Springer.

Roth, L., M. Daunderer, and K. Kormann. 1984. *Giftpflanzen-pflanzengifte: Vorkommen, wirkung, therapie*. Landsberg: Ecomed.

Yan, S.L., J.P. Hu, Y.X. Xu, and J.N. Zhang. 2003. Simultaneous evaluation of activity of hepatic CYP450 following administration of Fisch Fructus Forsythiae by cocktail probe drugs. *Chin. Pharm. J.* 38(10):761-763.

Yin, X.J., D.X. Liu, H.C. Wang, and Y. Zhou. 1991. A study on the mutagenicity of 102 raw pharmaceuticals used in Chinese traditional medicine. *Mutat. Res.* 260(1):73-82.

Fouquieria splendens Engelm.　　フォクイエラ科

一般名：オコティロ

英　名：ocotillo

使用部位：茎

安全性クラス：2b

相互作用クラス：A

禁忌　妊娠中は，医療従事者監督下以外での使用禁止（Moore 1990）。

他の注意事項　知見なし

薬やサプリメントとの相互作用　知見なし

有害事象と副作用　知見なし

薬理学的考察　知見なし

妊婦と授乳婦　米国南西部の薬用植物の参考文献によると，オコティロは妊娠中の使用は推奨されない（Moore 1990）。この情報に基づいて，妊娠中は有資格の医療従事者監督下以外での使用を推奨しない。

授乳期間中のオコティロの安全性は不明である。本書では，授乳期間での使用に関する問題は確認されなかったが，最終的な安全性は確立されていない。

レビュー詳細

I. 薬やサプリメントとの相互作用

薬やサプリメントとの相互作用の臨床試験

確認されなかった。

被疑薬やサプリメントとの相互作用の症例報告

確認されなかった。

薬やサプリメントとの相互作用の動物試験
確認されなかった。

II. 有害事象

有害事象の症例報告　確認されなかった。

III. 薬理学および薬物動態学

ヒトの薬理学的研究　確認されなかった。

動物の薬理学的研究　確認されなかった。

*In vitro*の薬理学的研究　確認されなかった。

IV. 妊婦と授乳婦

米国南西部の薬用植物の参考文献では，オコティロは妊娠中の使用は推奨されないと示している（Moore 1990）。この懸念の詳細は示されていない。

授乳期間中のオコティロの安全性情報は確認されなかった。

V. 毒性研究

確認されなかった。

参考文献

Moore, M. 1990. *Los remedios: Traditional herbal remedies of the Southwest*. Santa Fe, NM: Red Crane Books.

Fragaria spp.　バラ科

Fragaria vesca L.

一般名：ワイルドストロベリー

英　名：strawberry

和　名：エゾヘビイチゴ，ヨーロッパクサイチゴ

別　名：alpine strawberry

Fragaria virginiana Duchesne

一般名：バージニアストロベリー

英　名：strawberry

別　名：Virginian strawberry

使用部位：葉

安全性クラス：1

相互作用クラス：A

禁忌　ストロベリー果実にアレルギーのある人への使用注意（Wichtl 2004）。

他の注意事項　知見なし

薬やサプリメントとの相互作用　知見なし

有害事象と副作用　知見なし

薬理学的考察　知見なし

妊婦と授乳婦　科学的または伝統的文献において，妊娠中および授乳中におけるストロベリー葉の安全性は不明である。本書では，妊娠中や授乳期間での使用に関する問題は確認されなかったが，最終的な安全性は確立されていない。

レビュー詳細

I. 薬やサプリメントとの相互作用

薬やサプリメントとの相互作用の臨床試験
確認されなかった。

被疑薬やサプリメントとの相互作用の症例報告
確認されなかった。

薬やサプリメントとの相互作用の動物試験
確認されなかった。

II. 有害事象

有害事象の症例報告　確認されなかった。

III. 薬理学および薬物動態学

ヒトの薬理学的研究　確認されなかった。

動物の薬理学的研究　確認されなかった。

*In vitro*の薬理学的研究　確認されなかった。

IV. 妊婦と授乳婦

妊娠中および授乳中におけるストロベリー葉の安全性に関する情報は確認されなかった。

V. 毒性研究

確認されなかった。

参考文献

Wichtl, M. 2004. *Herbal drugs and phytopharmaceuticals: A handbook for practice on a scientific basis*. 3rd ed. Boca Raton, FL: CRC Press.

Frangula alnus Mill.

クロウメモドキ科

一般名：フラングラ
英　名：frangula
和　名：西洋イソノキ
異　名：*Rhamnus frangula* L.
別　名：alder buckthorn, buckthorn
使用部位：樹皮

安全性クラス：2b, 2c, 2d

相互作用クラス：A

禁忌　妊娠中および授乳中は，医療従事者監督下以外での使用禁止（Bradley 1992; Chadha 1988; Wichtl 2004）。

腸閉塞，原因不明の腹痛，または腸に対するいずれかの炎症状態（すなわち虫垂炎，大腸炎，クローン病，過敏性腸症候群，大腸メラノーゼ）では禁忌（Bradley 1992; De Smet 1993; Wichtl 2004）。

8日連続を超える長期使用の禁止（Bradley 1992; De Smet 1993; Leung and Foster 1996; Weiss and Meuss 2001; Wichtl 2004）。

12歳以下の子供への使用禁止（Bradley 1992; De Smet 1993）。

他の注意事項　知見なし

薬やサプリメントとの相互作用　下の薬理学的考察参照。

注 意　刺激性瀉下薬（Bradley 1992; ESCOP 2003; Felter and Lloyd 1898; Leung and Foster 1996; Weiss and Meuss 2001; Wichtl 2004），付録2参照。

標準用量　1回毎の適切な投与量は，快適な軟便を促すのに必要な最小用量である（ESCOP 2003）。通常は，2g（ティースプーン1杯足らず）をお茶として煎じる（Wichtl 2004）。

注釈　フラングラの樹皮は，催吐性成分を分解するために，使用する前に1～2年間熟成されるべきである（De Smet 1993; Weiss and Meuss 2001）。

米国ハーブ製品協会は，このハーブを十分な量含有する製品に対し，以下のラベルの商品表示を義務付けている（AHPA 2011）。

注意：腹痛や下痢がある場合は，本製品を使用しないこと。妊娠中または授乳中であれば，使用前に医療従事者に相談すること。下痢や水様便の場合には使用を中止すること。推奨用量を超えないようにすること。長期の使用禁止。

有害事象と副作用　フラングラ代謝物によって尿の変色が発生する可能性があるが，臨床的には重要ではない。腹部の痙攣や痛みが報告されている（ESCOP 2003）。

薬理学的考察　フラングラの併用について，抗不整脈薬および強心配糖体を含む植物に注意が必要である。下剤としてのフラングラの長期使用はカリウムの低下を引き起こし，これらの薬や植物の毒性の増加につながる（Brinker 2001; De Smet 1993; ESCOP 2003）。

フラングラの内服における併用では，チアジド利尿薬，副腎皮質ステロイドおよびリコリスに注意が必要である。下剤としてのフラングラの長期使用はこれらの薬や植物によって誘導されるカリウム損失を増加させる可能性がある（Brinker 2001; De Smet 1993; ESCOP 2003）。

フラングラのような刺激性瀉下薬の使用は，胃腸通過時間を低減することにより，経口投与された薬物の吸収を減少させる可能性がある（Brinker 2001; De Smet 1993）。

妊婦と授乳婦　刺激性瀉下薬は子宮を刺激するために，伝統的に妊娠中には禁忌とされている。しかし，フラングラを含む多くの刺激性瀉下薬は，推奨される用量やスケジュールに従って使用した場合は，妊婦や胎児に有害事象を示さない（De Smet 1993; ESCOP 2003）。したがって，現在これらの下剤は，妊娠中の使用も問題ないと考えられる（De Smet 1993; ESCOP 2003; Prather 2004）。しかし，特定のアントラキノン誘導体の潜在的な遺伝毒性のために，フラングラを含む特定のアントラノイド緩下剤の使用は，妊娠初期を避けるか，専門家監督下での使用を推奨する（ESCOP 2003）。

授乳期間中のフラングラの安全性は不明である。本書では，授乳期間での使用に関する問題は確認されなかったが，最終的な安全性は確立されていない。

レビュー詳細

I. 薬やサプリメントとの相互作用

薬やサプリメントとの相互作用の臨床試験

確認されなかった。

被疑薬やサプリメントとの相互作用の症例報告

確認されなかった。

薬やサプリメントとの相互作用の動物試験

確認されなかった。

II. 有害事象

有害事象の症例報告　確認されなかった。

III. 薬理学および薬物動態学

ヒトの薬理学的研究　確認されなかった。

動物の薬理学的研究　確認されなかった。

***In vitro*の薬理学的研究**　確認されなかった。

IV. 妊婦と授乳婦

刺激性瀉下薬は，子宮を刺激するために，伝統的に妊娠中は禁忌とされているが，フラングラを含む多くの刺激性瀉下薬は，推奨される用量やスケジュールに従って使用した場合には，妊婦や胎児に有害事象はないと考えられる（De Smet 1993; ESCOP 2003）。したがって，現在これらの下剤は，妊娠中の使用も問題ないと考えられる（De Smet 1993; ESCOP 2003; Prather 2004）。しかし，特定のアントラキノン誘導体の潜在的な遺伝毒性のために，フラングラを含む特定のアントラノイド緩下剤の使用は，妊娠初期は避けるか，専門家監督下での使用を推奨する（ESCOP 2003）。

いくつかのハーブの文献では，アントラキノン化合物の変異原活性のために，妊娠中のアントラキノン含有植物の使用に対して警告しているが，これらの文献はまた，様々なアントラキノンの動物試験では催奇形性や胎児毒性活性を示さなかったことも記している（Brinker 2001; De Smet 1993; ESCOP 2003）。

授乳期間中のフラングラの安全性情報は確認されなかった。

V. 毒性研究

遺伝毒性

サルモネラミクロソーム変異原性試験およびラット初代肝細胞のDNA修復試験において，フラングラのアルコール抽出物の用量依存的な遺伝毒性活性が観察された（Helmholz et al. 1993）。

F

参考文献
Literature Cited

AHPA. July 2011. Code of Ethics & Business Conduct. Silver Spring, MD: American Herbal Products Association.

Bradley, P.R. 1992. *British herbal compendium: A handbook of scientific information on widely used plant drugs*. Bournemouth, UK: British Herbal Medicine Association.

Brinker, F. 2001. *Herb contraindications and drug interactions*. 3rd ed. Sandy, OR: Eclectic Medical Publications.

Chadha, Y. 1988. *The wealth of India: A dictionary of Indian raw materials and industrial products*. Delhi: Council of Scientific and Industrial Research.

De Smet, P.A.G.M. 1993. *Adverse effects of herbal drugs, Volume 2*. Berlin: Springer.

ESCOP. 2003. *ESCOP monographs: The scientific foundation for herbal medicinal products*. 2nd ed. Exeter, U.K.: European Scientific Cooperative on Phytotherapy.

Felter, H.W., and J.U. Lloyd. 1898. *King's American dispensatory*. 18th ed., 3rd rev. 2 vols. Cincinnati: Ohio Valley Co.

Helmholz, H., A. Ruge, A. Piasecki, S. Schroder, and J. Westendorf. 1993. Genotoxicity of buckthorn bark. *Pharm. Ztg.* 138(Oct):48-50.

Leung, A.Y., and S. Foster. 1996. *Encyclopedia of common natural ingredients used in food, drugs, and cosmetics*. 2nd ed. New York: Wiley.

Weiss, R.F., and A.R. Meuss. 1998. *Weiss's herbal medicine*. Classic ed. New York: Thieme.

Wichtl, M. 2004. *Herbal drugs and phytopharmaceuticals: A handbook for practice on a scientific basis*. 3rd ed. Boca Raton, FL: CRC Press.

Williamson, E.M. 2003. *Potter's herbal cyclopedia*. Saffron Walden, Essex: C.W. Daniel Co.

Frangula purshiana (DC.) J.G. Cooper　クロウメモドキ科

一般名：カスカラサグラダ

英　名：cascara sagrada

異　名：*Rhamnus purshiana* DC.

別　名：bearberry, cascara, chittem bark, sacred bark

使用部位：樹皮

安全性クラス：2b, 2c, 2d

相互作用クラス：A

注意　妊娠中および授乳中は，医療従事者監督下以外での使用禁止（Bradley 1992; Chadha 1988; Wichtl 2004）。

腸閉塞，原因不明の腹痛，または腸に対する炎症状態（虫垂炎，大腸炎，クローン病，過敏性腸症候群，大腸メラノーゼ）では禁忌（Bradley 1992; De Smet 1993; Martindale and Reynolds 1996; Wichtl 2004）。

12歳以下の子供への使用禁止（Bradley 1992; De Smet 1993）。

有資格の医療従事者監督下以外での8日間を超える長期使用禁止（Bradley 1992; Chadha 1988; De Smet 1993; Leung and oster 1996; Wichtl 2004）。

他の注意事項　知見なし

薬やサプリメントとの相互作用　下記の薬理学的考察参照。

標準用量　1回毎の適切な投与量は，快適な軟便を促すのに必要な最小用量である（ESCOP 2003）。カスカラサグラダ樹皮の成人の用量は，樹皮の0.6～2g相当量である（Osol and Farrar 1955)。150mlの水に対し樹皮1.5〜2gから作られる浸剤もまた使用される（Hansel et al. 1994）。

注意　刺激性瀉下薬（Bradley 1992; Chadha 1988; De Smet 1993; ESCOP 2003; Felter and Lloyd 1898; Leung and Foster 1996; List and Hörhammer 1973; Martindale and Reynolds 1996; Wichtl 2004; Williamson 2003），付録2参照

注釈　米国ハーブ製品協会は，このハーブを十分な量含有する製品に対し，次のようなラベルの商品表示を義務付けている（AHPA 2011）。

注意：腹痛や下痢がある場合は，本製品を使用しないこと。妊娠中または授乳中であれば，使用前に医療従事者に相談すること。下痢や水様便の場合には使用を中止すること。推奨用量を超えないようにすること。長期の使用禁止。

カスカラサグラダの樹皮は使用前に熱処理をするか1年間熟成されるべきである（De Smet 1993; Wichtl 2004）。

有害事象と副作用　カスカラサグラダの代謝産物による尿の変色が起こることがあるが，臨床的には重要ではない。腹部の痙攣や痛みが報告されている（ESCOP 2003）。

カスカラサグラダ使用に関連して，肝炎を引き起こす可能性のある他の薬を摂取していた人で，胆汁うっ滞性の肝炎が報告された（Nadir et al. 2000）。カスカラサグラダ暴露に起因した職業性喘息が確認されている（Giavina-Bianchi et al. 1997）。

薬理学的考察　カスカラサグラダの併用では，抗不整脈薬および強心配糖体を含む植物に注意が必要である。下剤としてのカスカラサグラダの長期使用は，カリウムの低下を引き起こし，これらの薬や植物の毒性の増加につながる（Brinker 2001; De Smet 1993; ESCOP 2003）。

カスカラサグラダの内服における併用では，チアジド利尿薬，副腎皮質ステロイドおよびリコリスに注意が必要である。下剤としてのカスカラサグラダの長期使用は，これらの薬や植物によって誘導されるカリウム低下を増加させる可能性がある（Brinker 2001; ESCOP 2003; Mills and Bone 2005）。

カスカラサグラダのような刺激性瀉下薬の使用は，胃腸通過時間を低減することにより，経口投与された薬物の吸収を減少させる可能性がある（Brinker 2001; Mills and Bone 2005）。

妊婦と授乳婦　刺激性瀉下薬は，子宮の刺激に関する懸念のために，伝統的に妊娠中には禁忌とされているが，カスカラサグラダを含む多くの刺激性瀉下薬は，推奨される用量やスケジュールに従って使用した場合には，妊婦や胎児に有害事象はないと考えられる（De Smet 1993; ESCOP 2003）。したがって，現在これらの下剤は，妊娠中の使用にも問題ないと考えられる（De Smet 1993; ESCOP 2003; Prather 2004）。しかし，特定のアントラキノン誘導体の潜在的な遺伝毒性のために，カスカラサグラダを含む特定のアントラノイド緩下剤の使用は，妊娠初期は避けるか，専門家監督下での使用を推奨する（ESCOP 2003）。

有意性は不明ではあるが，ある研究では，妊娠中のカスカラサグラダの使用と乳児の良性腫瘍の増加数との間に統計的な関連が報告された（Heinonen et al. 1977）。

米国小児科学会は，カスカラサグラダは授乳中に使用可能であると分類している（AAP 2001）。

レビュー詳細

I. 薬やサプリメントとの相互作用

薬やサプリメントとの相互作用の臨床試験

確認されなかった。

被疑薬やサプリメントとの相互作用の症例報告

確認されなかった。

薬やサプリメントとの相互作用の動物試験

確認されなかった。

II. 有害事象

有害事象の症例報告　48歳の男性は，1日3回熟成したカスカラサグラダ425mgカプセルを3日間摂取した後に，門脈圧亢進症を合併した胆汁うっ滞性の肝炎を発症した。他に摂取していた薬には，アミトリプチリン，シメチジン，バクロフェンを含んでいた。（Nadir et al. 2000）。稀ではあるが，アミトリプチリンは，肝毒性，特に胆汁うっ滞性傷害の重大な発生率と関連がある（Saeian and Rajender-Reddy 2003; Wen et al. 2008）。

薬局の労働者においてIgE依存の職業性喘息および鼻炎の症例が，皮膚テストによって報告された（Giavina-Bianchi et al. 1997）。

III. 薬理学および薬物動態学

ヒトの薬理学的研究　確認されなかった。

動物の薬理学的研究　ラットに対しカスカラサグラダからのアントラキノン配糖体を最大0.1%含む餌を56日間を与えた場合，異常腺窩巣の誘導（前癌性病変と推定）および化学的に誘発した異常腺窩巣の発生率の増加は観察されなかった（Mereto et al. 1996）。

***In vitro*の薬理学的研究**　確認されなかった。

IV. 妊婦と授乳婦

妊娠中の母体に対する薬物使用に関する前向き研究では，50,282人の母親のうち53人が妊娠初期に，188人が妊娠中にカスカラサグラダを摂取した。有意性は不明であるが，カ

スカラサグラダ使用と乳幼児における良性腫瘍との関連が統計分析において観察された（Heinonen et al. 1977）。

米国小児科学会は，カスカラサグラダは授乳中に使用可能であると分類している（AAP 2001）。

V. 毒性研究

確認されなかった。

参考文献

AAP. 2001. Transfer of drugs and other chemicals into human milk. American Academy of Pediatrics. *Pediatrics* 108(3):776-789.

AHPA. July 2011. Code of Ethics & Business Conduct. Silver Spring, MD: American Herbal Products Association.

Bradley, P.R. 1992. *British herbal compendium: A handbook of scientific information on widely used plant drugs*. Bournemouth, UK: British Herbal Medicine Association.

Brinker, F. 2001. *Herb contraindications and drug interactions*. 3rd ed. Sandy, OR: Eclectic Medical Publications.

Chadha, Y. 1988. *The wealth of India: A dictionary of Indian raw materials and industrial products*. Delhi: Council of Scientific and Industrial Research.

De Smet, P.A.G.M. 1993. *Adverse effects of herbal drugs, Volume 2*. Berlin: Springer.

ESCOP. 2003. *ESCOP monographs: The scientific foundation for herbal medicinal products*. 2nd ed. Exeter, U.K.: European Scientific Cooperative on Phytotherapy.

Felter, H.W., and J.U. Lloyd. 1898. *King's American dispensatory*. 18th ed., 3rd rev. 2 vols. Cincinnati: Ohio Valley Co.

Giavina-Bianchi, P.F., F.F.M. Castro, M.L.S. Machado, and A.J.S. Duarte. 1997. Occupational respiratory allergic disease induced by *Passiflora alata* and *Rhamnus purshiana*. *Ann. Allergy Asthma Immunol.* 79(5):449-454.

Hansel, R., K. Keller, H. Rimpler, and G. Schneider. 1994. *Rhamnus*. In *Hagers handbuch der pharmazeutischen praxis*. Berlin: Springer.

Heinonen, O.P., D. Slone, and S. Shapiro. 1977. *Birth defects and drugs in pregnancy*. Boston: PSG Inc.

Leung, A.Y., and S. Foster. 1996. *Encyclopedia of common natural ingredients used in food, drugs, and cosmetics*. 2nd ed. New York: Wiley.

List, P.H., and H. Hörhammer. 1973. *Hagers handbuch der pharmazeutischen praxis*. Berlin: Springer.

Martindale, W., and J.E.F. Reynolds. 1996. *The extra pharmacopoeia*. 31st ed. London: Pharmaceutical Press.

Mereto, E., M. Ghia, and G. Brambilla. 1996. Evaluation of the potential carcinogenic activity of senna and cascara glycosides for the rat colon. *Cancer Lett.* 101(1):79-83.

Mills, S., and K. Bone. 2005. *The essential guide to herbal safety*. St. Louis: Elsevier.

Nadir, A., D. Reddy, and D.H. Van Thiel. 2000. Cascara sagrada-induced intrahepatic cholestasis causing portal hypertension: Case report and review of herbal hepatotoxicity. *Am. J. Gastroenterol.* 95(12):3634-3637.

Osol, A., and G. Farrar. 1955. *The dispensatory of the United States of America*. 25th ed. Philadelphia: Lippincott.

Saeian, K., and K. Rajender-Reddy. 2003. Hepatotoxicity of psychotropic drugs and drugs of abuse. In *Drug-induced liver disease*, edited by Kaplowitz, N. and L. DeLeve. New York: Marcel Dekker.

Wen, B., L. Ma, and M. Zhu. 2008. Bioactivation of the tricyclic antidepressant amitriptyline and its metabolite nortriptyline to arene oxide intermediates in human liver microsomes and recombinant P450s. *Chem. Biol. Interact.* 173(1):59-67.

Wichtl, M. 2004. *Herbal drugs and phytopharmaceuticals: A handbook for practice on a scientific basis*. 3rd ed. Boca Raton, FL: CRC Press.

Williamson, E.M. 2003. *Potter's herbal cyclopedia*. Saffron Walden, Essex: C.W. Daniel Co.

Fraxinus americana L.

モクセイ科

一般名：ホワイトアッシュ

英　名：white ash

和　名：アメリカトネリコ

使用部位：樹皮

安全性クラス：2b

相互作用クラス：A

禁忌　妊娠中は，医療従事者監督下以外での使用禁止（Moerman 1998; Rousseau 1947）。

他の注意事項　知見なし

薬やサプリメントとの相互作用　知見なし

有害事象と副作用　知見なし

薬理学的考察　知見なし

妊婦と授乳婦　民族植物学の参考文献では，ホワイトアッシュは伝統的に堕胎薬として使用されたことを示す（Moerman 1998; Rousseau 1947）。この活性を支持するまたは論破する現代の情報は確認されなかった。この情報に基づいて，妊娠中は資格のある医療従事者監督下以外での使用は推奨しない。

レビュー詳細

I. 薬やサプリメントとの相互作用

薬やサプリメントとの相互作用の臨床試験

確認されなかった。

被疑薬やサプリメントとの相互作用の症例報告

確認されなかった。

薬やサプリメントとの相互作用の動物試験

確認されなかった。

II. 有害事象

有害事象の症例報告　確認されなかった。

III. 薬理学および薬物動態学

ヒトの薬理学的研究　確認されなかった。

動物の薬理学的研究　確認されなかった。

*In vitro*の薬理学的研究　確認されなかった。

IV. 妊婦と授乳婦

妊娠中および授乳中におけるホワイトアッシュの安全性に関する情報は確認されなかった。

V. 毒性研究

確認されなかった。

参考文献

Moerman, D.E. 1998. *Native American ethnobotany*. Portland, OR: Timber Press.

Rousseau, J. 1947. Ethnobotanique Abénakise. *Arch. Folklore* 11:145-182.

Fraxinus excelsior L.

モクセイ科

一般名：アッシュ

英　名：European ash

和　名：セイヨウトネリコ

使用部位：樹皮

安全性クラス：1

相互作用クラス：A

禁忌　知見なし

他の注意事項　知見なし

薬やサプリメントとの相互作用　知見なし

注釈　歴史的な医学の文献や論文において，アッシュ使用の注意事項は報告されていない（Bentley and Trimen 1880; Hayes 1853）。

有害事象と副作用　知見なし

薬理学的考察　知見なし

妊婦と授乳婦　科学的または伝統的文献において，妊娠中および授乳中におけるアッシュの安全性は不明である。本書では，妊娠中や授乳期間での使用に関する問題は確認されなかったが，最終的な安全性は確立されていない。

レビュー詳細

I. 薬やサプリメントとの相互作用

薬やサプリメントとの相互作用の臨床試験

確認されなかった。

被疑薬やサプリメントとの相互作用の症例報告

確認されなかった。

薬やサプリメントとの相互作用の動物試験

確認されなかった。

II. 有害事象

有害事象の症例報告　確認されなかった。

III. 薬理学および薬物動態学

ヒトの薬理学的研究　確認されなかった。

動物の薬理学的研究　確認されなかった。

*In vitro*の薬理学的研究　確認されなかった。

IV. 妊婦と授乳婦

妊娠中および授乳中におけるアッシュの安全性に関する情報は確認されなかった。

V. 毒性研究

確認されなかった。

参考文献

Bentley, R., and H. Trimen. 1880. *Medicinal plants. Vol III, Compositae to Thymelaceae.* London: J.A. Churchill.

Hayes, I. 1853. Therapeutic use of the bark, leaves, seeds, and root of the common Ash (Fraxinus excelsior), Quarterly Summaries of the Improvements and Discoveries in the Medical Sciences. *Am. J. Med. Sci.* 25:492-494.

Fritillaria spp.

ユリ科

Fritillaria cirrhosa D. Don

一般名：センバイモ

英　名：Sichuan fritillary
生薬名：局（鱗茎）バイモ（貝母）
中国名：川貝母（*chuan bei mu*）（鱗茎）
別　名：tendril-leaf fritillary

Fritillaria thunbergii Miq.
一般名：セツバイモ
英　名：Zhejiang fritillary
和　名：アミガサユリ
中国名：浙貝母（*zhe bei mu*）（鱗茎）
使用部位：鱗茎

安全性クラス：1
相互作用クラス：A
禁忌　知見なし
他の注意事項　知見なし
薬やサプリメントとの相互作用　知見なし
注釈　*Fritillaria*の他の種は，上記に掲載した種の許容可能な代替物であると考えられる。これらは*F. unibracteata, F. przewalskii, F. delavayi*を含む。*Fritillaria*の他の種は，*F. hupehensis, F. anhuiensis, F. monantha, F. karelinii, F. maximowiczii, F. davidii*などで，局所的に使用される（Bensky et al. 2004）。

いくつかの種の粗悪品は，*Bolbostemma paniculatum, Tulipa edulis, Cremastra appendiculata*，そして毒性の高い*Iphigenia indica*が含まれていると報告されている（Bensky et al. 2004）。

有害事象と副作用　知見なし
薬理学的考察　知見なし
妊婦と授乳婦　科学的または伝統的文献において，妊娠中および授乳中におけるセンバイモおよびセツバイモの安全性は不明である。本書では，妊娠中や授乳期間での使用に関する問題は確認されなかったが，最終的な安全性は確立されていない。

レビュー詳細

I. 薬やサプリメントとの相互作用
薬やサプリメントとの相互作用の臨床試験
確認されなかった。
被疑薬やサプリメントとの相互作用の症例報告
確認されなかった。
薬やサプリメントとの相互作用の動物試験
確認されなかった。

II. 有害事象
有害事象の症例報告　確認されなかった。

III. 薬理学および薬物動態学
ヒトの薬理学的研究　確認されなかった。
動物の薬理学的研究　確認されなかった。
*In vitro*の薬理学的研究　センバイモまたはセツバイモから単離されたアルカロイドは，抗高血圧および抗コリン活性を示している（Li et al. 2006）。

IV. 妊婦と授乳婦
妊娠中および授乳中におけるセンバイモおよびセツバイモの安全性に関する情報は確認されなかった。

V. 毒性研究
急性毒性
マウスに対するバイモ抽出物のLD_{50}は，経口投与において8g/kgまでの用量で決定することができなかった（Chen and Chen 2004）。

静脈投与において，バイモから単離されたペイミニンのLD_{50}は，ウサギで11mg/kg，ネコで9mg/kgである（Chen and Chen 2004）。

参考文献

Bensky, D., S. Clavey, and E. Stöger. 2004. *Chinese herbal medicine: Materia medica*. 3rd ed. Seattle: Eastland Press.

Chen, J.K., and T.T. Chen. 2004. *Chinese medical herbology and pharmacology*. City of Industry, CA: Art of Medicine Press.

Li, H.J., Y. Jiang, and P. Li. 2006. Chemistry, bioactivity and geographical diversity of steroidal alkaloids from the Liliaceae family. *Nat. Prod. Rep.* 23(5):735-752.

Fucus vesiculosus L.　ヒバマタ科

一般名：ブラダーラック
英　名：bladderwrack
別　名：dyer's fucus, red fucus, rockwrack
使用部位：葉状体

安全性クラス：2d
相互作用クラス：A

禁忌　甲状腺機能亢進症のある人への使用禁止（Bradley 2006; Weiss and Meuss 2001）。

他の注意事項　知見なし

薬やサプリメントとの相互作用　甲状腺薬との使用は，有資格の医療従事者監督下で用いるべきだが，相互作用は知られている限りではない（Bradley 2006）。

ブラダーラックのような粘液質の植物は，経口摂取した薬物の吸収を遅らせる可能性がある。そのため，他の薬物を摂取する際は，ブラダーラック摂取の1時間前または数時間後にするべきである（Brinker 2001; De Smet 1993; Mills and Bone 2005）。

注釈　多くの海藻は，重金属の残留物を含有することが報告されている（Almela et al. 2006; Rose et al. 2007）。ブラダーラックにおいて無機ヒ素は0.2〜1.8mg/kgとはるかに低いレベルで報告されているが（Almela et al. 2006），総ヒ素は20〜40mg/kgの範囲のレベルで測定された（Almela et al. 2006）。胎児の健康および乳幼児の発達に対する無機ヒ素の負の影響について証拠が提示されている（EFSA 2009）。ゆえに，妊婦と乳幼児は注意を要する。

有害事象と副作用　知見なし

薬理学的考察　ブラダーラックはヨウ素を含有する（0.03〜0.2% 乾燥重量）（Bradley 2006; Chapman 1970; Wichtl 2004）。ヒトにおけるブラダーラックの使用に関連して甲状腺に対する多くの注意事項が，ヨーロッパの文献で掲載されている。これらの注意は主にヨウ素の存在に基づく。参考文献ではブラダーラックの無制限使用や長期使用後の副作用の可能性として，ヨウ素特異性，甲状腺機能亢進症および甲状腺中毒症が示されており（Wichtl 2004），ヨウ素の過剰摂取は甲状腺腫につながる可能性があることを言及している（Baker 2004; Pennington 1990）。ブラダーラック使用におけるこれらの懸念に対する臨床的関連性を支持または論破するためのデータは存在しない。

妊婦と授乳婦　ヨウ素は，適切な生前発育に必要とされる必須栄養素であるが，乳幼児が特にヨウ素の作用に対して過敏であることが報告され（Baker 2004），妊娠中または授乳中の母体に対するヨウ素の使用後に，乳幼児の甲状腺腫の症例が報告されている（Pennington 1990）。この項の注釈もまた参照。

レビュー詳細

I. 薬やサプリメントとの相互作用

薬やサプリメントとの相互作用の臨床試験
　確認されなかった。

被疑薬やサプリメントとの相互作用の症例報告
　確認されなかった。

薬やサプリメントとの相互作用の動物試験
　確認されなかった。

II. 有害事象

有害事象の症例報告　高濃度（21.3mg/kg）のヒ素を含んでいることが発見されたブラダーラックのサプリメントを摂取していた女性において，腎毒性が診断された。その女性は，1日当たり1.2gのサプリメントを3か月間摂取し，多飲，多尿，タンパク尿および急性腎障害を示した。腎生検から，ヒ素の影響に起因した尿細管変性，リンパ球浸潤を明らかにした（Conz et al. 1998）。

III. 薬理学および薬物動態学

ヒトの薬理学的研究　異常な月経周期パターンおよび月経に関連した疾患歴を有する3人の閉経前の女性における予備試験では，ブラダーラックの摂取は，月経周期の長さが5.5〜14日間の範囲で増加することと関連があった。ブラダーラックは，月経周期2クール間は1日当たり0.7gを摂取し，追加の2クールは1日当たり1.4gの用量で摂取された。1人の女性におけるホルモン検査では，17β-エストラジオールの減少とプロゲステロンの増加を示した（Skibola 2004）。

動物の薬理学的研究　確認されなかった。

*In vitro*の薬理学的研究　ブラダーラックからのフコダイン画分を5，10，50μg/mlの濃度で処置されたヒト血小板血漿において，用量依存的な抗凝固活性が観察された（Durig et al. 1997）。

IV. 妊婦と授乳婦

乳幼児は，ヨウ素の作用に特に敏感であると報告され（Baker 2004），妊娠中または授乳中の母体に対するヨウ素の使用後に，乳幼児の甲状腺腫の症例が報告されている（Pennington 1990）。

この項の注釈もまた参照。

V. 毒性研究

急性毒性

経口投与におけるラットに対するブラダーラック抽出物のLD_{50}は，33%エタノール抽出物では1〜2g/kgの間，60%エタノール抽出物では2g/kgまでの用量で決定することができなかった。マウスにおいては，経口LD_{50}は33%エタノール抽出物で1〜2g/kgの間，60%エタノール抽出物ではおよそ

0.75g/kgである。腹腔内投与における33%エタノール抽出物のLD_{50}は，雌ラットで0.25g/kg，雄ラットで1～2g/kgの間，マウスでは0.15～0.2g/kgの間である。腹腔内投与における60%エタノール抽出物のLD_{50}は，雌ラットで0.5g/kg，雄ラットで0.5g/kg以上，マウスで0.25～0.5g/kgである。(Zaragoza et al. 2008)。

短期毒性

ラットに対し1日当たり200または750mg/kgのブラダーラックの含水エタノール抽出物を28日間経口投与した。その結果，臓器重量および血清パラメータに関連する変化を含む毒性の兆候は観察されなかった（Zaragoza et al. 2008)。

遺伝毒性

ブラダーラックの水抽出物の遺伝毒性活性は，0.25，0.5，1.0mg/mlの濃度で処理したヒトリンパ球での染色体異常およびコメット分析において観察されなかった（Leite-Silva et al. 2007)。

参考文献

Almela, C., M.J. Clemente, D. Velez, and R. Montoro. 2006. Total arsenic, inorganic arsenic, lead and cadmium contents in edible seaweed sold in Spain. *Food Chem. Toxicol.* 44(11):1901-1908.

Baker, D.H. 2004. Iodine toxicity and its amelioration. *Exp. Biol. Med.* 229(6):473-478.

Bradley, P.R. 2006. *British herbal compendium: A handbook of scientific information on widely used plant drugs, Volume 2*. Bournemouth, UK: British Herbal Medicine Association.

Brinker, F. 2001. *Herb contraindications and drug interactions*. 3rd ed. Sandy, OR: Eclectic Medical Publications.

Chapman, V.J. 1970. *Seaweeds and their uses*. London: Methuen Co. Ltd.

Conz, P.A., G. La Greca, P. Benedetti, P.A. Bevilacqua, and L. Cima. 1998. *Fucus vesiculosus*: A nephrotoxic alga? *Nephrol. Dial. Transplant.* 13(2):526-527.

De Smet, P.A.G.M. 1993. *Adverse effects of herbal drugs, Volume 2*. New York: Springer.

Durig, J., T. Bruhn, K.H. Zurborn, et al. 1997. Anticoagulant fucoidan fractions from *Fucus vesiculosus* induce platelet activation in vitro. *Thromb. Res.* 85(6):479-491.

EFSA. 2009. Scientific opinion on arsenic in food. *EFSA J.* 7(10):1351-1550.

Leite-Silva, C., C.L.S. Gusmao, and C.S. Takahashi. 2007. Genotoxic and antigenotoxic effects of *Fucus vesiculosus* extract on cultured human lymphocytes using the chromosome aberration and comet assays. *Genet. Mol. Biol.* 30(1):105-111.

Mills, S., and K. Bone. 2005. *The essential guide to herbal safety*. St. Louis: Elsevier.

Pennington, J.A. 1990. A review of iodine toxicity reports. *J. Am. Diet. Assoc.* 90(11):1571.

Rose, M., J. Lewis, N. Langford, et al. 2007. Arsenic in seaweed—Forms, concentration and dietary exposure. *Food Chem. Toxicol.* 45(7):1263-1267.

Skibola, C.F. 2004. The effect of *Fucus vesiculosus*, an edible brown seaweed, upon menstrual cycle length and hormonal status in three pre-menopausal women: A case report. *BMC Complement. Altern. Med.* 4:10.

Weiss, R.F., and A.R. Meuss. 2001. *Weiss's herbal medicine*. Classic ed. Stuttgart: New York.

Wichtl, M. 2004. *Herbal drugs and phytopharmaceuticals: A handbook for practice on a scientific basis*. 3rd ed. Boca Raton, FL: CRC Press.

Zaragoza, M.C., D. Lopez, M.P. Sáiz, et al. 2008. Toxicity and antioxidant activity in vitro and in vivo of two *Fucus vesiculosus* extracts. *J. Agric. Food Chem.* 56(17):7773-7780.

Galium odoratum (L.) Scop.

アカネ科

一般名：スィートウッドラフ
英　名：sweet woodruff
和　名：クルマバソウ
異　名：*Asperula odorata* L.
別　名：sweet-scented bedstraw，woodruff
使用部位：全草

安全性クラス：1
相互作用クラス：A
禁忌　知見なし
他の注意事項　知見なし
薬やサプリメントとの相互作用　知見なし
有害事象と副作用　数人において，スィートウッドラフ抽出物の摂取は，頭痛と関連がみられた（Roth et al. 1984）。
薬理学的考察　知見なし
妊婦と授乳婦　科学的または伝統的文献において，妊娠中および授乳中におけるスィートウッドラフの安全性は不明である。本書では，妊娠中や授乳期間での使用に関する問題は確認されなかったが，最終的な安全性は確立されていない。

レビュー詳細

I. 薬やサプリメントとの相互作用
薬やサプリメントとの相互作用の臨床試験
確認されなかった。
被疑薬やサプリメントとの相互作用の症例報告
確認されなかった。
薬やサプリメントとの相互作用の動物試験
確認されなかった。

II. 有害事象
有害事象の症例報告　数人において，スィートウッドラフ抽出物の摂取は，頭痛と関連がみられた。製品，投与量，および期間の詳細については提供されなかった（Roth et al. 1984）。

III. 薬理学および薬物動態学
ヒトの薬理学的研究　確認されなかった。
動物の薬理学的研究　確認されなかった。
*In vitro*の薬理学的研究　確認されなかった。

IV. 妊婦と授乳婦
妊娠中および授乳中におけるスィートウッドラフの安全性に関する情報は確認されなかった。

V. 毒性研究
確認されなかった。

参考文献

Roth, L., M. Daunderer, and K. Kormann. 1984. *Giftpflanzen-pflanzengifte: Vorkommen, wirkung, therapie*. Landsberg: Ecomed.

Galium spp.

アカネ科

Galium aparine L.
一般名：クリーバー，グースグラス
英　名：cleavers
別　名：bedstraw，clivers，goosegrass

Galium verum L.
一般名：レディス ベッドストロウ
英　名：lady's bedstraw
別　名：our Lady's bedstraw，yellow bedstraw
使用部位：全草

安全性クラス：1
相互作用クラス：A
禁忌　知見なし
他の注意事項　知見なし
薬やサプリメントとの相互作用　知見なし
有害事象と副作用　知見なし
薬理学的考察　知見なし
妊婦と授乳婦　科学的または伝統的文献において，妊娠中

および授乳中におけるクリーバーやレディスベッドストロウの安全性は不明である。本書では，妊娠中や授乳期間での使用に関する問題は確認されなかったが，最終的な安全性は確立されていない。

レビュー詳細

I. 薬やサプリメントとの相互作用

薬やサプリメントとの相互作用の臨床試験
確認されなかった。
被疑薬やサプリメントとの相互作用の症例報告
確認されなかった。
薬やサプリメントとの相互作用の動物試験
確認されなかった。

II. 有害事象

有害事象の症例報告　確認されなかった。

III. 薬理学および薬物動態学

ヒトの薬理学的研究　確認されなかった。
動物の薬理学的研究　確認されなかった。
*In vitro*の薬理学的研究　確認されなかった。

IV. 妊婦と授乳婦

妊娠中および授乳中におけるクリーバーやレディスベッドストロウの安全性に関する情報は確認されなかった。

V. 毒性研究

急性毒性

ラットに対するクリーバーのエタノール抽出物のLD_{50}は，腹腔内投与において1g/kgである（Sharma et al. 1978）。

ブラインシュリンプおよびキイロショウジョウバエを用いた毒性活性試験では，クリーバーのメタノール抽出物の可溶水画分において毒性を示さなかったが，酢酸エチル可溶画分では，両方の生物で80％以上の致死率を生じた（McChesney and Adams 1985）。

参考文献

McChesney, J.D., and R.P. Adams. 1985. Co-evaluation of plant extracts as petrochemical substitutes and for biologically active compounds. *Econ. Bot.* 39(1):74-86.

Sharma, M.L., N. Chandokhe, B.J. Ghatak, et al. 1978. Pharmacological screening of Indian medicinal plants. *Indian J. Exp. Biol.* 16(2):228.

Ganoderma lucidum (Curtis: Fr.) P. Karst.　マンネンタケ科

一般名：レイシ
英　名：reishi
和　名：マンネンタケ
異　名：*Polyporus lucidus* (Curtis: Fr.) Fr.
中国名：靈芝（*ling zhi*）（子実体）
別　名：ganoderma
使用部位：子実体，菌糸体

安全性クラス：1
相互作用クラス：A
禁忌　知見なし
他の注意事項　知見なし
薬やサプリメントとの相互作用　薬理学的考察参照。
有害事象と副作用　参考文献では，レイシを3〜6か月継続的に使用した後に口，喉，鼻周辺の乾燥，痒み，胃のむかつき，鼻血や血便を含む，まれな副作用が記録されていることを言及しているが（Leung and Foster 1996），臨床試験および投与量決定試験では，1日当たり5.4gのレイシ抽出物を3か月間摂取した場合，一般的に忍容性良好であることを示している（Chen et al. 2006; Gao et al. 2002, 2003, 2004a; Noguchi et al. 2008）。

レイシに対するアレルギー反応は，まれではあるが報告されている（Bensky et al. 2004; Leung and Foster 1996）。

数か月間レイシの水抽出物を摂取し，レイシ粉末製剤に切り替えたばかりの2人の患者で，劇症肝炎が報告されている（Wanmuang et al. 2007; Yuen et al. 2004）。

薬理学的考察　ヒトおよび動物研究では，血小板凝集に対するレイシの効果について異なる結果が得られている。健常な人とアテローム性動脈硬化症の人に対し，1日3gのレイシを2週間摂取した後，血小板凝集の阻害が観察された（Tao and Feng 1990）。しかしながら，HIV陽性患者では1日当たり900mgのレイシを与えたところ，抗血小板活性は見られなかった（Gau et al. 1990）。よってこれらの活性は用量に関連があることを示唆している。レイシから単離した化合物は，*in vitro*研究において抗血小板活性を示した（Kawagishi et al. 1993; Mongold et al. 1993）。相互作用については報告されていないが，レイシは抗凝固薬または抗血漿板薬を服用している人には注意して使用するべきである（Upton 2000）。

ヒトおよび動物研究では，レイシの免疫調整作用を示していることから，免疫抑制剤を服用している人には注意して使用すべきであることを示唆している（Chen et al. 2006; Gao et al. 2003, 2005; Lin 2005; Upton 2000; Zhu et al. 2007）。

ヒトおよび動物研究では，レイシは血糖値の調節を変化させることが示されている（Gao et al. 2004b; Kimura et al. 1988; Zhang and Lin 2004）。糖尿病を持つ人は，使用前に有資格の医療従事者に相談し，血糖値を厳密に測定することを勧める。

妊婦と授乳婦　科学的または伝統的文献において，妊娠中および授乳中におけるレイシの安全性は不明である。本書では，妊娠中や授乳期間での使用に関する問題は確認されなかったが，最終的な安全性は確立されていない。

レビュー詳細

I. 薬やサプリメントとの相互作用

薬やサプリメントとの相互作用の臨床試験

確認されなかった。

被疑薬やサプリメントとの相互作用の症例報告

確認されなかった。

薬やサプリメントとの相互作用の動物試験

確認されなかった。

II. 有害事象

臨床試験で報告された有害事象　多糖類画分から成るレイシ抽出物は，主に吐き気や下痢といった軽度の有害事象が報告されている（Gao et al. 2002）と同時に，2型糖尿病，進行癌，冠状動脈性心疾患の患者において，1日当たり5.4gの用量で12週間摂取したところ，忍容性良好であったとして報告された（Gao et al. 2002, 2004a, 2004b, 2005）。

有害事象の症例報告　統合失調症の既往歴がある47歳の女性では，1日当たり400mgのレイシ粉末を2か月間摂取した後に，致命的な劇症肝炎を発症した。彼女はまた，長期間リチウム，ペルフェナジン，トリヘキシフェニジルを摂取していた。女性は以前，数年間にわたり茹でたレイシスライス（用量は特定されなかった）から作られた抽出物を摂取していた。その際，有害事象は見られなかった。報告した医師によると，これらの反応は特異体質だった可能性があることを示した（Wanmuang et al. 2007）。

フェロジピン，カルシウムサプリメント，マルチビタミン，レイシを服用していた78歳の女性で劇症肝炎が診断された。その女性は，少なくとも1年間は茹でたレイシスライスから作った抽出物（用量は特定されなかった）を摂取しており，症状発症の4週間前，レイシ粉末製剤（用量は特定されなかった）を摂取し始めていた（Yuen et al. 2004）。

まれに，レイシによる副作用として，口，鼻の乾燥，痒み，胃のむかつき，吐き気，めまい，鼻血，便秘や下痢，血便が報告されている。製品や用量は特定されておらず，ある参考文献では，その作用は，3～6か月のレイシの服用と関連があったと言及している（Bensky et al. 2004; Leung and Foster 1996）。

レイシに対するアレルギー反応は，主にレイシ抽出物の筋肉内投与後に報告されている（Bensky et al. 2004; Leung and Foster 1996）。皮膚発疹の事例は，レイシワインの摂取後に観察された（Leung and Foster 1996）。

レイシを摂取した（製品，用量，期間は特定されていなかった）非ホジキンリンパ腫のある49歳の男性において，慢性水様性下痢と寄生虫感染による擬似症が観察された。レイシからの胞子が，誤って寄生虫として確認された。過去6か月間の下痢の原因としてレイシが疑われたか，あるいはレイシが下痢を悪化させたと考えられたか定かではないが，報告書では，男性は6か月の下痢の既往があり，そしてレイシ摂取開始後数日で軟便が観察されたことを示す。男性はまた結核の薬（不特定）も摂取していた（Wanachiwanawin et al. 2006）。

III. 薬理学および薬物動態学

ヒトの薬理学的研究　健常な被験者またはアテローム性動脈硬化症の患者において，1日当たり3gのレイシの水抽出物を2週間摂取したところ，採取した血液から，第1および第2段階の血小板凝集阻害が観察された（Tao and Feng 1990）。HIV陽性の血友病患者において，1日当たり0.9gのレイシ抽出物（アデノシン1.35mg含有）を処置したところ，抗血小板作用は観察されなかった（Gau et al. 1990）。

健常な被験者において，1日当たり1.44gのレイシ製剤（生のレイシ13.2gに相当）を4週間経口摂取したところ，肝臓，腎臓，DNA毒性を有する有害事象は観察されなかった（Wachtel-Galor et al. 2004）。

下部尿路症状を有する男性におけるレイシの用量決定試験では，1日当たり0.6，6，60mgのレイシを8週間経口投与された。その結果，良好な忍容性を示し，重大な有害事象は報告されなかった。（Noguchi et al. 2008）。

2型糖尿病の患者において，1日当たり5.4gのレイシの多糖類画分を12週間経口投与したところ，空腹時に誘発された糖化ヘモグロビンの平均値に減少がみられた（Gao et al. 2004b）。

健常な被験者におけるレイシの安全性研究では，1日当たり2gのレイシ抽出物を10日間経口投与した結果，有害作用は観察されなかった。血液系，心臓，尿のパラメータに有意な変化は認められなかった。

血液を用いた免役検査では，CD4，CD8，CD19に明らかな変化は示さなかったが，CD56の細胞数が増加した（Wicks et al. 2007）。

結腸癌患者における非盲検研究では，1日当たり5.4gのレイシを12週間摂取した。その結果，免疫調節作用が確認された。レイシを投与することにより，フィトヘマグルチニンの分裂促進反応，CD3・CD4・CD8・CD56のリンパ球数，インターロイキン（IL）-2・IL-6の血漿濃度，インターフェロン（IFN）-γおよびNK活性を増加させる傾向にあった。一方，IL-1および腫瘍壊死因子（TNF）-αの血漿濃度は減少した。ベースライン値と治療値を比較したところ，すべてのパラメータにおいて，統計的な有意差は認められなかった。IL-1の変化はIL-6，IFN-γ，CD3，CD4，CD8，NK活性と相関しており，IL-2の変化はIL-6，CD8，NK活性と相関していた（Chen et al. 2006）。

進行癌の患者において，1日当たり5.4gのレイシの多糖類画分を12週間処置したところ，IL-2，IL-6，IFN-γの平均血漿濃度に増加が認められた。IL-1 とTNFのレベルは減少した。ベースラインでの各リンパ球サブセットの数に，著しいばらつきが生じた。投与後，CD56細胞の平均絶対数は増加し，またベースラインと比較してCD3，CD4，CD8の数のわずかな増加が観察された。CD4:CD8T細胞比に変化は見られなかった。大部分の患者においてPHA反応が増強され，NK活性の平均値が増加した（Gao et al. 2003）。

動物の薬理学的研究　去勢されたラットに対し，レイシのメタノール抽出物を投与した結果，テストステロン誘発性の腹側前立腺の成長を阻害した（Fujita et al. 2005）。

健常なマウスに対し，25，50，100mg/kgの用量でレイシ多糖類を腹腔内投与したところ，用量依存性の血糖低下作用が観察された（Zhang and Lin 2004）。

ラットに対し，動物当たり（平均体重は200～250g）50mgのレイシの水抽出物を経口投与した場合，血中インスリンの上昇なしに，血糖値の低下が観察された（Kimura et al. 1988）。

シクロホスファミドによって誘導された免疫抑制のあるマウスに対し，1日当たり2.5，25，250mg/kgのレイシ多糖類を7日間腹腔内投与した場合，エフェクター細胞の免疫機能を増強した。2.5mg/kgの用量では，骨髄細胞，赤血球，白血球，脾臓ナチュラルキラー（NK）細胞，NKT細胞の回復を促進し，TおよびB細胞の増殖反応，細胞傷害性T細胞の活性，NK細胞およびリンホカイン活性化キラー細胞の活性を増強した（Zhu et al. 2007）。

免疫性肝臓損傷を有するラットに対し，レイシ多糖類を50または200mg/kg投与した場合，薬物代謝酵素CYP2E1，CYP1A2，CYP3Aの用量依存的な阻害が観察された（Wang et al. 2007）。

ガノデロールBは，ラットに対しテストステロン誘導性の側副前立腺の再成長を抑制した（Liu et al. 2007）。

***In vitro*の薬理学的研究**　生体内および*in vitro*におけるレイシ多糖類の免疫調節作用のレビューでは，多糖類は抗原提示細胞，単核食細胞，体液性免疫および細胞性免疫の機能を促進することを実証した（Tahvonen et al. 2005）。

ヒト乳癌細胞（MCF-7）において，レイシのエストロゲン受容体（ER）調節作用が観察された。レイシはER陽性（MCF-7）細胞においてER-αの発現を減少させたが，ER陽性およびER陰性（MDA-MB-231）細胞ではER-βの発現に影響を与えなかった。また，レイシは，レポーター遺伝子アッセイにおいて，エストロゲン応答エレメントを介したERのエストロゲン依存性および構成的なトランス活性化活性を阻害した（Jiang et al. 2006）。

健常な成人と子供および化学療法を受けている子供において，レイシの粗抽出物（溶剤は特定されなかった）またはレイシから単離された多糖類の2つのうちいずれかで処置後，末梢血単核細胞の生存能力に異なる効果が観察された（Gill and Rieder 2008）。

ガノデロールBは，ヒト前立腺癌細胞（LNCaP）において，アンドロゲン誘導性の細胞増殖を阻害した（Liu et al. 2007）。

ガノデルミン酸Sは，ヒト血小板において，コラーゲン誘発性の血小板凝集を阻害した（Mongold et al. 1993）。血小板凝集の阻害は，レイシ（50μ/ml）からのアデノシン誘導体 5'-デオキシ-5'-メチルスルフィニルアデノシンの処置後に観察された（Kawagishi et al. 1993）。

様々な抗菌薬との試験では，レイシはアンピシリンおよびセファゾリンとともにプロテウス・ブルガリスに対して拮抗活性を示したが，オキシテトラサイクリンおよびクロラムフェニコール，バチルス属・ブドウ球菌・大腸菌・クレブシエラ属・サルモネラ属の種で観察されなかった（Yoon et al. 1994）。

IV. 妊婦と授乳婦

妊娠中および授乳中におけるレイシの安全性に関する情報は確認されなかった。

V. 毒性研究

急性毒性

マウスに対するレイシの水抽出物または多糖類画分の経口LD_{50}は，5g/kgまでの用量で決定することができなかった（Kim et al. 1986）。

腹腔内投与におけるレイシの抽出物のLD_{50}は，3.42～38.3g/kgまでの範囲として報告されており，作用は投与された抽出物の種類によって決まる（Leung and Foster 1996）。

短期毒性

マウスに対し1日当たり5g/kgのレイシの水抽出物を30日間経口投与した場合，血液学的パラメータおよび臓器重量の変化は観察されなかった（Kim et al. 1986）。

マウスに対し1日当たり925.9ml/kgに等しい用量でレイシのフリーズドライ抽出物を14日間経口投与した場合，有害作用は認められなかった（Chin et al. 2000）。

毒性の兆候は，1日当たり1.8g/kgのレイシの抽出物を20日間経口投与されたマウスで観察されなかった（Leung and Foster 1996）。

遺伝毒性

レイシの遺伝毒性は，レイシ220gに相当するレイシの抽出物を経口投与されたマウスのリンパ球におけるコメット解析で観察されなかった（Chiu et al. 2000）。

ヒトリンパ球におけるコメット解析では，レイシ抽出物は0.0001％の濃度で保護作用を示したが，0.001％（w/v）以上の濃度でDNA損傷を引き起こした（Wachtel-Galor et al. 2005）。

参考文献

Bensky, D., S. Clavey, and E. Stöger. 2004. *Chinese herbal medicine: Materia medica*. 3rd ed. Seattle: Eastland Press.

Chen, X., Z.P. Hu, X.X. Yang, et al. 2006. Monitoring of immune responses to a herbal immuno-modulator in patients with advanced colorectal cancer. *Int. Immunopharmacol.* 6(3):499-508.

Chiu, S.W., Z.M. Wang, T.M. Leung, and D. Moore. 2000. Nutritional value of ganoderma extract and assessment of its genotoxicity and antigenotoxicity using comet assays of mouse lymphocytes. *Food Chem. Toxicol.* 38(2-3):173-178.

Fujita, R., J. Liu, K. Shimizu, et al. 2005. Anti-androgenic activities of *Ganoderma lucidum*. *J. Ethnopharmacol.* 102(1):107-112.

Gao, Y., G. Chen, X. Dai, J. Ye, and S. Zhou. 2004a. A phase I/II study of ling zhi mushroom *Ganoderma lucidum* (W. Curt.: Fr.) Lloyd (Aphyllophoromycetideae) extract in patients with coronary heart disease. *Int. J. Med. Mushrooms* 6(4):327-334.

Gao, Y., J. Lan, X. Dai, J. Ye, and S. Zhou. 2004b. A phase I/II study of ling zhi mushroom *Ganoderma lucidum* (W. Curt.: Fr.) Lloyd (Aphyllophoromycetideae) extract in patients with type II diabetes mellitus. *Int. J. Med. Mushrooms* 6 (1):33-39.

Gao, Y., W. Tang, X. Dai, et al. 2005. Effects of water-soluble *Ganoderma lucidum* polysaccharides on the immune functions of patients with advanced lung cancer. *J. Med. Food* 8(2):159-168.

Gao, Y., S. Zhou, G. Chen, X. Dai, and J. Ye. 2002. A phase I/II study of a *Ganoderma lucidum* (Curt.: Fr.) P. Karst. extract (ganopoly) in patients with advanced cancer. *Int. J. Med. Mushrooms* 4 (3):207-214.

Gao, Y., S. Zhou, W. Jiang, M. Huang, and X. Dai. 2003. Effects of ganopoly (a *Ganoderma lucidum* polysaccharide extract) on the immune functions in advanced-stage cancer patients. *Immunol. Invest.* 32(3):201-215.

Gau, J.P., C.K. Lin, S.S. Lee, and S.R. Wang. 1990. The lack of antiplatelet effect of crude extracts from *Ganoderma lucidum* on HIV-positive hemophiliacs. *Am. J. Chin. Med.* 18(3-4):175-179.

Gill, S.K., and M.J. Rieder. 2008. Toxicity of a traditional Chinese medicine, *Ganoderma lucidum*, in children with cancer. *Can. J. Clin. Pharmacol.* 15(2):e275-e285.

Jiang, J., V. Slivova, and D. Sliva. 2006. *Ganoderma lucidum* inhibits proliferation of human breast cancer cells by down-regulation of estrogen receptor and NF-kappaB signaling. *Int. J. Oncol.* 29(3):695-703.

Kawagishi, H., F. Fukuhara, M. Sazuka, et al. 1993. 5′-Deoxy-5′-methylsulphinyladenosine, a platelet aggregation inhibitor from *Ganoderma lucidum*. *Phytochemistry* 32(2):239-241.

Kim, M.J., H.W. Kim, Y.S. Lee, et al. 1986. Studies on safety of *Ganoderma lucidum*. *Korean J. Mycol.* 14(1):49-60.

Kimura, Y., H. Okuda, and S. Arichi. 1988. Effects of the extracts of *Ganoderma lucidum* on blood glucose level in rats. *Planta Med.* 54(4):290-294.

Leung, A.Y., and S. Foster. 1996. *Encyclopedia of common natural ingredients used in food, drugs, and cosmetics*. 2nd ed. New York: Wiley.

Lin, Z.B. 2005. Cellular and molecular mechanisms of immuno-modulation by *Ganoderma lucidum*. *J. Pharmacol. Sci.* 99(2):144-153.

Liu, J., K. Shimizu, F. Konishi, S. Kumamoto, and R. Kondo. 2007. The anti-androgen effect of ganoderol B isolated from the fruiting body of *Ganoderma lucidum*. *Bioorg. Med. Chem.* 15(14):4966-4972.

Mongold, J.J., P. Susplugas, C. Taillade, and J.J. Serrano. 1993. Anti-inflammatory activity of *Ribes nigrum* leaf extract in rats. *Plant. Med. Phytother.* 26 (2):109-116.

Noguchi, M., T. Kakuma, K. Tomiyasu, et al. 2008. Effect of an extract of *Ganoderma lucidum* in men with lower urinary tract symptoms: A double-blind, placebo-controlled randomized and dose-ranging study. *Asian J. Androl.* 10(4):651-658.

Tahvonen, R.L., U.S. Schwab, K.M. Linderborg, H.M. Mykkanen, and H.P. Kallio. 2005. Black currant seed oil and fish oil supplements differ in their effects on fatty acid profiles of plasma lipids, and concentrations of serum total and lipoprotein lipids, plasma glucose and insulin. *J. Nutr. Biochem.* 16(6):353-359.

Tao, J., and K.Y. Feng. 1990. Experimental and clinical studies on inhibitory effect of *Ganoderma lucidum* on platelet aggregation. *J. Tongji Med. Univ.* 10(4):240-243.

Upton, R. 2000. *Reishi mushroom* Ganoderma lucidum: *Standards of analysis, quality control, and therapeutics. American Herbal Pharmacopoeia and therapeutic compendium.* Santa Cruz, CA: American Herbal Pharmacopoeia.

Wachtel-Galor, S., S.W. Choi, and I.F. Benzie. 2005. Effect of *Ganoderma lucidum* on human DNA is dose dependent and mediated by hydrogen peroxide. *Redox Rep.* 10(3):145-149.

Wachtel-Galor, S., B. Tomlinson, and I.F.F. Benzie. 2004. *Ganoderma lucidum* ('lingzhi'), a Chinese medicinal mushroom: Biomarker responses in a controlled human supplementation study. *Br. J. Nutr.* 91(2):263-269.

Wanachiwanawin, D., A. Piankijagum, A. Chaiprasert, et al. 2006. *Ganoderma lucidum*: A cause of pseudoparasitosis. *Southeast Asian J. Trop. Med. Public Health* 37(6):1099-1102.

Wang, X., X. Zhao, D. Li, et al. 2007. Effects of *Ganoderma lucidum* polysaccharide on CYP2E1, CYP1A2 and CYP3A activities in BCG-immune hepatic injury in rats. *Biol. Pharm. Bull.* 30(9):1702-1706.

Wanmuang, H., J. Leopairut, C. Kositchaiwat, W. Wananukul, and S. Bunyaratvej. 2007. Fatal fulminant hepatitis associated with *Ganoderma lucidum* (lingzhi) mushroom powder. *J. Med. Assoc. Thailand* 90(1):179-181.

Wicks, S.M., R. Tong, C.Z. Wang, et al. 2007. Safety and tolerability of *Ganoderma lucidum* in healthy subjects: A double-blind randomized placebo-controlled trial. *Am. J. Chin. Med.* 35(3):407-414.

Yoon, S.Y., S.K. Eo, Y.S. Kim, C.K. Lee, and S.S. Han. 1994. Antimicrobial activity of *Ganoderma lucidum* extract alone and in combination with some antibiotics. *Arch. Pharm. Res.* 17(6):438-442.

Yuen, M.F., P. Ip, W.K. Ng, and C.L. Lai. 2004. Hepatotoxicity due to a formulation of *Ganoderma lucidum* (lingzhi). *J. Hepatol.* 41(4):686-687.

Zhang, H.N., and Z.B. Lin. 2004. Hypoglycemic effect of *Ganoderma lucidum* polysaccharides. *Acta Pharmacol. Sin.* 25(2):191-195.

Zhu, X.L., A.F. Chen, and Z.B. Lin. 2007. *Ganoderma lucidum* polysaccharides enhance the function of immunological effector cells in immunosuppressed mice. *J. Ethnopharmacol.* 111(2):219-226.

Garcinia cambogia (Gaertn.) Desr.

オトギリソウ科

一般名：ガルシニア

英　名：garcinia

別　名：brindall berry，Malabar tamarind

使用部位：果実

安全性クラス：1

相互作用クラス：A

禁忌　知見なし

他の注意事項　知見なし

薬やサプリメントとの相互作用　知見なし

注釈　ガルシニアの研究の多くは，HCA-SXと呼ばれる標準化エキスに焦点を当てている。HCA-SXはヒドロキシクエン酸（HCA）60％を含むガルシニア抽出物である（Soni et al. 2004）。自然のガルシニア果皮にはおよそ16～26％のHCAを含む（Antony et al. 1998; Jayaprakasha and Sakariah 1998）。

有害事象と副作用　ガルシニアや他の植物，ミネラル成分を含むダイエット製品を服用している患者で，肝毒性の症例が報告されている（Actis et al. 2007; Dara et al. 2008; Jones and Andrews 2007; Shim and Saab 2009; Stevens et al. 2005）。これらの症例とガルシニアとの関係は明らかにされていない（Stohs et al. 2009）。

薬理学的考察　知見なし

妊婦と授乳婦　世代繁殖試験では，HCA-SXは妊娠や胎児の発育に有害作用を示さなかった（Deshmukh 2008a, 2008b）。

科学的または伝統的文献において，授乳期間中のガルシニアの安全性は不明である。本書では，授乳期間での使用に関する問題は確認されなかったが，最終的な安全性は確立されていない。

レビュー詳細

I. 薬やサプリメントとの相互作用

薬やサプリメントとの相互作用の臨床試験

確認されなかった。

被疑薬やサプリメントとの相互作用の症例報告

確認されなかった。

薬やサプリメントとの相互作用の動物試験

確認されなかった。

II. 有害事象

有害事象の症例報告　ガルシニアや他の植物，ミネラル成分を含むダイエット製品を服用している患者で，肝毒性の症例が報告されている（Actis et al. 2007; Dara et al. 2008; Jones and Andrews 2007; Shim and Saab 2009; Stevens et al. 2005）。これらの症例とガルシニアとの関係は明らかにされていない（Stohs et al. 2009）。

III. 薬理学および薬物動態学

ヒトの薬理学的研究　肥満者において，1日当たり1667mgのガルシニア抽出物（1日当たり1000mgのHCA）を摂取後，血清テストステロン，エストロン，エストラジオール値に変化は観察されなかった（Hayamizu et al. 2008）。

動物の薬理学的研究　確認されなかった。

*In vitro*の薬理学的研究　確認されなかった。

IV. 妊婦と授乳婦

2世代生殖毒性試験では，ラットは2世代にわたり，交尾の前10週間，交尾中，そして雌は妊娠中および授乳期間を通して，1000，3000，10,000ppmのHCA-SXを含む餌を与えられた。性的成熟，生殖能力および交配，妊娠，分娩，同腹子の特性，授乳および仔の発達によって評価される繁殖成績に変化は見られなかった。HCA-SXの暴露は，すべての群において，餌の消費量および体重に影響を与えなかった（Deshmukh 2008b）。研究の第2世代（F2b）のラットらは，交配された時点から性的に成熟するまで，1000，3000，10,000ppm のHCA-SXを含む餌を与えられた。妊娠ラットは同じ餌を続けられた。妊娠期間中の母体のわずかな体重減少は，10,000 ppm投与群で観察された。母体毒性および胎児の発育への有害事象の証拠は認められなかった（Deshmukh 2008a）。

V. 毒性研究

急性毒性

ラットに対するガルシニア抽出物（60%HCA）の経口LD_{50}は，5g/kgまでの用量で決定することができなかった（Ohia et al. 2002）。

ウサギに対するガルシニア抽出物（60%HCA）の経皮LD_{50}は，2g/kgまでの用量で決定することができなかった（Ohia et al. 2002）。

短期毒性

雌ラットに対し，7.3%のガルシニア抽出物HCA-SX（41%HCA）を含む餌を2または4週間与えた場合，生殖ホルモンの変化は観察されなかった（Kiyose et al. 2006a）。

亜慢性毒性

ラットに対し，ガルシニア抽出物HCA-SX（60%HCA）を0.2，2，5%含む餌を90日間与えた場合，対照群と比較して，肝臓の過酸化脂質に，加齢によって誘発されたわずかな増加が観察された。血液学，臨床化学，組織病理学的評価，肝臓のDNA断片化，および精巣の過酸化脂質において，差異は見られなかった。肝臓，精巣，脳を含む相対臓器重量は，対照群と同程度であった（Shara et al. 2003, 2004）。

肥満ラットに対し，ガルシニア抽出物を0.5，2.4，4.9，7.3%（体重あたり77，388，778，1244 mgのHCA）含む餌を92日間与えた場合，4.9%またはそれ以上の投与群で精巣萎縮および毒性がみられた（Saito et al. 2005）。この研究計画は，精巣毒性の試験としては精度が疑問視されている（Burdock et al. 2005）。

雄ラットに対し，ガルシニア抽出物HCA-SX（41% HCA）を4.9%含む餌を2または4週間与えた場合，インヒビンBの血清レベルの低下および卵胞刺激ホルモンの増加が観察された。精巣の減数分裂活性化ステロールの値は，対照群と比較して，ガルシニア餌投与群で統計的に低かった（Kiyose et al. 2006b）。

雄ラットに対し，週6日ガルシニア種子のエタノール抽出物を100または200mg/kgの用量で6週間経口投与した場合，精子数の増加に伴う精巣の変化が観察された（Oluyemi et al. 2007）。

遺伝毒性

小核試験において，マウスに対し，20，100，500，2500，12,500 μmol/kgのHCAを腹腔内投与した場合，HCAは小核を有する多染性赤血球数を増加させることが発見された（Lee and Lee 2007）。この研究における解説では，投与ルートが腹腔内投与であること，そして処置の一部としてDMSOの使用していることから，HCAの経口投与後では異なる結果を生み出した可能性が高いことを指摘した（Lau et al. 2008）。

エイムス試験及び染色体異常試験において，化合物（-）-ヒドロキシクエン酸（HCA）の変異原性は代謝活性化の有無に関わらず観察されなかった（Aujoulat 2003; Lee and Lee 2007）。

参考文献

Actis, G.C., E. Bugianesi, A. Ottobrelli, and M. Rizzetto. 2007. Fatal liver failure following food supplements during chronic treatment with montelukast. *Dig. Liver Dis.* 39(10):953-955.

Antony, J.I.X., P.D. Josan, and M.L. Shankaranarayana. 1998. Quantitative analysis of (−)-hydroxycitric acid and (−)-hydroxycitric acid lactone in *Garcinia* fruits and *Garcinia* products. *J. Food Sci. Technol.* 35:399-402.

Aujoulat, M. 2003. *Cited in* Soni, M.G., G.A. Burdock, H.G. Preuss, S.J. Stohs, S.E. Ohia, and D. Bagchi. 2004. Safety assessment of (−)-hydroxycitric acid and Super CitriMax, a novel calcium/potassium salt. *Food Chem. Toxicol.* 42(9):1513-1529.

Burdock, G., M. Soni, M. Bagchi, and D. Bagchi. 2005. *Garcinia cambogia* toxicity is misleading. *Food Chem. Toxicol.* 43(11):1683-1684; author reply 1685-1686.

Dara, L., J. Hewett, and J.K. Lim. 2008. Hydroxycut hepatotoxicity: A case series and review of liver toxicity from herbal weight loss supplements. *World J. Gastroenterol.* 14(45):6999-7004.

Deshmukh, N.S. 2008a. Safety of a novel calcium/potassium salt of (−)-hydroxycitric acid (HCA-SX): II. Developmental toxicity study in rats. *Toxicol. Mech. Meth.* 18(5):443-451.

Deshmukh, N.S. 2008b. Safety of a novel calcium/potassium salt of hydroxycitric acid (HCA-SX): I. Two-generation reproduction toxicity study. *Toxicol. Mech. Meth.* 18(5):433-442.

Hayamizu, K., H. Tomi, I. Kaneko, et al. 2008. Effects of *Garcinia cambogia* extract on serum sex hormones in overweight subjects. *Fitoterapia* 79(4):255-261.

Jayaprakasha, G.K., and K.K. Sakariah. 1998. Determination of organic acids in *Garcinia cambogia* (Desr.) by high-performance liquid chromatography. *J. Chromatogr. A* 806(2):337-339.

Jones, F.J., and A.H. Andrews. 2007. Acute liver injury associated with the herbal supplement Hydroxycut in a soldier deployed to Iraq. *Am. J. Gastroenterol.* 102(10):2357-2358.

Kiyose, C., K. Kubo, and M. Saito. 2006a. Effect of *Garcinia cambogia* administration on female reproductive organs in rats. *J. Clin. Biochem. Nutr.* 38(3):188-194.

Kiyose, C., S. Ogino, K. Kubo, M. Takeuchi, and M. Saito. 2006b. Relationship between *Garcinia cambogia*-induced impairment of spermatogenesis and meiosis-activating sterol production in rat testis. *J. Clin. Biochem. Nutr.* 38(3):180-187.

Lau, F.C., M. Bagchi, and D. Bagchi. 2008. Refuting "Evaluation of the genotoxicity of (–)-hydroxycitric acid (HCA-SX) isolated from *Garcinia cambogia*." *J. Toxicol. Environ. Health A* 71(5):348-349.
Lee, K.H., and B.M. Lee. 2007. Evaluation of the genotoxicity of (–)-hydroxycitric acid (HCA-SX) isolated from *Garcinia cambogia*. *J. Toxicol. Environ. Health A* 70(5):388-392.
Ohia, S.E., C.A. Opere, A.M. LeDay, et al. 2002. Safety and mechanism of appetite suppression by a novel hydroxycitric acid extract (HCA-SX). *Mol. Cell. Biochem.* 238(1-2):89-103.
Oluyemi, K.A., O.R. Jimoh, O.A. Adesanya, et al. 2007. Effects of crude ethanolic extract of *Garcinia cambogia* on the reproductive system of male Wistar rats (*Rattus novergicus*). *Afr. J. Biotechnol.* 6(10):1236-1238.
Saito, M., M. Ueno, S. Ogino, et al. 2005. High dose of *Garcinia cambogia* is effective in suppressing fat accumulation in developing male Zucker obese rats, but highly toxic to the testis. *Food Chem. Toxicol.* 43(3):411-419.
Shara, M., S.E. Ohia, R.E. Schmidt, et al. 2004. Physico-chemical properties of a novel (–)-hydroxycitric acid extract and its effect on body weight, selected organ weights, hepatic lipid peroxidation and DNA fragmentation, hematology and clinical chemistry, and histopathological changes over a period of 90 days. *Mol. Cell. Biochem.* 260(1-2):171-186.
Shara, M., S.E. Ohia, T. Yasmin, et al. 2003. Dose- and time-dependent effects of a novel (–)-hydroxycitric acid extract on body weight, hepatic and testicular lipid peroxidation, DNA fragmentation and histopathological data over a period of 90 days. *Mol. Cell. Biochem.* 254(1-2):339-346.
Shim, M., and S. Saab. 2009. Severe hepatotoxicity due to Hydroxycut: A case report. *Dig. Dis. Sci.* 54(2):406-408.
Soni, M.G., G.A. Burdock, H.G. Preuss, et al. 2004. Safety assessment of (–)-hydroxycitric acid and Super CitriMax, a novel calcium/potassium salt. *Food Chem. Toxicol.* 42(9):1513-1529.
Stevens, T., A. Qadri, and N.N. Zein. 2005. Two patients with acute liver injury associated with use of the herbal weight-loss supplement Hydroxycut. *Ann. Intern. Med.* 142(6):477-478.
Stohs, S.J., H.G. Preuss, S.E. Ohia, et al. 2009. No evidence demonstrating hepatotoxicity associated with hydroxycitric acid. *World J. Gastroenterol.* 15(32):4087-4089.

Gardenia jasminoides J. Ellis

アカネ科

一般名：ガーデニア
英　名：gardenia
和　名：クチナシ
生薬名：局（果実）サンシシ（山梔子）
異　名：*Gardenia augusta* Merr.
中国名：梔子（*zhi zi*）（果実）
別　名：Cape jasmine
使用部位：果実

安全性クラス：1
相互作用クラス：A
禁忌　知見なし
他の注意事項　知見なし
薬やサプリメントとの相互作用　知見なし
有害事象と副作用　ガーデニアに対するアレルギー反応が報告されている（Bensky et al. 2004）。
薬理学的考察　知見なし
妊婦と授乳婦　科学的または伝統的文献において，妊娠中および授乳中におけるガーデニアの安全性は不明である。本書では，妊娠中や授乳期間での使用に関する問題は確認されなかったが，最終的な安全性は確立されていない。

レビュー詳細

I. 薬やサプリメントとの相互作用

薬やサプリメントとの相互作用の臨床試験
確認されなかった。
被疑薬やサプリメントとの相互作用の症例報告
確認されなかった。
薬やサプリメントとの相互作用の動物試験
確認されなかった。

II. 有害事象

有害事象の症例報告　ガーデニアに対するアレルギー反応が報告されている（Bensky et al. 2004）。

III. 薬理学および薬物動態学

ヒトの薬理学的研究　確認されなかった。
動物の薬理学的研究　糖尿病マウスに対し，ゲニポシドを200または400mg/kg投与した場合，血糖値およびインスリン濃度に用量依存的な減少が認められた（Wu et al. 2009）。
マウスに対する，ガーデニアから単離されたゲニポシドおよびゲニピンの静脈内投与は，大腿動脈において，光化学反応により誘導される血栓性閉塞に必要な時間を延長した（Suzuki et al. 2001）。
*In vitro*の薬理学的研究　マウスの血小板において，ガーデニアから単離されたゲニポシドおよびゲニピンは，コラーゲン誘導性の血小板凝集を阻害したが，アラキドン酸誘発性の血小板凝集は阻害しなかった（Suzuki et al. 2001）。

IV. 妊婦と授乳婦

妊娠中および授乳中におけるガーデニアの安全性に関する情報は確認されなかった。

V. 毒性研究

急性毒性

マウスに対するガーデニアのアルコール抽出物のLD_{50}は，経口投与において107.4g/kgである（Chen and Chen 2004）。マウスに対するガーデニアの水性抽出物のLD_{50}は，皮下投与において31.79g/kgである（Zhu 1998）。

マウスに対するゲニピンのLD_{50}は，経口投与後で237mg/kg，腹腔内投与で190mg，静脈内投与で153mg/kgである（Chen and Chen 2004; Zhu 1998）。

マウスに対するゲニポシドのLD_{50}は，経口，腹腔内，静脈内投与後のいずれも3g/kgである（Chen and Chen 2004）。

慢性毒性

食品着色剤のガーデニアブルーの発癌作用は，ガーデニアブルーを2.5または5%含む餌を2年間与えたラットで観察されなかった（Imazawa et al. 2000）。

遺伝毒性

エイムス試験，*rec*アッセイおよび姉妹染色分体交換試験を含む変異原性試験では，ガーデニアのエタノール抽出物由来の食品着色剤であるガーデニアイエロー，およびその構成成分であるクロセチン，ゲンチオビオース，ゲニポシド，ゲニピンを使用した。エイムス試験において，ガーデニアイエローと構成成分に変異原性はないことが発見された。*rec*アッセイにおいて，ガーデニアイエローとゲニピンはDNAの損傷を引き起こした。ガーデニアイエローとゲニピンは，姉妹染色分体交換を誘導した。ゲニピンは，すべての用量において4倍体に有意な増加を誘導した。その後の分析では，ガーデニアイエロー製剤からゲニピンは観察されなかったことを示した（Ozaki et al. 2002）。

エイムス試験，染色体異常試験，*tk*（+/-）遺伝子正突然変異試験およびコメット解析において，クロシンの変異原性および染色体異常誘発性は観察されなかった。クロシンの用量依存的な処置後，H_2O_2-誘発性のDNA 損傷を抑制した（Choi et al. 2008）。

クロセチンは，*in vitro*でマウスのC3H10T1/2細胞において，化学的に誘発した遺伝毒性および悪性形質転換を阻害した（Chang et al. 1996）。

参考文献

Bensky, D., S. Clavey, and E. Stöger. 2004. *Chinese herbal medicine: Materia medica*. 3rd ed. Seattle: Eastland Press.

Chang, W.C., Y.L. Lin, M.J. Lee, S.J. Shiow, and C.J. Wang. 1996. Inhibitory effect of crocetin on benzo[*a*]pyrene genotoxicity and neoplastic transformation in C3H10T1/2 cells. *Anticancer Res.* 16(6B):3063-3068.

Chen, J.K., and T.T. Chen. 2004. *Chinese medical herbology and pharmacology*. City of Industry, CA: Art of Medicine Press.

Choi, H.-Y., Y.-J. Kim, H.-K. Jeon, and J.-C. Ryu. 2008. Study on genotoxicity of crocin, a component of gardenia fruit, in bacterial and mammalian cell systems. *Mol. Cell. Toxicol.* 4(4).

Imazawa, T., A. Nishikawa, F. Furukawa, et al. 2000. Lack of carcinogenicity of gardenia blue colour given chronically in the diet to F344 rats. *Food Chem. Toxicol.* 38(4):313-318.

Ozaki, A., M. Kitano, N. Furusawa, et al. 2002. Genotoxicity of gardenia yellow and its components. *Food Chem. Toxicol.* 40(11):1603-1610.

Suzuki, Y., K. Kondo, Y. Ikeda, and K. Umemura. 2001. Antithrombotic effect of geniposide and genipin in the mouse thrombosis model. *Planta Med.* 67(9):807-810.

Wu, S.Y., G.F. Wang, Z.Q. Liu, et al. 2009. Effect of geniposide, a hypoglycemic glucoside, on hepatic regulating enzymes in diabetic mice induced by a high-fat diet and streptozotocin. *Acta Pharmacol. Sin.* 30(2):202-208.

Zhu, Y.-P. 1998. *Chinese materia medica: Chemistry, pharmacology and applications*. Amsterdam: Harwood Academic Publishers.

Gastrodia elata Blume

ラン科

一般名：ガストロディア

英　名：gastrodia

和　名：オニノヤガラ

生薬名：局（塊茎を蒸したもの）テンマ（天麻）

中国名：天麻（*tian ma*）（根茎）

使用部位：根茎

安全性クラス：1

相互作用クラス：A

禁忌　知見なし

他の注意事項　知見なし

薬やサプリメントとの相互作用　知見なし

有害事象と副作用　まれに，ガストロディアに対するアレルギー反応が報告されている。症状としては，蕁麻疹，紫斑病，めまい，急性腎不全，アナフィラキシーショックである（Bensky et al. 2004）。わずか10gのガストロディアの水溶性製剤と発疹，湿疹，脱毛に関連があると報告されている（Chen and Chen 2004）。

薬理学的考察　知見なし

妊婦と授乳婦　科学的または伝統的文献において，妊娠中および授乳中におけるガストロディアの安全性は不明である。本書では，妊娠中や授乳期間での使用に関する問題は確認されなかったが，最終的な安全性は確立されていない。

G

レビュー詳細

I. 薬やサプリメントとの相互作用

薬やサプリメントとの相互作用の臨床試験
確認されなかった。
被疑薬やサプリメントとの相互作用の症例報告
確認されなかった。
薬やサプリメントとの相互作用の動物試験
確認されなかった。

II. 有害事象

有害事象の症例報告　ガストロディアに対するアレルギー反応として，蕁麻疹，紫斑病，めまい，急性腎不全，アナフィラキシーショックが報告されている（Bensky et al. 2004)。ガストロディアの使用と，発疹，湿疹，脱毛との関連が報告されており，これらの副作用はわずか10gの用量の水溶性製剤でさえ起こることが報告されている（Chen and Chen 2004)。

大量投与（3時間以内80gの水抽出物摂取）は，紅潮，顔のほてり，全身衰弱，頭痛，めまい，視力障害，筋肉の協調運動障害，意識の消失を含む症状とともに，中毒を引き起こすことが報告されている（Bensky et al. 2004)。ガストロディアの過剰投与（標準用量は，3〜10gの水抽出物として記載）は，頭痛，吐き気，嘔吐，顔面紅潮，眠気を特徴とし，光に対する反応を遅延させる（Chen and Chen 2004)。

III. 薬理学および薬物動態学

ヒトの薬理学的研究　確認されなかった。
動物の薬理学的研究　確認されなかった。
*In vitro*の薬理学的研究　ガストロディアから単離されたいくつかの化合物の抗血小板活性は，ラットにおける多血小板血漿で観察された（Pyo et al. 2004)。

IV. 妊婦と授乳婦

妊娠中および授乳中におけるガストロディアの安全性に関する情報は確認されなかった。

V. 毒性研究

急性毒性
マウスに対するガストロディアの水抽出物のLD_{50}は，腹腔内投与において51.4〜61.4g/kgである（Zhu 1998)。

マウスに対するガストロディンのLD_{50}は，経口投与後で1000mg/kg，静脈内投与後で337mg/kgである（Chen and Chen 2004)。

ウサギに対するガストロディン12g/kgの腹腔内投与は，無気力，深部腱反射の減少，食欲不振，頻脈が観察された（Chen and Chen 2004)。

亜慢性毒性
イヌに対し1日当たり75mg/kgのガストロディンを60日間経口投与した場合，あるいは，マウスに対し375mg/kgの*p*-ヒドロキシベンジルアルコールや1日当たり250mg/kgのガストロディンを60日間経口投与した場合，血清化学，肝臓や腎臓機能テストおよび血液脂質の検査における変化は観察されなかった（Zhu 1998)。

参考文献

Bensky, D., S. Clavey, and E. Stöger. 2004. *Chinese herbal medicine: Materia medica*. 3rd ed. Seattle: Eastland Press.
Chen, J.K., and T.T. Chen. 2004. *Chinese medical herbology and pharmacology*. City of Industry, CA: Art of Medicine Press.
Pyo, M.K., J.L. Jin, Y.K. Koo, and H.S. Yun-Choi. 2004. Phenolic and furan type compounds isolated from *Gastrodia elata* and their anti-platelet effects. *Arch. Pharm. Res.* 27(4):381-385.
Zhu, Y.-P. 1998. *Chinese materia medica: Chemistry, pharmacology and applications.* Amsterdam: Harwood Academic Publishers.

Gaultheria procumbens L.

ツツジ科

一般名：ウィンターグリーン
英　名：wintergreen
和　名：トウリョクジュ
別　名：checkerberry，teaberry
使用部位：葉

安全性クラス：1
相互作用クラス：A
禁忌　知見なし
他の注意事項　知見なし
薬やサプリメントとの相互作用　知見なし
注意　サリチル酸塩（葉に0.5〜1.0%，精油内に98%）(Chyka et al. 2007; Ribnicky et al. 2003; Williamson 2003)，付録1参照。
有害事象と副作用　サリチル酸塩中毒の症例は，誤ってまたは意図的にウィンターグリーンの精油を摂取した人（子供や服毒使用する人）で報告されている（Chan 1996a; Chyka et al. 2007; Stevenson 1937）。サリチル酸中毒の特徴として，吐き気，嘔吐，耳鳴り，難聴，発汗，過呼吸，呼吸性アルカローシスと代謝性アシドーシスがある（Chyka et al. 2007）。

薬理学的考察　知見なし

妊婦と授乳婦　サリチル酸メチルの生殖および発達毒性試験のレビューでは，生殖毒性の無毒性量（NOAEL）は，サリチル酸と同様の，1日75〜100mg/kgだったと報告された（Belsito et al. 2007）。

授乳期間中のウィンターグリーンの安全性は不明である。本書では，授乳期間での使用に関する問題は確認されなかったが，最終的な安全性は確立されていない。

レビュー詳細

I. 薬やサプリメントとの相互作用

薬やサプリメントとの相互作用の臨床試験

確認されなかった。

被疑薬やサプリメントとの相互作用の症例報告

確認されなかった。

薬やサプリメントとの相互作用の動物試験

確認されなかった。

II. 有害事象

有害事象の症例報告　1937年の症例報告とレビューでは，ウィンターグリーン精油中毒について43の症例が確認され，そのうちおよそ半分は，ウィンターグリーン精油のボトルを飲んだ子供達で起きていた（Stevenson 1937）。1985年と2003年の間に米国の毒物管理センターから報告されたレビューでは，ウィンターグリーンからのサリチル酸メチル中毒について11の症例を確認した。レビューでは，中毒に関連した推定サリチル酸の摂取量の観点からウィンターグリーン精油の摂取を報告し，ウィンターグリーン精油のアスピリン等価線量にとっての1.4の変換係数を提供する。毒性を引き起こすと報告されたウィンターグリーン精油の最少量は，346mg/kgのサリチル酸塩に相当した。1歳の子供は，486mg/kgの用量でも重度の毒性症状とともに生き延びたが，報告されたサリチル酸塩の最低致死量は，2.5歳で432mg/kgであった。このレビューはまた，病院外でのサリチル酸中毒の管理のための根拠に基づいたガイドラインを含んでいる（Chyka et al. 2007）。他のレビューでは，数人の成人においてウィンターグリーン6mlの用量は致命的となり，子供達では4mlの用量は死に至らしめる。成人では30mlの用量は致死的となりうることがある（Botma et al. 2001）。

サリチル酸中毒の共通の症状は，吐き気，嘔吐，耳鳴り，難聴，発汗，過呼吸，呼吸性アルカローシスと代謝性アシドーシスである。まれな症状として，昏睡，発熱，低血糖や高血糖，消化管出血，発作，体液貯留，肺水腫，呼吸窮迫症候群，脳浮腫，腎不全がある（Botma et al. 2001; Chan 1996b; Chyka et al. 2007; Proudfoot 1983）。

誤ってウィンターグリーン精油の不特定量を摂取した18か月の子供で，咽頭浮腫，嘔吐，神経過敏，無気力，頻呼吸が報告された。入院時の血清サリチル酸濃度（最初の摂取から12時間後）は，4.8 mmol/lであった（Botma et al. 2001）。

サリチル酸メチルを含有する製品の局所適用は，数人に中毒症状がみられた（Chyka et al. 2007）。

III. 薬理学および薬物動態学

ヒトの薬理学的研究　確認されなかった。

動物の薬理学的研究　確認されなかった。

*In vitro*の薬理学的研究　薬物代謝酵素CYP3A4の阻害は，ウィンターグリーンのエタノール抽出物による処理後に観察された。CYP19の影響は認められなかった（Scott et al. 2006）。

IV. 妊婦と授乳婦

サリチル酸メチルの生殖および発達毒性試験のレビューでは，十分な暴露条件下において，サリチル酸の同等の量によって引き起こされたものと似ている，胎児毒性や催奇形性のパターンがあることを示した。神経管欠損，骨格と内臓の奇形が観察された。サリチル酸メチルの研究では，経口投与における生殖毒性の無毒性量（NOAEL）は，1日75〜100mg/kgであり，これらは亜慢性および慢性毒性試験のデータと一致している。1日80mg/kgとして報告されているサリチル酸の生殖NOAELもまた一致している（Belsito et al. 2007）。

授乳期間中のウィンターグリーンの安全性情報は確認されなかった。

V. 毒性研究

急性毒性

サリチル酸メチル（ウィンターグリーン精油の97〜99%）の経口LD_{50}は，マウスで1110mg/kg，ラットで887または1250mg/kg，モルモットで1060mg/kg，ウサギで1300または2800mg/kg，イヌで2100mg/kgである（FAO/WHO 1967）。成人の経口LD_{50}は，500mg/kgと推定される（FAO/WHO 1967）。

亜慢性毒性

イヌに対し，50，100，250，500，800，1200 mg/kgのサリチル酸メチルを最大10週間経口投与した場合，250mg/kg以下の投与群で，有害事象は認められなかったが，高用量投与群では，肝臓の脂肪変性に用量依存的な増加が観察された（Webb and Hansen 1963）。

ラットに対し，サリチル酸メチルを0.1，0.5，1.0%含む餌を17週間与えた場合，雌雄両方ともに1.0%のレベルで，成長速度に有意な減少を示したが，主要な器官の組織学的検査では異常を示さなかった。関連する実験では，同じくラットに対し2%のサリチル酸メチルを含む餌を最大10週間与えた場合，骨の成長が減少し，軟骨芽細胞の減少とともに骨の過度な密度および破骨細胞の活性が観察された（Webb and Hansen 1963）。

慢性毒性

ラットに対しサリチル酸メチルを0.1，0.5，1.0，2.0%含む餌を2年間与えた場合，最高用量を与えた群では，過去49週間生存することができなかった。1%のレベルでは，成長率が大幅に減少し，雄の精巣および雌の心臓と腎臓に肥大が認められた。0.5，1.0，2.0%のレベルで過剰な海綿骨形成が見られた（Webb and Hansen 1963）。他の同様の研究では，0.21%までのレベルで，骨の変化を含む有害作用を明らかにしなかった（Packman et al. 1961）。

イヌに対し1日当たり0，50，150，250 mg/kgのサリチル酸メチルを2年間経口投与した場合，150および250 mg/kgレベルにおいて，いくつかの成長遅延と肝臓肥大が認められ，組織診断では増大した肝細胞を明らかにした（Webb and Hansen 1963）。

遺伝毒性

枯草菌*rec*アッセイでは，サリチル酸メチルの変異原性は観察されなかった。変異原性のエイムス試験では，1つの研究では変異原性を示さなかった。しかしながら別の研究では，ラット，マウス，モルモットのS9では変異原性を示さなかったが，ハムスターのS9ではいくつかの変異原活性を示した（Lapczynski et al. 2007）。チャイニーズハムスター線維芽細胞株における染色体異常試験では，変異原活性は観察されなかった（Lapczynski et al. 2007）。

参考文献

Belsito, D., D. Bickers, M. Bruze, et al. 2007. A toxicologic and dermatologic assessment of salicylates when used as fragrance ingredients. *Food Chem. Toxicol.* 45(1S1):318-361.

Botma, M., W. Colquhoun-Flannery, and S. Leighton. 2001. Laryngeal oedema caused by accidental ingestion of oil of wintergreen. *Int. J. Pediatr. Otorhinolaryngol.* 58(3):229-232.

Chan, T.Y. 1996a. Potential dangers from topical preparations containing methyl salicylate. *Hum. Exp. Toxicol.* 15(9):747-750.

Chan, T.Y. 1996b. The risk of severe salicylate poisoning following the ingestion of topical medicaments or aspirin. *Br. Med. J.* 72(844):109-112.

Chyka, P.A., A.R. Erdman, G. Christianson, et al. 2007. Salicylate poisoning: An evidence-based consensus guideline for out-of-hospital management. *Clin. Toxicol. (Phila.)* 45(2):95-131.

FAO/WHO. 1967. Methyl salicylate. Toxicological evaluation of some flavouring substances and non-nutritive sweetening agents. FAO Nutrition Meetings Resort Series No. 44A and WHO Food Additives 68.33.

Lapczynski, A., L. Jones, D. McGinty, S.P. Bhatia, C.S. Letizia, and A.M. Api. 2007. Fragrance material review on methyl salicylate. *Food Chem. Toxicol.* 45(1, Suppl. 1):S428-S452.

Packman, E.W., D.D. Abbott, B.M. Wagner, and J.W.E. Harrison. 1961. Chronic oral toxicity of oil of sweet birch (methyl salicylate). *Pharmacologist* 3:62.

Proudfoot, A.T. 1983. Toxicity of salicylates. *Am. J. Med.* 75(5A):99.

Ribnicky, D.M., A. Poulev, and I. Raskin. 2003. The determination of salicylates in *Gaultheria procumbens* for use as a natural aspirin alternative. *J. Nutraceut. Funct. Med. Foods* 4(1):39-52.

Scott, I.M., R.I. Leduc, A.J. Burt, R.J. Marles, J.T. Arnason, and B.C. Foster. 2006. The inhibition of human cytochrome P450 by ethanol extracts of North American botanicals. *Pharmaceut. Biol.* 44(5):315-327.

Stevenson, C.S. 1937. Oil of wintergreen (methyl salicylate) poisoning: Report of three cases, one with autopsy, and a review of the literature. *Am. J. Med. Sci.* 193(6):772-788.

Webb, W.K., and W.H. Hansen.1963. Chronic and subacute toxicology and pathology of methyl salicylate in dogs, rats and rabbits. *Toxicol. Appl. Pharmacol.* 5:576.

Williamson, E.M. 2003. *Potter's herbal cyclopedia.* Saffron Walden, Essex: C.W. Daniel Co.

Gelidiella spp. and *Gelidium* spp.

テングサ科

Gelidiella acerosa (Forssk.) Feldman & Hamel

一般名：アガー

英　名：agar（乾燥させた粘液）

別　名：agar-agar

Gelidium amansii (Lamouroux) Lamouroux

一般名：アガー

英　名：agar（乾燥させた粘液）

別　名：American agar，agar-agar

Gelidium capense (S.G. Gmelin) P.C. Silva

一般名：アガー

英　名：agar（乾燥させた粘液）

異　名：*Gelidium cartilagineum* (L.) Gaillon

別　名：agar-agar，Japanese isinglass，Pacific coast agar

Gelidium crinale (Turner) Gaillon

一般名：アガー

英　名：agar（乾燥させた粘液）

別　名：agar-agar

Gelidium divaricatum G. Martens
一般名：アガー
英　名：agar（乾燥させた粘液）
別　名：agar-agar

Gelidium pacificum Okamura
一般名：アガー
英　名：agar（乾燥させた粘液）
別　名：agar-agar

Gelidium vagum Okamura
一般名：アガー
英　名：agar（乾燥させた粘液）
別　名：agar-agar

生薬名：局（同属植物の粘液を凍結脱水したもの）カンテン（寒天）
使用部位：葉状体

安全性クラス：1
相互作用クラス：A

禁忌　知見なし

他の注意事項　アガーを膨張性下剤として摂取する場合は，腸閉塞，異常な食道または腸の狭窄がある人には使用しないこと。

少なくとも250ml（8オンス）の水分と一緒に摂取すること（CFR 2011a）。

薬やサプリメントとの相互作用　アガーは，粘液質を有しており腸の通過速度を増加させるため，特定の薬やサプリメントの吸収を遅らせる可能性がある。ゆえに薬やサプリメントは，アガー摂取の1時間前あるいは数時間後に摂取する必要がある（Bradley 1992; Brinker 2001），粘液質，付録3参照。

標準用量　4～16g,1日1～2回（Martindale and Reynolds 1996）。

注意　膨張性緩下薬（CFR 2011a），付録2参照。

粘液質，付録3参照。

注釈　米国においては，アガーを含むすべてのOTC薬に特別な商品表示をすることが義務付けられている（CFR 2011a），膨張性緩下薬，付録2参照。

このハーブにとっての懸念は，一般的に料理で使用される低用量とは対照的に，治療目的で使用される比較的高用量に基づいており，スパイスとしての使用には関連していない。

通常アガーは，食品中の増粘剤として，焼き菓子，菓子，ソフトキャンディーなどに使用される。特定の用途のために限られた量を用いることから，米国FDAによって一般的に安全であると認識されている（CFR 2011b）。関連する規則として，食品以外の用途は，食品添加物規制を必要とすると主張しているが（CFR 2011c），栄養補助食品としての使用は，連邦食品添加物の定義から除外される（U.S.C. 2010）。

有害事象と副作用　アガー摂取後に，小腸での閉塞が発生しているが，水分量が不十分であった（Osada et al. 2008）。

薬理学的考察　知見なし

妊婦と授乳婦　動物研究では，大量投与（0.5または1g/kg）のアガーの摂取は，妊娠ラットにおいて着床後の胚損失につながることを示したが（Premakumara et al. 1995, 1996; Ratnasooriya et al. 1994），アガーは，食品中の増粘剤として使用され，標準的な食品および治療レベルでは安全であると考えられている。

授乳期間中のアガーの安全性は不明である。本書では，授乳期間での使用に関する問題は確認されなかったが，最終的な安全性は確立されていない。

レビュー詳細

I. 薬やサプリメントとの相互作用

薬やサプリメントとの相互作用の臨床試験
　確認されなかった。

被疑薬やサプリメントとの相互作用の症例報告
　確認されなかった。

薬やサプリメントとの相互作用の動物試験
　確認されなかった。

II. 有害事象

有害事象の症例報告　70歳の女性において，お湯に溶かした高濃度のアガーを“高用量”に摂取した2日後，原発性小腸結石による小腸閉塞が観察された（Osada et al. 2008）。

日常的にアガーを含む製品を使用しているベーカリー労働者において，鼻症状および喘息症状を含む，アガーに対するアレルギー反応が報告された。皮膚および吸入テストでは，アレルゲンとしてアガーを確証した（Criep and Riley 1951）。

III. 薬理学および薬物動態学

ヒトの薬理学的研究　確認されなかった。
動物の薬理学的研究　確認されなかった。
*In vitro*の薬理学的研究　確認されなかった。

IV. 妊婦と授乳婦

妊娠ラットに対し，妊娠7日および8日目に1g/kgのアガー抽出物を経口投与した場合，89%の着床後胚損失率が観察され，妊娠9日および14日の間で，胎児死亡をもたらすこととなった（Premakumara et al. 1995）。

アガーのメタノール-ジクロロメタン抽出物のヘキサン画分は，妊娠ラットに対し妊娠1〜7日を通して化合物を経口投与した場合，避妊活性を示した（Premakumara et al. 1996）。

ラットに対し，妊娠1〜7日を通して，1日当たり0.1または1g/kgのアガーのメタノール-ジクロロメタン抽出物を経口投与した場合，再吸収部位および着床後胚損失に用量依存的な増加が観察された。0.5g/kgの投与群では44%の着床後胚損失が観察され，1g/kgの投与群では90%の損失が観察された（Ratnasooriya et al. 1994）。

授乳期間中のアガーの安全性情報は確認されなかった。

V. 毒性研究

確認されなかった。

参考文献

Bradley, P.R. 1992. *British herbal compendium: A handbook of scientific information on widely used plant drugs.* Bournemouth, UK: British Herbal Medicine Association.

Brinker, F. 2001. *Herb contraindications and drug interactions.* 3rd ed. Sandy, OR: Eclectic Medical Publications.

CFR. 2011a. *Code of federal regulations*, Title 21 Part 201.319, 2011 ed. Specific labeling requirements for specific drug products. Water-soluble gums, hydrophilic gums, and hydrophilic mucilloids (including, but not limited to agar, alginic acid, calcium polycarbophil, carboxymethylcellulose sodium, carrageenan, chondrus, glucomannan ((B-1,4 linked) polymannose acetate), guar gum, karaya gum, kelp, methylcellulose, plantago seed (psyllium), polycarbophil tragacanth, and xanthan gum) as active ingredients; required warnings and directions. Washington, DC: U.S. Government Printing Office.

CFR. 2011b. *Code of federal regulations*, Title 21 Part 184.1115, 2011 ed. Direct food substances affirmed as generally recognized as safe. Listing of specific substances affirmed as GRAS. Agar-agar. Washington, DC: U.S. Government Printing Office.

CFR. 2011c. *Code of federal regulations*, Title 21 Part 184.1(b)(2), 2011 ed. Direct food substances affirmed as generally recognized as safe. Substances added directly to human food affirmed as generally recognized as safe (GRAS). Washington, DC: U.S. Government Printing Office.

Criep, L.H., and W.K. Riley. 1951. Allergic manifestations to agar. *J. Am. Med. Assoc.* 145(7):485-486.

Martindale, W., and J.E.F. Reynolds. 1996. *The extra pharmacopoeia.* London: Pharmaceutical Press.

Osada, T., T. Shibuya, T. Kodani, K. Beppu, N. Sakamoto, A. Nagahara, T. Ohkusa, T. Ogihara, and S. Watanabe. 2008. Obstructing small bowel bezoars due to an agar diet: Diagnosis using double balloon enteroscopy. *Intern. Med.* 47(7):617-620.

Premakumara, G.A., W.D. Ratnasooriya, and L.M. Tillekeratne. 1995. Studies on the post-coital contraceptive mechanisms of crude extract of Sri Lankan marine red algae, *Gelidiella acerosa. Contraception* 52(3):203-207.

Premakumara, G.A., W.D. Ratnasooriya, and L.M. Tillekeratne. 1996. Isolation of a non-steroidal contragestative agent from the Sri Lankan marine red alga, *Gelidiella acerosa. Contraception* 54(6):379-383.

Ratnasooriya, W.D., G.A. Premakumara, and L.M. Tillekeratne. 1994. Post-coital contraceptive activity of crude extracts of Sri Lankan marine red algae. *Contraception* 50(3):291-299.

U.S.C. 2010. United States Code, Title 21, Part 321 (s)(6). Current as of January 7, 2011. Washington, DC: U.S. Government Printing Office

Genista tinctoria L.

マメ科

一般名：ダイヤーズブルーム

英　名：dyer's broom

別　名：dyer's greenwood

使用部位：花，地上部

安全性クラス：2b, 2d

相互作用クラス：A

禁忌　妊娠中は，医療従事者監督下以外での使用禁止（Casarett et al. 2001; McGuffin et al. 1997; Wichtl 2004）。高血圧の人での使用禁止（Wichtl 2004）。

他の注意事項　標準用量を超えての使用は下痢を起こす可能性がある（Wichtl 2004）。

薬やサプリメントとの相互作用　知見なし

標準用量　標準用量は，茶として1〜2g（Wichtl 2004）。

注意　催吐薬（Williamson 2003），付録2参照。

注釈　ある参考文献では，ダイヤーズブルームは"毒性"を有すると掲載しているが（Roth et al. 1984），他の文献では実証されていない（List and Hörhammer 1973; Madaus 1976; Wichtl 2004; Williamson 2003）。

有害事象と副作用　ダイヤーズブルームは，吐き気や嘔吐を引き起こすことが報告されている（Williamson 2003）。ダイヤーズブルームの過剰使用は下痢に関連している（Wichtl 2004）。

薬理学的考察　知見なし

妊婦と授乳婦　ダイヤーズブルームで見つかった成分は，スコッチブルーム（*Cytisus scoparius*）で発見された子宮刺激薬のスパルテインに類似しているが，妊娠中および授乳期間中でダイヤーズブルームの安全性情報は確認されなかった（Casarett et al. 2001; McGuffin et al. 1997; Wichtl

2004)。この情報に基づいて，妊娠中は資格のある医療従事者監督下以外での使用を推奨しない。

レビュー詳細

I. 薬やサプリメントとの相互作用

薬やサプリメントとの相互作用の臨床試験
確認されなかった。

被疑薬やサプリメントとの相互作用の症例報告
確認されなかった。

薬やサプリメントとの相互作用の動物試験
確認されなかった。

II. 有害事象

有害事象の症例報告　確認されなかった。

III. 薬理学および薬物動態学

ヒトの薬理学的研究　確認されなかった。

動物の薬理学的研究　確認されなかった。

*In vitro*の薬理学的研究　確認されなかった。

IV. 妊婦と授乳婦

ダイヤーズブルームで見つかった成分は，スコッチブルーム（*Cytisus scoparius*）で発見された子宮刺激剤のスパルテインに類似しているが，妊娠中および授乳期間中でダイヤーズブルームの安全性情報は確認されなかった（Casarett et al. 2001; McGuffin et al. 1997; Wichtl 2004）。

V. 毒性研究

確認されなかった。

G

参考文献

Casarett, L.J., C.D. Klaassen, and J. Doull. 2001. *Casarett and Doull's toxicology: The basic science of poisons*. New York: McGraw-Hill Professional.

List, P.H., and H. Hörhammer. 1973. *Hagers handbuch der pharmazeutischen praxis*. Berlin: Springer.

Madaus, G. 1976. *Lehrbuch der biologischen heilmittel*. New York: Hildesheim.

McGuffin, M., C. Hobbs, R. Upton, and A. Goldberg. 1997. *Botanical safety handbook*. Boca Raton, FL: CRC Press.

Roth, L., M. Daunderer, and K. Kormann. 1984. *Giftpflanzen-pflanzengifte: Vorkommen, wirkung, therapie*. Landsberg: Ecomed.

Wichtl, M. 2004. *Herbal drugs and phytopharmaceuticals: A handbook for practice on a scientific basis*. 3rd ed. Boca Raton, FL: CRC Press.

Williamson, E.M. 2003. *Potter's herbal cyclopedia*. Saffron Walden, Essex: C.W. Daniel Co.

Gentiana lutea L.

リンドウ科

一般名：イエローゲンチアン

英　名：gentian

生薬名：局（根および根茎）ゲンチアナ

別　名：yellow gentian

使用部位：根

安全性クラス：1

相互作用クラス：A

禁忌　知見なし

他の注意事項　胃腸刺激（Felter and Lloyd 1898）や十二指腸潰瘍のある人での使用注意（Bradley 1992）。

薬やサプリメントとの相互作用　知見なし

注意　通経薬（India 1987），付録2参照。

注釈　家庭での使用のために個人的に収集した人で，*Veratrum*種（シュロソウ属）をイエローゲンチアンとして誤認したことによる複数の症例が文献で報告されている。*Veratrum*種は，摂取後に心血管系および消化管系に有害な作用を引き起こす（Festa et al. 1996; Garnier et al. 1982, 1985; Grobosch et al. 2008; Zagler et al. 2005）。

有害事象と副作用　ドイツ認定基準（The German Standard License）では，苦味物質に敏感な人で，時々頭痛が起こる可能性があると述べている（Wichtl 2004）。イエローゲンチアンは胃腸の炎症を引き起こす可能性がある。刺激の強さは，チンキ剤で最も高く，茶剤で最も低い（McGuffin et al. 1997）。

薬理学的考察　知見なし

妊婦と授乳婦　イエローゲンチアンはユナニ伝統医学で，通経薬として使用されている。しかしながら，一般的にイエローゲンチアンを使用しているヨーロッパの文献では，そのような作用は報告されていない（India 1987）。

授乳期間中のイエローゲンチアンの使用に関する安全性は不明である。本書では，授乳期間での使用に関する問題は確認されなかったが，最終的な安全性は確立されていない。

レビュー詳細

I. 薬やサプリメントとの相互作用

薬やサプリメントとの相互作用の臨床試験

確認されなかった。

被疑薬やサプリメントとの相互作用の症例報告

確認されなかった。

薬やサプリメントとの相互作用の動物試験

確認されなかった。

II. 有害事象

臨床試験で報告された有害事象　205人の患者において，1日当たり平均576mgの乾燥したイエローゲンチアンの含水エタノール抽出物（乾燥根の2.9gに相当）を15日間摂取したところ，2.4%の患者で鼓腸，胃の痙攣，吐き気，頭痛を含む軽度の有害事象が報告された（Wegener 1998）。

有害事象の症例報告　イエローゲンチアンの使用に関連する有害事象の症例報告は確認されなかった。

家庭での使用のために個人的に収集した人による，*Veratrum*種（シュロソウ属）をイエローゲンチアンとして誤認したことによる複数の症例が文献で報告されている。*Veratrum*種は，植物学的にイエローゲンチアンと似ており，同様の生息地で成長し，摂取後に心血管系および消化管系への有害な作用を引き起こす（Festa et al. 1996; Garnier et al. 1982, 1985; Grobosch et al. 2008; Zagler et al. 2005）。

III. 薬理学および薬物動態学

ヒトの薬理学的研究　確認されなかった。

動物の薬理学的研究　確認されなかった。

*In vitro*の薬理学的研究　薬物代謝酵素CYP1A2および薬物輸送体タンパク質MDR1のいくつかの誘導が，イエローゲンチアンのエタノール抽出物で処置したLS180（ヒト結腸癌）細胞で観察された（Brandin et al. 2007）。

IV. 妊婦と授乳婦

イエローゲンチアンはユナニ伝統医学で，通経薬として使用されている。しかしながら，一般的にイエローゲンチアンを使用しているヨーロッパの文献では，そのような作用は報告されていない（India 1987）。

授乳期間中のイエローゲンチアンの使用に関する安全性情報は確認されなかった。

V. 毒性研究

急性毒性

マウスに対するイエローゲンチアンのエタノール抽出物（苦味値200 Ph. Helv. Units/g）のLD_{50}は，経口投与において25ml/kgである（Leslie 1978）。

ウサギに対し12.6mg/animalのイエローゲンチアン抽出物を3日間投与した場合，毒性の兆候は観察されなかった。対照群と比較して，赤血球レベルにわずかな低下がみられたものの，異常な血清パラメータは観察されなかった（Chibanguza et al. 1984）。

マウスに対しイエローゲンチアンのメタノール抽出物を250または500mg/kg腹腔内投与した場合，毒性の兆候は観察されなかった（Ozturk et al. 2002）。

遺伝毒性

変異原性のためのエイムス試験では，S9により代謝活性化されたネズミチフス菌TA97株，TA98株，TA100株，TA2637株において，イエローゲンチアンのおよびイエローゲンチアンから単離した化合物に弱い変異原活性が観察された（Göggelmann and Schimmer 1986; Hänsel et al. 1993; Matsushima et al. 1985; Morimoto et al. 1983）。変異原活性の原因であると考えられた化合物は，クエルセチンと構造的に似ていると指摘された。クエルセチンは*in vitro*では変異原活性があるがヒトでは安全であると見なされている（ESCOP 2003; Harwood et al. 2007）。

参考文献

Bradley, P.R. 1992. *British herbal compendium: A handbook of scientific information on widely used plant drugs*. Bournemouth, UK: British Herbal Medicine Association.

Brandin, H., E. Viitanen, O. Myrberg, and A.K. Arvidsson. 2007. Effects of herbal medicinal products and food supplements on induction of CYP1A2, CYP3A4 and MDR1 in the human colon carcinoma cell line LS180. *Phytother. Res.* 21(3):239-244.

Chibanguza, G., R. März, and W. Sterner. 1984. Zur Wirksamkeit und Toxizität eines pflanzlichen Sekretolytikums und seiner Einzeldrogen. *Arzneimittel-Forschung* 34(1):32-36.

ESCOP. 2003. *ESCOP monographs: The scientific foundation for herbal medicinal products*. 2nd ed. Exeter, U.K.: European Scientific Cooperative on Phytotherapy.

Felter, H.W., and J.U. Lloyd. 1898. *King's American dispensatory*. 18th ed., 3rd rev. 2 vols. Cincinnati: Ohio Valley Co.

Festa, M., B. Andreetto, M.A. Ballaris, A. Panio, and R. Piervittori. 1996. A case of *Veratrum* poisoning. *Minerva Anestesiol.* 62(5):195-196.

Garnier, R., P. Carlier, J. Hoffelt, and A. Savidan. 1985. Acute dietary poisoning by white hellebore (*Veratrum album* L.). Clinical and analytical data. A propos of 5 cases. *Ann. Med. Intern. (Paris)* 136(2):125-128.

Garnier, R., J. Hoffelt, and P. Carlier. 1982. *Veratrum* poisoning with home made gentian wine; clinical and analytical findings. *Vet. Hum. Toxicol.* 24(Suppl.):138-141, 193.

Göggelmann, W., and O. Schimmer. 1986. Mutagenic activity of phytotherapeutic drugs. In *Genetic toxicology of the diet*, edited by Knudsen, I. New York: Alan R. Liss.

Grobosch, T., T. Binscheck, F. Martens, and D. Lampe. 2008. Accidental intoxication with *Veratrum album*. *J. Anal. Toxicol.* 39(9):768-773.

Hänsel, R., K. Keller, H. Rimpler, and G. Schneider, eds. 1993. *Hagers handbuch der pharmazeutischen praxis, Volume 5*. 5th ed. Berlin: Springer.

Harwood, M., B. Danielewska-Nikiel, J.F. Borzelleca, et al. 2007. A critical review of the data related to the safety of quercetin and lack of evidence of in vivo toxicity, including lack of genotoxic/carcinogenic properties. *Food Chem. Toxicol.* 45(11):2179-2205.

India, G.o.I. 1987. *Standardisation of single drugs of Unani medicine, Part II*. New Delhi: Central Council for Research in Unani Medicine.

Leslie, G.B. 1978. A pharmacometric evaluation of nine Bio-Strath herbal remedies. *Medita* 8:31-37.

Matsushima, T., A. Araki, O. Yagame, et al. 1985. Mutagenicities of xanthone derivatives in *Salmonella typhimurium* TA100, TA98, TA97, and TA2637. *Mutat. Res.* 150(1-2):141-146.

McGuffin, M., C. Hobbs, R. Upton, and A. Goldberg. 1997. *Botanical safety handbook*. Boca Raton, FL: CRC Press.

Morimoto, I., T. Nozaka, F. Watanabe, et al. 1983. Mutagenic activities of gentisin and isogentisin from *Gentianae radix* (Gentianaceae). *Mutat. Res.* 116(2):103-117.

Ozturk, N., K.H. Can Baser, S. Aydin, Y. Ozturk, and I. Calis. 2002. Effects of *Gentiana lutea* ssp. *symphyandra* on the central nervous system in mice. *Phytother. Res.* 16(7).

Wegener, T. 1998. Anwendung eines Trockenextraktes Symptomcomplex. *Z. Phytother.* 19:163-164.

Wichtl, M. 2004. *Herbal drugs and phytopharmaceuticals: A handbook for practice on a scientific basis*. 3rd ed. Boca Raton, FL: CRC Press.

Zagler, B., A. Zelger, C. Salvatore, et al. 2005. Dietary poisoning with *Veratrum album*—A report of two cases. *Wien Klin. Wochenschr.* 117(3):106-108.

Gentiana macrophylla Pall.　リンドウ科

一般名：シンギョウ
英　名：large-leaf gentian
和　名：オオバリンドウ

生薬名：局外（根）ジンギョウ（秦艽）
中国名：秦艽（*qin jiao*）（根）
使用部位：根

安全性クラス：1
相互作用クラス：A

禁忌　知見なし

他の注意事項　注釈参照。

薬やサプリメントとの相互作用　知見なし

注釈　利用可能な参考文献で言及されていないが，イエローゲンチアン（前の項を参照）に記載された懸念は，この種にも関連する可能性がある（McGuffin et al. 1997）。

有害事象と副作用　シンギョウは，眠気や鎮静を引き起こす可能性がある（Chen and Chen 2004）。

薬理学的考察　知見なし

妊婦と授乳婦　科学的または伝統的文献において，妊娠中および授乳中におけるシンギョウの安全性は不明である。本書では，妊娠中や授乳期間での使用に関する問題は確認されなかったが，最終的な安全性は確立されていない。

レビュー詳細

I. 薬やサプリメントとの相互作用

薬やサプリメントとの相互作用の臨床試験
確認されなかった。

被疑薬やサプリメントとの相互作用の症例報告
確認されなかった。

薬やサプリメントとの相互作用の動物試験
確認されなかった。

II. 有害事象

有害事象の症例報告　確認されなかった。

III. 薬理学および薬物動態学

ヒトの薬理学的研究　確認されなかった。

動物の薬理学的研究　マウスに対し，1日当たり100mgのゲンチアニンを4～13日間経口投与した場合，重度の吐き気や嘔吐をもたらした（Zhu 1998）。

*In vitro*の薬理学的研究　確認されなかった。

IV. 妊婦と授乳婦

妊娠中および授乳中におけるシンギョウの安全性に関する情報は確認されなかった。

V. 毒性研究

急性毒性

マウスに対するゲンチアニンのLD_{50}は，経口投与後で480mg/kg，腹腔内投与後で350mg/kg，静脈内投与後で250～300mg/kgである（Chen and Chen 2004）。ゲンチアナジンのLD_{50}は，経口投与後において1250mg/kgである（Chang and But 1986）。

参考文献

Chang, H.-M., and P.P.H. But. 1986. *Pharmacology and applications of Chinese materia medica*. English ed. Philadelphia: World Scientific.
Chen, JK, TT Chen. 2004. *Chinese medical herbology and pharmacology*. City of Industry, CA: Art of Medicine Press.
Felter, H.W., and J.U. Lloyd. 1898. *King's American dispensatory*. 18th ed., 3rd rev. 2 vols. Cincinnati: Ohio Valley Co.
McGuffin, M., C. Hobbs, R. Upton, and A. Goldberg. 1997. *Botanical safety handbook*. Boca Raton, FL: CRC Press.
Zhu, Y.-P. 1998. *Chinese materia medica: Chemistry, pharmacology and applications*. Amsterdam: Harwood Academic Publishers.

Gentiana scabra Bunge

リンドウ科

一般名：リュウタン
英　名：scabrous gentian
和　名：トウリンドウ
生薬名：局（根，根茎）リュウタン（竜胆）
中国名：竜胆草（*long dan cao*）（根，根茎）
使用部位：根，根茎

安全性クラス：1
相互作用クラス：A
禁忌　知見なし
他の注意事項　注釈参照。
薬やサプリメントとの相互作用　知見なし
注釈　利用可能な参考文献で言及されていないが，イエローゲンチアン（参照）に記載された懸念は，この種にも関連する可能性がある（McGuffin et al. 1997）。
有害事象と副作用　食後あるいは過度の投与量でリュウタンを摂取した場合，消化機能の障害や，時折めまい，顔面の紅潮，頭痛を引き起こす可能性がある（Bensky et al. 2004; Chang and But 1986; Chen and Chen 2004）。
薬理学的考察　リュウタンは，眠気や鎮静を引き起こす可能性がある（Chen and Chen 2004）。
妊婦と授乳婦　科学的または伝統的文献において，妊娠中および授乳中におけるリュウタンの安全性は不明である。本書では，妊娠中や授乳期間での使用に関する問題は確認されなかったが，最終的な安全性は確立されていない。

レビュー詳細

I. 薬やサプリメントとの相互作用

薬やサプリメントとの相互作用の臨床試験
確認されなかった。
被疑薬やサプリメントとの相互作用の症例報告
確認されなかった。
薬やサプリメントとの相互作用の動物試験
確認されなかった。

II. 有害事象

有害事象の症例報告　高用量では（単回投与として30gの水抽出物），腹痛，吐き気，嘔吐，めまい，意識障害，肩こりが報告されている（Bensky et al. 2004）。

過量投与において，150gの用量の場合には，摂取の30分以内に上記に記載されている症状をもたらした。救急治療が必要であり，患者は完全に回復するまで2日を要した（Bensky et al. 2004）。

III. 薬理学および薬物動態学

ヒトの薬理学的研究　確認されなかった。
動物の薬理学的研究　確認されなかった。
***In vitro*の薬理学的研究**　リュウタンから単離した2-ヒドロキシ-3-メトキシ安息香酸グルコースエステルは，血小板活性化因子の強力なアンタゴニストであることが見出された（Huh et al. 1998）。

IV. 妊婦と授乳婦

妊娠中および授乳中におけるリュウタンの安全性に関する情報は確認されなかった。

V. 毒性研究

急性毒性
マウスに対するゲンチアニンのLD_{50}は，経口投与後で460mg/kg，皮下投与後で500mg/kg，静脈内投与後で250～300mg/kgである（Chen and Chen 2004）。

参考文献

Bensky, D., S. Clavey, and E. Stöger. 2004. *Chinese herbal medicine: Materia medica*. 3rd ed. Seattle: Eastland Press.
Chang, H.-M., and P.P.H. But. 1986. *Pharmacology and applications of Chinese materia medica*. English ed. Philadelphia: World Scientific.

Chen, J.K., and T.T. Chen. 2004. *Chinese medical herbology and pharmacology*. City of Industry, CA: Art of Medicine Press.
Huh, H., H.K. Kim, and H.K. Lee. 1998. PAF antagonistic activity of 2-hydroxy-3-methoxybenzoic acid glucose ester from *Gentiana scabra*. *Arch. Pharmacol. Res.* 21(4):436-439.
McGuffin, M., C. Hobbs, R. Upton, and A. Goldberg. 1997. *Botanical safety handbook*. Boca Raton, FL: CRC Press.

Geranium maculatum L.　フウロソウ科

一般名：クレインズビル
英　名：cranesbill
別　名：alumroot，storksbill，wild geranium
使用部位：根

安全性クラス：1
相互作用クラス：A
禁忌　知見なし
他の注意事項　知見なし
薬やサプリメントとの相互作用　知見なし
注意　タンニン（9～28%）（Peacock and Deg 1928; Trimble and Peacock 1891），付録1参照。
有害事象と副作用　知見なし
薬理学的考察　知見なし
妊婦と授乳婦　科学的または伝統的文献において，妊娠中および授乳中におけるクレインズビルの安全性は不明である。本書では，妊娠中や授乳期間での使用に関する問題は確認されなかったが，最終的な安全性は確立されていない。

レビュー詳細

I. 薬やサプリメントとの相互作用
薬やサプリメントとの相互作用の臨床試験
　確認されなかった。
被疑薬やサプリメントとの相互作用の症例報告
　確認されなかった。
薬やサプリメントとの相互作用の動物試験
　確認されなかった。

II. 有害事象
有害事象の症例報告　確認されなかった。

III. 薬理学および薬物動態学
ヒトの薬理学的研究　確認されなかった。
動物の薬理学的研究　確認されなかった。
*In vitro*の薬理学的研究　確認されなかった。

IV. 妊婦と授乳婦
妊娠中および授乳中におけるクレインズビルの安全性に関する情報は確認されなかった。

V. 毒性研究
確認されなかった。

参考文献

Peacock, J.C., and B.L. Deg. 1928. Further study of the tannin of *Geranium maculatum*. *Am. J. Pharm.* 100:548-557.
Trimble, H., and J.C. Peacock. 1891. *Geranium maculatum*. *Am. J. Pharm.* 265.

Ginkgo biloba L.　イチョウ科

一般名：イチョウ，ギンコ
英　名：ginkgo
和　名：イチョウ
中国名：銀杏葉（yin xing ye）（葉），銀果葉（yin guo ye）（葉），白果葉（bai guo ye）（葉）
別　名：maidenhair tree
使用部位：葉

安全性クラス：1
相互作用クラス：B
禁忌　知見なし
他の注意事項　血液凝固障害のある患者に使用する場合は，資格のある医療従事者監督下で使用すべきである（Bent et al. 2005; Kudolo et al. 2002）。
　手術を予定している患者は手術の7日間前には，イチョウ葉の使用を中止することが忠告されている（Bebbington et

al. 2005; Destro et al. 2005; Fessenden et al. 2001; Yagmur et al. 2005)。

薬やサプリメントとの相互作用　抗凝固薬との併用は，資格のある医療従事者監督下ですべきである（Bent et al. 2005; Kudolo et al. 2002)。

イチョウ葉はニフェジピンの血漿濃度を下げる可能性がある（Smith et al. 2001)。

MAO阻害薬との併用は，資格のある医療従事者監督下ですべきである（Rojas et al. 2004; Woerdenbag and Van Beek 1997)。

注釈　イチョウ葉製剤は，一般的には副作用が報告されていない，チンキ剤あるいは高度に濃縮された抽出物として売られている。イチョウ葉抽出物（24%のフラボン配糖体と6%のテルペンラクトンに濃縮，以下24/6として記載）は，最も積極的に研究されている植物製剤の1つである。ドイツだけで1年に500万以上の処方箋が記録され，まれに頭痛や胃腸障害など副作用が報告されている（Hobbs 1991)。

イチョウ葉はギンコール酸（アルキルフェノール誘導体）を含んでおり，その化合物はポイズンアイビー（*Toxicodendron radicans*）で見られるものと関連があり，接触アレルギー，特に皮膚炎に関連する。ギンコール酸は，イチョウの種皮で比較的高い濃度で発見されており，葉は濃度が低い（Blumenthal 1997)。

有害事象と副作用　臨床試験のレビューやメタ解析では，イチョウは，一般的にプラセボと同様の有害事象であり，良好な忍容性を示す（Birks and Grimley Evans 2006; DeFeudis 1991; Ernst 2002; Hilton and Stuart 2004; Kleijnen and Knipschild 1992a; Pittler and Ernst 2000; Woerdenbag and Van Beek 1997; Zeng et al. 2005)。

イチョウ葉使用に関連した有害事象の症例報告では，異常出血（いくつかは手術後の症例）(Bebbington et al. 2005; Benjamin et al. 2001; Castellote Varona and Atienza Morales 2005; Destro et al. 2005; Evans 2000; Farnsworth et al. 1975; Fessenden et al. 2001; Gilbert 1997; Hauser et al. 2002; MacVie and Harney 2005; Matthews 1998; Meisel et al. 2003; Miller and Freeman 2002; Purroy Garcia et al. 2002; Rosenblatt and Mindel 1997; Rowin and Lewis 1996; Schneider et al. 2002; Smolinske 1999; Yagmur et al. 2005）と皮疹の症例（Chiu et al. 2002; Pennisi 2006）を含む。

薬理学的考察　いくつかの症例報告では，イチョウ葉抽出物の使用と異常出血の発生との関連について述べているが（Bent et al. 2005)，ヒトでの対照研究では，出血に対するイチョウ葉効果の結果は混在している。2型糖尿病の患者において，イチョウ葉抽出物は，血小板凝集の阻害による血小板機能の低下を示した（Kudolo et al. 2002)。しかし，健常な男性被験者においてイチョウ葉抽出物を1日480mgまで摂取したところ，出血時間，血小板機能または凝固因子に有意な変化は観察されなかった（Bal Dit Sollier et al. 2003; Beckert et al. 2007; Kohler et al. 2004)。

ヒトへの研究では，ワルファリン，クロピドグレル，アスピリン，チクロピジン，ジゴキシン，タリノロール，ロピナビル，リトナビル，ボリコナゾール，ブプロピオン，ジアゼパム，ドネペジル，フェキソフェナジンを含む多くの薬との相互作用の欠如を示している（Aruna and Naidu 2007; Engelsen et al. 2002; Fan et al. 2009; Gardner et al. 2007; Kim et al. 2010; Lei et al. 2009a, 2009b; Lu et al. 2006; Mauro et al. 2003; Robertson et al. 2008; Wolf 2006; Yasui-Furukori et al. 2004; Zuo et al. 2010)。

多くのヒトへの研究で，薬物代謝酵素CY450におけるイチョウ葉製剤の効果を研究している。イチョウ葉抽出物はCYP2C19を誘導することを示している（Yin et al. 2004)。CP3A4の効果は，多くの研究では効果がないと結論づける一方，他の研究では誘導や阻害を示唆する等，混在した結果である（Gurley et al. 2002, 2005; Markowitz et al. 2003a; Robertson et al. 2008; Uchida et al. 2006)。CYP2E1とCYP2C9のわずかな誘導に活性は示されなかった報告もある（Gurley et al. 2002, 2005; Mohutsky et al. 2006; Uchida et al. 2006; Yin et al. 2004）。そしてCYP2D6やCYP1A2でも活性は見られなかった（Gurley et al. 2002, 2005; Markowitz et al. 2003b)。

妊婦と授乳婦　妊娠や授乳期間に対するイチョウ葉の安全性に関する情報は限られている。動物実験における妊娠期間中のイチョウ葉の使用では，矛盾する結果を示している。ある研究では，妊娠ラットに対し1日当たり7または14mg/kgのイチョウ葉抽出物を与えた場合，胎児の体重が減少したという結果を報告した。しかしながら，低用量では胎児の発達に有害事象はみられなかったことが報告された（Pinto et al. 2007)。他の研究では，ウサギに対して1日1600mg/kgまでの用量，ラットに対し1日900mg/kgの用量で投与した場合，母親や仔に有害作用がなかったことが示された（Blaschek et al. 2002; DeFeudis 1991; Li et al. 2003)。

授乳期間中のイチョウ葉の安全性は不明である。本書では，授乳期間での使用についての問題は確認されなかったが，安全性は最終的に確立されていない。

レビュー詳細

I. 薬やサプリメントとの相互作用

薬やサプリメントとの相互作用の臨床試験

ニフェジピンとの試験では，それぞれ矛盾した結果が示されている。120mgのイチョウを18日間摂取した後（他に追加の情報はない）に著しく低いニフェジピン血漿濃度が報告されたが（Smith et al.2001)，24%フラボノール配糖体と6%のテルペンラクトンのイチョウ葉標準化エキスを240mg投与した後では，ニフェジピンの血漿濃度の増加が報告された（Yoshioka et al. 2004）。

健常な被験者に，1日当たり6錠のイチョウカプセル（それぞれがイチョウ葉2gに相当するものを含む）を7日間経口投与し，その後25mgのワルファリンと一緒にイチョウが投与された。その結果，ワルファリンの血漿レベルに有意な変化は観察されなかった。血小板凝集およびプロトロンビン時間の国際標準比（INR）においても変化は観察されなかった（Jiang et al. 2005, 2006）。別の研究では，ワルファリンで状態が安定していた患者において，1日当たり100mgのイチョウ標準化エキス（24/6）を4週間摂取したところ，INR値において影響はないことが示された（Engelsen et al. 2002）。

健常な被験者に，100mgのシロスタゾールまたは75mgのクロピドグレルと一緒に120mgのイチョウ（製品などの説明は明記されていない）の単回用量を経口投与したところ，クロピドグレルまたはシロスタゾールの単独使用と比較して，血小板阻害に有意な差は認められなかった。凝固時間や血小板数で変化は見られなかったが，イチョウとシロスタゾールの組み合わせで出血時間の延長が観察された（Aruna and Naidu 2007）。

健常な被験者に，1日当たり240mgのイチョウ標準化エキスと共に，500mgのアスピリンを1週間経口摂取したところ，アスピリン単独使用と比較して，イチョウとアスピリンによる治療中の間に，出血時間およびアゴニスト誘導血小板凝集に有意な差は観測されなかった（Wolf 2006）。末梢動脈疾患や心血管疾患のリスク因子を持つ成人において，1日当たり325mgのアスピリン単独または300mgのイチョウ葉抽出物とともに4週間投与したところ，血小板機能，血小板凝集，出血やあざの症状に有意な変化は見られなかった（Gardner et al. 2007）。

健常な被験者に，250mgのチクロピジンを単回投与，もしくは80mgのイチョウ葉標準化エキス（24/6）と併用投与したところ，チクロピジンの血漿濃度に変化は観察されなかった。出血時間は，イチョウ葉エキスの摂取で特に延長することはなかった。併用投与においても，チクロピジン単独と比べて，抗血小板作用が加えられたが関連はみられなかった（Kim et al. 2010）。同様に，健常な被験者において，1日当たり120mgのイチョウ葉エキスの物摂取前後に，チクロピジンを3日間投与したところ，チクロピジンの血漿濃度の変化は観察されなかった（Lu et al. 2006）。

健常な被験者において，1日当たり240mgのイチョウ葉標準化エキス（24/6）の摂取前後に，0.5mgのジゴキシンを2週間経口投与したところ，ジゴキシンの血清濃度に変化は認められなかった（Mauro et al. 2003）。

健常な被験者に，1日当たり120mgのイチョウ葉抽出物とともに，100mgのタリノロールを経口投与したところ，タリノロールの血漿濃度の変化は観察されなかった。同じイチョウ葉抽出物において，1日当たり360mgの摂取とともに，14日間の反復投与を行った場合，タリノロールの血漿濃度が増加した。タリノロールは，薬物輸送体タンパク質P-gpの基質である（Fan et al. 2009）。

健常な被験者に，ロピナビル（400mg）およびリトナビル（100mg）の組み合わせを投与した上で，2週間毎日240mgのイチョウ葉抽出物（29.2%のフラボノイド配糖体および5.1%のテルペンラクトンを含む）を追加したところ，いずれの薬でも血漿濃度に影響はみられなかった（Robertson et al. 2008）。

健常な被験者に，1日当たり240㎎のイチョウ葉標準化エキス（24/6）の投与前または投与中に，150mgのブプロピオンを14日間経口投与したところ，ブプロピオンの血漿濃度に有意な変化は観察されなかった（Lei et al. 2009a）。

健常な被験者（CYP2C19の高代謝能者と低代謝能者の両方を含む）に，1日当たり240mgのイチョウ葉標準化エキス（24/6）の投与前後に，200mgのボリコナゾールを12日間経口投与したところ，ボリコナゾールの血漿濃度に有意な変化は観察されなかった（Lei et al. 2009b）。

健常な被験者に，1日当たり240mgのイチョウ葉抽出物の投与前または投与中に，10mgのジアゼパム（CYP2C19基質）を28日間経口投与したところ，ジアゼパムの血漿濃度に有意な変化は観察されなかった（Zuo et al. 2010）。

アルツハイマー病の患者に対して，1日当たり90mgのイチョウ葉抽出物とともにドネペジルを30日間投与したところ，ドネペジルの血漿濃度に有意な影響は認められなかった（Yasui-Furukori et al. 2004）。

被疑薬やサプリメントとの相互作用の症例報告

被疑薬の相互作用に関するいくつかの症例が文献で報告されている。2日間イチョウ葉標準化エキス（24/6）（1日当たり160mg）とトラゾドン（1日当たり40mg）を併用摂取していた女性において，昏睡が報告された（Galluzzi et al. 2000）。1日当たり600mgのイブプロフェンの投与4週間後の患者において，致命的な脳内の大量出血が報告された。これは，1日当たり180mgのイチョウ葉の濃縮抽出物に少なくとも30か月間の継続使用に加えられた（Meisel et al. 2003）。イチョウと一緒にフェニトインとバルプロ酸（不特定用量）および複数のハーブサプリメントを摂取している患者において，ブレークスルー発作が報告された（Kupiec and Raj 2005）。

薬やサプリメントとの相互作用の動物試験

シクロスポリンを投与したラットにおいて，イチョウ葉煎剤は，経口投与では血漿濃度を減少させることが示されているが，静脈内投与では示されなかった（Yang et al. 2006）。同様に，ラットに対しイチョウ葉抽出物（24.2%フ

G

ラボノイド配糖体および9.2%テルペンラクトン）およびフェノバルビタールを同時投与した場合，フェノバルビタールによって誘導された睡眠時間およびフェノバルビタールの血漿濃度を有意に減少させることが示された（Kubota et al. 2004）。同じイチョウ葉抽出物を使用したラットの研究では，ニカルジピンの降圧作用に有意な低下を示した（Kubota et al. 2003; Shinozuka et al. 2002）。

ラットに対するイチョウ葉標準化エキス（24/6）とアミカシンの同時投与は，有意にアミカシン誘発性中毒性難聴を早期に発症した（Miman et al. 2002）。これらの動物データの人への適用性は不明である。

肺塞栓症のラットに対し，25mg/kgのシロスタゾールと20mg/kgのイチョウ葉抽出物（24.74%フラボノイド配糖体および7.55%のテルペンラクトン）を与えた場合，シロスタゾール単独と比較して，出血時間，プロトロンビン時間，活性化部分トロンボプラスチン時間の有意な影響は観察されなかった。イチョウとシロスタゾールの併用投与群において，イチョウは出血時間や凝固時間の延長なしにシロスタゾールの抗血小板作用を増強する可能性があるこが示された（Ryu et al. 2009）。

II. 有害事象

臨床試験で報告された有害事象　イチョウ葉抽出物の臨床試験のレビューおよびメタ分析では，いかなる試験においても重大な副作用は報告されておらず，もし存在しても，副作用はプラセボで処置された患者と有意な差はなかったことを示している（Birks and Grimley Evans 2006; DeFeudis 1991; Ernst 2002; Hilton and Stuart 2004; Kleijnen and Knipschild 1992a; Pittler and Ernst 2000; Woerdenbag and Van Beek 1997; Zeng et al. 2005）。

有害事象の症例報告　イチョウ葉製剤は，脳出血（Benjamin et al. 2001; Castellote Varona and Atienza Morales 2005; Matthews 1998; Meisel et al. 2003; Purroy Garcia et al. 2002; Smolinske 1999），血腫（Evans 2000; Gilbert 1997; Hauser et al. 2002; Miller and Freeman 2002; Rowin and Lewis 1996），眼内出血（Farnsworth et al. 1975; Hauser et al. 2002; MacVie and Harney 2005; Rosenblatt and Mindel 1997; Schneider et al. 2002），術後出血（Bebbington et al. 2005; Destro et al. 2005; Fessenden et al. 2001; Yagmur et al. 2005）を含むいくつかの異常出血の症例と関連がある。出血歴のある患者において，アスピリン，ビタミンA，C，D，E，葉酸とともに，1日当たり75mgのイチョウ葉標準化エキス（27%フラボノイド配糖体および10%テルペンラクトン）を過去6か月間摂取したところ，突発性出血が報告された（Bent et al. 2005）。

1982年から1988年のすべての任意の報告書のレビューでは，最も確立された濃縮イチョウ抽出物に関連した有害事象において，副作用はまれであり“一般的に忍容性は優れている”と結論付けた（DeFeudis 1991）。

管理良好なてんかんのある2人の患者において，おそらく薬抽出物からなる“イチョウ”の12日～2週間の使用と，再発作に関連が見られた（Granger 2001）。イチョウのレビューでは，ギンコトキシン（4′-*O*-メチルピリドキシン）がビタミンB_6の合成を阻害することが，発作閾値を低下させる原因となりうるという仮説を立てた（Leistner and Drewke 2010）。

イチョウ葉製剤を摂取する人で，皮疹の症例が報告されている（Chiu et al. 2002; Pennisi 2006）。

以前に精神病既往はないが，父方に有意な妄想型統合失調症の既往がある2人の姉妹は，約2年間少なくとも推奨用量の2倍以上のイチョウ製剤を摂取後に躁病エピソードを体験したことが報告された。イチョウ製剤の中止および薬物治療後に，イチョウの摂取なしに再発したことが報告された（Lamonaca et al. 2001）。

III. 薬理学および薬物動態学

ヒトの薬理学的研究　血漿板凝集におけるイチョウの影響に関する研究結果は混在している。健常な被験者に1日当たり120，240，480mgのイチョウ葉標準化エキスを14日間投与したところ，止血，凝固，出血時間，血小板機能，線維素溶解への影響は観察されなかった（Bal Dit Sollier et al. 2003）。健常な被験者に，1日当たり240mgのイチョウ葉標準化エキスを7日間投与したところ，血小板凝集および血液凝固の変化は観察されなかった（Kohler et al. 2004）。2型糖尿病患者に，1日当たり120mgのイチョウ葉標準化エキスを3か月間投与した後に，血小板凝集における有意な減少が観察された。健常な被験者における同様の実験では，コラーゲン誘発性の血小板凝集に有意な減少はみられたが，PAFによる血小板凝集に有意な変化は観察されなかった（Kudolo et al. 2002）。他の研究では，イチョウは，血小板活性化因子（PAF）を介して抗血小板活性を有すると考えられている（Braquet 1986; Braquet et al. 1987）。PAFは主に病理学的血栓形成に関与しているため，血小板凝集の正常なメカニズムには影響を与えない可能性がある。したがって，出血時間には影響を与えない（Mills and Bone 2005）。標準化治療用量におけるPAF経路上のイチョウの効果の程度について議論されている（Braquet 1993; DeFeudis 1991; Skogh 1998）。

健常な被験者に，1日当たりメーカーの推奨用量（量は特定されていない）でイチョウカプセルを2週間経口投与したところ，血小板機能およびコラーゲン/エピネフリンまたはコラーゲン/アデノシンニリン酸アッセイにおけるプロトロンビン時間，部分トロンボプラスチン時間，トロンビン時間，出血時間を含む他の血液学的パラメータの影響は観察されなかった。アスピリン（1日325mg）は，ポジティブコントロールとして使用され，顕著に血小板機能を阻害した（Beckert et al. 2007）。

健常な被験者に，1日当たり80mgのイチョウ葉標準化エキスを6か月間経口投与したところ，血液粘度の低下が観察された（Galduróz et al. 2007）。

CYP2C9に対するイチョウの効果についてのヒト試験では，研究結果は混在している。CYP2C9の高代謝能者におけるイチョウ葉標準化エキス（24/6）の投与は，わずかではあるが有意な誘導を示した（Uchida et al. 2006）一方，他の試験では，同じエキスでも何の効果も示されなかった（Mohutsky et al. 2006）。イチョウは有意にCYP2C19を誘導することを示している（Yin et al. 2004）。イチョウ葉抽出物は，2つの研究ではCYP2E1における有意な影響は示さなかった（Gurley et al. 2002, 2005b）が，他の研究ではCYP2E1の有意な誘導を示した（Yin et al. 2004）。イチョウの影響は，CYP2D6（Gurley et al. 2002, 2005b; Markowitz et al. 2003a），およびCYP1A2（Gurley et al. 2002, 2005b）で観察されなかった。

CYP2C9の高代謝能者における1つの試験では，CYP3A4の有意な阻害を示したが（Uchida et al. 2006），CYP3A4活性におけるイチョウ葉抽出物の影響に関するいくつかのヒトへの研究では，CYP3A4代謝には影響を示さなかった（Gurley et al. 2002, 2005; Markowitz et al. 2003a）。

健常な被験者に，1日240mgのイチョウ葉抽出物（29.2%フラボノイド配糖体および5.1%テルペンラクトン）の摂取前後で，ミダゾラムおよびフェキソフェナジンの単回用量を28日間経口投与したところ，ミダゾラムの血漿濃度で有意な減少（～30%）が観察されたことから，薬物代謝酵素CYP3A4の誘導が示唆されたフェキソフェナジンの血漿濃度は変化しなかった（Robertson et al. 2008）。

健常な被験者に，24時間以内に120mgのイチョウ葉標準化エキス（24/6）を3回投与した後，フルルビプロフェンを経口投与したところ，フルルビプロフェンの血漿濃度で有意な変化は観察されなかった。これらの結果は，薬物代謝酵素CYP2C9に対するイチョウの活性の欠如を示唆している（Greenblatt et al. 2006）。

モノアミンオキシダーゼ（MAO）活性におけるイチョウの影響についてのヒトへの研究では，60mgのイチョウ葉標準化エキスはMAO活性に影響を与えず，イチョウにおけるMAO阻害化合物は血液脳関門を通過しなかったことを示した（Fowler et al. 2000）。

動物の薬理学的研究　マウスに対し1日当たり50mg/kgのイチョウ葉標準化エキスを7か月間経口投与した場合，モノアミンオキシダーゼ（MAO）活性の低下が観察された（Pardon et al. 2000）。同様の阻害は，20～100mg/kgの用量のイチョウ葉標準化エキスを7日間腹腔内投与したマウス（Wu and Zhu 1999），および10mg/kgのイチョウ葉標準化エキスを17日間経口投与したマウス（Rojas et al. 2004）で観察された。しかし，マウスに対し1日当たり25～100mg/kgのイチョウ葉標準化エキスを5日間経口投与した場合では，MAO活性に対する影響は認められなかった（Porsolt et al. 2000）。

他の動物研究は確認されたが，ヒトデータの可用性のために省略した。

***In vitro*の薬理学的研究**　研究は確認できたが，ヒトデータの可用性のために省略した。

IV. 妊婦と授乳婦

ラット（1日当たり最大1600mg/kgまで）およびウサギ（1日当たり最大900mg/kg）にイチョウ葉標準化エキスを経口投与した場合，催奇形性や胎児毒性の兆候は生じなかった（Blaschek et al. 2002; DeFeudis 1991）。ラットにおいて妊娠中1日当たり7または14mg/kgのイチョウ葉抽出物を与えた場合，胎児はコントロール群と比較して低い出生体重であったことを示したが，3.5mg/kgの用量では胎児に有害作用を示さなかった。毒性の兆候は，すべての投与群で観察されなかった（Pinto et al. 2007）。妊娠ラットに対し1日当たり100または300mg/kgのイチョウ葉標準化エキス（24/6）を5日間投与した場合，胎児において海馬のニューロン数を増加させた。母子ともに副作用は認められなかった（Li et al. 2003）。

受精させたばかりの鶏卵に，イチョウ抽出物と高濃度のギンコール酸が含まれるイチョウ抽出画分を注入した場合，胎児毒性作用を示した（Floissac and Chopin 1999）。毒性作用は，用量依存性であることが認められた。ギンコール酸の有意な影響は，イチョウ抽出物画分のLD_{50}値で観察された。LD_{50}値の範囲は250mg/egg（1%ギンコール酸，16%ビフラボン）から，1.8mg/egg（16%ギンコール酸，6.7%ビフラボン）および3.5mg/egg（58%ギンコール酸，0.002%ビフラボン）である（Baron-Ruppert and Luepke 2001）。

ある研究では，ハーブ製剤を摂取している妊娠女性からコルヒチンが確認されたことを報告した。コルヒチンは市販のイチョウ製剤に含まれる非常に有毒なアルカロイドである（Petty et al. 2001）。しかし，コルヒチンはイチョウ抽出物においてこれまで1度も検出されておらず，コルヒチンについて追跡する研究では，他の市販の製剤でも化合物を確認することができなかった（Bone 2002; Li et al. 2002a, 2002b）。

高濃度のイチョウ（0.1および1mg/ml）抽出物でのハムスター卵母細胞の直接治療では，精子による通過率および精子DNAの完全性を有意に減少させた。イチョウのサプリメントを摂取しているヒトに対する研究への妥当性は疑わしい（Ondrizek et al. 1999）。

授乳期間中のイチョウ葉の安全性に関する情報は確認されなかった。

V. 毒性研究

急性毒性

マウスに対するイチョウ葉標準化エキスのLD_{50}は，経口投与において7.7g/kgである。腹腔内におけるLD_{50}はマウスで1.9g/kg，ラットで2.1g/kgである（Blaschek et al. 2002）。

アルキルフェノールの比較的高いレベル（～30%）のイチョウ葉抽出物は，マウスの足底皮下投与後に免疫毒性を生じた（Koch et al. 2000）。

亜急性毒性

ラット及びマウスに対し，100～1600mg/kgの範囲の用量のイチョウを27週間以上経口投与した場合，臓器障害および肝臓や腎臓機能障害のいかなる症状も生じなかった（Salvador 1995）。

参考文献

Aruna, D., and M.U. Naidu. 2007. Pharmacodynamic interaction studies of *Ginkgo biloba* with cilostazol and clopidogrel in healthy human subjects. *Br. J. Clin. Pharmacol.* 63(3):333-338.

Bal Dit Sollier, C., H. Caplain, and L. Drouet. 2003. No alteration in platelet function or coagulation induced by EGb761 in a controlled study. *Clin. Lab. Haematol.* 25(4):251-253.

Baron-Ruppert, G., and N.P. Luepke. 2001. Evidence for toxic effects of alkylphenols from *Ginkgo biloba* in the hen's egg test (HET). *Phytomedicine* 8(2):133-138.

Bebbington, A., R. Kulkarni, and P. Roberts. 2005. *Ginkgo biloba*: Persistent bleeding after total hip arthroplasty caused by herbal self-medication. *J. Arthroplasty* 20(1):125-126.

Beckert, B.W., M.J. Concannon, S.L. Henry, et al. 2007. The effect of herbal medicines on platelet function: An in vivo experiment and review of the literature. *Plast. Reconstr. Surg.* 120 (7):2044-2050.

Benjamin, J., T. Muir, K. Briggs, and B. Pentland. 2001. A case of cerebral haemorrhage—Can *Ginkgo biloba* be implicated? *Postgrad. Med. J.* 77(904):112-113.

Bent, S., H. Goldberg, A. Padula, and A.L. Avins. 2005. Spontaneous bleeding associated with *Ginkgo biloba*: A case report and systematic review of the literature. *J. Gen. Intern. Med.* 20(7):657-661.

Birks, J., and J. Grimley Evans. 2006. *Ginkgo biloba* for cognitive impairment and dementia. *Cochrane Database of Systematic Reviews, Volume 3*. Chichester, UK: Wiley.

Blaschek, W., S. Ebel, E. Hackenthal, et al. 2002. *HagerROM 2002: Hagers handbuch der drogen und arzneistoffe*. Heidelberg: Springer.

Blumenthal, M. 1997. German government limits ginkgolic acid levels. *HerbalGram* 41:29.

Bone, K. 2002. Ginkgo and colchicine: "Curiouser and curiouser," says Alice. Review of comment on Petty. *HerbalGram* 55:24.

Braquet, P. 1986. Proofs of involvement of PAF-acether in various immune disorders using BN 52021 (ginkgolide B): A powerful PAF-acether antagonist isolated from *Ginkgo biloba* L. *Adv. Prost. Thrombox. Leukotr. Res.* 16:179-198.

Braquet, P. 1993. Cedemin, a *Ginkgo biloba* extract, should not be considered as a PAF antagonist. *Am. J. Gastroenterol.* 88(12):2138.

Braquet, P., L. Touqui, T.Y. Shen, et al. 1987. Perspectives in platelet-activating factor research. *Pharmacol. Rev.* 39:97-145.

Castellote Varona, F.J., and M.P. Atienza Morales. 2005. *Ginkgo biloba* and cerebral hemorrhage. *Ann. Med. Intern.* 22(4):199.

Chiu, A., A. Lane, and A. Kimball. 2002. Diffuse morbilliform eruption after consumption of *Ginkgo biloba* supplement. *J. Am. Acad. Dermatol.* 46(1):145-146.

DeFeudis, F.V. 1991. *Ginkgo biloba extract (EGb 761): Pharmacological activities and clinical applications*. Paris: Elsevier.

Destro, M.W., M.B. Speranzini, C. Cavalheiro Filho, T. Destro, and C. Destro. 2005. Bilateral haematoma after rhytidoplasty and blepharoplasty following chronic use of *Ginkgo biloba*. *Br. J. Plast. Surg.* 58(1):100-101.

Engelsen, J., J.D. Nielsen, and K. Winther. 2002. Effect of coenzyme Q_{10} and *Ginkgo biloba* on warfarin dosage in stable, long-term warfarin treated outpatients. A randomised, double blind, placebo-crossover trial. *Thromb. Haemost.* 87(6):1075-1076.

Ernst, E. 2002. The risk-benefit profile of commonly used herbal therapies: Ginkgo, St. John's wort, ginseng, echinacea, saw palmetto, and kava. *Ann. Intern. Med.* 136(1):42-53.

Evans, V. 2000. Herbs and the brain: Friend or foe? The effects of ginkgo and garlic on warfarin use. *J. Neurosci. Nurs.* 32(4):229-232.

Fan, L., G.Y. Tao, G. Wang, et al. 2009. Effects of *Ginkgo biloba* extract ingestion on the pharmacokinetics of talinolol in healthy Chinese volunteers. *Ann. Pharmacother.* 43(5):944-949.

Farnsworth, N.R., A.S. Bingel, G.A. Cordell, F.A. Crane, and H.H. Fong. 1975. Potential value of plants as sources of new antifertility agents I. *J. Pharm. Sci.* 64(4):535-598.

Fessenden, J.M., W. Wittenborn, and L. Clarke. 2001. *Gingko biloba*: A case report of herbal medicine and bleeding postoperatively from a laparoscopic cholecystectomy. *Am. Surg.* 67(1):33-35.

Floissac, M., and S. Chopin. 1999. *Ginkgo biloba* extract is embryotoxic to chick embryos. *FASEB J.* 13:5.

Fowler, J.S., G.J. Wang, N.D. Volkow, et al. 2000. Evidence that *Ginkgo biloba* extract does not inhibit MOA A and B in living human brain. *Life Sci.* 66(9):141-146.

Galduróz, J.C.F., H.K. Antunes, and R.F. Santos. 2007. Gender-and age-related variations in blood viscosity in normal volunteers: A study of the effects of extract of *Allium sativum* and *Ginkgo biloba*. *Phytomedicine* 14(7-8):447-451.

Galluzzi, S., O. Zanetti, G. Binetti, M. Trabucchi, and G.B. Frisoni. 2000. Coma in a patient with Alzheimer's disease taking low dose trazodone and *Gingko biloba*. *J. Neurol. Neurosurg. Psychiat.* 68(5):679-680.

Gardner, C.D., J.L. Zehnder, A.J. Rigby, J.R. Nicholus, and J.W. Farquhar. 2007. Effect of *Ginkgo biloba* (EGb 761) and aspirin on platelet aggregation and platelet function analysis among older adults at risk of cardiovascular disease: A randomized clinical trial. *Blood Coagul. Fibrinolysis* 18(8):787-793.

Gilbert, G.J. 1997. *Ginkgo biloba*. *Neurology* 48(4):1137.

Granger, A.S. 2001. *Ginkgo biloba* precipitating epileptic seizures. *Age Ageing* 30(6):523-525.

Greenblatt, D.J., L.L. von Moltke, Y. Luo, et al. 2006. *Ginkgo biloba* does not alter clearance of flurbiprofen, a cytochrome P450-2C9 substrate. *J. Clin. Pharmacol.* 46(2):214-221.

Gurley, B.J., S.F. Gardner, M.A. Hubbard, et al. 2002. Cytochrome P450 phenotypic ratios for predicting herb-drug interactions in humans. *Clin. Pharmacol. Ther.* 72 (3):276-287.

Gurley, B.J., S.F. Gardner, M.A. Hubbard, et al. 2005a. Clinical assessment of effects of botanical supplementation on cytochrome P450 phenotypes in the elderly: St John's wort, garlic oil, *Panax ginseng* and *Ginkgo biloba*. *Drugs Aging* 22(6):525-539.

Hauser, D., T. Gayowski, and N. Singh. 2002. Bleeding complications precipitated by unrecognized *Gingko biloba* use after liver transplantation. *Transpl. Int.* 15(7):377-379.

Hilton, M., and E. Stuart. 2004. *Ginkgo biloba* for tinnitus. *Cochrane database of systematic reviews*. Chichester: Wiley.

Hobbs, C. 1991. *Ginkgo, elixir of youth: Modern medicine from an ancient tree*. Capitola, CA: Botanica Press.

Jiang, X., E.Y. Blair, and A.J. McLachlan. 2006. Investigation of the effects of herbal medicines on warfarin response in healthy subjects: A population pharmacokinetic-pharmacodynamic modeling approach. *J. Clin. Pharmacol.* 46(11):1370-1378.

Jiang, X., K.M. Williams, W.S. Liauw, et al. 2005. Effect of ginkgo and ginger on the pharmacokinetics and pharmacodynamics of warfarin in healthy subjects. *Br. J. Clin. Pharmacol.* 59(4):425-432.

Kim, B.H., K.P. Kim, K.S. Lim, et al. 2010. Influence of *Ginkgo biloba* extract on the pharmacodynamic effects and pharmacokinetic properties of ticlopidine: An open-label, randomized, two-period, two-treatment, two-sequence, single-dose crossover study in healthy Korean male volunteers. *Clin. Ther.* 32(2):380-390.

Kleijnen, J., and P. Knipschild. 1992a. *Ginkgo biloba*. *Lancet* 340:1136-1139.

Koch, E., H. Jaggy, and S.S. Chatterjee. 2000. Evidence for immunotoxic effects of crude *Ginkgo biloba* L. leaf extracts using the popliteal lymph node assay in the mouse. *Int. J. Immunopharmacol.* 22(3):229-236.

Kohler, S., P. Funk, and M. Kieser. 2004. Influence of a 7-day treatment with *Ginkgo biloba* special extract EGb 761 on bleeding time and coagulation: A randomized, placebo-controlled, double-blind study in healthy volunteers. *Blood Coagul. Fibrinolysis* 15(4):303-309.

Kubota, Y., K. Kobayashi, N. Tanaka, et al. 2003. Interaction of *Ginkgo biloba* extract (GBE) with hypotensive agent, nicardipine, in rats. *In Vivo* 17(5):409-412.

Kubota, Y., K. Kobayashi, N. Tanaka, et al. 2004. Pretreatment with *Ginkgo biloba* extract weakens the hypnosis action of phenobarbital and its plasma concentration in rats. *J. Pharm. Pharmacol.* 56(3):401-405.

Kudolo, G.B., S. Dorsey, and J. Blodgett. 2002. Effect of the ingestion of *Ginkgo biloba* extract on platelet aggregation and urinary prostanoid excretion in healthy and type 2 diabetic subjects. *Thromb. Res.* 108(2-3):151-160.

Kupiec, T., and V. Raj. 2005. Fatal seizures due to potential herb-drug interactions with *Ginkgo biloba*. *J. Anal. Toxicol.* 29(7):755-758.

Lamonaca, G., J. Klesmer, and J.L. Katz. 2001. Manic psychosis associated with high-dose *Gingko biloba*. *Prim. Psychiat.* 8(6):63-64.

Lei, H.P., W. Ji, J. Lin, et al. 2009a. Effects of *Ginkgo biloba* extract on the pharmacokinetics of bupropion in healthy volunteers. *Br. J. Clin. Pharmacol.* 68(2):201-206.

Lei, H.P., G. Wang, L.S. Wang, et al. 2009b. Lack of effect of *Ginkgo biloba* on voriconazole pharmacokinetics in Chinese volunteers identified as CYP2C19 poor and extensive metabolizers. *Ann. Pharmacother.* 43(4):726-731.

Leistner, E., and C. Drewke. 2010. *Ginkgo biloba* and ginkgotoxin. *J. Nat. Prod.* 73(1):86-92.

Li, W., J.F. Fitzloff, N.R. Farnsworth, and H.H. Fong. 2002a. Evaluation of commercial *Ginkgo biloba* dietary supplements for the presence of colchicine by high-performance liquid chromatography. *Phytomedicine* 9(5):442-446.

Li, W., Y. Sun, J.F. Fitzloff, and R.B. van Breemen. 2002b. Evaluation of commercial ginkgo and echinacea dietary supplements for colchicine using liquid chromatography-tandem mass spectrometry. *Chem. Res. Toxicol.* 15(9):1174-1178.

Li, W., F. Trovero, J. Cordier, et al. 2003. Prenatal exposure of rats to *Ginkgo biloba* extract (EGb 761) increases neuronal survival/growth and alters gene expression in the developing fetal hippocampus. *Brain Res. Dev. Brain Res.* 144(2):169-180.

Lu, W.J., J.D. Huang, and M.L. Lai. 2006. The effects of ergoloid mesylates and *Ginkgo biloba* on the pharmacokinetics of ticlopidine. *J. Clin. Pharmacol.* 46(6):628-634.

MacVie, O.P., and B.A. Harney. 2005. Vitreous haemorrhage associated with *Gingko biloba* use in a patient with age related macular disease. *Br. J. Ophthalmol.* 89(10):1378-1379.

Markowitz, J., C. DeVane, K. Chavin, et al. 2003a. Effects of garlic (*Allium sativum* L.) supplementation on cytochrome P450 2D6 and 3A4 activity in healthy volunteers. *Clin. Pharmacol. Ther.* 74(2):170-177.

Markowitz, J.S., J.L. Donovan, C. Lindsay DeVane, L. Sipkes, and K.D. Chavin. 2003b. Multiple-dose administration of *Ginkgo biloba* did not affect cytochrome P-450 2D6 or 3A4 activity in normal volunteers. *J. Clin. Psychopharmacol.* 23(6):576-581.

Matthews, M.K., Jr. 1998. Association of *Ginkgo biloba* with intracerebral hemorrhage. *Neurology* 50(6):1933-1934.

Mauro, V.F., L.S. Mauro, J.F. Kleshinski, et al. 2003. Impact of *Ginkgo biloba* on the pharmacokinetics of digoxin. *Am. J. Ther.* 10(4):247.

Meisel, C., A. Johne, and I. Roots. 2003. Fatal intracerebral mass bleeding associated with *Ginkgo biloba* and ibuprofen. *Atherosclerosis* 167(2):367.

Miller, L.G., and B. Freeman. 2002. Possible subdural hematoma associated with *Ginkgo biloba*. *J. Herb. Pharmcother.* 2(2):57-63.

Mills, S., and K. Bone. 2005. *The essential guide to herbal safety*. St. Louis: Elsevier.

Miman, M.C., O. Ozturan, M. Iraz, T. Erdem, and E. Olmez. 2002. Amikacin ototoxicity enhanced by *Ginkgo biloba* extract (EGb 761). *Hearing Res.* 169:121-129.

Mohutsky, M.A., G.D. Anderson, J.W. Miller, and G.W. Elmer. 2006. *Ginkgo biloba*: Evaluation of CYP2C9 drug interactions in vitro and in vivo. *Am. J. Ther.* 13(1):24-31.

Ondrizek, R.R., P.J. Chan, W.C. Patton, and A. King. 1999. An alternative medicine study of herbal effects on the penetration of zona-free hamster oocytes and the integrity of sperm deoxyribonucleic acid. *Fertil. Steril.* 71(3):517-522.

Pardon, M.C., C. Joubert, F. Perez-Diaz, et al. 2000. In vivo regulation of cerebral monoamine oxidase activity in senescent controls and chronically stressed mice by long-term treatment with *Ginkgo biloba* extract (EGb 761). *Mech. Ageing Dev.* 113(3):157-168.

Pennisi, R.S. 2006. Acute generalised exanthematous pustulosis induced by the herbal remedy *Ginkgo biloba*. *Med. J. Aust.* 184(11):583-584.

Petty, H.R., M. Fernando, A.L. Kindzelskii, et al. 2001. Identification of colchicine in placental blood from patients using herbal medicines. *Chem. Res. Toxicol.* 14(9):1254-1258.

Pinto, R.M., E.S. Fernandes, J.E. Reis, V.M. Peters, and M.D. Guerra. 2007. Intra-uterine growth retardation after prenatal administration of *Ginkgo biloba* to rats. *Reprod. Toxicol.* 23:480-485.

Pittler, M., and E. Ernst. 2000. *Ginkgo biloba* extract for the treatment of intermittent claudication: A meta-analysis of randomized trials. *Am. J. Med.* 108(4):276-281.

Porsolt, R.D., S. Roux, and K. Drieu. 2000. Evaluation of a *Ginkgo biloba* extract (EGb 761) in functional tests for monoamine oxidase inhibition. *Arzneimittelforschung* 50(3):232-235.

Purroy Garcia, F., C. Molina, and J. Alvarez Sabin. 2002. Spontaneous cerebellar haemorrhage associated with *Ginkgo biloba* ingestion. *Med. Clin.* 119(15):596-597.

Robertson, S.M., R.T. Davey, J. Voell, et al. 2008. Effect of *Ginkgo biloba* extract on lopinavir, midazolam and fexofenadine pharmacokinetics in healthy subjects. *Curr. Med. Res. Opin.* 24(2):591-599.

Rojas, P., C. Rojas, M. Ebadi, et al. 2004. EGb761 pretreatment reduces monoamine oxidase activity in mouse corpus striatum during 1-methyl-4-phenylpyridinium neurotoxicity. *Neurochem. Res.* 29(7):1417-1423.

Rosenblatt, M., and J. Mindel. 1997. Spontaneous hyphema associated with ingestion of *Ginkgo biloba* extract. *N. Engl. J. Med.* 336(15):1108.

Rowin, J., and S.L. Lewis. 1996. Spontaneous bilateral subdural hematomas associated with chronic *Ginkgo biloba* ingestion. *Neurology* 46(6):1775-1776.

Ryu, K.H., H.Y. Han, S.Y. Lee, et al. 2009. *Ginkgo biloba* extract enhances antiplatelet and antithrombotic effects of cilostazol without prolongation of bleeding time. *Thromb. Res.* 124(3):328-334.

Salvador, R.L. 1995. Herbal medicine—*Ginkgo*. *Can. Pharm. J.* 52:39-41.

Schneider, C., C. Bord, P. Misse, B. Arnaud, and C.F. Schmitt-Bernard. 2002. Spontaneous hyphema caused by *Ginkgo biloba* extract. *J. Fr. Ophthalmol.* 25(7):731-732.

Shinozuka, K., K. Umegaki, Y. Kubota, et al. 2002. Feeding of *Ginkgo biloba* extract (GBE) enhances gene expression of hepatic cytochrome P-450 and attenuates the hypotensive effect of nicardipine in rats. *Life Sci.* 70(23):2783-2792.

Skogh, M. 1998. Extracts of *Ginkgo biloba* and bleeding or haemorrhage. *Lancet* 352(9134):1145-1146.

Smith, M., K. Lin, and Y. Zheng. 2001. An open trial of nifedipine-herb interactions: Nifedipine with St. John's wort, ginseng or *Ginkgo biloba*. *Clin. Pharmacol. Ther.* 69(2):abstr. PIII-89.

Smolinske, S.C. 1999. Dietary supplement-drug interactions. *J. Am. Med. Womens Assoc.* 54(4):191-195.

Uchida, S., H. Yamada, X.D. Li, et al. 2006. Effects of *Ginkgo biloba* extract on pharmacokinetics and pharmacodynamics of tolbutamide and midazolam in healthy volunteers. *J. Clin. Pharmacol.* 46(11):1290-1298.

Woerdenbag, H., and T. Van Beek. 1997. *Ginkgo biloba*. In *Adverse effects of herbal drugs, Volume 3*, edited by De Smet, P.A.G.M., K. Keller, R. Hansel, and R.F. Chandler. New York: Springer.

Wolf, H.R. 2006. Does *Ginkgo biloba* special extract EGb 761 provide additional effects on coagulation and bleeding when added to acetylsalicylic acid 500 mg daily? *Drugs Res. Dev.* 7(3):163-172.

Wu, W.R., and X.Z. Zhu. 1999. Involvement of monoamine oxidase inhibition in neuroprotective and neurorestorative effects of *Ginkgo biloba* extract against MPTP-induced nigrostriatal dopaminergic toxicity in C57 mice. *Life Sci.* 65 (2):157-164.

Yagmur, E., A. Piatkowski, A. Groger, et al. 2005. Bleeding complication under *Gingko biloba* medication. *Am. J. Hematol.* 79(4):343-344.

Yang, C., P.D.L. Chao, Y.C. Hou, et al. 2006. Marked decrease of cyclosporin bioavailability caused by coadministration of ginkgo and onion in rats. *Food Chem. Toxicol.* 44(9):1572-1578.

Yasui-Furukori, N., H. Furukori, A. Kaneda, S. Kaneko, and T. Tateishi. 2004. The effects of *Ginkgo biloba* extracts on the pharmacokinetics and pharmacodynamics of donepezil. *J. Clin. Pharmacol.* 44(5):538-542.

Yin, O.Q.P., B. Tomlinson, M.M.Y. Waye, A.H.L. Chow, and M.S.S. Chow. 2004. Pharmacogenetics and herb-drug interactions: Experience with *Ginkgo biloba* and omeprazole. *Pharmacogenetics* 14(12):841-850.

Yoshioka, M., N. Ohnishi, T. Koishi, et al. 2004. Studies on interactions between functional foods or dietary supplements and medicines. IV. Effects of *Ginkgo biloba* leaf extract on the pharmacokinetics and pharmacodynamics of nifedipine in healthy volunteers. *Biol. Pharm. Bull.* 27(12):2006-2009.

Zeng, X., M. Liu, Y. Yang, Y. Li, and K. Asplund. 2005. *Ginkgo biloba* for acute ischaemic stroke. In *Cochrane database of systematic reviews*. Chichester, UK: Wiley.

Zuo, X.C., B.K. Zhang, S.J. Jia, et al. 2010. Effects of *Ginkgo biloba* extracts on diazepam metabolism: A pharmacokinetic study in healthy Chinese male subjects. *Eur. J. Clin. Pharmacol.* 66(5):503-509.

Ginkgo biloba L. イチョウ科

一般名：イチョウ，ギンコ，ギンナン（銀杏）

英　名：ginkgo

和　名：イチョウ

中国名：銀杏（*yin xing*）（種子），白果（*bai guo*）（種子），銀果（*yin guo*）（種子）

別　名：maidenhair tree

使用部位：種子

安全性クラス：2d

相互作用クラス：A

禁忌　推奨用量を超えないこと（Bensky et al. 2004; Chang and But 1986; Leung and Foster 1996）。

他の注意事項　生のギンナンの摂取は，吐き気，嘔吐，発作，中枢神経系障害などの有害反応を引き起こすことがある（Chen and Chen 2004; Leung and Foster 1996）。また，調理されたギンナンでも，少量にとどめるべきである（Leung and Foster 1996）。これらの懸念は，煎剤として投与されたギンナンとは関連がない（Bensky et al. 2004）。

長期使用は推奨しない（Bensky et al. 2004; Chang and But 1986; Leung and Foster 1996）。

ギンナンは，妊娠中は注意して使用すべきである（Chen and Chen 2004）。

薬やサプリメントとの相互作用　知見なし

標準用量　加工されたものでは，1日1.5〜9 g（Bensky et al. 2004; Chen and Chen 2004）。通常，未処理の生のギンナンは，その毒性のため使用されない（Chen and Chen 2004）。

注釈　ギンナンについての安全性の懸念は，種子を消費する際，生か調理されたかどうかに大きく依存している。調理したギンナンの消費については，よく記述されている（Chadha 1988; Leung and Foster 1996）。しかしながら，調理したギンナンの大量消費による有害作用の症例は報告されている（Hasegawa et al. 2006; Kajiyama 2002; Miwa 2001）。ある報告では，煮たり，ローストした種子を1日10個以上食べないように助言している（Leung and Foster 1996）。ギンナンの生食は毒性があると考えられ，子供の場合，死に至ることがあると報告されている（Chadha 1988; Leung and Foster 1996）。しかし，ギンナンが煎剤の形で投与された場合には，毒性反応は知られていない（Bensky et al. 2004）。

ギンコール酸は，ツタウルシ（*Rhus toxicodendro*）に含まれるウルシオールのような作用をもつアルキルフェノール類であり，アレルギー反応，特に接触皮膚炎に関連付けられている。ギンコール酸はイチョウ種皮に比較的高濃度で含有しており，またイチョウ葉には低濃度である（Blumenthal 1997）。

有害事象と副作用　発作を含む有害反応は，種子の煎剤では関連付けられていないが（Bensky et al. 2004），生または調理したギンナンを大量に消費している個人で報告されている（Hasegawa et al. 2006; Kajiyama et al. 2002; Miwa 2001）。過剰摂取の症状は，高熱，吐き気，嘔吐，息切れ，腹痛，下痢，不穏，痙攣，意識の損失を含んでおり，これらの症状は，種子の摂取後1〜12時間後に現れ，小児では7〜150個の種子，大人では40〜300個の種子の摂取と関連がある（Bensky et al. 2004; Chen and Chen 2004）。それらはまた緊急治療がない場合，総過剰摂取の1〜2日後に，呼吸および循環不全による死亡が起こる可能性があることが報告されている（Bensky et al. 2004; Chen and Chen 2004）。死亡が報告されたギンナンの数は，15〜574個の範囲である（Kajiyama et al. 2002）。

イチョウの果肉の接触による接触皮膚炎との関連が，数人で認められた（Nakamura 1985; Tomb et al. 1988）。

薬理学的考察　知見なし

妊婦と授乳婦　中国伝統医学の文献では，ギンナンは，妊娠中は注意して使用すべきであると示している（Chen and Chen 2004）。

授乳期間中のギンナンの安全性は不明である。本書では，授乳期間での使用に関する問題は確認されなかったが，最終的な安全性は確立されていない。

G

レビュー詳細

I. 薬やサプリメントとの相互作用

薬やサプリメントとの相互作用の臨床試験

確認されなかった。

被疑薬やサプリメントとの相互作用の症例報告

確認されなかった。

薬やサプリメントとの相互作用の動物試験

確認されなかった。

II. 有害事象

痙攣や嘔吐のいくつかの症例が，特に食物としてギンナンを使用する日本において，調理したギンナンの摂取と関連して報告されている。34歳の女性は，電子レンジにかけたギンナンを70〜80個食べた後に，2回の痙攣発症と数回の嘔吐を経験した（Miwa 2001）。2歳児は，炒ったギンナンを50〜60個摂取することにより，嘔吐，下痢，神経過敏，対称性の全般性間代発作を引き起こした（Kajiyama et al. 2002）。2歳の男児は，炒ったギンナンの大量摂取後に，嘔吐および無熱性痙攣を経験した（Hasegawa et al. 2006）。いずれも，ギンナンの消費後数時間以内に症状を引き起こした。

ギンナンの過剰摂取による他の症状は，腹痛，呼吸困難，そのほか中枢神経障害に関連する症状を含むと考えられる（Bensky et al. 2004; Chen and Chen 2004）。ビタミンB_6欠乏症の症状を引き起こす神経毒である4′-*O*-メチルピリドキシンは，ギンナンの毒性作用の原因であると考えられている（Wada et al. 1985）。種子の大量摂取は有毒であることが認識されているが，調理されたギンナンは，日本，韓国，中国全土で一般的に食べられている食品である。1回の食事で安全に食べられる種子の数は定義されておらず，死亡者は15〜574個の種子を摂取したと報告されている（Kajiyama et al. 2002）。子供の過剰摂取量はわずか7個であると報告されている（Chen and Chen 2004）。

イチョウの果肉の接触による接触皮膚炎との関連が，数人で認められた（Nakamura 1985; Tomb et al. 1988）。

III. 薬理学および薬物動態学

ヒトの薬理学的研究　確認されなかった。

動物の薬理学的研究　確認されなかった。

*In vitro*の薬理学的研究　確認されなかった。

IV. 妊婦と授乳婦

中国伝統医学の文献では，ギンナンは，妊娠中は注意して使用すべきであると示している（Chen and Chen 2004)。

授乳期間中のギンナンの安全性情報は確認されなかった。

V. 毒性研究

マウスに対し，ギンナンの“総過量”を60日間与えた場合，体重減少，食欲不振，肝障害，糸球体腎炎を有することが観察され，何匹かは死亡した。ギンナン抽出物の静脈内投与は，血圧の上昇に次いで血圧低下，呼吸困難，発作，死亡をひき起こしたことが多くの個体で観察された（Anonymous 1989, 1995)。種子の煎剤は無毒性として認識されている（Bensky et al. 2004; Chen and Chen 2004)。

参考文献

Anonymous. 1989. *Jiang Su Zhong Yi [Jiangsu Chinese Medicine]* 10(8):32. *In* Chen, J.K., and T.T. Chen. 2004. *Chinese medical herbology and pharmacology*. City of Industry, CA: Art of Medicine Press.

Anonymous. 1995. *Chang Yong Zhong Yao Xian Dai Yan Jiu Yu Lin Chuan [Recent study and clinical applications of common traditional Chinese medicine]. In* Chen, J.K., and T.T. Chen. 2004. *Chinese medical herbology and pharmacology*. City of Industry, CA: Art of Medicine Press.

Bensky, D., S. Clavey, and E. Stöger. 2004. *Chinese herbal medicine: Materia medica*. 3rd ed. Seattle: Eastland Press.

Blumenthal, M. 1997. German government limits ginkgolic acid levels. *HerbalGram* 41:29.

Chadha, Y. 1988. *The wealth of India: A dictionary of Indian raw materials and industrial products*. Delhi: Council of Scientific and Industrial Research.

Chang, H.-M., and P.P.H. But. 1986. *Pharmacology and applications of Chinese materia medica*. English ed. Philadelphia: World Scientific.

Chen, J.K., and T.T. Chen. 2004. *Chinese medical herbology and pharmacology*. City of Industry, CA: Art of Medicine Press.

Hasegawa, S., Y. Oda, T. Ichiyama, Y. Hori, and S. Furukawa. 2006. Ginkgo nut intoxication in a 2-year-old male. *Pediatric Neurology* 35(4):275-276.

Kajiyama, Y., K. Fujii, H. Takeuchi, and Y. Manabe. 2002. Ginkgo seed poisoning. *Pediatrics* 109(2):325-327.

Leung, A.Y., and S. Foster. 1996. *Encyclopedia of common natural ingredients used in food, drugs, and cosmetics*. 2nd ed. New York: Wiley.

Miwa, H., M. Iijima, S. Tanaka, and Y. Mizuno. 2001. Generalized convulsions after consuming a large amount of gingko nuts. *Epilepsia* 42 (2):280-281.

Nakamura, T. 1985. Ginkgo tree dermatitis. *Contact Dermat.* 12(5):281-282.

Tomb, R.R., J. Foussereau, and Y. Sell. 1988. Mini-epidemic of contact dermatitis from ginkgo tree fruit (*Ginkgo biloba* L.). *Contact Dermat.* 19(4):281-283.

Wada, K., S. Ishigaki, K. Ueda, M. Sakata, and M. Haga. 1985. An antivitamin B_6, 4′-methoxypyridoxine from the seed of *Ginkgo biloba* L. *Chem. Pharm. Bull.* 33:3555-3557.

Glehnia littoralis F. Schmidt ex Miq.

セリ科

一般名：ハマボウフウ

英　名：glehnia

生薬名：局（根および根茎）ハマボウフウ（浜防風）

中国名：北沙参（*bei sha shen*）（根）

別　名：beach silvertop

使用部位：根

安全性クラス：1

相互作用クラス：A

禁忌　知見なし

他の注意事項　知見なし

薬やサプリメントとの相互作用　知見なし

有害事象と副作用　知見なし

薬理学的考察　皮膚に接触することで光感性を引き起こすフルクマリンが，ハマボウフウ内で確認されているが（Mizukami et al. 1993），光感性の症例は報告されていない。

妊婦と授乳婦　科学的または伝統的文献において，妊娠中および授乳中におけるハマボウフウの安全性は不明である。本書では，妊娠中や授乳期間での使用に関する問題は確認されなかったが，最終的な安全性は確立されていない。

レビュー詳細

I. 薬やサプリメントとの相互作用

薬やサプリメントとの相互作用の臨床試験

確認されなかった。

被疑薬やサプリメントとの相互作用の症例報告

確認されなかった。

薬やサプリメントとの相互作用の動物試験

確認されなかった。

II. 有害事象

有害事象の症例報告　確認されなかった。

III. 薬理学および薬物動態学

ヒトの薬理学的研究　確認されなかった。

動物の薬理学的研究　確認されなかった。

*In vitro*の薬理学的研究　確認されなかった。

IV. 妊婦と授乳婦

妊娠中および授乳中におけるハマボウフウの安全性に関する情報は確認されなかった。

V. 毒性研究

確認されなかった。

参考文献

Mizukami, H., K. Ohbayashi, K. Umetsu, and N. Hiraoka. 1993. Restriction fragment length polymorphisms of medicinal plants and crude drugs. II. Analysis of *Glehnia littoralis* of different geographical origin. *Biol. Pharm. Bull.* 16(6):611.

Glycyrrhiza spp. マメ科

Glycyrrhiza echinata L.
一般名：リコリス
英　名：licorice
別　名：east European licorice
Glycyrrhiza glabra L.
一般名：リコリス
英　名：licorice
異　名：*Glycyrrhiza glandulifera* Walst. & Kit.
アーユルヴェーダ名：*yashtimadhu*
中国名：甘草（*gan cao*）（根と根茎）
別　名：Russian licorice, Spanish licorice, Turkish licorice
Glycyrrhiza uralensis Fisch. ex DC.
一般名：チャイニーズリコリス
英　名：Chinese licorice
中国名：甘草（*gan cao*）（根と根茎）
別　名：licorice, Ural licorice

生薬名：局（***G. glabra***か***G. uralensis***の根およびストロン，ときには周皮を除いたもの）カンゾウ（甘草）
使用部位：根，根茎

安全性クラス：2b, 2d
相互作用クラス：B

禁忌　妊娠中は，医療従事者監督下以外での使用禁止（Bradley 1992; Strandberg et al. 2001, 2002）。

高血圧，肝障害，浮腫，重度の腎不全，低カリウム血症，浮腫を伴う心疾患，うっ血性心不全を持つ人の使用禁止（Bensky et al. 2004; Bradley 1992; De Smet 1993; Mills and Bone 2005）。

医療従事者監督下以外での長期服用や多量摂取の禁止（Bensky et al. 2004; Bradley 1992; Chadha 1988; Martindale and Reynolds 1996）。

他の注意事項　知見なし

薬やサプリメントとの相互作用　標準的な治療用量では相互作用は予測されない。高用量または長期服用では，リコリスは，強力なループ利尿薬，チアジド系利尿薬，刺激性下剤のカルシウム欠乏を増強する可能性があり（Cheng et al. 2004; De Smet 1993），ジゴキシンのような強心配糖体の作用を増強する可能性がある（Kelly 1990）。

ある参考文献では，リコリスは経口避妊薬の影響を打ち消す可能性があるという理論上の懸念を示した（Mills and Bone 2005）。

注釈　上記の禁忌および注意事項は，グリチルリチン酸を含む製品に適用し，脱グリチルリチンリコリス製品には適用されない。

リコリスは，グリチルリチン酸をおよそ1～7%を含む（Kondo et al. 2007）。市販品の多くは，12%グリチルリチン酸に標準化されており，欧州薬局方では，リコリス根はグリチルリチン酸を4%以上含むことを制定している（Council of Europe 2001）。

標準用量　フランスの規制では，1日当たり直接摂取では5g，お茶では8gとして制限しているが，標準用量は1～5gを1日3回，6週間の使用が上限とされている。ナトリウムの摂取量を控え，カリウムの摂取量を増やすことが推奨されている（De Smet 1993; Mitchell et al. 1991）。

中国伝統医学の文献では，標準用量は1日当たり1.5～10gのスライスしたリコリス根を煎剤または浸剤として調整されたものとして表記されている（Bensky et al. 2004; Chen and Chen 2004）。

有害事象と副作用　リコリスの推奨用量（1日50g未満）と治療期間内（6週間以内）に使用した人では，有害作用の症例は報告されていない（WHO 1999）。

高度に感受性の高い人では，1日当たり100mgのグリチルリチン酸（およそ50gのリコリス菓子）の摂取は，有害事象を引き起こす可能性があり，400mgの摂取は，ほとんどの人で有害作用を引き起こす（Størmer et al. 1993）。女性を対象とした試験では，1日当たり2mg/kgのグリチルリチン酸（6gのリコリスに相当）を12週間摂取したところ，無毒性量（NOAEL）を示した（van Gelderen et al. 2000）。

リコリスの鉱質コルチコイド作用は十分に実証されている（ヒトの薬理学的研究を参照）（Stewart et al. 1987）。治療用量のリコリスを長期間摂取した場合，可逆的カリウム欠乏やナトリウム貯留を引き起こす可能性がある（Bensky et al. 2004; Bradley 1992; Martindale and Reynolds 1996）。リコリスに関連した有害事象のほとんどは，リコリス菓子を多量に消費している人で報告されている。リコリスの過剰投与は，一時的な麻痺，視覚喪失，ナトリウムおよび体液の貯留，高血圧，アルドステロンの血清濃度の減少と関連がある。リコリス関連のカリウム欠乏は，頻脈，横紋筋融解症，ミオパシー，低カリウム性の麻痺のような症状をもたらした。これらの症状は，主にグリチルリチン酸の作用に起因している（Isbrucker and Burdock 2006）。この化合物を含まない，脱グリチルリチン酸リコリス（DGL）は利用可能である。

薬理学的考察　脱グリチルリチン酸リコリス（DGL）は，通常では有害作用は見られない（Martindale and Reynolds 1996）。

妊婦と授乳婦　妊娠中の女性によるリコリス摂取に関する2つの疫学的研究では，リコリスの摂取が早産と関連があったことを示唆した（Strandberg et al. 2001, 2002）。他の疫学的研究では，妊婦によるリコリス菓子の大量消費（1日当たり500mg以上）は，子供の認知機能および精神発達の有害作用と関連していたことが示された（Räikkönen et al. 2009）。

動物研究では，低用量では有害作用は観察されなかったが，100mg/kg以上のグリチルリチン酸またはグリチルレチン酸の用量は，胎児におけるいくつかの有害な発育を妨げる影響と関連があった（FDRL 1971; Hundertmark et al. 2002; Mantovani et al. 1988）。

授乳期間中のリコリスの安全性は不明である。本書においても，授乳期間での使用に関する問題は確認されなかったが，最終的な安全性は確立されてはいない。

レビュー詳細

I. 薬やサプリメントとの相互作用

薬やサプリメントとの相互作用の臨床試験

グリチルリチン酸（経口で50mg）とプレドニゾロン（静脈内0.096mg/kg）の併用投与は，クリアランスを有意に減少させ，プレドニゾロンの血漿濃度を増加させた（Cheng et al. 2004）。

エストロゲンは，鉱質コルチコイド受容体に反応するか，11β-ヒドロキシステロイド脱水素酵素活性を阻害する可能性があり，リコリスの影響を悪化させる（Clyburn and DiPette 1995）。

被疑薬やサプリメントとの相互作用の症例報告

低カリウムによる神経筋麻痺の症例は，利尿剤フルセミド（1日当たり60～150mg，週3回）およびリコリス（1日40～60g）の両方を過剰摂取していた女性で報告された（Famularo et al. 1999）。

薬やサプリメントとの相互作用の動物試験

確認されなかった。

II. 有害事象

臨床試験で報告された有害事象　臨床試験で報告された有害事象は，ナトリウムおよび体液貯留，血圧上昇，カリウムおよびアルドステロンの血清濃度の減少を含む，リコリスの既知の薬理作用と一致している。このような事象は，高濃度のグリチルリチン酸（2mg/kgより多い）を含むリコリスの用量に関連があり，2mg/kg以下のグリチルリチン酸製品ではまれである（Isbrucker and Burdock 2006）。

有害事象の症例報告　推奨用量内（1日50g以下）のリコリスと治療期間内（6週間未満）に使用していた人では，有害事象の症例は報告されていない（WHO 1999）。

リコリスの消費に関連した有害事象は，ナトリウムおよび体液貯留，血圧上昇，カリウム（低カリウム血症）およびアルドステロンの血清濃度の減少のような症状で，主に鉱質コルチコイド作用（ヒトの薬理学的研究を参照）に関連がある。リコリス菓子，紅茶，カプセルを含むリコリス製品は有害事象に関連があり，多くは1日当たり35g以上のリコリス菓子の摂取と関連がある。

リコリス誘発性の低カリウム血症のある患者で心停止が報告された（Bannister et al. 1977）。複数の高血圧の症例（Beretta-Piccoli et al. 1985; Brouwers and van der Meulen 2001; Conn et al. 1968; Cugini et al. 1983; Cuspidi et al. 1981; Dellow et al. 1999; Janse et al. 2005; Pozzoli et al. 1980; Takeda et al. 1979; Wash and Bernard 1975）および高血圧脳症の1つの症例（van den Bosch et al. 2005）が報告されている。

低カリウム血症誘発性の心室頻拍性不整脈または心室細動（Eriksson et al. 1999; Gerritsen et al. 2009; Harris 2000; van den Bosch et al. 2005），低カリウム血性横紋筋融解症（筋繊維の破壊）（Barrella et al. 1997; Piette et al. 1984），低カリウム血性ミオパチー（筋繊維の機能低下）（Famularo et al. 1999; Hussain 2003; Ishikawa et al. 1999; Shintani et al. 1992; Yoshida and Takayama 2003），低カリウム血性麻痺（Cheng et al. 2004; Cumming et al. 1980; de Rohan Chabot et al. 1984; Elinav and Chajek-Shaul 2003; Famularo et al. 1999; Lin et al. 2003; Yasue et al. 2007）を含む，リコリス誘発性の低カリウム血症の様々な事象が報告されている。ある症例では，女性は血圧上昇なしに全身性浮腫やナトリ

ウム貯留が見られたことから，低カリウム血症が常に血圧の変化に関連付けられていないことを示唆している(Ishikawa et al. 1999)。

他の関連する症例としては，鉱質コルチコイド過剰症(Doeker and Andler 1999; Hamidon and Jeyabalan 2006）および偽アルドステロン症（Colloredo et al. 1987; Gomez Fernandez et al. 1981; Kageyama et al. 1997)。

前庭神経炎（内耳の腫れ，めまいの原因）の1例（Belhadj-Tahar et al. 2003）が報告された。

血管閉塞による虚血は，10年以上にわたり定期的にリコリスを摂取していた低カリウム患者で報告された（Lozano et al. 2000)。

10年間にわたって観察された，5人の患者の視力低下に関する症例が報告された。全ての患者は，視力喪失の前にリコリスを大量に摂取していた。視力喪失の潜在的な他の原因として，3人の患者はコーヒーの過剰摂取，2人の患者では虚血または片頭痛の既往が挙げられる（Dobbins and Saul 2000)。

職業性喘息の1つの症例が，リコリス粉末に暴露されたハーバリストで報告された。アレルギーはIgE媒体であり，吸入誘発試験によって確認された（Cartier et al. 2002)。

III. 薬理学および薬物動態学

ヒトの薬理学的研究　グリチルレチン酸は，コルチゾールをコルチゾンに変換して不活化させる，酵素の11β-ヒドロキシステロイド脱水素酵素を阻害することが示されている(Stewart et al. 1987)。コルチゾールは，アルドステロンのような鉱質コルチコイド受容体に対して同様の親和性を持ち，体内での鉱質コルチコイド作用を増強させる。そのため，ナトリウムおよび体液貯留，血圧上昇，低カリウム血症および低いアルドステロン値のような，偽アルドステロン症を引き起こす可能性がある（Sigurjonsdottir et al. 2006)。

リコリスの症例報告およびヒトへの研究のレビューでは，グリチルリチン酸への個人の感受性に有意な変動性を示した。感受性の高い人ては，1日100mgのグリチルリチン酸（～50gのリコリス菓子）の摂取は，有害作用を引き起こす可能性があり，多くの人が400mgの摂取量で有害作用を経験するとされる（Størmer et al. 1993)。

1日当たり100または200gのリコリス（0.7または1.4gグリチルリチン酸）を1～4週間投与した場合，血漿レニン分泌を有意に減少させ，レニン-アンジオテンシン-アルドステロン系（RAAS）を阻害することが示されている（Epstein et al. 1977)。

1日当たり50～200gのリコリスを2または4週間摂取したヒトを対象とした研究では，50gの用量（75mgのグリチルレチン酸を含む）でさえ有意に血圧を上昇させ，リコリスと血圧との用量反応関係を示した。個人感受性の変動が正規分布曲線の対応とともに観察された（Sigurjonsdottir et al. 2001)。1日当たり100gのリコリス（150mgのグリチルレチン酸を含む）を4週間摂取した試験では，高血圧の患者は，通常の人よりも11β-ヒドロキシステロイド脱水素酵素の阻害に敏感であることが示された（Sigurjonsdottir et al. 2003)。類似した試験では，男性は女性よりも11β-ヒドロキシステロイド脱水素酵素の阻害に対してより敏感であることが示された（Sigurjonsdottir et al. 2006)。

1日当たり5または11gのリコリス（380または814mgのグリチルリチン酸）を摂取している人に，血清カリウムおよびレニンの減少および体重の増加が観察された。何人かの研究参加者は高血圧，浮腫，または頭痛のために辞退した。しかしながら，研究参加者の中には高血圧の家族歴または経口避妊薬を併用していたことから，これらの因子が寄与している可能性があった。1.4または2.8gのリコリスは，生理学的変化および研究辞退者との関連はなかった（Bernardi et al. 1994)。

血圧やカリウムの影響に対する無毒性量（NOAEL）を決定するための試験として，女性において様々な投与量（0～4mg/kg）のグリチルリチン酸を12週間投与した。その結果，2mg/kgのグリチルリチン酸がNOAELであったことを示唆した。このレベルは，1日当たり6gのリコリスを摂取するのとほぼ同じある（van Gelderen et al. 2000)。

ある数人の臨床試験（7人の男性での研究）の結果は，1日当たり7gのリコリス製剤（0.5gのグリチルリチン酸，1日当たり～10gのリコリス根に相当）の投与4日後に，血清テストステロンの有意な低下を示した（Armanini et al. 1999)。グリチルリチン酸を使用した再現実験では，有意な差は見られないが，テストステロンの減少をもたらした(Josephs et al. 2001)。これらの結果の不一致は，前者は血清におけるテストステロン（総ホルモンレベル）の測定であるのに対し，後者は唾液におけるテストステロン（フリーホルモンレベル）の測定を行っている。ゆえに，分析方法により差が出たと考えられている（Isbrucker and Burdock 2006)。最初の方法での研究再現では，以前の研究と同様の結果が得られた（Armanini et al. 2003)。

女性を対象とした研究では，1日当たり3.5gのリコリス(0.26gのグリチルリチン酸を含む）の投与を，2回の月経周期の間続けられた。その結果，黄体期の血清テストステロンが有意に減少した（Armanini et al. 2004)。

健常な女性において，1日当たり3.5gのリコリス（0.26gのグリチルリチン酸を含む）を2か月間投与したところ，副甲状腺ホルモン（PTH），ビタミンD，カルシウムの尿中レベルを有意に増加させた（Armanini et al. 2002)。

動物の薬理学的研究　確認されなかった。

***In vitro*の薬理学的研究**　確認されなかった。

IV. 妊婦と授乳婦

妊娠中の女性（合計1144人）を対象としたリコリス摂取に関する2つの疫学研究では，リコリスの多量摂取（≥500mg/weekのグリチルリチン酸）は，平均妊娠期間を2.5日減少させたことから，早産と相関がみられると示唆された。(Strandberg et al. 2001, 2002)。

妊娠中のリコリス摂取に基づく子供の認知機能および精神医学的な結果に関する研究では，リコリス菓子の多量摂取と関連したいくつかの有害作用を示唆した。妊娠中の母親は，リコリス菓子のを少量（0～249mg）摂取する群と多量（>500mg）に摂取する群に分類された。多量に摂取した群の子ども達は，言語および視空間能力や物語構成能力の低下，ルール違反，攻撃性，注意障害に増加が見られた。著者らは，この研究結果は，グルココルチコイド薬の認識された影響と一致していることを示した（Räikkönen et al. 2009)。

通常の推奨量（1日3～15g）を超えるリコリスの用量は，血圧に影響する可能性があることから（ヒトの薬理学的研究参照），子癇前症（高血圧症を含む妊娠中の症状）のある女性は避けるべきである（Mills and Bone 2005)。

マウス，ラット，ハムスター，ウサギに対し，妊娠6日目から（それぞれ10，10，5，13日間の継続），1日当たり1000mg/kgまでの用量のグリチルリチン酸アンモニウムを投与した場合，催奇形性は観察されなかった（FDRL 1971)。

ラットの胎児に対し，妊娠0～20日目に100または250mg/kgのグリチルリチン酸二ナトリウムを与えた場合，何匹かのラットで腎組織異常が認められた。著者らは対照群でも同様の異常に言及したが，2つの最高用量投与群において骨格の異常が観察された。同じ実験計画の下，ラットに対し10mg/kgのグリチルリチン酸二ナトリウムを与えられたところ，有害作用は観察されなかった（Mantovani et al. 1988)。

ラットの胎児の肺発達に対するグリチルレチン酸の影響に関する研究では，妊娠13～17，19，21日目もしくは産後1日に，1日当たり1000mg/kgのグリチルレチン酸を与えたラットの胎児の肺において，11β-ヒドロキシステロイドデヒドロゲナーゼのレベルに有意な減少が発見された。低い用量（100mg/kgまで）の場合は，有害作用は示されなかった（Hundertmark et al. 2002)。

授乳期間中のリコリスの安全性情報は確認されなかった。

V. 毒性研究

急性毒性

経口投与におけるリコリス抽出物（53%グリチルリチン酸）のLD_{50}は，雄ラットで18g/kg，雌ラットでは14.2g/kgである。マウスでは7.5g/kgよりも大きかった（Komiyama et al. 1977)。

亜慢性毒性

マウスに対しグリチルリチン酸を0.6または1.25%含む飲料水（1日～880または1830mg/kgのグリチルリチン酸）を与えた場合，10週間以内に死亡した（Kobuke et al. 1985)。

慢性毒性

ラットに対し，1日当たり100，300，1000mg/kgのグリチルレチン酸を1年間与えた場合，体重，臨床化学および組織学における有意な変化は観察されなかった。血清カリウムおよび塩化物の濃度は，最高用量でわずかに減少した。同じ用量を与えたイヌにおいては，1000mg/kg投与群では，体重の減少，アルカルホスファターゼおよびアラニンアミノトランスフェラーゼの血清濃度に増加を示した（Kelloff et al. 1994)。

マウスに対し，グリチルリチン酸を0.15%までの用量を含む飲料水（1日～220mgグリチルリチン酸）を96週間与えた場合，腫瘍の発生は見られなかった（Kobuke et al. 1985)。

参考文献

Armanini, D., G. Bonanni, M.J. Mattarello, et al. 2003. Licorice consumption and serum testosterone in healthy man. *Exp. Clin. Endocrinol. Diabetes* 111(6):341-343.

Armanini, D., G. Bonanni, and M. Palermo. 1999. Reduction of serum testosterone in men by licorice. *N. Engl. J. Med.* 341(15):1158.

Armanini, D., C. Fiore, M.J. Mattarello, J. Bielenberg, and M. Palermo. 2002. History of the endocrine effects of licorice. *Exp. Clin. Endocrinol. Diabetes* 110(6):257-261.

Armanini, D., M.J. Mattarello, C. Fiore, et al. 2004. Licorice reduces serum testosterone in healthy women. *Steroids* 69(11-12):763-766.

Bannister, B., R. Ginsburg, and J. Shneerson. 1977. Cardiac arrest due to liquorice-induced hypokalaemia. *Br. Med. J.* 2(6089):738-739.

Barrella, M., G. Lauria, R. Quatrale, and E. Paolino. 1997. Hypokalemic rhabdomyolysis associated with liquorice ingestion: Report of an atypical case. *Ital. J. Neurol. Sci.* 18(4):217-220.

Belhadj-Tahar, H., B. Nassar, Y. Coulais, J.L. Montastruc, and N. Sadeg. 2003. Acute pseudo-aldosteronism syndrome induced by liquorice. *Therapie* 58(4):375-378.

Bensky, D., S. Clavey, and E. Stöger. 2004. *Chinese herbal medicine: Materia medica*. 3rd ed. Seattle: Eastland Press.

Beretta-Piccoli, C., G. Salvade, P.L. Crivelli, and P. Weidmann. 1985. Body-sodium and blood volume in a patient with licorice-induced hypertension. *J. Hypertens.* 3(1):19-23.

Bernardi, M., E. Paola, F. D'Intino, et al. 1994. Effects of prolonged ingestion of graded doses of licorice by healthy volunteers. *Life Sci.* 55(11):863-872.

Bradley, P.R. 1992. *British herbal compendium: A handbook of scientific information on widely used plant drugs*. Bournemouth, Dorset: British Herbal Medicine Association.

Brouwers, A.J., and J. van der Meulen. 2001. 'Licorice hypertension' also caused by licorice tea. *Ned. Tijdschr. Geneeskd.* 145(15):744-747.

Cartier, A., J.L. Malo, and M. Labrecque. 2002. Occupational asthma due to liquorice roots. *Allergy* 57(9):863.

Chadha, Y. 1988. *The wealth of India: A dictionary of Indian raw materials and industrial products*. Delhi: Council of Scientific and Industrial Research.

Chen, J.K., and T.T. Chen. 2004. *Chinese medical herbology and pharmacology*. City of Industry, CA: Art of Medicine Press.

Cheng, C.J., Y.H. Chen, T. Chau, and S.H. Lin. 2004. A hidden cause of hypokalemic paralysis in a patient with prostate cancer. *Support Care Cancer* 12(11):810-812.

Clyburn, E.B., and D.J. DiPette. 1995. Hypertension induced by drugs and other substances. *Semin. Nephrol.* 15(2):72-86.

Colloredo, G., V. Bertone, P. Peci, et al. 1987. Pseudoaldosteronism caused by licorice. Review of the literature and description of 4 clinical cases. *Minerva Med.* 78(2):93-101.

Conn, J.W., D.R. Rovner, and E.L. Cohen. 1968. Licorice-induced pseudoaldosteronism. Hypertension, hypokalemia, aldosteronopenia, and suppressed plasma renin activity. *J. Am. Med. Assoc.* 205(7):492-496.

Council of Europe. 2001. *European pharmacopoeia*. 4th ed. Strasbourg: Council of Europe.

Cugini, P., R. Gentile, A. Zard, and G. Rocchi. 1983. Hypertension in licorice abuse. A case report. *G. Ital. Cardiol.* 13(2):126-128.

Cumming, A.M., K. Boddy, J.J. Brown, et al. 1980. Severe hypokalaemia with paralysis induced by small doses of liquorice. *Postgrad. Med. J.* 56(657):526-529.

Cuspidi, C., M. Gelosa, E. Moroni, and L. Sampieri. 1981. Pseudo-Conn's syndrome after habitual ingestion of liquorice. Report on various clinical cases. *Minerva Med.* 72(13):825-830.

de Rohan Chabot, P., B. Gueguen, D. Patte, et al. 1984. Hypokalemic paralysis after prolonged absorption of a non-alcoholic pastis in a diabetic. *Rev. Neurol. (Paris)* 140(3):207-211.

De Smet, P.A.G.M. 1993. *Adverse effects of herbal drugs, Volume 2*. New York: Springer.

Dellow, E.L., R.J. Unwin, and J.W. Honour. 1999. Pontefract cakes can be bad for you: Refractory hypertension and liquorice excess. *Nephrol. Dial. Transplant.* 14(1):218-220.

Dobbins, K.R., and R.F. Saul. 2000. Transient visual loss after licorice ingestion. *J. Neuroophthalmol.* 20(1):38-41.

Doeker, B.M., and W. Andler. 1999. Liquorice, growth retardation and Addison's disease. *Horm. Res.* 52(5):253-255.

Elinav, E., and T. Chajek-Shaul. 2003. Licorice consumption causing severe hypokalemic paralysis. *Mayo Clin. Proc.* 78(6):767-768.

Epstein, M.T., E.A. Espiner, R.A. Donald, and H. Hughes. 1977. Effect of eating liquorice on the renin-angiotensin-aldosterone axis in normal subjects. *Br. Med. J.* 1(6059):488-890.

Eriksson, J.W., B. Carlberg, and V. Hillorn. 1999. Life-threatening ventricular tachycardia due to liquorice-induced hypokalaemia. *J. Intern. Med.* 245(3):307-310.

Famularo, G., F.M. Corsi, and M. Giacanelli. 1999. Iatrogenic worsening of hypokalemia and neuromuscular paralysis associated with the use of glucose solutions for potassium replacement in a young woman with licorice intoxication and furosemide abuse. *Acad. Emerg. Med.* 6(9):960-964.

FDRL. 1971. Teratogenic evaluation of FDA 71-1 (ammonium glycyrrhizinate). Food and Drug Research Labs. US NTIS Report PB-221793. *Cited in* Isbrucker, R.A., and G.A. Burdock. 2006. Risk and safety assessment on the consumption of licorice root (*Glycyrrhiza* sp.), its extract and powder as a food ingredient, with emphasis on the pharmacology and toxicology of glycyrrhizin. *Regul. Toxicol. Pharmacol.* 46(3):167-192.

Gerritsen, K.G.F., J. Meulenbelt, W. Spiering, et al. 2009. An unusual cause of ventricular fibrillation. *Lancet* 373(9669):1144.

Gomez Fernandez, P., M. Casares, J. Martinez Ara, et al. 1981. Primary pseudohyperaldosteronism produced by chronic licorice consumption. *Rev. Clin. Esp.* 163(4):277-278.

Hamidon, B.B., and V. Jeyabalan. 2006. Exogenously-induced apparent hypermineralocorticoidism associated with ingestion of "asam boi." *Singapore Med. J.* 47(2):156-158.

Harris, J. 2000. Lethal licorice. *Aust. Nurs. J.* 7(Suppl.):1-3.

Hundertmark, S., A. Dill, H. Buhler, et al. 2002. 11beta-Hydroxysteroid dehydrogenase type 1: A new regulator of fetal lung maturation. *Horm. Metab. Res.* 34(10):537-544.

Hussain, R.M. 2003. The sweet cake that reaches parts other cakes can't! *Postgrad. Med. J.* 79(928):115-116.

Isbrucker, R.A., and G.A. Burdock. 2006. Safety and risk assessment on the consumption of licorice root. *Regul. Toxicol. Pharmacol.* 46:168-192.

Ishikawa, S., M. Kato, T. Tokuda, et al. 1999. Licorice-induced hypokalemic myopathy and hypokalemic renal tubular damage in anorexia nervosa. *Int. J. Eat. Disord.* 26(1):111-114.

Janse, A., M. van Iersel, W.H. Hoefnagels, and M.G. Olde Rikker. 2005. The old lady who liked liquorice: Hypertension due to chronic intoxication in a memory-impaired patient. *Neth. J. Med.* 63(4):149-150.

Josephs, R.A., J.S. Guinn, M.L. Harper, and F. Askari. 2001. Liquorice consumption and salivary testosterone concentrations. *Lancet* 358(9293):1613-1614.

Kageyama, K., H. Watanobe, M. Nishie, K. Imamura, and T. Suda. 1997. A case of pseudoaldosteronism induced by a mouth refresher containing licorice. *Endocr. J.* 44(4):631-632.

Kelloff, G.J., J.A. Crowell, C.W. Boone, et al. 1994. Clinical development plan: 18beta-glycyrrhetinic acid. *J. Cell. Biochem. Suppl.* 20:166-175.

Kelly, R.A. 1990. Cardiac glycosides and congestive heart failure. *Am. J. Cardiol.* 65(10):10-16E.

Kobuke, T., K. Inai, S. Nambu, et al. 1985. Tumorigenicity study of disodium glycyrrhizinate administered orally to mice. *Food Chem. Toxicol.* 23(11):979-983.

Komiyama, K., Y. Kawakubo, T. Fukushima, et al. 1977. Acute and subacute toxicity test on the extract from *Glycyrrhiza*. *Oyo Yakuri* 14(4):535-548. *Cited in* Isbrucker, R.A., and G.A. Burdock. 2006. Risk and safety assessment on the consumption of Licorice root (*Glycyrrhiza* sp.), its extract and powder as a food ingredient, with emphasis on the pharmacology and toxicology of glycyrrhizin. *Regul. Toxicol. Pharmacol.* 46(3):167-192.

Kondo, K., M. Shiba, R. Nakamura, T. Morota, and Y. Shoyama. 2007. Constituent properties of licorices derived from *Glycyrrhiza uralensis*, *G. glabra*, or *G. inflata* identified by genetic information. *Biol. Pharm. Bull.* 30(7):1271-1277.

Lin, S.H., S.S. Yang, T. Chau, and M.L. Halperin. 2003. An unusual cause of hypokalemic paralysis: Chronic licorice ingestion. *Am. J. Med. Sci.* 325 (3):153-156.

Lozano, P., D. Flores, S. Martinez, et al. 2000. Upper limb ischemia induced by chronic licorice ingestion. *J. Cardiovasc. Surg. (Torino)* 41(4):631-632.

Mantovani, A., C. Ricciardi, A.V. Stazi, et al. 1988. Teratogenicity study of ammonium glycyrrhizinate in the Sprague-Dawley rat. *Food Chem. Toxicol.* 26(5):435-440.

Martindale, W., and J.E.F. Reynolds. 1996. *The extra pharmacopoeia*. 31st ed. London: Pharmaceutical Press.

Mills, S., and K. Bone. 2005. *The essential guide to herbal safety*. St. Louis: Elsevier.

Mitchell, H., et al. 1991. *British herbal pharmacopoeia, 4th impression*. Bournemouth, U.K.: British Herbal Medicine Association.
Negro, A., E. Rossi, G. Regolisti, and F. Perazzoli. 2000. Liquorice-induced sodium retention. Merely an acquired condition of apparent mineralocorticoid excess? A case report. *Ann. Ital. Med. Int.* 15(4):296-300.
Piette, A.M., D. Bauer, and A. Chapman. 1984. Major hypokalemia with rhabdomyolysis secondary to the intake of a nonalcoholic aniseed aperitif. *Ann. Med. Intern. (Paris)* 135(4):296-298.
Pozzoli, G., G.C. Mariotti, and F. Colombo. 1980. Arterial hypertension caused by ingestion of licorice. *G. Ital. Cardiol.* 10(10):1415-1418.
Räikkönen, K., A.K. Pesonen, K. Heinonen, et al. 2009. Maternal licorice consumption and detrimental cognitive and psychiatric outcomes in children. *Am. J. Epidemiol.* 170(9):1137.
Shintani, S., H. Murase, H. Tsukagoshi, and T. Shiigai. 1992. Glycyrrhizin (licorice)-induced hypokalemic myopathy. *Eur. Neurol.* 32(1):44-51.
Sigurjonsdottir, H.A., M. Axelson, G. Johannsson, et al. 2006. The liquorice effect on the RAAS differs between the genders. *Blood Press.* 15(3):169-172.
Sigurjonsdottir, H.A., L. Franzson, K. Manhem, et al. 2001. Liquorice-induced rise in blood pressure: A linear dose-response relationship. *J. Hum. Hypertens.* 15(8):549-552.
Sigurjonsdottir, H.A., K. Manhem, M. Axelson, and S. Wallerstedt. 2003. Subjects with essential hypertension are more sensitive to the inhibition of 11 beta-HSD by liquorice. *J. Hum. Hypertens.* 17(2):125-131.
Stewart, P.M., A.M. Wallace, R. Valentino, et al. 1987. Mineralocorticoid activity of liquorice: 11-beta-hydroxysteroid dehydrogenase deficiency comes of age. *Lancet* 2(8563):821-824.
Størmer, F., R. Reistad, and J. Alexander. 1993. Glycyrrhizic acid in liquorice—Evaluation of health hazard. *Food Chem. Toxicol.* 31(4):303-312.
Strandberg, T.E., S. Andersson, A.L. Jarvenpaa, and P.M. McKeigue. 2002. Preterm birth and licorice consumption during pregnancy. *Am. J. Epidemiol.* 156(9):803-805.
Strandberg, T.E., A.L. Jarvenpaa, H. Vanhanen, and P.M. McKeigue. 2001. Birth outcome in relation to licorice consumption during pregnancy. *Am. J. Epidemiol.* 153(11):1085-1088.
Takeda, R., S. Morimoto, K. Uchida, et al. 1979. Prolonged pseudoaldosteronism induced by glycyrrhizin. *Endocrinol. Jpn.* 26(5):541-547.
van den Bosch, A.E., J.M. van der Klooster, D.M. Zuidgeest, R.J. Ouwendijk, and A. Dees. 2005. Severe hypokalaemic paralysis and rhabdomyolysis due to ingestion of liquorice. *Neth. J. Med.* 63(4):146-148.
van Gelderen, C.E., J.A. Bijlsma, W. van Dokkum, and T.J. Savelkoul. 2000. Glycyrrhizic acid: The assessment of a no effect level. *Hum. Exp. Toxicol.* 19(8):434-439.
Wash, L.K., and J.D. Bernard. 1975. Licorice-induced pseudoaldosteronism. *Am. J. Hosp. Pharm.* 32(1):73-74.
WHO. 1999. *Monographs on selected medicinal plants, Volume 1*. Geneva: World Health Organization.
Yasue, H., T. Itoh, Y. Mizuno, and E. Harada. 2007. Severe hypokalemia, rhabdomyolysis, muscle paralysis, and respiratory impairment in a hypertensive patient taking herbal medicines containing licorice. *Intern. Med.* 46(9):575-578.
Yoshida, S., and Y. Takayama. 2003. Licorice-induced hypokalemia as a treatable cause of dropped head syndrome. *Clin. Neurol. Neurosurg.* 105(4):286-287.

Gossypium spp.

アオイ科

Gossypium herbaceum **L.**

一般名：レバントコットン
英　名：Levant cotton
和　名：シロバナワタ
アーユルヴェーダ名：*karpasa*
別　名：*algodao*

Gossypium hirsutum **L.**

一般名：コットン
英　名：cotton
和　名：リクチメン
使用部位：根皮

安全性クラス：2b
相互作用クラス：A

禁忌　妊娠中は，医療従事者監督下以外での使用禁止（Conway and Slocumb 1979; Felter and Lloyd 1898; Randel et al. 1992）。

他の注意事項　知見なし

薬やサプリメントとの相互作用　知見なし

注 意　堕胎促進薬（Chadha 1988; Conway and Slocumb 1979; De Smet 1993; Felter and Lloyd 1898; Moore 1978），付録2参照。

子宮収縮薬（Chadha 1988; Felter and Lloyd 1898; List and Hörhammer 1973; Williamson 2003），付録2参照。

利尿薬（Felter and Lloyd 1898），付録2参照。

注釈　コットンとレバントコットンは，主に種でゴシポールの含有が見られる。しかしながら，根皮での存在量は少ない。報告によれば，根および根皮に含まれるゴシポールの内容は，0.16～5.1%の範囲である（Royce et al. 1941; Stipanovic et al. 2006; Wang 1987）。ゴシポールは，広く男性の避妊薬として研究されてきた。より多くの情報は，薬理学的考察参照。

有害事象と副作用　薬理学的考察参照。

薬理学的考察　ゴシポールは，多くのヒトおよび動物研究において，精液での精子の有意な減少または完全な排除を示すとともに，潜在的な男性避妊薬として広く研究されている。避妊薬としてのゴシポールの研究は，2つの理由で中止された。まず，ゴシポールは，試験参加者の25～50%において，慢性的または永久的な不妊症を生じることが明らかになった。第2に，中国のいくつかの臨床試験では，ゴシポールは低カリウム血症を引き起こす，もしくは悪化させることを示した。この作用は中国以外の研究では観察されなかった。最近の動物研究では，低カリウム血症の推定機序を示している（Coutinho 2002; Qian and Wang 1984; Waites et al. 1998）。

妊婦と授乳婦　コットンおよびレバントコットン根皮は，伝統的に堕胎薬として使用されている（Conway and Slocumb 1979; Felter and Lloyd 1898; Moore 1978）。多くの動物研究では，ゴシポールは胎児毒性があることが報告されたが，他の研究ではそのような活性は見られず，また，催奇形性作用の欠如を示した（Li et al. 1989; Qian and Wang 1984; Randel et al. 1992; Sein 1986; Lin et al. 1985）。この情報に基づいて，妊娠中は資格のある医療従事者監督下以外での使用を推奨しない。

授乳期間中のコットンの安全性は不明である。本書では，授乳期間での使用に関する問題は確認されなかったが，最終的な安全性は確立されていない。

レビュー詳細

I. 薬やサプリメントとの相互作用

薬やサプリメントとの相互作用の臨床試験

確認されなかった。

被疑薬やサプリメントとの相互作用の症例報告

確認されなかった。

薬やサプリメントとの相互作用の動物試験

確認されなかった。

II. 有害事象

有害事象の症例報告　確認されなかった。

III. 薬理学および薬物動態学

ヒトの薬理学的研究　ゴシポールは，0.3mg/kgの用量で，男性における避妊活性を有することが示されている。臨床試験での用量は，通常，1日7.5〜15mgの範囲である。男性のおよそ60％が試験終了後16週までに生殖能力を回復したが，19％で無精子症（精液中の精子の欠如）が存続した（Coutinho 2002）。ヒトでの研究は，ゴシポールは，ホルモンレベルに有意な影響がないことを示している（De Smet 1993; Qian and Wang 1984）。

動物の薬理学的研究　確認されなかった。

*In vitro*の薬理学的研究　確認されなかった。

IV. 妊婦と授乳婦

コットンおよびレバントコットン根皮は，伝統的に堕胎薬として使用されている（Conway and Slocumb 1979; Felter and Lloyd 1898; Moore 1978）。折衷医学の文献では，コットンは通経薬や分娩としての作用を報告した（Felter and Lloyd 1898）。

生殖毒性のレビューでは，ゴシポールの動物研究では，催奇形性作用および堕胎作用がないことを示した（Randel et al. 1992）。ラットおよびウサギに対し臨床用量の5〜30倍のゴシポールを投与した場合，催奇形性および発生毒性は報告されなかった（Qian and Wang 1984）。ラットに対し40mg/kgのゴシポールを経口投与した場合，催奇形性は観察されなかった（Beaudoin 1985）。

妊娠0〜8日目のラットに対するゴシポールの投与は，卵子の着床および妊娠の維持を阻害した（Lin et al. 1985）。

マウスに対し妊娠6〜13日目に1日当たり60または120mg/kgのゴシポール酢酸を経口投与した場合，胎児吸収および後期胎児死亡の増加が観察された（Li et al. 1989）。

マウスに対し妊娠1〜15日目に50または75mg/kgのゴシポール酢酸を経口投与した場合，用量依存性の胎児毒性作用が観察された。生存している胎児において異常は観察されなかった（Sein 1986）。

授乳期間中のコットンの安全性情報は確認されなかった。

V. 毒性研究

急性毒性

ゴシポールの経口LD_{50}は，ラットで2400〜3340mg/kg，マウスで500〜950mg/kg，ウサギで360〜600mg/kg，モルモットで280〜300mg/kg，ブタで500mg/kgとして報告されている（Qian and Wang 1984）。

短期毒性

ラットに対し1日当たり0.4，2，4mg/kgのレバントコットン根の流体抽出物を30日間経口投与した場合，最も低い用量（ヒトの治療用量に相当）で毒性は観察されなかった。2つの高用量では，体重，血液学的検査，生化学検査での用量依存的な変化は，全身毒性を暗示していた（Mello et al. 2008）。

遺伝毒性

変異原性のエイムス試験において，ゴシポールの変異原活性は観察されなかった（Li et al. 1989）。

参考文献

Beaudoin, A.R. 1985. A reproduction and teratology study of gossypol. In *Gossypol*, edited by Segal, S.J. New York: Plenum Press.

Chadha, Y. 1988. *The wealth of India: A dictionary of Indian raw materials and industrial products*. Delhi: Council of Scientific and Industrial Research.

Conway, G.A., and J.C. Slocumb. 1979. Plants used as abortifacients and emmenagogues by Spanish New Mexicans. *J. Ethnopharmacol.* 1(3):241-261.

Coutinho, E.M. 2002. Gossypol: A contraceptive for men. *Contraception* 65(4):259-263.

De Smet, P.A.G.M. 1993. *Adverse effects of herbal drugs, Volume 2*. Berlin: Springer.

Felter, H.W., and J.U. Lloyd. 1898. *King's American dispensatory*. 18th ed., 3rd rev. 2 vols. Cincinnati: Ohio Valley Co.

Li, Y.F., G.M. Booth, and R.E. Seegmiller. 1989. Evidence for embryotoxicity of gossypol in mice and chicks with no evidence of mutagenic activity in the Ames test. *Reprod. Toxicol.* 3(1):59-62.

Lin, Y.C., T. Fukaya, Y. Rikihisa, and A. Walton. 1985. Gossypol in female fertility control: Ovum implantation and early pregnancy inhibited in rats. Life Sci 37(1):39.

List, P.H., and H. Hörhammer. 1973. *Hagers handbuch der pharmazeutischen praxis*. Berlin: Springer.

Mello, J.R.B., F.B. Mello, R.N. Etges, et al. 2008. Pre-clinical toxicity of a phytotherapy containing *Gossypium herbaceum* (cotton plant) in Wistar rats. *Lat. Am. J. Pharm.* 27(1):46-55.

Moore, M. 1978. *Los remedios de la gente*. Santa Fe, NM: M. Moore.

Qian, S., and Z. Wang. 1984. Gossypol: A potential antifertility agent for males. *Ann. Rev. Pharmacol. Toxicol.* 24(1):329-360.

Randel, R.D., C.C. Chase, Jr., and S.J. Wyse. 1992. Effects of gossypol and cottonseed products on reproduction of mammals. *J. An. Sci.* 70(5):1628-1638.

Royce, H.D., J.R. Harrison, and E.R. Hahn. 1941. Cotton-root bark as a source of gossypol. *J. Am. Oil Chem. Soc.* 18(2):27-29.

Sein, G.M. 1986. The embryotoxic and immunodepressive effects of gossypol. *Am. J. Chin. Med.* 14(3-4):110-115.

Stipanovic, R.D., L.S. Puckhaber, and A.A. Bell. 2006. Ratios of (+)- and (−)-gossypol in leaves, stems, and roots of selected accessions of *Gossypium hirsutum* var. Marie Galante (Watt) Hutchinson. *J. Agric. Food Chem.* 54(5):1633-1637.

Waites, G.M., C. Wang, and P.D. Griffin. 1998. Gossypol: Reasons for its failure to be accepted as a safe, reversible male antifertility drug. *Int. J. Androl.* 21(1):8.

Wang, M.Z. 1987. Analysis of gossypol by high performance liquid chromatography. *J. Ethnopharmacol.* 20(1):1-11.

Williamson, E.M. 2003. *Potter's herbal cyclopedia*. Saffron Walden, Essex: C.W. Daniel Co.

Grifola frondosa (Dicks.: Fr.) Gray

サルノコシカケ科

一般名：マイタケ
英　名：maitake
異　名：*Polyporus frondosus*（Dicks.: Fr.）Fr.
別　名：dancing mushroom，hen-of-the-woods
使用部位：子実体，菌糸体

安全性クラス：1
相互作用クラス：A

禁忌　知見なし

他の注意事項　知見なし

薬やサプリメントとの相互作用　知見なし

注釈　マイタケは一般に食品として摂取されている（Zhuang and Wasser 2004）。

有害事象と副作用　知見なし

薬理学的考察　動物研究では，マイタケは血糖値の調節を変化させる可能性があることを実証した（Cui et al. 2009; Han and Liu 2009; Hong et al. 2007; Horio and Ohtsuru 2001; Kubo et al. 1994; Lo et al. 2008; Preuss et al. 2007）。糖尿病を持つ人は，使用前に有資格の医療従事者に相談し，血糖値を厳密に測定することを勧める。

妊婦と授乳婦　科学的または伝統的文献において，妊娠中および授乳中におけるマイタケの安全性は不明である。本書では，妊娠中や授乳期間での使用に関する問題は確認されなかったが，最終的な安全性は確立されていない。

レビュー詳細

I. 薬やサプリメントとの相互作用

薬やサプリメントとの相互作用の臨床試験
確認されなかった。

被疑薬やサプリメントとの相互作用の症例報告
確認されなかった。

薬やサプリメントとの相互作用の動物試験
確認されなかった。

II. 有害事象

有害事象の症例報告　確認されなかった。

III. 薬理学および薬物動態学

ヒトの薬理学的研究　乳癌の既往のある閉経後の女性におけるフェーズI/IIの用量漸増試験では，0.5，1.5，3，5mg/kgのマイタケ抽出物を1日2回の用量で3週間投与した。その結果，用量制限毒性は発生しなかった。1人の患者に吐き気と関節の腫脹が報告され，発疹や掻痒が他の患者で報告された。高用量および低用量の両方と比較して，中間用量では免疫増強または免疫抑制作用のいずれかを有するとともに，マイタケの漸増用量は特定の免疫学的パラメータを増加させ，他を低下させた。多くのエンドポイントの用量反応曲線は非単調であった（Deng et al. 2009）。

動物の薬理学的研究　マイタケからのアルファ-グルカンを150または450mg/kg経口投与された糖尿病マウスでは，空腹時血漿グルコース値の減少が観察された（Hong et al. 2007）。

糖尿病ラットに対し20%のマイタケを含む餌を100日間与えた場合，空腹時血糖値の減少が観察された（Horio and Ohtsuru 2001）。

糖尿病マウスに対し1gのマイタケ粉末を経口投与した場合，血糖値の減少が観察された。マイタケの抽出物で同様の試験を行った場合，エタノール抽出物は血糖降下活性を有したが，水抽出物からはそのような活性は観察されなかった（Kubo et al. 1994）。

1日当たり1gのマイタケ子実体抽出物または菌糸体抽出物を15日間経口投与した場合，糖尿病誘発性の血糖値の変化を弱めた（Lo et al. 2008）。

自然発生高血圧ラットに対しマイタケ抽出物画分を含む餌を与えた場合，グルコース感受性に改善が見られた（Preuss et al. 2007）。

糖尿病マウスに対しマイタケのバナジウムリッチ抽出物を2０日間経口投与した場合，血糖値の減少が観察された（Cui et al. 2009; Han and Liu 2009）。

***In vitro*の薬理学的研究**　確認されなかった。

IV. 妊婦と授乳婦

妊娠中および授乳中におけるマイタケの安全性に関する情報は確認されなかった。

V. 毒性研究

急性毒性

0.5または2g/kgのマイタケ粉末を経口投与したラットでは，有害作用は観察されなかった（Koike et al. 2003）。

G

参考文献

Cui, B., L. Han, J. Qu, and Y. Lv. 2009. Hypoglycemic activity of *Grifola frondosa* rich in vanadium. *Biol. Trace Elem. Res.*131 (2):186-191.

Deng, G., H. Lin, A. Seidman, et al. 2009. A phase I/II trial of a polysaccharide extract from *Grifola frondosa* (Maitake mushroom) in breast cancer patients: Immunological effects. *J. Cancer Res. Clin. Oncol.* 135 (9):1215–1221.

Han, C., and T. Liu. 2009. A comparison of hypoglycemic activity of three species of basidiomycetes rich in vanadium. *Biol. Trace Elem. Res.* 127 (2):177-182.

Hong, L., M. Xun, and W. Wutong. 2007. Anti-diabetic effect of an alpha-glucan from fruit body of maitake (*Grifola frondosa*) on KK-Ay mice. *J. Pharm. Pharmacol.* 59 (4):575-582.

Horio, H., and M. Ohtsuru. 2001. Maitake (*Grifola frondosa*) improve glucose tolerance of experimental diabetic rats. *J. Nutr. Sci. Vitaminol.* 47 (1):57-63.

Koike, T., T. Nagase, T. Fujimura, et al. 2003. Single dose toxicity study of powdered *Grifola frondosa* by oral administration in rats. *Pharmacometrics* 65 (1-2):39-41.

Kubo, K., H. Aoki, and H. Nanba. 1994. Anti-diabetic activity present in the fruit body of *Grifola frondosa* (Maitake). I. *Biol. Pharm. Bull.* 17 (8):1106-1110.

Lo, H.C., T.H. Hsu, and C.Y. Chen. 2008. Submerged culture mycelium and broth of *Grifola frondosa* improve glycemic responses in diabetic rats. *Am. J. Chin. Med.* 36 (2):265-285.

Preuss, H.G., B. Echard, D. Bagchi, N.V. Perricone, and C. Zhuang. 2007. Enhanced insulin-hypoglycemic activity in rats consuming a specific glycoprotein extracted from maitake mushroom. *Mol. Cell. Biochem.* 306 (1-2):105-113.

Zhuang, C., and S.P. Wasser. 2004. Medicinal value of culinary-medicinal maitake mushroom *Grifola frondosa* (Dicks.:Fr.) S.F. Gray (Aphyllophoromycetideae). Review. *Int. J. Med. Mushrooms* 6 (4):287-313.

Grifola umbellata (Pers.: Fr.) Pilát

サルノコシカケ科

一般名：チョレイタケ
英　名：zhu ling（菌核）
異　名：*Polyporus umbellatus*（Pers.）Fr.
中国名：猪苓（*zhu ling*）（菌核）
使用部位：子実体，菌糸体

安全性クラス：1
相互作用クラス：A

禁忌　知見なし

他の注意事項　知見なし

薬やサプリメントとの相互作用　知見なし

有害事象と副作用　知見なし

薬理学的考察　知見なし

妊婦と授乳婦　科学的または伝統的文献において，妊娠中および授乳中におけるチョレイタケの安全性は不明である。本書では，妊娠中や授乳期間での使用に関する問題は確認されなかったが，最終的な安全性は確立されていない。

レビュー詳細

I. 薬やサプリメントとの相互作用

薬やサプリメントとの相互作用の臨床試験
確認されなかった。
被疑薬やサプリメントとの相互作用の症例報告
確認されなかった。
薬やサプリメントとの相互作用の動物試験
確認されなかった。

II. 有害事象

有害事象の症例報告　確認されなかった。

III. 薬理学および薬物動態学

ヒトの薬理学的研究　確認されなかった。
動物の薬理学的研究　確認されなかった。
*In vitro*の薬理学的研究　確認されなかった。

IV. 妊婦と授乳婦

妊娠中および授乳中におけるチョレイタケの安全性に関する情報は確認されなかった。

V. 毒性研究

急性毒性
マウスに対し500mg/kgのチョレイタケを腹腔内投与または1000mg/kgを経口投与した場合，有害作用は観察されなかった（Zhu 1998）。
短期毒性
マウスに対し1日当たり100mg/kgのチョレイタケの半精製を28日間腹腔内投与した場合，有害作用は観察されなかった（Zhu 1998）。

参考文献

Zhu, Y.-P. 1998. *Chinese materia medica: Chemistry, pharmacology and applications.* Amsterdam: Harwood Academic Publishers.

Grindelia spp.

キク科

Grindelia camporum Greene
一般名：グリンデーリア
英　名：grindelia
和　名：ネバリオグルマ
異　名：*Grindelia robusta* Nutt.
別　名：Great Valley gumweed, gumweed, tar weed

Grindelia squarrosa (Pursh) Dunal
一般名：グリンデーリア
英　名：grindelia
別　名：gumweed, tar weed
使用部位：地上部

安全性クラス：1
相互作用クラス：A
禁忌　知見なし
他の注意事項　知見なし
薬やサプリメントとの相互作用　知見なし
注釈　グリンデーリア種は，高セレン含有の土壌で生育した場合，セレンを蓄積する。有害作用はセレン含有植物を有意な量摂取した草食動物で報告されているが，ヒトにおいては，グリンデーリアに蓄積されたセレンに関連する有害作用は報告されていない（Frankenberger and Benson 1994）。
有害事象と副作用　過量の摂取は腎および胃を刺激することがある（Felter and Lloyd 1898; Remington and Wood 1918）。
薬理学的考察　ある折衷医療の文献では，グリンデーリアの過剰摂取は有毒であることを示し，呼吸筋の麻痺を引き起こす可能性がある（Ellingwood 1919）。グリンデーリアは，強心薬および心臓抑制作用があると報告されている（BHP 1976; Culbreth 1927）。
妊婦と授乳婦　妊娠中および授乳中のグリンデーリアの安全性情報は確認されていないが，本書の編者は妊娠中のグリンデーリアの使用は短期間および注意しての使用を勧める。

レビュー詳細

I. 薬やサプリメントとの相互作用

薬やサプリメントとの相互作用の臨床試験

確認されなかった。
被疑薬やサプリメントとの相互作用の症例報告
確認されなかった。
薬やサプリメントとの相互作用の動物試験　確認されなかった。

II. 有害事象

有害事象の症例報告　確認されなかった。

III. 薬理学および薬物動態学

ヒトの薬理学的研究　確認されなかった。
動物の薬理学的研究　確認されなかった。
*In vitro*の薬理学的研究　確認されなかった。

IV. 妊婦と授乳婦

妊娠中および授乳中のグリンデーリアの安全性情報は確認されなかった。

V. 毒性研究

確認されなかった。

参考文献

BHP. 1976. *British herbal pharmacopoeia*. Scientific Committee of the British Herbal Medicine Association. Cowling, UK: British Herbal Medicine Association.

Culbreth, D. 1927. *A manual of materia medica and pharmacology*. 7th ed. Philadelphia: Lea & Febiger.

Ellingwood, F. 1919. *The American materia medica, therapeutics and pharmacognosy*. Evanston, IL: Ellingwood's Therapeutist.

Felter, H.W., and J.U. Lloyd. 1898. *King's American dispensatory*. 18th ed., 3rd rev. 2 vols. Cincinnati: Ohio Valley Co.

Frankenberger, W., and S. Benson. 1994. *Selenium in the environment*. Boca Raton, FL: CRC Press.

Remington, J.P., and H.C. Wood. 1918. *The dispensatory of the United States of America*. 20th ed. Philadelphia: Lippincott.

G

Gymnema sylvestre (Retz.) R. Br. ex Schult.　ガガイモ科

一般名：ギムネマ
英　名：gymnema
アーユルヴェーダ名：*meshashiringi*
使用部位：葉

安全性クラス：1
相互作用クラス：A
禁忌　知見なし
他の注意事項　知見なし
薬やサプリメントとの相互作用　知見なし
有害事象と副作用　ギムネマからの化合物は，特定の糖（ショ糖）と他の物質（サッカリン）からの甘さの感覚を一時的に抑制する（Singh et al. 2008）。この作用は，伝統的に薬を噛む人々で経験してきた（Yeh et al. 2003）。
薬理学的考察　ヒトおよび動物研究では，ギムネマが血糖値の調節を変化させる可能性があることを実証した（Baskaran et al. 1990; Gholap and Kar 2005; Shanmugasundaram et al. 1990; Spasov et al. 2008）。糖尿病を持つ人は，使用前に有資格の医療従事者に相談し，血糖値を厳密に測定することを勧める。
妊婦と授乳婦　科学的または伝統的文献において，妊娠中および授乳中におけるギムネマの安全性は不明である。本書では，妊娠中や授乳期間での使用に関する問題は確認されなかったが，最終的な安全性は確立されていない。

レビュー詳細

I. 薬やサプリメントとの相互作用

薬やサプリメントとの相互作用の臨床試験
確認されなかった。
被疑薬やサプリメントとの相互作用の症例報告
確認されなかった。
薬やサプリメントとの相互作用の動物試験
確認されなかった。

II. 有害事象

確認されなかった。

III. 薬理学および薬物動態学

ヒトの薬理学的研究　血糖値の減少が，1日当たり400mgのギムネマ抽出物を10～12か月間経口投与された1型糖尿病患者，および1日当たり400mg/kgのギムネマ抽出物を18～20日間経口投与された2型糖尿病患者で観察された（Baskaran et al. 1990; Shanmugasundaram et al. 1990）。
動物の薬理学的研究　高血糖のマウスに対し，6.7，13.4，26.8mg/kgのギムネマ酸を腹腔内投与した場合，血糖値の減少が観察された（Gholap and Kar 2005）。
健常および糖尿病ラットに対し，1日当たり1000mg/kgのギムネマの水抽出物の単回投与を4週間，または30mg/kgを

4週間反復で経口投与した場合，血糖値の有意な変化は観察されなかった（Galletto et al. 2004）。

ギムネマの茎から単離されたコンズリトールAを経口投与した糖尿病ラットでは，空腹時血糖値の減少が観察された（Wei et al. 2008）。

In vitroの薬理学的研究　摘出したヒトの膵臓およびMIN6 β-細胞株において，ギムネマ抽出物の様々な量で処理した後，濃度依存性のインスリン分泌刺激が観察された（Liu et al. 2009）。

IV. 妊婦と授乳婦

妊娠中および授乳中におけるギムネマの使用に関する情報は確認されなかった。

V. 毒性研究

急性毒性

マウスに対するギムネマの水およびエタノール抽出物のLD_{50}は，腹腔内投与において375mg/kgであった（Bhakuni and Dhar 1971）。

慢性毒性

ラットに対しギムネマを0.01，0.10，1.0％含む餌を52週間与えた場合，体重，摂取量，血液学的パラメータ，血清中の生化学的検査において，関連する変化は認められなかった。病理組織学的な変化もまた見られなかった（Ogawa et al. 2004）。

参考文献

Baskaran, K., A.B. Kizar, S.K. Radha, and E.R. Shanmugasundaram. 1990. Antidiabetic effect of a leaf extract from *Gymnema sylvestre* in non-insulin-dependent diabetes mellitus patients. *J. Ethnopharmacol.* 30 (3):295.

Bhakuni, D.S., and M.L. Dhar. 1971. Screening of Indian plants for biological activity: Part III. *Indian J. Exp. Biol.* 9:91-102.

Galletto, R., V.L.D. Siqueira, E.B. Ferreira, A.J.B. Oliveira, and R.B. Bazotte. 2004. Absence of antidiabetic and hypolipidemic effect of *Gymnema sylvestre* in non-diabetic and alloxan-diabetic rats. *Braz. Arch. Biol. Technol.* 47:545-551.

Gholap, S., and A. Kar. 2005. Gymnemic acids from *Gymnema sylvestre* potentially regulates dexamethasone-induced hyperglycemia in mice. *Pharmaceut. Biol.* 43 (2):192-195.

Liu, B., H. Asare-Anane, A. Al-Romaiyan, et al. 2009. Characterisation of the insulinotropic activity of an aqueous extract of *Gymnema sylvestre* in mouse beta-cells and human islets of Langerhans. *Cell. Physiol. Biochem.* 23 (1-3):125-132.

Ogawa, Y., K. Sekita, T. Umemura, et al. 2004. *Gymnema sylvestre* Leaf Extract: A 52-Week Dietary Toxicity Study in Wistar Rats. *J. Food Hyg. Soc. Jap.* 45 (1):8-18.

Shanmugasundaram, E.R., G. Rajeswari, K. Baskaran, et al. 1990. Use of *Gymnema sylvestre* leaf extract in the control of blood glucose in insulin-dependent diabetes mellitus. *J. Ethnopharmacol.* 30 (3):281.

Singh, V.K., S. Umar, S.A. Ansari, and M. Iqbal. 2008. *Gymnema sylvestre* for diabetics. *J. Herbs, Spices, Med. Plants* 14 (1):88-106.

Spasov, A.A., M.P. Samokhina, and A.E. Bulanov. 2008. Antidiabetic properties of *Gymnema sylvestre*. *Pharm. Chem. J* 42 (11):626-629.

Wei, J.H., H.S. Zhen, Q. Qiu, J. Chen, and F. Zhou. 2008. Experimental study of hypoglycemic activity of conduritol A of stems of *Gymnema sylvestre*. *Zhongguo Zhong Yao Za Zhi* 33 (24):2961-2965.

Yeh, G.Y., D.M. Eisenberg, T.J. Kaptchuk, and R.S. Phillips. 2003. Systematic review of herbs and dietary supplements for glycemic control in diabetes. *Diabetes Care* 26 (4):1277.

Hamamelis virginiana L.

マンサク科

一般名：ウィッチヘーゼル

英　名：witch hazel

使用部位：樹皮，葉

安全性クラス：1

相互作用クラス：A

禁忌　知見なし

他の注意事項　知見なし

薬やサプリメントとの相互作用　知見なし

注意　タンニン（樹皮に10%，葉に3～10%）（Leung and Foster 1996; Touriño et al. 2008; Wichtl 2004），付録1参照。

注釈　ウィッチヘーゼル芳香蒸留水はタンニンを含まない（Leung and Foster 1996）。

有害事象と副作用　過敏な人では，ウィッチヘーゼルは胃の不快感を引き起こす場合がある（Wichtl 2004）。

ウィッチヘーゼルに対するアレルギー性接触皮膚炎が報告されている（Granlund 1994）。

薬理学的考察　知見なし

妊婦と授乳婦　科学的または伝統的文献において，妊娠中および授乳中におけるウィッチヘーゼルの安全性は不明である。本書では，妊娠中や授乳期間での使用に関する問題は確認されなかったが，最終的な安全性は確立されていない。

H

レビュー詳細

I. 薬やサプリメントとの相互作用

薬やサプリメントとの相互作用の臨床試験

確認されなかった。

被疑薬やサプリメントとの相互作用の症例報告

確認されなかった。

薬やサプリメントとの相互作用の動物試験

確認されなかった。

II. 有害事象

臨床試験で報告された有害事象　ウィッチヘーゼルの軟膏は，軽い皮膚損傷のある子供（月齢27日目～11歳）の観察研究において良好な忍容性を示すことが報告された（Wolff and Kieser 2007）。

有害事象の症例報告　確認されなかった。

III. 薬理学および薬物動態学

ヒトの薬理学的研究　化粧品，ハーブ製品に対するパッチテストにおいて，カモミールアレルギーのある患者では，ウィッチヘーゼルチンキは増感剤であることが示された（Paulsen et al. 2008）。

パッチテストを行ったクリニックから選ばれた1032人の患者のうち，25%のウィッチヘーゼル抽出物におけるパッチテストでは誰も陽性反応を示さなかった（Bruynzeel et al. 1992）。

ウィッチヘーゼルに対するアレルギー性接触皮膚炎が報告されている（Granlund 1994）。

動物の薬理学的研究　確認されなかった。

*In vitro*の薬理学的研究　確認されなかった。

IV. 妊婦と授乳婦

妊娠中および授乳中におけるウィッチヘーゼルの安全性に関する情報は確認されなかった。

V. 毒性研究

慢性毒性

ラットに対し1日当たり10mgのウィッチヘーゼル葉のフリーズドライ抽出物を78週間皮下投与した場合，15匹の雄ラットうち3匹，15匹の雌は1匹も悪性間葉腫を発症しなかった。この腫瘍発生の割合は重要とは考えられなかった（Kapadia et al. 1978）。

ウィッチヘーゼル水の発癌性について，ラットでは0.6mlの用量を，マウスでは0.2mlの用量を2年間投与した発癌試験では認められなかった。（Haseman and Clark 1990）。

遺伝毒性

ウィッチヘーゼル水の変異原活性は，代謝活性化の有無に関わらずチャイニーズハムスター卵巣細胞における変異原性試験で報告されず，また，マウスリンパ腫細胞を用いた正突然変異試験でも報告されなかった（Galloway et al. 1987; McGregor et al. 1988; Tennant et al. 1987）。

参考文献

Bruynzeel, D.P., W.G. Van Ketel, E. Young, T. Van Joost, and G. Smeenk. 1992. Contact sensitization by alternative topical medicaments containing plant extracts. *Contact Dermat.* 27(4):278-279.

Galloway, S.M., M.J. Armstrong, C. Reuben, et al. 1987. Chromosome aberrations and sister chromatid exchanges in Chinese hamster ovary cells: Evaluations of 108 chemicals. *Environ. Mol. Mutagen.* 10(Suppl. 10):1-175.

Granlund, H. 1994. Contact allergy to witch hazel. *Contact Dermat.* 31(3):195.

Haseman, J.K., and A.M. Clark. 1990. Carcinogenicity results for 114 laboratory animal studies used to assess the predictivity of four *in vitro* genetic toxicity assays for rodent carcinogenicity. *Environ. Mol. Mutagen.* 16(Suppl. 18):15-31.

Kapadia, G.J., E.B. Chung, B. Ghosh, et al. 1978. Carcinogenicity of some folk medicinal herbs in rats. *J. Nat. Cancer Inst.* 60(3):683-686.

Leung, A.Y., and S. Foster. 1996. *Encyclopedia of common natural ingredients used in food, drugs, and cosmetics.* 2nd ed. New York: Wiley.

McGregor, D.B., A. Brown, P. Cattanach, et al. 1988. Responses of the L5178Y *tk+/tk* mouse lymphoma cell forward mutation assay II: 18 coded chemicals. *Environ. Mol. Mutagen.* 11(1):91-118.

Paulsen, E., L.P. Chistensen, and K.E. Andersen. 2008. Cosmetics and herbal remedies with Compositae plant extracts—Are they tolerated by Compositae-allergic patients? *Contact Dermat.* 58(1):15-23.

Tennant, R.W., B.H. Margolin, M.D. Shelby, et al. 1987. Prediction of chemical carcinogenicity in rodents from *in vitro* genetic toxicity assays. *Science* 236(4804):933-941.

Touriño, S., D. Lizárraga, A. Carreras, et al. 2008. Highly galloylated tannin fractions from witch hazel (*Hamamelis virginiana*) bark: Electron transfer capacity, *in vitro* antioxidant activity, and effects on skin-related cells. *Chem. Res. Toxicol.* 21(3):696-704.

Wichtl, M. 2004. *Herbal drugs and phytopharmaceuticals: A handbook for practice on a scientific basis.* 3rd ed. Boca Raton, FL: CRC Press.

Wolff, H.H., and M. Kieser. 2007. *Hamamelis* in children with skin disorders and skin injuries: Results of an observational study. *Eur. J. Pediatr.* 166(9):943-948.

Harpagophytum procumbens (Burch.) DC. ex Meisn. ゴマ科

一般名：デビルズクロウ
英　名：devil's claw
和　名：ライオンゴロシ
使用部位：塊根

安全性クラス：1
相互作用クラス：A

禁忌　知見なし

他の注意事項　胃潰瘍や十二指腸潰瘍のある人への使用注意（Bradley 1992; ESCOP 2003; Hänsel et al. 1993; Weiss 1991）。

薬やサプリメントとの相互作用　知見なし

有害事象と副作用　デビルズクロウの臨床試験のシステマティックレビューでは，デビルズクロウは一般的に忍容性が良好であり，デビルズクロウに関連する有害作用は軽度である。試験参加者数が少ない中，胃腸の不調やアレルギー反応が報告されている（Brien et al. 2006; Denner 2007; Gagnier et al. 2004; Vlachojannis et al. 2008）。

薬理学的考察　デビルズクロウは，特に関節炎を患う患者における抗炎症活性に関して研究されてきたが，研究によると，デビルズクロウはプロスタノイドの生合成に影響を与えない。ゆえに，非ステロイド性抗炎症薬およびグルココルチコイド薬に関連する有害作用を生じる恐れはないことを示した（ESCOP 2003; Loew et al. 1996; Moussard et al. 1992; Whitehouse et al. 1983）。

いくつかの参考文献では胃または十二指腸潰瘍のある人に対しデビルズクロウの使用を禁忌としているが，あるハーブの参考文献では，実際にはこれらの禁忌は理論上であり，ハーブの苦味の強壮作用に基づいていると言及した。同じ文献では，苦味は食道逆流や胃酸過多のある人には注意して使用する必要があることを指摘している（Mills and Bone 2005）。

妊婦と授乳婦　南アフリカでは，デビルズクロウは伝統的に，妊娠中の痛みの軽減のために，低用量で（250mg，1日3回）妊婦に投与されてきた。低減された用量は，産褥期に使用される（Watt and Breyer-Brandwijk 1962）。

*In vitro*での研究では，デビルズクロウは，子宮収縮を引き起こしたことが示された。研究の著者らは，この活性が分娩の誘導または加速，または後産のための伝統的な使用と一致していたことを指摘した（Mahomed and Ojewole 2006）。もう1つの*in vitro*の研究では，デビルズクロウの溶液中で培養されたいくつかのマウスの胚は，奇形尾が含まれていたがそれ以外は正常であった（Yokoyama et al. 2005）。

科学的または伝統的文献において，授乳期間中のデビルズクロウの安全性は不明である。本書では，授乳期間での使用に関する問題は確認されなかったが，最終的な安全性は確立されていない。

レビュー詳細

I. 薬やサプリメントとの相互作用

薬やサプリメントとの相互作用の臨床試験
確認されなかった。

被疑薬やサプリメントとの相互作用の症例報告　紫斑病の症例は，ワルファリンとデビルズクロウを併用していた患者で報告された。デビルズクロウ製剤の種類や，用量，薬やハーブの摂取期間は示されていない（Shaw et al. 1997）。

薬やサプリメントとの相互作用の動物試験
確認されなかった。

II. 有害事象

臨床試験で報告された有害事象　変形性関節症および腰痛のためのデビルズクロウの安全性のシステマティックレビューでは，合計6892人の患者を対象とした28の臨床試験が含まれている。レビューでは，1日当たり2〜27g（ほとんどの研究では4.5gを使用した）の用量でデビルズクロウの水またはエタノール抽出物を3〜54週間の間摂取し，二重盲検試験および観察研究を行っている。二重盲検試験では，デビルズクロウの有害事象の発生率は，プラセボ群で報告されたものと同等またはそれ以下であった。観察研究では，参加者の3%で有害事象が報告され，主に胃腸の不調やアレルギー反応であった。デビルズクロウのアレルギー反応はまれなものであると特徴づけられた（Vlachojannis et al. 2008）。他のシステマティックレビューでは，同様の調査結果を報告している（Brien et al. 2006; Denner 2007; Gagnier et al. 2004）。

有害事象の症例報告　誘発試験により確認されたデビルズクロウに対するアレルギー反応が，日常的にデビルズクロウに暴露された労働者で報告された（Altmeyer et al. 1991）。

III. 薬理学および薬物動態学

ヒトの薬理学的研究　確認されなかった。

動物の薬理学的研究　確認されなかった。

***In vitro*の薬理学的研究**　デビルズクロウの含水アルコール抽出物で処理したバキュロウイルス感染昆虫細胞において，薬物代謝酵素CYP2C8，CYP2C9，CYP2C19，CYP3A4の適度な阻害が観察された。同じ抽出物は，CYP1A2およびCYP2D6の軽度な阻害を引き起こした（Unger and Frank 2004）。逆に，別の研究では，ヒトCYP3A4に対する影響は観察されなかった（Budzinski et al. 2000）。

デビルズクロウの抽出物は，初代ヒト単球への刺激において，リポ多糖誘発性TNF-αの合成を用量依存的に阻害した。

ハーパジドおよびハルパゴシドは，LPS誘発性TNF-αの放出に影響を及ぼさなかった（Fiebich et al. 2001）。

IV. 妊婦と授乳婦

エストロゲン優勢ラットの子宮筋条片において，デビルズクロウの水抽出物で処置した後ベースラインの調子が上がり，そして自発的でリズミカルな筋原性収縮が観察された。有効な濃度は，10〜800μg/mlであった。著者らは，この活性が分娩の誘導や促進，そして後産のための伝統的な使用と一致していたことを指摘した（Mahomed and Ojewole 2006）。デビルズクロウは伝統的に，妊娠中の痛みの軽減のために，およそ250mgの用量で1日3回妊婦に投与されてきた。低減された用量は，産褥期に使用される（Watt and Breyer-Brandwijk 1962）。

デビルズクロウを含む溶液で培養された，妊娠11〜13日目のマウス胚では，心拍，頭臀長，胚重量，体節の数に影響は認められなかった。しかしながら，短尾や曲尾がデビルズクロウの処置と関連がみられた。（Yokoyama et al. 2005）。

授乳期間中のデビルズクロウの安全性情報は確認されなかった。

H

V. 毒性研究

急性毒性
経口投与におけるデビルズクロウのLD_{50}は13.5g/kgまでの投与量で決定することができなかった（Whitehouse et al. 1983）。マウスに対する10%デビルズクロウ水溶液のLD_{50}は，経口投与において220ml/kgである（Capresse 1980）。

マウスに対するデビルズクロウの精製抽出物（85%ハルパゴシド）のLD_{50}は，腹腔内投与において511mg/kgであるが（Erdös et al. 1978），純粋なハルパゴシドのLD_{50}は，静脈内投与において1g/kgである（Van Haelen et al. 1983）。

短期毒性
血液学的および肉眼所見での変化を含む有害作用は，1日当たり7.5g/kgのデビルズクロウを21日間経口投与したマウスでは観察されなかった（Whitehouse et al. 1983）。

参考文献

Altmeyer, N., R. Garnier, N. Rosenberg, A.M. Geerolf, and A. Ghaem. 1991. Conjunctivite, rhinite et asthme rythmes par l'exposition professionnelle a l'*Harpagophytum*. *Soc. Med. Hyg. Travail* 289-291.

Bradley, P.R. 1992. *British herbal compendium: A handbook of scientific information on widely used plant drugs*. Bournemouth, UK: British Herbal Medicine Association.

Brien, S., G.T. Lewith, and G. McGregor. 2006. Devil's claw (*Harpagophytum procumbens*) as a treatment for osteoarthritis: A review of efficacy and safety. *J. Altern. Complement. Med.* 12(10):981-993.
Budzinski, J.W., B.C. Foster, S. Vandenhoek, and J.T. Arnason. 2000. An in vitro evaluation of human cytochrome CYP3A4 inhibition by selected commercial herbal extracts and tinctures. *Phytomedicine* 7:273-282.
Capresse, M. 1980. Description, identification et usages therapeutiques de la "griffe du diable": *Harpagophytum procumbens* DC. *J. Pharm. Belg.* 35:143-149.
Denner, S.S. 2007. A review of the efficacy and safety of devil's claw for pain associated with degenerative musculoskeletal diseases, rheumatoid, and osteoarthritis. *Holist. Nurs. Pract.* 21(4):203-207.
Erdös, A., R. Fontaine, H. Friehe, R. Durand, and T. Pöppinghaus. 1978. Contribution to the pharmacology and toxicology of different extracts as well as the harpagoside from *Harpagophytum procumbens* DC. *Planta Med.* 34(1):97.
ESCOP. 2003. *ESCOP monographs: The scientific foundation for herbal medicinal products.* 2nd ed. Exeter, U.K.: European Scientific Cooperative on Phytotherapy.
Fiebich, B.L., M. Heinrich, K.O. Hiller, and N. Kammerer. 2001. Inhibition of TNF-α synthesis in LPS-stimulated primary human monocytes by *Harpagophytum* extract SteiHap 69. *Phytomedicine* 8(1):28-30.
Gagnier, J.J., S. Chrubasik, and E. Manheimer. 2004. *Harpgophytum procumbens* for osteoarthritis and low back pain: A systematic review. *BMC Complement. Altern. Med.* 4:13.
Hänsel, R., K. Keller, H. Rimpler, and G. Schneider, eds. 1993. *Hagers handbuch der pharmazeutischen praxis.* 5th ed. Berlin: Springer.
Loew, D., O. Schuster, and J. Möllerfeld. 1996. Stabilität und biopharmazeutische Qualität. Voraussetzung fur Bioverfügbarkeit und Wirksamkeit von *Harpagophytum procumbens*. In *Phytopharmaka II*, edited by Loew, D. and N. Rietbrock. Darmstadt: Steinkopf.
Mahomed, I.M., and J.A.O. Ojewole. 2006. Oxytocin-like effect of *Harpagophytum procumbens* DC. [Pedaliaceae] secondary root aqueous extract on rat isolated uterus. *Afr. J. Trad. Comp. Alt. Med.* 3(1):82-89.
Mills, S., and K. Bone. 2005. *The essential guide to herbal safety*. St. Louis: Elsevier.
Moussard, C., D. Alber, M.M. Toubin, N. Thevenon, and J.C. Henry. 1992. A drug used in traditional medicine, *Harpagophytum procumbens*: No evidence for NSAID-like effect on whole blood eicosanoid production in human. *Prostaglandins Leukot. Essent. Fatty Acids* 46(4):283.
Shaw, D., C. Leon, S. Kolev, and V. Murray. 1997. Traditional remedies and food supplements: A 5-year toxicological study (1991–1995). *Drug Saf.* 17(5):342-356.
Unger, M., and A. Frank. 2004. Simultaneous determination of the inhibitory potency of herbal extracts on the activity of six major cytochrome P450 enzymes using liquid chromatography/mass spectrometry and automated online extraction. *Rapid Commun. Mass Spectrom.* 18(19):2273-2281.
Van Haelen, M., R. Van Haelen-Fastre, J. Samaey-Fontaine, et al. 1983. Aspects botaniques, constitution chimique et activite pharacologique d'*Harpagophytum procumbens* DC. *Phytotherapy* 5:7-13.
Vlachojannis, J., B.D. Roufogalis, and S. Chrubasik. 2008. Systematic review on the safety of *Harpagophytum* preparations for osteoarthritic and low back pain. *Phytother. Res.* 22(2):149-152.
Watt, J.M., and M.G. Breyer-Brandwijk. 1962. *The medicinal and poisonous plants of southern and eastern Africa*. 2nd ed. Edinburgh: E. & S. Livingstone.
Weiss, R.F. 1991. *Harpagophytum procumbens*, Teufelskralle. In *Lehrbuch der phytotherapie*. Stuttgart: Hippokrates.
Whitehouse, L.W., M. Znamirowska, and C.J. Paul. 1983. Devil's claw (*Harpagophytum procumbens*): No evidence for anti-inflammatory activity in the treatment of arthritic disease. *Can. Med. Assoc. J.* 129(3):249-251.
Yokoyama, A., H. Yokoyama, E.A. Johnston, and M. Akita. 2005. Effects of devil crow (DC) on cultured rat embryos. *Congenit. Anom.* 45(4):A62.

Hedeoma pulegioides (L.) Pers. シソ科

一般名：アメリカンペニーロイヤル
英　名：American pennyroyal
使用部位：全草

安全性クラス：2b, 2c
相互作用クラス：A
禁忌　妊娠および授乳中の使用禁止（De Smet 1992; Sleckman et al. 1983)。
他の注意事項　肝臓や腎臓疾患のある人への使用は推奨しない（Gordon et al. 1982; Mizutani et al. 1987; Speijers 2001; Sztajnkrycer et al. 2003)。
　乳幼児への使用は推奨しない（Bakerink et al. 1996)。
薬やサプリメントとの相互作用　知見なし
注釈　アメリカンペニーロイヤルとヨーロッパペニーロイヤル（*Mentha pulegium*）は，歴史的にペニーロイヤル精油の原料として代替可能である（De Smet 1992)。アメリカンペニーロイヤルは，ヨーロッパペニーロイヤル（0.8～1.9%）よりも毒性を持つプレゴン（乾燥葉の0.0017～0.0057%）の含有が低いと報告されている（Furia and Bellanca 1971; List and Hörhammer 1973; Lorenzo et al. 2002; Sleckman et al. 1983)。
有害事象と副作用　知見なし
薬理学的考察　知見なし
妊婦と授乳婦　妊娠中のアメリカンペニーロイヤルの使用に関する動物研究または他の研究は不足しているが，潜在的な毒性化合物プレゴン（*Mentha pulegium* ハーブや精油の項の毒性研究参照）の存在が，アメリカンペニーロイヤルは妊娠中に摂取すべきではないことを示唆している（Sleckman et al. 1983）。

科学的または伝統的文献において，授乳期間中のアメリカンペニーロイヤルの安全性は不明である。本書では，授乳期間での使用に関する問題は確認されなかったが，最終的な安全性は確立されていない。

レビュー詳細

I. 薬やサプリメントとの相互作用

薬やサプリメントとの相互作用の臨床試験

確認されなかった。

被疑薬やサプリメントとの相互作用の症例報告

確認されなかった。

薬やサプリメントとの相互作用の動物試験

確認されなかった。

II. 有害事象

有害事象の症例報告　確認されなかった。

III. 薬理学および薬物動態学

ヒトの薬理学的研究　確認されなかった。

動物の薬理学的研究　確認されなかった。

*In vitro*の薬理学的研究　確認されなかった。

IV. 妊婦と授乳婦

妊娠中のアメリカンペニーロイヤルの使用に関する動物研究または他の研究は不足しているが，潜在的な毒性化合物プレゴン（*Mentha pulegium* ハーブや精油の項の毒性研究参照）の存在が，アメリカンペニーロイヤルは妊娠中に摂取すべきではないことを示唆している（Sleckman et al. 1983）。

授乳期間中のアメリカンペニーロイヤルの安全性情報は確認されなかった。

V. 毒性研究

プレゴンの毒性に関する情報は*Mentha pulegium* ハーブや精油の毒性研究参照。

参考文献

Bakerink, J.A., S.M. Gospe, Jr., R.J. Dimand, and M.W. Eldridge. 1996. Multiple organ failure after ingestion of pennyroyal oil from herbal tea in two infants. *Pediatrics* 98(5):944-947.

De Smet, P.A.G.M. 1992. *Adverse effects of herbal drugs, Volume 1*. Berlin: Springer.

Furia, T.E., and N. Bellanca. 1971. *Fenaroli's handbook of flavor ingredients*. Cleveland, OH: The Chemical Rubber Co.

Gordon, W.P., A.J. Forte, R.J. McMurtry, J. Gal, and S.D. Nelson. 1982. Hepatotoxicity and pulmonary toxicity of pennyroyal oil and its constituent terpenes in the mouse. *Toxicol. Appl. Pharmacol.* 65(3):413-424.

List, P.H., and H. Hörhammer. 1973. *Hagers handbuch der pharmazeutischen praxis*. Berlin: Springer.

Lorenzo, D., D. Paz, E. Dellacassa, et al. 2002. Essential oils of *Mentha pulegium* and *Mentha rotundifolia* from Uruguay. *Braz. Arch. Biol. Technol.* 45:519-524.

Mizutani, T., H. Nomura, K. Nakanishi, and S. Fujita. 1987. Effects of drug metabolism modifiers on pulegone-induced hepatotoxicity in mice. *Res. Commun. Chem. Pathol. Pharmacol.* 58(1):75-83.

Sleckman, B.P., J. Sherma, and L.C. Mineo. 1983. Determination of pulegone in *H. pulegioides* and peppermint oil by thin layer chromatography with densitometry. *J. Liq. Chromatog. Relat. Technol.* 6(7):1175-1182.

Speijers, G. 2001. WHO Food Additives Series 46: Pulegone and related substances. Bilthoven, Netherlands: National Institute of Public Health and the Environment.

Sztajnkrycer, M.D., E.J. Otten, G.R. Bond, C.J. Lindsell, and R.J. Goetz. 2003. Mitigation of pennyroyal oil hepatotoxicity in the mouse. *Acad. Emerg. Med.* 10(10):1024-1028.

Helianthus annuus L.　キク科

一般名：サンフラワー

英　名：sunflower

和　名：ヒマワリ

使用部位：種子

安全性クラス：1

相互作用クラス：A

禁忌　知見なし

他の注意事項　知見なし

薬やサプリメントとの相互作用　知見なし

有害事象と副作用　アナフィラキシー反応を含む，サンフラワーに対するアレルギー反応が報告されている（Asero et al. 2004; Duran et al. 1997; Fremont et al. 2002; Iwaya et al. 1994; Palma-Carlos et al. 2005）。

脱穀されていないサンフラワーの種子を"高用量"摂取し

ていた，主に子供の間で，胃石の症例（消化管内で内容物が未消化のまま固まった状態）が報告されている（Bakr et al. 2006; Dent and Levine 1989; Lowry and Shah 2001; Melchreit et al. 1984; Sawnani and McFarlane-Ferreira 2003; Tsou et al. 1997）。

脱穀したサンフラワーの種子を2年間毎晩摂取した男性で，黒毛舌の症例が報告された（Pipili et al. 2008）。

薬理学的考察　知見なし

妊婦と授乳婦　妊娠中および授乳中におけるサンフラワーの使用に関する情報は確認されなかった。食品や食用油としてのヒマワリ種子の使用が普及していることを踏まえると，有害作用は予測されない。

レビュー詳細

I. 薬やサプリメントとの相互作用

薬やサプリメントとの相互作用の臨床試験

確認されなかった。

被疑薬やサプリメントとの相互作用の症例報告

確認されなかった。

薬やサプリメントとの相互作用の動物試験

確認されなかった。

II. 有害事象

有害事象の症例報告　皮膚プリックテストと免疫ブロット法によって，アナフィラキシー反応を含む，サンフラワーに対するアレルギー反応が報告されている（Asero et al. 2004; Duran et al. 1997; Fremont et al. 2002; Iwaya et al. 1994; Palma-Carlos et al. 2005）。

脱穀されていないサンフラワーの種子を“高用量”摂取していた，主に子供の間で，胃石の症例（消化管内で内容物が未消化のまま固まった状態）が報告されている（Bakr et al. 2006; Dent and Levine 1989; Lowry and Shah 2001; Melchreit et al. 1984; Sawnani and McFarlane-Ferreira 2003; Tsou et al. 1997）。

サンフラワーに暴露された労働者で，サンフラワー粉塵の吸入による職業性喘息が報告された（Vandenplas et al. 1998）。

毎晩テレビを見ながら約2時間サンフラワー種子を食べた男性において，黒毛舌，舌表面の過形成が認められた。男性は食べる際そのまま口に含み，歯で種子を砕くことによって殻を取り出していた。摂取を中止し，毎晩40%尿素溶液で舌のブラッシングすることにより，舌は正常に戻った。(Pipili et al. 2008)。

III. 薬理学および薬物動態学

ヒトの薬理学的研究　確認されなかった。

動物の薬理学的研究　確認されなかった。

***In vitro*の薬理学的研究**　確認されなかった。

IV. 妊婦と授乳婦

妊娠中および授乳中におけるサンフラワーの使用に関する情報は確認されなかった。

V. 毒性研究

亜慢性毒性

ラットに対し単離したサンフラワータンパク質を，1日当たり最大13g/kgまでの用量を含む餌を90日間与えた場合，腎機能，血液生化学検査，および臓器重量の変化を含む有害作用は認められなかった（Hoernicke et al. 1988）。

遺伝毒性

ショウジョウバエ体細胞突然変異および組換え試験から，サンフラワー種子油の遺伝毒性に関する決定的ではない結果が得られた（Rojas-Molina et al. 2005）。ヒトリンパ球において，サンフラワー油の熱水抽出物（180～220℃に加熱）に染色体異常誘発性活性が観察された（Indart et al. 2007）。

参考文献

Asero, R., G. Mistrello, D. Roncarolo, and S. Amato. 2004. Airborne allergy to sunflower seed. *J. Invest. Allergol. Clin. Immunol.* 14(3):244-246.

Bakr, A.F., N. Sharma, and J.C. Mathias. 2006. Rectal sunflower seed bezoar. *Acta Paediatr.* 95(7):886-887.

Dent, J.M., and S.I. Levine. 1989. Sunflower seed bezoar presenting as diarrhea. *Arch. Pediatr. Adolescent Med.* 143(6):643-644.

Duran, S., J. Delgado, R. Gamez, et al. 1997. Contact urticaria from sunflower seeds. *Contact Dermat.* 37(4):184.

Fremont, S., Y. Errahali, M. Bignol, M. Metche, and J.P. Nicolas. 2002. Allergenicity of oils. *Allerg. Immunol.* 34(3):91-94.

Hoernicke, E., H.J. Lewerenz, and G. Mieth. 1988. Toxicological animal studies of protein isolates from sunflower seeds. *Nahrung* 32(7):691-700.

Indart, A., M. Viana, S. Clapes, et al. 2007. Clastogenic and cytotoxic effects of lipid peroxidation products generated in culinary oils submitted to thermal stress. *Food Chem. Toxicol.* 45(10):1963-1967.

Iwaya, M., G. Murakami, K. Kurose, et al. 1994. A case of anaphylaxis caused by sunflower seed. *Arerugi* 43(6):696-700.

Lowry, M.H., and A.N. Shah. 2001. Sunflower seed rectal bezoar in an adult. *Gastrointest. Endosc.* 53(3):388-389.

Melchreit, R., G. McGowan, and J.S. Hyams. 1984. “Colonic crunch” sign in sunflower-seed bezoar. *N. Engl. J. Med.* 310(26):1748.

Palma-Carlos, A.G., M.L. Palma-Carlos, and F. Tengarrinha. 2005. Allergy to sunflower seeds. *Eur. Ann. Allergy Clin. Immunol.* 37(5):183-186.

Pipili, C., E. Cholongitas, and D. Ioannidou. 2008. Is sunflower seed implicated in the development of black hairy tongue? *Eur. J. Dermatol.* 18(6):732.

Rojas-Molina, M., J. Campos-Sanchez, M. Analla, A. Munoz-Serrano, and A. Alonso-Moraga. 2005. Genotoxicity of vegetable cooking oils in the *Drosophila* wing spot test. *Environ. Mol. Mutagen.* 45(1):90-95.

Sawnani, H., and Y. McFarlane-Ferreira. 2003. Proctological crunch: Sunflower-seed bezoar. *J. La. State Med. Soc.* 155(3):163-164.

Tsou, V.M., P.R. Bishop, and M.J. Nowicki. 1997. Colonic sunflower seed bezoar. *Pediatrics* 99(6):896-897.

Vandenplas, O., T. Vander Borght, and J.P. Delwiche. 1998. Occupational asthma caused by sunflower-seed dust. *Allergy* 53(9):907-908.

Hemidesmus indicus (L.) W.T. Aiton　　ガガイモ科

一般名：インディアンサルサパリラ
英　名：*Hemidesmus indicus*
異　名：*Periploca indica* L.
アーユルヴェーダ名：*sariva*
別　名：East Indian sarsaparilla
使用部位：根

安全性クラス：1
相互作用クラス：A
禁忌　知見なし
他の注意事項　知見なし
薬やサプリメントとの相互作用　知見なし
有害事象と副作用　知見なし
薬理学的考察　知見なし
妊婦と授乳婦　科学的または伝統的文献において，妊娠中および授乳中におけるインディアンサルサパリラの安全性は不明である。本書では，妊娠中や授乳期間での使用に関する問題は確認されなかったが，最終的な安全性は確立されていない。

レビュー詳細

I. 薬やサプリメントとの相互作用
薬やサプリメントとの相互作用の臨床試験
　確認されなかった。
被疑薬やサプリメントとの相互作用の症例報告
　確認されなかった。
薬やサプリメントとの相互作用の動物試験
　確認されなかった。

II. 有害事象
有害事象の症例報告　確認されなかった。

III. 薬理学および薬物動態学
ヒトの薬理学的研究　確認されなかった。
動物の薬理学的研究　確認されなかった。
*In vitro*の薬理学的研究　有毛細胞の器官培養において，インディアンサルサパリラのエタノール抽出物は，ゲンタマイシンの取り込みに影響を与えることなく，ゲンタマイシンの毒性を低減することが見出された。その有効な濃度は，25～100μg/mlの範囲であった（Previati et al. 2007）。

ヒツジの赤血球において，インディアンサルサパリラのエタノール抽出物は，免疫系の細胞性および液性成分を抑制することが発見された（Atal et al. 1986）。

ヒト末梢血単核細胞において，インディアンサルサパリラの水抽出物は，TNF-αおよびインターロイキン－8を阻害した（Jain and Basal 2003）。

IV. 妊婦と授乳婦
妊娠中および授乳中におけるインディアンサルサパリラの安全性に関する情報は確認されなかった。

V. 毒性研究
短期毒性
ラットに対し25%インディアンサルサパリラを含む餌を14日間与えた場合，肝臓において水腫性変性の拡散と局所的な肝細胞壊死が観察された（Arseculeratne et al. 1985）。反対に，いくつかの研究では，100～500mg/kgの用量のインディアンサルサパリラのアルコール抽出物を最大30日間投与した際の肝保護作用を実証した（Baheti et al. 2006; Prabakan et al. 2000; Saravanan and Nalini 2007a, 2007b, 2007c, 2008）。

参考文献

Arseculeratne, S.N., A.A. Gunatilaka, and R.G. Panabokke. 1985. Studies of medicinal plants of Sri Lanka. Part 14: Toxicity of some traditional medicinal herbs. *J. Ethnopharmacol.* 13(3):323-335.

Atal, C.K., M.L. Sharma, A. Kaul, and A. Khajuria. 1986. Immunomodulating agents of plant origin. I: Preliminary screening. *J. Ethnopharmacol.* 18(2):133-141.

Baheti, J.R., R.K. Goyal, and G.B. Shah. 2006. Hepatoprotective activity of *Hemidesmus indicus* R. Br. in rats. *Indian J. Exp. Biol.* 44(5):399-402.

Jain, A., and E. Basal. 2003. Inhibition of *Propionibacterium acnes*-induced mediators of inflammation by Indian herbs. *Phytomedicine* 10(1):34-38.

Prabakan, M., R. Anandan, and T. Devaki. 2000. Protective effect of *Hemidesmus indicus* against rifampicin and isoniazid-induced hepatotoxicity in rats. *Fitoterapia* 71(1):55-59.

Previati, M., E. Corbacella, L. Astolfi, et al. 2007. Ethanolic extract from *Hemidesmus indicus* (Linn) displays otoprotectant activities on organotypic cultures without interfering on gentamicin uptake. *J. Chem. Neuroanat.* 34(3-4):128-133.

Saravanan, N., and N. Nalini. 2007a. Antioxidant effect of *Hemidesmus indicus* on ethanol-induced hepatotoxicity in rats. *J. Med. Food.* 10(4):675-682.

Saravanan, N., and N. Nalini. 2007b. Impact of *Hemidesmus indicus* R.Br. extract on ethanol-mediated oxidative damage in rat kidney. *Redox Rep.* 12(5):229-235.

Saravanan, N., and N. Nalini. 2007c. Inhibitory effect of *Hemidesmus indicus* and its active principle 2-hydroxy-4-methoxybenzoic acid on ethanol-induced liver injury. *Fundam. Clin. Pharmacol.* 21(5):507-514.

Saravanan, N., and N. Nalini. 2008. *Hemidesmus indicus* protects against ethanol-induced liver toxicity. *Cell Mol. Biol. Lett.* 13(1):20-37.

Hepatica spp.

キンポウゲ科

Hepatica nobilis Schreb. var. ***acuta***（Pursh）Steyerm.

一般名：アメリカンリバーリーフ

英　名：liverwort

異　名：*Hepatica acutiloba* DC.

別　名：American liverleaf，sharp-lobe hepatica

Hepatica nobilis Schreb. var. ***obtusa***（Pursh）Steyerm.

一般名：アメリカンリバーリーフ

英　名：liverwort

異　名：*Anemone hepatica* L.，*Hepatica americana*（DC.）Ker Gawl.

別　名：American liverleaf，round-lobe hepatica

使用部位：全草

安全性クラス：2b

相互作用クラス：A

禁忌　妊娠中は，医療従事者監督下以外での使用禁止（Blumenthal et al. 1998; Moerman 1998）。

他の注意事項　過剰摂取は，プロトアネモニンにより腎臓や尿管を刺激することがある（Blumenthal et al. 1998）。

薬やサプリメントとの相互作用　知見なし

注釈　アメリカンリバーリーフは，他のキンポウゲ科の種と同様に，刺激性の強い発泡性油であるプロトアネモニンを含有する（Muhe 1947; Turner 1984）。しかし，プロトアネモニンは水に対しおよそ1%しか溶解しない（Windholz 1983）。生の本品は皮膚の表皮下水泡症を引き起こす可能性があるが，乾燥したものについては特に注意する必要がない（Epstein 1990; List and Hörhammer 1973; Mitchell 1979）。

有害事象と副作用　知見なし

薬理学的考察　知見なし

妊婦と授乳婦　民族植物学の記録では，アメリカンリバーリーフは，避妊薬，妊娠中の脇腹や腹痛の処置，無月経の治療，高齢出産の分娩誘発として伝統的に使用されてきたことを示す。典型的な用量や期間に関する情報は報告されなかった（Moerman 1998）。この情報に基づいて，妊娠中は資格のある医療従事者監督下以外での使用を推奨しない。

授乳期間中のアメリカンリバーリーフの安全性は不明である。本書では，授乳期間での使用に関する問題は確認されなかったが，最終的な安全性は確立されていない。

レビュー詳細

I. 薬やサプリメントとの相互作用

薬やサプリメントとの相互作用の臨床試験

確認されなかった。

被疑薬やサプリメントとの相互作用の症例報告

確認されなかった。

薬やサプリメントとの相互作用の動物試験

確認されなかった。

II. 有害事象

有害事象の症例報告　確認されなかった。

III. 薬理学および薬物動態学

ヒトの薬理学的研究　確認されなかった。

動物の薬理学的研究　確認されなかった。

***In vitro*の薬理学的研究**　確認されなかった。

IV. 妊婦と授乳婦

民族植物学の記録では，アメリカンリバーリーフは，避妊薬，妊娠中の脇腹や腹痛の処置，無月経の治療，高齢出産の分娩誘発として伝統的に使用されてきたことを示す。典型的な用量や期間に関する情報は報告されなかった

（Moerman 1998）

授乳期間中のアメリカンリバーリーフの安全性情報は確認されなかった。

V. 毒性研究

確認されなかった。

参考文献

Blumenthal, M., W. Busse, A. Goldberg, et al. 1998. *The complete German Commission E monographs*. Austin, TX: American Botanical Council.

Epstein, W. 1990. House and garden plants. In *Irritant contact dermatitis*, edited by Jackson, E.M. and R. Goldner. New York: M. Dekker.

List, P.H., and H. Hörhammer. 1973. *Hagers handbuch der pharmazeutischen praxis*. Berlin: Springer.

Mitchell, J.R.A. 1979. *Botanical dermatology: Plants and plant products injurious to the skin*. Vancouver: Greengrass.

Moerman, D.E. 1998. *Native American ethnobotany*. Portland, OR: Timber Press.

Muhe, R. 1947. Anemone oil. *Pharmazie* 2:333-334.

Turner, N.J. 1984. Counter-irritant and other medicinal uses of plants in Ranunculaceae by native peoples in British Columbia and neighbouring areas. *J. Ethnopharmacol.* 11(2):181-201.

Windholz, M. 1983. *The Merck index*. 10th ed. Rahway, N.J.: Merck.

Heuchera micrantha Douglas ex Lindl. ユキノシタ科

一般名：アラムルート

英　名：alumroot

和　名：ツボサンゴ

使用部位：根

安全性クラス：1

相互作用クラス：A

禁忌　知見なし

他の注意事項　知見なし

薬やサプリメントとの相互作用　知見なし

有害事象と副作用　知見なし

注意　タンニン（乾燥した根, 9.3～19.6%）（Felter and Lloyd 1898; Osol and Farrar 1955），付録1参照。

有害事象と副作用　知見なし

薬理学的考察　知見なし

妊婦と授乳婦　科学的または伝統的文献において，妊娠中および授乳中におけるアラムルートの安全性は不明である。本書では，妊娠中や授乳期間での使用に関する問題は確認されなかったが，最終的な安全性は確立されていない。

レビュー詳細

I. 薬やサプリメントとの相互作用

薬やサプリメントとの相互作用の臨床試験

確認されなかった。

被疑薬やサプリメントとの相互作用の症例報告

確認されなかった。

薬やサプリメントとの相互作用の動物試験

確認されなかった。

II. 有害事象

有害事象の症例報告　確認されなかった。

III. 薬理学および薬物動態学

ヒトの薬理学的研究　確認されなかった。

動物の薬理学的研究　確認されなかった。

*In vitro*の薬理学的研究　確認されなかった。

IV. 妊婦と授乳婦

妊娠中および授乳中におけるアラムルートの安全性に関する情報は確認されなかった。

V. 毒性研究

確認されなかった。

参考文献

Felter, H.W., and J.U. Lloyd. 1898. *King's American dispensatory*. 18th ed., 3rd rev. 2 vols. Cincinnati: Ohio Valley Co.

Osol, A., and G. Farrar. 1955. *The dispensatory of the United States of America*. 25th ed. Philadelphia: Lippincott.

Hibiscus sabdariffa L. アオイ科

一般名：ハイビスカス

英　名：hibiscus

和　名：ロゼルソウ

アーユルヴェーダ名：*ambashthaki*

別　名：roselle　　　　使用部位：花

安全性クラス：1

相互作用クラス：A

禁忌　知見なし

他の注意事項　知見なし

薬やサプリメントとの相互作用　薬理学的考察参照。

有害事象と副作用　知見なし

薬理学的考察　ハイビスカスは，血漿レベルまたはアセトアミノフェンの他のパラメータに影響を与えることなく，アセトアミノフェンの排出速度を増加させる可能性がある。著者らは，アセトアミノフェンを摂取する際は，ハイビスカス摂取の前後，少なくとも3時間以上空けるべきであると示唆した（Kolawole and Maduenyi 2004）。

ヒトに対する研究では，ハイビスカスはジクロフェナクの尿中排泄において混在した結果が示されている。それは，数人の患者では排泄量が増加したが，他の患者では減少した（Fakeye et al. 2007）。別の研究では，ハイビスカスジュースが，クロロキンのバイオアベイラビリティを減少させる可能性が示された。この作用はレモネードやタマリンド飲料と同様の効果である。研究者らは，酸性飲料でクロロキン錠を摂取しないように推奨した（Mahmoud et al. 1994）。

妊婦と授乳婦　いくつかの動物研究では，妊婦や胎児の発達において，多量のハイビスカスでの有害作用は認められなかった。妊娠または授乳中に多量のハイビスカス（1.5または3g/kg）を投与した動物では，母体の食糧や水分摂取の減少および仔における性成熟期での遅延が観察された（Iyare and Adegoke 2008a, 2008b; Iyare and Iyare 2008）。

レビュー詳細

I. 薬やサプリメントとの相互作用

薬やサプリメントとの相互作用の臨床試験　健常な被験者に，1リットルのハイビスカスの甘味飲料（水1リットルに対しハイビスカス30g）を経口投与したのち，1.5時間後にアセトアミノフェン（1000mg）を経口投与した。その結果，アセトアミノフェンの排出速度の増加が観察された。最高血漿中濃度，最大濃度到達時間や濃度時間曲線下面積の変化は観察されなかった。著者らは，アセトアミノフェンの治療効果が短くならないように，ハイビスカスを摂取する少なくとも3時間前にアセトアミノフェンを摂取すべきであることを示した（Kolawole and Maduenyi 2004）。

健常な被験者に，1日当たり300mlのハイビスカスの水抽出物（アントシアニンを8.18mg含む）を3日間投与した場合，ジクロフェナクの尿中排泄量の変化が観察された。数人の被験者で尿中排泄量が増加したが，他は減少した（Fakeye et al. 2007）。

健常な被験者に，ハイビスカスから作られたジュース300ml（使用された植物材料の量は不明）とクロロキン600mgを併用した場合，クロロキンの血漿濃度に減少が見られた。この作用はレモネードおよびタマリンド飲料のものと同様であり，飲料の酸性度が吸収を低下させる原因であると考えられた。そこで著者らは，酸性飲料でクロロキン錠を摂取しないように推奨した（Mahmoud et al. 1994）。

被疑薬やサプリメントとの相互作用の症例報告　確認されなかった。

薬やサプリメントとの相互作用の動物試験　確認されなかった。

II. 有害事象

有害事象の症例報告　確認されなかった。

III. 薬理学および薬物動態学

ヒトの薬理学的研究　高血圧患者における忍容性試験では，1日当たり10gのハイビスカスの浸剤を4週間摂取したところ，良好な忍容性がみられた（Herrera-Arellano et al. 2004）。

動物の薬理学的研究　マウスに対し100，200，400mg/kgのハイビスカスの水抽出物を腹腔内投与した場合，自発運動の減少およびペントバルビタール誘発性の睡眠時間を増加させた（Amos et al. 2003）。

ラットに対し0.5g/animal（平均体重344～442g）のハイビスカス抽出物を経口投与した場合，米澱粉またはショ糖負荷後に血糖値の低下が観察された。負荷試験を除いてハイビスカスを投与した場合には，血糖値の有意な変化は観察されなかった（Preuss et al. 2007）。

***In vitro*の薬理学的研究**　確認されなかった。

IV. 妊婦と授乳婦

ラットに対し1，5，10，50，100mg/kgのハイビスカスの水抽出物を動脈内投与した場合，子宮収縮の速さや振幅が用量依存的に阻害された。ハイビスカスに対する子宮反応は，アトロピンやプロプラノールの投与によっても影響を受けなかった。オキシトシンで前処理された子宮において，500mg/kgの用量のハイビスカスは，収縮の振幅にわずかな減少を生じた（Fouda et al. 2007）。

ラットに対し，妊娠期間中1日当たり1.5または3.0g/kgに相当する用量のハイビスカスの水抽出物を，飲料水として投与した場合，母体の食事および水分摂取量の減少が認められた。仔では，出生後の体重増加および思春期の発症に遅れが認められた（Iyare and Adegoke 2008c）。追跡調査では，仔における思春期の発症の遅れは，妊娠中における母体のナトリウムおよびコルチコステロンの血漿濃度の上昇に関連していたことが示された（Iyare and Adegoke 2008b）。

ラットに対し妊娠中および出生後20日まで通して，ハイビスカスの水抽出物を0.6，1.8g/100ml含む飲料水を与えた場合，仔の生後初期における成長に対し有害作用は認められなかった（Iyare and Iyare 2008）。

授乳中のラットに対し，授乳期間中（21日間）を通してハイビスカスの水抽出物を0.6または1.8g/100mlを含む飲料水を与えた場合，母体においては食事および飲料水の摂取量に減少が，仔においては出生後の体重増加および思春期の発症の遅れが認められた（Iyare and Adegoke 2008a）。

V. 毒性研究

急性毒性

ラットに対する乾燥したハイビスカスの萼の水抽出物の LD_{50} は，経口投与において5g/kgであり，収率は22％であった（Onyenekwe et al. 1999; Orisakwe et al. 2004）。ハイビスカスの水抽出物の LD_{50} は，腹腔内投与において最大5g/kgまでの用量で決定することができなかった（Amos et al. 2003）。

亜慢性毒性

ラットに対し1日当たり1.15，2.30，4.60g/kgのハイビスカスの水抽出物を12週間経口投与した場合，精巣重量に変化は認められなかった。4.6g/kg投与した群では，精巣上体の精子数および精細胞の分裂／崩壊減少が認められた。1.15g/kg投与した群では尿細管の変形および正常な上皮組織の破壊が，2.3g/kg投与した群では基底膜の肥厚を伴う精巣の過形成が認められた（Orisakwe et al. 2004）。

ラットに対し1日当たり300または2000mg/kg（ヒト用量の平均の～10,000および66,000倍）のハイビスカスの水，含水エタノール，エタノール抽出物を90日間経口投与した場合，2000mg/kgの用量を投与した群では，3日目にすべてのラットにおいて重篤な下痢を引き起こした。8日目にはエタノール群のすべてのラットが死亡し，28日目にはすべての含水エタノール群が死亡した。300mg/kgの用量を投与した群では，ラットは軽度の下痢を発症した。40日目には含水エタノール群のすべてのラットが死亡し，60日目には水抽出物群の80％が死亡した。エタノール群では死亡は観察されなかった（Fakeye et al. 2009）。

ラットに対し1日当たり250mg/kgのハイビスカスの含水メタノール抽出物をそれぞれ1，3，5，10，15回の割合で経口投与した場合，すべての群において対照群と比較して，血清アスパラギン酸アミノトランスフェラーゼ（AST）およびアラニンアミノトランスフェラーゼ（ALT）レベルが増加した。アルカリホスファターゼおよび乳酸脱水素酵素の血清濃度に影響は見られなかった。15回投与された群では，アルブミンの血清濃度が上昇していた。組織病理学的研究では，すべての群において，肝臓および心臓における病理学的変化は示されなかった（Akindahunsi and Olaleye 2003）。

遺伝毒性

ラットに対しハイビスカスの含水エタノール抽出物を24時間の間隔で2回，最大で200mg/kg腹腔内投与した場合，リンパ球における染色体異常は認められなかった（Sowemimo et al. 2007）。

ハイビスカス由来の食品着色剤の変異原活性は，S9による代謝活性化の有無に関わらずネズミチフス菌TA98株およびTA100株でのエイムス試験で認められた。変異原活性の原因となる化合物は，ケンフェロールやクエルセチンとして確認された（Takeda and Yasui 1985）。クエルセチンは，*in vitro*では変異原活性を有することが示されているが，動物実験ではデータが不足している（Harwood et al. 2007）。

参考文献

Akindahunsi, A.A., and M.T. Olaleye. 2003. Toxicological investigation of aqueous-methanolic extract of the calyces of *Hibiscus sabdariffa* L. *J. Ethnopharmacol.* 89(1):161-164.

Amos, S., L. Binda, B.A. Chindo, et al. 2003. Neuropharmacological effects of *Hibiscus sabdariffa* aqueous extract. *Pharmaceut. Biol.* 41(5):325-329.

Fakeye, T.O., A.O. Adegoke, O.C. Omoyeni, and A.A. Famakinde. 2007. Effects of water extract of *Hibiscus sabdariffa*, Linn. (Malvaceae) 'Roselle' on excretion of a diclofenac formulation. *Phytother. Res.* 21(1):96-98.

Fakeye, T.O., A. Pal, D.U. Bawankule, N.P. Yadav, and S.P. Khanuja. 2009. Toxic effects of oral administration of extracts of dried calyx of *Hibiscus sabdariffa* Linn. (Malvaceae). *Phytother. Res.* 23(3):412-416.

Fouda, A.M., M.H. Daba, and G.M. Dahab. 2007. Inhibitory effects of aqueous extract of *Hibiscus sabdariffa* on contractility of the rat bladder and uterus. *Can. J. Physiol. Pharmacol.* 85(10):1020-1031.

Harwood, M., B. Danielewska-Nikiel, J.F. Borzelleca, et al. 2007. A critical review of the data related to the safety of quercetin and lack of evidence of in vivo toxicity, including lack of genotoxic/carcinogenic properties. *Food Chem. Toxicol.* 45(11):2179-2205.

Herrera-Arellano, A., S. Flores-Romero, M.A. Chavez-Soto, and J. Tortoriello. 2004. Effectiveness and tolerability of a standardized extract from *Hibiscus sabdariffa* in patients with mild to moderate hypertension: A controlled and randomized clinical trial. *Phytomedicine* 11(5):375-382.

Iyare, E.E., and O.A. Adegoke. 2008a. Maternal consumption of an aqueous extract of *Hibiscus sabdariffa* during lactation accelerates postnatal weight and delays onset of puberty in female offspring. *Niger. J. Physiol. Sci.* 23(1-2):89-94.

Iyare, E.E., and O.A. Adegoke. 2008b. Mechanism of the delayed puberty onset in offspring of rats that consumed aqueous extract of *Hibiscus sabdariffa* during pregnancy. *Niger. J. Physiol. Sci.* 23(1-2):71-77.

Iyare, E.E., and O.A. Adegoke. 2008c. Postnatal weight gain and onset of puberty in rats exposed to aqueous extract of *Hibiscus sabdariffa* in utero. *Pak. J. Nutr.* 7(1):98-101.

Iyare, E.E., and F.E. Iyare. 2008. Effect of prenatal and postnatal exposure to an aqueous extract of *Hibiscus sabdariffa* (HS) on postnatal growth in Sprague-Dawley rats. *Pak. J. Nutr.* 7(2):255-257.

Kolawole, J.A., and A. Maduenyi. 2004. Effect of zobo drink (*Hibiscus sabdariffa* water extract) on the pharmacokinetics of acetaminophen in human volunteers. *Eur. J. Drug Metab. Pharmacokinet.* 29(1):25-29.

Mahmoud, B.M., H.M. Ali, M.M. Homeida, and J.L. Bennett. 1994. Significant reduction in chloroquine bioavailability following coadministration with the Sudanese beverages aradaib, karkadi and lemon. *J. Antimicrob. Chemother.* 33:1005-1009.

Onyenekwe, P.C., E.O. Ajani, D.A. Ameh, and K.S. Gamaniel. 1999. Antihypertensive effect of roselle (*Hibiscus sabdariffa*) calyx infusion in spontaneously hypertensive rats and a comparison of its toxicity with that in Wistar rats. *Cell Biochem. Funct.* 17(3):199–206.

Orisakwe, O.E., D.C. Husaini, and O.J. Afonne. 2004. Testicular effects of sub-chronic administration of *Hibiscus sabdariffa* calyx aqueous extract in rats. *Reprod. Toxicol.* 18(2):295-298.

Preuss, H.G., B. Echard, D. Bagchi, and S. Stohs. 2007. Inhibition by natural dietary substances of gastrointestinal absorption of starch and sucrose in rats and pigs: 1. Acute studies. *Int. J. Med. Sci.* 4(4):196-202.

Sowemimo, A.A., F.A. Fakoya, I. Awopetu, O.R. Omobuwajo, and S.A. Adesanya. 2007. Toxicity and mutagenic activity of some selected Nigerian plants. *J. Ethnopharmacol.* 113(3):427-432.

Takeda, N., and Y. Yasui. 1985. Identification of mutagenic substances in roselle color, elderberry color and safflower yellow. *Agric. Biol. Chem.* 49:1851-1852.

Hoodia gordonii (Masson) Sweet ex Decne　キョウチクトウ科

一般名：ホーディア（フーディア）ゴルドニー
英　名：*Hoodia gordonii*
異　名：*Stapelia gordonii* Masson
使用部位：多肉質の茎

安全性クラス：1
相互作用クラス：A
禁忌　知見なし
他の注意事項　知見なし
薬やサプリメントとの相互作用　知見なし
注釈　ウチワサボテン（*Opuntia*）種および*Caralluma fimbriata*とともにホーディアゴルドニーの粗悪品における多数の症例が報告されている（Avula et al. 2007; Rumalla et al. 2008）。
有害事象と副作用　知見なし

薬理学的考察　*In vitro*の研究では，ホーディアゴルドニーは薬物代謝酵素CYP3A4を阻害したが，CYP450では影響がなかったことを示した（Madgula et al. 2008）。ヒトへの使用に対してこれらのデータとの関連性は知られていない。
妊婦と授乳婦　科学的または伝統的文献において，妊娠中および授乳中におけるホーディアゴルドニーの安全性は不明である。本書では，妊娠中や授乳期間での使用に関する問題は確認されなかったが，最終的な安全性は確立されていない。

レビュー詳細

I. 薬やサプリメントとの相互作用

薬やサプリメントとの相互作用の臨床試験
確認されなかった。
被疑薬やサプリメントとの相互作用の症例報告
確認されなかった。
薬やサプリメントとの相互作用の動物試験
確認されなかった。

II. 有害事象

有害事象の症例報告　イタリアの医薬品安全性監視システムによる自然健康製品に関連した有害事象の報告では，デアノール，アセトアミノベンゾエート，ヨードカゼイン，メトホルミントリヨード酢酸およびフロセミドを含む他の製品に伴い，ホーディアゴルドニー製品を摂取した人で，急性肝炎の症例が示された。患者の既往歴や用量，摂取期間，ホーディアゴルドニー製品の詳細は提供されなかった（Menniti-Ippolito et al. 2008）。

III. 薬理学および薬物動態学

ヒトの薬理学的研究　確認されなかった。
動物の薬理学的研究　確認されなかった。
*In vitro*の薬理学的研究　ヒト肝臓ミクロソームに対し，ホ

ーディアゴルドニーから単離したステロイド系配糖体化合物（P57）を投与したところ，薬物代謝酵素CYP3A4の阻害が認められた。50%阻害濃度（IC50）は45 μMであった。CYP1A2，CYP2C9，CYP2D6への影響は認められなかった（Madgula et al. 2008）。

ヒト結腸癌由来の上皮細胞（Caco-2）において，化合物P57は吸収方向よりも分泌方向で高い輸送を示し，選択的阻害剤である多剤耐性関連タンパク質MRP1/MRP2（MK-571）およびP-gpによって阻害された（Madgula et al. 2008）。

IV. 妊婦と授乳婦

妊娠中および授乳中におけるホーディアゴルドニーの安全性に関する情報は確認されなかった。

V. 毒性研究

短期毒性

ラットに対し1日当たり水でホモジネートした乾燥ホーディアゴルドニー2%を含む餌を3週間与えた場合，有害作用は認められなかった（Tulp et al. 2001）。

参考文献

Avula, B., Y.H. Wang, R.S. Pawar, Y.J. Shukla, and I.A. Khan. 2007. Chemical fingerprinting of *Hoodia* species and related genera: Chemical analysis of oxypregnane glycosides using high-performance liquid chromatography with UV detection in *Hoodia gordonii*. *J. AOAC Int.* 90(6):1526-1531.

Madgula, V.L., B. Avula, R.S. Pawar, et al. 2008. In vitro metabolic stability and intestinal transport of P57AS3 (P57) from *Hoodia gordonii* and its interaction with drug metabolizing enzymes. *Planta Med.* 74(10):1269-1275.

Menniti-Ippolito, F., G. Mazzanti, C. Santuccio, et al. 2008. Surveillance of suspected adverse reactions to natural health products in Italy. *Pharmacoepidemiol. Drug Saf.* 17(6):626-635.

Rumalla, C.S., B. Avula, Y.J. Shukla, et al. 2008. Chemical fingerprint of *Hoodia* species, dietary supplements, and related genera by using HPTLC. *J. High Res. Chromatog.* 31(22):3959-3964.

Tulp, O.L., N.A. Harbi, J. Mihalov, and A. DerMaderosian. 2001. Effect of *Hoodia* plant on weight loss in congenic obese LA/Ntul//-cp rats. *FASEB J.* 15(4):A404.

H

Hordeum vulgare L. イネ科

一般名：バーレイ

英　名：barley

和　名：オオムギ

生薬名：（局）（成熟したえい果を発芽させて乾燥したもの）バクガ（麦芽）

アーユルヴェーダ名：*yava*

中国名：麦芽（*mai ya*）（成熟した乾燥発芽種子）

使用部位：発芽した種子

安全性クラス：1

相互作用クラス：A

禁忌　知見なし

他の注意事項　知見なし

薬やサプリメントとの相互作用　知見なし

有害事象と副作用　アナフィラキシー反応を含むバーレイへのアレルギー反応が報告されている（Bonadonna et al. 1999; Curioni et al. 1999; Gutgesell and Fuchs 1995）。

薬理学的考察　ヒトおよび動物研究では，バーレイは血糖値の調節を変化させる可能性があることを実証している（Chang and But 1986; Chen and Chen 2004）。糖尿病を持つ人は，使用前に有資格の医療従事者に相談し，血糖値を厳密に測定することを勧める。

妊婦と授乳婦　科学的または伝統的文献において，妊娠中におけるバーレイの安全性は不明である。本書では，妊婦での使用に関する問題は確認されなかったが，最終的な安全性は確立されていない。

発芽したバーレイは，母乳を減らしたり止めたりするために高用量（1日当たり通常30～60g，時に最大120g）で使用される。しかしながら，低用量（最大9g）では，授乳を促進すると考えられている（Bensky et al. 2004; Chen and Chen 2004）。発芽したバーレイの高用量は，授乳中および授乳の継続を希望する女性は使用すべきではない。

レビュー詳細

I. 薬やサプリメントとの相互作用

薬やサプリメントとの相互作用の臨床試験　確認されなかった。

被疑薬やサプリメントとの相互作用の症例報告　確認されなかった。

薬やサプリメントとの相互作用の動物試験　確認されなかった。

II. 有害事象

有害事象の症例報告　バーレイを含むビールの摂取後のアレルギー反応が報告されている。反応は，アナフィラキシー反応，血管性浮腫を伴う全身性蕁麻疹および接触皮膚炎を含む。皮膚プリックテストにおいて，バーレイが原因物質であることを確証した（Bonadonna et al. 1999; Curioni et al. 1999; Gutgesell and Fuchs 1995）。

日常的にバーレイ粉塵に暴露された労働者において，バーレイ粉塵による職業性喘息および接触皮膚炎が報告されている（Cronin 1979; Pereira et al. 1998; Vidal and Gonzalez-Quintela 1995; Yap et al. 1994）。

III. 薬理学および薬物動態学

ヒトの薬理学的研究　ヒトにおけるバーレイの水抽出物の経口投与は，血糖を低下させることが報告された。用量および使用期間は特定されなかった（Chang and But 1986; Chen and Chen 2004）。

動物の薬理学的研究　ウサギに対するバーレイの水抽出物の経口投与は，血糖を下げることが報告された。用量および使用期間は特定されなかった（Chang and But 1986; Chen and Chen 2004; Donard and Labbe 1932）。

***In vitro*の薬理学的研究**　確認されなかった。

IV. 妊婦と授乳婦

妊娠中におけるバーレイの安全性に関する情報は確認されなかった。本書においても，妊婦の使用に関する問題は確認されなかったが，最終的な安全性は確立されていない。

発芽したバーレイは，授乳を減らしたり止めたりするために高用量（1日当たり通常30～60g，時に最大120g）で使用される（Bensky et al. 2004; Chen and Chen 2004）。このことにより，希望する場合を除き，授乳中は発芽したバーレイは禁忌である。しかしながら，低用量（最大9g）では，授乳を促進すると考えられている（Bensky et al. 2004; Chen and Chen 2004）。

V. 毒性研究

確認されなかった。

参考文献

Bensky, D., S. Clavey, and E. Stöger. 2004. *Chinese herbal medicine: Materia medica*. 3rd ed. Seattle: Eastland Press.

Bonadonna, P., M. Crivellaro, A. Dama, et al. 1999. Beer-induced anaphylaxis due to barley sensitization: Two case reports. *J. Invest. Allergol. Clin. Immunol.* 9(4):268-270.

Chang, H.-M., and P.P.H. But. 1986. *Pharmacology and applications of Chinese materia medica*. English ed. Philadelphia: World Scientific.

Chen, J.K., and T.T. Chen. 2004. *Chinese medical herbology and pharmacology*. City of Industry, CA: Art of Medicine Press.

Cronin, E. 1979. Contact dermatitis from barley dust. *Contact Dermat.* 5(3):196.

Curioni, A., B. Santucci, A. Cristaudo, et al. 1999. Urticaria from beer: An immediate hypersensitivity reaction due to a 10-kDa protein derived from barley. *Clin. Exp. Allergy* 29(3):407-413.

Donard, E., and H. Labbe. 1932. The existence in barley malt dust of a substance having a hypoglycemic action and acting in a manner similar to that of insulin. *Comp. Rend. Acad. Sci.* 194:1299-1300.

Gutgesell, C., and T. Fuchs. 1995. Contact urticaria from beer. *Contact Dermat.* 33(6):436-437.

Pereira, F., M. Rafael, and M.H. Lacerda. 1998. Contact dermatitis from barley. *Contact Dermat.* 39(5):261-262.

Vidal, C., and A. Gonzalez-Quintela. 1995. Food-induced and occupational asthma due to barley flour. *Ann. Allergy Asthma Immunol.* 75(2):121-124.

Yap, J.C., C.C. Chan, Y.T. Wang, et al. 1994. A case of occupational asthma due to barley grain dust. *Ann. Acad. Med. Singapore* 23(5):734-736.

Humulus lupulus L.

アサ科

一般名：ホップ

英　名：hops

和　名：セイヨウカラハナソウ

生薬名：局外（成熟した球果状の果穂）ホップ

使用部位：毬果

安全性クラス：1

相互作用クラス：A

禁忌　知見なし

他の注意事項　知見なし

薬やサプリメントとの相互作用　知見なし

有害事象と副作用　ホップに対するアレルギー反応は，生または乾燥したホップに定期的に暴露された主に農場または醸造所の労働者で報告されている（Estrada et al. 2002; Godnic-Cvar et al. 1999; Gora et al. 2004a, 2004b; Newmark 1978; Pradalier et al. 2002; Spiewak and Dutkiewicz 2002; Spiewak et al. 2001）。

薬理学的考察　動物および*in vitro*研究において，ホップは，選択的エストロゲン受容体調節活性を有することが示されている8-プレニルナリンゲニン（8-PN）を含む（Chadwick et al. 2006; Milligan et al. 1999, 2002; Zanoli and Zavatti 2008）。

動物研究では，鎮静剤誘発性の睡眠時間に対するホップの効果において相反する結果を提供している。いくつかの研究では，ホップ抽出物は，ペントバルビタールおよびケタミンによって誘導された睡眠時間を延長することが示されたが（Schiller et al. 2006; Zanoli et al. 2005），別の研究では，ホップはペントバルビタールの催眠効果を減少させることが示された（Raskovic et al. 2007）。

妊婦と授乳婦　科学的または伝統的文献において，妊娠中および授乳中におけるホップの安全性は不明である。本書では，妊娠中や授乳期間での使用に関する問題は確認されなかったが，最終的な安全性は確立されていない。

レビュー詳細

I. 薬やサプリメントとの相互作用

薬やサプリメントとの相互作用の臨床試験

確認されなかった。

被疑薬やサプリメントとの相互作用の症例報告

確認されなかった。

薬やサプリメントとの相互作用の動物試験　25mg/kgのコカインを摂取する1日～数時間前に，マウスに対しホップのマグナム品種のアルコール抽出物10ml/kg（1:2の抽出物）を腹腔内投与したところ，対象群と比較して，ほぼ完全にコカインの作用を抑制した。同じ投薬計画による，マウスに対する他の品種（アロマや野生の遺伝子型）の投与は，コカイン誘発性の自発運動を減少させたが，その程度は少なかった（Horvat et al. 2007）。

ペントバルビタール（40mg/kg）またはジアゼパム（3mg/kg）の投与24時間前に，マウスに対しホップのマグナムおよびアロマ種のエタノール抽出物を10ml/kgの用量で4回腹腔内投与した。その結果，薬の催眠作用を抑制した。野生の遺伝子型を投与した場合には，ペントバルビタールやジアゼパムに対する影響は認められなかった（Raskovic et al. 2007）。ラットに対しホップのCO_2抽出物を経口投与した場合，10mg/kgの用量ではペントバルビタール誘導性の睡眠開始時間において用量依存的な向上を示した。5mg/kgの用量では睡眠時間に影響は見られなかった（Zanoli et al. 2005）。ホップの品種であるパール99のエタノールおよびCO2抽出物を投与した場合，200mg/kgの用量ではケタミン誘発性の睡眠時間を増加させた。100mg/kgの用量では睡眠時間に影響を及ぼさなかった（Schiller et al. 2006）。

パラセタモール80mg/kgを投与する1日～数時間前，マウスに対しホップのアルコール抽出物を10mgl/kgの用量で腹腔内投与した場合，鎮痛作用の有意な増加が観察された（Horvat et al. 2007）。

II. 有害事象

有害事象の症例報告　生および乾燥ホップの職業性喘息，接触および空中性皮膚炎が，農場および醸造所の労働者で報告されている（Estrada et al. 2002; Godnic-Cvar et al. 1999; Gora et al. 2004a, 2004b; Newmark 1978; Pradalier et al. 2002; Spiewak and Dutkiewicz 2002; Spiewak et al. 2001）。ホップは，突発性アナフィラキシーと診断された患者で，79の食物抗原の皮膚プリックテストシリーズでアナフィラキシーを引き起こした10抗原のうちの1つであった（Stricker et al. 1986）。

III. 薬理学および薬物動態学

ヒトの薬理学的研究　閉経後の女性において，50，250，750mgの8-PNを単回経口投与したところ，良好な忍容性を示した（Rad et al. 2006）。

動物の薬理学的研究　ラットに対し8-PNは，生殖組織におけるエストロゲン活性を有することを示した。活性は17β-エストラジオールと比較して，約20,000倍弱いものであった（Schaefer et al. 2003）。マウスに対し1日当たり0.67～18mg/kgの8-PNを28日間皮下投与した場合，卵巣摘出誘発性骨粗鬆症を完全に阻害した。同時に，子宮および子宮内膜において最小限の栄養効果が，用量依存的に示された（Humpel et al. 2005）。

イヌのグレーハウンドに対しホップ粕の摂取後，高体温，不穏状態，浅促呼吸，嘔吐，腹痛や発作の兆候を示した。治療を試みたにも関わらず，5匹のうち4匹が死亡した（Duncan et al. 1997）。

ルプロン類，特にコルプロンは，マウスに対し薬物代謝酵素CYP3Aを誘導した（Mannering et al. 1992）。

*In vitro*の薬理学的研究　ホップのメタノール抽出物は，エストロゲン受容体α（ERα）およびβ（ERβ）に対する有意な競合結合，培養した子宮内膜上皮細胞におけるエストロゲン活性，アルカリホスファターゼ活性の誘導，乳癌細胞S30株でのプレセリン-2（エストロゲン応答遺伝子）の発現増加，そして，プロゲステロン受容体のmRNAの発現増加を示した。エストロゲン受容体結合におけるIC_{50}（50%阻害濃度）は，ERαでは30 μg/ml，ERβでは27 μg/mlであったが，アルカリホスファターゼのIC_{50}は，13 μg/mlであった（Liu et al. 2001）。

ホップのCO_2抽出物画分は，レッドクローバーと同等の潜在的エストロゲン作用を示した。抽出物は，競合的なER結合，一過性にトランスフェクトしたERE-ルシフェラーゼの活性化，アルカリホスファターゼの酵素誘導を実証した（Overk et al. 2005）。

ホップの含水エタノール抽出物は，エストロゲン受容体（ER）-陽性ヒト乳癌細胞株MCF-7において，エストロゲン受容体に結合した。同じ抽出物は，ヒト乳癌細胞株T-47Dではプロゲステロン受容体に結合しなかった（Zava et al.

1998)。抽出物は，T-47D（ER陽性）細胞の増殖を刺激したが，MDA486（ER陰性）細胞には影響を及ぼさなかった（Zava et al. 1998）。ホップの抽出物は，エストロゲン受容体陽性乳癌細胞株MCF-7およびT-47Dにおいて増殖阻害作用を有することが示された（Dixon-Shanies and Shaikh 1999）。

8-PNとの結合および転写の研究では，化合物は両方の受容体に結合することが検証された。同時に，ERβ以上にERαに対して2倍の選択性が見られた。8-PNはクメストロールよりも10倍，ゲニステインよりも100倍強力であることが示されたが，17βエストラジオールよりも70倍弱いことが示された（Schaefer et al. 2003）。同様の研究では，8-PNはERα以上にERβに対してわずかな選択性あることを示した（Milligan et al. 2000）。8-PNは，MCF-7細胞において増殖活性を有することが示された（Effenberger et al. 2005）。

IV. 妊婦と授乳婦

妊娠中および授乳中におけるホップの安全性に関する情報は確認されなかった。

V. 毒性研究

急性毒性

経口投与におけるホップのエタノール性抽出物のLD_{50}は，マウスでは3.5g/kg，ラットでは2.7g/kgである。経口投与におけるエタノール抽出物のLD_{50}は，マウスでは2.7g/kg，ラットでは0.415g/kgである（Hansel and Wagener 1967）。マウスにおけるルプロンのLD_{50}は，経口投与において525mg/kgである（Hansel and Wagener 1967）。

ラットに対しホップポリフェノール2g/kgを経口投与した場合，有害作用は観察されなかった（Nagasako-Akazome et al. 2007）。

短期毒性

ラットに対し1日当たり30mg/kgの8-PNを2週間皮下投与した場合，毒性の兆候は観察されなかった（Miyamoto et al. 1998）。

ラットに対しキサントモール0.0005 *M*を含む飲料水を28日間経口投与した場合，主要な臓器の機能や，タンパク質，脂質または炭水化物の代謝において有害作用は認められなかった（Vanhoecke et al. 2005）。マウスに対しルプロンを2または4%含む餌を40日間与えた場合，肺における白血球浸潤および気管支肺炎の症例が認められた（Chin and Anderson 1950）。

亜慢性毒性

ラットに対し1日当たり最大で2g/kgの用量のホップポリフェノールを90日間経口投与した場合，血液化学，臓器重量，組織学的な有害作用は認められなかった（Nagasako-Akazome et al. 2007）。

ビーグル犬に対する1日当たり10，25，35，50mg/kgのヘキサヒドロイソフムロンまたは，25，50，100mg/kgのテトラヒドロイソフムロンを14週間経口投与した場合，化合物は良好な忍容性を示した。両方の化合物は，高用量レベルにおいて嘔吐を誘発し，投与物質の多くは糞便中に排泄された。無毒性量（NOAEL）はヘキサヒドロイソフムロンで50mg/kgで，テトラヒドロイソフムロンで100mg/kgである（Chappel et al. 1998）。

遺伝毒性

S9混合液中のTA98株およびTA1537株におけるエイムス試験で，ホップポリフェノール5000 µg/plateの濃度でわずかな変異原性作用が認められた。同じ抽出物における小核試験では変異原活性は認められなかった（Nagasako-Akazome et al. 2007）。

細胞毒性

ホップから単離されたフラボノイドは，高濃度（10～4 *M*ないしはそれ以上）で細胞毒性活性を有することが示された（Effenberger et al. 2005）。

参考文献

Chadwick, L.R., G.F. Pauli, and N.R. Farnsworth. 2006. The pharmacognosy of *Humulus lupulus* L. (hops) with an emphasis on estrogenic properties. *Phytomedicine* 13(1-2):119-131.

Chappel, C.I., S.Y. Smith, and M. Chagnon. 1998. Subchronic toxicity study of tetrahydroisohumulone and hexahydroisohumulone in the beagle dog. *Food Chem. Toxicol.* 36(11):915-922.

Chin, Y., and H. Anderson. 1950. Toxicology and pharmacology of lupulon. *Arch. Int. Pharmcodyn. Ther.* 82:1-15.

Dixon-Shanies, D., and N. Shaikh. 1999. Growth inhibition of human breast cancer cells by herbs and phytoestrogens. *Oncol. Rep.* 6(6):1383-1387.

Duncan, K.L., W.R. Hare, and W.B. Buck. 1997. Malignant hyperthermia-like reaction secondary to ingestion of hops in five dogs. *J. Am. Vet. Med. Assoc.* 210(1):51-54.

Effenberger, K.E., S.A. Johnsen, D.G. Monroe, T.C. Spelsberg, and J.J. Westendorf. 2005. Regulation of osteoblastic phenotype and gene expression by hop-derived phytoestrogens. *J. Steroid Biochem. Mol. Biol.* 96(5):387-399.

Estrada, J.L., F. Gozalo, C. Cecchini, and E. Casquete. 2002. Contact urticaria from hops (*Humulus lupulus*) in a patient with previous urticaria-angioedema from peanut, chestnut and banana. *Contact Dermat.* 46(2):127.

Godnic-Cvar, J., E. Zuskin, J. Mustajbegovic, et al. 1999. Respiratory and immunological findings in brewery workers. *Am. J. Ind. Med.* 35(1):68-75.

Gora, A., C. Skorska, Z. Prazmo, et al. 2004a. Exposure to bioaerosols: Allergic reactions and respiratory function in Polish hop growers. *Am. J. Ind. Med.* 46(4):371-374.

Gora, A., C. Skorska, J. Sitkowska, et al. 2004b. Exposure of hop growers to bioaerosols. *Ann. Agric. Environ. Med.* 11(1):129-138.
Hansel, R., and H.H. Wagener. 1967. Attempts to identify sedative-hypnotic active substances in hops. *Arzneimittelforschung* 17(1):79-81.
Horvat, O., A. Raskovic, V. Jakovljevic, J. Sabo, and J. Berenji. 2007. Interaction of alcoholic extracts of hops with cocaine and paracetamol in mice. *Eur. J. Drug Metab. Pharmacokinet.* 32(1):39-44.
Humpel, M., P. Isaksson, O. Schaefer, et al. 2005. Tissue specificity of 8-prenylnaringenin: Protection from ovariectomy induced bone loss with minimal trophic effects on the uterus. *J. Steroid Biochem. Mol. Biol.* 97(3):299-305.
Liu, J., J.E. Burdette, H. Xu, et al. 2001. Evaluation of estrogenic activity of plant extracts for the potential treatment of menopausal symptoms. *J. Agric. Food Chem.* 49(5):2472-2479.
Mannering, G.J., J.A. Shoeman, and L.B. Deloria. 1992. Identification of the antibiotic hops component, colupulone, as an inducer of hepatic cytochrome P-4503A in the mouse. *Drug Metab. Dispos.* 20(2):142-147.
Milligan, S., J. Kalita, V. Pocock, et al. 2002. Oestrogenic activity of the hop phyto-oestrogen, 8-prenylnaringenin. *Reproduction* 123(2):235-242.
Milligan, S.R., J.C. Kalita, A. Heyerick, et al. 1999. Identification of a potent phytoestrogen in hops (*Humulus lupulus* L.) and beer. *J. Clin. Endocrinol. Metab.* 84(6):2249-2252.
Milligan, S.R., J.C. Kalita, V. Pocock, et al. 2000. The endocrine activities of 8-prenylnaringenin and related hop (*Humulus lupulus* L.) flavonoids. *J. Clin. Endocrinol. Metab.* 85(12):4912-4915.
Miyamoto, M., Y. Matsushita, A. Kikokawa, et al. 1998. Prenylflavonoids: A new class of non-steroidal phytoestrogen (part 2). Estrogenic effects of 8-isopentenylnaringenin on bone metabolism. *Planta Med.* 64(8):769.
Nagasako-Akazome, Y., D. Honma, M. Tagashira, et al. 2007. Safety evaluation of polyphenols extracted from hop bracts. *Food Chem. Toxicol.* 45(8):1383-1392.
Newmark, F.M. 1978. Hops allergy and terpene sensitivity: An occupational disease. *Ann. Allergy* 41(5):311-312.
Overk, C.R., P. Yao, L.R. Chadwick, et al. 2005. Comparison of the in vitro estrogenic activities of compounds from hops (*Humulus lupulus*) and red clover (*Trifolium pratense*). *J. Agric. Food Chem.* 53(16):6246-6253.
Pradalier, A., C. Campinos, and C. Trinh. 2002. Systemic urticaria induced by hop. *Allerg. Immunol.* 34(9):330-332.
Rad, M., M. Humpel, O. Schaefer, et al. 2006. Pharmacokinetics and systemic endocrine effects of the phyto-oestrogen 8-prenylnaringenin after single oral doses to postmenopausal women. *Br. J. Clin. Pharmacol.* 62(3):288-296.
Raskovic, A., O. Horvat, V. Jakovljevic, J. Sabo, and R. Vasic. 2007. Interaction of alcoholic extracts of hops with pentobarbital and diazepam in mice. *Eur. J. Drug Metab. Pharmacokinet.* 32(1):45-49.
Schaefer, O., M. Humpel, K.H. Fritzemeier, R. Bohlmann, and W.D. Schleuning. 2003. 8-Prenyl naringenin is a potent ERalpha selective phytoestrogen present in hops and beer. *J. Steroid Biochem. Mol. Biol.* 84(2-3):359-360.
Schiller, H., A. Forster, C. Vonhoff, et al. 2006. Sedating effects of *Humulus lupulus* L. extracts. *Phytomedicine* 13(8):535-541.
Spiewak, R., and J. Dutkiewicz. 2002. Occupational airborne and hand dermatitis to hop (*Humulus lupulus*) with non-occupational relapses. *Ann. Agric. Environ. Med.* 9(2):249-252.
Spiewak, R., A. Gora, and J. Dutkiewicz. 2001. Work-related skin symptoms and type I allergy among eastern-Polish farmers growing hops and other crops. *Ann. Agric. Environ. Med.* 8(1):51-56.
Stricker, W.E., E. Anorve-Lopez, and C.E. Reed. 1986. Food skin testing in patients with idiopathic anaphylaxis. *J. Allergy Clin. Immunol.* 77(3):516-519.
Vanhoecke, B.W., F. Delporte, E. Van Braeckel, et al. 2005. A safety study of oral tangeretin and xanthohumol administration to laboratory mice. *In Vivo* 19:103-107.
Zanoli, P., M. Rivasi, M. Zavatti, F. Brusiani, and M. Baraldi. 2005. New insight in the neuropharmacological activity of *Humulus lupulus* L. *J. Ethnopharmacol.* 102(1):102-106.
Zanoli, P., and M. Zavatti. 2008. Pharmacognostic and pharmacological profile of *Humulus lupulus* L. *J. Ethnopharmacol.* 116(3):383-396.
Zava, D.T., C.M. Dollbaum, and M. Blen. 1998. Estrogen and progestin bioactivity of foods, herbs, and spices. *Proc. Soc. Exp. Biol. Med.* 217(3):369-378.

Hydrangea arborescens L.　アジサイ科（ユキノシタ科）

一般名：ハイドランジャ
英　名：hydrangea
和　名：アメリカノリノキ，アナベル
別　名：seven barks, wild hydrangea
使用部位：根

安全性クラス：1
相互作用クラス：A
禁忌　知見なし
他の注意事項　知見なし
薬やサプリメントとの相互作用　知見なし
注意　青酸配糖体（ハイドランジン，～1～3%）（Bondurant 1887; Cook and Martin 1948; Palmer 1963），付録1参照。
注釈　ハイドランジャの花と葉は，ヒトで中毒症状を引き起こしたことが報告されている。これは，根で見出された青酸配糖体に起因すると推測される（Bondurant 1887; Leung and Foster 1996; List and Hörhammer 1973）。
有害事象と副作用　ハイドランジャ種へのアレルギー性接触皮膚炎が，主に農業労働者で報告されている（Avenel-Audran et al. 2000; Bruynzeel 1986, 1991; De Rooij et al. 2006; Kuligowski et al. 1992; Meijer et al. 1990; Rademaker 2003）。

ハイドランジャの過剰用量（標準用量として2g）は，めまいや胸の圧迫感を引き起こすことが報告されている（Felter and Lloyd 1898; Powers et al. 1942）。

薬理学的考察 知見なし

妊婦と授乳婦 科学的または伝統的文献において，妊娠中および授乳中におけるハイドランジャの安全性は不明である。本書では，妊娠中や授乳期間での使用に関する問題は確認されなかったが，最終的な安全性は確立されていない。

レビュー詳細

I. 薬やサプリメントとの相互作用

薬やサプリメントとの相互作用の臨床試験

確認されなかった。

被疑薬やサプリメントとの相互作用の症例報告

確認されなかった。

薬やサプリメントとの相互作用の動物試験

確認されなかった。

II. 有害事象

有害事象の症例報告 ハイドランジャ種へのアレルギー性接触皮膚炎が，主に農業労働者で報告されている（Avenel-Audran et al. 2000; Bruynzeel 1986, 1991; De Rooij et al. 2006; Kuligowski et al. 1992; Meijer et al. 1990; Rademaker 2003）。

ハイドランジャの過剰用量（標準用量として2g）は，めまいや胸の圧迫感を引き起こすことが報告されている（Felter and Lloyd 1898）。

III. 薬理学および薬物動態学

ヒトの薬理学的研究 確認されなかった。

動物の薬理学的研究 確認されなかった。

*In vitro*の薬理学的研究 確認されなかった。

IV. 妊婦と授乳婦

妊娠中および授乳中におけるハイドランジャの安全性に関する情報は確認されなかった。

V. 毒性研究

確認されなかった。

参考文献

Avenel-Audran, M., B.M. Hausen, J. le Sellin, G. Ledieu, and J.L. Verret. 2000. Allergic contact dermatitis from hydrangea—Is it so rare? *Contact Dermat.* 43(4):189-191.

Bondurant, C.S. 1887. Analysis of *Hydrangea arborescens*. *Am. J. Pharm.* 59(3):122-124.

Bruynzeel, D.P. 1986. Allergic contact dermatitis to hydrangea. *Contact Dermat.* 14(2):128.

Bruynzeel, D.P. 1991. Contact dermatitis from hydrangea. *Contact Dermat.* 24(1):78.

Cook, E.F., and E.W. Martin. 1948. *Remington's practice of pharmacy.* 9th ed. Easton, PA: Mack Publishing Company.

De Rooij, J., D.P. Bruynzeel, and T. Rustemeyer. 2006. Occupational allergic contact dermatitis from hydrangea. *Contact Dermat.* 54(1):65-66.

Felter, H.W., and J.U. Lloyd. 1898. *King's American dispensatory.* 18th ed., 3rd rev. 2 vols. Cincinnati: Ohio Valley Co.

Kuligowski, M.E., A. Chang, and J.H. Leemreize. 1992. Allergic contact hand dermatitis from hydrangea: Report of a 10th case. *Contact Dermat.* 26(4):269-270.

Leung, A.Y., and S. Foster. 1996. *Encyclopedia of common natural ingredients used in food, drugs, and cosmetics*. 2nd ed. New York: Wiley.

List, P.H., and H. Hörhammer. 1973. *Hagers handbuch der pharmazeutischen praxis*. Berlin: Springer.

Meijer, P., P.J. Coenraads, and B.M. Hausen. 1990. Allergic contact dermatitis from hydrangea. *Contact Dermat.* 23(1):59-60.

Palmer, K.H. 1963. The structure of hydrangin. *Can. J. Chem.* 41(9):2387-2389.

Powers, J.L., E.H. Wirth, and A.B. Nichols. 1942. *National formulary.* 7th ed. Washington, D.C.: American Pharmaceutical Association.

Rademaker, M. 2003. Occupational contact dermatitis to hydrangea. *Australas. J. Dermatol.* 44(3):220-221.

Hydrastis canadensis L. キンポウゲ科

一般名：ゴールデンシール

英　名：goldenseal

和　名：ナルコユリ

別　名：yellow puccoon，yellow root

使用部位：根茎，根

安全性クラス：2b

相互作用クラス：C

禁忌 妊娠中は，医療従事者監督下以外での使用禁止（Bradley 1992; List and Hörhammer 1973; Mills and Bone 2005）。

他の注意事項 授乳中のゴールデンシールの使用は推奨しない（Mills and Bone 2005）。

薬やサプリメントとの相互作用 ゴールデンシールは，薬物代謝酵素CYP3A4，YP2D6による薬物の代謝を遅延する可能性がある（Gurley et al. 2005, 2008a, 2008b），付録3参照。

注意 ベルベリン（0.5〜6%）（Upton 2001），付録1参照。

注釈 ゴールデンシールについて報告された安全上の問題のほとんどは，ベルベリンやその他のアルカロイドの研究に基づく。単離した化合物に関するデータは，根茎や根全体から作られる製品または抽出物に直接適用できない場合がある。ベルベリンは，癌細胞株における細胞毒性（Kettmann et al. 2004; Kim et al. 2005; Orfila et al. 2000），1型および2型トポイソメラーゼ阻害（Kim et al. 1998; Mantena et al. 2006）を含む多くの生物活性が示されている。

研究は，ベルベリンの抗菌作用は，ベルベリン含有植物で発見された非抗菌化合物によって増強される可能性があることから，化合物の相乗作用を示している（Stermitz et al. 2000）。

有害事象と副作用 ゴールデンシールの使用に関連する有害事象の症例報告は確認されなかった。

薬理学的考察 ヒトに対する研究において，ゴールデンシールは代謝された薬のクリアランスを遅くし，薬の血漿レベルが増加していることから，薬物代謝酵素CYP3A4およびCYP2D6を阻害する可能性がある（Gurley et al. 2005, 2008a, 2008b）。付録3シトクロムCYP450を参照。

妊婦と授乳婦 ゴールデンシールは，ハーブの安全性に関する文献において，妊婦に禁忌としている（Brinker 2001; Mills et al. 2006; Mills and Bone 2005）。これらの禁忌はベルベリンの潜在的な能力に基づいている。主に摘出されたマウスの子宮におけるベルベリンの子宮刺激作用（Furuya 1957; Imaseki et al. 1961）および，ベルベリンのビリルビンとの強い置換能により新生児黄疸を引き起こす（Chan 1993）。ゴールデンシールの妊娠中の安全性を確認する決定的なデータが不足しているが，ゴールデンシールの生殖毒性試験および，マウスおよびラットに対し単離されたベルベリンは，標準的なヒト用量の45倍以上相当の用量でも胎児に有害作用を示さなかった（Jahnke et al. 2006; NTP 2002; Price 2003; Yao et al. 2005）。

妊娠中のラットに対し高用量のゴールデンシールを投与した場合，有害作用は認められなかったが（Yao et al. 2005），妊娠中のベルベリン含有植物の使用に関しては，子宮刺激作用を含むいくつかの懸念が存在している（Furuya 1957; Imaseki et al. 1961）。

ベルベリン含有植物を摂取した授乳中の女性において，母乳にベルベリンが存在することが示されている（Chan 1993）。

レビュー詳細

I. 薬やサプリメントとの相互作用

薬やサプリメントとの相互作用の臨床試験 1日当たり3210mgのゴールデンシールを14日間経口投与した場合，ジゴキシンに対する影響は認められなかった（Gurley et al. 2007）。1日当たり2280mgのゴールデンシールを14日間投与した場合，インジナビルに対する影響は認められなかった（Sandhu et al. 2003）。

被疑薬やサプリメントとの相互作用の症例報告 確認されなかった。

薬やサプリメントとの相互作用の動物試験 ラットにおいて，ベルベリンはペントバルビタール誘導性の睡眠時間を有意に延長することが示されている（Janbaz and Gilani 2000）。

II. 有害事象

臨床試験で報告された有害事象 ゴールデンシールの臨床試験では，有害事象は報告されなかった（Gurley et al. 2005; Gurley et al. 2007）。

有害事象の症例報告 確認されなかった。

III. 薬理学および薬物動態学

ヒトの薬理学的研究 ゴールデンシールを14日間（1日当たり3210または3960mg）もしくは28日間（1日当たり2700mg）経口投与したところ，薬物代謝酵素CYP2D6，CYP3A4/5の有意な阻害が観察された。CYP1A2およびCYP2E1では影響は認められなかった（Gurley et al. 2005; Gurley et al. 2008a, 2008b）。ゴールデンシールを14日間（1日当たり3210mg）投与した場合，P-糖タンパク質機能に有意な影響を及ぼさなかった（Gurley et al. 2007）。

ベルベリン（0.2mg/kg/min）の静脈内投与は，血圧の有意な低下を引き起こした（Marin-Neto et al. 1988）。

動物の薬理学的研究 ラットに対するベルベリンの慢性投与は，10〜29mg/kgの用量において，ビリルビンタンパク質との結合を有意に減少させることが示された。2mg/kgの用量では有意な差は見られなかった（Chan 1993）。ベルベリンは，ビリルビンとの結合部位を置換する薬と，潜在的な相互作用性があると推測されている（Mills and Bone 2005）。

マウスおよびラットにおいて，ベルベリンは血液凝固を促進することが示された（Ziablitskii et al. 1996）。

***In vitro*の薬理学的研究** *In vitro*の研究では，ゴールデンシールチンキおよびベルベリンが，薬物代謝酵素CYP3A4を有意に阻害することを示した（Foster et al. 2003; Janbaz and Gilani 2000）。

摘出したモルモットの気管において，ゴールデンシール抽出物の非弛緩用量では，イソプレナリンの弛緩作用を増強させることが示された（Abdel-Haq et al. 2000）。

ヒト消化管および肝臓癌細胞において，ベルベリンはP-糖タンパク質を誘導することにより，パクリタキセルおよびローダミンの流出を増加させることが示されている（Chatterjee and Franklin 2003）。ベルベリンは，コレラの治療におけるテトラサイクリンの作用を妨害する可能性がある（Khin et al. 1985）。

IV. 妊婦と授乳婦

ラットに対し，妊娠1～8日または8～15日に，ゴールデンシールのヒト用量の65倍量を投与した。その結果，母性毒性の兆候や生殖能力，胎児における有害作用は認められなかった（Yao et al. 2005）。関連する*ex vivo*での研究では，早期に摘出されたのちゴールデンシールエキスで処置された胎児において，発達に関し用量依存的な有害作用が認められた。胎児に対し2，4，6μg/mlのゴールデンシールエキスを投与した場合，体長，体節の数，卵黄囊，脳，前肢の大きさを減少させた（Yao et al. 2005）。著者らは，*in vitro*研究で観察された有害作用の欠如により，ゴールデンシールは吸収されてないことから，胎児に利用できる可能性があることを示した（Yao et al. 2005）。

マウスに対し妊娠6～17日に1日当たり2g/kgのゴールデンシール投与した場合，母体および胎児に有害作用は観察されなかった。マウスに対し1日当たり7.7g/kgのゴールデンシールを投与した場合，2g/kg以上摂取した群において仔に体重減少が，母体に肝臓重量の増加が報告された。7.7g/kgは，推定平均ヒト用量（26mg/kg）のおよそ300倍である（NTP 2002）。

妊娠ラットに対し妊娠6～20または0～20日にゴールデンシール（5%ベルベリン）を200mg/kg投与した場合，有害作用は観察されなかった。415mg/kgまたはそれ以上の用量において，母体の肝臓重量に用量依存性の増加が認められた。1日当たり最大1215mg/kgまでの用量では，出生前死亡，生存産仔数の平均，胎児の平均体重，および1腹あたりの雄胎児の割合に影響は認められなかった。一部の胎児に複数の奇形が確認されたが，統計的に有意な用量反応パターンは見られなかった。しかしながら，用量反応関係の欠如に基づき，これらの知見は治療に関連するとは考えられていなかった（Price 2003）。

ラットに対し妊娠6～20日にベルベリンを与えた場合，最小毒性量（LOAEL）である1日当たり530mg/kgを投与したところ，母体の体重増加率に減少が認められた。胎児においては軽度の体重減少のみが観察され，胎児体重減少に基づくLOAELは1000mg/kgであった（Jahnke et al. 2006）。同様に，マウスに対し妊娠6～17日目にベルベリンを投与した場合，母体のLOAELは1日当たり531mg/kgであると決定され，発達毒性は1日当たり1000mg/kgであった（Jahnke et al. 2006）。

核黄疸（新生児黄疸によって引き起こされる脳損傷）の多くの症例は，1970年代と1980年代の南アジア諸国で報告された。チャイニーズゴールドスレッド（*Coptis chinensis*）は，妊婦や新生児に用いる伝統的な料理の一般的な材料であり，ビリルビンの血清タンパク結合を防ぐことが示されている。ベルベリン（ゴールデンシールにも存在）を含むチャイニーズゴールドスレッドは，ラットにおいてビリルビンを置換することが示されたことから，ベルベリンが黄疸の原因であると考えられる（Upton 2001）（動物の薬理学的研究も参照）。新生児黄疸の症例における中国伝統医学のレビューでは，妊娠中のチャイニーズゴールドスレッドの母体使用と新生児黄疸とに関連性はない可能性を示した（Fok 2001）。

ベルベリンは，妊娠中および非妊娠マウスの両方で子宮収縮を刺激することが示されている（Furuya 1957; Imaseki et al. 1961）。しかし，摘出した子宮を用いたベルベリン含有ハーブ抽出物の研究は，抽出物のベルベリン濃度と子宮の緩和や収縮と相関しなかったことが示され，すべてのベルベリン含有ハーブが同じ作用を示すわけではないことを示唆している（Haginiwa and Harada 1962）。

ベルベリン含有植物を摂取した授乳中の女性において，母乳にベルベリンが存在することが示されている（Chan 1993）。

V. 毒性研究

急性毒性

マウスに対する経口LD_{50}は，ゴールデンシールで1.62g/kg，ベルベリンでは329mg/kgである（Haginiwa and Harada 1962）。ラットに対する硫酸ベルベリンのLD_{50}は，経口投与において最大1000mg/kgまでの用量で決定することができなかった（Kowalewski et al. 1975）。

短期毒性

ラット及びマウスに対し，0.156，0.3121，0.625，1.25，2.5，5%のゴールデンシールを含む餌を2週間与えた。その結果，0.625%以上の投与群における雄ラットおよび1.25%以上の投与群における雌ラットでは，対照群に比べて肝臓重量が有意に増加した。一部の雄，2.5%投与群のすべての雌，そして5%投与群の雄と雌において，最小から中程度の肝細胞肥大が認められた（NTP 2010）。2.5%または5%投与群の雄マウスおよび5%投与群の雌で，肝臓重量の増加を示した。2つの最高用量の投与群における雄で絶対および相対胸腺重量が減少した。最高用量においてすべての雄および雌で，小葉中心部の肝細胞に最小限の肥大が認められた。雄マウスにおいて，左精巣上体の重量が対照群と比較して減少した。肝細胞肥大の発生率は，12,500ppm以上に暴露された雄および雌マウスで有意に増加した（NTP 2010）。

亜慢性毒性

ラットおよびマウスに対し，0.156，0.3121，0.625，1.25，2.5，5%のゴールデンシールを含む餌を90日間与えた。その結果，0.625%以上の投与群における雄ラットおよびすべての群の雌では，肝臓重量が有意に増加した。肝細胞肥大の発生率は，1.25%以上の投与群における雄および雌ラットの肝臓で増加した。マウスでは，1.25%以上の投与群における雄および2.5または5%の投与群における雌で，肝臓重量が増加した（NTP 2010）。

慢性毒性

ラットおよびマウスの毒性研究では，0.3，0.9，2.5%のゴールデンシールを含む餌を2年間与えた。平均日量に換算すると，雄ラットでは135，400，1175mg/kg，雌ラットでは150，470，1340mg/kg，雄マウスでは375，1120，3275mg/kg，雌マウスでは330，1000，2875mg/kgに相当する。これらの用量や治療期間はヒトに対し，18，54，150gの用量を70年間毎日与えられた量とほぼ同等である（Hayes 2007）。ヒトに対する標準的な経口用量は，1日当たり2gであり（Upton 2001），ゴールデンシール根の用途について，生涯を通して日々の使用を勧める記載はされていない。研究の最終報告書によると，暴露された動物の生存率は対照群と同様であったと述べているが，生存動物は0.9%投与された雌ラットの場合，対照群の生存よりも有意に大きく，雌マウスでは有意に少なかった。2.5%ゴールデンシールを投与された雄および雌ラットで，肝臓の腺腫（良性腫瘍）の割合が増加し，雄マウスでは肝芽腫および複数の腺腫の発生率が増加した。報告書では，以下のように結論付けた。すべての投与レベルにおいて，雌マウスに対するゴールデンシールの“発癌性の根拠”は見られなかった。雄マウスに対する“いくつかの発癌性の根拠”は，“25,000ppm（2.5%）群での肝芽腫の発生増加，およびすべての群における複数の肝細胞腺腫の発生増加”に基づいた。雄および雌ラットでの“明らかな発癌性の根拠”は，最高用量レベルにおける，雄での肝細胞腺腫または肝細胞癌の発生（結果は，単一の癌といくつかの腺腫の“組み合わせ”であることに注意），そして雌での肝細胞腺腫の発生が現在および歴史的対照群を超えたことに基づく（NTP 2010）。しかし，報告書のレビューでは，後半の結論である，最高用量での雄ラットの肝細胞癌は，“歴史的対照群の範囲内である”ということを含み，多くの理由から適切ではなかったと示した（Beyer et al. 2009）。2年間の給餌研究で，いくつかのゴールデンシール根の潜在的な保護の役割が記録された。例えば，すべての群の雄ラットおよび最高用量群の雌ラットで，心筋症の発症率が有意に減少した。また乳腺の線維腺腫の発生は消極的な傾向を示しており，すべての群の雌ラットにおいて有意に減少した（NTP 2010）。

遺伝毒性

ゴールデンシールの変異原活性は，S9での代謝活性化の有無に関わらず，ネズミチフス菌TA100株，TA98株，または大腸菌株WP2 *uvrA* pKM101で認められなかった。餌にゴールデンシール根粉末（3121～50,000ppm）を含む餌を3カ月間与えられた，B6C3F1マウスの雄または雌のからの末梢血サンプルにおいて，正染性（成熟）赤血球の小核出現頻度の増加は認められなかった。また同サンプルにおいて，多染性（未熟）赤血球の割合に有意な変化は認められないことから，ゴールデンシールの骨髄毒性が発生しなかったことを示唆している（NTP 2010）。

H

参考文献

Abdel-Haq, H., M.F. Cometa, M. Palmery, et al. 2000. Relaxant effects of *Hydrastis canadensis* L. and its major alkaloids on guinea pig isolated trachea. *Pharmacol. Toxicol.* 87(5):218-222.

Beyer, L., M. Seeley, and L. Rhomberg. 2009. Memorandum: Comments on NTP technical report on the toxicology and carcinogenesis of goldenseal root powder (*Hydrastis canadensis*) in F344/N rats and B6C3F1 mice. *Cited in* McGuffin, M. Report on the status of NTP's technical report on goldenseal. *AHPA Report* 25(1)12-14.

Bradley, P.R. 1992. *British herbal compendium: A handbook of scientific information on widely used plant drugs*. Bournemouth, UK: British Herbal Medicine Association.

Brinker, F. 2001. *Herb contraindications and drug interactions*. 3rd ed. Sandy, OR: Eclectic Medical Publications.

Chan, E. 1993. Displacement of bilirubin from albumin by berberine. *Biol. Neonate* 63(4):201-208.

Chatterjee, P., and M.R. Franklin. 2003. Human cytochrome P450 inhibition and metabolic-intermediate complex formation by goldenseal extract and its methylenedioxyphenyl components. *Drug Metab. Dispos.* 31(11):1391-1397.

Fok, T.F. 2001. Neonatal jaundice—Traditional Chinese medicine approach. *J. Perinatol.* 21(Suppl. 1):S98-S100; discussion S104-S107.

Foster, B.C., S. Vandenhoek, J. Hana, et al. 2003. In vitro inhibition of human cytochrome P450-mediated metabolism of marker substrates by natural products. *Phytomedicine* 10(4):334-342.

Furuya, T. 1957. Pharmacological action, including toxicity and excretion of berberine hydrochloride and its oxidation product. *Bull. Osaka Med. School* 3:62-67. *Cited in* De Smet, P.A.G.M. 1992. *Adverse effects of herbal drugs, Volume 1*. New York: Springer.

Gurley, B.J., S.F. Gardner, M.A. Hubbard, et al. 2005. *In vivo* effects of goldenseal, kava kava, black cohosh, and valerian on human cytochrome P450 1A2, 2D6, 2E1, and 3A4/5 phenotypes. *Clin. Pharmacol. Ther.* 77(5):415-426.

Gurley, B.J., A. Swain, G.W. Barone, et al. 2007. Effect of goldenseal (*Hydrastis canadensis*) and kava kava (*Piper methysticum*) supplementation on digoxin pharmacokinetics in humans. *Drug Metab. Dispos.* 35(2):240-245.

Gurley, B.J., A. Swain, M.A. Hubbard, et al. 2008a. Clinical assessment of CYP2D6-mediated herb-drug interactions in humans: Effects of milk thistle, black cohosh, goldenseal, kava kava, St. John's wort, and echinacea. *Mol. Nutr. Food Res.* 52(7):755.

Gurley, B.J., A. Swain, M.A. Hubbard, et al. 2008b. Supplementation with goldenseal (*Hydrastis canadensis*), but not kava kava (*Piper methysticum*), inhibits human CYP3A activity in vivo. *Clin. Pharmacol. Ther.* 83(1):61.

Haginiwa, J., and M. Harada. 1962. Pharmacological studies on crude drugs. V. Comparison of berberine type alkaloid-containing plants on their components and several pharmacological actions.. *Jpn. J. Pharmacol.* 82:726-731.

Imaseki, I., Y. Kitabatake, and T. Taguchi. 1961. Studies on the effect of berberine alkaloids on intestine and uterus in mice. *Yakugaku Zasshi* 81:1281-1284.

Jahnke, G.D., C.J. Price, M.C. Marr, C.B. Myers, and J.D. George. 2006. Developmental toxicity evaluation of berberine in rats and mice. *Birth Defects Res. B Dev. Reprod. Toxicol.* 77(3):195-206.

Janbaz, K.H., and A.H. Gilani. 2000. Studies on preventive and curative effects of berberine on chemical-induced hepatotoxicity in rodents. *Fitoterapia* 71(1):25-33.

Kettmann, V., D. Kosfalova, S. Jantova, M. Cernakova, and J. Drimal. 2004. In vitro cytotoxicity of berberine against HeLa and L1210 cancer cell lines. *Pharmazie* 59(7):548-551.

Khin, U., K. Myo, W. Nyunt, K. Aye, and U. Tin. 1985. Clinical trial of berberine in acute watery diarrhoea. *Br. Med. J.* 291:1601-1605.

Kim, H.R., H.Y. Min, Y.H. Jeong, et al. 2005. Cytotoxic constituents from the whole plant of *Corydalis pallida*. *Arch. Pharm. Res.* 28(11):1224-1247.

Kim, S.A., Y. Kwon, J.H. Kim, M.T. Muller, and I.K. Chung. 1998. Induction of topoisomerase II-mediated DNA cleavage by a protoberberine alkaloid, berberrubine. *Biochemistry* 37(46):16316-16324.

Kowalewski, Z., A. Mrozikiewicz, T. Bobkiewicz, K. Drost, and B. Hladon. 1975. Toxicity of berberine sulfate. *Acta Pol. Pharm.* 32(1):113-120.

Hayes, A.W. (Ed.) 2007. *Principles and methods of toxicology, 5th edition*. Boca Raton, FL: CRC Press.

List, P.H., and H. Hörhammer. 1973. *Hagers handbuch der pharmazeutischen praxis*. Berlin: Springer.

Mantena, S.K., S.D. Sharma, and S.K. Katiyar. 2006. Berberine inhibits growth, induces G_1 arrest and apoptosis in human epidermoid carcinoma A431 cells by regulating Cdki-Cdk-cyclin cascade, disruption of mitochondrial membrane potential and cleavage of caspase 3 and PARP. *Carcinogenesis* 27(10):2018-2027.

Marin-Neto, J.A., B.C. Maciel, A.L. Secches, and L. Gallo, Jr. 1988. Cardiovascular effects of berberine in patients with severe congestive heart failure. *Clin. Cardiol.* 11(4):253-260.

Mills, E., J. Dugoua, D. Perri, and G. Koren. 2006. *Herbal medicines in pregnancy and lactation—An evidence-based approach.* London: Taylor & Francis.

Mills, S., and K. Bone. 2005. *The essential guide to herbal safety*. St. Louis: Elsevier.

NTP. 2002. Final study report: Developmental toxicity evaluation for goldenseal (*Hydrastis canadensis*) root powder administered in the feed to Swiss (CD-1) mice on gestational days 6–17. Research Triangle Park, NC: National Toxicology Program.

NTP. 2010. NTP technical report on the toxicology and carcinogenesis studies of goldenseal root powder (*Hydrastis canadensis*) in F344/N rats and B6C3F1 mice. Research Triangle Park, NC: National Toxicology Program.

Orfila, L., M. Rodriguez, T. Colman, et al. 2000. Structural modification of berberine alkaloids in relation to cytotoxic activity in vitro. *J. Ethnopharmacol.* 71(3):449-456.

Price, C.J. 2003. Final study report on the developmental toxicity evaluation for goldenseal root powder (*'Hydrastis canadensis'*) administered in the feed to Sprague-Dawley rats on gestational days 6 to 20. *Govt. Rep. Announc. Index* 18:130.

Sandhu, R.S., R.P. Prescilla, T.M. Simonelli, and D.J. Edwards. 2003. Influence of goldenseal root on the pharmacokinetics of indinavir. *J. Clin. Pharmacol.* 43(11):1283-1288.

Stermitz, F.R., P. Lorenz, J.N. Tawara, L.A. Zenewicz, and K. Lewis. 2000. Synergy in a medicinal plant: Antimicrobial action of berberine potentiated by 5'-methoxyhydnocarpin, a multidrug pump inhibitor. *Proc. Natl. Acad. Sci. U.S.A.* 97(4):1433-1437.

Upton, R. 2001. *Goldenseal root:* Hydrastis canadensis; *Standards of analysis, quality control, and therapeutics. American Herbal Pharmacopoeia and therapeutic compendium.* Santa Cruz, CA: American Herbal Pharmacopoeia.

Yao, M., H.E. Ritchie, and P.D. Brown-Woodman. 2005. A reproductive screening test of goldenseal. *Birth Defects Res. B Dev. Reprod. Toxicol.* 74(5):399-404.

Ziablitskii, V.M., V.N. Romanovskaia, R.Z. Umurzakova, A.N. Starosel'skaia, and T. Mikhal'skaia. 1996. Modification to the functional status of the hemostatic system with the use of berberine sulfate. *Eksp. Klin. Farmakol.* 59(1):37-39.

Hypericum perforatum L.

オトギリソウ科

一般名：セントジョーンズワート

英　名：St. John's wort

和　名：セイヨウオトギリソウ

使用部位：花付き地上部，全草

安全性クラス：2d

相互作用クラス：C*

禁忌　セントジョーンズワートは，光線療法（レーザーまたは紫外線）中に使用禁忌（Beattie et al. 2005）。

他の注意事項　色白の人は，セントジョーンズワート使用中，日光への過度の暴露を避けるべきである（Martindale and Reynolds 1996; Weiss and Meuss 2001; Wichtl 2004）。

薬やサプリメントとの相互作用　セントジョーンズワートは，CYP450酵素系および薬物輸送体タンパク質のP-糖タンパク質（P-gp）において，特定の薬物代謝酵素を誘導す

＊低ハイパーフォリンおよびハイパーフォリンフリーの抽出物も市販されており，標準的なハイパーフォリン量の抽出物より薬物相互作用は低いと考えられている(Madabushi et al. 2006)。

ることが示されている。そのような誘導は，代謝または排出を増加させるため，経口投与された薬物の血中濃度が減少し，結果としてこれらの薬の治療活性を減少させる可能性がある。ヒトへの研究では，CYP3A4の有意な誘導（Bauer et al. 2003; Dresser et al. 2003; Gurley et al. 2002, 2005; Wang et al. 2001），およびCYP2C19の誘導に対しいくつかの証拠が示されており（Wang et al. 2004a, 2004b），これらの酵素によって代謝またはP-gpによって輸送されることで，薬の血漿濃度に減少が認められている。詳しくは付録3のCYP450参照。

ハイパーフォリンは，セントジョーンズワートのCYP450およびP-gpにおける影響の主な原因であると考えられている（Gerhard 2005; Mueller et al. 2004）。

ヒトへの研究や症例報告では，セントジョーンズワートが以下の薬剤の血漿濃度を減少させる可能性があることを実証した（Borrelli and Izzo 2009）。

免疫抑制薬：シクロスポリン（Bauer et al. 2003; Mai et al. 2004），タクロリムス（Hebert et al. 2004; Mai et al. 2003）
抗凝固薬：ワルファリン（Jiang et al. 2004, 2006），フェンクロプモン（Maurer et al. 1999）
抗不整脈薬：ジゴキシン（Durr et al. 2000; Johne et al. 1999; Mueller et al. 2004），ベラパミル（Tannergren et al. 2004）
カルシウムチャネル遮断薬：ニフェジピン（Smith et al. 2001），ベラパミル（Tannergren et al. 2004）
抗狭心症薬：イバブラジン（Portoles et al. 2006）
経口避妊薬：エチニルエストラジオール，ノルエチンドロン（Hall et al. 2003; Murphy et al. 2005; Pfrunder et al. 2003）
抗不安薬：クアゼパム（Kawaguchi et al. 2004），ミダゾラム（Dresser et al. 2003; Gurley et al. 2002, 2005; Mueller et al. 2006; Xie et al. 2005），アルプラゾラム（Markowitz et al. 2000, 2003）
抗鬱薬（三環系）：アミトリプチリン（Johne et al. 2002）
抗ウィルス薬：インジナビル（Piscitelli et al. 2000），ネビラピン（de Maat et al. 2001; L fhomme et al. 2006）
スタチン：シンバスタチン（Sugimoto et al. 2001），アトルバスタチン（Andrén et al. 2007）
抗癌薬（化学療法およびその他）：イリノテカン（Mathijssen et al. 2002），イマチニブ（Frye et al. 2004; Smith 2004）
β-アドレナリン遮断薬：タリノロール（Schwarz et al. 2007）
血糖降下薬：グリクラジド（Xu et al. 2008）
抗潰瘍薬：オメプラゾール（Wang et al. 2004a）
抗真菌薬：ボリコナゾール（Rengelshausen et al. 2005）（セントジョーンズワート単回用量で血漿濃度の増加，継続使用後に減少）
抗痙攣薬：メフェニトイン（Wang et al. 2004b）
骨格筋弛緩薬：クロルゾキサゾン（Gurley et al. 2002, 2005）
抗真菌薬：ボリコナゾール（Rengelshausen et al. 2005）
抗ヒスタミン薬：フェキソフェナジン（研究では相反する結果を示している）（Dresser et al. 2003; Hamman et al. 2001; Wang et al. 2002）

セントジョーンズワートは，CYP3A4によって代謝された他の薬物の血漿濃度を減少させる可能性がある。詳しくは，付録3のCYP450 参照。

ヒトに対する研究では，セントジョーンズワートとプレドニゾン（Bell et al. 2007），ミコフェノール酸（Mai et al. 2003），プラバスタチン（Sugimoto et al. 2001），トルブタミド（Wang et al. 2001），デキストロメトルファン（Markowitz et al. 2000, 2003; Wang et al. 2001; Wenk et al. 2004），カルバマゼピン（Burstein et al. 2000），テオフィリン（Morimoto et al. 2004）を含むいくつかの薬物との相互作用の欠如を示している。

セントジョーンズワートの光感作のため，光感作薬との併用は避けるべきである（Fiume 2001）。

注意　光感作薬（Brockmoller et al. 1997; Cotterill 2001; Schempp et al. 2001, 2003），付録2参照。

有害事象と副作用　臨床試験のシステマティックレビューでは，セントジョーンズワートは臨床試験で重篤な有害作用の報告はされておらず，良好な忍容性があったことが示された。患者の中断率および有害作用の報告は，プラセボのものと同様であった（Knuppel and Linde 2004）。

臨床試験からの根拠では，セントジョーンズワートの光感作に関する問題は，一般の集団では問題ではないが，色白の人では，セントジョーンズワートの使用中は日光への過度な暴露を避けるべきであると示唆している。セントジョーンズワートは，光線療法（レーザーまたは紫外線）を受けている人や光感作薬を使用中の人では使用すべきではない（Schempp et al. 2001; Schulz 2001; Woelk et al. 1994）。ヒペリシンは，光毒性作用の主な原因となる（Gulick et al. 1999; Jacobson et al. 2001）。光毒性の症例は，セントジョーンズワート製品の経口および局所使用後に報告されている。レーザーまたはUV療法を受けている人および，ヒペリシンを服用している人において重症化するケースが報告されている（Bove 1998; Cotterill 2001; Golsch et al. 1997; Gulick et al. 1999; Jacobson et al. 2001; Lane-Brown 2000）。

報告されている有害事象の症例は，軽躁病および精神病（患者は精神疾患または精神障害に付随する診断があったことに注意）（Fahmi et al. 2002; Guzelcan et al. 2001; Khawaja et al. 1999; Laird and Webb 2001; Lal and Iskandar 2000;

Moses and Mallinger 2000; Nierenberg et al. 1999; O'Breasail and Argouarch 1998; Shimizu et al. 2004; Shuster 1999)，高血圧（Patel et al. 2002; Zullino and Borgeat 2003)，性機能不全（Assalian 2000; Bhopal 2001）である。

これらの有害事象とセントジョーンズワートとの関連は知られていない。

薬理学的考察　セントジョーンズワートは，薬物代謝酵素CYP3A4および薬物輸送P-糖タンパク質（P-gp）を誘導することを示し，CYP3A4によって代謝，またはP-gpによって輸送された薬物の血漿濃度を低下させることにつながる（Borrelli and Izzo 2009)。CYP3A4への効果は，セントジョーンズワート使用後およそ7日間続く（Imai et al. 2008)。

妊婦と授乳婦　マウスおよびラットに対する妊娠中のセントジョーンズワートの摂取は，妊娠期間と仔の発達に関連がみられた（Borges et al. 2005; Cada et al. 2001; Ferguson et al. 1999; Rayburn et al. 2000, 2001a, 2001b)。ヒトの症例報告では，セントジョーンズワートを出生前に使用した場合，妊娠や乳児に影響は見られなかった（Gregoretti et al. 2004)。

授乳中の母親に対する研究では，ヒペリシンは母乳に検出されなかったが，ハイパーフォリンは低濃度で検出された（Klier et al. 2002, 2006)。

レビュー詳細

I. 薬やサプリメントとの相互作用

薬やサプリメントとの相互作用の臨床試験

免疫抑制薬

腎移植患者において，シクロスポリンの標準用量に加えて，1日当たり600mgのセントジョーンズワートを2週間経口投与した。その結果，シクロスポリンのクリアランスに増加が認められた。シクロスポリンの最大血漿濃度は，平均42％まで減少した（Bauer et al. 2003)。健常な被験者において，1日当たり900mgのセントジョーンズワートを14日間投与した後にシクロスポリンを2.5mg/kg投与された場合，同様の効果が認められた（Dresser et al. 2003)。

腎臓移植患者において，シクロスポリンの標準用量に加えて，1日当たり900mgの低ハイパーフォリン（1日当たり0.6mgのハイパーフォリン）または通常のハイパーフォリン（1日当たり42mgのハイパーフォリン）のセントジョーンズワート製剤を経口投与した場合，低ハイパーフォリンの投与期間中においてシクロスポリンの臨床的な変化は認められなかった。通常のハイパーフォリンの投与期間中ではシクロスポリンの血漿濃度（AUC0-12）で45％の低下が認められた（Mai et al. 2004)。シクロスポリンは，CYP3A4によって代謝される（Dresser et al. 2003)。

健常な被験者に，1日当たり900mgのセントジョーンズワートの投与前もしくは投与中18日間，タクロリムス0.1mg/kgを経口投与された場合，セントジョーンズワートの投与後，タクロリムスの血中濃度に有意な減少が認められた（Hebert et al. 2004)。

腎臓移植患者において，タクロリムスおよびミコフェノール酸の定期的な投与計画に加えて，1日当たり600mgのセントジョーンズワートを2週間経口投与した場合，タクロリムスの血漿濃度に有意な減少が認められた。ミコフェノール酸濃度に変化は認められなかった（Mai et al. 2003)。

健常な被験者において，プレドニゾンの単回投与の前後，1日当たり900mgのセントジョーンズワートを4週間経口投与した場合，プレドニゾンの血漿濃度に変化は認められなかった（Bell et al. 2007)。

血液凝固薬

健常な被験者において，1日当たり900mgのセントジョーンズワートを18日間経口投与したところ，(*S*)-ワルファリンの血漿濃度に有意な減少が観察された。(*S*)-ワルファリンの有効性に変化は認められなかった（Jiang et al. 2004, 2006)。（*S*）-ワルファリンと（*R*）-ワルファリンの両方が影響を受けた（Jiang et al. 2004)。

健常な被験者において，1日あたり900mgのセントジョーンズワートを11日間投与の前後に，フェンプロクモン12mgを経口投与された場合，セントジョーンズワート投与後にフェンプロクモンの血漿濃度に有意な減少が認められた（Maurer et al. 1999)。

抗不整脈薬

セントジョーンズワートとジゴキシンの臨床試験では，単回投与後（Durr et al. 2000）およびセントジョーンズワートの継続投与後（Durr et al. 2000; Johne et al. 1999; Mueller et al. 2004）の両方で，ジゴキシンの血漿濃度に有意な減少を示した。ジゴキシンはP-gp基質である（Durr et al. 2000)。低ハイパーフォリン（1日当たり3.5mgのハイパーフォリン）のセントジョーンズワート製品での試験では，セントジョーンズワートはジゴキシンの血中濃度に影響を与えなかった（Gerhard 2005; Mueller et al. 2004)。

カルシウムチャネル遮断薬

健常な被験者において，1日当たり900mgのセントジョーンズワートを18日間投与前後に，ニフェジピンを10mg経口投与した場合，セントジョーンズワート投与後に，ニフェジピンの血漿濃度に有意な減少が認められた（Smith et al. 2001)。

900mgのセントジョーンズワートと120mg/l（*R*）および（*S*）ベラパミル（チューブを介して，直接小腸へ投与）の併用は，（*R*）および（*S*）ベラパミルの最大血漿中濃度において77％の減少を引き起こした。ベラパミルは，主にCYP3A4によって代謝される（Tannergren et al. 2004)。

抗狭心症薬

健常な被験者において，1日当たり900mgのセントジョーンズワート投与の前後に，イバブラジンの単回用量を経口投与した場合，セントジョーンズワート投与後にイバブラジンの血漿濃度に有意な減少が認められた。イバブラジンはCYP3A4によって代謝される（Portoles et al. 2006）。

経口避妊薬

健常な女性において，3回の生理周期の期間に，経口避妊薬（エチニルエストラジオールおよびノルエチンドロン）および1日当たり900mgのセントジョーンズワートを経口投与したところ，エチニルエストラジオールおよびノルエチンドロンの血清濃度での減少が認められた。セントジョーンズワート処置の最終日に，CYP3A4基質であるミダゾラムでの試験では，セントジョーンズワートの活性を確認した。卵胞刺激ホルモン，黄体形成ホルモン，プロゲステロンの血清濃度において，セントジョーンズワート投与による影響を受けなかった。セントジョーンズワート相での女性12人のうち7人，対象相での女性12人のうち2人で破綻出血を発症した。セントジョーンズワート投与後のミダゾラムの経口クリアランスは，破綻出血がなかった女性と比較して破綻出血があった女性で大きかった（Hall et al. 2003）。同じ投与計画での他の研究では，エチニルエストラジオールおよびノルエチンドロンへの暴露の15%の減少のほか，鼠蹊部の出血や卵胞の成長の増加が観察された（Murphy et al. 2005）。報告された3つの試験において，避妊薬の単独使用と比較して嚢胞内の出血が増加したが，卵胞の成熟や血清中のエストラジオールおよびプロゲステロン濃度に有意な変化はなかった（Pfrunder et al. 2003）。

少なくとも3か月間低用量経口避妊薬（0.02mgエニチルエストラジオールと0.15mgデソゲストレル）を摂取していた健常な被験者において，1日当たり500mgの低ハイパーフォリン（1mg未満のハイパーフォリン）のセントジョーンズワート抽出物を14日間経口投与した場合，ホルモンまたはそれらの代謝産物の血清濃度に有意な影響を生じなかった（Will-Shahab et al. 2009）。

抗不安薬

健常な被験者において，1日当たり900mgのセントジョーンズワートを14日間経口投与する前後に，クアゼパムの単回用量を経口投与した場合，セントジョーンズワートの投与後にクアゼパムの血漿濃度に有意な低下が認められた。ボランティアの主観テストでは，クアゼパムの作用におけるセントジョーンズワートの影響は認められなかった。クアゼパムはCYP3A4によって代謝される（Kawaguchi et al. 2004）。

ヒトに対する多くの研究では，健常な被験者において，セントジョーンズワートはアルプラゾム（Markowitz et al. 2000, 2003）およびミダゾラム（Dresser et al. 2003; Gurley et al. 2002, 2005; Wang et al. 2001; Xie et al. 2005）の血漿濃度を低下させることが示されている。これらの作用は，低ハイパーフォリン含有抽出物（Arold et al. 2005），または短期間の治療後（3日以内）では認められていない（Markowitz et al. 2000）。

抗鬱薬（三環系）

鬱病患者において，1日当たり900mgのセントジョーンズワートとともにアミトリプチリンを12～14日間摂取した。その結果，アミトリプチリンおよびその代謝産物であるノルトリプチリンの血清濃度に減少が認められた（Johne et al. 2002）。

抗ウィルス薬

健常な被験者において，1日当たり900mgのセントジョーンズワートを2週間摂取した後，インジナビル800mgを経口投与した。その結果，セントジョーンズワート投与前にインジナビルを投与した場合と比較して，インジナビルの血漿濃度の有意な減少が認められた。インジナビルはCYP3A4によって代謝される（Piscitelli et al. 2000）。

ネビラピンで治療していたHIV患者では，セントジョーンズワートの様々な用量での自己治療はネビラピンの血漿濃度の減少につながった。ネビラピンはCYP3A4を誘導する（de Maat et al. 2002）。健常な被験者において，ネビラピンの単回用量の投与前後に，1日当たり浸剤としてセントジョーンズワート2gを14日間経口投与した。その結果，セントジョーンズワート投与後にネビラピンの半減期に有意な減少が認められた（L fhomme et al. 2006）。

スタチン

健常な被験者において，シンバスタチン10mgおよびプラバスタチン20mgの経口投与前に，1日当たり900mgのセントジョーンズワートを14日間経口投与した。その結果，シンバスタチンの血漿濃度の低下およびその活性代謝物が認められた。プラバスタチンの濃度に有意な変化は見られなかった。シンバスタチンはCYP3A4によって代謝される（Sugimoto et al. 2001）。

少なくとも3か月間アトルバスタチン（10～40mg/日）で治療した高コレステロール血症の患者において，1日当たり600mgのセントジョーンズワートを4週間投与した場合，LDLコレステロールおよび総コレステロールの血清濃度が増加した。HDLコレステロールおよびトリグリセリドでは有意な変化は観察されなかった（Andrén et al. 2007）。アトルバスタチンはCYP3A4によって代謝され，P-糖タンパク質の基質でもある。

抗癌薬

イリノテカン（静脈内，350 mg/m^2）の治療を受けている癌患者では，1日当たり900mgのセントジョーンズワートの経口投与は，イリノテカンの活性代謝物の血漿濃度を42%まで減少させた。イリノテカンはCYP3A4によって代謝され

H

る（Mathijssen et al. 2002）。

健常な被験者に，14日間のセントジョーンズワート900mgの経口投与前後に，イマチニブ400mgを経口投与した場合，セントジョーンズワートの処置後にイマチニブの血漿濃度に有意な減少が認められた。イマチニブはCYP3A4によって代謝される（Frye et al. 2004）。同様の効果は，イマチニブでの第Ⅱ相試験で認められた（Smith 2004）。

βアドレナリン受容体遮断薬

健常な被験者に，タリノロールの単回投与の前後，1日当たり900mgのセントジョーンズワートを12日間経口投与した場合，タリノロールの血漿濃度に有意な減少が認められた（Schwarz et al. 2007）。

血糖降下薬

健常な被験者に，15日間1日当たり900mgのセントジョーンズワートの摂取後（もしくは摂取せずに），グリクラジド80mgを経口投与した場合，セントジョーンズワート投与群でグリクラジドの血漿濃度に減少が認められた（Xu et al. 2008）。

抗潰瘍薬

健常な被験者に，オメプラゾールの単回投与前後に，1日当たり900mgのセントジョーンズワートを14日間経口投与した場合，オメプラゾールの血漿濃度に有意な減少が認められた（Wang et al. 2004a）。

筋弛緩薬

健常な被験者に，クロルゾキサゾン500mgの単回投与前後に，1日当たり900mgのセントジョーンズワートを28日間経口投与した場合，クロルゾキサゾンの血漿濃度に減少が認められた（Gurley et al. 2002, 2005）。

抗痙攣薬

健常な被験者に，1日当たり900mgのセントジョーンズワートを14日間経口投与前後に，メフェニトインを単回投与した場合，セントジョーンズワート投与後にメフェニトイン代謝物の排泄に有意な増加が認められた。この結果は，CYP2C19野生型を持つ被験者で認められたが，CYP2C19の低代謝能者では認められなかった（Wang et al. 2004b）。

健常な被験者に，11日間1日当たり900mgのセントジョーンズワートの投与前後に，カルバマゼピンを経口投与した場合，カルバマゼピンの血漿濃度に変化は認められなかった。セントジョーンズワートからのヒペリシンとプソイドヒペリシンの血漿濃度もまた観察され，プソイドヒペリシンレベルのわずかな減少が認められた（Johne et al. 2004）。

健常な被験者に，1日当たり400mgのカルバマゼピンとともにセントジョーンズワート900mgを14日間経口投与した場合，カルバマゼピンの血漿濃度に有意な変化は認められなかった（Burstein et al. 2000）。

抗真菌薬

健常な被験者に，1日当たり900mgのセントジョーンズワートを15日間経口投与した。このうちボリコナゾールをセントジョーンズワート摂取前，1日，15日目に投与された。この結果，1日目のボリコナゾールの投与は，ボリコナゾールの血漿濃度の上昇をもたらした。しかしながら，この上昇は臨床的に無関係であると考えられた。15日目に投与した場合，ボリコナゾールの血漿濃度は有意に減少した（Rengelshausen et al. 2005）。

抗ヒスタミン薬

セントジョーンズワートとP-gp基質であるフェキソフェナジンの使用に関する所見は混在している。健常な被験者に，セントジョーンズワート900mgの単回投与または同用量の反復投与を14日間の前後に，フェキソフェナジン60mgの単回用量を行った場合，セントジョーンズワートの単回投与群において，フェキソフェナジンの血漿濃度を有意に増加させることが判明した。セントジョーンズワートの反復投与後は，実験の非Stnort部分と比較し，フェキソフェナジンの体内動態に有意な変化は認められなかった（Wang et al. 2002）。健常な被験者において，10日間の1日当たり900mgのセントジョーンズワート投与後に，フェキソフェナジン60mgの単回用量を行ったところ，経口クリアランスの増加が認められた。排出半減期には変化は見られなかった（Xie et al. 2005）。健常な被験者において，1日当たり900mgのセントジョーンズワートを14日間投与後，フェキソフェナジン180mgを投与した場合，フェキソフェナジンの経口クリアランスに有意な増加が認められた（Dresser et al. 2003）。

気管支拡張薬

健常な被験者に，テオフィリン400mgの投与前後に，1日当たり900mgのセントジョーンズワートを15日間経口投与した場合，テオフィリンの血漿濃度の有意な変化は認められなかった（Morimoto et al. 2004）。

他の薬剤

病院でメタドンによる治療を受けていた患者において，セントジョーンズワートの投与はメタドン血漿濃度の有意な減少と関連がみられた（Eich-Hochli et al. 2003）。

本章のヒトの薬理学的研究の項も参照。

被疑薬やサプリメントとの相互作用の症例報告

免疫抑制薬

シクロスポリンやタクロリムスは，薬物代謝酵素CYP3A4の基質である。複数の症例報告では，セントジョーンズワートはシクロスポリンの血中濃度を低下させることを実証した（Ahmed et al. 2001; Alscher and Klotz 2003; Barone et al. 2000; Beer and Ostermann 2001; Breidenbach et al. 2000a, 2000b; Karliova et al. 2000; Mai et al. 2000; Mandelbaum et al. 2000; Moschella and Jaber 2001; Ruschitzka et al. 2000; Turton-Weeks et al. 2001）。わずか3日間のセントジョーンズワートの摂取は，シクロスポリンの血中濃度の減少と相関がみられた（Mandelbaum et al.

2000)。

ある症例報告は，セントジョーンズワートを摂取していた患者におけるタクロリムスの血中濃度の減少を指摘した（Bolley et al. 2002）。

抗凝血薬

ある出版物は，ワルファリンとセントジョーンズワートを摂取していた患者において，INRが減少した（血液凝固検査の結果を報告するために使用される標準化スケール，INRの減少は凝固作用の加速を示す）7つの症例を報告した。いくつかの症例は，セントジョーンズワートの中止後に通常のINRレベルに戻ったことを報告した。その他の症例結果は報告されなかった（Yue et al. 2000）。

経口避妊薬

経口避妊薬およびセントジョーンズワートを摂取していた女性において，排卵出血の症例や，一部ではあるが望まぬ妊娠の症例が報告されている（Schwarz et al. 2003; Yue et al. 2000）。

抗ウィルス薬

セントジョーンズワートおよびネビラピンを摂取している患者では，ネビラピンの経口クリアランスにおいて，軽度から中等度の増加が記録された（de Maat et al. 2001, 2002）。

抗鬱薬（SSRI）

セントジョーンズワートとSSRI（選択的セロトニン再取り込み阻害剤）の両方を服用していた患者において，セロトニン症候群の疑いのいくつかの症例（Barbenel et al. 2000; Demott 1998; Gordon 1998; Lantz et al. 1999; Waksman et al. 2000）および1件の軽躁病（Spinella and Eaton 2002）が報告された。

抗精神病薬と抗不安薬

セントジョーンズワートとブスピロンを服用していた患者において，セロトニン症候群の可能性が報告された（Dannawi 2002）。

気管支拡張薬

セントジョーンズワート，テオフィリン，および他の多数の薬を服用していた患者において，テオフィリン濃度の低下が報告された。セントジョーンズワートの中止後にテオフィリンレベルは正常に戻った（Nebel et al. 1999）。

薬やサプリメントとの相互作用の動物試験　動物試験は確認されたが，ヒトデータの可用性のために省略した。

II. 有害事象

臨床試験で報告された有害事象　セントジョーンズワートの臨床試験で報告された有害事象のシステマティックレビューでは，35例の二重盲検ランダム化試験において，セントジョーンズワート抽出物を投与している患者に対する中断率および有害事象率は，プラセボ群と同等であり，これまでの抗鬱薬よりも低く，SSRI抗鬱薬よりも幾分低かったことを示した。有害事象による中断率は，患者35,562人を含む17の観察研究において，0～5.7%の範囲であった。どの研究においても，重症な有害事象は報告されなかった（Knuppel and Linde 2004）。

有害事象の症例報告　1日当たり500mgのセントジョーンズワートを4週間摂取していた35歳の女性において，日光への暴露後に亜急性多発ニューロパチーを発症した。症状は日光に暴露された皮膚の領域に限定されており，セントジョーンズワートを中止した後に弱まった（Bove 1998）。

45歳の女性は，セントジョーンズワートの摂取後にレーザー治療への重症な光毒性反応を生じた（投与量，期間，製品は特定されなかった）。同治療においてセントジョーンズワートの使用前または中止後では，有害事象は発生しなかった（Cotterill 2001）。

61歳の女性は，1日当たり6錠のセントジョーンズワートを3年間摂取した後の光暴露領域において，再発性の隆起した痒みのある紅斑性病変を発症した。日常のパッチテストでは関連する反応は明らかにされず，また光パッチテストにおいても陰性であった。セントジョーンズワートの全身性経口光刺激試験では，MED-UVB（<0.039 J/cm2）の減少が観察され，セントジョーンズワートの中止後は可逆的であった（Golsch et al. 1997）。

皮膚狼瘡の既往がある52歳の女性は，1日3回のセントジョーンズワートオイルを2週間，局所および経口使用後に重篤な光毒性反応を生じた（Lane-Brown 2000）。

乾癬の既往がある63歳の男性は，UVB光線療法後30分以内に重度の光毒性反応があった。男性は，1日当たり6カプセルのセントジョーンズワートを服用していた。摂取期間は不明である（Lane-Brown 2000）。

3週間セントジョーンズワートクリームを局所的に使用していた45歳の女性は，ビーチで1日過ごした後，光毒性反応を生じた（Lane-Brown 2000）。

2002年の米国国民健康インタビュー調査からのデータでは，セントジョーンズワートの使用と白内障の発症とに相関を示した（Booth and McGwin 2009）。

軽躁（Fahmi et al. 2002; Guzelcan et al. 2001; Nierenberg et al. 1999; O'Breasail and Argouarch 1998; Shuster 1999），躁病（Moses and Mallinger 2000），精神病（Laird and Webb 2001; Lal and Iskandar 2000; Shimizu et al. 2004），せん妄（Khawaja et al. 1999）は，セトジョーンズワートの使用と関連がある。これらの多くの報告では，患者は精神医学的病歴または精神障害の診断を有することが指摘された。

高血圧の既往がない患者において，セントジョーンズワートは高血圧と関連がみられた（Patel et al. 2002; Zullino and Borgeat 2003）。

性機能障害は，セルトラリンを投与中同じような機能障害があった患者で報告された（Assalian 2000)。性欲低下は，鬱病や不安の既往がある患者で報告された（Bhopal 2001)。

セントジョーンズワートの使用と関連のある他の有害事象は次のものがある。紅斑性発疹（Holme and Roberts 2000)，脱毛（Parker et al. 2001)，麻酔中の心血管虚脱（Irefin and Sprung 2000)，セロトニン症候群（Parker et al. 2001)，骨髄壊死（Demiroglu et al. 2005)，TSHレベルの減少（Ferko and Levine 2001)，吐き気および関連する身体的または精神的症状（Brown 2000; Dean et al. 2003)。

III. 薬理学および薬物動態学

ヒトの薬理学的研究　商業用セントジョーンズワート抽出物の試験では，セントジョーンズワート抽出物（総ヒペリシン11.25mg）を最大3600mgまで摂取した人は，光毒性を発症しなかった（Brockmoller et al. 1997)。ヒペリシンを服用している患者では，0.05mg ほどの低い用量で光毒性反応と関連がみられた（Gulick et al. 1999; Jacobson et al. 2001)。

セントジョーンズワートの摂取は，P-gp発現での変化に関連がある。研究では，セントジョーンズワートの単回投与はP-gp発現を阻害（Hamman et al. 2001; Wang et al. 2002）するが，反復投与ではP-gp発現を誘導することが示されている（Durr et al. 2000; Hennessy et al. 2002; Johne et al. 1999; Mueller et al. 2004; Schwarz et al. 2002; Wang et al. 2002; Xie et al. 2005)。一方で，ある研究では，反復投与ではP-gp発現に影響を及ぼさなかったことを示した（Hamman et al. 2001)。ハイパーフォリンフリーのセントジョーンズワート抽出物は，ハイパーフォリン含有抽出物と比較して，P-gp発現に有意ではない影響を有することが示された（Mueller et al. 2004)。

複数の研究では，セントジョーンズワートは薬物代謝酵素CYP3A4を有意に誘導することを実証した（Bauer et al. 2002; Dresser et al. 2003; Durr et al. 2000; Frye et al. 2004; Gurley et al. 2002; Kawaguchi et al. 2004; Markowitz et al. 2003; Roby et al. 2000; Wang et al. 2001; Xie et al. 2005)。ミダゾラム，シクロスポリン，イマチニブ等のプローブ薬のクリアランスは，40～90％まで増加した（Dresser et al. 2003; Frye et al. 2004; Gurley et al. 2002; Wang et al. 2001)。ほとんどの研究は，1回あたり300mgのセントジョーンズワートを1日3回，2週間の投与計画で行われている。

健常な男性に，1日当たり900mgのセントジョーンズワートの投与前または投与中に，ミダゾラムを5mgを経口投与した場合，ミダゾラムのクリアランスはセントジョーンズワート投与中に有意に増加し，セントジョーンズワート中止後7日で正常に戻った（Imai et al. 2008)。

セントジョーンズワート摂取におけるCYP2C19の影響は，有意な影響なし（Burstein et al. 2000）から有意な誘導まで異なることが示された（Rengelshausen et al. 2005; Wang et al. 2004a, 2004b)。誘導を示した研究では，2つの研究はすべての2C19遺伝子（野生型および変異型を含む）は同様の結果をもたらしたことを示したが（Wang et al. 2004a, 2004b)，3つ目の研究では，CYP2C19野生型を持つ人は他の人よりも影響を受けたことを示した（Rengelshausen et al. 2005)。

2つの研究でセントジョーンズワートの摂取はCYP2E1の活性を誘導した（Gurley et al. 2002, 2005)。

CYP1A2とCYP2D6活性に対するセントジョーンズワートの効果について矛盾する結果が得られた。結果は，活性を示さない（Gerhard 2005; Gurley et al. 2008; Markowitz et al. 2000; Wang et al. 2004b）一方で，有意な誘導を示している（Gurley et al. 2002)。

ある研究では，セントジョーンズワートは有意ではないCYP2C9の誘導を実証した（Gerhard 2005)。

健常な被験者に，1日当たり製造業者の推奨用量（量は特定されなかった）でセントジョーンズワートカプセルを2週間経口投与した場合，プロトロンビン時間，部分トロンボプラスチン時間，トロンビン時間，出血時間，コラーゲン/エピネフリン分析，およびコラーゲン/アデノシン2リン酸分析を含む，血小板機能および他の血液学的パラメータへの影響は認められなかった。アスピリン（1日当たり325mg）は，陽性対照として使用され，顕著に血小板機能を阻害した（Beckert et al. 2007)。

動物の薬理学的研究　研究は確認されたが，ヒトデータの可用性のために省略した。

***In vitro*の薬理学的研究**　研究は確認されたが，ヒトデータの可用性のために省略した。

IV. 妊婦と授乳婦

多くの研究で，マウスおよびラットに対する妊娠中のセントジョーンズワートの摂取は，妊娠期間と仔の発達に影響がみられた（Borges et al. 2005; Cada et al. 2001; Ferguson et al. 1999; Rayburn et al. 2000, 2001a, 2001b)。

高濃度のヒペリシン（71.0または142.0 ng/ml）に暴露されたラット胚で，形態異常が観察された（Chan et al. 2001)。ある研究では，授乳中のラットにおいてセントジョーンズワートを100または1000mg/日摂取した場合，肝臓および腎臓病変が観察された（Gregoretti et al. 2004)。

健常なヒトの妊娠と乳児の2つの症例は，セントジョーンズワートを摂取していた母親で報告された（Grush et al. 1998)。

1日当たり900mgのセントジョーンズワートを摂取していた授乳中の母親は，母乳中および母親と乳児の血漿中のヒペリシン，ハイパーフォリンの濃度は次のようであった。

母乳中では，ヒペリシンは定量限界未満であり，ハイパーフォリンは0.58～18.20ng/mlの範囲であった。母親の血漿中では，ヒペリシンは10.71ng/ml，ハイパーフォリンは22.8～151ng/mlであった。そして乳児の血漿中では，ヒペリシンは定量限界未満であり，ハイパーフォリンは検出限界未満～0.1ng/mlであった（Klier et al. 2002, 2006）。授乳中の母親を対象とした研究では，セントジョーンズワート群と対照群との間に有意な差は報告されなかった（Lee et al. 2003）。

V. 毒性研究

急性毒性

経口投与におけるセントジョーンズワート抽出物（オリーブオイル中に最大5%）のLD_{50}は，最大20ml/kgまでの用量で決定することができなかった（Fiume 2001）。

腹腔内投与におけるマウスに対するセントジョーンズワートの抽出物画分のLD_{50}は，ポリフェノール画分で780mg/kg，脂溶性画分では4300mg/kg，水溶性画分では2800mg/kgである（Fiume 2001; Yevstifeyeva and Sibiryak 1996）。

短期毒性

ヒツジに対し4～16g/kgのセントジョーンズワートの花を14日間与えた場合，不穏，羞明，頻脈，尾や足の露出部分での紅斑を含む毒性の兆候を示した（Fiume 2001; Kako et al. 1993）。

慢性毒性

ラットに対し毎日セントジョーンズワート5%を含む餌を与えた場合，対照群と比較して，有意な体重減少が報告された（Garrett et al. 1982）。

遺伝毒性

セントジョーンズワートは，ヒペリシンおよびヒペリシン様物質だけではなく，フラボノイドとして特に変異原性に対して広範囲な論争を起こしているクエルセチンも含む。

セントジョーンズワートの含水エタノール抽出物の変異原活性は，マウス毛色スポット試験，チャイニーズハムスターの骨髄細胞での染色体異常試験，ヒポキサンチングアニンホスホリボシルトランスフェラーゼ試験，シリアンハムスターの胚細胞を用いた細胞形質転換試験，および不定期DNA合成試験を含む，生体内および*in vitro*研究で認められなった（Okpanyi et al. 1990）。

S9を用いたネズミチフス菌TA98株及びTA100株におけるエイムス試験では，セントジョーンズワートのチンキは，代謝活性化の有無にかかわらずTA98株および，代謝活性化有りでのTA100株において，復帰突然変異コロニー数を増加させた（Goggelmann and Schimmer 1986）。

S9を用いたネズミチフス菌TA98株およびTA100株におけるエイムス試験で，セントジョーンズワートのエタノール，クロロホルム，酢酸エチル抽出物は，10または40μlの濃度で分析された。その結果，エタノールおよび酢酸エチル抽出物は，代謝活性の有無に関わらず変異原活性があった。抽出物の画分では，完全抽出での変異原性は，クエルセチンでのみ見出され，ヒペリシンには変異原性がなかったことを示した（Poginsky et al. 1988）。クエルセチンは*in vitro*で変異原活性を有することが認められているが，ヒトでは安全であると認識されている（Harwood et al. 2007）。

H

参考文献

Ahmed, S.M., N.R. Banner, and S.W. Dubrey. 2001. Low cyclosporin-A level due to Saint John's wort in heart transplant patients. *J. Heart Lung Transplant.* 20(7):795.

Alscher, D.M., and U. Klotz. 2003. Drug interaction of herbal tea containing St. John's wort with cyclosporine. *Transplant. Int.* 16(7):543-544.

Andrén, L., Å. Andreasson, and R. Eggertsen. 2007. Interaction between a commercially available St. John's wort product (Movina) and atorvastatin in patients with hypercholesterolemia. *Eur. J. Clin. Pharmacol.* 63(10):913-916.

Arold, G., F. Donath, A. Maurer, et al. 2005. No relevant interaction with alprazolam, caffeine, tolbutamide, and digoxin by treatment with a low-hyperforin St. John's wort extract. *Planta Med.* 71(4):331-337.

Assalian, P. 2000. Sildenafil for St. John wort-induced sexual dysfunction. *J. Sex Marital Ther.* 26(4):357-358.

Barbenel, D.M., B. Yusufi, D. O'Shea, and C.J. Bench. 2000. Mania in a patient receiving testosterone replacement postorchidectomy taking St. John's wort and sertraline. *J. Psychopharmacol.* 14(1):84-86.

Barone, G.W., B.J. Gurley, B.L. Ketel, M.L. Lightfoot, and S.R. Abul-Ezz. 2000. Drug interaction between St. John's wort and cyclosporine. *Ann. Pharmacother.* 34(9):1013.

Bauer, S., E. Starmer, A. Johne, et al. 2003. Alterations in cyclosporin A pharmacokinetics and metabolism during treatment with St. John's wort in renal transplant patients. *Br. J. Clin. Pharmacol.* 55(2):203-211.

Bauer, S., E. Stormer, R. Kerb, et al. 2002. Differential effects of Saint John's wort (*Hypericum perforatum*) on the urinary excretion of D-glucaric acid and 6β-hydroxycortisol in healthy volunteers. *Eur. J. Clin. Pharmacol.* 58(9):581-585.

Beattie, P.E., R.S. Dawe, N.J. Traynor, et al. 2005. Can St. John's wort (hypericin) ingestion enhance the erythemal response during high-dose ultraviolet A1 therapy? *Br. J. Dermatol.* 153(6):1187-1191.

Beckert, B.W., M.J. Concannon, S.L. Henry, D.S. Smith, and C.L. Puckett. 2007. The effect of herbal medicines on platelet function: An in vivo experiment and review of the literature. *Plast. Reconstr. Surg.* 120 (7):2044-2050.

Beer, A.M., and T. Ostermann. 2001. St. John's wort: Interaction with cyclosporine increases risk of rejection for the kidney transplant and raises daily cost of medication. *Med. Klin.* 96(8):480-483.

Bell, E.C., W.R. Ravis, H.M. Chan, and Y.J. Lin. 2007. Lack of pharmacokinetic interaction between St. John's wort and prednisone. *Ann. Pharmacother.* 41(11):1819.

Bhopal, J.S. 2001. St. John's wort-induced sexual dysfunction. *Can. J. Psychiatr. Rev. Can. Psychiatr.* 46(5):456-457.

Bolley, R., C. Zulke, M. Kammerl, M. Fischereder, and B.K. Kramer. 2002. Tacrolimus-induced nephrotoxicity unmasked by induction of the CYP3A4 system with St. John's wort. *Transplantation* 73 (6):1009.

Booth, J.N., 3rd, and G. McGwin. 2009. The association between self-reported cataracts and St. John's wort. *Curr. Eye Res.* 34(10):863-866.

Borges, L.V., J.C. do Carmo Cancino, V.M. Peters, L. Las Casas, and M. de Oliveira Guerra. 2005. Development of pregnancy in rats treated with *Hypericum perforatum*. *Phytother. Res.* 19(10):885-887.

Borrelli, F., and A.A. Izzo. 2009. Herb-drug interactions with St. John's wort (*Hypericum perforatum*): An update on clinical observations. *AAPS J.* 11(4):710-727.

Bove, G.M. 1998. Acute neuropathy after exposure to sun in a patient treated with St. John's wort. *Lancet* 352(Oct.):1121-1122.

Breidenbach, T., M.W. Hoffmann, T. Becker, H. Schlitt, and J. Klempnauer. 2000a. Drug interaction of St. John's wort with cyclosporin [comment]. *Lancet* 355(9218):1912.

Breidenbach, T., V. Kliem, M. Burg, et al. 2000b. Profound drop of cyclosporin A whole blood trough levels caused by St. John's wort (*Hypericum perforatum*). *Transplantation* 69(10):2229-2230.

Brockmoller, J., T. Reum, S. Bauer, et al. 1997. Hypericin and pseudohypericin: Pharmacokinetics and effects on photosensitivity in humans. *Pharmacopsychiatry* 30(Suppl. 2):94-101.

Brown, T.M. 2000. Acute St. John's wort toxicity. *Am. J. Emerg. Med.* 18(2):231-232.

Burstein, A.H., R.L. Horton, T. Dunn, et al. 2000. Lack of effect of St. John's wort on carbamazepine pharmacokinetics in healthy volunteers. *Clin. Pharmacol. Ther.* 68(6):605-612.

Cada, A.M., D.K. Hansen, J.B. LaBorde, and S.A. Ferguson. 2001. Minimal effects from developmental exposure to St. John's wort (*Hypericum perforatum*) in Sprague-Dawley rats. *Nutr. Neurosci.* 4(2):135-141.

Chan, L., P. Chiu, and T. Lau. 2001. A study of hypericin-induced teratogenicity during organogenesis using a whole rat embryo culture model. *Fertil. Steril.* 76(5):1073-1074.

Cotterill, J.A. 2001. Severe phototoxic reaction to laser treatment in a patient taking St. John's wort. *J. Cosmet. Laser Ther.* 3(3):159-160.

Dannawi, M. 2002. Possible serotonin syndrome after combination of buspirone and St. John's wort. *J. Psychopharmacol.*16(4):401.

de Maat, M.M., R.M. Hoetelmans, R.A. Math, et al. 2001. Drug interaction between St. John's wort and nevirapine. *AIDS* 15(3):420-421.

de Maat, M.M.R., A.D.R. Huitema, J.W. Mulder, et al. 2002. Population pharmacokinetics of nevirapine in an unselected cohort of HIV-1-infected individuals. *Br. J. Clin. Pharmacol.* 54(4):378-385.

Dean, A.J., G.M. Moses, and J.M. Vernon. 2003. Suspected withdrawal syndrome after cessation of St. John's wort. *Ann. Pharmacother.* 37(1):150.

Demiroglu, Y.Z., T.T. Yeter, C. Boga, et al. 2005. Bone marrow necrosis: A rare complication of herbal treatment with *Hypericum perforatum* (St. John's wort). *Acta Med. (Hradec Kralove)* 48(2):91-94.

Demott, K. 1998. St. John's wort tied to serotonin syndrome. *Clin. Psychiatr. News* 26:28.

Dresser, G.K., U.I. Schwarz, G.R. Wilkinson, and R.B. Kim. 2003. Coordinate induction of both cytochrome P4503A and MDR1 by St. John's wort in healthy subjects. *Clin. Pharmacol. Ther.* 73(1):41-50.

Durr, D., B. Stieger, G.A. Kullak-Ublick, et al. 2000. St. John's wort induces intestinal P-glycoprotein/MDR1 and intestinal and hepatic CYP3A4. *Clin. Pharmacol. Ther.* 68(6):598-604.

Eich-Hochli, D., R. Oppliger, K.P. Golay, P. Baumann, and C.B. Eap. 2003. Methadone maintenance treatment and St. John's wort—A case report. *Pharmacopsychiatry* 36(1):35-37.

Fahmi, M., C. Huang, and I. Schweitzer. 2002. A case of mania induced by *Hypericum*. *World J. Biol. Psychiatr.* 3(1):58-59.

Ferguson, S.A., A.M. Cada, E.P. Gray, and D.K. Hansen. 1999. Developmental treatment with St. John's wort (SJW) results in minimal neurobehavioral toxicity in rats. *Abstr. Soc. Neurosci.* 25(Pt. 2):1826.

Ferko, N., and M.A. Levine. 2001. Evaluation of the association between St. John's wort and elevated thyroid-stimulating hormone. *Pharmacotherapy* 21(12):1574-1578.

Fiume, M.Z. 2001. Final report on the safety assessment of *Hypericum perforatum* extract and *Hypericum perforatum* oil. *Int. J. Toxicol.* 20(Suppl. 2):31-39.

Frye, R.F., S.M. Fitzgerald, T.F. Lagattuta, M.W. Hruska, and M.J. Egorin. 2004. Effect of St. John's wort on imatinib mesylate pharmacokinetics. *Clin. Pharmacol. Ther.* 76(4):323-329.

Garrett, B.J., P.R. Cheeke, C.L. Miranda, D.E. Goeger, and D.R. Buhler. 1982. Consumption of poisonous plants (*Senecio jacobaea, Symphytum officinale, Pteridium aquilinum, Hypericum perforatum*) by rats: Chronic toxicity, mineral metabolism, and hepatic drug-metabolizing enzymes. *Toxicol. Lett.* 10:2-3.

Gerhard, A. 2005. No relevant interaction with alprazolam, caffeine, tolbutamide, and digoxin by treatment with a low-hyperforin St. John's wort extract. *Planta Med.* 71(4):331-337.

Goggelmann, W., and C. Schimmer. 1986. Mutagenic activity of phytotherapeutical drugs. *Prog. Clin. Biol. Res.* 206:63-72.

Golsch, S., E. Vocks, J. Rakoski, K. Brockow, and J. Ring. 1997. Reversible increase in photosensitivity to UV-B caused by St. John's wort extract. *Hautarzt* 48(4):249-252.

Gordon, J.B. 1998. SSRIs and St. John's wort: Possible toxicity? *Am. Fam. Physician* 57(5):950, 953.

Gregoretti, B., M. Stebel, L. Candussio, et al. 2004. Toxicity of *Hypericum perforatum* (St. John's wort) administered during pregnancy and lactation in rats. *Toxicol. Appl. Pharmacol.* 200(3):201-205.

Grush, L.R., A. Nierenberg, B. Keefe, and L.S. Cohen. 1998. St. John's wort during pregnancy. *J. Am. Med. Assoc.* 280(18):1566.

Gulick, R.M., V. McAuliffe, J. Holden-Wiltse, et al. 1999. Phase I studies of hypericin, the active compound in St. John's wort, as an antiretroviral agent in HIV-infected adults. AIDS Clinical Trials Group Protocols 150 and 258. *Ann. Intern. Med.* 130(6):510-514.

Gurley, B.J., S.F. Gardner, M.A. Hubbard, et al. 2002. Cytochrome P450 phenotypic ratios for predicting herb-drug interactions in humans. *Clin. Pharmacol. Ther.* 72(3):276-287.

Gurley, B.J., S.F. Gardner, M.A. Hubbard, et al. 2005. Clinical assessment of effects of botanical supplementation on cytochrome P450 phenotypes in the elderly: St. John's wort, garlic oil, *Panax ginseng* and *Ginkgo biloba*. *Drugs Aging* 22(6):525-539.

Gurley, B.J., A. Swain, M.A. Hubbard, et al. 2008. Clinical assessment of CYP2D6-mediated herb-drug interactions in humans: Effects of milk thistle, black cohosh, goldenseal, kava kava, St. John's wort, and echinacea. *Mol. Nutr. Food Res.* 52(7):755-763.

Guzelcan, Y., W.F. Scholte, J. Assies, and H.E. Becker. 2001. Mania during the use of a combination preparation with St. John's wort (*Hypericum perforatum*). *Ned. Tijdschr. Geneeskd.* 145(40):1943-1945.

Hall, S.D., Z. Wang, S.M. Huang, et al. 2003. The interaction between St. John's wort and an oral contraceptive. *Clin. Pharmacol. Ther.* 74(6):525-535.

Hamman, M., Z. Wang, P. Honig, et al. 2001. Effects of acute and chronic Saint John's wort (SJW) administration on fexofenadine (FEX) disposition PII-83 [abstract]. *Clin. Pharmacol. Ther.* 69(2).

Harwood, M., B. Danielewska-Nikiel, J.F. Borzelleca, et al. 2007. A critical review of the data related to the safety of quercetin and lack of evidence of in vivo toxicity, including lack of genotoxic/carcinogenic properties. *Food Chem. Toxicol.* 45(11):2179-2205.

Hebert, M.F., M.P. Jeong, C. Yu-Luan, A. Shahzad, and M.L. Anne. 2004. Effects of St. John's wort (*Hypericum perforatum*) on tacrolimus pharmacokinetics in healthy volunteers. *J. Clin. Pharmacol.* 44(1):89-94.

Hennessy, M., D. Kelleher, J.P. Spiers, et al. 2002. St. John's wort increases expression of P-glycoprotein: Implications for drug interactions. *Br. J. Clin. Pharmacol.* 53(1):75-82.

Holme, S.A., and D.L. Roberts. 2000. Erythroderma associated with St. John's wort. *Br. J. Dermatol.* 143(5):1127-1128.

Imai, H., T. Kotegawa, K. Tsutsumi, et al. 2008. The recovery time-course of CYP3A after induction by St. John's wort administration. *Br. J. Clin. Pharmacol.* 65(5):701-707.

Irefin, S., and J. Sprung. 2000. A possible cause of cardiovascular collapse during anesthesia: Long-term use of St. John's wort. *J. Clin. Anesth.* 12(6):498-499.

Jacobson, J.M., L. Feinman, L. Liebes, et al. 2001. Pharmacokinetics, safety, and antiviral effects of hypericin, a derivative of St. John's wort plant, in patients with chronic hepatitis C virus infection. *Antimicrob. Agents Chemother.* 45(2):517-524.

Jiang, X., E. Blair, and A.J. McLachlan. 2006. Investigation of the effects of herbal medicines on warfarin response in healthy subjects: A population pharmacokinetic-pharmacodynamic modeling approach. *J. Clin. Pharmacol.* 46(11):1370-1378.

Jiang, X., K.M. Williams, W.S. Liauw, et al. 2004. Effect of St. John's wort and ginseng on the pharmacokinetics and pharmacodynamics of warfarin in healthy subjects. *Br. J. Clin. Pharmacol.* 57(5):592-599.

Johne, A., J. Brockmoller, S. Bauer, et al. 1999. Pharmacokinetic interaction of digoxin with an herbal extract from St. John's wort (*Hypericum perforatum*). *Clin. Pharmacol. Ther.* 66(Oct.):338-345.

Johne, A., E. Perloff, S. Bauer, et al. 2004. Impact of cytochrome P-450 inhibition by cimetidine and induction by carbamazepine on the kinetics of hypericin and pseudohypericin in healthy volunteers. *Eur. J. Clin. Pharmacol.* 60(9):617-622.

Johne, A., J. Schmider, J. Brockmoller, et al. 2002. Decreased plasma levels of amitriptyline and its metabolites on comedication with an extract from St. John's wort (*Hypericum perforatum*). *J. Clin. Psychopharmacol.* 22(1):46-54.

Kako, M., M. Al-Sultan, and N. Saleem. 1993. Studies of sheep experimentally poisoned with *Hypericum perforatum*. *Vet. Human Toxicol.* 35(4 Suppl.):298-300.

Karliova, M., U. Treichel, M. Malago, et al. 2000. Interaction of *Hypericum perforatum* (St. John's wort) with cyclosporin A metabolism in a patient after liver transplantation. *J. Hepatol.* 33(5):853-855.

Kawaguchi, A., M. Ohmori, S. Tsuruoka, et al. 2004. Drug interaction between St. John's wort and quazepam. *Br. J. Clin. Pharmacol.* 58(4):403-410.

Khawaja, I.S., R.F. Marotta, and S. Lippmann. 1999. Herbal medicines as a factor in delirium. *Psychiatr. Serv.* 50(7):969-970.

Klier, C.M., M.R. Schafer, B. Schmid-Siegel, G. Lenz, and M. Mannel. 2002. St. John's wort (*Hypericum perforatum*)—Is it safe during breastfeeding? *Pharmacopsychiatry* 35(1):29-30.

Klier, C.M., B. Schmid-Siegel, M.R. Schafer, et al. 2006. St. John's wort (*Hypericum perforatum*) and breastfeeding: Plasma and breast milk concentrations of hyperforin for 5 mothers and 2 infants. *J. Clin. Psychiatr.* 67(2):305-309.

Knuppel, L., and K. Linde. 2004. Adverse effects of St. John's wort: A systematic review. *J. Clin. Psychiatr.* 65(11):1470-1479.

L'homme, R.F., T. Dijkema, A.J. van der Ven, and D.M. Burger. 2006. Brief report: Enzyme inducers reduce elimination half-life after a single dose of nevirapine in healthy women. *J. Acquir. Immune Defic. Syndr.* 43:193-196.

Laird, R.D., and M. Webb. 2001. Psychotic episode during use of St. John's wort. *J. Herbal Pharmacother.* 1(2):81-87.

Lal, S., and H. Iskandar. 2000. St. John's wort and schizophrenia. *Can. Med. Assoc. J.* 163(3):262-263.

Lane-Brown, M.M. 2000. Photosensitivity associated with herbal preparations of St. John's wort (*Hypericum perforatum*). *Med. J. Austr.* 172(6):302.

Lantz, M., E. Buchalter, and V. Giambanco. 1999. St. John's wort and antidepressant drug interactions in the elderly. *J. Geriatr. Psychiatr. Neurol.* 12(1):7-10.

Lee, A., R. Minhas, N. Matsuda, M. Lam, and S. Ito. 2003. The safety of St. John's wort (*Hypericum perforatum*) during breastfeeding. *J. Clin. Psychiatr.* 64(8):966-968.

Madabushi, R., B. Frank, B. Drewelow, H. Derendorf, and V. Butterweck. 2006. Hyperforin in St. John's wort drug interactions. *Eur. J. Clin. Pharmacol.* 62(3):225-233.

Mai, I., S. Bauer, E.S. Perloff, et al. 2004. Hyperforin content determines the magnitude of the St. John's wort-cyclosporine drug interaction. *Clin. Pharmacol. Ther.* 76(4):330-340.

Mai, I., K. Budde, E. Starmer, et al. 2003. Impact of St. John's wort treatment on the pharmacokinetics of tacrolimus and mycophenolic acid in renal transplant patients. *Nephrol. Dial. Transplant.* 18(4):819-822.

Mai, I., H. Kruger, K. Budde, et al. 2000. Hazardous pharmacokinetic interaction of Saint John's wort (*Hypericum perforatum*) with the immunosuppressant cyclosporin. *Int. J. Clin. Pharmacol. Ther.* 38(10):500-502.

Mandelbaum, A., F. Pertzborn, M. Martin-Facklam, and M. Wiesel. 2000. Unexplained decrease of cyclosporin trough levels in a compliant renal transplant patient. *Nephrol. Dial. Transplant.* 15(9):1473-1474.

Markowitz, J.S., C.L. DeVane, D.W. Boulton, et al. 2000. Effect of St. John's wort (*Hypericum perforatum*) on cytochrome P-450 2D6 and 3A4 activity in healthy volunteers. *Life Sci.* 66(9):PL133-139.

Markowitz, J.S., J.L. Donovan, C.L. DeVane, et al. 2003. Effect of St. John's wort on drug metabolism by induction of cytochrome P450 3A4 enzyme. *J. Am. Med. Assoc.* 290(11):1500-1504.

Martindale, W., and J.E.F. Reynolds. 1996. *The extra pharmacopoeia.* 31st ed. London: Pharmaceutical Press.

Mathijssen, R.H., J. Verweij, P. de Bruijn, W.J. Loos, and A. Sparreboom. 2002. Effects of St. John's wort on irinotecan metabolism. *J. Natl. Cancer Inst.* 94(16):1247-1249.

Maurer, A., A. Johne, and S. Bauer. 1999. Interaction of St. John's wort extract with phenprocoumon [abstract]. *Eur. J. Clin. Pharmacol.* 55:A22.

Morimoto, T., T. Kotegawa, K. Tsutsumi, et al. 2004. Effect of St. John's wort on the pharmacokinetics of theophylline in healthy volunteers. *J. Clin. Pharmacol.* 44(1):95-101.

Moschella, C., and B.L. Jaber. 2001. Interaction between cyclosporine and *Hypericum perforatum* (St. John's wort) after organ transplantation. *Am. J. Kidney Dis.* 38(5):1105-1107.

Moses, E.L., and A.G. Mallinger. 2000. St. John's wort: Three cases of possible mania induction. *J. Clin. Psychopharmacol.* 20(1):115-117.

Mueller, S.C., J. Majcher-Peszynska, B. Uehleke, et al. 2006. The extent of induction of CYP3A by St. John's wort varies among products and is linked to hyperforin dose. *Eur. J. Clin. Pharmacol.* 62(1):29-36.

Mueller, S.C., B. Uehleke, H. Woehling, et al. 2004. Effect of St. John's wort dose and preparations on the pharmacokinetics of digoxin. *Clin. Pharmacol. Ther.* 75(6):546-557.

Murphy, P.A., S.E. Kern, F.Z. Stanczyk, and C.L. Westhoff. 2005. Interaction of St. John's wort with oral contraceptives: Effects on the pharmacokinetics of norethindrone and ethinyl estradiol, ovarian activity and breakthrough bleeding. *Contraception* 71(6):402-408.

Nebel, A., B.J. Schneider, R.K. Baker, and D.J. Kroll. 1999. Potential metabolic interaction between St. John's wort and theophylline. *Ann. Pharmacother.* 33(4):502.

Nierenberg, A.A., T. Burt, J. Matthews, and A.P. Weiss. 1999. Mania associated with St. John's wort. *Biol. Psychiatr.* 46(12):1707-1708.

O'Breasail, A.M., and S. Argouarch. 1998. Hypomania and St. John's wort. *Can. J. Psychiatr.* 43(7):746-747.

Okpanyi, S.N., H. Lidzba, B.C. Scholl, and H.G. Miltenburger. 1990. [Genotoxicity of a standardized *Hypericum* extract.] *Arzneimittelforschung* 40(8):851-855.

Parker, V., A.H. Wong, H.S. Boon, and M.V. Seeman. 2001. Adverse reactions to St. John's wort. *Can. J. Psychiatr.* 46(1):77-79.

Patel, S., R. Robinson, and M. Burk. 2002. Hypertensive crisis associated with St. John's wort. *Am. J. Med.* 112(6):507-508.

Pfrunder, A., M. Schiesser, S. Gerber, et al. 2003. Interaction of St. John's wort with low-dose oral contraceptive therapy: A randomized controlled trial. *Br. J. Clin. Pharmacol.* 56(6):683-690.

Piscitelli, S.C., A.H. Burstein, D. Chaitt, R.M. Alfaro, and J. Falloon. 2000. Indinavir concentrations and St. John's wort [erratum in *Lancet* 2001 Apr. 14; 357(9263):1210]. *Lancet* 355(9203):547-548.

Poginsky, B., J. Westendorf, N. Prosenc, M. Kuppe, and H. Marquardt. 1988. St. John's wort (*Hypericum perforatum* L.) genotoxicity induced by quercetin content. *Dtsch. Apoth. Ztg.* 128:13464-13466.

Portoles, A., A. Terleira, A. Calvo, I. Martinez, and G. Resplandy. 2006. Effects of *Hypericum perforatum* on ivabradine pharmacokinetics in healthy volunteers: An open-label, pharmacokinetic interaction clinical trial. *J. Clin. Pharmacol.* 46(10):1188-1194.

Rayburn, W.F., H.D. Christensen, and C.L. Gonzalez. 2000. Effect of antenatal exposure to Saint John's wort (*Hypericum*) on neurobehavior of developing mice. *Am. J. Obstet. Gynecol.* 183(5):1225-1231.

Rayburn, W.F., C.L. Gonzalez, H.D. Christensen, T.L. Harkins, and T.C. Kupiec. 2001a. Impact of *Hypericum* (St.-John's-wort) given prenatally on cognition of mice offspring. *Neurotoxicol. Teratol.* 23(6):629-637.

Rayburn, W.F., C.L. Gonzalez, H.D. Christensen, and J.D. Stewart. 2001b. Effect of prenatally administered *Hypericum* (St. John's wort) on growth and physical maturation of mouse offspring. *Am. J. Obstet. Gynecol.* 184(2):191-195.

Rengelshausen, J., M. Banfield, K. Riedel, et al. 2005. Opposite effects of short-term and long-term St. John's wort intake on voriconazole pharmacokinetics. *Clin. Pharmacol. Ther.* 78(1):25-33.

Roby, C.A., G.D. Anderson, E. Kantor, D.A. Dryer, and A.H. Burstein. 2000. St. John's wort: Effect on CYP3A4 activity. *Clin. Pharmacol. Ther.* 67(5):451-457.

Ruschitzka, F., P.J. Meier, M. Turina, T.F. Luscher, and G. Noll. 2000. Acute heart transplant rejection due to Saint John's wort [see comment]. *Lancet* 355(9203):548-549.

Schempp, C.M., K. Muller, B. Winghofer, J. Schulte-Monting, and J.C. Simon. 2001. Single-dose and steady-state administration of *Hypericum perforatum* extract (St. John's wort) does not influence skin sensitivity to UV radiation, visible light, and solar-simulated radiation. *Arch. Dermatol.* 137(4):512-513.

Schempp, C.M., B. Winghofer, K. Muller, et al. 2003. Effect of oral administration of *Hypericum perforatum* extract (St. John's wort) on skin erythema and pigmentation induced by UVB, UVA, visible light and solar simulated radiation. *Phytother. Res.* 17(2):141-146.

Schulz, V. 2001. Incidence and clinical relevance of the interactions and side effects of *Hypericum* preparations. *Phytomedicine* 8(2):152-160.

Schwarz, U., H. Hanso, G. Dresser, et al. 2002. St. John's wort reduces oral bioavailability of talinolol in healthy volunteers. *Clin. Pharmacol. Ther.* 71(2):33.

Schwarz, U.I., B. Buschel, and W. Kirch. 2003. Unwanted pregnancy on self-medication with St. John's wort despite hormonal contraception. *Br. J. Clin. Pharmacol.* 55(1):112-113.

Schwarz, U.I., H. Hanso, R. Oertel, et al. 2007. Induction of intestinal P-glycoprotein by St. John's wort reduces the oral bioavailability of talinolol. *Clin. Pharmacol. Ther.* 81(5):669-678.

Shimizu, K., M. Nakamura, K. Isse, and P.J. Nathan. 2004. First-episode psychosis after taking an extract of *Hypericum perforatum* (St. John's wort). *Human Psychopharmacol.* 19(4):275-276.

Shuster, J. 1999. Hypomanic episode with St. John's wort. *Hosp. Pharm.* 34(Jun.):693-694.

Smith, M., K. Lin, and Y. Zheng. 2001. An open trial of nifedipine-herb interactions: Nifedipine with St. John's wort, ginseng or *Ginko biloba*. *Clin. Pharmacol. Ther.* 69(2):abstr. PIII-89.

Smith, P. 2004. The influence of St. John's wort on the pharmacokinetics and protein binding of imatinib mesylate. *Pharmacotherapy* 24(11):1508-1514.

Spinella, M., and L.A. Eaton. 2002. Hypomania induced by herbal and pharmaceutical psychotropic medicines following mild traumatic brain injury. *Brain Injury* 16(4):359-367.

Sugimoto, K., M. Ohmori, S. Tsuruoka, et al. 2001. Different effects of St. John's wort on the pharmacokinetics of simvastatin and pravastatin. *Clin. Pharmacol. Ther.* 70(6):518-524.

Tannergren, C., H. Engman, L. Knutson, et al. 2004. St. John's wort decreases the bioavailability of *R*- and *S*-verapamil through induction of the first-pass metabolism. *Clin. Pharmacol. Ther.* 75(4):298-309.

Turton-Weeks, S.M., G.W. Barone, B.J. Gurley, et al. 2001. St. John's wort: A hidden risk for transplant patients. *Prog. Transplant.* 11(2):116-120.

Waksman, J., K. Heard, and H. Joliff. 2000. Serotonin syndrome associated with the use of St. John's wort (*Hypericum perforatum*) and paroxetine [abstract]. *J. Toxicol. Clin. Toxicol.* 38:521.

Wang, L.S., G. Zhou, B. Zhu, et al. 2004a. St. John's wort induces both cytochrome P450 3A4-catalyzed sulfoxidation and 2C19-dependent hydroxylation of omeprazole. *Clin. Pharmacol. Ther.* 75(3):191-197.

Wang, L.S., B. Zhu, A.M. El-Aty, et al. 2004b. The influence of St. John's wort on CYP2C19 activity with respect to genotype. *J. Clin. Pharmacol.* 44(6):577-581.

Wang, Z., J.C. Gorski, M.A. Hamman, et al. 2001. The effects of St. John's wort (*Hypericum perforatum*) on human cytochrome P450 activity. *Clin. Pharmacol. Ther.* 70(4):317-326.

Wang, Z., M.A. Hamman, S.M. Huang, L.J. Lesko, and S.D. Hall. 2002. Effect of St. John's wort on the pharmacokinetics of fexofenadine. *Clin. Pharmacol. Ther.* 71(6):414-420.
Weiss, R.F., and A.R. Meuss. 2001. *Weiss's herbal medicine*. Classic ed. New York: Thieme.
Wenk, M., L. Todesco, and S. Krahenbuhl. 2004. Effect of St. John's wort on the activities of CYP1A2, CYP3A4, CYP2D6, N-acetyltransferase 2, and xanthine oxidase in healthy males and females. *Br. J. Clin. Pharmacol.* 57(4):495-499.
Wichtl, M. 2004. *Herbal drugs and phytopharmaceuticals: A handbook for practice on a scientific basis*. 3rd ed. Boca Raton, FL: CRC Press.
Will-Shahab, L., S. Bauer, U. Kunter, I. Roots, and A. Brattstrom. 2009. St. John's wort extract (Ze 117) does not alter the pharmacokinetics of a low-dose oral contraceptive. *Eur. J. Clin. Pharmacol.* 65(3):287-294.
Woelk, H., G. Burkard, and J. Gruenwald. 1994. Benefits and risks of the *Hypericum* extract LI 160: Drug monitoring study with 3250 patients. *J. Geriatr. Psychiatr. Neurol.* 7(Suppl. 1):S34-S38.
Xie, R., L.H. Tan, E.C. Polasek, et al. 2005. CYP3A and P-glycoprotein activity induction with St. John's wort in healthy volunteers from 6 ethnic populations. *J. Clin. Pharmacol.* 45(3):352-356.
Xu, H., K.M. Williams, W.S. Liauw, et al. 2008. Effects of St. John's wort and CYP2C9 genotype on the pharmacokinetics and pharmacodynamics of gliclazide. *Br. J. Pharmacol.* 153(7):1579-1586.
Yevstifeyeva, T.A., and S.V. Sibiryak. 1996. Immunotropic properties of biologically active products obtained from St. John's wort. *Eksp. Klin. Farmakol.* 59:54.
Yue, Q.Y., C. Bergquist, and B. Gerden. 2000. Safety of St. John's wort (*Hypericum perforatum*). *Lancet* 355(9203):576-577.
Zullino, D., and F. Borgeat. 2003. Hypertension induced by St. John's wort—A case report. *Pharmacopsychiatry* 36(1):32.

Hyssopus officinalis L.　シソ科

一般名：ヒソップ
英　名：hyssop
使用部位：全草

安全性クラス：2b
相互作用クラス：A
禁忌　妊娠中は，医療従事者監督下以外での使用禁止（Kuhn and Winston 2007; Madaus 1976; Riddle 1997）。
他の注意事項　知見なし
薬やサプリメントとの相互作用　知見なし
注意　通経薬（Kuhn and Winston 2007），付録2参照。
　ツヨン（微量）（Kerrola et al. 1994），付録1参照。
有害事象と副作用　知見なし
薬理学的考察　知見なし
妊婦と授乳婦　ヒソップは，伝統的に通経薬および堕胎薬の両方として使用されている（Kuhn and Winston 2007; Riddle 1997）。この情報に基づいて，妊娠中は有資格の医療従事者監督下以外での使用を推奨しない。
　授乳期間中のヒソップの安全性は不明である。本書では，授乳期間での使用に関する問題は確認されなかったが，最終的な安全性は確立されていない。

レビュー詳細

I. 薬やサプリメントとの相互作用
薬やサプリメントとの相互作用の臨床試験
　確認されなかった。
被疑薬やサプリメントとの相互作用の症例報告
　確認されなかった。
薬やサプリメントとの相互作用の動物試験
　確認されなかった。

II. 有害事象
有害事象の症例報告　確認されなかった。

III. 薬理学および薬物動態学
ヒトの薬理学的研究　確認されなかった。
動物の薬理学的研究　確認されなかった。
*In vitro*の薬理学的研究　確認されなかった。

IV. 妊婦と授乳婦
ヒソップは，伝統的に通経薬および堕胎薬の両方として使用されている（Kuhn and Winston 2007; Riddle 1997）。
　授乳期間中のヒソップの安全性情報は確認されなかった。

V. 毒性研究
急性毒性
ラットに対するヒソップ精油のLD_{50}は，腹腔内投与において最大1.6ml/kgまでの用量で決定できなかったが，ピノカンホンおよびイソピノカンホンのLD_{50}は0.05ml/kgであり，ツヨンのLD_{50}は0.2ml/kgである（Steinmetz et al. 1980）。
遺伝毒性
0.05および0.1%のヒソップアルコール抽出物における遺伝毒性活性は，ヒトリンパ球で観察された（Hadziselimovic and Sofradzija 1998）。

参考文献

Hadziselimovic, R., and A. Sofradzija. 1998. Mutagenicity of the extract of *Hyssopus officinalis* L. Labiatae. *Cytogenet. Cell Genet.* 81(2):160.

Kerrola, K., B. Galambosi, and H. Kallio. 1994. Volatile components and odor intensity of four phenotypes of hyssop (*Hyssopus officinalis* L.). *J. Agric. Food. Chem.* 42 (3):776-781.

Kuhn, M.A., and D. Winston. 2007. *Herbal therapy and supplements: A scientific and traditional approach.* Philadelphia: Lippincott.

Madaus, G. 1976. *Lehrbuch der biologischen heilmittel.* Hildesheim: New York.

Riddle, J. 1997. *Eve's herbs: A history of contraception and abortion in the West.* Cambridge, MA: Harvard University Press.

Steinmetz, M.D., P. Tognetti, M. Mourgue, J. Jouglard, and Y. Millet. 1980. The toxicity of certain essential oils of commerce: Oil of hyssop and oil of sage. *Plant Med. Phytother.* 14(1):34-45.

Ilex paraguariensis A. St.-Hil.

モチノキ科

一般名：マテ
英　名：mate
別　名：Paraguay tea, yerba mate
使用部位：葉

安全性クラス：1
相互作用クラス：C*
禁忌　知見なし
他の注意事項　マテは，神経系刺激物質であるカフェインを含む。カフェインを含むマテ製品を大量に摂取した場合は，不眠，神経過敏，および他のカフェイン過剰摂取症状を引き起こす可能性がある（Donovan and DeVane 2001）。

カフェインには中枢神経刺激作用（CNS）があるため，カフェインの過剰摂取は心拍数の増加または不整脈を悪化させる可能性がある。そのため，カフェイン含有製品の使用は心臓疾患のある人には注意が必要である。カフェインは鬱を悪化させるか，不安を引き起こす可能性があるため，精神障害者にも注意が必要である（Brinker 2001）。
薬やサプリメントとの相互作用　気管支拡張薬またはアドレナリン薬を含む他のCNS刺激薬とカフェインとの併用は，神経過敏，いらいら，不眠，痙攣や不整脈といった，過度な中枢神経刺激を引き起こす可能性がある（PDR 2006）。
注意　カフェイン（0.3～1.7%）（List and Hörhammer 1973; Wichtl 2004），付録1参照。

利尿薬（Brunton et al. 2006），付録2参照。

タンニン（4.0～16.0%）（List and Hörhammer 1973; Wichtl 2004），付録1参照。
注釈　米国ハーブ製品協会は，カフェインを含む栄養補助食品は，直接の成分として，またはハーブ製品の構成成分としてでも，次のいずれにも適合するように商品表示を制定した（AHPA 2011）。製品中のカフェインの存在および，含有量が25mg以上の場合は追加されたカフェイン量を提示すること。1回分当たりのカフェイン量が最大200mgであることを勧める表記，そして3～4時間以上頻繁に摂取しないことを推奨する摂取法の明示を義務付けた。多量のカフェインが含まれている栄養補助食品にも同様の表示を義務付けた。

過剰なカフェイン摂取は，神経質，過敏，不眠，そして，時々頻脈を引き起こす可能性がある。18歳未満の子供には勧められない。

このAHPAの商品表示の詳細は付録1参照。
有害事象と副作用　マテが頻繁に摂取される地域において，疫学的研究では，食道，口腔，肺，膀胱，腎臓，ほか頭頸部の癌のような，特定の癌を発症するリスクの増加とマテの消費の関連を示唆している（Bates et al. 2007; De Stefani et al. 1996, 1998, 2007; Goldenberg et al. 2003; Pintos et al. 1994）。癌の罹患率の増加の理由は不明であり，熱い飲料の摂取による熱損傷，マテ摂取時点の温度による環境的発癌物質の吸収の増加，または伝統的な焙煎プロセス中（何人かの生産者によって使用された新しい焙煎法は煙を除外）に発生した煙からの多環式芳香族炭化水素（煙草の煙や焼いた肉で発見される化合物）の存在を含む，いくつかの仮説が示唆されている（Heck and de Mejia 2007）。

これらの研究のいくつかはまた，コーヒー，緑茶および赤肉の摂取のような他の食事因子を検証し，それらの全てはマテで見られるものと類似またはそれ以上に様々な癌のリスクを増加させた（De Stefani et al. 1991, 1998; Heck and de Mejia 2007）。疫学的データとは対照的に，動物および*in vitro*の研究では，マテの抗癌作用を実証した（Heck and de Mejia 2007）。
薬理学的考察　上記の他の注意事項および薬やサプリメントとの相互作用参照。
妊婦と授乳婦　妊娠中のマテ使用に関する疫学的研究は，妊娠期間または出生体重においてマテの有害作用がないことを示した（Santos et al. 2005）。

妊娠中の女性は，1日当たり300mg未満のカフェイン摂取となるようマテの使用を制限すべきである（PDR 2006）。授乳中の女性は，1日当たり150mg未満のカフェイン摂取となるようカフェイン含有マテ製品の使用を制限すべきである（AAP 2001）。

レビュー詳細

I. 薬やサプリメントとの相互作用
薬やサプリメントとの相互作用の臨床試験
確認されなかった。
被疑薬やサプリメントとの相互作用の症例報告
確認されなかった。
薬やサプリメントとの相互作用の動物試験
確認されなかった。

II. 有害事象
臨床試験で報告された有害事象　マテが頻繁に摂取された

＊ カフェインなしに調製したものは，相互作用がないと考えられる。

地域における疫学的研究では，食道，口腔，肺，膀胱，腎臓，ほか頭頸部の癌のような，特定の癌を発症するリスクの増加とマテの消費の関連を示唆している（Bates et al. 2007; De Stefani et al. 1996, 1998, 2007; Goldenberg et al. 2003; Pintos et al. 1994）。癌発症率の増加は不明であり，いくつかの仮説が示唆されている（Heck and de Mejia 2007）。研究では，1日当たり1リットル以上のマテの飲用が頭頸部癌のリスクを3～5倍に増加，そしてマテと肺癌の間に何らかの関連性が存在する可能性を示唆している（De Stefani et al. 1996; Sewram et al. 2003; Vassallo et al. 1985）。

いくつかの研究では，熱損傷が癌のリスク増加の原因であるように，口腔癌のリスクの増加は，摂取時点のマテの温度に起因しうることを示唆している（Rolon et al. 1995）。金属製のストロー（ボンビリヤ）を通して非常に熱いマテを飲む習慣は，喉や食道の後部に火傷を繰り返し引き起こす可能性がある。熱いコーヒーや熱い緑茶の摂取は，口腔癌のリスクを2倍～4倍に増加させることが報告されている（Heck and de Mejia 2007）。

喫煙者を対象としたマテ飲料の研究では，マテ飲用者は，非喫煙者より喫煙者で膀胱癌がより流行していたことを示した。研究はまた，紅茶やコーヒーの摂取は膀胱癌の危険因子であったことを示した（De Stefani et al. 1991）。他の類似の研究では，喫煙者におけるマテ飲用者では膀胱癌のリスクが増加し，しかし非喫煙者ではリスクはなかったことを示した（Bates et al. 2007）。

喫煙あるいは飲酒するマテ飲用者の間での高い口腔癌の罹患率に関する他の仮説は，摂取時の高い温度によってマテは，煙草の煙および発癌物質または発癌促進物質である他の環境汚染物質で発見された，発癌物質の吸収を増加させる可能性があるということである（Goldenberg et al. 2004）。

マテは，煙草の煙および焼いた肉で発見された発癌性のある化合物，ベンゾ［*a*］ピレンを含む，多環式芳香族炭化水素（PAH）を含み，食道癌のリスクの増加と関連がある（Heck and de Mejia 2007）。あるヒトを対象とした研究では，マテの消費量およびPAHの尿中濃度の間に用量相関性を示した（Fagundes et al. 2006）。ブラジルの研究では，飲料中のPAH濃度は，コーヒーで10.12μg/kg，マテでは0.70μg/kgであった（Rojo de Camargo and Toledo 2002）。ローストマテのPAH含有量は，煙の出ている炭火の上で葉を乾燥させる伝統的な方法に由来する（Heck and de Mejia 2007）。乾燥，薫製していないマテもまた市販されている。

ウルグアイでの腎細胞癌の発生率を調べると，研究者は，主要な共変量を調整後，多量のマテの摂取は腎細胞癌リスクを3倍に増加させていたが，赤肉の摂取はリスクを3，4倍に増加させたことを示した（De Stefani et al. 1998）。

免役学的データとは対照的に，多くの動物および*in vitro*の研究は，マテの抗癌作用を実証した（Heck and de Mejia 2007）。

有害事象の症例報告　確認されなかった。

III. 薬理学および薬物動態学

ヒトの薬理学的研究　カフェインは，薬物代謝酵素CYP1A2の基質である（Nordmark et al. 1999）。

動物の薬理学的研究　マテは，ラットにおいて非ヘム鉄の吸収を有意に阻害することが観察されている（Gutnisky et al. 1992）。

ラットに対し，マテの水抽出物を5か月間飲料水として投与した場合，気道消化管の癌の有意な増加は見られなかった（Pereira Jotz et al. 2006）。

***In vitro*の薬理学的研究**　口腔癌細胞株における*in vitro*でのマテ抽出物による触媒型トポイソメラーゼ阻害は，トポイソメラーゼⅡに見られたが，トポイソメラーゼⅠには見られなかった（Gonzalez de Mejia et al. 2005）。マテは低濃度でさえ有意な癌細胞の増殖阻害を示す，トポイソメラーゼⅡの強力な阻害剤として確認されている（Heck and de Mejia 2007）。

IV. 妊婦と授乳婦

出生体重や早産のリスクにおける妊娠中のマテ飲用の疫学的研究では，妊娠期間に変化はなく，子宮内発育への有害作用も認められなかった。計5189の単胎出産のうち，68%の母親が，妊娠中に少なくとも週に1回はマテを飲んでいたことが報告された（Santos et al. 2005）。

妊娠中に1日当たり1リットルのマテ茶（～930mgのカフェイン）を飲んでいたと報告された母親の未熟児の新生児は，神経過敏や興奮性，手足の緊張，そして新生児禁断症候群と一致して活発な腱反射の増加を示した。症状は，出生84時間後に消失した。高濃度のカフェインおよびテオブロミンが，胎盤，臍帯血清，新生児尿，妊産婦と新生児の毛，胎便，母乳を含む母体および新生児の生体マトリックスで検出された。著者らは，南米ではマテが妊婦によって頻繁に摂取されているとはいえ，乳児は通常，分娩後4時間以内にカフェインを少量含む母乳が与えられるので，新生児禁断症候群はまれであることを示した（Martin et al. 2007）。

カフェインは，FDA薬剤胎児危険度分類基準Cにあり，胎盤を通過し，胎児における血液および組織濃度に達成することが示されている。妊娠中の女性によるカフェインの過剰摂取は，胎児不整脈と関連している。妊娠中の女性は，1日当たり300mg未満にカフェインの摂取を制限することが勧められる（PDR 2006）。

米国小児科学会によって，カフェインは“授乳中に使用可能”として分類されている。委員会は，母親によるカフェインの摂取は，授乳中の乳児に神経過敏と睡眠不足を生じる可能性があるため母親による，カフェイン含有飲料の摂取は1日当たり2〜3杯に制限すべきであることを指摘する（AAP 2001）。

疫学的研究では，妊娠中の高いカフェイン摂取と自然流産のリスクとの関係性を示唆した。分析では，多くの研究の方法論的欠陥が偏った結果につながっていることから，流産とカフェイン摂取の因果関係は確認できないことを結論付けた（Signorello and McLaughlin 2004）。

V. 毒性研究

急性毒性

ラットに対するカフェインのLD_{50}は経口投与で335mg/kgである（Mills and Bone 2005）。

遺伝毒性

細胞質分裂阻害小核試験において，マテの水抽出物は代謝活性化なしで染色体異常誘発および異数性誘発活性は認められなかった（Alves et al. 2008）。

*In vitro*でヒト末梢リンパ球における染色体異常の頻度の増加が報告されたが，ラットの骨髄細胞では，マテの染色体異常誘発活性は認められなかった（da Fonseca et al. 1994）。マテの水抽出物の遺伝毒性活性は，代謝活性化なしで大腸菌およびネズミチフス菌で認められたが，S9ミクロソーム画分，カタラーゼ，チオ尿素，およびジピリジルの追加は，マテの遺伝毒性活性を中和させた（da Fonseca et al. 1994; Leitão and Braga 1994）。

細胞毒性

*In vitro*でヒト肝癌HepG2細胞に対してマテの抽出物は，総ポリフェノールを含む12.01 μg/mlのIC_{50}値で細胞毒性であった（Gonzalez de Mejia et al. 2005）。

参考文献

AAP. 2001. The transfer of drugs and other chemicals into human milk. American Academy of Pediatrics Committee on Drugs. *Pediatrics* 108(3):776-789.

AHPA. July 2011. Code of Ethics & Business Conduct. Silver Spring, MD: American Herbal Products Association.

Alves, R.J.V., G.P. Jotz, V.S. do Amaral, et al. 2008. The evaluation of mate (*Ilex paraguariensis*) genetic toxicity in human lymphocytes by the cytokinesis-block in the micronucleus assay. *Toxicol. In Vitro* 22:695-698.

Bates, M.N., C. Hopenhayn, O.A. Rey, and L.E. Moore. 2007. Bladder cancer and mate consumption in Argentina: A case-control study. *Cancer Lett.* 246(1-2):268-273.

Brinker, F. 2001. *Herb contraindications and drug interactions.* 3rd ed. Sandy, OR: Eclectic Medical Publications.

Brunton, L.L., J.S. Lazo, and K.L. Parker. 2006. *Goodman & Gilman's the pharmacological basis of therapeutics.* 11th ed. New York: McGraw-Hill.

da Fonseca, C.A., J. Leal, S.S. Costa, and A.C. Leitao. 1994. Genotoxic and mutagenic effects of guarana (*Paullinia cupana*) in prokaryotic organisms. *Mutat. Res.* 321(3):165-173.

De Stefani, E., P. Boffetta, H. Deneo-Pellegrini, et al. 2007. Non-alcoholic beverages and risk of bladder cancer in Uruguay. *BMC Cancer* 7:57.

De Stefani, E., P. Correa, L. Fierro, et al. 1991. Black tobacco, mate, and bladder cancer. A case-control study from Uruguay. *Cancer* 67(2):536-540.

De Stefani, E., L. Fierro, P. Correa, et al. 1996. Mate drinking and risk of lung cancer in males: A case-control study from Uruguay. *Cancer Epidemiol. Biomarkers Prev.* 5(7):515.

De Stefani, E., L. Fierro, M. Mendilaharsu, et al. 1998. Meat intake, 'mate' drinking and renal cell cancer in Uruguay: A case-control study. *Br. J. Cancer* 78(9):1239-1243.

Donovan, J.L., and C.L. DeVane. 2001. A primer on caffeine pharmacology and its drug interactions in clinical psychopharmacology. *Psychopharmacol. Bull.* 35(3):30-48.

Fagundes, R.B., C.C. Abnet, P.T. Strickland, et al. 2006. Higher urine 1-hydroxy pyrene glucuronide (1-OHPG) is associated with tobacco smoke exposure and drinking mate in healthy subjects from Rio Grande do Sul, Brazil. *BMC Cancer* 6:139.

Goldenberg, D., A. Golz, and H.Z. Joachims. 2003. The beverage mate: A risk factor for cancer of the head and neck. *Head Neck* 25(7):595-601.

Goldenberg, D., J. Lee, W.M. Koch, et al. 2004. Habitual risk factors for head and neck cancer. *Otolaryngol. Head Neck Surg.* 131(6):986-993.

Gonzalez de Mejia, E., Y.S. Song, M.V. Ramirez-Mares, and H. Kobayashi. 2005. Effect of yerba mate (*Ilex paraguariensis*) tea on topoisomerase inhibition and oral carcinoma cell proliferation. *J. Agric. Food Chem.* 53(6):1966-1973.

Gutnisky, A., N. Rizzo, M.E. Castro, and G. Garbossa. 1992. The inhibitory action of chlorogenic acid on the intestinal iron absorption in rats. *Acta Physiol. Pharmacol. Ther. Latinoam.* 42(3):139-146.

Heck, C.I., E.G. de Mejia. 2007. Yerba Mate Tea (*Ilex paraguariensis*): A comprehensive review on chemistry, health implications, and technological considerations. *J. Food Sci.* 72(9):R138-51.

Leitão, A.C., and R.S. Braga. 1994. Mutagenic and genotoxic effects of mate (*Ilex paraguariensis*) in prokaryotic organisms. *Braz. J. Med. Biol. Res.* 27(7):1517-1525.

List, P.H., and H. Hörhammer. 1973. *Hagers handbuch der pharmazeutischen praxis.* Berlin: Springer.

Martin, I., M.A. Lopez-Vilchez, A. Mur, O. Garcia-Algar, et al. 2007. Neonatal withdrawal syndrome after chronic maternal drinking of mate. *Ther. Drug Monit.* 29(1):127-129.

Mills, S., and K. Bone. 2005. *The essential guide to herbal safety.* St. Louis: Elsevier.

Nordmark, A., S. Lundgren, S. Cnattingius, and A. Rane. 1999. Dietary caffeine as a probe agent for assessment of cytochrome P4501A2 activity in random urine samples. *Br. J. Clin. Pharmacol.* 47(4):397.

PDR. 2006. *Physicians' desk reference for nonprescription drugs and dietary supplements.* 27th ed. Montvale, NJ: Medical Economics Co.

Pereira Jotz, G., H. Sampaio Menezes, C. Galleano Zetter, et al. 2006. Mate (*Ilex paraguariensis*) as an etiological agent of neoplasia in the aerodigestive tract. *Int. Arch. Otorhinolaryngol. Sao Paulo* 10:306-311.

Pintos, J., E.L. Franco, B.V. Oliveira, et al. 1994. Mate, coffee, and tea consumption and risk of cancers of the upper aerodigestive tract in southern Brazil. *Epidemiology* 5(6):583-590.

Rojo de Camargo, M.C., and M.C.F. Toledo. 2002. Coffee and mate tea as a dietary source of polycyclic aromatic hydrocarbons (PAHs) in Campinas. *Cien. Tecnol. Aliment.* 22:49-53.

Rolon, P.A., X. Castellsague, M. Benz, and N. Munoz. 1995. Hot and cold mate drinking and esophageal cancer in Paraguay. *Cancer Epidemiol. Biomarkers Prev.* 4(6):595-605.

Santos, I.S., A. Matijasevich, and N.C. Valle. 2005. Mate drinking during pregnancy and risk of preterm and small for gestational age birth. *J. Nutr.* 135(5):1120-1123.

Sewram, V., E. De Stefani, P. Brennan, and P. Boffetta. 2003. Mate consumption and the risk of squamous cell esophageal cancer in Uruguay. *Cancer Epidemiol. Biomarkers Prev.* 12(6):508-513.

Signorello, L.B., and J.K. McLaughlin. 2004. Maternal caffeine consumption and spontaneous abortion: A review of the epidemiologic evidence. *Epidemiology* 15 (2):229-239.

Vassallo, A., P. Correa, E. Destefani, et al. 1985. Esophageal cancer in Uruguay—A case-control study. *J. Natl. Cancer Inst.* 75(6):1005-1009.

Wichtl, M. 2004. *Herbal drugs and phytopharmaceuticals: A handbook for practice on a scientific basis*. 3rd ed. Boca Raton, FL: CRC Press.

Illicium verum Hook. f.

シキミ科

一般名：スターアニス
英　名：star anise
和　名：ダイウイキョウ，トウシキミ
アーユルヴェーダ名：*takkola*
別　名：Chinese star anise
使用部位：果実

安全性クラス：1
相互作用クラス：A

禁忌　知見なし

他の注意事項　知見なし

薬やサプリメントとの相互作用　知見なし

注釈　スターアニス（*Illicium verum*）は，神経および消化器に対し毒性があるシキミとしても知られているジャパニーズスターアニス（*I. anisatum*）とよく混同される（Ize-Ludlow et al. 2004; Joshi et al. 2005; Small 1996）。ジャパニーズスターアニスの果実は，一般的に*I. verum*より小さく，6〜8個の星状の袋果および湾曲した形状からなる。この湾曲は，ほとんどまっすぐな先端を持つ標準種と対照的である。ジャパニーズスターアニスは，苦味があり，サッサフラスの匂いがあることが報告されているが，スターアニスには苦みやアニスの匂いはしない（Wichtl 2004; Youngken 1921）。

顕微鏡または化学的手法を用いて種を区別するための分析方法が公開されている（Howes et al. 2009; Joshi et al. 2005; Lederer et al. 2006; Techen et al. 2009; Upton 2006）。

スターアニスとしてラベル表示されていたお茶を投与された乳児で，発作が報告されたが（Garzo Fernandez et al. 2002; Gil Campos et al. 2002; Ize-Ludlow et al. 2004; Minodier et al. 2003; Montoya-Cabrera 1990），いくつかの症例報告でのお茶製品の分析では，ジャパニーズスターアニス（*I. anisatum*）を含む粗悪品であることを指摘した。

後にジャパニーズスターアニスを含むことが発見されたスターアニスとして表示されたお茶製品を摂取した成人で，全身倦怠感，悪心，嘔吐が報告された（Johanns et al. 2002）。

有害事象と副作用　知見なし

薬理学的考察　知見なし

妊婦と授乳婦　科学的または伝統的文献において，妊娠中および授乳中におけるスターアニスの安全性は不明である。本書では，妊娠中や授乳期間での使用に関する問題は確認されなかったが，最終的な安全性は確立されていない。

レビュー詳細

I. 薬やサプリメントとの相互作用

薬やサプリメントとの相互作用の臨床試験

確認されなかった。

被疑薬やサプリメントとの相互作用の症例報告

確認されなかった。

薬やサプリメントとの相互作用の動物試験

確認されなかった。

II. 有害事象

有害事象の症例報告　スターアニスとしてラベル表示されていたお茶を投与された乳児で，発作が報告されたが（Garzo Fernandez et al. 2002; Gil Campos et al. 2002; Ize-Ludlow et al. 2004; Minodier et al. 2003; Montoya-Cabrera 1990），いくつかの症例報告でのお茶製品の分析では，神経および消化器に対し毒性があるとされている植物的に近縁種であるジャパニーズスターアニス（*I. anisatum*）を含む粗悪品であることを指摘した（Ize-Ludlow et al. 2004）。

後にジャパニーズスターアニスを含むことが判明したスターアニスと表示されたお茶製品を摂取した成人で，全身倦怠感，悪心，嘔吐が報告された（Johanns et al. 2002）。

薬物リン酸オセルタミビルへのアナフィラキシー反応が，スターアニスおよびセロリ-ニンジン-ヨモギ-スパイス症候群に対する感作がある患者で報告された（Hirschfeld et al. 2008）。

III. 薬理学および薬物動態学

ヒトの薬理学的研究　確認されなかった。

動物の薬理学的研究　確認されなかった。

***In vitro*の薬理学的研究**　確認されなかった。

IV. 妊婦と授乳婦

妊娠中および授乳中におけるスターアニスの安全性に関する情報は確認されなかった。

V. 毒性研究

急性毒性

マウスに対し，スターアニスから分離されたベラニサチンA，B，Cを経口投与した場合，痙攣を引き起こし，3mg/kgの容量で死亡した。低用量では低体温を引き起こした（Nakamura et al. 1996; Okuyama et al. 1993）。

参考文献

Garzo Fernandez, C., P. Gomez Pintado, A. Barrasa Blanco, et al. 2002. Cases of neurological symptoms associated with star anise consumption used as a carminative. *An. Esp. Pediatr.* 57(4):290-294.

Gil Campos, M., J.L. Perez Navero, and I. Ibarra De La Rosa. 2002. Convulsive status secondary to star anise poisoning in a neonate. *An. Esp. Pediatr.* 57(4):366-368.

Hirschfeld, G., L. Weber, A. Renkl, K. Scharffetter-Kochanek, and J.M. Weiss. 2008. Anaphylaxis after oseltamivir (Tamiflu) therapy in a patient with sensitization to star anise and celery-carrot-mugwort-spice syndrome. *Allergy* 63(2):243-244.

Howes, M.J., G.C. Kite, and M.S. Simmonds. 2009. Distinguishing Chinese star anise from Japanese star anise using thermal desorption-gas chromatography-mass spectrometry. *J. Agric. Food Chem.* 57(13):5783-5789.

Ize-Ludlow, D., S. Ragone, I.S. Bruck, et al. 2004. Neurotoxicities in infants seen with the consumption of star anise tea. *Pediatrics* 114(5):e653-e656.

Johanns, E.S., L.E. van der Kolk, H.M. van Gemert, et al. 2002. An epidemic of epileptic seizures after consumption of herbal tea. *Ned. Tijdschr. Geneeskd.* 146(17):813-816.

Joshi, V.C., P.V. Srinivas, and I.A. Khan. 2005. Rapid and easy identification of *Illicium verum* Hook. f. and its adulterant *Illicium anisatum* Linn. by fluorescent microscopy and gas chromatography. *J. AOAC Int.* 88(3):703-706.

Lederer, I., G. Schulzki, J. Gross, and J.P. Steffen. 2006. Combination of TLC and HPLC-MS/MS methods. Approach to a rational quality control of Chinese star anise. *J. Agric. Food Chem.* 54(6):1970-1974.

Minodier, P., P. Pommier, E. Moulene, et al. 2003. Star anise poisoning in infants. *Arch. Pediatr.* 10(7):619-621.

Montoya-Cabrera, M.A. 1990.Poisoning by star anise (*Illicium verum*) tea.] *Gac. Med. Mex.* 126(4):341-342.

Nakamura, T., E. Okuyama, and M. Yamazaki. 1996. Neurotropic components from star anise (*Illicium verum* Hook. fil.). *Chem. Pharm. Bull. (Tokyo)* 44(10):1908-1914.

Okuyama, E., T. Nakamura, and M. Yamazaki. 1993. Convulsants from star anise (*Illicium verum* Hook.F.). *Chem. Pharm. Bull. (Tokyo)* 41(9):1670-1671.

Small, E. 1996. Confusion of common names for toxic and edible "star anise" (*Illicium*) species. *Econ. Bot.* 50(3):337-339.

Techen, N., Z. Pan, B.E. Scheffler, and I.A. Khan. 2009. Detection of *Illicium anisatum* as adulterant of *Illicium verum*. *Planta Med.* 75(4):392-395.

Upton, R. 2006. *Differentiation between star anise (Illicium verum) and the toxic adulterant shikimi (Illicium anisatum)*. Scotts Valley, CA: American Herbal Pharmacopoeia.

Wichtl, M. 2004. *Herbal drugs and phytopharmaceuticals: A handbook for practice on a scientific basis*. 3rd ed. Boca Raton, FL: CRC Press.

Youngken, H.W. 1921. *A textbook of pharmacognosy*. Philadelphia: Blakiston's Son & Co.

I

Inula helenium L.　キク科

一般名：エレカンペーン

英　名：elecampane

和　名：オオグルマ

中国名：土木香（*tu mu xiang*）（根）

使用部位：根

安全性クラス：1

相互作用クラス：A

禁忌　知見なし

他の注意事項　アレルギーの交差反応性はキク科の植物に一般的であるため，キク科（フィーバーフュー，カモミール，エキナセアのような）の他の植物にアレルギーのある人は，エレカンペーンに対しても注意すべきである（Paulsen 2002）。

薬やサプリメントとの相互作用　知見なし

注意　通経薬（Felter and Lloyd 1898），付録2参照。

有害事象と副作用　エレカンペーンに対するアレルギー反応，主に接触皮膚炎が報告されている（Mateo et al. 1995; Paulsen 2002; Pazzaglia et al. 1995）。

高用量（記載されている標準容量は，1日当たり1gのお茶として3〜4回の摂取）は，下痢，嘔吐，痙攣，麻痺の症状を引き起こす可能性がある（Roth et al. 1984; Wichtl 2004）。
薬理学的考察　動物の感作研究および，ヒトの事例報告では，エレカンペーンの化合物は，比較的一般的な皮膚感作性物質であると示されている（Alanso Blasi et al. 1992; Paulsen 2002; Stampf et al. 1982）。
妊婦と授乳婦　英国ハーブの文献では，エレカンペーンは妊娠および授乳中に使用すべきではないと示しているが，これらの禁忌の理由は示されていない（Bradley 1992）。中国伝統医学の文献では，エレカンペーンは時々切迫流産のケースで使用されていることを示している（PPRC 2005）。入手可能な根拠に基づくと，本書の編者は，妊娠および授乳中のエレカンペーンの使用は一般的に安全であると考える。

レビュー詳細

I. 薬やサプリメントとの相互作用

薬やサプリメントとの相互作用の臨床試験
　確認されなかった。
被疑薬やサプリメントとの相互作用の症例報告
　確認されなかった。
薬やサプリメントとの相互作用の動物試験
　確認されなかった。

II. 有害事象

有害事象の症例報告　アレルギー性接触皮膚炎に次いで多形紅斑様発疹は，セスキテルペンラクトン化合物に起因した作用とともに，エレカンペーンの接触後に報告された（Mateo et al. 1995）。
　エレカンペーン抽出物を含むマッサージオイルによる接触皮膚炎が報告された（Pazzaglia et al. 1995）。

III. 薬理学および薬物動態学

ヒトの薬理学的研究　アレルギー反応や接触感作を引き起こすキク科の植物の中で，エレカンペーンは比較的頻繁に感作を引き起こす種の1つとして認識されている（Paulsen 2002）。
動物の薬理学的研究　モルモットに対する感作試験では，アラントラクトンおよびイソアラントラクトンは，ヘレニン（水蒸気蒸留したエレカンペーン抽出物の結晶部分）への感作性無しに，皮内注射後に感作活性を示した（Stampf et al. 1982）。
　マウスに対する経皮試験においてアラントラクトンは感作活性を示した。イソアラントラクトンの感作活性は認められなかった（Alanso Blasi et al. 1992）。
*In vitro*の薬理学的研究　確認されなかった。

IV. 妊婦と授乳婦

英国ハーブの文献では，エレカンペーンは妊娠および授乳中に使用すべきではないと示しているが，これらの禁忌の理由は示されていない（Bradley 1992）。中国伝統医学の文献では，エレカンペーンは時々切迫流産のケースで使用されていることを示している（PPRC 2005）。入手可能な根拠に基づくと，本書の編者は，妊娠および授乳中のエレカンペーンの使用は一般的に安全であると考える。

V. 毒性研究

急性毒性
ウサギに対するヘレニン（水蒸気蒸留したエレカンペーン抽出物の結晶部分）のLD_{50}は，経口投与で1.2g/kgである（Blaschek et al. 2002）。

参考文献

Alanso Blasi, N., R. Fraginals, J.P. Lepoittevin, and C. Benezra. 1992. A murine in vitro model of allergic contact dermatitis to sesquiterpene alpha-methylene gamma-butyrolactones. *Arch. Dermatol. Res.* 284:297-302.

Blaschek, W., S. Ebel, E. Hackenthal, et al. 2002. *Hagers handbuch der drogen und arzneistoffe*. HagerROM 2002. Heidelberg: Springer.

Bradley, P.R. 1992. *British herbal compendium: A handbook of scientific information on widely used plant drugs*. Bournemouth, UK: British Herbal Medicine Association.

Felter, H.W., and J.U. Lloyd. 1898. *King's American dispensatory*. 18th ed., 3rd rev. 2 vols. Cincinnati: Ohio Valley Co.

Mateo, M.P.G., M. Velasco, F.J. Miquel, and J. De La Cuadra. 1995. Erythema-multiforme-like eruption following allergic contact dermatitis from sesquiterpene lactones in herbal medicine. *Contact Dermat.* 33(6):449-450.

Paulsen, E. 2002. Contact sensitization from Compositae-containing herbal remedies and cosmetics. *Contact Dermat.* 47(4):189-198.

Pazzaglia, M., N. Venturo, G. Borda, and A. Tosti. 1995. Contact dermatitis due to a massage liniment containing *Inula helenium* extract. *Contact Dermat.* 33(4):267.

PPRC. 2005. *Pharmacopoeia of the People's Republic of China*. Beijing: People's Medical Publishing House.

Roth, L., M. Daunderer, and K. Kormann. 1984. *Giftpflanzen-pflanzengifte: Vorkommen, wirkung, therapie*. Landsberg: Ecomed.

Stampf, J.L., C. Benezra, G. Klecak, et al. 1982. The sensitizing capacity of helenin and of 2 of its main constituents, the sesquiterpene lactones alantolactone and iso-alantolactone: A comparison of epicutaneous and intradermal sensitizing methods in different strains of guinea-pig. *Contact Dermat.* 8(1):16-24.

Wichtl, M. 2004. *Herbal drugs and phytopharmaceuticals: A handbook for practice on a scientific basis*. 3rd ed. Boca Raton, FL: CRC Press.

Inula spp. キク科

Inula britannica L.
一般名：イギリスエレカンペーン
英　名：British elecampane
和　名：オグルマ
中国名：旋覆花（センプクカ）（*xuan fu hua*）（花）
別　名：British inula

Inula japonica Thunb.
一般名：ニホンエレカンペーン
英　名：Japanese elecampane
異　名：*Inula britannica* L. var. *japonica* (Thunb.) Franch. & Sav.
中国名：旋覆花（*xuan fu hua*）（花）
使用部位：花

安全性クラス：1
相互作用クラス：A
禁忌　知見なし
他の注意事項　アレルギーの交差反応性はキク科の植物に一般的であるため，キク科（フィーバーフュー，カモミール，エキナセアのような）の他の植物にアレルギーのある人は，イギリスエレカンペーン・日本エレカンペーンに対しても注意すべきである（Paulsen 2002）。
薬やサプリメントとの相互作用　知見なし
注意　イギリスまたは日本エレカンペーンのドライフラワーは，喉や消化管に対し炎症を引き起こす可能性がある花から小さな毛を除去するため，煎じる前に寒冷紗や同様のフィルタで包むべきである（Chen and Chen 2004）。
有害事象と副作用　日本およびイギリスエレカンペーンに対するアレルギー反応，主に接触皮膚炎が報告されている（Bensky et al. 2004; Chen and Chen 2004）。
　下痢は，日本エレカンペーンの使用に関連している（Chen and Chen 2004）。
薬理学的考察　動物における感作性試験では，日本エレカンペーンにある少なくとも1つの化合物が，比較的一般的な増感剤であることを示した（Stampf et al. 1982; Yong-Ming et al. 2006）。
妊婦と授乳婦　科学的または伝統的文献において，妊娠中および授乳中における日本およびイギリスエレカンペーンの安全性は不明である。本書では，妊娠中や授乳期間での使用に関する問題は確認されなかったが，最終的な安全性は確立されていない。

レビュー詳細

I. 薬やサプリメントとの相互作用
薬やサプリメントとの相互作用の臨床試験
　確認されなかった。
被疑薬やサプリメントとの相互作用の症例報告
　確認されなかった。
薬やサプリメントとの相互作用の動物試験
　確認されなかった。

II. 有害事象
有害事象の症例報告　イギリスまたは日本エレカンペーンの花や茎での反復皮膚接触は，接触皮膚炎および掻痒などのアレルギー反応を引き起こす可能性がある（Bensky et al. 2004）。

III. 薬理学および薬物動態学
ヒトの薬理学的研究　確認されなかった。
動物の薬理学的研究　モルモットに対する感作性試験において，イソアラントラクトンは皮内注射後に感作活性を示した（Stampf et al. 1982）。
*In vitro*の薬理学的研究　確認されなかった。

IV. 妊婦と授乳婦
妊娠中および授乳中における日本およびイギリスエレカンペーンの安全性に関する情報は確認されなかった。

V. 毒性研究
急性毒性
マウスに対する日本エレカンペーンの15％煎剤のLD_{50}は，腹腔内投与で22.5g/kgである（Chen and Chen 2004）。

参考文献

Bensky, D., S. Clavey, and E. Stöger. 2004. *Chinese herbal medicine: Materia medica*. 3rd ed. Seattle: Eastland Press.

Chen, J.K., and T.T. Chen. 2004. *Chinese medical herbology and pharmacology*. City of Industry, CA: Art of Medicine Press.

Paulsen, E. 2002. Contact sensitization from Compositae-containing herbal remedies and cosmetics. *Contact Dermat.* 47(4):189-198.
Stampf, J.L., C. Benezra, G. Klecak, et al. 1982. The sensitizing capacity of helenin and of 2 of its main constituents, the sesquiterpene lactones alantolactone and iso-alantolactone: A comparison of epicutaneous and intradermal sensitizing methods in different strains of guinea-pig. *Contact Dermat.* 8(1):16-24.
Yong-Ming, Z., Z. Man-Li, S. Qing-Wen, and K. Hiromasa. 2006. Chemical constituents of plants from the genus *Inula*. *Chem. Biodivers.* 3(4):371-384.

Ipomoea purga (Wender.) Hayne

ヒルガオ科

一般名：ヤラッパ
英　名：jalap
使用部位：根

安全性クラス：3
相互作用クラス：A

禁忌　ヤラッパの適切な使用において，有資格の専門家監督下以外での使用禁止（Felter and Lloyd 1898; Wood and LaWall 1918）。

他の注意事項　知見なし

薬やサプリメントとの相互作用　薬理学的考察参照。

注 意　催吐薬（Felter and Lloyd 1898; Wood and LaWall 1918），付録2参照。

刺激性瀉下薬（BPC 1911; Felter and Lloyd 1898; Pereda-Miranda et al. 2006; Wood and LaWall 1918），付録2参照。

有害事象と副作用　ヤラッパは，多くの場合激しい腹痛を伴う，液状便を引き起こす刺激性瀉下薬である（BPC 1911; Felter and Lloyd 1898; Pereda-Miranda et al. 2006; Wood and LaWall 1918）。高用量投与は，場合によっては死亡事故につながっている（Felter and Lloyd 1898），峻下を引き起こす可能性がある（Felter and Lloyd 1898; Wood and LaWall 1918）。

薬理学的考察　水抽出物は，緩下作用があることが報告されているが，“水不溶性画分”が，激しい痛みを引き起こすことが報告されている（Wood and LaWall 1918）。

ヤラッパのような刺激性瀉下薬と抗不整脈薬および強心配糖体を含む植物との併用が警告されており，下剤としてのヤラッパの長期使用は，これらの薬物や植物の毒性を増加することにつながり，カリウムの損失を引き起こす可能性がある（Brinker 2001; De Smet 1993; ESCOP 2003）。

ヤラッパのような刺激性瀉下薬と，チアジド系利尿薬，コルチコステロイドまたはリコリスとの併用は警告されており，下剤としてのヤラッパの長期使用は，これらの薬剤や植物によって誘導されるカリウムの損失を増加させる可能性がある（Brinker 2001; De Smet 1993; ESCOP 2003）。

ヤラッパのような刺激性瀉下剤の使用は，胃腸通過時間を減少させ，経口投与された薬剤の吸収を減少させる可能性がある（Brinker 2001; De Smet 1993）。

妊婦と授乳婦　科学または伝統的な文献で，妊娠または授乳中のヤラッパ使用に関する情報は確認されなかったが，妊娠中の下剤の使用は禁忌である（Bensky et al. 2004; Chen and Chen 2004; Maciocia 1998）。

科学的または伝統的文献において，授乳期間中のヤラッパの安全性情報は確認されなかった。そして，ヤラッパは適切な使用において，有資格の専門家監督下以外での使用は禁止。

レビュー詳細

I. 薬やサプリメントとの相互作用

薬やサプリメントとの相互作用の臨床試験
　確認されなかった。

被疑薬やサプリメントとの相互作用の症例報告
　確認されなかった。

薬やサプリメントとの相互作用の動物試験
　確認されなかった。

II. 有害事象

有害事象の症例報告　参考文献では，“高用量投与は，時に致命的で，峻下”を引き起こすことを示す（Felter and Lloyd 1898）。

III. 薬理学および薬物動態学

ヒトの薬理学的研究　確認されなかった。

動物の薬理学的研究　確認されなかった。

*In vitro*の薬理学的研究　確認されなかった。

IV. 妊婦と授乳婦

妊娠または授乳中のヤラッパの安全性情報は確認されなかった。

V. 毒性研究

確認されなかった。

参考文献

BPC. 1911. *British pharmaceutical codex*. London: Pharmaceutical Press

Bensky, D., S. Clavey, and E. Stöger. 2004. *Chinese herbal medicine: Materia medica*. 3rd ed. Seattle: Eastland Press.

Brinker, F. 2001. *Herb contraindications and drug interactions*. 3rd ed. Sandy, OR: Eclectic Medical Publications.

Chen, J.K., and T.T. Chen. 2004. *Chinese medical herbology and pharmacology*. City of Industry, CA: Art of Medicine Press.

De Smet, P.A.G.M. 1993. *Adverse effects of herbal drugs, Volume 2*. Berlin: Springer.

ESCOP. 2003. *ESCOP monographs: The scientific foundation for herbal medicinal products*. 2nd ed. Exeter, U.K.: European Scientific Cooperative on Phytotherapy.

Felter, H.W., and J.U. Lloyd. 1898. *King's American dispensatory*. 18th ed., 3rd rev. 2 vols. Cincinnati: Ohio Valley Co.

Maciocia, G. 1998. *Obstetrics & gynecology in Chinese medicine*. New York: Churchill Livingstone.

Pereda-Miranda, R., M. Fragoso-Serrano, E. Escalante-Sanchez, et al. 2006. Profiling of the resin glycoside content of Mexican Jalap roots with purgative activity. *J. Nat. Prod.* 69(10):1460-1466.

Wood, H., and C. LaWall. 1918. *The dispensatory of the United States of America*. 21st ed. Philadelphia: Lippincott.

Iris spp. アヤメ科

Iris germanica L. var. ***florentina*** Dykes

一般名：オリス

英　名：orris

別　名：*fleur-de-lis*, Florentine iris

Iris pallida Lam.

一般名：オリス

英　名：orris

別　名：Dalmatian iris, sweet iris

使用部位：根茎，根

安全性クラス：1

相互作用クラス：A

禁忌　知見なし

他の注意事項　知見なし

薬やサプリメントとの相互作用　知見なし

有害事象と副作用　生のオリス根は，消化管の炎症を引き起こす可能性がある（Chadha 1988; Felter and Lloyd 1898）。高用量摂取は，吐き気や嘔吐を引き起こす可能性がある（Wood and LaWall 1918）。

薬理学的考察　知見なし

妊婦と授乳婦　科学的または伝統的文献において，妊娠中および授乳中におけるオリスの安全性は不明である。本書では，妊娠中や授乳期間での使用に関する問題は確認されなかったが，最終的な安全性は確立されていない。

レビュー詳細

I. 薬やサプリメントとの相互作用

薬やサプリメントとの相互作用の臨床試験

確認されなかった。

被疑薬やサプリメントとの相互作用の症例報告

確認されなかった。

薬やサプリメントとの相互作用の動物試験

確認されなかった。

II. 有害事象

有害事象の症例報告　確認されなかった。

III. 薬理学および薬物動態学

ヒトの薬理学的研究　24時間の反傷害パッチテストにおいて，健常な被験者に対しワセリン基剤の2%オリスアブソリュートを使用した結果，感作は報告されなかった（Opdyke 1979）。48時間のクローズドパッチテストにおいて，健常な被験者に対しワセリン基剤の3%オリスアブソリュートを使用したところ，オリスアブソリュートの刺激は認められなかった（Opdyke 1979）。

動物の薬理学的研究　確認されなかった。

*In vitro*の薬理学的研究　確認されなかった。

IV. 妊婦と授乳婦

妊娠中および授乳中におけるオリスの安全性情報は確認されなかった。

V. 毒性研究

急性毒性

ラットに対するオリスアブソリュートのLD_{50}は，経口投与で9.4g/kgである（Opdyke 1979）。

Iris spp.

参考文献

Chadha, Y. 1988. *The wealth of India: A dictionary of Indian raw materials and industrial products.* Delhi: Council of Scientific and Industrial Research.

Felter, H.W., and J.U. Lloyd. 1898. *King's American dispensatory.* 18th ed., 3rd rev. 2 vols. Cincinnati: Ohio Valley Co.

Opdyke, D.L.J. 1979. *Monographs on fragrance raw materials.* New York: Pergamon Press.

Wood, H., and C. LaWall. 1918. *The dispensatory of the United States of America.* 21st ed. Philadelphia: Lippincott.

Iris spp.

アヤメ科

Iris versicolor L.
一般名：ブルーフラッグ
英　名：blue flag
別　名：larger blue flag

Iris virginica L.
一般名：ブルーフラッグ
英　名：blue flag
異　名：*Iris caroliniana* S. Watson
別　名：southern blue flag
使用部位：根茎，根

安全性クラス：2b, 2d
相互作用クラス：A

禁忌　妊娠中は，医療従事者監督下以外での使用禁止(McGuffin et al. 1997)。

推奨用量を超えないこと(Felter and Lloyd 1898; List and Hörhammer 1973; Wood and LaWall 1918)。

他の注意事項　吐き気や嘔吐の原因になりうる(Felter and Lloyd 1898; List and Hörhammer 1973; Wood and LaWall 1918)。

薬やサプリメントとの相互作用　下記の薬理学的考察参照。

標準用量　標準用量は，1日当たり，2〜3回，10〜20滴のチンキ(Smith 2008; Winston 2010)。

注意　催吐薬(List and Hörhammer 1973; Wood and LaWall 1918)，付録2参照。

刺激性瀉下薬(Felter and Lloyd 1898; Wood and LaWall 1918)，付録2参照。

有害事象と副作用　生のブルーフラッグは，嘔吐，水溶性の下痢，腸の炎症および疝痛につながる消化管の炎症を引き起こす可能性がある(Felter and Lloyd 1898)。

ブルーフラッグは顔，頭，四肢の神経痛を引き起こすと報告されている(Felter and Lloyd 1898)。

薬理学的考察　刺激性瀉下薬と抗不整脈薬および強心配糖体を含む植物との併用は警告されており，下剤としてのブルーフラッグの長期使用は，これらの薬剤や植物の毒性を増加することにつながり，カリウムの損失を引き起こす可能性がある(Brinker 2001; De Smet 1993; ESCOP 2003)。

ブルーフラッグのような刺激性瀉下薬と，チアジド系利尿薬，コルチコステロイドまたはリコリスとの併用は警告されており，下剤としてのブルーフラッグの長期使用は，これらの薬剤や植物によって誘導されるカリウムの損失を増加させる可能性がある(Brinker 2001; De Smet 1993; ESCOP 2003)。

ブルーフラッグのような刺激性瀉下薬の使用は，胃腸通過時間を減少させ，経口投与された薬剤の吸収を減少させる可能性がある(Brinker 2001; De Smet 1993)。

妊婦と授乳婦　科学的または伝統的文献において，妊娠中および授乳中におけるブルーフラッグの安全性は不明である。本書では，妊娠中や授乳期間での使用に関する問題は確認されなかったが，最終的な安全性は確立されていない。

レビュー詳細

I. 薬やサプリメントとの相互作用

薬やサプリメントとの相互作用の臨床試験
　確認されなかった。
被疑薬やサプリメントとの相互作用の症例報告
　確認されなかった。
薬やサプリメントとの相互作用の動物試験
　確認されなかった。

II. 有害事象

有害事象の症例報告　確認されなかった。

III. 薬理学および薬物動態学

ヒトの薬理学的研究　確認されなかった。
動物の薬理学的研究　確認されなかった。
*In vitro*の薬理学的研究　確認されなかった。

IV. 妊婦と授乳婦

妊娠中および授乳中におけるブルーフラッグの安全性情報

は確認されなかった。

確認されなかった。

V. 毒性研究

参考文献

Brinker, F. 2001. *Herb contraindications and drug interactions*. 3rd ed. Sandy, OR: Eclectic Medical Publications.

De Smet, P.A.G.M. 1993. *Adverse effects of herbal drugs, Volume 2*. Berlin: Springer.

ESCOP. 2003. *ESCOP monographs: The scientific foundation for herbal medicinal products*. 2nd ed. Exeter, U.K.: European Scientific Cooperative on Phytotherapy.

Felter, H.W., and J.U. Lloyd. 1898. *King's American dispensatory*. 18th ed., 3rd rev. 2 vols. Cincinnati: Ohio Valley Co.

List, P.H., and H. Hörhammer. 1973. *Hagers handbuch der pharmazeutischen praxis*. Berlin: Springer.

McGuffin, M., C. Hobbs, R. Upton, and A. Goldberg. 1997. *Botanical safety handbook*. Boca Raton, FL: CRC Press.

Smith, E. 2008. *Therapeutic herb manual*. Williams, OR: self-published.

Winston, D. 2010. *Winston's botanical materia medica*. Broadway, NJ: David Winston's Center for Herbal Studies

Wood, H., and C. LaWall. 1918. *The dispensatory of the United States of America*. 21st ed. Philadelphia: Lippincott.

Isatis spp.　アブラナ科

Isatis indigotica Fortune

一般名：イサティス，インディコ ウォード

英　名：isatis

和　名：タイセイ（大青）

中国名：板藍根（*ban lan gen*）（根）

別　名：indigo woad

Isatis tinctoria L.

一般名：ウォード

英　名：dyer's woad

和　名：ホソバタイセイ

別　名：woad

使用部位：根

安全性クラス：1

相互作用クラス：A

禁忌　知見なし

他の注意事項　スルホニル尿素誘導体（例えば，トルブタミド，グリピジド，グリブリド）またはスルホンアミド薬（例えば，スルファジアジン，スルフイソキサゾール，スルファメトキサゾール，トリメトプリム・スルファメトキサゾール）にアレルギーのある人には注意して使用すること（Chen and Chen 2004）。

薬やサプリメントとの相互作用　知見なし

注釈　数種の植物は，中国では板藍根（*ban lan gen*）という共通の名で知られており，異なる種を使用しているため識別するのは困難である。中国伝統医学のある文献では，*Isatis indigotica*は優先種であることを示しているが，*Baphicacanthus*は一般的に許容できる代替物として取引されていて（Bensky et al. 2004），他の文献では，*I. tinctoria*, *I. indigotica*, *Baphicacanthus cusia*, *Polygonum tinctorium*, *Clerodendron cyrtophyllum*は，すべて許容できる種であることを示している（Chen and Chen 2004）。

有害事象と副作用　知見なし

薬理学的考察　知見なし

妊婦と授乳婦　科学的または伝統的文献において，妊娠中および授乳中におけるウォードおよびイサティスの安全性は不明である。本書では，妊娠中や授乳期間での使用に関する問題は確認されなかったが，最終的な安全性は確立されていない。

レビュー詳細

I. 薬やサプリメントとの相互作用

薬やサプリメントとの相互作用の臨床試験

確認されなかった。

被疑薬やサプリメントとの相互作用の症例報告

確認されなかった。

薬やサプリメントとの相互作用の動物試験

確認されなかった。

II. 有害事象

有害事象の症例報告　イサティス使用に関連して上部消化管の出血が報告された。製品，投与量，期間，併用薬，関連する治療歴に関する情報は提供されなかった（Bensky et al. 2004）。

III. 薬理学および薬物動態学

ヒトの薬理学的研究　確認されなかった。

動物の薬理学的研究　ウサギに対しウォードを与えた場合，血小板凝集の阻害が認められた（用量，期間，抽出物の種類は特定されなかった）（Chen and Chen 2004）。

***In vitro*の薬理学的研究**　確認されなかった。

IV. 妊婦と授乳婦

妊娠中および授乳中におけるウォードおよびイサティスの安全性に関する情報は確認されなかった。

V. 毒性研究

急性毒性

マウスに対しインジルビンを5g/kg投与したところ，有害反応は認められなかった（Chen and Chen 2004）。

参考文献

Bensky, D., S. Clavey, and E. Stöger. 2004. *Chinese herbal medicine: Materia medica*. 3rd ed. Seattle: Eastland Press.
Chen, J.K., and T.T. Chen. 2004. *Chinese medical herbology and pharmacology*. City of Industry, CA: Art of Medicine Press.

Jasminum officinale L.

モクセイ科

一般名：ジャスミン
英　名：jasmine
異　名：*Jasminum grandiflorum* L.
アーユルヴェーダ名：*jati*
別　名：poet's jasmine
使用部位：花

安全性クラス：1
相互作用クラス：A
禁忌　知見なし
他の注意事項　知見なし
薬やサプリメントとの相互作用　知見なし
有害事象と副作用　知見なし
薬理学的考察　知見なし
妊婦と授乳婦　動物研究では，ジャスミンの高用量投与はいくつかの抗着床活性が見られたが，胎児の発育には有害作用はなかったことを示した（Iqbal et al. 1993）。

科学的または伝統的文献において，授乳期間中のジャスミンの安全性は不明である。本書では，授乳期間での使用に関する問題は確認されなかったが，最終的な安全性は確立されていない。

レビュー詳細

I. 薬やサプリメントとの相互作用

薬やサプリメントとの相互作用の臨床試験
　確認されなかった。
被疑薬やサプリメントとの相互作用の症例報告
　確認されなかった。
薬やサプリメントとの相互作用の動物試験
　確認されなかった。

II. 有害事象

有害事象の症例報告　確認されなかった。

III. 薬理学および薬物動態学

ヒトの薬理学的研究　健常な被験者に対するマキシミゼーションテストにおいて，ワセリン基剤の3%ジャスミンアブソリュートは，他の感作物質を併用した場合では25人の被験者のうち2人が感作を生じた。しかしながら，ジャスミン単独で使用した場合には他の25人の被験者全員が感作は生じなかった（Opdyke 1979）。

健常な被験者に対する48時間クローズドパッチテストにおいて，3%ジャスミンアブソリュートが処置されたところ，刺激性は認められなかった（Opdyke 1979）。

動物の薬理学的研究　ヘアレスマウス，ブタの背部，そして無傷または擦過傷のあるウサギの皮膚に対し，ジャスミンアブソリュートの原液を処置した場合，刺激性は認められなかった（Opdyke 1979）。

*In vitro*の薬理学的研究　確認されなかった。

IV. 妊婦と授乳婦

ラットに対し1日当たり250または500mg/kgのジャスミンの水性抽出物を経口投与した場合，どちらの用量でも完全に不妊となるわけではなかった。しかしながら，抗着床作用が用量依存的に認められた。妊娠5日目に血清プロゲステロンレベルの減少が観察された。妊娠8～20日目に抽出物を投与されたラットでは，堕胎作用は認められなかった（Iqbal et al. 1993）。

授乳期間中のジャスミンの安全性情報は確認されなかった。

V. 毒性研究

急性毒性
ウサギに対するジャスミンアブソリュートのLD_{50}は，経口投与および局所投与において5g/kgまでの用量で決定することができなかった（Opdyke 1979）。

参考文献

Iqbal, M., A.K.M. Ghosh, and A.K. Saluja. 1993. Antifertility activity of the floral buds of *Jasminum officinale* var. *grandiflorum* in rats. *Phytother. Res.* 7(1):5-8.

Opdyke, D.L.J. 1979. *Monographs on fragrance raw materials.* New York: Pergamon.

Juglans cinerea L.

クルミ科

一般名：バターナッツ
英　名：butternut
和　名：バタグルミ
使用部位：根の内皮

安全性クラス：1
相互作用クラス：A
禁忌　知見なし
他の注意事項　知見なし
薬やサプリメントとの相互作用　知見なし
有害事象と副作用　高用量の服用は，軽い下痢を引き起こす可能性がある（Felter and Lloyd 1898; Wood and LaWall 1918）。
薬理学的考察　知見なし
妊婦と授乳婦　科学的または伝統的文献において，妊娠中および授乳中におけるバターナッツの安全性は不明である。本書では，妊娠中や授乳期間での使用に関する問題は確認されなかったが，最終的な安全性は確立されていない。

レビュー詳細

I. 薬やサプリメントとの相互作用
薬やサプリメントとの相互作用の臨床試験
　確認されなかった。
被疑薬やサプリメントとの相互作用の症例報告
　確認されなかった。
薬やサプリメントとの相互作用の動物試験
　確認されなかった。

II. 有害事象
有害事象の症例報告　確認されなかった。

III. 薬理学および薬物動態学
ヒトの薬理学的研究　確認されなかった。
動物の薬理学的研究　確認されなかった。
*In vitro*の薬理学的研究　確認されなかった。

IV. 妊婦と授乳婦
妊娠中および授乳中におけるバターナッツの安全性に関する情報は確認されなかった。

V. 毒性研究
確認されなかった。

参考文献

Felter, H.W., and J.U. Lloyd. 1898. *King's American dispensatory*. 18th ed., 3rd rev. 2 vols. Cincinnati: Ohio Valley Co.

Wood, H., and C. LaWall. 1918. *The dispensatory of the United States of America*. 21st ed. Philadelphia: Lippincott.

Juglans nigra L.　クルミ科

一般名：ブラックウォルナッツ
英　名：black walnut
使用部位：殻，葉

安全性クラス：2d
相互作用クラス：A
禁忌　長期使用禁止（Blumenthal et al. 1998）。
他の注意事項　知見なし
薬やサプリメントとの相互作用　知見なし
注意　タンニン（葉内～10%）（Blumenthal et al. 2000），付録1参照。
有害事象と副作用　ドイツコミッションEは，ウォルナッツ樹皮のジュグロン含有製剤の日常的な使用は，舌癌や唇の白板症の発生増加に関連があると報告したが（Blumenthal et al. 1998），疫学的研究または症例報告では，ジュグロンへの暴露とヒトの癌リスクとの関連は認められなかった（TRI 1999）。しかしウォルナッツの樹皮は，タンニンを含んでおり，タンニンはある種の癌の発生率増加と関連している（Chung et al. 1998）。

ウォルナッツ殻製剤の局所適用は，使用の部位において黄色や茶色といった一時的な皮膚の変色を引き起こす可能性がある（Blumenthal et al. 1998）。

イングリッシュウォルナッツ（*J. regia*）殻への接触皮膚炎が報告されている（Bonamonte et al. 2001; Neri et al. 2006）。フレッシュウォルナッツ殻の汁に存在するジュグロンは，強い皮膚刺激があると見なされ，痒みや灼熱感を引き起こす可能性がある（Neri et al. 2006）。
薬理学的考察　知見なし
妊婦と授乳婦　科学的または伝統的文献において，妊娠中および授乳中におけるブラックウォルナッツの安全性は不明である。本書では，妊娠中や授乳期間での使用に関する問題は確認されなかったが，最終的な安全性は確立されていない。

レビュー詳細

I. 薬やサプリメントとの相互作用

薬やサプリメントとの相互作用の臨床試験

確認されなかった。

被疑薬やサプリメントとの相互作用の症例報告

確認されなかった。

薬やサプリメントとの相互作用の動物試験

確認されなかった。

II. 有害事象

有害事象の症例報告　報告によると，男性がブラックウォルナッツを拾っていた際，指のみずかき部分に接触皮膚炎が発症した。その反応は殻の汁に暴露されたことによるものと考えられ，再負荷後には反応は起こらなかった（Siegel 1954)。イングリッシュウォルナッツ（*J. regia*）殻への接触皮膚炎が報告されている（Bonamonte et al. 2001; Neri et al. 2006)。

III. 薬理学および薬物動態学

ヒトの薬理学的研究　確認されなかった。

動物の薬理学的研究　カエル，魚，マウス，ウサギに対し，ブラックウォルナッツのエーテルおよび石油エーテル抽出物の鎮静効果が認められた（Auyong et al. 1963; Westfall et al. 1961)。ウサギに対しジュグロン0.07m/kgの用量で静脈内投与した場合，軽度の鎮静を誘導したことが報告された。毒性において，深い眠りを誘発することが報告された用量は，致死量に非常に近かった（Westfall et al. 1961)。

ブラックウォルナッツのおがくずや削りくずに暴露されたウマは，蹄の血管系である葉状層の血行動態不全による蹄葉炎を引き起こす（Peroni et al. 2005)。

*In vitro*の薬理学的研究　確認されなかった。

IV. 妊婦と授乳婦

妊娠中および授乳中におけるブラックウォルナッツの安全性に関する情報は確認されなかった。

V. 毒性研究

急性毒性

マウスに対するジュグロンのLD_{50}は経口投与では2.5mg/kgである（Westfall et al. 1961)。

イヌに対しジュグロンを5mg/kgの用量で静脈内投与したところ，肺および肝臓で組織病理学的変化が認められた。またジュグロンは細胞膜に対し毒性があり，毛細血管の透過性を亢進させることを示した（Boelkins et al. 1968)。

遺伝毒性

ジュグロンおよびプルンバギンの変異原活性は，代謝活性化ありのネズミチフス菌TA2637株で認められたが，代謝活性化なしでは認められなかった（Matsushima et al. 1986; Tikkanen et al. 1983)。代謝活性化の有無に関わらずネズミチフス菌TA98株およびTA100株では，ジュグロンの変異原活性は認められなかった（Edenharder and Tang 1997; Matsushima et al. 1986; Tikkanen et al. 1983)。

発癌性

マウスに対しジュグロン単独で処置した場合には腫瘍は認められなかったが（Van Duuren et al. 1978)，マウスに対するジュグロンの局所適用は，発癌物質DMBA（7,12-ジメチルベンズ［*a*］アントラセン）で誘発された皮膚腫瘍を促進した（Monks et al. 1990; Van Duuren et al. 1978)。

細胞毒性

ジュグロンまたはプルンバギンに0〜20μ*M*の濃度で暴露されたヒト表皮角化細胞では，細胞生存性が用量依存的に減少を示した。これらの化合物の細胞毒性は，主に2つの異なるメカニズム，すなわち酸化還元サイクルとグルタチオンとの反応に起因する（Inbaraj and Chignell 2004)。

J

参考文献

Auyong, T.K., B.A. Westfall, and R.L. Russell. 1963. Pharmacological aspects of juglone. *Toxicon* 1: 235-239.

Blumenthal, M., W. Busse, A. Goldberg, et al. 1998. *The complete German Commission E monographs*. Austin, TX: American Botanical Council.

Blumenthal, M., A. Goldberg, and J. Brinckmann. 2000. *Herbal medicine: Expanded Commission E monographs*. Newton, MA: Integrative Medicine.

Boelkins, J.N., L.K. Everson, and T.K. Auyong. 1968. Effects of intravenous juglone in the dog. *Toxicon* 6(2):99-102.

Bonamonte, D., C. Foti, and G. Angelini. 2001. Hyperpigmentation and contact dermatitis due to *Juglans regia*. *Contact Dermat.* 44(2):101-102.

Chung, K.T., T.Y. Wong, C.I. Wei, Y.W. Huang, and Y. Lin. 1998. Tannins and human health: A review. *Crit. Rev. Food Sci. Nutr.* 38(6):421-464.

Edenharder, R., and X. Tang. 1997. Inhibition of the mutagenicity of 2-nitrofluorene, 3-nitrofluoranthene and 1-nitropyrene by flavonoids, coumarins, quinones and other phenolic compounds. *Food Chem. Toxicol.* 35(3-4):357-372.

Inbaraj, J.J., and C.F. Chignell. 2004. Cytotoxic action of juglone and plumbagin: A mechanistic study using HaCaT keratinocytes. *Chem. Res. Toxicol.* 17(1):55-62.

Matsushima, T., M. Muramatsu, O. Yagame, et al. 1986. Mutagenicity and chemical structure relations of naturally occurring mutagens from plants. In *Progress in clinical and biological research. Genetic toxicology of environmental chemicals, Part B: Genetic effects and applied mutagenesis*, edited by Ramel, C., B. Lambert, and J. Magnusson. New York: Liss.

Monks, T.J., S.E. Walker, L.M. Flynn, C.J. Conti, and J. DiGiovanni. 1990. Epidermal ornithine decarboxylase induction and mouse skin tumor promotion by quinones. *Carcinogenesis* 11(10):1795-1801.

Neri, I., F. Bianchi, F. Giacomini, and A. Patrizi. 2006. Acute irritant contact dermatitis due to *Juglans regia*. *Contact Dermat.* 55(1):62-63.

Peroni, J.F., W.E. Harrison, J.N. Moore, et al. 2005. Black walnut extract-induced laminitis in horses is associated with heterogeneous dysfunction of the laminar microvasculature. *Equine Vet. J.* 37(6):546-551.

Siegel, J.M. 1954. Dermatitis due to black walnut juice. *AMA Arch. Derm. Syphilol.* 70(4):511-513.

Tikkanen, L., T. Matsushima, S. Natori, and K. Yoshihira. 1983. Mutagenicity of natural naphthoquinones and benzoquinones in the *Salmonella*/microsome test. *Mutat. Res.* 124(1):25-34.

TRI. 1999. Summary of data for chemical selection: Juglone: Technical Resources International, prepared for the National Toxicology Program.

Van Duuren, B.L., A. Segal, S.S. Tseng, et al. 1978. Structure and tumor-promoting activity of analogs of anthralin (1,8-dihydroxy-9-anthrone). *J. Med. Chem.* 21(1):26-31.

Westfall, B.A., R.L. Russell, and T.K. Auyong. 1961. Depressant agent from walnut hulls. *Science* 134:1617.

Juniperus spp. ヒノキ科

Juniperus communis L.

一般名：ジュニパー

英　名：juniper

和　名：セイヨウネズ，トショウ

アーユルヴェーダ名：*hapusha*

別　名：common juniper

Juniperus monosperma (Engelm.) Sarg.

一般名：ワンシードジュニパー

英　名：one-seed juniper

別　名：cherrystone juniper

Juniperus osteosperma (Torr.) Little

一般名：ユタジュニパー

英　名：Utah juniper

Juniperus oxycedrus L.

一般名：ケードジュニパー

英　名：cade juniper

別　名：prickly juniper

使用部位：果実（多肉質の球果）

安全性クラス：2b, 2d

相互作用クラス：A

禁忌　妊娠中は，医療従事者監督下以外での使用禁止（Weiss and Meuss 2001; Wichtl 2004; Williamson 2003）。

6週間を超えての連続的な使用禁止（Weiss and Meuss 2001）。

他の注意事項　炎症を伴う腎臓疾患のある人への使用注意（Bone 1995; Yarnell 2002）。

薬やサプリメントとの相互作用　知見なし

注意　利尿薬（Janků et al. 1957, 1960; Yarnell 2002），付録2参照。

注釈　いくつかのハーブの参考文献は，ジュニパーが腎毒性と関連していることを示しているが（Blumenthal et al. 1998; Wichtl 2004），文献の分析およびジュニパー精油の研究によると，毒性の問題はおそらく誤認されたかまたは不純物が混ざったジュニパー精油に関連する症例報告に基づいていた（Bone 1995; ESCOP 2003; Schilcher et al. 1993; Schilcher and Heil 1994; Wichtl 2004; Yarnell 2002）。これらの分析の中には，*Juniperus* 種は急性腎炎のケースでは注意して使用すべきであると示唆するものがある（Bone 1995; Weiss and Fintelmann 2000; Yarnell 2002）。

有害事象と副作用　ある乳児がケードジュニパー精油の直腸浣腸後に肺水腫および心血管虚脱を負ったが，ビャクシン（*Juniperus*）種の経口使用に関連する有害事象は確認されなかった（Rahmani et al. 2004）。

薬理学的考察　動物研究では，ジュニパーは血糖値の調節を変化させる可能性があることを実証した（De Medina et al. 1994）。糖尿病を持つ人は，使用前に有資格の医療従事者に相談し，血糖値を厳密に測定することを勧める。

妊婦と授乳婦　動物研究は，ジュニパーの抗着床および堕胎作用を示した（Agrawal et al. 1980）。

科学的または伝統的文献において，授乳期間中のビャクシン（*Juniperus*）種の安全性は不明である。本書では，授乳期間での使用に関する問題は確認されなかったが，最終的な安全性は確立されていない。

レビュー詳細

I. 薬やサプリメントとの相互作用

薬やサプリメントとの相互作用の臨床試験

確認されなかった。

被疑薬やサプリメントとの相互作用の症例報告

確認されなかった。

薬やサプリメントとの相互作用の動物試験

確認されなかった。

II. 有害事象

有害事象の症例報告　腎石症の既往がある32歳の男性は，自家製の"ケードネズ類"を摂取後，熱，重度の低血圧，腎不全，肝毒性，そして顔に重度の皮膚火傷を引き起こした。摂取した製品の詳細および用量の情報は報告されなかった（Koruk et al. 2005）。

4か月の乳児において，ケードジュニパー精油の直腸浣腸後に肺水腫および心血管虚脱が報告された。用量の情報は提供されなかった（Rahmani et al. 2004）。

III. 薬理学および薬物動態学

ヒトの薬理学的研究　刺激性試験では純粋なジュニパー精油を用いて24時間パッチテストを行った。その結果20人の被験者のうち2人に刺激反応が認められた。刺激反応は，24時間クローズドパッチテストにおいて，ワセリン基剤の8%ジュニパー精油で処置した被験者では認められなかった（Johnson 2001）。

動物の薬理学的研究　健常なラットに対しジュニパーの煎剤を250mg/kg投与した場合，血糖値の減少が認められた。糖尿病ラットでは，1日当たり果実125mg/kgに相当するジュニパーの煎剤を24日間経口投与した。その結果血糖値の減少が認められた（De Medina et al. 1994）。

***In vitro*の薬理学的研究**　正常な腎臓の哺乳動物線維芽細胞および尿細管上皮細胞において，ジュニパーのメタノール，水-メタノール，酢酸エチル抽出物をそれぞれ1250 μg/mlの濃度で処理したところ有害作用は認められなかった（Wojcikowski et al. 2009）。

IV. 妊婦と授乳婦

ラットに対し妊娠1～7日に1日当たりジュニパーのエタノール抽出物を300または500mg/kg経口投与した。その結果，妊娠10日目に着床数において用量依存的な減少が認められた。同じ用量で妊娠1～7日および14～16日に投与した場合，着床の用量依存的な減少が認められた。また500mg/kgの用量では妊娠18日目に着床は確認されなかった。同用量を妊娠14～16日目のみ投与した場合では，流産し仔は生まれなかった。妊娠10日目で着床が見られなかった雌ラットに対し，2か月間後に交配させたところ，着床は報告されなかった。また，これらの実験から生まれた仔らには催奇形性は認められなかった（Agrawal et al. 1980）。

ラットに対し妊娠1～7日に1日当たりジュニパーのアセトン抽出物を200mg/kg経口投与した。その結果，着床部位の減少が認められた（Prakash 1986）。

授乳期間中のビャクシン（*Juniperus*）種の安全性情報は確認されなかった。

V. 毒性研究

急性毒性

マウスに対する凍結乾燥したジュニパーの水抽出によるLD_{50}は，腹腔内投与で3g/kgである（Lasheras et al. l. 1986）。ラットに対しジュニパーの80%エタノール抽出物を2.5g/kg経口投与した場合，有害作用は認められなかった（Mascolo et al. 1987）。

ラットに対するジュニパー精油のLD_{50}は経口投与で6.28g/kgであり，局所投与では5g/kgまでの用量で決定できなかった（Opdyke 1979）。

コーン油を使用した10%ジュニパー精油（種は不特定だが，おそらく*J. communis*）の毒性試験において，それぞれのLD_{50}値は，腹腔内投与したマウスで750mg/kg，腹膜内投与したモルモットで1200mg/kg，筋肉内投与したマウスで700mg/kg，皮下投与したモルモットで1440mg/kgである（Mambetsadykov et al. 1990）。

テルピネン-4-オールのLD_{50}は，皮下投与のマウスで0.75ml/kg，筋肉内投与のマウスで0.78ml/kg，ラットで1.5ml/kgである（Janků et al. 1960）。

短期毒性

腎毒性試験において，ラットは28日間1日当たり，3:1の比率でテルピネン-4-オールにα-ピネン＋β-ピネンとともに精油を100，333，1000mg/kg，5:1の比率でテルピネン-4-オールにα-ピネン＋β-ピネンとともに精油を100，300，900mg/kg，またはテルピネン-4-オールを400mg/kg経口投与した。病理学的および組織学的検査では，試験した各用量レベルのいずれも毒性作用を示さなかった（Schilcher and Leuschnerb 1997）。

ラットに対し5%のジュニパー油を含む餌を5週間（最後の2週間はタクロリムス併用）与えた場合，タクロリムス誘発性の腎毒性の改善が認められた。ラットに対しジュニパー油を投与した場合，尿中に排泄されたプロスタグランジン$F2\alpha$が比較的高い値を伴って，タクロリムスでみられるイヌリンクリアランスの減少の完全な逆転が認められた（Butani et al. 2003）。

参考文献

Agrawal, O.P., S. Bharadwai, and R. Mathur. 1980. Antifertility effects of fruits of *Juniperus communis*. *Planta Med.* 40(Suppl.):98-101.

Blumenthal, M., W. Busse, A. Goldberg, et al. 1998. *The Complete German Commission E monographs*. Austin, TX: American Botanical Council.

Bone, K. 1995. Juniper berry is not a kidney irritant *Br. J. Phytother.* 4:47-48.
Butani, L., A. Afshinnik, J. Johnson, et al. 2003. Amelioration of tacrolimus-induced nephrotoxicity in rats using juniper oil. *Transplantation* 76(2):306-311.
De Medina, F.S., M.J. Gamez, I. Jimenez, et al. 1994. Hypoglycemic activity of juniper 'berries'. *Planta Med.* 60(3):197-200.
ESCOP. 2003. *ESCOP monographs: The scientific foundation for herbal medicinal products*. 2nd ed. Exeter, U.K.: European Scientific Cooperative on Phytotherapy.
Janků, I., M. Háva, R. Kraus, and O. Motl. 1960. The diuretic principle of juniper. *Naunyn-Schmiedeberg's Arch. Pharmacol.* 238(1):112-113.
Janků, I., M. Hava, and O. Motl. 1957. Diuretic substance from juniper (*Juniperus communis* L.). *Experientia* 13(6):255.
Johnson, W. 2001. Final report on the safety assessment of *Juniperus communis* extract, *Juniperus oxycedrus* extract, *Juniperus oxycedrus* tar, *Juniperus phoenicea* extract, and *Juniperus virginiana* extract. *Int. J. Toxicol.* 20(Suppl. 2):41-56.
Koruk, S.T., E. Ozyilkan, P. Kaya, et al. 2005. Juniper tar poisoning. *Clin. Toxicol.* 43(1):47-49.
Lasheras, B., P. Turillas, and E. Cenarruzabeitia. 1986. Preliminary pharmacological study of *Prunus spinosa* L., *Amelanchier ovalis* Medikus, *Juniperus communis* L., and *Urtica dioica* L. *Plant. Med. Phytother.* 20:219-226.
Mambetsadykov, M.B., E.S. Matyev, M.A. Orozov, et al. 1990. Chemical composition and pharmacological properties of common juniper essential oil. *Khim. Farm. Zh.* 24(9):59-60.
Mascolo, N., G. Autore, F. Capasso, A. Menghini, and M.P. Fasulo. 1987. Biological screening of Italian medicinal plants for anti-inflammatory activity. *Phytother. Res.* 1(1):28-31.
Opdyke, D.L.J. 1979. *Monographs on fragrance raw materials*. New York: Pergamon.
Prakash, A.O. 1986. Potentialities of some indigenous plants for antifertility activity. *Int. J. Crude Drug. Res.* 24(1):19-24.
Rahmani, H., S. Leonhardt, D. Beladdale, et al. 2004. Severe acute lung oedema after rectal enema with cade oil. *J. Toxicol. Clin. Toxicol.* 42(4):487.
Schilcher, H., D. Emmrich, and C. Koehler. 1993. GLC comparison of commercially available juniper oils and their toxicological evaluation. *PZ Wissenschaft* 138(3-4):85-91.
Schilcher, H., and B.M. Heil. 1994. Nephrotoxicity of juniper berry preparations: A critical review of the literature from 1844 to 1993. *Z. Phytother.* 15 (4):205-208+211.
Schilcher, H., and F. Leuschnerb. 1997. Studies of potential nephrotoxic effects of essential juniper oil. *Arz. Forsch.* 47(7):855-858.
Weiss, R.F., and V. Fintelmann. 2000. *Herbal medicine*. 2nd ed. New York: Thieme.
Weiss, R.F., and A.R. Meuss. 2001. *Weiss's herbal medicine*. Classic ed. Stuttgart: New York.
Wichtl, M. 2004. *Herbal drugs and phytopharmaceuticals: A handbook for practice on a scientific basis*. 3rd ed. Boca Raton, FL: CRC Press.
Williamson, E.M. 2003. *Potter's herbal cyclopedia*. Saffron Walden, Essex: C.W. Daniel Co.
Wojcikowski, K., H. Wohlmuth, D.W. Johnson, M. Rolfe, and G. Gobe. 2009. An in vitro investigation of herbs traditionally used for kidney and urinary system disorders: Potential therapeutic and toxic effects. *Nephrology* 14(1):70-79.
Yarnell, E. 2002. Botanical medicines for the urinary tract. *World J. Urol.* 20(5):285-293.

Juniperus virginiana L.

ヒノキ科

一般名：イースタンレッドシダー
英　名：eastern red cedar
和　名：エンピツビャクシン
別　名：pencil cedar, Virginia redcedar
使用部位：葉，液果

安全性クラス：2b, 2d
相互作用クラス：A

禁忌　妊娠中は，医療従事者監督下以外での使用禁止（Moerman 1998; Wood and LaWall 1926）。
6週間以上の連続的な使用禁止（Weiss and Meuss 2001）。

他の注意事項　炎症を伴う腎臓疾患のある人への使用注意（Bone 1995; Yarnell 2002）。

薬やサプリメントとの相互作用　知見なし

注意　堕胎薬（Moerman 1998; Wood and LaWall 1926），付録2参照。

注釈　イースタンレッドシダーの情報は限られている。化学的類似性に基づき，ジュニパー種（*Juniperus* spp.）の他の種に適応するデータおよび分類は，イースタンレッドシダーに適用可能であると考えられている。

有害事象と副作用　知見なし

薬理学的考察　知見なし

妊婦と授乳婦　イースタンレッドシダーは，堕胎活性があると報告されている（Moerman 1998; Wood and LaWall 1926）。

科学的または伝統的文献において，授乳期間中のイースタンレッドシダーの安全性は不明である。本書では，授乳期間での使用に関する問題は確認されなかったが，最終的な安全性は確立されていない。

レビュー詳細

I. 薬やサプリメントとの相互作用

薬やサプリメントとの相互作用の臨床試験

確認されなかった。

被疑薬やサプリメントとの相互作用の症例報告

確認されなかった。

薬やサプリメントとの相互作用の動物試験

確認されなかった。

II. 有害事象

有害事象の症例報告 イースタンレッドシダー精油摂取後の過剰投与は，胃の炎症，嘔吐，痙攣，昏睡，遅脈と関連がある。摂取量に関する詳細は欠如しているものの，死亡例も報告されている（Wood and LaWall 1926）。

III. 薬理学および薬物動態学

ヒトの薬理学的研究 5〜10%のイースタンレッドシダー精油を用いたいくつかの感作研究では，0〜2%の被験者に感作活性を示した（Johnson 2001; Opdyke 1979）。

0.2〜20%のイースタンレッドシダー精油を用いたいくつかの皮膚刺激研究では，刺激活性を示さなかった（Johnson 2001; Opdyke 1979）。

動物の薬理学的研究 トウモロコシの穂軸を使用した床敷にイースタンレッドシダーのエーテル抽出物を噴霧した。この環境に暴露されたマウスでは，ヘキソバルビタール代謝の増加が認められた（Wade et al. 1968）。

***In vitro*の薬理学的研究** 確認されなかった。

IV. 妊婦 と授乳婦

イースタンレッドシダーは堕胎作用があると報告されている。使用部位，用量，植物が単独または調合して使用されたかどうかの詳細については掲載されなかった（Moerman 1998; Wood and LaWall 1926）。

授乳期間中のイースタンレッドシダーの安全性情報は確認されなかった。

V. 毒性研究

急性毒性

イースタンレッドシダー精油のLD_{50}は，経口投与および局所投与において5g/kgまでの用量で決定できなかった（Opdyke 1979）。

J

参考文献

Bone, K. 1995. Juniper berry is not a kidney irritant. *Brit. J. Phytother.* 4:47-48.

Johnson, W. 2001. Final report on the safety assessment of *Juniperus communis* extract, *Juniperus oxycedrus* extract, *Juniperus oxycedrus* tar, *Juniperus phoenicea* extract, and *Juniperus virginiana* extract. Int. J. Toxicol. 20 Suppl 2:41-56.

Moerman, D.E. 1998. *Native American ethnobotany*. Portland, OR: Timber Press.

Opdyke, D.L.J. 1979. *Monographs on fragrance raw materials*. New York: Pergamon Press.

Wade, A.E., Holl, J.E., Hilliard, C.C., Molton, E., Greene, F.E. 1968. Alteration of drug metabolism in rats and mice by an environment of cedarwood. *Pharmacol.* 1(5):317-328.

Weiss, R.F., Meuss, A.R. 2001. *Weiss's herbal medicine*. Stuttgart: New York.

Wood, H., LaWall, C. 1926. *The dispensatory of the United States of America*. Philadelphia: J.B. Lippincott.

Yarnell, E. 2002. Botanical medicines for the urinary tract. *World J. Urol.* 20(5):285-293.

Kaempferia galanga L.　ショウガ科

一般名：ケンプフェリアガランガル
英　名：*Kaempferia galangal*
和　名：バンウコン
中国名：山奈（サンナ）（*shan nai*）（根茎）
別　名：resurrection lily
使用部位：根茎

安全性クラス：1
相互作用クラス：A
禁忌　知見なし
他の注意事項　知見なし
薬やサプリメントとの相互作用　知見なし
有害事象と副作用　知見なし
薬理学的考察　知見なし
妊婦と授乳婦　科学的または伝統的文献において，妊娠中および授乳中におけるケンプフェリアガランガルの安全性は不明である。本書では，妊娠中や授乳期間での使用に関する問題は確認されなかったが，最終的な安全性は確立されていない。

レビュー詳細

I. 薬やサプリメントとの相互作用
薬やサプリメントとの相互作用の臨床試験
　確認されなかった。
被疑薬やサプリメントとの相互作用の症例報告
　確認されなかった。
薬やサプリメントとの相互作用の動物試験
　確認されなかった。

II. 有害事象
有害事象の症例報告　確認されなかった。

III. 薬理学および薬物動態学
ヒトの薬理学的研究　確認されなかった。
動物の薬理学的研究　刺激性試験において，ウサギに対しケンプフェリアガランガルのヘキサン画分を局所的に投与したところ，刺激の兆候は認められなかった（Kanjanapothi et al. 2004）。
*In vitro*の薬理学的研究　確認されなかった。

IV. 妊婦と授乳婦
妊娠中および授乳中におけるケンプフェリアガランガルの使用に関する情報は確認されなかった。

V. 毒性研究
急性毒性
ラットに対するケンプフェリアガランガルのエタノール抽出物のLD_{50}は，経口投与において最大5g/kgまでの用量で決定することができなかった（Kanjanapothi et al. 2004）。
短期毒性
ラットに対し1日当たり25，50，100mg/kgのケンプフェリアガランガルのエタノール抽出物を28日間経口投与したところ，組織重量，血液生化学検査および組織病理学において変化は認められなかった。50および100mg/kgの群では，リンパ球数にわずかな減少が認められた（Kanjanapothi et al. 2004）。

参考文献

Kanjanapothi, D., A. Panthong, N. Lertprasertsuke, et al. 2004. Toxicity of crude rhizome extract of *Kaempferia galanga* L. (Proh Hom). *J. Ethnopharmacol.* 90(2-3):359-365.

Krameria spp.　クラメリア科

Krameria argentea Mart. ex Spreng.
一般名：ブラジルラタニア
英　名：rhatany
別　名：Brazilian krameria, Brazilian rhatany, brown rhatany

Krameria lappacea (Dombey) Burdet & B.B. Simpson
一般名：ペルーラタニア
英　名：rhatany
異　名：*Krameria triandra* Ruiz & Pav.
別　名：Peruvian krameria, Peruvian rhatany
使用部位：根

安全性クラス：1
相互作用クラス：A
禁忌 知見なし
他の注意事項 知見なし
薬やサプリメントとの相互作用 知見なし
注意 タンニン（*Krameria lappacea* に10.0～15.0%）（Wichtl 2004），付録1参照。
有害事象と副作用 ラタニアチンキの原液は局所刺激を引き起こす可能性がある（De Smet 1993; Wichtl 2004）。

粘膜に対するアレルギー反応が報告されており，またラタニアを含む製品を局所に使用する人で確認されている（Bujan et al. 1998; Grolnick 1938; Wichtl 2004）。
薬理学的考察 知見なし
妊婦と授乳婦 科学的または伝統的文献において，妊娠中および授乳中におけるラタニアの安全性は不明である。本書では，妊娠中や授乳期間での使用に関する問題は確認されなかったが，最終的な安全性は確立されていない。

レビュー詳細

I. 薬やサプリメントとの相互作用
薬やサプリメントとの相互作用の臨床試験
確認されなかった。
被疑薬やサプリメントとの相互作用の症例報告
確認されなかった。
薬やサプリメントとの相互作用の動物試験
確認されなかった。

II. 有害事象
有害事象の症例報告 ラタニアをアレルゲンとして確認するパッチテストにおいて，粘膜に対するアレルギー反応が，ラタニアを含む製品を局所に使用する人で報告されている（Bujan et al. 1998; Grolnick 1938; Wichtl 2004）。

III. 薬理学および薬物動態学
ヒトの薬理学的研究 確認されなかった。
動物の薬理学的研究 確認されなかった。
*In vitro*の薬理学的研究 確認されなかった。

IV. 妊婦と授乳婦
妊娠中および授乳中におけるラタニアの使用に関する情報は確認されなかった。

V. 毒性研究
確認されなかった。

参考文献

Bujan, J.J.G., J.M.O. Morante, I.Y. Bayona, M.G. Guemes, and R.S. Arechavala. 1998. Allergic contact dermatitis from *Krameria triandra* extract. *Contact Dermat.* 38(2):120.
De Smet, P.A.G.M. 1993. *Adverse effects of herbal drugs, Volume 2.* Berlin: Springer.
Grolnick, M. 1938. Dermatitis due to hemorrhoidal ointment containing krameria and oil of cade. *J. Am. Med. Assoc.* 110(13):951.
Wichtl, M. 2004. *Herbal drugs and phytopharmaceuticals: A handbook for practice on a scientific basis.* 3rd ed. Boca Raton, FL: CRC Press.

Lactuca spp.　キク科

Lactuca quercina L.
一般名：ワイルドレタス
英　名：wild lettuce
Lactuca serriola L.
一般名：ワイルドレタス
英　名：wild lettuce
別　名：prickly lettuce
Lactuca virosa L.
一般名：ワイルドレタス
英　名：wild lettuce
使用部位：全草

安全性クラス：1
相互作用クラス：A
禁忌　知見なし
他の注意事項　知見なし
薬やサプリメントとの相互作用　知見なし
注釈　ワイルドレタス（通常は，*L. virosa*）の乾燥した乳液であるラクツカリウムは，茶色の物質であり，見かけはアヘンに似ている。時に“レタスアヘン”として参照される。いくつかの歴史的な文献では，ラクツカリウムの“麻薬”特性を指摘しているが（Felter and Lloyd 1898; Scudder 1898），米国薬局方では，“一般的な経験において麻薬特性はほとんど欠いているという知見に合致している”としている（Wood and LaWall 1918）。初期の調査では，ヒヨスチアミンのようなアルカロイドの少量の存在を示したが（Farr and Wright 1904），より最近の研究ではどのアルカロイドも確認されていない（Frohne and Pfänder 2000; Stojakowska et al. 1999）。ワイルドレタスは，新鮮な時は辛く，乾燥すると辛さが減る。
有害事象と副作用　ワイルドレタス抽出物の静脈内投与は，発熱，悪寒，腹痛や腰痛，肩こり，頭痛，白血球数の上昇，軽い肝機能異常と関連がみられた（Mullins and Horowitz 1998）。そのような作用は，ワイルドレタスの経口投与後には予想されない。
薬理学的考察　知見なし
妊婦と授乳婦　科学的または伝統的文献において，妊娠中および授乳中におけるワイルドレタスの安全性は不明である。本書では，妊娠中や授乳期間での使用に関する問題は確認されなかったが，最終的な安全性は確立されていない。

レビュー詳細

I. 薬やサプリメントとの相互作用

薬やサプリメントとの相互作用の臨床試験
　確認されなかった。
被疑薬やサプリメントとの相互作用の症例報告
　確認されなかった。
薬やサプリメントとの相互作用の動物試験
　確認されなかった。

II. 有害事象

有害事象の症例報告　ワイルドレタス（*L. virosa*）を食べた，12～38歳の9人の患者における症例報告では，散瞳，めまい，不安，尿閉，腸雑音の減少，交感神経過活動などの有害事象が報告されたが，摂取された植物の量は特定されていない。著者との個人的なやり取りによると，植物材料を入手し同定されたとのことだった（Besharat et al. 2009）。
　数人の若い成人において，およそ1mlのワイルドレタス粉末の水抽出物を静脈内投与後に，発熱，悪寒，腹痛，腰痛，肩こり，頭痛，白血球増加，軽度の肝機能異常がみられた。また1人の患者は水抽出物を1杯飲んでおり，1人の患者は減圧蒸留されたバレリアンのエタノール抽出物を注入していた。3人の患者はすべて，2～6錠の鎮痛剤（アセトアミノフェン325mg，カフェイン30mg，コデイン8mg）を摂取し，うち1人は頭痛軽減のため慢性的に使用していた。著者らは，植物材料は*Lactuca virosa*として表示されているが，同一性が確認されなかったことを示した（Mullins and Horowitz 1998）。

III. 薬理学および薬物動態学

ヒトの薬理学的研究　確認されなかった。
動物の薬理学的研究　確認されなかった。
*In vitro*の薬理学的研究　確認されなかった。

IV. 妊婦と授乳婦

妊娠中および授乳中におけるワイルドレタスの使用に関する情報は確認されなかった。

V. 毒性研究

急性毒性
マウスに対するラクチュシンのLD_{50}は，経口投与後で900mg/kg，皮下投与後で50mg/kg，静脈内投与後で15mg/kgである。ラクツコピクリンのLD_{50}は，経口投与後で12～20g/kg，皮下投与後で3g/kg，静脈内投与後で1.5～2g/kgで

L

ある。これらの化合物の亜致死量は，呼吸や血圧に有意な影響を与えず，毒性用量は運動神経および腸運動に影響を与えなかった（Forst 1940）。

参考文献

Besharat, S., M. Besharat, and A. Jabbari. 2009. Wild lettuce (*Lactuca virosa*) toxicity. *BMJ Case Rep.* 2009.

Farr, E.H., and R. Wright. 1904. The doubted presence of a mydriatic alkaloid in *Lactuca virosa*. *Pharm. J.* 18:186-187.

Felter, H.W., and J.U. Lloyd. 1898. *King's American dispensatory*. 18th ed., 3rd rev. 2 vols. Cincinnati: Ohio Valley Co.

Forst, A.W. 1940. [Pharmacological investigation of *Lactuca virosa*.] *Arch. Exp. Pathol. Pharmakol.* 195:1-25.

Frohne, D., and H.J. Pfänder. 2000. *A colour atlas of poisonous plants: A handbook for pharmacists, doctors, toxicologists, biologists and veterinarians*. 2nd ed. London: Manson.

Mullins, M.E., and B.Z. Horowitz. 1998. The case of the salad shooters: Intravenous injection of wild lettuce extract. *Vet. Hum. Toxicol.* 40(5):290-291.

Scudder, J.M. 1898. *American Eclectic materia medica and therapeutics*. Cincinnati: The Scudder Brothers Company.

Stojakowska, A., J. Malarz, and W. Kisiel. 1999. Culture and production of sesquiterpene lactones. In *Medicinal and aromatic plants*, edited by Bajaj, Y.P.S. Berlin: Springer.

Wood, H., and C. LaWall. 1918. *The dispensatory of the United States of America*. 21st ed. Philadelphia: Lippincott.

Laminaria spp., *Nereocystis* sp.

コンブ科，レッソニア科

Laminaria digitata (Huds.) J.V. Lamour.
一般名：ケルプ
英　名：kelp
別　名：horsetail kelp, seawand, tangle

Laminaria hyperborea (Gunnerus) Foslie
一般名：ケルプ
英　名：kelp
異　名：*Laminaria cloustonii* Edmonston

Laminaria japonica Aresch.
一般名：コンブ
英　名：kombu
中国名：昆布（*kun bu*）（葉状体）
別　名：Japanese kelp, Japanese sea tangle

Laminaria setchellii P.C. Silva
一般名：ケルプ
英　名：kelp
異　名：*Laminaria dentigera* Kjellm.

Laminaria sinclairii (Harv.) Farl. et al.
一般名：ケルプ
英　名：kelp

Nereocystis luetkeana (Mert.) Postels & Rupr.
一般名：ブルケルプ
英　名：bull kelp
使用部位：葉状体

安全性クラス：2d
相互作用クラス：A

禁忌　甲状腺機能亢進症のある人での使用禁止（Ishizuki et al. 1989; Shilo and Hirsch 1986; Teas et al. 2004）。

他の注意事項　少なくとも250ml（8oz）の水分とともに摂取すること（CFR 2011a）。

薬やサプリメントとの相互作用　甲状腺薬の使用は，有資格の医療従事者監督下であるべきだが，知見なし（Ishizuki et al. 1989; Shilo and Hirsch 1986; Shimizu et al. 2003; Teas et al. 2004）。ケルプ，ブルケルプ，コンブのような粘液質の植物は，経口投与した薬物の吸収を遅らせるため，それらの摂取1時間前もしくは摂取後数時間あけて他の薬を摂取するべきである（Brinker 2001; De Smet 1993; Mills and Bone 2005）。

注意　粘液質（Felter and Lloyd 1898），付録3参照。

注釈　ケルプ茎の部分（ラミナリアテントとして知られている）は，子宮頸部を拡張するといった誘導分娩のため，あるいは中絶を含む外科処置のために使用される（Boulvain et al. 2001）。方法としては，茎部分が子宮頸部に挿入される。ケルプ茎の使用の安全性は，この項で取り扱われていない。

多くの海藻は，重金属残留を含むことが明らかにされている（Almela et al. 2006; Rose et al. 2007）。無機ヒ素は0.14～0.47mg/kgのはるかに低いレベルで報告（Almela et al. 2006）または，検出限界の0.3mg/kgでは検出されない（Rose et al. 2007）として報告されているが，全ヒ素が40～105mg/kgの範囲でケルプおよびコンブ製品で測定されている（Almela et al. 2006）。胎児の健康および乳児の発達における無機ヒ素の影響についてのエビデンスは明らかになっている（EFSA 2009）。そのため，妊婦や幼児に対する注意が喚起されている。

米国の規制では，栄養補助食品として使用するために管理されたケルプは，年齢や生理状態に関わらず，サプリメントとして1日用量当たりのヨウ素は225 μg以下の含有であるべきであるとしている。年代別のサプリメントの1日用量当たりのヨウ素は，乳児にとっては45 μg，4歳未満の子供にとっては105μg，4歳以上の子供および成人は225μg，そして妊婦や授乳婦にとっては300μgを超えるべきではないとしている（CFR 2011b）。

これら特定のラベル表示は，米国においてケルプとコンブを含む一般用医薬品製品に要求される（CFR 2011a），付録2，膨張性下剤参照。

有害事象と副作用　甲状腺機能亢進症，甲状腺機能低下症，ヨウ素誘発性甲状腺毒性の症例は，ケルプとコンブの過剰使用に関連して報告されている（De Smet et al. 1990; Eliason 1998; Ishizuki et al. 1989; Mussig et al. 2006; Salas Coronas et al. 2002; Shilo and Hirsch 1986; Shimizu et al. 2003）。

ケルプとコンブはヨウ素を含む（0.14〜0.44％乾燥重量）（Dawczynski et al. 2007; Teas et al. 2004）。ヨウ素過敏症，甲状腺機能亢進症，甲状腺毒性は，ケルプ，ブルケルプ，コンブのようなヨウ素含有製品の長期使用，無制限な使用後の副作用の可能性として指摘されている（Wichtl 2004）。ヨウ素の過剰摂取は，甲状腺腫（甲状腺の腫れ）を引き起こす可能性がある（Baker 2004; Pennington 1990）。

薬理学的考察　知見なし

妊婦と授乳婦　乳幼児は，ヨウ素の影響に特に敏感であることが報告されており（Baker 2004），妊娠または授乳中の母親によるヨウ素使用後の乳幼児甲状腺腫の症例が報告されている（Pennington 1990）。本項の注釈もまた参照。

レビュー詳細

I. 薬やサプリメントとの相互作用

薬やサプリメントとの相互作用の臨床試験

確認されなかった。

被疑薬やサプリメントとの相互作用の症例報告

確認されなかった。

薬やサプリメントとの相互作用の動物試験

確認されなかった。

II. 有害事象

有害事象の症例報告　ケルプの使用に関連して，甲状腺機能亢進症の症例が報告されている（De Smet et al. 1990; Eliason 1998; Salas Coronas et al. 2002; Shilo and Hirsch 1986）。ある症例では，1日当たり200mgのケルプの錠剤を6錠摂取していた女性で，甲状腺機能亢進症を引き起こした（De Smet et al. 1990）。別の症例では，72歳の女性において，1日当たり2.8〜4.2mgのヨウ素用量のケルプの錠剤を6か月間摂取していた（Shilo and Hirsch 1986）。米国が推奨したヨウ素の推奨栄養所要量は1日当たり150μgである（IOM 2001）。

79歳の女性において，週におよそ30gのコンブを約1年間摂取していたところ，甲状腺機能低下症が報告された。甲状腺機能検査では，ヨウ素の血中濃度が高く，加えてトリヨードチロニン（T_3）とチロキシン（T_4）濃度の低下，および甲状腺刺激ホルモン（TSH）濃度の増加を示した。症状はコンブ摂取中止後に改善した（Shimizu et al. 2003）。

39歳の女性において，混合された漢方薬を摂取したところヨウ素誘発性の甲状腺中毒症が報告された。漢方薬はコンブと他の2つの海藻に別のハーブを加えたものである。摂取していた内容に基づいた推定ヨウ素摂取量は，1日当たり580〜900μgであった（Mussig et al. 2006）。42歳および59歳の2人の女性において，計算上ヨウ素を28〜140mg/日を含む食事を摂取したところ，それぞれ1か月および1年後にヨウ素誘発性の甲状腺中毒症を発症した。両患者は，血清T_3の濃度上昇，血清T_3/T_4比の低下，ヨウ素の血中濃度に増加がみられた。患者における平均摂取量は症例概要では報告されなかったが，女性達は日常的にコンブを摂取していた。コンブの摂取を禁止した1か月後，甲状腺中毒の兆候と症状は消失し，甲状腺ホルモンレベルは正常化した（Ishizuki et al. 1989）。

54歳の女性において，1日当たり41mgのケルプサプリメントカプセルを2〜4錠，数か月間摂取していたところ，ヒ素中毒が報告された。有機および無機ヒ素の量は報告されていないが，摂取されていたサプリメントの分析では，サプリメントは8.5 mg/kgのヒ素濃度を含有していたことを示した（Amster et al. 2007）。医師によると，報告された症状の原因として，ヨウ素毒性は考えられなかったと答えているが（Schenker et al. 2007），他の著者は，その患者が推奨用量の2〜4倍の量を摂取しており，そのヨウ素毒性が症状の原因であった可能性を指摘した（McGuffin and Dentali 2007）。

III. 薬理学および薬物動態学

ヒトの薬理学的研究　正常な甲状腺機能を持つ健常な被験者において，1日当たり2または4錠のケルプカプセル（660または1320μgのヨウ素を含む）を4週間経口投与したところ，TSHレベルおよび尿中のヨウ素濃度に用量依存性の増加が認められた。高用量では，甲状腺刺激ホルモン放出ホルモン負荷試験において，トリヨードチロニンチンの減少およびポスト刺激によるTSH反応の増加が認められた。遊離サイロキシンの変化は報告されなかった。処置を中止して2週間後，高用量投与群におけるTSHレベルは減少し，すべての群において他の甲状腺値は正常であった（Clark et al. 2003）。

健常な被験者において1日当たり15 または30gのコンブ（35または70mgのヨウ素）を7〜10日間摂取したところ，TSH濃度の有意な増加が認められた。いくつかの症例では

TSHレベルが正常範囲を超えていた。T_4 とT_3 の血清レベルはわずかに減少したものの正常範囲内であった。長期投与（55〜87日間）では，T_4 とT_3 レベルは本質的に変わらないが，TSHレベルの上昇は維持された。コンブを摂取している間はヨウ素の尿中排泄は有意に増加し，コンブの摂取中止後7〜40日で通常に戻った（Miyai et al. 2008）。

動物の薬理学的研究　確認されなかった。

***In vitro*の薬理学的研究**　ケルプの水抽出物は，摘出した右心房における負の変時作用（心拍数の低下）を示したが，心房の緊張には影響を示さなかった（Chiu and Fung 1997）。

IV. 妊婦と授乳婦

乳幼児は，ヨウ素の作用に特に敏感であることが報告されており（Baker 2004），妊娠または授乳中の母親によるヨウ素使用後の乳幼児甲状腺腫の症例が報告されている（Pennington 1990）。本項の注釈もまた参照。

V. 毒性研究

確認されなかった。

参考文献

Almela, C., M.J. Clemente, D. Velez, and R. Montoro. 2006. Total arsenic, inorganic arsenic, lead and cadmium contents in edible seaweed sold in Spain. *Food Chem. Toxicol.* 44(11):1901-1908.

Amster, E., A. Tiwary, and M.B. Schenker. 2007. Case report: Potential arsenic toxicosis secondary to herbal kelp supplement. *Environ. Health Perspect.* 115(4):606-608.

Baker, D.H. 2004. Iodine toxicity and its amelioration. *Exp. Biol. Med.* 229(6):473-478.

Boulvain, M., A. Kelly, C. Lohse, C. Stan, and O. Irion. 2001. Mechanical methods for induction of labour. *Cochrane Database Syst. Rev.* 4:CD001233.

Brinker, F. 2001. *Herb contraindications and drug interactions.* 3rd ed. Sandy, OR: Eclectic Medical Publications.

CFR. 2011a. *Code of federal regulations,* Title 21 Part 201.319, 2011 ed. Specific labeling requirements for specific drug products. Water-soluble gums, hydrophilic gums, and hydrophilic mucilloids (including, but not limited to agar, alginic acid, calcium polycarbophil, carboxymethylcellulose sodium, carrageenan, chondrus, glucomannan ((B-1,4 linked) polymannose acetate), guar gum, karaya gum, kelp, methylcellulose, plantago seed (psyllium), polycarbophil tragacanth, and xanthan gum) as active ingredients; required warnings and directions. Washington, DC: U.S. Government Printing Office.

CFR. 2011b. *Code of federal regulations,* Title 21 Part 172.365, 2011 ed. Food additives permitted for direct addition to food for human consumption. Special dietary and nutritional additives. Kelp. Washington, DC: U.S. Government Printing Office.

Chiu, K.W., and A.Y. Fung. 1997. The cardiovascular effects of green beans (*Phaseolus aureus*), common rue (*Ruta graveolens*), and kelp (*Laminaria japonica*) in rats. *Gen. Pharmacol.* 29(5):859-862.

Clark, C.D., B. Bassett, and M.R. Burge. 2003. Effects of kelp supplementation on thyroid function in euthyroid subjects. *Endocr. Pract.* 9(5):363-369.

Dawczynski, C., U. Schaefer, M. Leiterer, and G. Jahreis. 2007. Nutritional and toxicological importance of macro, trace, and ultra-trace elements in algae food products. *J. Agric. Food Chem.* 55(25):10470-10475.

De Smet, P.A., B.H. Stricker, F. Wilderink, and W.M. Wiersinga. 1990. Hyperthyroidism during treatment with kelp tablets. *Ned. Tijdschr. Geneeskd.* 134(21):1058-1059.

De Smet, P.A.G.M. 1993. *Adverse effects of herbal drugs, Volume 2.* Berlin: Springer.

EFSA. 2009. Scientific opinion on arsenic in food. *EFSA J.* 7(10):1351-1550.

Eliason, B.C. 1998. Transient hyperthyroidism in a patient taking dietary supplements containing kelp. *J. Am. Board Fam. Pract.* 11(6):478-480.

Felter, H.W., and J.U. Lloyd. 1898. *King's American dispensatory.* 18th ed., 3rd rev. 2 vols. Cincinnati: Ohio Valley Co.

IOM. 2001. *Iodine. Dietary reference intakes for vitamin A, vitamin K, boron, chromium, copper, iodine, iron, manganese, molybdenum, nickel, silicon, vanadium, and zinc.* Food and Nutrition Board, Institute of Medicine. Washington, DC: National Academy Press.

Ishizuki, Y., K. Yamauchi, and Y. Miura. 1989. Transient thyrotoxicosis induced by Japanese kombu. *Nippon Naibunpi Gakkai Zasshi* 65(2):91-98.

McGuffin, M., and S. Dentali. 2007. Safe use of herbal kelp supplements. *Environ. Health Perspect.* 115(12):A575-A576; author reply A576-A577.

Mills, S., and K. Bone. 2005. *The essential guide to herbal safety.* St. Louis: Elsevier.

Miyai, K., T. Tokushige, and M. Kondo. 2008. Suppression of thyroid function during ingestion of seaweed "kombu" (*Laminaria japonica*) in normal Japanese adults. *Endocrine J.* 55(6):1103.

Mussig, K., C. Thamer, R. Bares, et al. 2006. Iodine-induced thyrotoxicosis after ingestion of kelp-containing tea. *J. Gen. Intern. Med.* 21(6):C11-14.

Pennington, J.A. 1990. A review of iodine toxicity reports. *J. Am. Diet. Assoc.* 90(11):1571.

Rose, M., J. Lewis, N. Langford, et al. 2007. Arsenic in seaweed—Forms, concentration and dietary exposure. *Food Chem. Toxicol.* 45(7):1263-1267.

Salas Coronas, J., G. Cruz Caparros, F. Laynez Bretones, and F. Diez Garcia. 2002. [Hyperthyroidism secondary to kelp tablets ingestias.] *Med. Clin. (Barc.)* 118(20):797-798.

Schenker, M., E. Amster, and A. Tiwary. 2007. Arsenic in herbal kelp supplements: Schenker et al. respond. *Environ. Health Perspect.* 115(12):A576.

Shilo, S., and H.J. Hirsch. 1986. Iodine-induced hyperthyroidism in a patient with a normal thyroid gland. *Postgrad. Med. J.* 62(729):661-662.

Shimizu, C., K. Yamaji, K. Sugi, et al. 2003. A case of hypothyroidism by a large intake of kombu. *Jap. J. Clin. Exp. Med.* 80(3):460-462.

Teas, J., S. Pino, A. Critchley, and L.E. Braverman. 2004. Variability of iodine content in common commercially available edible seaweeds. *Thyroid* 14(10):836-841.

Wichtl, M. 2004. *Herbal drugs and phytopharmaceuticals: A handbook for practice on a scientific basis.* 3rd ed. Boca Raton, FL: CRC Press.

Lamium album L.　シソ科

一般名：ホワイトネトル
英　名：white nettle
和　名：オドリコソウ
別　名：dead nettle
使用部位：全草

安全性クラス：1
相互作用クラス：A
禁忌　知見なし
他の注意事項　知見なし
薬やサプリメントとの相互作用　知見なし
注釈　英国のメディカルハーブの文献によると，ホワイトネトルは一般的に無害なものとして考えられており，柔らかい若葉はホウレンソウのように食べることができるとしている（Bradley 2006）。
有害事象と副作用　知見なし
薬理学的考察　知見なし
妊婦と授乳婦　科学的または伝統的文献において，妊娠中および授乳中におけるホワイトネトルの安全性は不明である。本書では，妊娠中や授乳期間での使用に関する問題は確認されなかったが，最終的な安全性は確立されていない。

レビュー詳細

I. 薬やサプリメントとの相互作用
薬やサプリメントとの相互作用の臨床試験
　確認されなかった。
被疑薬やサプリメントとの相互作用の症例報告
　確認されなかった。
薬やサプリメントとの相互作用の動物試験
　確認されなかった。

II. 有害事象
有害事象の症例報告　確認されなかった。

III. 薬理学および薬物動態学
ヒトの薬理学的研究　確認されなかった。
動物の薬理学的研究　確認されなかった。
*In vitro*の薬理学的研究　確認されなかった。

IV. 妊婦と授乳婦
妊娠中および授乳中におけるホワイトネトルの安全性情報は確認されなかった。

V. 毒性研究
確認されなかった。

参考文献

Bradley, P.R. 2006. *British herbal compendium: A handbook of scientific information on widely used plant drugs*. Bournemouth, UK: British Herbal Medicine Association.

L

Larrea tridentata (Sessé & Moç. ex DC.) Coville　ハマビシ科

一般名：チャパラル
英　名：chaparral
異　名：*Larrea mexicana* Moric.
別　名：creosote bush
使用部位：葉

安全性クラス：2b, 2d
相互作用クラス：A
禁忌　妊娠中は，医療従事者監督下以外での使用禁止（Heron and Yarnell 2001）。
　腎臓病の既往のある人および，肝炎や肝硬変などの肝臓疾患のある人は使用禁止（De Smet 1993; McGuffin et al. 1997）。
他の注意事項　知見なし
薬やサプリメントとの相互作用　知見なし
注釈　チャパラルの摂取に関連した急性肝毒性の報告が1990年から1997年に表面化し，チャパラル摂取の中止というFDAによる警告の発行につながった（FDA 1992）。AHPAは，4つの症例のレビューを報告し（Watt et al. 1994），報告された毒性は肝臓病の既往がある人による特異反応によるものであると明らかにした。著者らは，AHPAは1995年2月に，チャパラルを含む製品は以下の商品表示をするべきであると勧告したと結論付けた。肝臓病の症歴がある場合は，使用する前に医療従事者からの指示を仰ぐこと。もし吐き気，熱，疲労，黄疸（例えば尿の暗色化あるいは目が黄色く変色）が見られたときは，使用を中止すること。

有害事象と副作用　症例報告では，チャパラルの摂取と肝障害との間に相関を示した。摂取されたチャパラルの量は1日当たり0.3〜6gの範囲であり，ほとんどの場合においてカプセルや錠剤としてチャパラルを摂取し，使用期間は20日から“数年”にもなっていた。その製品は，1つの症例だけで分析された。中毒性肝障害のある患者は肝臓移植を必要としたが，他の症例はチャパラルの使用中止後に改善した（IOM 2001）。これらの症例報告および関連した毒性試験のレビューでは，肝損傷の重症度はチャパラル使用の用量や期間に関連がなかったことを指摘した（IOM 2001）。

チャパラル使用に関連して，自己免疫性溶性貧血の症例が報告された（Tregellas and South 1980）。

チャパラル誘発性皮膚炎は，生のチャパラルまたはチャパラル湿布の接触後に報告されている（Leonforte 1986）。

薬理学的考察　伝統的な使用および動物の研究では，チャパラルおよびその化合物ジヒドログアイアレチン酸（NDGA）が血糖値の調節を変化させる可能性があることを示している（Lambert et al. 2004; Luo et al. 1998; Reed et al. 1999）。糖尿病を持つ人は，使用前に有資格の医療従事者に相談し，血糖値を厳密に測定することを勧める。

妊婦と授乳婦　動物研究では，チャパラル抽出物の大量投与（700 mg/kg）は，抗着床活性を示した（Konno et al. 1987）。これらの症例報告および肝毒性のメカニズムの可能性はまだ完全には理解されていないので，本書での妊娠中における使用の禁忌は，チャパラル使用に関連があったと報告された肝毒性の症例の問題に基づいている（Heron and Yarnell 2001）。

授乳期間中のチャパラルの安全性は不明である。本書では，授乳期間での使用に関する問題は確認されなかったが，最終的な安全性は確立されていない。

レビュー詳細

I. 薬やサプリメントとの相互作用

薬やサプリメントとの相互作用の臨床試験

確認されなかった。

被疑薬やサプリメントとの相互作用の症例報告

確認されなかった。

薬やサプリメントとの相互作用の動物試験

確認されなかった。

II. 有害事象

有害事象の症例報告　症例報告は，チャパラルの摂取と肝障害との間の相関を示した。摂取されたチャパラルの量は1日当たり0.3〜6gの範囲で摂取され，ほとんどの場合においてカプセルや錠剤としてチャパラルを摂取し，使用期間は20日から“数年”にもなっていた。その製品は，1つの症例だけで検証された。中毒性肝障害のある患者は肝臓移植を必要としたが，他のケースはチャパラルの使用中止後に改善した（IOM 2001）。自発的な再投与は，症状の再発につながった（Batchelor et al. 1995）。これらの症例報告および関連した毒性試験のレビューでは，肝損傷の重症度はチャパラル使用の用量や期間に関連がなかったことを指摘した（IOM 2001）。

上昇したアミノトランスフェラーゼ値を伴う中毒性肝障害および右手の関節硬直が，1日当たり400mgのチャパラルを“何年も”摂取していた38歳の女性で報告された。患者は，薬物乱用，アルコール使用歴，以前にC型肝炎への暴露があった。著者らは，チャパラルが潜在的な肝疾患を促進または悪化させた可能性があると示した。その患者は最終的には肝移植を必要とした（Sheikh et al. 1997）。

黄疸および腹痛を伴う中毒性肝障害は，11週間以上チャパラル259m/日を含む錠剤を摂取していた41歳の女性で報告された。その患者は，チャパラル摂取の中止後に正常に戻った（Clark and Reed 1992; Sheikh et al. 1997）。

疲労，黄疸，暗色尿，吐き気，腹痛，下痢を伴う中毒性肝障害は，1日当たり2400mgのチャパラルを10日間摂取，次いでに1日当たり800mgのチャパラルを含む錠剤を10日間摂取していた44歳の女性で報告された（Clark and Reed 1992; Sheikh et al. 1997）。

胆嚢炎の症状および上昇したアミノトランスフェラーゼ値を伴う中毒性肝障害は，チャパラルを含むカプセルを不特定量摂取していた60歳の女性で報告された（Sheikh et al. 1997）。

強膜の黄疸および拡散した黄疸を伴う肝機能障害は，1日当たり1440mgのチャパラルを6週間摂取していた42歳の男性で報告された。その患者は，チャパラルの中止後1か月で正常に戻った（Clark and Reed 1992; Sheikh et al. 1997）。

疲労，黄疸，尿の暗色化を伴う中毒性肝障害は，1日当たり3830mgのチャパラルカプセルを2〜3週間，次いで1日当たり5760mgを10週間消費した25歳の男性で報告された。チャパラルの中止後，その患者は2週間以内に回復した（Sheikh et al. 1997）。

疲労，黄疸，腹痛，白色便，掻痒を伴う，肝生検によって確認された中毒性肝障害は，1日当たり480mgのチャパラルを8週間摂取していた57歳の女性で報告された。その女性は過去に結合型エストロゲン（永続的な作用を伴う肝臓毒の可能性，しかし症例において原因物質としては不確かなものとして指摘された）を使用していた（IOM 2001; Sheikh et al. 1997）。

1日当たりチャパラルカプセルの不特定量を服用していた71歳の男性で，中毒性肝障害の可能性がある黄疸が報告された。チャパラルの中止後2か月で，インフルエンザ様疾患，腹水，黄疸の症状が緩和した。男性はアルコール使用歴（1日当たり14オンスのワイン）があった。チャパラル使用の再開後1か月で，その男性は黄疸，腹水，強膜の黄疸および吐き気を発症した。肝生検では，炎症を伴うびまん性壊死，門脈管拡張，軽度の胆汁うっ滞，軽度の線維性隔壁形成を示した（Batchelor et al. 1995）。

1日当たり15錠（不特定用量）のチャパラルを3〜4か月服用していた33歳の女性で，薬剤誘発性肝毒性が報告された。患者は，亜急性肝壊死による，黄疸，腹水，腹痛，疲労，強膜黄疸，食欲不振，下腿浮腫を示した。チャパラル中止後その症状は消失した（Katz and Saibil 1990）。

1日当たり約3錠（不特定用量）のチャパラルを6週間服用していた43歳の女性で，亜急性肝障害が報告された。その女性はまた，アスピリンも定期的に摂取していた（Batchelor et al. 1995）。3か月後の肝生検では，顕著な改善を示した。

1日当たり1600mgのチャパラルを3週間服用していた54歳の女性で，肝臓の損傷が報告された。その女性は，チャパラル摂取中止の6週間以内に回復した（Sheikh et al. 1997）。

1日当たり4つのティーバックから作られたチャパラルのお茶を約1.5年間飲んだ39歳の女性で，肝臓の損傷が報告された。チャパラル摂取中止後1週間以内にその患者は回復した（Sheikh et al. 1997）。

投与量の情報なしに，チャパラルの摂取に伴う亜急性肝障害の2つの症例および肝毒性の1つの症例が報告されている（Sheikh et al. 1997）。

40歳の男性は，1日当たりチャパラルを4錠（不特定用量）摂取後，自己免疫性溶血性貧血の診断につながる，直接抗グロブリン試験（DAT）（IgG抗体の存在による）が陽性だった。チャパラルの摂取は中止され，19週にわたってDATは弱くなり，最終的には陰性になった。DAT陰性の8週後，その患者は再びチャパラルを摂取し始め，5週後にDATは陽性になった。フォローアップ試験の間，ハプトグロビンおよびヘマトクリット試験では，減少した赤血球の生存の証拠を示さなかった（Tregellas and South 1980）。

チャパラルへの反応を確認したパッチテストとともに，急性皮膚炎が6人の男性で報告された。病変は，日光への暴露部位が主であったが，足および陰嚢にもみられた。2人の男性で生の植物，2人の男性で湿布や風呂，そして2人の男性で低木を燃やした際の接触が原因であるとしている（Leonforte 1986）。

III. 薬理学および薬物動態学

ヒトの薬理学的研究　確認されなかった。

動物の薬理学的研究　糖尿病マウスに対し，1日当たり300mg/kgのNDGAを12日間経口投与した場合，血漿インスリンの変化なしに血漿グルコース濃度の減少が認められた（Luo et al. 1998）。

糖尿病ラットに対し1日当たり300mg/kg のNDGAを4日間経口投与した場合，グルコース投与後に，定常状態血漿グルコース濃度およびグルコース濃度の低下が認められた（Reed et al. 1999）。

糖尿病マウスに対し1日当たり300mg/kgのNDGAを12日間経口投与した場合，経口グルコース負荷に対する空腹時血漿グルコース濃度およびグルコース反応の減少が認められた（Luo et al. 1998）。

***In vitro*の薬理学的研究**　研究は確認されたが，ヒトデータの可用性のために省略した。

IV. 妊婦と授乳婦

妊娠1〜20日に1日当たりチャパラルのメタノール抽出物を0.7g/kg，クロロホルム抽出物を0.58g/kg，フェノール抽出物を0.52g/kg経口投与したラットで，抗着床活性が認められた。クロロホルム抽出物は，最も強い抗着床活性を示した（Konno et al. 1987）。

授乳期間中のチャパラルの安全性情報は確認されなかった。

V. 毒性研究

急性毒性

ノルジヒドログアイアレチレン酸（NDGA）の経口LD_{50}は，ラットで5.5g/kg，マウスで4g/kg，モルモットで0.8g/kgである（Lehman et al. 1951）。マウスに対するNDGAのLD_{50}は，腹腔内投与において0.1〜0.8g/kgである（Fujii et al. 1970; Kozubik et al. 1993; Madrigal-Bujaidar et al. 1998）。

短期毒性

マウスに対する毒性試験では，食事の0.5〜5%のチャパラルフェノール樹脂の効果を調べた。同様に1日当たり100mgのチャパラル樹脂あるいは，NDGAを15または100mg/kgの経口投与を4日間行った。食事の一部としてチャパラルを投与したマウスでは，体重および食事摂取の減少が認められた。マウスは，食事中のフェノール樹脂を最大100mg許容したが，樹脂100mgの経口投与またはNDGA15mgの投与は致死的であった。尿中のグルクロン酸抱合体として測定された，解毒作用の有意な差は，経口投与されたすべての群から認められなかった（Rios et al. 2008）。

1日当たりNDGAを2%含む食事を3週間与え，エンドトキシンまたは非エンドトキシン含有バクテリアを注射したラットでは，エンドトキシン含有バクテリアを注射したラットで，腎障害の相乗的な誘発が認められた。腎病変はエンドトキシン投与の特性ではないことから，結果は，細菌のコロニー形成および腎症の原因としてNDGAの腎臓内蓄積を除外した（Gardner et al. 1987）。

亜慢性毒性

チャパラルの含水エタノール抽出物を4%含む餌を7日間与えたハムスターでは，発育遅延，過敏性および攻撃性，睾丸および副生殖腺の著しい発育不全が認められた（Granados and Cardenas 1994）。

1日当たりNDGAを2%含む餌を与えたラットでは，対照群と比較して，糸球体濾過速度が低下した。NDGA暴露の早期に，腎臓での集合尿債管の髄質外領域に沿って，小さなポリープが発症した。2か月間のNDGA暴露では，腎臓は多形核白血球やマクロファージによって浸潤された。基底膜の肥厚，線維症，尿細管萎縮，および最終的に近位尿細管細胞壊死が，浸潤領域に隣接して特徴付けられた。6か月間のNDGA暴露では，腎臓のいたるところで嚢胞が発見された（Evan and Gardner 1979）。

NDGAを2%含む餌を99日間与えたラットでは，尿細管上皮細胞における水腫性の変化，尿細管壊死，リソソームの増殖，マクロファージによる浸潤を含む腎臓の病変が認められた（Goodman et al. 1970）。

慢性毒性

NDGAを0.5または1.0%含む餌を74週間与えたラットでは，回盲部における腸間膜リンパ節の嚢胞が認められた。あるラットは，胆嚢リンパ節は，悪性細網肉腫に浸潤された。平均体重は，対照群と比較してNDGA群で低かった（Grice et al. 1968）。

NDGAを0.5%含む餌を2年間与えたラットでは，6か月後に成長阻害が認められた。2年後，炎症性盲腸病変，盲腸に近い腸間膜での単一および複数の嚢胞を伴う大量の盲腸の出血，盲腸リンパ節のわずかな嚢胞の拡大が認められた（Lehman et al. 1951）。

遺伝毒性

ヒトリンパ球において，NDGAは姉妹染色分体交換での用量依存性の増加，および最高用量（27 μM）では，細胞周期遅延の減少をもたらした（Madrigal-Bujaidar et al. 1998）。8.8，17.6，35.3，70.7 mg/kgのNDGAを経口投与したマウスの骨髄細胞では，2つの最高用量で姉妹染色分体交換の増加が認められた（Madrigal-Bujaidar et al. 1998）。

逆に，NDGAは，ノルゲストレルによって誘発された，遺伝毒性損傷に対する保護活性を示した。調査パラメータは，姉妹染色分体交換，染色体異常，分裂指数，レプリケーション指数を含む（Siddique et al. 2006）。

参考文献

Batchelor, W.B., J. Heathcole, and I.R. Wanless. 1995. Chaparral-induced hepatic injury. *Am. J. Gastroenterol.* 90(5):831-833.

Clark, F., and R. Reed. 1992. Chaparral-induced toxic hepatitis: California and Texas, 1992. *J. Am. Med. Assoc.* 268:3295-3298.

De Smet, P.A.G.M. 1993. *Adverse effects of herbal drugs, Volume 2.* Berlin: Springer.

Evan, A.P., and K.D. Gardner. 1979. Nephron obstruction in nordihydroguaiaretic acid-induced renal cystic disease. *Kidney Int.* 15(1):7-19.

FDA. 1992. U.S. Food and Drug Administration. FDA Advice to Chaparral Users. Online. December 11. News release.

Fujii, K., H. Jaffe, Y. Bishop, et al. 1970. Structure-activity relations for methylenedioxyphenyl and related compounds on hepatic microsomal enzyme function, as measured by prolongation of hexobarbital narcosis and zoxazolamine paralysis in mice. *Toxicol. Appl. Pharmacol.* 16(2):482-494.

Gardner, K.D., W.P. Reed, A.P. Evan, et al. 1987. Endotoxin provocation of experimental renal cystic disease. *Kidney Int.* 32(3):329-334.

Goodman, T., H.C. Grice, G.C. Becking, and F.A. Salem. 1970. A cystic nephropathy induced by nordihydroguaiaretic acid in the rat. Light and electron microscopic investigations. *Lab. Invest.* 23(1):93-107.

Granados, H., and R. Cardenas. 1994. Biliary calculi in the golden hamster. XXXVII. The prophylactic action of the creosote bush (*Larrea tridentata*) in pigmented cholelithiasis produced by vitamin A. *Rev. Gastroenterol. Mex.* 59(1):31-35.

Grice, H.C., G. Becking, and T. Goodman. 1968. Toxic properties of nordihydroguaiaretic acid. *Food Chem. Toxicol.* 6(2):155.

Heron, S., and E. Yarnell. 2001. The safety of low-dose *Larrea tridentata* (DC.) Coville (creosote bush or chaparral): A retrospective clinical study. *J. Altern. Complement. Med.* 7(2):175-185.

IOM. 2001. Committee on the Framework for Evaluating the Safety of Dietary Supplements. Safety review: Draft prototype monograph on chaparral. Washington DC: Institute of Medicine.

Katz, M., and F. Saibil. 1990. Herbal hepatitis: Subacute hepatic necrosis secondary to chaparral leaf. *J. Clin. Gastroenterol.* 12(2):203.

Konno, C., A. Martin, B.X. Ma, et al. 1987. Search for fertility regulating agents from *Larrea tridentata*. Paper read at Proceedings: The First Princess Chulabhorn Science Congress, International Congress on Natural Products.

Kozubik, A., J. Hofmanova, J. Hola, and J. Netikova. 1993. The effect of nordihydroguaiaretic acid, an inhibitor of prostaglandin and leukotriene biosynthesis, on hematopoiesis of gamma-irradiated mice. *Exp. Hematol.* 21(1):138-142.

Lambert, J., R. Dorr, and B. Timmermann. 2004. Nordihydroguaiaretic acid: A review of its numerous and varied biological activities. *Pharm. Biol.* 42(2):149-158.

Lehman, A.J., O.G. Fitzhugh, A.A. Nelson, and G. Woodard. 1951. The pharmacological evaluation of antioxidants. *Adv. Food Res.* 3:197-208.

Leonforte, J.F. 1986. Contact dermatitis from *Larrea* (creosote bush). *J. Am. Acad. Dermatol.* 14(2, Part 1):202-207.

Luo, J., T. Chuang, J. Cheung, et al. 1998. Masoprocol (nordihydroguaiaretic acid): A new antihyperglycemic agent isolated from the creosote bush (*Larrea tridentata*). *Eur. J. Pharmacol.* 346(1):77-79.

Madrigal-Bujaidar, E., S. D. Barriga, M. Cassani, D. Molina, and G. Ponce. 1998. In vivo and in vitro induction of sister-chromatid exchanges by nordihydroguaiaretic acid. *Mutat. Res.* 412(2):139-144.
McGuffin, M., C. Hobbs, R. Upton, and A. Goldberg. 1997. *Botanical safety handbook*. Boca Raton, FL: CRC Press.
Reed, M.J., K. Meszaros, L.J. Entes, et al. 1999. Effect of masoprocol on carbohydrate and lipid metabolism in a rat model of type II diabetes. *Diabetologia* 42(1):102-106.
Rios, J.M., A.M. Mangione, and J.C. Gianello. 2008. Effects of natural phenolic compounds from a desert dominant shrub *Larrea divaricata* Cav. on toxicity and survival in mice. *Rev. Chil. Hist. Nat.* 81(2):293–302.
Sheikh, N.M., R.M. Philen, and L.A. Love. 1997. Chaparral-associated hepatotoxicity. *Arch. Intern. Med.* 157(8):913-919.
Siddique, Y.H., T. Beg, and M. Afzal. 2006. Protective effect of nordihydroguaiaretic acid (NDGA) against norgestrel induced genotoxic damage. *Toxicol. In Vitro* 20(2):227-233.
Tregellas, W.M., and S.F. South. 1980. Autoimmune syndrome induced by chaparral ingestion. *Transfusion* 20:647-648.

Laurus nobilis L.　クスノキ科

一般名：ベイ
英　名：bay
和　名：ゲッケイジュ
一般名：bay laurel, Grecian laurel, sweet bay, true bay
使用部位：葉

安全性クラス：1
相互作用クラス：A
禁忌　知見なし
他の注意事項　知見なし
薬やサプリメントとの相互作用　知見なし
有害事象と副作用　パッチテストにおいて，ベイリーフまたはベイ精油を含む食品または外用剤への接触後のアレルギー性接触皮膚炎が報告されている（Adisen and Onder 2007; Foussereau et al. 1975; Jirasek and Skach 1962; Opdyke 1979; Ozden et al. 2001）。
薬理学的考察　知見なし
妊婦と授乳婦　科学的または伝統的文献において，妊娠中および授乳中におけるベイの安全性は不明である。本書では，妊娠中や授乳期間での使用に関する問題は確認されなかったが，最終的な安全性は確立されていない。

レビュー詳細

I. 薬やサプリメントとの相互作用
薬やサプリメントとの相互作用の臨床試験
確認されなかった。
被疑薬やサプリメントとの相互作用の症例報告
確認されなかった。
薬やサプリメントとの相互作用の動物試験
確認されなかった。

II. 有害事象
有害事象の症例報告　ベイリーフまたはベイ精油を含む食品または外用剤への接触後のアレルギー性接触皮膚炎が報告されている。アレルギーはパッチテストにおいて確認された（Adisen and Onder 2007; Foussereau et al. 1975; Jirasek and Skach 1962; Opdyke 1979; Ozden et al. 2001）。

III. 薬理学および薬物動態学
ヒトの薬理学的研究　確認されなかった。
動物の薬理学的研究　確認されなかった。
***In vitro*の薬理学的研究**　シンナムタンニンB-1は，2型糖尿病患者の血小板におけるトロンビン誘導性凝集を減少させた（Bouaziz et al. 2007）。シンナムタンニンB-1は，トロンビン誘発により再構築された微小管，チロシンキナーゼBtkおよびpp60（src）の活性を減少させ，血小板凝集の阻害をもたらした（Ben Amor et al. 2007）。

IV. 妊婦と授乳婦
妊娠中および授乳中におけるベイの安全性に関する情報は確認されなかった。

V. 毒性研究
急性毒性
ベイ精油のLD_{50}は，ラットでの経口投与後で3.95g/kg，ウサギでの局所投与後では最大5g/kgまでの用量で決定することができなかった（Opdyke 1979）。
ベイリーフ精油（36～46%）の主成分である，1,8-シネオール（ユーカリプトール）の毒性における情報については，ユーカリグロブルス精油の毒性研究を参照（Kovacevic et al. 2007）。

参考文献

Adisen, E., and M. Onder. 2007. Allergic contact dermatitis from *Laurus nobilis* oil induced by massage. *Contact Dermat.* 56(6):360-361.

Ben Amor, N., A. Bouaziz, C. Romera-Castillo, et al. 2007. Characterization of the intracellular mechanisms involved in the antiaggregant properties of cinnamtannin B-1 from bay wood in human platelets. *J. Med. Chem.* 50(16):3937-3944.

Bouaziz, A., S. Salido, P.J. Linares-Palomino, et al. 2007. Cinnamtannin B-1 from bay wood reduces abnormal intracellular Ca^{2+} homeostasis and platelet hyperaggregability in type 2 diabetes mellitus patients. *Arch. Biochem. Biophys.* 457(2):235-242.

Foussereau, J., J.C. Muller, and C. Benezra. 1975. Contact allergy to *Frullania* and *Laurus nobilis*: Cross-sensitization and chemical structure of the allergens. *Contact Dermat.* 1(4):223-230.

Jirasek, L., and M. Skach. 1962. Perioral contact eczema with eczematous stomatitis after the use of bay leaves (*Laurus nobilis* L.) in food. *Cesk. Dermatol.* 37:18-21.

Kovacevic, N.N., M.D. Simic, and M.S. Ristic. 2007. Essential oil of *Laurus nobilis* from Montenegro. *Chem. Nat. Compd.* 43(4):408-411.

Opdyke, D.L.J. 1979. *Monographs on fragrance raw materials*. New York: Pergamon.

Ozden, M.G., P. Oztas, M.O. Oztas, and M. Onder. 2001. Allergic contact dermatitis from *Laurus nobilis* (laurel) oil. *Contact Dermat.* 45(3):178.

Lavandula spp.

シソ科

Lavandula angustifolia Mill.

一般名：イングリッシュラベンダー

英　名：English lavender

異　名：*Lavandula officinalis* Chaix., *Lavandula spica* L., *Lavandula vera* DC.

別　名：common lavender

注　意：フランスからのイングリッシュラベンダーは，しばしば“フレンチラベンダー”として取引されている。

Lavandula intermedia Emeric ex Loisel.

一般名：ラバンジン

英　名：lavandin

別　名：Dutch lavender

Lavandula latifolia Medic.

一般名：スパイクラベンダー

英　名：spike lavender

Lavandula stoechas L.

一般名：スパニッシュラベンダー

英　名：Spanish lavender

別　名：French lavender

使用部位：花

安全性クラス：1

相互作用クラス：A

禁忌　知見なし

他の注意事項　知見なし

薬やサプリメントとの相互作用　知見なし

注釈　一連の症例報告および関連する*in vitro*の試験では，ラベンダー精油にはエストロゲン活性があり，個人を対象とした製品（すなわち，シャンプー，スタイリングジェル，石鹸など）の原料としてのラベンダーは，数人の10代の少年達における女性化乳房の原因であったことが示唆された（Henley et al. 2007）。エストロゲン活性は他の精油においても示されているが（Kemper et al. 2007），報告されたエストロゲン濃度は正常であり，伝統的な使用およびラベンダー精油の研究ではエストロゲン活性を示さなかったという点から，これらの報告書は批判の対象とされてきた（Dean 2007; Kalyan 2007; Kemper et al. 2007）。

有害事象と副作用　パッチテストによって確認されたアレルギー性接触皮膚炎は，ラベンダー精油に暴露された人で報告されている（Coulson and Ali Khan 1999; Rademaker 1994; Schaller and Korting 1995; Sugiura et al. 2000）。

薬理学的考察　知見なし

妊婦と授乳婦　1935年の研究では，摘出した妊娠モルモットの子宮で，ラベンダーが子宮収縮を刺激したことが示された（Superbi and Crispolti 1935）。妊娠中のラベンダーの安全性は不明である。

科学的または伝統的文献において，授乳期間中のラベンダーの安全性は不明である。本書では，授乳期間での使用に関する問題は確認されなかったが，最終的な安全性は確立されていない。

レビュー詳細

I. 薬やサプリメントとの相互作用

薬やサプリメントとの相互作用の臨床試験

確認されなかった。

被疑薬やサプリメントとの相互作用の症例報告

確認されなかった。

薬やサプリメントとの相互作用の動物試験

確認されなかった。

II. 有害事象

有害事象の症例報告　パッチテストによって確認されたアレルギー性接触皮膚炎は，ラベンダー精油に暴露された人で報告されている（Coulson and Ali Khan 1999; Rademaker 1994; Schaller and Korting 1995; Sugiura et al. 2000）。

8か月の男児において，ラバンジンの“手製の抽出物”（詳細は提供されていない）を少量摂取したところ，混乱や深い眠気が報告された。使用したラバンジンは*L. angustifolia*および*L. latifolia*のハイブリッドとして識別された（Landelle et al. 2008）。

女性化乳房の症例は，“ラベンダー”の香り製品の使用に関連があった。症例として“ラベンダー油含有のヒーリングバーム”で処理した4歳児，ラベンダー精油を含んだスタイリングジェルを毎日そしてシャンプーを定期的に使用した10歳の少年，“ラベンダーの香り”の石鹸および“ラベンダーの香り”の市販のスキンローションを使用していた7歳児に確認された。女性化乳房は，これらの製品の中止後に消失した。すべての症例で，他の成分，製品名，使用量，適用の頻度や期間は特定されなかった（Henley et al. 2007）。エストロゲン活性は他の精油で示されているが，症例で報告されたエストロゲン濃度は正常であり，ラベンダー精油の伝統的な使用および研究ではエストロゲン活性を示さなかったことを指摘した（Kemper et al. 2007）。また，他の成分や包装（特にフタル酸エステル）が，女性化乳房作用の原因である可能性を示した（Kemper et al. 2007）。そのほか環境や食事の影響も考えられる（Dean 2007; Kalyan 2007）。

III. 薬理学および薬物動態学

ヒトの薬理学的研究　確認されなかった。

動物の薬理学的研究　コラーゲン-エピネフリン混合物の静脈内投与によって誘導された肺血栓塞栓症のモデルマウスおいて，1日当たり100mg/kgのラバンジン精油の投与は，関連作用薬として使用したアセチルサリチル酸とは異なり，前出血合併症を誘発することなく血栓症を有意に減少させた（Ballabeni et al. 2004）。

***In vitro*の薬理学的研究**　ラバンジン精油で処置されたモルモットの多血小板血漿において，アラキドン酸，U46619，コラーゲン，ADP（それぞれ51，84，191，640μg/mlのIC_{50}）によって誘導された血小板凝集の阻害が認められた。ラバンジン油はまた，ラットの多血小板血漿におけるトロンビン誘発性の血ぺい収縮（149μg/mlのIC_{50}）を不安定化させた（Ballabeni et al. 2004）。

エストロゲン受容体-陽性（MCF-7）および，アンドロゲン受容体-陽性（MDA-kb2）ヒト乳癌細胞において，ラベンダー精油は，ERE-依存性のルシフェラーゼ活性を用量依存的に刺激し，最大活性は0.025%（v/v）で認められた。この量は1 n*M*の17β-エストラジオールによって誘発された50%までの活性と一致する。エストロゲン受容体拮抗薬であるフルベストラントは，レポータープラスミドのトランス活性化を阻害した（Henley et al. 2007）。研究を批評すると，ラベンダーの作用は“非常に弱い”ことを示した（Kalyan 2007）。

IV. 妊婦と授乳婦

古い研究では，ラベンダーの花の熱水抽出物（用量は特定されていない）は，摘出した妊娠モルモットの子宮で子宮収縮を刺激したことを示した（Superbi and Crispolti 1935）。

授乳期間中のラベンダーの安全性情報は確認されなかった。

V. 毒性研究

急性毒性

ラバンジン精油のLD_{50}は，ラットでの経口投与後またはウサギでの局所投与後において，最大5g/kgまでの用量で決定することができなかった（Opdyke 1979）。

ラベンダーアブソリュートの経口LD_{50}は，ラットで4.25g/kgであるが，経皮LD_{50}は，モルモットで最大5g/kgまでの用量で決定することができなかった（Opdyke 1979）。

スパイクラベンダー精油の経口LD_{50}は，ラットで3.8g/kgであるが，経皮LD_{50}は，ウサギで最大2g/kgまでの用量で決定することができなかった（Opdyke 1979）。

L

参考文献

Ballabeni, V., M. Tognolini, M. Chiavarini, et al. 2004. Novel antiplatelet and antithrombotic activities of essential oil from *Lavandula hybrida* Reverchon “grosso.” *Phytomedicine* 11(7-8):596-601.

Coulson, I.H., and A.S. Ali Khan. 1999. Facial ‘pillow’ dermatitis due to lavender oil allergy. *Contact Dermat.* 41(2):111.

Dean, C.J. 2007. Prepubertal gynecomastia linked to lavender and tea tree oils. *N. Engl. J. Med.* 356(24):2543; author reply 2543-2544.

Henley, D.V., N. Lipson, K.S. Korach, and C.A. Bloch. 2007. Prepubertal gynecomastia linked to lavender and tea tree oils. *N. Engl. J. Med.* 356(5):479-485.

Kalyan, S. 2007. Prepubertal gynecomastia linked to lavender and tea tree oils. *N. Engl. J. Med.* 356(24):2542; author reply 2543-2544.

Kemper, K.J., A.J. Romm, and P. Gardiner. 2007. Prepubertal gynecomastia linked to lavender and tea tree oils. *N. Engl. J. Med.* 356(24):2541-2542; author reply 2543-2544.

Landelle, C., G. Francony, N.F. Sam-Lai, et al. 2008. Poisoning by lavandin extract in a 18-month-old boy. *Clin. Toxicol.* 46(4):279-281.

Opdyke, D.L.J. 1979. *Monographs on fragrance raw materials*. New York: Pergamon.

Rademaker, M. 1994. Allergic contact dermatitis from lavender fragrance in Difflam gel. *Contact Dermat.* 31(1):58-59.

Schaller, M., and H.C. Korting. 1995. Allergic airborne contact dermatitis from essential oils used in aromatherapy. *Clin. Exp. Dermatol.* 20:143-145.

Sugiura, M., R. Hayakawa, Y. Kato, K. Sugiura, and R. Hashimoto. 2000. Results of patch testing with lavender oil in Japan. *Contact Dermat.* 43(3):157-160.

Superbi, C., and E. Crispolti. 1935. Effect on the uterine muscle of infusions and extracts of certain herbs used by the natives of Tripoli. *Ann. Ostetr. Ginecol.* 57:253-267.

Lawsonia inermis L.

ミソハギ科

一般名：ヘナ

英　名：henna

異　名：*Lawsonia alba* Lam.

アーユルヴェーダ名：*madayanti*

使用部位：葉

安全性クラス：2a, 2d

相互作用クラス：A

禁忌　外用のみの使用（McMillan et al. 2004; Zinkham and Oski 1996）。

グルコース-6-リン酸脱水素酵素（G6PD）欠損症のある乳幼児および子供での使用禁止（Devecioglu et al. 2001; Kandil et al. 1996; Kök et al. 2004; Raupp et al. 2001; Zinkham and Oski 1996）。

他の注意事項　G6PD欠損症のある成人への使用注意（McMillan et al. 2004; Rund et al. 2007; Zinkham and Oski 1996）。

薬やサプリメントとの相互作用　知見なし

注釈　いくつかのヘナ，特に“ブラックヘナ”として販売されているものは，しばしば皮膚感作を引き起こし，アレルギー性接触皮膚炎の多数の症例の原因となっており，そのうちのいくつかは永久的な瘢痕の原因となった，黒染色剤であるパラフェニレンジアミン（PPD）が混合されている（Akhras and Ostlere 2005; Kang and Lee 2006）。PPDは，*Lawsonia inermis*では見出されていない。

有害事象と副作用　グルコース-6-リン酸脱水素酵素（G6PD）欠損症の小児で，ヘナの局所適用後に遺伝性疾患として知られるソラマメ中毒，溶血性貧血，高ビリルビン血症が報告されている（Devecioglu et al. 2001; Kandil et al. 1996; Kök et al. 2004; Raupp et al. 2001; Zinkham and Oski 1996）。いくつかの症例では，患者はまた急性腎不全を発症し，時に致命的であった（Devecioglu et al. 2001; Kök et al. 2004）。成人におけるそのような有害作用の症例報告は，局所適用後には確認されなかった。皮膚の相対的な厚さおよび皮膚表面の面積比に対する高い体質量は，成人の症例報告の欠如の主要因の可能性がある。

薬理学的考察　動物，*in vitro*およびヒトへの症例報告では，ローソンはG6PD欠損症の人において溶血性貧血を引き起こす可能性があることを示した（McMillan et al. 2004; Zinkham and Oski 1996）。

ヘナの皮膚吸収に関する*in vitro*研究では，ヘナのカラーリングペーストの0.3～1.3％は処置の1時間後に皮膚に吸収された。さらなる吸収試験では，製品の大部分が皮膚上に残留し，比較的少量が吸収されたことを示した（Kraeling et al. 2007）。

妊婦と授乳婦　動物研究では，ヘナの発達毒性はなかったが，試験した最高用量（20 mg/kg）で，いくつかの母体毒性を示した（Nawaf et al. 2003）。ヘナは堕胎薬として内用で使用されていたと報告されている（List and Hörhammer 1973）。

授乳期間中のヘナの安全性は不明である。本書では，授乳期間での使用に関する問題は確認されなかったが，最終的な安全性は確立されていない。

レビュー詳細

I. 薬やサプリメントとの相互作用

薬やサプリメントとの相互作用の臨床試験

確認されなかった。

被疑薬やサプリメントとの相互作用の症例報告

確認されなかった。

薬やサプリメントとの相互作用の動物試験

確認されなかった。

II. 有害事象

臨床試験で報告された有害事象　外部放射線治療を受けている患者を対象としたヘナの試験では，ヘナでマークされた158人の患者で有害反応は報告されなかった（Wurstbauer et al. 2001）。

有害事象の症例報告　グルコース-6-リン酸脱水素酵素（G6PD）欠損症の小児で，ヘナの局所適用後に遺伝性疾患として知られるソラマメ中毒，溶血性貧血，および高ビリルビン血症が報告されている（Devecioglu et al. 2001; Kandil et al. 1996; Kök et al. 2004; Raupp et al. 2001; Zinkham and Oski 1996）。いくつかの症例では，患者はまた急性腎不全を発症し，時に致命的であった（Devecioglu et al. 2001; Kök et al. 2004）。

いくつかのヘナ，特に“ブラックヘナ”として販売されているものは，しばしば皮膚感作を引き起こし，アレルギー性接触皮膚炎の多数の症例の原因となっている。そのうちのいくつかは永久的な瘢痕の原因となった，黒染色剤であるパラフェニレンジアミン（PPD）が混合されている（Akhras and Ostlere 2005; Kang and Lee 2006; Kazandjieva et al. 2007）。文献で報告された“ヘナ”に対するアレルギー反応の大半はPPDに対する反応であるが，純粋なヘナへのアレルギー反応が報告され，パッチテストによって確認されている（Belhadjali et al. 2008; Garcia Ortiz et al. 1997; Gupta et al. 1986; Nigam and Saxena 1988; Oztas et al. 2001; Perez et al. 2003; Polat et al. 2009）。

若い女性は，未知量のヘナを摂取することで自殺した。剖検所見では，喉頭浮腫や肺うっ血を含むアナフィラキシーと一致していた（Kök et al. 2005）。

誤ってヘナ粉末を小さじ2杯摂取したイラク北部生まれの69歳の男性で，溶血，腎不全，心虚血が報告された。著者は，男性の出身に基づくとG6PD欠損症の可能性があるが，溶血に起因する不正確な酵素的定量のために，男性がケアを受けている間に検査できなかったと指摘した（Rund et al. 2007）。

急性化学性大腸炎は，報告によると1リットルの水に混ざった未知量のヘナを摂取した，潰瘍性大腸炎を有する45歳の女性で報告された。製品は検証されておらず，症例報告において，医師はPPD誘発性のアレルギー性接触皮膚炎のケースを引用（Nawaf et al. 2003）した上で，ヘナは時々接触皮膚炎の原因となることを示しており（Uygur-Bayramicli et al. 2005），摂取された製品に対する著者の知識に疑問をもたらした。

新しく適用されたヘナは，皮膚への可視光の通過を遮断することが報告されている。症例報告は，パルスオキシメーターは，ヘナで染めた皮膚では測定できないことを示した（Nirmalan and Baldwin 1997）。

III. 薬理学および薬物動態学

ヒトの薬理学的研究　確認されなかった。

動物の薬理学的研究　ローソン誘発性溶血性貧血における酸化ストレスの役割に関する研究では，*in vitro*でローソンまたはそのヒドロキノン形態，1,2,4-トリヒドロキシナフタレン（THN）に暴露した放射性標識された赤血球をラットに静脈内投与した。その結果，ローソンおよびTHNの双方において，高濃度（>3 m*M*）でも直接溶血およびメトヘモグロビン血症はなかった。ローソンは赤血球グルタチオンに影響を与えなかったが，THN（3 m*M*）は適度な減少を誘導した。対照的に，2-メチルおよび2-メトキシ-1,4-ナフトキノンのような，2-ヒドロキシ基無しのオルト位置が置換された1,4-ナフトキノンは，酸化還元性活性であり，GSHを減少させることから，直動式の溶血剤であった。著者は，ローソンが血液毒性を引き起こす余分な赤血球代謝を必要としない弱い直接作用型溶血剤であり，ヘナへの溶血反応は抗酸化防御が損なわれた個人に限定される可能性を示した（McMillan et al. 2004）。

***In vitro*の薬理学的研究**　健常な成人およびG6PD欠損の成人からの血液において，ローソン（2.8～10^{-3} mol/l）とインキュベートしたところ，メトヘモグロビン（MHb）レベルは，健常な被験者で7.4%，G6PD欠損成人では40～44%であった。著者は，ローソンがG6PD正常赤血球に対し酸化損傷を誘導することが可能であり，G6PD欠損赤血球においては，より重大な損傷を生じることを指摘した。ローソンが産生する酸化損傷の濃度は，ナフタレン代謝物α，β-ナフトール，αおよびβナフトキノンの報告と同様である。G6PD欠損被験者において重篤な溶血を引き起こすことが文書化された（Zinkham and Oski 1996）。

ヘナの主要な色素成分である，ローソンのヒトの皮膚に対する吸収の研究では，いずれもヘナを含む2つのカラーリング製品および2つのシャンプー製品において，無生育性のヒトの皮膚上で試験された。シャンプーは5分間皮膚に放置されたが，カラーリング剤は1時間放置された。ヘナのヘアペースト製品については，適用した用量の0.3および1.3%が24時間でレセプター液に吸収され，2.2および4.0%が皮膚に残っていた。両方のヘナシャンプー製品の場合，適用した用量の0.3%が24時間でレセプター液に吸収され，3.6および6.8%が皮膚に残っていた。すべての製品にとっては，適用したローソンのほとんどは，暴露期間の終了時に，皮膚の表面（83～102%）から洗浄された。拡張吸収試験では，24時間試験でのローソンの皮膚レベルは，最終的に経皮吸収されるかどうかを決定するために72時間実施された。研究では，レセプター液値でのわずかな増加だけで，ローソンの大半は皮膚に残ったことが示された（Kraeling et al. 2007）。

IV. 妊婦と授乳婦

ラットに対し妊娠6～15日に2，7，20mg/kgのローソンを経口投与した場合，妊娠および胚の発育に有害作用は認められなかった。20mg/kgの投与群では，あるマウスは15日目で流産したが，これは処置の関連とは考えられなかったと著者は示した。20mg/kgの投与群では，わずかな母体毒性はあったが，胎児毒性は認められず，無毒性量（NOAEL）は母体毒性にとって1日当たり7mg/kgとして確立された

（Nawaf et al. 2003）。

授乳期間中のヘナの安全性情報は確認されなかった。

V. 毒性研究

急性毒性

ラットに対するローソンの経口LD_{50}は，雌では570mg/kg，雄では500または2000mg/kgである（SCCNFP 2002）。

短期毒性

化学的に誘導された皮膚癌に対する化学予防活性は，1日当たり150または300mg/kgのヘナの80％エタノール抽出物を21日間局所投与されたマウスで認められた（Dasgupta et al. 2003）。

亜慢性毒性

ラットに対し1日当たり8，20，50mg/kgのローソンを13週間経口投与した場合，50mg/kgの投与群において溶血性貧血の証拠が認められたが，死亡は発生しなかった。すべての雌の投与群では，凝固時間において有意な減少を示したが，用量依存性は見られなかった。20および50mg/kgの投与群の雌において，血中尿素，クレアチニンおよびアルブミン/グロブリン比での用量依存的な減少，ビリルビンの増加が見られた。同様の変化は最高用量群の雄で見られた（SCCNFP 2002）。

同様の研究では，ラットは1日当たり2，7，20mg/kgのローソンを13週間経口投与された。雌において，赤血球数算定での用量依存的な減少が認められ，それは対照群と比べ，7および20mg/kgの投与群で有意に低かった。同様の結果は，最高用量群の雄で確認された。血中尿素（中・高用量），クレアチニン（高用量のみ），およびアルブミン/グロブリン比（すべての用量）における用量依存性の減少，ビリルビンの増加は雌で見られた。肉眼で見える異常は，20mg/kgの投与群の噴門洞や腎臓で認められた。腎臓および脾臓重量の用量依存性の増加は雄と雌の両方，そして雌の肝臓で明らかであった。雌の相対的な腎臓重量はコントロール群と比べ，7および20mg/kgの投与群で有意に高かった。著者らは，処置関連の影響は，20mg/kgの用量で発生し，主に腎臓，噴門洞，脾臓に影響を与えており，無毒性量（NOAEL）は7mg/kgであったと結論付けた（SCCNFP 2002）。

遺伝毒性

ヘナのエタノール抽出物の中程度の変異原活性は，ネズミチフス菌TA98株およびTA102株を用いた変異原性のためのエイムス試験で認められた（Mahmoud et al. 1992）。染色体および小核誘発に至る他の損傷の証拠は，300mg/kgのヘナを経口投与した24，48，72時間後のマウスの骨髄を使用した小核試験では認められなかった（SCCNFP 2002）。

ネズミチフス菌TA98株での変異原性のためのエイムス試験では，ローソンは，代謝活性化なしで500～1000μg/plateの濃度で変異原性を示したが，ヘナの抽出物は最大1000μg/plateまでの濃度で変異原活性を示さなかった（Stamberg et al. 1979）。

2002年には，化粧品および非食品に関するEU科学委員会（SCCNFP）は，欧州連合（EU）の染毛剤製品の着色剤としてのローソンの安全性を評価した。*in vitro*および*in vivo*試験に基づき，SCCNFPは，ローソンは変異原性があり，染毛剤としての使用に適していないと結論付けた（SCCNFP 2002）。近年の*in vivo*および*in vitro*の研究では，ローソンの変異原活性の欠如を示している（Kirkland and Marzin 2003; Marzin and Kirkland 2004）。

参考文献

Akhras, V., and L. Ostlere. 2005. Is patch testing for PPD routinely necessary in patients with reactions to henna tattoos? *Contact Dermat.* 53(4):238.

Belhadjali, H., N. Ghannouchi, C. Amri, et al. 2008. Contact dermatitis to henna used as a hair dye. *Contact Dermat.* 58(3):182.

Dasgupta, T., A.R. Rao, and P.K. Yadava. 2003. Modulatory effect of henna leaf (*Lawsonia inermis*) on drug metabolising phase I and phase II enzymes, antioxidant enzymes, lipid peroxidation and chemically induced skin and forestomach papillomagenesis in mice. *Mol. Cell. Biochem.* 245(1-2):11-22.

Devecioglu, C., S. Katar, O. Dogru, and M.A. Tas. 2001. Henna-induced hemolytic anemia and acute renal failure. *Turk. J. Pediatr.* 43(1):65-66.

Garcia Ortiz, J.C., M. Terron, and J. Bellido. 1997. Contact allergy to henna. *Int. Arch. Allergy Immunol.* 114(3):298-299.

Gupta, B.N., A.K. Mathur, C. Agarwal, and A. Singh. 1986. Contact sensitivity to henna. *Contact Dermat.* 15(5):303-304.

Kandil, H.H., M.M. al-Ghanem, M.A. Sarwat, and F.S. al-Thallab. 1996. Henna (*Lawsonia inermis* Linn.) inducing haemolysis among G6PD-deficient newborns. A new clinical observation. *Ann. Trop. Paediatr.* 16(4):287-291.

Kang, I.J., and M.H. Lee. 2006. Quantification of *para*-phenylenediamine and heavy metals in henna dye. *Contact Dermat.* 55(1):26-29.

Kazandjieva, J., I. Grozdev, and N. Tsankov. 2007. Temporary henna tattoos. *Clin. Dermatol.* 25(4):383-387.

Kirkland, D., and D. Marzin. 2003. An assessment of the genotoxicity of 2-hydroxy-1,4-naphthoquinone, the natural dye ingredient of henna. *Mutat. Res.* 537(2):183-199.

Kök, A.N., M.V. Ertekin, V. Ertekin, and B. Avci. 2004. Henna (*Lawsonia inermis* Linn.) induced haemolytic anaemia in siblings. *Int. J. Clin. Pract.* 58(5):530-532.

Kök, A.N., V. Ertekin, Y. Bilge, and A.F. Isik. 2005. An unusual cause of suicide: Henna (*Lawsonia inermis* Linn.). *J. Emerg. Med.* 29(3):343-344.

Kraeling, M.E., R.L. Bronaugh, and C.T. Jung. 2007. Absorption of lawsone through human skin. *Cutan. Ocul. Toxicol.* 26(1):45-56.
List, P.H., and H. Hörhammer. 1973. *Hagers handbuch der pharmazeutischen praxis*. Berlin: Springer.
Mahmoud, I., A. Alkofahi, and A. Abdelaziz. 1992. Mutagenic and toxic activities of several spices and some Jordanian medicinal plants. *Int. J. Pharmacogn.* 30(2):81-85.
Marzin, D., and D. Kirkland. 2004. 2-Hydroxy-1,4-naphthoquinone, the natural dye of henna, is non-genotoxic in the mouse bone marrow micronucleus test and does not produce oxidative DNA damage in Chinese hamster ovary cells. *Mutat. Res.* 560(1):41-47.
McMillan, D.C., S.D. Sarvate, J.E. Oatis, Jr., and D.J. Jollow. 2004. Role of oxidant stress in lawsone-induced hemolytic anemia. *Toxicol. Sci.* 82(2):647-655.
Nawaf, A.M., A. Joshi, and O. Nour-Eldin. 2003. Acute allergic contact dermatitis due to *para*-phenylenediamine after temporary henna painting. *J. Dermatol.* 30(11):797-800.
Nigam, P.K., and A.K. Saxena. 1988. Allergic contact dermatitis from henna. *Contact Dermat.* 18(1):55-56.
Nirmalan, M., and J. Baldwin. 1997. Anaesthetic implications of henna. *Eur. J. Anaesthesiol.* 14(6):665-666.
Oztas, M.O., M. Onder, P. Oztas, and C. Atahan. 2001. Contact allergy to henna. *J. Eur. Acad. Dermatol. Venereol.* 15(1):91-92.
Perez, R.G., R. Gonzalez, M. Gonzalez, and R. Soloeta. 2003. Palpebral eczema due to contact allergy to henna used as a hair dye. *Contact Dermat.* 48(4):238.
Polat, M., M. Dikilita, P. Ozta, and N. Alli. 2009. Allergic contact dermatitis to pure henna. *Dermatol. Online J.* 15(1):15.
Raupp, P., J.A. Hassan, M. Varughese, and B. Kristiansson. 2001. Henna causes life threatening haemolysis in glucose-6-phosphate dehydrogenase deficiency. *Arch. Dis. Child.* 85(5):411-412.
Rund, D., T. Schaap, N. Da'as, D. Ben Yehuda, and J. Kalish. 2007. Plasma exchange as treatment for lawsone (henna) intoxication. *J. Clin. Apher.* 22(4):243-245.
SCCNFP. 2002. Opinion of the Scientific Committee on Cosmetic Products and Non-Food Products intended for consumers concerning lawsone. COLIPA No. C146. Brussels: Directorate-General Health and Consumer Protection of the European Union.
Stamberg, J., R. Werczberger, and Y. Koltin. 1979. Nonmutagenicity of the hair dye henna in the Ames test. *Mutat. Res.* 62(2):383-388.
Uygur-Bayramicli, O., R. Dabak, and M. Sargin. 2005. Acute chemical colitis resulting from oral intake of henna. *J. Clin. Gastroenterol.* 39(10):920-921.
Wurstbauer, K., F. Sedlmayer, and H.D. Kogelnik. 2001. Skin markings in external radiotherapy by temporary tattooing with henna: Improvement of accuracy and increased patient comfort. *Int. J. Radiat. Oncol. Biol. Phys.* 50(1):179-181.
Zinkham, W.H., and F.A. Oski. 1996. Henna: A potential cause of oxidative hemolysis and neonatal hyperbilirubinemia. *Pediatrics* 97(5):707-709.

Lentinula edodes (Berk.) Pegler　　キシメジ科

一般名：シイタケ
英　名：shiitake
異　名：*Lentinus edodes* (Berk.) Singer
中国名：香蕈（コウシン）(*xiang xun*)（子実体），香菇（コウコ）(*xiang gu*)（子実体）
別　名：Japanese forest mushroom
使用部位：子実体，菌糸体

安全性クラス：1
相互作用クラス：A
禁忌　知見なし
他の注意事項　知見なし
薬やサプリメントとの相互作用　知見なし
有害事象と副作用　シイタケ皮膚炎や中毒疹として知られる症状は，生または部分的に調理されたシイタケの摂取後に発生している。臨床的兆候は，胴体，時に四肢，首，顔，頭での線状皮膚炎であり，一般的にシイタケ摂取後48時間以内に発生する（Garg and Cockayne 2008; Lippert et al. 2002; Nakamura 1992）。症例報告の分析では，いくつかの症例は光線皮膚炎（日光への暴露後に発疹の発症）の関与が示唆された（Hanada and Hashimoto 1998）。

シイタケからの職業性接触皮膚炎が報告されている（Aalto-Korte et al. 2005; Curnow and Tam 2003; Tarvainen et al. 1990, 1991; Ueda et al. 1992）。

薬理学的考察　研究では，シイタケの免疫調整作用を示しており，シイタケは免疫抑制剤を服用している人には注意して使用すべきであることを示唆している（Lee et al. 2009a, 2009b; Zheng et al. 2005）。

妊婦と授乳婦　科学的または伝統的文献において，妊娠中および授乳中におけるシイタケの安全性は不明である。本書では，妊娠中や授乳期間での使用に関する問題は確認されなかったが，最終的な安全性は確立されていない。

レビュー詳細

I. 薬やサプリメントとの相互作用

薬やサプリメントとの相互作用の臨床試験
　確認されなかった。
被疑薬やサプリメントとの相互作用の症例報告
　確認されなかった。
薬やサプリメントとの相互作用の動物試験
　確認されなかった。

II. 有害事象

有害事象の症例報告　シイタケ皮膚炎や中毒疹として知られる状態は，生または部分的に調理されたシイタケの摂取後に発生している。臨床的兆候は，胴体，時に四肢，首，顔，頭に痒みを伴う紅斑性丘疹または鞭打ち様皮膚炎といった一次刺激性接触皮膚炎であり，一般的にシイタケ摂取後48時間までに発生する。皮膚炎の病原性は知られていない。しかしながら，患者対してシイタケ抽出物を用いた皮膚プリックテストやパッチテストを実施しても，陽性を示さない（Garg and Cockayne 2008; Lippert et al. 2002; Nakamura 1992）。同様の症例は，レンチナンを摂取していた患者でも報告された（Shimizu 1990）。いくつかの症例では，感光性の皮膚病変は，シイタケ皮膚炎と関連がある（Hanada and Hashimoto 1998）。

少なくとも1つの症例で，シイタケへの職業暴露はシイタケに特有の免疫グロブリンEによる接触皮膚炎をもたらしたと報告された（Aalto-Korte et al. 2005; Curnow and Tam 2003; Tarvainen et al. 1990, 1991; Ueda et al. 1992）。

浮遊胞子によるものと思われる，呼吸器の免疫反応がシイタケ労働者の間で報告されている（Sastre et al. 1990）。

III. 薬理学および薬物動態学

ヒトの薬理学的研究　26人の健常な被験者を対象とした第I相試験での臨床的安全性および耐用性試験では，シイタケから抽出された活性化糖類関連化合物を使用し，1日当たり9gの用量で14日間経口投与した。その結果，吐き気，下痢，膨満感，頭痛，疲労，足の痙攣といった有害作用が合計6人の被験者で発生したが，軽度かつ一過性であった。2人の被験者は不寛容および吐き気のために研究を棄権した。臨床検査値の異常は認められなかった（Spierings et al. 2007）。

動物の薬理学的研究　モルモットに対し，1mg/kgのレンチナンを2日間隔で3回投与すると共にBCGワクチン（Bacille Calmette-Guérin，結核ワクチン）の投与前後に，レンチナンを鼻腔内投与することで潜在的な免疫効果を検証した。結果は，BCG単独またはレンチナンとの併用は，高いレベルでの肺胞マクロファージ活性化を誘導することが示された。レンチナンによる前処理は，肺におけるBCGへの免疫組織学的な局所反応を強化し，BCGの全身性の副作用を減少させた（Drandarska et al. 2005）。

マウスに対し10mg/kgのレンチナンを2日おきに4回経口的または腹腔内に投与した場合，薬物代謝酵素CYP1Aの発現に減少が認められた（Okamoto et al. 2004）。腹腔内投与したマウスでは，肝臓において，3-メチルコラントレン誘発性CYP1Aの構成的発現の抑制およびエトキシレゾルフィン-*O*-脱エチル化活性が認められた（Hashimoto et al. 2002）。

糖尿病ラットでに対し1日当たり50mg/kgのシイタケからのエキソポリマーを7日間経口投与した場合，血漿グルコース濃度の低下が認められた（Kim et al. 2001）。

***In vitro*の薬理学的研究**　シイタケ抽出物で処理したマウス脾細胞とヒト末梢血単核細胞では，両細胞においてIL-2およびTNF-α遺伝子の発現レベルが増強された。IL-2の生産はマウス脾細胞で増強され，TNF-αの産生はマウスの腹腔内滲出マクロファージで増強された。IL-2およびTNF-αの産生はヒト単核細胞において増加した（Liu et al. 1998）。

リンパ球形質転換試験では，シイタケの水抽出物は直接的にラット胸腺細胞の増殖を促進し，T-マイトジェンフィトヘマグルチニン（PHA）の存在下では共刺激分子として作用する（Israilides et al. 2008）。

レンチオニンは，アラキドン酸およびU-46619によって誘導された血小板凝集を阻害した（Shimada et al. 2004）。

IV. 妊婦と授乳婦

妊娠中および授乳中におけるシイタケの安全性に関する情報は確認されなかった。

V. 毒性研究

急性毒性

ラットに対し0.5または2g/kgのシイタケ菌糸体の抽出物を経口投与したところ，有害作用は認められなかった（Koike et al. 2002a）。

マウスに対し1日当たり3，6，9g/kgの乾燥シイタケを経口投与した場合，9g/kg投与群において，血漿クレアチニンキナーゼ活性の増加が認められた。血液化学では他の変化は観察されなかった（Nieminen et al. 2009）。

短期毒性

ラットに対し1日当たり0.5または1g/kgのシイタケ菌糸体抽出物を28日間経口投与した場合，身体または器官重量の変化，血液学的および病理組織学的変化，血液化学の変化を含む有害作用は認められなかった（Koike et al. 2002b）。

ラットに対しレンチナンを含む水（150g/kgの濃度）を1日18時間，28日間与えた場合，身体および器官重量の変化，血液学的および病理組織学的変化，血液化学の変化を含む有害作用は認められなかった（Odagiri et al. 2006）。

遺伝毒性

ネズミチフス菌におけるエイムス試験では，シイタケの変異原活性は，塩基対置換型変異原物質に敏感なサルモネラ試験株において代謝活性化なしで認められた。一般的に消費されるツクリタケ（*Agaricus bisporus*）およびヤマドリタケ（*Boletus edulis*）を含む，他の食用キノコの変異原活性が認められた（Von Wright et al. 1982）。

培養された哺乳動物細胞における染色体異常試験では，シイタケ菌糸体の抽出物で連続（48時間まで）または短時間（6時間）処理後，4000 µg/mlまでの濃度で異常は認められなかった（Miwa et al. 2002）。

参考文献

Aalto-Korte, K., P. Susitaival, R. Kaminska, and S. Makinen-Kiljunen. 2005. Occupational protein contact dermatitis from shiitake mushroom and demonstration of shiitake-specific immunoglobulin E. *Contact Dermat.* 53(4):211-213.

Curnow, P., and M. Tam. 2003. Contact dermatitis to shiitake mushroom. *Australas. J. Dermatol.* 44(2):155-157.

Drandarska, I., V. Kussovski, S. Nikolaeva, and N. Markova. 2005. Combined immunomodulating effects of BCG and lentinan after intranasal application in guinea pigs. *Int. Immunopharmacol.* 5(4):795-803.

Garg, S., and S.E. Cockayne. 2008. Shiitake dermatitis diagnosed after 16 years! *Arch. Dermatol.* 144(9):1241-1242.

Hanada, K., and I. Hashimoto. 1998. Flagellate mushroom (shiitake) dermatitis and photosensitivity. *Dermatology* 197(3):255-257.

Hashimoto, T., Y. Nonaka, K. Minato, et al. 2002. Suppressive effect of polysaccharides from the edible and medicinal mushrooms, *Lentinus edodes* and *Agaricus blazei*, on the expression of cytochrome P450s in mice. *Biosci. Biotech. Biochem.* 66(7):1610-1614.

Israilides, C., D. Kletsas, D. Arapoglou, et al. 2008. In vitro cytostatic and immunomodulatory properties of the medicinal mushroom *Lentinula edodes*. *Phytomedicine* 15(6-7):512-519.

Kim, D.H., B.K. Yang, S.C. Jeong, et al. 2001. A preliminary study on the hypoglycemic effect of the exo-polymers produced by five different medicinal mushrooms. *J. Microbiol. Biotechnol.* 11(1):167-171.

Koike, T., H. Ihota, T. Fujimura, et al. 2002a. Single dose toxicity study of extract of cultured *Lentinus edodes* mycelia by oral administration in rats. *Oyo Yakuri* 62(1):1-3.

Koike, T., H. Ihota, T. Nagase, et al. 2002b. Repeated dose toxicity study of extract of cultured *Lentinus edodes* mycelia by 28-day oral administration in rats. *Oyo Yakuri* 62(1):5-12.

Lee, H.H., J.S. Lee, J.Y. Cho, Y.E. Kim, and E.K. Hong. 2009a. Structural characteristics of immunostimulating polysaccharides from *Lentinus edodes*. *J. Microbiol. Bioltechnol.* 19(5):455-461.

Lee, H.H., J.S. Lee, J.Y. Cho, Y.E. Kim, and E.K. Hong. 2009b. Study on immunostimulating activity of macrophage treated with purified polysaccharides from liquid culture and fruiting body of *Lentinus edodes*. *J. Microbiol. Biotechnol.* 19(6):566.

Lippert, U., V. Martin, C. Schwertfeger, and T. Fuchs. 2002. Shiitake (*Lentinula edodes*) dermatitis. *Allergologie* 25(9):484-488.

Liu, M., J. Li, F. Kong, J. Lin, and Y. Gao. 1998. Induction of immunomodulating cytokines by a new polysaccharide-peptide complex from culture mycelia of *Lentinus edodes*. *Immunopharmacology* 40(3):187-198.

Miwa, Y., R. Kobayashi, K. Hasegawa, and H. Nagaoka. 2002. Chromosomal aberration test of extract of cultured *Lentinus edodes* mycelia. *Oyo Yakuri* 62(1):13-18.

Nakamura, T. 1992. Shiitake *Lentinus edodes* dermatitis. *Contact Dermat.* 27(2):65-70.

Nieminen, P., V. Karja, and A.M. Mustonen. 2009. Myo- and hepatotoxic effects of cultivated mushrooms in mice. *Food Chem. Toxicol.* 47(1):70-74.

Odagiri, Y., N. Watari, T. Suga, and T. Masuyama. 2006. Four-week oral toxicity study of functional food containing superfine dispersed lentinan (β-1,3-glucan) in rats. *Biotherapy* 20(6):568-577.

Okamoto, T., R. Kodoi, Y. Nonaka, et al. 2004. Lentinan from shiitake mushroom (*Lentinus edodes*) suppresses expression of cytochrome P450 1A subfamily in the mouse liver. *Biofactors* 21(1-4):407-409.

Sastre, J., M.D. Ibanez, M. Lopez, and S.B. Lehrer. 1990. Respiratory and immunological reactions among shiitake (*Lentinus edodes*) mushroom workers. *Clin. Exp. Allergy* 20(1):13-20.

Shimada, S., K. Komamura, H. Kumagai, and H. Sakurai. 2004. Inhibitory activity of shiitake flavor against platelet aggregation. *Biofactors* 22(1-4):177-179.

Shimizu, R. 1990. A case of drug eruption caused by lentinan. *Rinsho Derma* 32:1065-1068.

Spierings, E.L., H. Fujii, B. Sun, and T. Walshe. 2007. A Phase I study of the safety of the nutritional supplement, active hexose correlated compound, AHCC, in healthy volunteers. *J. Nutr. Sci. Vitaminol.* 53(6):536-539.

Tarvainen, K., J.P. Salonen, L. Kanerva, et al. 1991. Allergy and toxicodermia from shiitake mushrooms. *J. Am. Acad. Dermatol.* 24(1):64-66.

Tarvainen, K., J.P. Salonen, L. Kanerva, T. Estlander, and T. Rantanen. 1990. Allergy to shiitake mushroom. *Contact Dermat.* 23(4):302-303.

Ueda, A., K. Obama, K. Aoyama, et al. 1992. Allergic contact dermatitis in shiitake (*Lentinus edodes* (Berk.) Sing.) growers. *Contact Dermat.* 26(4):228-233.

Von Wright, A., J. Knuutinen, and S. Lindroth. 1982. The mutagenicity of some edible mushrooms in the Ames test. *Food Chem. Toxicol.* 20(3):265-267.

Zheng, R., S. Jie, D. Hanchuan, and W. Moucheng. 2005. Characterization and immunomodulating activities of polysaccharide from *Lentinus edodes*. *Int. Immunopharmacol.* 5(5):811-820.

Leonurus cardiaca L.

シソ科

一般名：マザーワート

英　名：motherwort

別　名：common motherwort

使用部位：全草

安全性クラス：2b

相互作用クラス：A

禁忌　妊娠中は，医療従事者監督下以外での使用禁止（Bradley 1992; Chadha 1988; List and Hörhammer 1973）。

他の注意事項　知見なし

薬やサプリメントとの相互作用　知見なし

注 意　通 経 薬（Chadha 1988; Felter and Lloyd 1898; List and Hörhammer 1973），付録2参照。

有害事象と副作用　知見なし
薬理学的考察　知見なし
妊婦と授乳婦　妊娠中のマザーワートの安全性情報は限られている。子宮組織におけるマザーワートの初期の研究では，子宮刺激活性に矛盾する結果が示された（Erspamer 1948; Pilcher 1916; Pilcher and Mauer 1918）。

授乳期間中のマザーワートの安全性は不明である。本書では，授乳期間での使用に関する問題は確認されなかったが，最終的な安全性は確立されていない。

レビュー詳細

I. 薬やサプリメントとの相互作用

薬やサプリメントとの相互作用の臨床試験
確認されなかった。

被疑薬やサプリメントとの相互作用の症例報告
確認されなかった。

薬やサプリメントとの相互作用の動物試験
確認されなかった。

II. 有害事象

有害事象の症例報告　確認されなかった。

III. 薬理学および薬物動態学

ヒトの薬理学的研究　確認されなかった。
動物の薬理学的研究　確認されなかった。
***In vitro*の薬理学的研究**　マザーワートのエタノール抽出物は，エストラジオールを半分含むエストロゲン受容体陽性MCF-7乳癌細胞の増殖を刺激した（Zava 1998）。

IV. 妊婦と授乳婦

摘出した子宮または子宮組織におけるマザーワート抽出物の作用に関する研究では，1つの報告では軽度な刺激作用を示したが（Erspamer 1948），他の報告では何の影響も示さなかった（Pilcher 1916; Pilcher and Mauer 1918）。

レオヌリンは，摘出した子宮において，子宮の緊張状態と収縮力を増加させることが認められた（Kubota and Nakashima 1930）。

授乳期間中のマザーワートの安全性情報は確認されなかった。

V. 毒性研究

急性毒性
マウスに対しレオヌリン（用量は不特定）を腹腔内投与した場合，刺激，痙攣，呼吸麻痺が認められた。同じ化合物をネコに“少量”投与した場合，呼吸器系の刺激を起こし，“過量”は呼吸困難をもたらした（Kubota and Nakashima 1930）。

遺伝毒性
マザーワートのエイムス試験において，変異原活性は認められなかった（Schimmer et al. 1994）。

参考文献

Bradley, P.R. 1992. *British herbal compendium: A handbook of scientific information on widely used plant drugs*. Bournemouth, UK: British Herbal Medicine Association.

Buzogany, K., and V. Cucu. 1983. Studiu comparativ intre speciile *Leonurus cardiaca* L. si *Leonurus quinquelobatus* Gilib. II. Continutul in iridoide. *Clujul Med.* 56(4):S385-S388.

Chadha, Y. 1988. *The wealth of India: A dictionary of Indian raw materials and industrial products*. Delhi: Council of Scientific and Industrial Research.

Erspamer, V. 1948. Ricerche farmacologiche sul *Leonurus cardiaca* L. (e sul *Leonurus marrubiastrum* L). *Arch. Int. Pharmacodynam. Ther.* 76(1):132-152.

Felter, H.W., and J.U. Lloyd. 1898. *King's American dispensatory*. 18th ed., 3rd rev. 2 vols. Cincinnati: Ohio Valley Co.

Gulubov, A. 1970. Structure of alkaloids from *Leonurus cardiaca*. *Nauch. Tr. Vissh. Predagog. Inst. Plovdiv. Mat. Fiz. Khim. Biol.* 8:129-132.

Kubota, S., and S. Nakashima. 1930. The study of *Leonurus sibericus* L. II. Pharmacological study of the alkaloid leonurin isolated from *Leonurus sibericus* L. *Folia Pharmacol. Jap.* 11:159-167.

List, P.H., and H. Hörhammer. 1973. *Hagers handbuch der pharmazeutischen praxis*. Berlin: Springer.

Pilcher, J.D. 1916. The action of certain drugs on the excised uterus of the guineapig. *J. Pharm. Exp. Ther.* 8:110-111.

Pilcher, J.D., and R.T. Mauer. 1918. The action of “female remedies” on intact uteri of animals. *Surg. Gynecol. Obstet.* 27:97-99.

Schimmer, O., A. Kruger, H. Paulini, and F. Haefele. 1994. An evaluation of 55 commercial plant extracts in the Ames mutagenicity test. *Pharmazie* 49(6):448-451.

Zava, D.T. 1998. Estrogen and progestin bioactivity of foods, herbs, and spices. *Proc. Soc. Exp. Biol. Med.* 217(3):369-378.

Leonurus spp.　シソ科

Leonurus japonicus Houtt.
一般名：チャイニーズマザーワート
英　名：Chinese motherwort
和　名：メハジキ

異　名：*Leonurus artemisia* (Lour.) S.Y. Hu，*Leonurus heterophyllus* Sweet
中国名：益母草（*yi mu cao*）（地上部，全草）
***Leonurus sibiricus* L.**
一般名：シベリアンマザーワート
英　名：Siberian motherwort
中国名：益母草（*yi mu cao*）（地上部，全草）

生薬名：局（花期の地上部）ヤクモソウ（益母草）
使用部位：地上部，全草

安全性クラス：2b
相互作用クラス：A
禁忌　妊娠中は，医療従事者監督下以外での使用禁止（Bensky et al. 2004; Chen and Chen 2004）。
他の注意事項　知見なし
薬やサプリメントとの相互作用　薬理学的考察参照。
注意　通経薬／子宮収縮薬（Bensky et al. 2004; Chen and Chen 2004; Tang and Eisenbrand 1992），付録2参照。
有害事象と副作用　チャイニーズまたはシベリアンマザーワートの過剰摂取（標準用量は9～15gの煎剤。30gは大量として掲載されている）は，全身衰弱，こわばりや麻痺，全身の体の痛み，胸の圧迫感，過度の発汗，低血圧，四肢の冷えのような症状と関連がある（Bensky et al. 2004）。
薬理学的考察　動物および*in vitro*の研究では，チャイニーズマザーワートおよびチャイニーズマザーワートの化合物は，抗血小板活性を有することが示されている（Chen and Chen 2004; Lee et al. 1991）。これらの研究に基づいて，中国伝統医学のある文献では，チャイニーズおよびシベリアンマザーワートは，抗凝固薬や抗血小板薬を服用している患者では注意して使用すべきであると指摘し，この注意は理論的であり相互作用は臨床的には観察されていないことを指摘している（Chen and Chen 2004）。
妊婦と授乳婦　中国伝統医学の参考文献では，チャイニーズおよびシベリアンマザーワートともに妊娠中に使用すべきではないと示すが（Bensky et al. 2004），別の文献では，これらのハーブは，細心の注意を払えば妊娠中に使用できる可能性があることを示す（Chen and Chen 2004）。ヒトや動物研究，そして伝統的な使用では，チャイニーズおよびシベリアンマザーワートは子宮において刺激作用があることを示している（Bensky et al. 2004; Chen and Chen 2004）。

授乳期間中のチャイニーズおよびシベリアンマザーワートの安全性は不明である。本書では，授乳期間での使用に関する問題は確認されなかったが，最終的な安全性は確立されていない。

レビュー詳細

I. 薬やサプリメントとの相互作用

薬やサプリメントとの相互作用の臨床試験
確認されなかった。
被疑薬やサプリメントとの相互作用の症例報告
確認されなかった。
薬やサプリメントとの相互作用の動物試験
確認されなかった。

II. 有害事象

有害事象の症例報告　チャイニーズまたはシベリアンマザーワートの過剰摂取（標準用量は9～15gの煎剤。30gは大量として掲載されている）は，摂取後4～6時間に現れる有害作用とともに，わずかな毒性があるとして報告されている。関連する症状は，全身衰弱，こわばりや麻痺，全身の痛み，胸の圧迫感，過度の発汗，低血圧，四肢の冷えを含む。重症の症例はまた，ショック，チアノーゼ，呼吸麻痺を含む可能性がある（Bensky et al. 2004）。用量，期間，使用した製品，関連する患者の病歴に関する詳細は，記載されていなかった。

III. 薬理学および薬物動態学

ヒトの薬理学的研究　確認されなかった。
動物の薬理学的研究　チャイニーズマザーワートのアルコール抽出物は，静脈内投与後（動物および用量は記載なし），わずかに血小板凝集を阻害した（Chen and Chen 2004）。
*In vitro*の薬理学的研究　プレヒスパノロンは，血小板活性化因子受容体のアゴニストであることが発見された（Lee et al. 1991）。

IV. 妊婦と授乳婦

中国伝統医学の参考文献では，チャイニーズおよびシベリアンマザーワートともに妊娠中に使用すべきではないと示すが（Bensky et al. 2004），別の文献では，これらのハーブは，細心の注意を払えば妊娠中に使用できる可能性があることを示す（Chen and Chen 2004）。

チャイニーズまたはシベリアンマザーワートの過剰摂取（標準用量は9～15gの煎剤。30gは大量として掲載されている）は，流産と関連がある（Bensky et al. 2004）。

子宮刺激作用は，チャイニーズマザーワートの水またはアルコール抽出物（用量は記載なし）を経口投与したウサギ，ネコ，イヌ，モルモットで認められた。子宮刺激作用は，妊娠の有無に関わらず，また妊娠の初期および後期で認められた（Chen and Chen 2004）。

妊娠していない女性において，15～20gのチャイニーズマザーワートの煎剤または他の抽出物を投与したところ，子宮の収縮が報告された。収縮の強さは摂取されたハーブの用量に依存しなかった（Chen and Chen 2004）。

授乳期間中のチャイニーズおよびシベリアンマザーワートの安全性情報は確認されなかった。

V. 毒性研究

急性毒性

ラットに対するシベリアンマザーワートのLD_{50}は，経口投与において最大3または5g/kgの投与量で決定することができなかった（Oga et al. 1986; Pin et al. 2009）。

マウスに対するチャイニーズマザーワートのLD_{50}は，静脈内投与において30および60g/kgの間である（Chen and Chen 2004）。

亜慢性毒性

ラットに対し1日当たり0.5，5，25g/kgのシベリアンマザーワートを含む餌を90日間与えた場合，中および高用量投与群で，血漿クレアチニンおよび肝臓の酵素の上昇，血液学的検査では軽度の貧血を示し，肝臓および腎臓での組織病理学的変化が認められた。0.5g/kgの群では有害作用は報告されなかった（Pin et al. 2009）。

参考文献

Bensky, D., S. Clavey, and E. Stöger. 2004. *Chinese herbal medicine: Materia medica*. 3rd ed. Seattle: Eastland Press.

Chen, J.K., and T.T. Chen. 2004. *Chinese medical herbology and pharmacology*. City of Industry, CA: Art of Medicine Press.

Lee, C.M., L.M. Jiang, H.S. Shang, et al. 1991. Prehispanolone, novel platelet activating factor receptor antagonist from *Leonurus heterophyllus*. *Br. J. Pharmacol.* 103(3):1719-1724.

Oga, S., G. Akisue, E.A. Lopes, G. Kose, and S.Y. Yokoto. 1986. Effect of the extract of *Leonurus sibiricus* L. on CNS of rats. *Rev. Farm. Bioquim. Univ. Sao Paulo* 22(Jul-Dec):131-139.

Pin, C.H., A. Abdullah, and M. Murugaiyah. 2009. Toxicological evaluation of dried kacangma herb (*Leonurus sibiricus*) in rats. *Sains Malaysiana* 38(4):499-509.

Tang, W., and G. Eisenbrand. 1992. *Chinese drugs of plant origin: Chemistry, pharmacology, and use in traditional and modern medicine*. New York: Springer.

Lepidium meyenii Walp.

アブラナ科

一般名：マカ

英　名：maca

使用部位：胚軸，根

安全性クラス：1

相互作用クラス：A

禁忌　知見なし

他の注意事項　知見なし

薬やサプリメントとの相互作用　知見なし

有害事象と副作用　知見なし

薬理学的考察　ヒトおよび動物の研究では，マカはテストステロン，エストロゲン，卵胞刺激ホルモン，またはプロラクチンのようなホルモンの濃度に影響を与えないことが示されている（Brooks et al. 2008; Gonzales et al. 2001, 2003a, 2003b, 2005）。

選択的セロトニン再取り込み阻害剤（SSRI）を服用している患者を対象としたマカの研究では，SSRIの有効性には変化を示さなかった（Dording et al. 2008）。

妊婦と授乳婦　妊娠や胎児の発育に関する有害作用は，1日当たり最大1g/kgまでの用量を用いた動物研究で認められていない（D'Arrigo et al. 2004; Kuo et al. 2003; Oshima et al. 2003; Ruiz-Luna et al. 2005）。

授乳期間中のマカの安全性は不明である。本書では，授乳期間での使用に関する問題は確認されなかったが，最終的な安全性は確立されていない。

レビュー詳細

I. 薬やサプリメントとの相互作用

薬やサプリメントとの相互作用の臨床試験

確認されなかった。

被疑薬やサプリメントとの相互作用の症例報告

確認されなかった。

薬やサプリメントとの相互作用の動物試験

確認されなかった。

II. 有害事象

確認されなかった。

III. 薬理学および薬物動態学

ヒトの薬理学的研究　無作為二重盲検，プラセボ比較試験では，健常な閉経後の女性は1日当たり3.5gのマカ粉末またはプラセボを6週間摂取した。その結果，ベースラインマカ投与群およびプラセボ群の間で，エストラジオール，卵胞刺激ホルモン，黄体形成ホルモン，性ホルモン結合グロブリンの血漿濃度で差は見られなかった（Brooks et al. 2008）。

無作為二重盲検，プラセボ比較試験では，健常な男性において1日当たり1.5または3gのマカを12週間摂取した。その結果，ベースライン，および研究の2，4，8，12週では，黄体形成ホルモン，卵胞刺激ホルモン，プロラクチン，17αヒドロキシプロゲステロン，テストステロン，17βエストラジオールの血清濃度は変化がなかったことを示した（Gonzales et al. 2003a）。

健常な男性において1日当たり1.5または3gのマカを4か月間摂取したところ，黄体形成ホルモン，卵胞刺激ホルモン，プロラクチン，テストステロン，エストラジオールを含むホルモン濃度の変化は認められなかった（Gonzales et al. 2001）。

選択的セロトニン再取り込み阻害薬（SSRI）により誘発される性機能障害に対するマカの効果に関する研究では，SSRIに安定した患者（患者はエスシタロプラム，シタロプラム，セルトラリン，ベンラファキシン，フルオキセチン，パロキセチン，デュロキセチン，またはフルボキサミンを服用していた）に，1日当たり1.5または3gのマカを12週間経口投与した。SSRIの有効性への影響を含むマカの有害作用は報告されず，高用量の患者では，鬱病のわずかな改善があった（Dording et al. 2008）。

動物の薬理学的研究　雄ラットに対し1日当たり2g/kgの赤マカ，黄マカ，黒マカを7日間経口投与した場合，テストステロンおよびエストラジオールの血清濃度の変化は認められなかった。赤マカ投与群では腹側前立腺の大きさを有意に減少させたが，黄および黒マカは減少しなかった（Gonzales et al. 2005）。

雄ラットに対し1日当たり2g/kgの赤マカを42日間経口投与した場合，1日および7日目のエナント酸テストステロンの筋肉内注射の有無に関わらず，赤マカはテストステロン処理によって誘導された前立腺重量の増加を防止した（Gonzales et al. 2005）。

雄ラットに対し1日当たり48または96mg/kgのマカを7，14，21日間経口投与した場合，血清テストステロン濃度の変化は認められなかった。7日後に精子数の増加が認められたが，14日と21日では精子数は減少した（Gonzales et al. 2003b）。ラットに対し1日当たり0.01～5g/kgのマカを7日間経口投与した場合では，0.01および0.10g/kgの投与群で精嚢重量が減少した。マカは，1.0g/kgの投与群で最も高い反応を示す用量反応形状で，精細管のステージVII–VIIIの長さを増加させた。尾部精巣上体精子数，精子の運動性，血清エストラジオール濃度は，いずれの群においても影響を受けなかった（Chung et al. 2005）。

卵巣摘出ラットに対し1日当たり240mg/kgのマカのエタノール抽出物を28週間経口投与したところ，エストロゲン欠乏による骨粗鬆症の予防が認められたが，96mg/kgを投与されたラットでは認められなかった（Zhang et al. 2006）。

インスリン抵抗性モデルとして使用している，遺伝性高トリグリセリド血症のラットでは，1日当たり1%のマカを含む餌を2週間投与された後，グルコース耐性の改善が認められた（Vecera et al. 2007）。

卵巣摘出マウスに対し1日当たり1g/kgのマカのフリーズドライ水抽出物を42日間経口投与した場合，子宮重量の増加が認められた（Ruiz-Luna et al. 2005）。

***In vitro*の薬理学的研究**　マカの水またはメタノール抽出物のエストロゲンおよびアンドロゲン活性は，酵母βガラクトシダーゼレポーターアッセイで最大4mg/mlの濃度で認められなかった（Brooks et al. 2008）。逆に，マカのエストロゲン活性は，100～200μg/mlのIC_{50}を有するエストロゲン受容体陽性ヒト乳癌細胞（MCF-7）で報告された（Valentova et al. 2006）。

ヒトアンドロゲン受容体の結合を評価するための分析セット（ルシフェラーゼおよびβガラクトシダーゼ）では，マカのメタノール，エタノール，ヘキサン，クロロホルム抽出物を用いたテストにおいて，グルココルチコイド応答エレメント活性化の調節は認められなかった（Bogani et al. 2006）。

IV. 妊婦と授乳婦

雄マウスに対し30日間マカ抽出物（100mlの水に5gのマカ）を飲料水として与えた場合，プロゲステロンおよびテストステロンレベルの増加が認められたが，17βエストラジオールのレベルに変化は見られなかった。交尾後，胚着床率での差は認められなかった（Oshima et al. 2003）。

着床および胎児発達への有害作用は，妊娠1～4日目に1g/kgのマカのフリーズドライ水抽出物を経口投与したマウスで認められなかった（D'Arrigo et al. 2004）。

胎児の発達や仔の成長への有害作用は，妊娠および授乳期を通して1日当たり30%のマカを含む餌を与えたマウスで認められなかった。対照群と比較し，産仔数は増加した（Kuo et al. 2003）。

交尾15日前，妊娠期間中，そして出生後21日間，マウスに対し1日当たり1g/kgのマカのフリーズドライ水抽出物を経口投与した場合，産仔数の増加が認められた。胎児および仔の発達への有害作用は認められなかった（Ruiz-Luna et al. 2005）。

授乳期間中のマカの安全性情報は確認されなかった。

V. 毒性研究

急性毒性

有害作用は，1日当たり5g/kgのマカを7日間経口投与されたラットで認められなかった（Chung et al. 2005）。

ブラインシュリンプ致死試験では，マカの微粉末のIC_{50}は，822.68g/mlである（Valerio and Gonzales 2005）。

亜慢性毒性

ラットに対して1日当たり1g/kgマカを84日間経口投与した場合，肝臓や脾臓の組織学的作用および精巣におけるDNAレベルの変化は認められなかった（Gasco et al. 2007）。

参考文献

Bogani, P., F. Simonini, M. Iriti, et al. 2006. *Lepidium meyenii* (maca) does not exert direct androgenic activities. *J. Ethnopharmacol.* 104(3):415-417.

Brooks, N.A., G. Wilcox, K.Z. Walker, et al. 2008. Beneficial effects of *Lepidium meyenii* (maca) on psychological symptoms and measures of sexual dysfunction in postmenopausal women are not related to estrogen or androgen content. *Menopause* 15(6):1157-1162.

Chung, F., J. Rubio, C. Gonzales, M. Gasco, and G.F. Gonzales. 2005. Dose-response effects of *Lepidium meyenii* (maca) aqueous extract on testicular function and weight of different organs in adult rats. *J. Ethnopharmacol.* 98(1-2):143-147.

D'Arrigo, G., V. Benavides, and J. Pino. 2004. Preliminary evaluation effect of *Lepidium meyenii* Walp. on the embryonic development of mouse. *Rev. Peru Biol.* 11(1):103-106.

Dording, C.M., L. Fisher, G. Papakostas, et al. 2008. A double-blind, randomized, pilot dose-finding study of maca root (*L. meyenii*) for the management of SSRI-induced sexual dysfunction. *CNS Neurosci. Ther.* 14(3):182-191.

Gasco, M., J. Aguilar, and G.F. Gonzales. 2007. Effect of chronic treatment with three varieties of *Lepidium meyenii* (maca) on reproductive parameters and DNA quantification in adult male rats. *Andrologia* 39(4):151-158.

Gonzales, G.F., A. Cordova, C. Gonzales, et al. 2001. *Lepidium meyenii* (maca) improved semen parameters in adult men. *Asian J. Androl.* 3(4):301-303.

Gonzales, G.F., A. Cordova, K. Vega, et al. 2003a. Effect of *Lepidium meyenii* (maca), a root with aphrodisiac and fertility-enhancing properties, on serum reproductive hormone levels in adult healthy men. *J. Endocrinol.* 176(1):163-168.

Gonzales, G.F., S. Miranda, J. Nieto, et al. 2005. Red maca (*Lepidium meyenii*) reduced prostate size in rats. *Reprod. Biol. Endocrinol.* 3:5.

Gonzales, G.F., J. Rubio, A. Chung, M. Gasco, and L. Villegas. 2003b. Effect of alcoholic extract of *Lepidium meyenii* (maca) on testicular function in male rats. *Asian J. Androl.* 5(4):349-352.

Kuo, T.-F., M.-H. Chang, and M.-Y. Liau. 2003. Effects of *Lepidium meyenii* Walp. (maca) on fecundity and puppy growth in mice. *Taiwan Vet. J.* 29(1):1-8.

Oshima, M., Y. Gu, and S. Tsukada. 2003. Effects of *Lepidium meyenii* Walp. and *Jatropha macrantha* on blood levels of estradiol-17 beta, progesterone, testosterone and the rate of embryo implantation in mice. *J. Vet. Med. Sci.* 65(10):1145-1146.

Ruiz-Luna, A.C., S. Salazar, N.J. Aspajo, et al. 2005. *Lepidium meyenii* (maca) increases litter size in normal adult female mice. *Reprod. Biol. Endocrinol.* 3:16.

Valentova, K., D. Buckiova, V. Kren, et al. 2006. The in vitro biological activity of *Lepidium meyenii* extracts. *Cell Biol. Toxicol.* 22(2):91-99.

Valerio, L.G., Jr., and G.F. Gonzales. 2005. Toxicological aspects of the South American herbs cat's claw (*Uncaria tomentosa*) and maca (*Lepidium meyenii*): A critical synopsis. *Toxicol. Rev.* 24(1):11-35.

Vecera, R., J. Orolin, N. Skottova, et al. 2007. The influence of maca (*Lepidium meyenii*) on antioxidant status, lipid and glucose metabolism in rat. *Plant Foods Hum. Nutr.* 62(2):59-63.

Zhang, Y., L. Yu, M. Ao, and W. Jin. 2006. Effect of ethanol extract of *Lepidium meyenii* Walp. on osteoporosis in ovariectomized rat. *J. Ethnopharmacol.* 105(1-2):274-279.

Ligusticum porteri J.M. Coult. & Rose　セリ科

一般名：オシャ

英　名：osha

別　名：Porter's lovage

使用部位：根茎

安全性クラス：2b

相互作用クラス：A

禁忌　妊娠中は，医療従事者監督下以外での使用禁止（Conway and Slocumb 1979; Moore 1979）。

他の注意事項　知見なし

薬やサプリメントとの相互作用　知見なし

有害事象と副作用　知見なし

薬理学的考察　知見なし

妊婦と授乳婦　オシャは通経薬として使用されている（Conway and Slocumb 1979）。1979年の米国西部の薬用植物の文献では，高用量のオシャ（～55gの煎剤）が堕胎薬として使用されていたと指摘したが（Moore 1979），同じ文献の新版では，乾燥根は"最も困難なケースを除き，どんな妊娠においても"安全であると考えられていると指摘している（Moore 2003）。

授乳期間中のオシャの安全性は不明である。本書では，授乳期間での使用に関する問題は確認されなかったが，最終的な安全性は確立されていない。

レビュー詳細

I. 薬やサプリメントとの相互作用

薬やサプリメントとの相互作用の臨床試験
　確認されなかった。
被疑薬やサプリメントとの相互作用の症例報告
　確認されなかった。
薬やサプリメントとの相互作用の動物試験
　確認されなかった。

II. 有害事象

有害事象の症例報告　確認されなかった。

III. 薬理学および薬物動態学

ヒトの薬理学的研究　確認されなかった。
動物の薬理学的研究　確認されなかった。
*In vitro*の薬理学的研究　確認されなかった。

IV. 妊婦と授乳婦

オシャは通経薬として使用され，高用量（～55gの煎剤）では堕胎薬として使用されている（Conway and Slocumb 1979; Moore 1979）。

授乳期間中のオシャの安全性情報は確認されなかった。

V. 毒性研究

急性毒性

マウスに対するジクロロメタンおよびメタノール抽出物のLD_{50}は，経口投与において1085mg/kgである。ブラインシュリンプ致死試験では，同じ抽出物のIC_{50}は778 μg/mlである（Deciga-Campos et al. 2007）。

参考文献

Conway, G.A., and J.C. Slocumb. 1979. Plants used as abortifacients and emmenagogues by Spanish New Mexicans. *J. Ethnopharmacol.* 1(3):241-261.

Deciga-Campos, M., I. Rivero-Cruz, M. Arriaga-Alba, et al. 2007. Acute toxicity and mutagenic activity of Mexican plants used in traditional medicine. *J. Ethnopharmacol.* 110(2):334-342.

Moore, M. 1979. *Medicinal plants of the Mountain West*. Santa Fe: Museum of New Mexico Press.

Moore, M. 2003. *Medicinal plants of the Mountain West*. Santa Fe: Museum of New Mexico Press.

Ligusticum spp.　セリ科

Ligusticum sinense Oliv. 'Chuanxiong'
一般名：カラセンキュウ，コウホン
英　名：Sichuan lovage
和　名：カラセンキュウ（唐川芎）
異　名：*Ligusticum chuanxiong* Hortorum ex Qiu, et al.
中国名：川芎（*chuan xiong*）（根茎）

Ligusticum wallichii (Benth. & Hook. f.) Franch.
一般名：センキュウ
英　名：*Ligusticum wallichii*
中国名：川芎（*chuan xiong*）（根茎）
使用部位：根茎

安全性クラス：2b
相互作用クラス：A

禁忌　妊娠中は，医療従事者監督下以外での使用禁止（Bensky et al. 2004）。

他の注意事項　過多月経では使用注意（Bensky et al. 2004; Chen 1987）。

薬やサプリメントとの相互作用　薬理学的考察参照。

有害事象と副作用　経口摂取後のカラセンキュウまたはセンキュウへのアレルギー皮膚反応が報告されている（Bensky et al. 2004）。

薬理学的考察　抗凝固および抗血小板活性を示す動物実験に基づいて（Chen and Chen 2004; Zhu 1998），中国伝統医学の文献では，カラセンキュウまたはセンキュウは，抗凝固剤や抗血小板薬を服用している患者では注意して使用する必要があることを示唆しているが，この注意は理論上であり，相互作用は臨床的には観察されていないことを指摘している（Chen and Chen 2004）。

妊婦と授乳婦　中国伝統医学の参考文献では，カラセンキュウおよびセンキュウは，妊娠中には注意して使用すべきであると示した（Bensky et al. 2004）。この情報に基づいて，妊娠中は資格のある医療従事者監督下以外での使用を推奨しない。

テトラメチルピラジンおよびフェルラ酸の動物研究では，化合物は子宮収縮を阻害したことを示した（Ozaki and Ma 1990）。

授乳期間中のカラセンキュウおよびセンキュウの安全性は不明である。本書では，授乳期間での使用に関する問題は確認されなかったが，最終的な安全性は確立されていな

い。

レビュー詳細

I. 薬やサプリメントとの相互作用

薬やサプリメントとの相互作用の臨床試験

確認されなかった。

被疑薬やサプリメントとの相互作用の症例報告

確認されなかった。

薬やサプリメントとの相互作用の動物試験

確認されなかった。

II. 有害事象

有害事象の症例報告　カラセンキュウおよびセンキュウの摂取は，腹部のヒリヒリする痛み，頻尿，排尿時の痛み，激しい頭痛，嘔吐と関連がある。用量および使用した製品の情報は記載されていなかった（Bensky et al. 2004）。

経口摂取後のカラセンキュウまたはセンキュウへのアレルギー皮膚反応が報告されている（Bensky et al. 2004）。

III. 薬理学および薬物動態学

ヒトの薬理学的研究　テトラメチルピラジンは，健常な被験者および冠状動脈疾患を有する患者で，ADPまたはコラーゲン誘発血小板凝集を阻害した。用量の情報は提供されなかった（Zhu 1998）。

動物の薬理学的研究　糖尿病マウスに対し，10，25，50mg/kgテトラメチルピラジンを腹腔内投与した場合，血漿グルコース濃度の用量依存的な減少が認められた（Lee et al. 2002）。

雄ラット（平均体重250g）に対しカラセンキュウのエタノール抽出物を1g経口投与した場合，プロゲストゲン活性に2.3倍の増加が認められた。同じ抽出物2gを皮下投与した場合，4.5倍の増加が認められた（Lim et al. 2006）。

ラットに対し1日当たり乾燥したハーブ3g/kgに相当する，カラセンキュウの水またはアルコール抽出物を経口投与した場合，薬物代謝酵素CYP1A2，CYP2C9，CYP2D6，CYP2E1，CYP3Aの軽度な阻害が認められた（Tang et al. 2006）。

中国伝統医学の文献は，動物研究では顕著な抗血小板および抗凝固作用を実証していることを示している。用量および使用した製剤の詳細は記載されなかった（Chen and Chen 2004）。テトラメチルピラジンは，ウサギにおいてADPまたはコラーゲン誘導血小板凝集を阻害した。用量の情報は提供されなかった（Zhu 1998）。

*In vitro*の薬理学的研究　テトラメチルピラジンは50～200μMの濃度で，ヒト血小板中の一酸化窒素産生を刺激した（Sheu et al. 2000）。

センキュウのプロエストロゲン活性は，プロゲステロン受容体（PR）およびPR-ドリブンプロモーターでのHeLa細胞で認められた（Lim et al. 2006）。

IV. 妊婦と授乳婦

子宮収縮の阻害は，テトラメチルピラジンまたはフェルラ酸を100または300mg/kg経口投与，または10または30mg/kg静脈内投与されたラットで認められた。収縮を阻害するためには不十分な用量（テトラメチルピラジン1mg/kg，フェルラ酸3mg/kg）を同時に静脈内投与した場合，相乗効果が認められた（Ozaki and Ma 1990）。

授乳期間中のカラセンキュウおよびセンキュウの安全性情報は確認されなかった。

V. 毒性研究

急性毒性

マウスに対するカラセンキュウのLD_{50}は，腹腔内投与で65.86g/kg，静脈内投与で66.42g/kgである（Chen and Chen 2004）。

マウスに対するテトラメチルピラジンのLD_{50}は，静脈内投与において239mg/kgである（Zhu 1998）。

短期毒性

肝臓や腎機能および血清学的変化に対する有害作用は，1日当たり5または10mg/kgのクアンキシオングジンを経口投与したマウスで認められなかった（Chen and Chen 2004）。

参考文献

Bensky, D., S. Clavey, and E. Stöger. 2004. *Chinese herbal medicine: Materia medica*. 3rd ed. Seattle: Eastland Press.

Chen, G.J. 1987. Pharmacological studies on the neutral oil of gao ben (*Ligusticum sinense*) (II): The inhibitory effect on the smooth muscle of the intestines and uterus. *Zhong Yao Tong Bao* 12(4):48-51.

Chen, J.K., and T.T. Chen. 2004. *Chinese medical herbology and pharmacology*. City of Industry, CA: Art of Medicine Press.

Lee, L.M., C.F. Liu, and P.P. Yang. 2002. Effect of tetramethylpyrazine on lipid peroxidation in streptozotocin-induced diabetic mice. *Am. J. Chin. Med.* 30(4):601-608.

Lim, L.S., P. Shen, Y.H. Gong, L.S. Lee, and E.L. Yong. 2006. Dynamics of progestogenic activity in serum following administration of *Ligusticum chuanxiong*. *Life Sci.* 79(13):1274-1280.

Ozaki, Y., and J.P. Ma. 1990. Inhibitory effects of tetramethylpyrazine and ferulic acid on spontaneous movement of rat uterus in situ. *Chem. Pharm. Bull.* 38(6):1620-1623.

Sheu, J.R., Y.C. Kan, W.C. Hung, C.H. Lin, and M.H. Yen. 2000. The antiplatelet activity of tetramethylpyrazine is mediated through activation of NO synthase. *Life Sci.* 67(8):937-947.

Tang, J.C., J.N. Zhang, Y.T. Wu, and Z.X. Li. 2006. Effect of the water extract and ethanol extract from traditional Chinese medicines *Angelica sinensis* (Oliv.) Diels, *Ligusticum chuanxiong* Hort. and *Rheum palmatum* L. on rat liver cytochrome P450 activity. *Phytother. Res.* 20(12):1046-1051.

Zhu, Y.-P. 1998. *Chinese materia medica: Chemistry, pharmacology and applications.* Amsterdam: Harwood Academic Publishers.

Ligusticum spp. セリ科

Ligusticum jeholense (Nakai & Kitag.) Nakai & Kitag.
一般名：コウホン
英　名：Chinese lovage
異　名：*Cnidium jeholense* Nakai & Kitag.
中国名：藁本（*gao ben*）（根と根茎）

Ligusticum sinense Oliv.
一般名：コウホン
英　名：Chinese lovage
中国名：藁本（*gao ben*）（根と根茎）

生薬名：局外（根茎，根）コウホン（藁本）
使用部位：根茎，根

安全性クラス：1
相互作用クラス：A
禁忌　知見なし
他の注意事項　コウホンの長期使用は推奨されない（Chen and Chen 2004）。
薬やサプリメントとの相互作用　知見なし
有害事象と副作用　コウホンの摂取後に，アレルギー皮膚反応が報告されている（Bensky et al. 2004）。
薬理学的考察　知見なし
妊婦と授乳婦　科学的または伝統的文献において，妊娠中および授乳中におけるコウホンの安全性は不明である。本書では，妊娠中や授乳期間での使用に関する問題は確認されなかったが，最終的な安全性は確立されていない。

レビュー詳細

I. 薬やサプリメントとの相互作用
薬やサプリメントとの相互作用の臨床試験
確認されなかった。
被疑薬やサプリメントとの相互作用の症例報告
確認されなかった。
薬やサプリメントとの相互作用の動物試験
確認されなかった。

II. 有害事象
有害事象の症例報告　確認されなかった。

III. 薬理学および薬物動態学
ヒトの薬理学的研究　確認されなかった。
動物の薬理学的研究　確認されなかった。
*In vitro*の薬理学的研究　確認されなかった。

IV. 妊婦と授乳婦
妊娠中および授乳中におけるコウホンの安全性に関する情報は確認されなかった。

V. 毒性研究
急性毒性
経口投与におけるマウスに対するコウホン精油のLD_{50}は，乾燥ハーブの70.17g/kg相当である（Chen and Chen 2004）。

参考文献

Bensky, D., S. Clavey, and E. Stöger. 2004. *Chinese herbal medicine: Materia medica.* 3rd ed. Seattle: Eastland Press.

Chen, J.K., and T.T. Chen. 2004. *Chinese medical herbology and pharmacology.* City of Industry, CA: Art of Medicine Press.

Ligustrum lucidum W.T. Aiton モクセイ科

一般名：リグスティクム
英　名：ligustrum
和　名：トウネズミモチ
中国名：女貞子（ジョテイシ）（*nu zhen zi*）（果実）

別　名：glossy privet, white wax tree

使用部位：果実

安全性クラス：1
相互作用クラス：A
禁忌　知見なし
他の注意事項　知見なし
薬やサプリメントとの相互作用　知見なし
有害事象と副作用　知見なし
薬理学的考察　伝統的な使用および動物研究では，リグスティクムは血糖値の調節を変化させる可能性がある（Chen and Chen 2004; Gao et al. 2007）。糖尿病を持つ人は，使用前に有資格の医療従事者に相談し，血糖値を厳密に測定することを勧める。
妊婦と授乳婦　科学的または伝統的文献において，妊娠中および授乳中におけるリグスティクムの安全性は不明である。本書では，妊娠中や授乳期間での使用に関する問題は確認されなかったが，最終的な安全性は確立されていない。

レビュー詳細

I. 薬やサプリメントとの相互作用

薬やサプリメントとの相互作用の臨床試験
確認されなかった。
被疑薬やサプリメントとの相互作用の症例報告
確認されなかった。
薬やサプリメントとの相互作用の動物試験
確認されなかった。

II. 有害事象

有害事象の症例報告　確認されなかった。

III. 薬理学および薬物動態学

ヒトの薬理学的研究　確認されなかった。
動物の薬理学的研究　糖尿病ラットに対し1日当たり100または200mg/kgのオレアノール酸を40日間経口投与した場合，血糖値および経口ブドウ糖負荷試験での変化は，低血糖は対照群よりも処置群でより顕著であったことを示した。オレアノール酸で処置したラットはまた，血清インスリン濃度が増加したが，甲状腺ホルモンおよび甲状腺刺激ホルモンの変化は認められなかった（Gao et al. 2007）。
*In vitro*の薬理学的研究　確認されなかった。

IV. 妊婦と授乳婦

妊娠中および授乳中におけるリグスティクムの安全性に関する情報は確認されなかった。

V. 毒性研究

急性毒性
リグスティクムを75g摂取したウサギでは，有害作用は報告されなかった（動物の体重は記載なし）（Chen and Chen 2004）。
亜慢性毒性
糖尿病誘発有害作用に対する精子形成での保護作用は，1日当たりハーブの30g/kgに相当するリグスティクムの抽出物を110日間経口投与した糖尿病ラットで認められた（Feng et al. 2001）。

参考文献

Chen, J.K., and T.T. Chen. 2004. *Chinese medical herbology and pharmacology*. City of Industry, CA: Art of Medicine Press.

Feng, S.L., S.H. Li, Y. Wang, C.C. Chen, and B. Gao. 2001. Effect of ligustrum fruit extract on reproduction in experimental diabetic rats. *Asian J. Androl.* 3(1):71-73.

Gao, D., Q. Li, Y. Li, et al. 2007. Antidiabetic potential of oleanolic acid from *Ligustrum lucidum* Ait. *Can. J. Physiol. Pharmacol.* 85(11):1076-1083.

Lilium spp.

ユリ科

Lilium brownii F.E. Br. ex Miellez var. ***viridulum*** Baker
一般名：ビャクゴウ
英　名：Brown's lily
和　名：ハタカユリ
中国名：百合（*bai he*）（鱗茎）
Lilium lancifolium Thunb.
一般名：タイガーリリー
英　名：tiger lily
和　名：オニユリ
異　名：*Lilium tigrinum* Ker Gawl.
中国名：百合（*bai he*）（鱗茎）
Lilium pumilum DC.
一般名：コーラルリリー
英　名：coral lily

和　名：イトハユリ
中国名：百合（*bai he*）（鱗茎）
生薬名：局（上記3種の鱗片葉を通常蒸したもの）ビャクゴウ（百合）
使用部位：鱗茎

安全性クラス：1
相互作用クラス：A
禁忌　知見なし
他の注意事項　知見なし
薬やサプリメントとの相互作用　知見なし
有害事象と副作用　この項に含まれるユリ種に対するアレルギー反応が報告されている（Bensky et al. 2004）。
薬理学的考察　知見なし
妊婦と授乳婦　科学的または伝統的文献において，妊娠中および授乳中におけるビャクゴウ，タイガーリリー，コーラルリリーの安全性は不明である。本書では，妊娠中や授乳期間での使用に関する問題は確認されなかったが，最終的な安全性は確立されていない。

レビュー詳細

I. 薬やサプリメントとの相互作用
薬やサプリメントとの相互作用の臨床試験
　確認されなかった。
被疑薬やサプリメントとの相互作用の症例報告
　確認されなかった。
薬やサプリメントとの相互作用の動物試験
　ユリ球根の経口投与は，バルビツール酸塩によって誘発される睡眠時間を延長することが報告された。研究の詳細は記載されていなかった（Chen and Chen 2004）。

II. 有害事象
有害事象の症例報告　この項に含まれるユリ種に対するアレルギー反応は，中国伝統医学の文献で報告されている（Bensky et al. 2004）。
　タイガーリリーの地上部（鱗茎は医療的に使用される部位である）はネコに対し毒性があり，急性腎損傷や時に腎不全を引き起こすが（Berg et al. 2007; Gulledge et al. 1997; Langston 2002; Rumbeiha et al. 2004），ラットやウサギでは毒性作用は確認されず，イヌでは植物の大量摂取後に自己制御可能なレベルの胃腸炎といった軽度な作用を引き起こす（Hall 2001）。ネコまたは他の動物によるユリ鱗茎の摂取の症例は文献で確認されなかった。

III. 薬理学および薬物動態学
ヒトの薬理学的研究　確認されなかった。
動物の薬理学的研究　確認されなかった。
*In vitro*の薬理学的研究　モノアミンオキシダーゼB（MAO-B）の阻害は，0.40 mg/mlのIC_{50}でのビャクゴウ（*L. brownii* var. *colchesteri*）の抽出物で処置されたラットの脳のホモジネート抽出液で認められた（Lin et al. 2003）。

IV. 妊婦と授乳婦
妊娠中および授乳中におけるビャクゴウ，タイガーリリー，コーラルリリーの安全性に関する情報は確認されなかった。

V. 毒性研究
確認されなかった。

参考文献

Bensky, D., S. Clavey, and E. Stöger. 2004. *Chinese herbal medicine: Materia medica*. 3rd ed. Seattle: Eastland Press.
Berg, R.I., T. Francey, and G. Segev. 2007. Resolution of acute kidney injury in a cat after lily (*Lilium lancifolium*) intoxication. *J. Vet. Intern. Med.* 21(4):857-859.
Chen, J.K., and T.T. Chen. 2004. *Chinese medical herbology and pharmacology*. City of Industry, CA: Art of Medicine Press.
Gulledge, L., D. Boos, and R. Wachsstock. 1997. Acute renal failure in a cat secondary to tiger lily (*Lilium tigrinum*) toxicity. *Feline Practice* 25(5-6):38-39.
Hall, J.O. 2001. Lily nephrotoxicity. In *Consultations in feline internal medicine 4*. Philadelphia: Saunders.
Langston, C.E. 2002. Acute renal failure caused by lily ingestion in six cats. *J. Am. Vet. Med. Assoc.* 220(1):49-52, 36.
Lin, R.D., W.C. Hou, K.Y. Yen, and M.H. Lee. 2003. Inhibition of monoamine oxidase B (MAO-B) by Chinese herbal medicines. *Phytomedicine* 10(8):650-656.
Rumbeiha, W.K., J.A. Francis, S.D. Fitzgerald, et al. 2004. A comprehensive study of Easter lily poisoning in cats. *J. Vet. Diagn. Invest.* 16(6):527-541.

Linum usitatissimum L.　アマ科

一般名：フラックス
英　名：flax

Linum usitatissimum

アーユルヴェーダ名：*atasi*
中国名：亜麻子（*ya ma zi*）（種子）

別　名：linseed（種子）
使用部位：種子

安全性クラス：1
相互作用クラス：A

禁忌　知見なし

他の注意事項　フラックスを膨張性緩下薬として摂取する場合は，腸閉塞や食道に疾患がある，または腸の狭窄を有する人では使用すべきではない（Wichtl 2004）。

フラックスは，少なくとも200ml（6オンス）の水と一緒に摂取するべきである（Wichtl 2004）。

薬やサプリメントとの相互作用　フラックスは，粘液質含有植物であることから，腸の通過速度が遅くなることが考えられる。そのことにより，ある種の薬の吸収を減少させる可能性があるため，他の薬剤はフラックス摂取1時間前もしくは数時間後に摂取すべきである。粘液質参照（付録3）。

注意　膨張性緩下薬（Wichtl 2004），付録2参照。

粘液質（5〜9%）（Bhatty 1993; Fedeniuk and Biliaderis 1994; Mazza and Biliaderis 1989），付録3参照。

青酸配糖体（0.1〜1.5%）（Oomah et al. 1992; Wichtl 2004），付録1参照。

注釈　フラックスは，セコイソラリシレシノールジグコリシド（SDG）を含む。それは結腸細菌によって，植物エストロゲン活性を有する化合物である，哺乳類のリグナンエンテロジオールやエンテロラクトンに返還される（Power and Thompson 2007）。

有害事象と副作用　フラックスへのアナフィラキシー反応を含むアレルギー反応が報告されている（Alonso et al. 1996; Leon et al. 2003; Lezaun et al. 1998）。

薬理学的考察　腸に炎症がある場合には，フラックスを摂取する前にあらかじめ流動性をもつように膨潤させておくべきである（Wichtl 2004）。太り過ぎの人がフラックスを使用するとき，カロリーの吸収を避けるために，挽いていないの種子全体を消費するべきである（Wichtl 2004）。

正常な月経周期を持つ健常な女性を対象とした研究では，一般的には，1日当たり5〜10gのフラックスの摂取では有意なホルモン作用を示さなかった（Frische et al. 2003; Phipps et al. 1993）。ある研究では，1日当たり5または10gのフラックスを摂取後に，いくつかのエストロゲン代謝物の尿中比率の変化を示した（Haggans et al. 1999）。ある研究では，プロゲステロン/エストラジオール比率の増加とともに黄体期が延長した（Phipps et al. 1993）。動物研究では，2.5〜10%のフラックスの餌が発情周期の長さを増加させたことを示したが，タモキシフェン（エストロゲン受容体アゴニスト）とともにフラックスを与えられた動物は，不規則な周期の増加を示した（Orcheson et al. 1998）。

研究は，2.5〜10%のフラックスの餌を与えた動物で，エストロゲン受容体陽性乳癌の腫瘍サイズの減少を示した（Bergman Jungestrom et al. 2007; Chen et al. 2007b; Dabrosin et al. 2002; Saarinen et al. 2006; Serraino and Thompson 1992; Thompson et al. 1996）。

妊婦と授乳婦　妊婦におけるフラックスシード油のヒトに対する研究では，対照群と比較して，分娩時間に差がなかった（Knudsen et al. 2006）。

動物研究では，妊娠中に10%フラックスの餌を与えた動物の仔において，胎児の発達に有害作用を示さなかった（Collins et al. 2003; Flynn et al. 2003; Sankaran et al. 2006; Sprando et al. 2000）。ある研究では，妊娠および授乳中にフラックスの異なる投与レベルにおいて，矛盾する作用を示した（Tou et al. 1998）。いくつかの動物研究では，妊娠および授乳中のフラックスへの暴露は，その後の生育で乳癌に対する保護作用を提供したことを示したが（Thompson et al. 2003; Tou and Thompson 1999），ある研究では反対の作用を示した（Khan et al. 2007）。

ヒマワリ種子を含有する餌を与えたものと比較して，妊娠の損失の減少がフラックス10%を含む餌を与えたウシで認められた（Ambrose et al. 2006）。

動物研究では，妊娠および授乳中に10%のフラックスの餌を与えた動物の仔における胎児の発達に有害作用を示さなかった（Collins et al. 2003; Ward et al. 2001a, 2001b）。

レビュー詳細

I. 薬やサプリメントとの相互作用

薬やサプリメントとの相互作用の臨床試験

確認されなかった。

被疑薬やサプリメントとの相互作用の症例報告

慢性的にアスピリンを摂取していた男性で，1日当たり大さじ1杯のフラックスを摂取した後およそ1か月で，血尿が報告された（Gruver 2003）。毎日小児用アスピリンを摂取していた男性が，毎日フラックスシード油（不特定用量）を摂取した後に鼻血が報告された（Gruver 2003）。

薬やサプリメントとの相互作用の動物試験

エストロゲン受容体陽性ヒト乳癌細胞（MCF-7）を有する無胸腺ラットに，6または16週間，タモキシフェン（エストロゲン受容体アンタゴニスト）とともにフラックスを5または10%含む餌を同時投与した。その結果，腫瘍の退縮を引き起こした。タモキシフェンなしでフラックスを与えたラットでは，腫瘍増殖への影響は認められなかった（Chen et al. 2004, 2007a, 2007b）。

II. 有害事象

有害事象の症例報告　フラックスへのアナフィラキシー反応が，皮膚プリックテストによって確認され，報告されている（Alonso et al. 1996; Leon et al. 2003; Lezaun et al. 1998）。

III. 薬理学および薬物動態学

ヒトの薬理学的研究　2回の月経周期の期間，1日当たりフラックスを10gを含む焼き菓子を摂取した健常な女性では，尿中リグナンの排泄量が有意に増加したが，血中ホルモン濃度や性ホルモン結合グロブリンに変化は認められなかった（Frische et al. 2003）。

閉経後の健常な女性では，5または10gのフラックスの追加は，尿中2-ヒドロキシエストロゲンの排泄量および16α-ヒドロキシエストロゲンへの尿中2-ヒドロキシエストロゲン比率が用量依存的に増加した。尿中16α-ヒドロキシエストロゲン排泄量に差はなかった（Haggans et al. 1999）。

3回の月経周期の期間，1日当たり10gのフラックスを含む食事を摂取した健康な女性では，フラックスの摂取は黄体期（LP）の延長と関連があった。コントロール周期と比較し，卵胞期初期，卵胞期中期，または黄体期の間で，エストラジオールおよびエストロンのいずれの濃度において差はみられなかった。フラックスの摂取はLPプロゲステロン濃度に有意な影響を及ぼさなかったが，LPプロゲステロン/エストラジオール比は，フラックス周期中に有意に高かった。卵胞期中期のテストステロン濃度はわずかに高かった（Phipps et al. 1993）。

動物の薬理学的研究　腫瘍増殖の刺激は，エストロゲン受容体陽性MCF-7ヒト乳癌細胞を有する無胸腺ラットで認められなかった。5または10%のフラックスを含む餌を16週間投与した場合，腫瘍増殖の刺激しなかった（Chen et al. 2007b）。腫瘍増殖の減少は，10%のフラックスを含む餌を6週間投与した，確立したエストロゲン受容体陰性のヒト乳癌腫瘍（MDA-MB-435細胞株）を有するマウスで認められた（Dabrosin et al. 2002）。エストロゲン受容体陽性ヒト乳癌腫瘍を有する卵巣切除した胸腺欠損マウスでは，10%のフラックスの餌は，腫瘍の退縮を引き起こし，20%大豆タンパク質を含む餌によって誘導された腫瘍増殖刺激作用を減少させた（Saarinen et al. 2006）。誘導された乳腺腫瘍を有するラットでは，5%フラックスの餌は，平均66.7%まで腫瘍サイズを減少させた。腫瘍の発生開始時期におけるフラックスの供給はまた，担癌動物当たりの腫瘍の数を減少させる傾向があった（Serraino and Thompson 1992）。

乳腺腫瘍を有するラットでは，1.82%フラックスシード油（5%フラックスに相当），2.5%または5%フラックスを含む餌を7週間投与した場合，対照群と比較して，腫瘍容積が50%減少した。新規または総腫瘍発生と尿中リグナン濃度には関係はみられなかった（Thompson et al. 1996）。

エストラジオールで連続的に処置した卵巣摘出マウスでは，10%のフラックスを含む餌は，個体のエストロゲン受容体陽性MCF-7腫瘍において，エストラジオール誘導性増殖および血管形成を弱めた。細胞外の血管内皮細胞増殖因子は，通常飼料群における腫瘍と比較して有意に減少した（Bergman Jungestrom et al. 2007）。

*Brca1*および*Brca2*遺伝子の発現の増加は，10%フラックスを含む餌を90日間与えた卵巣摘出ラットで認められた（Vissac-Sabatier et al. 2003）。

5%脱脂フラックスの餌を7日間与えた未熟ラットでは，餌を介したフラックスからのカドミウム暴露は，世界保健機関によるヒトの許可量より6倍高く，肝臓と腎臓にカドミウムが有意に蓄積されていた（Khan et al. 2007）。

発情周期の用量依存的な停止または延長は，2.5，5，10%のフラックスの餌を与えたラットのおよそ66%で認められた。タモキシフェンを投与された場合では，83%の動物に不規則な月経周期がみられたが，持続的な非発情であった（Orcheson et al. 1998）。

健常または高コレステロール血症のあるウサギに対し1日当たり40mg/kgのフラックス由来のリグナン複合体を2か月間経口投与した場合，赤血球または白血球，顆粒球，リンパ球，単球，血小板を含む造血系への有害作用は認められなかった（Prasad 2005）。

肥満ラットに対し20%のフラックスを含む餌を投与した場合，血漿インスリン濃度は，カゼインまたは大豆タンパク質濃縮物の等量を投与された群と比較して低かったが，血漿グルコース濃度の変化は認められなかった（Velasquez et al. 2003）。

フラックスシード油およびサキナビルで作られた水中油型ナノエマルジョンは，経口または静脈内投与後のマウスにおいて，サキナビルの生物学的利用能の有意な増加をもたらした（Vyas et al. 2008）。

***In vitro*の薬理学的研究**　栄養膜腫瘍細胞の用量依存的な増殖は，プロゲステロンの産生で58～86%の減少を生ずる2つの画分とともに，フラックス抽出物または特定のフラックス抽出物画分で処置したエストロゲン受容体陽性Jeg3細胞で認められた。いくつかの抽出画分は，ホルモン産生および細胞増殖に対する刺激作用を示した（Waldschlager et al. 2005）。

IV. 妊婦と授乳婦

妊娠17～27週に1日当たり4gのフラックスシード油（2.2gの

α-リノレン酸）を含むカプセルを分娩まで投与された妊婦では，対照群と比較して，自然分娩のタイミングに差は認められなかった。有害作用は報告されなかった（Knudsen et al. 2006）。

生後0～21日に10%のフラックスを含む餌を与えられた母親のラットの仔では，哺乳期間中のフラックスへの暴露は，上皮成長因子受容体およびエストロゲン受容体（ER-αおよびERを-β）の調節を通して乳腺形態形成を強化し，生後49～51日でより分化した乳腺をもたらした。これは，母親やその仔に有害な生殖作用を引き起こすことなく，化学的に誘発した乳腺腫瘍形成を抑制した（Thompson et al. 2003）。妊娠損失の減少は，27%のヒマワリ種子を有する餌を与えたものと比較して，9.8%のフラックスを含む餌を与えた妊娠ウシで認められた（Ambrose et al. 2006）。生存期間において，妊娠中のみまたは妊娠および成熟期間にフラックスへの暴露の作用を調査した研究では，妊娠中に20または40%のフラックスの餌，または，13または26%の脱脂フラックス粕を与えたラットの20日齢の胎児で，有害作用は認められなかった。生涯において投与された群では，フラックスは雌の肛門性器指数で増加を引き起こしたが，脱脂フラックス粕では引き起こさなかった。脱脂フラックス粕では雄の仔で思春期の遅延を引き起こしたが，フラックスでは引き起こさなかった。双方の食事は，不規則な発情周期とともに雌の数で用量依存的な増加および，胸腺/体重および胸腺/脳比の減少を引き起こした（Collins et al. 2002, 2003）。

有意な胎児毒性作用は，20または40%のフラックスあるいは，13または26%の脱脂フラックスシード粕の餌を与えられた妊娠ラットの血清中で45時間培養したラット胚で認められたなかった（Flynn et al. 1999, 2003）。

妊娠または授乳中に5または10%のフラックスの餌を与えたラットの仔では，化学的に誘発した腫瘍を持つラットで乳腺腫瘍の潜在期間が短縮した。対照群と比較して，10%のフラックスの暴露は，腫瘍の多様性を増加させた。8週齢ラットで評価した場合，妊娠中に10%の餌を与えた母親の仔は，小葉のER-αタンパクレベルを増加させ，胎内および出生後のフラックスの暴露の両方で，末端芽小葉および導管でのER-βタンパクレベルを用量依存的に減少させた（Khan et al. 2007）。

ラット乳腺構造の発達に関するフラックスの影響の研究では，生存期間全体，妊娠および授乳中，離乳後に，5または10%フラックスまたは，セコイソラリシレシノールジグリコシド（SDG）の餌を投与した。研究の結果，生存期間または妊娠授乳期間に5または10%のフラックスへの暴露は，潜在的な乳癌のリスクを減らす可能性がある乳腺での構造の変化を誘発したと示した（Tou and Thompson 1999）。

妊娠および授乳中，または離乳後に5または10%のフラックス餌に暴露したラットでは，10%フラックスへの周産期への暴露は血清エストラジオールを増加し，雌仔で早熟の不規則な周期を引き起こし，雄仔でテストステロンの上昇および前立腺重量の増加を引き起こした。逆に5%フラックスの周産期暴露は，雌仔で思春期を遅らせ，連続非発情を引き起こし（性ホルモンレベルは影響を受けなかった），雄仔でエストラジオール/テストステロン比の上昇および前立腺重量を減少させた（Tou et al. 1998）。

出生後日数（PND）21の離乳から，または生涯暴露期間として妊娠からPND132日間連続で，5または10%のフラックス餌を投与したラットでは，離乳後のフラックスシードの暴露は，著しい生殖作用を生じなかったが，生涯のフラックス暴露は，仔の生殖器官において，いくつかの用量依存的な変化を生じた。雌ラットでは，5%フラックスの生涯暴露は，思春期遅延を引き起こした。対照的に，10%フラックスの生涯暴露は思春期開始時期が早まり，相対卵巣重量の増加，血清エストラジオール濃度の上昇，発情周期の延長を引き起こした。雄ラットでは，10%フラックスへの生涯暴露は，血清テストステロンおよびエストラジオールレベルを上昇させ，相対性器重量の増加および前立腺細胞増殖を生じた。対照的に，5%フラックスへの生涯暴露は，相対前立腺重量および細胞増殖を減少させた（Tou et al. 1999）。

フラックスは，結腸でバクテリアによって哺乳類リグナンエンテロジオールやエンテロラクトンに変換されるSDGを含む。生殖指標への有意な作用は，授乳中のみ，または乳児期間を通して，10%フラックスまたは，単離されたSDG相当を含む餌の母体摂取を経由して暴露された雄および雌ラットで認められなかった（Ward et al. 2001a）。

骨の強度への有害作用は，乳児の期間中母乳を介して，または思春期に連続的にフラックスからの精製されたSDGに暴露された雌マウスで認められなかった（Ward et al. 2001b）。

生殖への有意な作用は，母親ラットが授乳中10%のフラックスを含む餌を与えられ，次いでその仔自身も生後132日まで同じ餌を与えられていた雄および雌の哺乳ラットで認められなかった。観察された生殖指標は，肛門性器間距離，思春期発症の年齢および体重，発情期間の長さ，生殖器官の重量，生殖器官の組織学的解析だった（Ward et al. 2001a）。

10週齢まで同じ餌を与えられた仔とともに，妊娠および授乳中の7%フラックスシード油の餌を与えた遺伝性嚢胞腎疾患を有するラットの仔では，クレアチニンクリアランスおよびタンパク尿の減少が認められた。著者らは，妊娠および授乳中のフラックスシード油への暴露は，成体ラットの腎疾患における有益な変化をもたらしたと結論付けた（Sankaran et al. 2006）。

精巣構造や精子形成への有意な有害作用は，母親が妊娠中最大40%までフラックスを含む餌を与えられ，離乳後70日間同じ餌を与えられたマウスで認められなかった（Sprando et al. 2000）。

V. 毒性研究

急性毒性

フラックスの毒性作用は，ブラインシュリンプ致死試験で認められなかった（Mahmoud et al. 1992）。

短期毒性

成長，発達および行動に関する有害作用は，生後18日～86日までの間，10%のフラックスの餌を与えられたラットで認められなかった。毒性の兆候はなく，アラニンアミノトランスフェラーゼ，およびγ-グルタミルトランスペプチダーゼ（GGT）の血漿濃度は，標準食での動物と同じであった。GGTの活性が，雌よりも雄で作用がより顕著であるとともに，思春期後にフラックス飼料を与えられたラットの肝臓で増加した（Hemmings and Barker 2004）。

慢性毒性

フラックスへの生涯暴露の作用に関する研究の多くは，ラットに対し1日当たり10%のフラックスの餌を130日間以上与えた場合でも毒性の兆候を示さなかった（Tou et al. 1999; Tou and Thompson 1999; Ward et al. 2001a）。本項の妊婦と授乳婦もまた参照。

遺伝毒性

フラックスシード油のいくつかの遺伝毒性活性は，動物に対し6または12%のフラックスシード油を含む媒介物を投与された後に，ショウジョウバエ体細胞突然変異および組換え試験で認められた（Rojas-Molina et al. 2005）。

フラックスの変異原作用は，ネズミチフス菌TA98株およびTA102株でのエイムス試験で認められなかった（Mahmoud et al. 1992）。

細胞毒性

フラックスは，マイクロモル範囲の用量で，チャイニーズハムスターの卵巣細胞での増殖を増強した（Sujjavanich and Gibson 2006）。

L

参考文献

Alonso, L., M.L. Marcos, and J.M. Blanco. 1996. Anaphylaxis caused by linseed (flaxseed) intake. *J. Allergy Clin. Immunol.* 98:469-470.

Ambrose, D.J., J.P. Kastelic, R. Corbett, P.A. Pitney, H.V. Petit, J.A. Small, and P. Zalkovic. 2006. Lower pregnancy losses in lactating dairy cows fed a diet enriched in alpha-linolenic acid. *J. Dairy Sci.* 89(8):3066-3074.

Bergman Jungestrom, M., L.U. Thompson, and C. Dabrosin. 2007. Flaxseed and its lignans inhibit estradiol-induced growth, angiogenesis, and secretion of vascular endothelial growth factor in human breast cancer xenografts in vivo. *Clin. Cancer Res.* 13(3):1061-1067.

Bhatty, R.S. 1993. Further compositional analyses of flax: Mucilage, trypsin inhibitors and hydrocyanic acid. *J. Am. Oil Chem. Soc.* 70(9):899-904.

Chen, J., E. Hui, T. Ip, and L.U. Thompson. 2004. Dietary flaxseed enhances the inhibitory effect of tamoxifen on the growth of estrogen-dependent human breast cancer (MCF-7) in nude mice. *Clin. Cancer Res.* 10(22):7703-7711.

Chen, J., K.A. Power, J. Mann, A. Cheng, and L.U. Thompson. 2007a. Dietary flaxseed interaction with tamoxifen induced tumor regression in athymic mice with MCF-7 xenografts by downregulating the expression of estrogen related gene products and signal transduction pathways. *Nutr. Cancer* 58(2):162-170.

Chen, J., K.A. Power, J. Mann, A. Cheng, and L.U. Thompson. 2007b. Flaxseed alone or in combination with tamoxifen inhibits MCF-7 breast tumor growth in ovariectomized athymic mice with high circulating levels of estrogen. *Exp. Biol. Med. (Maywood)* 232(8):1071-1080.

Collins, T.F., R.L. Sprando, T.N. Black, N. Olejnik, P.W. Wiesenfeld, U.S. Babu, M. Bryant, T.J. Flynn, and D.I. Ruggles. 2002. Effects of flaxseed on reproduction and development of rats (abstract). *Teratology* 65(6):331.

Collins, T.F., R.L. Sprando, T.N. Black, N. Olejnik, P.W. Wiesenfeld, U.S. Babu, M. Bryant, T.J. Flynn, and D.I. Ruggles. 2003. Effects of flaxseed and defatted flaxseed meal on reproduction and development in rats. *Food Chem. Toxicol.* 41(6):819-834.

Dabrosin, C., J. Chen, L. Wang, and L.U. Thompson. 2002. Flaxseed inhibits metastasis and decreases extracellular vascular endothelial growth factor in human breast cancer xenografts. *Cancer Lett.* 185(1):31-37.

Fedeniuk, R.W., and C.G. Biliaderis. 1994. Composition and physicochemical properties of linseed (*Linum usitatissimum* L.) mucilage. *J. Agric. Food Chem.* 42:240-247.

Flynn, T.J., T.F. Collins, R.L. Sprando, T. Black, P. Wiesenfeld, U.S. Babu, and D. Ruggles. 1999. Effects of serum from flaxseed-fed rats on cultured rat embryos (abstract). *Teratology* 59(6):402.

Flynn, T.J., T.F. Collins, R.L. Sprando, T.N. Black, D.I. Ruggles, P.W. Wiesenfeld, and U.S. Babu. 2003. Developmental effects of serum from flaxseed-fed rats on cultured rat embryos. *Food Chem. Toxicol.* 41(6):835-840.

Frische, E.J., A.M. Hutchins, M.C. Martini, W. Thomas, and J.L. Slavin. 2003. Effect of flaxseed and wheat bran on serum hormones and lignan excretion in premenopausal women. *J. Am. Coll. Nutr.* 22(6):550-554.

Gruver, D.I. 2003. Does flaxseed interfere with the clotting system? *Plast. Reconstr. Surg.* 112(3):934.

Haggans, C.J., A.M. Hutchins, B.A. Olson, W. Thomas, M.C. Martini, and J.L. Slavin. 1999. Effect of flaxseed consumption on urinary estrogen metabolites in postmenopausal women. *Nutr. Cancer* 33(2):188-195.

Hemmings, S.J., and L. Barker. 2004. The effects of dietary flaxseed on the Fischer 344 rat: I. Development, behaviour, toxicity and the activity of liver gamma-glutamyltranspeptidase. *Cell Biochem. Funct.* 22(2):113-121.

Khan, G., P. Penttinen, A. Cabanes, A. Foxworth, A. Chezek, K. Mastropole, B. Yu, A. Smeds, T. Halttunen, C. Good, et al. 2007. Maternal flaxseed diet during pregnancy or lactation increases female rat offspring's susceptibility to carcinogen-induced mammary tumorigenesis. *Reprod. Toxicol.* 23(3):397-406.

Knudsen, V.K., H.S. Hansen, M.L. Osterdal, T.B. Mikkelsen, H. Mu, and S.F. Olsen. 2006. Fish oil in various doses or flax oil in pregnancy and timing of spontaneous delivery: A randomised controlled trial. *BJOG* 113(5):536-543.

Leon, F., M. Rodriguez, and M. Cuevas. 2003. Anaphylaxis to *Linum*. *Allergol. Immunopathol. (Madrid)* 31(1):47-49.

Lezaun, A., J. Fraj, C. Colas, F. Duce, M.A. Dominguez, M. Cuevas, and P. Eiras. 1998. Anaphylaxis from linseed. *Allergy* 53(1):105-106.

Mahmoud, I., A. Alkofahi, and A. Abdelaziz. 1992. Mutagenic and toxic activities of several spices and some Jordanian medicinal plants. *Int. J. Pharmacog.* 30(2):81-85.

Mazza, G., and C.G. Biliaderis. 1989. Functional properties of flax seed mucilage. *J. Food Sci.* 54:1302-1305.

Oomah, B.D., G. Mazza, and E.O. Kenaschuk. 1992. Cyanogenic compounds in flaxseed. *J. Agric. Food Chem.* 40 (8):1346-1348.

Orcheson, L.J., S.E. Rickard, M.M. Seidl, and L.U. Thompson. 1998. Flaxseed and its mammalian lignan precursor cause a lengthening or cessation of estrous cycling in rats. *Cancer Lett.* 125(1-2):69-76.

Phipps, W.R., M. Martini, J. Lampe, J. Slavin, and M. Kurzer. 1993. Effect of flax seed ingestion on the menstrual cycle. *J. Clin. Endocrinol. Metab.* 77(5):1215-1219.

Power, K.A., and L.U. Thompson. 2007. Can the combination of flaxseed and its lignans with soy and its isoflavones reduce the growth stimulatory effect of soy and its isoflavones on established breast cancer? *Mol. Nutr. Food Res.* 51(7):845-856.

Prasad, K. 2005. Effect of chronic administration of lignan complex isolated from flaxseed on the hemopoietic system. *Mol. Cell. Biochem.* 270(1-2):139-145.

Rojas-Molina, M., J. Campos-Sanchez, M. Analla, A. Munoz-Serrano, and A. Alonso-Moraga. 2005. Genotoxicity of vegetable cooking oils in the *Drosophila* wing spot test. *Environ. Mol. Mutagen.* 45(1):90-95.

Saarinen, N.M., K. Power, J. Chen, and L.U. Thompson. 2006. Flaxseed attenuates the tumor growth stimulating effect of soy protein in ovariectomized athymic mice with MCF-7 human breast cancer xenografts. *Int. J. Cancer* 119(4):925-931.

Sankaran, D., N. Bankovic-Calic, C.Y. Peng, M.R. Ogborn, and H.M. Aukema. 2006. Dietary flax oil during pregnancy and lactation retards disease progression in rat offspring with inherited kidney disease. *Pediatr. Res.* 60(6):729-733.

Serraino, M., and L.U. Thompson. 1992. The effect of flaxseed supplementation on the initiation and promotional stages of mammary tumorigenesis. *Nutr. Cancer* 17(2):153-159.

Sprando, R.L., T.F.X. Collins, P. Wiesenfeld, U.S. Babu, C. Rees, T. Black, N. Olejnik, and J. Rorie. 2000. Testing the potential of flaxseed to affect spermatogenesis: Morphometry. *Food Chem. Toxicol.* 38(10):887-892.

Sujjavanich, D.N., and J.E. Gibson. 2006. In vitro toxicity in CHO cells of herbs commonly used by postmenopausal women. *Toxicol. Sci.* 90(1):289.

Thompson, L.U., J. Chen, K.P. Tan, and W.E. Ward. 2003. Early exposure to flaxseed and its lignan reduced mammary cancer risk at adulthood. *J. Nutr.* 133(11, Suppl.):3860S-3861S.

Thompson, L.U., S.E. Rickard, L.J. Orcheson, and M.M. Seidl. 1996. Flaxseed and its lignan and oil components reduce mammary tumor growth at a late stage of carcinogenesis. *Carcinogenesis* 17:1373-1376.

Tou, J.C., J. Chen, and L.U. Thompson. 1998. The importance of timing of exposure to flaxseed on reproductive development of rats. *FASEB J.* 12(5 Pt 2):A768.

Tou, J.C., J. Chen, and L.U. Thompson. 1999. Dose, timing, and duration of flaxseed exposure affect reproductive indices and sex hormone levels in rats. *J. Toxicol. Environ. Health A* 56(8):555-570.

Tou, J.C., and L.U. Thompson. 1999. Exposure to flaxseed or its lignan component during different developmental stages influences rat mammary gland structures. *Carcinogenesis* 20(9):1831-1835.

Velasquez, M.T., S.J. Bhathena, T. Ranich, A.M. Schwartz, D.E. Kardon, A.A. Ali, C.C. Haudenschild, and C.T. Hansen. 2003. Dietary flaxseed meal reduces proteinuria and ameliorates nephropathy in an animal model of type II diabetes mellitus. *Kidney Int.* 64(6):2100-2107.

Vissac-Sabatier, C., V. Coxam, P. Dechelotte, C. Picherit, M.N. Horcajada, M.J. Davicco, P. Lebecque, Y.J. Bignon, and D. Bernard-Gallon. 2003. Phytoestrogen-rich diets modulate expression of *Brca1* and *Brca2* tumor suppressor genes in mammary glands of female Wistar rats. *Cancer Res.* 63(20):6607-6612.

Vyas, T.K., A. Shahiwala, and M.M. Amiji. 2008. Improved oral bioavailability and brain transport of saquinavir upon administration in novel nanoemulsion formulations. *Int. J. Pharm.* 347(1-2):93-101.

Waldschlager, J., C. Bergemann, W. Ruth, U. Effmert, U. Jeschke, R.U. Richter, U. Kragl, B. Piechulla, and V. Briese. 2005. Flaxseed extracts with phytoestrogenic effects on a hormone receptor-positive tumour cell line. *Anticancer Res.* 25(3A):1817-1822.

Ward, W.E., J. Chen, and L.U. Thompson. 2001a. Exposure to flaxseed or its purified lignan during suckling only or continuously does not alter reproductive indices in male and female offspring. *J. Toxicol. Environ. Health A* 64(7):567-577.

Ward, W.E., Y.V. Yuan, A.M. Cheung, and L.U. Thompson. 2001b. Exposure to purified lignan from flaxseed (*Linum usitatissimum*) alters bone development in female rats. *Br. J. Nutr.* 86(4):499-505.

Wichtl, M. 2004. *Herbal drugs and phytopharmaceuticals: A handbook for practice on a scientific basis.* 3rd ed. Boca Raton, FL: CRC Press.

Lobelia inflata L.

キキョウ科

一般名：ロベリア

英　名：lobelia

別　名：Indian tobacco, puke weed

使用部位：全草

安全性クラス：**2b**

相互作用クラス：**A**

禁忌　妊娠中は，医療従事者監督下以外での使用禁止(Ellingwood 1919; Felter and Lloyd 1898)。

他の注意事項　吐き気や嘔吐を引き起こす可能性（Bradley 1992; Felter and Lloyd 1898; Kaufmann and Bensimon 1960; Leung and Foster 1996; List and Hörhammer 1973; Rapp and Olen 1955; Scott et al. 1962; Williamson 2003）。

標準用量　去痰薬として。100 mgの葉，0.6～2.0 mlのチンキ剤（Leung and Foster 1996; Martindale and Reynolds 1996; Osol and Farrar 1955）。

注意　催吐薬（Bradley 1992; Felter and Lloyd 1898; Leung and Foster 1996; List and Hörhammer 1973; Williamson 2003），付録2参照。

薬やサプリメントとの相互作用　知見なし

注釈　ロベリアの安全性をめぐる論争が19世紀初頭から始まっている（Bergner 1998b）。Ellingwoodは，“レメディの過剰投与から非常に少数のケースで死亡が発生したが，毒性作用は治療用量では現れていない”と報告した（Ellingwood 1919）。FelterとLloydは，“催吐作用は即時的であり，含まれているアルカロイドは，通常の状況下で，致命的な結果を引き起こす可能性はないだろうことが明らかとなっている”と述べている（Felter and Lloyd 1898）。レビューでは，疑惑がある死亡ケースでは，情報は死亡の原因としてロベリアを確立するには不十分であると指摘する（Bergner 1998a, 1998b）。

有害事象と副作用　ロベリンの臨床試験では，治療の副作用は，0.5mgの用量で摂取された場合に，口や喉において吐き気や灼熱感を含んだ（London 1963）。より高用量では，吐き気，嘔吐，めまい，心拍数の増加（頻脈）と関連していた（Kaufmann and Bensimon 1960; Rapp and Olen 1955; Scott et al. 1962）。

薬理学的考察　血圧の上昇および心拍数の増加へのロベリンの様々な作用が，ヒトへの研究で報告された（Butler et al. 2001）。動物研究は，心血管系に一過性および軽度な影響を示した（Dwoskin and Crooks 2002; Korczyn et al. 1969; Sloan et al. 1988）。

妊婦と授乳婦　歴史的なハーブの文献では，ロベリアは全開後の通常の子宮収縮を促進し，会陰組織を弛緩することを指摘する（Ellingwood 1919; Felter and Lloyd 1898）。この情報に基づいて，妊娠中は資格のある医療従事者監督下以外での使用を推奨しない。

妊婦に対しロベリンを0.03mg/kg単回用量で注射した後に，有害作用は報告されなかった（Klauer 1959）。

授乳期間中のロベリアの安全性情報は確認されなかった。本書においても，授乳期間での使用に関する問題は確認されなかったが，最終的な安全性は確立されていない。

レビュー詳細

I. 薬やサプリメントとの相互作用

薬やサプリメントとの相互作用の臨床試験

確認されなかった。

被疑薬やサプリメントとの相互作用の症例報告

確認されなかった。

薬やサプリメントとの相互作用の動物試験

確認されなかった。

II. 有害事象

臨床試験で報告された有害事象　悪心（ロベリン群14%，対照群28%）および口または喉の灼熱感（ロベリン群50%，対照群6%）が，慢性的な喫煙者を対象とした化合物硫酸ロベリン試験における治療の副作用として報告された。硫酸ロベリンは，最初の1週目で1～2時間ごとに1つの割合，第2週で3時間ごと，第3週で4時間ごと，第4週で4～6時間後の間隔で，化合物を0.5mg含むトローチで経口投与された。副作用は，処置の最初の週の間に発生し，第2週では頻度が減少し，処置の第3と4週では存在しなかった（London 1963）。

禁煙のためのロベリンの早期の臨床試験のレビューでは，2g以上の用量では，一部の被験者が途中棄権したとともに，忍容性不良であったことを示した（London 1963）。2mgの副作用は，吐き気，嘔吐，めまい，頻脈だった（Kaufmann and Bensimon 1960; Rapp and Olen 1955; Scott et al. 1962）。ロベリンを8mg含む錠剤での硫酸ロベリンの試験では，数人の患者は，喜んで1日当たり3つ以上かつ3日間以上摂取していた（Von Wright et al. 1982）。近年のシステマティックレビューでは，禁煙のためのロベリン試験の大部分は比較対照ではなく，プラセボ対照であり，無作為化の適切な方法の説明が頻繁に欠落していたことを示した（Stead and Hughes 2000）。

有害事象の症例報告　1日当たり3回，0.5ml以上のチンキの使用は，一部の人で吐き気を引き起こす可能性がある。1mlまでのチンキは，からだの大きな成人で必要かもしれないことから，有害作用を引き起こさないであろうと考える。軽度の吐き気は，使用中止の指標ではない（Yarnell 1999）。重度の過剰摂取は，衰弱，痙攣，昏睡，呼吸抑制，呼吸不全による死を引き起こすことが報告されている（Ellingwood 1919）。

議論を呼んでいる死亡ケースは，ロベリアの毒性の結果であるとして，1807年にマサチューセッツで，サミュエル・トムソンの手でロベリアを盛ることで中毒死した，エズラ・ラヴェットの件が時々引用された。その死は，2年後に殺人容疑で起訴される根拠となったが，裁判官や陪審員のヒアリングでは，殺人や過失致死の容疑の根拠がなかったことがわかった。ロベリンの薬物動態の分析では，ロベリアによる死の可能性は低く，その代わり，従来の医療処置や他の原因によるかもしれないことを示した（Bergner 1998b)。ロベリアに起因する第2の死は，投与されたロベリアの用量，治療されていた病気の性質を含むケースの詳細は明らかにされていないが，1837年ニューヨーク市でのフランス人T.Gの死が報告された（Bergner 1998a)。

III. 薬理学および薬物動態学

ヒトの薬理学的研究　ロベリンを18～60 μg/kg静脈内投与された肺移植患者では，一部の患者における心拍数増加および他の患者では減少という影響とともに，心拍数に対する様々な影響が認められた。平均動脈圧の用量依存的な低下もまた認められた（Butler et al. 2001)。18 μg/kgを超える用量でのロベリンの静脈内投与は，健常な移植患者で咳を誘発した（Gandevia et al. 1998)。

ロベリン誘発性の咳は，35 μg/kg以上の用量で化合物を静脈内投与した人で認められた（Jaju et al. 1998; Raj et al. 2005)。咳は，J受容体の刺激によるものであると考えられる（Paintal 1995; Raj et al. 2005)。

動物の薬理学的研究　ロベリンは，頸動脈化学受容器を介して作用をもたらす，心臓血管刺激剤であると報告されている（Cambar et al. 1969; Korczyn et al. 1969)。ロベリンの心血管系への影響は，交感神経および副交感神経節および副腎髄質への1次刺激および2次的抑制作用によるもので，一過性で軽度なものとして記載されている（Dwoskin and Crooks 2002; Sloan et al. 1988)。イヌに対しロベリンを投与した後，血圧上昇とともに心拍数の減速が認められた。しかし，長期投与は，血圧の低下をもたらした（Dwoskin and Crooks 2002; Korczyn et al. 1969)。

0.25～0.6mg/kgの用量で硫酸ロベリンを筋肉内投与したネコとイヌでは，0.5mg/kgの用量は，すべての個体で嘔吐を引き起こした（Laffan and Borison 1957)。

ロベリンを142 μg/kg注射したサルでは，無呼吸または呼吸の励起のどちらかが報告されたが，心拍数の変化はなかった（Deep et al. 2001)。1回換気量および呼吸数の増加を伴う一過性の過呼吸は，ロベリンを投与したウマで誘導された。換気の増加が約90秒間続き，呼吸ピーク気流，特に呼気フローの急激な上昇を伴った（Art et al. 1991)。同様の作用がブタおよびウサギで報告された（Bredecket et al. 1961; Utashiro 1941)。

マウスでは，ニコチン拮抗薬クロルイソンダミンの投与は，ニコチンの生理学的作用を停止したが，ロベリンは停止しなかった（Decker et al. 1994)。

***In vitro*の薬理学的研究**　ロベリンは，ニコチン性アセチルコリン受容体に対して高い親和性を有し，小胞モノアミンおよびドーパミントランスポーターの機能を阻害することが示されている（Felpin and Lebreton 2004; Flammia et al. 1999; Reavill et al. 1990; Teng et al. 1998)。モルモットの脳のホモジネートでは，ロベリンはμオピオイド受容体拮抗薬として機能した（Miller et al. 2007)。

ロベリンは，P-糖タンパク質（P-gp）活性を阻害することによってin vitroでのヒト結腸直腸腺癌細胞における多剤耐性を逆転させた。しかし，ロベリンは，乳癌耐性タンパク質依存性のミトキサントロン流出を遮断しなかった（Ma and Wink 2008)。

IV. 妊婦と授乳婦

歴史的なハーブの文献では，ロベリアは全開後，通常の子宮収縮を促進することから，会陰組織を弛緩することを指摘する（Ellingwood 1919; Felter and Lloyd 1898)。

ロベリン0.03mg/kgの単回用量を注射された妊婦では，有害作用は報告されなかった（Klauer 1959)。

授乳期間中のロベリアの安全性情報は確認されなかった。本書においても，授乳期間での使用に関する問題は確認されなかったが，最終的な安全性は確立されていない。

V. 毒性研究

急性毒性

マウスに対するロベリンのLD_{50}は，腹腔内投与において107mg/kgである（Ganellin et al. 1997)。

ウサギに対するロベリンの致死量は，10mg/animalであることが報告された（動物の体重は特定されなかった）(Utashiro 1941)。

参考文献

Art, T., D. Desmecht, H. Amory, and P. Lekeux. 1991. Lobeline-induced hyperpnea in equids. Comparison with rebreathing bag and exercise. *Zentralbl. Veterinarmed. A* 38(2):148-152.

Bergner, P. 1998a. Lobelia toxicity: A literature review. *Med. Herbalism* 10(1-2):15-26.

Bergner, P. 1998b. Lobelia: The controversial death of Ezra Lovett? *Med. Herbalism* 10(1-2):27-28.

Bradley, P.R. 1992. *British herbal compendium: A handbook of scientific information on widely used plant drugs*. Bournemouth, UK: British Herbal Medicine Association.

Bredeck, H.E., R.A. Herin, and N.H. Booth. 1961. Chemoceptor reflexes in swine. *Am. J. Physiol.* 201(1):89.

Butler, J.E., A. Anand, M.R. Crawford, et al. 2001. Changes in respiratory sensations induced by lobeline after human bilateral lung transplantation. *J. Physiol.* 534(Pt. 2):583-593.

Cambar, P.J., S.R. Shore, and D.M. Aviado. 1969. Bronchopulmonary and gastrointestinal effects of lobeline. *Arch. Int. Pharmacodyn. Ther.* 177(1):1-27.

Decker, M.W., M.J. Buckley, and J.D. Brioni. 1994. Differential effects of pretreatment with nicotine and lobeline on nicotine-induced changes in body temperature and locomotor activity in mice. *Drug Dev. Res.* 31(1):52-58.

Deep, V., M. Singh, and K. Ravi. 2001. Role of vagal afferents in the reflex effects of capsaicin and lobeline in monkeys. *Respir. Physiol.* 125(3):155-168.

Dwoskin, L.P., and P.A. Crooks. 2002. A novel mechanism of action and potential use for lobeline as a treatment for psychostimulant abuse. *Biochem. Pharmacol.* 63(2):89-98.

Ellingwood, F. 1919. *American materia medica, therapeutics, and pharmacognosy*. Sandy, OR: Eclectic Medical Publications (1998 reprint).

Felpin, F., and J. Lebreton. 2004. History, chemistry and biology of alkaloids from *Lobelia inflata*. *Tetrahedron* 60(45):10127-10153.

Felter, H.W., and J.U. Lloyd. 1898. *King's American dispensatory*. 18th ed., 3rd rev. 2 vols. Cincinnati: Ohio Valley Co.

Flammia, D., M. Dukat, M.I. Damaj, B. Martin, and R.A. Glennon. 1999. Lobeline: Structure-affinity investigation of nicotinic acetylcholinergic receptor binding. *J. Med. Chem.* 42(18):3726-3731.

Gandevia, S.C., J.E. Butler, J.L. Taylor, and M.R. Crawford. 1998. Absence of viscerosomatic inhibition with injections of lobeline designed to activate human pulmonary C fibres. *J. Physiol.* 511(Pt 1):289-300.

Ganellin, C., F. MacDonald, and D. Triggle. 1997. *Dictionary of pharmacological agents*. Boca Raton, FL: CRC Press.

Jaju, D.S., M.B. Dikshit, M.J. Agrawal, and N.A. Gupte. 1998. Comparison of respiratory sensations induced by J receptor stimulation with lobeline in left handers and right handers. *Indian J. Med. Res.* 108:291-295.

Kaufmann, H., and L. Bensimon. 1960. Le sevrage du tabac. *Vie Med.* 41:1139.

Klauer, D. 1959. Lobeline in the determination of circulatory rate in the healthy pregnant woman. *Obstet. Ginecol. Lat. Am.* 17(Sept.-Oct.):442-452.

Korczyn, A.D., I. Bruderman, and K. Braun. 1969. Cardiovascular effects of lobeline. *Arch. Int. Pharmacodyn. Ther.* 182(2):370-375.

Laffan, R.J., and H.L. Borison. 1957. Emetic action of nicotine and lobeline. *J. Pharmacol. Exp. Ther.* 121(4):468-476.

Leung, A.Y., and S. Foster. 1996. *Encyclopedia of common natural ingredients used in food, drugs, and cosmetics*. 2nd ed. New York: Wiley.

List, P.H., and H. Hörhammer. 1973. *Hagers handbuch der pharmazeutischen praxis*. Berlin: Springer.

London, S.J. 1963. Clinical evaluation of a new lobeline smoking deterrent. *Curr. Ther. Res. Clin. Exp.* 5(4):167.

Ma, Y., and M. Wink. 2008. Lobeline, a piperidine alkaloid from *Lobelia* can reverse P-gp dependent multidrug resistance in tumor cells. *Phytomedicine* 15(9):754-758.

Martindale, W., and J.E.F. Reynolds. 1996. *The extra pharmacopoeia*. 31st ed. London: Pharmaceutical Press.

Miller, D.K., J.R. Lever, K.R. Rodvelt, et al. 2007. Lobeline, a potential pharmacotherapy for drug addiction, binds to mu opioid receptors and diminishes the effects of opioid receptor agonists. *Drug Alcohol Depend.* 89(2-3):282-291.

Osol, A., and G. Farrar. 1955. *The dispensatory of the United States of America*. 25th ed. Philadelphia: Lippincott.

Paintal, A.S. 1995. Some recent advances in studies on J receptors. *Adv. Exp. Med. Biol.* 381:15-25.

Raj, H., G.S. Bakshi, R.R. Tiwari, A. Anand, and A.S. Paintal. 2005. How does lobeline injected intravenously produce a cough? *Respir. Physiol. Neurobiol.* 145(1):79-90.

Rapp, G.W., and A.A. Olen. 1955. A critical evaluation of a lobeline based smoking deterrent. *Am. J. Med. Sci.* 230(1):9.

Reavill, C., B. Walther, I.P. Stolerman, and B. Testa. 1990. Behavioural and pharmacokinetic studies on nicotine, cytisine and lobeline. *Neuropharmacology* 29(7):619-624.

Scott, G.W., A.G.C. Cox, K.S. Maclean, T.M.L. Price, and N. Southwell. 1962. Buffered lobeline as a smoking deterrent. *Lancet* 1(7219):54.

Sloan, J.W., W.R. Martin, M. Bostwick, R. Hook, and E. Wala. 1988. The comparative binding characteristics of nicotinic ligands and their pharmacology. *Pharmacol. Biochem. Behav.* 30(1):255-267.

Stead, L.F., and J.R. Hughes. 2000. Lobeline for smoking cessation. *Cochrane Database Syst. Rev.*

Teng, L., P.A. Crooks, and L.P. Dwoskin. 1998. Lobeline displaces [^{3}H]dihydrotetrabenazine binding and releases [^{3}H]dopamine from rat striatal synaptic vesicles: Comparison with *d*-amphetamine. *J. Neurochem.* 71(1):258-265.

Utashiro, S. 1941. Respiratory action of lobeline. *Nagoya Igakkai Zasshi* 54:603-609.

Von Wright, A., J. Knuutinen, and S. Lindroth. 1982. The mutagenicity of some edible mushrooms in the Ames test. *Food Chem. Toxicol.* 20(3):265-267.

Williamson, E.M. 2003. *Potter's herbal cyclopedia*. Saffron Walden, Essex: C.W. Daniel Co.

Yarnell, E. 1999. Misunderstood toxic herbs. *Altern. Complement. Ther.* 5(Feb.):6-11.

Lobelia siphilitica L. キキョウ科

一般名：ジャイアントロベリア
英　名：blue lobelia
別　名：great blue lobelia
使用部位：全草

安全性クラス：2b
相互作用クラス：A
禁忌　妊娠中は，医療従事者監督下以外での使用禁止。
他の注意事項　吐き気や嘔吐を引き起こす可能性（Felter and Lloyd 1898）。
薬やサプリメントとの相互作用　知見なし

注意　催吐薬（Felter and Lloyd 1898），付録2参照。
注釈　ジャイアントロベリアは，ロベリア（*L. inflata*）に類似のアルカロイドを含むことが報告されている。量は知られていないが，ロベリンは，ジャイアントロベリアで確認されている（Kesting et al. 2009）。ロベリアの注釈参照。
有害事象と副作用　ジャイアントロベリアは吐き気や嘔吐

を引き起こす（Felter and Lloyd 1898）。

薬理学的考察　知見なし

妊婦と授乳婦　妊娠中のジャイアントロベリアの安全性情報は確認されなかったが，ロベリアの他の種に対するこの種の類似性に基づいて，妊娠中は資格のある医療従事者監督下以外での使用を推奨しない。

レビュー詳細

I. 薬やサプリメントとの相互作用

薬やサプリメントとの相互作用の臨床試験
　確認されなかった。

被疑薬やサプリメントとの相互作用の症例報告
　確認されなかった。

薬やサプリメントとの相互作用の動物試験
　確認されなかった。

II. 有害事象

有害事象の症例報告　確認されなかった。

III. 薬理学および薬物動態学

ヒトの薬理学的研究　確認されなかった。

動物の薬理学的研究　確認されなかった。

*In vitro*の薬理学的研究　確認されなかった。

IV. 妊婦と授乳婦

妊娠中および授乳中におけるジャイアントロベリアの安全性に関する情報は確認されなかった。

V. 毒性研究

急性毒性

マウスに対するロベリンのLD_{50}は，腹腔内投与において107mg/kgである（Ganellin et al. 1997）。

　ウサギに対するロベリンの致死量は，10mg/animalであることが報告された（動物の体重は特定されなかった）（Utashiro 1941）。

参考文献

Felter, H.W., and J.U. Lloyd. 1898. *King's American dispensatory*. 18th ed., 3rd rev. 2 vols. Cincinnati: Ohio Valley Co.

Ganellin, C., F. MacDonald, and D. Triggle. 1997. *Dictionary of pharmacological agents*. Boca Raton, FL: CRC Press.

Kesting, J.R., I.L. Tolderlund, A.F. Pedersen, et al. 2009. Piperidine and tetrahydropyridine alkaloids from *Lobelia siphilitica* and *Hippobroma longiflora*. *J. Nat. Prod.* 72(2):312-315.

Utashiro, S. 1941. Respiratory action of lobeline. *Nagoya Igakkai Zasshi* 54:603-609.

Lomatium dissectum (Nutt.) Mathias & Constance　セリ科

一般名：ロマティウム

英　名：lomatium

異　名：*Leptotaenia multifida* Nutt.，*Ferula multifida* (Nutt.) A. Gray

別　　名：biscuit root，desert parsley，fern-leaf lomatium，Indian balsam

使用部位：根

安全性クラス：2b

相互作用クラス：A

禁忌　妊娠中は，医療従事者監督下以外での使用禁止（McGuffin et al. 1997）。

他の注意事項　知見なし

薬やサプリメントとの相互作用　知見なし

有害事象と副作用　皮膚の発疹はロマティウムの内用と関連がある。発疹は，乾燥根よりも生の根の使用に関連があった（Moore 1993）。軽度の発熱が，長期摂取後の数人で報告されている。

薬理学的考察　知見なし

妊婦と授乳婦　本書第1版の編集をした専門家は，ロマティウムは，妊娠中は有資格の医療従事者監督下以外で使用すべきではないとした（McGuffin et al. 1997）。

　授乳期間中のロマティウムの安全性は不明である。本書では，授乳期間での使用に関する問題は確認されなかったが，最終的な安全性は確立されていない。

レビュー詳細

I. 薬やサプリメントとの相互作用

薬やサプリメントとの相互作用の臨床試験
　確認されなかった。

被疑薬やサプリメントとの相互作用の症例報告

確認されなかった。

薬やサプリメントとの相互作用の動物試験
確認されなかった。

II. 有害事象

有害事象の症例報告　発疹は，ロマティウム使用の時折生じる副作用として報告されている。発疹は，乾燥根よりも生の根の使用に関連があった。生の根製剤に反応した数人は，乾燥した根には反応しなかった（Moore 1993）。

III. 薬理学および薬物動態学

ヒトの薬理学的研究　確認されなかった。

動物の薬理学的研究　確認されなかった。

*In vitro*の薬理学的研究　確認されなかった。

IV. 妊婦と授乳婦

本書第1版の編集をした専門家は，ロマティウムは，妊娠中は有資格の医療従事者監督下以外で使用すべきではないとした（McGuffin et al. 1997）。

授乳期間中のロマティウムの安全性情報は確認されなかった。

V. 毒性研究

確認されなかった。

参考文献

McGuffin, M., C. Hobbs, R. Upton, and A. Goldberg. 1997. *Botanical safety handbook*. Boca Raton, FL: CRC Press.

Moore, M. 1993. *Medicinal plants of the Pacific West*. Santa Fe: Red Crane Books.

Lycium spp.　ナス科

L

Lycium barbarum L.
一般名：リキウム
英　名：lyceum
和　名：クコ
中国名：枸杞子（*gou qi zi*）（果実）
別　名：Barbary wolfberry，matrimony vine，goji

Lycium chinense Mill.
一般名：リキウム
英　名：lycium
中国名：枸杞子（*gou qi zi*）（果実）
別　名：Chinese boxthorn，Chinese wolfberry，goji

生薬名：局（上記2種の果実）クコシ（枸杞子）
使用部位：果実

安全性クラス：1
相互作用クラス：A
禁忌　知見なし
他の注意事項　知見なし
薬やサプリメントとの相互作用　薬理学的考察参照。
注釈　リキウム果実は，0.95％までの用量のアルカロイドアトロピンを含むことが報告されているが（Harsh 1989），トロパンアルカロイドの存在は論争されており（Frohne and Pfänder 1997; Merz and Stolte 1960），近年の分析では，乾燥したリキウム果実のアトロピン含有量はとても低く，通常パーツパービリオン（ppb）当たり10ppb以下であり，分析した果実の最高レベルでも19ppbである。調査したリキウム果実での重度のアトロピン中毒は，果実を数トンという非現実的な摂取を必要とする（Adams et al. 2006）。
有害事象と副作用　リキウム果実へのアレルギー反応が報告されている（Bensky et al. 2004）。
薬理学的考察　ある症例報告では，以前にワルファリンが安定した女性において，数日間リキウム果実茶を飲んだところ，INR（血液凝固検査の結果を報告するために使用される標準化された単位。INRの増加は血液凝固の進行遅延を示す）レベルが増加した。摂取を中止した後，INRレベルは通常に戻った（Lam et al. 2001）。女性は他の薬も摂取しており，少なくとも1つが，ワルファリン摂取中の人におけるINRレベルの増加と関連がある（Trilli et al. 1996）。
妊婦と授乳婦　妊娠中におけるリキウム果実の安全性情報は限られている。ウサギに対する研究で，リキウム果実に子宮刺激作用があった報告に基づいて（Chen and Chen 2004），ある中国医学の文献では，妊娠中での使用を注意するよう助言するが，他の文献では妊娠中の使用に注意を記載していない（Bensky et al. 2004）。

伝統的または科学的文献において，授乳期間中のリキウム果実の安全性は不明である。本書においても，授乳期間での使用に関する問題は確認されなかったが，最終的な安全性は確立されていない。

レビュー詳細

I. 薬やサプリメントとの相互作用

薬やサプリメントとの相互作用の臨床試験

確認されなかった。

被疑薬やサプリメントとの相互作用の症例報告

以前にワルファリンが安定していた女性において，INRレベルが4.1に上昇したことが報告された。他の病状は，高血圧，高コレステロール血症，三尖弁逆流であり，他の薬剤は，ベナゼプリル，アテノロール，ジゴキシン，フルバスタチンだった。女性は，クリニックに訪れる前にリキウム果実茶を1日当たり3～4杯摂取していた。お茶の摂取中止後，7日以内にINRレベルは通常に戻った。この症例報告とあわせて完成した*in vitro*研究では，ワルファリンを代謝する酵素である薬物代謝酵素CYP2C9の活性上で，リキウム果実抽出物の弱い作用のみが認められたことを示した（Lam et al. 2001）。フルバスタチンは，ワルファリンを服用している患者のINR増加と関連がある（Trilli et al. 1996）。

薬やサプリメントとの相互作用の動物試験

確認されなかった。

II. 有害事象

有害事象の症例報告　中国の漢方文献では，リキウム果実は，一般的に，通常量では有害作用がなく，安全であると見なされていることを示す。蕁麻疹様または丘疹を含むアレルギー反応が報告されている（Bensky et al. 2004）。

III. 薬理学および薬物動態学

ヒトの薬理学的研究　確認されなかった。

動物の薬理学的研究　ストレプトゾトシン誘発糖尿病ラットに対し，リキウム果実から単離された多糖類を1日当たり10mg/kgの用量を3週間投与した場合，空腹時血漿インスリン濃度の顕著な減少が認められた。経口ブドウ糖負荷試験において，2g/kgの投与の場合，負荷後30分のグルコースレベルを有意に減少させ，インスリン感受性インデックス値を増加させた（Zhao et al. 2005）。

***In vitro*の薬理学的研究**　確認されなかった。

IV. 妊婦と授乳婦

リキウム果実の煎剤は，ウサギにおいて子宮刺激作用があった（用量および投与経路は特定されなかった）（Chen and Chen 2004）。この研究に基づき，ある中国漢方医学の参考文献では，リキウム果実は妊娠中に注意して使用すべきと示すが（Chen and Chen 2004），他の文献では，妊娠中での注意を記載していない（Bensky et al. 2004）。

授乳期間中のリキウム果実の安全性情報は確認されなかった。

V. 毒性研究

急性毒性

マウスに対するリキウム果実の水抽出物のLD_{50}は，経口または腹腔内投与において83.2g/kgである（Chen and Chen 2004）。

参考文献

Adams, M., M. Wiedenmann, G. Tittel, and R. Bauer. 2006. HPLC-MS trace analysis of atropine in *Lycium barbarum* berries. *Phytochem. Anal.* 17(5):279-283.

Bensky, D., S. Clavey, and E. Stöger. 2004. *Chinese herbal medicine: Materia medica*. 3rd ed. Seattle: Eastland Press.

Chen, J.K., and T.T. Chen. 2004. *Chinese medical herbology and pharmacology*. City of Industry, CA: Art of Medicine Press.

Frohne, D., and H.J. Pfänder. 1997. *Giftpflanzen. 4th ed.* Stuttgart: Wissenschaftliche Verlagsgesellschaft.

Harsh, M. 1989. Tropane alkaloids from *Lycium barbarum* L., in vivo and in vitro. *Curr. Sci.* 58:117-118.

Lam, A.Y., G.W. Elmer, and M.A. Mohutsky. 2001. Possible interaction between warfarin and *Lycium barbarum* L. *Ann. Pharmacother.* 35(10):1199-1201.

Merz, K., and H. Stolte. 1960. Constituents of *Lycium* species. *Planta Med.* 8:121-126.

Trilli, L.E., C.L. Kelley, S.L. Aspinall, and B.A. Kroner. 1996. Potential interaction between warfarin and fluvastatin. *Ann. Pharmacother.* 30(12):1399-1402.

Zhao, R., Q. Li, and B. Xiao. 2005. Effect of *Lycium barbarum* polysaccharide on the improvement of insulin resistance in NIDDM rats. *Yakugaku Zasshi* 125(12):981-988.

Lycium spp.

ナス科

***Lycium barbarum* L.**

一般名：リキウム

英　名：lycium

和　名：クコ

中国名：地骨皮（*di gu pi*）（根皮）

別　名：Barbary wolfberry，matrimony vine

***Lycium chinense* Mill.**

一般名：リキウム

英　名：lycium

中国名：地骨皮（*di gu pi*）（根皮）

別　名：Chinese boxthorn，Chinese wolfberry

生薬名： 局 （上記2種の根皮）ジコッピ（地骨皮）　　**使用部位：**根皮

安全性クラス：1
相互作用クラス：A
禁忌　知見なし
他の注意事項　知見なし
薬やサプリメントとの相互作用　知見なし
有害事象と副作用　知見なし
薬理学的考察　いくつかの動物研究では，糖尿病動物において，リキウム根皮は空腹時血糖値の減少および，血清インスリン値の増加を引き起こすことを示している（Gao et al. 2007a, 2007b; Kim et al. 1994）。糖尿病を持つ人は，使用前に有資格の医療従事者に，このハーブの使用について意見交換することを勧める。
妊婦と授乳婦　科学的または伝統的文献において，妊娠中および授乳中におけるリキウム根皮の安全性は不明である。本書では，妊娠中や授乳期間での使用に関する問題は確認されなかったが，最終的な安全性は確立されていない。

レビュー詳細

I. 薬やサプリメントとの相互作用

薬やサプリメントとの相互作用の臨床試験
　確認されなかった。
被疑薬やサプリメントとの相互作用の症例報告
　確認されなかった。
薬やサプリメントとの相互作用の動物試験
　確認されなかった。

II. 有害事象

有害事象の症例報告　高用量（50g）の摂取は，めまい，動悸，吐き気，嘔吐，早期収縮（組織または器官は特定されていず，おそらく早期子宮収縮であると考えられる）が報告されたが，中国伝統医学の文献では，標準治療用量では有害作用は予期されないことを示す（Bensky et al. 2004）。症例の詳細は入手できなかった。

III. 薬理学および薬物動態学

ヒトの薬理学的研究　確認されなかった。
動物の薬理学的研究　ストレプトゾトシン誘導性糖尿病マウスに対し，リキウム根皮の乾燥エキス剤を1日当たり100または200mg/kgの用量で28日間投与した。その結果，空腹時血糖値の用量依存的な減少および，血清インスリン値の増加が認められた（Gao et al. 2007a, 2007b; Kim et al. 1994）。
*In vitro*の薬理学的研究　薬物代謝酵素CYP1A2およびCYP3A4に対する影響は，リキウム根皮のエタノール抽出物の処置後に認められなかった（Brandin et al. 2007）。

IV. 妊婦と授乳婦

妊娠中および授乳中におけるリキウム根皮の安全性に関する情報は確認されなかった。中国医学の参考文献では，妊娠中の使用に関するいかなる注意事項も示していない（Bensky et al. 2004; Chen and Chen 2004）。

V. 毒性研究

急性毒性
マウスに対するリキウム根皮抽出物のLD_{50}は，腹腔内投与において12.8g/kgである（Chen and Chen 2004）。マウスに対する，リキウム根皮の乾燥エキス剤のLD_{50}は，経口投与において最大2g/kgまでの用量で決定することができなかった。この用量で，毒性作用は見られなかった（Gao et al. 2007a）。

参考文献

Bensky, D., S. Clavey, and E. Stöger. 2004. *Chinese herbal medicine: Materia medica*. 3rd ed. Seattle: Eastland Press.
Brandin, H., E. Viitanen, O. Myrberg, and A.K. Arvidsson. 2007. Effects of herbal medicinal products and food supplements on induction of CYP1A2, CYP3A4 and MDR1 in the human colon carcinoma cell line LS180. *Phytother. Res.* 21(3):239-244.
Chen, J.K., and T.T. Chen. 2004. *Chinese medical herbology and pharmacology*. City of Industry, CA: Art of Medicine Press.
Gao, D., Q. Li, Z. Liu, et al. 2007a. Effects of *Lycium barbarum* L. root bark extract on alloxan-induced diabetic mice. *Therapy* 4(5):547-553.
Gao, D., Q. Li, Z. Liu, et al. 2007b. Hypoglycemic effects and mechanisms of action of *Cortex Lycii Radicis* on alloxan-induced diabetic mice. *Yakugaku Zasshi* 127(10):1715-1721.
Kim, N.J., W.G. Youn, and N.D. Hong. 1994. Pharmacological effects of *Lycium chinensis*. *Kor. J. Pharmacog.* 25(3):264-271.

Lycopus spp.　シソ科

Lycopus americanus Muhl. ex W.P.C. Barton
一般名：アメリカンジプシーワート
英　名：American bugleweed
別　名：water horehound

Lycopus spp.

Lycopus europaeus L.
一般名：ヨーロピアンジプシーワート
英　名：European bugleweed
和　名：シロネ
別　名：water horehound

Lycopus virginicus L.
一般名：ジプシーワート
英　名：bugleweed
和　名：エゾシロネ
別　名：Virginia bugleweed
使用部位：全草

安全性クラス：2b, 2c, 2d
相互作用クラス：B
禁忌　妊娠中および授乳期間中は，医療従事者監督下以外での使用禁止（Beer et al. 2008; De Smet 1993; Mills and Bone 2005; Winterhoff et al. 1994）。

甲状腺機能低下症および甲状線肥大のある人は使用禁止（Beer et al. 2008; Vonhoff et al. 2006）。

他の注意事項　知見なし
薬やサプリメントとの相互作用　ジプシーワートは，甲状腺治療中の人では有資格の医療従事者監督下以外での使用をすべきでない（Beer et al. 2008; Winterhoff et al. 1994）。
有害事象と副作用　ジプシーワートまたはヨーロピアンジプシーワートの“高用量”（標準用量はお茶として1～2g）の長期使用はまた，甲状腺の肥大に関連しているが，ジプシーワートの急な摂取中止は，甲状腺機能亢進症の症状の増加を引き起こすことが報告されている（Blumenthal et al. 1998）。
薬理学的考察　ジプシーワートは，伝統的に甲状腺機能亢進症のために使用されている。いくつかの動物研究およびヒトへの研究では，甲状腺ホルモンに対するジプシーワートの影響を示している（Beer et al. 2008; Vonhoff et al. 2006; Winterhoff et al. 1994）。
妊婦と授乳婦　ハーブの安全性に関する最近の文献では，妊娠中における甲状腺ホルモンの影響および，授乳中の抗甲状腺化合物の移行の可能性のために，妊娠および授乳中はジプシーワートを使用すべきではないとしている（Mills and Bone 2005）。

古い研究では，ヨーロピアンジプシーワートはマウスおよびラットにおいて仔の数を減らすことが示された（De Smet 1993）。この情報に基づいて，妊娠中は資格のある医療従事者監督下以外での使用を推奨しない。

レビュー詳細

I. 薬やサプリメントとの相互作用
薬やサプリメントとの相互作用の臨床試験
　確認されなかった。
被疑薬やサプリメントとの相互作用の症例報告
　確認されなかった。
薬やサプリメントとの相互作用の動物試験
　確認されなかった。

II. 有害事象
有害事象の症例報告　ジプシーワートまたはヨーロピアンジプシーワートの“高用量”（標準用量はお茶として1～2g）の長期使用はまた，甲状腺の肥大に関連しているが，ジプシーワートの急な摂取中止は，甲状腺機能亢進症の症状の増加を引き起こすことが報告されている（Blumenthal et al. 1998）。

III. 薬理学および薬物動態学
ヒトの薬理学的研究　非盲検試験では，1.0m U/l より低い基底甲状腺刺激ホルモン（TSH）値および甲状腺機能亢進症に関連した症状をもつ患者は，1日当たり20mgのヨーロピアンジプシーワートを含む錠剤1つを15週間投与された。治療を受けた患者では，尿中チロキシン（T_4）排泄量の増加が，甲状腺機能亢進症に関連した症状，特に午前中の心拍数の減少に伴って認められた。本研究では，ヨーロピアンジプシーワートは，唯一軽度な有害事象が報告されたが，通常は良好な忍容性があった。1つの有害事象とは，処置の7週後に主観的な“心調律の乱れ” が報告された（Beer et al. 2008）。
動物の薬理学的研究　甲状腺機能亢進ラットに対し，1日当たり0.7 mg/kg のT_4とともにヨーロピアンジプシーワートを10または400mg/kg，あるいはヨーロピアンジプシーワート単独400mgに相当するエタノール抽出物で56日間処置した場合，甲状腺ホルモン濃度およびTSHレベルの有意な変化は認められなかった。投与により心拍数の増加およびT_4投与により誘発された血圧上昇を抑制し，心臓肥大の緩和，心臓組織でのβアドレナリン受容体の密度を減少させた（Vonhoff et al. 2006）。

ヨーロピアンジプシーワートの水抽出物を1g/kg経口投与したラットでは，TSHレベルに関連しない，T_4の脱ヨウ素化に起因するトリヨードチロニン（T_3）レベルの減少（24時間以上継続）が認められた。T3レベルの減少は，黄体形成ホルモンの減少を伴っていた（Winterhoff et al. 1994）。

*In vitro*の薬理学的研究　確認されなかった。

IV. 妊婦と授乳婦

マウスおよびラットにおける発情周期および仔の数の減少は，ヨーロピアンジプシーワートの投与後に認められた。抽出物，用量，投与期間は記載されていなかった（De Smet 1993）。

ある文献では，“顕著な抗プロラクチン作用”のために，ジプシーワートは妊娠および授乳中に避けるべきと示しているが（De Smet 1993），近年の研究では，ヨーロピアンジプシーワートのプロラクチンレベルへの影響はないことを示した（Beer et al. 2008）。別の参考文献では，理論上，母乳を通して抗甲状腺化合物が通過するために，授乳中のジプシーワートの摂取を禁止している（Mills and Bone 2005）。

V. 毒性研究

急性毒性

マウスに対し，バージニアジプシーワートの圧搾ジュース3ml用量を静脈内投与した場合は致命的であるが，1mlを経口投与した場合は，いかなる毒性症状を引き起こさなかった（De Smet 1993）。

参考文献

Beer, A.M., K.R. Wiebelitz, and H. Schmidt-Gayk. 2008. *Lycopus europaeus* (gypsywort): Effects on the thyroidal parameters and symptoms associated with thyroid function. *Phytomedicine* 15(1-2):16-22.

Blumenthal, M., W. Busse, A. Goldberg, et al. 1998. *The complete German Commission E monographs*. Austin, TX: American Botanical Council.

De Smet, P.A.G.M. 1993. *Adverse effects of herbal drugs, Volume 2*. New York: Springer.

Mills, S., and K. Bone. 2005. *The essential guide to herbal safety*. St. Louis: Elsevier.

Vonhoff, C., A. Baumgartner, M. Hegger, et al. 2006. Extract of *Lycopus europaeus* L. reduces cardiac signs of hyperthyroidism in rats. *Life Sci.* 78(10):1063-1070.

Winterhoff, H., H.G. Gumbinger, U. Vahlensieck, et al. 1994. Endocrine effects of *Lycopus europaeus* L. following oral application. *Arzneim. Forsch.* 44(1):41-45.

Magnolia officinalis Rehder & E.H. Wilson　モクレン科

一般名：マグノリア
英　名：magnolia
和　名：カラホオ，ホオノキ
生薬名：局（*M. obovata* Thunberg，*M. officinalis* Rehder et Wilson または*M. officinalis* Rehder et Wilson var. *biloba* Rehder et Wilsonの樹皮）コウボク（厚朴），（コウボクの粉末）コウボク末（厚朴末）
中国名：厚朴（*hou po*）（樹皮，根皮）
使用部位：樹皮，根皮

安全性クラス：2b
相互作用クラス：A
禁忌　妊娠中は，医療従事者監督下以外での使用禁止（Bensky et al. 2004; ChenとChen 2004）。
他の注意事項　知見なし
薬やサプリメントとの相互作用　知見なし
注釈　マグノリア樹皮は，アルカロイドであるマグノクラリンおよびツボクラリンを微量含む（Huang 1993）。南アメリカの先住民族のハンターが使用している毒矢には，静脈内投与した場合に窒息死させることができるツボクラリンを用いており，クラーレから単離されている（Blubaugh and Linegar 1948）。マグノリアは経口使用では通常安全と見なされているが，マグノリア樹皮の静脈内使用は，いくつかのクラーレ様作用を生じるとして記載されており（Bensky and Gamble 1993），クラーレ自体は，経口摂取される時には無害であるとして長い間認識されている（Blubaugh and Linegar 1948）。
有害事象と副作用　知見なし
薬理学的考察　マグノリア樹皮からの化合物は*in vitro*で抗凝固作用を示しているが（Teng et al. 1988），動物研究では，マグノリア樹皮抽出物の凝固作用を示さなかった（Liu et al. 2007）。
妊婦と授乳婦　中国伝統医学の参考文献では，マグノリア樹皮および根皮は妊娠中には注意して使用すべきであると示す（Bensky et al. 2004; Chen and Chen 2004）。この情報に基づいて，妊娠中は資格のある医療従事者監督下以外での使用を推奨しない。

授乳期間中のマグノリア樹皮の安全性は不明である。本書では，授乳期間での使用に関する問題は確認されなかったが，最終的な安全性は確立されていない。

レビュー詳細

I. 薬やサプリメントとの相互作用

薬やサプリメントとの相互作用の臨床試験

確認されなかった。

被疑薬やサプリメントとの相互作用の症例報告

確認されなかった。

薬やサプリメントとの相互作用の動物試験

ジアゼパム単独と比較して，ホノキオールと一緒にジアゼパムを0.2mg/kg経口投与したマウスで，抗不安作用の増加が認められた（MaruyamaとKuribara 2000）。

II. 有害事象

有害事象の症例報告　確認されなかった。

III. 薬理学および薬物動態学

ヒトの薬理学的研究　確認されなかった。

動物の薬理学的研究　凝固に対する影響は，1日当たり最大480mg/kgまでの用量のマグノリア樹皮抽出物を21日間または，最大240mg/kgを含む餌を90日間与えたラットで認められなかった（Liu et al. 2007）。

*In vitro*の薬理学的研究　マグノリア樹皮のエタノール抽出物のエストロゲン活性は，ヒトエストロゲン受容体を有する酵母系で認められなかった（Shin et al. 2001）。

マグノールおよびホノキオールは凝集および，コラーゲンによって誘導されたウサギの多血小板血漿のATP放出，ADP，血小板活性化因子（PAF），トロンビンによる影響なしのアラキドン酸によって誘導されたウサギの多血小板血漿のATP放出を阻害した。洗浄された血小板の凝集は，多血小板血漿の凝集よりも顕著に阻害されたが，少なくとも全血の凝集は両方の阻害剤によって影響を受けた（Teng et al. 1988）。

IV. 妊婦と授乳婦

中国伝統医学の参考文献では，マグノリア樹皮および根皮は妊娠中には注意して使用すべきであると示す（Bensky et al. 2004; Chen and Chen 2004）。

授乳期間中のマグノリア樹皮の安全性情報は確認されなかった。本書においても，授乳期間での使用に関する問題は確認されなかったが，最終的な安全性は確立されていない。

M

V. 毒性研究

急性毒性

マグノリア樹皮のLD_{50}は，マウスでの腹腔内投与で6.12g/kg，ネコでの静脈内投与で4.25g/kg，マウスでの経口投与では最大60g/kgの用量で決定することができなかった（Chen and Chen 2004）。

短期毒性

1日当たり0，60，120，240，480mg/kgのマグノリア樹皮抽出物を含む餌を21日間与えたラットでは，臨床観察，肉眼的および顕微鏡所見，血液学，臨床化学，尿検査，組織重量測定において，治療関連作用は認められなかった。また，死亡，体重，体重増加での有意な差はなかった（Liu et al. 2007）。

慢性毒性

1日当たり0，60，120，240 mg/kgのマグノリア樹皮を含む餌を90日間与えたラットでは，臨床所見，血液学，凝固，臓器重量測定，肉眼的および微視的評価における死亡，眼科的異常，治療関連変化は認められなかった（Liu et al. 2007）。

遺伝毒性

バクテリア復帰突然変異試験および小核試験では，マグノリア樹皮の遺伝毒性活性は認められなかった（Li et al. 2007）。

マグノリア樹皮抽出物の遺伝毒性活性は，チャイニーズハムスター卵巣細胞およびチャイニーズハムスター肺組織で認められなかった（Zhang et al. 2008）。

参考文献

Bensky, D., and A. Gample. 1993. *Chinese herbal medicine: Materia medica*. 2nd ed. Seattle: Eastland Press.

Bensky, D., S. Clavey, and E. Stöger. 2004. *Chinese herbal medicine: Materia medica*. 3rd ed. Seattle: Eastland Press.

Blubaugh, L.V., and C.R. Linegar. 1948. Curare and modern medicine. *Econ. Bot.* 2(1):73-82.

Chen, J.K., and T.T. Chen. 2004. *Chinese medical herbology and pharmacology*. City of Industry, CA: Art of Medicine Press.

Huang, K.C. 1993. *The pharmacology of Chinese herbs*. Boca Raton, FL: CRC Press.

Li, N., Y. Song, W. Zhang, et al. 2007. Evaluation of the in vitro and in vivo genotoxicity of magnolia bark extract. *Reg. Toxicol. Pharmacol.* 49(3):154-159.

Liu, Z., X. Zhang, W. Cui, et al. 2007. Evaluation of short-term and subchronic toxicity of magnolia bark extract in rats. *Reg. Toxicol. Pharmacol.* 49(3):160-171.

Maruyama, Y., and H. Kuribara. 2000. Overview of the pharmacological features of honokiol. *CNS Drug Rev.* 6(1):35-44.

Shin, T.Y., D.K. Kim, B.S. Chae, and E.J. Lee. 2001. Antiallergic action of *Magnolia officinalis* on immediate hypersensitivity reaction. *Arch. Pharmacol. Res.* 24(3):249-255.

Teng, C.M., C.C. Chen, F.N. Ko, et al. 1988. Two antiplatelet agents from *Magnolia officinalis*. *Thromb. Res.* 50(6):757-765.

Zhang, B., T. Maniatis, Y. Song, et al. 2008. Evaluation of magnolia bark extract in chromosomal aberration assays. *Mutat. Res.* 654(2):133-137.

Magnolia spp.

モクレン科

Magnolia biondii Pamp.

一般名：マグノリア

英　名：magnolia

中国名：辛夷花（*xin yi hua*）（花蕾）

生薬名：局（花蕾）シンイ（辛夷）

Magnolia denudata Desr. in Lam.

一般名：マグノリア

英　名：magnolia

中国名：辛夷花（*xin yi hua*）（花蕾）

別　名：yulan，yulan magnolia

Magnolia sprengeri Pamp.

一般名：マグノリア

英　名：magnolia

中国名：辛夷花（*xin yi hua*）（花蕾）

生薬名：局（花蕾）シンイ（辛夷）

使用部位：花蕾

安全性クラス：2b

相互作用クラス：A

禁忌　妊娠中は，医療従事者監督下以外での使用禁止（Bensky et al. 2004）。

他の注意事項　知見なし

薬やサプリメントとの相互作用　知見なし

有害事象と副作用　マグノリア花蕾へのアレルギー反応が報告されている（Bensky et al. 2004）。

薬理学的考察　マグノリア花蕾の過剰摂取は，めまい，喉の渇き，鼻の乾燥を引き起こす可能性がある（Bensky et al. 2004）。

妊婦と授乳婦　マグノリア花蕾は，妊娠中に注意して使用すべきである（Bensky et al. 2004）。マグノリア花蕾の子宮刺激作用は，動物研究で認められている（Chen and Chen 2004）。それゆえ，妊娠中は，有資格の医療従事者監督下での使用が勧められる。

授乳期間中のマグノリア花蕾の安全性は不明である。本書では，授乳期間での使用に関する問題は確認されなかったが，最終的な安全性は確立されてはいない。

レビュー詳細

I. 薬やサプリメントとの相互作用

薬やサプリメントとの相互作用の臨床試験

確認されなかった。

被疑薬やサプリメントとの相互作用の症例報告

確認されなかった。

薬やサプリメントとの相互作用の動物試験

確認されなかった。

II. 有害事象

有害事象の症例報告　マグノリア花蕾へのアレルギー反応が報告されている（Bensky et al. 2004）。

マグノリア花蕾の過剰摂取は，めまい，喉の渇き，鼻の乾燥を引き起こす可能性がある（Bensky et al. 2004）。

III. 薬理学および薬物動態学

ヒトの薬理学的研究　確認されなかった。

動物の薬理学的研究　確認されなかった。

*In vitro*の薬理学的研究　薬物代謝酵素CYP2D6の阻害は，マグノリア花の抽出物で処理したラット肝ミクロソームにおいて認められた（Yu et al. 2007）。

IV. 妊婦と授乳婦

マグノリア花蕾の子宮刺激作用が，イヌとウサギで認められた。製品，用量，投与経路の詳細は記載されていなかった（Chen and Chen 2004）。

中国伝統医学の参考文献では，マグノリア花蕾は妊娠中に注意するよう提案し（Bensky et al. 2004），マグノリア花を摂取後のウサギとイヌで子宮刺激作用が認められた研究を引用している（Chen and Chen 2004）。

授乳期間中のマグノリア花蕾の安全性情報は確認されなかった。

V. 毒性研究

急性毒性

静脈内投与したマグノリア花蕾のLD_{50}は，イヌで最大1g/kgおよびウサギで4.75g/kgまでの用量で決定することができなかった（Chen and Chen 2004）。

短期毒性

有害作用は，1日当たりマグノリア花蕾のアルコール抽出物を18g/kgまたは，水抽出物を30g/kgの用量で30日間経口投与したラットで認められなかった（Chen and Chen 2004）。

M

参考文献

Bensky, D., S. Clavey, and E. Stöger. 2004. *Chinese herbal medicine: Materia medica*. 3rd ed. Seattle: Eastland Press.

Chen, J.K., and T.T. Chen. 2004. *Chinese medical herbology and pharmacology*. City of Industry, CA: Art of Medicine Press.

Yu, W., L. Huang, and D. Zhu. 2007. Screening of Chinese materia medica possessed inhibitory effect on cytochrome P4502D6 in liver microsomes of rats. *Chin. Trad. Herbal Drugs* 38(3):397-401.

Magnolia virginiana L.　モクレン科

一般名：スィートベイマグノリア

英　名：sweetbay magnolia

異　名：*Magnolia glauca* (L.) L.

別　名：laurel magnolia, swamp laurel, sweetbay

使用部位：樹皮

安全性クラス：2b

相互作用クラス：A

禁忌　スィートベイマグノリアの樹皮は，著名な19世紀および20世紀の医学書において，妊娠中に禁忌とはされていない（Ellingwood 1919; Felter and Lloyd 1898; Shoemaker 1893）。しかし，妊娠中に禁忌として認識されている他のマグノリア種との近い植物的な関連のために，スィートベイマグノリア樹皮は，有資格の医療従事者監督下以外では妊娠中は避けるべきである。

他の注意事項　知見なし

薬やサプリメントとの相互作用　知見なし

注釈　歴史的なアメリカの医学書では，スィートベイマグノリアの使用上の注意は報告されていない（Felter and Lloyd 1898; Remington and Wood 1918）。

有害事象と副作用　知見なし

薬理学的考察　知見なし

妊婦と授乳婦　妊娠中のスィートベイマグノリアの安全性情報は確認されなかったが，マグノリアの他の種への類似性を基に，妊娠中の使用は推奨されない。

授乳期間中のスィートベイマグノリアの安全性は不明である。本書では，授乳期間での使用に関する問題は確認されなかったが，最終的な安全性は確立されていない。

レビュー詳細

I. 薬やサプリメントとの相互作用

薬やサプリメントとの相互作用の臨床試験
　確認されなかった。
被疑薬やサプリメントとの相互作用の症例報告
　確認されなかった。
薬やサプリメントとの相互作用の動物試験
　確認されなかった。

II. 有害事象

有害事象の症例報告　確認されなかった。

III. 薬理学および薬物動態学

ヒトの薬理学的研究　確認されなかった。
動物の薬理学的研究　確認されなかった。
*In vitro*の薬理学的研究　確認されなかった。

IV. 妊婦と授乳婦

妊娠中のスィートベイマグノリアの安全性情報は確認されなかったが，マグノリアの他の種への類似性を基に，妊娠中の使用は推奨されない。

　授乳期間中のスィートベイマグノリアの安全性情報は確認されなかった。

V. 毒性研究

確認されなかった。

参考文献

Ellingwood, F. 1919. *The American materia medica, therapeutics and pharmacognosy*. Evanston, IL: Ellingwood' Therapeutist.

Felter, H.W., and J.U. Lloyd. 1898. *King's American dispensatory*. 18th ed., 3rd rev. 2 vols. Cincinnati: Ohio Valley Co.

Remington, J.P., and H.C. Wood. 1918. *The dispensatory of the United States of America*. 20th ed. Philadelphia: Lippincott.

Shoemaker, J.V. 1893. *A practical treatise on materia medica and therapeutics*. 2nd ed. Philadelphia: The F.A. Davis Co.

Mahonia spp.　メギ科

Mahonia aquifolium (Pursh) Nutt.
一般名：オレゴングレープ
英　名：Oregon grape
和　名：ヒイラギメギ
異　名：*Berberis aquifolium* Pursh
別　名：holly-leaf barberry，mountain grape，Oregon grapeholly，Oregon barberry

Mahonia nervosa (Pursh) Nutt.
一般名：オレゴングレープ
英　名：Oregon grape
別　名：Oregon grapeholly，Oregon barberry

Mahonia repens (Lindl.) G. Don
一般名：オレゴングレープ
英　名：Oregon grape
別　名：creeping barberry，Oregon grapeholly，Oregon barberry

使用部位：根

安全性クラス：1
相互作用クラス：A
禁忌　知見なし
他の注意事項　知見なし
薬やサプリメントとの相互作用　知見なし
注　意　ベルベリン (Leung and Foster 1996; List and Hörhammer 1973)，付録1参照。一般的に取引される部分は，根皮よりもベルベリン含有割合が有意に少ない根全体であるが，総イソキノリンアルカロイドの含有は，茎根で2.4～4.5%，根皮で7～16%として報告されている (Fleming 2000)。

注釈　オレゴングレープについて安全性の最も問題とされることは，ベルベリンおよび他の類似アルカロイドの研究に基づいている。関連する単離された化合物のデータは，オレゴングレープから作られた製品および抽出物に直接的に適用されない場合がある。

有害事象と副作用　知見なし
薬理学的考察　知見なし
妊婦と授乳婦　ベルベリン含有ハーブの使用は，ハーブの安全性についてのいくつかの現代的文献で，妊娠中には禁忌または警告をしている (Brinker 2001; Mills and Bone 2005; Mills et al. 2006)。これらの禁忌は，主に摘出したマウスの子宮におけるベルベリンの子宮刺激作用 (Furuya 1957; Imaseki et al. 1961)，そしてビリルビンを置換することで新生児黄疸を引き起こすベルベリンの潜在的な能力に基づいている (Chan 1993)。妊娠中のオレゴングレープの安全性を確認する決定的なデータは不足しているが，マウスおよびラットでの生殖毒性試験では，ベルベリンを530mg/kgの用量で投与したところ，有害作用は認められなかった（Jahnke et al. 2006; Marr et al. 2005; Price and George 2003）。

子宮刺激作用は妊娠中にベルベリンを高用量投与したラットで認められず（Jahnke et al. 2006），摘出した子宮を用いたベルベリン含有ハーブ抽出物の研究では，子宮刺激作用とベルベリン濃度の間に相関は見られなかった（Haginiwa and Harada 1962）。しかしながら，子宮刺激作用を含む，妊娠中のベルベリン含有植物の使用に対するいくつかの懸念が存在する（Furuya 1957; Imaseki et al. 1961）。

本書において，他のベルベリン含有植物は，妊娠中は資格のある医療従事者監督下以外での使用は禁忌として分類されているが，他のベルベリン含有植物と比較してオレゴングレープのベルベリンの低い割合から，制限の少ない分類とされている（De Smet 1992; Fleming 2000; Leung and Foster 1996; List and Hörhammer 1973; Upton 2001）。

ベルベリンは，ベルベリン含有植物を摂取していた授乳中の女性の母乳に存在することが示されている（Chan 1993）。

レビュー詳細

I. 薬やサプリメントとの相互作用

薬やサプリメントとの相互作用の臨床試験

確認されなかった。

被疑薬やサプリメントとの相互作用の症例報告

確認されなかった。

薬やサプリメントとの相互作用の動物試験

確認されなかった。

II. 有害事象

臨床試験で報告された有害事象　薬物関連の有害事象は，12週間，0.1%のベルベリンを含むオレゴングレープを局所適用した試験で報告されなかった（Gulliver 2004）。痒みや炎症はオレゴングレープ製剤を局所的に投与した患者の4%で有害事象として報告された。研究では，患者は同時にもう一方の腕にプラセボとして，他の腕にオレゴングレープで処置された（Wiesenauer 1996）。オレゴングレープ製剤で局所適用した他の類似の研究では，研究の参加者は最大1.2%までが痒みや炎症の有害事象を指摘した（Bernstein et al. 2006; Gieler et al. 1995）。

有害事象の症例報告　確認されなかった。

III. 薬理学および薬物動態学

ヒトの薬理学的研究　確認されなかった。

動物の薬理学的研究　成体ラットに対し，1日当たり0.02mg/kgのベルベリンを1週間腹腔内投与したところ，置換作用による平均ビリルビン血清タンパク質結合で，有意な減少をもたらした（Chan 1993）。

*In vitro*の薬理学的研究　ベルベリンは，ビリルビンの置換剤であるパパベリンよりも約100倍，フェニルブタゾンよりも10倍強力であることが判明した（Chan 1993）。

IV. 妊婦と授乳婦

妊娠6～20日目にベルベリンを与えた妊娠ラットでは，1日当たり530mg/kgの最小毒性量（LOAEL）で，母体体重増加率のいくらかの減少が認められた。胎児体重での軽度の減少のみが認められ，胎児体重減少に基づくLOAELは1000mg/kgであった（Jahnke et al. 2006）。同様に，妊娠6～17日に1日当たり最大1155mg/kgの用量でベルベリンを投与したマウスでは，母体のLOAELは1日当たり531mg/kgであると決定され，発達毒性レベルは1日当たり1000mg/kgであった。マウスでは，処置した雌の33%が死亡した。生存したラットは相対的な水の摂取量が増加しており，1腹当たりの平均的な胎児体重は5～6%減少した（Jahnke et al. 2006）。

ベルベリンは，妊娠および非妊娠マウスの両方において，子宮収縮を刺激することが示されている（Furuya 1957; Imaseki et al. 1961）。しかし，摘出した子宮を用いた様々なベルベリン含有ハーブ抽出物の研究では，子宮の緩和や刺激作用は抽出物のベルベリン濃度と相関しなかったことが示され，すべてのベルベリン含有ハーブが子宮で同様の作用があるわけではないことを示唆する（Haginiwa and Harada 1962）。

ベルベリンは，ベルベリン含有植物を摂取していた授乳中の女性の母乳に存在することが示されている（Chan 1993）。

V. 毒性研究

急性毒性

マウスに対するベルベリンのLD_{50}は，経口投与で329mg/kgである（Haginiwa and Harada 1962）。ラットに対する硫酸ベルベリンのLD_{50}は，経口投与において1000mg/kgを超える（Kowalewski et al. 1975）。

遺伝毒性

オレゴングレープ抽出物の画分は，真核性のテストモデルとしてユーグレナ（*Euglena gracilis*）を使用したところ，抗変異原活性を示した。ビスベンジルイソキノリンアルカロイドおよびプロトベルベリン画分の両方は活性がみられ

M

たが，プロトベルベリンから誘導されたジャトロリジンおよびベルベリンは，有意な濃度依存性の抗変異原活性を示した（Cernakova et al. 2002）。

S9によるメタボリック代謝活性化に関わらず，ネズミチフス菌TA100株およびTA98株において，ベルベリンの変異原活性が認められなかった。ベルベリン塩酸塩は，S9による代謝活性化なしのTA98株において弱い変異原性を示したが，S9なしのTA100株では変異原活性を示さなかった（Nozaka et al. 1990）。

代謝活性化の有無に関わらずベルベリンの遺伝毒性，変異原性，および組換え活性は，SOSクロモテストで認められなかった。ベルベリンは，非成長状況下では，有意な細胞毒性，変異原性および組換え作用を誘導しなかった。しかし，分裂細胞では，アルカロイドは熟達および出芽細胞の修復欠損株での細胞毒性および細胞停止作用を誘導した。分裂細胞では，乗換と同様に，フレームシフトおよびミトコンドリア突然変異の誘導から，ベルベリンが強力な変異原性誘発性物質ではないことを示した（Pasqual et al. 1993）。

参考文献

Bernstein, S., H. Donsky, W. Gulliver, et al. 2006. Treatment of mild to moderate psoriasis with relieva, a *Mahonia aquifolium* extract—A double-blind, placebo-controlled study. *Am. J. Ther.* 13(2):121.

Brinker, F. 2001. *Herb contraindications and drug interactions*. 3rd ed. Sandy, OR: Eclectic Medical Publications.

Cernakova, M., D. Kost'alova, V. Kettmann, et al. 2002. Potential antimutagenic activity of berberine, a constituent of *Mahonia aquifolium*. *BMC Complement. Altern. Med.* 2:2.

Chan, E. 1993. Displacement of bilirubin from albumin by berberine. *Biol. Neonate* 63(4):201-208.

De Smet, P.A.G.M. 1992. *Adverse effects of herbal drugs, Volume 1*. Berlin: Springer.

Fleming, T.E. 2000. *PDR for herbal medicines*. Montvale, NJ: Medical Economics Company.

Furuya, T. 1957. Pharmacological action, including toxicity and excretion of berberine hydrochloride and its oxidation product. *Bull. Osaka Med. School* 3:62-67. *Cited in* De Smet, P.A.G.M. 1992. *Adverse effects of herbal drugs, Volume 1*. New York: Springer.

Gieler, U., A. Von der Weth, and M. Heger. 1995. *Mahonia aquifolium*—A new type of topical treatment for psoriasis. *J. Dermatol. Treat.* 6(1):31-34.

Gulliver, W. 2004. A report on three recent clinical trials utilizing *Mahonia aquifolium* 10% topical cream and worldwide clinical experience with *Mahonia aquifolium* for the treatment of plaque psoriasis. Part 1: Safety. Oldsmar, FL: Apollo Pharmaceuticals.

Haginiwa, J., and M. Harada. 1962. Pharmacological studies on crude drugs. V. Comparison of berberine type alkaloid-containing plants on their components and several pharmacological actions. *Jpn. J. Pharmacol.* 82:726-731.

Imaseki, I., Y. Kitabatake, and T. Taguchi. 1961. Studies on the effect of berberine alkaloids on intestine and uterus in mice. *Yakugaku Zasshi* 81:1281-1284.

Jahnke, G.D., C.J. Price, M.C. Marr, C.B. Myers, and J.D. George. 2006. Developmental toxicity evaluation of berberine in rats and mice. *Birth Defects Res. B Dev. Reprod. Toxicol.* 77(3):195-206.

Kowalewski, Z., A. Mrozikiewicz, T. Bobkiewicz, K. Drost, and B. Hladon. 1975. Toxicity of berberine sulfate. *Acta Pol. Pharm.* 32(1):113-120.

Leung, A.Y., and S. Foster. 1996. *Encyclopedia of common natural ingredients used in food, drugs, and cosmetics*. 2nd ed. New York: Wiley.

List, P.H., and H. Hörhammer. 1973. *Hagers handbuch der pharmazeutischen praxis*. Berlin: Springer.

Marr, M.C., C.J. Price, J.D. George, C.B. Myers, and G.D. Jahnke. 2005. Developmental toxicity evaluation of berberine chloride dihydrate (BCD) administered in the feed and by gavage to Swiss (CD-1) mice. *Birth Defects Res. A Clin. Mol. Teratol.* 73(5):357.

Mills, S., and K. Bone. 2005. *The essential guide to herbal safety*. St. Louis: Elsevier.

Mills, S., J. Duguoa, D. Perri, and G. Koren. 2006. *Herbal medicines in pregnancy and lactation: An evidence based approach*. New York: Taylor & Francis.

Nozaka, T., F. Watanabe, S.I. Tadaki, et al. 1990. Mutagenicity of isoquinoline alkaloids, especially of the aporphine type. *Mutat. Res.* 240(4):267-279.

Pasqual, M.S., C.P. Lauer, P. Moyna, and J.A. Henriques. 1993. Genotoxicity of the isoquinoline alkaloid berberine in prokaryotic and eukaryotic organisms. *Mutat. Res.* 286(2):243-252.

Price, C.J., and J.D. George. 2003. Final study report on the developmental toxicity evaluation for berberine chloride dihydrate (CAS No. 5956-60-5) administered in the feed to Swiss (CD-1) mice on gestational days 6 through 17. *Govt. Rep. Announcements Index* (20):112.

Upton, R. 2001. *Goldenseal root: Hydrastis canadensis; Standards of analysis, quality control, and therapeutics. American Herbal Pharmacopoeia and therapeutic compendium*. Santa Cruz, CA: American Herbal Pharmacopoeia.

Wiesenauer, L. 1996. *Mahonia aquifolium* in patients with psoriasis vulgaris—An intra-individual study. *Phytomedicine* 3:231-235.

Malva sylvestris L.

アオイ科

一般名：ウスベニアオイ，コモンマロウ，ハイマロウ

英　名：high mallow

和　名：ウスベニアオイ

別　名：common mallow，malva

使用部位：花，葉

安全性クラス：1

相互作用クラス：A

禁忌 知見なし

他の注意事項 少なくとも250ml（8オンス）の液体と一緒に摂取するべきである。

薬やサプリメントとの相互作用 粘液質を含有するウスベニアオイは経口的に投与された薬の吸収を遅らせる可能性があるため，他の薬は，ウスベニアオイ摂取の1時間前か数時間後に摂取するべきである（Classen and Blaschek 1998; Franz 1966; Gonda et al. 1990; Tomoda et al. 1989)。

注意 粘液質（5～12%）(Classen and Blaschek 1998; Franz 1966; Gonda et al. 1990; Tomoda et al. 1989)，付録3参照。

有害事象と副作用 知見なし

薬理学的考察 知見なし

妊婦と授乳婦 科学的または伝統的文献において，妊娠中および授乳中におけるウスベニアオイの安全性は不明である。本書では，妊娠中や授乳期間での使用に関する問題は確認されなかったが，最終的な安全性は確立されていない。

レビュー詳細

I. 薬やサプリメントとの相互作用

薬やサプリメントとの相互作用の臨床試験
確認されなかった。

被疑薬やサプリメントとの相互作用の症例報告
確認されなかった。

薬やサプリメントとの相互作用の動物試験
確認されなかった。

II. 有害事象

有害事象の症例報告　確認されなかった。

III. 薬理学および薬物動態学

ヒトの薬理学的研究　確認されなかった。

動物の薬理学的研究　確認されなかった。

*In vitro*の薬理学的研究　確認されなかった。

IV. 妊婦と授乳婦

妊娠中および授乳中におけるウスベニアオイの使用に関する情報は確認されなかった。

V. 毒性研究

細胞毒性

ウスベニアオイの地上部のジクロロメタンおよびメタノール抽出物の細胞毒性は，マウス繊維肉腫細胞では認められなかった（L929sA）(Kaileh et al. 2007)。

M

参考文献

Classen, B., and W. Blaschek. 1998. High molecular weight acidic polysaccharides from *Malva sylvestris* and *Alcea rosea*. *Planta Med.* 64(7):640-644.

Franz, G. 1966. Die Schleimpolysaccharide von *Althea officinalis* und *Malva sylvestris*. *Planta Med.* 14:89-110.

Gonda, R., M. Tomoda, N. Shimizu, and H. Yamada. 1990. Structure and anticomplementary activity of an acidic polysaccharide from the leaves of *Malva sylvestris* var. *mauritiana*. *Carbohydr. Res.* 198(2):323-329.

Kaileh, M., W.V. Berghe, E. Boone, T. Essawi, and G. Haegeman. 2007. Screening of indigenous Palestinian medicinal plants for potential anti-inflammatory and cytotoxic activity. *J. Ethnopharmacol.* 113(3):510-516.

Tomoda, M., R. Gonda, N. Shimizu, and H. Yamada. 1989. Plant mucilages. XLII. An anticomplementary mucilage from the leaves of *Malva sylvestris* var. *mauritiana*. *Chem. Pharm. Bull. (Tokyo)* 37(11):3029-3032.

Maranta arundinacea L.　クズウコン科

一般名：アロウルート
英　名：arrowroot
和　名：クズウコン
別　名：St. Vincent arrowroot, West Indian arrowroot
使用部位：根

安全性クラス：1

相互作用クラス：A

禁忌 知見なし

他の注意事項 知見なし

薬やサプリメントとの相互作用 知見なし

注釈 アロウルートから作られた小麦粉は，一般的に料理で使用されており，有名なものとしては乳幼児用のビスケットがある（Felter and Lloyd 1898; Kay and Gooding 1987)。

有害事象と副作用 知見なし

薬理学的考察 知見なし

妊婦と授乳婦 科学的または伝統的文献において，妊娠中および授乳中におけるアロウルートの安全性は不明である。本書では，妊娠中や授乳期間での使用に関する問題は確認されなかったが，最終的な安全性は確立されていない。

レビュー詳細

I. 薬やサプリメントとの相互作用

薬やサプリメントとの相互作用の臨床試験
　確認されなかった。
被疑薬やサプリメントとの相互作用の症例報告
　確認されなかった。
薬やサプリメントとの相互作用の動物試験
　確認されなかった。

II. 有害事象

有害事象の症例報告　確認されなかった。

III. 薬理学および薬物動態学

ヒトの薬理学的研究　確認されなかった。
動物の薬理学的研究　確認されなかった。
*In vitro*の薬理学的研究　確認されなかった。

IV. 妊婦と授乳婦

妊娠中および授乳中におけるアロウルートの安全性情報は確認されなかった。

V. 毒性研究

確認されなかった。

参考文献

Felter, H.W., and J.U. Lloyd. 1898. *King's American dispensatory*. 18th ed., 3rd rev. 2 vols. Cincinnati: Ohio Valley Co.

Kay, D.E., and G.B. Gooding. 1987. *Root crops*. London: Tropical Development and Research Institute.

Marrubium vulgare L.　シソ科

一般名：ホアハウンド
英　名：horehound
和　名：ニガハッカ
別　名：white horehound
使用部位：全草

安全性クラス：2b
相互作用クラス：A
禁忌　妊娠中は，医療従事者監督下以外での使用禁止(Kchouck and Chadli 1963; List and Hörhammer 1973)。
他の注意事項　知見なし
薬やサプリメントとの相互作用　知見なし
注意　通経薬(List and Hörhammer 1973)，付録2参照。
有害事象と副作用　知見なし
薬理学的考察　ウサギおよびラットの研究では，ホアハウンドは血糖値を調節するのに役立つ可能性があると示している(Novaes et al. 2001; Roman Ramos et al. 1992)。
　"高用量"では瀉下作用がある可能性(Chadha 1988; Osol and Farrar 1955)。
妊婦と授乳婦　ホアハウンドは伝統的に通経薬として使用されている(List and Hörhammer 1973)。この情報に基づいて，妊娠中は資格のある医療従事者監督下以外での使用を推奨しない。
　授乳期間中のホアハウンドの安全性は不明である。本書では，授乳期間での使用に関する問題は確認されなかったが，最終的な安全性は確立されてはいない。

レビュー詳細

I. 薬やサプリメントとの相互作用

薬やサプリメントとの相互作用の臨床試験
　確認されなかった。
被疑薬やサプリメントとの相互作用の症例報告
　確認されなかった。
薬やサプリメントとの相互作用の動物試験
　確認されなかった。

II. 有害事象

有害事象の症例報告　確認されなかった。

III. 薬理学および薬物動態学

ヒトの薬理学的研究　確認されなかった。
動物の薬理学的研究　ホアハウンドの抽出物は，高血糖症のウサギおよびアロキサン誘導糖尿病ラットで，高血糖の減少を示した(Novaes et al. 2001; Roman Ramos et al. 1992)。
　ある文献では，ホアハウンドの標準用量は，期外収縮性不整脈の正常化効果があることを示したが，高用量は，心臓のリズムを乱す可能性があり，アトロピンによって中和される。(List and Hörhammer 1973)。
*In vitro*の薬理学的研究　確認されなかった。

IV. 妊婦と授乳婦

ホアハウンドは伝統的に通経薬として使用されている（List and Hörhammer 1973）。

妊娠中1回または2回のいずれかで，ホアハウンドの煎剤をおよそ2ml/kgで皮下，腹腔内，または経口投与した妊娠ラット，マウス，およびモルモットでは，マウスおよびモルモットでは軽度の，ラットではいくらかの堕胎活性が認められた（Kchouck and Chadli 1963）。本研究では，対照群を含んでおらず，解釈を困難にする結果となった。

授乳期間中のホアハウンドの安全性情報は確認されなかった。

V. 毒性研究

急性毒性

ラットに対するマルビインのLD_{50}は，経口投与において370 mg/kgである（Krejci and Zadina 1959）。

参考文献

Chadha, Y. 1988. *The wealth of India: A dictionary of Indian raw materials and industrial products*. Delhi: Council of Scientific and Industrial Research.

Kchouck, M., and A. Chadli. 1963. On the abortive properties of white horehound (*Marrubium vulgare* L.). *Arch. Inst. Pasteur Tunis* 59(1):23-31.

Krejci, I., and R. Zadina. 1959. Die Gallentreibende Wirkung von Marrubiin und Marrabinsäure. *Planta Med.* 7(1).

List, P.H., and H. Hörhammer. 1973. *Hagers handbuch der pharmazeutischen praxis*. Berlin: Springer.

Novaes, A.P., C. Rossi, C. Poffo, et al. 2001. Preliminary evaluation of the hypoglycemic effect of some Brazilian medicinal plants. *Therapie* 56(4):427-430.

Osol, A., and G. Farrar. 1955. *The dispensatory of the United States of America*. 25th ed. Philadelphia: Lippincott.

Roman Ramos, R., F. Alarcon-Aguilar, A. Lara-Lemus, and J.L. Flores-Saenz. 1992. Hypoglycemic effect of plants used in Mexico as antidiabetics. *Arch. Med. Res.* 23(1):59-64.

Matricaria chamomilla L. キク科

M

一般名：ジャーマンカモミール

英　名：chamomile

和　名：カミツレ

生薬名：局外（花頭）カミツレ

異　名：*Chamomilla recutita* (L.) Rauschert, *Matricaria recutita* L.

別　名：German chamomile, Hungarian chamomile, mayweed, sweet false chamomile, true chamomile

使用部位：花

安全性クラス：1

相互作用クラス：A

禁忌　知見なし

他の注意事項　アレルギー交差反応はキク科の植物に共通しているので，キク科の他の植物（フィーバーフューやエキナセア）にアレルギーのある人は，ジャーマンカモミールに注意して使用すべきである（Upton 2007）。

薬やサプリメントとの相互作用　知見なし

注釈　ドイツ認定基準（The German Standard License）では，Wichtl（2004）によって提案されたように，以下の製品表示を義務付けている：浸剤は目の近くで使用してはならない。

有害事象と副作用　アナフィラキシー反応を含むジャーマンカモミールへのアレルギー反応が報告されている（Benner and Lee 1973; Foti et al. 2000; Giordano-Labadie et al. 2000; Jensen-Jarolim et al. 1998; Lundh et al. 2006; McGeorge and Steele 1991; Pereira et al. 1997; Rodriguez-Serna et al. 1998; Rudzki et al. 2003; Subiza et al. 1989; Thien 2001）。ジャーマンカモミールに関連した，他の種類の有害事象および相互作用は報告されていない。

高濃度での高温の茶剤は，催吐剤として知られている（Chadha 1988）。

薬理学的考察　ジャーマンカモミールは，クマリン類を含有するためにワルファリンと相互作用する本質的な可能性を有するハーブとして指摘されている（Heck et al. 2000）。しかし，クマリンの含有は，クマリン誘導体ヘルニアリンおよびウンベリフェロンから成る。ヘルニアリンは止血作用を有することを示し（Ahmad and Misra 1997），ウンベリフェロンは抗凝固活性の根拠を示さなかった（Egan et al. 1990; Feuer 1974; Pelkonen et al. 1997）。フラボノイドアピゲニンは，*in vitro*で血小板凝集を阻害することが示されている（Landolfi et al. 1984; Teng et al. 1985）。

ジャーマンカモミールティーおよび鉄を強化したパンの同時投与は，鉄分の吸収を減少させた（Hurrell et al. 1999）。

妊婦と授乳婦　科学的および伝統的文献において，妊娠および授乳中のジャーマンカモミールの安全性情報は限られている。本書では，妊娠中や授乳期間での使用に関する問題は確認されなかったが，最終的な安全性は確立されていない。

レビュー詳細

I. 薬やサプリメントとの相互作用

薬やサプリメントとの相互作用の臨床試験

確認されなかった。

被疑薬やサプリメントとの相互作用の症例報告

ワルファリンを摂取していた女性は，1日当たりジャーマンカモミールティーを4または5杯およびジャーマンカモミール含有のスキンローションを適用後に，INR値（血液凝固検査の結果を報告するために使用される標準化されたスケール。増加したINRは血液凝固の遅延を示す）が3.6～7.9に増加し，骨盤や腹部の出血斑があった。その女性は食生活のいかなる変化も否定した（Segal and Pilote 2006）。

薬やサプリメントとの相互作用の動物試験

確認されなかった。

II. 有害事象

有害事象の症例報告　アナフィラキシーを含むジャーマンカモミールへのアレルギー反応（Benner and Lee 1973; Jensen-Jarolim et al. 1998; Subiza et al. 1989; Thien 2001），および接触皮膚炎が報告されている（Foti et al. 2000; Giordano-Labadie et al. 2000; Lundh et al. 2006; McGeorge and Steele 1991; Pereira et al. 1997; Rodriguez-Serna et al. 1998; Rudzki et al. 2003）。

III. 薬理学および薬物動態学

ヒトの薬理学的研究　鉄分を強化したパンとジャーマンカモミールティーの同時投与は，鉄の吸収を47%まで減少させ，だが，その作用は，紅茶，ココア，またはペパーミント，ヨーロピアンペニーロイヤル，バーベイン，リンデン花から作られたハーブティーの同時投与よりも顕著に少なかった（Hurrell et al. 1999）。

動物の薬理学的研究　ラットに対し2%のジャーマンカモミール茶を4週間投与した場合，薬物代謝酵素CYP1A2の有意な阻害をもたらした（Maliakal and Wanwimolruk 2001）。

***In vitro*の薬理学的研究**　ジャーマンカモミール抽出物は，*in vitro*での薬物代謝酵素CYP3A4阻害活性を示した（Budzinski et al. 2000）。

IV. 妊婦と授乳婦

出生前発達の有害作用および催奇形性の兆候は，商業用のジャーマンカモミール抽出物を長期間経口投与したラットで認められなかった（Homburg Pharma 1986）。

授乳期間中のジャーマンカモミールの安全性情報は確認されなかった。

V. 毒性研究

急性毒性

経口投与したジャーマンカモミール精油のLD_{50}は，5g/kgまでの用量で決定できなかった（Opdyke 1974）。

慢性毒性

ラットおよびイヌにおけるジャーマンカモミールの長期間経口投与は，毒性兆候を生じなかった。ラットの行動は，最高用量である，500mg/kgの用量においてのみ影響を受けた（Fundaro and Cassone 1980）。

参考文献

Ahmad, A., and L. Misra. 1997. Isolation of a coumarin herniarin in German chamomile flowers. *Int. J. Pharmacog.* 35:121-125.

Benner, M.H., and H.J. Lee. 1973. Anaphylactic reaction to chamomile tea. *J. Allergy Clin. Immunol.* 52(5):307-308.

Budzinski, J.W., B.C. Foster, S. Vandenhoek, and J.T. Arnason. 2000. An in vitro evaluation of human cytochrome P450 3A4 inhibition by selected commercial herbal extracts and tinctures. *Phytomedicine* 7(4):273-282.

Chadha, Y. 1988. *The wealth of India: A dictionary of Indian raw materials and industrial products.* Delhi: Council of Scientific and Industrial Research.

Egan, D., R. O'Kennedy, E. Moran, et al. 1990. The pharmacology, metabolism, analysis, and applications of coumarin and coumarin-related compounds. *Drug Metab. Rev.* 22(5):503-529.

Feuer, G. 1974. The metabolism and biological action of coumarin. *Prog. Med. Chem.* 10:85-158.

Foti, C., E. Nettis, R. Panebianco, et al. 2000. Contact urticaria from *Matricaria chamomilla*. *Contact Dermat.* 42(6):360-361.

Fundaro, A., and M.C. Cassone. 1980. Action of essential oils of chamomile, cinnamon, absinthium, mace and origanum on operant conditioning behavior of the rat. *Boll. Soc. Ital. Biol. Sper.* 56(22):2375-2380.

Giordano-Labadie, F., H.P. Schwarze, and J. Bazex. 2000. Allergic contact dermatitis from camomile used in phytotherapy. *Contact Dermat.* 42(4):247.

Heck, A.M., B.A. DeWitt, and A.L. Lukes. 2000. Potential interactions between alternative therapies and warfarin. *Am. J. Health Syst. Pharm.* 57(13):1221-1227; quiz 1228-1230.

Homburg Pharma. Kamillosan Scientific Information. Homburg Pharma, Division of Degussa. *Cited in* Mann, C., and E. Staba. 1986. The chemistry, pharmacology and commercial formulations of chamomile. In Craker, L., and J. Simon, eds. *Herbs, spices, and medicinal plants: Recent advances, Volume 1.* Phoenix: Oryx Press.

Hurrell, R.F., M. Reddy, and J.D. Cook. 1999. Inhibition of non-haem iron absorption in man by polyphenolic-containing beverages. *Br. J. Nutr.* 81(4):289-295.

Jensen-Jarolim, E., N. Reider, R. Fritsch, and H. Breiteneder. 1998. Fatal outcome of anaphylaxis to camomile-containing enema during labor: A case study. *J. Allergy Clin. Immunol.* 102(6, Pt. 1):1041-1042.

Landolfi, R., R. Mower, and M. Steiner. 1984. Modification of platelet function and arachidonic acid metabolism by bioflavonoids. *Biochem. Pharmacol.* 33:1525-1530.

Lundh, K., M. Hindsen, B. Gruvberger, et al. 2006. Contact allergy to herbal teas derived from Asteraceae plants. *Contact Dermat.* 54(4):196-201.

Maliakal, P.P., and S. Wanwimolruk. 2001. Effect of herbal teas on hepatic drug metabolizing enzymes in rats. *J. Pharm. Pharmacol.* 53(10):1323-1329.

McGeorge, B.C., and M.C. Steele. 1991. Allergic contact dermatitis of the nipple from Roman chamomile ointment. *Contact Dermat.* 24(2):139-140.

Opdyke, D. 1974. Fragrance raw materials monographs. Chamomile oil German. *Food Cosmet. Toxicol.* 12(Suppl.):851-852.

Pelkonen, O., H. Raunio, A. Rautio, and M. Pasanen. 1997. The metabolism of coumarin. In O'Kennedy, K., and R.D. Thornes, eds. *Coumarins: Biology, applications and mode of action*. Hoboken, NJ: Wiley.

Pereira, F., R. Santos, and A. Pereira. 1997. Contact dermatitis from chamomile tea. *Contact Dermat.* 36(6):307.

Rodriguez-Serna, M., J.M. Sanchez-Motilla, R. Ramon, and A. Aliaga. 1998. Allergic and systemic contact dermatitis from *Matricaria chamomilla* tea. *Contact Dermat.* 39(4):192-193.

Rudzki, E., P. Rapiejko, and P. Rebandel. 2003. Occupational contact dermatitis, with asthma and rhinitis, from camomile in a cosmetician also with contact urticaria from both camomile and lime flowers. *Contact Dermat.* 49(3):162.

Segal, R., and L. Pilote. 2006. Warfarin interaction with *Matricaria chamomilla*. *Can. Med. Assoc. J.* 174(9):1281-1282.

Subiza, J., J.L. Subiza, M. Hinojosa, et al. 1989. Anaphylactic reaction after the ingestion of chamomile tea: A study of cross-reactivity with other composite pollens. *J. Allergy Clin. Immunol.* 84(3):353-358.

Teng, C., L. Lee, S. Ko, and T.F. Huang. 1985. Inhibition of platelet aggregation by apigenin from *Apium graveolens*. *Asia Pac. J. Pharmacol.* 3:85.

Thien, F.C. 2001. Chamomile tea enema anaphylaxis. *Med. J. Aust.* 175(1):54.

Upton, R. 2007. *Feverfew aerial parts: Tanacetum parthenium (L.) Schultz Bip: Standards of analysis, quality control, and therapeutics*. Santa Cruz, CA: American Herbal Pharmacopoeia.

Wichtl, M. 2004. *Herbal drugs and phytopharmaceuticals: A handbook for practice on a scientific basis*. 3rd ed. Boca Raton, FL: CRC Press.

Matricaria discoidea DC. キク科

M

一般名：パイナップルウィード
英　名：pineapple weed
異　名：*Chamomilla suaveolens* (Pursh) Rydb.
別　名：disc mayweed
使用部位：花付きの頭部

安全性クラス：1
相互作用クラス：A

禁忌　知見なし

他の注意事項　アレルギー交差反応はキク科の植物に共通しているので，キク科の他の植物（フィーバーフューやエキナセア）にアレルギーのある人は，パイナップルウィードに注意して使用すべきである（Upton 2007)。

薬やサプリメントとの相互作用　知見なし

有害事象と副作用　知見なし

薬理学的考察　知見なし

妊婦と授乳婦　科学的または伝統的文献において，妊娠中および授乳中におけるパイナップルウィードの安全性は不明である。本書では，妊娠中や授乳期間での使用に関する問題は確認されなかったが，最終的な安全性は確立されていない。

レビュー詳細

I. 薬やサプリメントとの相互作用

薬やサプリメントとの相互作用の臨床試験
確認されなかった。

被疑薬やサプリメントとの相互作用の症例報告
確認されなかった。

薬やサプリメントとの相互作用の動物試験
確認されなかった。

II. 有害事象

有害事象の症例報告　確認されなかった。

III. 薬理学および薬物動態学

ヒトの薬理学的研究　確認されなかった。
動物の薬理学的研究　確認されなかった。
*In vitro*の薬理学的研究　確認されなかった。

IV. 妊婦と授乳婦

妊娠中および授乳中におけるパイナップルウィードの安全性情報は確認されなかった。

V. 毒性研究

確認されなかった

参考文献

Upton, R. 2007. *Feverfew aerial parts: Tanacetum parthenium (L.) Schultz Bip: Standards of analysis, quality control, and therapeutics.* Scotts Valley, CA: American Herbal Pharmacopoeia.

Medicago sativa L.

マメ科

一般名：アルファルファ
英　名：alfalfa
和　名：ムラサキウマゴヤシ
別　名：lucerne
使用部位：全草

安全性クラス：1
相互作用クラス：A
禁忌　知見なし
他の注意事項　知見なし
薬やサプリメントとの相互作用　知見なし
有害事象と副作用　知見なし
薬理学的考察　アルファルファは，クマリン化合物を含有していること，そしてクマリンと抗凝固薬クマジン（時々クマリンと呼ばれる）との間の混同により，潜在的抗凝固剤として挙げられる。天然のクマリンは，いくつかの抗凝固活性，プロコアグラント活性とともに，凝固に対する様々な活性を有することが示され，他は凝固への作用がない（Booth et al. 2004）。ヒトでの使用への関連は知られていないが，アルファルファの*in vitro*研究ではいくつかの抗凝固活性を実証した（Pierre et al. 2005）。

アルファルファ種子やスプラウトの動物研究では，それらの製品およびループス様自己免疫疾患の間に何らかの関連性を示している。しかし，研究で使用されたアルファルファの量は非常に多く，40%のアルファルファスプラウトまたは45%のアルファルファ種子を含む餌を与えられていた（Malinow et al. 1982; Montanaro and Bardana 1991）。関連研究では，L-カナバニンがアルファルファの作用の原因であるとした。化合物はアルファルファ種子およびスプラウトに存在しているが，この項での主題である成熟したハーブには存在しない（Brown 2000; Farnsworth 1995; Malinow et al. 1982; Whittam et al. 1995）。
妊婦と授乳婦　科学的または伝統的文献において，妊娠中および授乳中におけるアルファルファの安全性は不明である。本書では，妊娠中や授乳期間での使用に関する問題は確認されなかったが，最終的な安全性は確立されていない。

レビュー詳細

I. 薬やサプリメントとの相互作用

薬やサプリメントとの相互作用の臨床試験
　確認されなかった。
被疑薬やサプリメントとの相互作用の症例報告
　確認されなかった。
薬やサプリメントとの相互作用の動物試験
　確認されなかった。

II. 有害事象

よくコントロールされていた全身性エリテマトーデス（SLE）を持つ患者2人において，アルファルファカプセルの摂取とSLE症状の悪化に関連があった。26年間SLEを患う40歳の女性の場合は，女性が9か月間1日当たりアルファルファを15錠摂取した後，悪化が認められた。別のケースでは，25年間SLEを患う50歳の女性で，18か月かけて症状の増強を経験した。彼女は2.5年間1日当たりアルファルファ8錠を摂取していた（Roberts and Hayashi 1983）。

L-カナバニンは，SLE憎悪の原因物質として示唆されている。L-カナバニンは，アルファルファの種子およびスプラウトにいくらか含まれているが，成熟植物には含まれていない。2つの製造業者からのアルファルファ錠剤はL-カナバニンは陰性であった（Brown 2000; Farnsworth 1995; Malinow et al. 1982; Whittam et al. 1995）。

III. 薬理学および薬物動態学

ヒトの薬理学的研究　確認されなかった。
動物の薬理学的研究　45%のグラウンドアルファルファ種子を含む餌を与えられたカニクイザル・マカークでは，5匹のうち3匹のサルが，全身所見と関連する自己免疫性溶血性貧血を発症した。これらのサルの3匹すべてが，二本鎖DNAに対する抗体の上昇に伴って，有意な抗核抗体を発現させた。20か月の観察期間中，1匹のサルは，アルファルファ種子の摂取に一時的に関連した，全身性エリテマトーデスの状況に一致した臨床兆候を発症した。餌からアルファルファ種子を撤去したところ，免疫学的パラメータおよび血清補体の正常化と関連があった。抗核抗体および抗二本鎖

DNA抗体は2年間持続した（Montanaro and Bardana 1991）。

ヒト全身性エリテマトーデス（SLE）で認められたものと同様の血液学的および血清学的異常は，40%アルファルファスプラウトを含む餌を与えたカニクイザル・マカークで発症した。血液学的および血清学的異常を発症したカニクイザル・マカークでは，L-カナバニン硫酸を1%含む餌を4週間与えたところ，以前に認められたアルファルファスプラウトの摂取に関連した異常を再活性化した（Malinow et al. 1982）。

In vitroの薬理学的研究　エストロゲン依存性MCF-7乳癌細胞増殖分析では，アルファルファスプラウトのメタノール抽出物は，198 μg/mlのIC_{50}でのエストロゲン受容体（ER）βに結合活性を示した。純粋なエストロゲンアンタゴニスト，ICI 182，780は，抽出物によって誘導された細胞増殖を抑制した。ER-β結合活性は，葛根，大豆，レッドクローバーの花と新芽のものよりも有意に少なかった（Boue et al. 2003）。

サプリメントとして売られたアルファルファ錠剤中のクメストロールの平均含有量は20～190ppmであった（平均99ppm）（Elakovich and Hampton 1984）。他の報告では，アルファルファの食事は，クメストロールを25～65 ppmまたは80～100 ppm含むと示す（Livingston et al. 1961; Saloniemi et al. 1995）。アルファルファ含有の食事の"エストロゲン物質"の量は，大豆の食事の量よりも多く，1.1～1.8 μg/gとして報告された（Kato et al. 2004）。

アルファルファの水抽出物は，ADPおよびコラーゲン誘発ヒト血小板凝集を阻害したが，アラキドン酸およびトロンビン誘発血小板凝集に影響を及ぼさなかった。アルファルファは，ADPまたはコラーゲンによって誘導されたトロンボキサンB_2の産生および，コラーゲンによって誘導された全血凝集を阻害した（Pierre et al. 2005）。

L-カナバニンは，ヒト免疫調節細胞で用量関連の影響を実証した。それは，コンカナバリンA-誘導サプレッサー細胞機能の抑止，フィトヘマグルニチンおよびコンカナバリンAの両方に対する分裂促進反応の減少（ヤマゴボウマイトジェンにはない）を含む（Alcocer-Varela et al. 1985）。

IV. 妊婦と授乳婦

妊娠中および授乳中におけるアルファルファの安全性情報は確認されなかった。

V. 毒性研究

亜慢性毒性

1または2%のアルファルファサポニンを含む食餌を6か月間与えたラットでは，肝臓，脾臓，胃，腎臓での変化を含む観測されたパラメータのいずれにも有害作用は見られなかった（Malinow et al. 1981）。

遺伝毒性

ネズミチフス菌TA98株およびTA100株でのエイムス試験では，アルファルファのアセトン抽出物の変異原活性は，代謝活性化の有無に関わらず認められなかった（White et al. 1983）。

M

参考文献

Alcocer-Varela, J., A. Iglesias, L. Llorente, and D. Alarcon-Segovia. 1985. Effects of L-canavanine on T cells may explain the induction of systemic lupus erythematosus by alfalfa. *Arthritis Rheum.* 28(1):52-57.

Booth, N.L., D. Nikolic, R.B. van Breemen, et al. 2004. Confusion regarding anticoagulant coumarins in dietary supplements. *Clin. Pharmacol. Ther* .76(6):511-516.

Boue, S.M., T.E. Wiese, S. Nehls, et al. 2003. Evaluation of the estrogenic effects of legume extracts containing phytoestrogens. *J. Agric. Food Chem.* 51(8):2193-2199.

Brown, A.C. 2000. Lupus erythematosus and nutrition: A review of the literature. *J. Ren. Nutr.* 10(4):170-183.

Elakovich, S.D., and J.M. Hampton. 1984. Analysis of coumestrol, a phytoestrogen, in alfalfa tablets sold for human consumption. *J. Agric. Food Chem.* 32(1):173-175.

Farnsworth, N.R. 1995. Alfalfa pills and autoimmune diseases. *Am. J. Clin. Nutr.* 62(5):1026-1028.

Kato, H., T. Iwata, Y. Katsu, et al. 2004. Evaluation of estrogenic activity in diets for experimental animals using *in vitro* assay. *J. Agric. Food Chem.* 52(5):1410-1414.

Livingston, A.L., E.M. Bickoff, J. Guggolz, and C.R. Thompson. 1961. Alfalfa estrogens, quantitative determination of coumestrol in fresh and dried alfalfa. *J. Agric. Food Chem.* 9(2):135-137.

Malinow, M.R., E.J. Bardana, Jr., B. Pirofsky, S. Craig, and P. McLaughlin. 1982. Systemic lupus erythematosus-like syndrome in monkeys fed alfalfa sprouts: Role of a nonprotein amino acid. *Science* 216(4544):415-417.

Malinow, M.R., W.P. McNulty, and P. McLaughlin. 1981. The toxicity of alfalfa saponins in rats. *Food Cosmet. Toxicol.* 19(4):443-445.

Montanaro, A., and E.J. Bardana, Jr. 1991. Dietary amino acid-induced systemic lupus erythematosus. *Rheum. Dis. Clin. North Am.* 17(2):323-332.

Pierre, S., L. Crosbie, and A.K. Duttaroy. 2005. Inhibitory effect of aqueous extracts of some herbs on human platelet aggregation in vitro. *Platelets* 16(8):469-473.

Roberts, J.L., and J.A. Hayashi. 1983. Exacerbation of SLE associated with alfalfa ingestion. *N. Engl. J. Med.* 308(22):1361.

Saloniemi, H., K. Wahala, P. Nykanen-Kurki, K. Kallela, and I. Saastamoinen. 1995. Phytoestrogen content and estrogenic effect of legume fodder. *Proc. Soc. Exp. Biol. Med.* 208(1):13-17.

White, R.D., P.H. Krumperman, P.R. Cheeke, and D.R. Buhler. 1983. An evaluation of acetone extracts from six plants in the Ames mutagenicity test. *Toxicol. Lett.* 15(1):25-31.

Whittam, J., C. Jensen, and T. Hudson. 1995. Alfalfa, vitamin E, and autoimmune disorders. *Am. J. Clin. Nutr.* 62(5):1025-1026.

Melia azedarach L.

センダン科

一般名：センレンシ
英　名：melia
和　名：センダン
異　名：*Melia toosendan* Siebold & Zucc.
アーユルヴェーダ名：*mahanimba*
中国名：川楝子（*chuan lian zi*）（果実）
生薬名：局外（果実）センレンシ（川楝子）
別　名：Chinaberry，Chinatree，pagoda tree
使用部位：果実

安全性クラス：3
相互作用クラス：A
禁忌　このハーブの適切な使用において，有資格の専門家監督下以外での使用禁止（Bensky et al. 2004; Chen and Chen 2004）。
他の注意事項　知見なし
薬やサプリメントとの相互作用　知見なし
有害事象と副作用　センダン植物は，有毒であると報告されており，特に最も有毒な部位として果実が記載されている（Chen and Chen 2004）。センレンシ（果実）を6～8つ食べると，めまい，嘔吐，下痢，呼吸困難，動悸，筋肉の痙攣を引き起こす可能性がある（Chen and Chen 2004）。症状は30分後にすぐに現れる可能性もあるが，通常症状の発症は摂取後4～6時間で発生する（Chen and Chen 2004; Phau 2007）。より深刻な毒性は，しびれ，筋肉の痙攣，不整脈，呼吸困難，痙攣，意識消失または意識の変化を含む（Bensky et al. 2004; Chen and Chen 2004）。
薬理学的考察　知見なし
妊婦と授乳婦　科学的または伝統的文献において，妊娠中および授乳中におけるセンレンシの安全性は不明である。本書では，妊娠中や授乳期間での使用に関する問題は確認されなかったが，最終的な安全性は確立されていない。また，このハーブは適切な使用において，有資格の専門家監督下以外での使用は推奨しない。
注釈　ここで述べた注意事項や問題は，生で未処理のセンレンシによるものである。熱処理されたセンレンシは，一般に市販されているものであるが，フライ乾燥による処理は，果実の毒性を最小限に抑えることが報告されている（Chen and Chen 2004）。トウセンダン（*M. toosendan*）はセンダン（*M. azerdarach*）にとって分類学上の異名であると考えられているが（McGuffin et al. 2000），現代の参考文献ではセンダン果実は，トウセンダン果実よりも毒性が強く，混入物あるいは不適切な代替品として見なされている（Bensky et al. 2004; Chen and Chen 2004）。

レビュー詳細

I. 薬やサプリメントとの相互作用

薬やサプリメントとの相互作用の臨床試験
　確認されなかった。
被疑薬やサプリメントとの相互作用の症例報告
　確認されなかった。
薬やサプリメントとの相互作用の動物試験
　確認されなかった。

II. 有害事象

有害事象の症例報告　センレンシを6～8つ食べると，めまい，嘔吐，下痢，呼吸困難，動悸，筋肉の痙攣を引き起こす可能性がある（Chen and Chen 2004）。症状は30分後にすぐに現れる可能性もあるが，有害反応は摂取後4～6時間で発生する（Chen and Chen 2004; Phau 2007）。より深刻な毒性は，しびれ，筋肉の痙攣，不整脈，呼吸困難，痙攣，意識消失または意識の変化を含んだ（Bensky et al. 2004; Chen and Chen 2004）。

上記の症状の他に，センレンシの過剰投与は，黄疸，中毒性肝炎，不整脈，心筋傷害，鼻血，血便または血尿，低血圧，ショックをもたらす可能性がある（Bensky et al. 2004）。

センレンシ中毒は，ブタ，イヌ，ヤギ，ウシ，家禽，ラット，モルモットなどの多くの動物で報告されている。動物での中毒症状は，摂取後2～4時間で現れ，吐き気，嘔吐，下痢，便秘，疝痛，痙攣，運動失調，鬱，呼吸困難，筋損傷，昏睡を含むことが報告されている（Hare 1998; Hare et al. 1997; Hothi et al. 1976）。筋肉振戦，足蹴，呼吸困難がセンレンシを摂取したダチョウで報告された。7か月齢のダチョウの解剖では，腸内の出血および肝臓の肥大を明らかにした（Cooper 2007）。

III. 薬理学および薬物動態学

ヒトの薬理学的研究　確認されなかった。
動物の薬理学的研究　確認されなかった。
*In vitro*の薬理学的研究　確認されなかった。

IV. 妊婦と授乳婦

妊娠中および授乳中におけるセンレンシの安全性に関する

情報は確認されなかった。

V. 毒性研究

急性毒性

ラットでのセンレンシのLD_{50}は腹腔内投与で1.03g/kgであるが，経口投与では最大16g/kgまでの用量で決定することができなかった（Carpinella et al. 1999）。

静脈内投与でのセンレンシの含水アルコール抽出物のLD_{50}は，マウスで700mg/kg，ラットで925g/kgである。同じ抽出物の経口投与では，毒性は1.5g/kgまでの用量で報告されなかった（Zakir Ur et al. 1991）。

5～30g/kgの用量でセンレンシを経口投与した仔ウシでは，15g/kgを投与した仔ウシの半数，25または30g/kgを投与したすべての仔ウシが死亡した。投与後4～24時間で現れた臨床症状は，抑鬱，反芻胃の停滞，食欲不振，下痢，協調性運動障害，筋肉の振え，立位困難，胸骨横臥，低体温，呼吸困難を含んだ。アスパラギン酸アミノトランスフェラーゼ（AST）およびクレアチンホスホキナーゼ（CPK）の血清濃度は上昇していた（Mendez et al. 2002）。ブタおよびヒツジの研究では，センレンシの毒性用量はおよそ5g/kgであったことが示された（Hare 1998; Kingsbury 1964）。

経口投与したトウセンダンのLD_{50}は，マウスで244mg/kg，ラットで120mg/kg，ネコで3.5mg/kgである（Chen and Chen 2004）。

参考文献

Bensky, D., S. Clavey, and E. Stöger. 2004. *Chinese herbal medicine: Materia medica*. 3rd ed. Seattle: Eastland Press.

Carpinella, M.C., S. Fulginiti, S. Britos, et al. 1999. Acute toxicity of fruit extracts from *Melia azedarach* L. in rats. *Rev. Toxicol.* 16(1):22-24.

Chen, J.K., and T.T. Chen. 2004. *Chinese medical herbology and pharmacology*. City of Industry, CA: Art of Medicine Press.

Cooper, R.G. 2007. Poisoning in ostriches following ingestion of toxic plants—Field observations. *Trop. Anim. Health Prod.* 39(6):439-442.

del Mendez, M.C., F. Elias, M. Aragao, E.J. Gimeno, and F. Riet-Correa. 2002. Intoxication of cattle by the fruits of *Melia azedarach*. *Vet. Hum. Toxicol.* 44(3):145-148.

Hare, W.R. 1998. Chinaberry (*Melia azedarach*) poisoning in animals. In Garland, T. and C. Barr, eds. *Toxic plants and other natural toxicants*. New York: CAB International.

Hare, W.R., H. Schutzman, B.R. Lee, and M.W. Knight. 1997. Chinaberry poisoning in two dogs. *J. Am. Vet. Med. Assoc.* 210(11):1638-1640.

Hothi, D.S., B. Singh, M.S. Kwatra, and R.S. Chawla. 1976. A note on the comparative toxicity of *Melia azedarach* (Dhrek) berries to piglets, buffalo calves, rabbits and fowls. *J. Res. Punjab Agric. Univ.* 13(2):232-234.

Kingsbury, J.M. 1964. *Poisonous plants of the United States and Canada*. Englewood Cliffs, NJ: Prentice-Hall.

McGuffin, M., J. Kartesz, A. Leung, and A.O. Tucker. 2000. *Herbs of commerce*. 2nd ed. Silver Spring, MD: American Herbal Products Association.

Phau, D.H., W-J. Tsai, J. Ger, J-F Deng, and C-C Yang. 2007. Human *Melia azedarach* poisoning. *Clin Tox* 46:1067-1070.

Zakir Ur, R., S. Ahmad, S. Qureshi, R. Atiq Ur, and Y. Badar. 1991. Toxicological studies of *Melia azedarach* L. flowers and berries. *Pak. J. Pharm. Sci.* 4(2):153-158.

Melia azedarach L.

センダン科

一般名：クレンピ

英　名：melia

和　名：センダン

異　名：*Melia toosendan* Siebold & Zucc.

アーユルヴェーダ名：*mahanimba*

中国名：苦楝皮（クレンピ）（*ku lian pi*）（茎と根皮）

別　名：Chinaberry，Chinatree，pagoda tree

使用部位：樹皮，根皮

安全性クラス：3

相互作用クラス：A

禁忌　このハーブの適切な使用において，資格のある専門家監督下以外での使用禁止（Bensky et al. 2004; Chen and Chen 2004; Felter and Lloyd 1898）。

他の注意事項　知見なし

薬やサプリメントとの相互作用　知見なし

注意　催吐薬（Felter and Lloyd 1898），付録2参照。

有害事象と副作用　クレンピ（樹皮や根皮）は，通常の投与量範囲内で，めまい，頭痛，吐き気，嘔吐，眠気，腹痛などを含む副作用を引き起こす可能性がある。これらの症状は，使用を中止したときに自然に消失する（Bensky et al. 2004; Chen and Chen 2004）。

クレンピ樹皮または根皮のアレルギー皮膚反応が報告されている（Bensky et al. 2004）。

薬理学的考察　知見なし

妊婦と授乳婦　中国伝統医学の参考文献では，クレンピ樹皮または根皮は妊娠中に使用すべきではないことを示す（Bensky et al. 2004）。動物研究では，クレンピ根は着床を有意に減少させ，胎児吸収の増加を引き起こすことが示されている（Keshri et al. 2003, 2004）。

科学的または伝統的文献において，授乳中におけるクレンピ樹皮および根皮の安全性は不明である。本書では，授乳中での使用に関する問題は確認されなかったが，最終的な安全性は確立されてはいない。また，このハーブは適切な使用において，有資格の専門家監督下以外での使用は推奨しない。

レビュー詳細

I. 薬やサプリメントとの相互作用

薬やサプリメントとの相互作用の臨床試験
　確認されなかった。

被疑薬やサプリメントとの相互作用の症例報告
　確認されなかった。

薬やサプリメントとの相互作用の動物試験
　確認されなかった。

II. 有害事象

有害事象の症例報告　クレンピ樹皮や根皮は，通常の投与量範囲内で，めまい，頭痛，吐き気，嘔吐，眠気，腹痛などを含む副作用を引き起こす可能性がある。これらの症状は，使用を中止した場合に自然に消失する（Bensky et al. 2004; Chen and Chen 2004; Felter and Lloyd 1898）。

クレンピ樹皮や根皮の過剰摂取は，激しい嘔吐，下痢，腹部膨満，呼吸麻痺，動悸，頻脈，青く変色した唇を引き起こす可能性がある（Bensky et al. 2004; Chen and Chen 2004; Felter and Lloyd 1898）。

クレンピ樹皮または根皮の過剰摂取による深刻な症例は，消化管出血，黄疸，肝肥大，肝酵素上昇，中毒性肝炎，視覚障害，呼吸または循環不全を引き起こす可能性がある（Bensky et al. 2004; Chen and Chen 2004）。

クレンピ樹皮の中毒は，3週間毎日クレンピ根皮を煎じて不特定量飲んでいた夫婦（77歳男性と66歳女性）で報告された。夫婦の両方が，より高用量（～500または1000mlの抽出物）摂取後に流涎，後に筋力低下，眼瞼下垂，肝酵素上昇を経験したことを認めた。夫婦は，補助的治療の数日後に回復した（Phua et al. 2008）。

18歳の女性は，クレンピ樹皮の水抽出物を不特定量摂取した後昏睡状態になった。試みた治療は失敗し，3日間の昏睡状態の後死亡した（Toh 1969）。

クレンピ樹皮または根皮へのアレルギー皮膚反応が報告されている（Bensky et al. 2004）。

III. 薬理学および薬物動態学

ヒトの薬理学的研究　確認されなかった。

動物の薬理学的研究　確認されなかった。

*In vitro*の薬理学的研究　クレンピ樹皮のエタノール抽出物のエストロゲン活性は，ヒトエストロゲン受容体発現プラスミドおよびレポータープラスミドでの組換え酵母系において認められなかった（Kim et al. 2008）。

IV. 妊婦と授乳婦

60～75%の着床の減少が，交配後1～10日に1日当たり250または500mg/kgのクレンピ根皮のエタノール抽出物を経口投与したラットで認められた。妊娠したラットでは，着床数の有意な減少，およびすべての着床は再吸収の兆候を示した（Keshri et al. 2003）。

着床の83%の減少は，交配後1～7日に1日当たり250mg/kgのクレンピ根皮のクロロホルム抽出物を経口投与したラットで認められた（Keshri et al. 2004）。

中国伝統医学の参考文献では，クレンピ樹皮または根皮は妊娠中に使用すべきではないことを示す（Bensky et al. 2004）。

授乳中におけるクレンピ樹皮および根皮の安全性に関する情報は確認されなかった。

V. 毒性研究

急性毒性

経口投与されたトウセンダンのLD_{50}はマウスで244mg/kg，ラットで120mg/kg，ネコでは3.5mg/kgであった（Chen and Chen 2004）。

参考文献

Bensky, D., S. Clavey, and E. Stöger. 2004. *Chinese herbal medicine: Materia medica*. 3rd ed. Seattle: Eastland Press.

Chen, J.K., and T.T. Chen. 2004. *Chinese medical herbology and pharmacology*. City of Industry, CA: Art of Medicine Press.

Felter, H.W., and J.U. Lloyd. 1898. *King's American dispensatory*. 18th ed., 3rd rev. 2 vols. Cincinnati: Ohio Valley Co.

Keshri, G., M. Bajpai, V. Lakshmi, B.S. Setty, and G. Gupta. 2004. Role of energy metabolism in the pregnancy interceptive action of *Ferula assafoetida* and *Melia azedarach* extracts in rat. *Contraception* 70(5):429-432.

Keshri, G., V. Lakshmi, and M.M. Singh. 2003. Pregnancy interceptive activity of *Melia azedarach* Linn. in adult female Sprague-Dawley rats. *Contraception* 68(4):303-306.

Kim, I.G., S.C. Kang, K.C. Kim, E.S. Choung, and O.P. Zee. 2008. Screening of estrogenic and antiestrogenic activities from medicinal plants. *Environ. Toxicol. Pharmacol.* 25(1):75-82.

Phua, D.H., W.J. Tsai, J. Ger, J.F. Deng, and C.C. Yang. 2008. Human *Melia azedarach* poisoning. *Clin. Toxicol.* 46(10):1067-1070.

Toh, K.K. 1969. *Melia azedarach* poisoning. *Singapore Med. J.* 10(1):24-28.

Melissa officinalis L.

シソ科

一般名：メリッサ，レモンバーム
英　名：lemon balm
和　名：西洋ヤマハッカ
別　名：balm，bee balm，melissa，melissa balm
使用部位：葉

安全性クラス：1
相互作用クラス：A
禁忌　知見なし
他の注意事項　知見なし
薬やサプリメントとの相互作用　知見なし
有害事象と副作用　経口および局所投与されたレモンバーム製剤の臨床試験は，少数の有害事象があったが一般的に良好な忍容性があることを実証した（Akhondzadeh et al. 2003; Buchner et al. 1974; Kennedy et al. 2002, 2004; Koytchev et al. 1999; Wolbling and Leonhardt 1994）。

薬理学的考察　ヒトの症例では甲状腺に対する影響について報告されていないが，初期の動物および*in vitro*研究では，レモンバームは甲状腺ホルモン濃度に影響し，TSH受容体に対する甲状腺刺激ホルモンの結合を阻害する可能性があることを示している（Auf'mkolk et al. 1985; Santini et al. 2003; Sourgens et al. 1982）。
妊婦と授乳婦　科学的または伝統的文献において，妊娠中および授乳中におけるレモンバームの安全性は不明である。本書では，妊娠中や授乳期間での使用に関する問題は確認されなかったが，最終的な安全性は確立されていない。

レビュー詳細

I. 薬やサプリメントとの相互作用

薬やサプリメントとの相互作用の臨床試験

確認されなかった。

被疑薬やサプリメントとの相互作用の症例報告

確認されなかった。

薬やサプリメントとの相互作用の動物試験

動物研究は，レモンバームの抽出物がペントバルビタールおよびヘキソバルビタールの鎮静作用を増強させる可能性があることを示した（Soulimani et al. 1991; Wagner and Sprinkmeyer 1973）。

II. 有害事象

臨床試験で報告された有害事象　レモンバームの臨床試験のレビュー（Brendler et al. 2006; ESCOP 2003）は，内用（Akhondzadeh et al. 2003; Buchner et al. 1974; Kennedy et al. 2002, 2004）および局所適用（Koytchev et al. 1999; Wolbling and Leonhardt 1994）の両方が，一般に良好な忍容性があることを示した。頭痛および心臓の動悸が，レモンバームの初期の臨床試験で報告された（Buchner et al. 1974）。局所的に使用したレモンバーム製品の臨床試験では，局所発赤，灼熱感，感覚異常，残留色素沈着，皮膚刺激性が報告された（Wolbling and Leonhardt 1994; Wolbling and Milbradt 1984）。

有害事象の症例報告　レモンバームを含む化粧品を局所使用後に，接触皮膚炎が報告された。パッチテストでは，レモンバームおよび化粧品中の他の成分に対する感受性を確認した（West and Maibach 1995）。

III. 薬理学および薬物動態学

ヒトの薬理学的研究　レモンバーム標準化エキスを最大900mgまで単回用量を投与した健常な被験者では，"警戒心"の有意な減少とともに，自己評価による"心の落ちつき"が上昇した（Kennedy et al. 2002）。

動物の薬理学的研究　非常に弱い感作作用は，レモンバームで局所的に処置したモルモットで観察された（Hausen and Schulze 1986）。

健常ラットに対するレモンバームのフリーズドライ抽出物25mg/kgの静脈内投与は，TSHの血清および下垂体レベルの減少をもたらした。甲状腺腫を有するラットでは，レモンバームの投与後にTSHレベルの変化は認められなかった。血清プロラクチンの変化は，健常および甲状腺腫ラットのどちらでも認められなかった（Sourgens et al. 1982）。

*In vitro*の薬理学的研究　バセドウ病患者の血液中で見られた甲状腺刺激免疫グロブリンG（IgG）と，レモンバームのフリーズドライ抽出物をいっしょに培養すると，用量依存的にIgGのTSH結合活性を減少させた（IgGはおそらくTSH受容体での甲状腺血漿膜に結合するIgGの能力においてTSHに似ている）（Auf'mkolk et al. 1985）。

組換えヒトTSH受容体でトランスフェクトしたチャイニーズハムスター卵巣細胞では，レモンバームはTSH刺激アデニル酸シクラーゼ活性の用量依存的な阻害を生じ，TSH受容体抗体により刺激されたcAMP産生を阻害し，その受容体へのTSH結合およびTSHへの抗体結合の有意な阻害を生じた（Santini et al. 2003）。

IV. 妊婦と授乳婦

妊娠中および授乳中におけるレモンバームの使用に関する情報は確認されなかった。

V. 毒性研究

急性毒性

ラットにレモンバーム抽出物を25mg/kg静脈内注射後に有害作用は認められなかった（Sourgens et al. 1982）。

遺伝毒性

代謝活性化の有無に関わらずネズミチフス菌TA98株またはTA100株，またはプレート分析を使用したアスペルギルス-ニズランスで，レモンバームのアルコール抽出物の変異原活性は認められなかった（Ramos Ruiz et al. 1996; Schimmer et al. 1994）。水抽出物はまた，プレート分析を使用したアスペルギルス-ニズランスで，遺伝毒性活性を示さなかった（Schimmer et al. 1994）。

参考文献

Akhondzadeh, S., M. Noroozian, M. Mohammadi, et al. 2003. *Melissa officinalis* extract in the treatment of patients with mild to moderate Alzheimer's disease: A double blind, randomised, placebo controlled trial. *J. Neurol. Neurosurg. Psychiatr.* 74(7):863-866.

Auf'mkolk, M., J.C. Ingbar, K. Kubota, S.M. Amir, and S.H. Ingbar. 1985. Extracts and auto-oxidized constituents of certain plants inhibit the receptor-binding and the biological activity of Graves' immunoglobulins. *Endocrinology* 116(5):1687-1693.

Brendler, T., J. Gruenwald, B. Kligler, et al. 2006. Lemon balm (*Melissa officinalis* L.): An evidence-based systematic review by the Natural Standard Research Collaboration. *J. Herbal Pharmacother.* 5(4):71-114.

Buchner, K.H., H. Hellings, M. Huber, et al. 1974. Double blind study as evidence of the therapeutic effect of Melissengeist on psycho-vegetative syndromes. *Med. Klin.* 69(23):1032-1036.

ESCOP. 2003. *ESCOP monographs: The scientific foundation for herbal medicinal products*. 2nd ed. Exeter, UK: European Scientific Cooperative on Phytotherapy.

Hausen, B.M., and R. Schulze. 1986. Comparative studies of the sensitizing capacity of drugs used in herpes simplex. *Derm. Beruf Umwelt* 34(6):163-170.

Kennedy, D.O., W. Little, and A.B. Scholey. 2004. Attenuation of laboratory-induced stress in humans after acute administration of *Melissa officinalis* (lemon balm). *Psychosom. Med.* 66(4):607-613.

Kennedy, D.O., A.B. Scholey, N.T.J. Tildesley, E.K. Perry, and K.A. Wesnes. 2002. Modulation of mood and cognitive performance following acute administration of *Melissa officinalis* (lemon balm). *Pharmacol. Biochem. Behav.* 72(4):953.

Koytchev, R., R.G. Alken, and S. Dundarov. 1999. Balm mint extract (Lo-701) for topical treatment of recurring herpes labialis. *Phytomedicine* 6(4):225-230.

Ramos Ruiz, A., R.A. De la Torre, N. Alonso, et al. 1996. Screening of medicinal plants for induction of somatic segregation activity in *Aspergillus nidulans*. *J. Ethnopharmacol.* 52(3):123-127.

Santini, F., P. Vitti, G. Ceccarini, et al. 2003. In vitro assay of thyroid disruptors affecting TSH-stimulated adenylate cyclase activity. *J. Endocrinol. Invest.* 26(10):950-955.

Schimmer, O., A. Kruger, H. Paulini, and F. Haefele. 1994. An evaluation of 55 commercial plant-extracts in the Ames mutagenicity test. *Pharmazie* 49(6):448-451.

Soulimani, R., J. Fleurentin, F. Mortier, et al. 1991. Neurotropic action of the hydroalcoholic extract of *Melissa officinalis* in the mouse. *Planta Med.* 57(2):105-109.

Sourgens, H., H. Winterhoff, H.G. Gumbinger, and F.H. Kemper. 1982. Anti-hormonal effects of plant-extracts: TSH-suppressing and prolactin-suppressing properties of *Lithospermum officinale* and other plants. *Planta Med.* 45(2):78-86.

Wagner, H., and L. Sprinkmeyer. 1973. Pharmacological effect of balm spirit. *Dtsch. Apoth. Ztg.* 113:1159-66.

West, I., and H.I. Maibach. 1995. Contact urticaria syndrome from multiple cosmetic components. *Contact Dermat.* 32(2):121.

Wolbling, R., and K. Leonhardt. 1994. Local therapy of herpes simplex with dried extract from *M. officinalis*. *Phytomedicine* 1:25-31.

Wolbling, R., and R. Milbradt. 1984. Clinical manifestations and treatment of herpes simplex infections. *Therapiewoche* 34:1193-1200.

Mentha piperita L.

シソ科

一般名：ペパーミント

英　名：peppermint

和　名：西洋ハッカ

使用部位：葉

安全性クラス：1

相互作用クラス：A

禁忌　知見なし

他の注意事項　ペパーミントは，食道括約筋圧を減少させる可能性があるため，胃食道逆流または裂孔ヘルニアのある人で使用注意（Brinker 2001; Hiki et al. 2003; Hills and Aaronson 1991; Mills and Bone 2005）。

胃腸の潰瘍または重症な胃腸の炎症のある人は使用注意（Mills and Bone 2005）。

薬やサプリメントとの相互作用　知見なし

有害事象と副作用　食欲不振の治療で使用した植物のレビューによると，ペパーミント葉は“期待できる安全性”を示している（Thompson Coon and Ernst 2002）。

薬理学的考察　ペパーミント精油は，胃腸管の平滑筋を弛緩することが示されているが（McKay and Blumberg 2006），胃食道逆流や食道裂孔ヘルニアを悪化させる可能性がある。

ペパーミント茶と鉄を強化したパンの同時投与は，鉄分の吸収を減少させた（Hurrell et al. 1999）。

妊婦と授乳婦　科学的および伝統的文献において，妊娠および授乳期間中のペパーミント葉の安全性情報は限られている。本書では，妊娠中や授乳期間での使用に関する問題は確認されなかったが，最終的な安全性は確立されていない。

レビュー詳細

I. 薬やサプリメントとの相互作用

薬やサプリメントとの相互作用の臨床試験

確認されなかった。

被疑薬やサプリメントとの相互作用の症例報告

確認されなかった。

薬やサプリメントとの相互作用の動物試験

確認されなかった。

II. 有害事象

有害事象の症例報告　確認されなかった。

III. 薬理学および薬物動態学

ヒトの薬理学的研究　鉄が強化されたパンとペパーミント茶の同時投与は，鉄の吸収を84％まで減少させた。この観察された阻害は，同様の作用と比較したところ，79～94％の割合で紅茶と関連があった（Hurrell et al. 1999）。

動物の薬理学的研究　雄ラットに対する30日間のペパーミント茶（自由摂取）の投与は，卵胞刺激ホルモンおよび黄体形成ホルモンの増加およびテストステロンの減少を引き起こし，ラットで鉄の吸収の減少が認められた（Akdogan et al. 2004）。

薬物代謝酵素CYP1A2およびCYP2Eの活性の減少は，2％のペパーミント茶を4週間投与したラットで認められた（Maliakal and Wanwimolruk 2001）。

*In vitro*の薬理学的研究　ペパーミント葉の水抽出物は，摘出したウサギの十二指腸で用量依存性の弛緩作用を示した（Mahmood et al. 2003）。

IV. 妊婦と授乳婦

妊娠および授乳期間中のペパーミントの安全性に関する情報はペパーミント精油の項を参照。

V. 毒性研究

ペパーミントの追加の毒性研究はペパーミント精油の項を参照。

短期毒性

飲料水として30日間ペパーミント茶を投与したラットでは，腎臓において有意な病理組織学的変化は認められなかった（Akdogan et al. 2003）。

参考文献

Akdogan, M., I. Kilinc, M. Oncu, E. Karaoz, and N. Delibas. 2003. Investigation of biochemical and histopathological effects of *Mentha piperita* L. and *Mentha spicata* L. on kidney tissue in rats. *Hum. Exp. Toxicol.* 22(4):213-219.

Akdogan, M., M. Ozguner, A. Kocak, M. Oncu, and E. Cicek. 2004. Effects of peppermint teas on plasma testosterone, follicle-stimulating hormone, and luteinizing hormone levels and testicular tissue in rats. *Urology* 64(2):394-398.

Brinker, F. 2001. *Herb contraindications and drug interactions*. 3rd ed. Sandy, OR: Eclectic Medical Publications.

Hiki, N., H. Kurosaka, Y. Tatsutomi, et al. 2003. Peppermint oil reduces gastric spasm during upper endoscopy: A randomized, double-blind, double-dummy controlled trial. *Gastrointest. Endosc.* 57(4):475-482.

Hills, J.M., and P.I. Aaronson. 1991. The mechanism of action of peppermint oil on gastrointestinal smooth muscle. An analysis using patch clamp electrophysiology and isolated tissue pharmacology in rabbit and guinea pig. *Gastroenterology* 101(1):55-65.

Hurrell, R.F., M. Reddy, and J.D. Cook. 1999. Inhibition of non-haem iron absorption in man by polyphenolic-containing beverages. *Br. J. Nutr.* 81(4):289-295.

Mahmood, S., N. Abbas, and R. Rojas. 2003. Effects of aqueous extracts of peppermint, fennel, dill and cumin on isolated rabbit duodenum. *U. Aden J. Nat. Appl. Sci.* 7:377-383.

Maliakal, P.P., and S. Wanwimolruk. 2001. Effect of herbal teas on hepatic drug metabolizing enzymes in rats. *J. Pharm. Pharmacol.* 53(10):1323-1239.

McKay, D., and J. Blumberg. 2006. A review of the bioactivity and potential health benefits of peppermint tea (*Mentha piperita* L.). *Phytother. Res.* 20(8):619-633.

Mills, S., and K. Bone. 2005. *The essential guide to herbal safety*. St. Louis: Elsevier.

Thompson Coon, J., and E. Ernst. 2002. Systematic review: Herbal medicinal products for non-ulcer dyspepsia. *Aliment. Pharmacol. Ther.* 16(10):1689-1899.

Mentha piperita L.　　シソ科

一般名：ペパーミント

英　名：peppermint

M

和　名：セイヨウハッカ　　　　使用部位：葉精油

安全性クラス：2b
相互作用クラス：A

禁忌　妊娠中は，医療従事者監督下以外での使用禁止（Tiran and Mack 2000）。

他の注意事項　ペパーミント葉の精油は，敏感な人で胸やけを引き起こす可能性がある（Nash et al. 1986; Somerville et al. 1984）。ペパーミントは，食道括約筋圧を減少させる可能性があるため，胃食道逆流または裂孔ヘルニアのある人で使用注意（Brinker 2001; Hiki et al. 2003; Hills and Aaronson 1991; Mills and Bone 2005）。

胃腸の潰瘍または重症な胃腸の炎症のある人は使用注意（Mills and Bone 2005）。

腸溶性のペパーミント葉精油カプセルは，特に下痢のある患者では，肛門の炎症を引き起こす可能性がある（Grigoleit and Grigoleit 2005; Mills and Bone 2005）。

薬やサプリメントとの相互作用　知見なし

標準用量　標準用量は，1日3回，腸溶性コーティングカプセルで180～350mgである（Grigoleit and Grigoleit 2005; Pittler and Ernst 1998）。

有害事象と副作用　食欲不振の治療に使用された植物のレビューでは，ペパーミント葉油は“期待できる安全性”を示している（Thompson Coon and Ernst 2002）。

ペパーミント葉精油の臨床試験で報告された副作用は，胸やけ，肛門または肛門周囲の炎症や不快感を含んだ（Grigoleit and Grigoleit 2005; Nash et al. 1986; Pittler and Ernst 1998; Somerville et al. 1984）。

ペパーミント葉精油への接触皮膚炎を含むアレルギー反応が報告されている（Foti et al. 2003; Morton et al. 1995; Sainio and Kanerva 1995; Wilkinson and Beck 1994）。

粘膜潰瘍の症例は，マウスウォッシュやキャンディなど，ペパーミントを含む製品の経口摂取と関連がある（Moghadam et al. 1999; Rogers and Pahor 1995）。

薬理学的考察　ペパーミント葉精油は，腸内輸送を遅らせることが示されているため，同時投与薬剤の吸収速度を遅くするか，総吸収を増加させる可能性がある（Goerg and Spilker 2003）。

ペパーミント精油は，胃腸管の平滑筋を弛緩することが示されているが（McKay and Blumberg 2006），胃食道逆流や食道裂孔ヘルニアを悪化させる可能性がある。

予備的なヒトおよび動物のデータは，ペパーミント葉精油の高用量投与は，薬物代謝酵素CYP3A4を阻害し，その酵素によって代謝される薬物の血漿濃度の上昇につながる可能性があることを示唆する（Dresser et al. 2002; Wacher et al. 2002）。

妊婦と授乳婦　ペパーミント葉精油の高濃度性質のため，さらなる安全性データが示されるまで，妊娠中の内服は資格のある医療従事者監督下のみとするべきである（Tiran and Mack 2000）。

授乳中の母親の乳首に適用されたペパーミントゲルの局所使用に関する研究では，乳児の授乳行動に変化は起こらなかったことを示した（Sayyah Melli et al. 2007）。

レビュー詳細

I. 薬やサプリメントとの相互作用

薬やサプリメントとの相互作用の臨床試験

確認されなかった。

被疑薬やサプリメントとの相互作用の症例報告

確認されなかった。

薬やサプリメントとの相互作用の動物試験

ラットにおけるシクロスポリン（25 mg/kg）およびペパーミント葉油（100 mg/kg）の同時投与は，シクロスポリンの血清濃度を有意に増加させた（Wacher et al. 2002）。

II. 有害事象

臨床試験で報告された有害事象　非潰瘍性消化不良のための植物製品のシステマティックレビューでは，ペパーミント葉精油は，“期待できる安全性”を示しているとして記載されている（Thompson Coon and Ernst 2002）。

腸溶性コーティングペパーミント葉精油のカプセルは，ペパーミント油の排泄のために，下痢を有する患者で肛門炎症を生じる可能性がある。腸溶性コーティングカプセルの使用は，発疹，頭痛，徐脈，筋肉振戦，運動失調などの有害作用と関連している（Mills and Bone 2005）。ペパーミント葉精油の非腸溶性コーティング製剤は，繊細な人で胸やけを引き起こすことが報告されている（Nash et al. 1986; Somerville et al. 1984）。

過敏性腸症候群のためのペパーミント葉精油試験のメタ分析では，8つの試験のうち5つは，ペパーミント油を摂取した場合胸やけ，肛門周囲の炎症，目のかすみ，吐き気，嘔吐を含む有害作用を報告した。その作用は，研究対象患者の11～36%（平均20%）で認められた。プラセボ群における有害事象の発生は報告されていない（Pittler and Ernst 1998）。

過敏性腸症候群の治療における，180～200mgの腸溶性コーティングペパーミント葉精油カプセルの16の臨床試験のレビューでは，試験で報告された有害事象は一般に軽度で一過性であったが，非常にまれに，ペパーミント葉精油が胸やけ，肛門または肛門周囲の炎症または不快感を引き起こしたことが示された（Grigoleit and Grigoleit 2005）。

有害事象の症例報告　ペパーミント葉精油の高用量（40滴）の摂取は，頻脈とともに口腔および咽頭の化学的熱傷，呼吸促迫，唇，舌および口蓋の浮腫をもたらした（Tamir et al. 2005）。粘膜潰瘍のいくつかの症例は，マウスウォッシュおよびキャンディを含む，ペパーミントを含む製品の経口摂取に関連している（Moghadam et al. 1999; Rogers and Pahor 1995）。

ペパーミント葉精油に対する接触皮膚炎を含むアレルギー反応が報告されている（Foti et al. 2003; Morton et al. 1995; Sainio and Kanerva 1995; Wilkinson and Beck 1994）。

III. 薬理学および薬物動態学

ヒトの薬理学的研究　ペパーミント葉精油（600mg）およびフェロジピンの同時投与は，おそらく薬物代謝酵素CYP3A4の阻害を介して，フェロジピンの血漿濃度を中程度に増加させた（Dresser et al. 2002）。

ペパーミント葉精油は腸内輸送を遅らせることが示され，同時投与した薬の吸収を遅らせるか総吸収を増加させる可能性がある（Goerg and Spilker 2003; Mills and Bone 2005）。

動物の薬理学的研究　確認されなかった。

***In vitro*の薬理学的研究**　確認されなかった。

IV. 妊婦と授乳婦

メントールの催奇形性は，190mg/kgを与えたマウス，220mg/kgを与えたラット，400mg/kgを与えたハムスター，または430mg/kgを与えたウサギで認められなかった（FAO/WHO 1999）。メントールは，新生児で黄疸を引き起こすことが報告されている。この黄疸は，遺伝病のグルコース-6-リン酸脱水素酵素欠損症と関連がある（Owa 1989）。

授乳頻度や期間の変化は，乳首亀裂を防ぐために14日間毎日ペパーミントゲルを局所適用していた母親の乳児で認められなかった（Sayyah Melli et al. 2007）。

V. 毒性研究

急性毒性

経口投与したペパーミント葉油のLD_{50}は，マウスで2.4g/kg，ラットで4.4g/kgである（Della Loggia et al. 1990）。

毒性作用は，ペパーミント抽出物を4g/kg投与されたマウスで認められなかった（Della Loggia et al. 1990）。

マウスは最大9gまでの用量で生き延びたが，メントールの推定致死量は2gであることが報告されている（De Smet 1993）。

短期毒性

1日当たり20〜500mg/kg（1〜2%のプレゴンを含む）のペパーミント葉油を5週間与えたマウスで，有害作用は認められなかった（Mengs and Stotzem 1989）。

亜慢性毒性

いくつかの病理組織学的変化は，90日間ペパーミント葉精油を100mg/kg与えたマウスの小脳で認められた。雄ラットでは，いくつかの腎毒性が認められた。有害作用は10または40mg/kgを与えたマウスで認められず，1日当たり40mg/kgの無毒性量（NOAEL）が示唆された（Spindler and Madsen 1992）。同様の研究では，ペパーミント葉精油は，40および100mg/kgの用量において小脳の病変と関連があった。20mg/kgの用量では，病変や他の有害作用は認められなかった（Thorup et al. 1983）。

遺伝毒性

遺伝毒性試験は，ペパーミント葉精油は，用量依存的に姉妹染色分体交換を誘発したことが示された。SMART試験では，ペパーミント葉精油は突然変異を誘発した。用量依存性は見られなかった（Lazutka et al. 2001）。

M

参考文献

Brinker, F. 2001. *Herb contraindications and drug interactions*. 3rd ed. Sandy, OR: Eclectic Medical Publications.

De Smet, P.A.G.M. 1993. *Adverse effects of herbal drugs, Volume 2*. Berlin: Springer.

Della Loggia, R., A. Tubaro, and T. Lunder. 1990. Evaluation of some pharmacological activities of a peppermint extract. *Fitoterapia* 61:215-221.

Dresser, G.K., V. Wacher, S. Wong, H.T. Wong, and D.G. Bailey. 2002. Evaluation of peppermint oil and ascorbyl palmitate as inhibitors of cytochrome P4503A4 activity in vitro and in vivo. *Clin. Pharmacol. Ther.* 72(3):247-255.

FAO/WHO. 1999. *51st Meeting of the Joint FAO/WHO Expert Committee on Food Additives*. WHO Additives Series no 42. Geneva: WHO.

Foti, C., A. Conserva, A. Antelmi, L. Lospalluti, and G. Angelini. 2003. Contact dermatitis from peppermint and menthol in a local action transcutaneous patch. *Contact Dermat.* 49(6):312-313.

Goerg, K.J., and T. Spilker. 2003. Effect of peppermint oil and caraway oil on gastrointestinal motility in healthy volunteers: A pharmacodynamic study using simultaneous determination of gastric and gall-bladder emptying and orocaecal transit time. *Aliment. Pharmacol. Ther.* 17(3):445-451.

Grigoleit, H.G., and P. Grigoleit. 2005. Peppermint oil in irritable bowel syndrome. *Phytomedicine* 12(8):601-606.

Hiki, N., H. Kurosaka, Y. Tatsutomi, et al. 2003. Peppermint oil reduces gastric spasm during upper endoscopy: A randomized, double-blind, double-dummy controlled trial. *Gastrointest. Endosc.* 57(4):475-482.

Hills, J.M., and P.I. Aaronson. 1991. The mechanism of action of peppermint oil on gastrointestinal smooth muscle. An analysis using patch clamp electrophysiology and isolated tissue pharmacology in rabbit and guinea pig. *Gastroenterology* 101(1):55-65.
Lazutka, J.R., J. Mierauskiene, G. Slapsyte, and V. Dedonyte. 2001. Genotoxicity of dill (*Anethum graveolens* L.), peppermint (*Mentha piperita* L.) and pine (*Pinus sylvestris* L.) essential oils in human lymphocytes and *Drosophila melanogaster*. *Food Chem. Toxicol.* 39(5):485-492.
McKay, D., and J. Blumberg. 2006. A review of the bioactivity and potential health benefits of peppermint tea (*Mentha piperita* L.). *Phytother. Res.* 20(8):619-633.
Mengs, U., and C. Stotzem. 1989. Toxicological evaluation of peppermint oil in rodents and dogs. *Med. Sci. Res.* 17(11):499-500.
Mills, S., and K. Bone. 2005. *The essential guide to herbal safety*. St. Louis: Elsevier.
Moghadam, B.K., R. Gier, and T. Thurlow. 1999. Extensive oral mucosal ulcerations caused by misuse of a commercial mouthwash. *Cutis* 64(2):131-134.
Morton, C.A., J. Garioch, P. Todd, P.J. Lamey, and A. Forsyth. 1995. Contact sensitivity to menthol and peppermint in patients with intra-oral symptoms. *Contact Dermat.* 32(5):281-284.
Nash, P., S.R. Gould, and D.E. Bernardo. 1986. Peppermint oil does not relieve the pain of irritable bowel syndrome. *Br. J. Clin. Pract.* 40(7):292-293.
Owa, J.A. 1989. Relationship between exposure to icterogenic agents, glucose-6-phosphate dehydrogenase deficiency and neonatal jaundice in Nigeria. *Acta Paediatr. Scand.* 78(6):848-852.
Pittler, M.H., and E. Ernst. 1998. Peppermint oil for irritable bowel syndrome: A critical review and meta-analysis. *Am. J. Gastroenterol.* 93(7):1131-1135.
Rogers, S.N., and A.L. Pahor. 1995. A form of stomatitis induced by excessive peppermint consumption. *Dent. Update* 22(1):36-37.
Sainio, E.L., and L. Kanerva. 1995. Contact allergens in toothpastes and a review of their hypersensitivity. *Contact Dermat.* 33(2):100-105.
Sayyah Melli, M., M.R. Rashidi, A. Nokhoodchi, et al. 2007. A randomized trial of peppermint gel, lanolin ointment, and placebo gel to prevent nipple crack in primiparous breastfeeding women. *Med. Sci. Monit.* 13(9):CR406-411.
Somerville, K.W., C.R. Richmond, and G.D. Bell. 1984. Delayed release peppermint oil capsules (Colpermin) for the spastic colon syndrome: A pharmacokinetic study. *Br. J. Clin. Pharmacol.* 18(4):638-640.
Spindler, P., and C. Madsen. 1992. Subchronic toxicity study of peppermint oil in rats. *Toxicol. Lett.* 62(2-3):215-220.
Tamir, S., Z. Davidovich, P. Attal, and R. Eliashar. 2005. Peppermint oil chemical burn. *Otolaryngol. Head Neck Surg.* 133(5):801-802.
Thompson Coon, J., and E. Ernst. 2002. Systematic review: Herbal medicinal products for non-ulcer dyspepsia. *Aliment. Pharmacol. Ther.* 16(10):1689-1699.
Thorup, I., G. Würtzen, J. Carstensen, and P. Olsen. 1983. Short term toxicity study in rats dosed with peppermint oil. *Toxicol. Lett.* 19(3):211-215.
Tiran, D., and S. Mack. 2000. *Complementary therapies for pregnancy and childbirth*. New York: Elsevier Health Sciences.
Wacher, V.J., S. Wong, and H.T. Wong. 2002. Peppermint oil enhances cyclosporine oral bioavailability in rats: Comparison with D-alpha-tocopheryl poly(ethylene glycol 1000) succinate (TPGS) and ketoconazole. *J. Pharm. Sci.* 91(1):77-90.
Wilkinson, S.M., and M.H. Beck. 1994. Allergic contact dermatitis from menthol in peppermint. *Contact Dermat.* 30(1):42-43.

Mentha pulegium L. シソ科

一般名：ヨーロピアンペニーロイヤル
英　名：European pennyroyal
和　名：メグサハッカ（目草薄荷）
使用部位：全草

安全性クラス：2b, 2c, 2d
相互作用クラス：A

禁忌　妊娠および授乳中の使用禁止（Anderson et al. 1996; Chadha 1988; Ciganda and Laborde 2003; Gordon et al. 1987; List and Hörhammer 1973）。

月経過多の女性は使用禁止（Kuhn and Winston 2007）。

他の注意事項　肝臓および腎臓疾患のある人は使用を推奨しない（Brinker 2001; Gordon et al. 1987; Mizutani et al. 1987; Speijers 2001; Sztajnkrycer et al. 2003）。

乳児および小児は使用を推奨しない（Bakerink et al. 1996; Brinker 2001）。

薬やサプリメントとの相互作用　知見なし

注意　通経薬（Chadha 1988），付録2参照。

注釈　ヨーロピアンペニーロイヤルの葉は，80.0～94.0%のプレゴンから成る1.0～2.0%の精油を含み（List and Hörhammer 1973），それはラットへ過量に投与した場合に，重篤な肝毒性を引き起こす（Gordon et al. 1987; Mizutani et al. 1987; Speijers 2001; Sztajnkrycer et al. 2003）。

ヨーロピアンペニーロイヤルとアメリカペニーロイヤル（*Hedeoma pulegioides*）は，ペニーロイヤル精油の原料として歴史的に代替可能である（De Smet 1992）。

有害事象と副作用　吐き気，めまい，腹部痙攣を含む一時的で軽度な有害作用は，1～3杯程度の用量でさえ，ペニーロイヤル茶の使用に関連して報告されている。死亡例を含むはるかに深刻な副作用が，ペニーロイヤル精油の消費とともに記録されている（次項参照）（Anderson et al. 1996）。

症例報告はまた，流産を誘発するペニーロイヤル製剤の使用における有意な有害事象が文献で示されている。これらは1日当たり9～12錠の“ペニーロイヤル錠剤”を4日間使用後のてんかん事象（Early 1961）および2人の死亡を含む。記録された死亡例の1つは，“ペニーロイヤル混合物”の使用後に発生し，2日後に死亡した（Vallance 1955）。もう一例は，おそらく子宮外妊娠破裂と診断された24歳の女性による48～56%アルコールでのヨーロピアンペニーロイヤルハーブ抽出物の摂取に関連があった（Anderson et al. 1996）。"ペニーロイヤルエッセンス"の消費に関連した昏睡の2つの症例もまた報告されている（Anderson et al. 1996）。これらの後者は，使用された材料は希釈したペニーロイヤル精油であったことを推測した（Braithwaite 1906）。

薬理学的考察　ヨーロピアンペニーロイヤルティーと鉄分を強化したパンの同時投与は，鉄の吸収を減少させた（Hurrell et al. 1999）。

妊婦と授乳婦　ペニーロイヤル精油（次項参照）は，歴史的に流産を誘発しようとする女性によって使用されていた（De Smet 1992; Williamson 2003）。妊娠中および授乳中のヨーロピアンペニーロイヤルハーブの使用に関する動物や他の研究は不足しているが，潜在的に有毒化合物であるプレゴンの含有と精油の伝統的な利用法から考えると，ヨーロピアンペニーロイヤルハーブは妊娠および授乳中は使用すべきではない。

レビュー詳細

I. 薬やサプリメントとの相互作用

薬やサプリメントとの相互作用の臨床試験

確認されなかった。

被疑薬やサプリメントとの相互作用の症例報告

確認されなかった。

薬やサプリメントとの相互作用の動物試験

確認されなかった。

II. 有害事象

有害事象の症例報告　ペニーロイヤルの毒性のレビューは，一般的にアメリカペニーロイヤル（*Hedeoma pulegioides*）およびヨーロピアンペニーロイヤルの区別なしに，1883〜1996年までの22の有害事象を確認した。特定された事象のうち2つは，ペニーロイヤル茶単独のものと関連があった。ペニーロイヤル茶およびペニーロイヤルハーブ製剤の1つ以上の使用が2例，ハーブのアルコール抽出物の使用が1例，ペニーロイヤル茶にペニーロイヤル精油を加えたもの（精油の症例報告での情報については次項で参照）。ペニーロイヤル茶を飲んだ女性では，1または2杯の服用がめまい，脱力感，腹部痙攣に関連があった。精油を含む他の製剤とのハーブティーの摂取は，嘔吐，昏迷，昏睡を含むより重篤な症状と関連があった（Anderson et al. 1996）。"アルコールベースでの48〜56%のペニーロイヤルハーブ"（おそらく48〜56%アルコールでのハーブ抽出物）として確認された抽出物と関連する症例は，未診断の子宮外妊娠のある24歳女性の死と関連していた（Anderson et al. 1996; Young 1995）。

急性肝炎および神経損傷は，ミントであると信じられた家庭栽培植物から作られたハーブティーを摂取した2人のヒスパニック系乳児で報告された。8週齢の男児は，植物の葉から醸造されたハーブティー120mlの単回用量についで，脳浮腫や壊死を伴う劇症肝不全を発症し，その結果死亡した。6か月の男児は，茶葉の90mlを週に3回摂取後に，肝機能障害および重篤なてんかん性脳症を経験した。関連した植物のサンプルの試験の際には，使用された亜種がペニーロイヤル精油を含んだことが示唆され，血清分析では1人の乳児でプレゴンおよび，両方の乳児で代謝物質メントフランを確認した（Bakerink et al. 1996）。

接触皮膚炎の症例は，ヨーロピアンペニーロイヤルの葉を最近摘んでいた女性で報告された（Roe et al. 2005）。

III. 薬理学および薬物動態学

ヒトの薬理学的研究　鉄分を強化したパンとヨーロピアンペニーロイヤル茶の同時投与は，鉄の吸収を73%まで減少させ，その作用は紅茶またはペパーミント茶よりは明らかではないが，ココアまたはバーベイン，リンデンまたはカモミールから作られたハーブティーよりも阻害があった（Hurrell et al. 1999）。

動物の薬理学的研究　確認されなかった。

*In vitro*の薬理学的研究　プレゴンの代謝産物であるメントフランは，薬物代謝酵素CYP2A6の重要な阻害剤であることが示されている（Khojasteh-Bakht et al. 1998）。

IV. 妊婦と授乳婦

ペニーロイヤル油は，伝統的に堕胎薬として使用されている（De Smet 1992; Gordon et al. 1987; Williamson 2003）。妊娠中および授乳中のヨーロピアンペニーロイヤルハーブの使用に関する動物や他の研究は不足しているが，潜在的な有毒なプレゴンの含有（毒性研究参照）と精油の伝統的な利用法から考えると，ヨーロピアンペニーロイヤルハーブは妊娠および授乳中は使用すべきではない。

V. 毒性研究

ラットでのプレゴンの毒性試験では，無毒性量（NOAEL）は，1日当たり20mg/kg（強制投与）および250mg/kg（食事での投与）の間の範囲であることを示した（Imaizumi et al. 1985; Thorup et al. 1983）。

プレゴンは，肝臓毒として認識されたメントフランを形成するために代謝される（Gordon et al. 1987; Mizutani et al. 1987; Speijers 2001; Sztajnkrycer et al. 2003）。

急性毒性

ラットに対するペニーロイヤル精油のLD_{50}は，経口投与において220〜580mg/kgである（Opdyke 1972）。

短期毒性

M

1日当たり80または160mg/kgの用量でプレゴンを投与されたラットは，アトニー，血中クレアチニン含有量の減少，末端体重の減少，肝臓および小脳の白質での組織病理的変化を誘発した。1日当たり20mg/kgを投与されたラットはこれらの毒性の兆候を現さなかった（Thorup et al. 1983）。

遺伝毒性

プレゴンは，ネズミチフス菌での試験における遺伝毒性検査で陰性であり，キイロショウジョウバエを用いた翅毛スポット試験で弱い陽性を示した（Franzios et al. 1997）。

免疫毒性

免疫毒性のスクリーニング試験では，最大500mg/kgまでの用量のイソプレゴールを5日間経口処置されたマウスでは，毒性の兆候を示さなかった（Vollmuth et al. 1989）。

参考文献

Anderson, I.B., W.H. Mullen, J.E. Meeker, et al. 1996. Pennyroyal toxicity: Measurement of toxic metabolite levels in two cases and review of the literature. *Ann. Intern. Med.* 124(8):726-734.

Bakerink, J.A., S.M. Gospe, Jr., R.J. Dimand, and M.W. Eldridge. 1996. Multiple organ failure after ingestion of pennyroyal oil from herbal tea in two infants. *Pediatrics* 98(5):944-947.

Braithwaite, P.F. 1906. A case of poisoning by pennyroyal: Recovery. *Br. Med J.* 2388:865.

Brinker, F. 2001. *Herb contraindications and drug interactions.* 3rd ed. Sandy, OR: Eclectic Medical Publications.

Chadha, Y. 1988. *The wealth of India: A dictionary of Indian raw materials and industrial products.* Delhi: Council of Scientific and Industrial Research.

Ciganda, C., and A. Laborde. 2003. Herbal infusions used for induced abortion. *J. Toxicol. Clin. Toxicol.* 41(3):235-239.

De Smet, P.A.G.M. 1992. *Adverse effects of herbal drugs, Volume 1.* Berlin: Springer.

Early, D.F. 1961. Pennyroyal: A rare case of epilepsy. *Lancet* 278:580-581.

Franzios, G., M. Mirotsou, E. Hatziapostolou, et al. 1997. Insecticidal and genotoxic activities of mint essential oils. *J. Agric. Food Chem.* 45(7):2690-2694.

Gordon, W.P., A.C. Huitric, C.L. Seth, R.H. McClanahan, and S.D. Nelson. 1987. The metabolism of the abortifacient terpene, (*R*)-(+)-pulegone, to a proximate toxin, menthofuran. *Drug Metab. Dispos.* 15(5):589-594.

Hurrell, R.F., M. Reddy, and J.D. Cook. 1999. Inhibition of non-haem iron absorption in man by polyphenolic-containing beverages. *Br. J. Nutr.* 81(4):289-295.

Imaizumi, K., K. Hanada, K. Mawartari, and M. Sugano. 1985. Effect of essential oils on the concentration of serum lipids and apolipoproteins in rats. *J. Agric. Biol. Chem.* 49:2795-2796.

Khojasteh-Bakht, S.C., L.L. Koenigs, R.M. Peter, W.F. Trager, and S.D. Nelson. 1998. (*R*)-(+)-Menthofuran is a potent, mechanism-based inactivator of human liver cytochrome P450 2A6. *Drug Metab. Dispos.* 26(7):701-704.

Kuhn, M., and D. Winston. 2007. *Herbal therapy & supplements.* 2nd ed. St. Louis: Lippincott, Williams & Wilkins.

List, P.H., and H. Hörhammer. 1973. *Hagers handbuch der pharmazeutischen praxis.* Berlin: Springer.

Mizutani, T., H. Nomura, K. Nakanishi, and S. Fujita. 1987. Effects of drug metabolism modifiers on pulegone-induced hepatotoxicity in mice. *Res. Commun. Chem. Pathol. Pharmacol.* 58(1):75-83.

Opdyke, D. 1972. Monographs on fragrance raw materials. *Food Cosmet. Toxicol.* 12:949-950.

Roe, E., E. Serra-Baldrich, J. Dalmau, et al. 2005. *Mentha pulegium* contact dermatitis. *Contact Dermat.* 53(6):355.

Speijers, G. 2001. WHO Food Additives Series 46. Pulegone and related substances. Bilthoven, Netherlands: National Institute of Public Health and the Environment.

Sztajnkrycer, M.D., E.J. Otten, G.R. Bond, C.J. Lindsell, and R.J. Goetz. 2003. Mitigation of pennyroyal oil hepatotoxicity in the mouse. *Acad. Emerg. Med.* 10(10):1024-1028.

Thorup, I., G. Wurtzen, J. Carstensen, and P. Olsen. 1983. Short term toxicity study in rats dosed with pulegone and menthol. *Toxicol. Lett.* 19(3):207-210.

Vallance, W.B. 1955. Pennyroyal poisoning: A fatal case. *Lancet* 266:850-851.

Vollmuth, T.A., J.D. Heck, H.V. Ratajczak, and P.T. Thomas. 1989. Immunotoxicity assessment of flavoring ingredients using a rapid and economical screen. *Toxicologist* 9:206.

Williamson, E.M. 2003. *Potter's herbal cyclopedia.* Saffron Walden, Essex: C.W. Daniel Co.

Young, G. 1995. Lifestyle on trial. *Metro: Silicon Valley's Weekly Newspaper.* December 14-20, 1995 issue.

Mentha pulegium L.

シソ科

一般名：ヨーロピアンペニーロイヤル

英　名：European pennyroyal

和　名：メグサハッカ

使用部位：全草精油

安全性クラス：2a, 2b, 2c

相互作用クラス：A

禁忌　妊娠中の使用禁止（Anderson et al. 1996; Chadha 1988; Ciganda and Laborde 2003; Gordon et al. 1987; List and Hörhammer 1973）。

外用のみ（Anderson et al. 1996; Sullivan et al. 1979; Vallance 1955）。

他の注意事項　ヒトまたは動物に対し局所的にペニーロイヤル精油を適用する場合，有害反応を最小限に抑えるために精油はキャリアオイルで希釈しなければならない。ペットによる摂取を避けるために，希釈した精油の局所適用は首輪だけにすべきであり，毛や皮膚の上に直接適用すべきではない。

肝臓および腎臓疾患のある人には使用を推奨しない（Gordon et al. 1987; Mizutani et al. 1987; Speijers 2001; Sztajnkrycer et al. 2003）。

小児や乳幼児への使用は推奨しない（Bakerink et al. 1996）。

母乳を通してプレゴンが移行する性質を持つため，授乳中の女性には推奨しない（Brinker 2001）。

薬やサプリメントとの相互作用　知見なし

注意　通経薬（Chadha 1988），付録2参照。

堕胎薬（De Smet 1992; Gordon et al. 1987; Williamson 2003），付録2参照。

注釈　ペニーロイヤル精油は80～94%のプレゴンで構成され（List and Hörhammer 1973），化合物は高用量でラットに投与された場合に重篤な肝障害を引き起こす（Gordon et al. 1987; Mizutani et al. 1987; Speijers 2001; Sztajnkrycer et al. 2003）。

ヨーロピアンペニーロイヤルとアメリカペニーロイヤル（*Hedeoma pulegioides*）は，ペニーロイヤル油の原料として歴史的に代替可能である（Furia and Bellanca 1971）。ここでの注意は，一方の植物由来の精油に関連があることである。

有害事象と副作用　毒性の症例がペニーロイヤル精油を使用した人で報告されている（Anderson et al. 1996; Anonymous 1978; Macht 1913; Vallance 1955）。死亡例が，わずか15ml（1/2オンス）の精油の摂取後に起きている。1例として，ペニーロイヤルのアルコール抽出物を2週間にわたって摂取した後に報告された毒性の症状は，吐き気，めまい，呼吸抑制，瞳孔の拡張，全身痙攣，昏睡であった（Anderson et al. 1996）。

薬理学的考察　有害事象と副作用参照。

妊婦と授乳婦　ペニーロイヤル精油は，伝統的に堕胎薬として使用されている（Conway and Slocumb 1979; De Smet 1992; Williamson 2003）。妊娠中および授乳中のヨーロピアンペニーロイヤル精油の使用に関する動物や他の研究は不足しているが，潜在的な有毒化合物プレゴンの含有と精油の伝統的な利用法から考えると，ヨーロピアンペニーロイヤル精油は妊娠および授乳中は経口および外用で使用すべきではない。

M

レビュー詳細

I. 薬やサプリメントとの相互作用

薬やサプリメントとの相互作用の臨床試験

確認されなかった。

被疑薬やサプリメントとの相互作用の症例報告

確認されなかった。

薬やサプリメントとの相互作用の動物試験

確認されなかった。

II. 有害事象

有害事象の症例報告　ペニーロイヤル毒性のレビューでは，1883～1996年の22の有害事象を確認した。多くの症例は精油を10ml以上の用量で経口摂取したことに関連し，4例が致命的な結果であった。残りの症例は，吐き気，めまい，呼吸抑制，瞳孔の拡張，全身痙攣，昏睡であった（Anderson et al. 1996）。この参考文献の議論の詳細は，前項ヨーロピアンペニーロイヤル全草参照。

毒性に次いで死亡が，ペニーロイヤル油を局所的に処置したイヌで報告された（Sudekum et al. 1992）。

III. 薬理学および薬物動態学

ヒトの薬理学的研究　確認されなかった。

動物の薬理学的研究　確認されなかった。

*In vitro*の薬理学的研究　プレゴンの代謝産物であるメントフランは，薬物代謝酵素CYP2A6の重要な阻害剤であることが示されている（Khojasteh-Bakht et al. 1998）。

IV. 妊婦と授乳婦

ペニーロイヤル精油は，伝統的に堕胎薬として使用されている（Conway and Slocumb 1979; De Smet 1992; Williamson 2003）。妊娠中および授乳中のヨーロピアンペニーロイヤル精油の使用に関する動物や他の研究は不足しているが，潜在的に有毒化合物であるプレゴンの含有と精油の伝統的な利用法から考えると，ヨーロピアンペニーロイヤル精油は妊娠および授乳中は経口および外用で使用すべきではない。

V. 毒性研究

ラットでのプレゴンの毒性試験は，最大無毒性量（NOAEL）は，1日当たり20mg/kg（強制投与）および250mg/kg（食事での投与）の間の範囲であることを示した（Imaizumi et al. 1985; Thorup et al. 1983）。

プレゴンは，肝臓毒を起こすことで知られるメントフランに代謝される（Gordon et al. 1987; Mizutani et al. 1987; Speijers 2001; Sztajnkrycer et al. 2003）。

急性毒性

ラットに対するペニーロイヤル精油のLD_{50}は。経口投与において220～580mg/kgである（Opdyke 1972）。

短期毒性

1日当たり80または160mg/kgの用量でプレゴンを投与したラットは，アトニー，血中クレアチニン含有量の減少，末端体重の減少，肝臓および小脳の白質での組織病理的変化を誘発した。1日当たり20mg/kgを投与したラットはこれらの毒性の兆候を現さなかった（Thorup et al. 1983）。

遺伝毒性

プレゴンは，ネズミチフス菌での試験における遺伝毒性検査で陰性であり，キイロショウジョウバエを用いた翅毛スポット試験で弱い陽性を示した（Franzios et al. 1997）。

免疫毒性

免疫毒性のスクリーニング試験では，最大500mg/kgまでの用量でイソプレゴールを5日間経口処置したマウスでは，毒性の兆候を示さなかった（Vollmuth et al. 1989）。

参考文献

Anderson, I.B., W.H. Mullen, J.E. Meeker, et al. 1996. Pennyroyal toxicity: Measurement of toxic metabolite levels in two cases and review of the literature. *Ann. Intern. Med.* 124(8):726-734.

Anonymous. 1978. Fatality and illness associated with consumption of pennyroyal oil—Colorado. *Morb. Mortal. Wkly. Rep.* 27(51):511-513.

Bakerink, J.A., S.M. Gospe, Jr., R.J. Dimand, and M.W. Eldridge. 1996. Multiple organ failure after ingestion of pennyroyal oil from herbal tea in two infants. *Pediatrics* 98(5):944-947.

Brinker, F. 2001. *Herb contraindications and drug interactions*. 3rd ed. Sandy, OR: Eclectic Medical Publications.

Chadha, Y. 1988. *The wealth of India: A dictionary of Indian raw materials and industrial products*. Delhi: Council of Scientific and Industrial Research.

Ciganda, C., and A. Laborde. 2003. Herbal infusions used for induced abortion. *J. Toxicol. Clin. Toxicol.* 41(3):235-239.

Conway, G.A., and J.C. Slocumb. 1979. Plants used as abortifacients and emmenagogues by Spanish New Mexicans. *J. Ethnopharmacol.* 1(3):241-261.

Franzios, G., M. Mirotsou, E. Hatziapostolou, et al. 1997. Insecticidal and genotoxic activities of mint essential oils. *J. Agric. Food Chem.* 45(7):2690-2694.

Furia, T., and N. Bellanca. 1971. *Feranoli's handbook of flavor ingredients*. Cleveland: The Chemical Rubber Company.

Gordon, W.P., A.C. Huitric, C.L. Seth, R.H. McClanahan, and S.D. Nelson. 1987. The metabolism of the abortifacient terpene, (*R*)-(+)-pulegone, to a proximate toxin, menthofuran. *Drug Metab. Dispos.* 15(5):589-994.

Imaizumi, K., K. Hanada, K. Mawartari, and M. Sugano. 1985. Effect of essential oils on the concentration of serum lipids and apolipoproteins in rats. *J. Agric. Biol. Chem.* 49:2795-2796.

Khojasteh-Bakht, S.C., L.L. Koenigs, R.M. Peter, W.F. Trager, and S.D. Nelson. 1998. (*R*)-(+)-Menthofuran is a potent, mechanism-based inactivator of human liver cytochrome P450 2A6. *Drug Metab. Dispos.* 26(7):701-704.

List, P.H., and H. Hörhammer. 1973. *Hagers handbuch der pharmazeutischen praxis*. Berlin: Springer.

Macht, D.I. 1913. The action of so-called emmenagogue oils on the isolated uterus: With a report of a case of pennyroyal poisoning. *J. Am. Med. Assoc.* 61(2):105-107.

Mizutani, T., H. Nomura, K. Nakanishi, and S. Fujita. 1987. Effects of drug metabolism modifiers on pulegone-induced hepatotoxicity in mice. *Res. Commun. Chem. Pathol. Pharmacol.* 58(1):75-83.

Opdyke, D. 1972. Monographs on fragrance raw materials. *Food Cosmet. Toxicol.* 12:949-950.

Speijers, G. 2001. WHO Food Additives Series 46. Pulegone and related substances. Bilthoven, Netherlands: National Institute of Public Health and the Environment.

Sudekum, M., R.H. Poppenga, N. Raju, and W.E. Braselton, Jr. 1992. Pennyroyal oil toxicosis in a dog. *J. Am. Vet. Med. Assoc.* 200(6):817-818.

Sullivan, J.B., Jr., B.H. Rumack, H. Thomas, Jr., R.G. Peterson, and P. Bryson. 1979. Pennyroyal oil poisoning and hepatotoxicity. *J. Am. Med. Assoc.* 242(26):2873-4.

Sztajnkrycer, M.D., E.J. Otten, G.R. Bond, C.J. Lindsell, and R.J. Goetz. 2003. Mitigation of pennyroyal oil hepatotoxicity in the mouse. *Acad. Emerg. Med.* 10(10):1024-1028.

Thorup, I., G. Wurtzen, J. Carstensen, and P. Olsen. 1983. Short term toxicity study in rats dosed with pulegone and menthol. *Toxicol. Lett.* 19(3):207-210.

Vallance, W.B. 1955. Pennyroyal poisoning: A fatal case. *Lancet* 269(6895):850-851.

Vollmuth, T.A., J.D. Heck, H.V. Ratajczak, and P.T. Thomas. 1989. Immunotoxicity assessment of flavoring ingredients using a rapid and economical screen. *Toxicologist* 9:206.

Mentha spicata L.

シソ科

一般名：スペアミント

英　名：spearmint

和　名：ミドリハッカ，オランダハッカ

異　名：*Mentha viridis* L.

使用部位：葉

安全性クラス：1

相互作用クラス：A

禁忌　知見なし

他の注意事項　知見なし

薬やサプリメントとの相互作用　知見なし

注釈　スペアミントの葉がこの項の主題であるが，高濃度抽出物であるスペアミント精油もまた利用可能である。スペアミント精油の安全性に関する考察はスペアミント葉のものとは異なる。

有害事象と副作用　スペアミント精油に対する接触アレルギーの症例が報告されている（Andersen 1978; Clayton and Orton 2004; Skrebova et al. 1998）。

スペアミント精油は特定の個人，特に子供で感作反応を引き起こすことがある（Mills and Bone 2005）。

薬理学的考察　生殖ホルモンレベルの多少の変化が，1つのヒトに対する研究および2つの動物研究で報告されている（Akdogan et al. 2004b, 2004c, 2007）。

妊婦と授乳婦　科学的または伝統的文献において，妊娠中および授乳中におけるスペアミントの安全性は不明である。本書では，妊娠中や授乳期間での使用に関する問題は確認されなかったが，最終的な安全性は確立されていない。

レビュー詳細

I. 薬やサプリメントとの相互作用

薬やサプリメントとの相互作用の臨床試験

確認されなかった。

被疑薬やサプリメントとの相互作用の症例報告

確認されなかった。

薬やサプリメントとの相互作用の動物試験

確認されなかった。

II. 有害事象

臨床試験で報告された有害事象　スペアミント精油の臨床試験では，1日当たり500mgを摂取した試験参加者の数人が，胸の痛み，胸やけまたは逆流を経験した（Bulat et al. 1999）。

有害事象の症例報告　スペアミント精油に対する接触アレルギーの症例が報告されている（Andersen 1978; Clayton and Orton 2004; Skrebova et al. 1998）。スペアミント精油へのアレルギー性接触皮膚炎の症例が報告された（Bonamonte et al. 2001）。

III. 薬理学および薬物動態学

ヒトの薬理学的研究　下部食道括約筋への影響は，スペアミント精油を最大500mgまで投与された健常な被験者で認められず，スペアミントは呑酸に対する有害作用がないことを示した（Bulat et al. 1999）。

1日当たり1カップのスペアミントティーを5日間飲んでいた多毛症の女性では，遊離テストステロンの減少および黄体形成ホルモンの増加，卵胞刺激ホルモンおよびエストラジオールの増加と関連があった（Akdogan et al. 2007）。

動物の薬理学的研究　テストステロンの減少および黄体形成ホルモンおよび卵胞刺激ホルモンの増加は，30日間スペアミントティーを自由に摂取した雄ラットで認められた。精巣細胞におけるいくつかの有害作用が認められた（Akdogan et al. 2004c）。鉄分吸収の低下は，スペアミントティーを投与したラットで認められた（Akdogan et al. 2004a）。

*In vitro*の薬理学的研究　確認されなかった。

IV. 妊婦と授乳婦

妊娠中および授乳中におけるスペアミントの安全性に関する情報は確認されなかった。

V. 毒性研究

急性毒性

ラットに対するスペアミント精油のLD_{50}は，経口投与において5000mg/kgである（Spectrum 2003）。

短期毒性

飲料水として30日間スペアミントティーを投与したラットでは，いくつかの病理組織学的変化が腎臓で認められた（Akdogan et al. 2003）。同様に，飲料水として30日間スペアミントティーを投与した雌ラットでは，子宮組織上においていくつかの病理組織学的変化が認められた（Guney et al. 2006）。

30日間スペアミントティーを自由に与えられたラットでは，肝臓酵素の変化が認められた。スーパーオキシドジスムターゼ（SOD），グルタチオンペルオキシダーゼ（GSH-Px），カタラーゼ（CAT）の減少，チオバルビツール酸反応性物質（TBARS）の増加が認められた（Akdogan et al. 2004b）。

遺伝毒性

スペアミント精油は，キイロショウジョウバエにおいていくつかの変異原活性を示した（Franzios et al. 1997）。

M

参考文献

Akdogan, M., F. Gultekin, and M. Yontem. 2004a. Effect of *Mentha piperita* (Labiatae) and *Mentha spicata* (Labiatae) on iron absorption in rats. *Toxicol. Ind. Health* 20(6-10):119-122.

Akdogan, M., I. Kilinc, M. Oncu, E. Karaoz, and N. Delibas. 2003. Investigation of biochemical and histopathological effects of *Mentha piperita* L. and *Mentha spicata* L. on kidney tissue in rats. *Hum. Exp. Toxicol.* 22(4):213-219.

Akdogan, M., M. Ozguner, G. Aydin, and O. Gokalp. 2004b. Investigation of biochemical and histopathological effects of *Mentha piperita* Labiatae and *Mentha spicata* Labiatae on liver tissue in rats. *Hum. Exp. Toxicol.* 23(1):21-28.

Akdogan, M., M. Ozguner, A. Kocak, M. Oncu, and E. Cicek. 2004c. Effects of peppermint teas on plasma testosterone, follicle-stimulating hormone, and luteinizing hormone levels and testicular tissue in rats. *Urology* 64(2):394-398.

Akdogan, M., M.N. Tamer, E. Cure, et al. 2007. Effect of spearmint (*Mentha spicata* Labiatae) teas on androgen levels in women with hirsutism. *Phytother. Res.* 21(5):444-447.
Andersen, K.E. 1978. Contact allergy to toothpaste flavors. *Contact Dermat.* 4(4):195-198.
Bonamonte, D., L. Mundo, M. Daddabbo, and C. Foti. 2001. Allergic contact dermatitis from *Mentha spicata* (spearmint). *Contact Dermat.* 45(5):298.
Bulat, R., E. Fachnie, U. Chauhan, Y. Chen, and G. Tougas. 1999. Lack of effect of spearmint on lower oesophageal sphincter function and acid reflux in healthy volunteers. *Aliment. Pharmacol. Ther.* 13(6):805-812.
Clayton, R., and D. Orton. 2004. Contact allergy to spearmint oil in a patient with oral lichen planus. *Contact Dermat.* 51(5-6):314-315.
Franzios, G., M. Mirotsou, E. Hatziapostolou, et al. 1997. Insecticidal and genotoxic activities of mint essential oils. *J. Agric. Food Chem.* 45(7):2690-2694.
Guney, M., B. Oral, N. Karahanli, T. Mungan, and M. Akdogan. 2006. The effect of *Mentha spicata* Labiatae on uterine tissue in rats. *Toxicol. Ind. Health* 22(8):343-348.
Mills, S., and K. Bone. 2005. *The essential guide to herbal safety*. St. Louis: Elsevier.
Skrebova, N., K. Brocks, and T. Karlsmark. 1998. Allergic contact cheilitis from spearmint oil. *Contact Dermat.* 39(1):35.
Spectrum. 2003. *Spearmint oil material safety data sheet*. Gardena, CA: Spectrum Chemical Manufacturing Corp.

Menyanthes trifoliata L.

ミツガシワ科

一般名：ボグビーン
英　名：bog bean
和　名：ミツガシワ
別　名：buck bean, marsh trefoil
使用部位：葉

安全性クラス：1
相互作用クラス：A
禁忌　知見なし
他の注意事項　下痢，赤痢，大腸炎のある人への使用注意(Bradley 1993)。
薬やサプリメントとの相互作用　知見なし
有害事象と副作用　ボグビーンは特に過量の服用で，胃腸障害を引き起こすことがある（標準用量は1カップの水にハーブ0.5または1gから作られた茶剤として記載）(Weiss and Meuss 2001; Wichtl 2004)。
薬理学的考察　知見なし
妊婦と授乳婦　科学的または伝統的文献において，妊娠中および授乳中におけるボグビーンの安全性は不明である。本書では，妊娠中や授乳期間での使用に関する問題は確認されなかったが，最終的な安全性は確立されていない。

レビュー詳細

I. 薬やサプリメントとの相互作用
薬やサプリメントとの相互作用の臨床試験
確認されなかった。
被疑薬やサプリメントとの相互作用の症例報告
確認されなかった。
薬やサプリメントとの相互作用の動物試験
確認されなかった。

II. 有害事象
有害事象の症例報告　確認されなかった。

III. 薬理学および薬物動態学
ヒトの薬理学的研究　確認されなかった。
動物の薬理学的研究　確認されなかった。
*In vitro*の薬理学的研究　確認されなかった。

IV. 妊婦と授乳婦
妊娠中および授乳中におけるボグビーンの安全性は不明である。

V. 毒性研究
確認されなかった。

参考文献

Bradley, P.R. 1993. *British herbal compendium: A handbook of scientific information on widely used plant drugs*. Bournemouth, UK: British Herbal Medicine Association.
Weiss, R.F., and A.R. Meuss. 2001. *Weiss's herbal medicine*. Classic ed. New York: Thieme.
Wichtl, M. 2004. *Herbal drugs and phytopharmaceuticals: A handbook for practice on a scientific basis*. 3rd ed. Boca Raton, FL: CRC Press.

Mitchella repens L.

アカネ科

一般名：スクォーバイン
英　名：partridge berry
別　名：squawvine
使用部位：全草

安全性クラス：1
相互作用クラス：A
禁忌　知見なし
他の注意事項　知見なし
薬やサプリメントとの相互作用　知見なし
有害事象と副作用　知見なし
薬理学的考察　知見なし
妊婦と授乳婦　スクォーバインは，伝統的に切迫流産を防ぐために使用され，分娩前の数週間に摂取されていた（Cook 1869; Ellingwood 1919; Felter 1922; Felter and Lloyd 1898; Noe et al. 2002）。

科学的または伝統的文献において，授乳期間中のスクォーバインの安全性は不明である。本書では，授乳期間での使用に関する問題は確認されなかったが，最終的な安全性は確立されていない。

レビュー詳細

I. 薬やサプリメントとの相互作用

薬やサプリメントとの相互作用の臨床試験
　確認されなかった。
被疑薬やサプリメントとの相互作用の症例報告
　確認されなかった。
薬やサプリメントとの相互作用の動物試験
　確認されなかった。

II. 有害事象

有害事象の症例報告　確認されなかった。

III. 薬理学および薬物動態学

ヒトの薬理学的研究　確認されなかった。
動物の薬理学的研究　確認されなかった。
*In vitro*の薬理学的研究　確認されなかった。

IV. 妊婦と授乳婦

スクォーバインは，伝統的に切迫流産を防ぐために使用され，分娩前の数週間に摂取されていた（Cook 1869; Ellingwood 1919; Felter 1922; Felter and Lloyd 1898; Noe et al. 2002）。

授乳期間中のスクォーバインの安全性情報は確認されなかった。

V. 毒性研究

確認されなかった。

参考文献

Cook, W. 1869. *The physiomedical dispensatory*. Cincinnati, OH: W.H. Cook.
Ellingwood, F. 1919. *The American materia medica, therapeutics and pharmacognosy*. Evanston, IL: Ellingwood's Therapeutist.
Felter, H.W. 1922. *The Eclectic materia medica, pharmacology and therapeutics*. Cincinnati, OH: Scudder.
Felter, H.W., and J.U. Lloyd. 1898. *King's American dispensatory*. 18th ed., 3rd rev. 2 vols. Cincinnati: Ohio Valley Co.
Noe, J.E., M. Bove, and K. Janel. 2002. Herbal tonic formulas for naturopathic obstetrics. *Altern. Complement. Ther.* 8(6):327-335.

Monarda spp.

シソ科

Monarda clinopodia L.
一般名：ビーバーム
英　名：beebalm
別　名：white bergamot，wild bergamot

Monarda didyma L.
一般名：オスイゴティー
英　名：Oswego tea
和　名：タイマツバナ
別　名：Oswego beebalm，scarlet beebalm，scarlet monarda

Monarda fistulosa L.
一般名：ワイルドベルガモットビーバーム
英　名：wild bergamot beebalm
和　名：ヤグルマハッカ
別　名：beebalm，Oswego tea

Monarda pectinata Nutt.
一般名：スポッテドビーバーム
英　名：spotted beebalm
別　名：plains beebalm，pony beebalm

Monarda punctata L.
一般名：ホースミント
英　名：horsemint
別　名：American horsemint，monarda，origanum，spotted beebalm
使用部位：全草

安全性クラス：2b
相互作用クラス：A
禁忌　妊娠中は，医療従事者監督下以外での使用禁止（Felter and Lloyd 1898; List and Hörhammer 1973）。
他の注意事項　知見なし
薬やサプリメントとの相互作用　知見なし
注意　通経薬（Felter and Lloyd 1898; List and Hörhammer 1973; Williamson 2003），付録2参照。
有害事象と副作用　知見なし
薬理学的考察　知見なし
妊婦と授乳婦　モナルダ種は，伝統的に通経薬として使用されている（Felter and Lloyd 1898; List and Hörhammer 1973; Williamson 2003）。この情報に基づいて，妊娠中は有資格の医療従事者監督下以外での使用を推奨しない。

科学的または伝統的文献において，授乳期間中のモナルダの安全性は不明である。本書では，授乳期間での使用に関する問題は確認されなかったが，最終的な安全性は確立されていない。

レビュー詳細

I. 薬やサプリメントとの相互作用

薬やサプリメントとの相互作用の臨床試験
　確認されなかった。
被疑薬やサプリメントとの相互作用の症例報告
　確認されなかった。
薬やサプリメントとの相互作用の動物試験
　確認されなかった。

II. 有害事象

有害事象の症例報告　確認されなかった。

III. 薬理学および薬物動態学

ヒトの薬理学的研究　確認されなかった。
動物の薬理学的研究　確認されなかった。
*In vitro*の薬理学的研究　モルモットおよびラットにおけるアラキドン酸誘発血小板凝集の阻害が，オスイゴティー精油の処理後に認められた（Tognolini et al. 2006）。

IV. 妊婦と授乳婦

モナルダ種は，伝統的に通経薬として使用されている（Felter and Lloyd 1898; List and Hörhammer 1973; Williamson 2003）。

授乳期間中のモナルダの安全性情報は確認されなかった。

V. 毒性研究

確認されなかった。

参考文献

Felter, H.W., and J.U. Lloyd. 1898. *King's American dispensatory*. 18th ed., 3rd rev. 2 vols. Cincinnati: Ohio Valley Co.
List, P.H., and H. Hörhammer. 1973. *Hagers handbuch der pharmazeutischen praxis*. Berlin: Springer.
Tognolini, M., E. Barocelli, V. Ballabeni, et al. 2006. Comparative screening of plant essential oils: Phenylpropanoid moiety as basic core for antiplatelet activity. *Life Sci.* 78(13):1419-1432.
Williamson, E.M. 2003. *Potter's herbal cyclopedia*. Saffron Walden, Essex: C.W. Daniel Co.

Morella spp.　ヤマモモ科

Morella cerifera (L.) Sm.
一般名：ベイベリー
英　名：bayberry
異　名：*Myrica cerifera* L.
別　名：candle berry，southern bayberry，wax myrtle

Morella pensylvanica (Mirb.) Kartesz, comb. nov. ined.
一般名：ベイベリー
英　名：bayberry
異　名：*Myrica pensylvanica* Mirb.
別　名：northern bayberry
使用部位：樹皮，根

安全性クラス：1
相互作用クラス：A
禁忌　知見なし
他の注意事項　知見なし
薬やサプリメントとの相互作用　知見なし
有害事象と副作用　過量のベイベリーは嘔吐を引き起こすことがある（Felter and Lloyd 1898; Remington and Wood 1918）。
薬理学的考察　知見なし
妊婦と授乳婦　科学的または伝統的文献において，妊娠中および授乳中におけるベイベリーの安全性は不明である。本書では，妊娠中や授乳期間での使用に関する問題は確認されなかったが，最終的な安全性は確立されていない。

レビュー詳細

I. 薬やサプリメントとの相互作用
薬やサプリメントとの相互作用の臨床試験
　確認されなかった。
被疑薬やサプリメントとの相互作用の症例報告
　確認されなかった。
薬やサプリメントとの相互作用の動物試験
　確認されなかった。

II. 有害事象
有害事象の症例報告　確認されなかった。

III. 薬理学および薬物動態学
ヒトの薬理学的研究　確認されなかった。
動物の薬理学的研究　確認されなかった。
*In vitro*の薬理学的研究　確認されなかった。

IV. 妊婦と授乳婦
妊娠中および授乳中におけるベイベリーの安全性に関する情報は確認されなかった。

V. 毒性研究
確認されなかった。

M

参考文献

Felter, H.W., and J.U. Lloyd. 1898. *King's American dispensatory.* 18th ed., 3rd rev. 2 vols. Cincinnati: Ohio Valley Co.

Remington, J.P., and H.C. Wood. 1918. *The dispensatory of the United States of America.* 20th ed. Philadelphia: Lippincott.

Morinda citrifolia L.

アカネ科

一般名：ノニ
英　名：noni
別　名：Indian mulberry
使用部位：果実

安全性クラス：2b
相互作用クラス：A
禁忌　妊娠中は，医療従事者監督下以外での使用禁止。
他の注意事項　知見なし
薬やサプリメントとの相互作用　知見なし
有害事象と副作用　肝毒性のいくつかの症例が，ノニジュースを摂取した人で報告されている（Lopez-Cepero Andrada et al. 2007; Millonig et al. 2005; Stadlbauer et al. 2005, 2008; Yuce et al. 2006）。数人の患者は他の薬やサプリメントを摂取していた。ある症例では，ノニは一般的に肝障害を引き起こす薬と一緒に摂取されていた（Francis et al. 2003; Yuce et al. 2006）。ノニジュースの動物とヒトに対する研究では，肝酵素値の上昇を示しておらず（Davies and Mugglestone 2003; Glerup 2000; Kalandakanond et al. 2004; Mancebo et al. 2002; Product Safety Labs 2000），欧州食品安全機関による症例報告および毒性データの2006年のレビューでは，ノニ摂取と報告された肝毒性の症例との間の因果関係に説得力のある証拠は存在しないことを示した（EFSA 2006）。

　高カリウム血症は，ノニを摂取していた慢性腎不全のある男性で報告された。ノニジュースの分析では，カリウム濃度は，腎不全を有する人で制限されている他の一般的なフルーツジュースと同様であることを示した（Mueller et al. 2000）。
薬理学的考察　ノニ果実を含むカプセルの用量漸増研究では，28日間，1日当たり最大10gまでの用量で良好な忍容性があったことを示した（Issell et al. 2005）。
妊婦と授乳婦　ノニを使用した動物研究では，ある研究では非常に多い用量（6g/kg）において発達への有害作用を示さなかったが，他の研究では妊娠中のノニの使用は胎児の骨形成の遅れの原因となったことを示しており，矛盾する情報を提供している（Marques et al. 2010; West et al. 2008）。

民族植物学の文献では，この作用は実験的に確認されていないが（Pawlus and Kinghorn 2007），ノニ果実の“高用量”摂取は流産を引き起こすことが報告された（Cambie and Brewis 1997）。妊娠および授乳中におけるノニの安全性は不明である。

本書では，これらの症例報告の密接な関連や肝毒性のメカニズムの可能性が完全には理解されていないため，妊娠中のノニ使用への注意は，ノニ使用に関連して報告された肝毒性の最近の症例に関連する懸念に基づいている。

科学的または伝統的文献において，授乳期間中のノニ果実の安全性は不明である。本書では，授乳期間での使用に関する問題は確認されなかったが，最終的な安全性は確立されていない。

レビュー詳細

I. 薬やサプリメントとの相互作用

薬やサプリメントとの相互作用の臨床試験

確認されなかった。

被疑薬やサプリメントとの相互作用の症例報告

クマジン抵抗および低下したINR値（血液凝固テストの結果を報告するための標準化スケール。INR値の低下は血液凝固の遅延を示す）は，不特定期間ノニジュースを1日当たり“小さいグラス2杯”摂取していた41歳の女性で報告された。報告した医師は，その製品はクマジン耐性を引き起こす，ビタミンKで強化されていた可能性があることを示した（Carr et al. 2004）。

薬やサプリメントとの相互作用の動物試験

確認されなかった。

II. 有害事象

有害事象の症例報告　肝毒性は，約3週間1日当たりノニジュースを“グラス1杯”摂取していた45歳の男性で報告された。トランスアミナーゼおよびガンマグルタミルトランスフェラーゼ（GGT）の有意な上昇，乳酸デヒドロゲナーゼの上昇，直接ビリルビン値のわずかな上昇が報告され，肝障害が生検により確認された。ノニジュースの摂取中止後，1か月でトランスアミナーゼ値は，正常に戻った（Millonig et al. 2005）。この症例に関連する製品の製造業者から購入したノニジュースの分析では，ノニジュースにはアントラキノンは存在せず（Jensen et al. 2006），アラントキラノンの欠如が欧州委員会による新開発食品として承認されるための前提条件であった（EC 2003; Jensen et al. 2006）。アントラキノンが肝毒性の原因であることが示唆された（Millonig et al. 2005）。

パラセタモールの少用量に関連した中毒性肝炎の既往のある29歳の男性は，3週間にわたってノニジュース1.5リットル摂取に次いで亜急性肝炎を発症した。彼はまた，サイコ，ハンゲ，オウゴン，ジンセン，カンゾウ，ケイガイ，シャクヤクを含む中国の漢方レメディを1日当たりおよそ7g摂取していた。肝機能検査は，ビリルビン，アスパラギン酸アミノトランスフェラーゼ（AST），アラニンアミノトランスフェラーゼ（ALT），γ-グルタミルトランスフェラーゼ（GGT），アルカリホスファターゼ（ALP）の上昇を示した（Stadlbauer et al. 2005）。

肝疾患既往のない62歳の女性は，3か月にわたってノニジュース2リットル摂取に次いで自然治癒性の急性肝炎の症状を生じた。経皮的肝生検では，特異体質薬物反応と一致して急性肝炎を明らかにした。AST，ALT，ビリルビン値の上昇が観察され，ノニの中止後に正常に戻った。女性は，慢性B細胞性白血病のため，前の年にフルダラビンで治療を受けていた（Stadlbauer et al. 2005）。

急性肝炎は，4週間ノニジュース（投与量および頻度は不特定）を摂取していた多発性硬化症の24歳の女性で報告された。女性は，多発性硬化症患者において様々な重症度の肝臓障害を引き起こす薬である，インターフェロンb1a（IFN）で6週間治療していた（Francis et al. 2003）。IFNは，当初，この症例の肝毒性の原因として疑われた。IFN投与は中止され，約1週間後にノニも中止された。肝臓酵素値（ALTおよびビリルビン）は，IFNの中止後2週間で劇的に増加し，その後通常のレベルに戻った（Yuce et al. 2006）。

肝毒性は，悪性脳腫瘍（神経膠芽腫）と診断された43歳男性で報告された。男性は2週間ノニジュースを1日当たり20ml摂取しており，また1日2回レベチラセタムを摂取していた（Stadlbauer et al. 2008）。肝毒性は，数週間の期間にわたってノニをいくらか（不特定量）摂取していた33歳の女性で報告された（Lopez-Cepero Andrada et al. 2007）。

高カリウム血漿の症例は，慢性腎不全のある男性で報告された。男性は，不特定期間1日当たりノニジュースをおよそ4.5オンス摂取していた。報告医師はグレープジュース，天然香料および安息香酸も含んだ独自のノニジュースを分析するために提出させたところ，このジュースはオレンジ，トマト，グレープフルーツジュースと同様の，およそ56 mEq/lのカリウムを含有することが判明され，それらのすべては通常末期腎疾患を有する患者の食事で制限されている（Mueller et al. 2000）。

III. 薬理学および薬物動態学

ヒトの薬理学的研究　進行癌の患者において，熟したノニ果実抽出物を500mg含有するカプセルの用量漸増試験では，ノニは28日間1日当たり最大10gまでの用量で良好な忍容性があったことを示した。その用量は，ノニ果実ジュースのおよそ200mlに対応している。この研究では有害事象は認められなかった（Issell et al. 2005）。臨床研究では，健常な被験者は28日間1日当たり最大750mlまでの3用量レベルでノニジュースを投与された。血液学，生化学，泌尿器学的検査値での有意な変化は，0，2，4，6週での検査では認められなかった。生化学的分析は，アルカリホスファターゼ，ALT，AST，総ビリルビン，脂質，クレアチンキナーゼ，クレアチニン，γ-グルタミルトランスフェラーゼ，グルコース，総タンパク質，尿酸値である（Davies and Mugglestone 2003）。

動物の薬理学的研究　アレルギー反応は，ノニジュースでの感作およびチャレンジテストの対象としたモルモットで認められなかった（Kaaber 2000; Product Safety Labs 2000）。

***In vitro*の薬理学的研究**　ヒト幹細胞（HepG2）では，フリーズドライノニ果実ピューレは，生存能力を減少させず，中性脂肪の蓄積およびリン脂質症を誘導しなかった（West et al. 2009）。

IV. 妊婦と授乳婦

妊娠1～21日に1日当たり1.72，3.43，6.86g/kgのフリーズドライのノニピューレを経口投与したラットでは，生存胎児の数の減少，再吸収，胎児の体重および身長の減少，骨格異常および重大な奇形を含む，胎児発達への有害作用は認められなかった（West et al. 2008）。

妊娠7～15日にノニ水性抽出物を0.4，2，20 ml/kg，またはノニジュースを0.4，2，20 ml/kgを経口投与したラットでは，胎児における骨化を遅延した。母体毒性の兆候は認められなかった（Marques et al. 2010）。

1日当たり7.5，75，750 mg/kgのノニの水性抽出物を経口投与したラットでは，妊娠期間，着床数，産子数，出生指標に有害作用は認められなかった。7.5mg/kgの用量では分娩指数の低下が認められた（Müller et al. 2009）。

この作用は実験的に確認されていないが（Pawlus and Kinghorn 2007），ある民族植物学の文献では，ノニ果実の"高用量"（用量，期間，製剤の詳細は不明）摂取は，流産を引き起こすことが報告されている（Cambie and Brewis 1997）。

授乳期間中のノニ果実の安全性情報は確認されなかった。

V. 毒性研究

急性毒性

マウスに対するノニ果実のメタノール抽出物のLD_{50}は，腹腔内投与において3.5g/kgであるが（Chearskul et al. 2004; Nakanishi et al. 1965），水抽出物のLD_{50}は7.5g/kgである（Chearskul et al. 2004）。

短期毒性

血清グルタミン酸ピルビン酸トランスアミナーゼ（SGPT），血清グルタミン酸オキサロ酢酸トランスアミナーゼ（SGOT），アルカリホスファターゼ，血中尿素窒素，クレアチニン，Na+，K+，Cl－を含む臨床化学測定での変化は，30日間毎日ノニジュース（用量は特定されなかった）を与えたラットで認められなかった（Kalandakanond et al. 2004）。

毒性の兆候および行動の変化は，ノニ果実ピューレを15g/kg経口投与したラットで認められなかった（Product Safety Labs 2000）。生化学的パラメータおよび病理組織学的所見の変化は，1日当たり1g/kgのノニ果実抽出物を28日間投与したラットで認められなかった（Mancebo et al. 2002）。

亜慢性毒性

組織学，臨床化学（肝臓酵素を含む），血液学，体重増加率，行動の変化は，1日当たり80ml/kgのノニジュースを13週間投与されたラットで認められなかった（Wang et al. 2002）。この研究に基づいて，無毒性量（NOAEL）は80ml/kgより大きいものであると決定された（Glerup 2000）。

1日当たり1.72，3.43，6.86 g/kgのフリーズドライノニ果実ピューレを90日間経口投与したラットでは，病理組織学的変化および，肝臓機能評価を含む血液学および臨床化学測定での用量関連反応の証拠は認められなかった。この結果に基づいて，フリーズドライノニ果実ピューレにおけるNOAELは，ノニ果実ジュースのおよそ90ml/kgに相当する，6.86 g/kgより大きいものとして決定した（West et al. 2009）。

遺伝毒性

ノニジュース抽出物のわずかな変異原性活性は，菌株TA1537におけるサルモネラミクロソーム分析で認められたが，TA98株およびTA100株では認められなかった。その活性はフラボノイドの存在に起因した（Westendorf et al. 2007）。

ノニジュースの変異原性は，V79チャイニーズハムスター線維芽細胞での哺乳類変異原性試験で認められなかった（Westendorf et al. 2007）。ノニジュース濃縮物で処置したラットは，初代ラットの肝細胞でDNA修復合成を示さず，またDNA付体およびDNA鎖切断も観察されなかった（Westendorf et al. 2007）。

粉末ジュースを10g/kgの単回用量を経口投与したマウスで，ノニの染色体異常活性は認められなかった。

骨髄の観察では，ノニジュースの摂取に関連した小核の増加を示さなかった（Edwards 2002）。

625，1250，2500，5000 μg/ml（乾燥重量）の濃度でのノニジュースの活性は，S9による代謝活性化の有無に関わ

M

らず，ヒトリンパ球での染色体異常試験で認められなかった（Edwards 2003)。

参考文献

Cambie, R.C., and A.A. Brewis. 1997. *Anti-fertility plants of the Pacific*. Collingwood, Victoria, Australia: CSIRO Publishing.

Carr, M.E., J. Klotz, and M. Bergeron. 2004. Coumadin resistance and the vitamin supplement "Noni." *Am. J. Hematol.* 77(1):103.

Chearskul, S., S. Koopiwut, S. Chatchawalvanit, et al. 2004. *Morinda citrifolia* has very weak estrogenic activity *in vivo*. *Thai J. Physiol. Sci.* 17:22-29.

Davies, C., and C. Mugglestone. 2003. A single centre, double-blind, three dose level, parallel group, placebo controlled safety study with Tahitian noni juice in healthy subjects Surrey, UK: BIBRA International Ltd.

EC. 2003. EU Commission Decision of 5 June 2003 authorising the placing on the market of "noni juice" (juice of the fruit of *Morinda citrifolia* L.) as a novel food ingredient under Regulation (EC) No 258/97 of the European Parliament and of the Council.

Edwards, C. 2002. Tahitian noni juice—Mouse micronucleus test. Test report. Lille Skensved, Denmark: Scantox Biologisk Laboratorium.

Edwards, C. 2003. In vitro mammalian chromosome aberration test performed with human lymphocytes. Test Report. Lille Skensved, Denmark: Scantox Biologisk Laboratorium.

EFSA. 2006. Opinion on request from the Commission related to safety of noni juice (juice of the fruits of *Morinda citrifolia*). *EFSA J.* 376:1-12.

Francis, G.S., Y. Grumser, E. Alteri, et al. 2003. Hepatic reactions during treatment of multiple sclerosis with interferon-β-1a: Incidence and clinical significance. *Drug Saf.* 26(11):815.

Glerup, P. 2000. Tahitian noni juice—A 13-wk oral (gavage) toxicity study in rats. Lille Skensved, Denmark: Scantox Biologisk Laboratorium.

Issell, B.F., C. Gotay, I. Pagano, and A. Franke. 2005. Quality of life measures in a phase I trial of noni. *J. Clin. Oncol.* 23(16):8217.

Jensen, C.J., J. Westendorf, M.Y. Wang, and D.P. Wadsworth. 2006. Noni juice protects the liver. *Eur. J. Gastroenterol. Hepatol.* 18(5):575-577.

Kaaber, K. 2000. Tahitian noni juice: Active systemic anaphylaxis test in the guinea pig. Lille Skensved, Denmark: Scantox Biologisk Laboratorium.

Kalandakanond, S., J. Pandaranandaga, S. Komolvanich, and S. Poonyachoti. 2004. A study on the anxiolytic effect of juice from the fruit of noni (*Morinda citrifolia* L. Rubiaceae) on Wistar rats. *Thai J. Pharm.* 34(1):99-105.

Lopez-Cepero Andrada, J.M., S. Lerma Castilla, M.D. Fernandez Olvera, and A. Amaya Vidal. 2007. Hepatotoxicity caused by a noni (*Morinda citrifolia*) preparation. *Rev. Esp. Enferm. Dig.* 99(3):179-181.

Mancebo, A., I. Scull, Y. Gonzalez, et al. 2002. Repeated dose oral toxicity assay (28 days) of the aqueous extract of *Morinda citrifolia* in Sprague-Dawley rats. *Rev. Toxicol.* 19(2):73-78.

Marques, N.F., A.P. Marques, A.L. Iwano, et al. 2010. Delayed ossification in Wistar rats induced by *Morinda citrifolia* L. exposure during pregnancy. *J. Ethnopharmacol.* 128 (1):85-91.

Millonig, G., S. Stadlmann, and W. Vogel. 2005. Herbal hepatotoxicity: Acute hepatitis caused by a noni preparation (*Morinda citrifolia*). *Eur. J. Gastroenterol. Hepatol.* 17(4):445-447.

Mueller, B.A., M.K. Scott, K.M. Sowinski, and K.A. Prag. 2000. Noni juice (*Morinda citrifolia*): Hidden potential for hyperkalemia? *Am. J. Kidney Dis.* 35(2):310-312.

Müller, J.C., G.G. Botelho, A.C. Bufalo, et al. 2009. *Morinda citrifolia* Linn. (noni): In vivo and in vitro reproductive toxicology. *J. Ethnopharmacol.* 121(2):229-233.

Nakanishi, K., S. Sasaki, A.K. Kiang, et al. 1965. Phytochemical survey of Malaysian plants: Preliminary chemical and pharmacological screening. *Chem. Pharm. Bull. (Tokyo)* 13(7):882-890.

Pawlus, A.D., and A.D. Kinghorn. 2007. Review of the ethnobotany, chemistry, biological activity and safety of the botanical dietary supplement *Morinda citrifolia* (noni). *J. Pharm. Pharmacol.* 59(12):1587-1609.

Product Safety Labs. 2000. *Cited in* West, B. J., C. J. Jensen, et al. (2006). A safety review of noni fruit juice. *J. Food Sci.* 71(8):R100-106.

Stadlbauer, V., P. Fickert, C. Lackner, et al. 2005. Hepatotoxicity of noni juice: Report of two cases. *World J. Gastroenterol.* 11(30):4758-4760.

Stadlbauer, V., S. Weiss, F. Payer, and R. Stauber. 2008. Herbal does not at all mean innocuous: The sixth case of hepatotoxicity associated with *Morinda citrifolia* (noni). *Am. J. Gastroenterol.* 103(9):2406-2407.

Wang, M.Y., B.J. West, C.J. Jensen, et al. 2002. *Morinda citrifolia* (noni): A literature review and recent advances in noni research. *Acta Pharmacol. Sin.* 23(12):1127-1141.

West, B.J., C.X. Su, and C.J. Jensen. 2008. Prenatal toxicity test of *Morinda citrifolia* (noni) fruit. *J. Toxicol. Sci.* 33(5):647-649.

West, B.J., C.X. Su, and C.J. Jensen. 2009. Hepatotoxicity and subchronic toxicity tests of *Morinda citrifolia* (noni) fruit. Review of noni update. *J. Toxicol. Sci.* 34(5):581-585.

Westendorf, J., K. Effenberger, H. Iznaguen, and S. Basar. 2007. Toxicological and analytical investigations of noni (*Morinda citrifolia*) fruit juice. *J. Agric. Food Chem.* 55(2):529-537.

Yuce, B., V. Gulberg, J. Diebold, and A.L. Gerbes. 2006. Hepatitis induced by noni juice from *Morinda citrifolia*: A rare cause of hepatotoxicity or the tip of the iceberg? *Digestion* 73(2-3):167-170.

Morus alba L.

クワ科

一般名：ホワイトマルベリー

英　名：white mulberry

和　名：マグワ，シログワ

中国名：桑椹子（*sang shen zi*）（果実）

使用部位：果実

安全性クラス：1

相互作用クラス：A

禁忌　知見なし

他の注意事項　知見なし

薬やサプリメントとの相互作用　知見なし

有害事象と副作用　アナフィラキシー反応を含む，ホワイトマルベリー果実へのアレルギー反応が報告されている(Bensky et al. 2004; Navarro et al. 1997)。

薬理学的考察　知見なし

妊婦と授乳婦　科学的または伝統的文献において，妊娠中および授乳中におけるホワイトマルベリーの安全性は不明である。本書では，妊娠中や授乳期間での使用に関する問題は確認されなかったが，最終的な安全性は確立されていない。

レビュー詳細

I. 薬やサプリメントとの相互作用

薬やサプリメントとの相互作用の臨床試験

確認されなかった。

被疑薬やサプリメントとの相互作用の症例報告

確認されなかった。

薬やサプリメントとの相互作用の動物試験

確認されなかった。

II. 有害事象

有害事象の症例報告　中国伝統医学の参考文献では，ホワイトマルベリー果実の“高用量”（標準用量は煎剤としてドライ果実の9～15g）は，子供で出血性大腸炎を引き起こす可能性があり，2つの症例が文献に報告されている。1つでは，3歳の男児が3掴みの果実を食べた（果実は生かドライであったかどうかの記載なし）。2つ目の症例の詳細は記載されなかった（Bensky et al. 2004）。逆に，中国伝統医学の他の文献では，そのような懸念はなく，ホワイトマルベリー果実は穏やかで微妙な作用があり，長期間の強壮剤として適切であるとする（Chen and Chen 2004）。

マルベリーへのアレルギー性皮膚反応が報告されている(Bensky et al. 2004)。マルベリーを食べた後のアナフィラキシー反応がいくつかの樹木花粉に過敏症のある女性で報告された。ホワイトマルベリーへのアレルギーが皮膚プリックテストによって確認された（Navarro et al. 1997）。

食物アレルゲン（主に果実）への複数の感作を持つ患者の小規模研究では，イチジクおよびマルベリーへの過敏症は，アレルゲン交差反応性の結果として関連する可能性があることを示した（Caiaffa et al. 2003）。

III. 薬理学および薬物動態学

ヒトの薬理学的研究　確認されなかった。

動物の薬理学的研究　確認されなかった。

*In vitro*の薬理学的研究　確認されなかった。

IV. 妊婦と授乳婦

妊娠中および授乳中におけるホワイトマルベリーの使用に関する情報は確認されなかった。

V. 毒性研究

確認されなかった。

参考文献

Bensky, D., S. Clavey, and E. Stöger. 2004. *Chinese herbal medicine: Materia medica*. 3rd ed. Seattle: Eastland Press.

Caiaffa, M.F., V.M. Cataldo, A. Tursi, and L. Macchia. 2003. Fig and mulberry cross-allergy. *Ann. Allergy Asthma Immunol.* 91(5):493-495.

Chen, J.K., and T.T. Chen. 2004. *Chinese medical herbology and pharmacology*. City of Industry, CA: Art of Medicine Press.

Kim, I.G., S.C. Kang, K.C. Kim, E.S. Choung, and O.P. Zee. 2008. Screening of estrogenic and antiestrogenic activities from medicinal plants. *Environ. Toxicol. Pharmacol.* 25(1):75-82.

Navarro, A.M., J.C. Orta, M.C. Sanchez, et al. 1997. Primary sensitization to *Morus alba*. *Allergy* 52(11):1144-1145.

Morus alba L.　クワ科

一般名：ホワイトマルベリー

英　名：white mulberry

和　名：マグワ，シログワ

中国名：桑葉（*sang ye*）（葉）

使用部位：葉

安全性クラス：1

相互作用クラス：A

禁忌　知見なし

他の注意事項　知見なし

薬やサプリメントとの相互作用　知見なし

有害事象と副作用　知見なし

薬理学的考察　ヒトおよび動物研究では，ホワイトマルベリー葉が血糖値の調節を変化させる可能性があることを実証した（Abou-Seif and Kamel 2008; Butt et al. 2008; Kimura et al. 2007; Mudra et al. 2007; Musabayane et al. 2006; Naowaboot et al. 2009）。糖尿病を持つ人は，使用前に有資格の医療従事者に相談し，血糖値を厳密に測定することを勧める。

動物研究では，ホワイトマルベリー葉抽出物の抗ドーパミン活性は比較的大用量（最大200mg/kgまで）を注射したマウスで認められたことを示した（Yadav et al. 2008）。標準的な治療用量での経口使用への関連性は知られていない。

妊婦と授乳婦　妊娠中のヒツジにおける研究では，仔の出生体重におけるホワイトマルベリー葉の有害作用は示されなかった（Prasad et al. 1995）。

授乳期間中のホワイトマルベリー葉の安全性は不明である。本書では，授乳期間での使用に関する問題は確認されなかったが，最終的な安全性は確立されていない。

レビュー詳細

I. 薬やサプリメントとの相互作用

薬やサプリメントとの相互作用の臨床試験

確認されなかった。

被疑薬やサプリメントとの相互作用の症例報告

確認されなかった。

薬やサプリメントとの相互作用の動物試験

確認されなかった。

II. 有害事象

有害事象の症例報告　確認されなかった。

III. 薬理学および薬物動態学

ヒトの薬理学的研究　1-デオキシノジリマイシンを1.5%の濃度に強化したホワイトマルベリー葉粉末を0.4，0.8，1.2gの単回用量で経口投与した健常な被験者では，粉末0.8または1.2gの用量は，食後血糖の上昇およびインスリンの分泌を有意に抑制した（Kimura et al. 2007）。

血中グルコース増加の抑制および，血中グルコースにおけるピーク値トラフ値変動の減少は，ホワイトマルベリー葉抽出物1gの単回用量を経口投与された，2型糖尿病患者（合併症がなく，経口血糖降下剤の使用あり）で認められた。患者は，アルカボース以外の薬はどれでも摂取し続けることを許可された（Mudra et al. 2007）。

研究では，ホワイトマルベリー葉は，一般的に，トルコで1型糖尿病の管理に使用されていることを示した（Arykan et al. 2009）。ホワイトマルベリー葉は，チリ，タイおよび他の国々でも糖尿病の管理に使用されている（Lemus et al. 1999; Naowaboot et al. 2009）。

動物の薬理学的研究　高血糖の改善は，2週間ホワイトマルベリー葉の水抽出物を1日当たり200mg/kg経口投与された糖尿病ラットで認められた（Abou-Seif and Kamel 2008）。1日当たり200mg/kgのホワイトマルベリー葉を5週間経口投与した糖尿病ラットで，血糖値の低下が認められた。健常なラットではグルコース値への作用は認められなかった（Musabayane et al. 2006）。22%の血糖値の減少が，1日当たり1g/kgのホワイトマルベリー葉の水抽出物を6週間経口投与した糖尿病ラットで認められた（Naowaboot et al. 2009）。いくつかの他の動物研究でも同様の所見が示された（Chen et al. 1995; Devi and Urooj 2008; Hosseinzadeh and Sadeghi 1999; Miyahara et al. 2004）。

ホワイトマルベリー葉のメタノール抽出物を50，100，200 mg/kgの用量で腹腔内投与したマウスでは，アンフェタミン誘発常同行動での用量依存的な減少およびフェノバルビトンによって誘発された睡眠時間の延長に伴い，争い事の件数減少やフットショック誘発攻撃での戦いが起こるまでの待機時間の延長が認められた。研究の著者は，その結果がホワイトマルベリー葉のメタノール抽出物の抗ドーパミン作用を示唆していることを示した（Yadav et al. 2008）。

*In vitro*の薬理学的研究　ホワイトマルベリー葉のメタノール抽出物のエストロゲン活性は，ヒトエストロゲン受容体発現プラスミドおよび受容体プラスミドでの組換え酵母系において認められなかった（Kim et al. 2008）。

IV. 妊婦と授乳婦

3か月間通常の餌に加えて，30または50%のホワイトマルベリー葉を含む干し草を与えた妊娠ヒツジ（妊娠6～8週）から生まれた仔ヒツジで，出生体重への影響は見られなかった（Prasad et al. 1995）。

授乳期間中のホワイトマルベリー葉の安全性情報は確認されなかった。

V. 毒性研究

急性毒性

腹腔内投与したホワイトマルベリーの水抽出物のLD_{50}は，マウスで4g/kg，ラットで5g/kgである。マウスおよびラットに経口投与した同じ抽出物のLD_{50}は最大5g/kgまでの用量で決定できなかった（Trabsung 2004）。

短期毒性

1日当たり最大3g/kgまでの用量でホワイトマルベリー葉の水抽出物を60日間経口投与したラットでは，有害作用は認められなかった。観測されたパラメータは，血液化学，血液学的値，および主要な臓器の顕微鏡的評価を含んだ（Trabsung 2004）。

1日当たり粉末のホワイトマルベリー葉を1または5%含む

餌を4週間与えたラットで，有害作用は認められなかった。観測されたパラメータは，臓器重量，血液学的および生化学的値，および病理検査を含んだ（Mitsuya et al. 2001）。

毒性の兆候，組織重量の変化を含む有害作用は，28日間ホワイトマルベリー葉粉末を含む餌を与えたラットで認められなかった（Srivastava et al. 2003）。

1日当たり最大6kgまでの用量でホワイトマルベリー葉を100日間与えられた乳牛では，乳牛への有害作用および，牛乳の収穫やバター含有量の変化は認められなかった（Srivastava et al. 2003）。

亜慢性毒性

1日当たりホワイトマルベリー抽出物（およそ，雄では884.5mg/kg，雌では995.7mg/kgの用量のマルベリー）を最大1%まで含む餌を90日間与えたラットで，有害作用は認められなかった。観測されたパラメータは，体重増加，血液学および血液化学，そして主要臓器の顕微鏡検査を含んだ（Miyazawa et al. 2003）。

参考文献

Abou-Seif, M.A.M., and E.S.M. Kamel. 2008. Hypoglycemic and metabolic activity of aqueous extract of *Morus alba* in streptozotocin-diabetic rats. *Biosci. Biotechnol. Res. Asia* 5(1):139-144.

Arykan, D., S.K. Sivrikaya, and N. Olgun. 2009. Complementary alternative medicine use in children with type 1 diabetes mellitus in Erzurum, Turkey. *J. Clin. Nurs.* 18(15):2136-2144.

Butt, M.S., A. Nazir, M.T. Sultan, and K. Schroën. 2008. *Morus alba* L.: Nature's functional tonic. *Trends Food Sci. Technol.* 19(10):505-512.

Chen, F., N. Nakashima, I. Kimura, and M. Kimura. 1995. Hypoglycemic activity and mechanisms of extracts from mulberry leaves (*folium mori*) and cortex mori radicis in streptozotocin-induced diabetic mice. *Yakugaku Zasshi* 115(6):476-482.

Devi, V.D., and A. Urooj. 2008. Hypoglycemic potential of *Morus indica* L. and *Costus igneus* Nak.—A preliminary study. *Indian J. Exp. Biol.* 46(8):614-616.

Hosseinzadeh, H., and A. Sadeghi. 1999. Antihyperglycemic effects of *Morus nigra* and *Morus alba* in mice. *Pharm. Pharmacol. Lett.* 9(2):63-65.

Kim, I.G., S.C. Kang, K.C. Kim, E.S. Choung, and O.P. Zee. 2008. Screening of estrogenic and antiestrogenic activities from medicinal plants. *Environ. Toxicol. Pharmacol.* 25(1):75-82.

Kimura, T., K. Nakagawa, H. Kubota, et al. 2007. Food-grade mulberry powder enriched with 1-deoxynojirimycin suppresses the elevation of postprandial blood glucose in humans. *J. Agric. Food Chem.* 55(14):5869-5874.

Lemus, I., R. Garcia, E. Delvillar, and G. Knop. 1999. Hypoglycaemic activity of four plants used in Chilean popular medicine. *Phytother. Res.* 13(2):91-94.

Mitsuya, M., N. Suegara, Y. Kojima, et al. 2001. Four-week oral toxicity studies of the leaf powder of mulberry (*Morus alba* L.) in rats. *Pharmacometrics* 61(1):169-176.

Miyahara, C., M. Miyazawa, S. Satoh, A. Sakai, and S. Mizusaki. 2004. Inhibitory effects of mulberry leaf extract on postprandial hyperglycemia in normal rats. *J. Nutr. Sci. Vitaminol. (Tokyo)* 50(3):161-164.

Miyazawa, M., C. Miyahara, S. Satoh, and A. Sakai. 2003. Ninety-day dietary toxicity study of mulberry leaf extract in rats. *Shokuhin Eiseigaku Zasshi* 44(4):191-197.

Mudra, M., N. Ercan-Fang, L. Zhong, J. Furne, and M. Levitt. 2007. Influence of mulberry leaf extract on the blood glucose and breath hydrogen response to ingestion of 75 g sucrose by type 2 diabetic and control subjects. *Diabetes Care* 30(5):1272-1274.

Musabayane, C.T., P.T. Bwititi, and J.A. Ojewole. 2006. Effects of oral administration of some herbal extracts on food consumption and blood glucose levels in normal and streptozotocin-treated diabetic rats. *Methods Find. Exp. Clin. Pharmacol.* 28(4):223-228.

Naowaboot, J., P. Pannangpetch, V. Kukongviriyapan, B. Kongyingyoes, and U. Kukongviriyapan. 2009. Antihyperglycemic, antioxidant and antiglycation activities of mulberry leaf extract in streptozotocin-induced chronic diabetic rats. *Plant Foods Hum. Nutr.* 64(2):116-121.

Prasad, P.E., D.N. Reddy, M.R. Reddy, and G.V.N. Reddy. 1995. Effect of feeding mulberry (*Morus alba*) hay in the rations to pregnant ewes. *Indian J. Anim. Nutr.* 12(2):109-111.

Srivastava, S., R. Kapoor, A. Thathola, and R.P. Srivastava. 2003. Mulberry (*Morus alba*) leaves as human food: A new dimension of sericulture. *Int. J. Food Sci. Nutr.* 54(6):411-416.

Trabsung, A. 2004. The toxicity study of *Morus alba* L. leaf extract. Faculty of Graduate Studies, Mahidol University, Nakhon Pathom, Thailand.

Yadav, A.V., L.A. Kawale, and V.S. Nade. 2008. Antidopaminergic effect of methanolic extract of *Morus alba* Linn. leaves. *PharmacologyOnLine* 1:218-232.

Morus alba L.

クワ科

一般名：ホワイトマルベリー

英　名：white mulberry

和　名：マグワ，シログワ

生薬名：局（根皮）ソウハクヒ（桑白皮）

中国名：桑白皮（*sang bai pi*）（根皮）

使用部位：根皮

安全性クラス：1

相互作用クラス：A

禁忌　知見なし

他の注意事項　知見なし

薬やサプリメントとの相互作用　知見なし

有害事象と副作用　知見なし

薬理学的考察　動物研究は，ホワイトマルベリー根皮は血糖値の調節を変化させる可能性があることを実証した（Singab et al. 2005)。糖尿病を持つ人は，使用前に有資格の医療従事者に相談し，血糖値を厳密に測定することを勧める。

妊婦と授乳婦　科学的または伝統的文献において，妊娠中および授乳中におけるホワイトマルベリー根皮の安全性は不明である。本書では，妊娠中や授乳期間での使用に関する問題は確認されなかったが，最終的な安全性は確立されていない。

レビュー詳細

I. 薬やサプリメントとの相互作用

薬やサプリメントとの相互作用の臨床試験
　確認されなかった。

被疑薬やサプリメントとの相互作用の症例報告
　確認されなかった。

薬やサプリメントとの相互作用の動物試験
　確認されなかった。

II. 有害事象

有害事象の症例報告　確認されなかった。

III. 薬理学および薬物動態学

ヒトの薬理学的研究　確認されなかった。

動物の薬理学的研究　1日当たり200または400mg/kgのホワイトマルベリー根皮の水アルコール抽出物を10日間経口投与した糖尿病ラットで，グルコースレベルの低下およびインスリンレベルの上昇が認められた（Singab et al. 2005)。

*In vitro*の薬理学的研究　ホワイトマルベリー根皮から単離した多糖類の免疫調節活性を評価するための分析では，化合物は，有糸分裂促進因子の存在下で，相乗作用的に脾臓リンパ球の増殖を増強することが見出された。しかし，化合物はリポ多糖で活性化されたB細胞からの初期のIgM抗体産生，ポリクローナルアクチベーターを抑制し，またはT細胞依存性抗原やヒツジの赤血球に免疫を与えた（Kim et al. 2000)。

ホワイトマルベリー葉のメタノール抽出物のエストロゲン活性は，ヒトエストロゲン受容体発現プラスミドおよび受容体プラスミドでの組換え酵母系において認められなかった（Kim et al. 2008)。

IV. 妊婦と授乳婦

妊娠中および授乳中におけるホワイトマルベリー根皮の安全性に関する情報は確認されなかった。

V. 毒性研究

急性毒性

マウスに対するホワイトマルベリー根皮の水またはアルコール抽出物のLD_{50}は，経口投与で10g/kg，静脈内投与で5g/kgである（Chen and Chen 2004)。

参考文献

Chen, J.K., and T.T. Chen. 2004. *Chinese medical herbology and pharmacology*. City of Industry, CA: Art of Medicine Press.

Kim, H.M., S.B. Han, K.H. Lee, et al. 2000. Immunomodulating activity of a polysaccharide isolated from Mori Cortex Radicis. *Arch. Pharm. Res.* 23(3):240-242.

Kim, I.G., S.C. Kang, K.C. Kim, E.S. Choung, and O.P. Zee. 2008. Screening of estrogenic and antiestrogenic activities from medicinal plants. *Environ. Toxicol. Pharmacol.* 25(1):75-82.

Singab, A.N., H.A. El-Beshbishy, M. Yonekawa, T. Nomura, and T. Fukai. 2005. Hypoglycemic effect of Egyptian *Morus alba* root bark extract: Effect on diabetes and lipid peroxidation of streptozotocin-induced diabetic rats. *J. Ethnopharmacol.* 100(3):333-338.

Morus alba L.　クワ科

一般名：ホワイトマルベリー
英　名：white mulberry
和　名：マグワ，シログワ
中国名：桑枝（*sang zhi*）（小枝）
使用部位：小枝

安全性クラス：1
相互作用クラス：A

禁忌　知見なし

他の注意事項　知見なし

薬やサプリメントとの相互作用　知見なし

有害事象と副作用　知見なし

薬理学的考察　知見なし
妊婦と授乳婦　中国伝統医学の文献では，妊娠中および授乳中のホワイトマルベリー小枝使用に関するいかなる注意も示していない（Bensky et al. 2004; Chen and Chen 2004）。本書では，妊娠中や授乳期間での使用に関する問題は確認されなかったが，最終的な安全性は確立されていない。

レビュー詳細

I. 薬やサプリメントとの相互作用
薬やサプリメントとの相互作用の臨床試験
　確認されなかった。
被疑薬やサプリメントとの相互作用の症例報告
　確認されなかった。
薬やサプリメントとの相互作用の動物試験
　確認されなかった。

II. 有害事象
有害事象の症例報告　確認されなかった。

III. 薬理学および薬物動態学
ヒトの薬理学的研究　確認されなかった。
動物の薬理学的研究　確認されなかった。
*In vitro*の薬理学的研究　確認されなかった。

IV. 妊婦と授乳婦
中国伝統医学の文献では，妊娠中および授乳中のホワイトマルベリー小枝使用に関するいかなる注意も示していない（Bensky et al. 2004; Chen and Chen 2004）。

V. 毒性研究
確認されなかった。

参考文献

Bensky, D., S. Clavey, and E. Stöger. 2004. *Chinese herbal medicine: Materia medica*. 3rd ed. Seattle: Eastland Press.
Chen, J.K., and T.T. Chen. 2004. *Chinese medical herbology and pharmacology*. City of Industry, CA: Art of Medicine Press.

M

Mucuna pruriens (L.) DC.　マメ科

一般名：ベルベットビーン
英　名：velvet bean
和　名：ビロードマメ
アーユルヴェーダ名：*atmagupta*，*kapikacchu*
別　名：buffalo bean，cowage，cowitch
使用部位：根，種子

安全性クラス：2b
相互作用クラス：A
禁忌　妊娠中は，医療従事者監督下以外での使用禁止（Nath et al. 1992）.
他の注意事項　知見なし
薬やサプリメントとの相互作用　知見なし
注釈　ベルッベットビーンは，特定の幻覚化合物を微量含む。DMT（*N*，*N*-ジメチルトリプタン）はベルベットビーン内で報告されてきたが（Ghosal et al. 1971），最近の分析ではDMTは発見されず，関連化合物のブフォテニン（5-ヒドロキシジメチルトリプタミン）を1.2～1.5ppm，5-MeODMT（5-メトキシジメチルトリプタミン）を0.34～0.63ppmの濃度で存在することを示した（Szabo 2003）。
　ベルベットビーンは，パーキンソン病の治療で使用されるアミノ酸，L-ドーパ（3,4-ヒドロキシフェニルアラニン）を3.6～7%含有する（Pugalenthi et al. 2005）。
有害事象と副作用　ベルベットビーン種子のさやの毛に触れると，激しい痒み（掻痒）を引き起こす可能性がある（Davidson et al. 2007; Kosteletzky et al. 2009; MMWR 1985）。
薬理学的考察　動物研究は，ベルベットビーンは血糖値の調節を変化させる可能性があることを示す（Akhtar et al. 1990; Bhaskar et al. 2008; Rathi et al. 2002）。糖尿病を持つ人は，使用前に有資格の医療従事者に相談し，血糖値を厳密に測定することを勧める。
妊婦と授乳婦　胎児奇形の増加が，ベルベットビーンを用いた動物実験で認められた（Nath et al. 1992）。この情報に基づいて，妊娠中は有資格の医療従事者監督下以外での使用を推奨しない。
　授乳期間中のベルベットビーンの安全性は不明である。本書では，授乳期間での使用に関する問題は確認されなかったが，最終的な安全性は確立されていない。

レビュー詳細

I. 薬やサプリメントとの相互作用

薬やサプリメントとの相互作用の臨床試験
　確認されなかった。
被疑薬やサプリメントとの相互作用の症例報告
　確認されなかった。
薬やサプリメントとの相互作用の動物試験
　確認されなかった。

II. 有害事象

有害事象の症例報告　飢饉や農業の崩壊を引き起こしているモザンビークの村で，村人がベルベットビーンを含む野生植物の摂取を余儀なくされた時，急性の中毒性精神疾患の集団発生が報告された。症状は激しい頭痛，心臓の動悸，混乱，興奮，幻覚，パラノイア様妄想を含んだ。豆は伝統的に，摂取する前に水を繰り返し変えて煮沸されたが，流行時の水不足が豆の不十分な処理の一因に寄与した可能性がある（Infante et al. 1990）。

ベルベットビーン種子のさやの毛に触れると，激しい痒み（掻痒）を引き起こす可能性がある。掻痒の発生は，カップルのベッドにベルベットビーンのさやを悪意で置かれた後報告された。カップルおよび，接触後数時間カップルに身体的に接触した人々のすべてが，中等度から重度の掻痒症を発症した（MMWR 1985）。

III. 薬理学および薬物動態学

ヒトの薬理学的研究　パーキンソン病のある患者を対象としたベルベットビーンの試験では，患者は50mgのデカルボキシラーゼ阻害剤（カルビドパ）（LD/CD），15gのベルベットビーン粉末（L-ドーパ500mgを含む），または30gのベルベットビーン粉末（L-ドーパを1000mg含む）と一緒に200mgのL-ドーパの単回用量を投与された。処置後，1人の患者は30gのベルベットビーンの投与後に嘔吐を経験した。軽い吐き気はLD/CD後に2人の患者および，15 gのベルベットビーン投与後に2人の患者で報告された。血液学や生化学的パラメータでの臨床的に関連のある変化は認められなかった（Katzenschlager et al. 2004）。
動物の薬理学的研究　ベルベットビーンを0.5，1，2 g/kg経口投与した健常および糖尿病ウサギでは，血糖値の低下がすべてのレベルの健常ウサギおよび，1g/kg以上の糖尿病ウサギで認められた（Akhtar et al. 1990）。血糖値の低下は，1日当たり100，200，400 mg/kgのベルベットビーンのアルコール抽出物を21日間経口投与した糖尿病ラットで認められた。血糖値の有意な変化は，同抽出物を60日間投与した糖尿病マウスで認められなかった（Rathi et al. 2002）。1日当たり100または200mg/kgのベルベットビーンの水抽出物を21日間経口投与した糖尿病ラットでは，血糖値の低下が認められた（Bhaskar et al. 2008）。
*In vitro*の薬理学的研究　確認されなかった。

IV. 妊婦と授乳婦

胎児奇形の増加は，妊娠0～10日にベルベットビーンの水抽出物を175mg/kg経口投与されたラットの胎児で認められた（Nath et al. 1992）。

授乳期間中のベルベットビーンの安全性は不明である。本書では，授乳期間での使用に関する問題は確認されなかったが，最終的な安全性は確立されていない。

V. 毒性研究

短期毒性
1日当たり600mg/kgのベルベットビーンのアルコール抽出物を30日間経口投与したラットで，有害作用は認められなかった（Tripathi and Upadhyay 2002）。

成長率の低下が，10，20，30% のベルベットビーンを含む餌を28日間与えたヒヨコで認められた。30%の割合では，対照群と比較し，飼料摂取量は39%まで有意に減少した（Del Carmen et al. 1999）。餌として使用される前に粗砕，浸漬，調理によって処理された後，ベルベットビーンは成長と健康に有害な影響を与えることなく鶏飼料の25%まで使用することができた（Emenalom et al. 2005）。

ベルベットビーン（L-ドーパ24g/kg）を330，670，1000 g/kg含む餌を42日間与えたヒツジでは，血中セルロプラスの濃度，L-ドーパ，およびL-ドーパ代謝物の濃度の変化は認められなかった（Chikagwa-Malunga et al. 2009）。
遺伝毒性
生および軽くローストしたベルベットビーン種子の変異原活性は，代謝活性化の有無に関わらず，ネズミチフス菌TA97a株，TA98株，TA100株，TA102株，TA1535株でのエイムス試験で認められなかった（Burgess et al. 2003）。

参考文献

Akhtar, M.S., A.Q. Qureshi, and J. Iqbal. 1990. Antidiabetic evaluation of *Mucuna pruriens* Linn. seeds. *J. Pak. Med. Assoc.* 40(7):147-150.

Bhaskar, A., V.G. Vidhya, and M. Ramya. 2008. Hypoglycemic effect of *Mucuna pruriens* seed extract on normal and streptozotocin-diabetic rats. *Fitoterapia* 79(7-8):539-543.

Burgess, S., A. Hemmer, and R. Myhrman. 2003. Examination of raw and roasted *Mucuna pruriens* for tumerogenic substances. *Trop. Subtrop. Agroecosys.* 1(2-3):287-294.

Chikagwa-Malunga, S.K., A.T. Adesogan, L.E. Sollenberger, et al. 2009. Nutritional characterization of *Mucuna pruriens* 4. Does replacing soybean meal with *Mucuna pruriens* in lamb diets affect ruminal, blood and tissue L-dopa concentrations? *Anim. Feed Sci. Technol.* 148(2-4):124-137.

Davidson, S., X. Zhang, C.H. Yoon, et al. 2007. The itch-producing agents histamine and cowhage activate separate populations of primate spinothalamic tract neurons. *J. Neurosci.* 27(37):10007-10014.

Del Carmen, J., A.G. Gernat, R. Myhrman, and L.B. Carew. 1999. Evaluation of raw and heated velvet beans (*Mucuna pruriens*) as feed ingredients for broilers. *Poult. Sci.* 78(6):866-872.

Emenalom, O.O., A.B.I. Udedibie, B.O. Esonu, and E.B. Etuk. 2005. Evaluation of processed velvet bean (*Mucuna pruriens*) as a feed ingredient in starter diets for broiler chickens. *J. Poult. Sci.* 42(4):301-307.

Ghosal, S., S. Singh, and S.K. Bhattacharya. 1971. Alkaloids of *Mucuna pruriens*: Chemistry and pharmacology. *Plant Med.* 19(3):279-284.

Infante, M.E., A.M. Perez, M.R. Simao, et al. 1990. Outbreak of acute toxic psychosis attributed to *Mucuna pruriens*. *Lancet* 336(8723):1129.

Katzenschlager, R., A. Evans, A. Manson, et al. 2004. *Mucuna pruriens* in Parkinson's disease: A double blind clinical and pharmacological study. *J. Neurol. Neurosurg. Psychiat.* 75(12):1672-1677.

Kosteletzky, F., B. Namer, C. Forster, and H.O. Handwerker. 2009. Impact of scratching on itch and sympathetic reflexes induced by cowhage (*Mucuna pruriens*) and histamine. *Acta Derm. Venereol.* 89(3):271-277.

MMWR. 1985. *Mucuna pruriens*-associated pruritus—New Jersey. *MMWR Morb. Mortal. Wkly. Rep.* 34(48):732-734.

Nath, D., N. Sethi, R.K. Singh, and A.K. Jain. 1992. Commonly used Indian abortifacient plants with special reference to their teratologic effects in rats. *J. Ethnopharmacol.* 36(2):147-154.

Pugalenthi, M., V. Vadivel, and P. Siddhuraju. 2005. Alternative food/feed perspectives of an underutilized legume *Mucuna pruriens* var. *utilis*—A review. *Plant. Foods Hum. Nutr.* 60(4):201-218.

Rathi, S.S., J.K. Grover, and V. Vats. 2002. The effect of *Momordica charantia* and *Mucuna pruriens* in experimental diabetes and their effect on key metabolic enzymes involved in carbohydrate metabolism. *Phytother. Res.* 16(3):236-243.

Szabo, N.J. 2003. Indolealkylamines in *Mucuna* species. *Trop. Subtrop. Agroecosys.* 1:295-307.

Tripathi, Y.B., and A.K. Upadhyay. 2002. Effect of the alcohol extract of the seeds of *Mucuna pruriens* on free radicals and oxidative stress in albino rats. *Phytother. Res.* 16(6):534-538.

Myrcia multiflora (Lam.) DC. フトモモ科

一般名：ペドラ ヒューム カー

英　名：pedra hume

異　名：*Myrcia sphaerocarpa* DC.

使用部位：全草

安全性クラス：1

相互作用クラス：A

禁忌　知見なし

他の注意事項　知見なし

薬やサプリメントとの相互作用　知見なし

有害事象と副作用　知見なし

薬理学的考察　伝統的なヒトの使用および*in vitro*研究では，ペドラ ヒューム カーは血糖値の調節を変化させる可能性があることを示す（Grune 1979; Matsuda 2002; Yoshikawa et al. 1998）。糖尿病を持つ人は，使用前に有資格の医療従事者に相談し，血糖値を厳密に測定することを勧める。

妊婦と授乳婦　科学的または伝統的文献において，妊娠中および授乳中におけるペドラ ヒューム カーの安全性は不明である。本書では，妊娠中や授乳期間での使用に関する問題は確認されなかったが，最終的な安全性は確立されていない。

レビュー詳細

I. 薬やサプリメントとの相互作用

薬やサプリメントとの相互作用の臨床試験

確認されなかった。

被疑薬やサプリメントとの相互作用の症例報告

確認されなかった。

薬やサプリメントとの相互作用の動物試験

確認されなかった。

II. 有害事象

有害事象の症例報告　確認されなかった。

III. 薬理学および薬物動態学

ヒトの薬理学的研究　確認されなかった。

動物の薬理学的研究　確認されなかった。

*In vitro*の薬理学的研究　ペドラ ヒューム カーからの化合物は，アルドース還元酵素阻害を実証した（Matsuda 2002; Yoshikawa et al. 1998）。

IV. 妊婦と授乳婦

妊娠中および授乳中におけるペドラ ヒューム カーの使用に関する情報は確認されなかった。

V. 毒性研究

確認されなかった。

参考文献

Grune, U. 1979. Sobre o principio antidiabetico da pedra-hume-caá, *Myrcia multiflora* (Lam). Federal University of Rio de Janeiro.

Matsuda, H. 2002. Antidiabetic principles of natural medicines. V. Aldose reductase inhibitors from *Myrcia multiflora* DC. (2): Structures of myrciacitrins III, IV, and V. *Chem. Pharm. Bull.* 50(3):429-431.

Yoshikawa, M., H. Shimada, N. Nishida, et al. 1998. Antidiabetic principles of natural medicines. II. Aldose reductase and alpha-glucosidase inhibitors from Brazilian natural medicine, the leaves of *Myrcia multiflora* DC.(Myrtaceae): Structures of myrciacitrins I and II and myrciaphenones A and B. *Chem. Pharm. Bull.* 46(1):113-119.

Myristica fragrans Houtt.

ニクズク科

一般名：ナツメグ，メース，ニクズク

英　名：mace（仮種衣），nutmeg（種子）

異　名：*Myristica moschata* Thunb., *Myristica officinalis* L. f.

アーユルヴェーダ名：*jatiphala*

中国名：肉豆蔻（*rou dou kou*）（種子）

生薬名：局（種子，通例種皮を除いたもの）ニクズク（肉豆蔻）

使用部位：仮種衣，種子

安全性クラス：2b, 2d

相互作用クラス：A

禁忌　妊娠中は，医療従事者監督下以外での使用禁止（Weil 1965; Zaki et al. 1987）。

推奨用量を超えてはならない（Barceloux 2008; Bensky et al. 2004; Forrest and Heacock 1972; Stein et al. 2001; Weil 1965）。

他の注意事項　知見なし

薬やサプリメントとの相互作用　知見なし

標準用量　標準用量は，未焙煎種子0.5～1g（Kapoor 1989），適切にローストした種子3～10gの煎剤（Bensky et al. 2004; Chen and Chen 2004），適切にローストした種子1.5～3gの粉末（Chen and Chen 2004）。

5g以上の量の生のナツメグは，以下に記すような症状を含むナツメグ中毒と関連がある（Barceloux 2008）。

注釈　このハーブにとっての分類や懸念は，一般的に料理で使用される低用量とは対照的に，治療目的で使用される比較的高用量に基づいており，スパイスとしての使用には関連していない。

中国伝統医学では，常にナツメグは使用前に焙じられる。焙煎する課程で，ナツメグの毒性は減る（Bensky et al. 2004; Chen and Chen 2004; PPRC 2005）。折衷医学の文献では，使用前に種子の焙煎を必要とするナツメグベースの製剤を含む（Felter and Lloyd 1898）。スパイスとして使用するために売られているナツメグは焙煎されていない。

フィンランドでは，ナツメグ中毒および乱用の症例により，当局が全ナツメグの販売を阻止することにつながり，ナツメグは次のラベル表示と共に粉末としてのみ売られるべきであると推奨した。“スパイスとしての使用のみ。そのまま摂取した場合は健康に害がある”（Evira 2009）。

有害事象と副作用　ナツメグ中毒の大部分は，快楽を得るための幻覚剤としてナツメグを使用しようとした人で報告されている（Abernethy and Becker 1992; Forrester 2005; Sangalli and Chiang 2000）。ナツメグに関する文献のレビューによると，幻覚剤としてのナツメグの使用は，不味く大用量を必要とすること，高リスク（不快）の便益比，他の幻覚剤と比較して効果が少なく，反応が予測不可能なために，比較的限られている（Sangalli and Chiang 2000）。

ナツメグ中毒の臨床的特徴は，顔面紅潮，頻脈，高血圧症，口渇，視覚障害を伴うベラドンナ（抗コリン作動薬）中毒の特徴と似ている。初期症状は，吐き気，嘔吐，腹痛，胸痛，不穏，興奮，振戦，運動失調，不随意眼球運動，めまい，幻覚，沈んだ気分やくらくら感を含む。これらの症状は，無気力と幻覚症状の期間が交互に発生する（Barceloux 2009）。ナツメグ中毒において，瞳孔拡張の欠如がナツメグ中毒と抗コリン中毒とを区別する方法として特記されているが（Barceloux 2009），瞳孔拡張がナツメグ中毒のいくつかのケースで発症した（Ahmad and Thompson 1975; McKenna et al. 2004; Stein et al. 2001）。

ナツメグ中毒のレビューでは，ナツメグ単独に関連のある医学文献で報告された最後の死亡は，1908年であったことを示した（Barceloux 2009; Cushny 1908）。

薬理学的考察　6gのナツメグは，健常な若い人々ではいかなる有意な影響も生じなかったが（Beattie 1968），5gのナツメグは，一般的に毒性用量として表示されている（Barceloux 2008）。25～28gの摂取は，頻脈，動悸，抗コリン症状を含む重度の中毒症状と関連があった（Barceloux 2008; Stein et al. 2001）。

妊婦と授乳婦　文献ではナツメグは堕胎薬として効果的ではないと示唆するが，ナツメグは，月経を引き起こすため

に，または流産を誘発させるために，多くの女性で使用されている（Weil 1965）。母親と胎児の心拍数の増加は，ナツメグの過剰量を含むクッキーを摂取した妊婦で認められた。赤ちゃんは健康であり満期産であった（Lavy 1987）。

動物研究において，ウサギでは最大400mg/kgまでの用量でナツメグ精油の有害作用を示さなかったが（FDRL 1974），300mg/kgのナツメグを投与されたラットでいくつかの異常があった，という矛盾する結果を提供している（Zaki et al. 1987）。動物研究では，授乳中のマウスへメースを投与後，母親および授乳中の仔の両方で生理的作用が認められたことを示した（Chhabra and Rao 1994）。

この情報に基づいて，妊娠中は有資格の医療従事者監督下以外での使用を推奨しない。

レビュー詳細

I. 薬やサプリメントとの相互作用

薬やサプリメントとの相互作用の臨床試験

確認されなかった。

被疑薬やサプリメントとの相互作用の症例報告

確認されなかった。

薬やサプリメントとの相互作用の動物試験

確認されなかった。

II. 有害事象

有害事象の症例報告　ナツメグ中毒の臨床的特徴は，顔面紅潮，頻脈，高血圧症，口渇，視覚障害を伴う，ベラドンナ（抗コリン作動薬）中毒の特徴と似ている。しかし，瞳孔の拡張はナツメグ中毒では一般的ではない。症状は通常摂取後3～6時間で始まり，24～36時間以内に改善する。初期症状は，吐き気，嘔吐，腹痛，胸痛，不穏，興奮，振戦，運動失調，不随意眼球運動，めまい，幻覚，沈んだ気分やくらくら感を含む。これらの症状は，無気力と幻覚症状の期間が交互に発生する。症例報告で記載されたナツメグ中毒の他の作用は，ほてり，四肢冷感，空間や色の歪み，聴覚や触覚の幻覚，頭痛，全身衰弱を含む（Barceloux 2009）。

毒物管理センターに報告されたナツメグ中毒症例のレビューでは，14～80gの用量は，衰弱や不穏から，吐き気，嘔吐，頻脈に至るまで症状を誘発することを示した。どの症例も死亡には至らなかった（Stein et al. 2001）。

慢性の妄想，幻覚，不安行動は，日常的にナツメグを摂取した人で報告されている。あるケースでは，23歳の男性が1日当たり5gのナツメグを数か月間摂取しており，精神科に紹介される数か月前に摂取量を増加していた（Kelly et al. 2003）。

同様のケースでは，25歳の男性が特定の期間，1日当たり120～650mgのナツメグを摂取していた（Brenner et al. 1993）。

ナツメグ単独に起因した唯一の死亡報告は，2つのホールナツメグを摂取した8歳の男児であり，昏睡状態から24時間以内に死亡した（Cushny 1908）。

ナツメグ中毒の他の多くの症例が文献で報告されている（Abernethy and Becker 1992; Dinakar 1977; Faguet and Rowland 1978; Forrester 2005; Green 1959; INCHEM 1991; McCord and Jervey 1962; McKenna et al. 2004; Payne 1963; Perez Valdivieso 2007; Sjoholm et al. 1998; Wallace 1903）。

55歳女性の死体解剖では，フルニトラゼパムの毒性レベルを示したが，単独では死亡の原因にあたらない可能性がある。さらなる検査では，ミリスチシンの4.0μg/mlを示す血液分析とともに，胃内容物にナツメグのような臭いを示した（Stein et al. 2001）。

食品産業においてメースを扱う個人労働者で，職業喘息が報告された。皮膚プリックテストでは，メースへの陽性反応を示した（Sastre et al. 1996; van Toorenenbergen and Dieges 1985）。

M

III. 薬理学および薬物動態学

ヒトの薬理学的研究　ミリスチンを400mgの単回用量で経口投与された健常な被験者では，覚醒，“無気力感”，2人の被験者で幸福感，2人の被験者で不快な反応（不安，恐怖，震え，頻脈，吐き気）が報告された。著者は，ミリスチンの用量はホールナツメグの全ての活性を生じないと言及したが，使用されたミリスチンの用量は，ナツメグのおよそ40gに相当した（Truitt et al. 1960）。

健常な学生に，ナツメグ6gの投与は，精神神経テストにおける成績に有意な変化を生じなかった（Beattie 1968）。

動物の薬理学的研究　確認されなかった。

***In vitro*の薬理学的研究**　アラキドン酸によって誘導された血小板凝集の阻害は，ナツメグ精油で処置されたウサギの血小板で認められた（Rasheed et al. 1984）。

IV. 妊婦と授乳婦

母親と胎児の心拍数の増加は，ナツメグの過剰量を含むクッキーを摂取した妊婦で認められた。有害作用は24時間以内におさまり，赤ちゃんは健康であり満期産であった（Lavy 1987）。

妊娠6～18日に1日当たり4～400mg/kgのナツメグ精油を経口投与したウサギでは，胎児の生存への有害作用，軟組織および骨格組織異常は認められなかった（FDRL 1974）。

妊娠8日目のラットへの300mg/kgのナツメグの投与は，体重減少を伴う胎児異常をもたらした（Zaki et al. 1987）。

文献ではナツメグは堕胎薬として効果的ではないと示唆

するが，ナツメグは，月経を引き起こすために，または流産を誘発させるために，多くの女性で使用されている（Weil 1965）。

哺乳1〜14日，または21日目に1日当たり0.025または0.1g/animal当たりの用量で，メースの水性懸濁液を経口投与したマウスでは，メースを投与されたマウスおよびその仔らは，肝臓スルフヒドリル含有量，グルタチオンS-トランスフェラーゼ，およびグルタチオンリダクターゼ活性およびシトクロムb_5含有量の有意な上昇がみられた（Chhabra and Rao 1994）。

V. 毒性研究

急性毒性

ラットに対するナツメグ精油のLD_{50}は，経口投与において2.63g/kgである（Jenner et al. 1964）。

ラットに対するミリスチンのLD_{50}は，腹腔内投与において最大1mg/kgまでの用量で決定することができなかった（Truitt et al. 1960）。

短期毒性

1日当たり10mg/kgに相当する量のミリスチンを含む餌を26日間与えたラットでは，有害作用は認められなかった。観察されたパラメータは，体重および，肝臓および腎臓の組織学的検査を含んだ（Hallstrom and Thuvander 1997）。

1日当たり20，40，80mg/kgのナツメグの水抽出物を6週間腹腔内投与したマウスでは，総タンパク質および血清アルブミンの減少，血清グルタミン酸ピルビン酸トランスアミナーゼ（SGPT）および血清グルタミン酸オキサロ酢酸トランスアミナーゼ（SGOT）の上昇，血中尿素の上昇を含む，肝機能指標の変化が認められた。

肝臓の検査では，水腫および脂肪変性を明らかにした。SGOTおよび乳酸デヒドロゲナーゼ（LDH）を含む心筋の指標が上昇していた。腎臓への有害作用は認められなかった（Al-Hazmi et al. 2004）。

遺伝毒性

1日当たり0.5または2%のメースを含む餌を与えたマウスにおいて，小核試験での遺伝毒性は認められなかった（Kumari 1992）。

ネズミチフス菌TA98株およびTA102株での試験において，ナツメグおよび他の一般的なスパイスのいくつかの変異原活性が認められた（Mahmoud et al. 1992）。

妊娠16日目，または妊娠16日および17日目に，ミリスチンを経口投与した妊娠マウスでは，母マウスで肝臓付加物が報告され，胎児では有意に少量の肝臓付加物が認められた。妊娠マウスで認められた付加物の数は，非妊娠処置マウスで認められたものよりも高かった（Randerath et al. 1993）。

参考文献

Abernethy, M.K., and L.B. Becker. 1992. Acute nutmeg intoxication. *Am. J. Emerg. Med.* 10(5):429.

Ahmad, A., and H.S. Thompson. 1975. Nutmeg mydriasis. *J. Am. Med. Assoc.* 234:274.

Al-Hazmi, M.A., A.L. Assaggaf, G.N.E. Al-Sayed, and Y.S. Bin-Naser. 2004. Effect of acute and subchronic administration of nutmeg seed's extract on mice behaviour, histological structure and biochemical functions. *Saudi J. Biol. Sci.* 11(2):177-188.

Barceloux, D.G. 2008. Nutmeg (*Myristica fragrans* Houtt.). In *Medical toxicology of natural substances: Foods, fungi, medicinal herbs, plants, and venomous animals*. Hoboken, NJ: Wiley.

Barceloux, D.G. 2009. Nutmeg (*Myristica fragrans* Houtt.). *Dis. Mon.* 55(6):373-379.

Beattie, R.T. 1968. Nutmeg as a psychoactive agent. *Addiction* 63(1-2):105-109.

Bensky, D., S. Clavey, and E. Stöger. 2004. *Chinese herbal medicine: Materia medica*. 3rd ed. Seattle: Eastland Press.

Brenner, N., O.S. Frank, and E. Knight. 1993. Chronic nutmeg psychosis. *J. Roy. Soc. Med.* 86(3):179.

Chen, J.K., and T.T. Chen. 2004. *Chinese medical herbology and pharmacology*. City of Industry, CA: Art of Medicine Press.

Chhabra, S.K., and A.R. Rao. 1994. Transmammary modulation of xenobiotic metabolizing enzymes in liver of mouse pups by mace (*Myristica fragrans* Houtt.). *J. Ethnopharmacol.* 42(3):169-177.

Cushny, A.R. 1908. Nutmeg poisoning. *Proc. Roy. Soc. Med.* (1):39-44.

Dinakar, H.S. 1977. Acute psychosis associated with nutmeg toxicity. *Med. Times* 105(12):63-64.

Evira. 2009. Nutmeg powder used as such is harmful for health. April 14 2009. Helsinki: Evira, Finnish Food Safety Authority.

Faguet, R.A., and K.F. Rowland. 1978. " Spice cabinet" intoxication. *Am. J. Psychiat.* 135(7):860.

FDRL. 1974. Food and Drug Research Labs. Teratologic evaluation of oil of nutmeg in rabbits. In *Nutmeg oil nutmeg powder*. University of California San Francisco Lorillard collection. Legacy Tobacco Documents Library.

Felter, H.W., and J.U. Lloyd. 1898. *King's American dispensatory*. 18th ed., 3rd rev. 2 vols. Cincinnati: Ohio Valley Co.

Forrest, J.E., and R.A. Heacock. 1972. Nutmeg and mace, the psychotropic spices from *Myristica fragrans*. *Lloydia* 35(4):440-449.

Forrester, M.B. 2005. Nutmeg intoxication in Texas, 1998–2004. *Hum. Exp. Toxicol.* 24(11):563-566.

Green, R.C. 1959. Nutmeg poisoning. *J. Am. Med. Assoc.* 171(10):166-168.

Hallstrom, H., and A. Thuvander. 1997. Toxicological evaluation of myristicin. *Nat. Toxins* 5(5):186-192.

INCHEM. 1991. *Myristica fragrans* Houtt. International Programme on Chemical Safety.

Jenner, P.M., E.C. Hagan, J.M. Taylor, E.L. Cook, and O.G. Fitzhugh. 1964. Food flavoring and compounds of related structure: I. Acute oral toxicity. *Food Cosmet. Toxicol.* 2:327-343.

Kapoor, L.D. 1989. *CRC handbook of Ayurvedic medicinal plants*. Boca Raton, FL: CRC Press.

Kelly, B.D., B.E. Gavin, M. Clarke, A. Lane, and C. Larkin. 2003. Nutmeg and psychosis. *Schizophr. Res.* 60(1):95-96.

Kumari, M.V. 1992. Modulatory influences of mace (*Myristica fragrans*, Houtt.) on hepatic detoxification systems and bone marrow genotoxicity in male Swiss albino mice. *Nutr. Res.* 12(3):385-394.
Lavy, G. 1987. Nutmeg intoxication in pregnancy. A case report. *J. Repro. Med.* 32(1):63.
Mahmoud, I., A. Alkofahi, and A. Abdelaziz. 1992. Mutagenic and toxic activities of several spices and some Jordanian medicinal plants. *Int. J. Pharmacogn.* 30(2):81-85.
McCord, J.A., and L.P. Jervey. 1962. Nutmeg (myristicin) poisoning. *J. South Carolina Med. Assoc.* 58:436-439.
McKenna, A., S.P. Nordt, and J. Ryan. 2004. Acute nutmeg poisoning. *Eur. J. Emerg. Med.* 11:240-241.
Payne, R.B. 1963. Nutmeg intoxication. *N. Engl. J. Med.* 269(1):36-88.
Perez Valdivieso, J.R. 2007. Acute nutmeg intoxication in Spain. *Rev. Esp. Anestesiol. Reanim.* 54(10):633-634.
PPRC. 2005 *Pharmacopoeia of the People's Republic of China*. Beijing: People's Medical Publishing House.
Randerath, K., K.L. Putman, and E. Randerath. 1993. Flavor constituents in cola drinks induce hepatic DNA adducts in adult and fetal mice. *Biochem. Biophys. Res. Commun.* 192(1):61-68.
Rasheed, A., G.M. Laekeman, A.J. Vlietinck, et al. 1984. Pharmacological influence of nutmeg and nutmeg constituents on rabbit platelet function. *Planta Med.* 50(3):222-226.
Sangalli, B., and W. Chiang. 2000. Toxicology of nutmeg abuse. *J. Toxicol. Clin. Toxicol.* 38(6):671-678.
Sastre, J., M. Olmo, A. Novalvos, D. Ibanez, and C. Lahoz. 1996. Occupational asthma due to different spices. *Allergy* 51(2):117-120.
Sjoholm, A., A. Lindberg, and M. Personne. 1998. Acute nutmeg intoxication. *J. Intern. Med.* 243(4):329.
Stein, U., H. Greyer, and H. Hentschel. 2001. Nutmeg (myristicin) poisoning—Report on a fatal case and a series of cases recorded by a poison information centre. *Forensic Sci. Int.* 118(1):87-90.
Truitt, E.B., Jr., E. Calloway, III, M.C. Braude, and J.C. Krantz, Jr. 1960. The pharmacology of myristicin. A contribution to the psychopharmacology of nutmeg. *J. Neuropsychiatr.* 2:205-210.
van Toorenenbergen, A.W., and P.H. Dieges. 1985. Immunoglobulin E antibodies against coriander and other spices. *J. Allerg. Clin. Immunol.* 76(3):477-481.
Wallace, G.B. 1903. On nutmeg poisoning. In *Contributions to medical research: University of Michigan Department of Surgery*. Ann Arbor, MI: George Wair.
Weil, A.T. 1965. Nutmeg as a narcotic. *Econ. Bot.* 19(3):194-217.
Zaki, N.G., N.M. El-Malkh, S.A. Abdelbaset, and A.A. Saeid. 1987. Teratogenicity of nutmeg in fetuses of rats. *Bull. Fac. Sci. Cairo Univ.* 55(1):105-124.

Myroxylon spp. マメ科

Myroxylon balsamum (L.) Harms var. ***balsamum***

一般名：トルーバルサム
英　名：tolu balsam tree
和　名：トルーバルサムノキ
異　名：*Myroxylon toluiferum* Kunth
別　名：opobalsam, Peruvian balsam, tolu

Myroxylon balsamum (L.) Harms var. ***pereirae*** (Royle) Harms

一般名：バルサムオブペルー
英　名：balsam-of-Peru tree
別　名：Peruvian balsam
使用部位：含油樹脂

安全性クラス：2d
相互作用クラス：A

禁忌　発熱している場合には禁忌（Felter and Lloyd 1898）。

他の注意事項　腎刺激を起こすことがある（Felter and Lloyd 1898）。

薬やサプリメントとの相互作用　知見なし

有害事象と副作用　トルーバルサムおよびバルサムオブペルーへのアレルギー反応および感作は比較的一般的であり，局所および内用使用後に報告されている（Pfutzner et al. 2003; Salam and Fowler 2001; Wichtl 2004; Zug et al. 2009）。

薬理学的考察　知見なし

妊婦と授乳婦　科学的または伝統的文献において，妊娠中および授乳中におけるトルーバルサムおよびバルサムオブペルーの安全性は不明である。本書では，妊娠中や授乳期間での使用に関する問題は確認されなかったが，最終的な安全性は確立されていない。

レビュー詳細

I. 薬やサプリメントとの相互作用

薬やサプリメントとの相互作用の臨床試験
　確認されなかった。

被疑薬やサプリメントとの相互作用の症例報告
　確認されなかった。

薬やサプリメントとの相互作用の動物試験
　確認されなかった。

II. 有害事象

有害事象の症例報告　慢性湿疹の憎悪は，パッチテストにおいてバルサムオブペルーおよび香り混合物への遅延反応を示した51歳の醸造所労働者で認められた。経口投与におけるバルサムオブペルーでの反復投与は，湿疹の悪化につながった（Pfutzner et al. 2003）。

III. 薬理学および薬物動態学

ヒトの薬理学的研究　アレルギー性接触皮膚炎の疑いのある北米患者の回顧的分析では，バルサムオブペルーは，陽性反応を生じる人々の11.6%にあたる，最も一般的なアレルゲンであった（Zug et al. 2009）。同様に，1985年から2007年のデンマークにおけるパッチテストデータの回顧的分析では，テストされた16,173人の患者のうち，およそ4%がバルサムオブペルーに陽性であった（Thyssen et al. 2008）。

動物の薬理学的研究　確認されなかった。

***In vitro*の薬理学的研究**　確認されなかった。

IV. 妊婦と授乳婦

妊娠中および授乳中におけるトルーバルサムおよびバルサムオブペルーの安全性に関する情報は確認されなかった。

V. 毒性研究

確認されなかった。

参考文献

Felter, H.W., and J.U. Lloyd. 1898. *King's American dispensatory*. 18th ed., 3rd rev. 2 vols. Cincinnati: Ohio Valley Co.

Pfutzner, W., A. Niedermeier, P. Thomas, and B. Przybilla. 2003. [Systemic contact eczema against balsam of Peru.] *J. Dtsch. Dermatol. Ges.* 1(9):719-721.

Salam, T.N., and J.F. Fowler. 2001. Balsam-related systemic contact dermatitis. *J. Am. Acad. Dermatol.* 45(3):377-381.

Thyssen, J.P., B.C. Carlsen, T. Menné, and J.D. Johansen. 2008. Trends of contact allergy to fragrance mix I and *Myroxylon pereirae* among Danish eczema patients tested between 1985 and 2007. *Contact Dermat.* 59(4):238-244.

Wichtl, M. 2004. *Herbal drugs and phytopharmaceuticals: A handbook for practice on a scientific basis*. 3rd ed. Boca Raton, FL: CRC Press.

Zug, K.A., E.M. Warshaw, J.F. Fowler Jr., et al. 2009. Patch-test results of the North American Contact Dermatitis Group 2005-2006. *Dermatitis* 20(3):149-160.

Nardostachys jatamansi (D. Don) DC.

オミナエシ科

一般名：ナルデ
英　名：jatamansi
異　名：*Nardostachys grandiflora* DC.
アーユルヴェーダ名：*jatamansi*
中国名：甘松（カンショウ）（*gan song*）（根と根茎）
別　名：Indian spikenard，nard，spoon-leaf nardostachys
使用部位：根茎，根

安全性クラス：2b
相互作用クラス：A
禁忌　妊娠中は，医療従事者の監督下以外での使用禁止（Pole 2006）。
他の注意事項　知見なし
薬やサプリメントとの相互作用　知見なし
注意　通経薬（Chadha 1988），付録2参照。
　利尿薬（Chadha 1988），付録2参照。
有害事象と副作用　知見なし
薬理学的考察　ナルデの抗鬱作用に関する動物研究では，その活性はMAO阻害やGABA-B受容体との相互作用に起因している（Dhingra and Goyal 2008）。
妊婦と授乳婦　通経作用としての伝統的な使用に基づいて，妊娠中のナルデの使用は推奨されない（Chadha 1988; Pole 2006）。
　授乳期間中のナルデの安全性は不明である。本書では，授乳期間での使用に関する問題は確認されなかったが，最終的な安全性は確立されていない。

レビュー詳細

I. 薬やサプリメントとの相互作用
薬やサプリメントとの相互作用の臨床試験
　確認されなかった。
被疑薬やサプリメントとの相互作用の症例報告
　確認されなかった。
薬やサプリメントとの相互作用の動物試験
　確認されなかった。

II. 有害事象
有害事象の症例報告　確認されなかった。

III. 薬理学および薬物動態学
ヒトの薬理学的研究　確認されなかった。
動物の薬理学的研究　ラットに対し1日当たり100，200，400mg/kgのナルデのエタノール抽出物を，14日間経口投与したところ，抗鬱様活性が認められた。抗鬱活性は，全脳でのMAO-AおよびMAO-B活性の低下およびモノアミンの増加に起因するものであった。GABA-Bアゴニストで事前処置した場合，抗鬱作用に対し部分的な阻害を示したことから，GABA-B受容体の潜在的な作用が認められた（Dhingra and Goyal 2008）。
*In vitro*の薬理学的研究　ナルデのメタノールおよび水抽出物は，47.21μg/mlの濃度でアセチルコリンエステラーゼ阻害活性が認められ，水抽出物よりもメタノール抽出物がより強い活性を示した。同様の活性は，アシュワガンダや他の植物ではより低い濃度で認められた（Vinutha et al. 2007）。

IV. 妊婦と授乳婦
通経作用としての伝統的な使用に基づいて，妊娠中のナルデの使用は推奨されない（Chadha 1988; Pole 2006）。
　授乳期間中のナルデの安全性情報は確認されなかった。

V. 毒性研究
急性毒性
マウスに対するナルデ水性抽出物のLD_{50}は，経口投与では最大2g/kgまでの用量で決定することができなかった（Debelmas and Hache 1976）。
　ラットに対するナルデのエタノール抽出物のLD_{50}は，腹腔内投与では569mg/kg，経口投与では最大1000mg/kgまでの用量で決定することができなかった（Rao et al. 2005）。

参考文献

Chadha, Y. 1988. *The wealth of India: A dictionary of Indian raw materials and industrial products.* Delhi: Council of Scientific and Industrial Research.

Debelmas, A.M., and J. Hache. 1976. Pharmacologic study of some medicinal plants of Nepal. Acute toxicity, behavioural study and action on the central nervous system. *Plant. Med. Phytother.* 10(2):128-138.

N

Dhingra, D., and P.K. Goyal. 2008. Inhibition of MAO and GABA: Probable mechanisms for antidepressant-like activity of *Nardostachys jatamansi* DC. in mice. *Indian J. Exp. Biol.* 46(4):212-218.
Pole, S. 2006. *Ayurvedic medicine: The principles of traditional practice.* New York: Churchill Livingstone.
Rao, V.S., A. Rao, and K.S. Karanth. 2005. Anticonvulsant and neurotoxicity profile of *Nardostachys jatamansi* in rats. *J. Ethnopharmacol.* 102(3):351-356.
Vinutha, B., D. Prashanth, K. Salma, et al. 2007. Screening of selected Indian medicinal plants for acetylcholinesterase inhibitory activity. *J. Ethnopharmacol.* 109(2):359-363.

Nelumbo nucifera Gaertn.　スイレン科

一般名：ロータス
英　名：sacred lotus
和　名：ハス
異　名：*Nelumbium speciosum* Willd.，*Nymphaea nelumbo* L.
生薬名：局（通例内果皮のついた種子でときに胚を除いたもの）レンニク（蓮肉）
アーユルヴェーダ名：*kamala*，*padma*
中国名：蓮子（レンシ）（*lian zi*）（種子），蓮子心（レンシシン）（*lian zi xin*）（未熟な種子胚芽）
別　名：East Indian lotus，Hindu lotus，oriental lotus
使用部位：種

安全性クラス：2d
相互作用クラス：A
禁忌　便秘，乾燥便，腹部膨満のある人は使用禁止（Bensky et al. 2004; Chen and Chen 2004）。
他の注意事項　知見なし
薬やサプリメントとの相互作用　知見なし
注釈　中国伝統医学で使用されるようなロータスの種子は，種子の胚を除去することによって調製される（PPRC 2005）。
有害事象と副作用　知見なし
薬理学的考察　知見なし
妊婦と授乳婦　中国伝統医学の参考文献では，妊娠中のロータスの使用についていかなる注意も示していない（Bensky et al. 2004; Chen and Chen 2004）。

ラットおよびマウスに対する，ロータス種子の抽出物の経口投与及び腹腔内投与は発情周期への影響を示した（Mazumder et al. 1992; Mutreju et al. 2008）。

ある出版された論文での未参照記述では，ロータス種子はインドのウダイプール近くの部族女性によって避妊剤として使用されているとしているが（Mutreju et al. 2008），インドのマテリアメディカの古典的な文献ではそのような使用について記載されていない（Chopra 1933; Dutt 1922; Kirtikar and Basu 1935; Nadkarni 1954）。ある現代の民族植物学の報告では，種子は，妊娠中に与えられているとしている（Singh et al. 2010）。

授乳期間中のロータスの安全性は不明である。本書では，授乳期間での使用に関する問題は確認されなかったが，最終的な安全性は確立されていない。

レビュー詳細

I. 薬やサプリメントとの相互作用

薬やサプリメントとの相互作用の臨床試験
　確認されなかった。
被疑薬やサプリメントとの相互作用の症例報告
　確認されなかった。
薬やサプリメントとの相互作用の動物試験
　確認されなかった。

II. 有害事象

有害事象の症例報告　確認されなかった。

III. 薬理学および薬物動態学

ヒトの薬理学的研究　確認されなかった。
動物の薬理学的研究　ラットに対し1日当たり800mg/kgのロータスのエタノール抽出物を，41日間経口投与した場合，発情周期の延長を伴う子宮，卵巣，膣の重量の減少が認められた（Mutreju et al. 2008）。

マウスに対し1日おきに3mg/kgのロータスの石油エーテル抽出物を，15日間腹腔内投与した場合，子宮重量の減少を伴う発情周期の停止が認められた（Mazumder et al. 1992）。

糖尿病ラットに対し1日当たり5g/kgのネフェリンを，3週間経口投与した場合，空腹時の血糖，インスリン，トリグリセリド，TNF-αの減少，およびインスリン抵抗性ラットにおけるインスリン感受性の増強が認められた（Pan et al. 2009）。

*In vitro*の薬理学的研究　ネフェリンは，ADP，コラーゲン，アラキドン酸および血小板活性化因子によって誘導されたウサギの血小板凝集を阻害した（Yu and Hu 1997）。

IV. 妊婦と授乳婦

中国伝統医学の参考文献（Bensky et al. 2004; Chen and Chen 2004）およびインドのマテリアメディカの古典的な文献（Chopra 1933; Dutt 1922; Dymock 1890; Kirtikar and Basu 1935; Nadkarni 1954）では，妊娠中のロータスの使用についていかなる注意も示していない。

最近のある文献では，ロータス種子は北インドのある部族エリアの女性によって避妊剤として伝統的に使用されていると報告するが（Mutreju et al. 2008），現代的な民族植物学の研究では，種子は妊娠中に与えられていると報告する（Singh et al. 2010）。

授乳期間中のロータスの安全性情報は確認されなかった。本項の動物の薬理学的研究もまた参照。

V. 毒性研究

急性毒性

静脈投与におけるマウスに対するロータスからの化合物の LD_{50}は，リエンシニンで34.9mg/kg，ネフェリンで26.0mg/kg，総アルカロイドで20.0mg/kgである（Zhu 1998）。

参考文献

Bensky, D., S. Clavey, and E. Stöger. 2004. *Chinese herbal medicine: Materia medica*. 3rd ed. Seattle: Eastland Press.

Chen, J.K., and T.T. Chen. 2004. *Chinese medical herbology and pharmacology*. City of Industry, CA: Art of Medicine Press.

Chopra, R.N. 1933. *Indigenous drugs of India*. Calcutta: The Art Press.

Dutt, U.C. 1922. *The materia medica of the Hindus*. rev. ed. Calcutta: Adi-Ayurveda Machine Press.

Kirtikar, K.R. and B.D. Basu. 1935 (2008 reprint). *Indian medicinal plants*. 2nd ed. Dehra Dun, India: Bishen Singh Mahendra Pal Singh.

Mazumder, U.K., M. Gupta, G. Pramanik, R.K. Mukhopadhyay, and S. Sarkar. 1992. Antifertility activity of seed of *Nelumbo nucifera* in mice. *Indian J. Exp. Biol.* 30(6):533-534.

Mutreju, A., M. Agarwal, S. Kushwaha, and A. Chauhan. 2008. Effect of *Nelumbo nucifera* seeds on the reproductive organs of female rats. *Iran. J. Reprod. Med.* 6(1):7-11.

Nadkarni, A.K. 1954. *Dr. K.M. Nadkarni's Indian materia medica*. 3rd ed. Bombay: Dhootapapeshwar Prakashan Ltd.

Pan, Y., B. Cai, K. Wang, et al. 2009. Neferine enhances insulin sensitivity in insulin resistant rats. *J. Ethnopharmacol.* 124(1):98-102.

PPRC. 2005 *Pharmacopoeia of the People's Republic of China*. Beijing: People's Medical Publishing House.

Singh, P.K., V. Kumar, R.K. Tiwari, A. Sharma, C.V. Rao, and R.H. Singh. 2010. Medico-ethnobotany of 'Chatara' block of District Sonebhadra, Uttar Pradesh, India. *Advances Biol. Res.* 4(1):65-80.

Yu, J., and W.S. Hu. 1997. Effects of neferine on platelet aggregation in rabbits. *Yao Xue Xue Bao* 32(1):1-4.

Zhu, Y.-P. 1998. *Chinese materia medica: Chemistry, pharmacology and applications*. Amsterdam: Harwood Academic Publishers.

Nepeta cataria L.

シソ科

一般名：キャットニップ
英　名：catnip
和　名：イヌハッカ
中国名：猫荊芥（*jia jing jie*）（全草）
別　名：キャットミント
使用部位：全草

安全性クラス：1
相互作用クラス：A
禁忌　知見なし
他の注意事項　知見なし
薬やサプリメントとの相互作用　知見なし
注釈　通経作用（Felter and Lloyd 1898），付録2参照。
有害事象と副作用　知見なし
薬理学的考察　知見なし

妊婦と授乳婦　動物研究では妊娠中にキャットニップ10%を含む餌を摂取した場合，母親と胎児に対し体重減少をもたらしたことが示されたが，胎児の健康や生存など他の作用は見られなかった（Bernardi et al. 1998）。キャットニップは通経薬として使用されている（Felter and Lloyd 1898）。

授乳期間中のキャットニップの安全性は不明である。本書では，授乳期間での使用に関する問題は確認されなかったが，最終的な安全性は確立されていない。

レビュー詳細

I. 薬やサプリメントとの相互作用

薬やサプリメントとの相互作用の臨床試験

確認されなかった。

被疑薬やサプリメントとの相互作用の症例報告

確認されなかった。

薬やサプリメントとの相互作用の動物試験

確認されなかった。

II. 有害事象

有害事象の症例報告　19か月の男児が，3週間冷蔵庫で醸造されていたキャットニップティーに浸していたレーズンの未知量を食べた後，無気力になった（Osterhoudt et al. 1997）。

III. 薬理学および薬物動態学

ヒトの薬理学的研究　確認されなかった。

動物の薬理学的研究　確認されなかった。

***In vitro*の薬理学的研究**　確認されなかった。

IV. 妊婦と授乳婦

マウスに対し妊娠6～18日にキャットニップ10%を含む餌を与えた場合，妊娠18日目の母体及び胎児の体重減少，そして胎盤重量の減少が認められた。対照群共に，生存および死亡した胎児の数，胚吸収の数，そして母体体重と胎児体重および胎盤重量との比率に差は認められなかった。出生前のキャットニップの暴露は，出生時に雄と雌の仔の体重を減少させた。一方，授乳7日目の雌においてのみ，このパラメータの減少を示した。対照群と比較して処置群では，雌の目，耳，膣口および雄の精巣下降を遅らせた（Bernardi et al. 1998）。

あるテキストでは，通経活性は弱いと示されているが（Cook 1869），古いハーブの文献では，キャットニップは通経薬として記載している（Cook 1869; Felter and Lloyd 1898）。

授乳期間中のキャットニップの安全性情報は確認されなかった。

V. 毒性研究

急性毒性

マウスに対するキャットニップ精油のLD_{50}は1.3g/kgである（投与ルートは記載されていない）（De Vincenzi et al. 1996）。

ラットに対してキャットニップ精油を最大750mg/kgまで腹腔内投与した場合，CNS活性の低下が認められた（Harney et al. 1978）。

参考文献

Bernardi, M.M., S. Fernandes, A.L. Zodi, et al. 1998. Toxic effects of catnip (*Nepeta cataria*) exposure during embryogenetic period in mice. *Toxicon* 36(9):1261-1262.

Cook, W. 1869. *Physio-medical dispensatory*. Cincinnati, OH: W.H. Cook.

De Vincenzi, M., E. Mancini, and M.R. Dessi. 1996. Monographs on botanical flavouring substances used in foods. Part V. *Fitoterapia* 67(3):241-251.

Felter, H.W., and J.U. Lloyd. 1898. *King's American dispensatory*. 18th ed., 3rd rev. 2 vols. Cincinnati: Ohio Valley Co.

Harney, J.W., I.M. Barofsky, and J.D. Leary. 1978. Behavioral and toxicological studies of cyclopentanoid monoterpenes from *Nepeta cataria*. *Lloydia* 41(4):367-374.

Osterhoudt, K.C., S.K. Lee, J.M. Callahan, and F.M. Henretig. 1997. Catnip and the alteration of human consciousness. *Vet. Hum. Toxicol.* 39(6):373-375.

Notopterygium incisum K.C. Ting ex H.T. Chang　セリ科

一般名：キョウカツ

英　名：notopterygium

生薬名：局（根茎および根）キョウカツ（羌活）

中国名：羌活（*qiang huo*）（根と根茎）

使用部位：根，根茎

安全性クラス：1

相互作用クラス：A

禁忌　知見なし

他の注意事項　知見なし

薬やサプリメントとの相互作用　知見なし

有害事象と副作用　キョウカツの過量（標準用量は，3～10gの煎剤として記載）は，胃を傷つけ，吐き気や嘔吐を引き起こす可能性がある（Chen and Chen 2004）。

薬理学的考察　知見なし

妊婦と授乳婦　科学的または伝統的文献において，妊娠中および授乳中におけるキョウカツの安全性は不明である。本書では，妊娠中や授乳期間での使用に関する問題は確認されなかったが，最終的な安全性は確立されていない。

レビュー詳細

I. 薬やサプリメントとの相互作用

薬やサプリメントとの相互作用の臨床試験
確認されなかった。

被疑薬やサプリメントとの相互作用の症例報告
確認されなかった。

薬やサプリメントとの相互作用の動物試験
確認されなかった。

II. 有害事象

有害事象の症例報告　キョウカツの過量（標準用量は，3〜10gの煎剤として記載）は，胃を傷つけ，吐き気や嘔吐を引き起こす可能性がある（Chen and Chen 2004）。

III. 薬理学および薬物動態学

ヒトの薬理学的研究　確認されなかった。

動物の薬理学的研究　確認されなかった。

***In vitro*の薬理学的研究**　キョウカツの煎剤またはエタノール抽出物で処置したヒト肝臓ミクロソームにおいて，薬物代謝酵素CYP3A4の阻害が認められた（Guo et al. 2001）。

IV. 妊婦と授乳婦

妊娠中および授乳中におけるキョウカツの安全性に関する情報は確認されなかった。

V. 毒性研究

急性毒性

マウスに対するキョウカツのLD_{50}は，経口投与において2.83g/kgである（Chen and Chen 2004）。マウスに対するキョウカツの水抽出物のLD_{50}は，経口投与において最大12g/kgまでの用量で決定することができなかった（Chen and Chen 2004）。

遺伝毒性

キョウカツの水抽出物の変異原活性は，S9による代謝活性化の有無に関わらず，ネズミチフス菌TA98株またはTA100株を用いたエイムス変異原性試験で認められなかった（Yin et al. 1991）。マウスにおける小核試験および染色体異常試験において，マウスに対し0.1，0.5，1，2g/kgの用量でキョウカツ水抽出物を腹腔内投与した。その結果，染色体異常試験において，2g/kg用量レベルで染色体異常の発生率の増加が認められた。小核試験において，1および2g/kgの用量レベルで多染性赤血球の増加が認められた（Yin et al. 1991）。

参考文献

Chen, J.K., and T.T. Chen. 2004. *Chinese medical herbology and pharmacology*. City of Industry, CA: Art of Medicine Press.

Guo, L.Q., M. Taniguchi, Q.Y. Chen, K. Baba, and Y. Yamazoe. 2001. Inhibitory potential of herbal medicines on human cytochrome P450-mediated oxidation: Properties of umbelliferous or citrus crude drugs and their relative prescriptions. *Jpn. J. Pharmacol.* 85(4):399-408.

Yin, X.J., D.X. Liu, H.C. Wang, and Y. Zhou. 1991. A study on the mutagenicity of 102 raw pharmaceuticals used in Chinese traditional medicine. *Mutat. Res.* 260(1):73-82.

Ocimum basilicum L.

シソ科

一般名：バジル
英　名：basil
和　名：メボウキ
別　名：sweet basil
中国名：九層塔（*jiu ceng ta*），羅勒（*luo le*）
使用部位：葉

安全性クラス：2b
相互作用クラス：A
禁忌　妊娠中は，医療従事者監督下以外での使用禁止(Chen and Chen 2004)。
他の注意事項　知見なし
薬やサプリメントとの相互作用　知見なし
注意　アルケニルベンゼン（精油中に70〜85%のエストラゴール，微量成分としてサフロール）(De Vincenzi et al. 2000; Leung and Foster 1996; Siano et al. 2003)，付録1参照。
注釈　このハーブにおける分類や懸念は，一般的に料理で使用される低用量とは対照的に，治療目的で使用される比較的高用量に基づいており，スパイスとしての使用には関連していない。
有害事象と副作用　バジルへのアレルギー反応が報告されている(Vartholomaios et al. 2007)。
薬理学的考察　動物研究では，バジルは血糖値の調節を変化させる可能性があることを実証した(Zeggwagh et al. 2007)。糖尿病を持つ人は，使用前に有資格の医療従事者に相談し，血糖値を厳密に測定することを勧める。
妊婦と授乳婦　中国伝統医学の文献では，バジルは妊娠中に使用すべきではないと示す（Chen and Chen 2004)。
　科学的または伝統的文献において，授乳期間中のバジルの安全性は不明である。本書では，授乳期間での使用に関する問題は確認されなかったが，最終的な安全性は確立されていない。

レビュー詳細

I. 薬やサプリメントとの相互作用
薬やサプリメントとの相互作用の臨床試験
　確認されなかった。
被疑薬やサプリメントとの相互作用の症例報告
　確認されなかった。
薬やサプリメントとの相互作用の動物試験
　確認されなかった。

II. 有害事象
有害事象の症例報告　バジルへのアレルギー反応が報告されている（Vartholomaios et al. 2007)。

III. 薬理学および薬物動態学
ヒトの薬理学的研究　確認されなかった。
動物の薬理学的研究　健常および糖尿病ラットに対し1日当たり20mg/kgの用量で15日間，または20mg/kgの単回用量のバジルの水抽出物を経口投与した場合，血糖値の減少が認められた。血漿インスリン値は変化しなかった。健常なラットに比べて糖尿病ラットでは血糖低下作用が強く表れた(Zeggwagh et al. 2007)。
*In vitro*の薬理学的研究　バジル抽出物は，いくつかの植物抽出物のスクリーニングにおいて薬物代謝酵素CYP1A2を阻害した (Jeurissen et al. 2007)。

IV. 妊婦と授乳婦
中国伝統医学の文献では，バジルは妊娠中に使用すべきではないとしている（Chen and Chen 2004)。
　授乳期間中のバジルの安全性情報は確認されなかった。

V. 毒性研究
急性毒性
マウスに対するバジルのアルコール抽出物のLD_{50}は，経口投与において956mg/kgである（Lagarto Parra et al. 2001)。
　ブラインシュリンプ幼生致死活性試験では，バジルのアルコール抽出物のLC_{50}は9.92 μg/mlである（Lagarto Parra et al. 2001)。
短期毒性
ラットに対し1日当たり0.005，0.05，0.5，1，1.5，2，3，3.5 mg/kgの用量で14日間バジル精油を経口投与した場合，1.5g/kg未満の用量では有害作用は認められなかった。2g/kg以上の用量では，表面上皮の消失および粘膜筋板の出血性の滲出とともに，胃粘膜における侵食域が認められた。1.5g/kg以上の用量では肝臓における細胞の膨張が認められた。無毒性量（NOAEL）は1g/kgとして報告された(Fandohan et al. 2008)。
遺伝毒性
バジル精油の変異原活性は，代謝活性化の有無に関わらず，ネズミチフス菌TA98株，TA100株，TA102株を用いた変異原性のためのエイムス試験，または大腸菌WP2を用いた復帰突然変異アッセイで認められなかった（Beric et al. 2008;

Stajkovic et al. 2007)。

参考文献

Beric, T., B. Nikolic, J. Stanojevic, B. Vukovic-Gacic, and J. Knezevic-Vukcevic. 2008. Protective effect of basil (*Ocimum basilicum* L.) against oxidative DNA damage and mutagenesis. *Food Chem. Toxicol.* 46(2):724-732.

Chen, J.K., and T.T. Chen. 2004. *Chinese medical herbology and pharmacology*. City of Industry, CA: Art of Medicine Press.

De Vincenzi, M., M. Silano, F. Maialetti, and B. Scazzocchio. 2000. Constituents of aromatic plants: II. Estragole. *Fitoterapia* 71(6):725-729.

Fandohan, P., B. Gnonlonfin, A. Laleye, et al. 2008. Toxicity and gastric tolerance of essential oils from *Cymbopogon citratus*, *Ocimum gratissimum* and *Ocimum basilicum* in Wistar rats. *Food Chem. Toxicol.* 46(7):2493-2497.

Jeurissen, S.M., F.W. Claassen, J. Havlik, et al. 2007. Development of an on-line high performance liquid chromatography detection system for human cytochrome P450 1A2 inhibitors in extracts of natural products. *J. Chromatogr. A* 1141(1):81-89.

Lagarto Parra, A., R. Silva Yhebra, I. Guerra Sardinas, and L. Iglesias Buela. 2001. Comparative study of the assay of *Artemia salina* L. and the estimate of the medium lethal dose (LD_{50} value) in mice, to determine oral acute toxicity of plant extracts. *Phytomedicine* 8(5):395-400.

Leung, A.Y., and S. Foster. 1996. *Encyclopedia of common natural ingredients used in food, drugs, and cosmetics*. 2nd ed. New York: Wiley.

Siano, F., C. Ghizzoni, F. Gionfriddo, et al. 2003. Determination of estragole, safrole and eugenol methyl ether in food products. *Food Chem.* 81(3):469-475.

Stajkovic, O., T. Beric-Bjedov, D. Mitic-Culafic, et al. 2007. Antimutagenic properties of basil (*Ocimum basilicum* L.) in *Salmonella typhimurium* TA100. *Food Technol. Biotechnol.* 45(2).

Vartholomaios, S., C. Pitsios, N. Mikos, E. Kompoti, and I.S. Kouridakis. 2007. Allergy to basil, a Lamiaceae herb. *J. Investig. Allergol. Clin. Immunol.* 17(5):348-349.

Zeggwagh, N.A., T. Sulpice, and M. Eddouks. 2007. Anti-hyperglycaemic and hypolipidemic effects of *Ocimum basilicum* aqueous extract in diabetic rats. *Am. J. Pharmacol. Toxicol.* 2(3):123-129.

Ocimum gratissimum L.

シソ科

一般名：アフリカバジル
英　名：African basil
異　名：*Ocimum viride* Willd.
アーユルヴェーダ名：*vana tulsi*
別　名：East Indian Basil, forest tulsi, gratlastmum, Russian basil, tree basil
使用部位：地上部

安全性クラス：2b
相互作用クラス：A

禁忌　妊娠中は，医療従事者監督下以外での使用禁止（Kamatenesi-Mugisha and Oryem-Origa 2007; Noumi and Tchakonang 2001）。

他の注意事項　知見なし

薬やサプリメントとの相互作用　知見なし

注意　アルケニルベンゼン（精油中に12～92%のオイゲノール）（Cimanga et al. 2002），付録1参照。

有害事象と副作用　知見なし

薬理学的考察　動物研究は，アフリカバジルが血糖値の調節を変化させる可能性があることを実証した（Aguiyi et al. 2000; Egesie et al. 2006; Mohammed et al. 2007）。糖尿病を持つ人は，使用前に有資格の医療従事者に相談し，血糖値を厳密に測定することを勧める。

妊婦と授乳婦　民族植物学的調査では，アフリカバジルのジュースは分娩を誘導または促進するために使用されていることを示す（Kamatenesi-Mugisha and Oryem-Origa 2007; Noumi and Tchakonang 2001）。時折のアフリカバジルの水抽出物の服用は，いかなる安全上の問題を引き起こすことはないかもしれないが，大量服用は，特に妊娠後期は避けるべきである。

科学的または伝統的文献において，授乳期間中のアフリカバジルの安全性は不明である。本書では，授乳期間での使用に関する問題は確認されなかったが，最終的な安全性は確立されていない。

レビュー詳細

I. 薬やサプリメントとの相互作用

薬やサプリメントとの相互作用の臨床試験
確認されなかった。

被疑薬やサプリメントとの相互作用の症例報告
確認されなかった。

薬やサプリメントとの相互作用の動物試験
確認されなかった。

II. 有害事象

有害事象の症例報告　確認されなかった。

III. 薬理学および薬物動態学

ヒトの薬理学的研究　確認されなかった。

動物の薬理学的研究　健常および糖尿病ラットに対しアフリカバジルのメタノール抽出物を400mg/kg腹腔内投与した場合，血漿グルコース濃度の低下が認められた。健常なラットに比べ糖尿病ラットで血糖低下作用が顕著に表れた（Aguiyi et al. 2000）。糖尿病ラットに対し1日当たり500～1500mg/kgのアフリカバジルの水抽出物を28日間経口投与した場合，血漿グルコース濃度の低下が認められた（Egesie et al. 2006）。

糖尿病ラットに対しアフリカバジルの水抽出物を500mg/kg腹腔内投与した場合，血糖値の低下が認められたが，250または1000mg/kgを投与されたラットでは認められなかった（Mohammed et al. 2007）。

***In vitro*の薬理学的研究**　確認されなかった。

IV. 妊婦と授乳婦

民族植物学の調査によると，新鮮なアフリカバジルのジュースは，西ウガンダで分娩を誘発するために使用された75種類のうちの1つとして記載されていた（Kamatenesi-Mugisha and Oryem-Origa 2007）。南カメルーンでの同様の調査では，アフリカバジルは分娩促進作用があり，時に堕胎薬の処方に加えられていたことを示した。アフリカバジル単独では堕胎薬として使用されていなかった（Noumi and Tchakonang 2001）。

授乳期間中のアフリカバジルの安全性情報は確認されなかった。

V. 毒性研究

急性毒性

アフリカバジル精油の経口LD_{50}は，マウスで1.41g/kgであり，ラットでは1.75および2.29g/kgとして報告されている（Fandohan et al. 2008; Orafidiya et al. 2004）。

ラットに対する乾燥したアフリカバジルの水抽出物のLD_{50}は，腹腔内投与において1.26mg/kgである（Mohammed et al. 2007）。アフリカバジル精油の腹腔内LD_{50}は，マウスで0.27g/kgであり，ラットでは0.43g/kgである（Orafidiya et al. 2004）。

短期毒性

糖尿病ラットに対し1日当たり500～1500mg/kgのアフリカバジルの水抽出物を28日間経口投与した場合，肝臓酵素レベル（AST，ALT，ALP，TPT，ALB，ビリルビン）に変化は認められなかった（Egesie et al. 2006）。

ラットに対し1日当たり5，50，500，1000，1500，2000，3000，3500mg/kgのアフリカバジル精油を14日間経口投与した場合，5～500mg/kgの用量において有害作用は認められなかった。1500mg/kg以上を投与したラットは実験の4日目までに死亡した。組織学的検査において，1000mg/kg以上の用量では胃の組織に変化が認められた。どの用量レベルでも肝臓の変化は認められなかった（Fandohan et al. 2008）。

ウサギに対し400，800，1600 mg/kgのアフリカバジルの水性抽出物を，4週間週に2回経口投与した場合，400mg/kgの用量で，肝臓において有害な組織病理的な変化（肥大，肝細胞における細胞質の収縮および洞類内のうっ血）が認められたが，1600mg/kgの用量では肝臓にそのような変化を示さなかった（Effraim et al. 2003）。

ラットに対し1日当たり133mg/kgアフリカバジル精油を30日間経口投与した場合，肝臓の肥大が認められた（Orafidiya et al. 2004）。

ラットに対し1日当たり80, 133, 213 mg/kgのアフリカバジル精油を14日間腹腔内投与した場合，肝臓および脳の増大が認められた。病理組織学的変化は，慢性炎症と一致した。精巣，心臓，腎臓，腸，肺の相対重量における有意な変化は認められなかった（Orafidiya et al. 2004）。

参考文献

Aguiyi, J.C., C.I. Obi, S.S. Gang, and A.C. Igweh. 2000. Hypoglycaemic activity of *Ocimum gratissimum* in rats. *Fitoterapia* 71(4):444-446.

Cimanga, K., K. Kambu, L. Tona, et al. 2002. Correlation between chemical composition and antibacterial activity of essential oils of some aromatic medicinal plants growing in the Democratic Republic of Congo. *J. Ethnopharmacol.* 79(2):213-220.

Effraim, K.D., T.W. Jacks, and O. Sodipo. 2003. Histopathological studies on the toxicity of *Ocimum gratissimum* leave extract on some organs of rabbit. *Afr. J. Biomed. Res.* 6(1):21-25.

Egesie, U.G., A.B. Adelaiye, J.O. Ibu, and O.J. Egesie. 2006. Safety and hypoglycaemic properties of aqueous leaf extract of *Ocimum gratissimum* in streptozotocin induced diabetic rats. *Niger. J. Physiol. Sci.* 21(1-2):31-35.

Fandohan, P., B. Gnonlonfin, A. Laleye, et al. 2008. Toxicity and gastric tolerance of essential oils from *Cymbopogon citratus*, *Ocimum gratissimum* and *Ocimum basilicum* in Wistar rats. *Food Chem. Toxicol.* 46(7):2493-2497.

Kamatenesi-Mugisha, M., and H. Oryem-Origa. 2007. Medicinal plants used to induce labour during childbirth in western Uganda. *J. Ethnopharmacol.* 109(1):1-9.

Mohammed, A., Y. Tanko, M.A. Okasha, R.A. Magaji, and A.H. Yaro. 2007. Effects of aqueous leaves extract of *Ocimum gratissimum* on blood glucose levels of streptozocin-induced diabetic Wistar rats. *Afr. J. Biotechnol.* 6(18):2087-2090.

Noumi, E., and N.Y.C. Tchakonang. 2001. Plants used as abortifacients in the Sangmelima region of Southern Cameroon. *J. Ethnopharmacol.* 76(3):263-268.

Orafidiya, L.O., E.O. Agbani, E.O. Iwalewa, K.A. Adelusola, and O.O. Oyedapo. 2004. Studies on the acute and sub-chronic toxicity of the essential oil of *Ocimum gratissimum* L. leaf. *Phytomedicine* 11(1):71-76.

Ocimum tenuiflorum L.

シソ科

一般名：ホーリーバジル
英　名：holy basil
異　名：*Ocimum sanctum* L.
アーユルヴェーダ名：*tulasi*
別　名：sacred basil, tulsi
使用部位：葉

安全性クラス：1
相互作用クラス：A
禁忌　知見なし
他の注意事項　知見なし
薬やサプリメントとの相互作用　知見なし
注意　アルケニルベンゼン（精油中に8～43%のオイゲノール，精油は植物の乾燥重量の0.17～0.5%），付録1参照。
有害事象と副作用　知見なし
薬理学的考察　ヒトおよび動物研究では，ホーリーバジルは血糖値の調節を変化させる可能性があることを実証した（Chattopadhyay 1993; Gholap and Kar 2004; Kar et al. 2003; Narendhirakannan et al. 2006; Rai et al. 1997）。糖尿病を持つ人は，使用前に有資格の医療従事者に相談し，血糖値を厳密に測定することを勧める。

動物研究は，ホーリーバジルが一時的に精子の数および精子の運動性を減少させる可能性があることを示す（Ahmed et al. 2002, 2009; Khanna et al. 1986; Seth et al. 1981）。

動物研究では，ホーリーバジルの比較的高用量（500mg/kg）の摂取により，チロキシン（T_4）の血清レベルに減少が認められた（Panda and Kar 1998）。

妊婦と授乳婦　動物研究では，ホーリーバジルの比較的大量（0.2～4 g/kg）な摂取により，胚着床および産仔数の減少が認められた（Khanna et al. 1986; Vohora et al. 1969）。

科学的または伝統的文献において，授乳期間中のホーリーバジルの安全性情報は確認されなかった。本書においても，授乳期間での使用に関する問題は確認されなかったが，最終的な安全性は確立されてはいない。

レビュー詳細

I. 薬やサプリメントとの相互作用

薬やサプリメントとの相互作用の臨床試験
　確認されなかった。
被疑薬やサプリメントとの相互作用の症例報告
　確認されなかった。
薬やサプリメントとの相互作用の動物試験
　確認されなかった。

II. 有害事象

有害事象の症例報告　確認されなかった。

III. 薬理学および薬物動態学

ヒトの薬理学的研究　2型糖尿病の患者（ボランティア）に対し，ランダム化比較試験・プラセボ対照試験・クロスオーバー・単盲検試験を行った。1日当たり2.5gのホーリーバジルを60日間投与した場合，ホーリーバジルの処置後，空腹時および食後の血糖値に減少が認められた（Agrawal et al. 1996）。

動物の薬理学的研究　雄ラットに対し1日当たり250mg/kgのホーリーバジルのベンゼン抽出物を48日間経口投与した場合，総精子数の減少，精子の運動性や前進速度の低下が，尾部精巣上体液での異常な精子の増加に伴って認められた。すべてのパラメータは，実験終了後2週間以内で正常に戻った（Ahmed et al. 2002）。同様の実験では，精巣上体尾部の細胞数に変化が認められた。受精能力試験の後，処置した雄と交配した雌ラットでは着床は認められなかった（Ahmed et al. 2009）。

雄ラットに対し100, 150, 200 mg/kgのホーリーバジルのベンゼン抽出物を経口投与した場合，精子の数，運動性，精巣重量に減少が認められた。精巣上体，精嚢，前立腺，輸精管の重量に変化は認められなかった（Seth et al. 1981）。

雄ラットに対し1日当たり100, 150, 200, 400 mg/kgのホーリーバジル抽出物を15日間経口投与した場合，200および400mg/kgの用量レベルにおいて，生殖行動の減少が認められた（Kantak and Gogate 1992）。

雄ラットに対し0.2, 2, 4 g/kgのホーリーバジルを経口投与した場合，2および4g/kgの用量において，精子の運動性の低下や，交配に成功し妊娠に至ることができた個体数に減少が認められた（Khanna et al. 1986）。

雌ラット（平均体重200g）に対し1日当たり80mgの生の

ホーリーバジルを2週間経口投与した場合，発情周期において発情間期の時期に延長が認められた。この研究では，生殖行動の観察により判断しており，ホルモン濃度は測定されなかった（Sardessai et al. 1999）。

糖尿病ラットに対し，乾燥したホーリーバジルのエタノール抽出物を1日当たり200mg/kgの用量で30日間経口投与した場合，インスリン値およびグルコース耐性の増加に伴い，血糖値の低下が認められた（Narendhirakannan et al. 2006）。糖尿病ラットに対し，乾燥したホーリーバジルのエタノール抽出物を1日当たり750mg/kgの用量で14日間経口投与した場合，血糖値の低下が認められた（Kar et al. 2003）。マウスに対し1日当たり500mg/kgのホーリーバジルの水抽出物を15日間与えた場合，血糖値の減少が認められた（Gholap and Kar 2004）。他の研究において，糖尿病ラットに対するホーリーバジルの投与は，同様の結果を示している（Chattopadhyay 1993; Rai et al. 1997）。

マウスに対し1日当たり500mg/kgのホーリーバジルの水抽出物を15日間経口投与した場合，血清チロキシン（T_4）濃度およびグルコース6-ホスファターゼ活性の低下が認められた。トリヨードサイロニン（T_3）の血清レベルおよびT_3/T_4比は影響を受けなかった（Panda and Kar 1998）。

*In vitro*の薬理学的研究　確認されなかった。

IV. 妊婦と授乳婦

雌ラットに対し妊娠1〜7日目に，1日当たり200mg/kgのホーリーバジルの水抽出物を経口投与した場合，着床の減少が認められた（Vohora et al. 1969）。

雌ラットに対し0.2，2，4 g/kgのホーリーバジルを経口投与した場合，2，4 g/kgの用量レベルにおいて，満期妊娠および産仔の数に減少が認められた（Khanna et al. 1986）。

授乳期間中のホーリーバジルの安全性情報は確認されなかった。

V. 毒性研究

急性毒性

ホーリーバジルのアルコール抽出物のLD_{50}は，1.54mg/kgである（Lagarto Parra et al. 2001）。

ブラインシュリンプ幼生致死活性試験では，ホーリーバジルのアルコール抽出物のLC_{50}は18.75 μg/mlである（Lagarto Parra et al. 2001）。

参考文献

Agrawal, P., V. Rai, and R.B. Singh. 1996. Randomized placebo-controlled, single blind trial of holy basil leaves in patients with noninsulin-dependent diabetes mellitus. *Int. J. Clin. Pharmacol. Ther.* 34(9):406-409.

Ahmed, M., R.N. Ahamed, R.H. Aladakatti, and M.G. Ghosesawar. 2002. Reversible anti-fertility effect of benzene extract of *Ocimum sanctum* leaves on sperm parameters and fructose content in rats. *J. Basic Clin. Physiol. Pharmacol.* 13(1):51-59.

Ahmed, M., R. Nazeer Ahamed, and R.H. Aladakatti. 2009. Effect of benzene extract of *Ocimum sanctum* leaves on cauda epididymis of albino rats. *J. Basic Clin. Physiol. Pharmacol.* 20(1):29-41.

Chattopadhyay, R.R. 1993. Hypoglycemic effect of *Ocimum sanctum* leaf extract in normal and streptozotocin diabetic rats. *Indian J. Exp. Biol.* 31(11):891-893.

Gholap, S., and A. Kar. 2004. Hypoglycaemic effects of some plant extracts are possibly mediated through inhibition in corticosteroid concentration. *Pharmazie* 59(11):876-878.

Kantak, N.M., and M.G. Gogate. 1992. Effect of short term administration of tulsi (*Ocimum sanctum* Linn.) on reproductive behaviour of adult male rats. *Indian J. Physiol. Pharmacol.* 36(2):109-111.

Kar, A., B.K. Choudhary, and N.G. Bandyopadhyay. 2003. Comparative evaluation of hypoglycaemic activity of some Indian medicinal plants in alloxan diabetic rats. *J. Ethnopharmacol.* 84(1):105-108.

Khanna, S., S.R. Gupta, and J.K. Grover. 1986. Effect of long term feeding of tulsi (*Ocimum sanctum* Linn) on reproductive performance of adult albino rats. *Indian J. Exp. Biol.* 24(5):302-304.

Lagarto Parra, A., R. Silva Yhebra, I. Guerra Sardinas, and L. Iglesias Buela. 2001. Comparative study of the assay of *Artemia salina* L. and the estimate of the median lethal dose (LD_{50} value) in mice, to determine oral acute toxicity of plant extracts. *Phytomedicine* 8(5):395-400.

Narendhirakannan, R.T., S. Subramanian, and M. Kandaswamy. 2006. Biochemical evaluation of antidiabetogenic properties of some commonly used Indian plants on streptozotocin-induced diabetes in experimental rats. *Clin. Exp. Pharmacol. Physiol.* 33(12):1150-1157.

Panda, S., and A. Kar. 1998. *Ocimum sanctum* leaf extract in the regulation of thyroid function in the male mouse. *Pharmacol. Res.* 38(2):107-110.

Rai, V., U. Iyer, and U.V. Mani. 1997. Effect of tulasi (*Ocimum sanctum*) leaf powder supplementation on blood sugar levels, serum lipids and tissue lipids in diabetic rats. *Plant Foods Hum. Nutr.* 50(1):9-16.

Sardessai, S.R., A.S. Borker, and M.E. Abraham. 1999. Effects of short term administration of tulsi leaves on sexual behaviour in female rats *Indian J. Physiol. Pharmacol.* 43(3):398-400.

Seth, S.D., N. Johri, and K.R. Sundaram. 1981. Antispermatogenic effect of *Ocimum sanctum*. *Indian J. Exp. Biol.* 19(10):975-976.

Vohora, S.B., S.K. Garg, and R.R. Chaudhury. 1969. Antifertility screening of plants. 3. Effect of six indigenous plants on early pregnancy in albino rats. *Indian J. Med. Res.* 57(5):893-899.

Oenothera biennis L.　アカバナ科

一般名：イブニングプリムローズ

英　名：evening primrose

和　名：メマツヨイグサ，ツキミソウ

使用部位：種子，種子油

安全性クラス：1
相互作用クラス：A
禁忌　知見なし
他の注意事項　知見なし
薬やサプリメントとの相互作用　知見なし
有害事象と副作用　イブニングプリムローズは，臨床試験および医薬品市販後調査研究において，一般的に忍容性良好として特徴づけられている（Gateley et al. 2001; Horrobin 1992）。イブニングプリムローズ油の臨床試験における有害事象として頭痛，腹痛，吐き気，軟便が報告されている（Bamford et al. 1985; Barber 1988）。
薬理学的考察　知見なし
妊婦と授乳婦　妊娠中のイブニングプリムローズ使用に関する3つの臨床試験では，母親および妊娠の結果において有害作用は認められていない（Laivuori et al. 1993; Moodley and Norman 1989; O fBrien and Broughton Pipkin 1983）。ある研究では，イブニングプリムローズ油の使用は，分娩時における産科介入の必要性が増すことと関連があった（Dove and Johnson 1999）。
イブニングプリムローズ油の主要成分であるγ-リノレン酸（GLA）は，体内で自然に形成される化合物であり，母乳の成分である（Carter 1988）。

レビュー詳細

I. 薬やサプリメントとの相互作用
薬やサプリメントとの相互作用の臨床試験
確認されなかった。
被疑薬やサプリメントとの相互作用の症例報告
確認されなかった。
薬やサプリメントとの相互作用の動物試験
確認されなかった。

II. 有害事象
臨床試験で報告された有害事象　イブニングプリムローズ油に関する1992年のレビューでは，英国におけるおよそ50万人の使用者について，有意な有害作用が報告されなかったことを示した（Horrobin 1992）。イブニングプリムローズ油の臨床試験で報告された有害作用は，頭痛，腹痛，吐き気，軟便を含む（Bamford et al. 1985; Barber 1988）。イブニングプリムローズ油は，1日当たり最大3gまでの用量で1年間使用したところ，良好な忍容性が示された（Gateley et al. 2001）。
慢性統合失調症患者におけるイブニングプリムローズ油（1日当たり4gの用量で4か月間摂取）およびビタミンを用いた臨床試験では，試験に登録された23人のうち3人が大発作を経験し，そのうち2人はイブニングプリムローズ油を摂取した群であった。両被験者はまた，発作閾値を下げることができる抗精神病薬（Tobias et al. 2006）フェノチアジンも摂取していた（Holman and Bell 1983）。他の臨床試験として，統合失調症患者を含む精神病患者に対し，1日当たり最大540mgまでの用量でγ-リノレン酸（GLA）を摂取した場合，いかなる有害作用の増加とも関連が認められなかった（Vaddadi et al. 1989; Wolkin et al. 1986）。イブニングプリムローズ油の安全性に関する最近のレビューでは，てんかんのある人に対し，オメガ6脂肪酸であるリノール酸およびγ-リノレン酸の摂取は，発作を引き起こす可能性があるという根拠はないことが示された。したがって，“現在では，処方集におけるイブニングプリムローズ油の副作用としての発作やてんかんを削除すべきであり，イブニングプリムローズ油のサプリメントまたはイブニングプリムローズ油を含む製品を摂取する際の禁忌としての発作やてんかんの既往も削除すべきであることを示唆した”と結論付けた（Puri 2007）。
有害事象の症例報告　入院している3人の統合失調患者は，標準の薬物療法に適切に対応することができず，イブニングプリムローズ油を投与された（1人は1日当たり8g，他の2人の患者の用量は述べられていない）。その結果，患者の状態は悪化し，脳波（EEG）によって側頭葉てんかんが明らかになった。患者は，EEGの放電パターンを誘発あるいは発作閾値を下げる可能性がある抗精神病薬（Tobias et al. 2006）フェノチアジンを摂取していた（Vaddadi 1981）。

III. 薬理学および薬物動態学
ヒトの薬理学的研究　血圧に対するイブニングプリムローズ油の効果に関する研究は，相反する結果が得られている。過体重の被験者において血圧を下げることが実証された（Garcia et al. 1986），一方で，高脂血症の患者に対しては血圧に変化が見られなかった（Viikari and Lehtonen 1986）。
レイノー現象のある人に対するイブニングプリムローズ油の研究では，イブニングプリムローズ油はいくつかの抗血小板作用を示した（Belch et al. 1985）。しかし，多発性硬化症患者に対する研究，および高トリグリセリド血症の患者に対する研究では，血小板機能への影響は示さなかった（Boberg et al. 1986; McGregor et al. 1989）。
動物の薬理学的研究　研究は確認されたが，ヒトデータの可用性のために省略した。
***In vitro*の薬理学的研究**　研究は確認されたが，ヒトデータの可用性のために省略した。

IV. 妊婦と授乳婦

子癇前症の女性において1日当たり4gのイブニングプリムローズ油を摂取した場合，分娩の結果に有害作用は認められなかった（Moodley and Norman 1989）。妊婦に対しイブニングプリムローズ油サプリメントを1または5週間与えた研究では，有害作用は報告されなかった（Laivuori et al. 1993; O'Brien and Broughton Pipkin 1983）。

米国での助産師を対象とした調査では，回答者の30％は分娩を刺激するためにイブニングプリムローズ油を使用したことを示した（McFarlin et al. 1999）。妊娠中におけるイブニングプリムローズ使用に関する研究では，妊娠37週から出産までの間のイブニングプリムローズ油の経口投与は，妊娠周期に影響を与えなかった。イブニングプリムローズ油の使用は，破水の発生率，オキシトシンの増加，下降の停止，吸引分娩の増加と関連があった（Dove and Johnson 1999）。

交配前のラットにおけるイブニングプリムローズ油の投与は，分娩および出生後の成長に影響を及ぼさなかった（Leaver et al. 1986）。糖尿病妊娠ラットに対しイブニングプリムローズ油を与えた場合，対照群と比較して，生存胎児の質量が有意に増加した（Garland et al. 1997）。

雄および雌のブルーフォックスに対し1日当たり4.5gのイブニングプリムローズ油を含む餌を与えた研究では，イブニングプリムローズ油群で，有意ではない不妊の雌の頻度に減少が見られるとともに，流産率に増加が認められた。結果として，両群ともに同腹仔なしで雌は同レベルであった。イブニングプリムローズ油群での産仔数の増加傾向は，主に雄に対する処置の効果として発見された（Tauson and Forsberg 1991）。

イブニングプリムローズ油の主要成分であるγ-リノレン酸（GLA）は，体内で自然に形成されている。成人女性は，1日当たり20mg/kg生成し，1日当たり平均23～65mg/kgが母乳を介し乳児に摂取される（Carter 1988）。

授乳期間の2～6か月間イブニングプリムローズ油を摂取した女性は，必須脂肪酸レベルおよび母乳の総脂肪含有量が増加した（Cant et al. 1991）。

ミンクに対し餌の一部としてイブニングプリムローズ油を与えた場合，対照群と比較して若干の体重損失が認められ，授乳行動に変化は認められなかった（Tauson et al. 1991）。

V. 毒性研究

慢性毒性

マウスに対し1日当たり最大2.5ml/kgまでのイブニングプリムローズ油を52週間与えた，またはラットに対し同量を104週間与えた場合，有害作用は認められなかった（Everett et al. 1988a; Everett et al. 1988b）。イヌに対し1日当たり最大5 ml/kgまでのイブニングプリムローズ油を52週間与えた場合，有害作用は認められなかった（Everett et al. 1988a）。

参考文献

Bamford, J.T., R.W. Gibson, and C.M. Renier. 1985. Atopic eczema unresponsive to evening primrose oil (linoleic and gamma-linolenic acids). *J. Am. Acad. Dermatol.* 13(6):959-965.

Barber, H. 1988. Evening primrose oil: A panacea? *Pharm. J.* 240:723-725.

Belch, J.J., B. Shaw, A. O'Dowd, et al. 1985. Evening primrose oil (Efamol) in the treatment of Raynaud's phenomenon: A double blind study. *Thromb. Haemost.* 54(2):490-494.

Boberg, M., B. Vessby, and I. Selinus. 1986. Effects of dietary supplementation with *n*-6 and *n*-3 long-chain polyunsaturated fatty acids on serum lipoproteins and platelet function in hypertriglyceridaemic patients. *Acta Med. Scand.* 220(2):153-160.

Cant, A., J. Shay, and D.F. Horrobin. 1991. The effect of maternal supplementation with linoleic and gamma-linolenic acids on the fat composition and content of human milk: A placebo-controlled trial. *J. Nutr. Sci. Vitaminol. (Tokyo)* 37(6):573-579.

Carter, J.P. 1988. Gamma-linolenic acid as a nutrient. *Food Technol.* 42(6):72-82.

Dove, D., and P. Johnson. 1999. Oral evening primrose oil: Its effect on length of pregnancy and selected intrapartum outcomes in low-risk nulliparous women. *J. Nurse Midwifery* 44(3):320-324.

Everett, D.J., R.J. Greenough, C.J. Perry, P. McDonald, and P. Bayliss. 1988a. Chronic toxicity studies of Efamol evening primrose oil in rats and dogs. *Med. Sci. Res.* 16:863-864.

Everett, D.J., C.J. Perry, and P. Bayliss. 1988b. Carcinogenicity studies of Efamol evening primrose oil in rats and mice. *Med. Sci. Res.* 16:865-866.

Garcia, C., J. Carter, and A. Chou. 1986. Gamma linolenic acid causes weight loss and lower blood pressure in overweight patients with family history of obesity. *Swed. J. Biol. Med.* 4:8-11.

Garland, H.O., A.G. Forshaw, and C.P. Sibley. 1997. Dietary essential fatty acid supplementation, urinary calcium excretion and reproductive performance in the diabetic pregnant rat. *J. Endocrinol.* 153(3):357-363.

Gateley, C., J. Pye, B. Harrison, et al. 2001. Evening primrose oil (Efamol), a safe treatment option for breast disease. *Breast Cancer Res. Treat.* 14:161.

Holman, C., and A. Bell. 1983. A trial of evening primrose oil in the treatment of chronic schizophrenia. *J. Orthomol. Psychiatr.* 12:302-304.

Horrobin, D.F. 1992. Nutritional and medical importance of gamma-linolenic acid. *Prog. Lipid Res.* 31(2):163-194.

Laivuori, H., O. Hovatta, L. Viinikka, and O. Ylikorkala. 1993. Dietary supplementation with primrose oil or fish oil does not change urinary excretion of prostacyclin and thromboxane metabolites in pre-eclamptic women. *Prostaglandins Leukot. Essent. Fatty Acids* 49(3):691-694.

Leaver, H., F. Lytton, H. Dyson, M. Watson, and D. Mellor. 1986. The effect of dietary omega-3 and omega-6 polyunsaturated fatty acids on gestation, parturition and prostaglandin E_2 in intrauterine tissues and the kidney. *Prog. Lipid Res.* 25:143-146.

McFarlin, B.L., M.H. Gibson, J. O'Rear, and P. Harman. 1999. A national survey of herbal preparation use by nurse-midwives for labor stimulation. Review of the literature and recommendations for practice. *J. Nurse Midwifery* 44(3):205-216.

McGregor, L., A.D. Smith, M. Sidey, et al. 1989. Effects of dietary linoleic acid and gamma linolenic acid on platelets of patients with multiple sclerosis. *Acta Neurol. Scand.* 80(1):23-27.

Moodley, J., and R.J. Norman. 1989. Attempts at dietary alteration of prostaglandin pathways in the management of pre-eclampsia. *Prostaglandins Leukot. Essent. Fatty Acids* 37(3):145-147.

O'Brien, P.M., and F. Broughton Pipkin. 1983. The effect of essential fatty acid and specific vitamin supplements on vascular sensitivity in the mid-trimester of human pregnancy. *Clin. Exp. Hypertens. B* 2(2):247-254.

Puri, B.K. 2007. The safety of evening primrose oil in epilepsy. *Prostaglandins Leukot. Essent. Fatty Acids* 77(2):101-103.

Tauson, A.H., and M. Forsberg. 1991. Effect of evening primrose oil as food supplement on reproduction in the blue fox. *Acta Vet. Scand.* 32(3):345-351.

Tauson, A.H., M. Neil, and M. Forsberg. 1991. Effect of evening primrose oil as food supplement on reproduction in the mink. *Acta Vet. Scand.* 32(3):337-344.

Tobias, K.M., K. Marioni-Henry, and R. Wagner. 2006. A retrospective study on the use of acepromazine maleate in dogs with seizures. *J. Am. Anim. Hosp. Assoc.* 42(4):283-289.

Vaddadi, K.S. 1981. The use of gamma-linolenic acid and linoleic acid to differentiate between temporal lobe epilepsy and schizophrenia. *Prostaglandins Med.* 6(4):375-379.

Vaddadi, K.S., P. Courtney, C.J. Gilleard, M.S. Manku, and D.F. Horrobin. 1989. A double-blind trial of essential fatty acid supplementation in patients with tardive dyskinesia. *Psychiat. Res.* 27(3):313-323.

Viikari, J., and A. Lehtonen. 1986. Effect of primrose oil on serum lipids and blood pressure in hyperlipidemic subjects. *Int. J. Clin. Pharmacol. Ther. Toxicol.* 24(12):668-670.

Wolkin, A., B. Jordan, E. Peselow, M. Rubinstein, and J. Rotrosen. 1986. Essential fatty acid supplementation in tardive dyskinesia. *Am. J. Psychiat.* 143(7):912-914.

Ophiopogon japonicus (L. f.) Ker Gawl.　キジカクシ科（ユリ科）

一般名：バクモンドウ
英　名：ophiopogon
和　名：ジャノヒゲ，リュウノヒゲ
生薬名：局（根の膨大部）バクモンドウ（麦門冬）
中国名：麦門冬（*mai men dong*）（塊根）
別　名：dwarf lilyturf
使用部位：塊根

安全性クラス：1
相互作用クラス：A
禁忌　知見なし
他の注意事項　知見なし
薬やサプリメントとの相互作用　知見なし
有害事象と副作用　バクモンドウに対する全身性のアレルギー反応が報告されている（Bensky et al. 2004）。
薬理学的考察　動物研究では，バクモンドウは血糖値の調節を変化させる可能性があることを実証した（Kako et al. 1995; Zhu 1998）。糖尿病を持つ人は，使用前に有資格の医療従事者に相談し，血糖値を厳密に測定することを勧める。
妊婦と授乳婦　科学的または伝統的文献において，妊娠中および授乳中におけるバクモンドウの安全性は不明である。本書では，妊娠中や授乳期間での使用に関する問題は確認されなかったが，最終的な安全性は確立されていない。

レビュー詳細

I. 薬やサプリメントとの相互作用

薬やサプリメントとの相互作用の臨床試験
確認されなかった。
被疑薬やサプリメントとの相互作用の症例報告
確認されなかった。
薬やサプリメントとの相互作用の動物試験
確認されなかった。

II. 有害事象

有害事象の症例報告　吐き気，嘔吐，神経過敏，興奮，全身性紅斑，刺痛，腹痛，痒み，および時折せん妄および意識消失を含む，バクモンドウへの重度のアレルギー反応が報告されている（Bensky et al. 2004）。

III. 薬理学および薬物動態学

ヒトの薬理学的研究　確認されなかった。
動物の薬理学的研究　ウサギに対しバクモンドウの水またはアルコール抽出物を0.2g/kg経口投与した場合，血糖値の低下が認められた。糖尿病ウサギに対し1日当たり0.5g/kgのバクモンドウを4日間投与した場合，血糖低下作用が認められた（Zhu 1998）。糖尿病マウスに対しバクモンドウからの多糖類100mg/kgを単回経口投与した場合，11時間で血糖値

が54%減少した（Zhu 1998）。健常および糖尿病マウスに対しバクモンドウの*n*-ブタノール抽出物を100mg/kg腹腔内投与した場合，血糖値の減少が認められた（Kako et al. 1995）。

*In vitro*の薬理学的研究　確認されなかった。

IV. 妊婦と授乳婦

妊娠中および授乳中におけるバクモンドウの安全性に関する情報は確認されなかった。

V. 毒性研究

急性毒性

マウスに対するバクモンドウ抽出物のLD_{50}は，腹腔内投与において20.6g/kgである。同じバクモンドウ抽出物1mlを静脈内投与（2gのハーブおよびヒト用量の100倍以上に相当）したところ，毒性反応を生じなかった（Zhu 1998）。

参考文献

Bensky, D., S. Clavey, and E. Stöger. 2004. *Chinese herbal medicine: Materia medica*. 3rd ed. Seattle: Eastland Press.

Kako, M., T. Miura, M. Usami, A. Kato, and S. Kadowaki. 1995. Hypoglycemic effect of the rhizomes of ophiopogonis tuber in normal and diabetic mice. *Biol. Pharm. Bull.* 18(5):785-787.

Zhu, Y.-P. 1998. *Chinese materia medica: Chemistry, pharmacology and applications*. Amsterdam: Harwood Academic Publishers.

Oplopanax horridus (Sm.) Miq.　ウコギ科

一般名：デビルズクラブ

英　名：devil's club

異　名：*Echinopanax horridus* (Sm.) Decne. & Planch, nom. inval.

使用部位：根

安全性クラス：1

相互作用クラス：A

禁忌　知見なし

他の注意事項　知見なし

薬やサプリメントとの相互作用　知見なし

有害事象と副作用　知見なし

薬理学的考察　先住民の人々により糖尿病に対するデビルズクラブの使用が記録されており，いくつかのヒトの症例研究や動物研究では，血糖値への効果に対する評価についてあいまいな結果を提供しているが，糖尿病における現代の有効性の実証は発見されなかった（Lantz et al. 2004; Smith 1983; Stuhr and Henry 1944; Thommassen et al. 1990）。

妊婦と授乳婦　科学的または伝統的文献において，妊娠中および授乳中におけるデビルズクラブの安全性は不明である。本書では，妊娠中や授乳期間での使用に関する問題は確認されなかったが，最終的な安全性は確立されていない。

O

レビュー詳細

I. 薬やサプリメントとの相互作用

薬やサプリメントとの相互作用の臨床試験
　確認されなかった。

被疑薬やサプリメントとの相互作用の症例報告
　確認されなかった。

薬やサプリメントとの相互作用の動物試験
　確認されなかった。

II. 有害事象

有害事象の症例報告　確認されなかった。

III. 薬理学および薬物動態学

ヒトの薬理学的研究　医療機関における研究では，インスリン依存性糖尿病患者1名およびインスリン非依存性糖尿病患者1名に対し，デビルズクラブの煎剤80mlを1日当たり3～4回，数日間経口投与した。その結果，インスリン依存性患者では血糖値への有意な作用は認められなかったが，インスリン非依存性患者では血糖値の緩やかな減少が認められた。健常な被験者では，血糖値の変化は認められなかった（Thommassen et al. 1990）。

動物の薬理学的研究　確認されなかった。

*In vitro*の薬理学的研究　確認されなかった。

IV. 妊婦と授乳婦

妊娠中および授乳中におけるデビルズクラブの安全性情報は確認されなかった。

V. 毒性研究

確認されなかった。

参考文献

Lantz, T.C., K. Swerhun, and N.J. Turner. 2004. Devil's club (*Oplopanax horridus*): An ethnobotanical review. *HerbalGram* 62:33-48.

Smith, G.W. 1983. Arctic pharmacognosia. Part 2. Devil's club, *Oplopanax horridus*. *J. Ethnopharmacol.* 7(May):313-320.

Stuhr, E.T., and F.B. Henry. 1944. An investigation of the root bark of *Fatsia horrida*. *Pharm. Arch.* 15(9):6.

Thommassen, H.V., R.A. Wilson, and R.G. McIlwain. 1990. Effect of devil's club tea on blood glucose levels in diabetes mellitus. *Can. Fam. Phys.* 36:62–65.

Origanum majorana L. シソ科

一般名：スィートマジョラム
英　名：sweet marjoram
和　名：マヨラナ
使用部位：葉

安全性クラス：1
相互作用クラス：A
禁忌　知見なし
他の注意事項　知見なし
薬やサプリメントとの相互作用　知見なし
有害事象と副作用　知見なし
薬理学的考察　知見なし
妊婦と授乳婦　科学的または伝統的文献において，妊娠中および授乳中におけるスィートマジョラムの安全性は不明である。本書では，妊娠中や授乳期間での使用に関する問題は確認されなかったが，最終的な安全性は確立されていない。

レビュー詳細

I. 薬やサプリメントとの相互作用

薬やサプリメントとの相互作用の臨床試験
確認されなかった。
被疑薬やサプリメントとの相互作用の症例報告
確認されなかった。
薬やサプリメントとの相互作用の動物試験
確認されなかった。

II. 有害事象

有害事象の症例報告　確認されなかった。

III. 薬理学および薬物動態学

ヒトの薬理学的研究　確認されなかった。
動物の薬理学的研究　雄ラットに対するスィートマジョラム精油とエタノールの同時投与は，エタノールの毒性を有意に減少させた（el-Ashmawy et al. 2007）。
*In vitro*の薬理学的研究　確認されなかった。

IV. 妊婦と授乳婦

妊娠中および授乳中におけるスィートマジョラムの使用に関する情報は確認されなかった。

V. 毒性研究

確認されなかった。

参考文献

el-Ashmawy, I.M., A. Saleh, and O.M. Salama. 2007. Effects of marjoram volatile oil and grape seed extract on ethanol toxicity in male rats. *Basic Clin. Pharmacol. Toxicol.* 101(5):320-7.

Origanum vulgare L. ssp. *hirtum* (Link) Ietswaart シソ科

一般名：オレガノ
英　名：oregano
和　名：ハナハッカ
異　名：*Origanum heracleoticum* auct. non L.
使用部位：葉

安全性クラス：1
相互作用クラス：A

禁忌　知見なし

他の注意事項　知見なし

薬やサプリメントとの相互作用　知見なし

有害事象と副作用　オレガノによるアレルギー反応が報告されている（Benito et al. 1996; Futrell and Rietschel 1993）。

薬理学的考察　知見なし

妊婦と授乳婦　限られた数の動物研究において，妊娠中のオレガノ使用の安全性に関する混在した結果を提供している。ブタにおけるオレガノ葉および精油の研究では，妊娠および授乳のパラメータの多くで改善をもたらした（Allan and Bilkei 2005; Amrik and Bilkei 2004）。

レビュー詳細

I. 薬やサプリメントとの相互作用

薬やサプリメントとの相互作用の臨床試験
　確認されなかった。

被疑薬やサプリメントとの相互作用の症例報告
　確認されなかった。

薬やサプリメントとの相互作用の動物試験
　確認されなかった。

II. 有害事象

有害事象の症例報告　オレガノに対するアレルギーの症例が報告されている（Benito et al. 1996）。55人のアレルギー患者を対象としたパッチテストでは，4人がオレガノに陽性反応を示した（Futrell and Rietschel 1993）。

III. 薬理学および薬物動態学

ヒトの薬理学的研究　確認されなかった。

動物の薬理学的研究　確認されなかった。

*In vitro*の薬理学的研究　確認されなかった。

IV. 妊婦と授乳婦

ブタに対し，1000ppmのオレガノ乾燥葉および花を加えることで濃縮された500g/kgのオレガノ精油を，分娩前と授乳中に餌に混ぜて与えた。その結果，雌ブタの死亡率低下，分娩体重の増加，出生ブタの数の増加を含む，多くの妊娠および授乳パラメータの改善をもたらした。母ブタおよび仔ブタへの有害作用は認められなかった（Allan and Bilkei 2005; Amrik and Bilkei 2004）。

V. 毒性研究

確認されなかった。

参考文献

Allan, P., and G. Bilkei. 2005. Oregano improves reproductive performance of sows. *Theriogenology* 63(3):716-721.

Amrik, B., and G. Bilkei. 2004. Influence of farm application of oregano on performances of sows. *Can. Vet. J.* 45(8):674-677.

Benito, M., G. Jorro, C. Morales, A. Pelaez, and A. Fernandez. 1996. Labiatae allergy: Systemic reactions due to ingestion of oregano and thyme. *Ann. Allergy Asthma Immunol.* 76(5):416-418.

Futrell, J.M., and R.L. Rietschel. 1993. Spice allergy evaluated by results of patch tests. *Cutis* 52(5):288-290.

Paeonia lactiflora Pall.　ボタン科

一般名：チャイニーズピオニー
英　名：Chinese peony
和　名：シャクヤク
生薬名：局（根）シャクヤク（芍薬）
異　名：*Paeonia albiflora* Pall.
中国名：赤芍（*chi shao*）（根皮），白芍（*bai shao*）（皮を除いた根）
別　名：red peony root（根皮），white peony root（皮を除いた根）
使用部位：根

安全性クラス：1
相互作用クラス：A

禁忌　知見なし

他の注意事項　知見なし

薬やサプリメントとの相互作用　薬理学的考察参照。

有害事象と副作用　チャイニーズピオニーへのアレルギー反応が報告されている（Bensky et al. 2004）。

薬理学的考察　動物および*in vitro*研究では，チャイニーズピオニーは，血栓症および血小板凝集を阻害する可能性があることを示している（Chen and Chen 2004; Ji et al. 1981; Wang and Ma 1990; Zhu 1998）。相互作用の症例は報告されていないが，チャイニーズピオニーは，抗凝固薬を服用している人では注意して使用すべきである（Chen and Chen 2004）。

動物研究では，チャイニーズピオニーからの化合物は血糖値の調節を変化させる可能性があることを実証した（Hsu et al. 1997）。糖尿病を持つ人は，使用前に有資格の医療従事者に相談し，血糖値を厳密に測定することを勧める。

ヒトに対する研究では，チャイニーズピオニーはバルプロ酸の吸収率を増加させたが，血清濃度および薬の排出速度は変化させなかった（Chen et al. 2000）。

動物研究では，チャイニーズピオニーはカルバマゼピンの吸収率を増加させ，フェニトインの吸収率を減少させたが，いずれも血清濃度および排出速度を変化させなかった（Chen et al. 2001, 2002）。

妊婦と授乳婦　2つの中国伝統医学の文献では，どちらの状況においてもこのハーブの使用の禁忌はないが，科学的または伝統的文献において，妊娠中および授乳中におけるチャイニーズピオニーの安全性は不明である（Bensky et al. 2004; Chen and Chen 2004）。

レビュー詳細

I. 薬やサプリメントとの相互作用

薬やサプリメントとの相互作用の臨床試験　非盲検，双方向クロスオーバー研究では，健常な被験者は，200mgのバルプロ酸の経口投与の前に，1日当たり1.2gのチャイニーズピオニーの乾燥抽出物を7日間経口投与された。処置群におけるバルプロ酸の吸収率の増加が対照群と比較して認められたが，分布，代謝，排泄への有意な影響は認められなかった（Chen et al. 2000）。

被疑薬やサプリメントとの相互作用の症例報告　確認されなかった。

薬やサプリメントとの相互作用の動物試験　チャイニーズピオニーの濃縮抽出物を300mg/kgとカルバマゼピンを100mg/kg経口投与したラットでは，カルバマゼピンの吸収速度の増加が認められた。カルバマゼピンとチャイニーズピオニーを併用した場合に，タンパク結合率の低下が認められたが，カルバマゼピンの吸収の程度，分布，代謝，排泄は変化しなかった（Chen et al. 2002）。

フェニトイン100mg/kgと一緒にチャイニーズピオニーの乾燥エキス剤を300mg/kgまたはフェニトインの単回用量を経口投与したラットでは，チャイニーズピオニーとフェニトインを同時投与したラットで，フェニトインの吸収の遅延が認められた。フェニトインの吸収，代謝，排出の程度に有意な影響を与えなかった（Chen et al. 2001）。

II. 有害事象

有害事象の症例報告　チャイニーズピオニーに対するアレルギー反応が報告されている（Bensky et al. 2004）。

III. 薬理学および薬物動態学

ヒトの薬理学的研究　薬物代謝酵素CYP2C9に対する有意な影響は，チャイニーズピオニーの水抽出物を5日間経口投与前後に（平均被験者体重は71kg），ロサルタン（CYP2C9の基質）を25mg経口投与した健常な被験者で認められなかった（Xie et al. 2002）。

動物の薬理学的研究　血糖の減少は，ペオニフロリンおよび8-デスベンゾイルペオニフロリンを投与した糖尿病および健常ラットで認められた。その効果は，健常ラットよりも糖尿病ラットで増強された。血漿インスリンは，ペオニフロリンで処置した健常ラットでは変化はなく，インスリン非依存作用を示した（Hsu et al. 1997）。

動物および*in vitro*研究では，チャイニーズピオニーおよびチャイニーズピオニーに含まれる化合物は，血栓症および血小板凝集を阻害し，繊維素溶解活性を増加させ，血栓溶解を促進することを示した。用量の詳細および投与方法は掲載されていなかった（Chen and Chen 2004; Ji et al. 1981; Wang and Ma 1990; Zhu 1998）。

In vitroの薬理学的研究　チャイニーズピオニーの抽出物は，薬物代謝酵素CYP1A1/2，CYP2B1/2，CYP2E1を阻害した（Jeong et al. 2002）。

IV. 妊婦と授乳婦

2つの中国伝統医学の参考書では，どちらの状況においてもこのハーブの使用の禁忌はないが，科学的または伝統的文献において，妊娠中および授乳中におけるチャイニーズピオニーの安全性に関する情報は確認されなかった（Bensky et al. 2004; Chen and Chen 2004）。

V. 毒性研究

急性毒性

ラットに対するチャイニーズホワイトピオニー（白芍 *bai shao*）のLD_{50}は，経口投与において81g/kgである（Zhu 1998）。マウスに腹腔内投与したチャイニーズレッドピオニー（赤芍 *chi shao*）抽出物のLD_{50}は，水抽出物で10.8g/kg，エタノール抽出物では2.9g/kg，ブタノール抽出物では4.6g/kgである（Zhu 1998）。

マウスに対するペオニフロリンのLD_{50}は，静脈内投与で3.52g/kg，腹腔内投与で9.53g/kgである（Zhu 1998）。

マウスに静脈内投与したチャイニーズレッドピオニーの最大安全用量は，50g/kgである（Chen and Chen 2004）。

遺伝毒性

チャイニーズピオニーの水抽出物の変異原活性は，ネズミチフス菌でのエイムス試験または，チャイニーズハムスター卵巣細胞における小核試験で認められなかった（Yu et al. 2004）。

参考文献

Bensky, D., S. Clavey, and E. Stöger. 2004. *Chinese herbal medicine: Materia medica*. 3rd ed. Seattle: Eastland Press.

Chen, J.K., and T.T. Chen. 2004. *Chinese medical herbology and pharmacology*. City of Industry, CA: Art of Medicine Press.

Chen, L.C., Y.F. Chen, M.H. Chou, et al. 2002. Pharmacokinetic interactions between carbamazepine and the traditional Chinese medicine *Paeoniae Radix*. *Biol. Pharm. Bull.* 25(4):532-535.

Chen, L.C., M.H. Chou, M.F. Lin, and L.L. Yang. 2000. Lack of pharmacokinetic interaction between valproic acid and a traditional Chinese medicine, *Paeoniae Radix*, in healthy volunteers. *J. Clin. Pharmacol. Ther.* 25(6):453-459.

Chen, L.C., M.H. Chou, M.F. Lin, and L.L. Yang. 2001. Effects of *Paeoniae Radix*, a traditional Chinese medicine, on the pharmacokinetics of phenytoin. *J. Clin. Pharmacol. Ther.* 26(4):271-278.

Hsu, F.L., C.W. Lai, and J.T. Cheng. 1997. Antihyperglycemic effects of paeoniflorin and 8-debenzoylpaeoniflorin, glucosides from the root of *Paeonia lactiflora*. *Planta Med.* 63(4):323-325.

Jeong, H.G., H.J. You, Y.S. Chang, et al. 2002. Inhibitory effects of medicinal herbs on cytochrome P450 drug metabolizing enzymes. *Kor. J. Pharmacog.* 33(1):35-41.

Ji, L.X., L.Y. Zhang, and L.N. Xu. 1981. Anticoagulant and fibrinolytic effects of total glycosides of chi-shao (*Paeonia lactiflora*) in rats. *Zhongguo Yi Xue Ke Xue Yuan Xue Bao* 3(Suppl. 1):41-43.

Wang, Y., and R. Ma. 1990. Effect of an extract of *Paeonia lactiflora* on the blood coagulative and fibrinolytic enzymes. *Zhong Xi Yi Jie He Za Zhi* 10(2):101-102, 70.

Xie, H.J., U. Yasar, M. Sandberg, and A. Rane. 2002. *Paeoniae Radix*, a traditional Chinese medicine, and CYP2C9 activity. *J. Clin. Pharmacol. Ther.* 27(3):229-230.

Yu, Y.B., I.Y. Jeong, H.R. Park, et al. 2004. Toxicological safety and stability of the components of an irradiated Korean medicinal herb, *Paeoniae Radix*. *Radiat. Phys. Chem.* 71(1-2):115-119.

Zhu, Y.-P. 1998. *Chinese materia medica: Chemistry, pharmacology and applications.* Amsterdam: Harwood Academic Publishers.

Paeonia officinalis L.

ボタン科

一般名：ヨーロピアンピオニー

英　名：European peony

和　名：セイヨウシャクヤク

別　名：piney

使用部位：根

安全性クラス：1

相互作用クラス：A

禁忌　知見なし

他の注意事項　知見なし

薬やサプリメントとの相互作用　知見なし

有害事象と副作用　ヨーロピアンピオニーに対する接触皮膚炎が，職業的にピオニーに暴露した人で報告されている（Bruynzeel 1989; Timmermans et al. 2009）。

薬理学的考察　知見なし

妊婦と授乳婦　科学的および伝統的文献において，妊娠または授乳中におけるヨーロピアンピオニーの安全性情報は限られている。本書では，妊娠中や授乳期間での使用に関する問題は確認されなかったが，最終的な安全性は確立されていない。

レビュー詳細

I. 薬やサプリメントとの相互作用

薬やサプリメントとの相互作用の臨床試験
　確認されなかった。
被疑薬やサプリメントとの相互作用の症例報告
　確認されなかった。
薬やサプリメントとの相互作用の動物試験
　確認されなかった。

II. 有害事象

有害事象の症例報告　40年以上ピオニー種苗場で働いていた男性で，接触皮膚炎が報告された。作業の最後の年にピオニーへの感作が報告され，ヨーロピアンピオニーの根，花，葉の抽出物でのパッチテストによって，ヨーロピアンピオニーが原因物質として確認された（Timmermans et al. 2009）。

III. 薬理学および薬物動態学

ヒトの薬理学的研究　確認されなかった。
動物の薬理学的研究　確認されなかった。
*In vitro*の薬理学的研究　確認されなかった。

IV. 妊婦と授乳婦

ヨーロピアンピオニーは，伝統的な堕胎薬の原料として掲載されていた。内容として，一般的に毒性のない植物（インゲンとザクロ）と共に，妊娠中の使用に対して毒性または不適切であると認められた植物（ペニーロイヤル）が掲載されている。使用された植物の部位や用量は掲載されなかった（Madari and Jacobs 2004）。

妊娠または授乳中におけるヨーロピアンピオニーの安全性情報は確認されなかった。

V. 毒性研究

確認されなかった。

参考文献

Bruynzeel, D.P. 1989. Contact dermatitis due to *Paeonia* (peony). *Contact Dermat.* 20(2):152-153.

Madari, H., and R.S. Jacobs. 2004. An analysis of cytotoxic botanical formulations used in the traditional medicine of ancient Persia as abortifacients. *J. Nat. Prod.* 67(8):1204-1210.

Timmermans, M.W., S.E. Pentinga, T. Rustemeyer, and D.P. Bruynzeel. 2009. Contact dermatitis due to *Paeonia* (peony): A rare sensitizer? *Contact Dermat.* 60(4):232-233.

P

Paeonia suffruticosa Andrews　ボタン科

一般名：ツリーピオニー，マウタンピオニー
英　名：tree peony
和　名：ボタン
生薬名：局（根皮）ボタンピ（牡丹皮）
異　名：*Paeonia moutan* Sims
中国名：牡丹皮（*mu dan pi*）（根皮）
別　名：mountain peony
使用部位：根皮

安全性クラス：2b, 2d
相互作用クラス：A

禁忌　妊娠中は，医療従事者監督下以外での使用禁止（Bensky et al. 2004; Chen and Chen 2004）。

月経過多での使用禁止（Bensky et al. 2004; Chen and Chen 2004）。

他の注意事項　知見なし

薬やサプリメントとの相互作用　知見なし

有害事象と副作用　ツリーピオニーの副作用として，時折，めまいと吐き気が報告されている（Bensky et al. 2004）。

薬理学的考察　ヒトおよび*in vitro*の研究では，ツリーピオニーからの化合物が血小板凝集を阻害する可能性があることを示している（Hirai et al. 1983）。

伝統的使用および動物研究では，ツリーピオニーおよびツリーピオニーの化合物が血糖値の調節を変化させる可能性があることを実証している（Jung et al. 2006; Lau et al. 2007; Suzuki et al. 1983）。糖尿病を持つ人は，使用前に有資格の医療従事者に相談し，血糖値を厳密に測定することを勧める。

妊婦と授乳婦　中国伝統医学における参考文献では，ツリーピオニーは妊娠中には使用すべきではないと示す（Bensky et al. 2004; Chen and Chen 2004）。

科学的または伝統的文献において，授乳期間中のツリーピオニーの安全性は不明である。本書では，授乳期間での使用に関する問題は確認されなかったが，最終的な安全性は確立されていない。

レビュー詳細

I. 薬やサプリメントとの相互作用

薬やサプリメントとの相互作用の臨床試験

確認されなかった。

被疑薬やサプリメントとの相互作用の症例報告

確認されなかった。

薬やサプリメントとの相互作用の動物試験

確認されなかった。

II. 有害事象

有害事象の症例報告　ツリーピオニーの副作用として，時折，めまいと吐き気が報告されている（Bensky et al. 2004）。

III. 薬理学および薬物動態学

ヒトの薬理学的研究　1日当たりハーブ3gの用量でツリーピオニーの水抽出物を1週間経口摂取した健常な被験者からの血小板では，コラーゲン，エピネフリン，ADPによって誘導された血小板凝集およびトロンボキサンB_2の産生の有意な減少が認められた（Hirai et al. 1983）。

動物の薬理学的研究　ツリーピオニーの水抽出物を50〜100mg/kg静脈内投与したウサギ，ラット，ネコで，血糖値の減少が認められた（Suzuki et al. 1983）。

ツリーピオニーのエタノール抽出物を100mg/kg経口投与した健常ラットでは，血糖値の減少が認められたが，同じ抽出物を投与した糖尿病ラットでは，血糖値のわずかな上昇が認められた（Jung et al. 2006）。

ペオノールを200または400mg/kgの用量で経口投与した糖尿病ラットで，経口グルコース耐性を改善した（Lau et al. 2007）。

*In vitro*の薬理学的研究　ツリーピオニーの抽出物は，薬物代謝酵素CYP1A1/2，CYP2B1/2，CYP2E1を阻害した（Jeong et al. 2002）。

ツリーピオニーのエストロゲン活性は，ヒトエストロゲン受容体発現プラスミドおよび受容体プラスミドを特徴とする組換え酵母系で認められなかった（Kim et al. 2008）。

いずれかの単独投与の活性と比較して，ペオノールおよびシスプラチンの併用は，食道癌細胞株における相乗的成長阻害作用が認められた（Wan et al. 2008）。

ペオノールは，ヒト血小板におけるADPおよびコラーゲン誘発血小板凝集の用量依存的な阻害を引き起こすことが明らかになった（Hirai et al. 1983）。

IV. 妊婦と授乳婦

中国伝統医学における参考文献では，ツリーピオニーは妊娠中には使用すべきではないと示す（Bensky et al. 2004; Chen and Chen 2004）。

授乳期間中のツリーピオニーの安全性情報は確認されなかった。

V. 毒性研究

急性毒性

マウスに対するツリーピオニーの水抽出物のLD_{50}は，腹腔内投与で4.07g/kg，皮下投与で8g/kg，経口投与では最大12.5g/kgまでの用量で決定することができなかった（Suzuki et al. 1983）。

マウスに対するペオノールのLD_{50}は，経口投与で3430mg/kg，腹腔内投与で782mg/kg，静脈内投与で196mg/kgである（Chen and Chen 2004）。

遺伝毒性

マウスでの小核試験では，ツリーピオニーの水抽出物を3.0g/kg経口投与したマウスで，いくつかの染色体異常が認められたが，同じ抽出物を0.15〜1.5g/kg投与したマウスでは認められなかった。微小核の多染性赤血球の増加は，0.75，1.5，3.0を投与したマウスで認められたが，同じ抽出物を0.15g/kg投与したマウスでは認められなかった（Yin et al. 1991）。

ツリーピオニー精油の変異原活性は，代謝活性化の有無に関わらず，ネズミチフス菌TA100株で認められなかった（Park 2002）。同様に，ツリーピオニーの水抽出物の変異原活性は，代謝活性化の有無に関わらずネズミチフス菌株TA98株またはTA100株で認められなかった（Yin et al. 1991）。

ツリーピオニーの抽出物およびツリーピオニーからの化合物は，フェニルヒドロキノンおよび*tert*-ブチルヒドロキノンによって引き起こされた酸化的DNA損傷および切断を阻害した（Okubo et al. 2000）。

参考文献

Bensky, D., S. Clavey, and E. Stöger. 2004. *Chinese herbal medicine: Materia medica*. 3rd ed. Seattle: Eastland Press.

Chen, J.K., and T.T. Chen. 2004. *Chinese medical herbology and pharmacology*. City of Industry, CA: Art of Medicine Press.

Hirai, A., T. Terano, T. Hamazaki, et al. 1983. Studies on the mechanism of antiaggregatory effect of *Moutan Cortex*. *Thromb. Res.* 31(1):29-40.

Jeong, H.G., H.J. You, Y.S. Chang, et al. 2002. Inhibitory effects of medicinal herbs on cytochrome P450 drug metabolizing enzymes. *Kor. J. Pharmacog.* 33(1):35-41.

Jung, C.H., S. Zhou, G.X. Ding, et al. 2006. Antihyperglycemic activity of herb extracts on streptozotocin-induced diabetic rats. *Biosci. Biotechnol. Biochem.* 70(10):2556-2559.

Kim, I.G., S.C. Kang, K.C. Kim, E.S. Choung, and O.P. Zee. 2008. Screening of estrogenic and antiestrogenic activities from medicinal plants. *Environ. Toxicol. Pharmacol.* 25(1):75-82.

Lau, C.H., C.M. Chan, Y.W. Chan, et al. 2007. Pharmacological investigations of the anti-diabetic effect of *Cortex Moutan* and its active component paeonol. *Phytomedicine* 14(11):778-784.

Okubo, T., F. Nagai, T. Seto, et al. 2000. The inhibition of phenylhydroquinone-induced oxidative DNA cleavage by constituents of *Moutan Cortex* and *Paeoniae Radix*. *Biol. Pharm. Bull.* 23(2):199-203.

Park, H.J. 2002. Mutagenicity of the essential oils in Ames test. *Kor. J. Pharmacog.* 33(4):372-375.

Suzuki, Y., K. Kajiyama, and K. Taguchi. 1983. Pharmacological studies on *Moutan Cortex.* (1) General pharmacological effect of water extract. *Pharmacometrics* 25(3):392-404.

Wan, X.A., G.P. Sun, H. Wang, et al. 2008. Synergistic effect of paeonol and cisplatin on oesophageal cancer cell lines. *Dig. Liver Dis.* 40(7):531-539.

Yin, X.J., D.X. Liu, H.C. Wang, and Y. Zhou. 1991. A study on the mutagenicity of 102 raw pharmaceuticals used in Chinese traditional medicine. *Mutat. Res.* 260(1):73-82.

Palmaria palmata (L.) Kuntze

ダルス科

一般名：ダルス
英　名：dulse
異　名：*Rhodymenia palmata*（L.）Grev.
別　名：dillisk
使用部位：葉状体

安全性クラス：2d
相互作用クラス：A

禁忌　甲状腺機能亢進症を持つ人は使用禁止（Lee et al. 2007; Teas et al. 2004）。

他の注意事項　知見なし

薬やサプリメントとの相互作用　知見なし

注釈　多くの海藻が重金属を含有することが明らかになっている（Almela et al. 2002; Rose et al. 2007）。ダルス製品において，総ヒ素は5～12ppmの範囲のレベルで測定されている（Almela et al. 2002; McSheehy and Szpunar 2000; Phaneuf et al. 1999）。

有害事象と副作用　知見なし

薬理学的考察　知見なし

妊婦と授乳婦　科学的または伝統的文献において，妊娠中および授乳中におけるダルスの安全性は不明である。本書では，妊娠中や授乳期間での使用に関する問題は確認されなかったが，最終的な安全性は確立されていない。

レビュー詳細

I. 薬やサプリメントとの相互作用

薬やサプリメントとの相互作用の臨床試験
　確認されなかった。

被疑薬やサプリメントとの相互作用の症例報告
　確認されなかった。

薬やサプリメントとの相互作用の動物試験
　確認されなかった。

II. 有害事象

有害事象の症例報告　確認されなかった。

III. 薬理学および薬物動態学

ヒトの薬理学的研究　確認されなかった。

動物の薬理学的研究　5%のダルス多糖類を含む餌を与えたブタにおいて，グルコース値およびインスリン応答への影響は認められなかった（Vaugelade et al. 2000）。

*In vitro*の薬理学的研究　確認されなかった。

IV. 妊婦と授乳婦

妊娠中および授乳中におけるダルスの安全性情報は確認されなかった。

V. 毒性研究

確認されなかった。

参考文献

Almela, C., S. Algora, V. Benito, et al. 2002. Heavy metal, total arsenic, and inorganic arsenic contents of algae food products. *J. Agric. Food Chem.* 50(4):918-923.

Lee, S.M., J. Lewis, D.H. Buss, G.D. Holcombe, and P.R. Lawrance. 2007. Iodine in British foods and diets. *Br. J. Nutr.* 72(3):435-446.

McSheehy, S., and J. Szpunar. 2000. Speciation of arsenic in edible algae by bi-dimensional size-exclusion anion exchange HPLC with dual ICP-MS and electrospray MS/MS detection. *J. Anal. Atom. Spectrom.* 15(1):79-87.

Phaneuf, D., I. Côté, P. Dumas, L.A. Ferron, and A. LeBlanc. 1999. Evaluation of the contamination of marine algae (seaweed) from the St. Lawrence River and likely to be consumed by humans. *Environ. Res.* 80(2):S175-S182.

Rose, M., J. Lewis, N. Langford, et al. 2007. Arsenic in seaweed—Forms, concentration and dietary exposure. *Food Chem. Toxicol.* 45(7):1263-1267.

Teas, J., S. Pino, A. Critchley, and L.E. Braverman. 2004. Variability of iodine content in common commercially available edible seaweeds. *Thyroid* 14(10):836-841.

Vaugelade, P., C. Hoebler, F. Bernard, et al. 2000. Non-starch polysaccharides extracted from seaweed can modulate intestinal absorption of glucose and insulin response in the pig. *Reprod. Nutr. Devel.* 40(1):33-47.

Panax ginseng C.A. Mey.

ウコギ科

一般名：オタネニンジン，アジアンジンセン

英　名：Asian ginseng

和　名：オタネニンジン

生薬名：局（根を蒸したもの）コウジン（紅参）

局（細根を除いた根またはこれを軽く湯通ししたもの）ニンジン（人参）

異　名：*Panax schinseng* T. Nees

中国名：人参（*ren shen*）（根）

別　名：Chinese ginseng，Korean ginseng

使用部位：根

安全性クラス：1

相互作用クラス：A

禁忌　知見なし

他の注意事項　敏感な人に過剰刺激を起こす可能性があるため，他の興奮剤との併用は勧められない（Mills and Bone 2005）。

薬やサプリメントとの相互作用　ヒトおよびラットを対象としたワルファリンとオタネニンジンの試験では，いかなる相互作用も示してはいないが（Jiang et al. 2004, 2006; Lee et al. 2008; Zhu et al. 1999），ワルファリンおよびオタネニンジンを摂取していたヒトで血液凝固の減少が報告されている（Janetzky and Morreale 1997; Rosado 2003）。

注釈　（蒸気処理された加工済みの）レッドジンセン（紅参）の使用は，カフェインおよび他の興奮剤の作用を増強する可能性がある（Bradley 1992）。

有害事象と副作用　有害事象の症例報告および臨床試験における有害事象のシステマティックレビューでは，オタネニンジンの相対的な安全性を示した。臨床試験における有害事象は，オタネニンジンとプラセボ群の両方で同様の結果として報告された（Coon and Ernst 2002）。

乳房痛，不規則な月経出血，閉経後出血，高血圧，脳卒中，動脈炎，凝固異常の症例が，オタネニンジンを摂取していた人で報告されている（Coon and Ernst 2002）。これらの症例のいずれも，原因としてオタネニンジンに起因するとされていない。

オタネニンジンでのアレルギー反応が報告されている（Dega et al. 1996; Wiwanitkit and Taungjaruwinai 2004）。

Wichtl（2004）は，“副作用は比較的まれ”であり，“高用量あるいは非常に長い期間の使用でのみ”であると報告している。

これらは，不眠，神経過敏，下痢（特に午前中），更年期出血，緊張亢進を含む。

MartindaleおよびReynolds（1996）は，Siegelが著した方法論的な欠陥が理由で取り下げられた数多くの副作用について論じている（Blumenthal 1991; Buettner et al. 2006; De Smet 1992; Siegel 1979）。

薬理学的考察　血圧についてのオタネニンジンの作用に関するヒトに対する研究のシステマティックレビューでは，ほとんどの研究が実質的な変化を示さないか，血圧のわずかな低下のいずれかを示すという混在した結果を示した（Buettner et al. 2006）。

ヒトに対する研究では，オタネニンジンは血糖値の調節を変化させる可能性があることを実証した（Reay et al. 2006; Sotaniemi et al. 1995; Vuksan et al. 2008; Xie et al. 2005）。糖尿病を持つ人は，使用前に有資格の医療従事者に相談し，血糖値を厳密に測定することを勧める。

薬物代謝酵素CYP3A4 およびCYP2D6におけるオタネニンジンの有意な影響はヒトへの研究で認められなかった（Anderson et al. 2003; Gurley et al. 2002, 2005）。

血小板機能および血液凝固パラメータの変化は，オタネニンジンを摂取している健常な被験者で認められなかった（Beckert et al. 2007）。

妊婦と授乳婦　妊娠中の女性によるオタネニンジンの2つの後ろ向き研究では，母親および胎児におけるオタネニンジンの有害作用は示さなかった（Chin 1991; Chuang et al. 2006）。

イギリスのハーブ文献では妊娠中のオタネニンジンを禁忌としているが（Bradley 1992），中国伝統医学の文献では，妊娠中の使用の問題は記載されていない（Bensky et al. 2004; Chin 1991）。

科学的または伝統的文献において，授乳期間中のオタネニンジンの安全性は不明である。本書では，授乳期間での使用に関する問題は確認されなかったが，最終的な安全性は確立されていない。

レビュー詳細

I. 薬やサプリメントとの相互作用

薬やサプリメントとの相互作用の臨床試験　*rac*-ワルファリン（25mg）とオタネニンジンの研究では，1週間のオタネニンジン（0.5g）追加は，ワルファリンの単回用量（25mg）に影響を与えなかったことが示された（Jiang et al. 2004, 2006）。アルコールとあわせて摂取したオタネニンジン（46mg/kg）は，アルコール単独と比較して，血中アルコール濃度の有意な減少を示した（Lee et al. 1987）。

ワルファリン単独（1日当たり2mgを7日間，その後1日当たり5mgを7日間）または，1日当たり0.5gのオタネニンジンの水性抽出物と一緒にワルファリンを14日間摂取していた脳卒中の既往のある患者では，血液凝固パラメータの変化（国際標準化比およびプロトロンビン時間）は，両方の群で同等であった。オタネニンジンで処置されていた群は，対照群と比較して，ワルファリンの血漿濃度の有意な変化およびワルファリンのクリアランス速度の変化は認められなかった（Lee et al. 2008）。

被疑薬やサプリメントとの相互作用の症例報告　国際標準比（INR）（血液凝固検査の結果を報告するために使用される標準化スケール）の減少は，ワルファリンおよび他の薬剤を摂取していた患者で報告された（Janetzky and Morreale 1997）。人工大動脈弁の血栓症およびINRの減少は，ワルファリンおよびニンジン（種および用量は不特定）を摂取していた患者で報告された。患者は，不安定なINRレベルの既往があった（Rosado 2003）。

浮腫および高血圧症は，フロセミドおよびゲルマニウム含有ニンジンサプリメントを摂取していた患者で報告された（Becker et al. 1996）。躁病の症状は，フェネルジンおよびニンジン（種および用量は不特定）を摂取していた鬱病の既往のある女性で報告された（Jones and Runikis 1987）。不眠，振戦，頭痛の2つの事例が，フェネルジンおよびニンジンを摂取していた女性で報告された（Shader and Greenblatt 1985, 1988）。女性は，少なくとも2つの異なるニンジン製品を摂取していたことが報告され，そのうち1つはエレウテロ（以前はシベリアニンジンと呼ばれた）を含む製品であることが疑われ，オタネニンジンではなかった（Treasure 2006）。

薬やサプリメントとの相互作用の動物試験　ワルファリン（2mg/kg）およびオタネニンジン（2g/kg）を投与したラットでは，単回および複数回投与の両方ともにオタネニンジンによって影響を受けなかった（Zhu et al. 1999）。

II. 有害事象

臨床試験で報告された有害事象　オタネニンジン単一製剤の臨床試験における3500人以上の試験参加者のシステマティックレビューでは，臨床試験での有害事象は“比較的少ない”として特徴づけられた。報告された事象は，下痢および他の胃腸障害，不安，睡眠関連の問題，心窩部痛，インフルエンザ/風邪，頭痛，接触性蕁麻疹，痒み，目の炎症，運動効率の改善，幸福感および刺激，食欲増加，皮疹，軽い手の症状および強く皮膚の張る感じを含んだ。有害事象の症状や頻度は，通常プラセボ群で記録されたものと同様であった（Coon and Ernst 2002）。

有害事象の症例報告　有害事象の症例報告およびオタネニンジンの相互作用のシステマティックレビューでは，サプリメントは有害事象および薬物相互作用に関連がなかった。確認された事象や相互作用は，軽度で一時的なものとして特徴づけられた（Coon and Ernst 2002）。

オタネニンジン（1日当たり1000～1500mg）を7か月間摂取していた39歳女性で，機能性子宮出血および頻脈性不整脈と関連があった。女性はまた，毎日4～6杯のコーヒーと1日20本の喫煙の習慣があった（Kabalak et al. 2004）。

躁病症状の出現が，オタネニンジンを摂取した人で報告された。1つは，クロミプラミンおよびハロペリドールとともにオタネニンジン（1日当たり300mg）を摂取した大鬱病の女性で報告された（Vazquez and Aguera-Ortiz 2002）。他の1例として健常であった男性，3例目は抗鬱（リチウムおよびアミトリプチン）治療を中断している間にオタネニンジンを摂取した鬱病の女性にみられた（Engelberg et al. 2001; Gonzalez-Seijo et al. 1995）。

乳房痛の症例は，ニンジンを摂取していた6人の女性で報告されている（種および用量は不特定）。ある女性は6週間摂取し，他の女性のニンジン摂取期間は不特定であった（Koriech 1978; Palmer et al. 1978）。

月経不順や閉経後の出血が，ニンジン使用に関連して報告されている。閉経後の出血は，オタネニンジンおよびマルチビタミンのサプリメントを摂取していた72歳の女性で報告された（Greenspan 1983）。不規則な月経出血（子宮出血）は，オタネニンジンおよびマルチビタミンサプリメントを2か月間摂取していた48歳の女性で報告された（Palop-Larrea et al. 2000）。

脳動脈炎は，ニンジンのアルコール抽出物を摂取した女性で報告された（Ryu and Chien 1995）。高血圧性クリーゼによる2次的な一過性脳卒中が，オタネニンジンを摂取した女性で報告された（Martinez-Mir et al. 2004）。高血圧は，“様々なニンジン製品”（種は不特定）を摂取した高血圧の家族歴のある男性で報告された（Hammond and Whitworth 1981）。

1人の男性でオタネニンジンベースのシロップによるアレルギー反応が報告された（Wiwanitkit and Taungjaruwinai

2004)。スティーブンス・ジョンソン症候群（薬物または感染に応答したアレルギー反応の種類）の症例が，ニンジンを摂取した女性で報告された（Dega et al. 1996)。

ニンジン使用者の研究では，“ニンジン乱用症候群”が，ニンジン（複数の種類）を長期間摂取していた人で報告された（Siegel 1979)。その症候群を特徴づけるために記録された症状は，神経質，神経過敏，不眠，早朝下痢として報告された。しかし，その研究は，方法論的な欠陥により批判され，ニンジン乱用症候群を経験した多くの人は，ニンジンとともに大量のカフェインを摂取していたことが指摘された（Blumenthal 1991; Buettner et al. 2006)。

高用量の摂取は，斑点状発疹，掻痒症，頭痛，めまい，急激な体温上昇，発熱，出血として報告された症状とともに毒性作用を引き起こすことが報告されているが，ハーブの毒性は軽度として特記されている（Bensky et al. 2004; Chen and Chen 2004)。致命的な中毒のあるケースでは，それぞれ40gのレッドジンセンを含有する，オタネニンジン煎剤の2回用量を摂取した男性で報告された（Bensky et al. 2004)。総過剰摂取は，吐き気，嘔吐，過敏，不穏，尿および腸失禁，発熱，血圧上昇，呼吸数の増加，光に対する過敏性の減少，心拍数の減少，チアノーゼ顔の顔色，赤面，発作，痙攣，せん妄，出血のような反応を引き起こすことが報告されている（Chen and Chen 2004)。

III. 薬理学および薬物動態学

ヒトの薬理学的研究　CYP3A4およびCYP2D6におけるオタネニンジンの有意な影響は，オタネニンジン（1500mg/日）を28日間摂取した健常な被験者で認められなかった（Anderson et al. 2003; Gurley et al. 2002, 2005)。

1日当たり製造業者による推奨用量（量は特定されていない）でオタネニンジンカプセルを2週間経口摂取した健常な被験者では，プロトロンビン時間，部分的トロンボプラスチン時間，トロンビン時間，出血時間，コラーゲン/エピネフリンアッセイまたはコラーゲン/アデノシン二リン酸アッセイを含む，血小板機能および他の血液学的パラメータへの影響は認められなかった。アスピリン（1日当たり325mg）は陽性対照として使用され，顕著に血小板機能を阻害した（Beckert et al. 2007)。

血圧へのオタネニンジンの影響に関するヒトに対する研究のシステマティックレビューでは，ほとんどの研究が実質的な変化がないか，収縮期あるいは拡張期血圧のどちらかでわずかな減少を示したとする，混在した結果を示した。研究の少数派に見られる，血圧のわずかな上昇は，臨床的に有意ではないとして指摘された（Buettner et al. 2006)。健常な被験者では，拡張期血圧の軽度な低下が，オタネニンジンを200mgの用量で投与された人において認められた（Caron et al. 2002)。本態性高血圧を持つ成人へのアジアンレッドジンセンの投与では，収縮期血圧の有意な低下および拡張期血圧の低下傾向が認められた（Han et al. 1998)。効果は，白衣高血圧の患者では認められなかった（Han et al. 1998)。血圧へのオタネニンジンの長期間の影響は，血管作用物質の点滴を投与された高血圧のある成人で認められなかった（Sung et al. 2000)。

健常な被験者では，オタネニンジンの単回用量（200または400mg）は，空腹時および上昇した血糖の状態に対して拮抗作用があることが認められ，オタネニンジンが血糖値の調節を改善することを示唆した（Reay et al. 2006)。

新たに診断されたインスリン非依存性糖尿病（NIDDM）の患者において，オタネニンジン（1日当たり100または200mg）の投与は，空腹時血糖値を低下させた。200 mgの用量では，オタネニンジンの投与は，糖化ヘモグロビンの改善をもたらした（Sotaniemi et al. 1995)。

2型糖尿病患者において，1日当たり6gのコリアンレッドジンセンを2週間の投与したところ，良好にコントロールされた2型糖尿病患者での通常の治療を超えて，安全に良好な血糖コントロールおよび改善した血漿グルコースおよび血漿インスリン調節を維持した（Vuksan et al. 2008)。

動物の薬理学的研究　動物研究は確認できたが，ヒトデータの可用性のために省略した。

***In vitro*の薬理学的研究**　*In vitro*の研究では，オタネニンジンは血清ジゴキシン免疫学的測定の特定のタイプを阻害する可能性があることを示唆する（Dasgupta and Reyes 2005; Dasgupta et al. 2003)。

*In vitro*研究に関する他の情報は確認できたが，ヒトデータの可用性のために省略した。

IV. 妊婦と授乳婦

台湾での14,500人以上の妊婦を対象とした断面解析では，およそ1100人の妊婦が妊娠初期にニンジン（種は不特定）を摂取した。乳幼児の奇形はニンジン使用に関連がなかった（Chuang et al. 2006)。

妊娠中にニンジン（種は不特定）を摂取していた香港の88人の女性の後ろ向き研究では，妊娠糖尿病の症例に対しわずかに多い数が報告され，対照群と比較して子癇前症は有意に少なかった（Chin 1991)。

授乳期間中のオタネニンジンの安全性情報は確認されなかった。

V. 毒性研究

急性毒性

オタネニンジン抽出物を腹腔内で6g/kgおよび，経口で最大30g/kgまでを投与したマウスにおいて，毒性作用は認められなかった（Singh et al. 1983)。マウスでは，経口投与したオタネニンジンのLD_{50}は5g/kgであり，皮下投与したオタネニンジンのLD_{50}は16.5ml/kgである（Chen and Chen 2004）。

亜慢性毒性

1日当たり最大15mg/kgまでの用量を90日間与えられたビーグル犬で，毒物学的作用は認められなかった（Hess et al. 1983）。

繁殖毒性

ラットの生殖における標準化されたオタネニンジンの研究では，オタネニンジンの有害作用は，F_1およびF_2世代のいずれも確認されなかった（Hess et al. 1982）。

1日当たり100mg/kgのオタネニンジンを60日間与えた雄ウサギとラットの研究では，精巣胚細胞の数と大きさの減少，そして縮小した生殖能力の他の指標があったことが報告された（Sharma et al. 1999）。

参考文献

Anderson, G.D., G. Rosito, M.A. Mohustsy, and G.W. Elmer. 2003. Drug interaction potential of soy extract and *Panax ginseng*. *J. Clin. Pharmacol.* 43(6):643-648.

Becker, B.N., J. Greene, J. Evanson, G. Chidsey, and W.J. Stone. 1996. Ginseng-induced diuretic resistance. *J. Am. Med. Assoc.* 276(8):606-607.

Beckert, B.W., M.J. Concannon, S.L. Henry, et al. 2007. The effect of herbal medicines on platelet function: An in vivo experiment and review of the literature. *Plast. Reconstr. Surg.* 120 (7):2044-2050.

Bensky, D., S. Clavey, and E. Stöger. 2004. *Chinese herbal medicine: Materia medica*. 3rd ed. Seattle: Eastland Press.

Blumenthal, M. 1991. Debunking the ginseng abuse syndrome. *Whole Foods* (Mar.):89-91.

Bradley, P.R. 1992. *British herbal compendium: A handbook of scientific information on widely used plant drugs*. Bournemouth, UK: British Herbal Medicine Association.

Buettner, C., G.Y. Yeh, R.S. Phillips, M.A. Mittleman, and T.J. Kaptchuk. 2006. Systematic review of the effects of ginseng on cardiovascular risk factors. *Ann. Pharmacother.* 40(1):83-95.

Caron, M.F., A.L. Hotsko, S. Robertson, et al. 2002. Electrocardiographic and hemodynamic effects of *Panax ginseng*. *Ann. Pharmacother.* 36(5):758-763.

Chen, J.K., and T.T. Chen. 2004. *Chinese medical herbology and pharmacology*. City of Industry, CA: Art of Medicine Press.

Chin, R. 1991. Ginseng and common pregnancy disorders. *Asia Oceania J. Obstet. Gynaecol.* 17(4):379-380.

Chuang, C.H., P. Doyle, J.D. Wang, et al. 2006. Herbal medicines used during the first trimester and major congenital malformations: An analysis of data from a pregnancy cohort study. *Drug Saf.* 29(6):537-548.

Coon, J.T., and E. Ernst. 2002. *Panax ginseng*: A systematic review of adverse effects and drug interactions. *Drug Saf.* 25(5):323-344.

Dasgupta, A., and M.A. Reyes. 2005. Effect of Brazilian, Indian, Siberian, Asian, and North American ginseng on serum digoxin measurement by immunoassays and binding of digoxin-like immunoreactive components of ginseng with Fab fragment of antidigoxin antibody (Digibind). *Am. J. Clin. Pathol.* 124(2):229-236.

Dasgupta, A., S. Wu, J. Actor, et al. 2003. Effect of Asian and Siberian ginseng on serum digoxin measurement by five digoxin immunoassays. Significant variation in digoxin-like immunoreactivity among commercial ginsengs. *Am. J. Clin. Pathol.* 119(2):298-303.

De Smet, P.A.G.M. 1992. *Adverse effects of herbal drugs, Volume 1*. Berlin: Springer.

Dega, H., J.L. Laporte, C. Frances, S. Herson, and O. Chosidow. 1996. Ginseng as a cause for Stevens-Johnson syndrome? *Lancet* 347(9011):1344.

Engelberg, D., A. McCutcheon, and S. Wiseman. 2001. A case of ginseng-induced mania. *J. Clin. Psychopharmacol.* 21(5):535-537.

Gonzalez-Seijo, J.C., Y.M. Ramos, and I. Lastra. 1995. Manic episode and ginseng: Report of a possible case. *J. Clin. Psychopharmacol.* 15(6):447-448.

Greenspan, E.M. 1983. Ginseng and vaginal bleeding. *J. Am. Med. Assoc.* 249(15):2018.

Gurley, B.J., S.F. Gardner, M.A. Hubbard, et al. 2002. Cytochrome P450 phenotypic ratios for predicting herb-drug interactions in humans. *Clin. Pharmacol. Ther.* 72(3):276-287.

Gurley, B.J., S.F. Gardner, M.A. Hubbard, et al. 2005. Clinical assessment of effects of botanical supplementation on cytochrome P450 phenotypes in the elderly: St John's wort, garlic oil, *Panax ginseng* and *Ginkgo biloba*. *Drugs Aging* 22(6):525-539.

Hammond, T.G., and J.A. Whitworth. 1981. Adverse reactions to ginseng. *Med. J. Aust.* 1(9):492.

Han, K.H., S.C. Choe, H.S. Kim, et al. 1998. Effect of red ginseng on blood pressure in patients with essential hypertension and white coat hypertension. *Am. J. Chin. Med.* 26(2):199-209.

Hess, F.G., Jr., R.A. Parent, G.E. Cox, K.R. Stevens, and P.J. Becci. 1982. Reproduction study in rats of ginseng extract G115. *Food Chem. Toxicol.* 20(2):189-192.

Hess, F.G., Jr., R.A. Parent, K.R. Stevens, G.E. Cox, and P.J. Becci. 1983. Effects of subchronic feeding of ginseng extract G115 in beagle dogs. *Food Chem. Toxicol.* 21(1):95-97.

Janetzky, K., and A.P. Morreale. 1997. Probable interaction between warfarin and ginseng. *Am. J. Health Syst. Pharm.* 54(6):692-693.

Jiang, X., E.Y. Blair, and A.J. McLachlan. 2006. Investigation of the effects of herbal medicines on warfarin response in healthy subjects: A population pharmacokinetic-pharmacodynamic modeling approach. *J. Clin. Pharmacol.* 46(11):1370-1378.

Jiang, X., K.M. Williams, W.S. Liauw, et al. 2004. Effect of St John's wort and ginseng on the pharmacokinetics and pharmacodynamics of warfarin in healthy subjects. *Br. J. Clin. Pharmacol.* 57(5):592-599.

Jones, B.D., and A.M. Runikis. 1987. Interaction of ginseng with phenelzine. *J. Clin. Psychopharmacol.* 7(3):201-202.

Kabalak, A.A., O.B. Soyal, A. Urfalioglu, F. Saracoglu, and N. Gogus. 2004. Menometrorrhagia and tachyarrhythmia after using oral and topical ginseng. *J. Women's Health (Larchmt.)* 13(7):830-833.

Koriech, O. 1978. Ginseng and mastalgia. *Br. Med. J.* 6126(1):1556.

Lee, F.C., J.H. Ko, J.K. Park, and J.S. Lee. 1987. Effects of *Panax ginseng* on blood alcohol clearance in man. *Clin. Exp. Pharmacol. Physiol.* 14(6):543-546.

Lee, S.H., Y.M. Ahn, S.Y. Ahn, H.K. Doo, and B.C. Lee. 2008. Interaction between warfarin and *Panax ginseng* in ischemic stroke patients. *J. Altern. Complement. Med.* 14 (6):715-721.

Martindale, W., and J.E.F. Reynolds. 1996. *The extra pharmacopoeia*. 31st ed. London: Pharmaceutical Press.

Martinez-Mir, I., E. Rubio, F.J. Morales-Olivas, and V. Palop-Larrea. 2004. Transient ischemic attack secondary to hypertensive crisis related to *Panax ginseng*. *Ann. Pharmacother.* 38(11):1970.
Mills, S., and K. Bone. 2005. *The essential guide to herbal safety*. St. Louis: Elsevier.
Palmer, B., A. Montgomery, and J. Montiero. 1978. Gin eng and mastalgia. *Br. Med. J.* 6122:1284.
Palop-Larrea, V., J.L. Gonzalvez-Perales, C. Catalan-Oliver, A. Belenguer-Varea, and I. Martinez-Mir. 2000. Metrorrhagia and ginseng. *Ann. Pharmacother.* 34(11):1347-1348.
Reay, J.L., D.O. Kennedy, and A.B. Scholey. 2006. The glycaemic effects of single doses of *Panax ginseng* in young healthy volunteers. *Br. J. Nutr.* 96(4):639-642.
Rosado, M.F. 2003. Thrombosis of a prosthetic aortic valve disclosing a hazardous interaction between warfarin and a commercial ginseng product. *Cardiology* 99(2):111.
Ryu, S.J., and Y.Y. Chien. 1995. Ginseng-associated cerebral arteritis. *Neurology* 45(4):829-830.
Shader, R.I., and D.J. Greenblatt. 1985. Phenelzine and the dream machine—Ramblings and reflections. *J. Clin. Psychopharmacol.* 5(2):65.
Shader, R.I., and D.J. Greenblatt. 1988. Bees, ginseng and MAOIs revisited. *J. Clin. Psychopharmacol.* 8(4):235.
Sharma, K.K., A. Sharma, and M. Charturvedi. 1999. Testicular dysfunction in rat/rabbit following *Panax ginseng* (G-115 Fr.I) feeding [abstract only]. Paper read at International Ginseng Conference '99 at Hong Kong. *In* Mills, S., and K. Bone. 2005. *The essential guide to herbal safety*. St. Louis: Elsevier.
Siegel, R.K. 1979. Ginseng abuse syndrome. Problems with the panacea. *J. Am. Med. Assoc.* 241(15):1614-1615.
Singh, V.K., C.X. George, N. Singh, S.S. Agarwal, and B.M. Gupta. 1983. Combined treatment of mice with *Panax ginseng* extract and interferon inducer. Amplification of host resistance to Semliki forest virus. *Planta Med.* 47(4):234-236.
Sotaniemi, E.A., E. Haapakoski, and A. Rautio. 1995. Ginseng therapy in non-insulin-dependent diabetic patients. *Diabetes Care* 18(10):1373-1375.
Sung, J., K.H. Han, J.H. Zo, et al. 2000. Effects of red ginseng upon vascular endothelial function in patients with essential hypertension. *Am. J. Chin. Med.* 28(2):205-216.
Treasure, J. 2006. Herbal Hypotheses Two: Medline & The Mainstream Manufacture of Misinformation. Accessed September 7, 2012 www.herbological.com/images/downloads/HH2.pdf.
Vazquez, I., and L.F. Aguera-Ortiz. 2002. Herbal products and serious side effects: A case of ginseng-induced manic episode. *Acta Psychiatr. Scand.* 105(1):76-77; discussion 77-78.
Vuksan, V., M.K. Sung, J.L. Sievenpiper, et al. 2008. Korean red ginseng (*Panax ginseng*) improves glucose and insulin regulation in well-controlled, type 2 diabetes: Results of a randomized, double-blind, placebo-controlled study of efficacy and safety. *Nutr. Metab. Cardiovasc. Dis.* 18(1):46-56.
Wichtl, M. 2004. *Herbal drugs and phytopharmaceuticals: A handbook for practice on a scientific basis*. 3rd ed. Boca Raton, FL: CRC Press.
Wiwanitkit, V., and W. Taungjaruwinai. 2004. A case report of suspected ginseng allergy. *Med. Gen. Med.* 6(3):9.
Xie, J.T., S. McHendale, and C.S. Yuan. 2005. Ginseng and diabetes. *Am. J. Chin. Med.* 33(3):397-404.
Zhu, M., K.W. Chan, L.S. Ng, et al. 1999. Possible influences of ginseng on the pharmacokinetics and pharmacodynamics of warfarin in rats. *J. Pharm. Pharmacol.* 51(2):175-180.

Panax notoginseng (Burkill) F.H. Chen ex C.Y. Wu & K.M. Feng　ウコギ科

一般名：サンシチニンジン
英　名：tienchi ginseng
異　名：*Panax pseudoginseng* Wall. var. *notoginseng* (Burkill) G. Hoo & C. J. Tseng
中国名：三七（*san qi*）（根），田七（*tian qi*）（根）
使用部位：根

安全性クラス：1
相互作用クラス：A
禁忌　知見なし
他の注意事項　中国伝統医学の参考文献では，サンシチニンジンは妊娠中では注意して使用すべきであると示す(Bensky et al. 2004; Chen and Chen 2004)。
薬やサプリメントとの相互作用　知見なし
有害事象と副作用　まれな症状として，食道炎およびいくつかのタイプのアレルギー反応が，サンシチニンジンを使用した人で報告されている（Bensky et al. 2004)。
薬理学的考察　知見なし
妊婦と授乳婦　中国伝統医学の参考文献では，サンシチニンジンは妊娠中では注意して使用すべきであると示す(Bensky et al. 2004; Chen and Chen 2004)。

レビュー詳細

I. 薬やサプリメントとの相互作用

薬やサプリメントとの相互作用の臨床試験　確認されなかった。
被疑薬やサプリメントとの相互作用の症例報告　確認されなかった。
薬やサプリメントとの相互作用の動物試験　確認されなかった。

II. 有害事象

有害事象の症例報告　まれな症例だが，サンシチニンジンは鼻血，歯茎出血，月経過多のような出血と関連があった(Bensky et al. 2004; Chen and Chen 2004)。別のケースでは，低用量のサンシチニンジンに関連して，吐き気と嘔吐がみられた。重症例として食道炎が報告されている。ハーブの投与は中止されたが，中止する前にこれらの症状が消失したことが指摘された。他の報告では，高用量（5g単回用量）のサンシチニンジンは，第二房室ブロックと関連がみられたが，サンシチニンジンの有害事象として，心臓への影響を示唆していない（Bensky et al. 2004）。報告されている他の副作用として，食欲不振，めまい，頭痛，歯痛，疲労，不穏などがある（Chen and Chen 2004）。

食道炎2例，アレルギー性発疹7例，アレルギー性ショック2例，アレルギー性紫斑病2例，表皮剥離2例（うち1人は，サンシチニンジンを摂取していた母親の乳児），および掻痒症1例，そして断続的な紅斑を含む多くの種類のアレルギー反応は，サンシチニンジンに関連があったと報告されている（Dharmananda 2004）。

III. 薬理学および薬物動態学

ヒトの薬理学的研究　確認されなかった。

動物の薬理学的研究　確認されなかった。

*In vitro*の薬理学的研究　確認されなかった。

IV. 妊婦と授乳婦

中国伝統医学の参考文献では，サンシチニンジンは妊娠中では注意して使用すべきであると示す（Bensky et al. 2004; Chen and Chen 2004）。

症例報告では，サンシチニンジンを摂取していた母親の乳児でアレルギー反応が報告された（Dharmananda 2004）。

V. 毒性研究

急性毒性

静脈内投与におけるサンシチニンジンのLD_{50}は，マウスで0.075g/kg，ラットで0.5g/kg，ウサギで2.5g/kgである（Chen and Chen 2004）。

15g/kgのサンシチニンジン粉末の経口投与は，いかなる有害反応も引き起こさなかった（Chen and Chen 2004）。

参考文献

Bensky, D., S. Clavey, and E. Stöger. 2004. *Chinese herbal medicine: Materia medica*. 3rd ed. Seattle: Eastland Press.

Chen, J.K., and T.T. Chen. 2004. *Chinese medical herbology and pharmacology*. City of Industry, CA: Art of Medicine Press.

Dharmananda, S. 2004. Rare reactions to a safe herb sanqi (*Panax notoginseng*). Portland, OR: Institute for Traditional Medicine.

Panax quinquefolius L.　ウコギ科

P

一般名：アメリカニンジン

英　名：American ginseng

中国名：西洋参（*xi yang shen*）（根）

使用部位：根

安全性クラス：1

相互作用クラス：B

禁忌　知見なし

他の注意事項　知見なし

薬やサプリメントとの相互作用　ワルファリンおよびアメリカニンジンの併用は，ワルファリンの効能を低下させる可能性があり，医療従事者監督下で使用すべきである（Yuan et al. 2004）。

有害事象と副作用　アメリカニンジンでのアレルギー反応が報告されている（Bensky et al. 2004）。

薬理学的考察　ヒトへの研究は，アメリカニンジンが血糖値の調節を変化させる可能性があることを実証した（Sotaniemi et al. 1995; Vuksan et al. 2000a, 2000b）。糖尿病を持つ人は，使用前に有資格の医療従事者に相談し，血糖値を厳密に測定することを勧める。

ヒトへの研究は，アメリカニンジンおよびインジナビルまたはジドブジンとの相互作用の欠如を示している（Andrade et al. 2008; Lee et al. 2008）。

妊婦と授乳婦　科学的または伝統的文献において，妊娠中および授乳中におけるアメリカニンジンの安全性は不明である。本書では，妊娠中や授乳期間での使用に関する問題は確認されなかったが，最終的な安全性は確立されていない。

レビュー詳細

I. 薬やサプリメントとの相互作用

薬やサプリメントとの相互作用の臨床試験　ワルファリン（5mg/日）およびアメリカニンジン（2g/日）の同時投与を3週間行ったところ，ワルファリンの血漿濃度およびINRの減少をもたらしたことから，アメリカニンジンがワルファリンの効能を低下させる可能性があることが示唆された

Yuan et al. 2004)。

健常な被験者を対象に，1日当たり3gのアメリカニンジンのカプセルと共に，インジナビル（800mgを3日間，次いで1gを2週間，いずれも1日3回）を経口投与したところ，2週間後のインジナビルの血漿濃度およびクリアランス率に変化は認められなかった（Andrade et al. 2008）。

1日当たり300mgのジドブジンおよび200mgのアメリカニンジンの同時投与の2週間後に，ジドブジンを経口投与した健常な被験者では，ジドブジンの血漿濃度およびクリアランス率に変化は認められなかった（Lee et al. 2008）。

被疑薬やサプリメントとの相互作用の症例報告

確認されなかった。

薬やサプリメントとの相互作用の動物試験

確認されなかった。

II. 有害事象

臨床試験で報告された有害事象　アメリカニンジンの単一製剤に対する有害事象は，6つの臨床試験において，アメリカニンジンとプラセボ群で同様であった（Hsu et al. 2005; McElhaney et al. 2004; Predy et al. 2005; Sievenpiper et al. 2004; Stavro et al. 2005, 2006）。

有害事象の症例報告　アメリカニンジンの不適切な使用は，頭痛，虚弱，無気力，悪寒，腹部の膨張，嘔吐，月経遅延のような副作用を引き起こすことが報告されている。また，喘息および薬物発疹を含むアレルギー反応が報告されている（Bensky et al. 2004）。

III. 薬理学および薬物動態学

ヒトの薬理学的研究　健常および2型糖尿病患者を対象に，1日当たり3gのアメリカニンジンを2日間投与したところ，血糖の曲線下面積の減少が認められた（Vuksan et al. 2000a）。3，6，9 gのアメリカニンジンの投与後，経口ブドウ糖負荷試験を行ったところ，すべての2型糖尿病患者において，食後血糖を低下させた（Vuksan et al. 2000b）。新たに診断されたインスリン非依存性糖尿病（NIDDM）患者を対象に，1日当たり100または200mgのアメリカニンジンを8週間投与したところ，空腹時血糖の低下が認められた（Sotaniemi et al. 1995）。

動物の薬理学的研究　確認されなかった。

***In vitro*の薬理学的研究**　ある研究では，アメリカニンジン抽出物は，*in vitro*でのエストロゲン受容体陽性乳癌細胞株（NCF-7）の成長を有意に誘導したことを示した。しかし，αまたはβ-エストロゲン受容体でのエストロゲン活性を示さなかった。また，マウスに対し抽出物を4日間投与したところ，子宮重量の増加は認められなかった（Amato et al. 2002）。

IV. 妊婦と授乳婦

妊娠中および授乳中におけるアメリカニンジンの安全性に関する情報は確認されなかった。

V. 毒性研究

亜急性毒性

実験動物において，1日当たり450mg/kgを7日間の腹腔内投与した場合，有意な毒性作用は認められなかった（Chen and Chen 2004）。

参考文献

Amato, P., S. Christophe, and P. Mellon. 2002. Estrogenic activity of herbs commonly used as remedies for menopausal symptoms. *Menopause* 9(2):145-150.

Andrade, A.S., C. Hendrix, T.L. Parsons, et al. 2008. Pharmacokinetic and metabolic effects of American ginseng (*Panax quinquefolius*) in healthy volunteers receiving the HIV protease inhibitor indinavir. *BMC Complement. Altern. Med.* 8:50.

Bensky, D., S. Clavey, and E. Stöger. 2004. *Chinese herbal medicine: Materia medica*. 3rd ed. Seattle: Eastland Press.

Chen, J.K., and T.T. Chen. 2004. *Chinese medical herbology and pharmacology*. City of Industry, CA: Art of Medicine Press.

Hsu, C.C., M.C. Ho, L.C. Lin, B. Su, and M.C. Hsu. 2005. American ginseng supplementation attenuates creatine kinase level induced by submaximal exercise in human beings. *World J. Gastroenterol.* 11(34):5327-5231.

Lee, L.S., S.D. Wise, C. Chan, et al. 2008. Possible differential induction of phase 2 enzyme and antioxidant pathways by American ginseng, *Panax quinquefolius*. *J. Clin. Pharmacol.* 48 (5):599-609.

McElhaney, J.E., S. Gravenstein, S.K. Cole, et al. 2004. A placebo-controlled trial of a proprietary extract of North American ginseng (CVT-E002) to prevent acute respiratory illness in institutionalized older adults. *J. Am. Geriatr. Soc.* 52(1):13-19.

Predy, G.N., V. Goel, R. Lovlin, et al. 2005. Efficacy of an extract of North American ginseng containing poly-furanosyl-pyranosyl-saccharides for preventing upper respiratory tract infections: A randomized controlled trial. *Can. Med. Assoc. J.* 173(9):1043-1048.

Sievenpiper, J.L., J.T. Arnason, L.A. Leiter, and V. Vuksan. 2004. Decreasing, null and increasing effects of eight popular types of ginseng on acute postprandial glycemic indices in healthy humans: The role of ginsenosides. *J. Am. Coll. Nutr.* 23(3):248-258.

Sotaniemi, E.A., E. Haapakoski, and A. Rautio. 1995. Ginseng therapy in non-insulin-dependent diabetic patients. *Diabetes Care* 18(10):1373-1375.

Stavro, P.M., M. Woo, T.F. Heim, L.A. Leiter, and V. Vuksan. 2005. North American ginseng exerts a neutral effect on blood pressure in individuals with hypertension. *Hypertension* 46(2):406-411.

Stavro, P.M., M. Woo, L.A. Leiter, et al. 2006. Long-term intake of North American ginseng has no effect on 24-hour blood pressure and renal function. *Hypertension* 47(4):791-796.

Vuksan, V., J.L. Sievenpiper, V.Y. Koo, et al. 2000a. American ginseng (*Panax quinquefolius* L) reduces postprandial glycemia in nondiabetic subjects and subjects with type 2 diabetes mellitus. *Arch. Intern. Med.* 160(7):1009-1013.

Vuksan, V., M.P. Stavro, J.L. Sievenpiper, et al. 2000b. Similar postprandial glycemic reductions with escalation of dose and administration time of American ginseng in type 2 diabetes. *Diabetes Care* 23(9):1221-1226.

Yuan, C.S., G. Wei, L. Dey, et al. 2004. Brief communication: American ginseng reduces warfarin's effect in healthy patients: A randomized, controlled trial. *Ann. Intern. Med.* 141(1):23-27.

Parietaria spp. イラクサ科

Parietaria judaica L.

一般名：ペリトリーオブザウォール

英　名：pellitory-of-the-wall

和　名：ヨーロッパヒカゲミズ

異　名：*Parietaria diffusa* Mert. & W.D.J. Koch

別　名：spreading pellitory

Parietaria officinalis L.

一般名：ペリトリーオブザウォール

英　名：pellitory-of-the-wall

別　名：upright pellitory

使用部位：地上部

安全性クラス：1

相互作用クラス：A

禁忌　知見なし

薬やサプリメントとの相互作用　知見なし

注意　利尿薬（Giachetti et al. 1986; Wood and LaWall 1918），付録2参照。

有害事象と副作用　ペリトリーオブザウォールの花粉は，ヨーロッパと地中海地域の主要な花粉アレルゲンである（Ferrer et al. 2005; Pajno et al. 2004; Passalacqua et al. 1999）。

薬理学的考察　知見なし

妊婦と授乳婦　科学的または伝統的文献において，妊娠中および授乳中におけるペリトリーオブザウォールの安全性は不明である。本書では，妊娠中や授乳期間での使用に関する問題は確認されなかったが，最終的な安全性は確立されていない。

レビュー詳細

I. 薬やサプリメントとの相互作用

薬やサプリメントとの相互作用の臨床試験
確認されなかった。

被疑薬やサプリメントとの相互作用の症例報告
確認されなかった。

薬やサプリメントとの相互作用の動物試験
確認されなかった。

II. 有害事象

有害事象の症例報告　ペリトリーオブザウォールの花粉は，ヨーロッパと地中海地域の主要な花粉アレルゲンである（Ferrer et al. 2005; Pajno et al. 2004; Passalacqua et al. 1999）。

III. 薬理学および薬物動態学

ヒトの薬理学的研究　確認されなかった。

動物の薬理学的研究　確認されなかった。

*In vitro*の薬理学的研究　確認されなかった。

IV. 妊婦と授乳婦

妊娠中および授乳中におけるペリトリーオブザウォールの安全性情報は確認されなかった。

V. 毒性研究

確認されなかった。

参考文献

Ferrer, M., E. Burches, A. Pelaez, et al. 2005. Double-blind, placebo-controlled study of immunotherapy with *Parietaria judaica*: Clinical efficacy and tolerance. *J. Investig. Allergol. Clin. Immunol.* 15(4):283-292.

Giachetti, D., E. Taddei, and I. Taddei. 1986. Diuretic and uricosuric activity of *Parietaria judaica* L. *Boll. Soc. Ital. Biol. Sper.* 62(2):197-202.

Pajno, G.B., G. Passalacqua, D. Vita, et al. 2004. Sublingual immunotherapy abrogates seasonal bronchial hyperresponsiveness in children with *Parietaria*-induced respiratory allergy: A randomized controlled trial. *Allergy* 59(8):883-887.

Passalacqua, G., M. Albano, A. Riccio, et al. 1999. Clinical and immunologic effects of a rush sublingual immunotherapy to *Parietaria* species: A double-blind, placebo-controlled trial. *J. Allergy Clin. Immunol.* 104(5):964-968.

Wood, H., and C. LaWall. 1918. *The dispensatory of the United States of America*. 21st ed. Philadelphia: Lippincott.

Parthenium integrifolium L. キク科

一般名：ミズーリスネークルート

英　名：prairie dock

別　名：American feverfew，Missouri snakeroot，parthenium

使用部位：根

安全性クラス：1

相互作用クラス：A

禁忌　知見なし

他の注意事項　知見なし

薬やサプリメントとの相互作用　知見なし

注釈　伝統的なアメリカ医学または医薬文献において，ミズーリスネークルートの使用に関する注意は報告されていない（Cook 1869; Felter and Lloyd 1898; Meyer 1881）。

有害事象と副作用　知見なし

薬理学的考察　知見なし

妊婦と授乳婦　科学的または伝統的文献において，妊娠中および授乳中におけるミズーリスネークルートの安全性は不明である。本書では，妊娠中や授乳期間での使用に関する問題は確認されなかったが，最終的な安全性は確立されていない。

レビュー詳細

I. 薬やサプリメントとの相互作用

薬やサプリメントとの相互作用の臨床試験
確認されなかった。

被疑薬やサプリメントとの相互作用の症例報告
確認されなかった。

薬やサプリメントとの相互作用の動物試験
確認されなかった。

II. 有害事象

有害事象の症例報告　確認されなかった。

III. 薬理学および薬物動態学

ヒトの薬理学的研究　確認されなかった。

動物の薬理学的研究　確認されなかった。

*In vitro*の薬理学的研究　確認されなかった。

IV. 妊婦と授乳婦

妊娠中および授乳中におけるミズーリスネークルートの安全性情報は確認されなかった。

V. 毒性研究

確認されなかった。

参考文献

Cook, W.H. 1869. *Physio-medical dispensatory*. Cincinnati: Wm. H. Cook.

Felter, H.W., and J.U. Lloyd. 1898. *King's American dispensatory*. 18th ed., 3rd rev. 2 vols. Cincinnati: Ohio Valley Co.

Meyer, F. 1881. *Parthenium Integrifolium*, Lin. *Am. J. Pharm.* 53:494-495.

Passiflora incarnata L. トケイソウ科

一般名：パッションフラワー

英　名：passionflower

和　名：チャボトケイソウ，トケイソウ

別　名：apricot vine，maypop，wild passionflower

使用部位：地上部

安全性クラス：1

相互作用クラス：A

禁忌　知見なし

他の注意事項　知見なし

薬やサプリメントとの相互作用　知見なし

注釈　パッションフラワーは，微量のβ-カルボリンアルカ

ロイド（例えば，ハルマン，ハルミン，ハルモール）を含む。市販のパッションフラワーサンプルの分析では，ハルマン含有は0〜0.1 μg/gの範囲であり，ハルミンは0〜0.27 μg/gの範囲であることが示された（Abourashed et al. 2003; Grice et al. 2001; Tsuchiya et al. 1999）。別の研究では，これらのアルカロイドが，17の商品サンプルのうち1つのみで検出できたことを示した（Rehwald et al. 1995）。

有害事象と副作用　不安の治療におけるパッションフラワーの臨床試験のメタ分析では，重篤な有害事象は報告されず，パッションフラワーは一般的に忍容性が良好であったことを示した（Miyasaka et al. 2007）。

パッションフラワーに対するアレルギー反応が報告されている（Echechipia et al. 1996; Giavina-Bianchi et al. 1997; Smith et al. 1993）。

胃腸および心血管障害のある症例が，数日間パッションフラワーを摂取していた女性で報告された（Fisher et al. 2000）。

薬理学的考察　知見なし

妊婦と授乳婦　ある動物研究では，胎児の発達にパッションフラワーの有害作用を示さなかった（Hirakawa et al. 1981）。妊娠および授乳中におけるパッションフラワーの安全性は不明である。本書では，妊娠中や授乳期間での使用に関する問題は確認されなかったが，最終的な安全性は確立されていない。

レビュー詳細

I. 薬やサプリメントとの相互作用

薬やサプリメントとの相互作用の臨床試験

確認されなかった。

被疑薬やサプリメントとの相互作用の症例報告

確認されなかった。

薬やサプリメントとの相互作用の動物試験

確認されなかった。

II. 有害事象

臨床試験で報告された有害事象　不安の治療におけるパッションフラワーの臨床試験のメタ分析では，いずれの試験においても，重篤な有害事象は報告されなかったことを示した。有害事象の発生率はパッションフラワーを摂取していた人とベンゾジアゼピンを摂取していた人の間で同様であり，アレルギー反応およびめまいが有害事象として報告された（Miyasaka et al. 2007）。

有害事象の症例報告　パッションフラワーを含むハーブ製品でのIgE媒介性のアナフィラキシー反応の症例は，ラテックスアレルギーの既往のある8歳の少年で報告された。パッチテストでは，パッションフラワーでのアレルギーが確認された（Echechipia et al. 1996）。過敏性反応による血管炎と蕁麻疹が，パッションフラワー使用に関連して報告された（Smith et al. 1993）。

パッチテストにより確認された，パッションフラワーへの職業性喘息および鼻炎が，ハーブ製品を扱っていた薬局の労働者で報告された（Giavina-Bianchi et al. 1997）。

パッションフラワー500mgのカプセルを，1日当たり3または4カプセルを数日間摂取していた34歳の女性で，重度の吐き気，嘔吐，眠気，QT_cの延長および非持続性心室頻拍が報告された。摂取された製品のサンプルが分析され，同じメーカーによって生産された他のカプセルおよび，パッションフラワーの商品サンプルと比較された。そして，2つの医薬品についても試験された。結果は，摂取された製品はパッションフラワーであり，試験された薬との混在は認められなかったことを示した（Fisher et al. 2000）。

III. 薬理学および薬物動態学

ヒトの薬理学的研究　確認されなかった。

動物の薬理学的研究　確認されなかった。

***In vitro*の薬理学的研究**　パッションフラワーのエタノールおよび水抽出物は，*in vitro*でGABAトランスアミナーゼおよびグルタミン酸脱炭酸酵素を阻害した。半最大抑制濃度（IC_{50}）値は，1.2および2.5 mg/mlであった（Awad et al. 2007）。

IV. 妊婦と授乳婦

発達への有害作用は，妊娠7〜17日目にパッションフラワー抽出物を400mg/kg投与した（投与方法は特定されていない）ラットの仔で認められなかった（Hirakawa et al. 1981）。

授乳中におけるパッションフラワーの安全性に関する情報は確認されなかった。

V. 毒性研究

急性毒性

毒性作用は，500または900mg/kgの用量でパッションフラワー抽出物を腹腔内投与したマウスで認められなかった（Aoyagi et al. 1974; Speroni and Minghetti 1988）。

短期毒性

1日当たり5g/kgのパッションフラワーの水エタノール抽出物を21日間経口投与したラットで，有害作用は認められなかった（Sopranzi et al. 1990）。

遺伝毒性

パッションフラワーの流体抽出物の変異原性は，体細胞分離試験で認められなかった（Ramos Ruiz et al. 1996）。

参考文献

Abourashed, E.A., J. Vanderplank, and I.A. Khan. 2003. High-speed extraction and HPLC fingerprinting of medicinal plants—II. Application to harman alkaloids of genus *Passiflora*. *Pharmaceutical Biology* 41(2):100-106.

Aoyagi, N., R. Kimura, and T. Murata. 1974. Studies on *Passiflora incarnata* dry extract. I. Isolation of maltol and pharmacological action of maltol and ethyl maltol. *Chem. Pharm. Bull.* 22(5):1008-1013.

Awad, R., D. Levac, P. Cybulska, et al. 2007. Effects of traditionally used anxiolytic botanicals on enzymes of the gamma-aminobutyric acid (GABA) system. *Can. J. Physiol. Pharmacol.* 85(9):933-942.

Echechipia, S., B. Garcia, and M. Alvarez. 1996. *Passiflora* hypersensitivity in a latex allergic patient: Cross-reactivity study. *Allergy* 51(Suppl. 31):49.

Fisher, A.A., P. Purcell, and D.G. Le Couteur. 2000. Toxicity of *Passiflora incarnata* L. *J. Toxicol. Clin. Toxicol.* 38(1):63-66.

Giavina-Bianchi, P.F., Jr., F.F. Castro, M.L. Machado, and A.J. Duarte. 1997. Occupational respiratory allergic disease induced by *Passiflora alata* and *Rhamnus purshiana*. *Ann. Allergy Asthma Immunol.* 79(5):449-454.

Grice, I.D., L.A. Ferreira, and L.R. Griffiths. 2001. Identification and simultaneous analysis of harmane, harmine, harmol, isovitexin, and vitexin in *Passiflora incarnata* extracts with a novel HPLC method. *J. Liquid Chromatogr. Relat. Technol.* 24(16):2513-2523.

Hirakawa, T., T. Suzuki, Y. Sano, T. Kamata, and M. Nakamura. 1981. Reproductive studies of *P. incarnata* extract teratological study. *Kiso To Rinsho* 15:3431-3451.

Miyasaka, L.S., A.N. Atallah, and B.G. Soares. 2007. *Passiflora* for anxiety disorder. *Cochrane Database Syst. Rev.* 1:CD004518.

Ramos Ruiz, A., R.A. De la Torre, N. Alonso, et al. 1996. Screening of medicinal plants for induction of somatic segregation activity in *Aspergillus nidulans*. *J. Ethnopharmacol.* 52(3):123-127.

Rehwald, A., O. Sticher, and B. Meier. 1995. Trace analysis of harman alkaloids in *Passiflora incarnata* by reversed-phase high-performance liquid chromatography. *Phytochem. Anal.* 6(2):96-100.

Smith, G.W., T.M. Chalmers, and G. Nuki. 1993. Vasculitis associated with herbal preparation containing *Passiflora* extract. *Br. J. Rheumatol.* 32(1):87-88.

Sopranzi, N., G. De Feo, G. Mazzanti, and L. Tolu. 1990. Biological and electroencephalographic parameters in rats in relation to *Passiflora incarnata* L. *Clin. Ter.* 132(5):329-333.

Speroni, E., and A. Minghetti. 1988. Neuropharmacological activity of extracts from *Passiflora incarnata*. *Planta Med.* 54(6):488-491.

Tsuchiya, H., H. Hayashi, M. Sato, H. Shimizu, and M. Iinuma. 1999. Quantitative analysis of all types of beta-carboline alkaloids in medicinal plants and dried edible plants by high performance liquid chromatography with selective fluorometric detection. *Phytochem. Anal.* 10(5):247-253.

Paullinia cupana Kunth

ムクロジ科

一般名：ガラナ

英　名：guaraná

使用部位：種子

安全性クラス：1

相互作用クラス：C*

禁忌　知見なし

他の注意事項　ガラナ抽出物は，一般的に神経系刺激物であるカフェインを含む。カフェインを含むガラナ製品を大量に摂取した場合は，不眠，神経過敏，および過剰なカフェイン摂取の他のよく知られた症状を引き起こす可能性がある（PDR 2006）。

カフェインの中枢神経刺激作用（CNS）のために，カフェインの過剰摂取は，心拍数の増加および不整脈を悪化させる可能性があるため，カフェイン含有製品の使用は心臓疾患のある人は注意が必要である。カフェインは鬱を悪化させるか，不安を引き起こす可能性があるため，精神障害者にも注意が必要である（Brinker 2001）。

薬やサプリメントとの相互作用　気管支拡張薬またはアドレナリン薬を含む他のCNS刺激薬とカフェインの使用は，神経過敏，易刺激性，不眠および痙攣や不整脈の可能性，過度な中枢神経刺激を引き起こす可能性がある（PDR 2006）。

カフェインは，CYP1A2によって代謝される。この酵素を阻害する薬（フルボキサミン，シプロフロキサシン，シメチジン，アミオダロン，フルオロキノロン，フラフィリン，インターフェロン，メトキサレン，ミベフラジルを含む）は，カフェインの代謝を遅くする可能性があり，毎日ガラナを複数杯飲む人でカフェインの高血中濃度をもたらす（Carrillo and Benitez 2000）。

注 意　カフェイン（2.6～7.0%）（Leung and Foster 1996; List and Hörhammer 1973），付録1参照。1カップ当たり100～200mgのカフェインを含むコーヒーと比較して，典型的なガラナの1カップはおよそ200～400mgのカフェインを含む。

利尿作用（Brunton et al. 2006），付録2参照。

タンニン（12%）（Leung and Foster 1996），付録1参照。

注釈　米国ハーブ製品協会は，カフェインを含む栄養補助食品は，直接の成分として，またはハーブ製品の構成成分としてでも，次のいずれにも適合するように商品表示を制

*　カフェインフリーに調製した場合，相互作用はないことが予想される。

定した（AHPA 2011）。製品のカフェインの存在および，含有量が25mg以上の場合は追加されたカフェイン量を提示すること，1人分当たりのカフェイン量が最大200mgであることを勧める表記，そして3～4時間以上頻繁に摂取しないことを推奨する摂取法の明示を義務付けた。多量のカフェインが含まれている栄養補助食品にも同様のラベル表示を義務付けた。

過剰なカフェイン摂取は，神経質，過敏，不眠，そして時々頻脈を引き起こす可能性がある。18歳未満の子供には勧められない。

このAHPAの商品表示の詳細は付録1参照。

有害事象と副作用　主に心血管系の有害事象は，“エナジードリンク”および，ガラナや，カフェインおよび他の刺激化合物を追加した多数の他の植物抽出物を含むダイエットサプリメントを摂取している人で報告されている（Pittler et al. 2005）。

薬理学的考察　カフェインは中枢神経系（CNS）刺激剤であり，過剰使用は不眠や神経過敏を引き起こす可能性がある（PDR 2006）。

ガラナは，マウスおよび*in vitro*で，血小板凝集を阻害することが報告されている（Bydlowski et al. 1988, 1991）。

妊婦と授乳婦　妊娠および授乳中のガラナの安全性に関する研究は確認されなかった。カフェインは，FDAの妊娠カテゴリーCにあり，胎盤を通過し，胎児における血液および組織濃度に達成することが示されている。妊娠中の女性は，1日当たり300mg未満にカフェイン摂取を制限することが勧められる（PDR 2006）。

カフェインは，米国小児科学会によって，“通常授乳中に使用可能”と分類されている。委員会は，カフェインの母親による摂取は，授乳中の乳児に神経過敏と睡眠不足を生じる可能性があるため，カフェイン含有飲料の母親による摂取は1日当たり150mgに制限すべきであることを指摘する（AAP 2001）。

レビュー詳細

I. 薬やサプリメントとの相互作用

薬やサプリメントとの相互作用の臨床試験

確認されなかった。

被疑薬やサプリメントとの相互作用の症例報告

確認されなかった。

薬やサプリメントとの相互作用の動物試験

確認されなかった。

II. 有害事象

臨床試験で報告された有害事象　60歳以上の健常な被験者を対象とした，1日当たり500mgのガラナ（カフェイン2.1%）を5か月間摂取した試験では，頻脈の1症例および胃腸障害の3例がガラナ群で報告され，胃腸障害および不眠症のそれぞれ1例がプラセボ群で報告された（Galduroz and Carlini 1996）。

健常な成人へ投与したガラナ標準化エキス（カフェイン11～12%）の37.5，75，150，300 mgの単回用量のヒトに対する研究では，有害事象は認められなかった（Haskell et al. 2007）。

有害事象の症例報告　心血管系および他の有害事象は，“エナジードリンク”および，ガラナや，カフェインおよび他の刺激化合物を追加した多数の他の植物抽出物を含むダイエットサプリメントを摂取している人で報告されている（Pittler et al. 2005）。

これらの有害事象は，過度の用量で摂取された刺激化合物の既知の作用と一致している。

急性尿細管壊死の症例は，ガラナや時折，注射用非ステロイド性鎮痛薬を使用した女性で報告された（Vagasi et al. 2007）。非ステロイド性抗炎症薬の使用は，腎臓病に関連付けられている（Abuelo 1995）。

III. 薬理学および薬物動態学

ヒトの薬理学的研究　確認されなかった。

動物の薬理学的研究　ADPまたはアラキドン酸に応答した血小板凝集の減少は，経鼻胃管を介してガラナ1mlまたは20mlを静脈内に投与したウサギで認められた（Bydlowski et al. 1988）。

空腹時のマウスに対しガラナの水抽出物を500mg/kg投与した場合，運動誘発性低血糖を抑制し，マルトースの経口投与後の血糖値を増加させ，肝臓グリコーゲンを減少させた（Miura et al. 1998）。

*In vitro*の薬理学的研究　ヒトまたはウサギの多血小板血漿に対しガラナの水抽出物を適用したところ，*in vitro*で血小板凝集の用量依存的な減少が認められた（Bydlowski et al. 1988, 1991）。

IV. 妊婦と授乳婦

妊娠中および授乳中におけるガラナの安全性に関する研究は確認されなかった。カフェインは，FDAの妊娠カテゴリーCにあり，胎盤を通過し，胎児における血液および組織濃度に達成することが示されている。妊娠中の女性は，1日当たり300mg未満にカフェイン摂取を制限することが勧められる（PDR 2006）。

カフェインは，米国小児科学会によって，“通常授乳中に使用可能"と分類されている。委員会は，カフェインの母親による摂取は，授乳中の乳児に神経過敏と睡眠不足を生じる可能性があるため，カフェイン含有飲料の母親による摂取は1日当たり2〜3杯に制限すべきであることを指摘する（AAP 2001）。

疫学的研究は，妊娠中の高カフェイン摂取と，自然流産のリスクの増加の関連性を示している。分析では，研究の多くで方法論的な欠陥が偏った結果につながっており，カフェイン摂取と流産の因果関係はまだ確認されていないと結論付けた（Signorello and McLaughlin 2004）。

V. 毒性研究

急性毒性

ガラナを2g/kgの経口用量および1または2g/kgの腹腔内用量で処置したマウスでは，対照群と比較した場合，毒性作用は認められなかった。病理組織検査では，肝臓，腎臓，胃を含む多くの組織で，ガラナと対照群の間に差は検出されなかった（Mattei et al. 1998）。

慢性毒性

飲料水として3mg/mlのガラナの水エタノール抽出物を12か月間投与したマウスでは，有害作用は認められなかった（Mattei et al. 1998）。

細胞毒性

*In vitro*研究において，40mg/mlまでのガラナの濃度での細胞毒性は認められなかった（Santa Maria et al. 1998）。

遺伝毒性

1日当たり133，265，530 mg/kgのガラナの水抽出物を7日間経口投与したマウスでは，大腿骨細胞の微小核の頻度の変化，精巣染色体異常の誘導が認められた。肝臓および精巣細胞の両方で，マロンジアルデヒドの増加，非タンパク質スルフヒドリル基，RNAおよびDNAの枯渇が認められた（Al-Majed 2006）。

遺伝毒性作用は，これらの化合物の非存在下で認められたが，S9ミクロソーム画分，カタラーゼ，スーパーオキシドジスムターゼ，またはチオ尿素の存在での細菌細胞では，ガラナの遺伝毒性作用は認められなかった（da Fonseca et al. 1994）。

参考文献

AAP. 2001. The transfer of drugs and other chemicals into human milk. American Academy of Pediatrics Committee on Drugs. *Pediatrics* 108(3):776-789.

AHPA. July 2011. Code of Ethics & Business Conduct. Silver Spring, MD: American Herbal Products Association.

Abuelo, G.J. 1995. Diagnosing vascular causes of renal failure. *Ann. Intern. Med.* 123(8):601-614.

Al-Majed, A.A. 2006. Genetic and biochemical toxicity of guarana after sub-acute treatment in somatic and germ cells of Swiss albino mice. *Int. J. Pharmacol.* 2(2):226-232.

Brinker, F. 2001. *Herb contraindications and drug interactions*. 3rd ed. Sandy, OR: Eclectic Medical Publications.

Brunton, L.L., J.S. Lazo, and K.L. Parker. 2006. *Goodman & Gilman's the pharmacological basis of therapeutics*. 11th ed. New York: McGraw-Hill.

Bydlowski, S.P., E.A. D'Amico, and D.A. Chamone. 1991. An aqueous extract of guarana (*Paullinia cupana*) decreases platelet thromboxane synthesis. *Braz. J. Med. Biol. Res.* 24(4):421-424.

Bydlowski, S.P., R.L. Yunker, and M.T. Subbiah. 1988. A novel property of an aqueous guarana extract (*Paullinia cupana*): Inhibition of platelet aggregation *in vitro* and *in vivo*. *Braz. J. Med. Biol. Res.* 21(3):535-538.

Carrillo, J.A., and J. Benitez. 2000. Clinically significant pharmacokinetic interactions between dietary caffeine and medications. *Clin. Pharmacokin.* 39(2):127-153.

da Fonseca, C.A., J. Leal, S.S. Costa, and A.C. Leitao. 1994. Genotoxic and mutagenic effects of guarana (*Paullinia cupana*) in prokaryotic organisms. *Mutat. Res.* 321(3):165-173.

Galduroz, J.C., and E.A. Carlini. 1996. The effects of long-term administration of guarana on the cognition of normal, elderly volunteers. *Sao Paulo Med. J.* 114(1):1073-1078.

Haskell, C.F., D.O. Kennedy, K.A. Wesnes, A.L. Milne, and A.B. Scholey. 2007. A double-blind, placebo-controlled, multi-dose evaluation of the acute behavioural effects of guarana in humans. *J. Psychopharmacol.* 21(1):65-70.

Leung, A.Y., and S. Foster. 1996. *Encyclopedia of common natural ingredients used in food, drugs, and cosmetics*. 2nd ed. New York: Wiley.

List, P.H., and H. Hörhammer. 1973. *Hagers handbuch der pharmazeutischen praxis*. Berlin: Springer.

Mattei, R., R.F. Dias, E.B. Espinola, E.A. Carlini, and S.B.M. Barros. 1998. Guarana (*Paullinia cupana*): Toxic behavioral effects in laboratory animals and antioxidant activity *in vitro*. *J. Ethnopharmacol.* 60(2):111-116.

Miura, T., M. Tatara, K. Nakamura, and I. Suzuki. 1998. Effect of guarana on exercise in normal and epinephrine-induced glycogenolytic mice. *Biol. Pharm. Bull.* 21(6):646-648.

PDR. 2006. *Physicians' desk reference for nonprescription drugs and dietary supplements*. 27th ed. Montvale, NJ: Medical Economics Co.

Pittler, M.H., K. Schmidt, and E. Ernst. 2005. Adverse events of herbal food supplements for body weight reduction: Systematic review. *Obes. Rev.* 6(2):93-111.

Santa Maria, A., A. Lopez, M.M. Diaz, D. Munoz-Mingarro, and J.M. Pozuelo. 1998. Evaluation of the toxicity of guarana with *in vitro* bioassays. *Ecotoxicol. Environ. Saf.* 39(3):164-167.

Signorello, L.B., and J.K. McLaughlin. 2004. Maternal caffeine consumption and spontaneous abortion: A review of the epidemiologic evidence. *Epidemiology* 15(2):229-239.

Vagasi, K., P. Degrell, I. Kesoi, et al. 2007. Acute renal failure caused by plant extract. *Orv. Hetil.* 148(9):421-424.

Pausinystalia johimbe (K. Schum.) Pierre ex Beille　アカネ科

一般名：ヨヒンベ
英　名：yohimbe
異　名：*Corynanthe yohimbe* K. Schum.
別　名：johimbe
使用美：樹皮

安全性クラス：2b, 2c, 2d
相互作用クラス：B

禁忌　妊娠中は，医療従事者監督下以外での使用禁止（De Smet 1997）。授乳中の使用は推奨されない。

肝臓および腎臓，生殖器または前立腺の慢性の炎症のある人には使用禁止（Martindale and Reynolds 1996; Roth et al. 1984）。

過量あるいは長期間の使用は不可（De Smet and Smeets 1994）。

他の注意事項　高血圧の人への使用注意（Tam et al. 2001）。

薬やサプリメントとの相互作用　下記の薬理学的考察参照。

標準用量　5.0～6.0mgのアルカロイド（ヨヒンビン）含有の，1日3～4回（Martindale and Reynolds 1996; Osol and Farrar 1955）。

注釈　ヨヒンベは，処方薬ヨヒンビン塩酸塩に由来するヨヒンビン（～0.6～1.1%）を含む（Betz et al. 1995; Chen et al. 2008）。塩酸ヨヒンビンは，男性のインポテンス，女性の性欲減退障害，SSRI抗鬱薬によって引き起こされる性的機能不全に対し主に使用される処方薬であり，血圧を上昇させる（Tam et al. 2001）。

有害事象と副作用　特に高用量で，ヨヒンベは血圧を上昇させ，消化不良，および中枢神経症状を引き起こす可能性がある（Bruneton 1995; Osol and Farrar 1955; Roth et al. 1984）。

ヨヒンビンに関する研究のレビューでは，1日当たり3回，10mgまでの用量は，通常良好な忍容性であったことを示した。

20～40mgの用量は，時折血圧のわずかな上昇を引き起こし，45.5mg以上は時々正常血圧患者において心拍数の増加を引き起こした（Tam et al. 2001）。ヨヒンビンの最も一般的に報告された副作用は，不安や頻尿の増加である（Tam et al. 2001）。

薬理学的考察　ヨヒンビンおよび処方薬ヨヒンビン塩酸塩は，選択的α_2-アドレナリン受容体のアンタゴニストであり，心拍数に対する影響なしに，血圧の用量依存性な上昇を生じる（Tam et al. 2001）。

処方薬ヨヒンビン塩酸塩とのいくつかの薬物相互作用が掲載されている。これらは，アドレナリン作動薬または抗アドレナリン作動薬，抗高血圧薬，MAO阻害薬，血圧を上昇させる可能性のある薬およびCYP3A4によって代謝される薬を含む（Tam et al. 2001; Ulbricht and Basch 2005）。ヨヒンベのヨヒンビン含有量は比較的低く，ヨヒンベ使用に対しこれらの示唆された相互作用の関連性は不明であるが，これらの薬とヨヒンベの併用は注意が必要である。

妊婦と授乳婦　妊娠中のヨヒンベ使用に関する情報は確認されなかった。動物研究ではヨヒンビンが子宮において抑制作用があったことを示唆するが，他の研究ではラットでのヨヒンビンの単回用量の静脈内投与は妊娠の経過に変化を与えなかったことを報告した。さらなる研究が行われるまでは，妊娠中は資格のある医療従事者監督下で使用すべきである（De Smet 1997）。

科学的または伝統的文献において，授乳期間中のヨヒンベの安全性は不明である。本書では，授乳期間での使用に関する問題は確認されなかったが，最終的な安全性は確立されていない。

P

レビュー詳細

I. 薬やサプリメントとの相互作用

薬やサプリメントとの相互作用の臨床試験

確認されなかった。

被疑薬やサプリメントとの相互作用の症例報告

確認されなかった。

薬やサプリメントとの相互作用の動物試験

確認されなかった。

II. 有害事象

有害事象の症例報告　63歳の男性は，1日当たり1錠の“ヨヒンビン含有ハーブ製品”（製品や用量の詳細は提供されていない）をおよそ1か月間摂取した後に，高血圧クリナーゼ（血圧240/140mmHg，通常は120/80mmHg）を経験した（Ruck et al. 1999）。

III. 薬理学および薬物動態学

ヒトの薬理学的研究　処方薬ヨヒンビン塩酸塩に対するヒト臨床研究のレビューでは，選択的α2アドレナリン受容体拮抗薬に予測されるように，研究の大部分は，処方薬は用量依存性，一過性の血圧の適度な上昇を誘導するが，心拍数への影響はないことが示唆された。血圧の上昇は，用量および血行力学のベースラインに依存する。4～16.2mgの用量は，通常，正常血圧の成人の血圧に影響を及ぼさないが，20～40mgの用量は血圧の軽度な上昇を引き起こし，45mg以上の用量は平均動脈圧および心拍数を増加させる可能性がある。低血圧患者の研究では，悪影響を示していない（Tam et al. 2001）。ヨヒンビンの15～20mgの用量は，不安を誘導する可能性がある（De Smet and Smeets 1994）。

ヨヒンビンの有害作用の簡単なレビュー（De Smet and Smeets 1994）は，5～15mgの用量は，双極性障害，ループス様症候群，気管支痙攣のある患者で，躁病症状の誘発と関連があることを指摘した（Landis and Shore 1989; Price et al. 1984; Sandler and Aronson 1993）。

動物の薬理学的研究　1～1000ng/kgの用量でのヨヒンベの水抽出物の投与は，平均血圧の用量依存的な上昇および髄質血流の増加を誘発した。昇圧作用および腎臓髄質血管拡張の両方が，エンドセリンAおよびB受容体アンタゴニストの組み合わせによってブロックされた。N^{ω}-ニトロ-L-アルギニンメチルエステルはまた，ヨヒンベによって誘導された骨髄血流の増加を抑制した。この研究の著者らは，予備観測において，ヨヒンビンを特徴づけるα-アドレナリンの拮抗作用に加えて，ヨヒンベはエンドセリン様作用を持ち，腎循環における一酸化窒素産生に影響を与えることを示すと結論付けた（Ajayi et al. 2003）。

1日当たり188～750mg/kgのヨヒンベの水性抽出物を90日間経口投与した雄マウスでは，生殖能力は減少したが，精嚢の重量および精子の運動性および数の増加が認められた。生化学的パラメータに関するデータは，精巣細胞におけるマロンジアルデヒドの増加および，非タンパクチオール，タンパク質，RNAおよびDNAの喪失を示した。処置した雄マウスが未処置の雌マウスと交配した時に，未処置の対照雄マウスとの交配と比較して，処置した雄と交配した雌で妊娠の減少が認められた（Al-Majed et al. 2006）。1日当たり750，1500，3000mg/kgのヨヒンベの水抽出物を経口投与された雄マウスでは，大腿骨細胞での小核の頻度，誘導された精子の異常および精巣染色体異常の有意な変化が認められた（Al-Yahya 2006）。

***In vitro*の薬理学的研究**　摘出した灌流腎臓および加圧した腎臓の微小血管において，ヨヒンベ水抽出物の処置は用量依存的な血管収縮作用を示した。エンドセリンA（ETA）およびB（ETB）受容体アンタゴニストは，抽出物の腎臓血管収縮作用を有意に減弱した（Ajayi et al. 2003）。

IV. 妊婦と授乳婦

妊娠中のヨヒンベの使用に関する情報は確認されなかったが，動物研究では，ヨヒンビンが子宮に対する抑制作用があることを示唆する。一方で，ラットにおけるヨヒンビンの単回用量の静脈内投与は，妊娠の経過を変化しなかった。さらなる研究が行われるまでは，妊娠中は資格のある医療従事者監督下で使用するべきである（De Smet 1997）。

授乳期間中のヨヒンベの安全性情報は確認されなかった。

V. 毒性研究

急性毒性

マウスに対するヨヒンビンのLD_{50}は，経口投与で43mg/kgであり，皮下投与で20mg/kgである（RTECS 1987）。

参考文献

Ajayi, A.A., M. Newaz, H. Hercule, et al. 2003. Endothelin-like action of *Pausinystalia yohimbe* aqueous extract on vascular and renal regional hemodynamics in Sprague-Dawley rats. *Methods Find. Exp. Clin. Pharmacol.* 25(10):817-822.

Al-Majed, A.A., A.A. Al-Yahya, A.M. Al-Bekairi, O.A. Al-Shabanah, and S. Qureshi. 2006. Reproductive, cytological and biochemical toxicity of yohimbe in male Swiss albino mice. *Asian J. Androl.* 8(4):469-476.

Al-Yahya, A.A. 2006. Genotoxic and biochemical effects of yohimbe after short-term treatment in somatic and germ cells of Swiss albino mice. *Saud. Pharm. J.* 14(3-4):163-171.

Betz, J.M., K.D. White, and A. Der Marderosian. 1995. Gas chromatographic determination of yohimbine in commercial yohimbe products. *J. AOAC Int.* 78(5):1189-1194.

Bruneton, J. 1995. *Pharmacognosy, phytochemistry, medicinal plants.* Paris: Lavoisier.

Chen, Q., P. Li, Z. Zhang, et al. 2008. Analysis of yohimbine alkaloid from *Pausinystalia yohimbe* by non-aqueous capillary electrophoresis and gas chromatography-mass spectrometry. *J. Sep. Sci.* 31(12):2211-2218.

De Smet, P.A., and O.S. Smeets. 1994. Potential risks of health food products containing yohimbe extracts. *Br. Med. J.* 309(6959):958.

De Smet, P.A.G.M. 1997. *Adverse effects of herbal drugs, Volume 3.* Berlin: Springer.

Landis, E., and E. Shore. 1989. Yohimbine-induced bronchospasm. *Chest* 96(6):1424.

Martindale, W., and J.E.F. Reynolds. 1996. *The extra pharmacopoeia.* 31st ed. London: Pharmaceutical Press.

Osol, A., and G. Farrar. 1955. *The dispensatory of the United States of America.* 25th ed. Philadelphia: Lippincott.

Price, L.H., D.S. Charney, and G.R. Heninger. 1984. Three cases of manic symptoms following yohimbine administration. *Am. J. Psychiatr.* 141(10):1267-1268.

Roth, L., M. Daunderer, and K. Kormann. 1984. *Giftpflanzen-pflanzengifte: Vorkommen, wirkung, therapie.* Landsberg: Ecomed.

RTECS. 1987. Registry of Toxic Effects of Chemical Substances. 1985-1986 Edition. U.S. Department of Health and Human Services, Public Health Service, Centers for Disease Control, National Institute for Occupational Safety and Health 5132-5133.

Ruck, B., R.D. Shih, and S.M. Marcus. 1999. Hypertensive crisis from herbal treatment of impotence. *Am. J. Emerg. Med.* 17(3):317-318.

Sandler, B., and P. Aronson. 1993. Yohimbine-induced cutaneous drug eruption, progressive renal failure, and lupus-like syndrome. *Urology* 41(4):343-345.

Tam, S.W., M. Worcel, and M. Wyllie. 2001. Yohimbine: A clinical review. *Pharmacol. Ther.* 91(3):215-243.

Ulbricht, C.E., and E.M. Basch. 2005. *Natural standard herb & supplement reference.* St. Louis: Elsevier Mosby.

Pelargonium sidoides DC.　フウロソウ科

一般名：ペラルゴニウムシドイデス　**使用部位：**根

安全性クラス：1

相互作用クラス：A

禁忌　知見なし

他の注意事項　知見なし

薬やサプリメントとの相互作用　知見なし

有害事象と副作用　アナフィラキシー反応を含むペラルゴニウムシドイデスへのアレルギー反応が報告されている（de Boer et al. 2007; Timmer et al. 2008)。

薬理学的考察　動物試験では，ペラルゴニウムシドイデスおよびワルファリンとの間に相互作用がないことを示した（Koch and Biber 2007)。ヒトに対する研究では，ペラルゴニウムシドイデスとペニシリンVとの間に相互作用がないことを示した（Roots et al. 2004)。

成人および子供を対象としたペラルゴニウムシドイデスでの臨床試験のシステマティックレビューでは，有害事象はほとんど報告されなかったが，対照群よりもペラルゴニウムシドイデス群でわずかに多く見られた。有害事象は一般的に胃腸系であったが，どれも重篤ではなかった（Timmer et al. 2008)。

妊婦と授乳婦　科学的または伝統的文献において，妊娠中および授乳中におけるペラルゴニウムシドイデスの安全性は不明である。本書では，妊娠中や授乳期間での使用に関する問題は確認されなかったが，最終的な安全性は確立されていない。

レビュー詳細

I. 薬やサプリメントとの相互作用

薬やサプリメントとの相互作用の臨床試験　8日間にわたり，ペラルゴニウムシドイデスの抽出物30滴を1日3回および，ペニシリンVを1,200,000 IUの用量で3回経口投与した健常な被験者で，ペニシリンVの血清レベルの有意な変化は認められなかった（Roots et al. 2004)。

被疑薬やサプリメントとの相互作用の症例報告　確認されなかった。

薬やサプリメントとの相互作用の動物試験　ペラルゴニウムシドイデスの500mg/kgの単回用量およびワルファリンを0.05mg/kg経口的に同時投与したラット，またはワルファリンの単回用量の投与前にペラルゴニウムシドイデスを1日当たり500mg/kgを2週間経口投与したラットで，ワルファリンの抗凝固活性（トロンボプラスチン時間または部分的トロンボプラスチン時間）は認められなかった。著者らは，クマリン型抗凝固剤は，ラットおよびヒトにおいて同一のメカニズムを介して，ビタミンK依存性凝固因子の合成を阻害し，両種における代謝の類似パターンがあることを認めた（Koch and Biber 2007)。

II. 有害事象

臨床試験で報告された有害事象　合計1565人の患者での成人および子供におけるペラルゴニウムシドイデスでの8つの臨床試験のシステマティックレビューでは，有害事象はほとんど報告されなかったが，対照群よりもペラルゴニウムシドイデス群でわずかに多く見られた。有害事象は，吐き気，嘔吐，下痢，胸やけなどを含み，一般的に胃腸系であったが，掻痒および蕁麻疹を伴うアレルギー性皮膚炎もあった。有害事象のどれも重篤ではなかった（Timmer et al. 2008)。

有害事象の症例報告　2002〜2006年の間に，ペラルゴニウムシドイデスへの過敏反応の34症例が，WHOウプサラ監視センターに報告された。症例報告は出典，記述内容について著者不明で異質で多様であるが，おそらく投与された薬剤との関連があると思われる。すべて，元の報告が要求され，個々に検討された。10件の報告書では他の薬剤の併用が認められたが，他の薬のいずれも併用被疑薬であるとして報告されなかった。34の報告書のうち15で，有害事象としては，痒み，蕁麻疹，血管性浮腫や全身性病変を伴う皮膚の発疹の顕著な症状の組み合わせは，ゲル－クームス分類Ｉの急性過敏反応を示唆した。患者の2人は循環不全またはアナフィラキシーショックの治療を必要としていた。

皮膚プリックテストでは，生命を脅かす急性蕁麻疹および循環不全を経験した患者で，ペラルゴニウムシドイデスに対するアレルギー反応を確認した（de Boer et al. 2007)。

III. 薬理学および薬物動態学

ヒトの薬理学的研究　確認されなかった。

P

動物の薬理学的研究　トロンボプラスチン時間，部分的トロンボプラスチン時間，トロンビン時間への影響は，1日当たり10，75，500mg/kgのペラルゴニウムシドイデスを2週間経口投与したラットで認められなかった。著者らは，ペラルゴニウムシドイデスで確認されたクマリンは，抗凝固活性のために必要な構造的特徴を有せず，ペラルゴニウムシドイデスを摂取することにより，出血傾向を増加させせうることはないと言及した（Koch and Biber 2007）。

***In vitro*の薬理学的研究**　確認されなかった。

IV. 妊婦と授乳婦

妊娠中および授乳中におけるペラルゴニウムシドイデスの安全性に関する情報は確認されなかった。

V. 毒性研究

ペラルゴニウムシドイデスのレビューでは，ラットにおける急性の短期毒性試験，イヌにおける2週間の用量設定試験および13週間の毒性研究，変異原性のエイムス試験，染色体異常試験，マウスの小核試験，腫瘍促進試験，免疫毒性試験，生殖毒性試験を含む，毒性研究が完了したことを示した。すべての研究において有害な影響はなかったことを報告した。製品および使用された投与量に関する情報は，レビューで報告されなかった（Conrad et al. 2007）。

ラットおよびイヌでの毒性研究において，無毒性量（NOAEL）は750mg/kgより多いことを示した（Loew et al. 2009）。

レビュー詳細

Conrad, A., H. Kolodziej, and V. Schulz. 2007. *Pelargonium sidoides*-extract (EPs 7630): Registration confirms efficacy and safety. *Wien Med. Wochenschr.* 157(13-14):331-336.

de Boer, H.J., U. Hagemann, J. Bate, and R.H. Meyboom. 2007. Allergic reactions to medicines derived from *Pelargonium* species. *Drug Saf.* 30(8):677-680.

Koch, E., and A. Biber. 2007. Treatment of rats with the *Pelargonium sidoides* extract EPs 7630 has no effect on blood coagulation parameters or on the pharmacokinetics of warfarin. *Phytomedicine* 14(Suppl. 6):40-45.

Loew, D., H. Hauer, and E. Koch. 2009. Differentiated risk consideration: Coumarins in phytopharmaceuticals. *Pharm. Ztg.* 154(7).

Roots, I., G. Arold, A. Dienel, et al. 2004. Placebokontrollierte doppelblinde Interaktionsstudie mit *Pelargonium-sidoides*-Extrakt und Penicillin V bei gesunden Probanden [abstract]. *Phytopharm. Phytother.* 22.

Timmer, A., J. Gunther, G. Rucker, et al. 2008. *Pelargonium sidoides* extract for acute respiratory tract infections. *Cochrane Database Syst. Rev.* 3:CD006323.

Petroselinum crispum (Mill.) Nyman ex A.W. Hill　セリ科

一般名：パセリ

英　名：parsley

異　名：*Petroselinum sativum* Hoffm.

使用部位：葉

安全性クラス：1

相互作用クラス：A

禁忌　知見なし

他の注意事項　知見なし

薬やサプリメントとの相互作用　知見なし

注 意　通経薬（Chadha 1988; Watt and Breyer-Brandwijk 1962），付録2参照。

注釈　このハーブにとっての懸念は，一般的に料理で使用される低用量とは対照的に，治療目的で使用される比較的高用量に基づいており，スパイスとしての使用には関連していない。

有害事象と副作用　パセリの葉は，局所暴露に次いで，太陽または他の紫外線の暴露後に光接触皮膚炎を引き起こすことが認められたフラノクマリンを含む（Beier and Ivie 1985; Zaynoun et al. 1985）。皮膚炎（光接触皮膚炎）の症例は，パセリを収穫する農場労働者で報告されている（Lagey et al. 1995; Smith 1985）。パセリの摂取後の光過敏症の症例は確認されなかった（Zaynoun et al. 1985）。

薬理学的考察　動物研究および伝統的使用は，パセリは血糖値の調節を変化させる可能性があることを示している（Ozsoy-Sacan et al. 2006; Tahraoui et al. 2007; Yanardağ et al. 2003）。糖尿病を持つ人は，使用前に有資格の医療従事者に相談し，血糖値を厳密に測定することを勧める。

妊婦と授乳婦　いくつかの参考文献は，パセリが歴史的に通経薬および堕胎薬として使用されていることを示す。しかし，どの参考文献も，葉，種子，根のどの部位が一般的に使用されるかを明記していない（Ciganda and Laborde 2003; Laborde and Ciganda 1998; Mele 1968; Riddle 1997）。主にパセリの種子で見出されるアピオール（葉や根では低濃度）は，高用量では堕胎薬として報告される（Wichtl 2004）。パセリ葉の適度な使用は安全であると考えられているが，パセリ精油およびパセリの種子は，妊娠中に使用すべきではない。

授乳期間中のパセリ葉の安全性は不明である。本書では，授乳期間での使用に関する問題は確認されなかったが，最終的な安全性は確立されていない。

レビュー詳細

I. 薬やサプリメントとの相互作用

薬やサプリメントとの相互作用の臨床試験

確認されなかった。

被疑薬やサプリメントとの相互作用の症例報告

確認されなかった。

薬やサプリメントとの相互作用の動物試験

確認されなかった。

II. 有害事象

有害事象の症例報告　植物性光接触皮膚炎の症例は，商業用パセリを収穫する人で報告されている（Lagey et al. 1995; Smith 1985）。

植物性光接触皮膚炎は，パセリの牧草地で放牧されていたブタで報告された。紅斑および皮膚の亀裂を伴う小疱が，鼻，耳，乳腺乳首上で報告された（Griffiths and Douglas 2000）。急性光過敏症が，パセリに触れたダチョウの群れで報告された。鳥の光過敏症は，典型的な病変のアヒルを用いた再現実験によって確認された（Perelman and Kuttin 1988）。

III. 薬理学および薬物動態学

ヒトの薬理学的研究　確認されなかった。

動物の薬理学的研究　糖尿病ラットに対し，1日当たり2g/kgのパセリ葉の水抽出物を28日間経口投与した場合，血糖値，血清アルカリホスファターゼ活性，シアル酸，尿酸，カリウムおよびナトリウムレベル，肝臓の過酸化脂質および非酵素的グリコシル化レベルの減少が，GSHレベルの増加に伴って認められた（Ozsoy-Sacan et al. 2006）。血糖値の減少は，1日当たり2g/kgのパセリ葉の水抽出物を28日間経口投与した糖尿病ラットで認められた（Yanardağ et al. 2003）。

***In vitro*の薬理学的研究**　パセリ葉の水抽出物で処置したラット血小板において，トロンビンおよび，ADP-誘導の血小板凝集の用量依存的な阻害が認められた。IC_{50}は約6.5 mg/mlであった（Mekhfi et al. 2004）。

パセリの地上部のメタノール抽出物は，ヒトエストロゲン受容体陽性乳癌細胞（MCF-7）でエストロゲン活性を示した。この活性は大豆イソフラボンと同等であった（Shimoda et al. 2000; Yoshikawa et al. 2000）。

IV. 妊婦と授乳婦

いくつかの参考文献では，パセリが歴史的に通経薬および堕胎薬として使用されていることを示している。しかし，どの参考文献も，葉，種子，根のどの部位が一般的に使用されるかを明記していない（Ciganda and Laborde 2003; Laborde and Ciganda 1998; Mele 1968; Riddle 1997）。主にパセリの種子で発見されたアピオール（葉や根には低濃度）は，高用量では堕胎薬として報告される（Wichtl 2004）。

授乳期間中のパセリ葉の安全性情報は確認されなかった。

V. 毒性研究

遺伝毒性

パセリ葉のエタノール抽出物の変異原活性は，ネズミチフス菌TA98株およびTA102株でのエイムス試験で認められなかった（Mahmoud et al. 1992）。

P

参考文献

Beier, R.C., and G.W. Ivie. 1985. Linear furanocoumarins in the common herb parsley *Petroselinum sativum* biologically active compounds [abstract]. *Phytochemistry* 36:869-872.

Chadha, Y. 1988. *The wealth of India: A dictionary of Indian raw materials and industrial products*. Delhi: Council of Scientific and Industrial Research.

Ciganda, C., and A. Laborde. 2003. Herbal infusions used for induced abortion. *J. Toxicol. Clin. Toxicol.* 41(3):235-239.

Griffiths, I.B., and R.G. Douglas. 2000. Phytophotodermatitis in pigs exposed to parsley (*Petroselinum crispum*). *Vet. Rec.* 146(3):73-74.

Laborde, A., and C. Ciganda. 1998. Poisoning by herbal infusions ingested as abortifacient agents [abstract]. *J. Toxicol. Clin. Toxicol.* 36(5):454-455.

Lagey, K., L. Duinslaeger, and A. Vanderkelen. 1995. Burns induced by plants. *Burns* 21(7):542-543.

Mahmoud, I., A. Alkofahi, and A. Abdelaziz. 1992. Mutagenic and toxic activities of several spices and some Jordanian medicinal plants. *Pharm. Biol.* 30(2):81-85.

Mekhfi, H., M. El Haouari, A. Legssyer, et al. 2004. Platelet anti-aggregant property of some Moroccan medicinal plants. *J. Ethnopharmacol.* 94(2-3):317-322.

Mele, V. 1968. [On poisoning with parsley used as an abortifacient.] *Folia Med.* 51(8):601.

Ozsoy-Sacan, O., R. Yanardag, H. Orak, et al. 2006. Effects of parsley (*Petroselinum crispum*) extract versus glibornuride on the liver of streptozotocin-induced diabetic rats. *J. Ethnopharmacol.* 104(1-2):175-181.

Perelman, B., and E.S. Kuttin. 1988. Parsley-induced photosensitivity in ostriches and ducks. *Avian Pathol.* 17(1):183-192.

Peroutka, R., V. Schulzova, P. Botek, and J. Hajslova. 2007. Analysis of furanocoumarins in vegetables (Apiaceae) and citrus fruits (Rutaceae). *J. Sci. Food Agric.* 87(11):2152-2163.

Riddle, J. 1997. *Eve's herbs: A history of contraception and abortion in the West*. Cambridge, MA: Harvard University Press.
Shimoda, H., Y. Kawahara, and M. Yoshikawa. 2000. Bioactive constituents of medicinal herb: Phytoestrogens from parsley (*Petroselinum crispum*). *Aroma Res.* 1(2):67-74.
Smith, D.M. 1985. Occupational photodermatitis from parsley. *Practitioner* 229:673-675.
Tahraoui, A., J. El-Hilaly, Z.H. Israili, and B. Lyoussi. 2007. Ethnopharmacological survey of plants used in the traditional treatment of hypertension and diabetes in south-eastern Morocco (Errachidia province). *J. Ethnopharmacol.* 110(1):105-117.
Watt, J.M., and M.G. Breyer-Brandwijk. 1962. *The medicinal and poisonous plants of southern and eastern Africa*. 2nd ed. Edinburgh: E. & S. Livingstone.
Wichtl, M. 2004. *Herbal drugs and phytopharmaceuticals: A handbook for practice on a scientific basis*. 3rd ed. Boca Raton, FL: CRC Press.
Yanardağ, R., S. Bolkent, A. Tabakoglu-Oguz, and O. Ozsoy-Sacan. 2003. Effects of *Petroselinum crispum* extract on pancreatic B cells and blood glucose of streptozotocin-induced diabetic rats. *Biol. Pharm. Bull.* 26:1206-1210.
Yoshikawa, M., T. Uemura, H. Shimoda, et al. 2000. Medicinal foodstuffs. XVIII. Phytoestrogens from the aerial part of *Petroselinum crispum* MIll. (parsley) and structures of 6''-acetylapiin and a new monoterpene glycoside, petroside. *Chem. Pharm. Bull.* 48(7):1039-1044.
Zaynoun, S., L.A. Ali, K. Tenekjian, and A. Kurban. 1985. The bergapten content of garden parsley *Petroselinum sativum* and its significance in causing cutaneous photosensitization. *Clin. Exp. Dermatol.* 10(4):328-331.

Petroselinum crispum (Mill.) Nyman ex A. W. Hill　セリ科

一般名：パセリ
英　名：parsley
異　名：*Petroselinum sativum* Hoffm.
使用部位：根

安全性クラス：1
相互作用クラス：A
禁忌　知見なし
他の注意事項　知見なし
薬やサプリメントとの相互作用　知見なし
注意　利尿薬（Felter and Lloyd 1898），付録2参照。
有害事象と副作用　パセリの根は，局所暴露に次いで，太陽または他の紫外線の暴露後に光皮膚炎を引き起こすことが認められた，フラノクマリンを含む（Nitz et al. 1990）。

パセリ根に対するアレルギー皮膚反応が報告されている（Wichtl 2004）。

薬理学的考察　知見なし
妊婦と授乳婦　いくつかの参考文献は，パセリが歴史的に通経薬および堕胎薬として使用されていることを示す。しかし，どの参考文献も，葉，種子，根のどの部位が一般的に使用されるかを明記していない（Ciganda and Laborde 2003; Laborde and Ciganda 1998; Mele 1968; Riddle 1997）。主にパセリの種子で発見されたアピオール（葉や根には低濃度）は，高用量では堕胎薬として報告される（Wichtl 2004）。妊娠中のパセリ根の適度な使用は安全であると考えられているが，パセリ精油およびパセリの種子は，妊娠中に使用すべきではない。

授乳期間中のパセリ根の安全性は不明である。本書では，授乳期間での使用に関する問題は確認されなかったが，最終的な安全性は確立されていない。

レビュー詳細

I. 薬やサプリメントとの相互作用

薬やサプリメントとの相互作用の臨床試験
確認されなかった。

被疑薬やサプリメントとの相互作用の症例報告
確認されなかった。

薬やサプリメントとの相互作用の動物試験
確認されなかった。

II. 有害事象

有害事象の症例報告　まれな症例として，パセリ根に対する皮膚や粘膜のアレルギー反応が報告されている（Wichtl 2004）。

III. 薬理学および薬物動態学

ヒトの薬理学的研究　確認されなかった。
動物の薬理学的研究　確認されなかった。
***In vitro*の薬理学的研究**　パセリ根ジュースを10ml/kg経口投与したマウスでは，ペントバルビタール（腹腔内40mg/kg）誘導性の睡眠時間，およびアミノピリン（腹腔内60mg/kg）およびパラセタモール（腹腔内80mg/kg）の鎮痛作用時間の延長が認められた。ジュースの単回投与後に処置されたマウスの肝臓ホモジネートにおいて，CYP450の減少が認められた（Jakovljevic et al. 2002）。

IV. 妊婦と授乳婦

いくつかの参考文献は，パセリが歴史的に通経薬および堕胎薬として使用されていることを示す。しかし，どの参考文献も，葉，種子，根のどの部位が一般的に使用されるかを明記していない（Ciganda and Laborde 2003; Laborde and Ciganda 1998; Mele 1968; Riddle 1997）。主にパセリの種子で発見されたアピオール（葉や根では低濃度）は，高用量では堕胎薬として報告される（Wichtl 2004）。

授乳期間中のパセリ根の安全性情報は確認されなかった。

V. 毒性研究

確認されなかった。

参考文献

Ciganda, C., and A. Laborde. 2003. Herbal infusions used for induced abortion. *J. Toxicol. Clin. Toxicol.* 41(3):235-239.

Felter, H.W., and J.U. Lloyd. 1898. *King's American dispensatory*. 18th ed., 3rd rev. 2 vols. Cincinnati: Ohio Valley Co.

Jakovljevic, V., A. Raskovic, M. Popovic, and J. Sabo. 2002. The effect of celery and parsley juices on pharmacodynamic activity of drugs involving cytochrome P450 in their metabolism. *Eur. J. Drug Metab. Pharmacokinet.* 27(3):153-156.

Laborde, A., and C. Ciganda. 1998. Poisoning by herbal infusions ingested as abortifacient agents [abstract]. *J. Toxicol. Clin. Toxicol.* 36(5):454-455.

Mele, V. 1968. On poisoning with parsley used as an abortifacient. *Folia Med.* 51(8):601.

Nitz, S., M.H. Spraul, and F. Drawert. 1990. C_{17} polyacetylenic alcohols as the major constituents in roots of *Petroselinum crispum* Mill. ssp. *tuberosum*. *J. Agric. Food Chem.* 38:1445-1447.

Riddle, J. 1997. *Eve's herbs: A history of contraception and abortion in the West*. Cambridge, MA: Harvard University Press.

Wichtl, M. 2004. *Herbal drugs and phytopharmaceuticals: A handbook for practice on a scientific basis*. 3rd ed. Boca Raton, FL: CRC Press.

Peumus boldus Molina　モニミア科

一般名：ボルドー

英　名：boldo

使用部位：葉

安全性クラス：2d

相互作用クラス：A

禁忌　胆管障害（ESCOP 2003; Wichtl 2004）および重篤な肝障害のある人での使用禁止（Wichtl 2004）。

胆石のある人は，有資格の専門家監督下で使用すべきである（Wichtl 2004）。

他の注意事項　知見なし

薬やサプリメントとの相互作用　知見なし

有害事象と副作用　ボルドーへのアナフィラキシー反応が報告されている（Monzon et al. 2004）。

肝障害は，長年ハーブの刺激性下剤を服用していた高齢の男性で報告された。ボルドーを含む下剤を使用した後すぐに，肝毒性が発生した（Piscaglia et al. 2005）。動物研究では，化学物質誘導性肝障害に対するボルドーの保護作用を報告した（Lanhers et al. 1991）。

薬理学的考察　知見なし

妊婦と授乳婦　動物研究では，最高500mg/kgまでの用量で胎児の発達に悪影響を示さなかった。最高用量（800mg/kg）では，胎児奇形の発生が若干認められた。この用量はヒト用量のおよそ58gに等しい（Almeida et al. 2000）。

科学的または伝統的文献において，授乳期間中のボルドーの安全性は不明である。本書では，授乳期間での使用に関する問題は確認されなかったが，最終的な安全性は確立されていない。

レビュー詳細

I. 薬やサプリメントとの相互作用

薬やサプリメントとの相互作用の臨床試験

確認されなかった。

被疑薬やサプリメントとの相互作用の症例報告

確認されなかった。

薬やサプリメントとの相互作用の動物試験

確認されなかった。

II. 有害事象

有害事象の症例報告　ボルドーでのアナフィラキシー反応が報告されている（Monzon et al. 2004）。

20年以上にわたって下剤（ハーブおよび非ハーブ）を定期的に使用してきた脂肪肝のある82歳の男性は，成分の1つとしてボルドーの抽出物を含む，市販のハーブ下剤を服用後に，肝酵素レベルの上昇とともに肝毒性を発症した。肝酵素レベルはハーブ下剤摂取中止後に正常に戻った（Piscaglia et al. 2005）。

III. 薬理学および薬物動態学

ヒトの薬理学的研究　確認されなかった。

動物の薬理学的研究　確認されなかった。

*In vitro*の薬理学的研究　ボルジンは薬物代謝酵素CYP2E1の鉄のATP誘導不活性化を防止したが，四塩化炭素による不活性化を防止しなかった（Kringstein and Cederbaum

1995)。

IV. 妊婦と授乳婦

妊娠1～5日または7～12日に，1日当たり500または800mg/kgのボルドーのエタノール抽出物あるいは同量のボルジンを経口投与したラットでは，両製品ともに500mg/kgの用量では有害事象は認められなかったが，800mg/kgの用量では，胎児吸収の数に増加が認められた。7～12日に800mg/kgのボルジンを投与したラットの3%で時間依存的な胎児奇形が認められ，妊娠1～5日でボルジンの同用量を投与したラットでは1.5%で胎児奇形が認められた（Almeida et al. 2000）。

授乳期間中のボルドーの安全性情報は確認されなかった。

V. 毒性研究

急性毒性

毒性の兆候は，ボルドーの含水アルコール抽出物を3g/kg経口投与したラットでは認められなかった（Magistretti 1980）。ボルジンの経口LD_{50}は，マウスで500mg/kg，モルモットでは1000mg/kgである（Kreitmair 1952）。

亜慢性毒性

1日当たり500または800mg/kgのボルドーまたはボルジンのエタノール抽出物を90日間経口投与したラットでは，30または60日後の800mg/kgの両群で，アラニンアミノトランスフェラーゼ（ALT），アスパラギン酸アミノトランスフェラーゼ（AST），コレステロールレベルの増加が認められたが，90日後には正常レベルに戻った。ビリルビンの減少は，800mg/kg群の両群で認められた。500mg/kg群では，肝臓酵素およびコレステロールレベルの変化は認められなかった（Almeida et al. 2000）。

遺伝毒性

姉妹染色分体交換に対する有意な影響は，225，450，900mg/kgのボルジンを経口投与した動物での，マウス骨髄小核試験で認められなかった（Tavares and Takahashi 1994）。同様に，10，20，40μg/mlの濃度のボルジンで処置したヒト末梢血リンパ球においても認められなかった（Tavares and Takahashi 1994）。

ネズミチフス菌株TA100株，TA98株，TA102株でのSOSクロモ試験およびエイムス試験では，代謝活性化の有無に関わらず，ボルジンの遺伝毒性活性は認められなかった。ボルジンは，二倍体酵母細胞において，乗換および遺伝子交換のような有糸分裂組換えに対し弱い誘導を示した。ボルジンでの処置後の半数体酵母細胞において，細胞質の小さい突然変異に対し弱い誘導が認められた（Moreno et al. 1991）。

参考文献

Almeida, E.R., A.M. Melo, and H. Xavier. 2000. Toxicological evaluation of the hydro-alcohol extract of the dry leaves of *Peumus boldus* and boldine in rats. *Phytother. Res.* 14(2):99-102.

ESCOP. 2003. *ESCOP monographs: The scientific foundation for herbal medicinal products.* 2nd ed. Exeter, UK: European Scientific Cooperative on Phytotherapy.

Kreitmair, H. 1952. Pharmakologische wirkung des alkaloids aus *Peumus boldus* Molina. *Pharmazie* 7:507-511.

Kringstein, P., and A.I. Cederbaum. 1995. Boldine prevents human liver microsomal lipid peroxidation and inactivation of cytochrome P4502E1. *Free Radical Biol. Med.* 18(3):559-563.

Lanhers, M.C., M. Joyeux, R. Soulimani, et al. 1991. Hepatoprotective and anti-inflammatory effects of a traditional medicinal plant of Chile, *Peumus boldus. Planta Med.* 57(2):110-115.

Magistretti, M.J. 1980. Remarks on the pharmacological examination of plant extracts. *Fitoterapia* 51:67-79.

Monzon, S., A. Lezaun, D. Saenz, et al. 2004. Anaphylaxis to boldo infusion, a herbal remedy. *Allergy* 59(9):1019-1020.

Moreno, P.R., V.M. Vargas, H.H. Andrade, A.T. Henriques, and J.A. Henriques. 1991. Genotoxicity of the boldine aporphine alkaloid in prokaryotic and eukaryotic organisms. *Mutat. Res.* 260(2):145-152.

Piscaglia, F., S. Leoni, A. Venturi, et al. 2005. Caution in the use of boldo in herbal laxatives: A case of hepatotoxicity. *Scand. J. Gastroenterol.* 40(2):236-239.

Tavares, D.C., and C.S. Takahashi. 1994. Evaluation of the genotoxic potential of the alkaloid boldine in mammalian cell systems in vitro and in vivo. *Mutat. Res.* 321(3):139-145.

Wichtl, M. 2004. *Herbal drugs and phytopharmaceuticals: A handbook for practice on a scientific basis.* 3rd ed. Boca Raton, FL: CRC Press.

Pfaffia paniculata (Mart.) Kuntze

ヒユ科

一般名：ソーマ
英　名：suma
別　名：pfaffia
使用部位：根

安全性クラス：1
相互作用クラス：A
禁忌　知見なし
他の注意事項　知見なし
薬やサプリメントとの相互作用　知見なし
有害事象と副作用　知見なし
薬理学的考察　知見なし
妊婦と授乳婦　科学的または伝統的文献において，妊娠中および授乳中におけるソーマの安全性は不明である。本書では，妊娠中や授乳期間での使用に関する問題は確認されなかったが，最終的な安全性は確立されていない。

レビュー詳細

I. 薬やサプリメントとの相互作用

薬やサプリメントとの相互作用の臨床試験

確認されなかった。

被疑薬やサプリメントとの相互作用の症例報告

確認されなかった。

薬やサプリメントとの相互作用の動物試験

確認されなかった。

II. 有害事象

有害事象の症例報告　ソーマ粉塵に定期的に暴露された労働者で，職業性喘息が報告された。粉塵に対する感受性は，即時型皮膚試験反応性，ポジティブ気管支誘発性（即時反応）およびELISA（酵素結合免疫吸着法）によって検出された特異的IgEの存在によって確認された（Subiza et al. 1991）。

III. 薬理学および薬物動態学

ヒトの薬理学的研究　確認されなかった。

動物の薬理学的研究　ソーマ抽出物（5gソーマ/100ml水）を30日間飲料水としたラット（動物当たりの推定用量は記載なし）では，雌マウスでのエストラジオール-17βおよびプロゲステロン，および雄マウスのテストステロンの血漿濃度の増加が認められた（Oshima and Gu 2003）。

*In vitro*の薬理学的研究　確認されなかった。

IV. 妊婦と授乳婦

妊娠中および授乳中におけるソーマの使用に関する情報は確認されなかった。

V. 毒性研究

短期毒性

1日当たり400mg/kgのソーマを10日間経口投与されたマウスでは，有害作用は認められなかった。観察されたパラメータは，アラニンアミノトランスフェラーゼレベルおよび，肝臓，脾臓および腎臓の組織学的検査を含んだ（Matsuzaki et al. 2003）。

1日当たり250，500，1000mg/kgのソーマのメタノール抽出物を10日間経口投与したマウスでは，肝臓，肺，脳，小脳，眼，腎臓組織における組織学的変化は認められなかった。対照群と比較して，250mg/kgの投与群では体重増加率の増加が，1000mg/kgの投与群では体重増加率の減少が認められた（Carneiro et al. 2007）。

遺伝毒性

ネズミチフス菌TA97a株，TA98株，TA100株，TA104株でのエイムス試験では，ソーマの水抽出物（1:5）は代謝活性の有無に関わらずTA100株においていくつかの変異原活性を示したが，他の菌株では示さなかった（Rivera et al. 1994）。

P

参考文献

Carneiro, C.S., F.A. Costa-Pinto, A.P. da Silva, et al. 2007. *Pfaffia paniculata* (Brazilian ginseng) methanolic extract reduces angiogenesis in mice. *Exp. Toxicol. Pathol.* 58(6):427-431.

Matsuzaki, P., G. Akisue, S.C.S. Oloris, S.L. Górniak, and M.L.Z. Dagli. 2003. Effect of *Pfaffia paniculata* (Brazilian ginseng) on the Ehrlich tumor in its ascitic form. *Life Sci.* 74(5):573-579.

Oshima, M., and Y. Gu. 2003. *Pfaffia paniculata*-induced changes in plasma estradiol-17beta, progesterone and testosterone levels in mice. *J. Reprod. Dev.* 49(2):175-180.

Rivera, I.G., M.T. Martins, P.S. Sanchez, et al. 1994. Genotoxicity assessment through the Ames test of medicinal plants commonly used in Brazil. *Environ. Toxicol. Water Qual.* 9(2):87-93.

Subiza, J., J.L. Subiza, P.M. Escribano, et al. 1991. Occupational asthma caused by Brazil ginseng dust. *J. Allergy Clin. Immunol.* 88(5):731-736.

Phellodendron spp.　ミカン科

Phellodendron amurense Rupr.

一般名：キハダ，アムールコルクツリー

英　名：phellodendron

和　名：キハダ

生薬名：局（周皮を除いた樹皮）オウバク（黄柏）

中国名：黄柏（*huang bai*）（樹皮），黄柏（*huang bo*）（樹皮）

別　名：Amur corktree

Phellodendron chinense Schneid.

一般名：チャイニーズコルクツリー

英　名：phellodendron

和　名：シナキハダ

生薬名：局（周皮を除いた樹皮）オウバク（黄柏）

中国名：黄柏（*huang bai*）（樹皮），黄柏（*huang bo*）（樹皮）

別　名：Chinese corktree

使用部位：樹皮

安全性クラス：1
相互作用クラス：A
禁忌　知見なし
他の注意事項　知見なし
薬やサプリメントとの相互作用　知見なし
注意　ベルベリン（*P. amurense*に0.6〜2.5%，*P.chinense* に4.0〜8.0%）（Bensky et al. 2004; De Smet 1992; Leung and Foster 1996），付録1参照。
有害事象と副作用　キハダ種の摂取に関連した発疹が1例報告されている（Bensky et al. 2004）。
薬理学的考察　知見なし
妊婦と授乳婦　科学的または伝統的文献において，妊娠中および授乳中におけるキハダ種の安全性は不明である。本書では，妊娠中や授乳期間での使用に関する問題は確認されなかったが，最終的な安全性は確立されていない。

妊娠中や授乳中のベルベリンの安全性に関する情報についてはバーベリー（*Berberis vulgaris*）を参照。

レビュー詳細

I. 薬やサプリメントとの相互作用

薬やサプリメントとの相互作用の臨床試験
　確認されなかった。
被疑薬やサプリメントとの相互作用の症例報告
　確認されなかった。
薬やサプリメントとの相互作用の動物試験
　確認されなかった。

II. 有害事象

有害事象の症例報告　キハダ種の摂取に関連した発疹が1例報告されている（Bensky et al. 2004）。

III. 薬理学および薬物動態学

ヒトの薬理学的研究　確認されなかった。
動物の薬理学的研究　確認されなかった。
*In vitro*の薬理学的研究　チャイニーズコルクツリー抽出物から精製された多糖画分を最大100mg/kgまでの用量を投与したマウスで，免疫賦活活性を示した（Park et al. 2004）。マウスに対し5〜20mg/kgの用量で化合物を腹腔内投与した後，マグノフロリンおよびフェロデンドリンの免疫抑制効果が認められた（Mori et al. 1994）。

キハダのエタノール抽出物は，組換え酵母において，エストロゲン活性を示さなかった（Kim et al. 2008）。

IV. 妊婦と授乳婦

中国伝統医学では，妊娠および授乳中のキハダ種を禁忌としていないが，妊娠中および授乳中におけるキハダ種の安全性に関する情報は確認されなかった。

妊娠中や授乳中のベルベリンの安全性に関する情報についてはバーベリー（*Berberis vulgaris*）を参照。

V. 毒性研究

ベルベリンの毒性研究に関しては，バーベリー（*Berberis vulgaris*）を参照。
急性毒性
マウスに対するキハダ種のLD_{50}は，腹腔内投与において2.7g/kgである（Chen and Chen 2004）。

参考文献

Bensky, D., S. Clavey, and E. Stöger. 2004. *Chinese herbal medicine: Materia medica*. 3rd ed. Seattle: Eastland Press.
Chen, J.K., and T.T. Chen. 2004. *Chinese medical herbology and pharmacology*. City of Industry, CA: Art of Medicine Press.
De Smet, P.A.G.M. 1992. *Adverse effects of herbal drugs, Volume 1*. Berlin: Springer.
Kim, I.G., S.C. Kang, K.C. Kim, E.S. Choung, and O.P. Zee. 2008. Screening of estrogenic and antiestrogenic activities from medicinal plants. *Environ. Toxicol. Pharmacol.* 25(1):75-82.
Leung, A.Y., and S. Foster. 1996. *Encyclopedia of common natural ingredients used in food, drugs, and cosmetics*. 2nd ed. New York: Wiley.
Mori, H., M. Fuchigami, N. Inoue, et al. 1994. Principle of the bark of *Phellodendron amurense* to suppress the cellular immune response. *Planta Med.* 60(5):445-449.
Park, S.D., Y.S. Lai, and C.H. Kim. 2004. Immunopotentiating and antitumor activities of the purified polysaccharides from *Phellodendron chinense* Schneid. *Life Sci.* 75(22):2621-2632.

Phoradendron leucarpum (Raf.) Reveal & M.C. Johnst.　ヤドリギ科

一般名：ミスルトゥ
英　名：American mistletoe
異　名：*Phoradendron flavescens* Nutt. ex Engelm., *Phoradendron serotinum* (Raf.) M.C. Johnst.

別　名：oak mistletoe

使用部位：地上部

安全性クラス：3
相互作用クラス：A

禁忌　この物質の適切な使用において，有資格の専門家監督下以外での使用禁止（Hall et al. 1986; Krenzelok et al. 1997; Moore 1963; Spiller et al. 1996）。

他の注意事項　知見なし

薬やサプリメントとの相互作用　知見なし

有害事象と副作用　多少の葉や液果の摂取は，通常，胃腸障害を引き起こすか，症状を生じない。中絶を試みた1例を含む，意図的な自己中毒は致死的である。用量，製剤，使用部位の詳細は不足している（Hall et al. 1986; Moore 1963; Spiller et al. 1996）。

ミスルトゥは，儀式の目的のために，吐剤として使用されている。使用された用量は不明である（Moerman 1998）。

薬理学的考察　知見なし

妊婦と授乳婦　民族植物学の参考文献は，ミスルトゥは，堕胎薬および“妊娠中の女性の薬”として使用されていることを示す（Moerman 1998）。伝えられたところによると，1900年代初頭には，ミスルトゥは子宮収縮を刺激するために使用された（Wood and LaWall 1926）。

科学的または伝統的文献において，授乳期間中のミスルトゥの安全性は不明である。本書では，授乳期間での使用に関する問題は確認されなかったが，最終的な安全性は確立されていない。そして，このハーブは適切な使用において，有資格の専門家監督下以外では推奨しない。

レビュー詳細

I. 薬やサプリメントとの相互作用

薬やサプリメントとの相互作用の臨床試験
確認されなかった。

被疑薬やサプリメントとの相互作用の症例報告
確認されなかった。

薬やサプリメントとの相互作用の動物試験
確認されなかった。

II. 有害事象

有害事象の症例報告　意図的または偶発的なミスルトゥの暴露に関した症例報告は，主に毒物管理センターに報告された情報のレビューからであり，量，摂取された部位，特別な症状に関する詳細は不足している。ミスルトゥ暴露の92症例のレビューでは，これらのうち14症例では，6例の胃腸障害，2例の軽度の眠気，1例の運動失調と発作（乳児）の兆候があったことが示された。どの症例も，不整脈や心臓血管の変化は含まなかった。摂取された量は，葉が1〜5枚，液果は20個以上の範囲であった。葉を摂取（1〜5枚）した症例は，5人の患者のうち3人が胃腸障害を報告したが，5枚の葉を食べた患者は無症候性であった。発作の症例は乳児において報告され，液果と葉の両方がベビーベッドで発見された。2歳児において液果の20個の摂取の症例は，1回の嘔吐をもたらした。活性炭投与後，症状は消失した（Spiller et al. 1996）。

毒物管理センターから報告されたレビューに記載されている，ミスルトゥへのおよそ1860の暴露症例のうち，いずれも致命的ではなかった（Hall et al. 1986; Krenzelok et al. 1997; Spiller et al. 1996）。他の文献では，2つの致命的な症例を報告している。ある患者はミスルトゥ（部位は特定されなかった）の不特定量を飲んだ。妊娠中絶を試みた不特定量の液果を摂取したある女性では，腹痛および低換気を引き起こし，心血管虚脱で死亡した（Hall et al. 1986; Moore 1963）。

III. 薬理学および薬物動態学

ヒトの薬理学的研究　確認されなかった。

動物の薬理学的研究　1900年代初頭の研究では，ミスルトゥの注射は血圧上昇作用を生じたことを示した（Crawford 1911; Wood and LaWall 1926）。民族植物学の文献は，降圧作用としてミスルトゥの使用を報告している（Moerman 1998）。

ビスコトキシンA3およびホラトキシンは，反射性徐脈，心臓における負の変力作用，および，高用量では，ネコの皮膚および骨格筋の血管の血管収縮を生じた（Rosell and Samuelsson 1966）。

***In vitro*の薬理学的研究**　確認されなかった。

IV. 妊婦と授乳婦

民族植物学の参考文献は，ミスルトゥは，堕胎薬および“妊娠中の女性の薬”として使用されていることを示す（Moerman 1998）。1900年代初頭には，ミスルトゥは，伝えられたところによると，子宮収縮を刺激するために使用された（Wood and LaWall 1926）。

授乳期間中のミスルトゥの安全性情報は確認されなかった。

V. 毒性研究

確認されなかった。

P

参考文献

Crawford, A.C. 1911. The pressor action of an American mistletoe. *J. Am. Med. Assoc.* 58(11):865-868.

Hall, A.H., D.G. Spoerke, and B.H. Rumack. 1986. Assessing mistletoe toxicity. *Ann. Emerg. Med.* 15(11):1320-1323.

Krenzelok, E.P., T.D. Jacobsen, and J. Aronis. 1997. American mistletoe exposures. *Am. J. Emerg. Med.* 15(5):516-520.

Moerman, D.E. 1998. *Native American ethnobotany*. Portland, OR: Timber Press.

Moore, H.W. 1963. Mistletoe poisoning. A review of the available literature, and the report of a case of probable fatal poisoning. *J. South Carolina Med. Assoc.* 59(8):269-271.

Rosell, S., and G. Samuelsson. 1966. Effect of mistletoe viscotoxin and phoratoxin on blood circulation. *Toxicon* 4(2):107-108.

Spiller, H.A., D.B. Willias, S.E. Gorman, and J. Sanftleban. 1996. Retrospective study of mistletoe ingestion. *J. Toxicol. Clin. Toxicol.* 34(4):405-408.

Wood, H., and C. LaWall. 1926. *The dispensatory of the United States of America*. Philadelphia: Lippincott.

Phyllanthus emblica L.

コミカンソウ科（トウダイグサ科）

一般名：アムラー

英　名：amla

異　名：*Emblica officinalis* Gaertn.

和　名：アンマロク，ユウカン

アーユルヴェーダ名：*amalaki*

中国名：油甘子（*yu gan zi*）（果実）

別　名：emblic myrobalan，Indian gooseberry

使用部位：果実

安全性クラス：1

相互作用クラス：A

禁忌　知見なし

他の注意事項　知見なし

薬やサプリメントとの相互作用　知見なし

有害事象と副作用　知見なし

薬理学的考察　知見なし

妊婦と授乳婦　科学的または伝統的文献において，妊娠中および授乳中におけるアムラーの安全性は不明である。本書では，妊娠中や授乳期間での使用に関する問題は確認されなかったが，最終的な安全性は確立されていない。

レビュー詳細

I. 薬やサプリメントとの相互作用

薬やサプリメントとの相互作用の臨床試験
　確認されなかった。

被疑薬やサプリメントとの相互作用の症例報告
　確認されなかった。

薬やサプリメントとの相互作用の動物試験
　確認されなかった。

II. 有害事象

有害事象の症例報告　確認されなかった。

III. 薬理学および薬物動態学

ヒトの薬理学的研究　確認されなかった。

動物の薬理学的研究　確認されなかった。

*In vitro*の薬理学的研究　確認されなかった。

IV. 妊婦と授乳婦

妊娠中および授乳中におけるアムラーの使用に関する情報は確認されなかった。

V. 毒性研究

1日当たり最大2g/kgまでの用量のアムラー標準化エキスを90日間経口投与したラットでは，血液学，生化学，組織学的な有害作用は認められなかった（Antony et al. 2007)。

参考文献

Antony, B., B. Merina, and V. Sheeba. 2007. Toxicity studies of Amlamax—Purified standardized extract of *Emblica officinalis*. *Indian J. Nat. Prod.* 23(2):14-17.

Phyllanthus spp.

コミカンソウ科（トウダイグサ科）

Phyllanthus amarus Schumach.

一般名：フィランサス

英　名：*Phyllanthus amarus*

別　名：carry-me-seed

Phyllanthus fraternus G.L. Webster
一般名：フィランサス
英　名：phyllanthus
Phyllanthus niruri L.
一般名：フィランサス
英　名：phyllanthus
和　名：キダチミカンソウ
アーユルヴェーダ名：*bhumyamalaki*
別　名：*niruri*
使用部位：地上部，植物全体

安全性クラス：2b
相互作用クラス：A
禁忌　妊娠中は，医療従事者監督下以外での使用禁止（Martins et al. 1994; Rao and Alice 2001; Taylor 2005）。
他の注意事項　知見なし
薬やサプリメントとの相互作用　知見なし
注意　利尿作用（Srividya and Periwal 1995; Taylor 2005），付録2参照.
有害事象と副作用　知見なし
薬理学的考察　動物研究では，フィランサスは血糖値の調節を変化させる可能性があることを実証している（Adeneye et al. 2006; Garg et al. 2008; Kumar et al. 1989; Okoli et al. 2010）。糖尿病を持つ人は，使用前に有資格の医療従事者に相談し，血糖値を厳密に測定することを勧める。

動物研究は，*P. amarus*は薬物代謝酵素CYP1A1，CYP1A2，CYP2B1/2を阻害したことを示した（Hari Kumar and Kuttan 2006）。
妊婦と授乳婦　動物研究では，雌マウスにおける，*P. amarus*の一時的な避妊作用を実証した（Rao and Alice 2001）。いくつかの情報源は，フィランサスの"高用量"摂取は，流産を引き起こすために使用されていることを示した（Martins et al. 1994; Taylor 2005）。この情報に基づいて，妊娠中は資格のある医療従事者監督下以外での使用を推奨しない。

科学的または伝統的文献において，授乳期間中の*P. amarus*の安全性情報は確認されなかった。本書では，授乳期間での使用に関する問題は確認されなかったが，最終的な安全性は確立されていない。

レビュー詳細

I. 薬やサプリメントとの相互作用

薬やサプリメントとの相互作用の臨床試験
　確認されなかった。
被疑薬やサプリメントとの相互作用の症例報告
　確認されなかった。
薬やサプリメントとの相互作用の動物試験
　確認されなかった。

II. 有害事象

臨床試験で報告された有害事象　*P. amarus*のヒトへの臨床試験のレビューは，報告された有害事象または副作用の欠如を示した（Calixto et al. 1998）。
有害事象の症例報告　確認されなかった。

III. 薬理学および薬物動態学

ヒトの薬理学的研究　40〜60歳の患者における研究は，*P. amarus*投与の10日後に，血圧の低下にともなって，尿量および尿中ナトリウム濃度の増加が認められたことを示した（Srividya and Periwal 1995）。この研究のレビューで，実験群に対して対照群が妥当ではなく，結果の解釈を困難にしていることを言及した（Wright et al. 2007）。
動物の薬理学的研究　フィランサスのメタノール抽出物を200または400mg/kg経口投与した糖尿病ラットでは，空腹時血糖値および食後血糖値の用量依存的な低下が認められた（Okoli et al. 2010）。血糖降下作用は，フィランサスのアルコール抽出物を250mg/kg経口投与した糖尿病のウサギで認められた（Kumar et al. 1989）。

空腹時血糖値の用量依存的な低下は，*P. amarus*の葉および種子の水抽出物を150，300，600mg/kg経口投与した健常マウスで認められた（Adeneye et al. 2006）。1日当たり500mg/kgのフィランサスの水，エタノールまたは石油エーテル抽出物を21日間経口投与した糖尿病ラットでは，血糖値の低下が認められた。エタノール抽出物は最も活性的であり，次いで水性抽出物，石油エーテル抽出物であった（Garg et al. 2008）。

薬物代謝酵素CYP1A1，CYP1A2，CYP2B1/2の阻害は，*P. amarus*のメタノール抽出物を250mg/kg経口投与したラットで認められた（Hari Kumar and Kuttan 2006）。
*In vitro*の薬理学的研究　フィランサスから単離したブレビホリンカルボン酸メチルは，ADPおよびコラーゲンによって誘発された血小板凝集を阻害した（Iizuka et al. 2007）。

*P. amarus*のエタノール抽出物は，薬物代謝酵素CYP3A5およびCYP3A7を誘導することが明らかとなった（Agbonon et al. 2010）。

IV. 妊婦と授乳婦

1日当たり100mg/kgの*P. amarus*のアルコール抽出物を30日間経口投与された後，雌マウスは妊娠することができなかった。45日間の*P. amarus*の離脱で，マウスは交配に成功した。3β-と17βヒドロキシステロイドデヒドロゲナーゼ（HSD）レベルの減少は，おそらく卵巣でのホルモンの変換に影響を与えるものとして注目された（Rao and Alice 2001）。

授乳期間中の*P. amarus*の安全性情報は確認されなかった。

V. 毒性研究

急性毒性

マウスに対するフィランサスのメタノール抽出物の経口LD_{50}は471mg/kgである（Okoli et al. 2010）。

ブラインシュリンでのフィランサスのLC_{50}は581μg/mlである（Nascimenlo et al. 2008）。

短期毒性

1日当たり400，800，1600mg/kgの用量で*P. amara*の異なる画分を14日間経口投与したマウスでは，血清生化学的変化が認められた。変化は，タンパク質，総ビリルビン，クレアチニン，および他の肝臓酵素での異なる影響とともに，アスパラギン酸アミノトランスフェラーゼ（AST）およびアルカリホスファターゼ（ALP）の上昇を含んだ。その変化は，一般的に用量依存性はみられなかった（Adedapo et al. 2005）。

参考文献

Adedapo, A.A., M.O. Abatan, S.O. Idowu, and O.O. Olorunsogo. 2005. Toxic effects of chromatographic fractions of *Phyllanthus amarus* on the serum biochemistry of rats. *Phytother. Res.* 19(9):812-815.

Adeneye, A.A., O.O. Amole, and A.K. Adeneye. 2006. Hypoglycemic and hypocholesterolemic activities of the aqueous leaf and seed extract of *Phyllanthus amarus* in mice. *Fitoterapia* 77(7-8):511-514.

Agbonon, A., K. Eklu-Gadegbeku, K. Aklikokou, et al. 2010. In vitro inhibitory effect of West African medicinal and food plants on human cytochrome P450 3A subfamily. *J. Ethnopharmacol.* 128(2):390-394.

Calixto, J.B., A.R.S. Santos, V. Cechinel Filho, and R.A. Yunes. 1998. A review of the plants of the genus *Phyllanthus*: Their chemistry, pharmacology, and therapeutic potential. *Med. Res. Rev.* 18(4):225-258.

Garg, M., V.J. Dhar, and A.N. Kalia. 2008. Antidiabetic and antioxidant potential of *Phyllanthus fraternus* in alloxan induced diabetic animals. *Pharmacog. Mag.* 4(14):138-143.

Hari Kumar, K.B., and R. Kuttan. 2006. Inhibition of drug metabolizing enzymes (cytochrome P450) in vitro as well as in vivo by *Phyllanthus amarus* Schum. & Thonn. *Biol. Pharm. Bull.* 29(7):1310-1313.

Iizuka, T., M. Nagai, A. Taniguchi, H. Moriyama, and K. Hoshi. 2007. Inhibitory effects of methyl brevifolincarboxylate isolated from *Phyllanthus niruri* L. on platelet aggregation. *Biol. Pharm. Bull.* 30(2):382-384.

Kumar, N.G., A.M.C. Nair, V.R. Raghunandanan, and M.K. Rajagopalan. 1989. Hypoglycemic effect of *Phyllanthus niruri* leaves in rabbits. *Kerala J. Vet. Sci.* 20(1):77-80.

Martins, E.R., D.M. Castro, D.C. Castellani, and J.E. Dias. 1994. *Plantas medicinais*. Viçosa: UFV.

Nascimenlo, J.E., A.F.M. Melo, T.C. Lima E Silva, et al. 2008. Phytochemical screening and toxicological bioassay with brine shrimp larvae (*Artemia salina*) of three medicinal species of the genus *Phyllanthus* (Phyllanthaceae). *Rev. Cien. Farm. Basica Apl.* 29(2):143-148.

Okoli, C.O., A.F. Ibiam, A.C. Ezike, P.A. Akah, and T.C. Okoye. 2010. Evaluation of antidiabetic potentials of *Phyllanthus niruri* in alloxan diabetic rats. *Afr. J. Biotechnol.* 9(2):248-259.

Rao, M.V., and K.M. Alice. 2001. Contraceptive effects of *Phyllanthus amarus* in female mice. *Phytother. Res.* 15(3):265-267.

Srividya, N., and S. Periwal. 1995. Diuretic, hypotensive and hypoglycaemic effect of *Phyllanthus amarus*. *Indian J. Exp. Biol.* 33(11):861-864.

Taylor, L. 2005. *The healing power of rainforest herbs*. Garden City Park, NY: Square One Publishers.

Wright, C.I., L. Van-Buren, C.I. Kroner, and M.M. Koning. 2007. Herbal medicines as diuretics: A review of the scientific evidence. *J. Ethnopharmacol.* 114(1):1-31.

Phytolacca americana L.

ヤマゴボウ科

一般名：ポークウィード
英　名：poke
和　名：ヨウシュヤマゴボウ
異　名：*Phytolacca decandra* L.
別　名：pokeweed
中国名：商陸（*shang lu*）
使用部位：根

安全性クラス：3

相互作用クラス：A

禁忌　このハーブの適切な使用において，有資格の専門家監督下以外での使用禁止（Brooke et al. 2001; De Smet 1993; French 1900; Frohne and Pfänder 2000; Lawrence 1990; Lewis and Smith 1979; Roberge et al. 1986）。

他の注意事項　局所的に適用されたポークウィード根製剤は，時々乳腺炎を処置するために使用される。ポークウィードへの授乳中の乳児の暴露を避けるために，そのような製剤は乳首の上または周辺に適用すべきではない（Mills and Bone 2005)。

薬やサプリメントとの相互作用　知見なし

注釈　米国南部では，ポークウィードの若芽は，2～3回水で洗浄した後，野菜として伝統的に摂取されている。ポークウィードベリーは，医学的に使用される。適切な下処理をしても，ポークウィード若芽とベリーは，下痢や吐き気を引き起こす可能性がある。不適切な処理をした若芽やベリーは，胃腸炎やポークウィード中毒の他の症状を引き起こす可能性がある。

商業規模でポークウィードを取り扱う人々への注意勧告がある。商業施設での，皮膚や呼吸器への暴露に関連した吐き気，頭痛，下痢を防ぐために，手袋，マスクおよび他の適切な防護具の使用を勧める。

有害事象と副作用　過剰摂取では，胃腸炎の特徴的な症状を伴う中毒，激しい腹部痙攣，繰り返す嘔吐，流涎，発汗，全身衰弱，泡状下痢が，生または乾燥したポークウィードの摂取後に報告されている（Brooke et al. 2001; French 1900; Lawrence 1990; Lewis and Smith 1979; Roberge et al. 1986)。

薬理学的考察　知見なし

妊婦と授乳婦　ポークウィードは妊娠中に禁忌である（Bensky et al. 2004)。本項の他の注意事項もまた参照。

科学的または伝統的文献において，授乳期間中のポークウィードの安全性は不明である。本書では，授乳期間での使用に関する問題は確認されなかったが，最終的な安全性は確立されていない。また，ポークウィードは，適切な使用において，有資格の専門家監督下以外での使用を推奨しない。

レビュー詳細

I. 薬やサプリメントとの相互作用

薬やサプリメントとの相互作用の臨床試験

確認されなかった。

被疑薬やサプリメントとの相互作用の症例報告

確認されなかった。

薬やサプリメントとの相互作用の動物試験　ポークウィードから単離したサポニンは，活性化部分トロンボプラスチン時間（APTT）およびトロンビン時間の増加によって，マウスでのヘパリン吸収を増強し，腸の経路を介してヘパリンの輸送を調節する（Cho et al. 2003)。

II. 有害事象

有害事象の症例報告　胃腸炎，激しい腹部痙攣，繰り返す嘔吐，流涎，発汗，全身衰弱，泡状下痢の特徴的な毒の症状は，生，乾燥，または調理したポークウィードの根，葉，または茎を摂取後に報告されている（Callahan et al. 1981; Guthrie 1887; Hamilton et al. 1995; Jaeckle and Freemon 1981; Stein 1979)。ポークウィードのベリーからの毒もまた報告された（Edwards and Rodgers 1982; Mack 1982)。

18歳の男性は，パースニップと間違えて掘った，生のポークウィード根を4～5インチ食べた後死亡した。彼は根の摂取後45分で心窩部痛および嘔吐を発症し，摂取後2時間で心室細動の状態であることが発見された。治療を試みたが成功しなかった（Brooke et al. 2001)。65歳の女性は，生のポークウィード根を噛んだ後，激しい腹部痙攣，長引く嘔吐，多量の水様性下痢を経験した（Roberge et al. 1986)。ワサビダイコンの根と間違えポークウィード根をティースプーンおよそ1杯摂取した後，男性は胃の温かい感覚に次いで激しい胃痙攣および嘔吐を経験し，呼吸困難や虚脈がおよそ10時間続いた（French 1900)。ワサビダイコンと間違え，生のポークウィード根のすりおろしが，32人の大人にサラダおよび副菜として提供された。患者のすべては，喉の乾燥から，重度の吐き気，嘔吐，下痢までに及ぶ症状を経験し，多くは極端な喉の渇きを経験した。症状は，摂取後30分から6時間以内に始まった（Lawrence 1990)。

43歳の女性は，1杯のポークウィード茶（～1gの根）を摂取後，吐き気，嘔吐，痙攣，全身衰弱，吐血，血便，低血圧を発症した（Lewis and Smith 1979)。

III. 薬理学および薬物動態学

ヒトの薬理学的研究　ポークウィードはポークウィード抗ウィルスタンパク質として知られるリボソーム不活性化タンパク質を含んでおり，HIV，いくつかの癌，特に白血病，リンパ種およびホジキン病の治療に使用するため，ヒトおよび動物研究において現在調査中である（Ek et al. 1998; Hertler and Frankel 1989; Irvin and Uckun 1992; Messinger et al. 1999; Uckun et al. 1999; Waurzyniak et al. 1997)。

動物の薬理学的研究　確認されなかった。

***In vitro*の薬理学的研究**　ポークウィード根からのレクチン化合物の分裂促進活性が認められている（Barker et al. 1965; Farnes et al. 1964; Kino et al. 1995)。

IV. 妊婦と授乳婦

ポークウィードは妊娠中に禁忌である（Bensky et al. 2004)。妊娠前に週5日0，0.025，0.05，0.1%の用量で，ポークウィード抗ウイルスタンパク質（PAP）のゲル製剤を13週間膣内投与されたマウスで，生殖能力，新生仔の生存，および仔の発達への有害作用は認められなかった（D'Cruz et al. 2004)。妊娠中のポークウィードの他の安全性情報は確認されなかった。

ある参考文献は，詳細はないが，ポークウィード根の製剤は堕胎薬として使用されていることを示す（Watt and

Breyer-Brandwijk 1962)。

授乳期間中のポークウィードの安全性情報は確認されなかった。

V. 毒性研究

急性毒性

ポークウィード根の含水アルコール抽出物を1g/kg腹腔内投与したネコは，不快感，吐き気，嘔吐，脚の弱さ，麻痺，深い昏睡，呼吸不全による死を経験した（Golstein et al. 1973）。

ポークウィード根のエーテル，クロロホルム，水，またはProllius社の液体抽出物を3.6ml/kg腹腔内投与したラットで，急性毒性作用は認められなかった。抽出物1mlが乾燥したポークウィード根の1gに同等となるように調整された。同用量のアルコール抽出物を投与したラットでは，カタルシスおよび放尿が起こり，次いで眠気，呼吸困難，四肢の麻痺，呼吸障害，死が発生した（Ahmed et al. 1949）。

腹腔内投与におけるポークウィード根からのサポニンの LD_{50} は，マウスで181mg/kg，ラットで208mg/kgである（Woo et al. 1976）。

マウスに対しポークウィード根の生食懸濁液を0.25ml腹腔内投与した場合，致死的だった（動物の体重は特定されなかった）（Macht 1937）。同じ抽出物の致死量は，ラットおよびモルモットにおいて5ml/kgであった（Macht 1937）。

亜慢性毒性

血液化学，組織学および繁殖成績における有害作用は，マウスにポークウィード抗ウイルスタンパク質（PAP）のゲル製剤を膣内投与した亜慢性および生殖毒性スクリーニングで認められなかった。マウスは，週に5日，PAPを0，0.025，0.05，0.1%含むゲルを13週間投与された（D'Cruz et al. 2004）。

参考文献

Ahmed, Z.F., C.J. Zufall, and G.L. Jenkins. 1949. A contribution to the chemistry and toxicology of the root of *Phytolacca americana*, L. *J. Am. Pharm. Assoc.* 38(8):443-448.

Barker, B.E., P. Farnes, and H. Fanger. 1965. Mitogenic activity in *Phytolacca americana* (pokeweed). *Lancet* 285(7377):170.

Bensky, D., S. Clavey, and E. Stöger. 2004. *Chinese herbal medicine: Materia medica*. 3rd ed. Seattle: Eastland Press.

Brooke, J., C. Obar, and L. Courtemanche. 2001. A fatality from *Phytolacca americana* (pokeweed) root ingestion. *J. Toxicol. Clin. Toxicol.* 39:549-550.

Callahan, R., F. Piccola, K. Gensheimer, et al. 1981. Plant poisonings—New Jersey. *Morbid. Mortal. Wkly. Rep.* 30(6):65-67.

Cho, S.Y., J.S. Sim, S.S. Kang, et al. 2003. Enhancement of heparin and heparin disaccharide absorption by the *Phytolacca americana* saponins. *Arch. Pharm. Res.* 26(12):1102-1108.

D'Cruz, O.J., B. Waurzyniak, and F.M. Uckun. 2004. A 13-week subchronic intravaginal toxicity study of pokeweed antiviral protein in mice. *Phytomedicine* 11(4):342-351.

De Smet, P.A.G.M. 1993. *Adverse effects of herbal drugs, Volume 2*. Berlin: Springer.

Edwards, N., and G.C. Rodgers. 1982. Pokeberry pancake breakfast—or—it's gonna be a great day. *Vet. Hum. Toxicol.* 24(Suppl.):135-137.

Ek, O., B. Waurzyniak, D.E. Myers, and F.M. Uckun. 1998. Antitumor activity of TP3(anti-p80)-pokeweed antiviral protein immunotoxin in hamster cheek pouch and severe combined immunodeficient mouse xenograft models of human osteosarcoma. *Clin. Cancer Res.* 4(7):1641-1647.

Farnes, P., B.E. Barker, L.E. Brownhill, and H. Fanger. 1964. Mitogenic activity in *Phytolacca americana* (pokeweed). *Lancet* 2(7369):1100-1101.

French, C. 1900. Pokeroot poisoning. *N. York Med. J.* 72: 653-654.

Frohne, D., and H.J. Pfänder. 2000. *A colour atlas of poisonous plants: A handbook for pharmacists, doctors, toxicologists, biologists and veterinarians*. 2nd ed. London: Manson.

Golstein, S., G. Jenkins, and M. Thompson. 1973. *Cited in* De Smet, P.A.G.M. 1993. *Adverse effects of herbal drugs, Volume 2*. Berlin: Springer Verlag.

Guthrie, A. 1887. Poisoning by poke root. *J. Am. Med. Assoc.* 9:125.

Hamilton, R.J., R.D. Shih, and R.S. Hoffman. 1995. Mobitz type I heart block after pokeweed ingestion. *Vet. Hum. Toxicol.* 37(1):66-67.

Hertler, A.A., and A.E. Frankel. 1989. Immunotoxins: A clinical review of their use in the treatment of malignancies. *J. Clin. Oncol.* 7(12):1932-1942.

Irvin, J.D., and F.M. Uckun. 1992. Pokeweed antiviral protein: Ribosome inactivation and therapeutic applications. *Pharmacol. Ther.* 55(3):279-302.

Jaeckle, K.A., and F.R. Freemon. 1981. Pokeweed (*Phytolacca americana*) poisoning. *South. Med. J.* 74(5):639-640.

Kino, M., K. Yamaguchi, H. Umekawa, and G. Funatsu. 1995. Purification and characterization of three mitogenic lectins from the roots of pokeweed (*Phytolacca americana*). *Biosci. Biotechnol. Biochem.* 59(4):683-688.

Lawrence, R.A. 1990. The clinical effect of pokeweed root ingestion upon 32 adults. American Association of Poison Control Centers, American Academy of Clinical Toxicology, American Board of Medical Toxicology, Canadian Association of Poison Control Centers Scientific Meeting, Tucson, Arizona, USA, September 14-18, 1990. *Vet. Hum. Toxicol.* 32(4):369.

Lewis, W.H., and P.R. Smith. 1979. Poke root herbal tea poisoning. *J. Am. Med. Assoc.* 242(Dec.):2759-2760.

Macht, D. 1937. A pharmacological study of *Phytolacca*. *J. Am. Pharm. Assoc. Sci. Ed.* 26:594-599.

Mack, R.B. 1982. Toxic encounters of the dangerous kind. Pokeweed. *N. C. Med. J.* 43(5):365.

Messinger, Y., G.H. Reaman, O. Ek, and F.M. Uckun. 1999. Evaluation of temozolomide in a SCID mouse model of human B-cell precursor leukemia. *Leuk. Lymphoma* 33(3-4):289-293.

Mills, S., and K. Bone. 2005. *The essential guide to herbal safety*. St. Louis: Elsevier.

Roberge, R., E. Brader, M.L. Martin, et al. 1986. The root of evil—Pokeweed intoxication. *Ann. Emerg. Med.* 15(4):470-473.

Stein, Z.L.G. 1979. Pokeweed induced gastroenteritis. *Am. J. Hosp. Pharm.* 36(Oct.):1303.

Uckun, F.M., K. Bellomy, K. O'Neill, et al. 1999. Toxicity, biological activity, and pharmacokinetics of TXU (anti-CD7)-pokeweed antiviral protein in chimpanzees and adult patients infected with human immunodeficiency virus. *J. Pharmacol. Exp. Ther.* 291(3):1301-1307.

Watt, J.M., and M.G. Breyer-Brandwijk. 1962. *The medicinal and poisonous plants of southern and eastern Africa*. 2nd ed. Edinburgh: E. & S. Livingstone.

Waurzyniak, B., E.A. Schneider, N. Tumer, et al. 1997. *In vivo* toxicity, pharmacokinetics, and antileukemic activity of TXU (anti-CD7)-pokeweed antiviral protein immunotoxin. *Clin. Cancer Res.* 3(6):881-890.

Woo, W.S., K. Shin, and S.S. Kang. 1976. Constituents of *Phytolacca* species I. Antiinflammatory saponins. *Soul Taehakkyo Saengyak Yonguso Opjukjip* 15:103-106.

Picrasma excelsa (Sw.) Planch. ニガキ科

一般名：ジャマイカカッシア
英　名：Jamaica quassia
異　名：*Quassia excelsa* Sw.
別　名：bitterwood
使用部位：樹皮，根，材

安全性クラス：2b
相互作用クラス：A

禁忌　妊娠中は，医療従事者監督下以外での使用禁止（Bradley 1992; List and Hörhammer 1973）。

他の注意事項　知見なし

薬やサプリメントとの相互作用　知見なし

標準用量　食事の30分前に樹皮の0.5g（～0.25 tsp）の浸剤（茶剤）（Wichtl 2004），または煎剤として1日1～2g（Merck 1930）。

注釈　ジャマイカカッシアは，カッシア（*Quassia amara*）やセンナ（セナ属，以前はカシア属として分類された）と混同してはならない。

有害事象と副作用　ジャマイカカッシアの高用量摂取は，胃の粘膜を刺激し，嘔吐をもたらすことがある（Bradley 1992; List and Hörhammer 1973; Wichtl 2004; Wood and LaWall 1918）。

薬理学的考察　知見なし

妊婦と授乳婦　いくつかのハーブの参考文献は，ジャマイカカッシアは妊娠中に使用すべきではないことを示す（Bradley 1992; List and Hörhammer 1973）。

授乳期間中のジャマイカカッシアの安全性は不明である。本書では，授乳期間での使用に関する問題は確認されなかったが，最終的な安全性は確立されていない。

P

レビュー詳細

I. 薬やサプリメントとの相互作用

薬やサプリメントとの相互作用の臨床試験　確認されなかった。

被疑薬やサプリメントとの相互作用の症例報告　確認されなかった。

薬やサプリメントとの相互作用の動物試験　確認されなかった。

II. 有害事象

有害事象の症例報告　折衷医療の文献では，4歳児に浣腸として投与した強い浸剤は，虚脱や関連する症状を引き起こしたことを報告している。用量や関連する病歴のさらなる詳細は提供されなかった（Felter and Lloyd 1898）。標準的な治療レベルでの経口使用に対するこの情報の関連性は知られていない。

III. 薬理学および薬物動態学

ヒトの薬理学的研究　確認されなかった。

動物の薬理学的研究　腫瘍開始物質（ジエチルニトロソアミン）で処置した2週間後に，ジャマイカカッシアを500，5000，30,000ppm含む餌を6週間与えたラットは，30,000ppmの用量の群で，腫瘍促進の増加が認められた。このグループでは，グルタチオンS-トランスフェラーゼ胎盤フォーム陽性肝細胞病巣の数および面積が増加した。

代表的な腫瘍プロモーターであるフェノバルビタールナトリウムは，陽性対照として使用された（Woo et al. 2007）。

***In vitro*の薬理学的研究**　薬物代謝酵素CYP1A1の適度な阻害は，ジャマイカカッシア抽出物または，クァシンおよびネオクァシンでの処置後に認められた。IC_{50}値は，クァシンで9.2 μ*M*，ネオクァシンにでは11.9 μ*M*であった。CYP2D6，CYP3A4，CYP1A2，CYP2C9，CYP2C19において，重要な活性は認められなかった（Shields et al. 2009）。

IV. 妊婦と授乳婦

いくつかのハーブの参考文献では，ジャマイカカッシアは妊娠中に使用すべきではないことを示しているBradley 1992; List and Hörhammer 1973）。

授乳期間中のジャマイカカッシアの安全性情報は確認さ

れなかった。

V. 毒性研究

確認されなかった。

参考文献

Bradley, P.R. 1992. *British herbal compendium: A handbook of scientific information on widely used plant drugs*. Bournemouth, UK: British Herbal Medicine Association.

Felter, H.W., and J.U. Lloyd. 1898. *King's American dispensatory*. 18th ed., 3rd rev. 2 vols. Cincinnati: Ohio Valley Co.

List, P.H., and H. Hörhammer. 1973. *Hagers handbuch der pharmazeutischen praxis*. Berlin: Springer.

Merck, E. 1930. *Merck's Index*. Darmstadt: E. Merck.

Shields, M., U. Niazi, S. Badal, et al. 2009. Inhibition of CYP1A1 by Quassinoids found in *Picrasma excelsa*. *Planta Med*. 75(2):137-141.

Wichtl, M. 2004. *Herbal drugs and phytopharmaceuticals: A handbook for practice on a scientific basis*. 3rd ed. Boca Raton, FL: CRC Press.

Woo, G.H., M. Shibutani, K. Inoue, et al. 2007. Promoting potential of a Jamaica quassia extract in a rat medium-term hepatocarcinogenesis bioassay. *Food Chem. Toxicol*. 45(7):1160-1164.

Wood, H., and C. LaWall. 1918. *The dispensatory of the United States of America*. 21st ed. Philadelphia: Lippincott.

Pilocarpus spp.

ミカン科

Pilocarpus jaborandi Holmes

一般名：ヤボランジ

英　名：jaborandi

別　名：Pernambuco jaborandi

Pilocarpus microphyllus Stapf

一般名：ヤボランジ

英　名：jaborandi

別　名：Maranhao jaborandi

Pilocarpus pennatifolius Lem.

一般名：ヤボランジ

英　名：jaborandi

別　名：Paraguay jaborandi

使用部位：葉

安全性クラス：3

相互作用クラス：B

禁忌　この物質の適切な使用において，有資格の専門家監督下以外での使用禁止（Felter and Lloyd 1898; Wiseman and Faulds 1995）。

他の注意事項　知見なし

薬やサプリメントとの相互作用　相互作用の考慮事項は，薬物ピロカルピンと同様である。

注釈　ヤボランジは，ピロカルピンの原料であり，通常は0.002〜0.25%のピロカルピンを含む（Avancini et al. 2003; Sandhu et al. 2006）。ピロカルピンは経口的および局所的に使用される。経口使用にとってピロカルピンは，一般的に5または10mgの用量で処方されている（Wiseman and Faulds 1995）。

有害事象と副作用　ヤボランジの摂取は，一般的に大量の汗や唾液分泌を引き起こす。ヤボランジはまた，吐き気，嘔吐，めまい，吃逆，下痢，頭重，瞳孔の収縮を引き起こす可能性がある。ヤボランジの大量投与は，視覚に対し一時的な障害を引き起こす場合がある（Felter and Lloyd 1898; Wood and LaWall 1918）。

薬理学的考察　知見なし

妊婦と授乳婦　初期の研究では，ピロカルピンは胎児の発達の有害作用と関連していたことを報告した（Laundauer 1956）。

ピロカルピンは，"動物の生殖試験では胎児に有害作用を示し，ヒトでは十分に制御された適切な研究は存在しない。潜在的なリスクがあるにも関わらず，潜在的な利点によって妊娠中の女性に薬の使用を認める可能性がある"と述べるFDAの妊娠カテゴリーCに記載されている。

授乳期間中のヤボランジの安全性は不明である。本書では，授乳期間での使用に関する問題は確認されなかったが，最終的な安全性は確立されていない。また，ヤボランジは，適切な使用において，有資格の専門家監督下以外での使用を推奨しない。

レビュー詳細

I. 薬やサプリメントとの相互作用

薬やサプリメントとの相互作用の臨床試験

確認されなかった。

被疑薬やサプリメントとの相互作用の症例報告

確認されなかった。

薬やサプリメントとの相互作用の動物試験

確認されなかった。

II. 有害事象

有害事象の症例報告　確認されなかった。

III. 薬理学および薬物動態学

ヒトの薬理学的研究　確認されなかった。

動物の薬理学的研究　確認されなかった。

*In vitro*の薬理学的研究　確認されなかった。

IV. 妊婦と授乳婦

初期の研究では，ピロカルピンは胎児の発達の有害作用と関連していたことを報告した（Laundauer 1956）。

ピロカルピンは，"動物の生殖試験では胎児に有害作用を示し，ヒトでは十分に制御された適切な研究は存在しない。潜在的なリスクがあるにも関わらず，潜在的な利点によって妊娠中の女性に薬の使用を認める可能性がある"と述べるFDAの妊娠カテゴリーCに記載されている。

授乳期間中のヤボランジの安全性情報は確認されなかった。

V. 毒性研究

確認されなかった。

参考文献

Avancini, G., I.N. Abreu, M.D.A. Saldaña, R.S. Mohamed, and P. Mazzafera. 2003. Induction of pilocarpine formation in jaborandi leaves by salicylic acid and methyljasmonate. *Phytochemistry* 63(2):171-175.

Felter, H.W., and J.U. Lloyd. 1898. *King's American dispensatory*. 18th ed., 3rd rev. 2 vols. Cincinnati: Ohio Valley Co.

Laundauer, W. 1956. The teratogenic activity of pilocarpine, pilocarpidine and their isomers, with special reference to the importance of steric configuration. *J. Exp. Zool.* 132:39-50.

Sandhu, S.S., I.N. Abreu, C.A. Colombo, and P. Mazzafera. 2006. Pilocarpine content and molecular diversity in jaborandi. *Sci. Agric.* 63:478-482.

Wiseman, L.R., and D. Faulds. 1995. Oral pilocarpine: A review of its pharmacological properties and clinical potential in xerostomia. *Drugs* 49(1):143.

Wood, H., and C. LaWall. 1918. *The dispensatory of the United States of America*. 21st ed. Philadelphia: Lippincott.

Pimenta dioica (L.) Merr.　フトモモ科

一般名：オールスパイス

英　名：allspice

異　名：*Eugenia pimenta* DC.，*Pimenta officinalis* Lindl.

別　名：Jamaica pepper，myrtle pepper，pimenta

使用部位：未熟果

安全性クラス：1

相互作用クラス：A

禁忌　知見なし

他の注意事項　知見なし

薬やサプリメントとの相互作用　知見なし

有害事象と副作用　パッチテストにより，オールスパイスからの職業性アレルギー性接触皮膚炎が食品サービス従事者で報告された（Kanerva et al. 1996）。

薬理学的考察　知見なし

妊婦と授乳婦　科学的または伝統的文献において，妊娠中および授乳中におけるオールスパイスの安全性は不明である。本書では，妊娠中や授乳期間での使用に関する問題は確認されなかったが，最終的な安全性は確立されていない。

レビュー詳細

I. 薬やサプリメントとの相互作用

薬やサプリメントとの相互作用の臨床試験
確認されなかった。

被疑薬やサプリメントとの相互作用の症例報告
確認されなかった。

薬やサプリメントとの相互作用の動物試験
確認されなかった。

II. 有害事象

有害事象の症例報告　1991～1995年の間に皮膚科クリニックを訪れた1000人の食品サービスの労働者のうち，5人はスパイスからの職業性アレルギー性皮膚炎があった。オールスパイスは原因スパイスの1つとして確認された（Kanerva et al. 1996）。

III. 薬理学および薬物動態学

ヒトの薬理学的研究　確認されなかった。

動物の薬理学的研究　確認されなかった。

*In vitro*の薬理学的研究　エストロゲン受容体発現やレポーター遺伝子アッセイ，内在性遺伝子アッセイにおいて，オールスパイスの抽出物は，エストロゲンアンタゴニストの添加によって阻害されたエストロゲン活性を示した（Doyle et al. 2009）。

オールスパイスの水エタノール抽出物はCYP3A4プロモ

ーター活性を強化したが，プレグナン-X受容体に影響を与えなかった（Kluth et al. 2007）。

IV. 妊婦と授乳婦

妊娠中および授乳中におけるオールスパイスの安全性に関する情報は確認されなかった。

V. 毒性研究

急性毒性

オールスパイスの水懸濁液を最大7.5g/kgまで経口投与したマウスで，有害作用は認められなかった（Al-Rehaily et al. 2002）。

遺伝毒性

オールスパイス含油樹脂は，DNA修復試験で陽性反応を示したが，サルモネラ菌でのエイムス試験および枯草菌での*rec*アッセイでは示されなかった（Sekizawa and Shibamoto 1982）。オールスパイスの酸化防止活性を介した抗変異原性は，DPPHラジカル消去活性試験および過酸化脂質生成抑制作用評価試験で認められた（Ramos et al. 2003）。

参考文献

Al-Rehaily, A.J., M.S. Al-Said, M.A. Al-Yahya, J.S. Mossa, and S. Rafatullah. 2002. Ethnopharmacological studies on allspice (*Pimenta dioica*) in laboratory animals. *Pharm. Biol.* 40(3):200-205.

Doyle, B.J., J. Frasor, L.E. Bellows, et al. 2009. Estrogenic effects of herbal medicines from Costa Rica used for the management of menopausal symptoms. *Menopause* 16(4):748-755.

Kanerva, L., T. Estlander, and R. Jolanki. 1996. Occupational allergic contact dermatitis from spices. *Contact Dermat.* 35(3):157-162.

Kluth, D., A. Banning, I. Paur, R. Blomhoff, and R. Brigelius-Flohe. 2007. Modulation of pregnane X receptor- and electrophile responsive element-mediated gene expression by dietary polyphenolic compounds. *Free Radicals Biol. Med.* 42(3):315-325.

Ramos, A., A. Visozo, J. Piloto, et al. 2003. Screening of antimutagenicity via antioxidant activity in Cuban medicinal plants. *J. Ethnopharmacol.* 87(2-3):241-246.

Sekizawa, J., and T. Shibamoto. 1982. Genotoxicity of safrole-related chemicals in microbial test systems. *Mutat. Res.* 101(2):127-140.

Pimpinella anisum L.　セリ科

一般名：アニス
英　名：anise
異　名：*Anisum vulgare* Gaertn.
使用部位：果実（一般に“種子”として知られる部分）

安全性クラス：1
相互作用クラス：A
禁忌　知見なし
他の注意事項　知見なし
薬やサプリメントとの相互作用　知見なし
注意　アルケニルベンゼン（精油の1～3%としてエストラゴール）（De Vincenzi et al. 2000; Wichtl 2004），付録1参照。
有害事象と副作用　アニスへのアレルギー反応が報告されている（Fraj et al. 1996; Garcia-Gonzalez et al. 2002; Gazquez Garcia et al. 2007; Wichtl 2004）。
薬理学的考察　知見なし
妊婦と授乳婦　植物療法に関するヨーロッパ植物療法科学協力機構は，アニスの浸剤は妊娠中に使用可能かもしれないが，そのアルコール抽出物または精油は使用すべきではないことを示す（ESCOP 2003）。

動物研究では，アニスはいくらかの抗着床活性はあるが，胎児の発達には有害作用はないことを示唆した（Dhar 1995）。

授乳期間中のアニスの安全性は不明である。本書では，授乳期間での使用に関する問題は確認されなかったが，最終的な安全性は確立されていない。

レビュー詳細

I. 薬やサプリメントとの相互作用

薬やサプリメントとの相互作用の臨床試験
　確認されなかった。
被疑薬やサプリメントとの相互作用の症例報告
　確認されなかった。
薬やサプリメントとの相互作用の動物試験
　確認されなかった。

II. 有害事象

有害事象の症例報告　皮膚プリックテストにより，アニスへのアレルギー反応が報告されている（Wichtl 2004）。鼻炎結膜炎および胃腸症状に関連のあるアニスへの職業性アレルギーの症例が報告された。皮膚プリックテストは，アニス，アスパラガス，キャラウェイ，コリアンダー，クミン，ディル，フェンネル抽出物に即時型の陽性反応を示し，アニスには著しい遅延型の反応を示した。セロリ，ニンジン，シラカバ花粉，ヨモギ花粉抽出物への皮膚プリックテストは陰性であった（Garcia-Gonzalez et al. 2002）。

アニスによって誘発される職業性喘息は肉屋で認められた。皮膚プリックテストでは，原因物質としてアニスを確認した（Fraj et al. 1996）。皮膚プリックテストにより，アニス誘発性の舌血管性浮腫の症例が報告された（Gazquez Garcia et al. 2007）。

III. 薬理学および薬物動態学

ヒトの薬理学的研究　確認されなかった。

動物の薬理学的研究　アニス精油を0.125～0.5ml/kg腹腔内投与したマウスの研究では，GABA受容体アンタゴニストでの試験において，$GABA_A$受容体サブタイプに依存するGABA性メカニズムを活性化したことを示した（Sahraei et al. 2002）。

***In vitro*の薬理学的研究**　エストロゲン受容体陽性ヒト乳癌細胞（MCF-7）において，アニスの水抽出物の抗エストロゲン活性が認められた（Kassi et al. 2004）。アニス精油のいくつかのエストロゲン活性は，酵母エストロゲンスクリーニング試験で認められた（Tabanca et al. 2004）。

IV. 妊婦と授乳婦

アニスは，妊娠初期の女性のためのハーブとして使用されている（Noe et al. 2002）。

アニスは，6つの伝統的な堕胎方法での成分として記載されている39種のうちの1つである。これらの種は，妊娠中の使用として毒性があるまたは不適切として認識されている他の植物（例えば，ペニーロイヤル）だけではなく，一般的に毒性のない植物（例えば，インゲンマメやザクロ）も含む。これらの処方で使用された植物の部位や用量は記載されなかった（Madari and Jacobs 2004）。

妊娠1～10日にトランス-アネトールを50，70，80mg/kg経口投与したラットでは，着床の阻害がそれぞれ33，66，100%であった（Dhar 1995）。妊娠1～2日にトランス-アネトールを80mg/kg投与したラットは，通常の着床および分娩が起こった。3～5日でのトランス-アネトールの投与後は，着床は完全に阻害された。6～10日では，5匹のラットのうち3匹が分娩に失敗した。肉眼奇形はいずれの群でも認められなかった（Dhar 1995）。

授乳期間中のアニスの安全性情報は確認されなかった。

V. 毒性研究

急性毒性

ラットに経口投与したアニス精油のLD_{50}は2.25g/kgおよび2.7g/kgとして報告されている（Opdyke 1979; von Skramlik 1959）。

経口投与したトランス-アネトールのLD_{50}はマウスで3.41g/kg，ラットで2.65g/kg，モルモットで2.16g/kgである（Lin 1991）。

遺伝毒性

アニスの水抽出物の変異原活性は，ネズミチフス菌TA98株，TA100株，TA102株でのエイムス試験で認められなかった（Al-Bataina et al. 2003）。

アニスの乾燥したエタノール抽出物は，ネズミチフス菌TA98のストレプトマイシン-依存株において，高濃度（5mg/plate）で変異原活性を示した（Shashkanth and Hosono 1986）。

チャイニーズハムスター繊維芽細胞株を用いた染色体異常試験では，0.1mg/mlまでの濃度でアニスエタノール抽出物の変異原活性は認められなかった（Ishidate et al. 1984）。

P

参考文献

Al-Bataina, B.A., A.O. Maslat, and M.M. Al Kofahi. 2003. Element analysis and biological studies on ten oriental spices using XRF and Ames test. *J. Trace Elem. Med. Biol.* 17(2):85-90.

De Vincenzi, M., M. Silano, F. Maialetti, and B. Scazzocchio. 2000. Constituents of aromatic plants: II. Estragole. *Fitoterapia* 71(6):725-729.

Dhar, S.K. 1995. Anti-fertility activity and hormonal profile of *trans*-anethole in rats. *Indian J. Physiol. Pharmacol.* 39(1):63-67.

ESCOP. 2003. *ESCOP monographs: The scientific foundation for herbal medicinal products*. 2nd ed. Exeter, UK: European Scientific Cooperative on Phytotherapy.

Fraj, J., A. Lezaun, C. Colas, et al. 1996. Occupational asthma induced by aniseed. *Allergy* 51(5):337-339.

Garcia-Gonzalez, J.J., B. Bartolome-Zavala, S. Fernandez-Melendez, et al. 2002. Occupational rhinoconjunctivitis and food allergy because of aniseed sensitization. *Ann. Allergy Asthma Immunol.* 88(5):518-522.

Gazquez Garcia, V., P. Gaig Jane, and B. Bartolome Zavala. 2007. Aniseed-induced nocturnal tongue angioedema. *J. Investig. Allergol. Clin. Immunol.* 17(6):406-408.

Ishidate, M., T. Sofuni, K. Yoshikawa, et al. 1984. Primary mutagenicity screening of food additives currently used in Japan. *Food Chem. Toxicol.* 22(8):623-636.

Kassi, E., Z. Papoutsi, N. Fokialakis, et al. 2004. Greek plant extracts exhibit selective estrogen receptor modulator (SERM)-like properties. *J. Agric. Food Chem.* 52(23):6956-6961.

Lin, F.S.D. 1991. *trans*-Anethole. Joint FAO/WHO Expert Committee on Food Additives. WHO Food Additives Series 28. Geneva: World Health Organization.

Madari, H., and R.S. Jacobs. 2004. An analysis of cytotoxic botanical formulations used in the traditional medicine of ancient Persia as abortifacients. *J. Nat. Prod.* 67(8):1204-1210.

Noe, J.E., M. Bove, and K. Janel. 2002. Herbal tonic formulas for naturopathic obstetrics. *Altern. Complement. Ther.* 8(6):327-335.

Opdyke, D.L.J. 1979. *Monographs on fragrance raw materials*. New York: Pergamon.

Sahraei, H., H. Ghoshooni, S. Hossein Salimi, et al. 2002. The effects of fruit essential oil of the *Pimpinella anisum* on acquisition and expression of morphine induced conditioned place preference in mice. *J. Ethnopharmacol.* 80(1):43-47.

Shashkanth, K.N., and A. Hosono. 1986. *In vitro* mutagenicity of tropical spices to *Streptomycin*-dependent strains of *Salmonella typhimurium* TA98. *Agric. Biol. Chem.* 50(11):2947-2948.

Tabanca, N., S.I. Khan, E. Bedir, et al. 2004. Estrogenic activity of isolated compounds and essential oils of *Pimpinella* species from Turkey, evaluated using a recombinant yeast screen. *Planta Med.* 70(8):728-735.

von Skramlik, E. 1959. Ober die Giftigkeit und Vertraglichkeit von atherischen Olen. *Pharmazie* 14:435-445.

Wichtl, M. 2004. *Herbal drugs and phytopharmaceuticals: A handbook for practice on a scientific basis*. 3rd ed. Boca Raton, FL: CRC Press.

Pinellia ternata (Thunb.) Makino ex Breit.

サトイモ科

一般名：ハンゲ
英　名：pinellia
和　名：カラスビシャク
生薬名：局（コルク層を除いた塊茎）ハンゲ（半夏）
中国名：半夏（*ban xia*）（根茎），姜半夏（*jiang ban xia*）（ジンジャーに漬けた根茎），法半夏（*fa ban xia*）（リコリスに漬けた根茎）
使用部位：加工（修治）した根茎

安全性クラス：3
相互作用クラス：A

禁忌　このハーブの適切な使用において，有資格の専門家監督下以外での使用禁止（Bensky et al. 2004; Chen and Chen 2004）。

他の注意事項　知見なし

薬やサプリメントとの相互作用　知見なし

標準用量　煎剤として3～10 g（専門家の監督下で最大60g）（Bensky et al. 2004; Chen and Chen 2004）。

注釈　未加工のハンゲは，一般的に有毒で，内用には不適切であると考えられている。適切な加工は毒性を減らす（Bensky et al. 2004; PPRC 2005; Wu et al. 1999, 2007）。ハンゲの加工および毒性研究のレビューでは，もし未加工のハンゲが長時間に渡って加熱された場合，または生のジンジャーと一緒に摂取された場合，その毒性は最小限に抑えられることが示された（Chen and Chen 2004）。本項は，毒性を減らすための加工処理をされた根茎を取り扱う。

ハンゲの未加工の根茎は，0.002～0.003%の濃度でエフェドリンを含有することが報告されている（Oshio et al. 1978; Wu et al. 1996）。低濃度のエフェドリンは，伝統的な加工工程によってさらに減らすことができる（Bensky et al. 2004; PPRC 2005; Wu et al. 1996, 1999, 2007）。米国食品医薬品局は，エフェドリンアルカロイドを含む栄養補助食品の販売を禁止した。そして，エフェドリンアルカロイドを含むものとしてハンゲを識別したことを2004年に宣言した（FDA 2004）。しかしながら，栄養補助食品でのエフェドリンの禁止を確立するため，FDAはエフェドリンアルカロイドを含むハンゲの禁止は“伝統的なアジア医学”には適用しないことを述べた（FDA 2004）。

ハンゲは時々，*T. flagelliforme*, *T. divaricatum*, *T. trilobatum*を含む*Typhonium*属に混ぜられる（Bensky et al. 2004）。

有害事象と副作用　生のハンゲの摂取または加工したハンゲの過量投与は，口，咽頭，消化管の粘膜の重度の刺激を引き起こす可能性がある（Bensky et al. 2004; Chen and Chen 2004）。

薬理学的考察　中国伝統ハーブの文献は，ハンゲはバルビツレートと相乗的に作用する可能性があることを示すが，詳細は報告されなかった（Bensky et al. 2004）。

妊婦と授乳婦　中国伝統医学の文献は，古典的資料によるとハンゲは流産を引き起こす可能性があることを示すが，現代の専門家は妊娠中の吐き気や嘔吐を軽減するためにハンゲを使用していることを報告している（Chen and Chen 2004）。

発達への影響が，妊娠中にハンゲの高用量（2g/kg）を投与したラットの胎児で認められた（Shin et al. 2007）。ピネリンはウサギで抗着床活性を実証した（用量は特定されなかった）（Chen et al. 1984）。

ピネリンは堕胎活性があることが示されている（Lu et al. 1986）。

授乳期間中のハンゲの安全性は不明である。本書では，授乳期間での使用に関する問題は確認されなかったが，最終的な安全性は確立されていない。また，このハーブは適切な使用において，有資格の専門家監督下以外での使用を推奨しない。

レビュー詳細

I. 薬やサプリメントとの相互作用

薬やサプリメントとの相互作用の臨床試験

確認されなかった。

被疑薬やサプリメントとの相互作用の症例報告
確認されなかった。

薬やサプリメントとの相互作用の動物試験
確認されなかった。

II. 有害事象

有害事象の症例報告　皮膚プリックテストにより，職業性喘息および鼻炎が報告されている。1つ目の症例の患者はナガイモ（*Dioscorea batatas*）にも陽性反応を示し，2つ目の症例の患者はヤモノイモ属およびセンキュウ属の不特定の種に陽性であった（Lee et al. 2001; Park et al. 1994）。

III. 薬理学および薬物動態学

ヒトの薬理学的研究　確認されなかった。

動物の薬理学的研究　確認されなかった。

*In vitro*の薬理学的研究　ハンゲのエタノール抽出物のエストロゲン活性は，ヒトエストロゲン受容体発現プラスミドおよび受容体プラスミドでの組換え酵母系で認められなかった（Kim et al. 2008）。

IV. 妊婦と授乳婦

妊娠6〜15日目にハンゲ抽出物を20，200，2000mg/kg経口投与した妊娠ラットでは，2000mg/kgの投与群において，発達への有害作用が認められた。そのグループでは，尿管拡張および胎児の腎位置異常の割合が増加した。肋骨の非対照の配置，胸椎ダンベル状骨化，および14の過剰肋骨を含め，骨格奇形および胎児の変化の割合もまた高用量群で増加した。母ラットへの有害作用はどの用量でも認められなかった。母ラットで観察されたパラメータは，臨床兆候，体重増加率，飼料および水の摂取量，生殖能力パラメータ，および胎盤および臓器重量を含んだ（Shin et al. 2007）。

ピネリンはラットで抗着床活性を実証した。用量および投与方法は記載されなかった（Chen et al. 1984）。

中国伝統医学の文献は，古典的な資料によるとハンゲは流産を引き起こす可能性があることを示すが，現代の専門家は妊娠中の吐き気や嘔吐を軽減するためにハンゲを使用していることを報告する（Chen and Chen 2004）。

ピネリンは堕胎活性があることが示されている（Lu et al. 1986）。

授乳期間中のハンゲの安全性情報は確認されなかった。

V. 毒性研究

急性毒性

マウスに対する未加工ハンゲのLD_{50}は，腹腔内投与で0.325g/kg，経口投与で42.7g/kgである。毒性の兆候は，加工したハンゲを16g/kgの用量で，3時間ごとに5回，経口投与したマウスで報告されなかった（Chen and Chen 2004）。

P

参考文献

Bensky, D., S. Clavey, and E. Stöger. 2004. *Chinese herbal medicine: Materia medica*. 3rd ed. Seattle: Eastland Press.

Chen, H., T. Song, and Z.J. Tao. 1984. Anti-implantation effect of pinellin in rabbits. *Acta Physiol. Sin.* 36(4):388-392.

Chen, J.K., and T.T. Chen. 2004. *Chinese medical herbology and pharmacology*. City of Industry, CA: Art of Medicine Press.

FDA. 2004. Final rule declaring dietary supplements containing ephedrine alkaloids adulterated because they present an unreasonable risk. *Federal Register* 69(28):6788-6854.

Kim, I.G., S.C. Kang, K.C. Kim, E.S. Choung, and O.P. Zee. 2008. Screening of estrogenic and antiestrogenic activities from medicinal plants. *Environ. Toxicol. Pharmacol.* 25(1):75-82.

Lee, S.K., H.K. Cho, S.H. Cho, et al. 2001. Occupational asthma and rhinitis caused by multiple herbal agents in a pharmacist. *Ann. Allergy Asthma Immunol.* 86(4):469-474.

Lu, Z.X., Q.L. Shi, and Q.Y. Xu. 1986. Conformational changes of pinellin in solution using intrinsic fluorescence and CD as probes. *Biopolymers* 25(3):393-405.

Oshio, H., M. Tsukui, and T. Matsuoka. 1978. Isolation of *l*-ephedrine from pinelliae tuber. *Chem. Pharm. Bull.* 26(7):2096-2097.

Park, H.S., M.J. Kim, and H.B. Moon. 1994. Occupational asthma caused by two herb materials, *Dioscorea batatas* and *Pinellia ternata*. *Clin. Exp. Allergy* 24(6):575-581.

PPRC. 2005 *Pharmacopoeia of the People's Republic of China*. Beijing: People's Medical Publishing House.

Shin, S., D. Park, J.H. Jeon, et al. 2007. Effect of *Pinellia ternata* extract on fetal development of rats. *Reprod. Toxicol.* 24(1):71.

Wu, H., W. Li, H. Han, R. Ji, and D.J. Ye. 1999. Studies on stimulating components of raw *Pinellia ternata* (Thunb.) (banxia). *Zhongguo Zhong Yao Za Zhi* 24(12):725-730, 763.

Wu, H., X. Tan, B. Cai, and D. Ye. 1996. Effect of ginger-processing on *l*-ephedrine contents in *Rhizoma Pinelliae*. *Zhongguo Zhong Yao Za Zhi* 21(3):157-158.

Wu, H., L.Y. Zhong, W. Li, and D.J. Ye. 2007. Study on processing mechanism of *Pinellia ternate*. *Zhongguo Zhong Yao Za Zhi* 32(14):1402-1406.

Pinus strobus L.　マツ科

一般名：ホワイトパイン，ストロブマツ

英　名：white pine

生薬名：局（*Pinus*属諸植物の分泌物から精油を除いて得た樹脂）ロジン

別　名：eastern white pine

使用部位：樹皮

安全性クラス：1
相互作用クラス：A
禁忌　知見なし
他の注意事項　知見なし
薬やサプリメントとの相互作用　知見なし
有害事象と副作用　知見なし
薬理学的考察　知見なし
妊婦と授乳婦　科学的または伝統的文献において，妊娠中および授乳中におけるホワイトパインの安全性は不明である。本書では，妊娠中や授乳期間での使用に関する問題は確認されなかったが，最終的な安全性は確立されていない。

レビュー詳細

I. 薬やサプリメントとの相互作用

薬やサプリメントとの相互作用の臨床試験
確認されなかった。
被疑薬やサプリメントとの相互作用の症例報告
確認されなかった。
薬やサプリメントとの相互作用の動物試験
確認されなかった。

II. 有害事象

有害事象の症例報告　確認されなかった。

III. 薬理学および薬物動態学

ヒトの薬理学的研究　確認されなかった。
動物の薬理学的研究　確認されなかった。
*In vitro*の薬理学的研究　確認されなかった。

IV. 妊婦と授乳婦

妊娠中および授乳中におけるホワイトパインの使用に関する情報は確認されなかった。

V. 毒性研究

遺伝毒性
染色体異常試験および姉妹染色分体交換試験では，ホワイトパイン木材からの凝縮液で処理した，代謝活性化なしでのヒト末梢血リンパ球において，用量反応曲線が示された（Mark et al. 1996）。

参考文献

Mark, H.F., R. Naram, J.T. Singer, et al. 1996. Wood-drying condensate from eastern white pine induced cytotoxicity and genotoxicity in vitro. *Ann. Clin. Lab. Sci.* 26(1):64-70.

Piper cubeba L. f.

コショウ科

一般名：クベバ
英　名：cubeb
アーユルヴェーダ名：*kankola*
使用部位：未熟な果実

安全性クラス：1
相互作用クラス：A
禁忌　知見なし
他の注意事項　腎炎のある人への使用注意（Felter and Lloyd 1898）。
薬やサプリメントとの相互作用　薬理学的考察参照。
注意　ピペリン（Parmar et al. 1997），付録3参照。
有害事象と副作用　折衷医療の文献では，“高用量”（標準用量は0.6～4.0gとして記載）では，クベバは時折吐き気や嘔吐，灼熱痛，激しい腹痛または自己誘発性嘔吐も引き起こすことが示された。また，皮膚発疹と関連している（Felter and Lloyd 1898; Wood and LaWall 1926）。
薬理学的考察　ピペリンは，特定の薬剤のバイオアベイラビリティーを増強することが示されている（Hu et al. 2005; Srinivasan 2007; Wattanathorn et al. 2008）。
妊婦と授乳婦　科学的または伝統的文献において，妊娠中および授乳中におけるクベバの安全性は不明である。本書では，妊娠中や授乳期間での使用に関する問題は確認されなかったが，最終的な安全性は確立されていない。

レビュー詳細

I. 薬やサプリメントとの相互作用

薬やサプリメントとの相互作用の臨床試験

確認されなかった。

被疑薬やサプリメントとの相互作用の症例報告

確認されなかった。

薬やサプリメントとの相互作用の動物試験

確認されなかった。

II. 有害事象

有害事象の症例報告　折衷医療の文献では，“高用量”（標準用量は0.6～4.0gとして記載）では，クベバは時折吐き気や嘔吐，灼熱痛，激しい腹痛または自己誘発性嘔吐も引き起こすことが示された。また，皮膚発疹と関連している（Felter and Lloyd 1898; Wood and LaWall 1926）。

III. 薬理学および薬物動態学

ヒトの薬理学的研究　確認されなかった。

動物の薬理学的研究　確認されなかった。

***In vitro*の薬理学的研究**　クベバの水抽出物の酢酸エチル画分は，薬物代謝酵素CYP3A4を阻害した（Usia et al. 2005b, 2006）。その後の試験では，メチレンジオキシフェニルリグナン化合物は，CYP3A4の機序に基づく抑制を生じたことを示した（Usia et al. 2005a）。

クベバのメタノール抽出物の有意な影響は，ヒト肝臓ミクロソームにおける薬物代謝酵素CYP2D6およびCYP3A4で認められなかった（Subehan et al. 2006）。

クベバの抽出物は，野生型アンドロゲン受容体での拮抗作用を実証した（Yam et al. 2008a）。

クベバのエタノール抽出物は，エストロゲン受容体陽性ヒト乳癌細胞（MCF-7）において，β-エストラジオールにより誘導された増殖を有意に阻害した（Yam et al. 2008b）。

IV. 妊婦と授乳婦

妊娠中および授乳中におけるクベバの使用に関する情報は確認されなかった。

V. 毒性研究

確認されなかった。

参考文献

Felter, H.W., and J.U. Lloyd. 1898. *King's American dispensatory*. 18th ed., 3rd rev. 2 vols. Cincinnati: Ohio Valley Co.

Parmar, V.S., S.C. Jain, K.S. Bisht, et al. 1997. Phytochemistry of the genus *Piper*. *Phytochemistry* 46(4):597-673.

Subehan, T. Usia, H. Iwata, S. Kadota, and Y. Tezuka. 2006. Mechanism-based inhibition of CYP3A4 and CYP2D6 by Indonesian medicinal plants. *J. Ethnopharmacol.* 105(3):449-455.

Usia, T., H. Iwata, A. Hiratsuka, et al. 2006. CYP3A4 and CYP2D6 inhibitory activities of Indonesian medicinal plants. *Phytomedicine* 13(1-2):67-73.

Usia, T., T. Watabe, S. Kadota, and Y. Tezuka. 2005a. Metabolite-cytochrome P450 complex formation by methylenedioxyphenyl lignans of *Piper cubeba*: Mechanism-based inhibition. *Life Sci.* 76(20):2381-2391.

Usia, T., T. Watabe, S. Kadota, and Y. Tezuka. 2005b. Potent CYP3A4 inhibitory constituents of *Piper cubeba*. *J. Nat. Prod.* 68(1):64-68.

Wood, H., and C. LaWall. 1926. *The dispensatory of the United States of America*. Philadelphia: Lippincott.

Yam, J., M. Kreuter, and J. Drewe. 2008a. *Piper cubeba* targets multiple aspects of the androgen-signalling pathway. A potential phytotherapy against prostate cancer growth? *Planta Med.* 74(1):33-38.

Yam, J., A. Schaab, M. Kreuter, and J. Drewe. 2008b. *Piper cubeba* demonstrates anti-estrogenic and anti-inflammatory properties. *Planta Med.* 74(2):142-146.

Piper longum L.　コショウ科

一般名：ロングペッパー

英　名：long pepper

アーユルヴェーダ名：*pippali*

中国名：蓽蘐（*bi ba*）（果実）

別　名：jaborandi pepper

使用部位：果実

安全性クラス：2b

相互作用クラス：B

禁忌　妊娠中は，医療従事者監督下以外での使用禁止（Adhikary et al. 1990; Daware et al. 2000; Kholkute et al. 1979; Lakshmi et al. 2006）。

他の注意事項　知見なし

薬やサプリメントとの相互作用　薬理学的考察参照。

注意　ピペリン（4～5%）（Tapadiya et al. 2009），付録3参照。

有害事象と副作用　知見なし

薬理学的考察　ピペリンは，特定の薬剤のバイオアベイラビリティーを増強することが示されている（Hu et al. 2005; Srinivasan 2007; Wattanathorn et al. 2008）。いくつかの研究は，特定の薬剤とピペリンとの同時投与は，薬剤の必要量を減少させたことを示している（Hu et al. 2005; Srinivasan 2007; Wattanathorn et al. 2008）。

妊婦と授乳婦　動物研究によると，ロングペッパーおよびピペリンは，避妊活性を示している（Adhikary et al. 1990; Daware et al. 2000; Kholkute et al. 1979; Lakshmi et al. 2006）。この情報に基づいて，妊娠中は資格のある医療従事者監督下以外での使用を推奨しない。

別の動物の研究によると，ピペリンは，人工授精させた動物で，受精率を増強したことを示した（Piyachaturawat and Pholpramool 1997）。

授乳期間中のロングペッパーの安全性は不明である。本書では，授乳期間での使用に関する問題は確認されなかったが，最終的な安全性は確立されていない。

レビュー詳細

I. 薬やサプリメントとの相互作用

薬やサプリメントとの相互作用の臨床試験

確認されなかった。

被疑薬やサプリメントとの相互作用の症例報告

確認されなかった。

薬やサプリメントとの相互作用の動物試験　ロングペッパーの抽出物（ピペリンの15mg/kgに相当）での前処理の有無に関わらず，1日当たり10mg/kgのオキシテトラサイクリンを7日間経口投与したニワトリでは，バイオアベイラビリティーの増加および，オキシテトラサイクリンの排出速度の減少が認められた。ロングペッパーは，それぞれ33.3%，39%まで必要な負荷投与量および維持量を減少させた（Singh et al. 2005）。

II. 有害事象

有害事象の症例報告　確認されなかった。

III. 薬理学および薬物動態学

ヒトの薬理学的研究　確認されなかった。

動物の薬理学的研究　1日当たり300mg/kgのロングペッパーのエタノール抽出物を45日間経口投与した糖尿病ラットでは，血糖値の低下が認められた（Manoharan et al. 2007）。

***In vitro*の薬理学的研究**　ロングペッパーの抽出物は，U-46619（トロンボキサンA_2受容体作動薬）によって誘導された血小板凝集を濃度依存的に阻害した。エタノール抽出物は，ブタノール抽出物よりも効果的であることが発見された（Iwashita et al. 2007b）。

ピペルロングミンは，U-46619によって誘導された血小板凝集を濃度依存的に阻害したが，トロンビン誘導凝集についてはわずかな阻害を示すのみであった（Iwashita et al. 2007a）。ピペリン，ピペルニナリン，ピペロクタデカリジン，ピペルロングミンは，コラーゲン，アラキドン酸および血小板活性化因子によって誘導された血小板凝集を濃度依存的に阻害したが，トロンビンによって誘導された凝集は阻害しなかった。ピペルロングミンはテストされた化合物で最も活発が強かった（Park et al. 2007）。

ピペリンは，MAO-AよりもMAO-Bにおいて，MAO阻害活性を有することが発見された（Lee et al. 2005）。

IV. 妊婦と授乳婦

動物研究は，ロングペッパーおよびロングペッパーからの化合物が避妊活性を有することを示している（Adhikary et al. 1990; Kholkute et al. 1979; Lakshmi et al. 2006）。

1日当たり10または20 mg/kgのピペリンを14日間経口投与したマウスでは，発情間期の延長が認められ，交配実績および生殖能力の減少をもたらした。産後の同腹仔の成長は，ピペリン処置による影響を受けなかった。交配後にピペリンを投与した場合，投与5日後に，抗着床活性が認められた（Daware et al. 2000）。

発情周期の1～4日目を通して，ピペリンを50または100mg/kg経口投与した雌ハムスターでは，過剰排卵および人工授精後の受精率が有意に増強された（Piyachaturawat and Pholpramool 1997）。

授乳期間中のロングペッパーの安全性情報は確認されなかった。

V. 毒性研究

急性毒性

ロングペッパーのエタノール抽出物を0.5，1，3 g/kg経口投与したマウスでは，有害作用は認められなかった（Shah et al. 1998）。

ブラインシュリンプ致死試験では，ロングペッパーのエタノール抽出物のLC_{50}は6.9 μg/mlである（Padmaja et al. 2002）。

雄マウスに対するピペリンのLD_{50}は，静脈内投与で15.1 mg/kg，腹腔内投与で43 mg/kg，皮下投与で200 mg/kg，筋肉内投与で400 mg/kgである。雌ラットに対するピペリンのLD_{50}は，腹腔内投与で33.5 mg/kgである（Piyachaturawat et al. 1983; Srinivasan 2007）。

短期毒性

1日当たり5または10mg/kgのピペリンを経口投与したマウスでは，10mg/kgの用量において，精巣重量の減少が認められた。5mg/kgの用量では，組織学的検査において生殖細胞の部分的な変性を明らかにしたが，10mg/kgの用量では，精細管，ライディッヒ細胞，精子細胞の変化が認められた（Malini et al. 1999）。

亜慢性毒性

1日当たり100mg/kgのロングペッパーのエタノール抽出物

を90日間経口投与したマウスでは，肺と脾臓重量の増加が認められた。外部形態学，血液学，精子形成の変化，体重および他の重要な臓器重量の変化は記録されなかった（Shah et al. 1998）。

参考文献

Adhikary, P., J. Banerji, D. Choudhury, et al. 1990. Anti-implantation activity of some indigenous plants in adult female rats. *Indian J. Pharmacol.* 22(1):24-25.

Daware, M.B., A.M. Mujumdar, and S. Ghaskadbi. 2000. Reproductive toxicity of piperine in Swiss albino mice. *Planta Med.* 66(3):231-236.

Hu, Z., X. Yang, P.C. Ho, et al. 2005. Herb-drug interactions: A literature review. *Drugs* 65(9):1239-1282.

Iwashita, M., N. Oka, S. Ohkubo, M. Saito, and N. Nakahata. 2007a. Piperlongumine, a constituent of *Piper longum* L., inhibits rabbit platelet aggregation as a thromboxane A_2 receptor antagonist. *Eur. J. Pharmacol.* 570(1-3):38-42.

Iwashita, M., M. Saito, Y. Yamaguchi, R. Takagaki, and N. Nakahata. 2007b. Inhibitory effect of ethanol extract of *Piper longum* L. on rabbit platelet aggregation through antagonizing thromboxane A_2 receptor. *Biol. Pharm. Bull.* 30(7):1221-1225.

Kholkute, S.D., M.B. Kekare, and S.R. Munshi. 1979. Antifertility effects of the fruits of *Piper longum* in female rats. *Indian J. Exp. Biol.* 17(3):289-290.

Lakshmi, V., R. Kumar, S.K. Agarwal, and J.D. Dhar. 2006. Antifertility activity of *Piper longum* Linn. in female rats. *Nat. Prod. Res.* 3(3):235-239.

Lee, S.A., S.S. Hong, X.H. Han, et al. 2005. Piperine from the fruits of *Piper longum* with inhibitory effect on monoamine oxidase and antidepressant-like activity. *Chem. Pharm. Bull.* 53(7):832-835.

Malini, T., R.R. Manimaran, J. Arunakaran, M.M. Aruldhas, and P. Govindarajulu. 1999. Effects of piperine on testis of albino rats. *J. Ethnopharmacol.* 64(3):219-225.

Manoharan, S., S. Silvan, K. Vasudevan, and S. Balakrishnan. 2007. Antihyperglycemic and antilipidperoxidative effects of *Piper longum* (Linn.) dried fruits in alloxan induced diabetic rat. *J. Biol. Sci.* 7(1):161-168.

Padmaja, R., P.C. Arun, D. Prashanth, et al. 2002. Brine shrimp lethality bioassay of selected Indian medicinal plants. *Fitoterapia* 73(6):508-510.

Park, B.S., D.J. Son, Y.H. Park, T.W. Kim, and S.E. Lee. 2007. Antiplatelet effects of acidamides isolated from the fruits of *Piper longum* L. *Phytomedicine* 14(12):853-855.

Piyachaturawat, P., T. Glinsukon, and C. Toskulkao. 1983. Acute and subacute toxicity of piperine in mice, rats and hamsters. *Toxicol. Lett.* 16(3-4):351-359.

Piyachaturawat, P., and C. Pholpramool. 1997. Enhancement of fertilization by piperine in hamsters. *Cell. Biol. Int.* 21:405-409.

Shah, A.H., A.H. Al-Shareef, A.M. Ageel, and S. Qureshi. 1998. Toxicity studies in mice of common spices, *Cinnamomum zeylanicum* bark and *Piper longum* fruits. *Plant Foods Hum. Nutr.* 52(3):231-239.

Singh, M., C. Varshneya, R.S. Telang, and A.K. Srivastava. 2005. Alteration of pharmacokinetics of oxytetracycline following oral administration of *Piper longum* in hens. *J. Vet. Sci.* 6(3):197-200.

Srinivasan, K. 2007. Black pepper and its pungent principle—piperine: A review of diverse physiological effects. *Crit. Rev. Food Sci. Nutr.* 47(8):735-748.

Tapadiya, G., M. Metku, U. Deokate, et al. 2009. Quantitative estimation of piperine from pharmaceutical dosage form by HPTLC. *Asian J. Pharm. Clin. Res.* 2(2):47-50.

Wattanathorn, J., P. Chonpathompikunlert, S. Muchimapura, A. Priprem, and O. Tankamnerdthai. 2008. Piperine, the potential functional food for mood and cognitive disorders. *Food Chem. Toxicol.* 46(9):3106-3110.

Piper methysticum G. Forst. コショウ科

一般名：カバ，カバカバ

英　名：kava

別　名：awa, kava kava, kava pepper, yangona

使用部位：茎根，根

安全性クラス：2b, 2c

相互作用クラス：B

禁忌　妊娠中および授乳中は，医療従事者監督下以外での使用禁止

他の注意事項　アルコールおよびカバの高用量（1g/kg）の併用は，アルコールによって誘導される認知および運動機能の相加的抑制を生じる可能性がある（Foo and Lemon 1997）。

カバは稀ではあるが重篤な肝障害の潜在的なリスクと関連がある（Schmidt et al. 2005）。肝臓に問題がある（あるいは以前に問題があった）患者，頻繁にアルコール飲料を摂取している患者，特に肝臓によって代謝される薬を服用している患者は，使用前に医療従事者に相談することを勧める。

薬やサプリメントとの相互作用　カバは，薬物代謝酵素CYP2E1を阻害する可能性があり，クリアランスの遅延およびこの酵素によって代謝される薬剤の血漿濃度の増加をもたらす可能性がある（Gurley et al. 2005）。付録3のシトクロムP450参照。

注釈　米国ハーブ製品協会は，下記と同様なカバを含む製品の商品表示（AHPA 2011）を制定した。

注意：米国FDAは，稀ではあるが深刻な肝障害への潜在的なリスクが，カバを含む栄養補助食品と関連がある可能性があることを勧告している。もしあなたが，肝臓に問題がある（あるいは以前に問題があった）場合，頻繁にアルコール飲料を摂取している場合，薬を服用している場合は，事前に医療専門家に相談すること。もし，肝臓に問題がある可能性の症状（例えば，原因不明の疲労，腹痛，食欲不振，発熱，嘔吐，暗色尿，白色便，目または皮膚の黄変）を発症したら，使用を中止し医師に受診すること。18歳以下，妊婦や授乳婦による使用は禁止。アルコールとの併用禁止。過量または眠気を引き起こす製品との使用は，乗り物や危険な機器を操作する能力を損なう可能性がある。

標準用量　標準用量は，煎剤として2～4g，1日3回まで（BHMA 1983）。1日当たり60～600mgのカバラクトン（kavapyrones）（Blumenthal and Busse 1998; Dentali 1997）。

有害事象と副作用　カバは，臨床試験においては，通常，良好な忍容性として報告されている（Pittler and Ernst 2003）。肝臓毒性の症例がカバ使用に関連して報告されている（Brauer et al. 2001, 2003; Bujanda et al. 2002; Campo et al. 2002; Gow et al. 2003; Humberston et al. 2003; Musch et al. 2006; Russmann et al. 2003; Sass et al. 2001; Schmidt et al. 2005; Stoller 2000）。これらの報告は，多く組織や研究者によって，批判の対象となっている（Schmidt 2007; Schmidt et al. 2005; TMEC 2002; Waller 2002）。肝臓毒性の症例のレビューでは，報告された症例は予測不可能な反応を生じたことを示しており，その症例は代謝型の特異体質反応として最もよく特徴づけられた（Teschke et al. 2008）。2002年を通じて報告された肝臓毒性の82症例のうち，1例は最大12人の評価者に“多分あり”として指摘され，複数の評価者によって“明らかにあり”または“多分あり”として評価された（BfArM 2002; Schmidt 2007）。

カバの過剰または長期間の摂取は，うろこ状で，黄色い皮膚の状態を引き起こすことが報告されている。これらの症状は使用が中止された場合に改善する（Blumenthal and Busse 1998; Bone 1993/1994; Grace 2005; Jappe et al. 1998; Lewin 1931; Norton and Ruze 1994; Pfeiffer et al. 1967; Schmidt and Boehncke 2000）。

薬理学的考察　ヒトに対する研究において，薬物代謝酵素CYP1A2におけるカバの影響に対して矛盾する情報を提供している。ある研究では重度のカバ使用者でCYP1A2の阻害を示し（Russmann et al. 2005），他の研究では影響を示さなかった（Gurley et al. 2005）。カバは，CYP2E1の阻害を示したが，CYP2D6およびCYP3A4/5では影響を及ぼさなかった（Gurley et al. 2005, 2008a, 2008b）。

ヒトに対する研究では，ジゴキシンとカバの間に相互作用を示さなかった（Gurley et al. 2007）。

ブロマゼパムとの併用試験では，運動機能および認知機能に対するカバの相加的な有害作用を示さなかった（Herberg 1996）。アルコールとの併用試験では，1つの研究ではカバの高用量投与後に視覚-運動機能の低下を示し，他の研究ではカバの低用量投与後に相加効果を示さず，認知機能におけるカバの相加的な有害作用において混在した結果となった（Foo and Lemon 1997; Herberg 1993）。

妊婦と授乳婦　動物研究では，妊娠中に投与したカバの化合物における有害作用を示しておらず（Hansel and Woelk 1994），また，科学的または伝統的文献において，授乳中のカバの安全性情報は確認されなかった。

これらの症例報告の影響や肝毒性のメカニズムの可能性がまだ完全には理解されていないため，本書においては，カバ使用に関連して報告された肝毒性の症例に関する懸念に基づいて，妊娠および授乳中の使用は禁忌とする。

レビュー詳細

I. 薬やサプリメントとの相互作用

薬やサプリメントとの相互作用の臨床試験　ブロマゼパム（9mg/日）およびカバ（標準抽出物400mg/日）の研究では，2つの製品の併用は，ブロマゼパム単独と比較して，幸福感および知的能力での有意な差を生じなかったことを示した（Herberg 1996）。エタノール（血中アルコール濃度0.05%）およびカバ（210mg/日）の研究では，アルコール単独と比較して，カバの相加効果は安全関連パラメータ上で認められなかった（Herberg 1993）。アルコール（血中アルコール濃度0.05%）およびカバの比較的高用量（1g/kg）の他の研究では，アルコールとカバの併用は，アルコール単独よりも，認知および視覚-運動機能でより有意な減少を生じた（Foo and Lemon 1997）。

14日間のカバ（1227mg/日）の摂取前後における，ジゴキシン（0.5mg）の単回投与の試験では，ジゴキシンの薬物動態上でのカバの有意な作用は示されなかった（Gurley et al. 2007）。

被疑薬やサプリメントとの相互作用の症例報告　カバ，バレリアン，パロキセチン，パントラプラゾールを摂取した44歳の男性は，発熱，倦怠感，頭痛，混乱を有することが報告された（Rubin et al. 2006）。

カバ，アルプラゾラム，シメチジン，テラゾシンを摂取した54歳男性は，無気力および見当識障害を有することが報告された（Almeida and Grimsley 1996）。シメチジンは，過剰投与した場合に，眠気，めまい，混乱を引き起こす可能性があるベンゾジアゼピン系化合物アルプラゾラムの代謝を遅くすることが示されている（Greenblatt and Wright 1993）。

ベンゾジアゼピンで長期間治療した52歳女性は，カバを摂取し始めて2日以内に混乱，聴覚と視覚の幻覚を経験した（Cartledge and Rutherford 2001）。ドーパミン拮抗作用の可能性に関するいくつかの症例報告は，カバは中枢ドーパミンアゴニストまたはアンタゴニストと相互作用する可能性があることを示唆する（Mills and Bone 2005; Schelosky et al. 1995）。

薬やサプリメントとの相互作用の動物試験　エタノール（3.5g/kg）およびカバ（200mg/kg）の研究は，2つの製品の併用は，エタノール単独と比較して，睡眠時間の有意な増加をもたらしたことを示した（Jamieson and Duffield 1990）。これらの動物データのヒトへの適用性は知られていない。

II. 有害事象

臨床試験で報告された有害事象　12の二重盲検，ランダム化比較試験のメタ分析では，カバ使用と関連した有害事象は，軽度，一過性および低頻度として報告された（Pittler and Ernst 2003）。カバの最大6g/日までの用量は，投与の数週間後に，数人の個人で皮膚の黄変を引き起こした（Pfeiffer et al. 1967）。

有害事象の症例報告　カバの使用に関連した肝毒性の多くの症例報告は，医学文献および医薬品安全性監視センターに報告されている。報告は，劇症肝不全，重篤な肝損傷，壊死性肝炎，胆汁うっ滞性肝炎，肝細胞障害，肝酵素の増加の症例を含む（Brauer et al. 2001, 2003; Bujanda et al. 2002; Campo et al. 2002; Gow et al. 2003; Humberston et al. 2003; Musch et al. 2006; Russmann et al. 2003; Sass et al. 2001; Schmidt et al. 2005; Stoller 2000）。これらの報告は，多くの組織や研究者によって批判の対象となっている（Schmidt 2007; Schmidt et al. 2005; TMEC 2002; Waller 2002）。医薬品安全性監視センターによって記録された症例報告の詳細は，Schmidt et al.（2005）およびSchmidt（2007）によるレビュー内に見ることができる。分析は，カバの摂取に関連して，明らかにあり，多分あり，あるかもしれない，ないらしい，条件付き，または評価不能として有害事象の因果関係を一般的に分類するアセスメントスケール使用に基づいた，症例報告のための因果関係のアセスメントを含む（Schmidt et al. 2005; Teschke et al. 2008）。査読者が調査したところ，いくつかはドイツの医薬品安全性監視センターに報告された症例にのみ見られ，他はすべての知られた症例を含んでいた。ドイツとスイスの肝毒性の症例は，分析された症例の0%（Waller 2002）～42%（BfArM 2002）の範囲で“多分あり”として評価された。情報は，多くの症例報告で因果関係を評価するために不十分として言及され，多くの症例では，患者は肝臓の損傷と関連する他の薬を服用していた（BfArM 2002; Schmidt et al. 2005; TMEC 2002; Waller 2002）。2002年までに報告された肝臓毒性の82症例のうち，1例は最大12人の評価者によって“あるかもしれない”として指摘されたが，複数の評価者によって“明らかにあり”または“あるかもしれない”として評価された（BfArM 2002; Schmidt 2007）。

2000年から2002年の売上データに基づき，ドイツでのカバの日用量の合計数は，年間7000万と推定されている。数人の査読者によって多分ありとして評価された，ドイツおよびスイスで報告された肝毒性の12例とともに（BfArM 2002），報告された有害事象の発生率は，1日量当たり100万分の0.24である（Schmidt et al. 2005）。

太平洋諸島でのカバの水抽出物の伝統的な使用は，いずれの肝毒性発生率の増加にも関連づけられていない（Schmidt et al. 2005）。報告された肝毒性の原因の仮説は，太平洋諸島の人々は溶媒抽出法（アセトンとエタノール抽出物と伝統的な水性製剤）が異なること，工場製品に含まれた不適切な植物の部分（すなわち，毒性化合物を含む可能性のある剥がれた茎を包含）で製造されていること，カバ抽出物を摂取する人々における他の肝毒性物質の増加（Currie and Clough 2003），そして遺伝的差異を含む（Russmann et al. 2001）。肝毒性症例のレビューでは，症例は水，エタノール，およびアセトンカバ抽出物の使用後に報告され，溶媒と肝毒性の関連の欠如を示唆している（Teschke et al. 2009）。

フィジーおよびオーストラリア先住民コミュニティのカバの使用は，1週間当たり100～500 g，時折900 gまでの範囲であることが記録されている。これらのコミュニティでカバの使用に関連した有害反応は，うろこ状の皮膚，体重減少，頭痛，血液リンパ球数の減少を含む（Schmidt et al. 2005）。カバ皮膚症としてしられる状態は，皮膚の黄色，うろこ状およびハンセン病様発疹，目の炎症を含む症状とともに，カバの重度使用者で報告されている（Norton and Ruze 1994）。この状態は，カバの使用中止で改善することが報告されている（Blumenthal and Busse 1998; Bone 1993/1994; Lewin 1931）。

カバの使用は，有害反応のいくつかの他のタイプと関連がある。持続性のパーキンソン症は，カバ使用（65mg/日）の10日後に本態性振戦の家族歴のある54歳の女性で報告された。カバが中止されたと同時に症状は弱まり，治療が開始された（Meseguer et al. 2002）。

数人の患者は，ジストニアおよびジスキネジアがあったことが報告され，パーキンソン病のある患者は運動性振動の増加を経験した。報告した医師は，ドーパミン拮抗作用が有害事象の原因であると考えていた（Schelosky et al. 1995）。

追加する有害な作用は，“濃い”カバ茶を数杯飲んだ37歳男性が経験しためまい，吐き気，嘔吐（Perez and Holmes

P

2005)。カバ飲料の“大量”摂取の後，27歳の男性で舞踏病性運動失調（Spillane et al. 1997）。カバ飲料を1リットル飲んだ61歳男性で急性尿閉（Leung 2004）。1日当たり最大茶碗40杯までのカバを飲んだ34歳男性で“中毒”の症例（Chanwai 2000）が報告されている。

III. 薬理学および薬物動態学

ヒトの薬理学的研究　慢性カバ摂取者でCYP1A2の有意な阻害を示したが（Russmann et al. 2005），非カバ飲用集団において，1日当たり1.18gのカバを28日間摂取した後では影響を示さなかった（Gurley et al. 2005）という矛盾する情報が存在する。28日間，カバを0.4または2g経口投与した健常な被験者では，CYP2D6への影響なしに，CYP2E1の表現型比率で有意な減少が認められた（Gurley et al. 2005, 2008b）。1日当たり0.4または3.6gのカバを14日間経口投与した健常な被験者で，CYP3A4活性の変化は認められなかった（Gurley et al. 2005, 2008b）。

14日間のカバ摂取の前後で，ジゴキシン（0.5mg）を単回投与した薬物動態において，カバはP-gp活性に影響を与えないことが示唆された（Gurley et al. 2007）。

カバを摂取する集団の研究では，カバの使用者は，γ-グルタミルトランスフェラーゼ（GGT）およびアルカリホスファターゼ（ALP）肝臓酵素高値を有することが認められたが，アラニンアミノトランスフェラーゼ（ALT）およびビリルビンでは認められなかった。カバの節制後には正常レベルである基本的な水準値が報告された（Clough et al. 2003）。

動物の薬理学的研究　動物研究は確認できたが，ヒトデータの可用性のために省略した。

***In vitro*の薬理学的研究**　*In vitro*研究は確認できたが，ヒトデータの可用性のために省略した。

IV. 妊婦と授乳婦

妊娠6〜17日目にラット（100および500mg/kg）およびウサギ（20および200mg/kg）に対し合成カバインを投与した結果，いかなる胎児異常も示されなかった。同様に，ジヒドロメチスチシン（50 mg/kg）を3か月間腹腔内に投与したラットでは，子孫の最初の2世代に胎児異常は認められなかった（Hansel and Woelk 1994）。

授乳期間中のカバの安全性情報は確認されなかった。

V. 毒性研究

急性毒性

カバ標準化エキス（カバラクトン70%）の経口LD_{50}はマウスで180mg/kg，ラットで1600mg/kgである。腹腔内LD_{50}は，マウスで380mg/kg，ラットで370mg/kgである（Hansel and Woelk 1994）。

短期毒性

1日当たり最大2g/kgまでの用量でカバのトウモロコシ抽出油を11日間与えたマウスとラットでは，異常呼吸，運動失調，無気力が認められた。肝細胞肥大が，いくつかの動物で認められた（Sparrow et al. 2004）。

1日当たり0.125，0.25，0.5，1.0，2.0g/kgのカバ抽出物を14週間経口投与したマウスでは，遺伝子機能および経路の分析では，薬物代謝に関する多くの遺伝子の発現レベルが変化し，生体異物代謝，Nrf2-媒介酸化ストレス反応，ミトコンドリア機能，およびその他の経路に関する発現レベルも変化したことを示した（Guo et al. 2010）。

1日当たり38または380mg/kg（ヒト用量のおよそ10および100倍）を含むカバを8日間経口投与したラットでは，CYP1A1 mRNAの発現は，エトキシレゾルフィンO-デエチラーゼ活性およびCYP1A1免疫反応性を伴い，高用量群で著しく増強された。CYP1A1 mRNAの発現の適度な増加もまた，高用量群で認められた（Yamazaki et al. 2008）。

カバ水抽出物（カバラクトン200または500mg/kg）を2または4週間投与したラットにおいて，いかなる肝臓酵素値の上昇も認められなかった。処置の2週間後にALTおよびAST値は減少し，処置の4週間後にはALT値が減少した（Singh and Devkota 2003）。

1日当たりピペルメチスチンを10mg/kg，カバのアセトン-水抽出物を100mg/kgまたは，ピペルメチスチンとカバ抽出物の両方を2週間経口投与したラットでは，肝臓グルタチオン，細胞質ゾルのスーパーオキシドジスムターゼ，TNF-α mRNA発現，CYP2E1およびCYP1A2のレベルは増加したが，肝臓酵素レベルの変化は認められなかった（Lim et al. 2007）。

亜慢性毒性

カバのエタノールまたはアセトン抽出物を31.25，62.5，133 mg/kgの用量で食事に加え，3か月間与えたラットでは，肝損傷の血清マーカーおよび血清過酸化脂質の変化を含む，肝臓の損傷は認められなかった。肝臓毒素ガラクトサミンを腹腔内投与後，カバはガラクトサミンによって誘導された肝臓損傷の増強の兆候を示さなかった（DiSilvestro et al. 2007）。

慢性毒性

カバ抽出物を7.3または73mg/kgの用量で3〜6か月間与えたラットは，肝毒性および他の有害作用の兆候を示さなかった（Sorrentino et al. 2006）。

細胞毒性

ヒト肝癌細胞上でカバ（根，葉，茎の皮）の水およびメタノール抽出物の*in vitro*研究では，水抽出物よりメタノール抽出物が有意に高い細胞毒性を現したことを示した。フラボカワインBは毒性効果の原因であると考えられた（Jhoo et al. 2006）。

参考文献

AHPA. July 2011. Code of Ethics & Business Conduct. Silver Spring, MD: American Herbal Products Association.

Almeida, J.C., and E.W. Grimsley. 1996. Coma from the health food store: Interaction between kava and alprazolam. *Ann. Intern. Med.* 125(11):940-941.

BfArM. 2002. Rejection of drug risks, Step II: Kava-kava (*Piper methysticum*)-containing, and kavain-containing drugs, including homeopathic preparations with a final concentration up to, and including D4. Bonn: Bundesinstitut für Arzneimittel und Medizinprodukte.

BHMA. 1983. *British herbal pharmacopoeia.* Consolidated ed. London: Scientific Committee of the British Herbal Medicine Association.

Blumenthal, M., and W. Busse. 1998. *The complete German Commission E monographs.* Austin, TX: American Botanical Council.

Bone, K. 1993/1994. Kava—A safe herbal treatment for anxiety. *Br. J. Phytother.* 3(4):147-153.

Brauer, R.B., R. Pfab, K. Becker, H. Berger, and M. Stangl. 2001. Fulminantes Leberversagen nach Einnahme des pflanzlichen Heilmittels Kava-Kava. *Z. Gastroenterol.* 39:491.

Brauer, R.B., M. Stangl, J.R. Stewart, R. Pfab, and K. Becker. 2003. Acute liver failure after administration of herbal tranquilizer kava-kava (*Piper methysticum*). *J. Clin. Psychiatr.* 64(2):216-218.

Bujanda, L., A. Palacios, R. Silvarino, A. Sanchez, and C. Munoz. 2002. Kava-induced acute icteric hepatitis. *Gastroenterol. Hepatol.* 25(6):434-435.

Campo, J.V., J. McNabb, J.M. Perel, et al. 2002. Kava-induced fulminant hepatic failure. *J. Am. Acad. Child Adolesc. Psychiatr.* 41(6):631-632.

Cartledge, A., and J. Rutherford. 2001. Kava and benzodiazepines—Worsening withdrawal [Rapid Response letter]. *BMJ.* http://www.bmj.com/rapid-response/2011/10/28/kava-and-benzodiazepines-worsening-withdrawal. Published August 31, 2001. Accessed September 7, 2012.

Chanwai, L.G. 2000. Kava toxicity. *Emerg. Med.* 12(2):142-145.

Clough, A.R., R.S. Bailie, and B. Currie. 2003. Liver function test abnormalities in users of aqueous kava extracts. *J. Toxicol. Clin. Toxicol.* 41(6):821-829.

Currie, B.J., and A.R. Clough. 2003. Kava hepatotoxicity with Western herbal products: Does it occur with traditional kava use? *Med. J. Aust.* 178(9):421-422.

Dentali, S.J. 1997. *Herb safety review: Kava, Piper methysticum Forster f. (Piperaceae).* Boulder, CO: Herb Research Foundation.

DiSilvestro, R.A., W. Zhang, and D.J. DiSilvestro. 2007. Kava feeding in rats does not cause liver injury nor enhance galactosamine-induced hepatitis. *Food Chem. Toxicol.* 45(7):1293-1300.

Foo, H., and J. Lemon. 1997. Acute effects of kava, alone or in combination with alcohol, on subjective measures of impairment and intoxication and on cognitive performance. *Drug Alcohol Rev.* 16(2):147-155.

Gow, P.J., N.J. Connelly, R.L. Hill, P. Crowley, and P.W. Angus. 2003. Fatal fulminant hepatic failure induced by a natural therapy containing kava. *Med. J. Aust.* 178(9):442-443.

Grace, R. 2005. Kava-induced urticaria. *J. Am. Acad. Dermatol.* 53(5):906.

Greenblatt, D.J., and C.E. Wright. 1993. Clinical pharmacokinetics of alprazolam. Therapeutic implications. *Clin. Pharmacokinet.* 24(6):453-471.

Guo, L., Q. Shi, S. Dial, et al. 2010. Gene expression profiling in male B6C3F1 mouse livers exposed to kava identifies changes in drug metabolizing genes and potential mechanisms linked to kava toxicity. *Food Chem. Toxicol.* 48(2):686-696.

Gurley, B.J., S.F. Gardner, M.A. Hubbard, et al. 2005. *In vivo* effects of goldenseal, kava kava, black cohosh, and valerian on human cytochrome P450 1A2, 2D6, 2E1, and 3A4/5 phenotypes. *Clin. Pharmacol. Ther.* 77(5):415-426.

Gurley, B.J., A. Swain, G.W. Barone, et al. 2007. Effect of goldenseal (*Hydrastis canadensis*) and kava kava (*Piper methysticum*) supplementation on digoxin pharmacokinetics in humans. *Drug Metab. Dispos.* 35(2):240-245.

Gurley, B.J., A. Swain, M.A. Hubbard, et al. 2008a. Supplementation with goldenseal (*Hydrastis canadensis*), but not kava kava (*Piper methysticum*), inhibits human CYP3A activity in vivo. *Clin. Pharmacol. Ther.* 83(1):61-69.

Gurley, B.J., A. Swain, M.A. Hubbard, et al. 2008b. Clinical assessment of CYP2D6-mediated herb-drug interactions in humans: Effects of milk thistle, black cohosh, goldenseal, kava kava, St. John's wort, and echinacea. *Mol. Nutr. Food Res.* 52(7):755.

Hansel, R., and H. Woelk. 1994. *Spektrum kava-kava.* Arzneimitteltherapie heute: Phytopharmaka Band 6, pp. 40-41. Basel: Aesopus Verlag.

Herberg, K. 1996. Safety-related performance after intake of kava-extract, bromazepam and their combination. *Ztschr. Allgemeinmed.* 72:973-977.

Herberg, K.W. 1993. Effect of kava-special extract WS 1490 combined with ethyl alcohol on safety-relevant performance parameters. *Blutalkohol* 30(2):96-105.

Humberston, C.L., J. Akhtar, and E.P. Krenzelok. 2003. Acute hepatitis induced by kava kava. *J. Toxicol. Clin. Toxicol.* 41(2):109-113.

Jamieson, D.D., and P.H. Duffield. 1990. Positive interaction of ethanol and kava resin in mice. *Clin. Exp. Pharmacol. Physiol.* 17(7):509-514.

Jappe, U., I. Franke, D. Reinhold, and H.P. Gollnick. 1998. Sebotropic drug reaction resulting from kava-kava extract therapy: A new entity? *J. Am. Acad. Dermatol.* 38(1):104-106.

Jhoo, J.W., J.P. Freeman, T.M. Heinze, et al. 2006. *In vitro* cytotoxicity of nonpolar constituents from different parts of kava plant (*Piper methysticum*). *J. Agric. Food Chem.* 54(8):3157-3162.

Leung, N. 2004. Acute urinary retention secondary to kava ingestion. *Emerg. Med. Australas.* 16(1):94.

Lewin, L. 1931. *Phantastica; narcotic and stimulating drugs, their use and abuse.* London: Paul, Trench, Trubner.

Lim, S.T., K. Dragull, C.S. Tang, et al. 2007. Effects of kava alkaloid, pipermethystine, and kavalactones on oxidative stress and cytochrome P450 in F-344 rats. *Toxicol. Sci.* 97(1):214-221.

Meseguer, E., R. Taboada, V. Sanchez, et al. 2002. Life-threatening parkinsonism induced by kava-kava. *Mov. Disord.* 17(1):195-196.

Mills, S., and K. Bone. 2005. *The essential guide to herbal safety.* St. Louis: Elsevier.

Musch, E., A. Chrissafidou, and M. Malek. 2006. Acute hepatitis due to kava-kava and St John's wort: An immune-mediated mechanism? *Dtsch. Med. Wochenschr.* 131(21):1214-1217.

Norton, S.A., and P. Ruze. 1994. Kava dermopathy. *J. Am. Acad. Dermatol.* 31(1):89-97.

Perez, J., and J.F. Holmes. 2005. Altered mental status and ataxia secondary to acute kava ingestion. *J. Emerg. Med.* 28(1):49-51.

Pfeiffer, C.C., H.B. Murphree, and L. Goldstein. 1967. Effect of kava in normal subjects and patients. *Psychopharmacol. Bull.* 4(3):12.

Pittler, M.H., and E. Ernst. 2003. Kava extract for treating anxiety. *Cochrane Database Syst. Rev.* 1:CD003383.
Rubin, D., B. McGovern, and R.I. Kopelman. 2006. Back to basics. *Am. J. Med.* 119(6):482-483.
Russmann, S., Y. Barguil, P. Cabalion, et al. 2003. Hepatic injury due to traditional aqueous extracts of kava root in New Caledonia. *Eur. J. Gastroenterol. Hepatol.* 15(9):1033-1036.
Russmann, S., B.H. Lauterburg, Y. Barguil, et al. 2005. Traditional aqueous kava extracts inhibit cytochrome P450 1A2 in humans: Protective effect against environmental carcinogens? *Clin. Pharmacol. Ther.* 77(5):453-454.
Russmann, S., B.H. Lauterburg, and A. Helbling. 2001. Kava hepatotoxicity. *Ann. Intern. Med.* 135(1):68-69.
Sass, M., S. Schnabel, J. Kröger, S. Liebe, and W. Schareck. 2001. Akutes Leberversagen durch Kava-Kava—Eine seltene Indikation zur Lebertransplantation. *Z. Gastroenterol.* 39:491.
Schelosky, L., C. Raffauf, K. Jendroska, and W. Poewe. 1995. Kava and dopamine antagonism. *J. Neurol. Neurosurg. Psychiatr.* 58(5):639-640.
Schmidt, M. 2007. Is kava really hepatotoxic? Accessed September 7, 2012: http://www.uni-muenster.de/imperia/md/content/pharmazeutische_biologie/_v/review.pdf.
Schmidt, M., M. Morgan, K. Bone, and J. McMillan. 2005. Kava: A risk benefit assessment. In *The essential guide to herbal safety*, edited by Mills, S. and K. Bone. St. Louis: Elsevier.
Schmidt, P., and W.H. Boehncke. 2000. Delayed-type hypersensitivity reaction to kava-kava extract. *Contact Dermat.* 42(6):363-364.
Singh, Y.N., and A.K. Devkota. 2003. Aqueous kava extracts do not affect liver function tests in rats. *Planta Med.* 69(6):496-499.
Sorrentino, L., A. Capasso, and M. Schmidt. 2006. Safety of ethanolic kava extract: Results of a study of chronic toxicity in rats. *Phytomedicine* 13(8):542-549.
Sparrow, B., M. Hejtmancik, M. Ryan, et al. 2004. Toxicity evaluation of kava kava extract in Fisher 344 rats and B6C3F1 mice following repeat dosing by oral gavage. *Toxicologist* 78(1 Suppl.):163.
Spillane, P.K., D.A. Fisher, and B.J. Currie. 1997. Neurological manifestations of kava intoxication. *Med. J. Aust.* 167(3):172-173.
Stoller, R. 2000. Leberschadigungen unter kava-extrakten. *Schweizerische Arztezeitung* 81(24):1335-1336.
Teschke, R., A. Genthner, and A. Wolff. 2009. Kava hepatotoxicity: Comparison of aqueous, ethanolic, acetonic kava extracts and kava-herbs mixtures. *J. Ethnopharmacol.* 123(3):378-384.
Teschke, R., A. Schwarzenboeck, and K.H. Hennermann. 2008. Kava hepatotoxicity: A clinical survey and critical analysis of 26 suspected cases. *Eur. J. Gastroenterol. Hepatol.* 20(12):1182.
TMEC. 2002. Response to concerns about *Piper methysticum* Forst. f., Kava: A submission prepared by the Traditional Medicines Evaluation Committee (TMEC), a submcommittee of the European Herbal Practitioners Association. Accessed September 7, 2012 at http://www.users.globalnet.co.uk/~ehpa/pdfs/kava11_01_02.pdf.
Waller, D. 2002. Report on kava and liver damage. Silver Spring, MD: American Herbal Products Association.
Yamazaki, Y., H. Hashida, A. Arita, K. Hamaguchi, and F. Shimura. 2008. High dose of commercial products of kava (*Piper methysticum*) markedly enhanced hepatic cytochrome P450 1A1 mRNA expression with liver enlargement in rats. *Food Chem. Toxicol.* 46(12):3732-3738.

Piper nigrum L. コショウ科

一般名：ペッパー
英　名：pepper
和　名：クロコショウ
アーユルヴェーダ名：*maricha*
中国名：胡椒（*hu jiao*）
使用部位：果実

安全性クラス：1
相互作用クラス：B
禁忌　知見なし
他の注意事項　知見なし
薬やサプリメントとの相互作用　薬理学的考察参照。
注意　ピペリン（5～9%）を含む（Bhardwaj et al. 2002; Srinivasan 2007），付録3参照。

アルケニルベンゼン（サフロール0.01～0.09%）（Ames et al. 1990; Farag and Abo-Zeid 1997），付録1参照。

注釈　このハーブにとっての分類や懸念は，一般的に料理で使用される低用量とは対照的に，治療目的で使用される比較的高用量に基づいており，スパイスとしての使用には関連していない。

有害事象と副作用　ペッパーの大量摂取は，尿路を刺激する可能性がある。ペッパーの過剰摂取は，腹部の熱や炎症，喉の渇き，発熱，時には痙攣を引き起こす可能性がある(Felter and Lloyd 1898)。

薬理学的考察　ピペリンは，特定の薬剤のバイオアベイラビリティーを増強することが示されている（Hu et al. 2005; Srinivasan 2007; Wattanathorn et al. 2008）。いくつかの研究は，特定の薬剤とピペリンの併用は，薬剤の必要用量を減少させたことを示した（Hu et al. 2005; Srinivasan 2007; Wattanathorn et al. 2008）。

動物研究は，ペッパーのアルコール抽出物はトリヨードチロニン（T_3）およびチロキシン（T_4）値を増加させたが，水抽出物はT_3およびT_4に影響を与えなかったことを示した(Panda and Kar 2003)。

妊婦と授乳婦　ペッパーおよびピペリンの動物研究は，これらの抗着床活性を示している（Alkofahi et al. 1996; Daware et al. 2000）。別の動物研究では，ピペリンは人工的に受精させた動物で受精率を増強したことを示した(Piyachaturawat and Pholpramool 1997)。

科学的または伝統的文献において，授乳期間中のペッパーの安全性は不明である。本書では，授乳期間での使用に関する問題は確認されなかったが，最終的な安全性は確立されていない。

レビュー詳細

I. 薬やサプリメントとの相互作用

薬やサプリメントとの相互作用の臨床試験

確認されなかった。

被疑薬やサプリメントとの相互作用の症例報告

確認されなかった。

薬やサプリメントとの相互作用の動物試験

確認されなかった。

II. 有害事象

有害事象の症例報告　異食症（食べ物ではない物を食べる病気）のある4歳の少年は，粉末ペッパーの未知量を誤嚥後，呼吸停止，重度の無酸素症を経験し，そして死亡した（Sheahan et al. 1988）。

ペッパーの大量摂取は，尿路を刺激する可能性がある。ペッパーの過剰摂取は，腹部の熱や炎症，喉の渇き，発熱，時には痙攣を引き起こす可能性がある（Felter and Lloyd 1898）。

蕁麻疹は，ペッパーの使用と関連していた（Felter and Lloyd 1898）。

III. 薬理学および薬物動態学

ヒトの薬理学的研究　確認されなかった。

動物の薬理学的研究　1日当たりペッパーの水またはアルコール抽出物4mg/kgを15日間経口投与したマウスでは，水抽出物を投与したグループで肝臓および甲状腺機能に対する有害作用は認められなかった。しかし，アルコール抽出物を投与されたグループでは，チロキシンおよびトリヨードチロニンの増加濃度によって証明されるように，甲状腺機能亢進症が認められた。スーパーオキシドジスムターゼおよび/またはカタラーゼ活性の低下とともに肝臓脂質過酸化反応の増加も認められた（Panda and Kar 2003）。

*In vitro*の薬理学的研究　薬物代謝酵素CYP2D6の阻害は，ペッパーのエタノール抽出物で処置したヒト肝臓ミクロソームにおいて認められた（Subehan et al. 2006a, 2006b）。

ペッパーの酢酸エチル画分は，放射測定試験において，薬物代謝酵素CYP3A4（84%阻害）およびCYP2D6（72%阻害）を阻害した（Cha 2003; Usia et al. 2006）。

酢酸エチル抽出物の画分の分析では，特定の画分が著しくCYP3A4を阻害したが，いずれの画分もピペリンを含まなかったことを示し，阻害活性はピペリンよりも他の化合物による可能性があることを示す（Cha 2003）。ビスアルカロイドであるジピペラミドDおよびEは，CYP3A4阻害剤として同定された（Tsukamoto et al. 2002）。

ヒト肝臓ミクロソームでは，ペッパーのエタノール抽出物の活性はCYP3A4において認められなかった（Subehan et al. 2006a）。

植物の予備スクリーニングにおいて，0.1mg/mlの濃度でのペッパーのメタノール抽出物のアセチルコリンエステラーゼ活性阻害が認められた（Ingkaninan et al. 2003）。

ペッパーのメタノール抽出物は，チロシナーゼ活性を阻害した（Khanom et al. 2000）。

IV. 妊婦と授乳婦

1日当たり50mg（動物の体重は20～30g）のペッパーの水抽出物を25日間経口投与したマウスでは，着床数および生存胎児数での有意な変化なしに，胎児吸収数の増加が認められた（Alkofahi et al. 1996）。

ピペリン10または20mg/kgを14日間経口投与したマウスでは，発情休止期の期間の増加が認められ，交尾行動および受精率の減少をもたらした。出生後の同腹仔の成長はピペリン処置による影響を受けなかった。5日間のピペリンでの経口処置後に，かなりの抗着床活性を確認することができた（Daware et al. 2000）。

発情周期の1～4日目を通して，ピペリンを50または100mg/kg経口投与した雌ハムスターでは，処置された群で，過剰排卵および人工授精後の受精率は有意に増強された（Piyachaturawat and Pholpramool 1997）。

ペッパーの水抽出物の鎮痙作用は，妊娠および非妊娠ラットから摘出した子宮で認められた。0.125～2mgの濃度で，ペッパー抽出物はKClおよびオキシトシンによって誘発された子宮収縮を用量依存的に減少させた（Naseri and Yahyavi 2007）。

授乳期間中のペッパーの安全性情報は確認されなかった。

V. 毒性研究

急性毒性

マウスにおける加工なしのペッパーの抽出物のLD_{50}は，腹腔内投与で3.714g/kgであるが，経口投与では最大5g/kgまでの用量で決定することができなかった（Pires et al. 2004）。

雄マウスにおけるピペリンのLD_{50}は，静脈内投与で15.1mg/kg，腹腔内投与で43mg/kg，皮下投与で200mg/kg，筋肉内投与で400mg/kgである。雌ラットでは，ピペリンのLD_{50}は腹腔内投与で33.5mg/kgである（Piyachaturawat et al. 1983; Srinivasan 2007）。

亜慢性毒性

離乳したてのラットに対し，通常ヒト摂取用量の5～20倍の用量でのペッパー，ペッパーオレオレジン，ピペリンを与えたところ，成長，食品の効率比および臓器重量，血液細胞数，およびヘモグロビン，総血清タンパク質，アルブミン，グロブリン，グルコース，コレステロールのような血液成分の濃度，血清アミノトランスフェラーゼおよびホスファターゼ，窒素バランスの活性においていかなる有害作用も引き起こさなかった（Bhat and Chandrasekhara 1986）。

週に3日間ペッパー抽出物2mgを3か月間局所および経口投与したマウスでは，腫瘍の発生率の増加が認められた。

ペッパー投与中，投与後の3か月間，毎週2回ビタミンAパルミチン酸塩を5または10mg経口および局所投与したラットで，腫瘍形成の増加の減少が認められた。1.6%ペッパーを含む餌を与えたマウスでは，発癌への影響は認められなかった（Shwaireb et al. 1990）。逆に，別の研究では，ペッパーはラットで化学的に誘発した発癌を抑制したことを示した（Nalini 1998）。

1週間に3回ペッパー2mgを5か月間経口投与されたヒキガエル（*Bufo regularis*）では，およそ30%のヒキガエルで肝腫瘍（肝細胞癌，リンパ肉腫，線維肉腫）が認められた（el-Mofty et al. 1991）。

1日当たり生理食塩水溶液中で粉ペッパーを20mg経口投与，または1週間に3回ペッパーのエタノール抽出物2mg/mlを皮下投与されたヒキガエル（*Bufo regularis*）では，投与13週後に1次および2次生腫瘍の増加が認められた（el-Mofty et al. 1988）。

遺伝毒性

ペッパーのアルコール抽出物を7，14，28，56mg/kg腹腔内投与したマウスでは，すべての用量レベルの骨髄細胞で，姉妹染色体分体交換の頻度の増加が認められた。細胞増殖動力学に関する同様のパターンがすべての用量で認められたが，用量依存的ではなかった（Madrigal-Bujaidar et al. 1997）。

ペッパーのアルコール抽出物25，50，75，100 μg/mlの濃度において処置したヒトリンパ球では，姉妹染色分体交換の頻度の増加が認められた。複製指数の減少が2つの高用量で認められた（Madrigal-Bujaidar et al. 1997）。

逆に，ペッパーの抗変異原活性は，プロ変異原の作用剤であるカルバミン酸エチルで処理されたショウジョウバエの体細胞変異および組換え試験で認められた。しかし，ペッパーは，アルキル化剤であるメチルメタンスルホネートによって誘導された変異事象を阻害することに対しては有効ではなかった（El Hamss et al. 2003）。

参考文献

Alkofahi, A., M.H. Al-Hamood, and A.M. Elbetieha. 1996. Antifertility evaluation of some medicinal plants in male and female mice. *Arch. STD/HIV Res.* 10(3):189-196.

Ames, B., M. Profet, and L.S. Gold. 1990. Dietary pesticides (99.9% natural). *Proc. Natl. Acad. Sci. U.S.A.* 87:7777-7781.

Bhardwaj, R.K., H. Glaeser, L. Becquemont, et al. 2002. Piperine, a major constituent of black pepper, inhibits human P-glycoprotein and CYP3A4. *J. Pharmacol. Exp. Ther.* 302(2):645-650.

Bhat, B.G., and N. Chandrasekhara. 1986. Lack of adverse influence of black pepper, its oleoresin and piperine in the weanling rat. *J. Food Saf.* 7(4):215-223.

Cha, B.C. 2003. Inhibitory effect of a drug metabolizing enzyme CYP3A4 on spices. *Kor. J. Pharmacog.* 34(1):86-90.

Daware, M.B., A.M. Mujumdar, and S. Ghaskadbi. 2000. Reproductive toxicity of piperine in Swiss albino mice. *Plant Med.* 66(3):231-236.

el-Mofty, M.M., V.V. Khudoley, and M.H. Shwaireb. 1991. Carcinogenic effect of force-feeding an extract of black pepper (*Piper nigrum*) in Egyptian toads (*Bufo regularis*). *Oncology* 48(4):347-350.

el-Mofty, M.M., A.A. Soliman, A.F. Abdel-Gawad, S.A. Sakr, and M.H. Shwaireb. 1988. Carcinogenicity testing of black pepper (*Piper nigrum*) using the Egyptian toad (*Bufo regularis*) as a quick biological test animal. *Oncology* 45(3):247-252.

El Hamss, R., M. Idaomar, A. Alonso-Moraga, and A. Munoz Serrano. 2003. Antimutagenic properties of bell and black peppers. *Food Chem. Toxicol.* 41(1):41-47.

Farag, S.E.A., and M. Abo-Zeid. 1997. Degradation of the natural mutagenic compound safrole in spices by cooking and irradiation. *Nahrung* 41:359-361.

Felter, H.W., and J.U. Lloyd. 1898. *King's American dispensatory*. 18th ed., 3rd rev. 2 vols. Cincinnati: Ohio Valley Co.

Hu, Z., X. Yang, P.C. Ho, et al. 2005. Herb-drug interactions: A literature review. *Drugs* 65(9):1239-1282.

Ingkaninan, K., P. Temkitthawon, K. Chuenchom, T. Yuyaem, and W. Thongnoi. 2003. Screening for acetylcholinesterase inhibitory activity in plants used in Thai traditional rejuvenating and neurotonic remedies. *J. Ethnopharmacol.* 89(2-3):261-264.

Khanom, F., H. Kayahara, and K. Tadasa. 2000. Tyrosinase inhibitory activity of Bangladeshi indigenous medicinal plants. *Biosci. Biotechnol. Biochem.* 64(9):1967-1969.

Madrigal-Bujaidar, E., S. Diaz Barriga, P. Mota, R. Guzman, and M. Cassani. 1997. Sister chromatid exchanges induced *in vitro* and *in vivo* by an extract of black pepper. *Food Chem. Toxicol.* 35(6):567-571.

Nalini, N. 1998. Spices and glycoprotein metabolism in experimental colon cancer rats. *Med. Sci. Res.* 26(11):781-784.

Naseri, M.K.G., and H. Yahyavi. 2007. Spasmolytic activity of *Piper nigrum* fruit aqueous extract on rat non-pregnant uterus. *Iran. J. Pharmacol. Ther.* 6(1):35-40.

Panda, S., and A. Kar. 2003. Water and ethanol extracts of *Piper nigrum* in regulating thyroid function and lipid peroxidation in mice. *Pharm. Biol.* 41(7):479-482.

Pires, O.C., A.V. Corsi Taquemasa, G. Akisue, F. De Oliveira, and C.E. Pulz Araujo. 2004. Preliminary comparative analysis of the acute toxicity and median lethal dose (LD_{50}) of the fruit of the Brazilian black pepper (*Schinus terebinthifolius* Raddi) and black pepper (*Piper nigrum* L.). *Acta Farm. Bonaerense* 23(2):176-182.

Piyachaturawat, P., T. Glinsukon, and C. Toskulkao. 1983. Acute and subacute toxicity of piperine in mice, rats and hamsters. *Toxicol. Lett.* 16(3-4):351-359.

Piyachaturawat, P., and C. Pholpramool. 1997. Enhancement of fertilization by piperine in hamsters. *Cell Biol. Int.* 21:405-409.
Sheahan, K., D.V. Page, T. Kemper, and R. Suarez. 1988. Childhood sudden death secondary to accidental aspiration of black pepper. *Am. J. Foren. Med. Pathol.* 9(1):51-53.
Shwaireb, M.H., H. Wrba, M.M. el-Mofty, and A. Dutter. 1990. Carcinogenesis induced by black pepper (*Piper nigrum*) and modulated by vitamin A. *Exp. Pathol.* 40(4):233-238.
Srinivasan, K. 2007. Black pepper and its pungent principle—piperine: A review of diverse physiological effects. *Crit. Rev. Food Sci. Nutr.* 47(8):735-748.
Subehan, T. Usia, H. Iwata, S. Kadota, and Y. Tezuka. 2006a. Mechanism-based inhibition of CYP3A4 and CYP2D6 by Indonesian medicinal plants. *J. Ethnopharmacol.* 105(3):449-455.
Subehan, T. Usia, S. Kadota, and Y. Tezuka. 2006b. Mechanism-based inhibition of human liver microsomal cytochrome P450 2D6 (CYP2D6) by alkamides of *Piper nigrum*. *Planta Med.* 72(6):527-532.
Tsukamoto, S., K. Tomise, K. Miyakawa, et al. 2002. CYP3A4 inhibitory activity of new bisalkaloids, dipiperamides D and E, and cognates from white pepper. *Bioorg. Med. Chem.* 10(9):2981-2985.
Usia, T., H. Iwata, A. Hiratsuka, et al. 2006. CYP3A4 and CYP2D6 inhibitory activities of Indonesian medicinal plants. *Phytomedicine* 13(1-2):67-73.
Wattanathorn, J., P. Chonpathompikunlert, S. Muchimapura, A. Priprem, and O. Tankamnerdthai. 2008. Piperine, the potential functional food for mood and cognitive disorders. *Food Chem. Toxicol.* 46(9):3106-3110.

Plantago spp. オオバコ科

Plantago lanceolata L.
一般名：リブワート
英　名：English plantain
和　名：ヘラオオバコ
別　名：lance-leaf plantain，narrow-leaf plantain，ribgrass
Plantago major L.
一般名：プランテーン
英　名：plantain
和　名：セイヨウオオバコ
中国名：車前草（*che qian cao*）（全草）
別　名：broad-leaf plantain，greater plantain
Plantago media L.
一般名：ホアリープランテーン
英　名：hoary plantain
別　名：plantain
使用部位：葉

安全性クラス：1
相互作用クラス：A
禁忌　知見なし
他の注意事項　知見なし
薬やサプリメントとの相互作用　知見なし
注釈　リブワートの葉にジギタリスの葉が混ぜられている事例が極まれに報告されている（Slifman et al. 1998; Whitmore 1997）。
有害事象と副作用　知見なし
薬理学的考察　知見なし
妊婦と授乳婦　科学的または伝統的文献において，妊娠中および授乳中におけるプランテーン，リブワート，ホアリープランテーンの葉の安全性は不明である。本書では，妊娠中や授乳期間での使用に関する問題は確認されなかったが，最終的な安全性は確立されていない。

レビュー詳細

I. 薬やサプリメントとの相互作用
薬やサプリメントとの相互作用の臨床試験
　確認されなかった。
被疑薬やサプリメントとの相互作用の症例報告
　確認されなかった。
薬やサプリメントとの相互作用の動物試験
　確認されなかった。

II. 有害事象
臨床試験で報告された有害事象　プランテーン葉製剤を25日間投与した気管支炎患者で，消化管，肝臓，腎臓，造血に対する有害作用は認められなかった（Matev et al. 1982）。
有害事象の症例報告　確認されなかった。

III. 薬理学および薬物動態学
ヒトの薬理学的研究　確認されなかった。
動物の薬理学的研究　確認されなかった。
*In vitro*の薬理学的研究　確認されなかった。

IV. 妊婦と授乳婦
妊娠中および授乳中におけるプランテーンの安全性情報は確認されなかった。

V. 毒性研究
急性毒性
ラットに対するプランテーン葉抽出物のLD_{50}は，経口投与において4 g/kgまでの用量で決定できなかったが，腹腔内投

P

与におけるLD₅₀は1g/kgである（Angelov et al. 1980）。

プランテーン葉のエタノール抽出物は，ブラインシュリンプ試験で毒性であることが発見された（Schmeda-Hirschmann et al. 1992）。

遺伝毒性

プランテーン葉の遺伝毒性試験は，混在した結果を提供している。エイムス試験では，プランテーンの煎剤は変異原性を示したが（Lim-Sylianco and Shier 1985），生理食塩水抽出物は変異原活性を示さなかった（Basaran et al. 1996）。プランテーン葉のアルコール抽出物の毒性は，アスペルギルスでのプレート取り込み試験で示されなかった（Ruiz et al. 1996）。

参考文献

Angelova, A., I. Lambev, M. Markov, et al. 1980. Study of acute and chronical toxicity of dispergue of *Plantago major*. *Med. Arch.* 18:47-52.

Basaran, A.A., T.W. Yu, M.J. Plewa, and D. Anderson. 1996. An investigation of some Turkish herbal medicines in *Salmonella typhimurium* and in the COMET assay in human lymphocytes. *Teratogen. Carcinogen. Mutagen.* 16:125-138.

Lim-Sylianco, C.Y., and W.T. Shier. 1985. Mutagenic and antimutagenic activities in Philippine medicinal and food plants. *J. Toxicol. Toxin Rev.* 4:71-105.

Matev, M., I. Angelova, A. Koichev, M. Leseva, and G. Stefanov. 1982. Clinical trial of a *Plantago major* preparation in the treatment of chronic bronchitis. *Vutr. Boles.* 21(2):133-137.

Ruiz, A.R., R.A. De la Torre, N. Alonso, et al. 1996. Screening of medicinal plants for induction of somatic segregation activity in *Aspergillus nidulans*. *J. Ethnopharmacol.* 52:123-127.

Schmeda-Hirschmann, G., J.I. Loyola, S.R. Retamal, and J. Rodriguez. 1992. Hypotensive effect and enzyme inhibition activity of Mapuche medicinal plant extracts. *Phytother. Res.* 6:184-188.

Slifman, N.R., W.R. Obermeyer, B.K. Aloi, et al. 1998. Contamination of botanical dietary supplements by *Digitalis lanata*. *N. Engl. J. Med.* 339(12):806-811.

Whitmore, A. 1997. FDA warns consumers against dietary supplement products that may contain digitalis mislabeled as “plantain.” U.S. Food and Drug Administration.

Plantago spp.　　オオバコ科

Plantago afra L.

一般名：サイリウム

英　名：*Plantago afra*

異　名：*Plantago psyllium* auct.

別　名：African psyllium（種子），black psyllium（種子）

Plantago arenaria Waldst. & Kit.

一般名：サイリウム

英　名：*Plantago arenaria*

異　名：*Plantago psyllium* L.

別　名：black psyllium（種子），French psyllium（種子），Spanish psyllium（種子）

Plantago asiatica L.

一般名：サイリウム

英　名：Asian plantain

和　名：オオバコ

生薬名：局（種子）シャゼンシ（車前子）

局（花期の全草）シャゼンソウ（車前草）

中国名：車前子（*che qian zi*）（種子）

別　名：Asian psyllium（種子）

Plantago ovata Forssk.

一般名：サイリウム

英　名：Indian plantain

和　名：インドオオバコ

異　名：*Plantago ispaghula* Roxb. ex Fleming

別　名：blonde psyllium（種子），Indian psyllium，ispaghula（種子）

注　意：*P. afra, P. arenaria, P. asiatica, P. ovata*の種子の一般名はサイリウムである。

使用部位：種子，ハスク（種子の外皮）

安全性クラス：2d

相互作用クラス：A

禁忌　腸閉塞，食道狭窄，異常な腸の狭小化には禁忌（Bradley 1992; Brinker 2001; Wichtl 2004）。

他の注意事項　少なくとも250ml（8オンス）の液体（水分）とともに服用すること（CFR 2011; Wichtl 2004）。

薬やサプリメントとの相互作用　サイリウムは粘液質を含み，腸の通過速度を速まらせることにより，一定の薬の吸収を悪くすることがあるため，他の薬を飲む場合はサイリウム摂取の1時間前もしくは数時間後に摂るべき。付録3参照。

注意　膨張性緩下薬（Bradley 1992; Leung and Foster 1996; Martindale and Reynolds 1996; Wichtl 2004; Williamson 2003），付録2参照。

粘液質（10〜30%）（Leung and Foster 1996; Wichtl 2004），付録3参照。

標準用量　成人の標準用量は2.5〜7.5g，1日当たり3回まで（Bradley 1992; Federal Register 1986）。

注釈　米国では，サイリウムを含むすべての一般用医薬品で特別な製品表示が必要とされ（CFR 2011a, Federal Register 1986），顆粒状でのサイリウムは一般用医薬品で許可されていない（CFR 2011b）。付録2，膨張性緩下薬参照。

有害事象と副作用　サイリウム製品に対するアレルギー反応が報告されている（Drake et al. 1991; Ford et al. 1992; Freeman 1994; Gauss et al. 1985; Hoffman 2006; Khalili et al. 2003; Lantner et al. 1990; Machado et al. 1979; Pozner et al. 1986; Schwartz et al. 1989; Scott 1987; Seggev et al. 1984; Suhonen et al. 1983; Sussman and Dorian 1990; Terho ja Martti Torkko 1980; Vaswani et al. 1996; Zaloga et al. 1984)。このような反応は，空気中のサイリウム粉末に反復的に呼吸的暴露があった医療従事者の間で最も共通している（Freeman 1994）。

薬理学的考察　ヒトに対する研究では，サイリウムは血糖値の調節を変化させる可能性があることを実証している。糖尿病を持つ人は，使用前に有資格の医療従事者に相談し，血糖値を厳密に測定することを勧める（Anderson et al. 1999; Frati Munari et al. 1998; Pastors et al. 1991）。

妊婦と授乳婦　OTCサイリウム製品は，FDAのカテゴリーでBに分類され，妊娠中の人での適切かつ十分にコントロールされた研究は完了されていないが，一般的に妊娠中に安全であることを示す（PDR 2006）。

サイリウムは一般的に，授乳中の母親への使用は安全であると考えられている（Ulbricht and Basch 2005）。

レビュー詳細

I. 薬やサプリメントとの相互作用

薬やサプリメントとの相互作用の臨床試験　確認されなかった。

被疑薬やサプリメントとの相互作用の症例報告　リチウムを服用している女性に毎日サイリウムハスクを追加処方した場合，リチウムの血液濃度の減少と関連があった(Perlman 1990)。

薬やサプリメントとの相互作用の動物試験　確認されなかった。

II. 有害事象

臨床試験で報告された有害事象　サイリウム製剤のメタ分析は，サイリウムの臨床試験に関連したいずれの有害事象も報告していない（Anderson et al. 2000; Brown et al. 1999; Olson et al. 1997）。

有害事象の症例報告　サイリウムの膨張作用は，消化管閉塞をもたらし，まれに，気道障害をもたらしている(Angueira and Kadakia 1993; Berman and Schultz 1980; Frohna 1992; Herrle et al. 2004; Noble and Grannis 1984; Sauerbruch et al. 1980; Schapira et al. 1995; Schneider 1989)。閉塞のいくつかの症例は，消化管に狭窄や制限のある人で報告されている（Angueira and Kadakia 1993; Herrle et al. 2004）。

サイリウムでのアレルギー反応は，アナフィラキシー，発疹，喘息を含む（Drake et al. 1991; Ford et al. 1992; Freeman 1994; Gauss et al. 1985; Hoffman 2006; Khalili et al. 2003; Lantner et al. 1990; Machado et al. 1979; Pozner et al. 1986; Schwartz et al. 1989; Scott 1987; Seggev et al. 1984; Suhonen et al. 1983; Sussman and Dorian 1990; Terho ja Martti Torkko 1980; Vaswani et al. 1996; Zaloga et al. 1984)。そのようなサイリウムへの感作反応は，粉末のサイリウムへの反復呼吸暴露によって引き起こされると考えられているように，医療従事者に最も一般的に生じている(Freeman 1994)。

III. 薬理学および薬物動態学

ヒトの薬理学的研究　2型糖尿病およびインスリン非依存性糖尿病（NIDDM）被験者において，食事前のサイリウムの単回用量の投与は，食後血糖値を有意に低下させた(Anderson et al. 1999; Frati Munari et al. 1998; Pastors et al. 1991)。

NIDDMの被験者において，サイリウム5.1gを1日2回の用量で8週間投与したところ，直近および食後血糖値を有意に減少させた（Pastors et al. 1991）。

動物の薬理学的研究　確認されなかった。

***In vitro*の薬理学的研究**　確認されなかった。

IV. 妊婦と授乳婦

OTCサイリウム製品は，FDAのカテゴリーでBに分類され，妊娠中の人での適切かつ十分にコントロールされた研究は完了されていないが，一般的に妊娠中に安全であることを示す（PDR 2006）。

3世代にわたり食事の0，1.25，5%としてサイリウムハスクを与えたラットおよびマウスで，生殖への有害作用のエビデンスは報告されなかった（EMEA 2007）。妊娠2～20日まで食事の0，2.5，5，10%としてサイリウムハスクを与えたウサギでも，有害作用のエビデンスは認められなかった(EMEA 2007)。

サイリウムを含む製品は一般的に，授乳中の母親の使用は安全であると考えられている（Ulbricht and Basch 2005）。

V. 毒性研究

急性毒性

経口投与したサイリウムハスクのLD_{50}は，マウスで2940mg

P

またはラットで3360mgまでの用量で決定することができなかった（EMEA 2007）。

短期および亜慢性毒性

1日当たり3876〜11,809mg/kgの範囲でのサイリウム摂取として，28日間または13週間食事の10%としてサイリウムハスクを与えたラットでは対照群と比較して，低い血清総タンパク，アルブミン，グロブリン，総鉄結合能，カルシウム，カリウム，コレステロール，および高いアスパラギン酸トランスアミナーゼ（AST）およびアラニントランスアミナーゼ（ALT）活性が認められた（EMEA 2007）。低い血清総タンパク，アルブミン，グロブリンの理由は明確ではなかったが，サイリウムを与えたラットでの尿中タンパクの増加の欠如，タンパク損失を説明する胃腸の病理の根拠の欠如，成長および飼料効率の差の欠如により，サイリウムはタンパク質代謝に影響を与えないことを示唆する（EMEA 2007）。

参考文献

Anderson, J.W., L.D. Allgood, A. Lawrence, et al. 2000. Cholesterol-lowering effects of psyllium intake adjunctive to diet therapy in men and women with hypercholesterolemia: Meta-analysis of 8 controlled trials. *Am. J. Clin. Nutr.* 71(2):472-479.

Anderson, J.W., L.D. Allgood, J. Turner, P.R. Oeltgen, and B.P. Daggy. 1999. Effects of psyllium on glucose and serum lipid responses in men with type 2 diabetes and hypercholesterolemia. *Am. J. Clin. Nutr.* 70(4):466-473.

Angueira, C., and S. Kadakia. 1993. Esophageal and duodenal bezoars from Perdiem. *Gastrointest. Endosc.* 39(1):110-111.

Berman, J.I., and M.J. Schultz. 1980. Bulk laxative ileus. *J. Am. Geriatr. Soc.* 28(5):224-226.

Bradley, P.R. 1992. *British herbal compendium: A handbook of scientific information on widely used plant drugs*. Bournemouth, UK: British Herbal Medicine Association.

Brinker, F. 2001. *Herb contraindications and drug interactions*. 3rd ed. Sandy, OR: Eclectic Medical Publications.

Brown, L., B. Rosner, W.W. Willett, and F.M. Sacks. 1999. Cholesterol-lowering effects of dietary fiber: A meta-analysis. *Am. J. Clin. Nutr.* 69(1):30-42.

CFR. 2011a. *Code of federal regulations*, Title 21 Part 201.319, 2011 ed. Specific labeling requirements for specific drug products. Water-soluble gums, hydrophilic gums, and hydrophilic mucilloids (including, but not limited to, agar, alginic acid, calcium polycarbophil, carboxymethylcellulose sodium, carrageenan, chondrus, glucomannan ((B-1,4 linked) polymannose acetate), guar gum, karaya gum, kelp, methylcellulose, plantago seed (psyllium), polycarbophil tragacanth, and xanthan gum) as active ingredients; required warnings and directions. Washington, DC: U.S. Government Printing Office.

CFR. 2011b. *Code of federal regulations*, Title 21 Part 310.545, 2011 ed. Requirements for specific new drugs or devices. Drug products containing certain active ingredients offered over-the-counter (OTC) for certain uses. Bulk laxatives-Approved as of March 29, 2007. Washington, DC: U.S. Government Printing Office.

Drake, C.L., E.S. Moses, and D. Tandberg. 1991. Systemic anaphylaxis after ingestion of a psyllium-containing breakfast cereal. *Am. J. Emerg. Med.* 9(5):449-451.

EMEA. 2007. European Medicines Agency. Overview of comments received on 'Community Herbal Monograph on *Plantago afra* L. et *Plantago indica* L., semen' (emea/hmpc/340865/2005). Doc. Ref. EMEA/HMPC/65063/2006.

Federal Register. 1986. 51 FR 35137. (October 1).

Ford, M.A., G. Cristea, Jr., W.D. Robbins, et al. 1992. Delayed psyllium allergy in three nurses. *Hosp. Pharm.* 27(12):1061-1062.

Frati Munari, A.C., W. Benitez Pinto, C. Raul Ariza Andraca, and M. Casarrubias. 1998. Lowering glycemic index of food by acarbose and *Plantago psyllium* mucilage. *Arch. Med. Res.* 29(2):137-141.

Freeman, G.L. 1994. Psyllium hypersensitivity. *Ann. Allergy* 73(6):490-492.

Frohna, W.J. 1992. Metamucil bezoar: An unusual cause of small bowel obstruction. *Am. J. Emerg. Med.* 10(4):393-395.

Gauss, W.F., J.P. Alarie, and M.H. Karol. 1985. Workplace allergenicity of a psyllium-containing bulk laxative. *Allergy* 40(1):73-76.

Herrle, F., T. Peters, C. Lang, et al. 2004. Bolus obstruction of pouch outlet by a granular bulk laxative after gastric banding. *Obes. Surg.* 14(7):1022-1024.

Hoffman, D. 2006. Psyllium: Keeping this boon for patients from becoming a bane for providers. *J. Fam. Pract.* 55(9):770-772.

Khalili, B., E.J. Bardana, Jr., and J.W. Yunginger. 2003. Psyllium-associated anaphylaxis and death: A case report and review of the literature. *Ann. Allergy Asthma Immunol.* 91(6):579-584.

Lantner, R.R., B.R. Espiritu, P. Zumerchik, and M.C. Tobin. 1990. Anaphylaxis following ingestion of a psyllium-containing cereal. *J. Am Med. Assoc.* 264(19):2534-2536.

Leung, A.Y., and S. Foster. 1996. *Encyclopedia of common natural ingredients used in food, drugs, and cosmetics*. 2nd ed. New York: Wiley.

Machado, L., O. Zetterstrom, and E. Fagerberg. 1979. Occupational allergy in nurses to a bulk laxative. *Allergy* 34(1):51-55.

Martindale, W., and J.E.F. Reynolds. 1996. *The extra pharmacopoeia*. 31st ed. London: Pharmaceutical Press.

Noble, J.A., and F.W. Grannis, Jr. 1984. Acute esophageal obstruction by a psyllium-based bulk laxative. *Chest* 86(5):800.

Olson, B.H., S.M. Anderson, M.P. Becker, et al. 1997. Psyllium-enriched cereals lower blood total cholesterol and LDL cholesterol, but not HDL cholesterol, in hypercholesterolemic adults: Results of a meta-analysis. *J. Nutr.* 127(10):1973-1980.

Pastors, J.G., P.W. Blaisdell, T.K. Balm, C.M. Asplin, and S.L. Pohl. 1991. Psyllium fiber reduces rise in postprandial glucose and insulin concentrations in patients with non-insulin-dependent diabetes. *Am. J. Clin. Nutr.* 53(6):1431-1435.

PDR. 2006. *PDR for nonprescription drugs, dietary supplements, and herbs: The definitive guide to OTC medications.* 26th ed. Montvale, NJ: Thomson PDR.

Perlman, B.B. 1990. Interaction between lithium salts and ispaghula husk. *Lancet* 335(8686):416.

Pozner, L.H., C. Mandarano, M.J. Zitt, M. Frieri, and N.S. Weiss. 1986. Recurrent bronchospasm in a nurse. *Ann. Allergy* 56(1):14-15, 44-47.

Sauerbruch, T., O. Kuntzen, and W. Unger. 1980. Agiolax bolus in the esophagus. Report of two cases. *Endoscopy* 12(2):83-85.

Schapira, M., J. Henrion, P. Jonard, et al. 1995. Esophageal bezoar: Report of five more cases. *Endoscopy* 27(4):342.

Schneider, R.P. 1989. Perdiem causes esophageal impaction and bezoars. *South. Med. J.* 82(11):1449-1450.

Schwartz, H.J., J.L. Arnold, and K.P. Strohl. 1989. Occupational allergic rhinitis reaction to psyllium. *J. Occup. Med.* 31(7):624-626.
Scott, D. 1987. Psyllium-induced asthma. Occupational exposure in a nurse. *Postgrad. Med.* 82(8):160-161.
Seggev, J.S., K. Ohta, and W.R. Tipton. 1984. IgE mediated anaphylaxis due to a psyllium-containing drug. *Ann. Allergy* 53(4):325-326.
Suhonen, R., I. Kantola, and F. Bjorksten. 1983. Anaphylactic shock due to ingestion of psyllium laxative. *Allergy* 38(5):363-365.
Sussman, G.L., and W. Dorian. 1990. Psyllium anaphylaxis. *Allergy Proc.* 11(5):241-242.
Terho ja Martti Torkko, E.O. 1980. Occupational asthma from psyllium laxatives. *Duodecim* 96(18):1213-1216.
Ulbricht, C.E., and E.M. Basch. 2005. *Natural standard herb & supplement reference*. St. Louis: Elsevier Mosby.
Vaswani, S.K., R.G. Hamilton, M.D. Valentine, and N.F. Adkinson, Jr. 1996. Psyllium laxative-induced anaphylaxis, asthma, and rhinitis. *Allergy* 51(4):266-268.
Wichtl, M. 2004. *Herbal drugs and phytopharmaceuticals: A handbook for practice on a scientific basis*. 3rd ed. Boca Raton, FL: CRC Press.
Williamson, E.M. 2003. *Potter's herbal cyclopedia*. Saffron Walden, Essex: C.W. Daniel Co.
Zaloga, G.P., U.R. Hierlwimmer, and R.J. Engler. 1984. Anaphylaxis following psyllium ingestion. *J. Allergy Clin. Immunol.* 74(1):79-80.

Platycladus orientalis (L.) Franco　　ヒノキ科

一般名：オリエンタルアーボルバイティ
英　名：oriental arborvitae
和　名：コノテガシワ
異　名：*Biota orientalis*（L.）Endl., *Thuja orientalis* L.
中国名：側柏葉（*ce bai ye*）（葉と枝先）
使用部位：先端（葉の茂った枝先）

安全性クラス：2d
相互作用クラス：A

禁忌　長期間の使用禁止，推奨用量を超えないこと（Bensky et al. 2004; Chen and Chen 2004）。

他の注意事項　知見なし

薬やサプリメントとの相互作用　知見なし

標準用量　生または黒焼き，お茶として日常的な標準用量は6～15g（Bensky et al. 2004; Chen and Chen 2004）。

注意　ツヨン（精油の50～60%）（Bensky et al. 2004; Chizzola et al. 2004），付録1参照。

有害事象と副作用　オリエンタルアーボルバイティ小枝に対するアレルギー反応が報告されている（Bensky et al. 2004）。

薬理学的考察　知見なし

妊婦と授乳婦　科学的または伝統的文献において，妊娠中および授乳中におけるオリエンタルアーボルバイティ小枝の安全性は不明である。本書では，妊娠中や授乳期間での使用に関する問題は確認されなかったが，最終的な安全性は確立されていない。

P

レビュー詳細

I. 薬やサプリメントとの相互作用

薬やサプリメントとの相互作用の臨床試験
確認されなかった。

被疑薬やサプリメントとの相互作用の症例報告
確認されなかった。

薬やサプリメントとの相互作用の動物試験
確認されなかった。

II. 有害事象

有害事象の症例報告　オリエンタルアーボルバイティ小枝の過剰（標準用量は6～15gの煎剤として記載）または長期使用は，胃の不快感，吐き気，めまい，食欲減退と関連がある。過剰摂取の重症例は，吐血を引き起こす可能性がある（Bensky et al. 2004; Chen and Chen 2004）。

オリエンタルアーボルバイティ小枝に対するアレルギー反応が報告されている（Bensky et al. 2004）。

III. 薬理学および薬物動態学

ヒトの薬理学的研究　確認されなかった。

動物の薬理学的研究　確認されなかった。

***In vitro*の薬理学的研究**　ウサギの血小板を用いた試験では，オリエンタルアーボルバイティ小枝の水抽出物は，血小板活性化因子（PAF）受容体結合のアンタゴニストであることが発見された（Yang et al. 1995）。関連の研究では，ピヌソリドはこの活性の原因であることが示された（Han et al. 1998; Yang and Han 1998）。ピヌソリドは，PAFによって誘導されたウサギの血小板からの^{3}H-セロトニン放出を阻害したが，ADP，コラーゲンまたはトロンビンによって誘導された^{3}H-セロトニン放出には影響を示さなかった（Kim et al. 1999）。

IV. 妊婦と授乳婦

妊娠中および授乳中におけるオリエンタルアーボルバイティ小枝の安全性情報は確認されなかった。

V. 毒性研究

急性毒性

オリエンタルアーボルバイティ小枝の煎剤を最大60g/kgまで経口投与したマウスでは，有害作用は認められなかった（Chen and Chen 2004）。マウスに対するオリエンタルアーボルバイティ小枝の煎剤のLD_{50}は，腹腔内投与において15.2g/kgである（Chen and Chen 2004; Zhu 1998）。

短期毒性

1日当たり最大48g/kgまでの用量のオリエンタルアーボルバイティ小枝を，6週間経口投与したラットでは，食欲および活動の低下が認められた（Zhu 1998）。

参考文献

Bensky, D., S. Clavey, and E. Stöger. 2004. *Chinese herbal medicine: Materia medica.* 3rd ed. Seattle: Eastland Press.

Chen, J.K., and T.T. Chen. 2004. *Chinese medical herbology and pharmacology.* City of Industry, CA: Art of Medicine Press.

Chizzola, R., W. Hochsteiner, and S. Hajek. 2004. GC analysis of essential oils in the rumen fluid after incubation of *Thuja orientalis* twigs in the Rusitec system. *Res. Vet. Sci.* 76(1):77-82.

Han, B.H., H.O. Yang, Y.H. Kang, et al. 1998. *In vitro* platelet-activating factor receptor binding inhibitory activity of pinusolide derivatives: A structure-activity study. *J. Med. Chem.* 41(14):2626-2630.

Kim, K.A., T.C. Moon, S.W. Lee, et al. 1999. Pinusolide from the leaves of *Biota orientalis* as potent platelet activating factor antagonist. *Planta Med.* 65(1):39-42.

Yang, H.O., and B.H. Han. 1998. Pinusolidic acid: A platelet-activating factor inhibitor from *Biota orientalis. Planta Med.* 64(1):72-74.

Yang, H.O., D.Y. Suh, and B.H. Han. 1995. Isolation and characterization of platelet-activating factor receptor binding antagonists from *Biota orientalis*. *Planta Med.* 61(1):37-40.

Zhu, Y.-P. 1998. *Chinese materia medica: Chemistry, pharmacology and applications.* Amsterdam: Harwood Academic Publishers.

Platycladus orientalis (L.) Franco

ヒノキ科

一般名：オリエンタルアーボルバイティ

英　名：oriental arborvitae

異　名：*Biota orientalis*（L.）Endl.，*Thuja orientalis* L.

中国名：柏子仁（*bai zi ren*）（種子）

使用部位：種子

安全性クラス：1

相互作用クラス：A

禁忌　知見なし

他の注意事項　難便の人は使用注意（Bensky et al. 2004; Chen and Chen 2004）。

薬やサプリメントとの相互作用　知見なし

注釈　アフラトキシンによる汚染，穀物，ナッツおよび他の製品で成長した真菌によって産生された毒性化合物が，オリエンタルアーボルバイティ種子で報告されている（Bensky et al. 2004）。適切な処理および保管はアフラトキシン形成を防ぐことができる（Kabak et al. 2006）。

有害事象と副作用　知見なし

薬理学的考察　知見なし

妊婦と授乳婦　科学的または伝統的文献において，妊娠中および授乳中におけるオリエンタルアーボルバイティ種子の安全性は不明である。本書では，妊娠中や授乳期間での使用に関する問題は確認されなかったが，最終的な安全性は確立されていない。

レビュー詳細

I. 薬やサプリメントとの相互作用

薬やサプリメントとの相互作用の臨床試験

確認されなかった。

被疑薬やサプリメントとの相互作用の症例報告

確認されなかった。

薬やサプリメントとの相互作用の動物試験

確認されなかった。

II. 有害事象

有害事象の症例報告　確認されなかった。

III. 薬理学および薬物動態学

ヒトの薬理学的研究　確認されなかった。

動物の薬理学的研究　確認されなかった。

*In vitro*の薬理学的研究　確認されなかった。

IV. 妊婦と授乳婦

妊娠中および授乳中におけるオリエンタルアーボルバイティ種子の安全性に関する情報は確認されなかった。

V. 毒性研究

確認されなかった。

参考文献

Bensky, D., S. Clavey, and E. Stöger. 2004. *Chinese herbal medicine: Materia medica*. 3rd ed. Seattle: Eastland Press.
Chen, J.K., and T.T. Chen. 2004. *Chinese medical herbology and pharmacology*. City of Industry, CA: Art of Medicine Press.
Kabak, B., A.D.W. Dobson, and I. Var. 2006. Strategies to prevent mycotoxin contamination of food and animal feed: A review. *Crit. Rev. Food Sci. Nutr.* 46(8):593-619.

Platycodon grandiflorum (Jacq.) A. DC. キキョウ科

一般名：バルーンフラワー
英　名：platycodon
和　名：キキョウ
生薬名：局（根）キキョウ（桔梗）
中国名：桔梗（*jie geng*）（根）
別　名：balloon flower, Chinese bellflower, Japanese bellflower
使用部位：根

安全性クラス：2d
相互作用クラス：A

禁忌　喀血をする傾向のある人は使用禁止（Bensky et al. 2004; Chen and Chen 2004）。

他の注意事項　知見なし

薬やサプリメントとの相互作用　知見なし

有害事象と副作用　知見なし

薬理学的考察　動物研究では，バルーンフラワーは血糖値の調節を変化させる可能性があることを実証した（Kwon et al. 2009; Zheng et al. 2007）。糖尿病を持つ人は，使用前に有資格の医療従事者に相談し，血糖値を厳密に測定することを勧める。

妊婦と授乳婦　科学的または伝統的文献において，妊娠中および授乳中におけるバルーンフラワーの安全性は不明である。本書では，妊娠中や授乳期間での使用に関する問題は確認されなかったが，最終的な安全性は確立されていない。

レビュー詳細

I. 薬やサプリメントとの相互作用

薬やサプリメントとの相互作用の臨床試験
　確認されなかった。

被疑薬やサプリメントとの相互作用の症例報告
　確認されなかった。

薬やサプリメントとの相互作用の動物試験
　確認されなかった。

II. 有害事象

有害事象の症例報告　バルーンフラワーの通常用量（3～9gの煎剤）では，有害作用は報告されていない。過量摂取は吐き気や嘔吐，重症例では，四肢の発汗，疲労，不穏状態を引き起こす可能性がある（Bensky et al. 2004）。

III. 薬理学および薬物動態学

ヒトの薬理学的研究　確認されなかった。

動物の薬理学的研究　1日当たり2g/kgのバルーンフラワー，または0.2g/kgのバルーンフラワーからのサポニンを経口投与した糖尿病マウスでは，グルコース恒常性の改善が認められた。サポニン画分は，粗エキスよりも強い活性が認められた（Kwon et al. 2009）。

　バルーンフラワーの水エタノール抽出物を150または300mg/kg経口投与した糖尿病マウスでは，単回投与後および4週間の反復投与後に，血清グルコース値の低下が認められた。血清インスリン値の変化は認められなかった（Zheng et al. 2007）。

　いくつかの動物研究は，バルーンフラワーの抽出物またはバルーンフラワーからのサポニンが，肝損傷およびエタノールまたは四塩化炭素によって誘発された肝臓酵素レベルの変化を防いだことを示している。これらの研究では，薬物代謝酵素CYP2E1の阻害が，この保護の原因であったことを示した。

　これらの研究で使用された用量は，10～100mg/kgの水抽出物または0.5～2mg/kgのサポニンであった（Khanal et al. 2009; Kim et al. 2007; Lee et al. 2008; Lee and Jeong 2002）。

*In vitro*の薬理学的研究　確認されなかった。

IV. 妊婦と授乳婦

妊娠中および授乳中におけるバルーンフラワーの安全性に関する情報は確認されなかった。

V. 毒性研究

急性毒性

マウスに対するバルーンフラワーの煎剤のLD_{50}は，経口投

P

与において24g/kgである。バルーンフラワーのサポニン分画の経口LD_{50}は，マウスで420mg/kg，ラットで800mg/kg以上である（Zhu 1998）。

遺伝毒性

バルーンフラワーの水抽出物の変異原活性は，S9による代謝活性化の有無に関わらず，ネズミチフス菌TA98株またはTA100株でのエイムス試験で認められなかった（Yin et al. 1991）。

マウス小核および染色体異常試験において，マウスに対しバルーンフラワーの水抽出物を0.25，0.5，1.0，2.0 g/kgの用量で腹腔内投与した場合，多染性赤血球および，染色体異常の発生率の用量依存的な増加が認められた（Yin et al. 1991）。

参考文献

Bensky, D., S. Clavey, and E. Stöger. 2004. *Chinese herbal medicine: Materia medica*. 3rd ed. Seattle: Eastland Press.

Chen, J.K., and T.T. Chen. 2004. *Chinese medical herbology and pharmacology*. City of Industry, CA: Art of Medicine Press.

Khanal, T., J.H. Choi, Y.P. Hwang, Y.C. Chung, and H.G. Jeong. 2009. Saponins isolated from the root of *Platycodon grandiflorum* protect against acute ethanol-induced hepatotoxicity in mice. *Food Chem. Toxicol.* 47(3):530-535.

Kim, H.K., D.S. Kim, and H.Y. Cho. 2007. Protective effects of Platycodi radix on alcohol-induced fatty liver. *Biosci. Biotechnol. Biochem.* 71(6):1550-1552.

Kwon, D.Y., Y.S. Kim, S.M. Hong, and S. Park. 2009. Long-term consumption of saponins derived from Platycodi radix (22 years old) enhances hepatic insulin sensitivity and glucose-stimulated insulin secretion in 90% pancreatectomized diabetic rats fed a high-fat diet. *Br. J. Nutr.* 101(3):358-366.

Lee, K.J., J.H. Choi, H.G. Kim, et al. 2008. Protective effect of saponins derived from the roots of *Platycodon grandiflorum* against carbon tetrachloride induced hepatotoxicity in mice. *Food Chem. Toxicol.* 46(5):1778-1785.

Lee, K.J., and H.G. Jeong. 2002. Protective effect of Platycodi radix on carbon tetrachloride-induced hepatotoxicity. *Food Chem. Toxicol.* 40(4):517-525.

Yin, X.J., D.X. Liu, H.C. Wang, and Y. Zhou. 1991. A study on the mutagenicity of 102 raw pharmaceuticals used in Chinese traditional medicine. *Mutat. Res.* 260(1):73-82.

Zheng, J., J. He, B. Ji, Y. Li, and X. Zhang. 2007. Antihyperglycemic effects of *Platycodon grandiflorum* (Jacq.) A. DC. extract on streptozotocin-induced diabetic mice. *Plant Foods Hum. Nutr.* 62(1):7-11.

Zhu, Y.-P. 1998. *Chinese materia medica: Chemistry, pharmacology and applications*. Amsterdam: Harwood Academic Publishers.

Podophyllum hexandrum Royle

メギ科

一般名：ヒマラヤンメイアップル

英　名：Himalayan mayapple

和　名：ヒマラヤハッカクレン

異　名：*Podophyllum emodi* Wall. ex Hook. f. & Thomson

中国名：桃耳七（*tao er qi*）（根と根茎）

使用部位：根および根茎

安全性クラス：3

相互作用クラス：A

禁忌　このハーブの適切な使用において，有資格の専門家監督下以外での使用禁止（Didcock et al. 1952; Longstaff and von Krogh 2001）。

他の注意事項　知見なし

薬やサプリメントとの相互作用　知見なし

注意　堕胎薬（Didcock et al. 1952; Longstaff and von Krogh 2001），付録2参照。

催吐薬（Felter and Lloyd 1898），付録2参照。

刺激性瀉下薬（Felter and Lloyd 1898），付録2参照。

有害事象と副作用　毒性は，ヒマラヤンメイアップル由来製品（ポドフィリンおよびポドフィロキシン）の局所および内服投与後に報告され，吐き気，嘔吐，末梢神経障害，呼吸困難，無気力，昏睡を含んでいる。いくつかのケースは死亡している（Cassidy et al. 1982; McFarland and McFarland 1981）。

薬理学的考察　知見なし

妊婦と授乳婦　症例報告および動物研究では，ヒマラヤンメイアップルからの化合物は，堕胎作用を有することを示している（Chamberlain et al. 1972; Didcock et al. 1952; Longstaff and von Krogh 2001）。ポドフィロトキシンとポドフィリンの安全性評価において，妊娠中のこれらの化合物の局所使用を強く禁止すると示す（Longstaff and von Krogh 2001）。

ヒマラヤンメイアップルの水抽出物を用いた動物研究では，妊娠中の有害作用を示さなかった（Sajikumar and Goel 2003）。

授乳中におけるヒマラヤンメイアップルの安全性は不明である。本書では，妊娠中や授乳期間での使用に関する問題は確認されなかったが，最終的な安全性は確立されていない。また，このハーブは適切な使用において，有資格の専門家監督下以外での使用は推奨しない。

レビュー詳細

I. 薬やサプリメントとの相互作用

薬やサプリメントとの相互作用の臨床試験

確認されなかった。

被疑薬やサプリメントとの相互作用の症例報告

確認されなかった。

薬やサプリメントとの相互作用の動物試験

確認されなかった。

II. 有害事象

有害事象の症例報告　ポドフィリンの局所適用からの有害作用が報告され，紅斑，浮腫，化学熱傷，アレルギー反応を含んでいる。全身毒性によって，吐き気，嘔吐，呼吸器刺激，末梢神経障害，急性錯乱状態，頻脈，乏尿，麻痺性イレウス，白血球減少症，肝酵素の上昇，昏睡，死亡を引き起こす可能性がある（Miller 1985; Rudrappa and Vijaydeva 2002）。

2歳の少女は，いぼの局所治療を目的として，20%ポドフィリン製剤の小さじ1杯を誤って投与された後，吐き気，痙攣，知覚の変化，次いでグレードⅢの昏睡を経験した。その少女の心拍数および血圧は正常であり，中毒から4日後の肝機能評価は，肝臓酵素の軽度増加を示し，試験では神経学的な影響は明らかではなかった（Rudrappa and Vijaydeva 2002）。

22歳の男性は，性器コンジローマの局所適用のために処方されていたポドフィリンの摂取に次いで，重度な感覚運動ニューロパシーを引き起こした。初期の毒性症状は嘔吐および下痢で，次いで末梢神経障害だった。神経障害は18か月たってもまだみられた。神経伝導検査および腓腹神経生検から，軸索変性の存在を確認した（O'Mahony et al. 1990）。

III. 薬理学および薬物動態学

ヒトの薬理学的研究　確認されなかった。

動物の薬理学的研究　確認されなかった。

*In vitro*の薬理学的研究　確認されなかった。

IV. 妊婦と授乳婦

ラットに対し，妊娠16日目にヒマラヤンメイアップルの水抽出物200mg（200～250gの動物当たり）を静脈内投与した場合，妊娠17日目の放射線への暴露によって誘発された仔への神経損傷に対する保護作用を実証した（Sajikumar and Goel 2003）。

妊娠中のポドフィリン使用に関連した有害事象の症例のレビューでは，有害事象は一般的に，全身麻酔の有無に関わらず近年の外科手術を受けた若い女性，または，ポドフィリン使用に加えて，他の処方薬または非処方薬を摂取していた女性で報告された。レビューでは，ポドフィリンは，問題なしに妊娠中に局所的に使用できるだろうと結論付けた（Bargman 1988）。ポドフィリンとポドフィロトキシンの安全性に関するより最近のレビューは，これらの化合物は妊娠中に強く禁止すると示す（Longstaff and von Krogh 2001）。

母親が誤ってポドフィルム脂1gを経口投与された3か月後，正常な乳児が生まれた（Balucani and Zellers 1964）。

妊娠23および29週の間に5回ポドフィリンで治療された女性の子供は，猿線および耳介前部の軟性線維腫をもって生まれた。母親は，妊娠19および22週の間に，クロロキンおよびリン酸プリマキンを服用していた（Karol et al. 1980）。この症例に対するコメントは，観察された異常を引き起こすには，ポドフィリンの使用は妊娠中には遅すぎたことを示した（Bargman 1988; Fraser 1981）。

ウサギ，ラット，マウスを用いた研究では，妊娠動物へのポドフィロトキシンの投与は，胎児吸収および流産作用に関連していた。これらの用量での母体死亡なしに，2.5mg/kgを静脈内投与または，6mg/kgを皮下投与したラットで影響が認められた。ウサギでは，18mg/kgの皮下投与は5匹のウサギのうち2匹で流産したが，35g/kgの用量では，いずれのグループでも母体死亡の報告なしに，4匹のうち3匹の動物で流産した（Didcock et al. 1952）。

授乳中におけるヒマラヤンメイアップルの安全性に関する情報は確認されなかった。

V. 毒性研究

急性毒性

マウスに対するヒマラヤンメイアップルの分画抽出物（ポドフィリンおよびポドフィロトキシンは除外された）のLD_{50}は，経口投与で250mg/kg，腹腔内投与で90mg/kgである（Gupta et al. 2008a, 2008b; Lata et al. 2009）。

ラットに対するポドフィロトキシンのLD_{50}は，経口投与で100mg/kg未満であった。静脈内投与におけるポドフィロトキシンのLD_{50}はラットで10mg/kgであり，マウスでは20mg/kgまでの用量で決定できなかった。ポドフィロトキシンの経皮LD_{50}は，ウサギで200mg/kgを超え，ラットで500mg/kgを超えた（Longstaff and von Krogh 2001）。

遺伝毒性

ポドフィリンは，代謝活性化の有無に関わらず，細菌の復帰突然変異株および染色体構造異常を濃度依存的に増加させ，インプリンティング制御領域でのマウス網状赤血球の小核の発生率を増加させた（Lin et al. 2009）。

P

参考文献

Balucani, M., and D.D. Zellers. 1964. *Podophyllum* resin poisoning with complete recovery. *J. Am. Med. Assoc.* 189(8):639-640.

Bargman, H. 1988. Is podophyllin a safe drug to use and can it be used during pregnancy? *Arch. Dermatol.* 124(11):1718-1720.

Cassidy, D.E., J. Drewry, and J.P. Fanning. 1982. *Podophyllum* toxicity: A report of a fatal case and a review of the literature. *J. Toxicol. Clin. Toxicol.* 19(1):35-44.

Chamberlain, M.J., A.L. Reynolds, and W.B. Yeoman. 1972. Toxic effect of *Podophyllum* application in pregnancy. *Br. Med. J.* 3:391-392.

Didcock, K.A., C.W. Picard, and J.M. Robson. 1952. The action of podophyllotoxin on pregnancy. *J. Physiol.* 117(4):65P-66P.

Felter, H.W., and J.U. Lloyd. 1898. *King's American dispensatory*. 18th ed., 3rd rev. 2 vols. Cincinnati: Ohio Valley Co.

Fraser, F.C. 1981. Letter to the editor. *Mod. Med. Can.* 36:1508.

Gupta, M.L., P.K. Agrawala, P. Kumar, et al. 2008a. Modulation of gamma radiation-inflicted damage in Swiss albino mice by an alcoholic fraction of *Podophyllum hexandrum* rhizome. *J. Med. Food* 11(3):486-492.

Gupta, M.L., S. Sankhwar, S. Verma, et al. 2008b. Whole body protection to lethally irradiated mice by oral administration of semipurified fraction of *Podophyllum hexandrum* and post irradiation treatment of *Picrorhiza kurroa*. *Tokai J. Exp. Clin. Med.* 33(1):6-12.

Karol, M.D., C.S. Conner, A.S. Watanabe, and K.J. Murphrey. 1980. *Podophyllum*: Suspected teratogenicity from topical application. *Clin. Toxicol.* 16(3):283-286.

Lata, M., J. Prasad, S. Singh, et al. 2009. Whole body protection against lethal ionizing radiation in mice by REC-2001: A semi-purified fraction of *Podophyllum hexandrum*. *Phytomedicine* 16(1):47-55.

Lin, M.C., H.W. Cheng, Y.C. Tsai, et al. 2009. Podophyllin, but not the constituents quercetin or kaempferol, induced genotoxicity *in vitro* and *in vivo* through ROS production. *Drug Chem. Toxicol.* 32(1):68-76.

Longstaff, E., and G. von Krogh. 2001. Condyloma eradication: Self-therapy with 0.15 –0.5% podophyllotoxin versus 20–25% podophyllin preparations—an integrated safety assessment. *Regul. Toxicol. Pharmacol.* 33(2):117-137.

McFarland, M.F., and J. McFarland. 1981. Accidental ingestion of *Podophyllum*. *Clin. Toxicol.* 18(8):973-977.

Miller, R.A. 1985. Podophyllin. *Int. J. Dermatol.* 24(8):491-498.

O'Mahony, S., C. Keohane, J. Jacobs, D. O'Riordain, and M. Whelton. 1990. Neuropathy due to podophyllin intoxication. *J. Neurol.* 237(2):110-112.

Rudrappa, S., and L. Vijaydeva. 2002. Podophyllin poisoning. *Indian Pediatr.* 39(6):598-599.

Sajikumar, S., and H.C. Goel. 2003. *Podophyllum hexandrum* prevents radiation-induced neuronal damage in postnatal rats exposed *in utero*. *Phytother. Res.* 17(7):761-766.

Podophyllum peltatum L.

メギ科

一般名：メイアップル

英　名：mayapple

別　名：American mandrake

使用部位：根

安全性クラス：3

相互作用クラス：A

禁忌　このハーブの適切な使用において，有資格の専門家監督下以外での使用禁止（Cassidy et al. 1982; Longstaff and von Krogh 2001; McFarland and McFarland 1981）。

他の注意事項　知見なし

薬やサプリメントとの相互作用　知見なし

注意　堕胎薬（Chamberlain et al. 1972; Didcock et al. 1952; Longstaff and von Krogh 2001），付録2参照。

催吐薬（Felter and Lloyd 1898），付録2参照。

刺激性瀉下薬（Felter and Lloyd 1898; Rosenstein et al. 1976; Wood and LaWall 1926）（Felter and Lloyd 1898），付録2参照。

有害事象と副作用　メイアップルの毒性は，メイアップルの局所使用および内用後に報告され，吐き気，嘔吐，末梢神経障害，呼吸困難，無気力，昏睡を含んでいる。いくつかのケースは死亡している（Cassidy et al. 1982; McFarland and McFarland 1981）。

折衷医療の文献はメイアップルが流涎や胃腸の痛みを引き起こす可能性があることを示した。生または乾燥した根は，嚥下，悪阻，激しい腹痛，および他の不快な症状を引き起こす“刺激毒”として作用することが報告されている。不適切な使用後は，メイアップルは長期的な胃腸の刺激や炎症を引き起こす可能性がある（Felter and Lloyd 1898）。

生または乾燥した根の局所適用の繰り返しは，刺激，次いで化膿を引き起こす可能性がある（Felter and Lloyd 1898）。

薬理学的考察　メイアップルは刺激性瀉下剤として作用するが，一般的に下剤としての使用は時代遅れと考えられている（Rosenstein et al. 1976）。

妊婦と授乳婦　症例報告および動物研究は，メイアップルからの化合物は，堕胎活性を有することを示している（Chamberlain et al. 1972; Didcock et al. 1952; Longstaff and von Krogh 2001）。ポドフィロトキシンとポドフィリンの安全性評価により，妊娠中のこれらの局所使用は強く禁止とする（Longstaff and von Krogh 2001）。

科学的または伝統的文献において，授乳中におけるメイアップルの安全性は不明である。本書では，妊娠中や授乳期間での使用に関する問題は確認されなかったが，最終的な安全性は確立されていない。また，このハーブは適切な使用において，有資格の専門家監督下以外での使用は推奨しない。

レビュー詳細

I. 薬やサプリメントとの相互作用

薬やサプリメントとの相互作用の臨床試験

確認されなかった。

被疑薬やサプリメントとの相互作用の症例報告

確認されなかった。

薬やサプリメントとの相互作用の動物試験

確認されなかった。

II. 有害事象

有害事象の症例報告　メイアップル使用に関連した中毒の症例のレビューは，毒性は局所使用または摂取後に発生する可能性があることを示した。典型的な症状は，吐き気，嘔吐，末梢神経障害，呼吸困難，無気力または昏睡，白血球増加，汎血球減少を含む。腎不全が，2つの死亡症例で報告された。レビューされた症例は，150～1880mgの局所投与があった。致命的な中毒は，325mgの適用後の60歳の女性で報告されたが，神経障害は1800mgの適用後の18歳の女性で報告された。メイアップル抽出物を350～2800mg摂取した人では，白血球数の増加を伴う神経障害が350mgの摂取後に認められたが，神経障害を伴う昏睡は2800mgの用量後で報告された（Cassidy et al. 1982; McFarland and McFarland 1981）。

折衷医学の文献はメイアップルが流涎や胃腸の痛みを引き起こす可能性があることを示した。過剰摂取では，激しい嘔吐およびカタルシス（下痢）が発生する可能性がある（Felter and Lloyd 1898）。生または乾燥直後の根は，峻下，悪阻，激しい腹痛，および他の不快な症状を引き起こす“刺激毒”として作用することが報告されている。不適切な使用後は，メイアップルは長期的な胃腸の刺激や炎症を引き起こす可能性がある（Felter and Lloyd 1898）。メイアップルの過剰投与は，致命的であった（Felter and Lloyd 1898）。生または乾燥した根の繰り返しの局所適用は，刺激，次いで化膿を引き起こす可能性がある（Felter and Lloyd 1898）。

アルコール依存症の54歳の男性は自殺目的で，1本のワインに次いで，25%メイアップルベンゾインチンキボトル10～11gを摂取した。トコン，活性炭および血液灌流を含む治療は成功せず，中毒は致命的であった（Cassidy et al. 1982）。

20歳の女性は，約4gのメイアップルが含まれたベンゾインチンキを摂取後に，吐き気，嘔吐，長期化した重度の末梢神経障害を経験した（McFarland and McFarland 1981）。

22歳の男性は，性器コンジローマのために処方されていたポドフィリンの摂取後，深刻な感覚運動ニューロパシーを引き起こした。初期の毒性症状は嘔吐および下痢で，次いで末梢神経障害だった。神経障害は18か月たってもみられた。神経伝導検査および腓腹神経生検では，軸索変性の存在を確認した（O’Mahony et al. 1990）。

結膜炎を含む粘膜の炎症は，乾燥したメイアップルまたはメイアップル脂を加工する労働者で報告されている（Felter and Lloyd 1898）。

III. 薬理学および薬物動態学

ヒトの薬理学的研究　確認されなかった。

動物の薬理学的研究　確認されなかった。

***In vitro*の薬理学的研究**　確認されなかった。

IV. 妊婦と授乳婦

18歳の女性が妊娠34週の時，外陰部のいぼに，25%ポドフィルム樹脂のベンゾインチンキ溶液を注射後，重篤な末梢神経障害に次いで，胎児の子宮内死亡を経験した。合計で7.5ml（ポドフィルム1.88gと同等）が投与された。女性は適用時に全身麻酔下にあった。3か月後，女性は手助けなしに歩け，キーボードを打つこともできていたが，非常に動作が緩慢でぎこちなかった。神経障害からの回復およびその後の健康的な妊娠が報告された（Chamberlain et al. 1972）。

妊娠中のポドフィリン使用に関連した有害事象の症例のレビューは，有害事象は一般的に，全身麻酔の有無に関わらず近年の外科手術を受けた若い女性，または，他の処方薬または非処方薬を摂取していた女性で報告された。レビューは，ポドフィリンは懸念なしに妊娠中に局所的に使用できるだろうと結論付けた（Bargman 1988）。しかし，ポドフィリンとポドフィロトキシンの安全性に関するより最近のレビューは，これらは妊娠中に強く禁止すると示す（Longstaff and von Krogh 2001）。

母親が誤ってポドフィルム脂1gを経口投与された3か月後に，正常な乳児が生まれた（Balucani and Zellers 1964）。

妊娠23および29週の間に5回ポドフィリンで処置された女性の子供は，猿線および耳介前部の軟性線維腫をもって生まれた。母親は，妊娠19および22週の間に，クロロキンおよびリン酸プリマキンを摂取していた（Karol et al. 1980）。この症例に対するコメントは，観察された異常を引き起こすには，ポドフィリンの使用は妊娠中には遅すぎたことを示した（Bargman 1988; Fraser 1981）。

ウサギ，ラット，マウスを用いた研究では，妊娠動物へのポドフィロトキシンの投与は，胎児吸収および流産作用に関連していた。これらの用量での母体死亡なしに，2.5mg/kgを静脈内投与または，6mg/kgを皮下投与したラットで影響が認められた。ウサギでは，18mg/kgの皮下投与は5匹のウサギのうち2匹で流産したが，35g/kgの用量では，いずれのグループでも母体死亡の報告なしに，4匹のうち3匹の動物で流産した（Didcock et al. 1952）。

授乳中におけるメイアップルの安全性に関する情報は確認されなかった。

V. 毒性研究

急性毒性

ラットおよびウサギに対するポドフィロトキシンのLD_{50}は，経口投与において100mg/kgまでの用量で決定できなかった。静脈内投与におけるポドフィロトキシンのLD_{50}はラットで10mg/kgであり，マウスでは20mg/kgまでの用量で決定できなかった。ポドフィロトキシンの経皮LD_{50}は，ウサギで200mg/kgを超え，ラットで500mg/kgを超えた（Longstaff and von Krogh 2001）。

遺伝毒性

化合物ポドフィリンは，代謝活性化の有無に関わらず，細菌の復帰突然変異株および染色体構造異常を濃度依存的に増加させ，インプリンティング制御領域でのマウス網状赤血球の小核の発生率を増加させた（Lin et al. 2009）。

参考文献

Balucani, M., and D.D. Zellers. 1964. Podophyllum resin poisoning with complete recovery. *J. Am. Med. Assoc.* 189(8):639-640.

Bargman, H. 1988. Is podophyllin a safe drug to use and can it be used during pregnancy? *Arch. Dermatol.* 124(11):1718-1720.

Cassidy, D.E., J. Drewry, and J.P. Fanning. 1982. Podophyllum toxicity: A report of a fatal case and a review of the literature. *J. Toxicol. Clin. Toxicol.* 19(1):35-44.

Chamberlain, M.J., A.L. Reynolds, and W.B. Yeoman. 1972. Toxic effect of podophyllum application in pregnancy. *Br. Med. J.* 3:391-392.

Didcock, K.A., C.W. Picard, and J.M. Robson. 1952. The action of podophyllotoxin on pregnancy. *J. Physiol.* 117(4):65P-66P.

Felter, H.W., and J.U. Lloyd. 1898. *King's American dispensatory*. 18th ed., 3rd rev. 2 vols. Cincinnati: Ohio Valley Co.

Fraser, F.C. 1981. Letter to the editor. *Mod. Med. Can.* 36:1508.

Karol, M.D., C.S. Conner, A.S. Watanabe, and K.J. Murphrey. 1980. Podophyllum: Suspected teratogenicity from topical application. *Clin. Toxicol.* 16(3):283-286.

Lin, M.C., H.W. Cheng, Y.C. Tsai, et al. 2009. Podophyllin, but not the constituents quercetin or kaempferol, induced genotoxicity *in vitro* and *in vivo* through ROS production. *Drug Chem. Toxicol.* 32(1):68-76.

Longstaff, E., and G. von Krogh. 2001. Condyloma eradication: Self-therapy with 0.15–0.5% podophyllotoxin versus 20–25% podophyllin preparations—an integrated safety assessment. *Regul. Toxicol. Pharmacol.* 33(2):117-137.

McFarland, M.F., and J. McFarland. 1981. Accidental ingestion of podophyllum. *Clin. Toxicol.* 18(8):973-977.

O'Mahony, S., C. Keohane, J. Jacobs, D. O'Riordain, and M. Whelton. 1990. Neuropathy due to podophyllin intoxication. *J. Neurol.* 237(2):110-112.

Rosenstein, G., H. Rosenstein, M. Freeman, and N. Weston. 1976. Podophyllum a dangerous laxative. *Pediatrics* 57(3):419-421.

Wood, H., and C. LaWall. 1926. *The dispensatory of the United States of America*. Philadelphia: Lippincott.

Pogostemon cablin (Blanco) Benth.

シソ科

一般名：パチョリ

英　名：patchouli

生薬名：局（地上部）カッコウ（藿香）

異　名：*Pogostemon patchouly* Pellet.

中国名：広藿香（*guang huo xiang*）（全草）

使用部位：全草

安全性クラス：1

相互作用クラス：A

禁忌　知見なし

他の注意事項　知見なし

薬やサプリメントとの相互作用　知見なし

有害事象と副作用　知見なし

薬理学的考察　知見なし

妊婦と授乳婦　中国伝統医学の文献は，妊娠および授乳中のパチョリの使用に関するいかなる懸念も示していない（Bensky et al. 2004）。本書においても，妊娠中や授乳期間での使用に関する問題は確認されなかったが，最終的な安全性は確立されていない。

レビュー詳細

I. 薬やサプリメントとの相互作用

薬やサプリメントとの相互作用の臨床試験

確認されなかった。

被疑薬やサプリメントとの相互作用の症例報告

確認されなかった。

薬やサプリメントとの相互作用の動物試験
確認されなかった。

II. 有害事象

有害事象の症例報告　確認されなかった。

III. 薬理学および薬物動態学

ヒトの薬理学的研究　確認されなかった。
動物の薬理学的研究　確認されなかった。
*In vitro*の薬理学的研究　確認されなかった。

IV. 妊婦と授乳婦

中国伝統医学の文献は，妊娠および授乳中のパチョリの使用に関するいかなる懸念も示していない（Bensky et al. 2004）。

V. 毒性研究

パチョリの毒性に関する研究は確認されなかった。

参考文献

Bensky, D., S. Clavey, and E. Stöger. 2004. *Chinese herbal medicine: Materia medica.* 3rd ed. Seattle: Eastland Press.

Polygala senega L.　ヒメハギ科

一般名：セネガスネークルート
英　名：Seneca snakeroot
和　名：セネガ
生薬名：局（根）セネガ
別　名：senega snakeroot
使用部位：根

安全性クラス：2b, 2d
相互作用クラス：A

禁忌　妊娠中は，医療従事者監督下以外での使用禁止（Felter and Lloyd 1898）。
長期間の使用禁止。推奨用量を超えて使用しないこと（Felter and Lloyd 1898; Wichtl 2004）。
胃炎または胃潰瘍のある人の使用禁止（Bradley 1992）。

他の注意事項　知見なし

薬やサプリメントとの相互作用　知見なし

注意　利尿薬（Yamahara et al. 1979），付録2参照。
通経薬（Felter and Lloyd 1898），付録2参照。

標準用量　標準用量は，1日3回0.5～1.0g（Bradley 1992），1日に1～3 g（Merck 1930; Wichtl 2004）。

有害事象と副作用　セネガスネークルートの長期使用または過剰摂取は胃腸刺激，吐き気，嘔吐，吐気，下痢を引き起こす可能性がある（Felter and Lloyd 1898; Wichtl 2004）。

薬理学的考察　動物研究は，セネガスネークルートおよびセネガスネークルートからの化合物が，血糖値の調節を変化させる可能性があることを実証している（Kako et al. 1996, 1997; Yoshikawa et al. 1995, 1996）。糖尿病を持つ人は，使用前に有資格の医療従事者に相談し，血糖値を厳密に測定することを勧める。

妊婦と授乳婦　セネガスネークルートは，伝統的に通経薬として使用されている（Felter and Lloyd 1898）。この情報に基づいて，妊娠中は資格のある医療従事者監督下以外での使用を推奨しない。
授乳期間中のセネガスネークルートの安全性は不明である。本書では，授乳期間での使用に関する問題は確認されなかったが，最終的な安全性は確立されていない。

レビュー詳細

I. 薬やサプリメントとの相互作用

薬やサプリメントとの相互作用の臨床試験
確認されなかった。
被疑薬やサプリメントとの相互作用の症例報告
確認されなかった。
薬やサプリメントとの相互作用の動物試験
確認されなかった。

II. 有害事象

有害事象の症例報告　確認されなかった。

III. 薬理学および薬物動態学

ヒトの薬理学的研究　確認されなかった。
動物の薬理学的研究　セネガスネークルートの含水メタノール抽出物を2g/kg経口投与したラットでは，24時間の尿量の有意な増加に伴い，うっ血性浮腫の62%の減少が認められた（Yamahara et al. 1979）。

健常および非インスリン依存型糖尿病マウスに対し，セネガスネークルートの*n*-ブタノール画分を5mg/kgの用量で腹腔内投与した場合，血糖値の低下が認められた。インスリン依存型糖尿病マウスでは，血糖値の変化は認められなかった（Kako et al. 1996）。健常および非インスリン依存型糖尿病マウスに対し，セネギンⅡおよびセネギンⅢを腹腔内投与したところ，血糖値の低下が認められた（Kako et al. 1997）。

ラットにおける経口ブドウ糖負荷試験では，*E,Z*-セネガサポニンaまたはbの100mg/kgを経口投与後，血漿グルコース値の低下が認められた（Yoshikawa et al. 1995）。ラットに*E,Z*-セネギンⅡ，Ⅲ，Ⅳおよび*E,Z*-セネガサポニンc投与後に，血糖上昇に対する同様の阻害が認められた（Yoshikawa et al. 1996）。

***In vitro*の薬理学的研究**　スクリーング試験では，セネガスネークルートのエタノール抽出物は，薬物代謝酵素CYP2C19を阻害した（Scott et al. 2006）。

Ⅳ. 妊婦と授乳婦

通経薬としてのセネガスネークルートの伝統的な使用に基づいて（Felter and Lloyd 1898），妊娠中は資格のある医療従事者監督下以外での使用を推奨しない。

授乳期間中のセネガスネークルートの安全性情報は確認されなかった。

Ⅴ. 毒性研究

遺伝毒性

セネガスネークルートの水およびメタノール抽出物の変異原活性は，ネズミチフス菌TA98株およびTA100株でのエイムス試験で認められなかった（Morimoto et al. 1982）。

参考文献

Bradley, P.R. 1992. *British herbal compendium: A handbook of scientific information on widely used plant drugs*. Bournemouth, UK: British Herbal Medicine Association.

Felter, H.W., and J.U. Lloyd. 1898. *King's American dispensatory*. 18th ed., 3rd rev. 2 vols. Cincinnati: Ohio Valley Co.

Kako, M., T. Miura, Y. Nishiyama, et al. 1996. Hypoglycemic effects of the rhizomes of *Polygala senega* in normal and diabetic mice and its main component, the triterpenoid glycoside senegin-II. *Planta Med.* 62(5):440-443.

Kako, M., T. Miura, Y. Nishiyama, et al. 1997. Hypoglycemic activity of some triterpenoid glycosides. *J. Nat. Prod.* 60(6):604-605.

Merck, E. 1930. *Merck's index*. Darmstadt: E. Merck.

Morimoto, I., F. Watanabe, T. Osawa, T. Okitsu, and T. Kada. 1982. Mutagenicity screening of crude drugs with *Bacillus subtilis* rec-assay and *Salmonella*/microsome reversion assay. *Mutat. Res.* 97(2):81.

Scott, I.M., R.I. Leduc, A.J. Burt, et al. 2006. The inhibition of human cytochrome P450 by ethanol extracts of North American botanicals. *Pharm. Biol.* 44(5):315-327.

Wichtl, M. 2004. *Herbal drugs and phytopharmaceuticals: A handbook for practice on a scientific basis*. 3rd ed. Boca Raton, FL: CRC Press.

Yamahara, J., Y. Takagi, T. Sawada, et al. 1979. Effects of crude drugs on congestive edema. *Chem. Pharm. Bull.* 27(6):1464.

Yoshikawa, M., T. Murakami, H. Matsuda, et al. 1996. Bioactive saponins and glycosides. II. *Senegae Radix*.(2): Chemical structures, hypoglycemic activity, and ethanol absorption-inhibitory effect of *E*-senegasaponin c, *Z*-senegasaponin c, and *Z*-senegins II, III, and IV. *Chem. Pharm. Bull.* 44(7):1305-1313.

Yoshikawa, M., T. Murakami, T. Ueno, et al. 1995. *E*-Senegasaponins A and B, *Z*-senegasaponins A and B, *Z*-senegins II and III, new type inhibitors of ethanol absorption in rats from *Senegae Radix*, the roots of *Polygala senega* L. var. *latifolia* Torrey et Gray. *Chem. Pharm. Bull.* 43(2):350-352.

Polygala spp.　ヒメハギ科

Polygala sibirica L.

一般名：オンジ

英　名：polygala

和　名：イトヒメハギ

中国名：遠志（*yuan zhi*）（根）

別　名：Siberian milkwort，Siberian polygala

Polygala tenuifolia Willd.

一般名：オンジ

英　名：polygala

和　名：イトヒメハギ

生薬名：局（根）オンジ（遠志）

中国名：遠志（*yuan zhi*）（根）

別　名：thin-leaf polygala

使用部位：根

安全性クラス：2b, 2d

相互作用クラス：A

禁忌　妊娠中は，医療従事者監督下以外での使用禁止（Chen and Chen 2004）。

胃潰瘍および胃炎のある人に禁忌（Bensky et al. 2004; Chen et al. 2004）。

他の注意事項　知見なし

薬やサプリメントとの相互作用　知見なし

注意　利尿薬（Chen and Chen 2004; Yamahara et al. 1979），付録2参照。

有害事象と副作用　オンジは消化管を刺激する可能性がある（Bensky et al. 2004; Chen et al. 2004）。

オンジでのアレルギー反応が報告されている（Bensky et al. 2004; Park et al. 2005）。

妊婦と授乳婦　中国伝統医学の参考文献では，オンジの水およびアルコール抽出物は妊娠および非妊娠動物いおいて，子宮刺激作用を示したことから，妊娠中のオンジの使用は注意すべきであると示す（Chen and Chen 2004）。この情報に基づいて，妊娠中は資格のある医療従事者監督下以外での使用を推奨しない。

授乳期間中のオンジの安全性は不明である。本書では，授乳期間での使用に関する問題は確認されなかったが，最終的な安全性は確立されていない。

レビュー詳細

I. 薬やサプリメントとの相互作用

薬やサプリメントとの相互作用の臨床試験

確認されなかった。

被疑薬やサプリメントとの相互作用の症例報告

確認されなかった。

薬やサプリメントとの相互作用の動物試験

確認されなかった。

II. 有害事象

有害事象の症例報告　オンジの過剰投与（標準用量は6～15gの煎剤として記載）は，吐き気や嘔吐を引き起こす可能性がある（Bensky et al. 2004）。

オンジへのアレルギー反応が報告されている（Bensky et al. 2004）。

8年間ハーブ処理工場で働いていた患者で，オンジによって誘発された職業性喘息と鼻炎が報告された。皮膚プリックテストは，原因物質としてオンジを確認した（Park et al. 2005）。

III. 薬理学および薬物動態学

ヒトの薬理学的研究　確認されなかった。

動物の薬理学的研究　ラットに対し2g/kgのオンジの水エタノール抽出物を経口投与した場合，24時間尿量の有意な増加とともに，うっ血性浮腫の100%の減少が認められた（Yamahara et al. 1979）。

ヘキソバルビタール誘導性の睡眠時間の延長は，オンジのメタノール抽出物のブタノール可溶性画分を6.25～50mg/kg腹腔内投与したマウスで認められた（Nikaido et al. 1982）。

*In vitro*の薬理学的研究　オンジのエタノール抽出物のエストロゲン活性は，ヒトエストロゲン受容体発現プラスミドおよびレポータープラスミドでの組換え酵母で認められなかった（Kim et al. 2008）。

テトラハイドロコルンバミンは，いくつかの*in vitro*研究において，ドーパミン受容体結合活性を示した（Shen et al. 1994）。

IV. 妊婦と授乳婦

オンジの水およびアルコール抽出物は，妊娠および非妊娠ウサギ，ネコおよびイヌで，子宮刺激作用を示している。投与量および投与方法の情報は報告されなかった（Chen and Chen 2004）。

授乳期間中のオンジの安全性情報は確認されなかった。

V. 毒性研究

急性毒性

マウスに対するオンジの経口LD_{50}は，全根で16.95g/kg，根皮で10.03g/kg，根の芯では75g/kg以上である（Chang and But 1986）。

遺伝毒性

オンジの水およびメタノール抽出物の変異原活性は，ネズミチフス菌TA98株およびTA100株でのエイムス試験で認められなかった（Morimoto et al. 1982）。

参考文献

Bensky, D., S. Clavey, and E. Stöger. 2004. *Chinese herbal medicine: Materia medica*. 3rd ed. Seattle: Eastland Press.

Chang, H.-M., and P.P.H. But. 1986. *Pharmacology and applications of Chinese materia medica*. English ed. Philadelphia: World Scientific.

Chen, J.K., and T.T. Chen. 2004. *Chinese medical herbology and pharmacology*. City of Industry, CA: Art of Medicine Press.

Chen, Y.L., C.L. Hsieh, P.H.B. Wu, and J.G. Lin. 2004. Effect of *Polygala tenuifolia* root on behavioral disorders by lesioning nucleus basalis magnocellularis in rat. *J. Ethnopharmacol.* 95(1):47-55.

Kim, I.G., S.C. Kang, K.C. Kim, E.S. Choung, and O.P. Zee. 2008. Screening of estrogenic and antiestrogenic activities from medicinal plants. *Environ. Toxicol. Pharmacol.* 25(1):75-82.

P

Morimoto, I., F. Watanabe, T. Osawa, T. Okitsu, and T. Kada. 1982. Mutagenicity screening of crude drugs with *Bacillus subtilis* rec-assay and *Salmonella*/microsome reversion assay. *Mutat. Res.* 97(2):81.

Nikaido, T., T. Ohmoto, H. Saitoh, et al. 1982. Inhibitors of cyclic adenosine monophosphate phosphodiesterase in *Polygala tenuifolia*. *Chem. Pharm. Bull.* 30(6):2020-2024.

Park, H.K., S.G. Jeon, T.B. Kim, et al. 2005. Occupational asthma and rhinitis induced by a herbal medicine, wonji (*Polygala tenuifolia*). *J. Kor. Med. Sci.* 20(1):46-49.

Shen, X.L., M.R. Witt, K. Dekermendjian, and M. Nielsen. 1994. Isolation and identification of tetrahydrocolumbamine as a dopamine receptor ligand from *Polygala tenuifolia* Willd. *Yao Xue Xue Bao* 29(12):887-890.

Yamahara, J., Y. Takagi, T. Sawada, et al. 1979. Effects of crude drugs on congestive edema. *Chem. Pharm. Bull.* 27(6):1464.

Polygonatum biflorum (Walter) Elliott

キジカクシ科（ユリ科）

一般名：ソロモンズシール

英　名：Solomon's seal

別　名：small Solomon's seal

使用部位：根

安全性クラス：1

相互作用クラス：A

禁忌　知見なし

他の注意事項　知見なし

薬やサプリメントとの相互作用　知見なし

注釈　医療用途に加えて，ソロモンズシールの根茎は，食物としてチェロキー族の人々によって使用されており，粉末状にして小麦粉に入れてパンにする。あるいは茹でて食べている（Moerman 1998）。

有害事象と副作用　知見なし

薬理学的考察　知見なし

妊婦と授乳婦　科学的または伝統的文献において，妊娠中および授乳中におけるソロモンズシールの安全性は不明である。本書では，妊娠中や授乳期間での使用に関する問題は確認されなかったが，最終的な安全性は確立されていない。

レビュー詳細

I. 薬やサプリメントとの相互作用

薬やサプリメントとの相互作用の臨床試験
確認されなかった。

被疑薬やサプリメントとの相互作用の症例報告
確認されなかった。

薬やサプリメントとの相互作用の動物試験
確認されなかった。

II. 有害事象

有害事象の症例報告　確認されなかった。

III. 薬理学および薬物動態学

ヒトの薬理学的研究　確認されなかった。

動物の薬理学的研究　確認されなかった。

*In vitro*の薬理学的研究　確認されなかった。

IV. 妊婦と授乳婦

妊娠中および授乳中におけるソロモンズシールの安全性に関する情報は確認されなかった。

V. 毒性研究

確認されなかった。

参考文献

Moerman, D.E. 1998. *Native American ethnobotany*. Portland, OR: Timber Press.

Polygonatum odoratum (Mill.) Druce

キジカクシ科（ユリ科）

一般名：センテッドソロモンズシール

英　名：aromatic Solomon's seal

和　名：アマドコロ

異　名：*Polygonatum officinale* All.

中国名：萎蕤（イズイ）（*yu zhu*）（根茎）

別　名：fragrant Solomon's seal

使用部位：根茎

安全性クラス：1
相互作用クラス：A
禁忌　知見なし
他の注意事項　知見なし
薬やサプリメントとの相互作用　知見なし
有害事象と副作用　センテッドソロモンズシールでのアレルギー反応が報告されている（Bensky et al. 2004）。
薬理学的考察　動物研究は，センテッドソロモンズシールが血糖値の調節を変化させる可能性があることを実証している（Choi and Park 2002; Kato and Miura 1994; Miura and Kato 1995）。糖尿病を持つ人は，使用前に有資格の医療従事者に相談し，血糖値を厳密に測定することを勧める。
妊婦と授乳婦　科学的または伝統的文献において，妊娠中および授乳中におけるセンテッドソロモンズシールの安全性は不明である。本書では，妊娠中や授乳期間での使用に関する問題は確認されなかったが，最終的な安全性は確立されていない。

レビュー詳細

I. 薬やサプリメントとの相互作用

薬やサプリメントとの相互作用の臨床試験
確認されなかった。
被疑薬やサプリメントとの相互作用の症例報告
確認されなかった。
薬やサプリメントとの相互作用の動物試験
確認されなかった。

II. 有害事象

有害事象の症例報告　センテッドソロモンズシールの過剰投与（標準用量は6～15gの煎剤として掲載）は吐き気，嘔吐または下痢を引き起こす可能性がある（Bensky et al. 2004）。

全身性掻痒症および赤い丘疹を含む，センテッドソロモンズシールでのアレルギー反応が報告されている（Bensky et al. 2004）。

III. 薬理学および薬物動態学

ヒトの薬理学的研究　確認されなかった。
動物の薬理学的研究　健常および糖尿病マウスに対し，800mg/kgセンテッドソロモンズシールのメタノール抽出物を腹腔内投与したところ，血糖値の低下が認められた（Kato and Miura 1994; Miura and Kato 1995）。

膵臓を90%摘出されたラットを対象に，センテッドソロモンズシールからのステロイド系配糖体化合物を，1日当たり30mg/kgの用量で13週間経口投与した場合，膵臓β細胞からのインスリン分泌に変化は認められなかった。しかし，マウスの場合は，インスリン感受性の増加を有することが発見された（Choi and Park 2002）。
***In vitro*の薬理学的研究**　センテッドソロモンズシールのエタノール抽出物のエストロゲン活性は，ヒトエストロゲン受容体発現プラスミドおよびレポータープラスミドでの組換え酵母で認められなかった（Kim et al. 2008）。

IV. 妊婦と授乳婦

妊娠中および授乳中におけるセンテッドソロモンズシールの安全性に関する情報は確認されなかった。

V. 毒性研究

急性毒性
マウスに対し10g/kgのセンテッドソロモンズシールの水抽出物（原料の64.5g/kgに相当）を，6時間間隔で2回，経口投与したところ，有害作用は認められなかった（Chen et al. 2001）。

マウスに対するセンテッドソロモンズシールの注射剤のLD_{50}は，腹腔内投与において112.5g/kgである（Zhu 1998）。精子異常試験では，性的に成熟した雄マウスを対象に，1日当たり2.5，5，10 g/kgのセンテッドソロモンズシールの水抽出物を5日間経口投与した。実験終了の30日後に行われた精子の試験では，対照群と比較して，精子の異常の率に有意な差を示さなかった（Chen et al. 2001）。
亜慢性毒性
1日当たり4または16g/kgのセンテッドソロモンズシールの水抽出物（原料の12.9および51.6g/kgに相当）を経口投与したラットでは，16g/kgの群において軟便が認められた。行動，外観，食事，血液学，血液生化学，組織病理学を含む毒性の兆候は認められなかった（Chen et al. 2001）。
遺伝毒性
マウスの骨髄小核試験では，マウスは，2.5，5，10 g/kgのセンテッドソロモンズシールの水抽出物を，24時間の間隔で2回，経口投与された。その結果，小核細胞の率に有意な変化は認められなかった（Chen et al. 2001）。

S9による代謝活性の有無に関わらずネズミチフス菌TA97株，TA98株，TA100株，TA102株でのエイムス試験では，センテッドソロモンズシールの水抽出物0.2，1，5 mg/plateでは変異原活性は認められなかった（Chen et al. 2001）。

参考文献

Bensky, D., S. Clavey, and E. Stöger. 2004. *Chinese herbal medicine: Materia medica*. 3rd ed. Seattle: Eastland Press.

Chen, H., R. Feng, Y. Guo, et al. 2001. Toxicity studies of *Rhizoma Polygonati Odorati*. *J. Ethnopharmacol.* 74(3):221-224.

Choi, S.B., and S. Park. 2002. A steroidal glycoside from *Polygonatum odoratum* (Mill.) Druce. improves insulin resistance but does not alter insulin secretion in 90% pancreatectomized rats. *Biosci. Biotechnol. Biochem.* 66(10):2036-2043.

Kato, A., and T. Miura. 1994. Hypoglycemic action of the rhizomes of *Polygonatum officinale* in normal and diabetic mice. *Planta Med.* 60(3):201-203.

Kim, I.G., S.C. Kang, K.C. Kim, E.S. Choung, and O.P. Zee. 2008. Screening of estrogenic and antiestrogenic activities from medicinal plants. *Environ. Toxicol. Pharmacol.* 25 (1):75-82.

Miura, T., and A. Kato. 1995. The difference in hypoglycemic action between *polygonati rhizoma* and *polygonati officinalis rhizoma*. *Biol. Pharm. Bull.* 18(11):1605-1606.

Zhu, Y.-P. 1998. *Chinese materia medica: Chemistry, pharmacology and applications*. Amsterdam: Harwood Academic Publishers.

Polygonatum sibiricum F. Delaroche

キジカクシ科（ユリ科）

一般名：ポリゴナツム
英　名：polygonatum
和　名：カギクルマバナルコユリ
生薬名：局（根茎を通例，蒸したもの）オウセイ（黄精）
中国名：黄精（*huang jing*）（根茎）
別　名：Siberian Solomon's seal
使用部位：根茎

安全性クラス：1

相互作用クラス：A

禁忌　知見なし

他の注意事項　知見なし

薬やサプリメントとの相互作用　知見なし

有害事象と副作用　知見なし

薬理学的考察　動物研究では，ポリゴナツムが血糖値の調節を変化させる可能性があることを実証している（Kato and Miura 1993; Miura and Kato 1995）。糖尿病を持つ人は，使用前に有資格の医療従事者に相談し，血糖値を厳密に測定することを勧める。

妊婦と授乳婦　科学的または伝統的文献において，妊娠中および授乳中におけるポリゴナツムの安全性は不明である。本書では，妊娠中や授乳期間での使用に関する問題は確認されなかったが，最終的な安全性は確立されていない。

レビュー詳細

I. 薬やサプリメントとの相互作用

薬やサプリメントとの相互作用の臨床試験
確認されなかった。

被疑薬やサプリメントとの相互作用の症例報告
確認されなかった。

薬やサプリメントとの相互作用の動物試験
確認されなかった。

II. 有害事象

有害事象の症例報告　確認されなかった。

III. 薬理学および薬物動態学

ヒトの薬理学的研究　確認されなかった。

動物の薬理学的研究　健常および糖尿病マウスに対し，800mg/kgのポリゴナツムのメタノール抽出物を腹腔内投与した場合，血糖値の低下が，糖尿病マウスで顕著に認められた。双方ともに，血清インスリン値に変化は見られなかった（Kato and Miura 1993; Miura and Kato 1995）。

*In vitro*の薬理学的研究　確認されなかった。

IV. 妊婦と授乳婦

妊娠中および授乳中におけるポリゴナツムの使用に関する情報は確認されなかった。

V. 毒性研究

急性毒性

マウスに対し450g/kgに相当する用量のポリゴナツムの水抽出物を経口投与したところ，未処理のハーブの抽出物を投与したすべてのマウスは死亡したが，蒸気処理された根の抽出物を投与した場合はすべてのマウスが生き残った（Zhu 1998）。

参考文献

Kato, A., and T. Miura. 1993. Hypoglycemic activity of *Polygonati Rhizoma* in normal and diabetic mice. *Biol. Pharm. Bull.* 16(11):1118-1120.

Miura, T., and A. Kato. 1995. The difference in hypoglycemic action between *polygonati rhizoma* and *polygonati officinalis rhizoma*. *Biol. Pharm. Bull.* 18(11):1605-1606.

Zhu, Y.-P. 1998. *Chinese materia medica: Chemistry, pharmacology and applications.* Amsterdam: Harwood Academic Publishers.

Polygonum bistorta L. タデ科

一般名：ビストート

英　名：bistort

和　名：イブキトラノオ

中国名：挙参（*quan shen*）（根茎）

別　名：English serpentary

使用部位：根茎

安全性クラス：1

相互作用クラス：A

禁忌　知見なし

他の注意事項　知見なし

薬やサプリメントとの相互作用　知見なし

注 意　タンニン（15～21%）（Remington and Wood 1918; Wattiez 1920），付録1参照。

有害事象と副作用　腹痛および下痢を含むビストートの軽度の副作用が報告されている（Bensky et al. 2004）。

薬理学的考察　知見なし

妊婦と授乳婦　科学的または伝統的文献において，妊娠中および授乳中におけるビストートの安全性は不明である。本書では，妊娠中や授乳期間での使用に関する問題は確認されなかったが，最終的な安全性は確立されていない。

レビュー詳細

I. 薬やサプリメントとの相互作用

薬やサプリメントとの相互作用の臨床試験
確認されなかった。

被疑薬やサプリメントとの相互作用の症例報告
確認されなかった。

薬やサプリメントとの相互作用の動物試験
確認されなかった。

II. 有害事象

有害事象の症例報告　腹痛および下痢を含むビストートの軽度の副作用が報告されている。これらの作用は，腸粘膜の炎症に起因すると考えられている（Bensky et al. 2004）。

III. 薬理学および薬物動態学

ヒトの薬理学的研究　確認されなかった。

動物の薬理学的研究　確認されなかった。

*In vitro*の薬理学的研究　ビストートのエタノール抽出物は，サルの腎細胞において，インターフェロン様活性を示す物質を誘導活性した（Smolarz and Skwarek 1999）。

IV. 妊婦と授乳婦

妊娠中および授乳中におけるビストートの使用に関する情報は確認されなかった。

V. 毒性研究

確認されなかった。

参考文献

Bensky, D., S. Clavey, and E. Stöger. 2004. *Chinese herbal medicine: Materia medica.* 3rd ed. Seattle: Eastland Press.

Remington, J.P., and H.C. Wood. 1918. *The dispensatory of the United States of America.* 20th ed. Philadelphia: Lippincott.

Smolarz, H.D., and T. Skwarek. 1999. The investigations into the interferon-like activity of *Polygonum* L. genus. *Acta Pol. Pharm.* 56(6):459-462.

Wattiez, N. 1920. Contribution to the study of *Polygonum bistorta*. Localization of tannin. Its employment as a substitute for *Krameria triandra*. *Ann. Bull. Soc. R. Med. Nat.* 4:121-128.

Populus balsamifera L. ssp. *balsamifera* ヤナギ科

一般名：バルサムポプラ

英　名：balsam poplar

和　名：ヒロハハコヤナギ

異　名：*Populus candicans* Aiton，*Populus tacamahaca* Mill.

別　名：balm-of-gilead（葉芽），tacamahac

使用部位：葉芽の樹脂

安全性クラス：1

相互作用クラス：A

禁忌　知見なし

他の注意事項　知見なし

薬やサプリメントとの相互作用　知見なし

注意　サリチル酸塩（List and Hörhammer 1973），付録1参照。

有害事象と副作用　まれなケースとして，バルサムポプラに対する過敏症とアレルギー性皮膚反応が報告された（Blumenthal et al. 1998; Bradley 1992）。

薬理学的考察　知見なし

妊婦と授乳婦　科学的または伝統的文献において，妊娠中および授乳中におけるバルサムポプラの安全性は不明である。本書では，妊娠中や授乳期間での使用に関する問題は確認されなかったが，最終的な安全性は確立されていない。

レビュー詳細

I. 薬やサプリメントとの相互作用

薬やサプリメントとの相互作用の臨床試験
　確認されなかった。

被疑薬やサプリメントとの相互作用の症例報告
　確認されなかった。

薬やサプリメントとの相互作用の動物試験
　確認されなかった。

II. 有害事象

有害事象の症例報告　確認されなかった。

III. 薬理学および薬物動態学

ヒトの薬理学的研究　確認されなかった。

動物の薬理学的研究　確認されなかった。

*In vitro*の薬理学的研究　確認されなかった。

IV. 妊婦と授乳婦

妊娠中および授乳中におけるバルサムポプラの使用に関する情報は確認されなかった。

V. 毒性研究

確認されなかった。

参考文献

Blumenthal, M., W. Busse, A. Goldberg, et al. 1998. *The complete German Commission E monographs*. Austin, TX: American Botanical Council.

Bradley, P.R. 1992. *British herbal compendium: A handbook of scientific information on widely used plant drugs*. Bournemouth, UK: British Herbal Medicine Association.

List, P.H., and H. Hörhammer. 1973. *Hagers handbuch der pharmazeutischen praxis*. Berlin: Springer.

Portulaca oleracea L.　スベリヒユ科

一般名：プルスレーン

英　名：purslane

和　名：スベリヒユ

中国名：馬歯莧（バシケン）（*ma chi xian*）（地上部）

使用部位：地上部

安全性クラス：2b

相互作用クラス：A

禁忌　妊娠中は，医療従事者監督下以外での使用禁止（Bensky et al. 2004）。

他の注意事項　腎臓結石の既往のある人は使用注意（McGuffin et al. 1997）。

薬やサプリメントとの相互作用　知見なし

注意　利尿薬（Pagar et al. 2007; Yasuye and Honda 1944），付録2参照。

注釈　プルスレーンは，一般的に世界の多くの地域で野菜として摂取されている（Ezekwe et al. 1999; Omara-Alwala et al. 1991）。

有害事象と副作用　知見なし

薬理学的考察　動物研究は，プルスレーンは血糖値の調節を変化させる可能性があることを実証している（Cui et al. 2005; Li et al. 2009）。糖尿病を持つ人は，使用前に有資格の医療従事者に相談し，血糖値を厳密に測定することを勧める。

妊婦と授乳婦　生のプルスレーンは，妊娠中に使用できる食物として注意なしと分類されるとともに，世界の多くの地域で野菜として一般的に摂取される（Ezekwe et al. 1999; Omara-Alwala et al. 1991）。動物研究は，子宮に対するプルスレーンの活性に対して矛盾するデータを提供している（Chen and Chen 2004）。中国伝統医学の2つの参考文献のうち，1つは妊娠中にプルスレーンを使用すべきではないと示すが（掲載されている標準用量は，乾燥したプルスレーン9～15g）（Bensky et al. 2004），もう一方の文献は禁忌とは示していない（Chen and Chen 2004）。インドの伝統医学の文献では，妊娠中のプルスレーンの使用にいかなる懸念も示していない（Khory and Katrak 1887; Nadkarni 1954）。

科学的または伝統的文献において，授乳期間中のプルスレーンの安全性は不明である。本書では，授乳期間での使用に関する問題は確認されなかったが，最終的な安全性は確立されていない。

レビュー詳細

I. 薬やサプリメントとの相互作用

薬やサプリメントとの相互作用の臨床試験

確認されなかった。

被疑薬やサプリメントとの相互作用の症例報告

確認されなかった。

薬やサプリメントとの相互作用の動物試験

確認されなかった。

II. 有害事象

有害事象の症例報告　確認されなかった。

III. 薬理学および薬物動態学

ヒトの薬理学的研究　確認されなかった。

動物の薬理学的研究　1日当たり0.5，2.5，5g/kgのプルスレーン粉末を21日間経口投与した糖尿病および健常なラットでは，糖尿病ラットにおいて，血糖値の用量依存的な低下が認められたが，健常なラットでは認められなかった（Cui et al. 2005）。

1日当たり200または400mg/kgのプルスレーンからの多糖類を経口投与した糖尿病マウスでは，空腹時血糖値の低下および血清インスリン値の増加が認められた（Li et al. 2009）。

プルスレーンの含水エタノール抽出物を200または400mg/kg投与したラットでは，400mg/kgの用量において，尿量，ナトリウム，カリウムおよび塩化イオンの尿中濃度の増加が認められた。200mg/kgの用量では，ナトリウムおよびカリウムの尿中濃度が上昇したが，尿量および塩化物イオンの尿中濃度に変化は認められなかった（Pagar et al. 2007）。

*In vitro*の薬理学的研究　確認されなかった。

IV. 妊婦と授乳婦

中国伝統医学の権威ある2つの文献のうち，1つは妊娠中にプルスレーンを使用すべきではないと示すが（掲載されている標準用量は，乾燥したプルスレーン9～15g，生のプルスレーン195～326gに相当）（Bensky et al. 2004），もう一方の文献では禁忌とは示していない（Chen and Chen 2004）。インドの伝統医学の文献は，妊娠中のプルスレーンの使用にいかなる懸念も示していない（Khory and Katrak 1887; Nadkarni 1954）。

プルスレーンの抽出物は，ラット，ウサギ，モルモットの腸および子宮の平滑筋に対し刺激作用を有することが報告された。別の研究では，プルスレーンは，子宮刺激作用（茎の抽出物）および子宮収縮を緩和させる作用（葉の抽出物）といった，子宮に対する混在した結果が報告された。抽出物，用量，投与方法の詳細は報告されなかった（Chen and Chen 2004）。

授乳期間中のプルスレーンの安全性情報は確認されなかった。

V. 毒性研究

急性毒性

マウスに対するプルスレーンのメタノール抽出物のLD_{50}は，腹腔内投与において1.87g/kgである（Musa et al. 2007）。

遺伝毒性

S9による代謝活性の有無に関わらず，ネズミチフス菌TA98株およびTA100株でのエイムス試験では，プルスレーンの水抽出物の変異原活性は認められなかった（Yen et al. 2001）。

P

参考文献

Bensky, D., S. Clavey, and E. Stöger. 2004. *Chinese herbal medicine: Materia medica*. 3rd ed. Seattle: Eastland Press.

Chen, J.K., and T.T. Chen. 2004. *Chinese medical herbology and pharmacology*. City of Industry, CA: Art of Medicine Press.

Cui, M.Z., H. Liu, and C.Y. Li. 2005. Changes of blood glucose in diabetic rats and the interventional effect of purslane. *Chin. J. Clin. Rehab.* 9(27):92-93.

Ezekwe, M.O., T.R. Omara-Alwala, and T. Membrahtu. 1999. Nutritive characterization of purslane accessions as influenced by planting date. *Plant Food Hum. Nutr.* 54(3):183-191.
Khory, R. and N.N. Katrak 1887. Bombay materia medica. Delhi: Neeraj Publishing House, Delhi (1981 reprint).
Li, F., Q. Li, D. Gao, Y. Peng, and C. Feng. 2009. Preparation and antidiabetic activity of polysaccharide from *Portulaca oleracea* L. *Afr. J. Biotechnol.* 8(4):569-573.
McGuffin, M., C. Hobbs, R. Upton, and A. Goldberg. 1997. *Botanical safety handbook*. Boca Raton, FL: CRC Press.
Musa, K.Y., A. Ahmed, G. Ibrahim, et al. 2007. Toxicity studies on the methanolic extract of *Portulaca oleracea* L. (fam. Portulacaceae). *J. Biol. Sci.* 7(7):1293-1295.
Nadkarni, A.K., and K.M. Nadkarni, 1954. Dr. K.M. Nadkarni's Indian materia medica. Bombay: Popular Prakashan.
Omara-Alwala, T.R., T. Mebrahtu, D.E. Prior, and M.O. Ezekwe. 1991. Omega-three fatty acids in purslane (*Portulaca oleracea*) tissues. *J. Am. Oil Chem. Soc.* 68(3):198-199.
Pagar, H.J., T.M. Jyothi, S.V. Rajendra, et al. 2007. A study on preliminary phytochemical and diuretic activity of leaves of *Portulaca oleracea*. *Pharmacog. Mag.* 3(12):264-266.
Yasuye, M., and Y. Honda. 1944. Components of Portulaceae plants. *Yakugaku Zasshi* 64:177-178.
Yen, G.C., H.Y. Chen, and H.H. Peng. 2001. Evaluation of the cytotoxicity, mutagenicity and antimutagenicity of emerging edible plants. *Food Chem. Toxicol.* 39(11):1045-1053.

Potentilla erecta (L.) Räusch.　バラ科

一般名：トルメンチル
英　名：cinquefoil
異　名：*Potentilla tormentilla* Stokes
別　名：erect cinquefoil, tormentil
使用部位：根茎

安全性クラス：1
相互作用クラス：A
禁忌　知見なし
他の注意事項　知見なし
薬やサプリメントとの相互作用　知見なし
注意　タンニン（15.0～20.0%）（Tomczyk and Latte 2009; Wichtl 2004），付録1参照。
有害事象と副作用　トルメンチルは，過敏な人では胃の不快感を引き起こす可能性がある（Huber et al. 2007; Wichtl 2004）。
薬理学的考察　知見なし
妊婦と授乳婦　科学的または伝統的文献において，妊娠中および授乳中におけるトルメンチルの安全性は不明である。本書では，妊娠中や授乳期間での使用に関する問題は確認されなかったが，最終的な安全性は確立されていない。

レビュー詳細

I. 薬やサプリメントとの相互作用
薬やサプリメントとの相互作用の臨床試験
確認されなかった。
被疑薬やサプリメントとの相互作用の症例報告
確認されなかった。
薬やサプリメントとの相互作用の動物試験
確認されなかった。

II. 有害事象
臨床試験で報告された有害事象
ロタウィルス下痢症のある3か月～7歳の子供を対象とした，トルメンチルの無作為化二重盲検プラセボ対照試験で，有害作用は報告されなかった。患者に，年齢当たり3滴（～0.01ml/kg）のトルメンチルを1日3回，最大5日間経口投与した（Subbotina et al. 2003）。
有害事象の症例報告　確認されなかった。

III. 薬理学および薬物動態学
ヒトの薬理学的研究　潰瘍性大腸炎患者を対象としたオープンラベルの用量漸増試験では，患者に，1日当たり1200mg，1800mg，2400 mg，3000mgのトルメンチルのエタノール乾燥抽出物（タンニン15～22%含有）を含むカプセルを，3回に分けて経口投与した。トルメンチル関連の可能性として報告された有害作用は，胃の不快感，胸やけ，吐き気，膨満感であった。他の有害事象は，腹部痙攣，腕や足への発疹，潰瘍性大腸炎の憎悪であり，これらの症状はトルメンチルが原因である可能性，または"不明"として報告された（Huber et al. 2007）。
動物の薬理学的研究　確認されなかった。
*In vitro*の薬理学的研究　確認されなかった。

IV. 妊婦と授乳婦
妊娠中および授乳中におけるトルメンチルの使用に関する情報は確認されなかった。

V. 毒性研究
急性毒性
トルメンチル抽出物を，ラットに2.5g/kg，マウスに6.8g/kg

経口投与した場合，有害作用は認められなかった。同抽出物を，ラットに3.8g/kg投与，マウスに14.5g/kg腹腔内投与した場合も，有害作用は認められなかった（Subbotina et al. 2003）。

参考文献

Huber, R., A.V. Ditfurth, F. Amann, et al. 2007. Tormentil for active ulcerative colitis: An open-label, dose-escalating study. *J. Clin. Gastroenterol.* 41(9):834-838.

Subbotina, M.D., V.N. Timchenko, M.M. Vorobyov, et al. 2003. Effect of oral administration of tormentil root extract (*Potentilla tormentilla*) on rotavirus diarrhea in children: A randomized, double blind, controlled trial. *Pediatr. Infect. Dis. J.* 22(8):706-711.

Tomczyk, M., and K.P. Latte. 2009. Potentilla—A review of its phytochemical and pharmacological profile. *J. Ethnopharmacol.* 122(2):184-204.

Wichtl, M. 2004. *Herbal drugs and phytopharmaceuticals: A handbook for practice on a scientific basis*. 3rd ed. Boca Raton, FL: CRC Press.

Primula veris L.

サクラソウ科

一般名：カウスリップ
英　名：cowslip
和　名：キバナノクリンザクラ
異　名：*Primula officinalis*（L.）Hill
使用部位：花，根

安全性クラス：2d
相互作用クラス：A

禁忌　胃炎や胃潰瘍のある人には使用禁止（ESCOP 2003）。

他の注意事項　*Primula*種に対する過敏症のある人は使用注意（EMEA 2008）。

薬やサプリメントとの相互作用　知見なし

有害事象と副作用　時折胃の不快感や吐き気が，カウスリップの根または花の使用で報告されている（ESCOP 2003; Wichtl 2004）。

カウスリップの花は，*Primula*種に過敏な人では皮膚反応を引き起こす可能性がある（Wichtl 2004）。

薬理学的考察　知見なし

妊婦と授乳婦　科学的または伝統的文献において，妊娠中および授乳中におけるカウスリップの安全性は不明である。本書では，妊娠中や授乳期間での使用に関する問題は確認されなかったが，最終的な安全性は確立されていない。

レビュー詳細

I. 薬やサプリメントとの相互作用

薬やサプリメントとの相互作用の臨床試験
　確認されなかった。
被疑薬やサプリメントとの相互作用の症例報告
　確認されなかった。
薬やサプリメントとの相互作用の動物試験
　確認されなかった。

II. 有害事象

有害事象の症例報告　カウスリップ根の過剰投与（標準用量：煎剤0.5～1.5g，チンキ2～4g）は，胃のむかつき，吐き気，嘔吐または下痢を引き起こす可能性がある（Hänsel et al. 1993; Wichtl 2004）。

様々な*Primula*種の葉は，過敏な人では接触皮膚炎を引き起こす強力な増感剤であるプリミンを含む（Aplin and Lovell 2001; Ingber and Menne 1990）。

プリムラ皮膚炎は，一般的に，前腕で小胞と水疱を伴う線状紅斑，指の水疱および時には顔に小胞として現れる（Zachariae et al. 2007）。カウスリップの地下部はプリミンを含まないため，皮膚への影響はカウスリップ根の経口使用後には予測されない（EMEA 2008; Hausen 1978）。

III. 薬理学および薬物動態学

ヒトの薬理学的研究　確認されなかった。
動物の薬理学的研究　確認されなかった。
*In vitro*の薬理学的研究　確認されなかった。

IV. 妊婦と授乳婦

妊娠中および授乳中におけるカウスリップの使用に関する情報は確認されなかった。

V. 毒性研究

急性毒性
マウスに対するカウスリップ根のサポニン画分のLD_{50}は，腹腔内投与において24.5mg/kgであるが，ラットに対するプリムラ酸のLD_{50}は，静脈内投与において1.2mg/kgである（Hänsel et al. 1993）。カウスリップの毒性作用は，一般的にサポニン含有量に起因される（EMEA 2008）。

P

参考文献

Aplin, C.G., and C.R. Lovell. 2001. Contact dermatitis due to hardy *Primula* species and their cultivars. *Contact Dermat.* 44(1):23-29.

EMEA. 2008. Assessment report on *Primula veris* L., *Primula elatior* (L.) Hill, *radix*. London: European Medicines Agency. Original edition, EMEA/HMPC/144474/2006.

ESCOP. 2003. *ESCOP monographs: The scientific foundation for herbal medicinal products*. 2nd ed. Exeter, UK: European Scientific Cooperative on Phytotherapy.

Hänsel, R., K. Keller, H. Rimpler, and G. Schneider, eds. 1993. *Hagers handbuch der pharmazeutischen praxis*. 5th ed. Berlin: Springer

Hausen, B.M. 1978. On the occurrence of the contact allergen primin and other quinoid compounds in species of the family of Primulaceae. *Arch. Dermatol. Res.* 261:311-321.

Ingber, A., and T. Menne. 1990. Primin standard patch testing: 5 years experience. *Contact Dermat.* 23(1):15-19.

Wichtl, M. 2004. *Herbal drugs and phytopharmaceuticals: A handbook for practice on a scientific basis*. 3rd ed. Boca Raton, FL: CRC Press.

Zachariae, C., K. Engkilde, J.D. Johansen, and T. Menne. 2007. Primin in the European standard patch test series for 20 years. *Contact Dermat.* 56(6):344-346.

Prunella vulgaris L.

シソ科

一般名：ヒールオール
英　名：heal all
和　名：ウツボグサ
生薬名：局（花穂）カゴソウ（花枯草）
中国名：夏枯草（*xia ku cao*）（果実穂）
別　名：self heal
使用部位：果実穂

安全性クラス：1
相互作用クラス：A

禁忌　知見なし

他の注意事項　知見なし

薬やサプリメントとの相互作用　知見なし

有害事象と副作用　ヒールオールに対するアレルギー反応が報告されている（Bensky et al. 2004）。

薬理学的考察　動物研究では，ヒールオールは血糖値の調節を変化させる可能性があることを実証した（Zheng et al. 2007）。糖尿病を持つ人は，使用前に有資格の医療従事者に相談し，血糖値を厳密に測定することを勧める。

動物研究では，ヒールオールでの処置後に，抗エストロゲン活性が認められた。生殖能力への有害作用は見られなかった（Collins et al. 2009）。

妊婦と授乳婦　科学的または伝統的文献において，妊娠中または授乳中のヒールオールの安全性情報は限られている。本書では，妊娠中や授乳期間での使用に関する問題は確認されなかったが，最終的な安全性は確立されていない。

レビュー詳細

I. 薬やサプリメントとの相互作用

薬やサプリメントとの相互作用の臨床試験
確認されなかった。

被疑薬やサプリメントとの相互作用の症例報告
確認されなかった。

薬やサプリメントとの相互作用の動物試験
確認されなかった。

II. 有害事象

有害事象の症例報告　まれなケースとして，ヒールオールに対するアレルギー反応が報告されている。症状としては，発疹，喉・唇・舌の腫れ，吐き気・嘔吐・下痢を含む胃腸症状である（Bensky et al. 2004）。動物研究では，ヒールオールは即時型アレルギー反応の阻害を実証した（Shin et al. 2001）。

III. 薬理学および薬物動態学

ヒトの薬理学的研究　確認されなかった。

動物の薬理学的研究　経口ブドウ糖負荷試験において，ヒールオールの水-エタノール抽出物を50，75，100，125 mg/kgの用量で経口投与した糖尿病マウスで，用量依存的な血糖値の低下が認められた。インスリンの血漿レベルの増加は認められなかった。同抽出物を100mg/kgの用量で投与したマウスでは，グリベンクラミド5mg/kgを併用したところ，相乗的な血糖値の低下が認められた（Zheng et al. 2007）。

ヒールオールの水抽出物を飲料水として投与（推定1日摂取量は不特定）した卵巣摘出マウスでは，ヒールオールの抗エストロゲン活性が認められた。エストロゲンで処理した場合にのみ残るヒト子宮内膜の異種移植片で移植されたマウスでは，1か月間エストロゲンおよびヒールオールで処理した場合，対照群と比較して，異種移植片が小さくなり減少していた（Collins et al. 2009）。

交配2週間前から，ヒールオールの水抽出物を飲料水として投与（推定1日摂取量は不特定）したマウスでは，生殖能力に対する有害作用は認められなかった（Collins et al. 2009）。

*In vitro*の薬理学的研究　ホルモン応答性子宮内膜細胞株（ECC-1）では，ヒールオールのメタノール抽出物は抗エストロゲン活性を示した。具体的には，アルカリホスファターゼ活性およびエストロゲン誘導性の細胞増殖の抑制が用量依存的に認められた。

標準的な抗エストロゲン化合物およびヒールオール抽出物の両方を処置した細胞株では，エストロゲン誘導性タンパク質の発現が阻害された（Collins et al. 2009）。

*In vitro*のスクリーニング試験では，ヒールオールの抽出物は，薬物代謝酵素CYP3A4のいくつかの阻害を示した（Lee et al. 2007）。

IV. 妊婦と授乳婦

単離したウサギの子宮において，ヒールオールの煎剤は，非妊娠ウサギの子宮では緊張性収縮を生じたが，妊娠ウサギの子宮では弱い作用を示すのみあった（Zhu 1998）。

授乳期間中のヒールオールの安全性情報は確認されなかった。

V. 毒性研究

急性毒性

ヒールオールの抽出物を10g/kg経口投与したマウスでは，有害作用は認められなかった（Chen and Chen 2004）。

参考文献

Bensky, D., S. Clavey, and E. Stöger. 2004. *Chinese herbal medicine: Materia medica*. 3rd ed. Seattle: Eastland Press.

Chen, J.K., and T.T. Chen. 2004. *Chinese medical herbology and pharmacology*. City of Industry, CA: Art of Medicine Press.

Collins, N.H., E.C. Lessey, C.D. DuSell, et al. 2009. Characterization of antiestrogenic activity of the Chinese herb, *Prunella vulgaris*, using in vitro and in vivo (mouse xenograft) models. *Biol. Reprod.* 80(2):375-383.

Lee, S.S., B. Zhang, M.L. He, V.S.C. Chang, and H.F. Kung. 2007. Screening of active ingredients of herbal medicine for interaction with CYP450 3A4. *Phytother. Res.* 21(11):1096-1099.

Shin, T.Y., Y.K. Kim, and H.M. Kim. 2001. Inhibition of immediate-type allergic reactions by *Prunella vulgaris* in a murine model. *Immunopharmacol. Immunotoxicol.* 23(3):423-435.

Zheng, J., J. He, B. Ji, Y. Li, and X. Zhang. 2007. Antihyperglycemic activity of *Prunella vulgaris* L. in streptozotocin-induced diabetic mice. *Asia Pac. J. Clin. Nutr.* 16(Suppl. 1):427-431.

Zhu, Y.-P. 1998. *Chinese materia medica: Chemistry, pharmacology and applications.* Amsterdam: Harwood Academic Publishers.

Prunus armeniaca L.

バラ科

一般名：アプリコット
英　名：apricot
和　名：アンズ，ホンアンズ
生薬名：局（種子）キョウニン（杏仁）
異　名：*Armeniaca vulgaris* Lam.
中国名：苦杏仁（*ku xing ren*）（種子）
別　名：Chinese bitter almond
使用部位：種子

安全性クラス：3
相互作用クラス：A

禁忌　このハーブの適切な使用において，有資格の専門家監督下以外での使用禁止（Bensky et al. 2004; Femenia et al. 1995）。

他の注意事項　知見なし

薬やサプリメントとの相互作用　知見なし

注意　青酸配糖体（アミグダリン，上限8%）（Chen and Chen 2004; Encarna et al. 1998; FAO/WHO 2009; Femenia et al. 1995; Gunders et al. 1969），付録1参照。

注釈　青酸配糖体の非常に低いレベル（<0.000005%シアン化物）での，アプリコットカーネルの“甘い”品種が市販されている（Bensky et al. 2004）。ここで述べた懸念は，苦いアプリコットカーネル（0.2～0.4%シアン化物）に言及しており，甘いアプリコットカーネルのことではない。

アーモンドの苦い品種（*Prunus dulcis*）は，癌患者のためのサプリメントとして以前は販売されており，青酸配糖体のアミグダリン（0.2%シアン化物）も含むが，一般的に消費されているアーモンドの甘い品種は微量のアミグダリンを含有するのみである（Dicenta et al. 2002）。ビターアプリコットのために記載された懸念は，ビターアーモンドにも適用する（Shragg et al. 1982）。

アプリコットカーネルから抽出したオイルは，青酸配糖体を含まない（Alpaslan and Hayta 2006; Beyer and Melton 1990）。

英国食品基準庁は，シアン化物の0.005 mg/kgの日用量は，急性の影響を起こす可能性は低いことを示唆した（FSA 2006）。FAOおよびWHOからの討議論文では，この推定値は過度に保守的であり，一度摂取した青酸への細菌酵素変換に関連するアミグダリン（アプリコットカーネルに存在する青酸配糖体）にとって異なる毒物動態学を考慮していないことを示した（FAO/WHO 2009）。他の組織では，シアン化物の暫定耐容1日摂取量として0.012～0.108mg/kgであると示している（FAO/WHO 2009）。

ビターアプリコットカーネルは，バルクで，小売で販売されるべきではない。すべての製品ラベルは次のように明記すべきである：子供への使用禁止（McGuffin et al. 1997）。

有害事象と副作用　致死性および非致死性の両方の中毒の症例が，アプリコットカーネルの摂取後に，小児と成人で報告されている（Bensky et al. 2004; Gunders et al. 1969; Lasch and Shawa 1981; Sayre and Kaymakcalan 1964; Suchard et al. 1998; Townsend and Boni 1975）。小児にとっての毒性は，10～20種子として報告されているが，成人にとっては40～60種子が毒性を引き起こす可能性がある（Bensky et al. 2004; Chen and Chen 2004）。青酸配糖体からの中毒は，流涎症，胃の不快感，吐き気，嘔吐，腹痛，下痢，頭痛，めまい，脱力感，呼吸困難，不穏，恐怖感，動悸のような症状をもたらす。重症例では，昏睡，痙攣，チアノーゼ，散瞳の症状や呼吸不全による死亡を含む可能性がある（Bensky et al. 2004; Chen and Chen 2004）。

薬理学的考察　知見なし

妊婦と授乳婦　動物研究では，高用量のアミグダリンのアプリコットカーネルを含む餌を与えたラットでは，仔の生存，授乳指数および離乳時体重が減少した（Miller et al. 1981）。

科学的または伝統的文献において，授乳中におけるアプリコットの安全性は不明である。本書では，授乳期間での使用に関する問題は確認されなかったが，最終的な安全性は確立されていない。また，このハーブは適切な使用において，有資格の専門家監督下以外での使用は推奨しない。

レビュー詳細

I. 薬やサプリメントとの相互作用

薬やサプリメントとの相互作用の臨床試験

確認されなかった。

被疑薬やサプリメントとの相互作用の症例報告

確認されなかった。

薬やサプリメントとの相互作用の動物試験

確認されなかった。

II. 有害事象

有害事象の症例報告　小児にとっての毒性は，10～20種子として報告されている。成人にとっては，40～60種子が毒性を引き起こす可能性がある。50～120種子の摂取は，致命的な中毒をもたらした。青酸配糖体からの中毒は，流涎症，胃の不快感，吐き気，嘔吐，腹痛，下痢，頭痛，めまい，脱力感，呼吸困難，不穏，恐怖感，動悸のような症状をもたらす。重症例では，昏睡，痙攣，チアノーゼ，散瞳の症状や，呼吸不全による死亡を含む可能性がある（Bensky et al. 2004; Chen and Chen 2004）。

通常の投与量の範囲（煎剤として3～10g）および煎剤としての摂取は，毒性副作用は予想されない。粉末状のカーネルの懸濁液は，種子の煎剤の4～5倍の毒性と考えられている。煮沸することによりカーネルの毒性を減らすことができる（Bensky et al. 2004）。

致命的なシアン化合物中毒は，アプリコットカーネルの不特定数を摂取した3歳の女児で生じた。中毒の原因となった同じロットからのアプリコットカーネルの分析では，カーネル当たり平均2.15mgのシアン化物を示した（Gunders et al. 1969）。

健康食品店で購入した30個のアプリコットカーネル（推定総量，15g）を摂取後，41歳の女性は虚弱となり，呼吸困難を生じた。彼女は昏睡状態および低体温になったが，シアン化物中毒の解毒治療に迅速に応答した（Suchard et al. 1998）。

致命的ではないシアン化物中毒は，20～40個のビターアプリコットを摂取していたリンパ腫のある49歳の女性で報告された（Suchard et al. 1998）。

小児および成人でのシアン化物中毒の他の症例が報告されている（Lasch and Shawa 1981; Sayre and Kaymakcalan 1964; Townsend and Boni 1975）。

III. 薬理学および薬物動態学

ヒトの薬理学的研究　確認されなかった。

動物の薬理学的研究　確認されなかった。

*In vitro*の薬理学的研究　確認されなかった。

IV. 妊婦と授乳婦

低アミグダリン（<500mg/kgシアン化物），中程度アミグダリン（1000～2000mg/kgシアン化物），または高アミグダリン（2000mg/kgシアン化物）を含むアプリコットの品種からの地上アプリコットカーネルを10%含む餌を，18週間与えた妊娠ラットでは，仔の3日間の生存指数は，低アミグダリン群よりも高アミグダリン群で低かった。授乳指数および離乳体重も，低用量群よりも高用量群において低かった。(Miller et al. 1981)。

授乳中におけるアプリコットの安全性に関する情報は確認されなかった。

V. 毒性研究

急性毒性

マウスに対するアプリコットカーネルの水抽出物（アミグダリンの含有量は特定されなかった）の経口LD_{50}は2.25g/kgであるが，アミグダリンの経口LD_{50}は443mg/kgである（Yamashita et al. 1987）。

ラットに対するアミグダリンのLD_{50}は，静脈内投与で25g/kg，腹腔内投与で8g/kg，経口投与で0.6g/kgである。青酸は胃酸の存在下でアミグダリンから製造される。したがって，経口投与が最も有毒である（Chen and Chen 2004）。

短期毒性

アプリコットカーネルの粉末状の搾りかす（アミグダリン"低"レベルを含む）を30%含む餌を4週間与えたラットでは，体重増加不良および乏しい食料効率比が認められた。餌を与える前に水を追加された場合は，これらの効果が改善された。組織学的症状は試験された臓器において認められなかった（Gandhi et al. 1997）。

亜慢性毒性

毒性試験では，ラットは低アミグダリン（<500mg/kgシアン化物），中等度アミグダリン（1000～2000mg/kgシアン化物），または高アミグダリン（2000mg/kgシアン化物）を含むアプリコットの品種からの地上アプリコットカーネルを10%含む餌を18週間与えられた。雌で，肝臓ロダネーゼ活性およびチオシアン酸（SCN）の血中レベルが，高アミグダリン餌によって増加したが，雄では示されなかった。雄雌両方が，効率的にチオシアン酸を排泄し，食物のアミグダリンから加水分解されたシアン化合物の効率的な解毒およびクリアランスを示した。血液化学の変化は認められなかった（Miller et al. 1981）。

参考文献

Alpaslan, M., and M. Hayta. 2006. Apricot kernel: Physical and chemical properties. *J. Am. Oil Chem. Soc.* 83(5):469-471.

Bensky, D., S. Clavey, and E. Stöger. 2004. *Chinese herbal medicine: Materia medica*. 3rd ed. Seattle: Eastland Press.

Beyer, R., and L.D. Melton. 1990. Composition of New Zealand apricot kernels. *N.Z. J. Crop Hort. Sci.* 18(1):39-42.

Chen, J.K., and T.T. Chen. 2004. *Chinese medical herbology and pharmacology*. City of Industry, CA: Art of Medicine Press.

Dicenta, F., P. Martinez-Gomez, N. Grane, et al. 2002. Relationship between cyanogenic compounds in kernels, leaves, and roots of sweet and bitter kernelled almonds. *J. Agric. Food Chem.* 50(7):2149-2152.

Encarna, G., B. Lorenzo, S. Constanza, and M. Josefa. 1998. Amygdalin content in the seeds of several apricot cultivars. *J. Sci. Food Agric.* 77(2):184-186.

FAO/WHO. 2009. Discussion paper on cyanogenic glycosides. Third Session, March 2009. Joint FAO/WHO Food Standards Programme Codex Committee on Contaminants in Foods.

Femenia, A., C. Rossello, A. Mulet, and J. Canellas. 1995. Chemical composition of bitter and sweet apricot kernels. *J. Agric. Food Chem.* 43(2):356-361.

FSA. 2006. Statement on cyanogenic glycosides in bitter apricot kernels. Committee on Toxicity of Chemicals in Food, Consumer Products and the Environment. U.K. Food Standards Agency. TOX-2006-13.

Gandhi, V.M., B. Mukerji, V.J. Iyer, and K.M. Cherian. 1997. Nutritional and toxicological evaluation of wild apricot pomace. *J. Food Sci. Technol.* 34(2):132-135.

Gunders, A.E., A. Abrahamov, E. Weisenberg, S. Gertner, and S. Shafran. 1969. Cyanide poisoning following ingestion of apricot (*Prunus armeniaca*) kernels. *Harefuah* 76(12):536-538.

Lasch, E.E., and R.E. Shawa. 1981. Multiple cases of cyanide poisoning by apricot kernels in children from Gaza. *Pediatrics* 68(1):5.

McGuffin, M., C. Hobbs, R. Upton, and A. Goldberg. 1997. *Botanical safety handbook*. Boca Raton, FL: CRC Press.

Miller, K.W., J.L. Anderson, and G.S. Stoewsand. 1981. Amygdalin metabolism and effect on reproduction of rats fed apricot (*Prunus armeniaca*) kernels. *J. Toxicol. Environ. Health* 7(3-4):457-468.

Sayre, J.W., and S. Kaymakcalan. 1964. Cyanide poisoning from apricot seeds among children in Central Turkey. *N. Engl. J. Med.* 270:1113-1115.

Shragg, T.A., T.E. Albertson, and C.J. Fisher, Jr. 1982. Cyanide poisoning after bitter almond ingestion. *West. J. Med.* 136(1):65-67.

Suchard, J.R., K.L. Wallace, and R.D. Gerkin. 1998. Acute cyanide toxicity caused by apricot kernel ingestion. *Ann. Emerg. Med.* 32(6):742-744.

Townsend, W.A., and B. Boni. 1975. Cyanide poisoning from ingestion of apricot kernels. *Morbid. Mortal. Weekly Rep.* 24:427.

Yamashita, M., S. Minematsu, Y. Kobayashi, N. Kiuchi, and M. Aburada. 1987. Acute toxicity of apricot kernel (Armeniacae Semen) in mice. *Pharm. Mon.* 29(Jun):1291-1294.

Prunus mume Siebold & Zucc.　バラ科

一般名：ウメ

英　名：Japanese apricot

生薬名：局外（未熟果実をくん製または蒸してさらしたもの）ウバイ（烏梅）

異　名：*Armeniaca mume* Siebold

中国名：烏梅（*wu mei*）（くん製した果実）

別　名：mume，ume

使用部位：未熟な果実

安全性クラス：1

相互作用クラス：A

禁忌　知見なし
他の注意事項　知見なし
薬やサプリメントとの相互作用　知見なし
有害事象と副作用　知見なし
薬理学的考察　知見なし
妊婦と授乳婦　科学的または伝統的文献において，妊娠中および授乳中におけるウメの安全性は不明である。本書では，妊娠中や授乳期間での使用に関する問題は確認されなかったが，最終的な安全性は確立されていない。

レビュー詳細

I. 薬やサプリメントとの相互作用
薬やサプリメントとの相互作用の臨床試験
確認されなかった。
被疑薬やサプリメントとの相互作用の症例報告
確認されなかった。
薬やサプリメントとの相互作用の動物試験
確認されなかった。

II. 有害事象
有害事象の症例報告　確認されなかった。

III. 薬理学および薬物動態学
ヒトの薬理学的研究　確認されなかった。
動物の薬理学的研究　確認されなかった。
*In vitro*の薬理学的研究　薬物代謝酵素CYP3A4における，ウメジュースの有意な影響は認められなかった（Kim et al. 2006）。

IV. 妊婦と授乳婦
妊娠中および授乳中におけるウメの安全性に関する情報は確認されなかった。

V. 毒性研究
確認されなかった。

参考文献

Kim, H., Y.-J. Yoon, J.-H. Shon, et al. 2006. Inhibitory effects of fruit juices on CYP3A activity. *Drug Metab. Dispos.* 34(4):521-523.

Prunus persica (L.) Batsch　バラ科

一般名：ピーチ
英　名：peach
和　名：モモ
生薬名：局（種子）トウニン（桃仁）
異　名：*Amygdalus persica* L.
中国名：桃仁（*tao ren*）（種子）
使用部位：葉，種子，小枝

安全性クラス：3
相互作用クラス：A
禁忌　このハーブの適切な使用において，有資格の専門家監督下以外での使用禁止（Bensky et al. 2004; Holzbecher et al. 1984）。
他の注意事項　知見なし
薬やサプリメントとの相互作用　知見なし
注意　青酸配糖体（アミグダリン，種子に2～6%，葉に0.5～1.5%）（Holzbecher et al. 1984; List and Hörhammer 1973; Machel and Dorsett 1970），付録1参照。
注釈　ピーチカーネルは一般的に煎剤として摂取される。直接摂取する場合は，錠剤または粉末とし，カーネルは短時間水で煮沸した後に皮をむくことによって処理されるべきである。この処理によって毒性を減らすことができる（Bensky et al. 2004）。葉と小枝はカーネルよりも毒性が低い（Machel and Dorsett 1970）。

ピーチ葉と小枝は使用前に完璧に乾燥するべきである。部分的に乾燥した材料は，生または完全に乾燥させたものよりも高い青酸の値を含む。完璧な乾燥は，青酸含有を減少させる（Kingsbury 1964; Radostits et al. 2000）。
有害事象と副作用　ピーチカーネル，小枝または葉の過剰摂取（標準用量は，カーネル4.5～10gの煎剤である）は，中毒をもたらす可能性がある。5歳未満の子供では，5～10個のカーネルは有害作用を引き起こし，20個のカーネルは致命的である（Bensky et al. 2004）。過剰摂取の症状は，吐き気，嘔吐，消化粘膜の刺激，頭痛，めまい，脱力感，目のかすみ，心拍数の増加，呼吸困難を含む，シアン化物中毒に似ている（Bensky et al. 2004）。
薬理学的考察　知見なし
妊婦と授乳婦　中国伝統医学の文献では，ピーチカーネルは妊娠中に使用すべきではないと示す（Bensky et al. 2004; Chen and Chen 2004）。

科学的または伝統的文献において，授乳中におけるピーチカーネルの安全性は不明である。本書では，授乳期間での使用に関する問題は確認されなかったが，最終的な安全性は確立されていない。また，このハーブは適切な使用において，有資格の専門家監督下以外での使用は推奨しない。

レビュー詳細

I. 薬やサプリメントとの相互作用

薬やサプリメントとの相互作用の臨床試験

確認されなかった。

被疑薬やサプリメントとの相互作用の症例報告

確認されなかった。

薬やサプリメントとの相互作用の動物試験

確認されなかった。

II. 有害事象

有害事象の症例報告　ピーチカーネル，小枝または葉の過剰摂取（標準用量は，カーネル4.5～10gの煎剤である）は，中毒をもたらす可能性がある。5歳未満の子供では，5～10個のカーネルは有害作用を引き起こし，20個のカーネルでは致命的である（Bensky et al. 2004）。過剰摂取の症状は，吐き気，嘔吐，消化粘膜の刺激，頭痛，めまい，脱力感，目のかすみ，心拍数の増加，呼吸困難を含む，シアン化物中毒に似ている。より重症例では，症状は，尿または便失禁，意識喪失，瞳孔の拡張，瞳孔反射の欠如，重度の痙攣，チアノーゼ，ショックを含む可能性がある（Bensky et al. 2004）。

III. 薬理学および薬物動態学

ヒトの薬理学的研究　確認されなかった。

動物の薬理学的研究　ピーチカーネルの水抽出物（3時間煮沸したもの）を経口投与されたラットでは，脳および血漿中のコリンエステラーゼ活性の阻害が認められた。脳コリンエステラーゼ活性の阻害用量（ID_{50}）は，2.7g/kgであった。血漿コリンエステラーゼ活性阻害のID_{50}は18.6g/kgであった（Suh et al. 2006）。

***In vitro*の薬理学的研究**　ピーチカーネルのエタノール抽出物のエストロゲン活性は，ヒトエストロゲン受容体発現プラスミドおよびレセプタープラスミドでの組み換え酵母で認められなかった（Kang et al. 2006; Kim et al. 2008）。

IV. 妊婦と授乳婦

中国伝統医学の文献では，ピーチカーネルは妊娠中に使用すべきではないと示す（Bensky et al. 2004; Chen and Chen 2004）。

授乳中におけるピーチカーネルの安全性に関する情報は確認されなかった。

V. 毒性研究

マウスに対するピーチカーネルの水抽出物のLD_{50}は，筋肉内注射において222g/kgである（Chen and Chen 2004）。

マウスに対するアミグダリンを含む水抽出物の経口LD_{50}は，443mg/kgである（Yamashita et al. 1987）。

参考文献

Bensky, D., S. Clavey, and E. Stöger. 2004. *Chinese herbal medicine: Materia medica*. 3rd ed. Seattle: Eastland Press.

Chen, J.K., and T.T. Chen. 2004. *Chinese medical herbology and pharmacology*. City of Industry, CA: Art of Medicine Press.

Holzbecher, M.D., M.A. Moss, and H.A. Ellenberger. 1984. The cyanide content of laetrile preparations, apricot, peach and apple seeds. *Clin. Toxicol.* 22(4):341-347.

Kang, S.C., C.M. Lee, H. Choi, et al. 2006. Evaluation of oriental medicinal herbs for estrogenic and antiproliferative activities. *Phytother. Res.* 20(11):1017-1019.

Kim, I.G., S.C. Kang, K.C. Kim, E.S. Choung, and O.P. Zee. 2008. Screening of estrogenic and antiestrogenic activities from medicinal plants. *Environ. Toxicol. Pharmacol.* 25(1):75-82.

Kingsbury, J.M. 1964. *Poisonous plants of the United States and Canada*. Englewood Cliffs, NJ: Prentice-Hall.

List, P.H., and H. Hörhammer. 1973. *Hagers handbuch der pharmazeutischen praxis*. Berlin: Springer.

Machel, A.R., and C.I. Dorsett. 1970. Cyanide analyses of peaches. *Econ. Bot.* 24:5-12.

Radostits, O.M., C.C. Gay, D.C. Blood, and K.W. Hinchcliff. 2000. *Veterinary medicine*. 9th ed. Edinburgh: Saunders.

Suh, S.J., B.S. Koo, U.H. Jin, et al. 2006. Pharmacological characterization of orally active cholinesterase inhibitory activity of *Prunus persica* L. Batsch in rats. *J. Mol. Neurosci.* 29(2):101-107.

Yamashita, M., S. Minematsu, Y. Kobayashi, N. Kiuchi, and M. Aburada. 1987. [Acute toxicity of apricot kernel (Armeniacae Semen) in mice.] *Pharm. Mon.* 29(Jun.):1291-1294.

Prunus serotina Ehrh.　バラ科

一般名：ブラックチェリー

英　名：black cherry

和　名：アメリカクロザクラ

別　名：wild black cherry

使用部位：乾燥した樹皮

安全性クラス：1
相互作用クラス：A
禁忌　知見なし
他の注意事項　知見なし
薬やサプリメントとの相互作用　知見なし
標準用量　標準用量は2.0～4.0 gである（Osol and Farrar 1955）。
注意　青酸配糖体（プルナシン，青酸を0.15%まで産出）（List and Hörhammer 1973），付録1参照。
注釈　ブラックチェリーは使用前に完全に乾燥させるべきである。完全な乾燥は青酸含有を減少するが，部分的に乾燥した樹皮は，生または完全に乾燥させた樹皮よりも高い青酸の値を含む（Kingsbury 1964; Radostits et al. 2000）。
有害事象と副作用　知見なし
薬理学的考察　知見なし
妊婦と授乳婦　科学的または伝統的文献において，妊娠中および授乳中におけるブラックチェリーの安全性は不明である。本書では，妊娠中や授乳期間での使用に関する問題は確認されなかったが，最終的な安全性は確立されていない。

レビュー詳細

I. 薬やサプリメントとの相互作用
薬やサプリメントとの相互作用の臨床試験　確認されなかった。
被疑薬やサプリメントとの相互作用の症例報告　確認されなかった。
薬やサプリメントとの相互作用の動物試験　確認されなかった。

II. 有害事象
有害事象の症例報告　確認されなかった。

III. 薬理学および薬物動態学
ヒトの薬理学的研究　確認されなかった。
動物の薬理学的研究　確認されなかった。
*In vitro*の薬理学的研究　確認されなかった。

IV. 妊婦と授乳婦
妊娠中および授乳中におけるブラックチェリーの使用に関する情報は確認されなかった。

V. 毒性研究
確認されなかった。

参考文献

Kingsbury, J.M. 1964. *Poisonous plants of the United States and Canada*. Englewood Cliffs, N.J.: Prentice-Hall.
List, P.H., and H. Hörhammer. 1973. *Hagers handbuch der pharmazeutischen praxis*. Berlin: Springer.
Osol, A., and G. Farrar. 1955. *The dispensatory of the United States of America*. 25th ed. Philadelphia: Lippincott Company.
Radostits, O.M., C.C. Gay, D.C. Blood, and K.W. Hinchcliff. 2000. *Veterinary medicine*, 9th ed. Edinburgh: Saunders.

Prunus spinosa L.　バラ科

一般名：スロー
英　名：sloe
別　名：blackthorn
使用部位：花，果実

安全性クラス：1
相互作用クラス：A
禁忌　知見なし
他の注意事項　知見なし
薬やサプリメントとの相互作用　知見なし
注意　青酸配糖体（種子および生花）（List and Hörhammer 1973），付録1参照。
　利尿薬（Wichtl 2004），付録2参照。
有害事象と副作用　知見なし
薬理学的考察　知見なし
妊婦と授乳婦　科学的または伝統的文献において，妊娠中および授乳中におけるスローの安全性は不明である。本書では，妊娠中や授乳期間での使用に関する問題は確認されなかったが，最終的な安全性は確立されていない。

レビュー詳細

I. 薬やサプリメントとの相互作用
薬やサプリメントとの相互作用の臨床試験
確認されなかった。
被疑薬やサプリメントとの相互作用の症例報告
確認されなかった。
薬やサプリメントとの相互作用の動物試験
確認されなかった。

II. 有害事象
有害事象の症例報告　確認されなかった。

III. 薬理学および薬物動態学
ヒトの薬理学的研究　確認されなかった。
動物の薬理学的研究　確認されなかった。
*In vitro*の薬理学的研究　確認されなかった。

IV. 妊婦と授乳婦
妊娠中および授乳中におけるスローの使用に関する情報は確認されなかった。

V. 毒性研究
急性毒性
ブラインシュリンプ致死試験において，スロー果実のメタノール抽出物のIC_{50}は，230mg/mlである（Kumarasamy et al. 2004）。

参考文献

Kumarasamy, Y., P.J. Cox, M. Jaspars, L. Nahar, and S.D. Sarker. 2004. Comparative studies on biological activities of *Prunus padus* and *P. spinosa*. *Fitoterapia* 75(1):77-80.

List, P.H., and H. Hörhammer. 1973. *Hagers handbuch der pharmazeutischen praxis*. Berlin: Springer.

Wichtl, M. 2004. *Herbal drugs and phytopharmaceuticals: A handbook for practice on a scientific basis*. 3rd ed. Boca Raton, FL: CRC Press.

Pterocarpus santalinus L. f.　マメ科

一般名：レッドサンダルウッド
英　名：red saunders
アーユルヴェーダ名：*rakta chandana*
別　名：red sandalwood
使用部位：心材

P

安全性クラス：1
相互作用クラス：A
禁忌　知見なし
他の注意事項　知見なし
薬やサプリメントとの相互作用　知見なし
注釈　米国において食品添加物としてのこの種の使用は，アルコール飲料における香料としての機能のみに制限されている（CFR 2011）。しかし，栄養補助食品としての添加は，連邦食品添加物の定義からは特別に除外される（U.S.C. 2010）。
有害事象と副作用　レッドサンダルウッドに対するアレルギー性接触皮膚炎が報告されている（Sandra et al. 1996）。
薬理学的考察　動物研究では，レッドサンダルウッドが血糖値の調節を変化させる可能性があることを実証した（Kameswara Rao et al. 2001）。糖尿病を持つ人は，使用前に有資格の医療従事者に相談し，血糖値を厳密に測定することを勧める。
妊婦と授乳婦　科学的または伝統的文献において，妊娠中および授乳中におけるレッドサンダルウッドの安全性は不明である。本書では，妊娠中や授乳期間での使用に関する問題は確認されなかったが，最終的な安全性は確立されていない。

レビュー詳細

I. 薬やサプリメントとの相互作用
薬やサプリメントとの相互作用の臨床試験
確認されなかった。
被疑薬やサプリメントとの相互作用の症例報告
確認されなかった。
薬やサプリメントとの相互作用の動物試験
確認されなかった。

II. 有害事象
有害事象の症例報告　レッドサンダルウッドに対するアレルギー性接触皮膚炎が報告されている（Sandra et al. 1996）。

III. 薬理学および薬物動態学

ヒトの薬理学的研究　確認されなかった。

動物の薬理学的研究　健常または糖尿病ラットに対し，レッドサンダルウッド樹皮の水，エタノールまたはヘキサン画分を0.25，0.5，0.75，2.0 g/kgの用量で経口投与した場合，糖尿病ラットでは血糖値の減少が認められたが，健常ラットでは認められなかった。エタノール抽出物は，最大の血糖降下作用を生じた（Kameswara Rao et al. 2001）。

*In vitro*の薬理学的研究　確認されなかった。

IV. 妊婦と授乳婦

妊娠中および授乳中におけるレッドサンダルウッドの使用に関する情報は確認されなかった。

V. 毒性研究

確認されなかった。

参考文献

Kameswara Rao, B., R. Giri, M.M. Kesavulu, and C. Apparao. 2001. Effect of oral administration of bark extracts of *Pterocarpus santalinus* L. on blood glucose level in experimental animals. *J. Ethnopharmacol.* 74(1):69-74.

Sandra, A., S.D. Shenoi, and C.R. Srinivas. 1996. Allergic contact dermatitis from red sandalwood (*Pterocarpus santalinus*). *Contact Dermat.* 34(1):69.

U.S.C. 2010. United States Code, Title 21, Part 321 (s)(6). Current as of January 7, 2011. Washington, DC: U.S. Government Printing Office.

Ptychopetalum spp.

ボロボロノキ科

Ptychopetalum olacoides **Benth.**

一般名：ムイラプアマ

英　名：muira puama

和　名：ボロボロノキ

別　名：marapuama，potency wood

Ptychopetalum uncinatum **Anselmino**

一般名：ムイラプアマ

英　名：*Ptychopetalum uncinatum*

別　名：marapuama，muira puama

使用部位：根，材

安全性クラス：1

相互作用クラス：A

禁忌　知見なし

他の注意事項　知見なし

薬やサプリメントとの相互作用　知見なし

有害事象と副作用　知見なし

薬理学的考察　知見なし

妊婦と授乳婦　科学的または伝統的文献において，妊娠中および授乳中におけるムイラプアマの安全性は不明である。本書では，妊娠中や授乳期間での使用に関する問題は確認されなかったが，最終的な安全性は確立されていない。

レビュー詳細

I. 薬やサプリメントとの相互作用

薬やサプリメントとの相互作用の臨床試験
　確認されなかった。

被疑薬やサプリメントとの相互作用の症例報告
　確認されなかった。

薬やサプリメントとの相互作用の動物試験
　確認されなかった。

II. 有害事象

有害事象の症例報告　確認されなかった。

III. 薬理学および薬物動態学

ヒトの薬理学的研究　確認されなかった。

動物の薬理学的研究　確認されなかった。

*In vitro*の薬理学的研究　ムイラプアマのエタノール抽出物を異なる濃度で処理したラットの脳では，前頭葉，海馬，線条体において，アセチルコリンエステラーゼの用量および時間依存的な阻害が認められた。同じ脳領域におけるアセチルコリンエステラーゼ阻害は，ムイラプアマのエタノール抽出物100mg/kgを腹腔内投与していた高齢マウスの脳で認められた（Siqueira et al. 2003）。

IV. 妊婦と授乳婦

妊娠中および授乳中におけるムイラプアマの安全性に関する情報は確認されなかった。

V. 毒性研究

確認されなかった。

参考文献

Siqueira, I.R., C. Fochesatto, A.L. da Silva, et al. 2003. *Ptychopetalum olacoides*, a traditional Amazonian "nerve tonic," possesses anticholinesterase activity. *Pharmacol. Biochem. Behav.* 75(3):645-650.

Pueraria montana (Lour.) Merr. マメ科

***Pueraria montana*（Lour.）Merr. var. *chinense* Maesen & S.M. Almeida**

一般名：クズ（葛）
英　名：kudzu
和　名：クズ
異　名：*Pueraria thomsonii* Benth.
中国名：葛根（*ge gen*）（根）

Pueraria montana（Lour.）Merr. var. ***lobata***（Willd.）Maesen & S.M. Almeida

一般名：クズ（葛）
英　名：kudzu
和　名：クズ
生薬名：局（周皮を除いた根）カッコン（葛根）
異　名：*Pueraria lobata*（Willd.）Ohwi
中国名：葛根（*ge gen*）（根）
使用部位：根

安全性クラス：1
相互作用クラス：A

禁忌　知見なし

他の注意事項　知見なし

薬やサプリメントとの相互作用　薬理学的考察参照。

有害事象と副作用　知見なし

薬理学的考察　クズとプエラリンでの*in vitro*研究および，プエラリンの動物および*in vitro*研究では，これらは血小板凝集を阻害する可能性があることを示している（Choo et al. 2002; Pan et al. 2003; Zhu 1998）。相互作用の症例は報告されていないが，クズは抗凝固剤または抗血小板薬を服用中の人は注意して使用すべきである（Chen and Chen 2004）。

いくつかの*in vitro*の研究では，クズのエストロゲン活性を示したが（Boue et al. 2003; Kang et al. 2006; Kim et al. 2008; Zhang et al. 2005），別の*in vitro*研究およびヒトへの臨床試験ではエストロゲン活性を示さなかった（Cherdshewasart et al. 2004; Malaivijitnond et al. 2006）。

動物研究では，クズの高用量（2または4g/kg）は薬物メトトレキサートの排出を遅くし，薬物への暴露を増強させたことを示した（Chiang et al. 2005）。

妊婦と授乳婦　科学的または伝統的文献において，妊娠中および授乳中におけるクズの安全性は不明である。本書では，妊娠中や授乳期間での使用に関する問題は確認されなかったが，最終的な安全性は確立されていない。

レビュー詳細

I. 薬やサプリメントとの相互作用

薬やサプリメントとの相互作用の臨床試験
確認されなかった。

被疑薬やサプリメントとの相互作用の症例報告
確認されなかった。

薬やサプリメントとの相互作用の動物試験　薬物メトトレキサートの排出速度の減少および暴露の増加は，経口投与されたクズ2または4g/kgとともにメトトレキサート1mg/kgを静脈内，または5mg/kgを経口投与したラットで認められた（Chiang et al. 2005）。

II. 有害事象

臨床試験で報告された有害事象　1日当たり100～200mgのイソフラボンを含むクズの水抽出物を3か月間経口投与した閉経後の女性では，黄体形成ホルモンの変化なしに，エストラジオールおよび卵胞刺激ホルモンのわずかな減少が認められた（Woo et al. 2003）。

有害事象の症例報告　クズの大量過剰投与（標準用量は9～21gの煎剤）は，不整脈と関連がある（Bensky et al. 2004）。

III. 薬理学および薬物動態学

ヒトの薬理学的研究　確認されなかった。

動物の薬理学的研究　1日当たり10，100，1000 mg/kgのクズを14日間経口投与した卵巣摘出ラットでは，100，1000mg/kgの用量群で，膣の角質化の増加が認められたが，膣上皮の変化は認められなかった。子宮重量の増加が1000mg/kgのラットで認められた（Malaivijitnond et al. 2006）。

プエラリンを静脈内投与したラットでは（用量は特定されなかった），急性うっ血のあるラットにおいて，全血，血漿，血液降伏応力，血小板凝集の最大速度の減少が認められた（Pan et al. 2003）。

プエラリンを15mg/kg静脈内投与した糖尿病および健常ラットでは，血漿グルコース値の減少が認められた。その作用は健常ラットよりも糖尿病ラットで大きかった（Hsu et al. 2003）。

プエラリンを100または200mg/kg，またはクズを700または1400mg/kg経口投与したラットでは，クズで処置したラットにおいて，薬物代謝酵素CYP1A2，CYP3A1，CYP2B1の誘導，およびプエラリンを投与したラットでCYP2A1，1CYPA1/2，CYP3A1，CYP2C11の誘導を伴い，薬物代謝酵素の“複雑な調節のパターン”が認められた。どちらの処置もCYP3A，CYP2E1，CYP2B1を不活性化することが報告された（Guerra et al. 2000）。

*In vitro*の薬理学的研究　ADP誘導性の血小板凝集の阻害は，プエラリン0.25，0.5，1 mg/mlで処置したラットの血小板で認められた。0.5～3.0mg/mlの濃度で，プエラリンは，ADPまたは5-HTによって誘導されたウサギ，ヒツジ，ヒトの血小板凝集を阻害した（Zhu 1998）。

ADPおよびコラーゲン誘導性の血小板凝集の阻害は，クズを1g/kgまたはプエラリンを0.25 または0.5 mg/kg経口投与したラットの血液で認められた（Choo et al. 2002）。

細胞増殖の増加は，クズのメタノール抽出物で処理したエストロゲン受容体陽性ヒト乳癌細胞（MCF-7）で認められた。エストロゲンアンタゴニスト（ICI 182,780）の追加は，クズによって誘導された細胞増殖を抑制した（Boue et al. 2003）。

クズで処理したエストロゲン受容体陽性ヒト乳癌細胞（MCF-7）では，増殖および軽度の抗増殖効果は観察されなかった（Cherdshewasart et al. 2004）。

エストロゲン受容体βへのクズのメタノール抽出物の競合結合は，結合試験において認められた（Boue et al. 2003）。

ヒトエストロゲン受容体の発現プラスミドとレポータープラスミドでの組換え酵母系を使用する試験では，クズのエストロゲン活性が認められた（Kang et al. 2006; Kim et al. 2008; Zhang et al. 2005）。

プエラリンは，摘出したモルモットの心室筋細胞においてL型カルシウムチャネルおよびカリウムチャネルを遮断した（Sun et al. 2007）。

IV. 妊婦と授乳婦

妊娠中および授乳中におけるクズの安全性に関する情報は確認されなかった。

V. 毒性研究

急性毒性

毒性の証拠は，1日当たり20g/kgまでの用量のクズのエタノール抽出物を3日間投与したマウスで認められなかった（Zhu 1998）。

マウスに対するプエラリンのLD_{50}は，静脈内投与において738mg/kgである（Zhu 1998）。

短期毒性

1日当たり2g/kgのクズのエタノール抽出物を60日間経口投与したマウスでは，臓器における病理学的変化は認められなかった（Zhu 1998）。

毒性作用は，1日当たり2g/kgのクズのエタノール抽出物を14日間経口投与した高血圧のあるイヌで認められなかった（Zhu 1998）。

参考文献

Bensky, D., S. Clavey, and E. Stöger. 2004. *Chinese herbal medicine: Materia medica*. 3rd ed. Seattle: Eastland Press.

Boue, S.M., T.E. Wiese, S. Nehls, et al. 2003. Evaluation of the estrogenic effects of legume extracts containing phytoestrogens. *J. Agric. Food Chem.* 51(8):2193-2199.

Chen, J.K., and T.T. Chen. 2004. *Chinese medical herbology and pharmacology*. City of Industry, CA: Art of Medicine Press.

Cherdshewasart, W., W. Cheewasopit, and P. Picha. 2004. The differential anti-proliferation effect of white (*Pueraria mirifica*), red (*Butea superba*), and black (*Mucuna collettii*) kwao krua plants on the growth of MCF-7 cells. *J. Ethnopharmacol.* 93(2-3):255-260.

Chiang, H.M., S.H. Fang, K.C. Wen, et al. 2005. Life-threatening interaction between the root extract of *Pueraria lobata* and methotrexate in rats. *Toxicol. Appl. Pharmacol.* 209(3):263-268.

Choo, M.K., E.K. Park, H.K. Yoon, and D.H. Kim. 2002. Antithrombotic and antiallergic activities of daidzein, a metabolite of puerarin and daidzin produced by human intestinal microflora. *Biol. Pharm. Bull.* 25(10):1328-1332.

Guerra, M.C., E. Speroni, M. Broccoli, et al. 2000. Comparison between chinese medical herb *Pueraria lobata* crude extract and its main isoflavone puerarin antioxidant properties and effects on rat liver CYP-catalysed drug metabolism. *Life Sci.* 67(24):2997-3006.

Hsu, F.L., I.M. Liu, D.H. Kuo, et al. 2003. Antihyperglycemic effect of puerarin in streptozotocin-induced diabetic rats. *J. Nat. Prod.* 66(6):788-792.

Kang, S.C., C.M. Lee, H. Choi, et al. 2006. Evaluation of oriental medicinal herbs for estrogenic and antiproliferative activities. *Phytother. Res.* 20(11):1017-1019.

Kim, I.G., S.C. Kang, K.C. Kim, E.S. Choung, and O.P. Zee. 2008. Screening of estrogenic and antiestrogenic activities from medicinal plants. *Environ. Toxicol. Pharmacol.* 25(1):75-82.

Malaivijitnond, S., K. Chansri, P. Kijkuokul, N. Urasopon, and W. Cherdshewasart. 2006. Using vaginal cytology to assess the estrogenic activity of phytoestrogen-rich herb. *J. Ethnopharmacol.* 107(3):354-360.

Pan, H.P., J.Z. Yang, L.L. Li, et al. 2003. Experimental study of puerarin injection on the hemorheology in acute blood-stasis model rats. *Zhongguo Zhong Yao Za Zhi* 28(12):1178-1180.
Sun, X.-H., J.-P. Ding, H. Li, et al. 2007. Activation of large-conductance calcium-activated potassium channels by puerarin: The underlying mechanism of puerarin-mediated vasodilation. *J. Pharmacol. Exp. Ther.* 323(1):391-397.
Woo, J., E. Lau, S.C. Ho, et al. 2003. Comparison of *Pueraria lobata* with hormone replacement therapy in treating the adverse health consequences of menopause. *Menopause* 10 (4):352-361.
Zhang, C.Z., S.X. Wang, Y. Zhang, J.P. Chen, and X.M. Liang. 2005. *In vitro* estrogenic activities of Chinese medicinal plants traditionally used for the management of menopausal symptoms. *J. Ethnopharmacol.* 98(3):295-300.
Zhu, Y.-P. 1998. *Chinese materia medica: Chemistry, pharmacology and applications.* Amsterdam: Harwood Academic Publishers.

Pulmonaria officinalis L. ムラサキ科

一般名：ラングワート
英　名：lungwort
使用部位：地上部

安全性クラス：1
相互作用クラス：A
禁忌　知見なし
他の注意事項　知見なし
薬やサプリメントとの相互作用　知見なし
注釈　一般的に，ムラサキ科植物にはピロリジジンアルカロイドが含まれており，ラングワートでこれらの化合物の存在が疑われているが，ラングワートの分析ではピロリジジンアルカロイドを見出せなかった（Dobler et al. 2000; Williamson 2003）。

ラングワートに起因した抗コリン中毒が誤って報告された（Baca-Garcia et al. 2007）。ラングワートは抗コリン中毒を引き起こす化合物を含まない。
有害事象と副作用　知見なし
薬理学的考察　知見なし
妊婦と授乳婦　科学的または伝統的文献において，妊娠中および授乳中におけるラングワートの安全性は不明である。本書では，妊娠中や授乳期間での使用に関する問題は確認されなかったが，最終的な安全性は確立されていない。

レビュー詳細

I. 薬やサプリメントとの相互作用
薬やサプリメントとの相互作用の臨床試験
確認されなかった。
被疑薬やサプリメントとの相互作用の症例報告
確認されなかった。
薬やサプリメントとの相互作用の動物試験
確認されなかった。

II. 有害事象
有害事象の症例報告　ラングワートの葉と信じてハーブティーを摂取した家族3人で，ラングワートに起因した抗コリン中毒が誤って報告された。葉の正体は確認されず，不純物の存在は分析されなかった（Baca-Garcia et al. 2007）。ラングワートは抗コリン中毒を引き起こす化合物は含まない。

III. 薬理学および薬物動態学
ヒトの薬理学的研究　確認されなかった。
動物の薬理学的研究　確認されなかった。
*In vitro*の薬理学的研究　確認されなかった。

IV. 妊婦と授乳婦
妊娠中および授乳中におけるラングワートの安全性に関する情報は確認されなかった。

V. 毒性研究
確認されなかった。

参考文献

Baca-Garcia, E., H. Blasco-Fontecilia, C. Blanco, et al. 2007. Acute atropine intoxication with psychiatric symptoms by herbal infusion of *Pulmonaria officinalis* (lungwort). *Eur. J. Psychiatr.* 21 (2):93-97.
Dobler, S., W. Haberer, L. Witte, and T. Hartmann. 2000. Selective sequestration of pyrrolizidine alkaloids from diverse host plants by *Longitarsus* flea beetles. *J. Chem. Ecol.* 26(5):1281-1298.
Williamson, E.M. 2003. *Potter's herbal cyclopedia.* Saffron Walden, Essex: C.W. Daniel Co.

P

Punica granatum L.

ミソハギ科（ザクロ科）

一般名：パメグラネット
英　名：pomegranate
和　名：ザクロ
アーユルヴェーダ名：*dadima*
中国名：石榴皮（*shi liu pi*）（果実皮）
使用部位：果実外皮

安全性クラス：2b, 2d
相互作用クラス：A

禁忌　妊娠中は，医療従事者監督下以外での使用禁止（Gujral et al. 1960; Prakash et al. 1985）。

一般的な治療用途の1つは慢性的な下痢および赤痢であるが，これらの症状の初期段階では使用禁止（Bensky et al. 2004; Chen and Chen 2004）。

14日間を超えての長期使用禁止。

他の注意事項　知見なし

薬やサプリメントとの相互作用　知見なし

注意　タンニン（上限28.0%）（List and Hörhammer 1973），付録1参照。

注釈　寄生虫を殺すために摂取する場合には，パメグラネット果実外皮は油脂と混ぜてはならない（Bensky et al. 2004; Chen and Chen 2004）。

有害事象と副作用　パメグラネット果実でのアレルギー反応が報告されている（Gaig et al. 1992, 1999; Igea et al. 1991）。

通常用量範囲で（外皮3～10gから作られた煎剤），吐き気，嘔吐，下痢，腹痛，めまい，振戦が副作用として報告されている（さらなる詳細は不明）（Bensky et al. 2004; Chen and Chen 2004）。

薬理学的考察　ホールパメグラネットの抽出物は，*in vitro*で薬物代謝酵素における様々な活性を示している（Subehan et al. 2006; Usia et al. 2006）。パメグラネット外皮から作られた製剤において，ヒトへの使用に関する関連性は知られていない。

妊婦と授乳婦　動物研究では，パメグラネット果実外皮の抗着床および抗不妊活性を示している（Gujral et al. 1960; Prakash et al. 1985）。この情報に基づいて，妊娠中は資格のある医療従事者監督下以外での使用を推奨しない。

授乳期間中のパメグラネット果実外皮の安全性は不明である。本書では，授乳期間での使用に関する問題は確認されなかったが，最終的な安全性は確立されていない。

レビュー詳細

I. 薬やサプリメントとの相互作用

薬やサプリメントとの相互作用の臨床試験
　確認されなかった。
被疑薬やサプリメントとの相互作用の症例報告
　確認されなかった。
薬やサプリメントとの相互作用の動物試験
　確認されなかった。

II. 有害事象

有害事象の症例報告　皮膚プリックテストにより，パメグラネット果実の摂取後のアレルギー反応が報告されている（Gaig et al. 1992, 1999; Igea et al. 1991）。パメグラネット果実へのアナフィラキシー反応が報告されている。皮膚プリックテストでは，パメグラネットに自然に存在するマンニトールがこの反応に関与することを示した（Hegde et al. 2002; Hegde and Venkatesh 2004）。

通常の用量範囲では（外皮の3～10gから作られた煎剤），吐き気，嘔吐，下痢，腹痛，めまい，耳鳴り，振戦が副作用として報告されている（症例の詳細は不明）（Bensky et al. 2004; Chen and Chen 2004）。パメグラネット外皮の過剰摂取は，めまい，頭痛，目のかすみ，耳鳴り，虚弱，振戦と関連がある。重症の場合，呼吸麻痺による死亡が報告されている（症例の詳細は不明）（Bensky et al. 2004）。

III. 薬理学および薬物動態学

ヒトの薬理学的研究　確認されなかった。

動物の薬理学的研究　パメグラネット外皮の血糖降下作用が，2.5g/kgの用量を投与された糖尿病ラットで認められた（Zafar 1990）。

動物研究では，パメグラネット外皮の総過剰摂取は，呼吸抑制につながった（用量，製品，投与経路は報告されなかった）（Chen and Chen 2004）。

***In vitro*の薬理学的研究**　ヒト肝臓ミクロソームにおける，0.5mg/mlの濃度のパメグラネット果実のメタノール抽出物の影響は，CYP3A4 またはCYP2D6に対して認められなかった（Subehan et al. 2006）。しかし，別の研究では，果実のメタノール抽出物は，CYP3A4を35 μg/mlの阻害濃度（IC_{50}）で，CYP2D6を32 μg/mlの IC_{50} で有意に阻害したことを示した（Usia et al. 2006）。ジュースを含むホール果実の抽出物を使用した研究では，その結果はパメグラネット外皮から作られた製品に適用する場合と適用できない場合があるとしている。

IV. 妊婦と授乳婦

パメグラネット外皮で補った餌を与えたラットおよびモルモットでは，いくつかの避妊活性が認められた（Gujral et al. 1960）。パメグラネット種子，根または植物全体のアセトン，水およびメタノール抽出物の抗着床活性が，ラットで認められた（Prakash et al. 1985）。

初期の研究では，パメグラネットの果肉が，摘出したラットの子宮で刺激作用を有することを示した（Dhawan and Saxena 1958）。

授乳期間中のパメグラネット果実外皮の安全性情報は確認されなかった。

V. 毒性研究

急性毒性

*P. granatum*果汁の項（次項）参照。

短期毒性

*P. granatum*果汁の項参照。

亜慢性毒性

*P. granatum*果汁の項参照。

遺伝毒性

2つのヒトリンパ腫細胞株では，パメグラネット外皮の煎剤の投与は染色体異常を誘導しなかったが，DNAの断片化をともなうアポトーシスを誘導した（Settheetham and Ishida 1995）。

参考文献

Bensky, D., S. Clavey, and E. Stöger. 2004. *Chinese herbal medicine: Materia medica*. 3rd ed. Seattle: Eastland Press.

Chen, J.K., and T.T. Chen. 2004. *Chinese medical herbology and pharmacology*. City of Industry, CA: Art of Medicine Press.

Dhawan, B.N., and P.N. Saxena. 1958. Evaluation of some indigenous drugs for stimulant effect on the rat uterus: A preliminary report. *Indian J. Med. Res.* 46:808.

Gaig, P., B. Bartolome, R. Lleonart, et al. 1999. Allergy to pomegranate (*Punica granatum*). *Allergy* 54(3):287-288.

Gaig, P., J. Botey, V. Gutierrez, et al. 1992. Allergy to pomegranate (*Punica granatum*). *J. Investig. Allergol. Clin. Immunol.* 2(4):216-218.

Gujral, M.L., D.R. Varma, and K.N. Sareen. 1960. Preliminary observations on the antifertility effect of some indigenous drugs. *Indian J. Med. Res.* 48:46-51.

Hegde, V.L., P.A. Mahesh, and Y.P. Venkatesh. 2002. Anaphylaxis caused by mannitol in pomegranate (*Punica granatum*). *Allergy Clin. Immunol. Int.* 14(1):37-39.

Hegde, V.L., and Y.P. Venkatesh. 2004. Anaphylaxis to excipient mannitol: Evidence for an immunoglobulin E-mediated mechanism. *Clin. Exp. Allergy* 34(10):1602-1609.

Igea, J.M., J. Cuesta, M. Cuevas, et al. 1991. Adverse reaction to pomegranate ingestion. *Allergy* 46 (6):472-474.

List, P.H., and H. Hörhammer. 1973. *Hagers handbuch der pharmazeutischen praxis*. Berlin: Springer.

Prakash, A.O., V. Saxena, S. Shukla, et al. 1985. Anti-implantation activity of some indigenous plants in rats. *Acta Eur. Fertil.* 16(6):441-448.

Settheetham, W., and T. Ishida. 1995. Study of genotoxic effects of antidiarrheal medicinal herbs on human cells *in vitro*. *Southeast Asian J. Trop. Med. Public Health* 26(Suppl. 1):306-310.

Subehan, T. Usia, H. Iwata, S. Kadota, and Y. Tezuka. 2006. Mechanism-based inhibition of CYP3A4 and CYP2D6 by Indonesian medicinal plants. *J. Ethnopharmacol.* 105(3):449-455.

Usia, T., H. Iwata, A. Hiratsuka, et al. 2006. CYP3A4 and CYP2D6 inhibitory activities of Indonesian medicinal plants. *Phytomedicine* 13(1-2):67-73.

Zafar, R. and J. Singh. 1990. Antidiabetic activity of *Punica granatum* L. *Sci. Culture* 56(7):3.

P

Punica granatum L.

ミソハギ科（ザクロ科）

一般名：パメグラネット

英　名：pomegranate

和　名：ザクロ

アーユルヴェーダ名：*dadima*

中国名：石榴（*shi liu*）

使用部位：果汁

安全性クラス：1

相互作用クラス：A

禁忌　知見なし

他の注意事項　知見なし

薬やサプリメントとの相互作用　薬理学的考察参照。

有害事象と副作用　パメグラネット果汁の6つの臨床研究のレビューでは，血液化学における重篤な有害事象および変化は認められなかったことを示した（McCutcheon et al. 2008）。

薬理学的考察　動物（Faria et al. 2007; Hidaka et al. 2005; Nagata et al. 2007）および*in vitro*（Farkas et al. 2007; Hidaka et al. 2005; Kim et al. 2006; Nagata et al. 2007; Subehan et al. 2006; Usia et al. 2006）の研究では，薬物代謝酵素CYP3A，CYP2C9，CYP2Dにおけるパメグラネット果汁の作用で矛盾するデータを提供している。いくつかの研究は酵素の阻害を示し，他の研究はその作用を示していない。パメグラネット果汁およびグレープフルーツジュース（既知のCYP3A4阻害剤）を比較しているヒトに対する研究では，CYP3A4へのパメグラネット果汁の作用を示さなかった（Farkas et al. 2007）。

*In vitro*の研究では，パメグラネット果汁はエストロゲン受容体に結合することが示されている（Kajiya et al. 2005; Maru et al. 2001）。*in vitro*データのヒトへの使用の関連性は知られていない。

妊婦と授乳婦　妊娠中や授乳中のパメグラネット果汁の動物研究では，胎児および授乳中の仔への酸素および血流不足（低酸素虚血）による実験的に誘発した脳損傷に対し，パメグラネット果汁は強い保護作用を示した（Loren et al. 2005）。

授乳期間中のパメグラネット果汁の安全性は不明である。本書では，授乳期間での使用に関する問題は確認されなかったが，最終的な安全性は確立されていない。

レビュー詳細

I. 薬やサプリメントとの相互作用

薬やサプリメントとの相互作用の臨床試験　ヒトの薬理学的研究参照。

被疑薬やサプリメントとの相互作用の症例報告　横紋筋融解症は，潜在的なミオパシーの可能性を持つ48歳の男性で報告された。男性は，エゼモイチブ10mg/日および1日おきにロスバスタチン5mgを17か月間処置していた。症例発症の3週間前から，週に2回の頻度で200mlのパメグラネット果汁を飲んだ。筋肉の痛みや弱さは，ロスバスタチンのようなスタチン薬を服用している患者の1～5％に起こることが報告され，横紋筋融解症も発生している（Wooltorton 2004）。エゼチミブもまた，横紋筋融解症に関連付けられている（Health Canada 2005）。報告書の著者は，ロスバスタチンはCYP3A4によって代謝されないが，パメグラネット果汁は，CYP3A4の阻害を介してロスバスタチンの横紋筋融解症のリスクを増加させる可能性があることを示した（AstraZeneca 2003; Sorokin et al. 2006）。

薬やサプリメントとの相互作用の動物試験　動物の薬理学的研究参照。

II. 有害事象

臨床試験で報告された有害事象　前立腺癌の治療を受けていた男性における，パメグラネット果汁の第II相試験では，有害事象は報告されなかった。男性は，1日当たりパメグラネット果汁8オンスを33か月間投与された（Pantuck et al. 2006）。1日当たり50mlのパメグラネット果汁を1～3年間投与したアテローム性動脈硬化症を有する患者で，血液化学の変化は認められなかった（Aviram et al. 2004）。

有害事象の症例報告　皮膚プリックテストにより，パメグラネット果実の摂取後のアレルギー反応が報告されている（Gaig et al. 1992, 1999; Igea et al. 1991）。パメグラネット果実へのアナフィラキシー反応が報告されている。皮膚プリックテストでは，パメグラネットに自然に存在するマンニトールがこの反応に関与することを示した（Hegde et al. 2002; Hegde and Venkatesh 2004）。

III. 薬理学および薬物動態学

ヒトの薬理学的研究　パメグラネット果汁またはグレープフルーツ果汁で前処置した健常な被験者では，パメグラネット果汁の作用は，薬物代酵素CYP3A4の活性において認められなかった。しかし，グレープフルーツ果汁は有意にCYP3A4を阻害した（Farkas et al. 2007）。

1日当たり710mg（没食子酸当量の435mg，GAEs）または，1420mg（GAEsの870mg）を含むカプセルを28日間投与した肥満患者で，パメグラネットのエラジタンニン豊富ポリフェノール抽出物の安全性研究で，有害事象は報告されなかった（Heber et al. 2007）。1日当たりパメグラネット果汁8オンスを28日間投与した勃起不全のある男性での，パメグラネット果汁の安全性研究では，重篤な有害事象は報告されなかった。軽度な有害事象は，パメグラネット群および対照群で同様であった（Forest et al. 2007）。

動物の薬理学的研究　パメグラネット果汁3mlを投与したラットでは，トルブタミドの排出半減期は影響を受けなかったが，経口投与したトルブタミドの時間濃度曲線下面積での有意な増加が認めれ，パメグラネット果汁は腸の機能を損なうが，肝臓CYP2C9の活性は損なわないことを示す（Nagata et al. 2007）。

パメグラネット果汁2mlを投与したラットでは，カルバマゼピンの排出半減期は影響を受けなかったが，経口投与したカルバマゼピンの濃度時間曲線下面積での有意な増加が認められ，パメグラネット果汁は腸の機能を損なうが肝臓CYP3Aの活性は損なわないことを示す（Hidaka et al. 2005）。

飲料水の唯一の供給源として4週間パメグラネット果汁を投与したマウスでは，総肝チトクロームP450含有およびCYP1A2およびCYP3Aの発現の減少が認められた（Faria et al. 2007）。

子宮重量の増加は，パメグラネット果汁を投与した卵巣摘出ラットで報告された（用量および期間は特定されなかった）（Maru et al. 2001）。

***In vitro*の薬理学的研究**　パメグラネット果汁でプレインキュベートしたヒト肝臓ミクロソームでは，薬物代謝酵素CYP3A4の阻害が認められなかった。プレインキュベートなしでは，いくつかの阻害が認められた（Farkas et al. 2007）。ヒト肝臓ミクロソームの別の試験では，パメグラネット果汁はCYP3Aを阻害することが示された。その作用は，

グレープフルーツ，ワイルドグレープ，ブラックラズベリー果汁のものより少なかった（Kim et al. 2006）。

ヒト肝臓ミクロソームへのパメグラネット果汁の添加は，両方の酵素に対しほとんど完全な阻害を提供する5%（容量で）濃度で，CYP3AおよびCYP2C9活性の用量依存的な阻害をもたらした。CYP3Aへの影響は，グレープフルーツ果汁のものと同様であった（Hidaka et al. 2005; Nagata et al. 2007）。

CYP3A4またはCYP2D6に対するパメグラネット果汁のメタノール抽出物0.5mg/mlの有意な影響は，ヒト肝臓ミクロソームで認められなかった（Subehan et al. 2006）。しかし，別の研究では，果実のメタノール抽出物は，35 µg/mlの阻害濃度（IC_{50}）でCYP3A4を，32 µg/mlのIC_{50}でCYP2D6を有意に阻害した（Usia et al. 2006）。

パメグラネット果汁は，エストロゲン受容体のための17β-エストラジオールでの競合結合活性を有し，またエストロゲン受容体陽性ヒト乳癌細胞株MCF-7の増殖（活動濃度は英語のアブストラクトで報告されなかった）を刺激することが報告された（Maru et al. 2001）。競合結合の別の研究では，パメグラネット果汁は，ER-βよりもエストロゲン受容体（ER）-αでより活性であり，パメグラネット果汁のメタノール画分は，水画分よりも17β-エストラジオールに対し，より競合結合を見せたことを示した（Kajiya et al. 2005）。パメグラネット種子およびジュースの植物化学分析では，いずれの製品においても，いかなるステロイド様化合物を発見することはできなかった（Choi et al. 2006）。

IV. 妊婦と授乳婦

パメグラネット果汁を妊娠後期から授乳中に継続投与した母親の仔における，新生児低酸素性虚血性脳損傷のマウスのモデルでは，パメグラネット果汁の神経保護作用が認められた。ジュースは飲料水とともに，1日当たりパメグラネット果汁を，8オンスグラス2杯のヒト用量相当で，低，中，高濃度（1日当たり推定摂取量8, 16, 32µmol）で自由に摂取された。エラグ酸，パメグラネット果汁のポリフェノール成分は，処理された群からの血漿で検出されたが，対象群では検出されなかった（Loren et al. 2005）。

初期の研究では，パメグラネットの果肉が摘出したラットの子宮で刺激作用を有することを示した（Dhawan and Saxena 1958）。

授乳期間中のパメグラネット果汁の安全性情報は確認されなかった。

V. 毒性研究

急性毒性

ラットに対する全植物抽出物のLD_{50}は，腹腔内投与において250mg/kgである（Dhawan et al. 1977）。ラットに対するホールパメグラネット果実標準化エキス（30%プニカラジン）のLD_{50}は，腹腔内投与において217mg/kgであり，マウスでは187mg/kgである。ラットとマウスに対する標準化エキス（30%プニカラジン）のLD_{50}は，経口投与において最大5g/kgまでの用量で決定できなかった（Patel et al. 2008）。腹腔内投与したパメグラネットホール果実の水アルコール抽出物のLD_{50}は，マウスで731mg/kgである（Vidal et al. 2003）。

ひよこの胚では，胚当たり0.1mgのパメグラネットホール果実の水アルコール抽出物の投与は無毒性だった（Vidal et al. 2003）。

短期毒性

1日当たり0.4および1.2mg/kgのパメグラネットホール果実の水アルコール抽出物を最大35日まで鼻腔内投与したラットで，有害作用は認められなかった（Vidal et al. 2003）。

1日当たりプニカラジン（2g/lの濃度でパメグラネット果汁に存在）を6%含む餌を与えたラットでは，食事摂取量および成長速度の減少が認められた。血液化学は，尿素およびトリグリセリドを除いて正常であったが，実験全体を通して低い値で推移した。肝臓および腎臓の組織病理学的分析では，臓器に対し有害作用は示されなかった（Cerda et al. 2003）。

亜慢性毒性

1日当たり60，240，600mg/kgの用量でホールパメグラネット果実標準化エキス（30%プニカラジン）を90日間経口投与したラットで，有害作用は認められなかった。研究の結果に基づいて，著者らは，標準化エキスの無毒性量（NOAEL）は1日当たり600mg/kgであったと報告している（Patel et al. 2008）。

遺伝毒性

ホールパメグラネット果実の含水アルコール抽出物は，S9による活性化の有無に関わらず，ネズミチフス菌TA100株および出芽酵母における遺伝毒性活性を示した（Sanchez-Lamar et al. 2008）。マウスに対し，1日当たり7～700mg/kg（腹腔内）の用量でホールパメグラネット果実の含水アルコール抽出物を2日間投与した場合，70mg/kg以上の用量で，骨髄小核試験および精子形状異常試験においていくつかの変異原活性をもたらした（Sanchez-Lamar et al. 2008）。パメグラネット抽出物の抗変異原活性はまた，ネズミチフス菌および，マウスおよびラットにおける小核試験で示されている（Alekperov 2002; Bala and Grover 1992）。

参考文献

Alekperov, U.K. 2002. Plant antimutagens and their mixtures in inhibition of genotoxic effects of xenobiotics and aging processes. *Eur. J. Cancer Prev.* 11:S8-S11.

AstraZeneca. 2003. Crestor Product Information. Wilmington, DE: AstraZeneca Pharmaceuticals.

Aviram, M., M. Rosenblat, D. Gaitini, et al. 2004. Pomegranate juice consumption for 3 years by patients with carotid artery stenosis reduces common carotid intima-media thickness, blood pressure and LDL oxidation. *Clin. Nutr.* 23(3):423-433.

Bala, S., and I. Grover. 1992. Antimutagenic effect of pomegranate (*Punica granatum* var. *anardana*) fruit extracts on direct acting and S9 dependent mutagens in *Salmonella typhimurium*. *Plant Sci. Res.* 8:14-16.

Cerda, B., J.J. Ceron, F.A. Tomas-Barberan, and J.C. Espin. 2003. Repeated oral administration of high doses of the pomegranate ellagitannin punicalagin to rats for 37 days is not toxic. *J. Agric. Food Chem.* 51(11):3493-3501.

Choi, D.W., J.Y. Kim, S.H. Choi, et al. 2006. Identification of steroid hormones in pomegranate (*Punica granatum*) using HPLC and GC-mass spectrometry. *Food Chem.* 96(4):562-571.

Dhawan, B.N., G.K. Patnaik, R.P. Rastogi, K.K. Singh, and J.S. Tandon. 1977. Screening of Indian plants for biological activity: Part VI. *Indian J. Exp. Biol.* 15(3):208-219.

Dhawan, B.N., and P.N. Saxena. 1958. Evaluation of some indigenous drugs for stimulant effect on the rat uterus: A preliminary report. *Indian J. Med. Res.* 46:808.

Faria, A., R. Monteiro, I. Azevedo, and C. Calhau. 2007. Pomegranate juice effects on cytochrome P450s expression: *In vivo* studies. *J. Med. Food* 10(4):643-649.

Farkas, D., L.E. Oleson, Y. Zhao, et al. 2007. Pomegranate juice does not impair clearance of oral or intravenous midazolam, a probe for cytochrome P450-3A activity: Comparison with grapefruit juice. *J. Clin. Pharmacol.* 47(3):286-294.

Forest, C.P., H. Padma-Nathan, and H.R. Liker. 2007. Efficacy and safety of pomegranate juice on improvement of erectile dysfunction in male patients with mild to moderate erectile dysfunction: A randomized, placebo-controlled, double-blind, crossover study. *Int. J. Impot. Res.* 19(6):564-567.

Gaig, P., B. Bartolome, R. Lleonart, et al. 1999. Allergy to pomegranate (*Punica granatum*). *Allergy* 54(3):287-288.

Gaig, P., J. Botey, V. Gutierrez, et al. 1992. Allergy to pomegranate (*Punica granatum*). *J. Investig. Allergol. Clin. Immunol.* 2(4):216-218.

Health Canada. 2005. Association of Ezetrol (ezetimibe) with myalgia, rhabdomyolysis, hepatitis, pancreatitis, and thrombocytopenia. February. Ottawa.

Heber, D., N.P. Seeram, H. Wyatt, et al. 2007. Safety and antioxidant activity of a pomegranate ellagitannin-enriched polyphenol dietary supplement in overweight individuals with increased waist size. *J. Agric. Food Chem.* 55(24):10050-10054.

Hegde, V.L., P.A. Mahesh, and Y.P. Venkatesh. 2002. Anaphylaxis caused by mannitol in pomegranate (*Punica granatum*). *Allergy Clin. Immunol. Int.* 14(1):37-39.

Hegde, V.L., and Y.P. Venkatesh. 2004. Anaphylaxis to excipient mannitol: Evidence for an immunoglobulin E-mediated mechanism. *Clin. Exp. Allergy* 34(10):1602-1609.

Hidaka, M., M. Okumura, K.I. Fujita, et al. 2005. Effects of pomegranate juice on human cytochrome P450 3A (CYP3A) and carbamazepine pharmacokinetics in rats. *Drug Metab. Dispos.* 33(5):644-648.

Igea, J.M., J. Cuesta, M. Cuevas, et al. 1991. Adverse reaction to pomegranate ingestion. *Allergy* 46(6):472-474.

Kajiya, H., N. Ikeda, Y. Nakanishi, et al. 2005. An *in vitro* and *in vivo* study of the estrogenic action of pomegranate juice. *Jpn. J. Clin. Physiol.* 35(2):89-99.

Kim, H., Y.J. Yoon, J.H. Shon, et al. 2006. Inhibitory effects of fruit juices on CYP3A activity. *Drug Metab. Dispos.* 34(4):521-523.

Loren, D.J., N.P. Seeram, R.N. Schulman, and D.M. Holtzman. 2005. Maternal dietary supplementation with pomegranate juice is neuroprotective in an animal model of neonatal hypoxic-ischemic brain injury. *Pediatr. Res.* 57(6):858-864.

Maru, I., J. Ohnishi, S. Yamaguchi, et al. 2001. An estrogen-like activity in pomegranate juice. *Nippon Shokuhin Kagaku Kogaku Kaishi* 48(2):146-149.

McCutcheon, A., J. Udani, and D. Brown. 2008. Scientific and Clinical Monograph: POM Wonderful pomegranate juice. Austin, TX: American Botanical Council.

Nagata, M., M. Hidaka, H. Sekiya, et al. 2007. Effects of pomegranate juice on human cytochrome P450 2C9 and tolbutamide pharmacokinetics in rats. *Drug Metab. Dispos.* 35(2):302-305.

Pantuck, A.J., J.T. Leppert, N. Zomorodian, et al. 2006. Phase II study of pomegranate juice for men with rising prostate-specific antigen following surgery or radiation for prostate cancer. *Clin. Cancer Res.* 12(13):4018-4026.

Patel, C., P. Dadhaniya, L. Hingorani, and M.G. Soni. 2008. Safety assessment of pomegranate fruit extract: Acute and subchronic toxicity studies. *Food Chem. Toxicol.* 46(8):2718-2735.

Sanchez-Lamar, A., G. Fonseca, J.L. Fuentes, et al. 2008. Assessment of the genotoxic risk of *Punica granatum* L. (Punicaceae) whole fruit extracts. *J. Ethnopharmacol.* 115(3):416-422.

Sorokin, A.V., B. Duncan, R. Panetta, and P.D. Thompson. 2006. Rhabdomyolysis associated with pomegranate juice consumption. *Am. J. Cardiol.* 98(5):705-706.

Subehan, T. Usia, H. Iwata, S. Kadota, and Y. Tezuka. 2006. Mechanism-based inhibition of CYP3A4 and CYP2D6 by Indonesian medicinal plants. *J. Ethnopharmacol.* 105(3):449-455.

Usia, T., H. Iwata, A. Hiratsuka, et al. 2006. CYP3A4 and CYP2D6 inhibitory activities of Indonesian medicinal plants. *Phytomedicine* 13(1-2):67-73.

Vidal, A., A. Fallarero, B.R. Pena, et al. 2003. Studies on the toxicity of *Punica granatum* L. (Punicaceae) whole fruit extracts. *J. Ethnopharmacol.* 89(2-3):295-300.

Wooltorton, E. 2004. Rosuvastatin (Crestor) and rhabdomyolysis. *Can. Med. Assoc. J.* 171(2):129.

Punica granatum L.

ミソハギ科（ザクロ科）

一般名：パメグラネット
英　名：pomegranate
和　名：ザクロ

アーユルヴェーダ名：*dadima*
中国名：石榴子（*shi liu zi*）（種子）
使用部位：種子

安全性クラス：1
相互作用クラス：A
禁忌 知見なし
他の注意事項 知見なし
薬やサプリメントとの相互作用 知見なし
有害事象と副作用 パメグラネット果実でのアレルギー反応が報告されている（Gaig et al. 1992, 1999; Igea et al. 1991）。乾燥後押し砕いた種子の摂取は，イランの女性における食道癌のリスク増加と関連がある。そのリスクは，食道の頻回な機械的刺激に起因すると考えられており，食道癌の原因として認識されている（Ghadirian et al. 1992）。
薬理学的考察 知見なし
妊婦と授乳婦 妊娠中のパメグラネット種子の安全性の情報は限られている。ある研究では，パメグラネット種子は伝統的に，イラン人妊婦によって消費されることを示した（Ghadirian et al. 1992）。本書では，妊娠および授乳期間での使用に関する問題は確認されなかったが，最終的な安全性は確立されていない。

レビュー詳細

I. 薬やサプリメントとの相互作用

薬やサプリメントとの相互作用の臨床試験
確認されなかった。
被疑薬やサプリメントとの相互作用の症例報告
確認されなかった。
薬やサプリメントとの相互作用の動物試験
確認されなかった。

II. 有害事象

有害事象の症例報告 イラン人女性の食道癌のリスクの増加は，粉砕したパメグラネット種子の摂取に関連があった。イラン人女性は伝統的に粉砕したパメグラネット種子を摂取しており，その種子片は鋭角を持ち，食道において機械的刺激となり損傷させることが，食道癌の原因として認識されている（Ghadirian et al. 1992）。

皮膚プリックテストによって，パメグラネット果実の摂取後のアレルギー反応が報告されている（Gaig et al. 1992, 1999; Igea et al. 1991）。パメグラネット果実へのアナフィラキシー反応が報告されている。皮膚プリックテストでは，パメグラネットに自然に存在するマンニトールがその反応の原因であることを示した（Hegde et al. 2002; Hegde and Venkatesh 2004）。

III. 薬理学および薬物動態学

ヒトの薬理学的研究 確認されなかった。
動物の薬理学的研究 血糖値の有意な減少が，150，300，600mg/kgのパメグラネット種子の抽出物を経口投与した糖尿病ラットで認められた（Das et al. 2001）。

経口または筋肉内に投与したパメグラネット種子油は，卵巣摘出マウスでは子宮重量を増加し，未熟な雌ウサギでは膣の角質化を増加させた（Sharaf 1969; Sharaf and Nigm 1964）。
*In vitro*の薬理学的研究 パメグラネット種子油のポリフェノール豊富な画分は，100～1000μg/mlの範囲の濃度で，17β-ヒドロキシステロイドデヒドロゲナーゼタイプ1を阻害した。その油はまた，エストロゲン受容体（ER）-陽性ヒト乳癌細胞（MCF-7）の増殖を阻害し，膜を介してMCF-7の浸潤を阻害した。さらにER-陰性ヒト乳癌細胞（MDA-MB-435）でのアポトーシスを誘導した（Kim et al. 2002）。古い研究では，乾燥したパメグラネット種子はエストロンを17mg/kg含有することを示した（Heftmann et al. 1966）。近年の分析では，エストロンは存在しないことが示された（Choi et al. 2006）。

IV. 妊婦と授乳婦

パメグラネット種子は伝統的に，イラン人の妊婦によって消費される（Ghadirian et al. 1992）。パメグラネット種子の安全性に関する他の情報は確認されなかった。

V. 毒性研究

急性毒性
ラットでホール植物抽出物（根を除く）のLD_{50}は，腹腔内投与において250mg/kgである（Dhawan et al. 1977）。

ブラインシュリンプの幼生において，パメグラネット種子油に対しする毒性はみられなかった（Fatope et al. 2002）。
慢性毒性
有害作用の欠如は，パメグラネット種子油を0.01～1%含む餌を32週間投与したラットで認められた（Kohno et al. 2004）。

P

参考文献

Choi, D.W., J.Y. Kim, S.H. Choi, et al. 2006. Identification of steroid hormones in pomegranate (*Punica granatum*) using HPLC and GC-mass spectrometry. *Food Chem.* 96(4):562-571.
Das, A.K., S.C. Mandal, S.K. Banerjee, et al. 2001. Studies on the hypoglycaemic activity of *Punica granatum* seed in streptozotocin induced diabetic rats. *Phytother. Res.* 15(7):628-629.

Dhawan, B.N., G.K. Patnaik, R.P. Rastogi, K.K. Singh, and J.S. Tandon. 1977. Screening of Indian plants for biological activity: Part VI. *Indian J. Exp. Biol.* 15(3):208-219.

Fatope, M.O., S.K. Al Burtomani, and Y. Takeda. 2002. Monoacylglycerol from *Punica granatum* seed oil. *J. Agric. Food Chem.* 50:357-360.

Gaig, P., B. Bartolome, R. Lleonart, et al. 1999. Allergy to pomegranate (*Punica granatum*). *Allergy* 54(3):287-288.

Gaig, P., J. Botey, V. Gutierrez, et al. 1992. Allergy to pomegranate (*Punica granatum*). *J. Investig. Allergol. Clin. Immunol.* 2(4):216-218.

Ghadirian, P., J.M. Ekoe, and J.P. Thouez. 1992. Food habits and esophageal cancer: An overview. *Cancer Detect. Prev.* 16(3):163-168.

Heftmann, E., S. Ko, and R. Bennet. 1966. Identification of estrone in pomegranate seeds. *Phytochemistry* 5:1337-1340.

Hegde, V.L., P.A. Mahesh, and Y.P. Venkatesh. 2002. Anaphylaxis caused by mannitol in pomegranate (*Punica granatum*). *Allergy Clin. Immunol. Int.*14(1):37-39.

Hegde, V.L., and Y.P. Venkatesh. 2004. Anaphylaxis to excipient mannitol: Evidence for an immunoglobulin E-mediated mechanism. *Clin. Exp. Allergy* 34(10):1602-1609.

Igea, J.M., J. Cuesta, M. Cuevas, et al. 1991. Adverse reaction to pomegranate ingestion. *Allergy* 46(6):472-474.

Kim, N.D., R. Mehta, W. Yu, et al. 2002. Chemopreventive and adjuvant therapeutic potential of pomegranate (*Punica granatum*) for human breast cancer. *Breast Cancer Res. Treat.* 71(3):203-217.

Kohno, H., R. Suzuki, Y. Yasui, et al. 2004. Pomegranate seed oil rich in conjugated linolenic acid suppresses chemically induced colon carcinogenesis in rats. *Cancer Sci.* 95(6):481-486.

Sharaf, A. 1969. Food plants as a possible factor in fertility control. *Qual. Plant. Mat. Veg.* 153-160.

Sharaf, A., and S.A.R. Nigm. 1964. The oestrogenic activity of pomegranate seed oil. *J. Endocrinol.* 29:91-92.

Quassia amara L.

ニガキ科

一般名：カッシア
英　名：quassia
別　名：Surinam quassia
使用部位：樹皮，根，材

安全性クラス：2b, 2d
相互作用クラス：A
禁忌　妊娠中は，医療従事者監督下以外での使用禁止（Felter and Lloyd 1898; Remington and Wood 1918）。

6歳以下の子供への使用禁止（Felter and Lloyd 1898）。

避妊を試みる男性による内用禁止（Faisal et al. 2006; Parveen et al. 2003; Raji and Bolarinwa 1997）。

他の注意事項　知見なし
薬やサプリメントとの相互作用　知見なし
標準用量　標準用量は，煎剤として材を1日当たり1～2g，平均用量は0.5gを1日2～3回（Merck 1930; Wichtl 2004）。
注釈　カッシアは，ジャマイカカッシア（*Picrasma excelsa*）またはセンナ（*Senna*種，以前は，*Cassia*種として分類されていた）と混同すべきではない。
有害事象と副作用　カッシアの高用量摂取は，胃の粘膜の刺激および嘔吐を引き起こす可能性がある（List and Hörhammer 1973; Remington and Wood 1918; Wichtl 2004）。
薬理学的考察　カッシアでの動物研究は，精子の数，形状および生存率の変化を実証している（Faisal et al. 2006; Parveen et al. 2003; Raji and Bolarinwa 1997）。これらの変化は，処置の中止後数週間で正常に戻ることを示した（Raji and Bolarinwa 1997）。男性の避妊薬としてのカッシアの安全性および有効性に関するヒトでの研究は完成されていない。
妊婦と授乳婦　妊娠中のカッシアの安全性に関する情報は確認されていないが，カッシアの治療における伝統的使用では，カッシアは妊娠中に使用すべきではないと示唆している（Felter and Lloyd 1898; Remington and Wood 1918）。

授乳期間中のカッシアの安全性は不明である。本書では，授乳期間での使用に関する問題は確認されなかったが，最終的な安全性は確立されていない。

レビュー詳細

I. 薬やサプリメントとの相互作用

薬やサプリメントとの相互作用の臨床試験
　確認されなかった。
被疑薬やサプリメントとの相互作用の症例報告
　確認されなかった。
薬やサプリメントとの相互作用の動物試験
　確認されなかった。

II. 有害事象

有害事象の症例報告　確認されなかった。

III. 薬理学および薬物動態学

ヒトの薬理学的研究　確認されなかった。
動物の薬理学的研究　カッシアの乾燥したメタノール抽出物を25，50，100mg/kgの用量で腹腔内投与したマウスで，精子数および運動性の低下や，精子異常の増加が認められた（Faisal et al. 2006）。

1日当たり1mlのカッシアのクロロホルム抽出物を15日間筋肉内投与したマウス（平均体重は187g）では，精子数，運動性および生存率の顕著な減少，そして精子異常の増加を伴う精巣および精巣上体の減少が認められた（Parveen et al. 2003）。

1日当たり100，1000，2000mg/kgのカッシアのメタノール抽出物，またはカシンを0.1，1.0，2.0mg/kgの用量を含む飲料水を提供したラットでは，精巣，精嚢，精巣上体の重量の減少が認められた。精子数は8週間後に正常に戻ったが，精子数の用量依存的な減少が認められた（Raji and Bolarinwa 1997）。
*In vitro*の薬理学的研究　カッシアのメタノール抽出物は，ラットライディッヒ細胞による，基底膜および黄体形成ホルモン刺激性のテストステロンの分泌を濃度依存的に阻害した（Njar et al. 1995）。

IV. 妊婦と授乳婦

妊娠中のカッシアの安全性に関する情報は確認されていないが，カッシアの治療における伝統的使用では，カッシアは妊娠中に使用すべきではないと示唆している（Felter and Lloyd 1898; Remington and Wood 1918）。

授乳期間中のカッシアの安全性情報は確認されなかった。

V. 毒性研究

急性毒性
カッシアの水抽出物を250，500，750，1000 mg/kgの用量で経口投与したマウスでは，急性毒性の兆候は認められなかった（Garcia Gonzalez et al. 1997）。

カッシアの水抽出物を500または1000mgの用量で腹腔内

Q

投与したマウスでは，500mg/kgの投与群において，急性毒性の兆候があったが死亡は認められなかった。しかし，1000mg/kgの投与群では100%の死亡率が認められた（Garcia Gonzalez et al. 1997）。

短期毒性

1日当たり1mlのカッシアのクロロホルム抽出物を15日間筋肉内投与したマウス（平均体重は187g）では，ビリルビン，アスパラギン酸アミノトランスフェラーゼ，アラニンアミノトランスフェラーゼ，ヘモグロビンレベルの変化は認められなかった（Parveen et al. 2003）。

参考文献

Faisal, K., S. Parveen, R. Rajendran, et al. 2006. Male reproductive toxic effect of *Quassia amara:* Observations on mouse sperm. *J. Endocrinol. Reprod.* 10(1):66-69.

Felter, H.W., and J.U. Lloyd. 1898. *King's American dispensatory*. 18th ed., 3rd rev. 2 vols. Cincinnati: Ohio Valley Co.

Garcia Gonzalez, M., S.M. Gonzalez Camacho, and L. Pazos Sanou. 1997. [Pharmacologic activity of the aqueous wood extract from *Quassia amara* (Simarubaceae) on albino rats and mice.] *Rev. Biol. Trop.* 44-45:47-50.

List, P.H., and H. Hörhammer. 1973. *Hagers handbuch der pharmazeutischen praxis*. Berlin: Springer.

Merck, E. 1930. *Merck's index*. Darmstadt: E. Merck.

Njar, V.C., T.O. Alao, J.I. Okogun, et al. 1995. Antifertility activity of *Quassia amara*: Quassin inhibits the steroidogenesis in rat Leydig cells *in vitro*. *Planta Med.* 61(2):180-182.

Parveen, S., S. Das, C.P. Kundra, and B.M.J. Pereira. 2003. A comprehensive evaluation of the reproductive toxicity of *Quassia amara* in male rats. *Reprod. Toxicol.* 17(1):45-50.

Raji, Y., and A.F. Bolarinwa. 1997. Antifertility activity of *Quassia amara* in male rats—*In vivo* study. *Life Sci.* 61(11):1067-1074.

Remington, J.P., and H.C. Wood. 1918. *The dispensatory of the United States of America*. 20th ed. Philadelphia: Lippincott.

Wichtl, M. 2004. *Herbal drugs and phytopharmaceuticals: A handbook for practice on a scientific basis*. 3rd ed. Boca Raton, FL: CRC Press.

Quercus spp. ブナ科

Quercus alba L.
一般名：ホワイトオーク
英　名：white oak

Quercus petraea (Matt.) Liebl.
一般名：セシルオーク
英　名：oak
和　名：ヨーロッパナラ
別　名：sessile oak

Quercus robur L.
一般名：オーク
英　名：oak
別　名：English oak

生薬名：局（*Q. acutissima*, *Q. serrata*, *Q. mongolica*, *Q. variabilis*の樹皮）ボクソク（樸樕）
使用部位：樹皮

安全性クラス：1
相互作用クラス：A

禁忌　知見なし

他の注意事項　局所使用による湿疹や皮膚損傷が幅広い症例で警告されている（Blumenthal et al. 1998）。

薬やサプリメントとの相互作用　知見なし

注意　タンニン（6.0〜20.0%）（List and Hörhammer 1973; Wichtl 2004），付録1参照。

有害事象と副作用　知見なし

薬理学的考察　知見なし

妊婦と授乳婦　科学的または伝統的文献において，妊娠中および授乳中におけるオークおよびホワイトオークの安全性は不明である。本書では，妊娠中や授乳期間での使用に関する問題は確認されなかったが，最終的な安全性は確立されていない。

レビュー詳細

I. 薬やサプリメントとの相互作用

薬やサプリメントとの相互作用の臨床試験
確認されなかった。

被疑薬やサプリメントとの相互作用の症例報告
確認されなかった。

薬やサプリメントとの相互作用の動物試験
確認されなかった。

II. 有害事象

有害事象の症例報告　木工者において，オーク木材粉塵による職業性喘息の症例が報告されている（Malo et al. 1995）。

III. 薬理学および薬物動態学

ヒトの薬理学的研究　確認されなかった。
動物の薬理学的研究　確認されなかった。

*In vitro*の薬理学的研究　確認されなかった。

IV. 妊婦と授乳婦

妊娠中および授乳中におけるオークおよびホワイトオークの安全性に関する情報は確認されなかった。

V. 毒性研究

遺伝毒性

エイムス試験では，オーク心材の抽出物はいかなる変異原活性も示さなかった（Weissmann et al. 1989）。

参考文献

Blumenthal, M., W. Busse, A. Goldberg, et al. 1998. *The complete German Commission E monographs*. Austin, TX: American Botanical Council.

List, P.H., and H. Hörhammer. 1973. *Hagers handbuch der pharmazeutischen praxis*. Berlin: Springer.

Malo, J.-L., A. Cartier, A. Desjardins, R. Vande Weyer, and O. Vandenplas. 1995. Occupational asthma caused by oak wood dust. *Chest* 108(3):856-858.

Weissmann, G., H. Kubel, and W. Lange. 1989. Investigations on the cancerogenicity of wood dust. The extractives of oak wood (*Quercus robur* L.). *Holzforschung* 43(2):75-82.

Wichtl, M. 2004. *Herbal drugs and phytopharmaceuticals: A handbook for practice on a scientific basis*. 3rd ed. Boca Raton, FL: CRC Press.

Q

Rehmannia glutinosa (Gaertn.) Steud.

オオバコ科（ゴマノハグサ科）

一般名：ティーハン
英　名：rehmannia
和　名：アカヤジオウ

生薬名：局（根またはそれを蒸したもの）ジオウ（地黄）
中国名：生地黄（*sheng di huang*）（加工されていない塊茎）
使用部位：乾燥した塊茎

安全性クラス：2d
相互作用クラス：A

禁忌　下痢のある人への使用禁止（Bensky et al. 2004; Chen and Chen 2004）。

他の注意事項　知見なし

薬やサプリメントとの相互作用　知見なし

注釈　本項の乾燥した塊茎（生地黄 *sheng di huang*），および次の項の加工した塊茎（熟地黄 *shu di huang*）の2つの形態が，中国伝統医学で使用されている。加工処理は，カタルポール（イリドイド配糖体）の含有量を減らす。加工したティーハン根のカタルポールの含有量は生のティーハンのものの1/20～1/30となる（Wang et al. 1997）。適切な処理方法および化学的プロファイルの結果は他の文献や資料に記載されている（Bensky et al. 2004; Wang et al. 1997）。

有害事象と副作用　ティーハン塊茎の時折みられる副作用としては，下痢，腹痛，めまい，疲労感，動悸など（Bensky et al. 2004）。

かなりの高用量を摂取した後に，アナフィラキシー反応を含むティーハン塊茎へのアレルギー反応が報告されている（Bensky et al. 2004）。

薬理学的考察　知見なし

妊婦と授乳婦　科学的および伝統的文献において，妊娠または授乳中のティーハン使用の限られた情報が確認された。本書においても，妊娠中や授乳期間での使用に関する問題は確認されなかったが，最終的な安全性は確立されていない。

レビュー詳細

I. 薬やサプリメントとの相互作用

薬やサプリメントとの相互作用の臨床試験
　確認されなかった。

被疑薬やサプリメントとの相互作用の症例報告
　確認されなかった。

薬やサプリメントとの相互作用の動物試験
　確認されなかった。

II. 有害事象

有害事象の症例報告　100gの用量を摂取後，アナフィラキシー反応を含むティーハン塊茎でのアレルギー反応が報告されている（Bensky et al. 2004）。

時折みられるティーハン塊茎の副作用は，下痢，腹痛，めまい，疲労感，動悸である。かなりの高用量の摂取（標準用量は9～15gの煎剤）は，頭痛，めまい，縮瞳および瞳孔反射の損失，唇の青い変色，低血圧，不整脈，昏睡に関連があった（Bensky et al. 2004）。

III. 薬理学および薬物動態学

ヒトの薬理学的研究　確認されなかった。

動物の薬理学的研究　水抽出物のエタノール画分，L-マニアオリゴ糖，L-マニアグリコシド-Dを含むティーハン塊茎のいくつかの異なる抽出物は，健常および糖尿病のラットとマウスにおいて，血糖降下作用を示した（Kiho et al. 1992; Kitagawa et al. 1971; Oshio and Inouye 1982）。

*In vitro*の薬理学的研究　確認されなかった。

IV. 妊婦と授乳婦

ティーハン（ハーブ材料の状態は記載されなかった）の水抽出物を1日当たり0.1～0.4ml皮下投与したマウスで，1腹の仔数の減少が認められた（Matsui et al. 1967）。

授乳中の乾燥した（未加工）ティーハン塊茎の安全性情報は確認されなかった。

V. 毒性研究

急性毒性
1日当たり60g/kgの乾燥したティーハン塊茎の水またはアルコール抽出物を3日間経口投与したマウスで，死亡は報告されなかった（Chen and Chen 2004）。

短期毒性
1日当たり18g/kgの乾燥したティーハンの水またはアルコール抽出物を15日間経口投与したラットでは，死亡は報告されなかった。内臓への有害作用は見られなかった（Chen and Chen 2004）。

遺伝毒性
乾燥したティーハン塊茎は，エイムス試験やマウスにおける染色体異常，小核試験で変異原性を示さなかった（Yin et al. 1991）。

参考文献

Bensky, D., S. Clavey, and E. Stöger. 2004. *Chinese herbal medicine: Materia medica*. 3rd ed. Seattle: Eastland Press.

Chen, J.K., and T.T. Chen. 2004. *Chinese medical herbology and pharmacology*. City of Industry, CA: Art of Medicine Press.

Kiho, T., T. Watanabe, K. Nagai, and S. Ukai. 1992. Hypoglycemic activity of polysaccharide fraction from rhizome of *Rehmannia glutinosa* Libosch F-Hueichingensis Hsiao and the effect on carbohydrate-metabolism in normal mouse-liver. *Yakugaku Zasshi* 112(6):393-400.

Kitagawa, I., T. Nishimura, A. Furubaya, and I. Yosioka. 1971. Constituents of rhizome of *Rehmannia glutinosa* Libosch forma-Hueichingensis Hsiao. *Yakugaku Zasshi* 91(5):593-597.

Matsui, A., J. Rogers, and Y. Woo. 1967. Effects of some natural products on fertility in mice. *Med. Pharmacol. Exp.* 16(5):414-424.

Oshio, H., and H. Inouye. 1982. Iridoid glycosides of *Rehmannia glutinosa*. *Phytochemistry* 21(1):133-138.

Wang, H., B.L. Bian, and J. Yang. 1997. A study on catalpol content changes in *Rehmannia glutinosa* (Gaertn.) Libosch. under certain conditions. *China J Chin. Mat. Med.* 22:408-409.

Yin, X.J., D.X. Liu, H.C. Wang, and Y. Zhou. 1991. A study on the mutagenicity of 102 raw pharmaceuticals used in Chinese traditional medicine. *Mutat. Res.* 260(1):73-82.

Rehmannia glutinosa (Gaertn.) Steud.

オオバコ科（ゴマノハグサ科）

一般名：ティーハン
英　名：rehmannia
和　名：アカヤジオウ

生薬名：局（根またはそれを蒸したもの）ジオウ（地黄）
中国名：熟地黄（*shu di huang*）（調製した塊茎）
使用部位：加工（修治）した塊茎

安全性クラス：1
相互作用クラス：A

禁忌　知見なし

他の注意事項　知見なし

薬やサプリメントとの相互作用　知見なし

注釈　本項の加工（修治）した塊茎（熟地黄 *shu di huang*），および前の項の乾燥した塊茎（生地黄 *sheng di huang*）の2つの形態が，中国伝統医学で使用されている。加工処理は，カタルポール（イリドイド配糖体）の含有量を減らす。加工したティーハン根のカタルポールの含有量は生のティーハンのものの1/20～1/30となる（Wang et al. 1997）。適切な処理方法および化学的プロファイルの結果は他の文献や資料に記載されている（Bensky et al. 2004; Wang et al. 1997）。

有害事象と副作用　ティーハン塊茎使用後のアレルギー皮膚反応が報告されている（Bensky et al. 2004）。

薬理学的考察　知見なし

妊婦と授乳婦　科学的および伝統的文献において，妊娠または授乳中の加工されたティーハン塊茎使用の情報は限られている。本書では，妊娠中や授乳期間での使用に関する問題は確認されなかったが，最終的な安全性は確立されていない。

レビュー詳細

I. 薬やサプリメントとの相互作用

薬やサプリメントとの相互作用の臨床試験
　確認されなかった。

被疑薬やサプリメントとの相互作用の症例報告
　確認されなかった。

薬やサプリメントとの相互作用の動物試験
　確認されなかった。

II. 有害事象

有害事象の症例報告　ティーハン塊茎使用後のアレルギー皮膚反応が報告されている（Bensky et al. 2004）。

III. 薬理学および薬物動態学

ヒトの薬理学的研究　確認されなかった。

動物の薬理学的研究　水性抽出物のエタノール画分，L-マニアオリゴ糖，L-マニアグリコシド-Dを含むティーハン塊茎のいくつかの異なる抽出物は，健常および糖尿病のラットとマウスにおいて，血糖降下作用を示した（Kiho et al. 1992; Kitagawa et al. 1971; Oshio and Inouye 1982）。

*In vitro*の薬理学的研究　確認されなかった。

IV. 妊婦と授乳婦

ティーハン（ハーブ材料の状態は記載されなかった）の水抽出物を1日当たり0.1～0.4ml皮下投与したマウスで，1腹の仔数の減少が認められた（Matsui et al. 1967）。

　授乳中の調整したティーハン塊茎の安全性情報は確認されなかった。

V. 毒性研究

遺伝毒性

エイムス試験で認められなかったが，加工したティーハンは，2～4g/kgの用量で腹腔内投与したマウスにおける染色体異常および小核試験おいて，変異原性の可能性を実証した（Yin et al. 1991）。

ティーハンの水抽出物は，ネズミチフス菌におけるベンゾ［α］ピレンの変異原性に対する保護作用を示した（Sakai et al. 1988）。

参考文献

Bensky, D., S. Clavey, and E. Stöger. 2004. *Chinese herbal medicine: Materia medica*. 3rd ed. Seattle: Eastland Press.

Kiho, T., T. Watanabe, K. Nagai, and S. Ukai. 1992. Hypoglycemic activity of polysaccharide fraction from rhizome of *Rehmannia glutinosa* Libosch F-Hueichingensis Hsiao and the effect on carbohydrate-metabolism in normal mouse-liver. *Yakugaku Zasshi* 112(6):393-400.

Kitagawa, I., T. Nishimura, A. Furubaya, and I. Yosioka. 1971. Constituents of rhizome of *Rehmannia glutinosa* Libosch forma-Hueichingensis Hsiao. *Yakugaku Zasshi* 91(5):593.

Matsui, A., J. Rogers, and Y. Woo. 1967. Effects of some natural products on fertility in mice. *Med. Pharmacol. Exp.* 16(5):414-424.

Oshio, H., and H. Inouye. 1982. Iridoid glycosides of *Rehmannia glutinosa*. *Phytochemistry* 21(1):133-138.

Sakai, Y., H. Nagase, Y. Ose, et al. 1988. Effects of medicinal plant extracts from Chinese herbal medicines on the mutagenic activity of benzo-*a*-pyrene. *Mutat. Res.* 206(3):327-334.

Wang, H., B.L. Bian, and J. Yang. 1997. A study on catalpol content changes in *Rehmannia glutinosa* (Gaertn.) Libosch. under certain conditions. *China J. Chin. Mat. Med.* 22:408-409.

Yin, X.J., D.X. Liu, H.C. Wang, and Y. Zhou. 1991. A study on the mutagenicity of 102 raw pharmaceuticals used in Chinese traditional medicine. *Mutat. Res.* 260(1):73-82.

Reynoutria multiflora (Thunb.) Moldenke　タデ科

一般名：フォーティ
英　名：fo-ti
和　名：ツルドクダミ
生薬名：局（塊根）カシュウ（何首烏）
異　名：*Fallopia multiflora* (Thunb.) Haraldson, *Polygonum multiflorum* Thunb.
中国名：何首烏（*he shou wu*）（塊根）
別　名：fleeceflower
使用部位：加工（修治）した塊根

安全性クラス：1
相互作用クラス：A

禁忌　知見なし

他の注意事項　軟便や下痢のある人での使用注意（Chen and Chen 2004）。

薬やサプリメントとの相互作用　知見なし

注釈　本項の処理または加工した塊根（製何首烏 *zhi he shou wu*），および次の項の乾燥した塊根（生何首烏 *sheng he shou wu*）の2つの形態で中国伝統医学で使用されている。加工した塊根がほとんど独占的に使用されていて，乾燥した塊根は一般的に使用されず，市販されているのを見つけることは難しい。乾燥した塊根は，スチルベン配糖体およびアントラキノン配糖体を含み，伝統的に刺激性瀉下薬として短期間に使用される。加工した塊根は，強壮薬として使用され，アントラキノン配糖体の含有量は有意に低い（Bensky et al. 2004; Leung and Foster 1996）。加工によって，アントラキノンの濃度を42～96%まで減少させる（Avula et al. 2007; Leung and Foster 1996; Zhang et al. 2006）。適切な処理方法および化学的プロファイルの結果は他のテキストや資料に記載されている（Avula et al. 2007; Bensky et al. 2004; Liu et al. 1991; PPRC 2005; Sionneau and Flaws 1995; Yi et al. 2007; Zhang et al. 2006）。

有害事象と副作用　急性肝炎のいくつかの症例がフォーティを摂取した人で報告されている（Battinelli et al. 2004; But et al. 1996; Cardenas et al. 2006; Laird et al. 2008; Panis et al. 2005; Park et al. 2001）。症例報告の製品は加工したフォーティとして販売されたが，いくつかの製品の分析では，アントラキノン配糖体およびスチルベン配糖体の濃度が高かった（Battinelli et al. 2004; But et al. 1996; Laird et al. 2008; Panis et al. 2005）。肝炎は，未加工または不完全な加工の塊根の長期間使用によるものと考えられている（注釈参照）。作用のメカニズムは完全に明らかにされていないが，未加工または不完全な加工の塊根におけるスチルベン配糖体（Panis et al. 2005）およびアントラキノン配糖体（Cardenas et al. 2006; Stickel et al. 2005; Vanderperren et al. 2005）が，肝毒性の原因化合物として示されている。

薬理学的考察　軽度のエストロゲン様作用（Kang et al. 2006; Zhang et al. 2005）および，いくつかのCYP酵素の阻害が*in vitro*で認められている（Unger and Frank 2004）。

妊婦と授乳婦　科学的または伝統的文献において，妊娠中および授乳中におけるフォーティの安全性は不明である。本書では，妊娠中や授乳期間での使用に関する問題は確認されなかったが，最終的な安全性は確立されていない。

レビュー詳細

I. 薬やサプリメントとの相互作用

薬やサプリメントとの相互作用の臨床試験

確認されなかった。

被疑薬やサプリメントとの相互作用の症例報告

確認されなかった。

薬やサプリメントとの相互作用の動物試験

確認されなかった。

II. 有害事象

有害事象の症例報告　急性肝炎の症例が次のように報告されている。1日当たりシェンミン（shen-min）錠（20%のフォーティ抽出物12:1および40%のフォーティ粉末）2錠を8週間摂取していた女性（Cardenas et al. 2006）。1日当たり推奨用量でフォーティ錠を1か月間摂取していた男性（Battinelli et al. 2004）。推奨用量で2週間フォーティ錠を摂取していた女性（Park et al. 2001）。あるケースでは，ハーブ製品が分析され，重量0.14%のアントラキノンを含有していることがわかった（Battinelli et al. 2004）。1つのレポートの著者は，患者が細かい斑点状丘疹および軽度の好酸球増加を発症したので，肝毒性は特異な反応であったと示し，過剰摂取ではなかった（Cardenas et al. 2006）。

再発性肝炎は，フォーティ塊根から作られた製品である「ショウウーピアン」を1日当たり3錠を4か月間摂取していた5歳の少女で報告された。ビリルビンおよび肝臓酵素の血清レベルの増加が認められ，多数の疾患を除外するためにウイルスマーカーが使用された。症状は消失し，肝機能検査は，製品摂取の停止後1か月で正常に戻った。少女は同じ製品を，1日当たり2錠を1か月投与された後，再び肝炎を経験した（Panis et al. 2005）。製品同一性は，核磁気共鳴分析によって確認され，主要な構成となる，2，3，5，4'-テトラヒドロキシスチベン-2-*O*-β-D-グルコピラノシド，スチルベン配糖体の含有を示した。アントラキノン配糖体のエモジンが微量に含まれていた（Panis et al. 2005）。そのような化学組成は，生または不完全処理であったフォーティが使用されたことを示している。

肝炎が，発症の数週間前にフォーティ塊根から作られた有標製品であるショウウーピアン（用量は不特定）を摂取していた31歳の妊婦で診断された。肝酵素の血漿濃度の上昇が認められ，ウイルス性肝炎は除外された。肝臓酵素濃度は，製品の中止後3週間で通常に戻った。製品同一性は，薄層クロマトグラフィーで確認され，2つのアントラキノンエモジンおよびフィスシオンが認められた。患者は，フォーティから調製された流エキス剤を摂取後に2年前に患っていた肝臓の症例を説明した（But et al. 1996）。

鉄過剰症候群模倣急性肝炎が，フォーティ（用量と期間は不特定）を摂取していた35歳男性で報告された。実験室での研究は，アラニントランスフェラーゼ2714 U/l（通常<50 U/l），アスパラギン酸アミノトランスフェラーゼ1170 U/l（通常<50 U/l），AP137 U/l（通常<130 U/l），総ビリルビン4.6 mg/dl（通常<1.4 mg/dl），直接ビリルビン3.0 mg/dl（通常<0.4 mg/dl）およびフェリチン13,862 ng/ml（通常8～282 ng/ml）および86%の空腹時トランスフェリン飽和度（通常20%～60%）を含んだ。ハーブサプリメントの分析では，アントラキノンのエモジンおよびフィスシオンを含むフォーティからの抽出物を特定した。患者は，ハーブ製品の中止後に回復し，入院加療の4か月後の肝機能テストは正常だった（Laird et al. 2008）。

中国伝統医学の文献では，加工されたフォーティ塊根に関連して報告された次の有害事象を記載する（症例の詳細は報告されていない）。軽度腹痛，吐き気，嘔吐，軽度の黄疸，肝機能異常，上部消化管からの出血，下痢，下血。非常に高用量では，刺激作用，興奮，頻脈，間代性または強直性痙攣，さらには呼吸麻痺による死亡が報告されている。薬物発熱，悪寒，発汗，衰弱の反復的なマラリア様的続発。アレルギー反応が報告されている（Bensky et al. 2004）。

III. 薬理学および薬物動態学

ヒトの薬理学的研究　確認されなかった。

動物の薬理学的研究　確認されなかった。

*In vitro*の薬理学的研究　0.1μg/mlを超える濃度において，フォーティの軽度エストロゲン様作用が*in vitro*で認められた（Kang et al. 2006）。組換え酵母系でのフォーティエストロゲン活性のEC_{50}は，80 μg/mlであった（Zhang et al. 2005）。

いくつかのCYP450酵素の阻害は，500 μg/mlの濃度で認められたが，20 または100 μg/mlの濃度では認められなかった。研究の著者らは，*in vivo*への関連性は不明であることを示した（Unger and Frank 2004）。フォーティは100 μg/ml の濃度の正常な培養条件下で，DNA合成およびヒト血管上皮細胞の成長を阻害した（Ling et al. 2008）。

IV. 妊婦と授乳婦

妊娠中および授乳中におけるフォーティの安全性に関する情報は確認されなかった。妊娠または授乳中の使用に関する禁忌は，2つの中国伝統医学の文献で記載されていない（Bensky et al. 2004; Chen and Chen 2004）。

V. 毒性研究

急性毒性

マウスに対する加工したフォーティ塊根のアルコール抽出

物のLD$_{50}$は，腹腔内投与において164.9 g/kgであるが（Leung and Foster 1996; Shen et al. 1982），胃内投与した抽出物のLD$_{50}$は，死亡の報告なしで，1000g/kgを超える（Chen and Chen 2004; Shen et al. 1982）。

遺伝毒性

フォーティ水抽出物の変異原活性は，エイムス試験で報告されなかった（Kam 1981）。フォーティの抗変異原性活性は，ツルムラサキ属の小核試験で認められた（Zhang et al. 1999）。

参考文献

Avula, B., V.C. Joshi, Y.H. Wang, and I.A. Khan. 2007. Simultaneous identification and quantification of anthraquinones, polydatin, and resveratrol in *Polygonum multiflorum*, various *Polygonum* species, and dietary supplements by liquid chromatography and microscopic study of *Polygonum* species. *J. AOAC Int.* 90(6):1532-1538.

Battinelli, L., C. Daniele, G. Mazzanti, et al. 2004. New case of acute hepatitis following the consumption of shou wu pian, a chinese herbal product derived from *Polygonum multiflorum*. *Ann. Intern. Med.* 140(7):589-590.

Bensky, D., S. Clavey, and E. Stöger. 2004. *Chinese herbal medicine: Materia medica*. 3rd ed. Seattle: Eastland Press.

But, P.P., B. Tomlinson, and K.L. Lee. 1996. Hepatitis related to the Chinese medicine *shou-wu-pian* manufactured from *Polygonum multiflorum*. *Vet. Hum. Toxicol.* 38(4):280-282.

Cardenas, A., J.C. Restrepo, F. Sierra, and G. Correa. 2006. Acute hepatitis due to shen-min: A herbal product derived from *Polygonum multiflorum*. *J. Clin. Gastroenterol.* 40(7):629-632.

Chen, J.K., and T.T. Chen. 2004. *Chinese medical herbology and pharmacology*. City of Industry, CA: Art of Medicine Press.

Kam, J.K. 1981. Mutagenic activity of *ho shao wu* (*Polygonum multiflorum* Thunb). *Am. J. Chin. Med.* 9(3):213-215.

Kang, S.C., C.M. Lee, H. Choi, et al. 2006. Evaluation of oriental medicinal herbs for estrogenic and antiproliferative activities. *Phytother. Res.* 20(11):1017-1019.

Laird, A.R., N. Ramchandani, E.M. Degoma, et al. 2008. Acute hepatitis associated with the use of an herbal supplement (*Polygonum multiflorum*) mimicking iron-overload syndrome. *J. Clin. Gastroenterol.* 42(7):861-862.

Leung, A.Y., and S. Foster. 1996. *Encyclopedia of common natural ingredients used in food, drugs, and cosmetics*. 2nd ed. New York: Wiley.

Ling, S., L. Nheu, A. Dai, Z. Guo, and P. Komesaroff. 2008. Effects of four medicinal herbs on human vascular endothelial cells in culture. *Int. J. Cardiol.* 128(3):350-358.

Liu, C., Q. Zhang, and Q. Zhou. 1991. Assay of stilbene glucoside in *Polygonum multiflorum* Thunb. and its processed products. *Zhongguo Zhong Yao Za Zhi* 16(8):469-472, 511.

Panis, B., D.R. Wong, P.M. Hooymans, P.A.G.M. De Smet, and P.P.R. Rosias. 2005. Recurrent toxic hepatitis in a Caucasian girl related to the use of shou-wu-pian, a Chinese herbal preparation. *J. Pediatr. Gastroenterol. Nutr.* 41(2):256-258.

Park, G.J., S.P. Mann, and M.C. Ngu. 2001. Acute hepatitis induced by shou-wu-pian, a herbal product derived from *Polygonum multiflorum*. *J. Gastroenterol. Hepatol.* 16(1):115-117.

PPRC. 2005. *Pharmacopoeia of the People's Republic of China*. Beijing: Chemical Industry Press.

Shen, D., Y. Gu, and X. Ren. 1982. The pharmacological study on the processed products of *Radix Polygoni Multiflori. [Chinese Traditional Patent Medicine]* 1(1):21.

Sionneau, P., and B. Flaws. 1995. *Pao zhi: An introduction to the use of processed Chinese medicinals*. Boulder, CO: Blue Poppy Enterprises, Inc.

Stickel, F., E. Patsenker, and D. Schuppan. 2005. Herbal hepatotoxicity. *J. Hepatol.* 43(5):901-910.

Unger, M., and A. Frank. 2004. Simultaneous determination of the inhibitory potency of herbal extracts on the activity of six major cytochrome P450 enzymes using liquid chromatography/mass spectrometry and automated online extraction. *Rapid Commun. Mass Spectrom.* 18(19):2273-2281.

Vanderperren, B., M. Rizzo, L. Angenot, et al. 2005. Acute liver failure with renal impairment related to the abuse of senna anthraquinone glycosides. *Ann. Pharmacother.* 39(7-8):1353-1357.

Yi, T., K.S. Leung, G.H. Lu, H. Zhang, and K. Chan. 2007. Identification and determination of the major constituents in traditional Chinese medicinal plant *Polygonum multiflorum* Thunb. by HPLC coupled with PAD and ESI/MS. *Phytochem. Anal.* 18(3):181-187.

Zhang, C.Z., S.X. Wang, Y. Zhang, J.P. Chen, and X.M. Liang. 2005. *In vitro* estrogenic activities of Chinese medicinal plants traditionally used for the management of menopausal symptoms. *J. Ethnopharmacol.* 98(3):295-300.

Zhang, H., B.S. Jeong, and T.H. Ma. 1999. Antimutagenic property of an herbal medicine, *Polygonum multiflorum* Thunb., detected by the *Tradescantia* micronucleus assay. *J. Environ. Pathol. Toxicol. Oncol.* 18(2):127-130.

Zhang, Z.G., T.S. Lu, and Q.Q. Yao. 2006. Effect of preparation on the major chemical constituents of *Polygonum multiflorum*. *Zhong Yao Cai* 29(10):1017-1019.

R

Reynoutria multiflora (Thunb.) Moldenke　タデ科

一般名：フォーティ

英　名：fo-ti

和　名：ツルドクダミ

生薬名：局（塊根）カシュウ（何首烏）

異　名：*Fallopia multiflora* (Thunb.) Haraldson, *Polygonum multiflorum* Thunb.

中国名：生何首烏（*sheng he shou wu*）（乾燥した塊根）

別　名：fleeceflower

使用部位：未加工の塊根

安全性クラス：3
相互作用クラス：A

禁忌　このハーブの適切な使用において，資格のある専門家監督下以外での使用禁止（Battinelli et al. 2004; But et al. 1996; Laird et al. 2008; Panis et al. 2005）。

他の注意事項　知見なし

薬やサプリメントとの相互作用　知見なし

注意　刺激性瀉下薬（Leung and Foster 1996），付録2参照。

注釈　本項の主題である，乾燥した塊根（生何首烏 *sheng he shou wu*），および別の項（前の項参照）の主題である加工した塊根（製何首烏 *zhi he shou wu*）の2つの形態のフォーティ塊根が中国伝統医学で使用されている。加工した塊根がほとんど独占的に使用されており，乾燥した塊根は一般的に使用されておらず，市販されているものを見つけることは難しい。乾燥した塊根は，スチルベン配糖体およびアントラキノン配糖体を含み，伝統的に刺激性瀉下薬として短期間に使用される（Avula et al. 2007; Leung and Foster 1996; Zhang et al. 2006）。

有害事象と副作用　未加工のフォーティに明らかに関連がある有害事象の症例は英語文献で報告されていないが，加工済フォーティとして市販されたフォーティ製品の分析から，不完全な加工を示唆するアントラキノン配糖体またはスチルベン配糖体の含有が示された（Battinelli et al. 2004; But et al. 1996; Laird et al. 2008; Panis et al. 2005）。

薬理学的考察　知見なし

妊婦と授乳婦　妊娠および授乳中の未加工フォーティの使用に関する研究は認められなかった。妊娠および授乳中の使用に関する禁忌は，2つの中国伝統医学の文献で記載されていない（Bensky et al. 2004; Chen and Chen 2004）。刺激性瀉下剤活性および不完全に加工された塊根に関連した肝毒性の報告の不完全な理解に基づいて，妊娠及授乳中は資格のある医療従事者監督下以外での使用を推奨しない。

レビュー詳細

I. 薬やサプリメントとの相互作用

薬やサプリメントとの相互作用の臨床試験
確認されなかった。

被疑薬やサプリメントとの相互作用の症例報告
確認されなかった。

薬やサプリメントとの相互作用の動物試験
確認されなかった。

II. 有害事象

有害事象の症例報告　未加工のフォーティに明らかに関連がある有害事象の症例は英語文献で報告されていないが，加工済フォーティとして市販されたフォーティ製品の分析から，不完全な加工を示唆するアントラキノン配糖体またはスチルベン配糖体の含有が示された（Battinelli et al. 2004; But et al. 1996; Laird et al. 2008; Panis et al. 2005）。

III. 薬理学および薬物動態学

ヒトの薬理学的研究　確認されなかった。

動物の薬理学的研究　過酸化コーン油を与えたラットでは，フォーティ塊根から単離されたスチルベン化合物（100 mg/kgのピセイドまたは50 または100 mg/kgの2，3，5，4'-テトラヒドロキシスチベン-2-*O*-D-配糖体）の投与は，肝保護作用を提供する，肝臓での過酸化脂質の沈着を一部阻害すること，血清中のグルタミン酸オキサロ酢酸トランスアミナーゼ（GOT）およびグルタミン酸ピルビン酸トランスアミナーゼ（GPT）レベルの上昇を減少させることが発見された（Kimura et al. 1983）。

***In vitro*の薬理学的研究**　確認されなかった。

IV. 妊婦と授乳婦

妊娠および授乳中の未加工フォーティの使用に関する研究は認められなかった。妊娠および授乳中の使用に関する禁忌は，2つの中国伝統医学の文献で記載されていない（Bensky et al. 2004; Chen and Chen 2004）。刺激性瀉下薬活性および不完全に加工された塊根に関連した肝毒性の報告の不完全な理解に基づいて，妊娠および授乳中は資格のある医療従事者の監督下以外での使用を推奨しない。

V. 毒性研究

急性毒性
マウスで腹腔内投与した未処理のフォーティ塊根のアルコール抽出物のLD_{50}は2.7g/kgであるが，胃内投与した抽出物のLD_{50}は50g/kgである（Leung and Foster 1996; Shen et al. 1982）。

参考文献

Avula, B., V.C. Joshi, Y.H. Wang, and I.A. Khan. 2007. Simultaneous identification and quantification of anthraquinones, polydatin, and resveratrol in *Polygonum multiflorum*, various *Polygonum* species, and dietary supplements by liquid chromatography and microscopic study of *Polygonum* species. *J. AOAC Int.* 90(6):1532-1538.

Battinelli, L., C. Daniele, G. Mazzanti, et al. 2004. New case of acute hepatitis following the consumption of shou wu pian, a chinese herbal product derived from *Polygonum multiflorum*. *Ann. Intern. Med.* 140(7):589-590.
Bensky, D., S. Clavey, and E. Stöger. 2004. *Chinese herbal medicine: Materia medica*. 3rd ed. Seattle: Eastland Press.
But, P.P., B. Tomlinson, and K.L. Lee. 1996. Hepatitis related to the Chinese medicine *shou-wu-pian* manufactured from *Polygonum multiflorum*. *Vet. Hum. Toxicol.* 38(4):280-282.
Chen, J.K., and T.T. Chen. 2004. *Chinese medical herbology and pharmacology*. City of Industry, CA: Art of Medicine Press.
Kimura, Y., H. Ohminami, and H. Okuda. 1983. Effects of stilbene components of roots of *Polygonum* spp. on liver injury in peroxidized oil-fed rats. *Planta Med.* 49(1):51-54.
Laird, A.R., N. Ramchandani, E.M. Degoma, et al. 2008. Acute hepatitis associated with the use of an herbal supplement (*Polygonum multiflorum*) mimicking iron-overload syndrome. *J. Clin. Gastroenterol.* 42(7):861-862.
Leung, A.Y., and S. Foster. 1996. *Encyclopedia of common natural ingredients used in food, drugs, and cosmetics*. 2nd ed. New York: Wiley.
Panis, B., D.R. Wong, P.M. Hooymans, P.A.G.M. De Smet, and P.P.R. Rosias. 2005. Recurrent toxic hepatitis in a Caucasian girl related to the use of shou-wu-pian, a Chinese herbal preparation. *J. Pediatr. Gastroenterol. Nutr.* 41(2):256-258.
Shen, D., Y. Gu, and X. Ren. 1982. The pharmacological study on the processed products of *Radix Polygoni Multiflori*. *[Chinese Traditional Patent Medicine]* 1(1):21.
Zhang, Z.G., T.S. Lu, and Q.Q. Yao. 2006. Effect of preparation on the major chemical constituents of *Polygonum multiflorum*. *Zhong Yao Cai* 29(10):1017-1019.

Rhamnus cathartica L. クロウメモドキ科

一般名：バックソーン
英　名：buckthorn
和　名：セイヨウクロウメモドキ
使用部位：果実

安全性クラス：2b, 2c, 2d
相互作用クラス：A

禁忌　妊娠および授乳中は，医療従事者監督下以外での使用禁止（Bradley 1992; Chadha 1988; Roth et al. 1984; Wichtl 2004）。

腸閉塞，原因不明の腹痛，また炎症を伴う腸の症状（虫垂炎，大腸炎，クローン病，過敏性腸症候群，大腸メラノーゼ）のある人に禁忌（Bradley 1992; De Smet 1993; Wichtl 2004）。

12歳以下の小児に禁忌（Bradley 1992; De Smet 1993）。

8日間を超える使用禁忌（Bradley 1992; De Smet 1993; Leung and Foster 1996; Weiss and Meuss 2001; Wichtl 2004）。

他の注意事項　知見なし

薬やサプリメントとの相互作用　薬理学的考察参照。

注意　刺激性瀉下薬（Bradley 1992; Chadha 1988; De Smet 1993; Felter and Lloyd 1898; Leung and Foster 1996; Martindale and Reynolds 1996; Roth et al. 1984; Weiss and Meuss 2001; Wichtl 2004），付録2参照。

標準用量　快適で，軟らかい便を促すのに必要な最小用量が個別に適切な投与量である（ESCOP 2003）。

注釈　米国ハーブ製品協会は，バックソーンを充分量含有する製品には，以下のようなラベルを明示する商品表示（AHPA 2011）を制定した。

注意：腹痛または下痢があるときには本品を使用してはならない。妊娠または授乳中の場合は，使用する前に医療従事者に相談すること。下痢または水様便が見られた時は使用を中止すること。推奨用量を超えないこと。長期間の使用禁止。

有害事象と副作用　バックソーン代謝物による尿の変色が発生する可能性があるが，臨床的に重要ではない。腹部痙攣や痛みが報告されている（ESCOP 2003）。

薬理学的考察　下剤としてのバックソーンの長期使用は，カリウム損失を引き起こし，抗不整脈薬および強心配糖体と植物の毒性を増加させる可能性があるため，それらの薬とバックソーンの併用は警告されている（Brinker 2001; De Smet 1993; ESCOP 2003）。

下剤としてのバックソーンの長期使用は，薬剤や植物によって誘発されるカリウム損失を増加させる可能性があるため，バックソーンは，チアジド系利尿薬，コルチコステロイドまたはカンゾウとの内用併用は警告されている（Brinker 2001; De Smet 1993; ESCOP 2003）。

バックソーンのような刺激性瀉下薬としての使用は，胃腸通過時間を減少するため，経口的に投与された薬の吸収を減少させる可能性がある（Brinker 2001; De Smet 1993）。

妊婦と授乳婦　多くの刺激性瀉下薬は，伝統的に子宮の刺激に関する問題のために妊娠中は禁忌であるが，バックソーンを含む刺激性瀉下薬の多くは，推奨される投薬スケジュールに従って使用する場合，妊娠または胎児に対する有害作用がないことを示している（De Smet 1993; ESCOP 2003）。したがって，これらの下剤は現在では妊娠中の使用に適切であると考えられている（De Smet 1993; ESCOP 2003; Prather 2004）。しかし，特定のアントラキノンの潜在的な遺伝毒性のために，バックソーンを含む特定のアントラキノン下剤は，妊娠初期では避けるか，専門家の監督下で使用すべきである（ESCOP 2003）。

科学的または伝統的文献において，授乳期間中のバックソーンの安全性は不明である。本書では，授乳期間での使用に関する問題は確認されなかったが，最終的な安全性は確立されていない。

レビュー詳細

I. 薬やサプリメントとの相互作用

薬やサプリメントとの相互作用の臨床試験

確認されなかった。

被疑薬やサプリメントとの相互作用の症例報告

確認されなかった。

薬やサプリメントとの相互作用の動物試験

確認されなかった。

II. 有害事象

有害事象の症例報告　確認されなかった。

III. 薬理学および薬物動態学

ヒトの薬理学的研究　確認されなかった。

動物の薬理学的研究　確認されなかった。

*In vitro*の薬理学的研究　確認されなかった。

IV. 妊婦と授乳婦

多くの刺激性瀉下薬は，伝統的に子宮の刺激に関する問題のために妊娠中は禁忌であるが，バックソーンを含む刺激性瀉下薬の多くは，推奨される投薬スケジュールに従って使用する場合，妊娠または胎児に対する有害作用がないことを示している（De Smet 1993; ESCOP 2003）。したがって，これらの下剤は現在では妊娠中の使用に適切であると考えられている（De Smet 1993; ESCOP 2003; Prather 2004）。しかし，特定のアントラキノンの潜在的な遺伝毒性のために，バックソーンを含む特定のアントラキノン下剤は，妊娠初期では避けるか，専門家の監督下で使用すべきである（ESCOP 2003）。

授乳期間中のバックソーンの安全性情報は確認されなかった。

V. 毒性研究

確認されなかった。

参考文献

AHPA. July 2011. Code of Ethics & Business Conduct. Silver Spring, MD: American Herbal Products Association.

Bradley, P.R. 1992. *British herbal compendium: A handbook of scientific information on widely used plant drugs*. Bournemouth, UK: British Herbal Medicine Association.

Brinker, F. 2001. *Herb contraindications and drug interactions*. 3rd ed. Sandy, OR: Eclectic Medical Publications.

Chadha, Y. 1988. *The wealth of India: A dictionary of Indian raw materials and industrial products*. Delhi: Council of Scientific and Industrial Research.

De Smet, P.A.G.M. 1993. *Adverse effects of herbal drugs, Volume 2*. Berlin: Springer.

ESCOP. 2003. *ESCOP monographs: The scientific foundation for herbal medicinal products*. 2nd ed. Exeter, UK: European Scientific Cooperative on Phytotherapy.

Felter, H.W., and J.U. Lloyd. 1898. *King's American dispensatory*. 18th ed., 3rd rev. 2 vols. Cincinnati: Ohio Valley Co.

Leung, A.Y., and S. Foster. 1996. *Encyclopedia of common natural ingredients used in food, drugs, and cosmetics*. 2nd ed. New York: Wiley.

Martindale, W., and J.E.F. Reynolds. 1996. *The extra pharmacopoeia*. 31st ed. London: Pharmaceutical Press.

Roth, L., M. Daunderer, and K. Kormann. 1984. *Giftpflanzen-pflanzengifte: Vorkommen, wirkung, therapie*. Landsberg: Ecomed.

Weiss, R.F., and A.R. Meuss. 1998. *Weiss's herbal medicine*. Classic ed. New York: Thieme.

Wichtl, M. 2004. *Herbal drugs and phytopharmaceuticals: A handbook for practice on a scientific basis*. 3rd ed. Boca Raton, FL: CRC Press.

Rheum spp.

タデ科

Rheum officinale Baill.

一般名：チャイニーズルバーブ，ダイオウ

英　名：Chinese rhubarb

中国名：大黄（*da huang*）（根と根茎）

別　名：Turkey rhubarb

Rheum palmatum L.

一般名：チャイニーズルバーブ，ダイオウ

英　名：Chinese rhubarb

中国名：大黄（*da huang*）（根と根茎）

別　名：Turkey rhubarb

Rheum palmatum L. var. ***tanguticum*** Maxim. ex Regel

一般名：チャイニーズルバーブ，ダイオウ

英　名：Chinese rhubarb

異　名：*Rheum tanguticum* Maxim. ex Balf.

中国名：大黄（*da huang*）（根と根茎）

別　名：Turkey rhubarb

生薬名：局（*R.palmatum*，*R.tanguticum*，*R.officinale*,

*R.coreanum*またはそれらの種間雑種の通例，根茎）ダイオウ（大黄）

使用部位：根茎，根

安全性クラス：2b, 2c, 2d

相互作用クラス：A

禁忌　妊娠および授乳中は，医療従事者監督下以外での使用禁止（Bensky et al. 2004; Chen and Chen 2004)。

腸閉塞，原因不明の腹痛，また炎症を伴う腸の症状（虫垂炎，大腸炎，クローン病，過敏性腸症候群，大腸メラノーゼ）のある人に禁忌（Bradley 1992; De Smet 1993; Martindale and Reynolds 1996; Roth et al. 1984; Wichtl 2004)，生理中は禁忌（Bensky et al. 2004; Chen and Chen 2004)。

8日間を超える使用禁忌（Bradley 1992; De Smet 1993; Leung and Foster 1996; Weiss and Meuss 2001; Wichtl 2004)。

12歳以下の小児に禁忌（Bradley 1992; De Smet 1993)。

他の注意事項　知見なし

薬やサプリメントとの相互作用　薬理学的考察参照。

標準用量　標準用量は直接摂取かお茶として，1日当たり1～5g（Bradley 1992)。中国伝統医学の文献では，重症例では最大20gまで，標準用量はお茶として1日当たり3～10g，粉末製品が体内に摂取される場合には，用量は半分まで減らすべきであると示す（Bensky et al. 2004; Chen and Chen 2004)。

注意　刺激性瀉下薬（Bensky et al. 2004; Bradley 1992; De Smet 1993; ESCOP 2003; Felter and Lloyd 1898; Leung and Foster 1996; Weiss and Meuss 2001)，付録2参照。

タンニン（4.0～11.0%)（Bradley 1992; Tang and Eisenbrand 1992)，付録1参照。

注釈　医療では使用されていないが，チャイニーズルバーブの葉身はシュウ酸を含んでいることから，腎臓の尿細管でシュウ酸カルシウムを沈殿させることで，腎不全を引き起こす可能性がある（Bensky et al. 2004)。

チャイニーズルバーブの化合物は下剤作用がある。これらの化合物は，熱に反応性が高く，調製方法によっては除去できる可能性がある（Chen and Chen 2004)。

米国ハーブ製品協会は，チャイニーズルバーブを充分量含有する製品には，以下のようなラベルを明示する商品表示（AHPA 2011）を制定した。

注意：腹痛または下痢があるときには本品を使用してはならない。妊娠または授乳中の場合は，使用する前に医療従事者に相談すること。下痢または水様便が見られた時は使用を中止すること。推奨用量を超えないこと。長期間の使用禁止。

有害事象と副作用　チャイニーズルバーブの使用中に，消化管の痙攣が発生する可能性がある（Wichtl 2004)。チャイニーズルバーブの代謝物は，赤茶または明るい黄色の着色尿を引き起こす可能性がある（Wichtl 2004)。吐き気，嘔吐，食欲不振の副作用が報告されている（Bensky et al. 2004)。

薬理学的考察　チャイニーズルバーブの長期使用および他のアントラキノンは，大腸が茶色がかった色となる偽メラノーシスを引き起こす可能性がある。偽メラノーシスは無害と認識されてきたが（Leng-Peschlow 1992; Wichtl 2004)，数人の研究者は，その条件と結腸癌の発生リスクの増加との間に関連がある可能性を示唆している（Siegers et al. 1993)。しかし，リスクは慢性便秘または食事のような他の交絡因子に起因する可能性もある（Sonnenberg and Müller 1993; van Gorkom et al. 1999)。

下剤としてのチャイニーズルバーブの長期使用は，カリウム損失を引き起こし，薬剤や植物の毒性を増加させる可能性があるため，抗不整脈薬および強心配糖体とチャイニーズルバーブの併用は警告されている（Brinker 2001; De Smet 1993; ESCOP 2003)。

下剤としてのチャイニーズルバーブの長期使用は，薬剤や植物によって誘発されるカリウム損失を増加させる可能性があるため，チャイニーズルバーブは，チアジド系利尿薬，コルチコステロイドまたはカンゾウとの内用併用は警告されている（Brinker 2001; De Smet 1993; ESCOP 2003; Wichtl 2004)。

チャイニーズルバーブのような刺激性瀉下薬の使用は，胃腸通過時間を減少するため，経口投与された薬の吸収を減少させる可能性がある（Brinker 2001; De Smet 1993)。

妊婦と授乳婦　中国伝統医学の参考文献では，チャイニーズルバーブは妊娠および授乳中はかなり注意して使用し，どうしても必要な時にのみ使用すべきであることを示す（Bensky et al. 2004)。この情報に基づいて，妊娠または授乳中は資格のある医療従事者監督下以外での使用を推奨しない。

レビュー詳細

I. 薬やサプリメントとの相互作用

薬やサプリメントとの相互作用の臨床試験

確認されなかった。

被疑薬やサプリメントとの相互作用の症例報告

チャイニーズルバーブ（量は未特定）を含んだピルの使用の6週間後，23歳の女性で急性腎不全が報告された。女性は，腎不全と関連があった非ステロイド性抗炎症薬（NSAID）であるジクロフェナクを服用し始めていた（Juhlin et al. 2004; Revai and Harmos 1999; Rossi et al. 1985; Rubio Garcia and Tellez Molina 1992）。著者らは，NSAIDは腎障害の主要な原因として認識されているが，そのような機能不全は，結果として血行力学的に媒介した腎障害とともに，脱水と関連があることを示した（Kwan et al. 2006）。

薬やサプリメントとの相互作用の動物試験

確認されなかった。

II. 有害事象

有害事象の症例報告　チャイニーズルバーブの過剰摂取は，特に生のハーブが摂取された場合に，毒性反応を引き起こす可能性がある。症状は，下痢，吐き気，嘔吐，めまい，腹部疝痛，黄疸を含む。長期使用は，大腸の重篤な損傷，肝硬変，カリウム損失を引き起こす可能性がある（Bensky et al. 2004）。

チャイニーズルバーブでのアレルギー反応は，高用量投与（30g）後に報告され，紅潮，掻痒，丘疹，喘息，頻呼吸を含む（Bensky et al. 2004）。

III. 薬理学および薬物動態学

ヒトの薬理学的研究　確認されなかった。

動物の薬理学的研究　確認されなかった。

*In vitro*の薬理学的研究　モルモットの胃では，チャイニーズルバーブの水抽出物が，胃体部環状筋の静止張力および収縮頻度を用量依存的に増加させた。

著者らは，チャイニーズルバーブの刺激作用は，コリン作動性M受容体，コリン作動性N受容体，L-型カルシウムチャネルを介して部分的に媒介されることを示した（Yu et al. 2005）。

ラポンチンは，ヒト胃癌細胞における増殖阻害および誘導アポトーシスを示した（Hibasami et al. 2007）。レインは，アポトーシスを誘導し，ヒト肝癌細胞のG1期における細胞周期進行を阻止した（Kuo et al. 2004）。

チャイニーズルバーブの抽出物は，酵母系のエストロゲン受容体活性分析で，0.1mg/mlの濃度で，エストロゲン活性を誘導した（Kang et al. 2006）。

IV. 妊婦と授乳婦

中国伝統医学の参考文献では，チャイニーズルバーブは妊娠および授乳中はかなり注意して使用し，どうしても必要な時のみ使用すべきであることを示した（Bensky et al. 2004）。

V. 毒性研究

急性毒性

マウスに対するチャイニーズルバーブの煎剤のLD_{50}は，経口投与で153g/kgである（Chen and Chen 2004）。

亜慢性毒性

チャイニーズルバーブから単離されたアントラキノンを1日当たり140，794，4500mg/kgの用量で13週間経口投与したラットでは，4500mg/kgの投与群において腎毒性が発生し，尿細管上皮細胞が膨張および変性した（Yan et al. 2006）。

参考文献

AHPA. July 2011. Code of Ethics & Business Conduct. Silver Spring, MD: American Herbal Products Association.

Bensky, D., S. Clavey, and E. Stöger. 2004. *Chinese herbal medicine: Materia medica*. 3rd ed. Seattle: Eastland Press.

Bradley, P.R. 1992. *British herbal compendium: A handbook of scientific information on widely used plant drugs*. Bournemouth, UK: British Herbal Medicine Association.

Brinker, F. 2001. *Herb contraindications and drug interactions. 3rd ed.* Sandy, OR: Eclectic Medical Publications.

Chen, J.K., and T.T. Chen. 2004. *Chinese medical herbology and pharmacology*. City of Industry, CA: Art of Medicine Press.

De Smet, P.A.G.M. 1993. *Adverse effects of herbal drugs, Volume 2*. Berlin: Springer.

ESCOP. 2003. *ESCOP monographs: The scientific foundation for herbal medicinal products*. 2nd ed. Exeter, UK: European Scientific Cooperative on Phytotherapy.

Felter, H.W., and J.U. Lloyd. 1898. *King's American dispensatory*. 18th ed., 3rd rev. 2 vols. Cincinnati: Ohio Valley Co.

Hibasami, H., K. Takagi, T. Ishii, et al. 2007. Induction of apoptosis by rhapontin having stilbene moiety, a component of rhubarb (*Rheum officinale* Baillon) in human stomach cancer KATO III cells. *Oncol. Rep.* 18(2):347-351.

Juhlin, T., S. Bjorkman, B. Gunnarsson, et al. 2004. Acute administration of diclofenac, but possibly not long term low dose aspirin, causes detrimental renal effects in heart failure patients treated with ACE-inhibitors. *Eur. J. Heart Fail.* 6(7):909-916.

Kang, S.C., C.M. Lee, H. Choi, et al. 2006. Evaluation of oriental medicinal herbs for estrogenic and antiproliferative activities. *Phytother. Res.* 20(11):1017-1019.

Kuo, P.L., Y.L. Hsu, L.T. Ng, and C.C. Lin. 2004. Rhein inhibits the growth and induces the apoptosis of Hep G2 cells. *Planta Med.* 70(1):12-16.

Kwan, T.H., M.K. Tong, K.T. Leung, et al. 2006. Acute renal failure associated with prolonged intake of slimming pills containing anthraquinones. *Hong Kong Med. J.* 12(5):394-397.

Leng-Peschlow, E. 1992. Senna and pseudomelanosis coli. *Pharmacology* 44 (Suppl. 1):33-35.

Leung, A.Y., and S. Foster. 1996. *Encyclopedia of common natural ingredients used in food, drugs, and cosmetics*. 2nd ed. New York: Wiley.
Martindale, W., and J.E.F. Reynolds. 1996. *The extra pharmacopoeia*. 31st ed. London: Pharmaceutical Press.
Revai, T., and G. Harmos. 1999. Nephrotic syndrome and acute interstitial nephritis associated with the use of diclofenac. *Wien Klin. Wochenschr.* 111(13):523-524.
Rossi, E., G.F. Ferraccioli, F. Cavalieri, et al. 1985. Diclofenac-associated acute renal failure. Report of 2 cases. *Nephron* 40(4):491-493.
Roth, L., M. Daunderer, and K. Kormann. 1984. *Giftpflanzen-pflanzengifte: Vorkommen, wirkung, therapie*. Landsberg: Ecomed.
Rubio Garcia, J.A., and M.J. Tellez Molina. 1992. Acute renal failure and nephrotic syndrome associated with treatment with diclofenac. *Rev. Clin. Esp.* 191(5):289-290.
Siegers, C.P., E. von Hertzberg-Lottin, M. Otte, and B. Schneider. 1993. Anthranoid laxative abuse—A risk for colorectal cancer? *Gut* 34(8):1099-1101.
Sonnenberg, A., and A.D. Müller. 1993. Constipation and cathartics as risk factors of colorectal cancer: A meta-analysis. *Pharmacology* 47(1):224-233.
Tang, W., and G. Eisenbrand. 1992. *Chinese drugs of plant origin: Chemistry, pharmacology, and use in traditional and modern medicine.* New York: Springer.
van Gorkom, B.A.P., E.G.E. de Vries, A. Karrenbeld, and J.H. Kleibeuker. 1999. Review article: Anthranoid laxatives and their potential carcinogenic effects. *Aliment. Pharmacol. Ther.* 13(4):443-452.
Weiss, R.F., and A.R. Meuss. 1998. *Weiss's herbal medicine*. Classic ed. New York: Thieme.
Wichtl, M. 2004. *Herbal drugs and phytopharmaceuticals: A handbook for practice on a scientific basis*. 3rd ed. Boca Raton, FL: CRC Press.
Yan, M., L.Y. Zhang, L.X. Sun, Z.Z. Jiang, and X.H. Xiao. 2006. Nephrotoxicity study of total rhubarb anthraquinones on Sprague Dawley rats using DNA microarrays. *J. Ethnopharmacol.* 107(2):308-311.
Yu, M., Y.L. Luo, J.W. Zheng, et al. 2005. Effects of rhubarb on isolated gastric muscle strips of guinea pigs. *World J. Gastroenterol.* 11(17):2670-2673.

Rhus spp.　ウルシ科

Rhus copallinum L.
一般名：ウイングドスマック
英　名：winged sumac
和　名：ユウヨクウルシ
別　名：shining sumac
Rhus coriaria L.
一般名：シシリアンスマック
英　名：Sicilian sumac
別　名：tanner's sumac
Rhus glabra L.
一般名：スムーススマック
英　名：smooth sumac
和　名：アメリカウルシ
別　名：scarlet sumac
使用部位：果実

安全性クラス：1
相互作用クラス：A
禁忌　知見なし
他の注意事項　知見なし
薬やサプリメントとの相互作用　知見なし
有害事象と副作用　知見なし
薬理学的考察　知見なし
妊婦と授乳婦　科学的または伝統的文献において，妊娠中および授乳中におけるシシリアンスマックまたはスムーススマックの安全性は不明である。本書では，妊娠中や授乳期間での使用に関する問題は確認されなかったが，最終的な安全性は確立されていない。

レビュー詳細

I. 薬やサプリメントとの相互作用
薬やサプリメントとの相互作用の臨床試験
確認されなかった。
被疑薬やサプリメントとの相互作用の症例報告
確認されなかった。
薬やサプリメントとの相互作用の動物試験
確認されなかった。

II. 有害事象
有害事象の症例報告　確認されなかった。

III. 薬理学および薬物動態学
ヒトの薬理学的研究　確認されなかった。
動物の薬理学的研究　確認されなかった。
*In vitro*の薬理学的研究　シシリアンスマックの酢酸エチル抽出物は，α-アミラーゼ，グリコシドヒドラーゼを阻害し，血糖降下作用を示した。IC_{50}は28.7 μg/mlである（Giancarlo et al. 2006）。

IV. 妊婦と授乳婦
妊娠中および授乳中におけるシシリアンスマックおよびス

ムーススマックの使用に関する情報は確認されなかった。

V. 毒性研究
確認されなかった。

参考文献

Giancarlo, S., L.M. Rosa, F. Nadjafi, and M. Francesco. 2006. Hypoglycaemic activity of two spices extracts: *Rhus coriaria* L. and *Bunium persicum* Boiss. *Nat. Prod. Res.* 20(9):882-886.

Ribes nigrum L.

スグリ科（ユキノシタ科）

一般名：ブラックカラント
英　名：black currant
和　名：クロフサスグリ
別　名：cassis
使用部位：果実，葉

安全性クラス：1
相互作用クラス：A
禁忌　知見なし
他の注意事項　知見なし
薬やサプリメントとの相互作用　知見なし
注意　利尿薬（葉）（Rácz-Kotilla and Rácz 1977; Wichtl 2004），付録2参照。
有害事象と副作用　知見なし
薬理学的考察　知見なし
妊婦と授乳婦　科学的または伝統的文献において，妊娠中および授乳中におけるブラックカラントの安全性は不明である。本書では，妊娠中や授乳期間での使用に関する問題は確認されなかったが，最終的な安全性は確立されていない。

レビュー詳細

I. 薬やサプリメントとの相互作用
薬やサプリメントとの相互作用の臨床試験
確認されなかった。
被疑薬やサプリメントとの相互作用の症例報告
確認されなかった。
薬やサプリメントとの相互作用の動物試験
確認されなかった。

II. 有害事象
有害事象の症例報告　確認されなかった。

III. 薬理学および薬物動態学
ヒトの薬理学的研究　確認されなかった。
動物の薬理学的研究　乾燥葉の1.5g/kgに相当する用量でブラックカラント葉の液体抽出物を経口投与したラットでは，利尿作用（利尿指数1.56）が認められ，50mg/kgの用量のフロセミドと同等であった（Rácz-Kotilla and Rácz 1977）。
*In vitro*の薬理学的研究　確認されなかった。

IV. 妊婦と授乳婦
妊娠中および授乳中におけるブラックカラントの使用に関する情報は確認されなかった。

V. 毒性研究
急性毒性
ブラックカラントの外部層の抽出物を2g/kg経口投与したマウスでは，有害作用は認められなかった（Kyerematen and Sandberg 1986）。

マウスへのブラックカラント葉の液体抽出物（1:1）の LD_{50} は，49g/kgである（Rácz-Kotilla and Rácz 1977）。

マウスへのブラックカラント葉のフリーズドライの含水エタノール抽出物の LD_{50} は，腹腔内投与で1.09g/kgであるが，経口投与では3g/kgまでの用量で決定することができなかった（Mongold et al. 1993）。
短期毒性
胃潰瘍または毒性の兆候を含む有害作用は，1日当たり2g/kgの用量で21日間，または1.34g/kgの用量で28日間ブラックカラント葉のフリーズドライの含水エタノール抽出物（1g，葉の1.8gに相当）を経口投与したラットで認められなかった。

参考文献

Kyerematen, G., and F. Sandberg. 1986. Preliminary pharmacological studies of Pecarin, new preparation from *Ribes nigrum* fruits. *Acta Pharm. Suec.* 23(2):101-106.

Mongold, J.J., P. Susplugas, C. Taillade, and J.J. Serrano. 1993. Anti-inflammatory activity of *Ribes nigrum* leaf extract in rats. *Plant. Med Phytother.* 26(2):109-116.

Rácz-Kotilla, E., and G. Rácz. 1977. Salidiuretische und hypotensive Wirkung der Auszüge von *Ribes* Blättern. *Planta Med.* 32:110-114.

Wichtl, M. 2004. *Herbal drugs and phytopharmaceuticals: A handbook for practice on a scientific basis.* 3rd ed. Boca Raton, FL: CRC Press.

Ricinus communis L.

トウダイグサ科

一般名：カスター，ヒマシ

英　名：castor

和　名：ヒマ，トウゴマ

生薬名：局（種子を圧搾して得た脂肪油）ヒマシ油

アーユルヴェーダ名：*eranda*

中国名：蓖麻油（*bi ma you*）（種子油）

別　名：palma christi

使用部位：種子油

安全性クラス：2b, 2d

相互作用クラス：A

禁忌　妊娠中は，医療従事者監督下以外での使用禁止（Lippert and Mueck 2002; Martindale and Reynolds 1996; McFarlin et al. 1999; Nabors 1958; Osol and Farrar 1955）。

腸閉塞，原因不明の腹痛，また炎症を伴う腸の症状（虫垂炎，大腸炎，クローン病，過敏性腸症候群，大腸メラノーゼ）のある人に禁忌（Bradley 1992; De Smet 1993; Martindale and Reynolds 1996; Roth et al. 1984; Wichtl 2004）。

8日連続日を超える使用禁忌。

他の注意事項　知見なし

薬やサプリメントとの相互作用　薬理学的考察参照。

標準用量　**成人**：1回5.0～20.0 ml，1日60.0mlまで。**小児**：4.0～12.0 ml（Leung and Foster 1996; Osol and Farrar 1955; Williamson 2003）。

注意　刺激性瀉下薬（Chadha 1988; Felter and Lloyd 1898; Leung and Foster 1996; List and Hörhammer 1973; Martindale and Reynolds 1996），付録2参照。

注釈　カスター種子は，猛毒化合物であるリシンを含む。リシンは，油抽出の過程で除去されるため，カスター油には存在しない（Audi et al. 2005; Doan 2004; Lord et al. 2003; Wilbur 2007）。文献では，カスター種子摂取後の中毒について数百の症例が報告されている。毒性の症状は，急性胃腸炎，水分と電解質の欠乏，消化管出血，溶血，低血糖症を含む（Challoner and McCarron 1990）。

有害事象と副作用　カスター油に関連して報告された有害事象と副作用は，血栓性外痔核，急激な分娩，吐き気，嘔吐，下痢，腸疝痛，鼓腸，電解質バランスの障害，脱水，出血性胃炎，骨盤内臓器のうっ血，溶血，肝細胞壊死を含む（Lippert and Mueck 2002; McFarlin et al. 1999）。

パッチテストにより，口唇炎および皮膚炎を含むカスター油へのアレルギー反応が，カスター油を含むパーソナルケア製品の局所適用後に報告されている（Aplin and Eliseo 1997; Brandle et al. 1983; Di Berardino and Della Torre 2003; Fisher 1991; Kalavala et al. 2007; le Coz and Ball 2000; Lodi et al. 1992; Sai 1983; Taghipour et al. 2008; Tan et al. 1997; Wakelin et al. 1996; Wilbur 2007）。

薬理学的考察　下剤としてのカスター油の長期使用は，カリウム損失を引き起こし，薬剤や植物の毒性を増加させる可能性があるため，抗不整脈薬および強心配糖体を含む植物とカスター油の併用は警告されている（Brinker 2001; De Smet 1993; ESCOP 2003）。

下剤としてのカスター油の長期使用は，薬剤や植物によって誘発されるカリウム損失を増加させる可能性があるため，カスター油は，チアジド系利尿薬，コルチコステロイドまたはカンゾウとの内用併用は警告されている（Brinker 2001; De Smet 1993; ESCOP 2003; Wichtl 2004）。

カスター油のような刺激性瀉下薬の使用は，胃腸通過時間を減少するため，経口投与された薬の吸収を減少させる可能性がある（Brinker 2001; De Smet 1993）。

妊婦と授乳婦　カスター油は伝統的に陣痛促進のために使用されている（McFarlin et al. 1999）。研究では，帝王切開の必要性について混在した結果を示したが，カスター油は陣痛促進のために安全に使用できることを示している（Davis 1984; Garry et al. 2000）。カスター油は陣痛促進のために自然製品を使用する認定助産師の間で最も一般的に使用されているが（McFarlin et al. 1999），副作用の可能性および有害事象の症例報告では，いくつかのレビュアーが陣痛促進としてのカスター油の使用に対しては注意が必要であるとしている（Lippert and Mueck 2002; Nabors 1958）。この情報に基づいて，妊娠中は資格のある医療従事者監督下以外での使用を推奨しない。

折衷医療の文献では，カスター油は"妊娠中の便秘にとっ

R

て最も適切な下剤である”と言及し（Felter and Lloyd 1898），より最近の消化器医および産科医による調査では，消化器医の26%および産科医の38%は妊娠中の患者に下剤としてカスター油を処方していることを示した（Vinod et al. 2007）。他の文献では，カスター油は妊娠中に注意して使用しなければならないと言及する（Martindale and Reynolds 1996; Osol and Farrar 1955）。

因果関係は決定できなかったが，母体の心肺停止を引き起こす羊水塞栓症の症例は，妊娠40週の女性によるカスター油の摂取と一時的に関連があった（Steingrub et al. 1988）。

レビュー詳細

I. 薬やサプリメントとの相互作用

薬やサプリメントとの相互作用の臨床試験

確認されなかった。

被疑薬やサプリメントとの相互作用の症例報告

確認されなかった。

薬やサプリメントとの相互作用の動物試験

カスター油の大量摂取の有無に関わらず，メチプリロンの毒性用量を静脈内投与されたイヌでは，対照群と比較して，睡眠時間およびメチプリロン薬物動態において，有意差は認められなかった（Gwilt et al. 1982）。

II. 有害事象

有害事象の症例報告　パッチテストによる口唇炎および皮膚炎を含む皮膚反応は，カスター油を含むパーソナルケア製品の局所適用後に報告されている（Aplin and Eliseo 1997; Brandle et al. 1983; Di Berardino and Della Torre 2003; Fisher 1991; Kalavala et al. 2007; le Coz and Ball 2000; Lodi et al. 1992; Sai 1983; Taghipour et al. 2008; Tan et al. 1997; Wakelin et al. 1996; Wilbur 2007）。

皮内テストによって確認されたポリエトキシル化カスター油に対するアナフィラキシー反応が，ポリエトキシル化カスター油の溶媒とともにシクロスポリンを静脈内投与された女性で報告された（Ebo et al. 2001）。

エポキシカルボキシル酸性尿の症例が，3,6-エポキシオクタンジオイック，3,6-エポキシデカンジオイック，3,6-エポキシドデカンジオイック酸を大量に排泄する女性で報告され，その存在はカスター油の人為的摂取に由来した（Hagenfeldt et al. 1986）。

本項の妊婦と授乳婦も参照。

III. 薬理学および薬物動態学

ヒトの薬理学的研究　確認されなかった。

動物の薬理学的研究　ラット，モルモット，ブタにおける皮膚刺激性試験では，10〜56日間のカスター油の局所適用は，一般的に良好な忍容性であることを示している（Butcher 1951; Meyer et al. 1976; Motoyoshi et al. 1979; Wilbur 2007）。

ウサギにおいて，ある刺激試験ではカスター油の投与後に重度の炎症を示したが（Motoyoshi et al. 1979），他の研究では最大54日までの日常的な適用は，良好な忍容性であった（Guillot et al. 1979; Rantuccio et al. 1981）。

カスター油は，週に2回の割合でカスター油を20週間局所的に処置したマウスにおいて，化学的に誘発した皮膚腫瘍を促進しなかった（Shubik 1950）。

2週間の期間に4回カスター油で局所的に処理したマウスにおいて，軽度の表皮過形成が認められた（Shubik 1950）。

*In vitro*の薬理学的研究　確認されなかった。

IV. 妊婦と授乳婦

妊娠37および42週に早期破水がみられた妊婦の研究では，カスター油の投与は，カスター油を投与しなかった女性と比較して，自然分娩の増加，帝王切開の必要性の減少，オキシトシンでの分娩誘発の必要性を減少させた。母親での有意な有害事象は報告されなかった。著者は，カスター油は分娩の誘発に安全であることを結論付けた（Davis 1984）。

陣痛を促進するためにカスター油60mlの単回用量を投与した妊婦の研究では，母親および胎児への有害作用は確認されなかった。帝王切開の実施は，カスター油を受けた群で19%，未処置の対照群で8%であった（Garry et al. 2000）。

カスター油71mlの単回用量を経口投与した妊娠38および41週の間の妊婦では，子宮の収縮作用の増加が認められた。胎児への影響は報告されなかった（Mathie and Dawson 1959）。

破水時の羊水の研究では，カスター油を使用していなかった女性と比較して，カスター油を最近摂取していた女性に共通して，胎便排泄が有意に多く確認された（Mitri et al. 1987）。

陣痛を促進するために自然製品を使用する米国の認定助産師（90人の助産師が回答）の調査では，93%の助産師がカスター油を使用しており，カスター油は陣痛促進のために共通して使用されている製品であったことが示された。

カスター油の使用に関連して報告された有害事象は，血栓性痔核，急遂分娩，吐き気，嘔吐，下痢，鼓腸であり，2人の助産師が羊水混濁流体の増加を報告した（McFarlin et al. 1999）。

ニューヨーク病院での消化器医および産科医が参加した調査では（75人の医師が回答），消化器医師の26%および産科医の38%は妊娠中の患者に下剤としてカスター油を処方していることを示した（Vinod et al. 2007）。

分娩を誘発するためのカスター油の使用に関するレビューでは，カスター油の副作用の可能性として以下を記載した。吐き気，嘔吐，腸疝痛，下痢，電解質バランスの障害，脱水，出血性胃炎，骨盤臓器の充血，溶血，肝細胞壊死（Lippert and Mueck 2002）。

帝王切開の既往のある妊娠39歳の女性は，カスター油5mlの摂取直後に，激しい腹痛および破水を起こした。45分後，反復性の変動一過性徐脈により帝王切開を必要とした。手術時に，臍帯の一部が下腹部横瘢痕の2cmの破裂から突出していた。著者は，低い横切開での帝王切開を経験した女性において，子宮破裂のリスクは0.2～1.5%であることを示した（Sicuranza and Figueroa 2003）。

心肺停止を引き起こすこととなった羊水塞栓症の症例は，妊娠40週の女性によるカスター油の30mlの摂取と一時的に関連があった。摂取のおよそ1時間後，女性は自然破水を経験し心肺停止にあった。著者は，カスター油と有害事象との関連は一時的であったが，因果関係は決定できなかったことを言及した（Steingrub et al. 1988）。

V. 毒性研究

急性毒性

160～180gの動物当たり2mlのカスター油を経口投与したラットでは，1～7時間後に，十二指腸および空腸粘膜の損傷が認められた。0.5時間後または9時間後では，損傷は認められなかった（Capasso et al. 1994）。

経鼻胃チューブを介してカスター油を2.5ml/kg投与したポニーでは，24，48，72時間後に腸粘膜の充血が認められた。投与は，盲腸および腹側結腸における一過性の下痢，好中球性炎症および粘膜びらんに関連していた（Johnson et al. 1993）。尿細管上皮における毒性作用は，近位尿細管にカスター油を注入したラットで認められなかった（Langer et al. 1968）。

短期毒性

1日当たり10%のカスター油を含む餌を5週間与えられたラットでは，有害作用およびカタルシスは認められなかった（Masri et al. 1962）。

亜慢性毒性

1日当たり最大10%のカスター油の餌を13週間与えられたマウスおよびラットでは，いかなる特定の組織，器官系および器官への毒性も認められなかった。アルカリホスファターゼの用量関連の増加は，5日目，12日目および研究終了時に認められた（NTP 1992）。無毒性量（NOAEL）は，ラットで1日当たり5g/kg，マウスで1日当たり7.5g/kgとして推定された（Burdock et al. 2006）。

遺伝毒性

最大10%のカスター油の餌を13週間与えたマウスでは，末梢赤血球中の小核誘発の根拠は認められなかった（NTP 1992）。代謝活性化の有無に関わらず，最大5000 μg/mlの濃度のカスター油でインキュベートしたチャイニーズハムスター卵細胞では，姉妹染色分体交換の誘導は認められなかった（NTP 1992）。

代謝活性化の有無に関わらずサルモネラ菌TA97株，TA98株，TA100株，TA102株，TA1535株，TA1537株でのカスター油の変異原活性は，最大10,000 μg/plateの濃度で認められなかった（Hachiya 1987; Zeiger et al. 1988）。

ポリオキシエチレン水素添加カスター油の遺伝毒性活性は，代謝活性化の有無に関わらずマウスでの小核試験または細菌中の復帰突然変異試験および*in vitro*の染色体異常試験で認められなかった（Hirai et al. 1994）。

細胞毒性

代謝活性化の有無に関わらずカスター油100および5000 μg/plateの濃度で，大腸菌に対し細胞毒性を示した（Hachiya 1987）。

R

参考文献

Aplin, P.J., and T. Eliseo. 1997. Ingestion of castor oil plant seeds. *Med. J. Aust.* 167(5):260-261.

Audi, J., M. Belson, M. Patel, J. Schier, and J. Osterloh. 2005. Ricin poisoning: A comprehensive review. *J. Am. Med. Assoc.* 294(18):2342-2351.

Bradley, P.R. 1992. *British herbal compendium: A handbook of scientific information on widely used plant drugs*. Bournemouth, UK: British Herbal Medicine Association.

Brandle, I., A. Boujnah-Khouadja, and J. Foussereau. 1983. Allergy to castor oil. *Contact Dermat.* 9(5):424-425.

Brinker, F. 2001. *Herb contraindications and drug interactions*. 3rd ed. Sandy, OR: Eclectic Medical Publications.

Burdock, G.A., I.G. Carabin, and J.C. Griffiths. 2006. Toxicology and pharmacology of sodium ricinoleate. *Food Chem. Toxicol.* 44(10):1689-1698.

Butcher, E.O. 1951. The effects of applications of various substances on the epidermis of the rat. *J. Invest. Dermatol.* 16(2):85-90.

Capasso, F., N. Mascolo, A.A. Izzo, and T.S. Gaginella. 1994. Dissociation of castor oil-induced diarrhoea and intestinal mucosal injury in rat: Effect of N[G]-nitro-L-arginine methyl ester. *Br. J. Pharmacol.* 113(4):1127.

Chadha, Y. 1988. *The wealth of India: A dictionary of Indian raw materials and industrial products*. Delhi: Council of Scientific and Industrial Research.

Challoner, K.R., and M.M. McCarron. 1990. Castor bean intoxication. *Ann. Emerg. Med.* 19(10):1177-1183.

Davis, L. 1984. The use of castor oil to stimulate labor in patients with premature rupture of membranes. *J. Nurse Midwifery* 29(6):366-370.

De Smet, P.A.G.M. 1993. *Adverse effects of herbal drugs, Volume 2*. Berlin: Springer.

Di Berardino, L., and F. Della Torre. 2003. Side effects to castor oil. *Allergy* 58(8):826.

Doan, L.G. 2004. Ricin: Mechanism of toxicity, clinical manifestations, and vaccine development. A review. *J. Toxicol. Clin. Toxicol.* 42(2):201-208.

Ebo, D.G., G.C. Piel, V. Conraads, and W.J. Stevens. 2001. IgE-mediated anaphylaxis after first intravenous infusion of cyclosporine. *Ann. Allergy Asthma Immunol.* 87(3):243-245.

ESCOP. 2003. *ESCOP monographs: The scientific foundation for herbal medicinal products.* 2nd ed. Exeter, UK: European Scientific Cooperative on Phytotherapy.

Felter, H.W., and J.U. Lloyd. 1898. *King's American dispensatory.* 18th ed., 3rd rev. 2 vols. Cincinnati: Ohio Valley Co.

Fisher, A.A. 1991. Allergic cheilitis due to castor oil in lipsticks. *Cutis* 47(6):389-390.

Garry, D., R. Figueroa, J. Guillaume, and V. Cucco. 2000. Use of castor oil in pregnancies at term. *Altern. Ther. Health Med.* 6(1):77-101.

Guillot, J.P., J.Y. Giauffret, and M.C. Martini. 1979. Etude de tolerances oculaire et cutanee chez la lapin, de differentes matieres premieres utilisees en cosmetologie, et provenant de fabrications diverses II. *Int. J. Cosmet. Sci.* 1:27-57.

Gwilt, P.R., M.C. Pankaskie, and J.J. Mitala. 1982. The effect of oral castor oil on the disposition of methyprylon in intoxicated dogs. *Can. Anaesth. Soc. J.* 29(4):381-383.

Hachiya, N. 1987. Evaluation of genotoxicity by a series of short-term tests. *Akita J. Med.* 14:269-292.

Hagenfeldt, L., L. Blomquist, and T. Midtvedt. 1986. Epoxydicarboxylic aciduria resulting from the ingestion of castor oil. *Clin. Chim. Acta* 161(2):157-163.

Hirai, O., Y. Miyamae, K. Zaizen, et al. 1994. Mutagenicity tests of polyoxyethylene hydrogenated castor oil 60 (HCO-60). *J. Toxicol. Sci.* 19(2):89-96.

Johnson, C.M., J.M. Cullen, and M.C. Roberts. 1993. Morphologic characterization of castor oil-induced colitis in ponies. *Vet. Pathol. Online* 30(3):248-255.

Kalavala, M., T.M. Hughes, and N.M. Stone. 2007. Allergic contact dermatitis to polyethylene glycol-7 hydrogenated castor oil. *Contact Dermat.* 56(5):287-288.

Langer, K.H., W. Thoenes, and M. Wiederho. 1968. Light and electron microscopic investigations of proximal convoluted tubules of rat kidney after intraluminal injection of oil. *Pflugers Arch. Eur. J. Physiol.* 302(2):149.

le Coz, C.J., and C. Ball. 2000. Recurrent allergic contact dermatitis and cheilitis due to castor oil. *Contact Dermat.* 42(2):114-115.

Leung, A.Y., and S. Foster. 1996. *Encyclopedia of common natural ingredients used in food, drugs, and cosmetics.* 2nd ed. New York: Wiley.

Lippert, T.H., and A.O. Mueck. 2002. Labour induction with alternative drugs? *J. Obstet. Gynaecol.* 22(4):343.

List, P.H., and H. Hörhammer. 1973. *Hagers handbuch der pharmazeutischen praxis.* Berlin: Springer.

Lodi, A., S. Leuchi, L. Mancini, G. Chiarelli, and C. Crosti. 1992. Allergy to castor oil and colophony in a wart remover. *Contact Dermat.* 26(4):266-267.

Lord, M.J., N.A. Jolliffe, C.J. Marsden, et al. 2003. Ricin. Mechanisms of cytotoxicity. *Toxicol. Rev.* 22(1):53-64.

Martindale, W., and J.E.F. Reynolds. 1996. *The extra pharmacopoeia.* 31st ed. London: Pharmaceutical Press.

Masri, M.S., L.A. Goldblatt, F. De Eds, and G.O. Kohler. 1962. Relation of cathartic activity to structural modifications of ricinoleic acid of castor oil. *J. Pharm. Sci.* 51:999-1002.

Mathie, J.G., and B.H. Dawson. 1959. Effect of castor oil, soap enema, and hot bath on the pregnant human uterus near term. *Br. Med. J.* 1(5130):1162.

McFarlin, B.L., M.H. Gibson, J. O'Rear, and P. Harman. 1999. A national survey of herbal preparation use by nurse-midwives for labor stimulation. Review of the literature and recommendations for practice. *J. Nurse Midwifery* 44(3):205-216.

Meyer, F.U., C. Wollmann, N. Exner, and G. Exner. 1976. Comparative studies on the skin of guinea pigs, swine and man following the effect of various external agents. *Dermatol. Monatsschr.* 162:986-991.

Mitri, F., G.J. Hofmeyr, and C.J. van Gelderen. 1987. Meconium during labour—Self-medication and other associations. *S. Afr. Med. J.* 71(7):431-433.

Motoyoshi, K., Y. Toyoshima, M. Sato, and M. Yoshimura. 1979. Comparative studies on the irritancy of oils and synthetic perfumes to the skin of rabbit, guinea pig, rat, miniature swine and man. *Cosmet. Toiletries* 94:41-48.

Nabors, G. 1958. Castor oil as an adjunct to induction of labor: Critical re-evaluation. *Am. J. Obstet. Gynecol.* 75:36-39.

NTP. 1992. Toxicity studies of castor oil in F344/N rats and B6C3F1 mice. Report NTIS PB93-151439. Research Triangle Park, NC: National Toxicology Program.

Osol, A., and G. Farrar. 1955. *The dispensatory of the United States of America.* 25th ed. Philadelphia: Lippincott.

Rantuccio, F., D. Sinist, A. Scardigno, and C. Coviello. 1981. Histological changes in rabbits after application of medicaments and cosmetic bases. II. *Contact Dermat.* 7(2):94-97.

Roth, L., M. Daunderer, and K. Kormann. 1984. *Giftpflanzen-pflanzengifte: Vorkommen, wirkung, therapie.* Landsberg: Ecomed.

Sai, S. 1983. Lipstick dermatitis caused by castor oil. *Contact Dermat.* 9(1):75.

Shubik, P. 1950. Studies on the promoting phase in the stages of carcinogenesis in mice, rats, rabbits, and guinea pigs. *Cancer Res.* 10(1):13-17.

Sicuranza, G.B., and R. Figueroa. 2003. Uterine rupture associated with castor oil ingestion. *J. Matern. Fetal Neonat. Med.* 13(2):133-134.

Steingrub, J.S., T. Lopez, D. Teres, and R. Steingart. 1988. Amniotic fluid embolism associated with castor oil ingestion. *Crit. Care Med.* 16(6):642-643.

Taghipour, K., F. Tatnall, and D. Orton. 2008. Allergic axillary dermatitis due to hydrogenated castor oil in a deodorant. *Contact Dermat.* 58(3):168-169.

Tan, B.B., A.L. Noble, M.E. Roberts, J.T. Lear, and J.S.C. English. 1997. Allergic contact dermatitis from oleyl alcohol in lipstick cross-reacting with ricinoleic acid in castor oil and lanolin. *Contact Dermat.* 37(1):41-42.

Vinod, J., J. Bonheur, B.I. Korelitz, and G. Panagopoulos. 2007. Choice of laxatives and colonoscopic preparation in pregnant patients from the viewpoint of obstetricians and gastroenterologists. *World J. Gastroenterol.* 13(48):6549-6552.

Wakelin, S.H., A.J. Harris, and S. Shaw. 1996. Contact dermatitis from castor oil in zinc and castor oil cream. *Contact Dermat.* 35(4):259.

Wichtl, M. 2004. *Herbal drugs and phytopharmaceuticals: A handbook for practice on a scientific basis.* 3rd ed. Boca Raton, FL: CRC Press.

Wilbur, J. 2007. Final report on the safety assessment of *Ricinus communis* (castor) seed oil, hydrogenated castor oil, glyceryl ricinoleate, glyceryl ricinoleate se, ricinoleic acid, potassium ricinoleate, sodium ricinoleate, zinc ricinoleate, cetyl ricinoleate, ethyl ricinoleate, glycol ricinoleate, isopropyl ricinoleate, methyl ricinoleate, and octyldodecyl ricinoleate. *Int. J. Toxicol.* 26(Suppl. 3):31-77.

Williamson, E.M. 2003. *Potter's herbal cyclopedia*. Saffron Walden, Essex: C.W. Daniel Co.

Zeiger, E., B. Anderson, S. Haworth, T. Lawlor, and K. Mortelmans. 1988. *Salmonella* mutagenicity tests. 4. Results from the testing of 300 chemicals. *Environ. Mol. Mutagen.* 11:1-158.

Rorippa nasturtium-aquaticum (L.) Hayek　アブラナ科

一般名：クレソン，ウォータークレソン，ウォータークレス

英　名：watercress

和　名：オランダカラシ

異　名：*Nasturtium officinale* W.T. Aiton, *Sisymbrium nasturtium-aquaticum* L.

中国名：西洋菜干（*xi yang cai gan*）（全草）

使用部位：全草

安全性クラス：1

相互作用クラス：A

禁忌　知見なし

他の注意事項　胃・十二指腸潰瘍，炎症を伴う腎障害，また4歳以下の小児には禁忌（Wichtl 2004）。

薬やサプリメントとの相互作用　クレソンの高用量投与（50g）での処置後に，アセトアミノフェンの血中濃度の減少が認められた（Chen et al. 1996）。

クレソンのかなりの高用量投与（57gずつ）後で，クマリン代謝の有意な変化は認められなかった（Murphy et al. 2001）。

有害事象と副作用　クレソンの大量または長時間の摂取は，胃粘膜の刺激を引き起こす可能性がある（Wichtl 2004）。

薬理学的考察　ヒトへの研究では，クレソンは薬物代謝酵素CYP2E1を阻害したが，別の研究では酵素に影響を及ぼさなかった（Desager et al. 2002; Leclercq et al. 1998）。

妊婦と授乳婦　科学的および伝統的文献において，妊娠または授乳中のクレソンの安全性は不明である。本書では，妊娠中や授乳期間での使用に関する問題は確認されなかったが，最終的な安全性は確立されていない。

レビュー詳細

I. 薬やサプリメントとの相互作用

薬やサプリメントとの相互作用の臨床試験

24時間の間に4回の割合で生のクレソンを各々56.8g摂取した前後に，クマリンを経口投与された健常な被験者では，クマリン代謝における最低限の阻害作用が認められた。すべての被験者において，対照群と比較してクマリンの平均排泄量に有意差はなかったが，被験者のおよそ30%において，クマリン投与後最初の2時間で，クマリンの尿中排泄量の増加が認められた。クマリン代謝物の総排泄量はクレソンの影響を受けなかった（Murphy et al. 2001）。

アセトアミノフェンの単回投与の10時間前に，クレソンホモジネートを50g経口投与された健常な被験者では，アセトアミノフェンの血清レベルの減少が認められた。

薬物動態学的プロセスおよびアセトアミノフェン，アセトアミノフェングルクロニドおよび硫酸アセトアミノフェンの尿中排泄量は変化しなかったが，Cys-アセトアミノフェンの総尿中排泄量はまた減少した（Chen et al. 1996）。

被疑薬やサプリメントとの相互作用の症例報告

確認されなかった。

薬やサプリメントとの相互作用の動物試験

確認されなかった。

II. 有害事象

有害事象の症例報告　確認されなかった。

III. 薬理学および薬物動態学

ヒトの薬理学的研究　50gの新鮮なクレソンホモジネートの前後に，クロルゾキサゾン（薬物代謝酵素CYP2E1の基質）を経口投与した健常な被験者では，クロルゾキサゾンの血漿濃度の増加が認められた。同様に，クロルゾキサゾン排泄半減期は，クレソン摂取後に延長した。クレソンの効果は，CYP2E1阻害剤イソニアジドの1/3～半分であった（Leclercq et al. 1998）。

エタノール（薬物代謝酵素CYP2E1の基質）摂取の10時間前または1時間前に，50gの新鮮なクレソンホモジネートを経口投与された健常な被験者では，エタノール摂取直前のクレソンの摂取によって，エタノール吸収は遅れたが，エタノール代謝への有意な作用は認められなかった。クレソンの摂取は，アセトアルデヒド（エタノールの代謝物）代謝の弱い阻害と関連があった（Desager et al. 2002）。

クレソンおよびキャベツのような野菜で発見されたフェネチルイソチオシアネートは，*in vitro*で薬物代謝酵素YP2D6を阻害することが発見されたが，健常なヒト被験者における研究ではCYP2D6への影響を示さなかった。

ヒトへの研究では，新鮮なクレソン50gを摂取前後に，発現系検査が健常な被験者で実施された。その結果，CYP2D6代謝における有意な変化は認められなかった（Caporaso et al. 1994）。

動物の薬理学的研究　確認されなかった。

*In vitro*の薬理学的研究　確認されなかった。

IV. 妊婦と授乳婦

妊娠1〜6日目に，1日当たり200，400，800 mg/kgのクレソンの水抽出物を経口投与したラットでは，生存胎児数の減少および再吸収数の増加が認められた（Elbetieha et al. 1996）。

授乳中におけるクレソンの安全性に関する情報は確認されなかった。

V. 毒性研究

確認されなかった。

参考文献

Caporaso, N., J. Whitehouse, S. Monkman, et al. 1994. *In vitro* but not *in vivo* inhibition of CYP2D6 by phenethyl isothiocyanate (PEITC), a constituent of watercress. *Pharmacogenetics* 4(5):275-280.

Chen, L., S.N. Mohr, and C.S. Yang. 1996. Decrease of plasma and urinary oxidative metabolites of acetaminophen after consumption of watercress by human volunteers. *Clin. Pharmacol. Ther.* 60(6):651-660.

Desager, J.P., J.L. Golnez, C. De Buck, and Y. Horsmans. 2002. Watercress has no importance for the elimination of ethanol by CYP2E1 inhibition. *Phamacol. Toxicol.* 91(3):103-105.

Elbetieha, A., M.H. Al-Hamood, and A. Alkofahi. 1996. Anti-implantation potential of some medicinal plants in female rats. *Arch. STD/HIV Res.* 10(3):181-188.

Leclercq, I., J.P. Desager, and Y. Horsmans. 1998. Inhibition of chlorzoxazone metabolism, a clinical probe for CYP2E1, by a single ingestion of watercress. *Clin. Pharmacol. Ther.* 64(2):144-149.

Murphy, S.E., L.M. Johnson, L.M. Losey, S.G. Carmella, and S.S. Hecht. 2001. Consumption of watercress fails to alter coumarin metabolism in humans. *Drug Metab. Dispos.* 29(6):786-788.

Wichtl, M. 2004. *Herbal drugs and phytopharmaceuticals: A handbook for practice on a scientific basis.* 3rd ed. Boca Raton, FL: CRC Press.

Rosa spp.　バラ科

Rosa alba L.
一般名：ホワイトローズ
英　名：white rose
Rosa canina L.
一般名：ドッグローズ
英　名：dog rose
和　名：ヨーロッパノイバラ
別　名：dog brier，brier rose
Rosa centifolia L.
一般名：キャベツローズ
英　名：cabbage rose
アーユルヴェーダ名：*shatapatri*，*shatapatrika*
別　名：Provence rose
Rosa damascena Mill.
一般名：ダマスクローズ
英　名：damask rose
Rosa gallica L.
一般名：フレンチローズ，アポテカリーローズ
英　名：French rose
別　名：apothecary rose，rosa mundi
Rosa rugosa Thunb.
一般名：ジャパニーズローズ
英　名：rugose rose
別　名：ramanas rose，Turkestan rose
和　名：ハマナス

生薬名：［局］（*R. multiflora*の偽果または果実）エイジツ（営実）
使用部位：果実（hips）

安全性クラス：1
相互作用クラス：A
禁忌　知見なし
他の注意事項　知見なし
薬やサプリメントとの相互作用　知見なし
注釈　生または乾燥したホールローズヒップの小毛は，口，喉および他の部位で機械的刺激を引き起こす可能性がある。市販の処理では小毛を除去している。
有害事象と副作用　ローズ果実製品の臨床試験のシステマティックレビューでは，試験における有意な有害事象の報告無しに，ローズ果実は一般的に忍容性が良好であったことを示した（Chrubasik et al. 2006）。ローズ種にとってのいかなる有害事象の症例報告も確認されなかった。

ローズ果実でのアレルギー反応が報告されている（Chrubasik et al. 2008; Lleonart et al. 2007）。
薬理学的考察　知見なし
妊婦と授乳婦　科学的または伝統的文献において，妊娠中および授乳中におけるローズ種の安全性は不明である。本書では，妊娠中や授乳期間での使用に関する問題は確認されなかったが，最終的な安全性は確立されていない。

レビュー詳細

I. 薬やサプリメントとの相互作用

薬やサプリメントとの相互作用の臨床試験

確認されなかった。

被疑薬やサプリメントとの相互作用の症例報告

確認されなかった。

薬やサプリメントとの相互作用の動物試験

確認されなかった。

II. 有害事象

臨床試験で報告された有害事象　ドッグローズ果実（1日当たり5gを3か月以上）の臨床試験のシステマティックレビューでは，いかなる有害事象も示さなかった（Chrubasik et al. 2006）。

有害事象の症例報告　確認されなかった。

III. 薬理学および薬物動態学

ヒトの薬理学的研究　確認されなかった。

動物の薬理学的研究　確認されなかった。

*In vitro*の薬理学的研究　確認されなかった。

IV. 妊婦と授乳婦

妊娠中および授乳中におけるローズ果実の使用に関する研究は確認されなかった。

V. 毒性研究

急性毒性

マウスに対し，ドッグローズ果実の酢酸エチル，*n*-ブタノールまたはエタノール抽出物を919mg/kgの用量で経口投与したところ，毒性は認められなかった（Orhan et al. 2007）。

参考文献

Chrubasik, C., R.K. Duke, and S. Chrubasik. 2006. The evidence for clinical efficacy of rose hip and seed: A systematic review. *Phytother. Res.* 20(1):1-3.

Chrubasik, C., B.D. Roufogalis, U. Müller-Ladner, and S. Chrubasik. 2008. A systematic review on the *Rosa canina* effect and efficacy profiles. *Phytother. Res.* 22(6):725-733.

Lleonart, R., M. Corominas, and M. Lombardero. 2007. Tea infusion, another source of Rosaceae allergy. *Allergy* 62:89-90.

Orhan, D.D., A. Hartevioglu, E. Kupeli, and E. Yesilada. 2007. *In vivo* anti-inflammatory and antinociceptive activity of the crude extract and fractions from *Rosa canina* L. fruits. *J. Ethnopharmacol.* 112(2):394-400.

Rosmarinus officinalis L.

シソ科

一般名：ローズマリー

英　名：rosemary

和　名：マンネンロウ

使用部位：葉

安全性クラス：1

相互作用クラス：A

禁忌　知見なし

他の注意事項　知見なし

薬やサプリメントとの相互作用　知見なし

注意　通経薬（Chadha 1988），付録2参照。

注釈　このハーブにとっての分類や懸念は，一般的に料理で使用される低用量とは対照的に，治療目的で使用される比較的高用量に基づいており，スパイスとしての使用には関連していない。

有害事象と副作用　パッチテストにより，ローズマリーに対する局所的なアレルギー反応が報告されている（Armisen et al. 2003; Fernandez et al. 1997; Guin 2001; Inui and Katayama 2005; Klarman 1958; Serra et al. 2005）。

薬理学的考察　試験食と一緒にローズマリーのフェノール豊富な抽出物を摂取した健常な女性で，非ヘム鉄の吸収が減少した（Samman et al. 2001）。

動物研究では，健常および糖尿病動物の両方で，ローズマリーが血清グルコース値を低下させたことを示している（Bakirel et al. 2008; Erenmemisoglu et al. 1997）。民族植物学的調査では，ローズマリーはモロッコで伝統的に，糖尿病や高血圧症を治療するために使用されていることを示した（Tahraoui et al. 2007）。したがって，インスリンまたは経口血糖降下薬を用いている糖尿病の人は，ローズマリー使用中には，血糖値を測定し続けるべきである。

薬物代謝酵素CYP1A1，CYP1A2，CYP2B1,2の誘導は，ローズマリーの水抽出物またはローズマリー精油を投与したラットで認められた（Debersac et al. 2001a, 2001b）。

血小板凝集の阻害は，1つの動物研究および2つの*in vitro*研究で認められた（Lee et al. 2007; Yamamoto et al. 2005）。

妊婦と授乳婦　妊娠中のローズマリーの安全性に関する情報は矛盾している。いくつかの古い文献は，ローズマリー（おそらくはローズマリー精油に関連している）は流産を誘発するために使用されたことを示すが（Casey 1960; Chadha 1988; Greshoff 1913），ローズマリーまたはローズマリーから単離された化合物での動物研究においては，そのような活性を示していない。着床前胚損失において，統計的に有意ではない，わずかな増加が認められたが，ある動物研究では妊娠中のラットに投与したローズマリーの水抽出物の有害作用を示さなかった（Lemonica et al. 1996)。D-カンフルおよび1,8-シネオールの催奇形性は，他の研究で認められなかった（Jori and Briatico 1973; Leuschner 1997)。妊娠中に1,8-シネオールを投与したラットでは，1,8-シネオールは胎盤を通過することが示され，妊娠中の使用にとっての注意を示唆している（Jori and Briatico 1973)。乾燥したローズマリーまたはローズマリーティーは妊娠中に安全であるかもしれないが，精油や濃縮抽出物を使用すべきではない。

妊娠中または妊娠後に1,8-シネオールを投与したラットでは，1,8-シネオールは胎盤を通過することが示されたが，母乳には移行しないことが報告された（Jori and Briatico 1973)。

レビュー詳細

I. 薬やサプリメントとの相互作用

薬やサプリメントとの相互作用の臨床試験

確認されなかった。

被疑薬やサプリメントとの相互作用の症例報告

確認されなかった。

薬やサプリメントとの相互作用の動物試験

確認されなかった。

II. 有害事象

有害事象の症例報告　ローズマリーの摂取または，ローズマリーを含む製品の局所適用後に，口唇炎および湿疹を含む局所的なアレルギー反応のいくつかの症例が報告されている（Armisen et al. 2003; Fernandez et al. 1997; Guin 2001; Inui and Katayama 2005; Klarman 1958; Serra et al. 2005)。2つの症例では，患者はまた皮膚パッチテストにおいて，タイム（*Thymus vulgaris*）に対しても陽性であった（Armisen et al. 2003; Martinez-Gonzalez et al. 2007)。光パッチテストでは，標準的な試験よりも強力な反応を生じた（Armisen et al. 2003)。主要なアレルゲンとして同定されたカルノソールとともに，職業性皮膚炎の症例が報告された（Hjorther et al. 1997)。

III. 薬理学および薬物動態学

ヒトの薬理学的研究　試験食と一緒にローズマリーのフェノール豊富な抽出物を摂取した健常な女性で，非ヘム鉄の吸収が減少した。ローズマリーの作用は緑茶よりも少なかった（Samman et al. 2001)。

民族植物学的調査では，モロッコでは糖尿病および高血圧の人に対して，ローズマリーが治療のために一般的に使用されていることを示した（Tahraoui et al. 2007)。

動物の薬理学的研究　ローズマリーのエタノール抽出物を50，100，200 mg/kgの用量で経口投与した健常および糖尿病ラットでは，200mg/kgの用量は健常および糖尿病動物の両方で血糖値の低下を引き起こし，100および200mg/kgの用量では，糖尿病動物において血清インスリン値の増加を引き起こした（Bakirel et al. 2008)。3か月間ローズマリーの水抽出物を自由に与えられた健常または糖尿病マウスでは，血清グルコース値の減少が認められた。肝酵素の変化は，処置群および対照群のいずれでも認められなかった（Erenmemisoglu et al. 1997)。

レーザー誘発血栓症試験における抗血栓作用は，フレッシュローズマリーのジュース抽出物を3.85ml/kgの用量で経口投与されたマウスで認められた。血管拡張の影響は認められなかった（Yamamoto et al. 2005)。

1日当たり250または500mg/kgのローズマリーの濃縮エタノール抽出物を63日間経口投与した雄ラットでは，精巣での精子形成の有意な減少が，高用量群での精母細胞および精子細胞の数の減少と共に認められ，テストステロンの減少に起因するものであった。この群では，精子の運動性と密度も減少した。いくつかの他の生殖組織での重量減少が認められたが，精巣の重量の変化は認められなかった。処置した雄ラットは未処置の雌ラットと交配したところ，高用量群の雄と交配した雌において，胎児吸収数の増加が認められた（Nusier et al. 2007)。

1日当たり582mg/kgのローズマリーの水抽出物を5日間経口投与した雄ラットで，精嚢の重量増加が報告された。臓器重量および精子生産での他の変化は認められず，291mg/kgを投与されたラットでは有害作用は認められなかった（Waseem et al. 2006)。

1,8-シネオールは，ローズマリー精油を0.5ml吸入後のラットの血液で検出された（Kovar et al. 1987)。

***In vitro*の薬理学的研究**　ローズマリー抽出物は，薬物代謝酵素CYP1A1を70～90％まで阻害した（Offord et al. 1995)。

16.5～82g/mlの濃度でのローズマリーのメタノール抽出物画分の追加は，薬物耐性P-糖タンパク発現MCF-7細胞でのドキソルビシンおよびビンブラスチンの細胞内蓄積を有意に増加させた（Plouzek et al. 1999)。

ローズマリーの水抽出物は，*in vitro*でアンジオテンシン変換酵素（ACE）活性を阻害した（Kwon et al. 2006)。

ローズマリーの性抽出物は，フロセミドへのCaco-2細胞の浸透性を高めたが，ベラパミル，メトプロロール，ケトプロフェン，パラセタモールへの透過性は高めなかった

(Laitinen et al. 2004)。

フレッシュローズマリーからのジュース抽出物は，*in vitro*の血小板機能試験において，せん断誘起によって評価されるように血小板凝集を阻害した（Yamamoto et al. 2005)。ウサギの洗浄血小板において，カルノシン酸は，29～48μMのIC_{50}値で，コラーゲン-，アラキドン酸-，U46619-およびトロンビン誘導性の血小板凝集を用量依存的に阻害した（Lee et al. 2007)。

IV. 妊婦と授乳婦

妊娠1～6日（着床前）または6～15日（器官形成期）において，ローズマリー葉，花および茎の水抽出物を26mg（固形の13mg/ml）の用量で経口投与したラットでは，ローズマリー群において着床前胚損失の有意ではない増加が認められたが，着床後胚損失または奇形数は，ローズマリー群と対照群の間に有意な差は認められなかった（Lemonica et al. 1996)。

妊娠の器官形成期間中に1日当たり1000mg/kgまでの用量で経口投与したラット，または1日当たり681mg/kgまでの用量で投与した妊娠ウサギでは，D-カンファーの催奇形作用は認められなかった（Leuschner 1997)。

いくつかの文献では，堕胎薬としてローズマリーが使用されていることを示す。粗抽出物または精油が使用されたかどうかを含め，使用に関する詳細については不足している（Casey 1960; Chadha 1988; Greshoff 1913)。

妊娠10～14日，妊娠の最後4日間，または生後2～6日を通して，1,8-シネオール（ユーカリプトール）を皮下投与したラットでは，母ラットのミクロソーム酵素活性を増強し，胎児の肝臓において酵素活性を誘導したが，授乳中の新生児ラットについてはミクロソーム活性を誘導しなかった。つまり，1,8-シネオールは胎盤を通過することができるが，母乳には移行しないことを示唆している（Jori and Briatico 1973)。

V. 毒性研究

急性毒性

ラットに対するローズマリー精油のLD_{50}は，経口投与において5ml/kgである（Opdyke 1974)。ローズマリーのアルコール抽出物の毒性作用は，2g/kgを腹腔内投与したラットとマウスでは認められなかった（Mongold et al. 1991)。ローズマリーの超臨界流体抽出物を2g/kg経口投与したラットでは，血液学的および血清化学値，臓器重量の変化，総組織学的特徴を含む有害作用は，2週間の観察期間中には認められなかった（Anadon et al. 2008)。

ユーカリプトール（1,8-シネオール）の毒性研究は，ユーカリ（*Eucalyptus globulus*）精油の項で論評されている。

亜慢性毒性

週に2回の頻度で19週間，ローズマリーアセトン抽出物3.6mgで局所的に皮膚腫瘍の処置を開始したマウスにおいて，ローズマリー抽出物は腫瘍促進を阻害した（Ho et al. 1994)。腫瘍増殖の類似の阻害は，1日当たり1%ローズマリー抽出物を含む餌を21週間与えた，誘発した乳癌のあるラットで認められた（Singletary and Nelshoppen 1991)。

肝毒性

経口または腹腔内投与したローズマリーの水およびエタノール抽出物の有意な肝保護作用は，肝毒性化合物の四塩化炭素またはアザチオプリンで処置したマウスで認められている（Fahim et al. 1999; Hoefler et al.; Rusu et al. 2005; Sotelo-Felix et al. 2002; Waseem et al. 2006)。

1日当たり250または500mg/kgのローズマリーを63日間投与した雄ラットで，肝酵素の変化は認められなかった（Nusier et al. 2007)。

遺伝毒性

ローズマリー抽出物の抗変異原活性は，エイムス試験およびラットで観察されている（Fahim et al. 1999; Minnunni et al. 1992; Wolleb et al. 1992)。

R

参考文献

Anadon, A., M.R. Martinez-Larranaga, M.A. Martinez, et al. 2008. Acute oral safety study of rosemary extracts in rats. *J. Food Prot.* 71(4):790-795.

Armisen, M., V. Rodriguez, and C. Vidal. 2003. Photoaggravated allergic contact dermatitis due to *Rosmarinus officinalis* cross-reactive with *Thymus vulgaris*. *Contact Dermat.* 48(1):52-53.

Bakirel, T., U. Bakirel, O.U. Keles, S.G. Ulgen, and H. Yardibi. 2008. *In vivo* assessment of antidiabetic and antioxidant activities of rosemary (*Rosmarinus officinalis*) in alloxan-diabetic rabbits. *J. Ethnopharmacol.* 116(1):64-73.

Casey, R. 1960. Alleged antifertility plants of India. *Indian J. Med. Sci.* 14:590-600.

Chadha, Y. 1988. *The wealth of India: A dictionary of Indian raw materials and industrial products*. Delhi: Council of Scientific and Industrial Research.

Debersac, P., J.M. Heydel, M.J. Amiot, et al. 2001a. Induction of cytochrome P450 and/or detoxication enzymes by various extracts of rosemary: Description of specific patterns. *Food Chem. Toxicol.* 39(9):907-918.

Debersac, P., M.F. Vernevaut, M.J. Amiot, M. Suschetet, and M.H. Siess. 2001b. Effects of a water-soluble extract of rosemary and its purified component rosmarinic acid on xenobiotic-metabolizing enzymes in rat liver. *Food Chem. Toxicol.* 39(2):109-117.

Erenmemisoglu, A., R. Saraymen, and H. Ustun. 1997. Effect of a *Rosmarinus officinalis* leaf extract on plasma glucose levels in normoglycemic and diabetic mice. *Pharmazie* 52(Aug.):645-646.

Fahim, F.A., A.Y. Esmat, H.M. Fadel, and K.F. Hassan. 1999. Allied studies on the effect of *Rosmarinus officinalis* L. on experimental hepatotoxicity and mutagenesis. *Int. J. Food Sci. Nutr.* 50(6):413-427.

Fernandez, L., S. Duque, I. Sanchez, et al. 1997. Allergic contact dermatitis from rosemary (*Rosmarinus officinalis* L.). *Contact Dermat.* 37(5):248-249.

Greshoff, M. 1913. Buitenzorg Med. Dep. Landb. *Cited in* Watt, J.M., and M.G. Breyer-Brandwijk. 1962. *The medicinal and poisonous plants of southern and eastern Africa.* Edinburgh: E. & S. Livingstone.

Guin, J.D. 2001. Rosemary cheilitis: One to remember. *Contact Dermat.* 45(1):63.

Hjorther, A.B., C. Christophersen, B.M. Hausen, and T. Menne. 1997. Occupational allergic contact dermatitis from carnosol, a naturally-occurring compound present in rosemary. *Contact Dermat.* 37(3):99-100.

Ho, C.-T., T. Ferraro, Q. Chen, R. Rosen, and M.-T. Huang. 1994. Phytochemicals in teas and rosemary and their cancer-preventative properties. In *Food phytochemicals for cancer prevention II: Teas, spices, and herbs. ACS Symposium Series 547*, edited by Ho, C.-T., T. Osawa, M.-T. Huang, and R. Rosen. Washington, DC: American Chemical Society.

Hoefler, C., J. Fleurentin, F. Mortier, J.M. Pelt, and J. Guillemain. Comparative choleretic and hepatoprotective properties of young sprouts and total plant extracts of *Rosmarinus officinalis* in rats. *J. Ethnopharmacol.* 19(2):133.

Inui, S., and I. Katayama. 2005. Allergic contact dermatitis induced by rosemary leaf extract in a cleansing gel. *J. Dermatol.* 32(8):667-669.

Jori, A., and G. Briatico. 1973. Effect of eucalyptol on microsomal enzyme activity of foetal and newborn rats. *Biochem. Pharmacol.* 22(4):543-544.

Klarman, E. 1958. Perfume dermatitis. *Ann. Allergy* 16:425-434.

Kovar, K.A., B. Gropper, D. Friess, and H.P.T. Ammon. 1987. Blood levels of 1,8-cineole and locomotor activity of mice after inhalation and oral administration of rosemary oil. *Planta Med.* 53(4):315-318.

Kwon, Y.I., D.A. Vattem, and K. Shetty. 2006. Evaluation of clonal herbs of Lamiaceae species for management of diabetes and hypertension. *Asia Pac. J. Clin. Nutr.* 15(1):107-118.

Laitinen, L.A., P.S.M. Tammela, A. Galkin, et al. 2004. Effects of extracts of commonly consumed food supplements and food fractions on the permeability of drugs across Caco-2 cell monolayers. *Pharm. Res.* 21(10):1904-1916.

Lee, J.J., Y.R. Jin, J.H. Lee, et al. 2007. Antiplatelet activity of carnosic acid, a phenolic diterpene from *Rosmarinus officinalis*. *Planta Med.* 73(2):121-127.

Lemonica, I.P., D.C. Damasceno, and L.C. Di-Stasi. 1996. Study of the embryotoxic effects of an extract of rosemary (*Rosmarinus officinalis* L.). *Braz. J. Med. Biol. Res.* 29(2):223-227.

Leuschner, J. 1997. Reproductive toxicity studies of D-camphor in rats and rabbits. *Arzneimittelforschung* 47(2):124-128.

Martinez-Gonzalez, M.C., J.J. Goday Bujan, W. Martinez Gomez, and E. Fonseca Capdevila. 2007. Concomitant allergic contact dermatitis due to *Rosmarinus officinalis* (rosemary) and *Thymus vulgaris* (thyme). *Contact Dermat.* 56(1):49-50.

Minnunni, M., U. Wolleb, O. Mueller, A. Pfeifer, and H.U. Aeschbacher. 1992. Natural antioxidants as inhibitors of oxygen species induced mutagenicity. *Mutat. Res.* 269(2):193-200.

Mongold, J., S. Camillieri, P. Susplugas, et al. 1991. The cholagogue/choleretic properties of a lyophilised extract of *Rosmarinus officinalis* L. *Planta Med. Phytother.* 25:6-11.

Nusier, M.K., H.N. Bataineh, and H.M. Daradkah. 2007. Adverse effects of rosemary (*Rosmarinus officinalis* L.) on reproductive function in adult male rats. *Exp. Biol. Med. (Maywood)* 232(6):809-813.

Offord, E.A., K. Macé, C. Ruffieux, A. Malnoë, and A. Pfeifer. 1995. Rosemary components inhibit benzo[*a*]pyrene-induced genotoxicity in human bronchial cells. *Carcinogenesis* 16(9):2057.

Opdyke, D. 1974. Fragrance raw material monographs: Rosemary oil. *Food Cosmet. Toxicol.* 12:977-978.

Plouzek, C.A., H.P. Ciolino, R. Clarke, and G.C. Yeh. 1999. Inhibition of P-glycoprotein activity and reversal of multidrug resistance *in vitro* by rosemary extract. *Eur. J. Cancer* 35(10):1541-1545.

Rusu, M.A., M. Tamas, C. Puica, I. Roman, and M. Sabadas. 2005. The hepatoprotective action of ten herbal extracts in CCl_4 intoxicated liver. *Phytother. Res.* 19(9):744-749.

Samman, S., B. Sandstrom, M.B. Toft, et al. 2001. Green tea or rosemary extract added to foods reduces nonheme-iron absorption. *Am. J. Clin. Nutr.* 73(3):607-612.

Serra, E., A. Vila, L. Peramiquel, et al. 2005. Allergic contact dermatitis due to rosemary. *Contact Dermat.* 53(3):179-180.

Singletary, K.W., and J.M. Nelshoppen. 1991. Inhibition of 7,12-dimethylbenz[*a*]anthracene (DMBA)-induced mammary tumorigenesis and of *in vivo* formation of mammary DMBA-DNA adducts by rosemary extract. *Cancer Lett.* 60(2):169-175.

Sotelo-Felix, J.I., D. Martinez-Fong, P. Muriel, et al. 2002. Evaluation of the effectiveness of *Rosmarinus officinalis* (Lamiaceae) in the alleviation of carbon tetrachloride-induced acute hepatotoxicity in the rat. *J. Ethnopharmacol.* 81(2):145-154.

Tahraoui, A., J. El-Hilaly, Z.H. Israili, and B. Lyoussi. 2007. Ethnopharmacological survey of plants used in the traditional treatment of hypertension and diabetes in south-eastern Morocco (Errachidia province). *J. Ethnopharmacol.* 110(1):105-117.

Waseem, M., M.A.U. Shah, R.A. Qureshi, et al. 2006. Ethnopharmacological survey of plants used for the treatment of stomach, diabetes, and ophthalmic diseases in Sudhan Gali, Kashmir, Pakistan. *Acta Bot. Yunnan.* 28(5):535.

Wolleb, U., O. Mueller, A. Pfeifer, and H.U. Aeschbacher. 1992. Natural antioxidants as inhibitors of oxygen species induced mutagenicity. *Mutat. Res.* 269(2):193-200.

Yamamoto, J., K. Yamada, A. Naemura, T. Yamashita, and R. Arai. 2005. Testing various herbs for antithrombotic effect. *Nutrition* 21(5):580-587.

Rubia cordifolia L. アカネ科

一般名：インディアンマダー

英　名：Indian madder

和　名：アカミノアカネ

アーユルヴェーダ名：*manjishtha*

中国名：茜草根（*qian cao gen*）（根）

別　名：Bengal madder

使用部位：根

安全性クラス：1

相互作用クラス：A

禁忌　知見なし

他の注意事項　知見なし

薬やサプリメントとの相互作用　知見なし

有害事象と副作用　知見なし

薬理学的考察　動物研究は，インディアンマダーが血糖値の調節を変化させる可能性があることを実証している（Patil et al. 2006; Somani et al. 2007）。糖尿病を持つ人々は，使用前に有資格の医療従事者に相談し，血糖値を厳密に測定することを勧める。

妊婦と授乳婦　ある動物研究ではインディアンマダーの比較的高用量（250mg/kg）によるいくらかの抗着床活性を示したが（Sharma et al. 1983），中国伝統医学の参考文献では，妊娠中のインディアンマダーの使用に対して注意を促していない（Bensky et al. 2004; Chen and Chen 2004）。

科学的または伝統的文献において，授乳期間中のインディアンマダーの安全性は不明である。本書では，授乳期間での使用に関する問題は確認されなかったが，最終的な安全性は確立されていない。

レビュー詳細

I. 薬やサプリメントとの相互作用

薬やサプリメントとの相互作用の臨床試験

確認されなかった。

被疑薬やサプリメントとの相互作用の症例報告

確認されなかった。

薬やサプリメントとの相互作用の動物試験

確認されなかった。

II. 有害事象

有害事象の症例報告　確認されなかった。

III. 薬理学および薬物動態学

ヒトの薬理学的研究　確認されなかった。

動物の薬理学的研究　インディアンマダーのアルコール抽出物を単回または反復投与（2週間）で，経口投与した健常および糖尿病マウスで，血糖の減少が認められた（Somani et al. 2007）。

インディアンマダーのアルコール抽出物を100，200，400mg/kg腹腔内投与した糖尿病マウスで，血糖の減少が認められた（Patil et al. 2006）。

*In vitro*の薬理学的研究　インディアンマダーの部分的に精製された画分は，PAF-誘導を阻害したが，ウサギの血小板におけるトロンビン-誘導性の血小板凝集を阻害しなかった（Tripathi et al. 1993）。

IV. 妊婦と授乳婦

妊娠1～7日目にインディアンマダーのエタノール抽出物を比較的大用量（250mg/kg）経口投与したラットでは，着床した胎児数の減少が認められた（Sharma et al. 1983）。

授乳期間中のインディアンマダーの安全性情報は確認されなかった。

V. 毒性研究

急性毒性

インディアンマダー煎剤を150g/kg経口投与したマウスで，死亡例は報告されなかった。175g/kgの用量では，5匹のうち1匹のマウスが死亡した（Zhu 1998）。

マウスに腹腔内投与したインディアンマダーのアルコール抽出物のLD_{50}は，最大1g/kgまでの用量で決定することができなかった（Patil et al. 2006）。

マウスにおけるルビデートのLD_{50}は，腹腔内投与で3g/kgである（Zhu 1998）。

慢性毒性

1-ヒドロキシアントラキノンは，インディアンマダーで発見されたルベルトリン酸の代謝物である。1日当たり1%の1-ヒドロキシアントラキノンを含む餌を与えたラットでは，結腸および腸の腫瘍発生率の増加が認められた（Mori et al. 1990）。

R

参考文献

Bensky, D., S. Clavey, and E. Stöger. 2004. *Chinese herbal medicine: Materia medica*. 3rd ed. Seattle: Eastland Press.

Chen, J.K., and T.T. Chen. 2004. *Chinese medical herbology and pharmacology*. City of Industry, CA: Art of Medicine Press.

Mori, H., N. Yoshimi, H. Iwata, et al. 1990. Carcinogenicity of naturally occurring 1-hydroxyanthraquinone in rats: Induction of large bowel, liver and stomach neoplasms. *Carcinogenesis* 11(5):799-802.

Patil, R.A., S.C. Jagdale, and S.B. Kasture. 2006. Antihyperglycemic, antistress and nootropic activity of roots of *Rubia cordifolia* Linn. *Indian J. Exp. Biol.* 44(12):987-992.

Sharma, B.B., M.D. Varshney, D.N. Gupta, and A.O. Prakash. 1983. Antifertility screening of plants. Part I. Effect of ten indigenous plants on early pregnancy in albino rats. *Int. J. Crude Drug Res.* 21(4):183-187.

Somani, R.S., K.S. Jain, and A.K. Singhai. 2007. Hypoglycaemic activity of roots of *Rubia cordifolia* in normal and diabetic rats. *PharmacologyOnline* 1:162-169.

Tripathi, Y.B., S. Pandey, and S.D. Shukla. 1993. Anti-platelet activating factor property of *Rubia cordifolia* Linn. *Indian J. Exp. Biol.* 31(6):533-535.

Zhu, Y.-P. 1998. *Chinese materia medica: Chemistry, pharmacology and applications.* Amsterdam: Harwood Academic Publishers.

Rubus spp.

バラ科

Rubus chingii Hu

一般名：パームリーフラズベリー

英　名：palm-leaf raspberry

和　名：ゴショイチゴ

異　名：*Rubus officinalis* Koidz.

中国名：覆盆子（*fu pen zi*）（果実）

Rubus suavissimus S.K. Lee

一般名：チャイニーズブラックベリー

英　名：Chinese blackberry

中国名：甜茶（*tian cha*）（葉）

別　名：sweet tea

使用部位：果実

安全性クラス：1

相互作用クラス：A

禁忌　知見なし

他の注意事項　知見なし

薬やサプリメントとの相互作用　知見なし

注釈　パームリーフラズベリーの果実は，生で食べられ，また，ジャム，ゼリー，様々な飲料を作るために使用される（Wu et al. 2003)。

有害事象と副作用　知見なし

薬理学的考察　知見なし

妊婦と授乳婦　科学的または伝統的文献において，妊娠中および授乳中におけるパームリーフラズベリーおよびチャイニーズブラックベリーの安全性は不明である。本書では，妊娠中や授乳期間での使用に関する問題は確認されなかったが，最終的な安全性は確立されていない。

レビュー詳細

I. 薬やサプリメントとの相互作用

薬やサプリメントとの相互作用の臨床試験
　確認されなかった。

被偽薬やサプリメントとの相互作用の症例報告
　確認されなかった。

薬やサプリメントとの相互作用の動物試験
　確認されなかった。

II. 有害事象

有害事象の症例報告　確認されなかった。

III. 薬理学および薬物動態学

ヒトの薬理学的研究　確認されなかった。

動物の薬理学的研究　確認されなかった。

*In vitro*の薬理学的研究　確認されなかった。

IV. 妊婦と授乳婦

妊娠中および授乳中におけるパームリーフラズベリーおよびチャイニーズブラックベリーの安全性に関する情報は確認されなかった。

V. 毒性研究

確認されなかった。

参考文献

Wu, Z.Y., P. H. Raven, and D. Y. Hong, eds. 2003. *Flora of China. Vol. 9 (Pittosporaceae through Connaraceae).* Beijing: Science Press, and St. Louis: Missouri Botanical Garden Press.

Rubus spp.

バラ科

Rubus fruticosus L.

一般名：ブラックベリー

英　名：blackberry

和　名：セイヨウヤブイチゴ

別　名：bramble，shrubby blackberry

Rubus idaeus L. ssp. ***idaeus***
一般名：ラズベリー
英　名：raspberry
和　名：ヨーロッパキイチゴ
別　名：red raspberry

Rubus idaeus L. ssp. ***strigosus*** (Michx.) Focke
一般名：ラズベリー
英　名：raspberry
和　名：ヨーロッパキイチゴ
異　名：*Rubus strigosus* Michx.
別　名：American raspberry，red raspberry
使用部位：葉

安全性クラス：1
相互作用クラス：A
禁忌　知見なし
他の注意事項　知見なし
薬やサプリメントとの相互作用　知見なし
注意　タンニン（8～14%）(Mullen et al. 2002; Wichtl 2004)，付録1参照。
有害事象と副作用　知見なし
薬理学的考察　動物研究では，ブラックベリーリーフは血糖値の調節を変化させる可能性があることを実証している(Alonso et al. 1980; Jouad et al. 2002)。糖尿病を持つ人は，使用前に有資格の医療従事者に相談し，血糖値を厳密に測定することを勧める。
妊婦と授乳婦　ヒトの研究では，二重盲検無作為化プラセボ対照試験において，32週から出産まで1日当たり2.4gの用量，そして，後ろ向き研究において，1日当たりラズベリーリーフの錠剤を1～8個，またはラズベリーリーフ茶を1～6杯摂取した女性での胎児および母体の健康上におけるラズベリーリーフの有害作用を示さなかった（Parsons et al. 1999; Simpson et al. 2001）。

動物研究では，ラズベリーリーフで処理した動物において，妊娠期間の延長を示した（Johnson et al. 2009）。

科学的または伝統的文献において，授乳期間中のブラックベリーおよびラズベリーの安全性は不明である。本書では，授乳期間での使用に関する問題は確認されなかったが，最終的な安全性は確立されていない。

レビュー詳細

I. 薬やサプリメントとの相互作用

薬やサプリメントとの相互作用の臨床試験
　確認されなかった。
被疑薬やサプリメントとの相互作用の症例報告
　確認されなかった。
薬やサプリメントとの相互作用の動物試験
　確認されなかった。

II. 有害事象

有害事象の症例報告　確認されなかった。

III. 薬理学および薬物動態学

ヒトの薬理学的研究　確認されなかった。
動物の薬理学的研究　ブラックベリーリーフの水抽出物を5g/kg経口投与した健常および糖尿病ウサギにおいて，血糖値の低下が認められた（Alonso et al. 1980）。同様の効果は，単回用量，または1日当たり同用量で9日間ブラックベリーの水抽出物を100mg/kg経口投与した健常および糖尿病ラットで認められた（Jouad et al. 2002）。
*In vitro*の薬理学的研究　異なる溶媒（*n*-ヘキサン，酢酸エチル，クロロホルム，メタノール）で生成したラズベリーリーフの抽出物は，摘出したモルモットの回腸で弛緩作用を示した。このうちメタノール抽出物は最も活性的であった（Rojas-Vera et al. 2002）。

IV. 妊婦と授乳婦

二重盲検無作為化プラセボ対照試験では，健常な女性が妊娠32週から出産まで，1日当たり2.4gのラズベリーリーフを含む錠剤を経口的に投与された。妊娠期間，分娩の医療的処置の拡大，分娩中の疼痛緩和の必要性，分娩ステージの時間（ラズベリーリーフ群で第2ステージの短縮），妊娠中の失血および母体の拡張期血圧を含む，胎児および母体の健康における有害作用は認められなかった。他の観察されたパラメータは，羊水混濁流体，生後5分のアプガースコア，出生時体重，特別なケアの必要性，緊急帝王切開の割合を含んだ。プラセボ群の女性において，鉗子または吸引分娩がわずかに多くみられた（Simpson et al. 2001）。

妊娠中にラズベリーリーフを使用した母親の後ろ向き研究では，妊娠，胎児や母体の健康に有害作用は認められなかった。投与量は1日当たりラズベリーリーフ茶を1～6杯，または1日当たりラズベリーリーフの錠剤（錠剤のサイズは未特定）を1～8個の範囲であった。この研究から得られた知見では，ラズベリーリーフは，早産および過期産を減少させる可能性があることを示唆している。

ラズベリーリーフを摂取した女性は，対照群の女性よりも，帝王切開，鉗子分娩，または吸引分娩の必要性または，人工破水を受ける可能性が低かった（Parsons et al. 1999）。

すべての妊娠期間に1日当たりラズベリーリーフを10mg/kg経口投与したラットでは，対照群と比較して，ラズベリーリーフ群で，妊娠が平均1.6日長かった。処置された動物の仔は，膣開口の時間が，対照動物より2日間早かった（Johnson et al. 2009）。

ネコ，ウサギへのラズベリーリーフ抽出物の静脈内投与の影響，イヌ，ネコ，ウサギ，モルモットから摘出した子宮片における同抽出物の影響の調査研究では，ラズベリーリーフが弛緩した平骨筋の調整，および収縮した筋肉を弛緩させたことを示した（Burn and Withell 1941）。

妊娠および非妊娠ラット，妊娠および非妊娠ヒトから摘出した子宮片（治療目的のために摘出した病的な子宮組織）では，ラズベリーリーフの水抽出物での処置は非妊娠子宮片に対しほとんど，あるいは全く効果はなかった。

妊娠子宮片では，収縮のより規則的なリズムとともに，収縮の阻害が認められた（Bamford et al. 1970）。

摘出した子宮組織に適用したラズベリーリーフ抽出物は，鎮痙作用を生じた（Beckett et al. 1954 ）。

授乳期間中のブラックベリーおよびラズベリーの安全性情報は確認されなかった。

V. 毒性研究

急性毒性

マウスに対するブラックベリーリーフの水抽出物のLD_{50}は，経口投与において8.1g/kgである（Jouad et al. 2002）。

参考文献

Alonso, R., I. Cadavid, and J.M. Calleja. 1980. A preliminary study of hypoglycemic activity of *Rubus fruticosus*. *Planta Med.* (Suppl.):102-106.

Bamford, D.S., R.C. Percival, and A.U. Tothill. 1970. Raspberry leaf tea: A new aspect to an old problem [abstract]. *Br. J. Pharmacol.* 40(1):161.

Beckett, A.H., F.W. Belthle, and K.R. Fell. 1954. The active constituents of raspberry leaves; a preliminary investigation. *J. Pharm. Pharmacol.* 6(11):785-796.

Burn, J.H., and E.R. Withell. 1941. A principle in raspberry leaves which relaxes uterine muscle. *Lancet* 238(6149):1-3.

Johnson, J.R., E. Makaji, and S. Ho. 2009. Effect of maternal raspberry leaf consumption in rats on pregnancy outcome and the fertility of the female offspring. *Reprod. Sci.* 16(6):605.

Jouad, H., M. Maghrani, and M. Eddouks. 2002. Hypoglycaemic effect of *Rubus fructicosis* L. and *Globularia alypum* L. in normal and streptozotocin-induced diabetic rats. *J. Ethnopharmacol.* 81(3):351-356.

Mullen, W., J. McGinn, M.E. Lean, et al. 2002. Ellagitannins, flavonoids, and other phenolics in red raspberries and their contribution to antioxidant capacity and vasorelaxation properties. *J Agric. Food Chem.* 50(18):5191-5196.

Parsons, M., M. Simpson, and T. Ponton. 1999. Raspberry leaf and its effect on labour: Safety and efficacy. *Aust. Coll. Midwives Inc. J.* 12(3):20-25.

Rojas-Vera, J., A.V. Patel, and C.G. Dacke. 2002. Relaxant activity of raspberry (*Rubus idaeus*) leaf extract in guinea-pig ileum *in vitro*. *Phytother. Res.* 16(7):665-668.

Simpson, M., M. Parsons, J. Greenwood, and K. Wade. 2001. Raspberry leaf in pregnancy: Its safety and efficacy in labor. *J. Midwifery Womens Health* 46(2):51-59.

Wichtl, M. 2004. *Herbal drugs and phytopharmaceuticals: A handbook for practice on a scientific basis*. 3rd ed. Boca Raton, FL: CRC Press.

Rumex hymenosepalus Torr.

タデ科

一般名：カナイグリ

英　名：canaigre

使用部位：根

安全性クラス：1

相互作用クラス：A

禁忌　知見なし

他の注意事項　知見なし

薬やサプリメントとの相互作用　知見なし

注 意　タンニン（11～35%）（Krochmal and Paur 1951; Moore 1989），付録1参照。

有害事象と副作用　知見なし

薬理学的考察　知見なし

妊婦と授乳婦　科学的または伝統的文献において，妊娠中および授乳中におけるカナイグリの安全性は不明である。本書では，妊娠中や授乳期間での使用に関する問題は確認されなかったが，最終的な安全性は確立されていない。

レビュー詳細

I. 薬やサプリメントとの相互作用

薬やサプリメントとの相互作用の臨床試験

確認されなかった。

被疑薬やサプリメントとの相互作用の症例報告

確認されなかった。
薬やサプリメントとの相互作用の動物試験
確認されなかった。

II. 有害事象
有害事象の症例報告　確認されなかった。

III. 薬理学および薬物動態学
ヒトの薬理学的研究　確認されなかった。
動物の薬理学的研究　確認されなかった。
*In vitro*の薬理学的研究　確認されなかった。

IV. 妊婦と授乳婦
妊娠中および授乳中におけるカナイグリの使用に関する情報は確認されなかった。

V. 毒性研究
確認されなかった。

参考文献

Krochmal, A., and S. Paur. 1951. Canaigre—A desert source of tannin. *Econ. Bot.* 5(4):367-377.

Moore, M. 1989. *Medicinal plants of the desert and canyon west*. Santa Fe: Museum of New Mexico Press.

Rumex spp. タデ科

Rumex acetosa L.
一般名：ソレル
英　名：sorrel
和　名：スイバ
中国名：酸模葉（*suan mo ye*）（葉）
別　名：garden sorrel

Rumex acetosella L.
一般名：シープソレル
英　名：sheep sorrel
和　名：ヒメスイバ
別　名：sour grass
使用部位：葉

安全性クラス：1
相互作用クラス：A
禁忌　知見なし
他の注意事項　腎臓結石の既往がある人での使用注意（McGuffin et al. 1997）。
薬やサプリメントとの相互作用　知見なし
注意　タンニン（7～15%）（List and Hörhammer 1973），付録1参照。
有害事象と副作用　知見なし
薬理学的考察　知見なし
妊婦と授乳婦　科学的または伝統的文献において，妊娠中および授乳中におけるソレルとシープソレルの安全性は不明である。本書では，妊娠中や授乳期間での使用に関する問題は確認されなかったが，最終的な安全性は確立されていない。

R

レビュー詳細

I. 薬やサプリメントとの相互作用
薬やサプリメントとの相互作用の臨床試験　確認されなかった。
被疑薬やサプリメントとの相互作用の症例報告　確認されなかった。
薬やサプリメントとの相互作用の動物試験　確認されなかった。

II. 有害事象
有害事象の症例報告　確認されなかった。

III. 薬理学および薬物動態学
ヒトの薬理学的研究　確認されなかった。
動物の薬理学的研究　確認されなかった。
*In vitro*の薬理学的研究　確認されなかった。

IV. 妊婦と授乳婦
妊娠中および授乳中におけるソレルおよびシープソレルの安全性に関する情報は確認されなかった。

V. 毒性研究
確認されなかった。

参考文献

List, P.H., and H. Hörhammer. 1973. *Hagers handbuch der pharmazeutischen praxis*. Berlin: Springer.

McGuffin, M., C. Hobbs, R. Upton, and A. Goldberg. 1997. *Botanical safety handbook*. Boca Raton, FL: CRC Press.

Rumex spp.

タデ科

Rumex crispus **L.**

一般名：イエロードック

英　名：yellow dock

和　名：ナガバギシギシ

別　名：curled dock, curly dock, dock

Rumex obtusifolius **L.**

一般名：ブロードリーフドック

英　名：broad-leaf dock

和　名：エゾノギシギシ

別　名：bitter dock

使用部位：根

安全性クラス：1

相互作用クラス：A

禁忌　知見なし

他の注意事項　腎臓結石の既往がある人での使用注意（McGuffin et al. 1997）。

薬やサプリメントとの相互作用　知見なし

注意　タンニン（12～20%）（List and Hörhammer 1973），付録1参照。

注釈　イエロードックおよびブロードリーフドックは少量のアントラキノン配糖体（0.35～4.0%）を含むが，これらの種は軽度の緩下作用を示すのみである（Demirezer 1994; Demirezer and Kuruuzum 1995; List and Hörhammer 1973; Mills and Bone 2005）。

有害事象と副作用　知見なし

薬理学的考察　知見なし

妊婦と授乳婦　科学的または伝統的文献において，妊娠中および授乳中におけるイエロードックおよびブロードリーフドックの安全性は不明である。本書では，妊娠中や授乳期間での使用に関する問題は確認されなかったが，最終的な安全性は確立されていない。

レビュー詳細

I. 薬やサプリメントとの相互作用

薬やサプリメントとの相互作用の臨床試験

確認されなかった。

被疑薬やサプリメントとの相互作用の症例報告

確認されなかった。

薬やサプリメントとの相互作用の動物試験

確認されなかった。

II. 有害事象

有害事象の症例報告　イエロードック（部位は未特定）を1kg摂取した53歳のインスリン依存性糖尿病の男性で，彼の家族とともに，致命的なシュウ酸塩中毒が報告された。少量のイエロードックを摂取した他の家族は，軽度の中毒症状があったのみで，数日以内に回復した（Reig et al. 1990）。

シュウ酸塩中毒は，イエロードック葉を大量に含んだ地区で放牧されたヒツジの群れで，40時間以内に報告された。中毒症の臨床症状は，過剰流涎，振戦，運動失調，横臥位を含んだ。影響を受けた雌ヒツジは，低カルシウム血症と高窒素血症が顕著であった。イエロードックのサンプルは乾燥重量ベースで6.6～11.1%のシュウ酸を含んでおり，急性シュウ酸塩中毒を引き起こした他のシュウ酸含有植物に匹敵する濃度であった（Panciera et al. 1990）。

III. 薬理学および薬物動態学

ヒトの薬理学的研究　確認されなかった。

動物の薬理学的研究　確認されなかった。

*In vitro*の薬理学的研究　確認されなかった。

IV. 妊婦と授乳婦

妊娠中および授乳中におけるイエロードックおよびブロードリーフドックの安全性に関する情報は確認されなかった。

V. 毒性研究

確認されなかった。

参考文献

Demirezer, L.O. 1994. Anthraquinone derivatives in *Rumex gracilescens* and *R. crispus*. *Pharmazie* 49:378-379.

Demirezer, L.O., and A. Kuruuzum. 1995. Determination of the cytotoxicity of *Rumex crispus* during the vegetation period using a brine shrimp bioassay. *Z. Naturforsch.* 50(5-6):461-462.

List, P.H., and H. Hörhammer. 1973. *Hagers handbuch der pharmazeutischen praxis*. Berlin: Springer.
McGuffin, M., C. Hobbs, R. Upton, and A. Goldberg. 1997. *Botanical safety handbook*. Boca Raton, FL: CRC Press.
Mills, S., and K. Bone. 2005. *The essential guide to herbal safety*. St. Louis: Elsevier.
Panciera, R.J., T. Martin, G.E. Burrows, D.S. Taylor, and L.E. Rice. 1990. Acute oxalate poisoning attributable to ingestion of curly dock (*Rumex crispus*) in sheep. *J. Am. Vet. Med. Assoc.* 196(12):1981-1984.
Reig, R., P. Sanz, C. Blanche, et al. 1990. Fatal poisoning by rumex-crispus (curled dock): Pathological findings and application of scanning electron microscopy. *Vet. Hum. Toxicol.* 32(5):468-470.

Ruscus aculeatus L.

キジカクシ科（ユリ科）

一般名：ブッチャーズブルーム
英　名：butcher's broom
和　名：ナギイカダ
別　名：box holly
使用部位：根および根茎

安全性クラス：1
相互作用クラス：A
禁忌　知見なし
他の注意事項　知見なし
薬やサプリメントとの相互作用　知見なし
有害事象と副作用　ブッチャーズブルームに関する文献のレビューは，副作用および他の望ましくない作用は予測されないことを示した（ESCOP 2003）。

パッチテストにより，ブッチャーズブルームおよびブッチャーズブルームの抽出物に対する接触アレルギーが報告された（Breuil et al. 1989; Elbadir et al. 1998; Landa et al. 1990; Ramirez-Hernandez et al. 2006）。

薬理学的考察　知見なし
妊婦と授乳婦　妊娠中のブッチャーズブルームの安全性情報は限られている。小規模なヒトへの研究では，ルスコゲニンを含む坐剤は，妊娠中および胎児や母体の健康への有害作用なしに，良好な忍容性があったことを示した（Anger and Neietsch 1981）。

科学的または伝統的文献において，授乳期間中のブッチャーズブルームの安全性は不明である。本書では，授乳期間での使用に関する問題は確認されなかったが，最終的な安全性は確立されていない。

レビュー詳細

I. 薬やサプリメントとの相互作用

薬やサプリメントとの相互作用の臨床試験
確認されなかった。
被疑薬やサプリメントとの相互作用の症例報告
確認されなかった。
薬やサプリメントとの相互作用の動物試験
確認されなかった。

II. 有害事象

有害事象の症例報告　パッチテストにより，ブッチャーズブルームおよびブッチャーズブルームの抽出物に対する接触アレルギーが報告された（Breuil et al. 1989; Elbadir et al. 1998; Landa et al. 1990; Ramirez-Hernandez et al. 2006）。

III. 薬理学および薬物動態学

ヒトの薬理学的研究　確認されなかった。
動物の薬理学的研究　確認されなかった。
*In vitro*の薬理学的研究　ヒトCOX阻害薬スクリーニング試験では，ブッチャーズブルームのメタノール抽出物は2.09 mg/ml（IC_{50}）でCOX-1阻害，そして6.83 mg/ml（IC_{50}）でCOX-2阻害を示した（Seaver and Smith 2004）。

IV. 妊婦と授乳婦

30人の妊娠中の女性を対象とした研究において，ルスコゲニン含有坐剤は良好な忍容性であった。新生児への有害作用は報告されなかった（Anger and Neietsch 1981）。

授乳期間中のブッチャーズブルームの安全性情報は確認されなかった。

V. 毒性研究

急性毒性
ブッチャーズブルームの流体抽出物の経口LD_{50}は，マウスで4.6g/kg，ラットでは最大4.6g/kgまでの用量で決定することができなかった（Seidenberger et al. 1974）。マウスおよびラットに経口投与したルスコゲニン（化合物ルスコゲニンおよびネオルスコゲニン）のLD_{50}は，最大3g/kgまでの用量で決定することができなかった（Capra 1972）。

ブッチャーズブルーム根茎の液体抽出物の経口LD_{50}は，ラットで2.2 ml/kg，マウスで29.21 ml/kgである。腹腔内投与では毒性は10～20倍高い。報告によると，根の抽出物は根茎より毒性が高い（Boucard et al. 1967）。

イヌに静脈内投与されたブッチャーズブルームのエタノール抽出物は，830〜1800mg/kgの用量で致命的だった。

同抽出物を腹腔内投与したモルモットでは，毒性の兆候は1.5g/kgまでの用量で認められなかったが，2g/kg以上の用量では致命的であった（Caujolle et al. 1953; Moscarella 1953）。

亜慢性毒性

1日当たり2または5g/kgのブッチャーズブルーム抽出物を26週間経口投与したウサギでは，体重および血球数の変化は認められなかった（Roux 1969）。

1日当たり300mg/kgのブッチャーズブルームからのルスコゲニンまたはサポニンを経口投与したラットでは，体重および組織重量，血中グルコースおよび肝機能レベル，および臓器の組織学的検査を含む，測定されたパラメータのいずれにも毒性の兆候が認められなかった（Capra 1972）。

参考文献

Anger, H., and P. Neietsch. 1981. Ruscorectal bei Analerkrankungen. Ergebnisse aus Klinik und Praxis. *Med. Welt.* 33(41):1450-1452.

Boucard, M., I.S. Beaulaton, and C. Reboul. 1967. Study of the acute toxicity of various fluid extracts of the thorny holly (*Ruscus aculeatus* L.). *Trav. Soc. Pharm. Montpellier* 27(3):187-191.

Breuil, K., F. Patte, J.C. Meurice, and B. Vandel. 1989. Allergie de contact à une pommade aux extraits de petit houx. *Rev. Fr. Allergol. Immunol. Clin.* 29(4):215.

Capra, C. 1972. Pharmacology and toxicology of some components of *Ruscus aculeatus* L. *Fitoterapia* 4:99-113.

Caujolle, F., P. Mériel, and E. Stanislas. 1953. Sur les propriétés pharmacologiques de l'extrait de *Ruscus aculeatus*. *Ann. Pharm. Fr.* 11:109-120.

Elbadir, S., F. El Sayed, and F. Renaud. 1998. L'allergie de contact aux ruscogenines. *Rev. Fr. Allergol. Immunol. Clin.* 38:37-40.

ESCOP. 2003. *ESCOP monographs: The scientific foundation for herbal medicinal products*. 2nd ed. Exeter, UK: European Scientific Cooperative on Phytotherapy.

Landa, N., A. Aguirre, J. Goday, J.A. Ratón, and J.L. Díaz-Pérez. 1990. Allergic contact dermatitis from a vasoconstrictor cream. *Contact Dermat.* 22(5):290.

Moscarella, C. 1953. Contribution a l'étude pharmacodynamique du *Ruscus aculeatus* L. Thesis, Université de Toulouse.

Ramirez-Hernandez, M., J. Garcia-Selles, C. Merida-Fernandez, and J.A. Martinez-Escribano. 2006. Allergic contact dermatitis to ruscogenins. *Contact Dermat.* 54(1):60.

Roux, G. 1969. *Cited in* ESCOP. 2003. *ESCOP monographs: The scientific foundation for herbal medicinal products*. 2nd ed. Exeter, UK: European Scientific Cooperative on Phytotherapy.

Seaver, B., and J.R. Smith. 2004. Inhibition of COX isoforms by nutraceuticals. *J. Herb. Pharmacother.* 4(2):11-18.

Seidenberger, A.V., I. Müller, and H.J.H. Heindl. 1974. *Cited in* Mills, S., and K. Bone. 2005. *The essential guide to herbal safety.* St. Louis: Elsevier.

Ruta graveolens L.

ミカン科

一般名： ルー
英　名： rue
和　名： ヘンルーダ
中国名： 臭草（*chou cao*）（全草）
別　名： common rue, herb-of-grace
使用部位： 全草

安全性クラス：2b

相互作用クラス：A

禁忌　妊娠中は，医療従事者監督下以外での使用禁止（Al-Mahmoud et al. 2003; Ciganda and Laborde 2003; de Freitas et al. 2005; Wood and LaWall 1918）。

他の注意事項　摂取後の日光への長時間暴露を避けること（McGuffin et al. 1997; Zobel and Brown 1990）。

薬やサプリメントとの相互作用　知見なし

注意　堕胎促進薬（Ciganda and Laborde 2003; Conway and Slocumb 1979; Felter and Lloyd 1898; Wood and LaWall 1918），付録2参照。

通経薬（Chadha 1988; Conway and Slocumb 1979; Felter and Lloyd 1898），付録2参照。

光感作薬（Milesi et al. 2001; Zobel and Brown 1990），付録2参照。

注釈　ルーは，全ての食品において2ppm未満の濃度では，米国FDAによって一般的に安全であると認識されている（CFR 2011a）。関連の規制は，食品中の他の使用は食品添加物規制を必要とすると述べているが（CFR 2011b），特に栄養補助食品に使用するための栄養成分は，連邦食品添加物の定義からは除外されている（U.S.C. 2010）。

有害事象と副作用　ルーは，局所適用後の太陽光またはUVA光への暴露後に，植物性光皮膚炎を引き起こすフラノクマリン類を含有する（Furniss and Adams 2007; Milesi et al. 2001; Schempp et al. 1999）。

標準的な治療用量でのルーの摂取は，憂鬱気分，睡眠障害，眠気，めまい，痙攣に関連している（Weiss and Fintelmann 2000）。ルーは胃腸刺激を引き起こす可能性がある（Felter and Lloyd 1898; Remington and Wood 1918）。

堕胎薬としてルーの使用（用量は記載されていないが，

おそらく過剰摂取を表している）を試みた女性のレビューでは，ルーの有害作用は，腹痛，嘔吐，性器出血，貧血，黄疸，肝腫大，神経学的鬱病，呼吸困難，肝酵素レベルの上昇を含んだことを示した（Ciganda and Laborde 2003）。

薬理学的考察　知見なし

妊婦と授乳婦　ルーは伝統的に堕胎薬として使用されている（Ciganda and Laborde 2003; Conway and Slocumb 1979）。動物研究は，ルーは出生率の低下および胎児吸収率が増加することを示している（Al-Mahmoud et al. 2003; de Freitas et al. 2005）。この情報に基づいて，妊娠中は資格のある医療従事者の監督下以外での使用を推奨しない。

科学的または伝統的文献において，授乳期間中のルーの安全性は不明である。本書では，授乳期間での使用に関する問題は確認されなかったが，最終的な安全性は確立されていない。

レビュー詳細

I. 薬やサプリメントとの相互作用

薬やサプリメントとの相互作用の臨床試験

確認されなかった。

被疑薬やサプリメントとの相互作用の症例報告

確認されなかった。

薬やサプリメントとの相互作用の動物試験

確認されなかった。

II. 有害事象

有害事象の症例報告　心臓障害がある78歳の女性は，ルーから作られた煎剤摂取の3日後に，徐脈，高カリウム血症を伴う急性腎不全，凝固障害を発症した。各用量は，1000mlの水に対し新鮮なルーの50gから作られ，煎剤にして250mlを1日当たり2回の用量で摂取していた。女性は，非閉塞型肥大型心筋症の5年の既往があり，ビソプロロール，ジルチアゼム，アミロイドを服用していた。彼女の心拍数は，過去6か月間，1分当たりおよそ76拍程度であった（Seak and Lin 2007）。

生のルーと接触後（Asefi et al. 1999; Gawkrodger and Savin 1983; Heskel et al. 1983）または，ルーを含む軟膏や浸剤の局所適用後に（Arias-Santiago et al. 2009; Morais et al. 2008; Wessner et al. 1999），植物性光皮膚炎が報告されている。いくつかの症例は，重度の水疱を発症している（Eickhorst et al. 2007; Schempp et al. 1999）。

2歳の子供は，ルーとの接触後に，全身の不調とともに急性の植物性光皮膚炎を引き起こした（Furniss and Adams 2007）。

III. 薬理学および薬物動態学

ヒトの薬理学的研究　確認されなかった。

動物の薬理学的研究　確認されなかった。

*In vitro*の薬理学的研究　ヒト精子の精子不動化試験において，100 mg/mlの濃度で100%の不動化，ルーの水抽出物のフリーズドライ処置後に，用量依存的な不動化が認められた。細胞の生存，DNAの状態，およびミトコンドリア活性における影響は認められなかった。洗浄後，精子細胞のおよそ30%で運動性が戻った。精子細胞の不動化の原因である抽出物の一部は，沸騰において安定化していた（Harat et al. 2008）。

IV. 妊婦と授乳婦

ウルグアイの毒物管理センターが受け取った，流産を意図したハーブ浸剤摂取の症例のレビューでは，ルーは，最も一般的に使用されるハーブの1つであったことを示した。堕胎薬としてルーの使用を試みた女性における毒性の症状は，腹痛，嘔吐，性器出血，貧血，黄疸，肝腫大，尿産生の減少，神経的鬱病，呼吸困難，3.5 mEq/l未満のカリウム値，140,000以下の血小板，10,000以上の白血球，アスパラギン酸アミノトランスフェラーゼ（AST）およびアラニンアミノトランスフェラーゼ（ALT）の上昇，およびクレアチニンの上昇を含んだ。使用した用量および調製方法の情報は示されていない（Ciganda and Laborde 2003）。

妊娠1～3，4～6，7～9日に1日当たり1g/kgの用量でルーの乾燥した含水アルコール抽出物を経口投与したマウスでは，対照群と比較して，着床前胚損失および胎児吸収における有意な差は認められなかった。胎児死亡率は，7～9日で処置した群で8%であり，他の処置期間は対照群と同様であった。出生率は，妊娠1～3日に処置した群で91%，4～6日に処置した群で82%，7～9日に処置した群で64%，対照群で76%であった（de Freitas et al. 2005）。

妊娠1～6日に1日当たり800mg/kgの用量でルーの水，メタノール，エタノール，ヘキサン，エーテル，またはジクロロメタン抽出物を経口投与したラットでは，水，メタノール，エタノール抽出物で抗着床活性は認められなかった。有意な抗着床活性は，ヘキサン，エーテル，ジクロロメタン抽出物で認められた。800mg/kgの用量では，エーテル抽出物は母親に重症な毒性を生じた。400mg/kgでは，水，エタノール，またはヘキサン抽出物で処置した群で胎児吸収数の増加が認められた。胎児の体重増加の減少は，水，メタノール，またはジクロロメタン抽出物での処置後に認められた。妊娠の6～15日に投与した場合は，胎児死亡率の増加が認められた（Al-Mahmoud et al. 2003）。

胚着床および発達におけるルーの影響を決定するために，過剰排卵交配した雌マウスは，交配後の4日間，飲料水として5，10，20％の濃度でルーの水抽出物を提供された。過剰排卵処置の98時間後の胚の検査では，20％群では胚の64％が異常を示したが，10％群では胚の37％が異常だった。高用量群は細胞数が減少し，胚輸送はわずかに遅延した（Gutierrez-Pajares et al. 2003）。

ルーは，古代ペルシャでは6つの堕胎形式のうち4つにおける成分として記載されている（Madari and Jacobs 2004）。

授乳期間中のルーの安全性情報は確認されなかった。

V. 毒性研究

急性毒性

1日当たり5g/kgのルー葉を経口投与したヤギでは，1～7日後の死亡とともに，振戦，呼吸困難，頻尿，運動，運動の協調運動障害，運動失調，横臥位が認められた（el Agraa et al. 2002）。

短期毒性

1日当たり500mg/kgの水抽出物を60日間経口投与した雄ラットでは，生殖器官の重量の減少，精子の運動性，尾部精巣上皮および精巣管の密度，および細精管の精子形成の減少が認められた。抽出物の摂取は，雄ラットにおける性行動の抑制と関連があった（Khouri and El-Akawi 2005）。

1日当たり1g/kgのルー葉を40日間経口投与したヤギでは，17日目の1匹の死亡とともに，粘膜の蒼白および損失があった。血清アスパラギン酸トランスアミナーゼ，クレアチンキナーゼ，総タンパク，コレステロール，尿素および他の血清成分の変化が認められた（el Agraa et al. 2002）。

1日当たり500mg/kgのルーを経口投与したラットでは，総食物摂取量およびタンパク質効率比の顕著な増加とともに体重の有意な増加が認められた。アルカリホスファターゼの上昇を除いて，他の生化学的および栄養パラメータにおいて，有意な変化は認められなかった（Al-Okbi et al. 2002）。

遺伝毒性

1日当たり400または1000mg/kgのルーの水メタノール抽出物を経口投与したマウスでは，1000mg/kgの濃度でのコメットアッセイにおいて，細胞のDNAへの障害が認められた。障害は30日目後に認められたが，20日またはそれ以前では認められなかった。同様の染色体異常試験では，用量依存的な異常の増加が認められた（Preethi et al. 2008）。

ネズミチフス菌TA98株およびTA100株でのエイムス試験では，代謝活性化なしにTA98株において強力な変異原作用が認められた。代謝活性化ありでは弱い変異原反応が認められたのみであった。中程度の変異原性作用は，S9による代謝活性化あり，なし両方で検出された（Paulini et al. 1987）。

ルーから単離された化合物は，変異原性および光変異原性活性を示した（Paulini and Schimmer 1989; Schimmer et al. 1991; Schimmer and Kuhne 1990）。

参考文献

Al-Mahmoud, M.S., A. Elbetieha, and R.A. Al-Muhur. 2003. Anticonceptive and antifertility activities of various *Ruta graveolens* extracts in female rats. *Acta Pharm. Turc.* 45(3):203-212.

Al-Okbi, S.Y., E.M. El-Sayed, N.M. Ammar, N.K. El-Sayed, and L.T. Abou-El Kassem. 2002. Effect of *Ruta graveolens* L. and *Euphorbia peplus* L. anti-inflammatory extracts on nutritional status of rats and the safety of their use. *Indian J. Exp. Biol.* 40(1):45-48.

Arias-Santiago, S.A., M.A. Fernandez-Pugnaire, F.M. Almazan-Fernandez, C. Serrano-Falcon, and S. Serrano-Ortega. 2009. Phytophotodermatitis due to *Ruta graveolens* prescribed for fibromyalgia. *Rheumatology* 48(11):1401.

Asefi, M., E. Schopf, and M. Augustin. 1999. Bullous phototoxic dermatitis caused by *Ruta graveolens* (garden rue). *Aktuelle Dermatol.* 25(7):230-232.

CFR. 2011a. *Code of federal regulations*, Title 21 Part 184.1698, 2011 ed. Direct food substances affirmed as generally recognized as safe. Listing of specific substances affirmed as GRAS. Rue. Washington, DC: U.S. Government Printing Office.

CFR. 2011b. *Code of federal regulations*, Title 21 Part 184.1(b)(2), 2011 ed. Direct food substances affirmed as generally recognized as safe. Substances added directly to human food affirmed as generally recognized as safe (GRAS). Washington, DC: U.S. Government Printing Office.

Chadha, Y. 1988. *The wealth of India: A dictionary of Indian raw materials and industrial products*. Delhi: Council of Scientific and Industrial Research.

Ciganda, C., and A. Laborde. 2003. Herbal infusions used for induced abortion. *J. Toxicol. Clin. Toxicol.* 41(3):235-239.

Conway, G.A., and J.C. Slocumb. 1979. Plants used as abortifacients and emmenagogues by Spanish New Mexicans. *J. Ethnopharmacol.* 1(3):241-261.

de Freitas, T.G., P.M. Augusto, and T. Montanari. 2005. Effect of *Ruta graveolens* L. on pregnant mice. *Contraception* 71(1):74-77.

Eickhorst, K., V. DeLeo, and J. Csaposs. 2007. Rue the herb: *Ruta graveolens*-associated phytophototoxicity. *Dermatitis* 18(1):52-55.

el Agraa, S.E., S.M. el Badwi, and S.E. Adam. 2002. Preliminary observations on experimental *Ruta graveolens* toxicosis in Nubian goats. *Trop. Anim. Health Prod.* 34(4):271-281.

Felter, H.W., and J.U. Lloyd. 1898. *King's American dispensatory*. 18th ed., 3rd rev. 2 vols. Cincinnati: Ohio Valley Co.

Furniss, D., and T. Adams. 2007. Herb of grace: An unusual cause of phytophotodermatitis mimicking burn injury. *J. Burn Care Res.* 28(5):767-769.

Gawkrodger, D.J., and J.A. Savin. 1983. Phytophotodermatitis due to common rue (*Ruta graveolens*). *Contact Dermat.* 9(3):224.

Gutierrez-Pajares, J.L., L. Zuniga, and J. Pino. 2003. *Ruta graveolens* aqueous extract retards mouse preimplantation embryo development. *Reprod. Toxicol.* 17(6):667-672.

Harat, Z.N., M.R. Sadeghi, H.R. Sadeghipour, M. Kamalinejad, and M.R. Eshraghian. 2008. Immobilization effect of *Ruta graveolens* L. on human sperm: A new hope for male contraception. *J. Ethnopharmacol.* 115(1):36-41.

Heskel, N.S., R.B. Amon, F.J. Storrs, and C.R. White, Jr. 1983. Phytophotodermatitis due to *Ruta graveolens*. *Contact Dermat.* 9(4):278-280.

Khouri, N.A., and Z. El-Akawi. 2005. Antiandrogenic activity of *Ruta graveolens* L. in male albino rats with emphasis on sexual and aggressive behavior. *Neuroendocrinol. Lett.* 26(6):823-829.

Madari, H., and R.S. Jacobs. 2004. An analysis of cytotoxic botanical formulations used in the traditional medicine of ancient Persia as abortifacients. *J. Nat. Prod.* 67(8):1204-1210.

McGuffin, M., C. Hobbs, R. Upton, and A. Goldberg. 1997. *Botanical safety handbook*. Boca Raton, FL: CRC Press.

Milesi, S., B. Massot, E. Gontier, F. Bourgaud, and A. Guckert. 2001. *Ruta graveolens* L.: A promising species for the production of furanocoumarins. *Plant Sci.* 161(1):189-199.

Morais, P., A. Mota, A.P. Cunha, L. Peralta, and F. Azevedo. 2008. Phytophotodermatitis due to homemade ointment for *Pediculosis capitis*. *Contact Dermat.* 59(6):373-374.

Paulini, H., U. Eilert, and O. Schimmer. 1987. Mutagenic compounds in an extract from rutae herba (*Ruta graveolens* L.). I. Mutagenicity is partially caused by furoquinoline alkaloids. *Mutagenesis* 2(4):271-273.

Paulini, H., and O. Schimmer. 1989. Mutagenicity testing of rutacridone epoxide and rutacridone, alkaloids in *Ruta graveolens* L., using the *Salmonella*/microsome assay. *Mutagenesis* 4(1):45-50.

Preethi, K.C., C.K. Nair, and R. Kuttan. 2008. Clastogenic potential of *Ruta graveolens* extract and a homeopathic preparation in mouse bone marrow cells. *Asian Pac. J. Cancer Prev.* 9(4):763-769.

Remington, J.P., and H.C. Wood. 1918. *The dispensatory of the United States of America*. 20th ed. Philadelphia: Lippincott.

Schempp, C.M., E. Schopf, and J.C. Simon. 1999. Bullous phototoxic contact dermatitis caused by *Ruta graveolens* L. (garden rue), Rutaceae. Case report and review of the literature. *Hautarzt* 50(6):432-434.

Schimmer, O., J. Kiefer, and H. Paulini. 1991. Inhibitory effects of furocoumarins in *Salmonella typhimurium* TA98 on the mutagenicity of dictamnine and rutacridone, promutagens from *Ruta graveolens* L. *Mutagenesis* 6(6):501-506.

Schimmer, O., and I. Kuhne. 1990. Mutagenic compounds in an extract from rutae herba (*Ruta graveolens* L.). II. UV-A mediated mutagenicity in the green alga *Chlamydomonas reinhardtii* by furoquinoline alkaloids and furocoumarins present in a commercial tincture from rutae herba. *Mutat. Res.* 243(1):57-62.

Seak, C.J., and C.C. Lin. 2007. *Ruta graveolens* intoxication. *Clin. Toxicol.* 45(2):173-175.

U.S.C. 2010. United States Code, Title 21, Part 321 (s)(6). Current as of January 7, 2011. Washington, DC: U.S. Government Printing Office.

Weiss, R.F., and V. Fintelmann. 2000. *Herbal medicine*. 2nd ed. New York: Thieme.

Wessner, D., H. Hofmann, and J. Ring. 1999. Phytophotodermatitis due to *Ruta graveolens* applied as protection against evil spells. *Contact Dermat.* 41(4):232.

Wood, H., and C. LaWall. 1918. *The dispensatory of the United States of America*. 21st ed. Philadelphia: Lippincott.

Zobel, A.M., and S.A. Brown. 1990. Dermatitis-inducing furanocoumarins on leaf surfaces of eight species of rutaceous and umbelliferous plants. *J. Chem. Ecol.* 16(3):693-700.

Salix spp.

ヤナギ科

Salix alba L.
一般名：ホワイトウィロウ
英　名：white willow
和　名：セイヨウシロヤナギ
中国名：白柳皮（*bai liu pi*）（樹皮）
Salix daphnoides Vill.
一般名：バイオレットウィロウ
英　名：violet willow
別　名：Daphne willow
Salix fragilis L.
一般名：クラックウィロウ
英　名：brittle willow
和　名：ポッキリヤナギ
別　名：crack willow
Salix pentandra L.
一般名：ローレルウィロウ
英　名：laurel willow
和　名：セイヨウテリハヤナギ
別　名：bay willow
Salix purpurea L.
一般名：パープルウィロウ
英　名：purple willow
中国名：水楊皮（*shui yang pi*）（樹皮）
別　名：basket willow，purple osier
使用部位：樹皮

安全性クラス：1
相互作用クラス：A

禁忌　知見なし

他の注意事項　アスピリンまたは他のサリチル酸含有薬に対する感受性のある人への使用注意（ESCOP 2003; Mills and Bone 2005; Wichtl 2004）。

グルコース6リン酸脱水系酵素欠損症（ソラマメ中毒症として知られる遺伝性疾患）のある人への使用注意（Baker and Thomas 1987; Brinker 2001; Mills and Bone 2005）。

薬やサプリメントとの相互作用　ホワイトウィロウは，抗凝固剤使用者の出血のリスクを増加させると仮定されている。しかし，ヒトに対する研究では，ホワイトウィロウの抗血小板効果はアスピリンに比べて軽度であることが示されている（Higgs et al. 1987; Krivoy et al. 2001; Meier and Liebi 1990）。

注意　サリチル酸塩（1.5～11.0%）（Bradley 1992; List and Hörhammer 1973; Wichtl 2004; Williamson 2003），付録1参照。

タンニン（8.0～20.0%）（List and Hörhammer 1973; Wichtl 2004），付録1参照。

注釈　流通している*Salix*の他の種は，1.5～11%の範囲でサリチル酸塩を含有している（Bradley 1992; Wichtl 2004）。

有害事象
ホワイトウィロウ製剤は，報告されている軽度で一過性の有害事象のみとともに，臨床試験で一般的に忍容性が良好とされている（ESCOP 2003; Marz and Kemper 2002）。

薬理学的考察　急性ウィルス性疾患発症中に，アスピリンおよび他のサリチル酸塩含有薬の使用に関連した，子供において発症する急性炎症性疾患（おそらくライ症候群）によるウィルス感染のある子供や青年におけるホワイトウィロウ樹皮の使用に関する本質的な問題が報告されている（Clauson et al. 2005; Mills and Bone 2005; Upton 1999）。そのような問題を支持または否定するデータは不足しており，米国食品医薬局（FDA）は，非アスピリン系サリチル酸塩とライ症候群の関連は確認されていないことを示した（FDA 2003）。

ホワイトウィロウは血小板凝集の軽度の阻害は認められたことから，抗血小板薬として使用することはできない。また抗血小板薬の相加効果が存在する可能性はないことを示す（Krivoy et al. 2001; Meier and Liebi 1990）。

妊婦と授乳婦　科学的または伝統的文献において，妊娠中および授乳中におけるウィロウの安全性は不明である。本書では，妊娠中や授乳期間での使用に関する問題は確認されなかったが，最終的な安全性は確立されていない。

レビュー詳細

I. 薬やサプリメントとの相互作用

薬やサプリメントとの相互作用の臨床試験
　確認されなかった。
被疑薬やサプリメントとの相互作用の症例報告
　確認されなかった。
薬やサプリメントとの相互作用の動物試験
　確認されなかった。

II. 有害事象

臨床試験で報告された有害事象　3つの異なるホワイトウィロウ抽出物の臨床試験のレビューでは，ホワイトウィロウ群の3.7%の人で軽度な有害事象が報告された（ESCOP

2003)。1日当たり120～240mg/kgのホワイトウィロウを使用した臨床試験のレビューでは，ホワイトウィロウ使用に関連した軽度な有害事象のみを示した。有害事象は，処置群で3.8～35.8%，プラセボ群で2.8～35.2%で報告された（Marz and Kemper 2002)。これらの2件のレビューにおける有害事象は，吐き気，腹痛，めまい，疲労感，発汗，皮膚の発疹，アレルギー反応を含んだ（ESCOP 2003; Marz and Kemper 2002)。

有害事象の症例報告　サリシンを含むウィロウ種である*Salix caprea*を含むハーブ製品を摂取していたG6PD欠損症のある女性で，大量の血管内溶血が報告された（Baker and Thomas 1987)。G6PD欠損症のある患者では，アスピリンは溶血性貧血を引き起こす可能性がある（Colonna 1981)。

アセチルサリチル酸に対するアレルギーの既往のある女性で，ホワイトウィロウを含むハーブ製品へのアナフィラキシー反応が報告された（Boullata et al. 2003)。

III. 薬理学および薬物動態学

ヒトの薬理学的研究　4週間ホワイトウィロウ樹皮抽出物（1日当たり240mgのサリシン）を使用した臨床試験では，対照群および1日当たり100mgのアセチルサリチル酸投与群と比較して，血小板凝集の軽度な阻害をもたらした（Krivoy et al. 2001)。サリシン含有植物のレビューでは，サリシンの用量は，アスピリンの用量でのアセチルサリチル酸の血小板凝集と同等の不可逆的阻害を誘発しないことを示した（Meier and Liebi 1990)。

ラットに対しサリシン5 mmol/kgの単回用量の投与後に，胃損傷は認められなかった。同じ研究において，サリゲニンとサリチル酸ナトリウムは，重度の胃病変を誘導した（Akao et al. 2002)。

動物の薬理学的研究　ラットへのサリチル酸（200mg/kg）またはアスピリン（200mg/kg）の投与は，血液凝固におけるトロンボキサンB_2産生において，サリチル酸はアスピリンよりもはるかに弱い作用があることが実証された。ゆえにサリチル酸は血小板凝固の有効な阻害剤ではないことを示した（Higgs et al. 1987)。

***In vitro*の薬理学的研究**　確認されなかった。

IV. 妊婦と授乳婦

妊娠中および授乳中におけるウィロウの安全性に関する情報は確認されなかった。

低濃度のサリチル酸塩が母乳中に排泄されている（Bailey et al. 1982; Bennett 1988)。世界保健機関のヒトの授乳に対するワーキンググループが，授乳中はアセチルサリチル酸（サリチル酸塩）を使用しないように忠告していたが（Bennet 1988)，米国小児科学会では，“アスピリン（サリチル酸塩）”を授乳中の母親に与える際には注意するように勧告している（Ressel 2002)。

V. 毒性研究

急性毒性

マウスに対するホワイトウィロウのエタノール抽出物のLD_{50}は，経口投与において28ml/kgである（Leslie 1978)。

参考文献

Akao, T., T. Yoshino, K. Kobashi, and M. Hattori. 2002. Evaluation of salicin as an antipyretic prodrug that does not cause gastric injury. *Planta Med.* 68(8):714-718.

Bailey D.N., R.T. Weibert, A.J. Naylor, and R.F Shaw. 1982. A study of salicylate and caffeine excretion in the breast milk of two nursing mothers. *J. Anal. Toxicol.* 6(2):64-68.

Baker, S., and P. Thomas. 1987. Herbal medicine precipitating massive haemolysis. *Lancet* 1:1039-1040.

Bennett, P.N. 1988. *Drugs and human lactation*. New York: Elsevier.

Boullata, J.I., P.J. McDonnell, and C.D. Oliva. 2003. Anaphylactic reaction to a dietary supplement containing willow bark. *Ann. Pharmacother.* 37(6):832-835.

Bradley, P.R. 1992. *British herbal compendium: A handbook of scientific information on widely used plant drugs*. Bournemouth, UK: British Herbal Medicine Association.

Brinker, F. 2001. *Herb contraindications and drug interactions*. 3rd ed. Sandy, OR: Eclectic Medical Publications.

Clauson, K.A., M.L. Santamarina, C.M. Buettner, and J.S. Cauffield. 2005. Evaluation of presence of aspirin-related warnings with willow bark. *Ann. Pharmacother.* 39(7-8):1234-1237.

Colonna, P. 1981. Aspirin and glucose-6-phosphate dehydrogenase deficiency. *Br. Med. J.* 283(6300):1189.

ESCOP. 2003. *ESCOP monographs: The scientific foundation for herbal medicinal products*. 2nd ed. Exeter, UK: European Scientific Cooperative on Phytotherapy.

FDA. 2003. U.S. Food and Drug Administration. Labeling for oral and rectal over the counter drug products containing aspirin and nonaspirin salicylates; Reye's syndrome warning. Final rule. *Fed. Regist.* 68:18861-18869.

Higgs, G.A., J.A. Salmon, B. Henderson, and J.R. Vane. 1987. Pharmacokinetics of aspirin and salicylate in relation to inhibition of arachidonate cyclooxygenase and antiinflammatory activity. *Proc. Natl. Acad. Sci. U.S.A.* 84(5):1417-1420.

Krivoy, N., E. Pavlotzky, S. Chrubasik, E. Eisenberg, and G. Brook. 2001. Effect of salicis cortex extract on human platelet aggregation. *Planta Med.* 67(3):209-212.

Leslie, G. 1978. A pharmacometric evaluation of nine Bio-Strath herbal remedies. *Medica* 10:31-37.

List, P.H., and H. Hörhammer. 1973. *Hagers handbuch der pharmazeutischen praxis*. Berlin: Springer.

Marz, R.W., and F. Kemper. 2002. Willow bark extract—Effects and effectiveness. Status of current knowledge regarding pharmacology, toxicology and clinical aspects. *Wien Med. Wochenschr.* 152(15-16):354-359.

Meier, B., and M. Liebi. 1990. Salicinhaltige Pflanzliche Arzneimittel. *Z. Phytother.* 11:50-58.
Mills, S., and K. Bone. 2005. *The essential guide to herbal safety*. St. Louis: Elsevier.
Ressel, G. 2002. AAP updates statement for transfer of drugs and other chemicals into breast milk. *Am. Fam. Physician* 65(5):979-980.
Upton, R. 1999. *Willow bark, Salix spp.: Analytical, quality control, and therapeutic monograph*. Santa Cruz, CA: American Herbal Pharmacopoeia.
Wichtl, M. 2004. *Herbal drugs and phytopharmaceuticals: A handbook for practice on a scientific basis*. 3rd ed. Boca Raton, FL: CRC Press.
Williamson, E.M. 2003. *Potter's herbal cyclopedia*. Saffron Walden, Essex: C.W. Daniel Co.

Salvia miltiorrhiza Bunge　シソ科

一般名：チャイニーズサルビア
英　名：Chinese salvia
和　名：タンジン
中国名：丹参（*dan shen*）（根）
別　名：Chinese sage，red-root sage
使用部位：根

安全性クラス：2b
相互作用クラス：C

禁忌　妊娠中は，医療従事者監督下以外での使用禁止（Bensky et al. 2004）。

他の注意事項　チャイニーズサルビアは，月経，鼻血，血尿，また喀血のある場合等を含む，出血に関連したいかなる状況にも注意して使用すべきである（Chen and Chen 2004）。

薬やサプリメントとの相互作用　チャイニーズサルビアは，ワルファリンの代謝を遅らせることが示されており，ワルファリンの血漿濃度を増加させる（Chan et al. 1995; Izzat et al. 1998; Lo et al. 1992）。

チャイニーズサルビアの使用に関する文献のレビューでは，このハーブはジギタリス，強心配糖体および血圧降下薬と相乗的に作用する可能性があること，そしてチャイニーズサルビアと同時に服用する場合には，これらの薬の投与量を変更する必要があることを示唆した（Wu et al. 2008）。

有害事象と副作用　チャイニーズサルビア研究のレビューでは，有害事象はまれであることを示した。チャイニーズサルビアおよび複方丹参（チャイニーズサルビア，サンシチニンジン，カンファーの組み合わせ）に関連して報告された有害事象は，アナフィラキシー反応，腹部不快感，食欲の喪失，掻痒，低血圧，めまい，頭痛であった（Wu et al. 2008）。

チャイニーズサルビアを摂取する人で時折，口渇，めまい，吐き気，衰弱，息切れ，手のしびれや冷え，不安または頻脈を起こすことが報告されている（Bensky et al. 2004）。

薬理学的考察　症例報告および動物研究は，チャイニーズサルビアとワルファリンの併用は，ワルファリンの代謝を遅くし，血中濃度を増加させることが示されている（Chan 1995; Chan et al. 1995; Izzat et al. 1998; Lo et al. 1992; Yu et al. 1997）。

ヒトに対する研究では，チャイニーズサルビアとテオフィリンとの間に相互作用を示さなかった（Qiu et al. 2008）。ある動物研究は，チャイニーズサルビアはジアゼパムの血漿濃度を減少しうることを示した（Qiao et al. 2003）。

血小板凝集の阻害と血液粘度の低下は，動物研究および*in vitro*研究で報告されている（Hou et al. 2007; Liu et al. 2002; Qiu et al. 2008; Wang et al. 1982）。

妊婦と授乳婦　中国伝統医学の参考文献では，チャイニーズサルビアは妊娠中には禁忌であることを示す（Bensky et al. 2004）。

科学的または伝統的文献において，授乳期間中のチャイニーズサルビアの安全性は不明である。本書では，授乳期間での使用に関する問題は確認されなかったが，最終的な安全性は確立されていない。

レビュー詳細

I. 薬やサプリメントとの相互作用

薬やサプリメントとの相互作用の臨床試験

健常な被験者では，14日間チャイニーズサルビア12錠（1錠当たり1g）の投与前後に，テオフィリンを投与したところ，テオフィリン代謝への影響は認められなかった（Qiu et al. 2008）。

被疑薬やサプリメントとの相互作用の症例報告

発表された症例報告では，チャイニーズサルビアとワルファリンとの相互作用を示唆している。すべての症例の場合において，患者は長期にわたりワルファリン療法を受けており，他の薬剤やハーブも服用していた。彼らのすべてが，チャイニーズサルビアの摂取において時間的に関連したINR値（血液凝固試験の結果を報告するために使用される標準化されたスケール：INR値の上昇は血液凝固の遅延および出血リスクの増加を示す）の上昇を経験した。症例のいずれも，患者によって摂取されたチャイニーズサルビアの用量を報告しておらず，いくつかの症例は，患者が他のハーブを使用していたことも示唆するが，詳細は報告されなかった（Chan 2001）。

1つ目の症例は，ジゴキシンおよびプロプラノロールも繰り返し摂取していた66歳の男性（Tam et al. 1995）。黒色便（暗い色の便）および胸痛による入院の5日前，および治療の2日前に，その男性は15%のサリチル酸メチルを含んだ薬用オイルを局所適応していた。サリチル酸メチルは，ワルファリンの抗凝固作用を増強することが示されている（Chan 1995, 1998; Chow et al. 1989; Joss and LeBlond 2000; Yip et al. 1990）。

2つ目の症例は，フロセミド，ジゴキシン，メフェナム酸，テオフィリンを摂取していた48歳の女性（Yu et al. 1997）。彼女は，INR値が上昇するおよそ1か月前に，1日おきにチャイニーズサルビアと“他のハーブ”を摂取していた。

3つ目の症例もまた，ジゴキシン，カプトプリル，フロセミドを摂取していた62歳の男性（Izzat et al. 1998）。男性は大量の胸水および大きな心嚢液貯留による入院の2週間前に，毎日チャイニーズサルビアの煎剤を摂取していた。

薬やサプリメントとの相互作用の動物試験

ワルファリン（1日当たり2mg/kg）で安定した後，1日当たり2回の割合で5g/kgのチャイニーズサルビア抽出物を3日間腹腔内投与したラットでは，(*R*)-および（*S*)-ワルファリンの血漿濃度の有意な増加が認められた。プロトロンビン時間での一致する有意な増加が認められた（Chan et al. 1995）。

前処理として1日当たり2回の割合で5g/kgのチャイニーズサルビアの水抽出物を3日間腹腔内投与または前処理なしで，ワルファリン（2mg/kg）を投与したラットでは，前処理の有無に関わらず，ワルファリンの吸収率，分布容積，および排出半減期は有意に減少したが，最大濃度はチャイニーズサルビアで処理した群で有意に増加した。プロトロンビン時間の有意な変化は認められなかった（Lo et al. 1992）。

経口投与したジアゼパム（15mg/kg単回投与）クリアランスの増加および血漿濃度の減少は，1日当たり100mg/kgの用量でチャイニーズサルビア抽出物を15日間経口的に前処理したラットで認められた（Qiao et al. 2003）。

シクロスポリン誘発性腎症は，ラットへのチャイニーズサルビア抽出物の投与により減少した（Peng et al. 2006; Qiao et al. 2001）。チャイニーズサルビアの抽出物は，健常ラットにおいて，アドリアマイシン誘発性の心臓および肝臓毒性（You et al. 2007），糖尿病ラットにおける，バナジウム誘発性胃腸ストレスおよび金属蓄積を減弱した（Zhang et al. 2008）。

II. 有害事象

臨床試験で報告された有害事象　チャイニーズサルビアと複方丹参（チャイニーズサルビア，サンシチニンジン，カンファーを含む標準化形式）の臨床研究のメタ分析では，心臓発作の治療におけるチャイニーズサルビアの“文字通り何千もの”研究が発表されているが，有害事象はほとんど報告されなかった。レビューされた研究における投与経路は，静脈内および経口を含んだ。文献を見直すと，チャイニーズサルビアと複方丹参に関連して報告された有害事象は，アナフィラキシー反応，腹部不快感，食欲不振，掻痒，低血圧，めまい，頭痛，および過度の使用では，出血のリスクの増加であった。出血に関する有害事象は，皮膚または粘膜の出血，または過剰な月経出血であった。血清アミノトランスフェラーゼの上昇もまた報告されている。特定の有害事象に関連した用量および製剤の詳細は，レビューには含まれていなかった（Wu et al. 2008）。

急性虚血性脳卒中にとってのチャイニーズサルビアのメタ分析では，治療群と対照群の間で有害事象の差は報告されなかった。チャイニーズサルビアの水抽出物からのタンジンの注入は，主要な治療介入で使用され，通常，20または30mlの用量で静脈内に投与，時々，経口投与されている（Wu et al. 2007）。

有害事象の症例報告　チャイニーズサルビアを摂取する人のわずかではあるが，口渇，めまい，吐き気，衰弱，息切れ，手のしびれや冷え，不安または頻脈を経験することがある。チャイニーズサルビアでのアレルギー反応が報告されている。肝障害のある1つの症例および2つのショックの症例が，チャイニーズサルビアから作られた製剤（用量と製品の詳細については報告されていない）の注入後に報告されている（Bensky et al. 2004）。

III. 薬理学および薬物動態学

ヒトの薬理学的研究　チャイニーズサルビアの抽出物は，様々な神経および心血管状態の治療のために静脈内投与されている。神経性難聴のある100人（年齢は50〜60歳）へのチャイニーズサルビアの静脈内治療に関する報告では，有害事象は言及されなかった。使用された標準的投与量は20〜30mlであり，1日当たり4回の割合で2週間，3日間隔で区切られ，2〜4回繰り返す形となっている（Hu et al. 1992）。

B型肝炎のある患者へのチャイニーズサルビア抽出物の研究では，8, 16, 24 mlの用量を60日間投与された。チャイニーズサルビアの治療は，アラニンアミノトランスフェラーゼおよび総ビリルビンを含む，肝臓酵素レベルの減少に関連があった。すべての用量は明白に良好な忍容性があり，有害事象はこの研究のレビューでは報告されなかった（Ye et al. 2005）。

動物の薬理学的研究　1日当たり75，100，150mg/kgのチャイニーズサルビアの水抽出物を含む餌を28日間与えた高齢のモルモットでは，血液学的パラメータは，高用量の投与群におけるフィブリノーゲンレベルの減少を除いて，変化は見られなかった。赤血球凝集，血液粘度および血液粘弾性の向上は認められないが，中用量では，赤血球膜マロン-ジアルデヒド（MDA）レベルを有意に減少した。高用量では，全血粘度の有意な減少は，高・中・低せん断速度で認められた（Hou et al. 2007)。中国語で出版された研究のレビューでは，チャイニーズサルビア抽出物の静脈内投与は，健常なウサギ，ラット，マウス（英訳では用量は特定されなかった）において，抗血小板活性と関連していたことを示した（Chen and Chen 2004)。

血小板凝集の阻害は，チャイニーズサルビアの抽出物（用量および製品は英文レビューで特定されなかった）を静脈内投与したウサギで認められた（Liu et al. 2002)。チャイニーズサルビアとサンシチニンジンの組み合わせは，チャイニーズサルビア単独と比較して，血小板凝集の阻害を増加させた（用量と製品は英文レビューで特定されなかった）(Liu et al. 2002)。経口投与したチャイニーズサルビア（5 g/kg）のバイオアベイラビリティは，フレグラントローズウッド（*Dalbergia odorifera*）(2.5 g/kg）抽出物の同時投与により増加した（Zheng et al. 2007)。

1日当たり20または100mg/kgのチャイニーズサルビアの水抽出物を15日間経口投与したラットの肝臓で，シトクロム450活性の増加が認められた。シトクロム活性は，主に，薬物代謝酵素CYP3Aの誘導であった（Jinping et al. 2003)。チャイニーズサルビアの水抽出物を投与したマウスでは作用は認められなかったが，チャイニーズサルビアの酢酸エチル抽出物を経口投与したマウスで，薬物代謝酵素CYP1A，CYP2C，CYP3Aの誘導が認められた（Kuo et al. 2006)。

胆管結紮のあるラットでは，1日当たり0.4gのチャイニーズサルビアの水抽出物を4週間投与した場合，対照群と比較して線維症の組織学的悪性度を有意に減少させ，ポータル高血圧状態を改善した。治療は，胆管結紮および健常ラットのいずれにも，血漿生化学的プロファイルに影響を及ぼさなかった（Huang et al. 2001)。

タンシノンIIAは，スクロースよりも速い速度で血液脳関門を通過し，脳透過性は，P-糖タンパクまたは多剤耐性関連タンパク質（Mrp1/2）阻害剤の存在下で増加した（Chen et al. 2007)。

カルシウムチャネルの阻害は，チャイニーズサルビアの血管弛緩活性の作用機序として示唆されている（Lam et al. 2005, 2006, 2007)。心臓アルドステロン活性の阻害は，チャイニーズサルビアで処置した（用量と製剤は英文レビューで特定されなかった）ラットで認められた（Han et al. 2002)。ラットおよびイヌの研究では，心筋梗塞の動物モデルにおけるチャイニーズサルビアの治療効果を示した（Liu and Lu 1999; Sun et al. 2005)。

チャイニーズサルビアを投与したラットでは，1つの分析（微小粒子酵素免疫測定法）は誤って低いジゴキシン濃度を示し，2つ目の分析（蛍光偏光免疫測定法）は誤って上昇したレベルを示し，3つ目（化学発光法）は変化なしを示すとともに，ジゴキシンアッセイにおける異なる影響が認められた（Dasgupta et al. 2002)。

*In vitro*の薬理学的研究　チャイニーズサルビア製剤の抽出物で処理した血小板で，ADPまたはエピネフリンによる血小板凝集の用量依存的な阻害が認められた（Wang et al. 1982)。

チャイニーズサルビアの酢酸エチル抽出物は，蛍光偏光免疫測定法での軽度なジゴキシン様免疫反応性を示したが，ロシュおよびベックマン-ブランドジゴキシン免疫測定法において，明らかなジゴキシン活性は示さなかった（Chow et al. 2003)。

チャイニーズサルビアのエタノール抽出物で処理した細胞で，エストロゲン受容体陽性乳癌細胞（MCF-7）の阻害が認められた（Hsieh and Wu 2006)。

IV. 妊婦と授乳婦

中国伝統医学の参考文献では，チャイニーズサルビアは妊娠には禁忌であることを示す（Bensky et al. 2004)。

授乳期間中のチャイニーズサルビアの安全性情報は確認されなかった。

V. 毒性研究

急性毒性

マウスに対するチャイニーズサルビアの水抽出物のLD_{50}は，経口投与において25.8 g/kgである（TTPG 1998)。チャイニーズサルビアの煎剤を43 g/kg腹腔内投与したマウスで，死亡は報告されなかった（Chen and Chen 2004)。

短期毒性

1日当たり2.4g/kgのチャイニーズサルビアの煎剤を14日間腹腔内投与したマウスで，有害作用は認められなかった（Chen and Chen 2004)。

亜慢性毒性

1日当たり2.5g/kgのチャイニーズサルビアの水抽出物を90日間経口投与したラットで，毒性作用は認められなかった（TTPG 1998)。

S

参考文献

Bensky, D., S. Clavey, and E. Stöger. 2004. *Chinese herbal medicine: Materia medica*. 3rd ed. Seattle: Eastland Press.

Chan, K., A.C. Lo, J.H. Yeung, and K.S. Woo. 1995. The effects of danshen (*Salvia miltiorrhiza*) on warfarin pharmacodynamics and pharmacokinetics of warfarin enantiomers in rats. *J. Pharm. Pharmacol.* 47(5):402-406.

Chan, T.Y. 1995. Adverse interactions between warfarin and nonsteroidal antiinflammatory drugs: Mechanisms, clinical significance, and avoidance. *Ann. Pharmacother.* 29(12):1274-1283.

Chan, T.Y. 1998. Drug interactions as a cause of overanticoagulation and bleedings in Chinese patients receiving warfarin. *Int. J. Clin. Pharmacol. Ther.* 36(7):403-405.

Chan, T.Y. 2001. Interaction between warfarin and danshen (*Salvia miltiorrhiza*). *Ann. Pharmacother.* 35(4):501-504.

Chen, J.K., and T.T. Chen. 2004. *Chinese medical herbology and pharmacology*. City of Industry, CA: Art of Medicine Press.

Chen, X., Z.W. Zhou, C.C. Xue, X.X. Li, and S.F. Zhou. 2007. Role of P-glycoprotein in restricting the brain penetration of tanshinone IIA, a major active constituent from the root of *Salvia miltiorrhiza* Bunge, across the blood-brain barrier. *Xenobiotica* 37(6):635-678.

Chow, L., M. Johnson, A. Wells, and A. Dasgupta. 2003. Effect of the traditional Chinese medicines chan su, lu-shen-wan, dan shen, and Asian ginseng on serum digoxin measurement by Tina-quant (Roche) and Synchron LX system (Beckman) digoxin immunoassays. *J. Clin. Lab. Anal.* 17(1):22-27.

Chow, W.H., K.L. Cheung, H.M. Ling, and T. See. 1989. Potentiation of warfarin anticoagulation by topical methylsalicylate ointment. *J. Roy. Soc. Med.* 82(8):501-502.

Dasgupta, A., J.K. Actor, M. Olsen, A. Wells, and P. Datta. 2002. *In vivo* digoxin-like immunoreactivity in mice and interference of Chinese medicine danshen in serum digoxin measurement: Elimination of interference by using a chemiluminescent assay. *Clin. Chim. Acta* 317(1-2):231-234.

Han, S., Z. Zheng, and D. Ren. 2002. [Effect of *Salvia miltiorrhiza* on left ventricular hypertrophy and cardiac aldosterone in spontaneously hypertensive rats.] *J. Huazhong Univ. Sci. Technol. Med. Sci.* 22(4):302-304.

Hou, W.C., H.S. Tsay, H.J. Liang, et al. 2007. Improving abnormal hemorheological parameters in aging guinea pigs by water-soluble extracts of *Salvia miltiorrhiza* Bunge. *J. Ethnopharmacol.* 111(3):483-489.

Hsieh, T.C., and J.M. Wu. 2006. Differential control of growth, cell cycle progression, and gene expression in human estrogen receptor positive MCF-7 breast cancer cells by extracts derived from polysaccharopeptide I'm-Yunity and danshen and their combination. *Int. J. Oncol.* 29(5):1215-1222.

Hu, Y., Y. Ge, Y. Zhang, et al. 1992. Treatment of 100 cases of nerve deafness with injectio *radix salviae miltiorrhizae*. *J. Trad. Chin. Med.* 12(4):256-258.

Huang, Y.T., T.Y. Lee, H.C. Lin, et al. 2001. Hemodynamic effects of *Salvia miltiorrhiza* on cirrhotic rats. *Can. J. Physiol. Pharmacol.* 79(7):566-572.

Izzat, M.B., A.P.C. Yim, and M.H. El-Zufari. 1998. A taste of Chinese medicine! *Ann. Thorac. Surg.* 66(3):941-942.

Jinping, Q., H. Peiling, L. Yawei, and Z. Abliz. 2003. Effects of the aqueous extract from *Salvia miltiorrhiza* Bge on the pharmacokinetics of diazepam and on liver microsomal cytochrome P450 enzyme activity in rats. *J. Pharm. Pharmacol.* 55(8):1163-1167.

Joss, J.D., and R.F. LeBlond. 2000. Potentiation of warfarin anticoagulation associated with topical methyl salicylate. *Ann. Pharmacother.* 34(6):729-733.

Kuo, Y.H., Y.L. Lin, M.J. Don, R.M. Chen, and Y.F. Ueng. 2006. Induction of cytochrome P450-dependent monooxygenase by extracts of the medicinal herb *Salvia miltiorrhiza*. *J. Pharm. Pharmacol.* 58(4):521-527.

Lam, F.F., J.H. Yeung, K.M. Chan, and P.M. Or. 2007. Relaxant effects of danshen aqueous extract and its constituent danshensu on rat coronary artery are mediated by inhibition of calcium channels. *Vasc. Pharmacol.* 46(4):271-277.

Lam, F.F., J.H. Yeung, and J.H. Cheung. 2005. Mechanisms of the dilator action of danshen (*Salvia miltiorrhiza*) on rat isolated femoral artery. *J. Cardiovasc. Pharmacol.* 46(3):361-368.

Lam, F.F., J.H. Yeung, J.H. Cheung, and P.M. Or. 2006. Pharmacological evidence for calcium channel inhibition by danshen (*Salvia miltiorrhiza*) on rat isolated femoral artery. *J. Cardiovasc. Pharmacol.* 47(1):139-145.

Liu, Q., and Z. Lu. 1999. Effect of *Salvia miltiorrhiza* on coronary collateral circulation in dogs with experimental acute myocardial infarction. *J. Tongji Med. Univ.* 19(1):40-41, 69.

Liu, T., C.L. Qin, Y. Zhang, et al. 2002. [Effect of dan-shen, san-qi of different proportion on platelet aggregation and adhesion in normal rabbits.] *Zhongguo Zhong Yao Za Zhi* 27(8):609-611.

Lo, A.C., K. Chan, J.H. Yeung, and K.S. Woo. 1992. The effects of danshen (*Salvia miltiorrhiza*) on pharmacokinetics and pharmacodynamics of warfarin in rats. *Eur. J. Drug Metab. Pharmacokinet.* 17(4):257-262.

Peng, B., M. Li, T. Niu, and S. He. 2006. Impact of Lotensin and Salviae on the changes of TGF-beta1 and its receptors in a rat model of chronic cyclosporine-induced nephropathy. *Transplant. Proc.* 38(7):2183-2186.

Qiao, B.P., X.D. Tang, and Q. Ruan. 2001. [Experimental study of compound salvia injection in preventing and treating chronic nephrotoxicity induced by cyclosporine A in rats.] *Zhongguo Zhong Xi Yi Jie He Za Zhi* 21(8):611-614.

Qiao, J., P. Hou, Y. Li, and A. Zeper. 2003. Effects of the aqueous extract from *Salvia miltiorrhiza* Bge on the pharmacokinetics of diazepam and on liver microsomal cytochrome P450 enzyme activity in rats. *J. Pharm. Pharmacol.* 55(8):1163-1167.

Qiu, F., G. Wang, Y. Zhao, et al. 2008. Effect of danshen extract on pharmacokinetics of theophylline in healthy volunteers. *Br. J. Clin. Pharmacol.* 65(2):270-274.

Sun, J., S.H. Huang, B.K. Tan, et al. 2005. Effects of purified herbal extract of *Salvia miltiorrhiza* on ischemic rat myocardium after acute myocardial infarction. *Life Sci.* 76(24):2849-2860.

Tam, L.S., T.Y.K. Chan, W.K. Leung, and J. Critchley. 1995. Warfarin interactions with Chinese traditional medicines: Danshen and methyl salicylate medicated oil. *Intern. Med. J.* 25(3):258.

TTPG. 1998. Tianjin Talisco Pharmaceutical Group Co. Approval of compound danshen dripping pill by FDA through pre-IND for clinical trials. *Cited in* Zhou, L., Z. Zuo, and M.S. Chow. 2005. Danshen: An overview of its chemistry, pharmacology, pharmacokinetics, and clinical use. *J. Clin. Pharmacol.* 45(12):1345-1359.

Wang, W.C. 1993. [Effect of *Salvia miltiorrhizae* in the treatment of 36 infantile acute toxic myocarditis.] *Zhongguo Zhong Xi Yi Jie He Za Zhi* 13(11):665-666, 645.

Wang, Z., J.M. Roberts, P.G. Grant, R.W. Colman, and A.D. Schreiber. 1982. The effect of a medicinal Chinese herb on platelet function. *Thromb. Haemost.* 48(3):301-306.

Wu, B., M. Liu, and S. Zhang. 2007. Dan shen agents for acute ischaemic stroke. *Cochrane Database Syst. Rev.* 2:CD004295.

Wu, T., J. Ni, and J. Wu. 2008. Danshen (Chinese medicinal herb) preparations for acute myocardial infarction. *Cochrane Database Syst. Rev.* 2:CD004465.

Ye, F., Y. Liu, G. Qiu, Y. Zhao, and M. Liu. 2005. [Clinical study on treatment of cirrhosis by different dosages of salvia injection.] *Zhong Yao Cai* 28(9):850-854.
Yip, A.S., W.H. Chow, Y.T. Tai, and K.L. Cheung. 1990. Adverse effect of topical methylsalicylate ointment on warfarin anticoagulation: An unrecognized potential hazard. *Postgrad. Med. J.* 66(775):367-369.
You, J.S., T.L. Pan, and Y.S. Lee. 2007. Protective effects of danshen (*Salvia miltiorrhiza*) on adriamycin-induced cardiac and hepatic toxicity in rats. *Phytother. Res.* 21(12):1146-1152.
Yu, C.M., J.C.N. Chan, and J.E. Sanderson. 1997. Chinese herbs and warfarin potentiation by 'danshen.' *J. Intern. Med.* 241:337-339.
Zhang, L., Y. Zhang, Q. Xia, et al. 2008. Effective control of blood glucose status and toxicity in streptozotocin-induced diabetic rats by orally administration of vanadate in an herbal decoction. *Food Chem. Toxicol.* 46:2996-3002.
Zheng, X., X. Zhao, S. Wang, et al. 2007. Co-administration of *Dalbergia odorifera* increased bioavailability of *Salvia miltiorrhizae* in rabbits. *Am. J. Chin. Med.* 35(5):831-840.

Salvia officinalis L. シソ科

一般名：セージ
英　名：sage
和　名：薬用サルビア
別　名：Dalmatian sage, garden sage, common sage
使用部位：葉

安全性クラス：2b, 2d
相互作用クラス：A

禁忌　妊娠中は，医療従事者監督下以外での使用禁止（Wichtl 2004）。

推奨用量を超えないこと（Mills and Bone 2005）。

他の注意事項　知見なし

薬やサプリメントとの相互作用　知見なし

標準用量　標準用量は，お茶としての乾燥葉で3～12g（Mills and Bone 2005; Wichtl 2004）。

注意　ツヨン（0.5～1.5%）（Farrell 1990; Länger et al. 1996; Leung and Foster 1996），付録1参照。精油は，α-ツヨンを60%，β-ツヨンを25%まで含む（Länger et al. 1996）。

注釈　このハーブにとっての分類や懸念は，一般的に料理で使用される低用量とは対照的に，治療目的で使用される比較的高用量に基づいており，スパイスとしての使用には関連していない。

有害事象と副作用　セージ精油の過剰摂取は，嘔吐，唾液分泌過剰，または発作を引き起こす可能性がある（Burkhard et al. 1999; Millet et al. 1981）。

薬理学的考察　知見なし

妊婦と授乳婦　妊娠および授乳中のセージの使用に関する情報は限られている。ドイツのコミッションEは，妊娠中のセージのアルコール抽出物またはセージ精油の使用を禁止している（Wichtl 2004）。セージは伝統的に授乳を止めるために使用され，授乳中および授乳を続けたい女性は使用すべきではない（Leung and Foster 1996; Mills and Bone 2005）。

レビュー詳細

I. 薬やサプリメントとの相互作用

薬やサプリメントとの相互作用の臨床試験

確認されなかった。

被疑薬やサプリメントとの相互作用の症例報告

確認されなかった。

薬やサプリメントとの相互作用の動物試験

確認されなかった。

II. 有害事象

有害事象の症例報告　てんかんの既往がない54歳の女性は，セージ精油の大量（未測定の偶発的な過剰投与）摂取後，舌のジストニー運動に続いて，典型的な全身の強直間代発作および意識消失を経験した。女性は以前に毎週セージ精油を少量（"1口分"として報告された）を数年間にわたり摂取していた。すべての症状は10分後には減少したが，胃の炎症，失神，多量の発汗，めまい，急速な呼吸があった（Burkhard et al. 1999）。

53歳の男性は，セージ精油を12滴摂取後に，筋肉痛に次いで全身の強直間代発作および意識消失を引き起こした。フォローアップの2年後，発作の再発を示さなかった（Burkhard et al. 1999）。

セージ精油の過剰摂取は，嘔吐，唾液分泌過剰，強壮や間代性痙攣，チアノーゼ（皮膚の青変色）をもたらす可能性がある。これらの症状は無緊張性の期間によって分けられるだろう。そのような影響が起こる可能性のある用量は特定されなかった（Millet et al. 1981）。

III. 薬理学および薬物動態学

ヒトの薬理学的研究　確認されなかった。

動物の薬理学的研究　セージのメタノール抽出物を100～500mg/kg腹腔内投与した糖尿病ラットで血清グルコース値を減少させたが，健常ラットではその作用はみられなかっ

S

た。血清グルコース値の影響は，セージ精油を0.042～0.4 ml/kg投与したラットで認められなかった（Eidi et al. 2005）。

*In vitro*の薬理学的研究　セージを含有する製品は，薬物代謝酵素CYP3A4を誘導したが，CYP1A2に影響を及ぼさなかった。薬物輸送タンパクMDR1の誘導もまた認められた（Brandin et al. 2007）。セージのエタノール抽出物は，薬物代謝酵素CYP1A2，CYP2D6，CYP3A4を誘導した（Hellum et al. 2007）。

セージの精油は，アラキドン酸によって誘導された血小板凝集の軽度な阻害を示したが，トロンビン，ADP，またはトロンボキサンA_2アンタゴニストU46619による誘導では阻害を示さなかった（Tognolini et al. 2006）。

セージの抽出物は，α-グルコシダーゼ活性を阻害した（Kwon et al. 2006）。

IV. 妊婦と授乳婦

ドイツのコミッションEは，妊娠中のセージのアルコール抽出物およびセージ精油の使用を禁止している（Wichtl 2004）。

抗着床に関する研究では，性交後1～10日にセージの水またはエタノール抽出物を250mg/kg経口投与したラットで，有害事象は認められなかった（Kamboj and Dhawan 1982）。

セージは伝統的に授乳を止めるために使用されていることから，授乳中および授乳を続けたい女性は使用すべきではない（Leung and Foster 1996; Mills and Bone 2005）。

V. 毒性研究

急性毒性

ラットに対するセージ精油のLD_{50}は，経口投与において2600mg/kgである（Opdyke 1974）。セージ精油を腹腔内投与したラットにおいて，300および500mg/kgの用量の間で痙攣が認められた。3200mg/kg以上の投与では，ラットにとって致死量であった（Millet et al. 1981）。

ラットに対するセージのメタノール抽出物のLD_{50}は，腹腔内投与において4000mg/kgであった（Eidi et al. 2005）。

肝毒性

飲料水として提供されたセージの水抽出物は，ラットにおいて，肝臓毒素四塩化炭素（CCl_4）がもたらした肝臓障害を増加させた。セージの摂取は，GST活性，グルタチオンペルオキシダーゼおよびCYP2E1タンパク質（主にCYP2E1による生物活性化から生じるCCl_4毒性）を増加させた（Lima et al. 2007a）。

セージの水およびメタノール抽出物の肝保護作用は，セージ抽出物やtert-ブチルヒドロペルオキシド（*t*-BHP）で処理したヒト肝臓細胞で認められた。メタノール抽出物は，水抽出物よりも高濃度のフェノール化合物を含んでおり，酸化ストレスに対するこの*in vitro*モデルにおいてより優れた保護作用を与えた。両方の抽出物は，コメットアッセイによって評価されるように，*t*-BHP-誘導の過酸化脂質およびGHS枯渇を有意に抑制したが，DNA損傷は抑制しなかった（Lima et al. 2007b）。

アザチオプリンによって生じた酸化による肝損傷に対する保護作用は，セージの水抽出物で処理したラットで認められた（Amin and Hamza 2005）。

遺伝毒性

セージのテルペノイド画分は，ラットにおいてマイトマイシンCにより誘導された変異原性に対する用量依存的な保護作用を示した（Vujosevic and Blagojevic 2004）。

細胞毒性

100μl/kgの濃度のセージは，哺乳動物細胞に対し細胞毒性を示した（Vujosevic and Blagojevic 2004）。ヒトメラノーマ，腎臓，および腺癌細胞株において，腫瘍増殖のいくつかの阻害が認められたが，セージ精油の有意な細胞毒性は認められなかった（Loizzo et al. 2007）。

参考文献

Amin, A., and A.A. Hamza. 2005. Hepatoprotective effects of *Hibiscus, Rosmarinus* and *Salvia* on azathioprine-induced toxicity in rats. *Life Sci.* 77(3):266-278.

Brandin, H., E. Viitanen, O. Myrberg, and A.K. Arvidsson. 2007. Effects of herbal medicinal products and food supplements on induction of CYP1A2, CYP3A4 and MDR1 in the human colon carcinoma cell line LS180. *Phytother. Res.* 21(3):239-244.

Burkhard, P.R., K. Burkhardt, C.A. Haenggeli, and T. Landis. 1999. Plant-induced seizures: Reappearance of an old problem. *J. Neurol.* 246(8):667-670.

Eidi, M., A. Eidi, and H. Zamanizadeh. 2005. Effect of *Salvia officinalis* L. leaves on serum glucose and insulin in healthy and streptozotocin-induced diabetic rats. *J. Ethnopharmacol.* 100(3):310-313.

Farrell, K. 1990. *Spices, condiments and seasonings.* 2nd ed. New York: Van Nostrand Reinhold.

Hellum, B.H., Z. Hu, and O.G. Nilsen. 2007. The induction of CYP1A2, CYP2D6 and CYP3A4 by six trade herbal products in cultured primary human hepatocytes. *Basic Clin. Pharmacol. Toxicol.* 100(1):23-30.

Kamboj, V.P., and B.N. Dhawan. 1982. Research on plants for fertility regulation in India. *J. Ethnopharmacol.* 6(2):191-226.

Kwon, Y.I., D.A. Vattem, and K. Shetty. 2006. Evaluation of clonal herbs of Lamiaceae species for management of diabetes and hypertension. *Asia Pac. J. Clin. Nutr.* 15(1):107-118.

Länger, R., C. Mechtler, and J. Jurenitsch. 1996. Composition of the essential oils of commercial samples of *Salvia officinalis* L. and *S. fruticosa* Miller: A comparison of oils obtained by extraction and steam distillation. *Phytochem. Anal.* 7(6):289-293.

Leung, A.Y., and S. Foster. 1996. *Encyclopedia of common natural ingredients used in food, drugs, and cosmetics*. 2nd ed. New York: Wiley.

Lima, C.F., M. Fernandes-Ferreira, and C. Pereira-Wilson. 2007a. Drinking of *Salvia officinalis* tea increases CCl_4-induced hepatotoxicity in mice. *Food Chem. Toxicol.* 45(3):456-464.

Lima, C.F., P.C. Valentao, P.B. Andrade, et al. 2007b. Water and methanolic extracts of *Salvia officinalis* protect HepG2 cells from *t*-BHP induced oxidative damage. *Chem. Biol. Interact.* 167(2):107-115.

Loizzo, M.R., R. Tundis, F. Menichini, et al. 2007. Cytotoxic activity of essential oils from Labiatae and Lauraceae families against *in vitro* human tumor models. *Anticancer Res.* 27(5A):3293-3299.

Millet, Y., J. Jouglard, M.D. Steinmetz, et al. 1981. Toxicity of some essential plant oils—Clinical and experimental study. *Clin. Toxicol.* 18(12):1485-1498.

Mills, S., and K. Bone. 2005. *The essential guide to herbal safety*. St. Louis: Elsevier.

Opdyke, D. 1974. Sage oil Dalmatian. *Food Cosmet. Toxicol.* 12:987-988.

Tognolini, M., E. Barocelli, V. Ballabeni, et al. 2006. Comparative screening of plant essential oils: Phenylpropanoid moiety as basic core for antiplatelet activity. *Life Sci.* 78(13):1419-1432.

Vujosevic, M., and J. Blagojevic. 2004. Antimutagenic effects of extracts from sage (*Salvia officinalis*) in mammalian system *in vivo*. *Acta Vet. Hung.* 52(4):439-443.

Wichtl, M. 2004. *Herbal drugs and phytopharmaceuticals: A handbook for practice on a scientific basis*. 3rd ed. Boca Raton, FL: CRC Press.

Salvia sclarea L. シソ科

一般名：クラリセージ
英　名：clary sage
和　名：オニサルビア
別　名：clary，muscatel sage
使用部位：全草

安全性クラス：1
相互作用クラス：A
禁忌　知見なし
他の注意事項　知見なし
薬やサプリメントとの相互作用　知見なし
有害事象と副作用　知見なし
薬理学的考察　知見なし
妊婦と授乳婦　科学的または伝統的文献において，妊娠中および授乳中におけるクラリセージの安全性は不明である。本書では，妊娠中や授乳期間での使用に関する問題は確認されなかったが，最終的な安全性は確立されていない。

レビュー詳細

I. 薬やサプリメントとの相互作用

薬やサプリメントとの相互作用の臨床試験
　確認されなかった。
被疑薬やサプリメントとの相互作用の症例報告
　確認されなかった。
薬やサプリメントとの相互作用の動物試験
　確認されなかった。

II. 有害事象

有害事象の症例報告　確認されなかった。

III. 薬理学および薬物動態学

ヒトの薬理学的研究　24時間および48時間のクローズドパッチテスト研究では，クラリセージ精油単独またはワセリンに8%での使用後に，陽性反応は認められなかった。さらに，ワセリンを基剤とする8%クラリセージ油でテストした被験者で，感作性反応は認められなかった（Opdyke 1979）。
動物の薬理学的研究　確認されなかった。
*In vitro*の薬理学的研究　クラリセージ精油は，アラキドン酸によって誘導された血小板凝集の軽度な阻害を示したが，トロンビン，ADP，トロンボキサンA_2アンタゴニストU46619では阻害を示さなかった（Tognolini et al. 2006）。

IV. 妊婦と授乳婦

妊娠中および授乳中におけるクラリセージの安全性に関する情報は確認されなかった。

V. 毒性研究

急性毒性
ラットに対するクラリセージ精油のLD_{50}は，経口投与において5.0および6.3g/kgとして報告されている。ウサギにおける急性経皮毒性は2g/ kgまでの投与量で決定することができなかった（Opdyke 1979）。
遺伝毒性
枯草菌での*rec*アッセイまたはサルモネラミクロソーム復帰試験で，クラリセージの有意な遺伝毒性活性は認められなかった（Zani et al. 1991）。

参考文献

Opdyke, D.L.J. 1979. *Monographs on fragrance raw materials*. New York: Pergamon Press.

Tognolini, M., E. Barocelli, V. Ballabeni, et al. 2006. Comparative screening of plant essential oils: Phenylpropanoid moiety as basic core for antiplatelet activity. *Life Sci.* 78(13):1419-1432.

Zani, F., G. Massimo, S. Benvenuti, et al. 1991. Studies on the genotoxic properties of essential oils with *Bacillus subtilis* rec-assay and *Salmonella*/microsome reversion assay. *Planta Med.* 57(3):237-241.

Salvia spp.

シソ科

Salvia columbariae Benth.

一般名：チーア，コルンバリア

英　名：chia

別　名：California chia，California sage

Salvia hispanica L.

一般名：チーア，スパニッシュセージ

英　名：chia

別　名：Spanish sage

使用部位：種子

安全性クラス：1

相互作用クラス：A

禁忌　知見なし

他の注意事項　知見なし

薬やサプリメントとの相互作用　知見なし

有害事象と副作用　知見なし

薬理学的考察　糖尿病患者における研究では，肝臓，腎臓および止血機能を含む安全性パラメータ，および空腹時血糖値におけるチーアの有害作用を示さなかった（Vuksan et al. 2007）。

妊婦と授乳婦　科学的または伝統的文献において，妊娠中および授乳中におけるチーアの安全性は不明である。本書では，妊娠中や授乳期間での使用に関する問題は確認されなかったが，最終的な安全性は確立されていない。

レビュー詳細

I. 薬やサプリメントとの相互作用

薬やサプリメントとの相互作用の臨床試験

確認されなかった。

被疑薬やサプリメントとの相互作用の症例報告

確認されなかった。

薬やサプリメントとの相互作用の動物試験

確認されなかった。

II. 有害事象

有害事象の症例報告　確認されなかった。

III. 薬理学および薬物動態学

ヒトの薬理学的研究　12週間，1日当たり33〜41gのチーアをとともに食事を与えられた2型糖尿病患者では，肝臓，腎臓および止血機能を含む安全性パラメータ，および空腹時血糖値の変化は認められなかった（Vuksan et al. 2007）。

動物の薬理学的研究　チーア種子を33%含む餌を3週間与えた脂質異常症のラットでは，血糖の変化なしで脂質異常症およびインスリン抵抗性の発症が抑制された（Chicco et al. 2008）。

*In vitro*の薬理学的研究　確認されなかった。

IV. 妊婦と授乳婦

妊娠中および授乳中におけるチーアの安全性に関する情報は確認されなかった。

V. 毒性研究

確認されなかった。

参考文献

Chicco, A.G., M.E. D'Alessandro, G.J. Hein, M.E. Oliva, and Y.B. Lombardo. 2008. Dietary chia seed (*Salvia hispanica* L.) rich in γ-linolenic acid improves adiposity and normalises hypertriacylglycerolaemia and insulin resistance in dyslipaemic rats. *Br. J. Nutr.* 101(1):41-50.

Vuksan, V., D. Whitham, J.L. Sievenpiper, et al. 2007. Supplementation of conventional therapy with the novel grain salba (*Salvia hispanica* L.) improves major and emerging cardiovascular risk factors in type 2 diabetes: Results of a randomized controlled trial. *Diabetes Care* 30(11):2804-2810.

Sambucus spp.　スイカズラ科

Sambucus nigra L.
一般名：ヨーロッパエルダー
英　名：European elder
和　名：セイヨウニワトコ
別　名：black elder

Sambucus nigra L. ssp. ***canadensis*** (L.) Bolli
一般名：アメリカエルダー
英　名：American elder
和　名：アメリカニワトコ
異　名：*Sambucus canadensis* L.
別　名：sweet elder
使用部位：花

安全性クラス：1
相互作用クラス：A
禁忌　知見なし
他の注意事項　知見なし
薬やサプリメントとの相互作用　知見なし
注釈　ヨーロッパエルダー，アメリカエルダーおよび近縁種の*Sambucus*種の葉，樹皮，種子，生の未熟果実は，摂取によって嘔吐や重度の下痢を引き起こす可能性のある，青酸配糖体サンブニグリンを含む（Buhrmester et al. 2000; Frohne and Pfander 2000; Nelson et al. 2006; Weiss and Meuss 2001; Wichtl 2004）。加工や乾燥によって，青酸配糖体の含有量を減らすことができる（FSANZ 2004）。
　調理されたエルダーフラワーの抽出物は，伝統的に飲料香料として使用される（Leung and Foster 1996）。
有害事象と副作用　知見なし
薬理学的考察　知見なし
妊婦と授乳婦　科学的または伝統的文献において，妊娠中および授乳中におけるエルダーの安全性は不明である。本書では，妊娠中や授乳期間での使用に関する問題は確認されなかったが，最終的な安全性は確立されていない。

レビュー詳細

I. 薬やサプリメントとの相互作用
薬やサプリメントとの相互作用の臨床試験
　確認されなかった。
被疑薬やサプリメントとの相互作用の症例報告
　確認されなかった。
薬やサプリメントとの相互作用の動物試験
　ヨーロッパエルダーフラワーの水抽出物2ml/kgの経口投与は，入眠時刻を短縮し，ペントバルビトン（30mg/kg, 皮下投与）によって誘導された睡眠持続時間を増加させたが，モルヒネ（5mg/kg，皮下投与）の鎮痛作用において有意な影響を及ぼさなかった（Jakovljevic et al. 2001）。

II. 有害事象
有害事象の症例報告　確認されなかった。

III. 薬理学および薬物動態学
ヒトの薬理学的研究　確認されなかった。
動物の薬理学的研究　確認されなかった。
*In vitro*の薬理学的研究　ヨーロッパエルダーフラワーの水抽出物は，摘出したマウス腹部の筋肉で，インスリン様およびインスリン分泌作用を示した（Gray et al. 2000）。

IV. 妊婦と授乳婦
妊娠中および授乳中におけるエルダーフラワーの使用に関する研究は確認されなかった。

V. 毒性研究
短期毒性
1日当たり39mg/kgのヨーロッパエルダーフラワーのエタノール抽出物を3日間胃内投与したウサギで，有意な毒性作用は認められなかった（Chibanguza et al. 1984）。

S

参考文献

Buhrmester, R.A., J.E. Ebingerla, and D.S. Seigler. 2000. Sambunigrin and cyanogenic variability in populations of *Sambucus canadensis* L. (Caprifoliaceae). *Biochem. Syst. Ecol.* 28(7):689-695.

Chibanguza, V.G., R. Marz, and W. Sterner. 1984. Zur Wirksamkeit und Toxizität Eines Pflanzlichen Sekretolytikum und Seiner Einzeldrogen. *Arzneimittelforschung* 34:32.

Frohne, D., and H.J. Pfander. 2000. *A colour atlas of poisonous plants: A handbook for pharmacists, doctors, toxicologists, biologists and veterinarians*. 2nd ed. London: Manson.

FSANZ. 2004. Cyanogenic glycosides in cassava and bamboo shoots. Food Standards Australia New Zealand. A Human Health Risk Assessment, Technical Report Series No. 28.

Gray, A.M., Y.H. Abdel-Wahab, and P.R. Flatt. 2000. The traditional plant treatment, *Sambucus nigra* (elder), exhibits insulin-like and insulin-releasing actions *in vitro*. *J. Nutr.* 130(1):15-20.

Jakovljevic, V., M. Popovic, N. Mimica-Dukic, and J. Sabo. 2001. Interaction of *Sambucus nigra* flower and berry decoctions with the actions of centrally acting drugs in rats. *Pharm. Biol.* 39(2):142-145.

Leung, A.Y., and S. Foster. 1996. *Encyclopedia of common natural ingredients used in food, drugs, and cosmetics*. 2nd ed. New York: Wiley.

Nelson, L., R.D. Shih, M.J. Balick, and K.F. Lampe. 2006. *Handbook of poisonous and injurious plants*. 2nd ed. New York: Springer.

Weiss, R.F., and A.R. Meuss. 2001. *Weiss's herbal medicine*. Classic ed. Stuttgart: Thieme.

Wichtl, M. 2004. *Herbal drugs and phytopharmaceuticals: A handbook for practice on a scientific basis*. 3rd ed. Boca Raton, FL: CRC Press.

Sambucus spp.

レンプクソウ科（スイカズラ科）

Sambucus nigra L.

一般名：ヨーロッパエルダー

英　名：European elder

和　名：セイヨウニワトコ

別　名：black elder

Sambucus nigra L. ssp. ***canadensis*** (L.) Bolli

一般名：アメリカエルダー

英　名：American elder

和　名：アメリカニワトコ

異　名：*Sambucus canadensis* L.

別　名：sweet elder

使用部位：熟した果実

安全性クラス：1

相互作用クラス：A

禁忌　知見なし

他の注意事項　知見なし

薬やサプリメントとの相互作用　知見なし

注 意　青酸配糖体（Buhrmester et al. 2000; Frohne and Pfander 2000; Nelson et al. 2006; Weiss and Meuss 2001; Wichtl 2004），付録1参照。

注釈　ヨーロッパエルダー，アメリカエルダーおよび近縁種の*Sambucus*種の葉，樹皮，種子，生の未熟果実は，摂取によって嘔吐や重度の下痢を引き起こす可能性のある，青酸配糖体サンブニグリンを含む（Buhrmester et al. 2000; Frohne and Pfander 2000; Nelson et al. 2006; Weiss and Meuss 2001; Wichtl 2004）。加工や乾燥によって，青酸配糖体の含有量を減らすことができる（FSANZ 2004）。

熟したエルダーの果実は，食品や飲料の材料として使用される（Jagendorf 1963; Nichols 1972; Osol and Farrar 1955; Rombauer and Becker 1975）。

有害事象と副作用　ヨーロッパエルダー果実抽出物の臨床試験では，有害事象は報告されなかった（Murkovic et al. 2004; Zakay-Rones et al. 1995, 2004）。

吐き気，嘔吐，腹部痙攣，衰弱は，エルダー果実，葉および枝から作られたジュースの摂取後に報告された（MMWR 1984）。

薬理学的考察　知見なし

妊婦と授乳婦　科学的または伝統的文献において，妊娠中および授乳中におけるエルダー果実の安全性は不明である。本書では，妊娠中や授乳期間での使用に関する問題は確認されなかったが，最終的な安全性は確立されていない。

レビュー詳細

I. 薬やサプリメントとの相互作用

薬やサプリメントとの相互作用の臨床試験

確認されなかった。

被疑薬やサプリメントとの相互作用の症例報告

確認されなかった。

薬やサプリメントとの相互作用の動物試験

ヨーロッパエルダー果実の水抽出物2ml/kgの経口投与は，入眠時刻を短縮し，ペントバルビトン（30mg/kg，皮下投与）によって誘導された睡眠持続時間を増加させたが，モルヒネ（5mg/kg，皮下投与）の鎮痛作用において有意な影響を及ぼさなかった（Jakovljevic et al. 2001）。

II. 有害事象

臨床試験で報告された有害事象　1日当たり60mlまたは1200mgの用量でのヨーロッパエルダー果実抽出物の臨床試験では，有害事象は報告されなかった（Murkovic et al. 2004; Zakay-Rones et al. 1995, 2004）。

有害事象の症例報告　カリフォルニアでの，ワイルドエルダー植物の果実，葉および枝（*S. mexicana*であると信じられている）で作られた，不適切に調製されたジュースの摂取により，11人が，急性胃腸および神経症状をもたらした。毒性の症状は，吐き気，嘔吐，腹部痙攣，衰弱を含んだ（MMWR 1984）。

III. 薬理学および薬物動態学

ヒトの薬理学的研究　確認されなかった。

動物の薬理学的研究　確認されなかった。

*In vitro*の薬理学的研究　確認されなかった。

IV. 妊婦と授乳婦

妊娠中および授乳中におけるエルダー果実の安全性に関する情報は確認されなかった。

V. 毒性研究

確認されなかった。

参考文献

Buhrmester, R.A., J.E. Ebingerla, and D.S. Seigler. 2000. Sambunigrin and cyanogenic variability in populations of *Sambucus canadensis* L. (Caprifoliaceae). *Biochem. Syst. Ecol.* 28(7):689-695.

Frohne, D., and H.J. Pfander. 2000. *A colour atlas of poisonous plants: A handbook for pharmacists, doctors, toxicologists, biologists and veterinarians*. 2nd ed. London: Manson.

FSANZ. 2004. Cyanogenic glycosides in cassava and bamboo shoots. Food Standards Australia New Zealand. A Human Health Risk Assessment, Technical Report Series No. 28.

Jagendorf, M.A. 1963. *Folk wines, cordials, & brandies*. New York: The Vanguard Press, Inc.

Jakovljevic, V., M. Popovic, N. Mimica-Dukic, and J. Sabo. 2001. Interaction of *Sambucus nigra* flower and berry decoctions with the actions of centrally acting drugs in rats. *Pharm. Biol.* 39(2):142-145.

MMWR. 1984. Poisoning from elderberry juice—California. *MMWR Morbid. Mortal. Wkly. Rep.* 33(13):173-174.

Murkovic, M., P.M. Abuja, A.R. Bergmann, et al. 2004. Effects of elderberry juice on fasting and postprandial serum lipids and low-density lipoprotein oxidation in healthy volunteers: A randomized, double-blind, placebo-controlled study. *Eur. J. Clin. Nutr.* 58(2):244-249.

Nelson, L., R.D. Shih, M.J. Balick, and K.F. Lampe. 2006. *Handbook of poisonous and injurious plants*. 2nd ed: New York: Springer.

Nichols, N.B., ed. 1972. *Farm Journal's country cookbook*, revised, enlarged edition. Garden City, NY: Doubleday & Co., Inc.

Osol, A., and G. Farrar. 1955. *The dispensatory of the United States of America*. 25th ed. Philadelphia: Lippincott.

Rombauer, I.S., and M.R. Becker. 1975. *Joy of cooking*. Indianapolis: Bobbs-Merrill Company, Inc.

Weiss, R.F., and A.R. Meuss. 2001. *Weiss's herbal medicine*. Classic ed. Stuttgart: New York.

Wichtl, M. 2004. *Herbal drugs and phytopharmaceuticals: A handbook for practice on a scientific basis*. 3rd ed. Boca Raton, FL: CRC Press.

Zakay-Rones, Z., E. Thom, T. Wollan, and J. Wadstein. 2004. Randomized study of the efficacy and safety of oral elderberry extract in the treatment of influenza A and B virus infections. *J. Int. Med. Res.* 32(2):132-140.

Zakay-Rones, Z., N. Varsano, M. Zlotnik, et al. 1995. Inhibition of several strains of influenza virus *in vitro* and reduction of symptoms by an elderberry extract (*Sambucus nigra* L.) during an outbreak of influenza B Panama. *J. Altern. Complement. Med.* 1(4):361-369.

Sanguinaria canadensis L.　ケシ科

一般名：ブラッドルート

英　名：bloodroot

和　名：アカネグサ

別　名：red puccoon, red root

使用部位：根茎，根

S

安全性クラス：2b

相互作用クラス：A

禁忌　妊娠中は，医療従事者監督下以外での使用禁止（McGuffin et al. 1997）。

他の注意事項　吐き気や嘔吐の原因になりうる（Felter and Lloyd 1898; Osol and Farrar 1955; Remington and Wood 1918; Scudder 1898）。

薬やサプリメントとの相互作用　知見なし

注意　ベルベリン（Salmore and Hunter 2001），付録1参照。

催吐薬（Felter and Lloyd 1898; Osol and Farrar 1955; Remington and Wood 1918; Scudder 1898），付録2参照。

注釈　ブラッドルートのベルベリンの含有量は，他のアルカロイドよりも有意に少ない（Salmore and Hunter 2001）。

有害事象と副作用　わずか1gのブラッドルートによって嘔吐が引き起こされている（Felter and Lloyd 1898; Osol and Farrar 1955; Remington and Wood 1918; Scudder 1898）。有毒なアルカロイドであるサンギナリンが存在するため，この植物は多量に用いるべきではない（Leung and Foster 1996; List and Hörhammer 1973; Martindale and Reynolds 1996）。ブラッドルートの大量投与は，消化管の炎症を引き起こす可能性がある（Felter and Lloyd 1898; Scudder 1898）。

口腔白板症（粘膜上で発生する白斑，時々前癌状態になる）のリスクの増加とブラッドルート含有の歯磨き粉製品との関連が認識され，重要な研究および議論の対象となっている（Allen 1999; Damm et al. 1999; Eversole et al. 2000; Mascarenhas et al. 2001, 2002; Munro et al. 1999）。ブラッドルート抽出物を含む口腔ケア製品のヒトに対する研究のレビューでは，試験参加者でまれに軟組織の症例が報告されるとともに，製品は一般的に良好な忍容性があった（Munro et al. 1999）。ブラッドルート含有歯磨き粉を使用した患者からの白斑組織サンプルによる最近の分析では，白斑症は前癌状態であったことを示した（Anderson et al. 2005）。

ブラッドルート自体は腐食性活性を有していないが，ブラッドルートは伝統的に皮膚癌の治療での局所腐食（組織を破壊し，腐肉の形成を引き起こす薬剤）製剤の原料として使用されている。皮膚癌を自己治療する患者で，癌細胞の不完全な除去による，癌の後の再発および転移の症例が報告されている（Affleck and Varma 2007; Laub 2008; McDaniel and Goldman 2002）。瘢痕化，炎症，腐食性活性，潰瘍，急性の痛みは，ブラッドルートを含む腐食性製品の反復局所適用後に報告されている（Affleck and Varma 2007; Jellinek and Maloney 2005; Laub 2008; McDaniel and Goldman 2002; Moran and Helm 2008）。

薬理学的考察　サンギナリンの*in vitro*研究では，抗血小板，血管新生抑制，アポトーシス活性を示しており，薬物代謝酵素CYP1A1への阻害および作用のいずれも示していない（Adhami et al. 2004; Basini et al. 2007; Eun and Koh 2004; Hussain et al. 2007; Jeng et al. 2007; Karp et al. 2005; Zdarilová et al. 2006）。これらの結果についてヒトへの使用の関連性は知られていない。

妊婦と授乳婦　動物研究では，1日当たり100mg/kgまでのブラッドルート抽出物を投与した動物で，胎児の発達および受精能力への有害作用を示さなかった。ラットに対し60mg/kgの用量およびウサギに対し25mg/kgの用量では，いくらかの毒性が妊娠動物で認められた。母親の毒性に付随して100mg/kgの処理レベルで，授乳中の仔における体重の減少が認められた（Keller and Meyer 1989）。

レビュー詳細

I. 薬やサプリメントとの相互作用

薬やサプリメントとの相互作用の臨床試験

確認されなかった。

被疑薬やサプリメントとの相互作用の症例報告

確認されなかった。

薬やサプリメントとの相互作用の動物試験

確認されなかった。

II. 有害事象

臨床試験で報告された有害事象　ブラッドルート抽出物を含む口腔ケア製品のヒト研究のレビューでは，これらの製品に対し14日，28日，90日，6か月使用した複数の研究が完了され，製品は，試験参加者でまれに軟組織の刺激が報告されているとともに，一般的に忍容性が良好であった（Munro et al. 1999）。

有害事象の症例報告　ブラッドルートは伝統的に皮膚癌の治療での局所腐食（組織を破壊し，腐肉の形成を引き起こす薬剤）製剤の原料として使用されている。この使用は，フレデリック・モース医師によって1930年代に開発された技術に基づいている。モース医師は，腫瘍の外科的除去に先立って，腐食剤および固定剤として，塩化亜鉛，三硫化アンチモニン，ブラッドルート（報告によると“有機安定剤”を含む）を含む軟膏を使用した（McDaniel and Goldman 2002）。

事例証拠では何人かの患者の癌細胞の除去成功例を示すが，症例報告では，皮膚癌の自己治療をしていた患者で，癌細胞の不完全な除去による，癌の後の再発および転移を示している（Affleck and Varma 2007; Laub 2008; McDaniel and Goldman 2002）。瘢痕化，炎症，腐食性活性，潰瘍，急性の痛みが，ブラッドルートを含む腐食性製品の反復局所適用後に報告されている（Affleck and Varma 2007; Jellinek and Maloney 2005; Laub 2008; McDaniel and Goldman 2002; Moran and Helm 2008）。

異常な母斑（ほくろ）の病歴を持つ27歳の男性は，皮膚癌の治療において腐食剤として使用されるブラッドルート含有の局所製剤である“ブラック軟膏”の使用後に壊死性潰瘍を生じた。組織学的検査と切除生検では，潰瘍および広範囲の組織壊死（表皮，真皮，皮下組織が関連）を示した。拡散した混合好中球およびリンパ球浸潤が，皮膚の全ての層および皮下組織に存在していた。使用用量および期間の情報は報告されなかった（Moran and Helm 2008）。

内用的な，ブラッドルート抽出物の過剰摂取は，嘔吐を伴う上腹部での炎症，苦痛な喉の渇き，失神，めまい，視界の薄暗さ，衰弱を引き起こすことが報告されている（Remington and Wood 1918）。

0.075%のサンギナリンを含んだブラッドルート抽出物について，歯磨き粉のメーカーは，専門家チームによるブラッドルートおよびサンギナリンの安全性および毒性レビューを依頼した。専門家チームは，利用可能な毒性データは，サンギナリンの暴露レベルでのブラッドルートの安全性を確認したと結論付けた（Frankos et al. 1990）。ブラッドルートはもはやサンギナリンの原料ではなく，ここでの有害事象に対するすべての参照は，ブラッドルートを含んだ製剤に関連している。

この関連はより多くの研究や議論の焦点となっているが（Allen 1999; Damm et al. 1999; Eversole et al. 2000; Mascarenhas et al. 2001, 2002; Munro et al. 1999），より最近の研究および症例報告では，口腔白板症（粘膜上で発生

する白斑，時々前癌状態となる）のリスクの増加およびサンギナリンの使用の間の関連を示唆している（Allen et al. 2001）。

サンギナリン関連の白板症の免疫組織化学的解析の後ろ向き研究では，正常，形成異常および口腔病理学記録保管所からのサンギナリン関連組織サンプルが評価された。この研究で評価されたバイオマーカープロファイルは，形成異常および正常と比較して，サンギナリン関連標本の中間染色強度を一貫して示した。バイオマーカープロファイル，組織学および臨床的挙動に基づいて，この研究の著者は，サンギナリン関連病変は本質的に新生物発生前であると結論付けた（Anderson et al. 2005）。

III. 薬理学および薬物動態学

ヒトの薬理学的研究　確認されなかった。

動物の薬理学的研究　0.1～1.0%の濃度でウサギおよびイヌへのサンギナリン塩化物の皮膚，目，口腔頬袋の感作研究は，ウサギで軽度の皮膚刺激性（0.1%濃度），軽度な目の刺激（0.1%濃度）を引き起こし，イヌの口腔頬袋テスト（28日間1.0%濃度）では刺激がなかった（Frankos et al. 1990）。

ビーグル犬にサンギナリン0.075mg/kgを動脈内投与後，心室内圧，拡張期血圧，心拍出量への影響およびリードII ＥＫＧの変化は，認められなかった（Frankos et al. 1990; Schwartz 1986）。1日当たり0，10，30，60mg/kgの用量で90日間経口投与したサルで，心電図上の変化は，用量レベルのいずれにおいても認められなかった（Frankos et al. 1990）。

***In vitro*の薬理学的研究**　サンギナリンは，アラキドン酸，コラーゲン，U46619，および4.4～8.3μ*M*のIC_{50}濃度（半抑制濃度）でのトロンビンの閾下濃度によって誘導された血小板凝集を阻害した。サンギナリンはまた血小板トロンボキサンB_2産生を阻害したが，高濃度のトロンビンによって誘導された血小板凝集を阻害しなかった。アデニル酸シクラーゼ阻害剤であるSQ22536は，アラキドン酸誘導の血小板カルシウム動員およびサンギナリンの凝集阻害作用を減弱した（Jeng et al. 2007）。

サンギナリンは，ブタの顆粒膜細胞において，血管内皮成長因子（VEGF）産生およびVEGF-誘導Akt活性化の両方を阻害し，VEGFによって誘導された血管増殖を阻害した。研究の著者は，サンギナリンは濾胞性血管形成に有害である可能性があるので，サンギナリンを加えた餌の補充は注意深く検討すべきであることを示唆した（Basini et al. 2007）。

サンギナリンは，多環芳香族炭化水素に関連するシグナル伝達および代謝経路を活性化することが示され，AhR-関連の遺伝子発現を誘導し，CYP1A1ミクロソーム酸性化活性を阻害する（Karp et al. 2005）。他の研究では，サンギナリンはラットの肝細胞内で，アリール炭化水素受容体シグナル伝達経路を活性化しなかったことを示し（Dvorák et al. 2006），CYP1A発現における直接的な影響はみられなかった（Zdarilová et al. 2006）。

サンギナリンは，いくつかのリンパ腫細胞株において，用量依存的に細胞増殖を阻害し，アポトーシスを誘導した（Hussain et al. 2007）。サンギナリンは，ニワトリ胚の膜における血管新生を阻害することが示されている（Eun and Koh 2004）。ヒト前立腺癌細胞株において，サンギナリンは，細胞周期妨害およびサイクリン-依存性キナーゼ阻害タンパク質の調整によるアポトーシスを引き起こした（Adhami et al. 2004）。

ラット肝臓ミクロソームにおいて，サンギナリンは，用量依存的にDNA付加体形成を引き起こした種に代謝された（Stiborová et al. 2002）。サンギナリンで処理したヒト結腸癌細胞では，急速に始まったDNA二重鎖切断の相対存在量が認められ，アポトーシスの原因であるというよりも，結果であるとして考えられた。研究の結果では，サンギナリンによって誘導されたアポトーシスは，p53の独立であり，DNA損傷とは無関係である可能性が最も高いことを示した（Matkar et al. 2008）。いくつかの研究では，サンギナリンはDNAにインタカレートすることを示している（Faddeeva and Beliaeva 1997; Piehler et al. 1997; Saran et al. 1995; Schmeller et al. 1997）。

サンギナリンは，ラットの心室および心房小片において，陽性変力作用に次いで拘縮を有した。サンギナリンはまた，摘出した右心房の自発性収縮を用量依存的に減少させた（Hu et al. 2005）。陽性変力作用は，サンギナリンで処理した，摘出したモルモットの心房で認められた（Seifen et al. 1979）。サンギナリンを最大4mg/kgまでの血管注入後の麻酔下のブタで，心室不応期における用量依存的な反応が認められた（Whittle et al. 1980）。

IV. 妊婦と授乳婦

生殖および発生毒性研究では，雌ラットは，交配14日前に1日当たり100mg/kgまでの用量，妊娠6～15日，妊娠15日～授乳20日目，離乳を通じて最大60mg/kgまでの用量のブラッドルート抽出物（アルカロイド～68%を含む）を経口投与した。ウサギは，妊娠6～8日に1日当たり最大75mg/kgまでを経口投与した。催奇形性を含む発達毒性は，5～60mg/kgの用量での母体投与の胎児で認められなかった。着床後胚損失の増加は，ウサギにおいて50および75mg/kgの母体毒性レベルで認められた。ラットにおける周産期および出生後研究でのブラッドルートの経口投与は，5～60mg/kgの用量レベルで，雌ラットの産仔数，分娩，授乳，またその仔の生存および成長に有害作用を引き起こさなかった。母体経口毒性の閾値は，ラットで1日当たり60mg/kg，ウサギで1日当たり25mg/kgであった（Keller and Meyer 1989）。

1日当たり10～100mg/kgのブラッドルートを投与したラットで，発情サイクル，雌の交尾および受精率，妊娠/授乳パラメータにおける有害作用は認められなかった。授乳中の仔における体重の減少は，母体毒性と同様に100mg/kgの処理レベルで認められた（Keller and Meyer 1989）。

V. 毒性研究

急性毒性

ラットに対するブラッドルート抽出物のLD_{50}は，経口投与において1440mg/kgである（Frankos et al. 1990）。希釈していないブラッドルート抽出物を200mg/kgの用量で経皮投与したウサギで，死亡は報告されなかった（Becci et al. 1987; Schwartz 1986）。

ラットにおけるサンギナリンのLD_{50}は，経口投与で1525mg/kgまたは1658mg/kg（Becci et al. 1987; Frankos et al. 1990; Schwartz 1986），静脈内投与で29mg/kgとして報告されている（Becci et al. 1987; Schwartz 1986）。

サンギナリン10mg/kgの単回用量を腹腔内投与したラットでは，肝臓酵素（SGPTおよびSGOT）レベルの増加が認められた（Dalvi 1985）。同用量を腹腔内投与したマウスでは，アラニンアミノトランスフェラーゼの血清レベルの増加に伴って，肝臓グルタチオンおよびP450酵素活性の有意な減少が認められた（Williams et al. 2000）。

短期毒性

最大150ppmまでのサンギナリンを含む餌を14日間与えたラット，または1日当たり最大0.6mg/kgまでの用量で30日間経口投与したラットで，毒性作用は認められなかった（Becci et al. 1987; Schwartz 1986）。

28日間0～405mg/kgの推定1日用量で，餌の一部としてブラッドルート抽出物を与えたラットでは，死亡は認められなかった。最高用量レベルでは，体重の減少が認められた（Frankos et al. 1990）。

28日間0～200mg/kgの用量でブラッドルート抽出物を経口投与したカニクイザルでは，嘔吐，下痢，食欲不振，体重減少，死亡が認められた。入手可能なデータは，これらの有害作用が認められた用量を明確にしていない（Frankos et al. 1990）。用量依存的な嘔吐と下痢（胃腸の炎症による）は，1日当たり0～60mg/kgの用量でサンギナリン塩化物を90日間経口投与したカニクイザルで報告された。嘔吐は，研究の最初の5週間の間にのみ発生し，最後の8週間では認められなかった（Frankos et al. 1990）。

亜慢性毒性

90日間餌の0.0002～0.01%としてサンギナリンおよびケレリトリン（3:1の比）を投与したブタで，肝臓酵素の変化は認められなかった（Kosina et al. 2004）。

遺伝毒性

サンギナリン1.35～21.6mg/kgの単回用量で腹腔内投与したマウスでは，血中および骨髄細胞中のDMA損傷の用量依存的な増加が，処置の24時間後に認められた（Ansari et al. 2005）。

エイムス試験では，ブラッドルートの抽出物は代謝活性化ありでのネズミチフス菌で弱い陽性を示したが，サンギナリンの変異原活性は代謝活性化の有無に関わらず認められなかった。ラット肝細胞の不定期DNA合成における大腸菌では変異原活性は認められなかった（Frankos et al. 1990）。

参考文献

Adhami, V.M., M.H. Aziz, S.R. Reagan-Shaw, et al. 2004. Sanguinarine causes cell cycle blockade and apoptosis of human prostate carcinoma cells via modulation of cyclin kinase inhibitor-cyclin-cyclin-dependent kinase machinery. *Mol. Cancer Ther.* 3(8):933-940.

Affleck, A.G., and S. Varma. 2007. A case of do-it-yourself Mohs' surgery using bloodroot obtained from the Internet. *Br. J. Dermatol.* 157(5):1078-1079.

Allen, C.L., J. Loudon, and A.K. Mascarenhas. 2001. *Sanguinaria*-related leukoplakia: Epidemiologic and clinicopathologic features of a recently described entity. *Gen. Dent.* 49(6):608-614.

Allen, C.M. 1999. Viadent-related leukoplakia—The tip of the iceberg? *Oral Surg. Oral Med. Oral Pathol. Oral Radiol. Endodon.* 87(4):393.

Anderson, K.M., G.D. Stoner, H.W. Fields, et al. 2005. Immunohistochemical assessment of Viadent®-associated leukoplakia. *Oral Oncol.* 41(2):200-207.

Ansari, K.M., A. Dhawan, S.K. Khanna, and M. Das. 2005. *In vivo* DNA damaging potential of sanguinarine alkaloid, isolated from argemone oil, using alkaline Comet assay in mice. *Food Chem. Toxicol.* 43(1):147-153.

Basini, G., S.E. Santini, S. Bussolati, and F. Grasselli. 2007. The plant alkaloid sanguinarine is a potential inhibitor of follicular angiogenesis. *J. Reprod. Dev.* 53(3):573-579.

Becci, P.J., H. Schwartz, H.H. Barnes, and G.L. Southard. 1987. Short-term toxicity studies of sanguinarine and of two alkaloid extracts of *Sanguinaria canadensis* L. *J. Toxicol. Environ. Health* 20(1-2):199-208.

Dalvi, R.R. 1985. Sanguinarine: Its potential as a liver toxic alkaloid present in the seeds of *Argemone mexicana*. *Cell. Mol. Life Sci.* 41(1):77-78.

Damm, D.D., A. Curran, D.K. White, and J.F. Drummond. 1999. Leukoplakia of the maxillary vestibule—An association with Viadent? *Oral Surg. Oral Med. Oral Pathol. Oral Radiol. Endodon.* 87(1):61.

Dvorák, Z., I. Sovadinová, L. Bláha, J.P. Giesy, and J. Ulrichová. 2006. Quaternary benzo[*c*]phenanthridine alkaloids sanguinarine and chelerythrine do not affect transcriptional activity of aryl hydrocarbon receptor: Analyses in rat hepatoma cell line H4IIE.luc. *Food Chem. Toxicol.* 44(9):1466-1473.

Eun, J.P., and G.Y. Koh. 2004. Suppression of angiogenesis by the plant alkaloid, sanguinarine. *Biochem. Biophys. Res. Commun.* 317(2):618-624.

Eversole, L.R., G.M. Eversole, and J. Kopcik. 2000. *Sanguinaria*-associated oral leukoplakia: Comparison with other benign and dysplastic leukoplakic lesions. *Oral Surg. Oral Med. Oral Pathol. Oral Radiol. Endodon.* 89(4):455-464.

Faddeeva, M.D., and T.N. Beliaeva. 1997. Sanguinarine and ellipticine cytotoxic alkaloids isolated from well-known antitumor plants. Intracellular targets of their action. *Tsitologiia* 39(2-3):181-208.

Felter, H.W., and J.U. Lloyd. 1898. *King's American dispensatory.* 18th ed., 3rd rev. 2 vols. Cincinnati: Ohio Valley Co.

Frankos, V.H., D.J. Brusick, E.M. Johnson, et al. 1990. Safety of *Sanguinaria* extract as used in commercial toothpaste and oral rinse products. *J. Can. Dent. Assoc.* 56(7, Suppl.):41-47.

Hu, C.M., Y.W. Cheng, J.W. Liao, H.W. Cheng, and J.J. Kang. 2005. Induction of contracture and extracellular Ca^{2+} influx in cardiac muscle by sanguinarine: A study on cardiotoxicity of sanguinarine. *J. Biomed. Sci.* 12(2):399-407.

Hussain, A.R., N.A. Al-Jomah, A.K. Siraj, et al. 2007. Sanguinarine-dependent induction of apoptosis in primary effusion lymphoma cells. *Cancer Res.* 67(8):3888-3897.

Jellinek, N., and M.E. Maloney. 2005. Escharotic and other botanical agents for the treatment of skin cancer: A review. *J. Am. Acad. Dermatol.* 53(3):487-495.

Jeng, J.H., H.L. Wu, B.R. Lin, et al. 2007. Antiplatelet effect of sanguinarine is correlated to calcium mobilization, thromboxane and cAMP production. *Atherosclerosis* 191(2):250-258.

Karp, J.M., K.A. Rodrigo, P. Pei, et al. 2005. Sanguinarine activates polycyclic aromatic hydrocarbon associated metabolic pathways in human oral keratinocytes and tissues. *Toxicol. Lett.* 158(1):50-60.

Keller, K.A., and D.L. Meyer. 1989. Reproductive and developmental toxicological evaluation of *Sanguinaria* extract. *J. Clin. Dent.* 1(3):59-66.

Kosina, P., D. Walterova, J. Ulrichova, et al. 2004. Sanguinarine and chelerythrine: Assessment of safety on pigs in ninety days feeding experiment. *Food Chem. Toxicol.* 42(1):85-91.

Laub, D.R., Jr. 2008. Death from metastatic basal cell carcinoma: Herbal remedy or just unlucky? *J. Plast. Reconstr. Aesthet. Surg.* 61(7):846-848.

Leung, A.Y., and S. Foster. 1996. *Encyclopedia of common natural ingredients used in food, drugs, and cosmetics.* 2nd ed. New York: Wiley.

List, P.H., and H. Hörhammer. 1973. *Hagers handbuch der pharmazeutischen praxis.* Berlin: Springer.

Martindale, W., and J.E.F. Reynolds. 1996. *The extra pharmacopoeia.* 31st ed. London: Pharmaceutical Press.

Mascarenhas, A.K., C.M. Allen, and J. Loudon. 2001. The association between Viadent use and oral leukoplakia. *Epidemiology* 12(6):741.

Mascarenhas, A.K., C.M. Allen, and M.L. Moeschberger. 2002. The association between Viadent use and oral leukoplakia—Results of a matched case-control study. *J. Pub. Health Dent.* 62(3):158-162.

Matkar, S.S., L.A. Wrischnik, and U. Hellmann-Blumberg. 2008. Sanguinarine causes DNA damage and p53-independent cell death in human colon cancer cell lines. *Chem. Biol. Interact.* 172(1):63-71.

McDaniel, S., and G.D. Goldman. 2002. Consequences of using escharotic agents as primary treatment for nonmelanoma skin cancer. *Arch. Dermatol.* 138(12):1593-1596.

McGuffin, M., C. Hobbs, R. Upton, and A. Goldberg. 1997. *Botanical safety handbook.* Boca Raton, FL: CRC Press.

Moran, A.M., and K.F. Helm. 2008. Histopathologic findings and diagnostic difficulties posed with use of escharotic agents for treatment of skin lesions: A case report and review of the literature. *J. Cutan. Pathol.* 35(4):404-406.

Munro, I.C., E.S. Delzell, E.R. Nestmann, and B.S. Lynch. 1999. Viadent usage and oral leukoplakia: A spurious association. *Regul. Toxicol. Pharmacol.* 30(3):182-196.

Osol, A., and G. Farrar. 1955. *The dispensatory of the United States of America.* 25th ed. Philadelphia: Lippincott.

Piehler, J., A. Brecht, G. Gauglitz, et al. 1997. Specific binding of low molecular weight ligands with direct optical detection. *Biosens. Bioelectron.* 12(6):531-538.

Remington, J.P., and H.C. Wood. 1918. *The dispensatory of the United States of America.* 20th ed. Philadelphia: Lippincott.

Salmore, A.K., and M.D. Hunter. 2001. Environmental and genotypic influences on isoquinoline alkaloid content in *Sanguinaria canadensis*. *J. Chem. Ecol.* 27(9):1729-1747.

Saran, A., S. Srivastava, E. Coutinho, and M. Maiti. 1995. ^{1}H NMR investigation of the interaction of berberine and sanguinarine with DNA. *Indian J. Biochem. Biophys.* 32(2):74-77.

Schmeller, T., B. Latz-Bruning, and M. Wink. 1997. Biochemical activities of berberine, palmatine and sanguinarine mediating chemical defence against microorganisms and herbivores. *Phytochemistry* 44(2):257-266.

Schwartz, H.G. 1986. Safety profile of sanguinarine and *Sanguinaria* extract. *Compend. Contin. Educ. Dent. Suppl.* 7:S212-S217.

Scudder, J. 1898. *The American Eclectic materia medica and therapeutics.* Cincinnati, OH: The Scudder Brothers Company.

Seifen, E., R.J. Adams, and R.K. Riemer. 1979. Sanguinarine: A positive inotropic alkaloid which inhibits cardiac Na^{+},K^{+}-ATPase. *Eur. J. Pharmacol.* 60(4):373-377.

Stiborová, M., V. Šimánek, E. Frei, P. Hobza, and J. Ulrichová. 2002. DNA adduct formation from quaternary benzo[*c*]phenanthridine alkaloids sanguinarine and chelerythrine as revealed by the ^{32}P-postlabeling technique. *Chem. Biol. Interact.* 140(3):231-242.

Whittle, J.A., J.K. Bissett, K.D. Straub, J.E. Doherty, and J.R. McConnell. 1980. Effect of sanguinarine on ventricular refractoriness. *Res. Commun. Chem. Pathol. Pharmacol.* 29(2):377-380.

Williams, M.K., S. Dalvi, and R.R. Dalvi. 2000. Influence of 3-methylcholanthrene pretreatment on sanguinarine toxicity in mice. *Vet. Human Toxicol.* 42(4):196-198.

Zdarilová, A., R. Vrzal, M. Rypka, J. Ulrichová, and Z. Dvorák. 2006. Investigation of sanguinarine and chelerythrine effects on CYP1A1 expression and activity in human hepatoma cells. *Food Chem. Toxicol.* 44(2):242-249.

S

Santalum album L. ビャクダン科

一般名：サンダルウッド

英　名：sandalwood

和　名：ビャクダン

アーユルヴェーダ名：*chandana*, *shveta chandana*

中国名：檀香（*tan xiang*）（心材）
別　名：East Indian sandalwood, white saunders, yellow sandalwood, yellow saunders
使用部位：材

安全性クラス：1
相互作用クラス：A
禁忌　知見なし
他の注意事項　知見なし
薬やサプリメントとの相互作用　知見なし
有害事象と副作用　香料に対するアレルギー反応がある患者では，サンダルウッドへの陽性パッチテストの結果が患者の3%未満で認められた（An et al. 2005; Larsen et al. 1996; Romaguera et al. 1983; Trattner and David 2003）。
薬理学的考察　知見なし
妊婦と授乳婦　科学的または伝統的文献において，妊娠中および授乳中におけるサンダルウッドの安全性は不明である。本書では，妊娠中や授乳期間での使用に関する問題は確認されなかったが，最終的な安全性は確立されていない。

サンダルウッド精油は，サンダルウッドの高濃度抽出物として，一般的に販売されている。動物研究では，サンダルウッド油は母乳に移行することが実証された（Chhabra and Rao 1993）。

レビュー詳細

I. 薬やサプリメントとの相互作用

薬やサプリメントとの相互作用の臨床試験
　確認されなかった。
被疑薬やサプリメントとの相互作用の症例報告
　確認されなかった。
薬やサプリメントとの相互作用の動物試験
　確認されなかった。

II. 有害事象

有害事象の症例報告　韓国で接触アレルギーの疑いのある422人の患者のうち，9.6%はフレグランスミックスに陽性反応を示し，2.4%がサンダルウッド精油に陽性反応を示した（An et al. 2005）。

フレグランス接触皮膚炎の世界的な調査で，フレグランスアレルギーの疑いがある167人の患者のうち，6.6%はサンダルウッドにアレルギーがあったが，1.8%はサンダルウッドに炎症反応があった（Larsen et al. 1996）。湿疹のあるイスラエルの患者のうち，誰もサンダルウッドに陽性反応を示さなかった（Trattner and David 2003）。

58,128人の患者におけるパッチテスト反応の分析では，5,539人の患者にパッチテストが行われ，80人はフレグランスミックスに陽性反応を示した。これらの80人のうち，1人だけがサンダルウッド精油に陽性反応を示した（Romaguera et al. 1983）。

III. 薬理学および薬物動態学

ヒトの薬理学的研究　確認されなかった。
動物の薬理学的研究　確認されなかった。
*In vitro*の薬理学的研究　サンダルウッドのメタノール抽出物および酢酸エチル画分の有意な活性は，ヒト肝臓ミクロソームにおける薬物代謝酵素CYP3A4またはCYP2D6で認められなかった（Subehan et al. 2006; Usia et al. 2006）。

IV. 妊婦と授乳婦

妊娠中および授乳中におけるサンダルウッドの安全性に関する情報は確認されなかった。

肝臓のグルタチオンS-トランスフェラーゼ，グルタチオンレダクターゼ，グルタチオンペルオキシダーゼ活性の増加は，14日または21日間1日当たりサンダルウッド精油を5または10 µl経口投与されたラットの授乳中の仔で認められた。21日間サンダルウッド精油10 µlで処置した仔および雌親で，肝臓CYP450含有量の減少が認められた（Chhabra and Rao 1993）。

V. 毒性研究

急性毒性
ラットにおけるサンダルウッド精油の経口LD_{50}は，5.58g/kgである（Opdyke 1979）。ウサギにおけるサンダルウッド精油の経皮LD_{50}は，5g/kgまでの用量で決定することができなかった（Opdyke 1979）。
遺伝毒性
S9による代謝活性化の有無に関わらずH17 *Rec*$^{+}$およびM45 *Rec*$^{-}$での枯草菌胞子*rec*アッセイで，サンダルウッド精油の遺伝毒性は認められなかった（Burdock and Carabin 2008; Ishizaki et al. 1985; Watanabe 1994）。

参考文献

An, S., A.Y. Lee, C.H. Lee, et al. 2005. Fragrance contact dermatitis in Korea: A joint study. *Contact Dermat.* 53(6):320-333.

Burdock, G.A., and I.G. Carabin. 2008. Safety assessment of sandalwood oil (*Santalum album* L.). *Food Chem. Toxicol.* 46(2):421-432.

Chhabra, S.K., and A.R. Rao. 1993. Postnatal modulation of xenobiotic metabolizing enzymes in liver of mouse pups following translactational exposure to sandalwood oil. *Nutr. Res.* 13(10):1191-1202.
Ishizaki, M., S. Ueno, N. Oyamada, K. Kubota, and M. Noda. 1985. The DNA-damaging activity of natural food additives (III). *J. Food Hyg. Soc. Jap.* 26:523-527.
Larsen, W., H. Nakayama, M. Lindberg, et al. 1996. Fragrance contact dermatitis: A worldwide multicenter investigation (Part I). *Am. J. Contact Dermat.* 7:77-83.
Opdyke, D.L.J. 1979. *Monographs on fragrance raw materials.* New York: Pergamon.
Romaguera, C., J.M. Camarasa, A. Alomar, and F. Grimalt. 1983. Patch tests with allergens related to cosmetics. *Contact Dermat.* 9(2):167-168.
Subehan, T. Usia, H. Iwata, S. Kadota, and Y. Tezuka. 2006. Mechanism-based inhibition of CYP3A4 and CYP2D6 by Indonesian medicinal plants. *J. Ethnopharmacol.* 105(3):449-455.
Trattner, A., and M. David. 2003. Patch testing with fine fragrances: Comparison with fragrance mix, balsam of Peru and a fragrance series. *Contact Dermat.* 49(6):287-289.
Usia, T., H. Iwata, A. Hiratsuka, et al. 2006. CYP3A4 and CYP2D6 inhibitory activities of Indonesian medicinal plants. *Phytomedicine* 13(1-2):67-73.
Watanabe, S. 1994. A simple screening test for chemical compounds to induce delayed allergic contact dermatitis: Use of *Bacillus subtilis* spore rec-assay in place of animal methods. *Oyo Yakuri* 47(3):177-198.

Saposhnikovia divaricata (Turcz.) Schischk. セリ科

一般名：ボウフウ
英　名：siler
生薬名：局（根および根茎）ボウフウ（防風）
異　名：*Ledebouriella divaricata*（Turcz.）Hiroe, *Ledebouriella seseloides*（Hoffm.）Wolff, *Siler divaricatum*（Turcz.）Benth. & Hook. f.
中国名：防風（*fang feng*）（根）
使用部位：根

安全性クラス：1
相互作用クラス：A

禁忌　知見なし

他の注意事項　知見なし

薬やサプリメントとの相互作用　知見なし

有害事象と副作用　皮膚および消化器系に影響を与えるボウフウのアレルギー反応が報告されている（Bensky et al. 2004）。

薬理学的考察　知見なし

妊婦と授乳婦　科学的または伝統的文献において，妊娠中および授乳中におけるボウフウの安全性は不明である。本書では，妊娠中や授乳期間での使用に関する問題は確認されなかったが，最終的な安全性は確立されていない。

レビュー詳細

I. 薬やサプリメントとの相互作用

薬やサプリメントとの相互作用の臨床試験
確認されなかった。

被疑薬やサプリメントとの相互作用の症例報告
確認されなかった。

薬やサプリメントとの相互作用の動物試験
確認されなかった。

II. 有害事象

有害事象の症例報告　皮膚および消化器系に影響を与えるボウフウのアレルギー反応が報告されている（Bensky et al. 2004）。

III. 薬理学および薬物動態学

ヒトの薬理学的研究　確認されなかった。

動物の薬理学的研究　確認されなかった。

*In vitro*の薬理学的研究　ボウフウの煎剤または浸剤で処理したヒト肝臓ミクロソームにおいて，薬物代謝酵素CYP3Aの阻害が認められた（Guo et al. 2001）。

ヒトエストロゲン受容体発現プラスミドおよびレポータープラスミドを特徴とする組み換え酵母系において，ボウフウのエタノール抽出物のエストロゲン活性は認められなかった（Kim et al. 2008）。

IV. 妊婦と授乳婦

妊娠中および授乳中におけるボウフウの安全性に関する情報は確認されなかった。

V. 毒性研究

急性毒性

マウスに対するボウフウのLD_{50}は，経口投与において213.8g/kgである（利用可能な英語翻訳で抽出物の種類は特定されなかった）（Chen and Chen 2004）。

参考文献

Bensky, D., S. Clavey, and E. Stöger. 2004. *Chinese herbal medicine: Materia medica*. 3rd ed. Seattle: Eastland Press.

Chen, J.K., and T.T. Chen. 2004. *Chinese medical herbology and pharmacology*. City of Industry, CA: Art of Medicine Press.

Guo, L.Q., M. Taniguchi, Q.Y. Chen, K. Baba, and Y. Yamazoe. 2001. Inhibitory potential of herbal medicines on human cytochrome P450-mediated oxidation: Properties of umbelliferous or citrus crude drugs and their relative prescriptions. *Jpn. J. Pharmacol.* 85(4):399-408.

Kim, I.G., S.C. Kang, K.C. Kim, E.S. Choung, and O.P. Zee. 2008. Screening of estrogenic and antiestrogenic activities from medicinal plants. *Environ. Toxicol. Pharmacol.* 25(1):75-82.

Sassafras albidum (Nutt.) Nees

クスノキ科

一般名：サッサフラス

英　名：sassafras

異　名：*Sassafras officinale* T. Nees & C.H. Eberm.

使用部位：根

安全性クラス：* 2b, 2d

相互作用クラス：A

禁忌　妊娠中は，医療従事者監督下以外での使用禁止(Vesselinovitch et al. 1979)。

長期間の使用は不可。定められた用量を超えないこと(Wichtl 2004)。

他の注意事項　知見なし

薬やサプリメントとの相互作用　知見なし

標準用量　茶剤として根皮を4～7g (Remington and Wood 1918)。

注意　アルケニルベンゼン（サフロールとして根皮に5.0～8.0%，根に<1.0%，精油に80%）(Cook and Martin 1948; Craig 1953; JECFA 1981; List and Hörhammer 1973)，付録1参照。

注釈　米国の規制では，サフロールを含まない場合にのみ食品へのサッサフラスの使用を許可する（CFR 2011)。

食品中のサフロールの規制につながった（CFR 2011c)，1960年代の動物研究では，長期間（2年間，ヒトの暴露のおよそ68年に相当）比較的高用量（餌の0.01～0.1%）を与えた場合に，精製されたサフロールの発癌の可能性の問題を提起した（Abbott et al. 1961; Hagan et al. 1965, 1967; Long et al. 1963)。サフロールは，水に不溶性と記載されるが，ある研究では，およそ11%のサフロールがサッサフラス茶で抽出され，より高い割合がアルコールによって抽出されることを示した（Carlson and Thompson 1997; Merck 1999)。サッサフラス根粉末や根皮粉末から作られるサッサフラス茶におけるサフロールの含有量は，90～4120μgである（Carlson and Thompson 1997)。サフロールはブラックペッパーにもまた存在する。米国でのブラックペッパーの推定摂取量は1人当たり1日400mgであり，サフロールはおよそ36μgである（Ames et al. 1990; Bhardwaj et al. 2002; Farag and Abo-Zeid 1997; Gold et al. 2001)。時折のサッサフラス茶の摂取は安全であると考えられているが，アルコール抽出物の使用は推奨しない。

有害事象と副作用　知見なし

薬理学的考察　知見なし

妊婦と授乳婦　妊娠中および授乳中におけるサッサフラスの安全性は不明である。妊娠中および授乳中のラットにおけるサフロールを用いた研究では，対照群と比較して，処置した妊娠または授乳中のマウスの仔の腫瘍の高い発生率を示した（Vesselinovitch et al. 1979)。この情報に基づいて，妊娠中は資格のある医療従事者監督下以外での使用を推奨しない。

レビュー詳細

I. 薬やサプリメントとの相互作用

薬やサプリメントとの相互作用の臨床試験

確認されなかった。

被疑薬やサプリメントとの相互作用の症例報告

確認されなかった。

薬やサプリメントとの相互作用の動物試験

確認されなかった。

II. 有害事象

有害事象の症例報告　高血圧の既往歴のある72歳の女性で，ほてりや発汗が報告された。女性は，摂取期間は不明だが1日当たり最大10カップまでのサッサフラス茶を飲んでいたことに加え，フロセミド，塩化カリウム，アスピリンを服用していた。ほてりや発汗は茶の摂取中止後に改善した(Haines 1991)。

サッサフラス精油小さじ1杯を不注意で摂取した47歳の女

*　サフロールを取り除いたサッサフラスも市販されている。その場合はサッサフラスの使用に関する問題は該当しない。

性で，嘔吐，頻脈，振戦が報告された（Grande and Dannewitz 1987)。中毒の致命的な症例が，サッサフラス精油を小さじ1杯の摂取後に若い男性で報告された。中毒の症状は，嘔吐，虚脱，瞳孔散瞳，昏迷を含んだ（Cincinnati 1888)。詳細は不足しているが，サッサフラス精油のいくつかの他の中毒症例が報告されている。精油中毒のレビューは，サッサフラス中毒において，嘔吐やショックの兆候が共通していることを報告した（Craig 1953)。

III. 薬理学および薬物動態学

ヒトの薬理学的研究　確認されなかった。

動物の薬理学的研究　週に1度，サッサフラスの抽出物（一連の溶媒を用いて製造したサフロールフリー）を15mgの用量で最大78週間皮下投与したラットでは，15匹の雄のうち11匹，15匹の雌のうち9匹で腫瘍が発生した。腫瘍のタイプは特定されなかった（Kapadia et al. 2002)。

部分的に肝臓を切除したラットでは，手術後の7日間サッサフラス精油を15または375mgの用量で皮下投与，または1.5または7%のサッサフラス茶を含む餌を投与後に，肝臓再生の増加が認められた（Gershbein 1977)。

***In vitro*の薬理学的研究**　確認されなかった。

IV. 妊婦と授乳婦

妊娠12，14，16，18日目にサフロールを120μg/g経口投与した妊娠マウスの仔は，腎臓上皮腫瘍は，雄の仔ではどれも認められずに，雌の仔の7%で認められた（Vesselinovitch et al. 1979)。

2日おきにサフロールを120 μg/gの用量で12週間経口投与した授乳中のマウスでは，雄の仔の34%に肝細胞腫瘍が見られたが，雌の仔では腫瘍は認められなかった。この発生率は，週に2回の割合でサフロールの同量を90週間経口投与した4週齢の仔で認められたものよりも有意に低かった。これらの動物では，雌の48%，雄の8%に肝細胞腫瘍が認められた（Vesselinovitch et al. 1979)。

V. 毒性研究

急性毒性

サフロールのLD_{50}は，マウスで2350mg/kg，ラットで1950mg/kgである（Jenner et al. 1964)。

慢性毒性

2年間，餌の0.117%としてサッサフラス精油または，餌の0.039%としてサフロールを与えた（ヒトの暴露の68年間に等しい）ラットでは，腎臓，副腎，甲状腺，脳下垂体，精巣や卵巣の変化に伴い，すべての動物で肝細胞癌が認められた。腎臓はうっ血の証拠を示したが，肝臓腫瘍は認められなかった（Abbott et al. 1961)。

餌の0，0.1，0.25，0.5，1%としてサフロールを2年間与えたラットでは，0.25%以上の群で成長の衰えが見られた。1%群の動物はいずれも62週間を超えて生存しなかった。これらの動物は，精巣委縮，胃の変化，腫瘍形成を含む肝臓の変化を示した。類似の肝臓の変化は，より低い用量で見られた。肝臓の損傷は0.1%群でわずかであり，腫瘍および肝硬変は発生しておらず，0.25%群では中程度の肝損傷はあったが，肝硬変は発症せず，0.5%群では，嚢胞や腫瘍とともに肝損傷は重度であった（Hagan et al. 1965, 1967)。

餌の0.01，0.05，0.1，0.5%としてサフロールを2年間与えたラットでは，良性および悪性腫瘍を含む，肝臓の変化が認められた。肝障害は，0.01%群で非常にわずか，0.05%群ではわずか，0.1%群ではわずかから中程度，および0.5%群では中程度から重度として評価された。腫瘍発生率は0.5%で有意に増加した。体重増加率および生存は0.5%群で有意に減少した（Long et al. 1963)。

遺伝毒性

サフロールの変異原性研究のレビューでは，代謝活性化の有無に関わらず，ネズミチフス菌の様々な株での変異原性研究では通常不活性であったが，時折，弱い陽性が示された（JECFA 1981)。

サフロールは変異原性のための次の短期試験で陽性であった。培養中の哺乳動物細胞の形質転換，ラット肝臓からの粗面小胞体の脱顆粒のラビン試験，およびマウス皮脂腺抑制試験。サフロールは，テトラゾリウム還元およびマウスにおける皮下移植への組織反応で陰性であった。サフロールは，大腸菌および出芽酵母での変異原性試験および，ネズミチフス菌TA1535または出芽酵母での腹腔内宿主経由試験において陽性であった。サフロールは，ネズミチフス菌TA1950株およびTA1952株での宿主経由試験で陽性であった（JECFA 1981)。

S

参考文献

Abbott, D.D., E.W. Packman, J.W.E. Harrisson, and B.M. Wagner. 1961. Chronic oral toxicity of oil of sassafras and safrole. *Pharmacologist* 3:62.

Ames, B., M. Profet, and L.S. Gold. 1990. Dietary pesticides (99.9% natural). *Proc. Natl. Acad. Sci. U.S.A.* 87:7777-7781.

Bhardwaj, R.K., H. Glaeser, L. Becquemont, et al. 2002. Piperine, a major constituent of black pepper, inhibits human P-glycoprotein and CYP3A4. *J. Pharmacol. Exp. Ther.* 302(2):645-650.

Carlson, M., and R.D. Thompson. 1997. Liquid chromatographic determination of safrole in sassafras-derived herbal products. *J. AOAC Int.* 80(5):1023-1028.

CFR. 2011. *Code of federal regulations*, Title 21 Part 189.180, 2011 ed. Substances generally prohibited from direct addition or use as human food. Safrole. Washington, DC: U.S. Government Printing Office.
Cincinnati. 1888. Cincinnati Lancet-Clinic, Dec. 1888. *Cited in* Craig, J.O. 1953. Poisoning by the volatile oils in childhood. *Arch. Dis. Child.* 28(142):475-483.
Cook, E.F., and E.W. Martin. 1948. *Remington's practice of pharmacy.* 9th ed. Easton, PA: Mack Publishing Company.
Craig, J.O. 1953. Poisoning by the volatile oils in childhood. *Arch. Dis. Child.* 28(142):475-483.
Farag, S.E.A., and M. Abo-Zeid. 1997. Degradation of the natural mutagenic compound safrole in spices by cooking and irradiation. *Nahrung* 41:359-361.
Gershbein, L.L. 1977. Regeneration of rat liver in the presence of essential oils and their components. *Food Cosmet. Toxicol.* 15(3):173-181.
Gold, J.L., D.A. Laxer, J.M. Dergal, K.L. Lanctot, and P.A. Rochon. 2001. Herbal-drug therapy interactions: A focus on dementia. *Curr. Opin. Clin. Nutr. Metab. Care* 4(1):29-34.
Grande, G.A., and S.R. Dannewitz. 1987. Symptomatic sassafras oil ingestion. *Vet. Human Toxicol.* 29(6):447.
Hagan, E.C., W.H. Hansen, O.G. Fitzhugh, et al. 1967. Food flavourings and compounds of related structure. II. Subacute and chronic toxicity. *Food Cosmet. Toxicol.* 5(2):141-157.
Hagan, E.C., P.M. Jenner, W.I. Jones, et al. 1965. Toxic properties of compounds related to safrole. *Toxicol. Appl. Pharmacol.* 7(1):18-24.
Haines, J.D. 1991. Sassafras tea and diaphoresis. *Postgrad. Med.* 90(4):75-76.
JECFA. 1981. Safrole. WHO Food Additives Series 16. Joint FAO/WHO Expert Committee on Food Additives. Geneva WHO/FAO.
Jenner, P.M., E.C. Hagan, J.M. Taylor, E.L. Cook, and O.G. Fitzhugh. 1964. Food flavourings and compounds of related structure I. Acute oral toxicity. *Food Cosmet. Toxicol.* 2:327-343.
Kapadia, G.J., M.A. Azuine, H. Tokuda, et al. 2002. Inhibitory effect of herbal remedies on 12-*O*-tetradecanoylphorbol-13-acetate-promoted Epstein-Barr virus early antigen activation. *Pharmacol. Res.* 45(3):213-220.
List, P.H., and H. Hörhammer. 1973. *Hagers handbuch der pharmazeutischen praxis*. Berlin: Springer.
Long, E.L., A.A. Nelson, O.G. Fitzhugh, and W.H. Hansen. 1963. Liver tumors produced in rats by feeding safrole. *Arch. Pathol.* 75(6):595-604.
Merck. 1999. *The Merck index*. Whitehouse Station, NJ: Merck.
Remington, J.P., and H.C. Wood. 1918. *The dispensatory of the United States of America*. 20th ed. Philadelphia: Lippincott.
Vesselinovitch, S.D., K.V.N. Rao, and N. Mihailovich. 1979. Transplacental and lactational carcinogenesis by safrole. *Cancer Res.* 39:4378-4380.
Wichtl, M. 2004. *Herbal drugs and phytopharmaceuticals: A handbook for practice on a scientific basis*. 3rd ed. Boca Raton, FL: CRC Press.

Satureja spp. シソ科

Satureja hortensis L.
一般名：サマーセボリー
英　名：summer savory
和　名：キダチハッカ
別　名：annual savory

Satureja montana L.
一般名：ウィンターセボリー
英　名：winter savory
使用部位：葉

安全性クラス：1
相互作用クラス：A
禁忌　知見なし
他の注意事項　知見なし
薬やサプリメントとの相互作用　知見なし
注意　利尿薬（*S. hortensis*）（Hajhashemi et al. 2002; Stanic and Samaržija 1993），付録2参照。
　通経薬（*S. hortensis*）（Felter and Lloyd 1898），付録2参照。
注釈　このハーブにとっての懸念は，一般的に料理で使用される低用量とは対照的に，治療目的で使用される比較的高用量に基づいており，スパイスとしての使用には関連していない。
有害事象と副作用　知見なし
薬理学的考察　知見なし
妊婦と授乳婦　科学的または伝統的文献において，妊娠中および授乳中におけるサマーセボリーおよびウィンターセボリーの安全性は不明である。本書では，妊娠中や授乳期間での使用に関する問題は確認されなかったが，最終的な安全性は確立されていない。

レビュー詳細

I. 薬やサプリメントとの相互作用
薬やサプリメントとの相互作用の臨床試験
　確認されなかった。
被疑薬やサプリメントとの相互作用の症例報告
　確認されなかった。
薬やサプリメントとの相互作用の動物試験
　確認されなかった。

II. 有害事象
有害事象の症例報告　確認されなかった。

III. 薬理学および薬物動態学

ヒトの薬理学的研究　確認されなかった。

動物の薬理学的研究　ウィンターセボリーを50ml/kg経口投与したラットでは，利尿の軽度な刺激とともに初期の利尿の減少が認められた。10%水抽出物または0.1%精油溶液の投与は，より顕著な利尿作用をもたらした。精油を用いた試験では，0.1%精油溶液は利尿作用を起こす用量となることが考えられたが，0.5%および1%溶液は毒性症状を引き起こしたことが示された（Stanic and Samaržija 1993）。

*In vitro*の薬理学的研究　確認されなかった。

IV. 妊婦と授乳婦

妊娠中および授乳中におけるサマーセボリーおよびウィンターセボリーの安全性に関する情報は確認されなかった。

V. 毒性研究

急性毒性

ラットのサマーセボリーのLD_{50}は，経口投与において1.37gである（Opdyke 1979）。

遺伝毒性

ウィンターセボリーとサマーセボリーの精油の変異原性活性は，枯草菌での*rec*アッセイおよびサルモネラ菌ミクロソーム復帰試験で認められなかった（Zani et al. 1991）。

参考文献

Felter, H.W., and J.U. Lloyd. 1898. *King's American dispensatory*. 18th ed., 3rd rev. 2 vols. Cincinnati: Ohio Valley Co.

Hajhashemi, V., A. Ghannadi, and S.K. Pezeshkian. 2002. Antinociceptive and anti-inflammatory effects of *Satureja hortensis* L. extracts and essential oil. *J. Ethnopharmacol.* 82(2-3):83-87.

Opdyke, D.L.J. 1979. *Monographs on fragrance raw materials*. New York: Pergamon.

Stanic, G., and I. Samaržija. 1993. Diuretic activity of *Satureja montana* subsp. *montana* extracts and oil in rats. *Phytother. Res.* 7(5):363-366.

Zani, F., G. Massimo, S. Benvenuti, et al. 1991. Studies on the genotoxic properties of essential oils with *Bacillus subtilis* rec-assay and *Salmonella*/microsome reversion assay. *Planta Med.* 57(3):237-241.

Saussurea costus (Falc.) Lipsch.　キク科

一般名：コスタス

英　名：costus

異　名：*Aucklandia costus* Falc.，*Aucklandia lappa* Decne.，*Saussurea lappa* (Decne.) C.B. Clarke

アーユルヴェーダ名：*kushtha*

中国名：木香（モッコウ）（*mu xiang*）（根）

別　名：aucklandia

使用部位：根

安全性クラス：1

相互作用クラス：A

禁忌　知見なし

他の注意事項　知見なし

薬やサプリメントとの相互作用　知見なし

注釈　木香（*mu xiang*）として販売されているコスタスは，時々青木香（*qing mu xiang*）として取引されているアリストロキン酸含有*Aristolochia*種と混同される（Shum et al. 2007）。*Saussurea*および*Aristolochia*種の区別およびアリストロキン酸の検出の方法が開発されている（Shum et al. 2007; Upton 2006; Yamasaki et al. 2009）。

有害事象と副作用　コスタスに対するアレルギー反応が報告されている（Bensky et al. 2004; Cheminat et al. 1981）。

薬理学的考察　知見なし

妊婦と授乳婦　科学的または伝統的文献において，妊娠中および授乳中におけるコスタスの安全性は不明である。本書では，妊娠中や授乳期間での使用に関する問題は確認されなかったが，最終的な安全性は確立されていない。

レビュー詳細

I. 薬やサプリメントとの相互作用

薬やサプリメントとの相互作用の臨床試験
　確認されなかった。

被疑薬やサプリメントとの相互作用の症例報告
　確認されなかった。

薬やサプリメントとの相互作用の動物試験
　確認されなかった。

II. 有害事象

有害事象の症例報告　コスタス精油は香料に使用され，接触皮膚炎の多くの症例の原因となっている（Cheminat et al. 1981）。セスキテルペンラクトン化合物が反応の原因として考えられている（Cheminat et al. 1981; Pandey et al. 2007; Robinson et al. 2008; Sun et al. 2003）。

　コスタスを10g含む煎剤を摂取した人でアレルギー反応が報告された。この反応は，経口再投与で確認された（Bensky

et al. 2004)。

III. 薬理学および薬物動態学

ヒトの薬理学的研究　確認されなかった。

動物の薬理学的研究　確認されなかった。

***In vitro*の薬理学的研究**　ヒトエストロゲン受容体発現プラスミドおよびレポータープラスミドを特徴とする組換え酵母系において，コスタスのエストロゲン活性は認められなかった（Kim et al. 2008）。

IV. 妊婦と授乳婦

妊娠中および授乳中におけるコスタスの安全性に関する情報は確認されなかった。

V. 毒性研究

急性毒性

ラットに対するコスタスラクトンのLD_{50}は，腹腔内投与で300mg/kgである（Chen and Chen 2004）。

亜慢性毒性

1日当たりコスタスを1.77mg/kg（雄）または2.17mg/kg（雌）の用量で90日間経口投与したラットでは，有害作用は認められなかった（Chen and Chen 2004）。

遺伝毒性

ネズミチフス菌TA98株，TA100株，TA1535株，TA1537株での変異原性試験では，コスタス抽出物は，TA98株でいくつかの変異原活性を示した（Riazuddin et al. 1987）。

参考文献

Bensky, D., S. Clavey, and E. Stöger. 2004. *Chinese herbal medicine: Materia medica*. 3rd ed. Seattle: Eastland Press.

Cheminat, A., J.L. Stampf, C. Benezra, M.J. Farrall, and J.M. Frechet. 1981. Allergic contact dermatitis to costus: Removal of haptens with polymers. *Acta Derm. Venereol.* 61(6):525-529.

Chen, J.K., and T.T. Chen. 2004. *Chinese medical herbology and pharmacology*. City of Industry, CA: Art of Medicine Press.

Kim, I.G., S.C. Kang, K.C. Kim, E.S. Choung, and O.P. Zee. 2008. Screening of estrogenic and antiestrogenic activities from medicinal plants. *Environ. Toxicol. Pharmacol.* 25(1):75-82.

Pandey, M.M., S. Rastogi, and A.K. Rawat. 2007. *Saussurea costus*: Botanical, chemical and pharmacological review of an ayurvedic medicinal plant. *J. Ethnopharmacol.* 110(3):379-390.

Riazuddin, S., M.M. Malik, and A. Nasim. 1987. Mutagenicity testing of some medicinal herbs. *Environ. Mol. Mutagen.* 10(2):141-148.

Robinson, A., T.V. Kumar, E. Sreedhar, et al. 2008. A new sesquiterpene lactone from the roots of *Saussurea lappa*: Structure-anticancer activity study. *Bioorg. Med. Chem. Lett.* 18(14):4015-4017.

Shum, K.C., F. Chen, S.L. Li, et al. 2007. Authentication of *Radix Aucklandiae* and its substitutes by GC-MS and hierarchical clustering analysis. *J. Sep. Sci.* 30(18):3233-3239.

Sun, C.M., W.J. Syu, M.J. Don, J.J. Lu, and G.H. Lee. 2003. Cytotoxic sesquiterpene lactones from the root of *Saussurea lappa*. *J. Nat. Prod.* 66(9):1175-1180.

Upton, R. 2006. Characterization of selected plants that may contain or be adulterated with aristolochic acid. Scotts Valley, CA: American Herbal Pharmacopoeia.

Yamasaki, K., T. Tagami, M. Kawaguchi, et al. 2009. Simple and rapid analysis of aristolochic acid contained in crude drugs and Kampo formulations with solid-phase extraction and HPLC photodiode-array detection. *J. Nat. Med.* 63(4):451-458.

Schinus spp.　ウルシ科

Schinus molle L.

一般名：ペルビアンペッパー，カリフォルニアペッパー

英　名：Peruvian peppertree

別　名：California pepper tree，molle

Schinus terebinthifolius Raddi

一般名：ピンクペッパー

英　名：Brazilian peppertree

和　名：コショウボク

別　名：Christmasberry，pink pepper

使用部位：樹皮

安全性クラス：1

相互作用クラス：A

禁忌　知見なし

他の注意事項　知見なし

薬やサプリメントとの相互作用　知見なし

注意　タンニン（10～14%）（Morton 1978），付録1参照。

有害事象と副作用　ピンクペッパーの樹脂，材，および，低頻度における果実への接触者で，発疹が報告されている（Morton 1978）。

薬理学的考察　知見なし

妊婦と授乳婦　通経薬の特性は，アルゼンチンのペルビアンペッパーの樹皮および葉，およびイラクの果実や葉によるものとされる（Hieronymus 1882; Dellacassa 2010）。

科学的または伝統的文献において，授乳期間中のピンクペッパーおよびペルビアンペッパー樹皮の安全性は不明である。本書では，授乳期間での使用に関する問題は確認さ

れなかったが，最終的な安全性は確立されていない。

レビュー詳細

I. 薬やサプリメントとの相互作用

薬やサプリメントとの相互作用の臨床試験
　確認されなかった。

被疑薬やサプリメントとの相互作用の症例報告
　確認されなかった。

薬やサプリメントとの相互作用の動物試験
　確認されなかった。

II. 有害事象

有害事象の症例報告　ピンクペッパーの樹脂，材，および，低頻度における果実への接触者で，発疹が報告されている（Morton 1978）。

III. 薬理学および薬物動態学

ヒトの薬理学的研究　確認されなかった。

動物の薬理学的研究　確認されなかった。

*In vitro*の薬理学的研究　確認されなかった。

IV. 妊婦と授乳婦

アルゼンチンの経済植物学のレビューは，通経薬の特性は，ペルビアンペッパーの樹皮および葉に起因すると記録している（Hieronymus 1882）。

授乳期間中のピンクペッパーおよびペルビアンペッパー樹皮の安全性情報は確認されなかった。

V. 毒性研究

遺伝毒性

一連の無細胞および細菌試験では，ピンクペッパーの抽出物は，DNAを直接的に破壊しなかったことを示し，無細胞プラスミドDNA試験で陰性であった。SOSクロモ試験，大腸菌の菌株を用いた前進突然変異生成試験および菌株TA97，TA98，TA100，TA102でのサルモネラ復帰試験で，陽性反応が得られた。すべての細菌の試験は，代謝活性化なしで実施された。著者は，その結果は，ピンクペッパーは細菌におけるDNA損傷および突然変異を生成し，酸化的損傷は遺伝毒性の原因となりうることを示唆した（de Carvalho et al. 2003）。

参考文献

de Carvalho, M.C., F.N. Barca, L.F. Agnez-Lima, and S.R. de Medeiros. 2003. Evaluation of mutagenic activity in an extract of pepper tree stem bark (*Schinus terebinthifolius* Raddi). *Environ. Mol. Mutagen.* 42(3):185-191.

Dellacassa, E. 2010. *Normalización de productos naturales obtenidos de especies de la flora aromática latinoamericana.* Porto Alegre, Brasil: Editora Universitária da PUCRS.

Hieronymus, J. 1882. *Plantae Diaphoricae – Florae Argentinae.* Buenos Aires: Guillermo Kraft.

Morton, J.F. 1978. Brazilian pepper—Its impact on people, animals and the environment. *Econ. Bot.* 32(4):353-359.

Stahl, E., K. Keller, and C. Blinn. 1983. Cardanol, a skin irritant in pink pepper. *Planta Med.* 48(5):5-9.

S

Schinus spp.　ウルシ科

Schinus molle L.

一般名：ペルビアンペッパー，カリフォルニアペッパー

英　名：Peruvian peppertree

別　名：California pepper tree，molle

Schinus terebinthifolius Raddi

一般名：ピンクペッパー

英　名：Brazilian peppertree

和　名：コショウボク

別　名：Christmasberry，pink pepper

使用部位：果実

安全性クラス：2d

相互作用クラス：A

禁忌　果実の摂取は調味料としての使用により，少量を超えてはならない（Morton 1978; Watt and Breyer-Brandwijk 1962）。

他の注意事項　知見なし

薬やサプリメントとの相互作用　知見なし

有害事象と副作用　ピンクペッパーおよびペルビアンペッパー果実の摂取後に，胃腸刺激が報告されている（Morton 1978; Watt and Breyer-Brandwijk 1962）。

ピンクペッパーの樹脂，材，および，低頻度における果実への接触者で，発疹が報告されている（Morton 1978）。刺激性化合物のカルダノールは，ピンクペッパー果実で確認された（Stahl et al. 1983）。

薬理学的考察　知見なし

妊婦と授乳婦　ピンクペッパー果実のエタノール抽出物での動物研究は，摘出したウサギおよびラットの子宮で刺激作用を示した（Zaidi et al. 1970）。通経薬の特性は，イラクのペルビアンペッパーの果実および葉によるものとされる（Dellacassa 2010）。

科学的または伝統的文献において，授乳期間中のピンクペッパーおよびペルビアンペッパー果実の安全性は不明である。本書では，授乳期間での使用に関する問題は確認されなかったが，最終的な安全性は確立されていない。

レビュー詳細

I. 薬やサプリメントとの相互作用

薬やサプリメントとの相互作用の臨床試験

確認されなかった。

被疑薬やサプリメントとの相互作用の症例報告

確認されなかった。

薬やサプリメントとの相互作用の動物試験

確認されなかった。

II. 有害事象

有害事象の症例報告　ペルビアンペッパー果実の，“多量”（具体的な情報なし）の摂取は，嘔吐，下痢，頭痛，疲労を伴う。子供での胃腸刺激が報告され，より“深刻な極度の疲労”がピンクペッパー果実の摂取に関連して報告されている（Watt and Breyer-Brandwijk 1962）。ピンクペッパー果実の摂取による中毒の症例は，喉の刺激，嘔吐，瀉下を含むことが報告された（Watt and Breyer-Brandwijk 1962）。ピンクペッパーの完熟または未熟果実のかなりの数を摂取することは，消化管の不調や嘔吐を引き起こすことが報告された（Morton 1978）。

ピンクペッパーの樹脂，材，および，低頻度における果実への接触者で，発疹が報告されている（Morton 1978）。新鮮な完熟ピンクペッパー果実の研究者が調整した抽出物は，頭痛，まぶたの腫れ，息切れ，胸の痛みを経験した（Morton 1978）。

III. 薬理学および薬物動態学

ヒトの薬理学的研究　確認されなかった。

動物の薬理学的研究　刺激性化合物のカルダノールは，ピンクペッパー果実で確認された。皮膚試験は，その物質が，比較的長い潜伏期間後に，強い皮膚刺激作用を有したことを示した（Stahl et al. 1983）。

*In vitro*の薬理学的研究　確認されなかった。

IV. 妊婦と授乳婦

ペルビアンペッパーの果実の調製した抽出物での研究は，摘出したウサギおよびラットの妊娠子宮で刺激作用を示したが，未交尾の子宮では示さなかった。その抽出物は1g/mlの濃度の水抽出物として説明されたが，それはエタノール（95%）で調整され，その後乾燥され，いくつかの工程でクロロホルムと蒸留水で混合され，希釈したアンモニア溶液でpH6.8まで中和され，そして木炭濾過にさらされた（Zaidi et al. 1970）。通経薬の特性は，イラクのペルビアンペッパーの果実および葉によるものとされる（Dellacassa 2010）。

授乳期間中のピンクペッパーおよびペルビアンペッパー果実の安全性情報は確認されなかった。

V. 毒性研究

急性毒性

マウスに対するピンクペッパー果実のLD_{50}は，腹腔内投与で3.5g/kg，経口投与では5g/kgまでの用量で決定することができなかった（Pires et al. 2004）。

2g/kgの用量で餌にペルビアンペッパー果実のエタノール抽出物を1日間与えたラットでは，毒性作用は認められなかった（Ferrero et al. 2007）。

短期毒性

脳，肝臓，腎臓，胚，心臓，胃または腸における毒性作用および組織病理学的変化は，1日あたり1g/kgのペルビアンペッパー果実のエタノール抽出物を含む餌を14日間与えたラットで認められなかった（Ferrero et al. 2007）。

参考文献

Dellacassa, E. 2010. *Normalización de productos naturales obtenidos de especies de la flora aromática latinoamericana*. Porto Alegre, Brasil: Editora Universitária da PUCRS.

Ferrero, A., A. Minetti, C. Bras, and N. Zanetti. 2007. Acute and subacute toxicity evaluation of ethanolic extract from fruits of *Schinus molle* in rats. *J. Ethnopharmacol.* 113(3):441-447.

Morton, J.F. 1978. Brazilian pepper—Its impact on people, animals and the environment. *Econ. Bot.* 32(4):353-359.

Pires, O.C., A.V. Corsi Taquemasa, G. Akisue, F. De Oliveira, and C.E. Pulz Araujo. 2004. Preliminary comparative analysis of the acute toxicity and median lethal dose (LD_{50}) of the fruit of the Brazilian black pepper (*Schinus terebinthifolius* Raddi) and black pepper (*Piper nigrum* L.). *Acta Farm. Bon.* 23(2):176-182.

Stahl, E., K. Keller, and C. Blinn. 1983. Cardanol, a skin irritant in pink pepper. *Planta Med.* 48(5):5-9.

Watt, J.M., and M.G. Breyer-Brandwijk. 1962. *The medicinal and poisonous plants of southern and eastern Africa*. Edinburgh: E. & S. Livingstone.

Zaidi, S., A. Hanan, and S. Babar. 1970. Some preliminary studies of the pharmacological activities of *Schinus molle*. *Pak. J. Sci. Ind. Res.* 13:53.

Schisandra spp.

マツブサ科

Schisandra chinensis (Turcz.) Baill.

一般名：シサンドラ
英　名：schisandra
和　名：チョウセンゴミシ
生薬名：局（果実）ゴミシ（五味子）
中国名：北五味子（*bei wu wei zi*）（果実）
別　名：northern schisandra

Schisandra sphenanthera Rehder & E.H. Wilson

一般名：シサンドラ
英　名：southern schisandra
和　名：ナンゴミシ，サネカズラ
中国名：南五味子（*nan wu wei zi*）（果実）
別　名：schizandra
使用部位：果実

安全性クラス：1
相互作用クラス：C

禁忌　知見なし

他の注意事項　知見なし

薬やサプリメントとの相互作用　ヒトに対する研究では，シサンドラは，タクロリムスおよびタリノロールの血漿濃度を増加させることが示されており，薬物代謝酵素CYP3Aおよび薬物輸送タンパクP-gpを阻害し，CYP3Aによって代謝された，またはP-gpによって輸送された薬の血漿濃度の増加につながると考えられている（Fan et al. 2009; Jiang et al. 2010; Xin et al. 2007; Xin et al. 2009）。付録3のシトクロムP450参照。

有害事象と副作用　一部の人で副作用として胸やけが報告されている。シサンドラでのアレルギー反応が報告されている（Bensky et al. 2004）。

薬理学的考察　シサンドラの高用量（500mg/kg）は，ラットにおいて静脈内投与したワルファリンの代謝速度を増加させた（Mu et al. 2006）。動物研究は，シサンドラベリーは，薬物代謝酵素CYP1A2を誘導し，CYP3A4を阻害したことを示している（Makino et al. 2006; Zhang et al. 2002）。

妊婦と授乳婦　妊娠中にシサンドラ抽出物を摂取した妊婦で，産後の出血が減少し，母体や胎児健康に有害作用はなかったことが報告された（Gaistruk and Taranovskij 1968）。ある研究では，シサンドラは，遷延分娩の女性で，分娩を誘発することに使用された（Trifonova 1954）。

科学的または伝統的文献において，授乳期間中のシサンドラの安全性は不明である。本書では，授乳期間での使用に関する問題は確認されなかったが，最終的な安全性は確立されていない。

S

レビュー詳細

I. 薬やサプリメントとの相互作用

薬やサプリメントとの相互作用の臨床試験

14日間，シサンドラ抽出物600mgの経口投与の前後に，タリノロール100mgを経口投与した健常な被験者では，タリノロールの血漿濃度の増加が，シサンドラ投与後に認められた（最大血漿濃度で51%の増加）。タリノロールは，薬物輸送タンパクP-糖タンパクの基質（P-gp）であり，P-gpの阻害は相互作用のメカニズムとして示された（Fan et al. 2009）。

タクロリムスを投与する肝臓移植患者では，タクロリムスの血中レベルの用量依存的な増加が，1日当たり0.1～0.15mg/kgまたは一人当たり0.5～3mgの，タクロリムスの2用量のうちの1用量とともにシサンドラ抽出物2錠（それぞれデオキシシザンドリン11.25mgを含む）で処置後に認められた。タクロリムスの最大血漿濃度の増加は，0.1～0.15mg/kg用量で339%，および0.5～3mg/人用量で262%であった。タクロリムス処理で認められた典型的な2つの副作用である下痢および興奮の減少が，肝機能の改善に伴って認められた（Jiang et al. 2010）。

ミダゾラムの生物学的利用能の増加は，1日2回の割合で7日間，シサンドラ抽出物を3カプセル（それぞれデオキシシザンドリン11.25mgを含む）経口投与した健常な被験者で認められた。処理前のレベルと比較して，ミダゾラムの最大血漿濃度で85%の増加，およびミダゾラムの経口クリアランスの52%の減少が，15mgミダゾラムの単回用量の投与後に認められた。著者らは，CYP3Aの阻害は相互作用のメカニズムの可能性であったことを示した（Xin et al. 2009）。

1日2回の割合で13日間，シサンドラ抽出物を3カプセル（それぞれデオキシシザンドリン11.25mgを含む）経口投与された健常な被験者で，タクロリムスの生物学的利用能の増加が認められた。タクロリムスの最大血漿濃度は，シサンドラでの処理前に投与したタクロリムスと比較して，

227%まで増加した。タクロリムスはCYP3A4およびCYP3A5によって代謝され，P-gpはこの薬剤の代謝において重要である。著者は，シサンドラによるCYP3AおよびP-gpの阻害は，薬物間相互作用が原因であることを示した（Xin et al. 2007）。

被疑薬やサプリメントとの相互作用の症例報告

確認されなかった。

薬やサプリメントとの相互作用の動物試験

1日当たり乾燥した果実の500mg/kgに等しい用量でシサンドラの水抽出物を5日間経口投与したラットでは，静脈内投与したワルファリン（2mg/kg）のクリアランス速度が，対照群に見られたものよりも有意に速かった。関連した試験では，相互作用はプレグナンX受容体の誘導に起因することが示された（Mu et al. 2006）。

シサンドロールAおよびBおよびシサンドリンBおよびCは，マウスにおいてペントバルビタールおよびバルビタール誘発性睡眠時間を増加させた（Bao et al. 1980; Liu 1991）。

II. 有害事象

有害事象の症例報告　シサンドラは時折胸やけを引き起こすことがある（Bensky et al. 2004）。瞼，手の甲，胸，腰に対するアレルギー発疹が報告されている（Bensky et al. 2004; Sandberg 1993）。シサンドラの過剰投与は，腹部不快感および炎症，心窩部での冷えや痛みの感覚，胃痛および食欲低下と関連している（Bensky et al. 2004）。

III. 薬理学および薬物動態学

ヒトの薬理学的研究　確認されなかった。

動物の薬理学的研究　ラットに対し3または6日間のシサンドラの水抽出物（用量は英文文献では特定されていない）の投与は，CYP1A2基質であるイミプラミンの代謝を増加させた（Zhang et al. 2002）。シサンドラベリーの水抽出物は，グレープフルーツジュースよりもより大きく薬物代謝酵素CYP3A4を阻害した（Makino et al. 2006）。乾燥したハーブの3g/kgに相当するシサンドラの単回用量を経口投与したラットでは，切除した肝臓の検査では，総CYP450発現の増加を示した（Mu et al. 2006）。

肝臓損傷のあるラットで肝臓の薬物代謝を回復させる可能性へのシサンドラの研究では，ラットはシサンドラのリグナン画分160mg/kgでの前処理ありまたはなしで，肝毒素四塩化炭素を経口投与された。肝毒素四塩化炭素単独を投与したラットでは，アンチピリンの代謝が有意に減少したが，シサンドラで前処理したラットは，対照動物と同様の速度でアンチピリンを代謝し，フェーズI代謝におけるシサンドラの保護作用を示した（Zhu et al. 1999）。

シサンドラは，ラットにおいてアドリアマイシン誘発性心臓毒性に対する保護作用を示した（You et al. 2006）。

***In vitro*の薬理学的研究**　シサンドラのエタノール抽出物は，薬物代謝酵素CYP3A4，CYP1A2，MDR1を誘導した（Brandin et al. 2007）。シサンドラの水抽出物は，ヒトの肝細胞において薬物代謝酵素CYP3A4およびCYP2C9を誘導した（Mu et al. 2006）。プレグナンX受容体を介してCYP3A4の用量依存的誘導が，ヒト肝細胞において認められた（Hua et al. 2007; Mu et al. 2006）。

シサンドラベリーから単離した他の化合物の研究では，ゴミシンCは，競合的に阻害することで，ケトコナゾールよりも大きな阻害作用のあるCYP3A4を不可逆的に不活性化する阻害剤である（Iwata et al. 2004）。シサンドリンAおよびBおよびシサンテリンAは，P-糖タンパクを阻害した（Pan et al. 2006; Qiangrong et al. 2005）。

シサンドラの抽出物は，エストロゲン受容体およびレポータープラスミドで一過性にトランスエフェクトした細胞でエストロゲン応答性ルシフェラーゼ遺伝子を活性化した（Lee et al. 2004）。

IV. 妊婦と授乳婦

1日当たり3回3時間連続の割合で続けて3日間，シサンドラのチンキ剤を20～25滴投与した場合，遷延分娩の女性において分娩の誘発に効果的であった。血圧，胎盤の除去，または母親および乳児の出生後の健康において，有害作用は認められなかった（Trifonova 1954）。

不特定な日数で，1日当たり3回の割合でシサンドラチンキを30～40滴投与した低血圧または正常血圧の妊婦では，母体および胎児に対する有害作用は認められなかった。血圧は，低血圧の女性で上昇し，正常な女性では変化しなかった。分娩後出血の減少率は，対照群では12.4%だったが，シサンドラで処置した女性は2.3%だった（Gaistruk and Taranovskij 1968）。

子宮の緊張および収縮の振幅の増加は，シサンドラのチンキ剤を0.1ml/kgを皮下投与したウサギで認められた（Trifonova 1954）。

授乳期間中のシサンドラの安全性情報は確認されなかった。

V. 毒性研究

急性毒性

シサンドラ抽出物を15または21g/kg経口投与したマウスで，有害作用は認められなかった（Chen and Chen 2004; Hancke et al. 1999）。マウスにおけるシサンドラを10%含む石油-エーテル抽出物のLD_{50}は，経口投与で10.5g/kg，腹腔内投与で4.4g/kgである（Volicer et al. 1966）。マウスに対する石油-エーテル抽出物の経口LD_{50}は，40%シサンドラを含む抽出物で2.8g/kgであり，80%シサンドラを含む抽出物で1.4g/kgである（Volicer et al. 1966）。

マウスに対するシサンドラ精油のLD_{50}は，経口投与において8.75mg/kgである（Chen and Chen 2004)。他の参考文献では，精油を280mg/kg経口投与したマウスでは，抑鬱，呼吸困難，運動失調，死亡を引き起こしたことを示した（Chang and But 1986)。

マウスにおけるシザンドロールBのLD_{50}は，経口投与で878mg/kg，皮下投与で855mg/kgである（Hänsel et al. 1994)。シサンドラから単離した化合物を経口投与したマウスでは，シサンドリンA，B，Cを2g/kg，シサンドレンAを2 g/kg，シザンドロールAを0.5 g/kgまたは，シザンドロールBまたはシサンドレンBを0.25 g/kg投与後に死亡は発生しなかった（Bao et al. 1980)。別の研究では，シサンドリンAおよびCを2g/kgの経口投与後7日で，マウスが死亡したことを示した（Hänsel et al. 1994)。

短期毒性

マウスに対し1日当たり200mg/kgの用量，またはイヌに対し1日当たり10mg/kgの用量で，シサンドリンBを30日間経口投与した場合，有害作用は認められなかった（Chang and But 1986)。

1日当たり1.3g/kgのシサンドラベリーを10日間経口投与したマウスにでは，立毛，無気力，体重増加を含む，軽度の毒性作用のみをもたらした（Sandberg 1993)。

亜慢性毒性

1日当たり70，360，720mg/kgの用量でシサンドラ標準化エキスを90日間経口投与した小ブタで，血液化学の変化を含む有害作用は認められなかった。肝臓，心臓，腎臓，腸，肺，脾臓，生殖腺の変化は見られなかった（Burgos and Hancke 1992)。

肝毒性

シサンドラおよびシサンドラから単離した化合物の抽出物の有意な肝保護作用が，肝毒性化合物で処理したマウス，ラット，ウサギで認められた（Hancke et al. 1999; Ko et al. 2002; Nakagiri et al. 2003; Zhu et al. 1999, 2000)。

遺伝毒性

エイムス試験では，シサンドリンBの変異原性作用は認められなかった。シサンドリンBは，この試験でベンゾ（α）ピレンおよび2-アセチルアミノフルオレンの変異原性作用を減少させた（Liu 1991)。しかし，シサンドラのエタノール抽出物を5%含む餌を投与したマウスでは，ベンゾ（α）ピレンおよびアフラトキシンの変異原性の増加が，動物からの肝臓ミクロソームにおいて認められた（Hendrich and Bjeldanes 1986)。

参考文献

Bao, T., G. Liu, Z. Song, G. Xu, and R. Sun. 1980. A comparison of the pharmacologic actions of 7 constituents isolated from *Fructus Schizandrae*. *Chin. Med. J.* 93(1):41-47.

Bensky, D., S. Clavey, and E. Stöger. 2004. *Chinese herbal medicine: Materia medica*. 3rd ed. Seattle: Eastland Press.

Brandin, H., E. Viitanen, O. Myrberg, and A.K. Arvidsson. 2007. Effects of herbal medicinal products and food supplements on induction of CYP1A2, CYP3A4 and MDR1 in the human colon carcinoma cell line LS180. *Phytother. Res.* 21(3):239-244.

Burgos, R., and J. Hancke. 1992. Toxicological studies on *S. chinensis*. *Cited in* Hancke, J.L., R.A. Burgos, and F. Ahumada. 1999. *Schisandra chinensis* (Turcz.) Baill. *Fitoterapia* 70(5):451-471.

Chang, H.-M., and P.P.H. But. 1986. *Pharmacology and applications of Chinese materia medica*. English ed. Philadelphia: World Scientific.

Chen, J.K., and T.T. Chen. 2004. *Chinese medical herbology and pharmacology*. City of Industry, CA: Art of Medicine Press.

Fan, L., X.Q. Mao, G.Y. Tao, et al. 2009. Effect of *Schisandra chinensis* extract and *Ginkgo biloba* extract on the pharmacokinetics of talinolol in healthy volunteers. *Xenobiotica* 39 (3):249-254.

Gaistruk, A., and K. Taranovskij. 1968. The treatment of arterial hypotension in pregnant women using *Schizandra chinensis*. *Urg. Prob. Obstet. Gynecol. L'vov.* 1:183-186.

Hancke, J.L., R.A. Burgos, and F. Ahumada. 1999. *Schisandra chinensis* (Turcz.) Baill. *Fitoterapia* 70 (5):451-471.

Hänsel, R., K. Keller, H. Rimpler, and G. Schneider. 1994. *Hagers handbuch der pharmazeutischen praxis*. Berlin: Springer.

Hendrich, S., and L.F. Bjeldanes. 1986. Effects of dietary *Schizandra chinensis*, Brussels sprouts and *Illicium verum* extracts on carcinogen metabolism systems in mouse liver. *Food Chem. Toxicol.* 24(9):903-912.

Hua, Z.T., X.N. Liu, Y.H. Guo, and C. Meng. 2007. Transcriptional regulation of some antihyperglycemic agents on cytochrome P450 3A4. *Pharm. Biotechnol.* 14(3):182-185, 195.

Iwata, H., Y. Tezuka, S. Kadota, A. Hiratsuka, and T. Watabe. 2004. Identification and characterization of potent CYP3A4 inhibitors in *Schisandra* fruit extract. *Drug Metab. Dispos.* 32(12):1351-1358.

Jiang, W., X. Wang, X. Xu, and L. Kong. 2010. Effect of *Schisandra sphenanthera* extract on the concentration of tacrolimus in the blood of liver transplant patients. *Int. J. Clin. Pharmacol. Ther.* 48 (3):224-229.

Ko, K.M., M.K.T. Poon, S.P. Ip, K. Wu, and R. Ko. 2002. Protection against carbon tetrachloride liver toxicity by enantiomers of schisandrin B associated with differential changes in hepatic glutathione antioxidant system in mice. *Pharm. Biol.* 40(4):298-301.

Lee, Y.J., J.Y. Cho, J.H. Kim, et al. 2004. Extracts from *Schizandra chinensis* fruit activate estrogen receptors: A possible clue to its effects on nitric oxide-mediated vasorelaxation. *Biol. Pharm. Bull.* 27(7):1066-1069.

Liu, G. 1991. Pharmacological actions and clinical uses of *Fructus schizandrae*. In *Recent advances in Chinese herbal drugs—Actions and uses*, edited by Zhou, J., G. Liu, and J. Chen. Beijing: Science Press.

Makino, T., F. Mizuno, and H. Mizukami. 2006. Does a kampo medicine containing *Schisandra* fruit affect pharmacokinetics of nifedipine like grapefruit juice? *Biol. Pharm. Bull.* 29(10):2065-2069.

Mu, Y., J. Zhang, S. Zhang, et al. 2006. Traditional Chinese medicines *wu wei zi* (*Schisandra chinensis* Baill.) and *gan cao* (*Glycyrrhiza uralensis* Fisch) activate pregnane X receptor and increase warfarin clearance in rats. *J. Pharmacol. Exp. Ther.* 316(3):1369-1377.

Nakagiri, R., H. Oda, and T. Kamiya. 2003. Small scale rat hepatocyte primary culture with applications for screening hepatoprotective substances. *Biosci. Biotechnol. Biochem.* 67(8):1629-1635.

Pan, Q., Q. Lu, K. Zhang, and X. Hu. 2006. Dibenzocyclooctadiene lignans: A class of novel inhibitors of P-glycoprotein. *Cancer Chemother. Pharmacol.* 58(1):99-106.

Qiangrong, P., T. Wang, Q. Lu, and X. Hu. 2005. Schisandrin B—A novel inhibitor of P-glycoprotein. *Biochem. Biophys. Res. Commun.* 335(2):406-411.

Sandberg, F. 1993. *Schisandrae fructus—Wu wei zi.* Gothenburg. *Cited in* Upton, R. 1999. Schisandra berry: Analytical, quality control and therapeutic monograph. Santa Cruz, CA: American Herbal Pharmacopoeia.

Trifonova, A. 1954. Stimulation of labor activity using *Schizandra chinensis. Obstet. Gynecol.* 4:19-22.

Volicer, L., M. Sramka, C. Janku, R. Smetana, and V. Ditteova. 1966. Some pharmacological effects of *Schizandra chinensis. Arch. Int. Pharmacodyn. Ther.* 163(2):249-262.

Xin, H.W., X.C. Wu, Q. Li, et al. 2007. Effects of *Schisandra sphenanthera* extract on the pharmacokinetics of tacrolimus in healthy volunteers. *Br. J. Clin. Pharmacol.* 64(4):469-475.

Xin, H.W., X.C. Wu, Q. Li, A.R. Yu, and L. Xiong. 2009. Effects of *Schisandra sphenanthera* extract on the pharmacokinetics of midazolam in healthy volunteers. *Br. J. Clin. Pharmacol.* 67(5):541-546.

You, J.S., T.L. Pan, and Y.C. Hou. 2006. *Schisandra chinensis* protects against adriamycin-induced cardiotoxicity in rats. *Chang Gung Med. J.* 29(1):63-70.

Zhang, J.N., Y.W. Li, Y.X. Xu, and S.L. Yan. 2002. Induction effects of *Glycyrrhiza uralensis* Fisch. and *Schisandra chinensis* Baill. on the hepatic microsomal cytochrome P450 in rats. *Chin. Pharm. J.* 37(6):424-426.

Zhu, M., K.F. Lin, R.Y. Yeung, and R.C. Li. 1999. Evaluation of the protective effects of *Schisandra chinensis* on phase I drug metabolism using a CCl_4 intoxication model. *J. Ethnopharmacol.* 67(1):61-68.

Zhu, M., R.Y. Yeung, K.F. Lin, and R.C. Li. 2000. Improvement of phase I drug metabolism with *Schisandra chinensis* against CCl_4 hepatotoxicity in a rat model. *Planta Med.* 66(6):521-525.

Scrophularia spp.

ゴマノハグサ科

Scrophularia marilandica L.
一般名：フィグワート
英　名：figwort
別　名：carpenter's square，eastern figwort

Scrophularia nodosa L.
一般名：フィグワート
英　名：figwort
和　名：セイヨウゴマノハグサ

生薬名：局外（*S. ningpoensis*または *S. buergeriana*の根）ゲンジン（玄参）
使用部位：全草，根

安全性クラス：1
相互作用クラス：A
禁忌　知見なし
他の注意事項　知見なし
薬やサプリメントとの相互作用　知見なし
有害事象と副作用　知見なし
薬理学的考察　いくつかの初期の文献では，心室頻拍のある人に対するフィグワートの使用に対して警告しているが（Mitchell 1983），この懸念は事実上理論的であると考えられている。この研究を支持または論破する研究は完成されていない。
妊婦と授乳婦　科学的または伝統的文献において，妊娠中および授乳中におけるフィグワートの安全性は不明である。本書では，妊娠中や授乳期間での使用に関する問題は確認されなかったが，最終的な安全性は確立されていない。

レビュー詳細

I. 薬やサプリメントとの相互作用

薬やサプリメントとの相互作用の臨床試験
　確認されなかった。
被疑薬やサプリメントとの相互作用の症例報告
　確認されなかった。
薬やサプリメントとの相互作用の動物試験
　確認されなかった。

II. 有害事象

有害事象の症例報告　確認されなかった。

III. 薬理学および薬物動態学

ヒトの薬理学的研究　確認されなかった。
動物の薬理学的研究　確認されなかった。
*In vitro*の薬理学的研究　ハルパゴシドは，摘出したウサギの心臓で，陰性変時作用および陽性変力作用を実証した（Circosta et al. 1984; Sesterhenn et al. 2007）。

IV. 妊婦と授乳婦

妊娠中および授乳中におけるフィグワートの安全性に関する情報は確認されなかった。

V. 毒性研究

確認されなかった。

参考文献

Circosta, C., F. Occhiuto, S. Ragusa, et al. 1984. A drug used in traditional medicine: *Harpagophytum procumbens* DC. II. Cardiovascular activity. *J. Ethnopharmacol.* 11(3):259-274.

Mitchell, H. 1983. *British herbal pharmacopoeia*. Bournemouth, U.K.: British Herbal Medicine Association.

Sesterhenn, K., M. Distl, and M. Wink. 2007. Occurrence of iridoid glycosides in in vitro cultures and intact plants of *Scrophularia nodosa* L. *Plant. Cell Rep.* 26(3):365-371.

Scutellaria baicalensis Georgi

シソ科

一般名：フワンチン
英　名：Chinese skullcap
和　名：コガネバナ
生薬名：局（周皮を除いた根）オウゴン（黄芩）
中国名：黄芩（*huang qin*）（根）
別　名：Baikal skullcap，scute
使用部位：根

安全性クラス：1
相互作用クラス：B
禁忌　知見なし
他の注意事項　知見なし
薬やサプリメントとの相互作用　フワンチンは，免疫抑制剤のシクロスポリンの血漿濃度を減少させる可能性がある（Lai et al. 2004）。
有害事象と副作用　フワンチンでのアレルギー反応が報告されている（Bensky et al. 2004）。フワンチンの摂取後に，下痢および胃の不快感が報告されている（Bensky et al. 2004）。
薬理学的考察　フワンチンおよびシクロホスファミドの併用は，マウスにおいてシクロホスファミドの抗転移効果を増強した（Kaplya et al. 2004; Razina et al. 1987）。

*In vitro*の研究では，フワンチンは薬物代謝酵素CYP1A2を阻害しうることを示す（Kim et al. 2001; Kim et al. 2002）。

バイカリンは，ロスバスタチンの血漿濃度を減少させ，薬物代謝酵素CYP2B6を誘導することが発見された（Fan et al. 2008, 2009）。
妊婦と授乳婦　中国伝統医学では，フワンチンは一般的に妊娠中に使用される（Chen and Chen 2004）。

フワンチンの大量（25 g/kg）投与は，妊娠マウスの仔で，いくらかの発達異常を生じた。低用量（0.25および2.5g/kg）ではいかなる有害作用も生じなかった（Kim et al. 1993）。

科学的または伝統的文献において，授乳期間中のフワンチンの安全性は不明である。本書では，授乳期間での使用に関する問題は確認されなかったが，最終的な安全性は確立されていない。

S

レビュー詳細

I. 薬やサプリメントとの相互作用

薬やサプリメントとの相互作用の臨床試験

健常な被験者において，バイカリンはロスバスタチンの血漿濃度を減少することが発見された。被験者は，14日間1日当たりバイカリン150mgの経口投与前後に，ロスバスタチン20mgを経口投与された。バイカリンの処置後，ロスバスタチンの血漿濃度-時間曲線（$AUC_{0\text{-}72}$）下面積は，被験者のハプロタイプに応じて，1.7～47%まで減少した。ロスバスタチンは，相互作用のメカニズムとして提案された，有機アニオン輸送ポリペプチド1B1（OATP1B1）の基質である（Fan et al. 2008）。

被疑薬やサプリメントとの相互作用の症例報告

確認されなかった。

薬やサプリメントとの相互作用の動物試験

1または2g/kgの用量でフワンチンの煎剤を経口投与したラットでは，経口投与したシクロスポリンの血漿濃度の低下が認められた。シクロスポリンレベルの変化は，薬物の静脈内投与後では認められなかった（Lai et al. 2004）。

112 mmol/kgの用量でバイカリンまたはバイカレインを投与したラットでは，血清シクロスポリンの増加が認められた（Lai et al. 2004）。

12日間，フワンチン抽出物1ml/kgおよび125mg/kgシクロホスファミドの単回用量の同時投与は，腫瘍を移植されたマウスにおいて，シクロホスファミドの抗移転効果を増強した。その効果は，腫瘍が増殖する間のナチュラルキラー細胞および腹腔マクロファージの変調された細胞障害活性によるものであった（Kaplya et al. 2004; Razina et al. 1987）。

II. 有害事象

有害事象の症例報告　フワンチンの摂取後に，下痢および胃の不快感が報告されている。用量および製剤の詳細は報告されなかった（Bensky et al. 2004）。

主に顔および手足に暴露された部分への，皮膚の紅潮および斑状紅斑を含むフワンチンへのアレルギー反応が報告されている（Bensky et al. 2004）。

III. 薬理学および薬物動態学

ヒトの薬理学的研究　健常な被験者において，バイカリンは，薬物代謝酵素CYP2B6を誘導することが発見された。被験者は，17日間1日当たりバイカリン1.5gの投与前後に，CYP2B6の基質であるブプロピオン150mgを経口投与された。バイカリンでの処置後，ハイドロブプロピオン（ブプロピオンの代謝型）の最大血漿濃度は73%まで増加し，ハイドロブプロピオンの排泄半減期での変化なしに，ハイドロブプロピオンの時間濃度曲線下面積（$AUC_{0\text{-}\infty}$）は87%まで増加した（Fan et al. 2009）。

動物の薬理学的研究　確認されなかった。

***In vitro*の薬理学的研究**　ヒト肝臓ミクロソームでは，フワンチンから単離した個々のフラボノイド化合物は，0.7〜51.3 μ*M*の範囲の濃度で薬物代謝酵素CYP1A2を阻害した。薬物代謝酵素CYP2B1，CYP2C19，CYP2D6，CYP2E1への影響は認められなかった。バイカレインはCYP3A4を阻害し，オロキシリンAはCYP2C9を阻害した（Kim et al. 2002）。

ヒトおよびラットの肝ミクロソームでは，フワンチンの水抽出物は，薬物代謝酵素CYP1A2を阻害した（Kim et al. 2001）。フワンチンの抽出物は薬物代謝酵素CYP3A4を阻害した（Lee et al. 2007）。

血小板活性化因子によって誘導された血小板凝集は，バイカレインによって減弱した（Michibayashi 2002）。バイカレインは血小板リポオキシゲナーゼを阻害することが示されている（Sekiya and Okuda 1982）。

IV. 妊婦と授乳婦

妊娠7〜11日にフワンチンの水抽出物を0.25，12.49，24.98 g/kg経口投与したラットの仔は，骨格変異の発生率において用量依存的な増加を示したが，それぞれでの等しい異常数とともに，泌尿器系の異常が2つの高用量群で認められた。血液学および他の発達のパラメータの変化は，どの用量レベルでも認められなかった（Kim et al. 1993）。

中国伝統医学では，フワンチンは一般的に妊娠中に使用される（Chen and Chen 2004）。

授乳期間中のフワンチンの安全性情報は確認されなかった。

V. 毒性研究

急性毒性

悪心および嘔吐は，15g/kgの用量のフワンチン抽出物を経口投与したイヌで認められなかった（Chen and Chen 2004）。

マウスに対するバイカレインのLD_{50}は，腹腔内投与において3g/kgである（Chen and Chen 2004）。ラットに対するオウゴニンのLD_{50}は，静脈内投与において286mg/kgである（Qi et al. 2009）。

短期毒性

1日当たり5g/kgのフワンチンを8週間経口投与したイヌで，軟便が認められた（Chen and Chen 2004）。

亜慢性毒性

1日当たり30，60，120mg/kgのオウゴニンを90日間静脈内投与したラットでは，心臓，肝臓，脾臓，肺，腎臓，副腎，胸腺，甲状腺，脳，子宮，精巣，卵巣，前立腺における肉眼的変化は認められなかった。高用量群での顕微鏡試験では，ラットの心臓において，心筋線維症および間質線維芽細胞，組織球，炎症細胞浸潤を明らかにした（Qi et al. 2009）。

肝毒性

バイカレインは，*tert-*ブチルヒドロペルオキシド，四塩化炭素，アセトアミノフェンによって誘発された損傷に対する肝保護作用を実証した（Hwang et al. 2005; Jang et al. 2003; Park et al. 2008）。

遺伝毒性

フワンチンは，ラットにおいてアフラトキシンB1によって誘発された肝変異原性に対する保護作用を与えた（de Boer et al. 2005）。

参考文献

Bensky, D., S. Clavey, and E. Stöger. 2004. *Chinese herbal medicine: Materia medica*. 3rd ed. Seattle: Eastland Press.

Chen, J.K., and T.T. Chen. 2004. *Chinese medical herbology and pharmacology*. City of Industry, CA: Art of Medicine Press.

de Boer, J.G., B. Quiney, P.B. Walter, et al. 2005. Protection against aflatoxin-B1-induced liver mutagenesis by *Scutellaria baicalensis*. *Mutat. Res.* 578(1-2):15-22.

Fan, L., J.-C. Wang, F. Jiang, et al. 2009. Induction of cytochrome P450 2B6 activity by the herbal medicine baicalin as measured by bupropion hydroxylation. *Eur. J. Clin. Pharmacol.* 65:403-409.

Fan, L., W. Zhang, D. Guo, et al. 2008. The effect of herbal medicine baicalin on pharmacokinetics of rosuvastatin, substrate of organic anion-transporting polypeptide 1B1. *Clin. Pharmacol. Ther.* 83 (3):471-476.

Hwang, J.M., C.J. Wang, F.P. Chou, et al. 2005. Protective effect of baicalin on *tert*-butyl hydroperoxide-induced rat hepatotoxicity. *Arch. Toxicol.* 79(2):102-109.

Jang, S.I., H.J. Kim, K.M. Hwang, et al. 2003. Hepatoprotective effect of baicalin, a major flavone from *Scutellaria radix*, on acetaminophen-induced liver injury in mice. *Immunopharmacol. Immunotoxicol.* 25(4):585-594.

Kaplya, O.A., E.Y. Sherstoboev, E.P. Zueva, et al. 2004. Effect of baikal skullcap extract administered alone or in combination with cyclophosphamide on natural cytotoxicity system in mice with Lewis lung carcinoma. *Bull. Exp. Biol. Med.* 137(5):471-474.

Kim, B.R., D.H. Kim, R. Park, et al. 2001. Effect of an extract of the root of *Scutellaria baicalensis* and its flavonoids on aflatoxin B1 oxidizing cytochrome P450 enzymes. *Planta Med.* 67(5):396-399.

Kim, J.-Y., S. Lee, D.-H. Kim, et al. 2002. Effects of flavonoids isolated from *Scutellariae radix* on cytochrome P-450 activities in human liver microsomes. *J. Toxicol. Environ. Health A* 65(5-6):373-381.

Kim, S.H., Y. Kim, S.S. Han, and J. Roh. 1993. Teratogenicity study of *Scutellariae radix* in rats. *Reprod. Toxicol.* 7(1):73-79.

Lai, M.Y., S.L. Hsiu, Y.C. Hou, S.Y. Tsai, and P.D. Chao. 2004. Significant decrease of cyclosporine bioavailability in rats caused by a decoction of the roots of *Scutellaria baicalensis*. *Planta Med.* 70(2):132-137.

Lee, S.S., B. Zhang, M.L. He, V.S.C. Chang, and H.F. Kung. 2007. Screening of active ingredients of herbal medicine for interaction with CYP450 3A4. *Phytother. Res.* 21(11):1096-1099.

Michibayashi, T. 2002. Platelet aggregating response to platelet activating factor participates in activation of the 12-lipoxygenase pathway in platelets from rabbits. *Int. Angiol.* 21(3):260-267.

Park, S.W., C.H. Lee, S.K. Yeong, et al. 2008. Protective effect of baicalin against carbon tetrachloride-induced acute hepatic injury in mice. *J. Pharmacol. Sci.* 106(1):136-143.

Qi, Q., J. Peng, W. Liu, et al. 2009. Toxicological studies of wogonin in experimental animals. *Phytother Res.* 23:417-422.

Razina, T.G., S.N. Udintsev, T.P. Prishchep, and K.V. Iaremenko. 1987. Enhancement of the selectivity of the action of the cytostatics cyclophosphane and 5-fluorouracil by using an extract of the Baikal skullcap in an experiment. *Voprosy Onkol.* 33(2):80-84.

Sekiya, K., and H. Okuda. 1982. Selective inhibition of platelet lipoxygenase by baicalein. *Biochem. Biophys. Res. Commun.* 105(3):1090-1095.

Scutellaria lateriflora L.

シソ科

一般名：スカルキャップ

英　名：skullcap

別　名：blue skullcap, scullcap

使用部位：全草

安全性クラス：1

相互作用クラス：A

禁忌　知見なし

他の注意事項　知見なし

薬やサプリメントとの相互作用　知見なし

注釈　スカルキャップとして表示されている製品の使用に関連して報告された肝毒性の症例は，肝毒性を引き起こすとされているジャーマンダー（*Teucrium* spp.）の混入に起因している可能性がある。ハーブの安全性に関する文献は，“増加している症例報告は，スカルキャップ含有製品の摂取が肝毒性反応を誘発することを示唆する”と引用する。しかし，付録の分類では，ジャーマンダーとスカルキャップの混入物を認めている。この混合物は，ジャーマンダー摂取に関連した肝炎のより最近の報告とともに，以下のような結論を導いている。“現在のところ不確かではあるが，スカルキャップを含有する製剤に関連する肝毒性は，スカルキャップ，ジャーマンダー，およびその両種に起因する可能性が高い”（De Smet 1993）。

ジャーマンダー種から単離したジテルペンによる肝臓損傷および，スカルキャップから単離した関連のジテルペンの肝臓への影響に関する文献（Mills and Bone 2005）より最近の分析では，両方のジテルペンはマウスにおいて肝毒性活性を示したが，スカルキャップジテルペンの有害作用は，試験動物の一部かつ少数の肝細胞に限られていたが，ジャーマンダージテルペンは広範囲で重傷な毒性を引き起こした。

スカルキャップネオクレロダン型ジテルペンは，ジャーマンダーからのトイクリンAによって引き起こされた肝毒性の構造的要件であるフラン環が欠けている（Fau et al. 1997; Furbee et al. 2006; Haouzi et al. 2000; Lekehal et al. 1996）。

有害事象と副作用　知見なし

薬理学的考察　知見なし

妊婦と授乳婦　科学的または伝統的文献において，妊娠中および授乳中におけるスカルキャップの安全性は不明である。本書では，妊娠中や授乳期間での使用に関する問題は確認されなかったが，最終的な安全性は確立されていない。

レビュー詳細

I. 薬やサプリメントとの相互作用

薬やサプリメントとの相互作用の臨床試験

確認されなかった。

被疑薬やサプリメントとの相互作用の症例報告

確認されなかった。

薬やサプリメントとの相互作用の動物試験

確認されなかった。

S

II. 有害事象

臨床試験で報告された有害事象　最大400mgまでの用量でフリーズドライしたスカルキャップ製剤の試験では，スカルキャップ群で有害事象は報告されず，プラセボ群で1つの有害事象が報告された（Wolfson and Hoffmann 2003）。

有害事象の症例報告　肝毒性のいくつかの症例は，通常他のハーブと組み合わせた製品で，スカルキャップを含むとラベル表示された物を摂取する人で報告されている。ほとんどの症例で，スカルキャップが肝毒性の原因として示唆された（Enlow 1996; Hullar et al. 1999; MacGregor et al. 1989）。しかし，スカルキャップは，肝毒性化合物を含有する植物のジャーマンダー（*Teucrium canadense*および*T. chamaedrys*）の2つの種と植物学的に似ている。情報の多くは，ジャーマンダー種がスカルキャップの混ぜ物であったことを認める（Applequist 2006; De Smet 1993; Gafner et al. 2003; Mills and Bone 2005; Sundaresan et al. 2006）。上記の症例報告の肝毒性は，多くはスカルキャップが原因ではないが，ジャーマンダーの代わりに，ミスルトゥ（*Viscum album*）のような他のハーブを摂取することが原因である（Wolfson and Hoffmann 2003）。

III. 薬理学および薬物動態学

ヒトの薬理学的研究　確認されなかった。

動物の薬理学的研究　確認されなかった。

***In vitro*の薬理学的研究**　スカルキャップからのジテルペノイド100 μg/mlでインキュベートした雄ラット肝細胞において，化合物はアポトーシスを引き起こした。CYP3Aによって形成された反応性代謝物は，細胞内カルシウムを増加させ，ミトコンドリア膜透過性遷移孔（MPTP）を開き，細胞チオールを枯渇させた。MPTP開口の阻害剤である，シクロスポリンAは，シトクロムc放出，カスパーゼ活性化，そしてアポトーシスを阻害した。カスパーゼ阻害剤もまたアポトーシスを阻害した（Haouzi et al. 2000）。

スカルキャップのエタノール，グリセリンおよび水抽出物は，薬物代謝酵素CYP3A4の有意な阻害を示した（Awad et al. 2003）。

IV. 妊婦と授乳婦

妊娠中および授乳中におけるスカルキャップの安全性に関する情報は確認されなかった。

V. 毒性研究

急性毒性

スカルキャップから単離したジテルペノイドの20mg単回用量（28～30g/animal）を投与したマウスでは，対照群と比較して，肝臓のカスパーゼの増加が認められた。スカルキャップで処置した1匹のマウスでは，アポトーシスはいくつかの肝細胞に影響を与えたが，スカルキャップで処置した他の2匹のマウスでは，ネクローシスがいくつかの肝細胞に影響を与えた。スカルキャップで処置した他の13匹のマウスでは有害作用は認められなかった。対照群，スカルキャップを投与された群，およびカスパーゼ阻害剤で前処置した群で，アポトーシスおよびネポトーシスは認められなかった（Haouzi et al. 2000）。

参考文献

Applequist, W. 2006. *The identification of medicinal plants: A handbook of the morphology of botanicals in commerce.* Austin, TX: American Botanical Council.

Awad, R., J.T. Arnason, V. Trudeau, et al. 2003. Phytochemical and biological analysis of skullcap (*Scutellaria lateriflora* L.): A medicinal plant with anxiolytic properties. *Phytomedicine* 10(8):640-649.

De Smet, P.A.G.M. 1993. *Adverse effects of herbal drugs, Volume 2.* Berlin: Springer.

Enlow, M. 1996. Herbal hepatotoxicity. *Pharmacol. Toxicol.* 21:162.

Fau, D., M. Lekehal, G. Farrell, et al. 1997. Diterpenoids from germander, an herbal medicine, induce apoptosis in isolated rat hepatocytes. *Gastroenterology* 113(4):1334-1346.

Furbee, R.B., K.S. Barlotta, M.K. Allen, and C.P. Holstege. 2006. Hepatotoxicity associated with herbal products. *Clin. Lab. Med.* 26(1):227-241.

Gafner, S., C. Bergeron, L.L. Batcha, et al. 2003. Analysis of *Scutellaria lateriflora* and its adulterants *Teucrium canadense* and *Teucrium chamaedrys* by LC-UV/MS, TLC, and digital photomicroscopy. *J. AOAC Int.* 86(3):453-460.

Haouzi, D., M. Lekehal, A. Moreau, et al. 2000. Cytochrome P 450-generated reactive metabolites cause mitochondrial permeability transition, caspase activation, and apoptosis in rat hepatocytes. *Hepatology* 32(2):303-311.

Hullar, T.E., B.L. Sapers, P.M. Ridker, et al. 1999. Herbal toxicity and fatal hepatic failure. *Am. J. Med.* 106(2):267-268.

Lekehal, M., D. Pessayre, J.M. Lereau, et al. 1996. Hepatotoxicity of the herbal medicine germander: Metabolic activation of its furano diterpenoids by cytochrome P 450 3A depletes cytoskeleton-associated protein thiols and forms plasma membrane blebs in rat hepatocytes. *Hepatology* 24(1):212-218.

MacGregor, F.B., V.E. Abernethy, S. Dahabra, I. Cobden, and P.C. Hayes. 1989. Hepatotoxicity of herbal remedies. *Br. Med. J.* 299(6708):1156.

Mills, S., and K. Bone. 2005. *The essential guide to herbal safety.* St. Louis: Elsevier.

Sundaresan, P.R., S.A. Slavoff, E. Grundel, et al. 2006. Isolation and characterisation of selected germander diterpenoids from authenticated *Teucrium chamaedrys* and *T. canadense* by HPLC, HPLC-MS and NMR. *Phytochem. Anal.* 17:243-250.

Wolfson, P., and D.L. Hoffmann. 2003. An investigation into the efficacy of *Scutellaria lateriflora* in healthy volunteers. *Altern. Ther. Health Med.* 9(2):74-78.

Selenicereus grandiflorus (L.) Britton & Rose　サボテン科

一般名：ナイトブルーミングセレウス
英　名：night-blooming cereus
和　名：ダイリンチュウ，ゲッカビジン
異　名：*Cactus grandiflorus* L.，*Cereus grandiflorus*（L.）Mill.
別　名：queen-of-the-night
使用部位：花，茎

安全性クラス：2d
相互作用クラス：B

禁忌　推奨用量を超えないこと（Felter and Lloyd 1898; Mitchell 2003; Yarnell and Abascal 2003）.

他の注意事項　知見なし

薬やサプリメントとの相互作用　ナイトブルーミングセレウスの心臓活動に関する歴史的な記録（Felter and Lloyd 1898）は，ナイトブルーミングセレウスは心臓の治療中の人に注意して使用することを提案する。

注意　利尿薬（Felter and Lloyd 1898; Parke Davis 1894），付録2参照。

標準用量　標準用量は，チンキ剤として1日当たり10～20滴（Mitchell 2003）。

注釈　ある参考文献は，アルカロイドホルデニンの軽度な陽性変力作用を報告する（Williamson 2003）が，他の参考文献では，ホルデニンは非累積的であることを示す（List and Hörhammer 1973）。長期使用およびヒトの毒性に関する報告の欠如が，そのような影響は最小限である可能性が高いことを示唆する。

有害事象と副作用　知見なし

薬理学的考察　知見なし

妊婦と授乳婦　科学的または伝統的文献において，妊娠中および授乳中におけるナイトブルーミングセレウスの安全性は不明である。本書では，妊娠中や授乳期間での使用に関する問題は確認されなかったが，最終的な安全性は確立されていない。

レビュー詳細

I. 薬やサプリメントとの相互作用

薬やサプリメントとの相互作用の臨床試験
　確認されなかった。

被疑薬やサプリメントとの相互作用の症例報告
　確認されなかった。

薬やサプリメントとの相互作用の動物試験
　確認されなかった。

II. 有害事象

有害事象の症例報告　確認されなかった。

III. 薬理学および薬物動態学

ヒトの薬理学的研究　確認されなかった。

動物の薬理学的研究　確認されなかった。

*In vitro*の薬理学的研究　確認されなかった。

IV. 妊婦と授乳婦

妊娠中および授乳中におけるナイトブルーミングセレウスの安全性に関する情報は確認されなかった。

V. 毒性研究

確認されなかった。

参考文献

Felter, H.W., and J.U. Lloyd. 1898. *King's American dispensatory*. 18th ed., 3rd rev. 2 vols. Cincinnati: Ohio Valley Co.

List, P.H., and H. Hörhammer. 1973. *Hagers handbuch der pharmazeutischen praxis*. Berlin: Springer.

Mitchell, W.A. 2003. *Plant medicine in practice: Using the teachings of John Bastyr*. New York: Churchill Livingstone.

Parke Davis. 1894. *Descriptive catalogue of the laboratory products of Parke, Davis & Company*. Detroit: Press of Parke, Davis & Company.

Williamson, E.M. 2003. *Potter's herbal cyclopedia*. Saffron Walden, Essex: C.W. Daniel Co.

Yarnell, E., and K. Abascal. 2003. Botanicals for regulating heart rhythms. *Altern. Complement. Ther.* 9(3):125-129.

Senna spp.　マメ科

Senna alexandrina Mill.
一般名：センナ
英　名：senna
異　名：*Cassia acutifolia* Delile，*Cassia angustifolia* Vahl，*Cassia lanceolata* Forssk.，*Cassia senna* L.，*Senna acutifolia*（Delile）Batka，*Senna angustifolia*（Vahl）Batka

S

Senna spp.

アーユルヴェーダ名：*svarnapatri*
別　名：Alexandrian senna, Indian senna, Tinnevelly senna, true senna

Senna obtusifolia (L.) H.S. Irwin & Barneby
一般名：シックルポッドセンナ
英　名：sickle-pod senna
異　名：*Cassia obtusifolia* L.
中国名：決明子（*jue ming zi*）（種子）

Senna tora (L.) Roxb.
一般名：シックルポッドセンナ
英　名：sickle-pod senna
異　名：*Cassia tora* L.
別　名：foetid cassia, wild senna

生薬名：局（*C. angustifolia, C. acutifolia*の小葉）センナ
局外（*C. angustifolia, C. acutifolia*の果実）センナジツ（センナ実）
使用部位：果実（さや），葉

安全性クラス：2d
相互作用クラス：A

禁忌　腸閉塞，原因不明の腹痛，また腸炎（虫垂炎，大腸炎，クローン病，過敏性腸症候群，大腸メラノーゼ）の人に禁忌（Bradley 1992; De Smet 1993; Martindale and Reynolds 1996; Wichtl 2004）。

8日間を超える使用禁止（Bradley 1992; De Smet 1993; Leung and Foster 1996; List and Hörhammer 1973; Weiss and Meuss 2001; Wichtl 2004）。

他の注意事項　知見なし

薬やサプリメントとの相互作用　薬理学的考察参照。

センナやシックルポッドセンナのような刺激性瀉下薬の使用は，胃腸通過時間を低減するため，経口投与した薬剤の吸収を減少する可能性がある（Brinker 2001; De Smet 1993）。

標準用量　センナ葉：0.5〜3.0gを熱湯で10〜15分抽出したもの（Bensky et al. 2004; Weiss and Meuss 2001; Wichtl 2004）。

センノシドAおよびBの次の投与量を含む果実または葉：大人および12歳以上の子供での経口投与量は，1日当たりセンノシド12〜50mgを1回または2回。6歳〜12歳未満の子供での経口投与量は，1日当たりセンノシド6〜25mgを1回または2回。2歳〜6歳未満での経口投与量は，1日当たりセンノシド3〜12.5mgを1回または2回（FDA 1985）。

一般的にセンナ葉は主にセンノシドAおよびBからなる，ジアンスロン配糖体を1.5〜3%含む（Khan and Abourashed 2011）。

ヨーロッパ，インド，中国の薬局方では，センナ葉はセンノシドBとして算定された最低限2.5%のヒドロキシアントラセン配糖体を含む必要があると指定する。センナ果実は通常3〜5%のセンノシドを含む。ヨーロッパとインドの薬局方は，2つの種を*Senna alexandrina*として認識する。センノシドBとして算定されたヒドロキシアントラセン配糖体を，*S. acutifolia*は最低2.2%，*S. angustifolia*は最低3.4%含む必要がある。アントラキノン配糖体の割合は，葉およびさやで下剤化合物の成分が異なり，さやよりも葉の方で高い（Wichtl 2004）。

注意　刺激性瀉下薬（Bradley 1992; De Smet 1993; FDA 1985; Leng-Peschlow 1992a; Leung and Foster 1996; List and Hörhammer 1973; Martindale and Reynolds 1996; Weiss and Meuss 2001; Wichtl 2004; Williamson 2003），付録2参照。

注釈　センナ製品の適切な使用のための使用記録，症例報告，研究論文，推奨事項は，多くの場合果実（さや）または葉を区別せず，多くの参考文献はこれらの植物の両方に含まれるセンノシドを扱っている。特に指定しない限り，この項の情報は，センナの果実や葉の両方に関連している。

いくつかの機関は，センナ果実の製剤はセンナ葉よりも穏やかに作用することを言及する（Weiss and Meuss 2001; Wichtl 2004）。しかし，刺激性瀉下薬の長期使用に関する懸念は，果実と葉の両方に関連する。

米国ハーブ製品協会は，このハーブを充分量含有する製品には，以下のような商品表示をすることを制定している（AHPA 2011）：

注意：腹痛または下痢の場合はこの製品を用いてはならない。妊娠中または授乳中は，使用する前に医療従事者に相談すること。下痢や水様便が見られたときは，使用を中止すること。定められた用量を超えないこと。長期の使用は不可。

有害事象と副作用　過剰摂取では，センナは体液および電解質の損失とともに激しい腹痛および重度の下痢を引き起こす可能性がある（ESCOP 2003）。

肝炎の症例はセンナ果実および葉の慢性使用に関連がある（Beuers et al. 1991; Seybold et al. 2004; Soyuncu et al. 2008）。

6歳未満の子でのセンナ含有下剤の偶発的暴露は，センノシド15mg（成人の標準用量）以上を含む用量の摂取後に，重篤なおむつかぶれ，水疱形成，皮膚のかさぶたをもたら

した（Spiller et al. 2003）。

センナに対するアレルギー反応は，日常的にセンナさやダスト（Marks et al. 1991）および，毛染剤で使用する *Senna italica*（syn. *S. obovata*）のようなセンナ（Helin and Makinen-Kiljunen 1996）に暴露されている労働者で報告されている。

薬理学的考察　センナおよび他のアントラキノン下剤の長期使用は，結腸に茶色がかった色素沈着が現れる大腸メラノーシスを引き起こす可能性がある。大腸メラノーシスは無害な状態と認識されているが（Leng-Peschlow 1992c），一部の研究者は，その状態と結腸癌発生リスクの増加との関連の可能性を示唆した（Siegers et al. 1993b）。しかし，このリスクは，慢性的な便秘や食事のような他の交絡因子に起因する可能性がある（Sonnenberg and Müller 1993; van Gorkom et al. 1999）。

下剤としてのセンナまたはシックルポッドセンナの長期使用はカリウムの損失の原因となるかまたは悪化させる可能性があるため，強心配糖体，チアジド系利尿薬，コルチコステロイド，リコリス，および強心配糖体を含む植物と，センナまたはシックルポッドセンナとの併用は注意するべきである（Brinker 2001; De Smet 1993; ESCOP 2003）。

センナまたはシックルポッドセンナのような刺激性瀉下薬の使用は，胃腸通過時間を低減するため，経口投与した薬剤の吸収を減少する可能性がある（Brinker 2001; De Smet 1993）。

妊婦と授乳婦　いくつかの参考文献は，妊娠中のセンナ果実または種子やセンナ葉の使用は注意または監督下での使用を勧める（Bradley 1992; Chen and Chen 2004; ESCOP 2003）。

妊娠中のセンナのヒトへの研究のレビューは，2週〜9か月間のセンナの使用は，いくらかの副作用のみで優れた下剤効果を示した。センナは，早産または妊娠後期の出血傾向のある者を含むハイリスク妊娠においてさえも，子宮収縮を刺激することと関連がなかった（Leng-Peschlow 1992b）。疫学的研究は，妊娠中にセンナベースの下剤を使用した母親の乳児で先天異常の欠如を示している（Ács et al. 2009; Ács et al. 2010）。

下剤の様々な安全性の評価では，センナは果実と葉を区別することなく，妊娠中や授乳中に選択できる下剤であると結論付けた（Gattuso and Kamm 1994）。

動物研究では，堕胎，催奇形性または胎児毒性作用の欠如を示し，ヒツジを対象としたある研究では，センナは子宮収縮を刺激しなかったことを示した（Garcia-Villar 1988; Mengs 1986）。

米国小児科学会は，センナは通常授乳中に使用可能な製品として分類している（AAP 2001）。センナからの下剤化合物は母乳に移行することが示されているが，センナを摂取した母親の乳児で，下剤作用は認められていない（Baldwin 1963; Faber and Strenge-Hesse 1988; Werthmann and Krees 1973）。

レビュー詳細

I. 薬やサプリメントとの相互作用

薬やサプリメントとの相互作用の臨床試験

確認されなかった。

被疑薬やサプリメントとの相互作用の症例報告

7年間ワルファリンを使用して状態が安定していた女性で，致命的な出血が報告された。女性は出血が起きる数か月前に“センナを含有する下剤”（植物の部分は記載されていない）の使用を開始していた。INR値（血液凝固試験の結果を報告するために使用される標準化スケール，INR値の上昇は血液凝固の遅延を示す）の上昇が出血に関連して報告され，数週間のセンナ使用に有意に増加したセンナ誘発性下痢に関連していた。報告した医師は，下痢は，ビタミンKの吸収を減少させ，出血のリスクを増加させうることを示した（Kittisupamongkol et al. 2008）。

薬やサプリメントとの相互作用の動物試験

確認されなかった。

II. 有害事象

有害事象の症例報告　52歳の女性は，3年以上にわたって乾燥したセンナ果実70gから作ったお茶を1日当たり1リットル摂取した後に，重篤な肝毒性を発症した（Vanderperren et al. 2005）。高レベルのカドミウムおよび水銀が女性の尿中で発見されたが，センナ製品の分析では，カドミウムおよび水銀の汚染を示さなかった（Vanderperren et al. 2005）。

肝炎は，薬物代謝酵素CYP2D6の異型体とともに28歳の女性で報告された。女性は週に3〜4リットルのビールを摂取しており，センナ葉を含むハーブ茶もまた摂取していた（投与量，期間，および他の成分の存在は特定されなかった）。お茶の再投与は肝臓酵素レベルの上昇をもたらした（Seybold et al. 2004）。

不特定の期間，週に2回，センナ葉茶を10g摂取していた26歳の女性で，肝炎が報告された。肝炎を引き起こす1か月前，1日当たりセンノシドBを100g含むセンナ果実もまた摂取していた。センナ製品のこの組み合わせの投与量は，推奨用量の10倍であるとして言及された。肝臓酵素レベルは，センナ製品の摂取中止後に正常に戻った（Beuers et al. 1991）。

1日当たりセンナ葉茶（お茶を作るために使用したセンナの量は特定されなかった）200mlを2年間摂取していた42歳の女性で，門脈血栓症が報告された（Soyuncu et al. 2008）。

1日おきに，センナの葉および果実のお茶（リコリス，マロー，フェンネル，キャラウェイと一緒に）を2か月間摂取していた85歳の男性で，麻痺性回腸が報告された。状態が診断された時点では，男性は一過性脳虚血発作のために入院していた。彼は，高血圧，慢性閉塞性気管支肺炎，胆石症，および5年間の便秘の既往があり，便秘のために，15〜30日間毎日浣腸の使用とともに，ラクツロース，ビサコジル，ピコスルファートナトリウムを服用していた（Sossai et al. 2007）。

6歳未満の子供におけるセンナ含有下剤への偶発的暴露の研究では，33%が重度のおむつかぶれを経験し，10%が水疱形成および皮膚のかさぶたをもたらした。摂取量は15〜375mgの範囲であり，平均105mgであった（センノシドとしておそらく測定された）。およそ12%の子供が，単回用量のみ摂取し，そのうち数人の子供たちが重度のおむつかぶれ，または水疱形成および皮膚のかさぶたをもたらした。症状は，完全にトイレトレーニングを受けた子供たちに比べて，まだおむつをつけていた子どもたちが有意に悪化した（Spiller et al. 2003）。

主に神経性食欲不振の患者において，センナの長期間乱用に関連して，指や足の太鼓撥指形成が報告されている（Armstrong et al. 1981; Levine et al. 1981; Lim et al. 2008; Malmquist et al. 1980; Prior and White 1978; Silk et al. 1975）。

IgE-媒介の職業性喘息，アレルギー，鼻炎結膜炎が，日常的にセンナさやダストに暴露する労働者（Marks et al. 1991）および，毛染めで使用するセンナの種に暴露される労働者で報告されている（Helin and Makinen-Kiljunen 1996）。

III. 薬理学および薬物動態学

ヒトの薬理学的研究　大腸腫瘍発症に関連したアントラキノン下剤使用のリスクに関する前向きコホート研究では，結腸直腸腺腫または癌腫の発症にとって，アントラキノン使用の統計的に有意なリスクを示さなかった。肉眼的および高悪性度微視的大腸メラノーゼは，線腫または癌腫の発症にとって有意なリスクファクターではなかった（Nusko et al. 2000）。

大腸内視鏡検査を受けた2277人の患者の後ろ向き研究では，患者の下剤使用または大腸メラノーゼ，および大腸腫瘍との相関関係が調べられた。大腸線腫の増加は，大腸メラノーゼおよび下剤使用歴がある患者で認められた（Nusko et al. 1993）。

動物の薬理学的研究　60〜240mg/kgの単回または反復用量でセンナを経口投与したラット，マウス，モルモットにおいて，腸の血小板活性化因子へのセンナの影響は認められなかった（Capasso et al. 1993; Mascolo et al. 1992）。

1日当たり10または40mg/kgのセンノシドを23週間経口投与したラットで，結腸運動の慢性的な変化は認められなかった（Fioramonti et al. 1993）。

ラットまたはマウスの結腸における腸管筋のニューロンの有意な損傷は，4または5か月間飲料水にセンノシドの下剤用量を与えられた後には認められなかった（Kiernan and Heinicke 1989）。

14日間，毎日センノシドを胃内投与したモルモットでは，盲腸および上部結腸の粘膜は茶色くなり，顕微鏡検査では細胞質の変性および結腸表面上皮におけるアポトーシスの増加を明らかにした（Mengs and Rudolph 1993）。

異常陰窩巣（前癌病変と推定された）の誘導および化学的に誘導した異常陰窩巣の発生率の増加は，センナからのアントラキノン配糖体を最大0.2%まで含む餌を56日間与えたラットで認められなかった（Mereto et al. 1996）。

***In vitro*の薬理学的研究**　確認されなかった。

IV. 妊婦と授乳婦

参考文献では，妊娠中のセンナ果実または種子やセンナ葉の使用は注意または監督下での使用を勧める（Bradley 1992; Chen and Chen 2004; ESCOP 2003）。

妊娠中のセンナの安全性のレビューは，2週間〜9か月間，センナまたは様々なセンナ製剤およびサイリウム種子を組み合わせた9人のヒトへの研究では，いくらかの副作用のみで優れた下剤の有効性を示した。センナは，早産または妊娠後期での出血傾向のある者を含むハイリスク妊娠においてさえも，子宮収縮を刺激することと関連がなかった（Leng-Peschlow 1992b）。

先天性奇形の疫学的研究では，先天性奇形のある22,843人の乳児が含まれた。これらの乳児のうち，506人は母親が妊娠中にセンナを摂取していた。研究に追加された38,151人の通常乳児もまた，母親が妊娠中にセンナを使用したことが確認された。日用量は，センノシドAおよびBの10〜30mgの範囲であり，ほとんどの妊婦は1日当たり20mg使用した。著者は，センナの処置は，便秘のある妊婦の子における先天性異常のリスクとは関連がなかったと結論付けた（Ács et al. 2009）。

センノシドを投与したラットまたはウサギにおいて，高用量が投与された場合でも，流産，催奇形性，胎児毒性作用は認められなかった（Mengs 1986）。妊娠中のヒツジにおける筋電図の研究は，センノシドによる子宮収縮のいかなる刺激も示さず，収縮頻度のわずかな阻害が認められた（Garcia-Villar 1988）。

米国小児科学会は，センナは通常授乳中に使用可能な製品として分類している（AAP 2001）。

1日当たりセンノシド15mgを含むセンナの用量を3日間投与された授乳婦では，およそ0.007%のセンノシド用量（レインとして算出された）が，母乳中に検出された。乳児の排便習慣における処置の影響は認められなかった（Faber and Strenge-Hesse 1988）。

センノシドAおよびB8.6mg含有のセンナの単回用量を投与された授乳中の女性は，数人の乳児が下痢を発症した。しかし，投与量を倍増しても下痢を引き起こさず，下痢は母体の下剤摂取以外の他の原因に起因することを示唆する（Werthmann and Krees 1973）。

授乳中の母親は，センナから作られた粒状製品をティースプーン1杯投与された場合，乳児の排便習慣への影響は認められなかった。この製品はセンナ果実450mgの総活性成分に相当すると説明された。著者らは，この研究は，乳児の排泄習慣に対する影響の欠如を示した（Baldwin 1963）。

V. 毒性研究

急性毒性

マウスおよびラットに経口投与したセンノシドのLD_{50}は5g/kgであり，重篤な下痢の後の水分および電解質の損失に起因する死亡が確認された（Mengs 1988）。

短期毒性

1日当たり5，10，20mg/kgの用量でセンノシドを4週間経口投与したラットで，有意な有害作用は認められなかった。20mg/kgの投与群では，腎臓の重量増加に伴って緩下剤作用が認められた（Mengs 1988）。

1日当たり最大500mg/kgまでのセンノシドを4週間経口投与したイヌで，有害作用は認められなかった（Mengs 1988）。

1日当たり1，5，10 g/kgの用量でセンナの生の果実および葉を経口投与したヤギでは，30日以内に数匹のヤギが死亡した。総タンパクは減少したが，アスパラギン酸アミノトランスフェラーゼ，アンモニア，尿素，総コレステロールの血清濃度は増加した（El Sayed et al. 1983）。

亜慢性毒性

1日当たり100，300，750，1500mg/kgのセンナさやを最大13週間まで投与したラットでは，用量および治療関連の臨床兆候は，異常な便が確認された。300mg/kg以上を投与された動物で軽度の差が見られた。750または1500mg/kgを投与した動物では，血清および尿の両方の電解質での著しい変化が，絶対的および相対的腎臓重量の増加，および腎臓の黒色化を伴って認められた。しかし，いかなる腎機能障害の検査値にも兆候はなかった（Mengs et al. 2004）。

化学的に誘発された大腸腫瘍の促進は，1日当たりセンノシド0.03%を含む餌を20週間与えたマウスでは認められず，肝毒性および腎毒性の血清電解質およびパラメータで有意な変化は認められなかった（Siegers et al. 1993a）。

慢性毒性

1日当たり30または60mg/kgのセンナ果実抽出物を2年間与えたラットでは，異常腺窩巣の誘発は認められなかった。センナ果実抽出物の投与は，腫瘍を誘発した動物で，腫瘍発生を阻害した（Borrelli et al. 2005）。

1日当たりセンナ果実抽出物100mg/kg（慢性の下痢を誘発した用量）を13～28週間投与したラットでは，化学的に誘導された腫瘍の増加が認められた。1日当たりセンナ果実抽出物10mg/kg（便通を引き起こした用量）を投与したラットでは，異常腺窩巣の誘発は認められず，化学的に誘発された腫瘍の促進は見られなかった（Mascolo et al. 1999）。

飲料水を介して1日当たり5，15，25mg/kgの精製センナ抽出物を2年間投与したラットでは，胃腸管，肝臓，腎臓，および副腎の腫瘍発生率の増加は認められなかった（Lyden-Sokolowski et al. 1993）。

1日当たり25または100mg/kgのセンノシドを6か月経口投与したラットでは，低用量ではわずかな軟便を引き起こしたが，高用量では激しい下痢をもたらした。血液学的および尿に有意な差は認められなかった（Mengs 1988）。

遺伝毒性

センナ抽出物を2g/kg（レイン119mg/kg，アロエエモジン5.74mg/kgおよびエモジン0.28mg/kgに相当）を経口投与したマウスでは，骨髄細胞における小核レベルの上昇は認められなかった（Mengs et al. 1999）。

エイムス試験（5000 μg/plateまでの濃度），マウスリンパ腫前進突然変異試験（代謝活性化なしで5000 μg/ml，および活性化ありで4000 μg/mlまで），またはマウス小核試験において，センノシドの変異原性は認められなかった（Mengs 1988）。

ネズミチフス菌復帰試験では，センナ配糖体は，肝臓ミクロソームの非存在および存在下におけるTA102株の変異頻度のわずかだが有意な増加を除き，すべての菌株で不活性であった。センナ果実およびセンナ葉の抽出物は，肝臓ミクロソームの存在下でのTA97a株，TA100株，TA102株および，肝臓ミクロソームの非存在下でのTA97a株 およびTA102株で弱い活性を示した。変異頻度の有意な増加（上記の頻度の3～5倍）は，肝臓ミクロソームの存在下でのTA98株において，全ての抽出物で認められた。さらにこの活性は，センナ果実抽出物のヘスペリジナーゼでの酵素加水分解を増加させ，ケンフェロールおよびクエルセチンの放出と相関する可能性があり，変異原性はこれらの植物材料のアントラキノン含有のみに起因するものではない可能性を示唆する。変異頻度の有意な増加（上記の頻度の3～5倍）は，肝臓ミクロソームの存在下でのTA98株におけるすべての抽出物で認められた（Sandnes et al. 1992）。

遺伝毒性試験はセンナ果物，センナ葉抽出物，センノシド，レイン，アロエエモジンを用いて実施された。センナ果実，センノシドおよびレインは，次の試験システムで変異頻度を増加させなかった：細菌系，哺乳類細胞培養試験，

S

マウスリンパ腫試験，チャイニーズハムスター卵巣（CHO）細胞での染色体異常試験，骨髄小核試験，染色体異常試験，メラノブラスト細胞試験。アロエエモジンでの変異原性は，CHO細胞での染色体異常試験およびサルモネラ復帰突然変異試験での*in vitro*のみで認められた。V79細胞を用いた*in vitro*の遺伝子突然変異試験では，アロエエモジンの変異原性の可能性は認められなかった。*in vivo*研究では，アロエエモジンの変異原作用を示さず，アロエエモジンは，雄ラットの肝細胞を用いて行った*ex vivo*研究で，不定期DNA合成を誘導しなかった（Heidemann et al. 1993）。

センナ葉の水抽出物は，遺伝毒性および変異原性のための4つの試験においてテストされた：大腸菌の培養，細菌の発育阻害，復帰突然変異試験，プラスミドDNAにおけるDNA鎖切断分析。抽出物は，無細胞系でのプラスミドDNAで単一および二重鎖切断を引き起こしたが，大腸菌株試験では，細胞毒性および変異原性を引き起こさなかった（Silva et al. 2008）。

センナからのアントラキノンまたはセンナ抽出物でのそれらの等量を経口投与したマウスでは，染色体異常数の増加および骨髄細胞中の異常細胞は認められなかった（Mukhopadhyay et al. 1998）。

チャイニーズハムスター卵巣細胞試験では，代謝活性化の有無に関わらず，溶解度の限界までの濃度において，化合物クリソファノールの染色体異常誘発活性は認められなかった（Mengs et al. 2001）。

参考文献

AAP. 2001. Transfer of drugs and other chemicals into human milk. American Academy of Pediatrics, Committee on Drugs. *Pediatrics* 108(3):776-789.

AHPA. July 2011. Code of Ethics & Business Conduct. Silver Spring, MD: American Herbal Products Association.

Ács, N., F. Bánhidy, E.H. Puhó, and A.E. Czeizel. 2009. Senna treatment in pregnant women and congenital abnormalities in their offspring: A population-based case-control study. *Repro. Toxicol.* 28 (1):100-104.

Ács, N., F. Bánhidy, E.H. Puhó, and A.E. Czeizel. 2010. No association between severe constipation with related drug treatment in pregnant women and congenital abnormalities in their offspring: A population based case control study. *Congen. Anom.* 50 (1):15-20.

Armstrong, R.D., A.J. Crisp, R. Grahame, and D.L. Woolf. 1981. Hypertrophic osteoarthropathy and purgative abuse. *Br. Med. J.* 282(6279):1836.

Baldwin, W.F. 1963. Clinical study of senna administration to nursing mothers: Assessment of effects on infant bowel habits. *Can. Med. Assoc. J.* 89:566-568.

Bensky, D., S. Clavey, and E. Stöger. 2004. *Chinese herbal medicine: Materia medica*. 3rd ed. Seattle: Eastland Press.

Beuers, U., U. Spengler, and G.R. Pape. 1991. Hepatitis after chronic abuse of senna. *Lancet* 337(8737):372-373.

Borrelli, F., R. Capasso, G. Aviello, et al. 2005. Senna and the formation of aberrant crypt foci and tumors in rats treated with azoxymethane. *Phytomedicine* 12(6-7):501-505; discussion 505.

Bradley, P.R. 1992. *British herbal compendium: A handbook of scientific information on widely used plant drugs*. Bournemouth, UK: British Herbal Medicine Association.

Brinker, F. 2001. *Herb contraindications and drug interactions*. 3rd ed. Sandy, OR: Eclectic Medical Publications.

Capasso, F., A.A. Izzo, N. Mascolo, G. Autore, and G. Di Carlo. 1993. Effect of senna is not mediated by platelet-activating factor. *Pharmacology* 47(Suppl. 1):58-63.

Chen, J.K., and T.T. Chen. 2004. *Chinese medical herbology and pharmacology*. City of Industry, CA: Art of Medicine Press.

De Smet, P.A.G.M. 1993. *Adverse effects of herbal drugs, Volume 2*. Berlin: Springer.

El Sayed, N.Y., E.M. Abdelbari, O.M. Mahmoud, and S.E. Adam. 1983. The toxicity of cassia senna to Nubian goats. *Vet. Q.* 5(2):80-85.

ESCOP. 2003. *ESCOP monographs: The scientific foundation for herbal medicinal products*. 2nd ed. Exeter, UK: European Scientific Cooperative on Phytotherapy.

Faber, P., and A. Strenge-Hesse. 1988. Relevance of rhein excretion into breast milk. *Pharmacology* 36(Suppl. 1):212-220.

FDA. 1985. 21 CFR Part 334: Laxative products for over-the-counter human use; tentative final monograph. U.S. Food and Drug Administration. *Federal Register.* 15 January 1985; 50(10):2124-2158.

Fioramonti, J., C. Dupuy, and L. Bueno. 1993. In vivo motility of rat colon chronically pretreated with sennosides. *Pharmacology* 47(Suppl. 1):155-161.

Garcia-Villar, R. 1988. Evaluation of the effects of sennosides on uterine motility in the pregnant ewe. *Pharmacology* 36 (Suppl. 1):203-211.

Gattuso, J.M., and M.A. Kamm. 1994. Adverse effects of drugs used in the management of constipation and diarrhoea. *Drug Saf.* 10(1):47-65.

Heidemann, A., H.G. Miltenburger, and U. Mengs. 1993. The genotoxicity status of senna. *Pharmacology* 47(Suppl. 1):178-186.

Helin, T., and S. Makinen-Kiljunen. 1996. Occupational asthma and rhinoconjunctivitis caused by senna. *Allergy* 51(3):181-184.

Khan, I.A., and E.A. Abourashed. 2011. *Leung's encyclopedia of common natural ingredients: Used in food, drugs and cosmetics*. Hoboken, NJ: John Wiley & Sons.

Kiernan, J.A., and E.A. Heinicke. 1989. Sennosides do not kill myenteric neurons in the colon of the rat or mouse. *Neuroscience* 30(3):837-842.

Kittisupamongkol, W., V. Nilaratanakul, and W. Kulwichit. 2008. Near-fatal bleeding, senna, and the opposite of lettuce. *Lancet* 371(9614):784.

Leng-Peschlow, E. 1992a. Classification of senna as a laxative. *Pharmacology* 44(Suppl. 1):6-9.

Leng-Peschlow, E. 1992b. Risk assessment for senna during pregnancy. *Pharmacology* 44(Suppl. 1):20-22.

Leng-Peschlow, E. 1992c. Senna and pseudomelanosis coli. *Pharmacology* 44(Suppl. 1):33-35.

Leung, A.Y., and S. Foster. 1996. *Encyclopedia of common natural ingredients used in food, drugs, and cosmetics*. 2nd ed. New York: Wiley.

Levine, D., A.W. Goode, and D.L. Wingate. 1981. Purgative abuse associated with reversible cachexia, hypogammaglobulinaemia, and finger clubbing. *Lancet* 1(8226):919-920.

Lim, A.K., D.H. Hooke, and P.G. Kerr. 2008. Anorexia nervosa and senna misuse: Nephrocalcinosis, digital clubbing and hypertrophic osteoarthropathy. *Med. J. Aust.* 188(2):121-122.
List, P.H., and H. Hörhammer. 1973. *Hagers handbuch der pharmazeutischen praxis*. Berlin: Springer.
Lyden-Sokolowski, A., A. Nilsson, and P. Sjoberg. 1993. Two-year carcinogenicity study with sennosides in the rat: Emphasis on gastro-intestinal alterations. *Pharmacology* 47(Suppl. 1):209-215.
Malmquist, J., B. Ericsson, M.B. Hulten-Nosslin, J.O. Jeppsson, and O. Ljungberg. 1980. Finger clubbing and aspartylglucosamine excretion in a laxative-abusing patient. *Postgrad. Med. J.* 56(662):862-864.
Marks, G.B., C.M. Salome, and A.J. Woolcock. 1991. Asthma and allergy associated with occupational exposure to ispaghula and senna products in a pharmaceutical work force. *Am. Rev. Respir. Dis.* 144(5):1065-1069.
Martindale, W., and J.E.F. Reynolds. 1996. *The extra pharmacopoeia*. 31st ed. London: Pharmaceutical Press.
Mascolo, N., E. Mereto, F. Borrelli, et al. 1999. Does senna extract promote growth of aberrant crypt foci and malignant tumors in rat colon? *Dig. Dis. Sci.* 44(11):2226-2230.
Mengs, U. 1986. Reproductive toxicological investigations with sennosides. *Arzneimittelforschung* 36:1355-1358.
Mengs, U. 1988. Toxic effects of sennosides in laboratory animals and in vitro. *Pharmacology* 36:180-187.
Mengs, U., W. Grimminger, G. Krumbiegel, et al. 1999. No clastogenic activity of a senna extract in the mouse micronucleus assay. *Mutat. Res.* 444(2):421-426.
Mengs, U., J. Mitchell, S. McPherson, R. Gregson, and J. Tigner. 2004. A 13-week oral toxicity study of senna in the rat with an 8-week recovery period. *Arch. Toxicol.* 78(5):269-275.
Mengs, U., and R.L. Rudolph. 1993. Light and electron-microscopic changes in the colon of the guinea pig after treatment with anthranoid and non-anthranoid laxatives. *Pharmacology* 47(Suppl. 1):172-177.
Mengs, U., D. Schuler, and R.R. Marshall. 2001. No induction of chromosomal aberrations in Chinese hamster ovary cells by chrysophanol. *Mutat. Res.* 492(1-2):69-72.
Mereto, E., M. Ghia, and G. Brambilla. 1996. Evaluation of the potential carcinogenic activity of senna and cascara glycosides for the rat colon. *Cancer Lett.* 101(1):79-83.
Mukhopadhyay, M.J., A. Saha, A. Dutta, B. De, and A. Mukherjee. 1998. Genotoxicity of sennosides on the bone marrow cells of mice. *Food Chem. Toxicol.* 36(11):937-940.
Nusko, G., B. Schneider, G. Muller, J. Kusche, and E.G. Hahn. 1993. Retrospective study on laxative use and melanosis-coli as risk-factors for colorectal neoplasm. *Pharmacology* 47:234-241.
Nusko, G., B. Schneider, I. Schneider, C. Wittekind, and E.G. Hahn. 2000. Anthranoid laxative use is not a risk factor for colorectal neoplasia: Results of a prospective case control study. *Gut* 46(5):651-655.
Prior, J., and I. White. 1978. Tetany and clubbing in patient who ingested large quantities of senna. *Lancet* 2(8096):947.
Rikans, L., and T. Yamano. 2001. Mechanisms of cadmium-mediated acute hepatotoxicity. *J. Biochem. Mol. Toxicol.* 14(2):110-117.
Sandnes, D., T. Johansen, G. Teien, and G. Ulsaker. 1992. Mutagenicity of crude senna and senna glycosides in *Salmonella typhimurium*. *Pharmacol. Toxicol.* 71(3, Pt. 1):165-172.
Seybold, U., N. Landauer, S. Hillebrand, and F.D. Goebel. 2004. Senna-induced hepatitis in a poor metabolizer. *Ann. Intern. Med.* 141(8):650-651.
Siegers, C.P., J. Siemers, and G. Baretton. 1993a. Sennosides and aloin do not promote dimethylhydrazine-induced colorectal tumors in mice. *Pharmacology* 47(Suppl. 1):205-208.
Siegers, C.P., E. Vonhertzberglottin, M. Otte, and B. Schneider. 1993b. Anthranoid laxative abuse—A risk for colorectal-cancer. *Gut* 34(8):1099-1101.
Silk, D.B., J.A. Gibson, and C.R. Murray. 1975. Reversible finger clubbing in a case of purgative abuse. *Gastroenterology* 68(4, Pt. 1):790-794.
Silva, C.R., M.R. Monteiro, H.M. Rocha, et al. 2008. Assessment of antimutagenic and genotoxic potential of senna (*Cassia angustifolia* Vahl.) aqueous extract using in vitro assays. *Toxicol. In Vitro* 22(1):212-218.
Sonnenberg, A., and A.D. Müller. 1993. Constipation and cathartics as risk factors of colorectal cancer: A meta-analysis. *Pharmacology* 47(Suppl. 1):224-233.
Sossai, P., C. Nasone, and F. Cantalamessa. 2007. Are herbs always good for you? A case of paralytic ileum using a herbal tisane. *Phytother. Res.* 21(6):587-588.
Soyuncu, S., Y. Cete, and A. Nokay. 2008. Portal vein thrombosis related to *Cassia angustifolia*. *Clin. Toxicol. (Phila.)* 46(8):774-777.
Spiller, H.A., M.L. Winter, J.A. Weber, et al. 2003. Skin breakdown and blisters from senna-containing laxatives in young children. *Ann. Pharmacother.* 37(5):636-639.
van Gorkom, B., E. de Vries, and K. Kleibeuker. 1999. Review article: Anthranoid laxatives and their potential carcinogenic effects. *Aliment. Pharmacol. Ther.* 13(4):443-452.
Vanderperren, B., M. Rizzo, L. Angenot, et al. 2005. Acute liver failure with renal impairment related to the abuse of senna anthraquinone glycosides. *Ann. Pharmacother.* 39(7-8):1353-1357.
Weiss, R.F., and A.R. Meuss. 2001. *Weiss's herbal medicine*. Classic ed. Stuttgart: Thieme.
Werthmann, M.W., Jr., and S.V. Krees. 1973. Quantitative excretion of Senokot in human breast milk. *Med. Ann. Dist. Columbia* 42(1):4-5.
Wichtl, M. 2004. *Herbal drugs and phytopharmaceuticals: A handbook for practice on a scientific basis*. 3rd ed. Boca Raton, FL: CRC Press.
Williamson, E.M. 2003. *Potter's herbal cyclopedia*. Saffron Walden, Essex: C.W. Daniel Co.

Serenoa repens (W. Bartram) Small　ヤシ科

一般名： ソウパルメット
英　名： saw palmetto
和　名： ノコギリヤシ
異　名： *Sabal serrulata* (Michx.) Nutt. ex Schult. & Schult. f., *Serenoa serrulata* (Michx.) G. Nichols.
別　名： sabal palm
使用部位： 果実

安全性クラス：1
相互作用クラス：A
禁忌　知見なし
他の注意事項　知見なし
薬やサプリメントとの相互作用　知見なし
注釈　近年の研究によれば，いろいろな種類のソウパルメット果実の抽出物には，通常85%以上の天然由来の脂肪酸が含まれていることがわかった。特に明記しない限り，以下に引用される参考文献は，ソウパルメット果実標準化エキスを扱う。
有害事象と副作用　ソウパルメット臨床試験および症例報告のシステマティックレビューおよびメタ分析では，有害事象はプラセボと同様であり，通常，ソウパルメットは良好な忍容性があった（Agbabiaka et al. 2009; Tacklind et al. 2009; Wilt et al. 2002）。ソウパルメットの安全性に関するヒトへの研究では，有害事象，ビリルビンレベル，尿検査，または前立腺特異抗原レベルに関して，ソウパルメットと治療群間で有意差を示さなかった（Avins et al. 2008）。

"「患者」によるとソウパルメットが含まれていたと言うラベルなしの即時調製"の局所適用に対するアレルギー反応が報告されている（Sinclair et al. 2002）。膵炎（Jibrin et al. 2006）および手術中の出血（Cheema et al. 2001）の単一の症例がソウパルメット（追加の説明は提供されなかった）を摂取していた人で報告されている。胆汁うっ滞性肝炎の症例が，ソウパルメットを含む多成分製品と関連があった。治療していた医師は，その症例にとっての"おそらく最も関連する活性成分"は"エストロゲンおよび抗アンドロゲン作用"によると説明した（Hamid et al. 1997）。
薬理学的考察　ヒトに対する研究では，薬物代謝酵素CYP3A4，CYP2D6，CYP1A2，CYP2E1におけるソウパルメットの影響は認められなかった（Gurley et al. 2004; Markowitz et al. 2003）。
妊婦と授乳婦　科学的または伝統的文献において，妊娠中および授乳中におけるソウパルメットの安全性は不明である。本書では，妊娠中や授乳期間での使用に関する問題は確認されなかったが，最終的な安全性は確立されていない。

ソウパルメットの典型的な使用は，前立腺の健康に対するものである。したがって，妊娠中または授乳中の女性が使用することは非常にまれである。

レビュー詳細

I. 薬やサプリメントとの相互作用

薬やサプリメントとの相互作用の臨床試験
　確認されなかった。
被疑薬やサプリメントとの相互作用の症例報告
　確認されなかった。
薬やサプリメントとの相互作用の動物試験
　確認されなかった。

II. 有害事象

臨床試験で報告された有害事象　ソウパルメットの臨床試験のメタ分析では，4～48週間持続した21のランダム化試験での3,139人の男性からのデータが評価された。ソウパルメット群の有害作用は，一般に軽度で，プラセボ群と同様であったと報告された。研究の離脱率は，ソウパルメット群は8.9%，プラセボ群で7.1%であり，フィナステリド群では9.0%であった。特有な有害事象は11の臨床試験で報告された。最も一般的な有害事象はインポテンスで，ソウパルメット群で1.1%，プラセボ群で0.7%，フィナステリド群で4.9%であった。胃腸の副作用はソウパルメットの男性で1.3%，プラセボ群で0.9%，フィナステリド群で1.5%と報告された（Wilt et al. 2002）。

良性前立腺肥大のある男性で，1年間1日当たり320mgのソウパルメットを摂取した安全性に関する研究では，重大または重大ではない有害事象における有意な差は，ソウパルメット群およびプラセボ群の間で報告されなかった。性機能，ビリルビン値，尿検査，前立腺特異抗原レベルにおける臨床的に有意な差は，ソウパルメット群およびプラセボ群の間で認められなかった（Avins et al. 2008）。
有害事象の症例報告　ソウパルメットに関連して報告された有害事象のシステマティックレビューでは，ソウパルメットはほとんどの使用者にとって良好な忍容性があり，重大な有害事象と関連がなかったことを示した。報告された有害事象は，腹痛，下痢，吐き気，疲労，頭痛，性欲減退，鼻炎を含み，軽度かつまれであり，可逆的として特徴づけられた（Agbabiaka et al. 2009）。ソウパルメットを摂取していた男性で，手術中の出血の1つの症例が報告された（Cheema et al. 2001）。膵炎（Jibrin et al. 2006）および長引いた胆汁うっ滞性肝炎（Hamid et al. 1997）の単一症例が報告されている。パッチテストによりアレルギー反応の単一症例が報告された（Sinclair et al. 2002）。

III. 薬理学および薬物動態学

ヒトの薬理学的研究　ヒトの臨床試験では，ソウパルメット抽出物は薬物代謝チトクロームP450酵素CYP3A4，CYP2D6，CYP1A2，CYP2E1に影響しなかった（Gurley et al. 2004; Markowitz et al. 2003）。男性のテストステロン，卵胞刺激ホルモン，黄体形成ホルモンにおけるソウパルメットの作用に関する試験では，ソウパルメットはホルモンに影響を与えなかった（Casarosa et al. 1988）。

1日当たり製造業者の推奨用量（量は特定されなかった）で2週間ソウパルメットカプセルを経口投与した健常な被験者では，プロトロンビン時間，部分トロンボプラスチン時間，トロンビン時間，出血時間，コラーゲン/エピネフリン，またはコラーゲン/アデノシン二リン酸を含む，血小板機能および他の血液学的パラメータへの影響は認められなかった。アスピリン（1日当たり325mg）は陽性対照として使用され，顕著に血小板機能を阻害した（Beckert et al. 2007）。

動物の薬理学的研究　確認されなかった。

***In vitro*の薬理学的研究**　*In vitro*スクリーニングにおけるハイスループットでは，ソウパルメット抽出物はCYP3A4，CYP2D6，CYP2C9の有意な阻害を引き起こした（Yale and Glurich 2005）。

IV. 妊婦と授乳婦

ソウパルメットの典型的な使用は，前立腺の健康に対するものである。したがって，妊娠中または授乳中の女性が使用することは非常にまれである。

V. 毒性研究

急性毒性

マウス，ラット，モルモットにおける毒性試験において，ソウパルメットのエタノール抽出物のLD_{50}は，10g/kgまでの用量で決定することができなかった（Mills and Bone 2005）。

短期毒性

ラットの肝毒性試験で，ソウパルメットのヘキサン抽出物を9または23mg/kg/日を2週間与えたラットは，いかなる肝毒性の兆候も発症しなかった（Singh et al. 2007）。

慢性毒性

標準ヒト用量の360倍で6週間および標準ヒト用量の80倍で6か月間ラットにソウパルメットのエタノール抽出物を与えた慢性毒性試験では，いかなる有害作用も引き起こさなかった。6か月の毒性試験では，生殖能力は影響を受けなかったと報告された（Mills and Bone 2005）。エイムス試験では，変異原性の証拠は見られなかった（Degenring et al. 2001）。

参考文献

Agbabiaka, T.B., M.H. Pittler, B. Wider, and E. Ernst. 2009. *Serenoa repens* (saw palmetto): A systematic review of adverse events. *Drug Saf.* 32(8):637-647.

Avins, A.L., S. Bent, S. Staccone, et al. 2008. A detailed safety assessment of a saw palmetto extract. *Complement. Ther. Med.* 16(3):147-154.

Beckert, B.W., M.J. Concannon, S.L. Henry, D.S. Smith, and C.L. Puckett. 2007. The effect of herbal medicines on platelet function: An in vivo experiment and review of the literature. *Plast. Reconstr. Surg.* 120 (7):2044-2050.

Casarosa, C., M. Cosci di Coscio, and M. Fratta. 1988. Lack of effects of a lyposterolic extract of *Serenoa repens* on plasma levels of testosterone, follicle-stimulating hormone, and luteinizing hormone. *Clin. Ther.* 10(5):585-588.

Cheema, P., O. El-Mefty, and A.R. Jazieh. 2001. Intraoperative haemorrhage associated with the use of extract of saw palmetto herb: A case report and review of literature. *J. Intern. Med.* 250(2):167-169.

Degenring, F., A. Sokolowski, A. Suter, and M. Weber. 2001. *Salmonella typhimurium* reverse mutation assay with the *Serenoa repens* extract Prostasan®. *Eur. Phytoj.* 2.

Gurley, B.J., S.F. Gardner, M.A. Hubbard, et al. 2004. *In vivo* assessment of botanical supplementation on human cytochrome P450 phenotypes: *Citrus aurantium*, *Echinacea purpurea*, milk thistle, and saw palmetto. *Clin. Pharmacol. Ther.* 76(5):428-440.

Hamid, S., S. Rojter, and J. Vierling. 1997. Protracted cholestatic hepatitis after the use of Prostata. *Ann. Intern. Med.* 127(July):169-170.

Jibrin, I., A. Erinle, A. Saidi, and Z.Y. Aliyu. 2006. Saw palmetto-induced pancreatitis. *South. Med. J.* 99(6):611-612.

Markowitz, J.S., J.L. Donovan, C.L. Devane, et al. 2003. Multiple doses of saw palmetto (*Serenoa repens*) did not alter cytochrome P450 2D6 and 3A4 activity in normal volunteers. *Clin. Pharmacol. Ther.* 74(6):536-542.

Mills, S., and K. Bone. 2005. *The essential guide to herbal safety*. St. Louis: Elsevier.

Sinclair, R.D., R.S. Mallari, and B. Tate. 2002. Sensitization to saw palmetto and minoxidil in separate topical extemporaneous treatments for androgenetic alopecia. *Australas. J. Dermatol.* 43(4):311-312.

Singh, Y.N., A.K. Devkota, D.C. Sneeden, K.K. Singh, and F. Halaweish. 2007. Hepatotoxicity potential of saw palmetto (*Serenoa repens*) in rats. *Phytomedicine* 14(2):204-208.

Tacklind, J., R. MacDonald, I. Rutks, and T.J. Wilt. 2009. *Serenoa repens* for benign prostatic hyperplasia. *Cochrane Database Syst. Rev.* 2:CD001423.

Wilt, T., A. Ishani, and R. Mac Donald. 2002. *Serenoa repens* for benign prostatic hyperplasia. *Cochrane Database of Syst. Rev.* 3:CD001423.

Yale, S.H., and I. Glurich. 2005. Analysis of the inhibitory potential of *Ginkgo biloba*, *Echinacea purpurea*, and *Serenoa repens* on the metabolic activity of cytochrome P450 3A4, 2D6, and 2C9. *J. Altern. Complement. Med.* 11(3):433-439.

S

Sesamum indicum L.　ゴマ科

一般名：セサミ

英　名：sesame

和　名：ゴマ

生薬名：局（種子）ゴマ（胡麻）

異　名：*Sesamum orientale* L.

アーユルヴェーダ名：*tila*

Sesamum indicum

使用部位：種子

安全性クラス：1

相互作用クラス：A

禁忌　知見なし

他の注意事項　知見なし

薬やサプリメントとの相互作用　知見なし

有害事象と副作用　セサミは，食物アレルギーの一般的な原因物質である（Aaronov et al. 2008; Agne et al. 2004; Gangur et al. 2005）。セサミに対するアナフィラキシー反応を含む重症なアレルギー反応が報告され，皮膚プリックテストによって確認された（Agne et al. 2004; Asero et al. 1999; Caminiti et al. 2006; Dalal et al. 2003; Derby et al. 2005; Gangur et al. 2005; James et al. 1991; Morisset et al. 2003; Panizzolo et al. 2005）。

薬理学的考察　動物研究は，セサミ（餌の10%）の非常に高い用量は，エストロゲン受容体陽性ヒト乳癌腫瘍のあるマウスにおいて，エストロゲン受容体アンタゴニストタモキシフェンの作用を弱めたことを示した（Sacco et al. 2007）。

妊婦と授乳婦　科学的または伝統的文献において，妊娠中および授乳中におけるセサミの安全性は不明である。本書では，妊娠中や授乳期間での使用に関する問題は確認されなかったが，最終的な安全性は確立されていない。

レビュー詳細

I. 薬やサプリメントとの相互作用

薬やサプリメントとの相互作用の臨床試験

確認されなかった。

被疑薬やサプリメントとの相互作用の症例報告

確認されなかった。

薬やサプリメントとの相互作用の動物試験

閉経前に似せた条件としてエストロゲン受容体陽性ヒト乳癌細胞（MCF-7）下での卵巣摘出胸腺欠損マウスは，10%のセサミ種子を含む餌を与えられ，タモキシフェンペレット（5mgを60日）を移植された。結果は，セサミは腫瘍増殖を阻害せず，タモキシフェンの抗腫瘍性を打ち消す傾向があったことを示した。セサミ単独およびタモキシフェンとの組み合わせは大腿骨の生体力学的強度を増強したが，大腿骨や腰椎のいずれでも，骨ミネラル含有および骨密度での差を引き起こさなかった（Sacco et al. 2007）。

II. 有害事象

有害事象の症例報告　セサミは，食物アレルギーの一般的な原因物質である。セサミアレルギーのレビューでは，ほとんどのセサミアレルギーは2つのタイプのいずれかが引き起こすことを示した。1つ目は，全身性アナフィラキシーとしてしばしば表現される即時型アレルギーであり，セサミタンパク質への皮膚プリックテストや免疫グロブリン（IgE）抗体検査結果で陽性であった。2つ目は，遅延型アレルギーであり，アレルギー性接触皮膚炎として現れる，セサミ油のリグニン様化合物に対する反応であった。セサミに対する即時型アレルギーのいくつかの症例では，皮膚プリックテストやIgE抗体検査に対して陰性であったが，経口負荷試験で確認された（Gangur et al. 2005）。

セサミへのアナフィラキシー反応が報告されている（Agne et al. 2004; Asero et al. 1999; Dalal et al. 2003; Derby et al. 2005; James et al. 1991; Morisset et al. 2003; Panizzolo et al. 2005）。

嘔吐，胸の圧迫感，咳，くしゃみ，全身の痒み，顔面紅斑，息切れ，喉頭浮腫を含む重度のアレルギー反応が，誤ってセサミペースト（タヒニ）を2回摂取した，セサミに対するアレルギーのある女性で報告された（Caminiti et al. 2006）。

食物アレルギーに疑いのあるイスラエルの子供達では，セサミアレルギーに陽性反応があった234人の子供のうち30人で，セサミはテストされたアレルゲンの中で最も共通する4つのうちの1つであった。30人のうち，70%はアトピーの既往があった。セサミへの反応は一般的にIgE媒介であった（Aaronov et al. 2008; Dalal et al. 2003）。

III. 薬理学および薬物動態学

ヒトの薬理学的研究　確認されなかった。

動物の薬理学的研究　1日当たり脱脂セサミの熱湯抽出物を4%含む餌を4週間与えた糖尿病マウスで，血漿グルコースおよび血清インスリン値の低下が認められた（Takeuchi et al. 2001）。

*In vitro*の薬理学的研究　確認されなかった。

IV. 妊婦と授乳婦

妊娠中および授乳中におけるセサミの安全性に関する情報は確認されなかった。

V. 毒性研究

確認されなかった。

参考文献

Aaronov, D., D. Tasher, A. Levine, et al. 2008. Natural history of food allergy in infants and children in Israel. *Ann. Allergy Asthma Immunol.* 101(6):637-640.

Agne, P.S., E. Bidat, P.S. Agne, F. Rance, and E. Paty. 2004. Sesame seed allergy in children. *Eur. Ann. Allergy Clin. Immunol.* 36(8):300-305.

Asero, R., G. Mistrello, D. Roncarolo, P.L. Antoniotti, and P. Falagiani. 1999. A case of sesame seed-induced anaphylaxis. *Allergy* 54(5):526-527.

Caminiti, L., D. Vita, G. Passalacqua, et al. 2006. Tahini, a little known sesame-containing food, as an unexpected cause of severe allergic reaction. *J. Invest. Allergol. Clin. Immunol.* 16(5):308-310.

Dalal, I., I. Binson, A. Levine, et al. 2003. The pattern of sesame sensitivity among infants and children. *Pediatr. Allergy Immunol.* 14(4):312-316.

Derby, C.J., M.H. Gowland, and J.O. Hourihane. 2005. Sesame allergy in Britain: A questionnaire survey of members of the Anaphylaxis Campaign. *Pediatr. Allergy Immunol.* 16(2):171-175.

Gangur, V., C. Kelly, and L. Navuluri. 2005. Sesame allergy: A growing food allergy of global proportions? *Ann. Allergy Asthma Immunol.* 95(1):4-11.

James, C., A. Williams-Akita, Y.A. Rao, L.T. Chiarmonte, and A.T. Scheider. 1991. Sesame seed anaphylaxis. *N.Y. State Med. J.* 91:457-458.

Morisset, M., D.A. Moneret-Vautrin, G. Kanny, et al. 2003. Thresholds of clinical reactivity to milk, egg, peanut and sesame in immunoglobulin E-dependent allergies: Evaluation by double-blind or single-blind placebo-controlled oral challenges. *Clin. Exp. Allergy* 33(8):1046-1051.

Panizzolo, C., M. Tura, and A. Barbato. 2005. Anaphylaxis to sesame paste. *Eur. Ann. Allergy Clin. Immunol.* 37(1):34-35.

Sacco, S.M., K.A. Power, J. Chen, W.E. Ward, and L.U. Thompson. 2007. Interaction of sesame seed and tamoxifen on tumor growth and bone health in athymic mice. *Exp. Biol. Med.* 232(6):754-761.

Takeuchi, H., L.Y. Mooi, Y. Inagaki, and P. He. 2001. Hypoglycemic effect of a hot-water extract from defatted sesame (*Sesamum indicum* L.) seed on the blood glucose level in genetically diabetic KK-Ay mice. *Biosci. Biotechnol. Biochem.* 65(10):2318-2321.

Sida cordifolia L.

アオイ科

一般名：ハートリーフサイダ
英　名：heart-leaf sida
和　名：マルバキンゴジカ
アーユルヴェーダ名：*bala*
別　名：country mallow, fanpetals, flannelweed, llima
使用部位：葉，根，種子

安全性クラス：1
相互作用クラス：A

禁忌　知見なし

他の注意事項　知見なし

薬やサプリメントとの相互作用　知見なし

注釈　ハートリーフサイダはエフェドリンを0.29～0.97%含む（Gunatilaka et al. 1980; Marchei et al. 2006)。米国食品医薬品局（FDA）は，エフェドリンアルカロイド含有栄養補助食品の販売を禁止した。ハートリーフサイダをエフェドリンアルカロイドを含有するものとして識別したことを2004年に宣言した（FDA 2004)。しかし，栄養補助食品でのエフェドリンの禁止の確立には，FDAはエフェドリンアルカロイドを含む"伝統的なアジアの医療"には適応しないことを述べた（FDA 2004)。

有害事象と副作用　知見なし

薬理学的考察　知見なし

妊婦と授乳婦　科学的または伝統的文献において，妊娠中および授乳中におけるハートリーフサイダの安全性は不明である。本書では，妊娠中や授乳期間での使用に関する問題は確認されなかったが，最終的な安全性は確立されていない。

レビュー詳細

I. 薬やサプリメントとの相互作用

薬やサプリメントとの相互作用の臨床試験
確認されなかった。

被疑薬やサプリメントとの相互作用の症例報告
確認されなかった。

薬やサプリメントとの相互作用の動物試験
確認されなかった。

II. 有害事象

有害事象の症例報告　確認されなかった。

III. 薬理学および薬物動態学

ヒトの薬理学的研究　確認されなかった。

動物の薬理学的研究　ハートリーフサイダの含水アルコール抽出物の水性画分を5または40mg/kg静脈内投与したラットでは，心拍数および血圧の低下が認められた（Medeiros et al. 2006)。その活性はバシシンに起因しており，2.5～10mg/kgの用量で静脈内投与したラットでは，低血圧および顕著な心拍数の減少を引き起こした（Silveira et al. 2003）。

*In vitro*の薬理学的研究　確認されなかった。

IV. 妊婦と授乳婦

妊娠中および授乳中におけるハートリーフサイダの使用に関する情報は確認されなかった。

V. 毒性研究

急性毒性

マウスに対するハートリーフサイダの水抽出物のLD_{50}は，経口投与において3g/kgまでの用量で決定することができなかった（Franzotti et al. 2000）。

マウスにおけるハートリーフサイダの含水アルコール抽出物のLD_{50}は，腹腔内投与で2.639 g/kgであるが，経口投与では5g/kgまでの用量で決定することができなかった（Franco et al. 2005）。同様に，マウスにおけるメタノール抽出物の経口LD_{50}は，5g/kgまでの用量で決定することができなかった（Philip and Venkataraman 2001）。

慢性毒性

ハートリーフサイダのメタノール抽出物を500mg/kgの経口用量で慢性的に投与したマウスにおいて，有害作用は報告されなかった（Philip and Venkataraman 2001）。

参考文献

FDA. 2004. Final rule declaring dietary supplements containing ephedrine alkaloids adulterated because they present an unreasonable risk. *Fed. Reg.* 69(28):6788-6854.

Franco, C.I., L.C. Morais, L.J. Quintans-Junior, R.N. Almeida, and A.R. Antoniolli. 2005. CNS pharmacological effects of the hydroalcoholic extract of *Sida cordifolia* L. leaves. *J. Ethnopharmacol.* 98(3):275-279.

Franzotti, E.M., C.V. Santos, H.M. Rodrigues, et al. 2000. Anti-inflammatory, analgesic activity and acute toxicity of *Sida cordifolia* L. (Malva-branca). *J. Ethnopharmacol.* 72(1-2):273-277.

Gunatilaka, A.A.L., S. Sotheeswaran, S. Balasubramaniam, A.I. Chandrasekara, and H.T. Badrasriyani. 1980. Studies on medicinal plants of Sri Lanka 3. Pharmacologically important alkaloids of some *Sida* species. *Planta Med.* 39(1):66-72.

Marchei, E., M. Pellegrini, R. Pacifici, P. Zuccaro, and S. Pichini. 2006. A rapid and simple procedure for the determination of ephedrine alkaloids in dietary supplements by gas chromatography-mass spectrometry. *J. Pharm. Biomed. Anal.* 41(5):1633-1641.

Medeiros, I.A., M.R. Santos, N.M. Nascimento, and J.C. Duarte. 2006. Cardiovascular effects of *Sida cordifolia* leaves extract in rats. *Fitoterapia* 77(1):19-27.

Philip, B.K., and S. Venkataraman. 2001. Evaluation of acute and chronic toxicity profile of *Sida cordifolia* Linn. in mice with respect to biochemical and hematological parameters. *Biomedicine* 21(2-3):65-70.

Silveira, A.L., M.A.S. Gomes, M.R.V. Santos, et al. 2003. Evaluation of the cardiovascular effects of vasicine, an alkaloid isolated from the leaves of *Sida cordifolia* L. (Malvaceae). *Rev. Bras. Farmacogn.* 13:37-39.

Silybum marianum (L.) Gaertn.　キク科

一般名：ミルクシスル

英　名：milk thistle

和　名：オオアザミ，マリアアザミ

別　名：Mary's thistle

使用部位：種子

安全性クラス：1

相互作用クラス：A

禁忌　知見なし

他の注意事項　知見なし

薬やサプリメントとの相互作用　知見なし

有害事象と副作用　ミルクシスル製品に対するアナフィラキシー反応を含むアレルギー反応が報告されている（Geier et al. 1990; Mironets and Krasovskaia 1990）。

薬理学的考察　ヒトに対する研究では，ミルクシスルが血糖値の調節を変化させる可能性があることを実証した（Huseini et al. 2006; Velussi et al. 1997）。糖尿病を持つ人は，使用前に有資格の医療従事者に相談し，血糖値を厳密に測定することを勧める。

ヒトでの研究は，ミルクシスルとインジナビル（DiCenzo et al. 2003; Mills et al. 2005; Piscitelli et al. 2002），ジゴキシン（Gurley et al. 2006b），またはイリノテカン（van Erp et al. 2005）との間に相互作用を示さなかった。

ヒトに対する研究ではCYP450において，ミルクシスルの臨床的に有意な影響はないことを示している（Fuhr et al. 2007; Gurley et al. 2004, 2006a, 2008; Rajnarayana et al. 2004; Rao et al. 2007）。薬物代謝酵素CYP3A4へのシリマリンの影響に関するヒトでの研究は，ある研究は酵素の誘導を示し，他の研究では示さなかったという，矛盾する結果を残している（Fuhr et al. 2007; Rao et al. 2007）。

妊婦と授乳婦　妊娠中におけるシリマリンの使用に関する限られたヒトおよび動物研究では，有害作用はないことを示している（Gonzalez et al. 1988; Hahn et al. 1968）。シリマリンを摂取していた授乳中の女性に関する研究では有害

作用は報告されなかった（Di Pierro et al. 2008）。

レビュー詳細

I. 薬やサプリメントとの相互作用

薬やサプリメントとの相互作用の臨床試験

14日間，1日当たり900mgのミルクシスル標準化エキスの投与前後に，ジゴキシン0.4mgの単回用量を経口投与した健常な被験者では，ジゴキシンとミルクシスルの間に相互作用は認めらなかった（Gurley et al. 2006b）。

21日間，1日当たり525mgのミルクシスル（459mgシリマリン含有）(Piscitelli et al. 2002)，または30日間，1日当たり1350mgのミルクシスルの投与前後に，インジナビルを4カプセル（800mgの用量）経口投与した健常な被験者で，インジナビルとミルクシスルの間に相互作用は認められなかった（Mills et al. 2005）。

14日間，1日当たり480mgのシリマリンの投与前後に，インジナビルを4カプセル（800mgの用量）経口投与した健常な被験者で，インジナビルとシリマリンの間に相互作用は認められなかった（DiCenzo et al. 2003）。

1週間に1回イリノテカン（125mg/m^2）で化学療法を受けた患者において，14日間，1日当たり200mgのミルクシスルを経口投与したところ，イリノテカンとミルクシスルの間に相互作用は認められなかった（van Erp et al. 2005）。

被疑薬やサプリメントとの相互作用の症例報告

確認されなかった。

薬やサプリメントとの相互作用の動物試験

確認されなかった。

II. 有害事象

臨床試験で報告された有害事象　臨床試験のシステマティックレビューでは，ミルクシスル群で報告された有害事象は，頻度が低く，事実上は軽度で，プラセボ群で報告された有害事象と区別できないものとして認められた（Jacobs et al. 2002; Mulrow et al. 2000）。

有害事象の症例報告　ある女性は，ミルクシスル製品の摂取後，発汗，吐き気，疝痛のある腹痛，下痢，嘔吐，衰弱および虚脱の反復発作を経験した（Adverse Drug Reactions Advisory Committee 1999）。詳細がないが，報告された有害事象の他の症例では，腹痛，吐き気，倦怠および不眠，および血小板減少症の1症例を含む（Adverse Drug Reactions Advisory Committee 1999）。これらの報告の症状は，肝疾患に関連した症状と同様であるが，患者はミルクシスルを摂取した可能性がある。

ミルクシスル茶摂取後のアナフィラキシー反応の症例，およびシリマリン製品摂取後の蕁麻疹の症例が報告されている（Geier et al. 1990; Mironets and Krasovskaia 1990）。

ヘモクロマトーシス（過剰な鉄が体内に蓄積する遺伝性疾患）の悪化が，2型糖尿病，喘息，甲状腺機能低下症，境界型高血圧，境界型拡張機能障害，脂肪肝の既往のある68歳の女性で報告された。その女性は，2～3日ごとに2つの特別強度のアセトアミノフェンピル，および毎日1缶のコーラ（おそらくダイエットコーラ）と一緒に，1年以上1日当たり200mgのミルクシスルを摂取していた（Whittington 2007）。この症例に関する文書は，ヘモクロマトーシス増悪の兆候として報告された肝臓酵素の上昇は，アセトアミノフェンの常用で発生する可能性があると指摘した（Kidd 2008）。

III. 薬理学および薬物動態学

ヒトの薬理学的研究　2つのヒトに対する研究では，シリマリン（1日当たり600mg）は，インスリン非依存性糖尿病および2型糖尿病のあるアルコール性肝硬変患者で，空腹時血糖値を有意に低下させた（Huseini et al. 2006; Velussi et al. 1997）。

ヒトに対する研究では，1日当たり900mgのミルクシスルを14日間または350mgのミルクシスルを28日間の用量で，薬物代謝酵素CYP1A2，CYP2D6，CYP2E1，CYP3A4におけるミルクシスルの有意な作用を示さなかった（Gurley et al. 2004, 2006a, 2008）。

薬物代謝酵素CYP3A4に対するシリマリンのヒトへの研究では，矛盾する結果が得られている。ある研究では，1日当たり140mgのシリマリンを9日間の投与はCYP3A4の有意な誘導をもたらしたが（基質としてメトロニダゾールを使用）(Rajnarayana et al. 2004)，別の研究では各280mgの2用量の投与後，または1日当たり420mgの投与7日後で，CYP3A4のシリマリンの影響（基質としてニフェジピンを使用）は認められなかった（Fuhr et al. 2007; Rao et al. 2007）。非肝硬変C型肝炎のある患者で，シリマリンの用量漸増試験では，1日当たり最大2.1 gまでの用量のシリマリンの経口投与後に有害作用は報告されなかった（Hawke et al. 2010）。

動物の薬理学的研究　シリマリンを1日当たり100mg/kgまたは，ミルクシスルのエタノール抽出物を1日当たり1.2g/kg経口投与した健常および糖尿病ラットでは，糖尿病ラットにおいて，シリマリンおよびミルクシスル抽出物の両方で血糖値の有意ではない減少が認められた（Vessal et al 2010）。

***In vitro*の薬理学的研究**　CYP450におけるミルクシスルおよびミルクシスルから単離した化合物の影響についての多くの*in vitro*研究が完了し，活性に対して矛盾する情報を提供した。ヒト肝細胞では，ミルクシスルはCYP2C8およびCYP3A4を阻害することが示されている（Etheridge et al. 2007）が，それはまた高濃度では酵素を誘導する一方，低

S

濃度ではCYP3A4を阻害することが示されている（Budzinski et al. 2007）。シリビンはCYP2C9の有意な阻害を示しているが（Sridar et al. 2004），CYP3A4の有意な阻害への影響を示していない（Kosina et al. 2005; Sridar et al. 2004; Zuber et al. 2002）。シリビンは適度にCYP1A1（Awad et al. 2003），CYP2C8（Dvorak et al. 2006; Jancova et al. 2007），CYP2D6（Zuber et al. 2002），CYP2E（Zuber et al. 2002）を阻害した。CYP1A2にとってのシリビンからの適度な阻害への影響は認められなかった（Jancova et al. 2007; Kosina et al. 2005）。シリビニンによる処置後にCYP3A4の阻害が認められた（Budzinski et al. 2007）。

シリビンAとBの研究は，相互作用のメカニズムとして注目したCYP2C9とともに，これらの化合物とワルファリンとの間に相互作用の可能性を示した（Brantley et al. 2010）。

シリビンは，*in vitro*で有意な鉄キレート活性があることが示されている（Borsari et al. 2001）。ヒトの臨床使用についての影響は不明である。結合は，鉄の吸収を増強または損失する可能性がある（Mills and Bone 2005）。

IV. 妊婦と授乳婦

妊娠中に胆汁うっ滞のある女性の研究では，シリマリン（1日当たり210mg）が15日間摂取された場合に，有害作用は認められなかった（Gonzalez et al. 1988）。妊娠8〜17日にシリマリンを投与された妊娠ウサギ，および，妊娠8〜12日目にシリマリンを投与された妊娠ラットでは，催奇形作用は認められなかった（Hahn et al. 1968）。

1日当たり420mgのシリマリンを63日間摂取していた授乳中の女性で，有害作用は報告されなかった（Di Pierro et al. 2008）。

V. 毒性研究

急性毒性

シリマリン1g/kgの単回用量を投与したイヌで，有害作用は認められなかった（Hahn et al. 1968）。

短期毒性

1日当たり20g/kgのシリマリンを7日間投与したマウスで有害作用は認められなかった。1日当たり1g/kgのシリマリンを2週間投与したラットで，有害作用は認められなかった（Hahn et al. 1968）。

慢性毒性

1日当たり100mg/kgのシリマリンを22週間投与したラットで，有害作用は認められなかった（Hahn et al. 1968）。

参考文献

Adverse Drug Reactions Advisory Committee. 1999. An adverse reaction to the herbal medication milk thistle (*Silybum marianum*). *Med. J. Aust.* 170(5):218-219.

Borsari, M., C. Gabbi, F. Ghelfi, et al. 2001. Silybin, a new iron-chelating agent. *J. Inorg. Biochem.* 85(2-3):123-129.

Brantley, S.J., N.H. Oberlies, D.J. Kroll, and M.F. Paine. 2010. Two flavonolignans from milk thistle (*Silybum marianum*) inhibit CYP2C9-mediated warfarin metabolism at clinically achievable concentrations. *J. Pharmacol. Exp. Ther.* 332(3):1081-1087.

Budzinski, J.W., V.L. Trudeau, C.E. Drouin, et al. 2007. Modulation of human cytochrome P450 3A4 (CYP3A4) and P-glycoprotein (P-gp) in Caco-2 cell monolayers by selected commercial-source milk thistle and goldenseal products. *Can. J. Physiol. Pharmacol.* 85(9):966-978.

Di Pierro, F., A. Callegari, D. Carotenuto, and M.M. Tapia. 2008. Clinical efficacy, safety and tolerability of BIO-C (micronized silymarin) as a galactagogue. *Acta Biomed.* 79(3):205-210.

DiCenzo, R., M. Shelton, K. Jordan, et al. 2003. Coadministration of milk thistle and indinavir in healthy subjects. *Pharmacotherapy* 23(7):866-870.

Dvorak, Z., R. Vrzal, and J. Ulrichova. 2006. Silybin and dehydrosilybin inhibit cytochrome P450 1A1 catalytic activity: A study in human keratinocytes and human hepatoma cells. *Cell Biol. Toxicol.* 22(2):81-90.

Etheridge, A.S., S.R. Black, P.R. Patel, J. So, and J.M. Mathews. 2007. An *in vitro* evaluation of cytochrome P450 inhibition and P-glycoprotein interaction with goldenseal, *Ginkgo biloba*, grape seed, milk thistle, and ginseng extracts and their constituents. *Planta Med.* 73(8):731-741.

Fuhr, U., S. Beckmann-Knopp, A. Jetter, H. Luck, and U. Mengs. 2007. The effect of silymarin on oral nifedipine pharmacokinetics. *Planta Med.* 73(14):1429-1435.

Geier, J., T. Fuchs, and R. Wahl. 1990. Anaphylactic shock due to an extract of *Silybum marianum* in a patient with immediate-type allergy to kiwi fruit. *Allergologie* 13:387-388.

Gonzalez, M., H. Reyes, J. Ribalta, et al. 1988. Effects of sylimarin [*sic*] on pruritis of cholestasis. *Hepatology* 8(5):1356.

Gurley, B., M.A. Hubbard, D.K. Williams, et al. 2006a. Assessing the clinical significance of botanical supplementation on human cytochrome P450 3A activity: Comparison of a milk thistle and black cohosh product to rifampin and clarithromycin. *J. Clin. Pharmacol.* 46(2):201-213.

Gurley, B.J., G.W. Barone, D.K. Williams, et al. 2006b. Effect of milk thistle (*Silybum marianum*) and black cohosh (*Cimicifuga racemosa*) supplementation on digoxin pharmacokinetics in humans. *Drug Metab. Dispos.* 34(1):69-74.

Gurley, B.J., S.F. Gardner, M.A. Hubbard, et al. 2004. *In vivo* assessment of botanical supplementation on human cytochrome P450 phenotypes: *Citrus aurantium*, *Echinacea purpurea*, milk thistle, and saw palmetto. *Clin. Pharmacol. Ther.* 76(5):428-440.

Gurley, B.J., A. Swain, M.A. Hubbard, et al. 2008. Clinical assessment of CYP2D6-mediated herb-drug interactions in humans: Effects of milk thistle, black cohosh, goldenseal, kava kava, St. John's wort, and echinacea. *Mol. Nutr. Food Res.* 52(7):755-763.

Hahn, G., H.D. Lehmann, M. Kurten, H. Uebel, and G. Vogel. 1968. On the pharmacology and toxicology of silymarin, an antihepatotoxic active principle from *Silybum marianum* (L.) Gaertn. *Arzneimittelforschung* 18(6):698-704. In Mills, S., and K. Bone. 2005. *The essential guide to herbal safety.* St. Louis: Elsevier.

Hawke, R.L., S.J. Schrieber, T.A. Soule, et al. 2010. Silymarin ascending multiple oral dosing phase I study in noncirrhotic patients with chronic hepatitis C. *J. Clin. Pharmacol.* 50(4):434-449.
Huseini, H.F., B. Larijani, R. Heshmat, et al. 2006. The efficacy of *Silybum marianum* (L.) Gaertn. (silymarin) in the treatment of type II diabetes: A randomized, double-blind, placebo-controlled, clinical trial. *Phytother. Res.* 20(12):1036-1039.
Jacobs, B.P., C. Dennehy, G. Ramirez, J. Sapp, and V.A. Lawrence. 2002. Milk thistle for the treatment of liver disease: A systematic review and meta-analysis. *Am. J. Med.* 113(6):506-515.
Jancova, P., E. Anzenbacherova, B. Papouskova, et al. 2007. Silybin is metabolized by cytochrome P450 2C8 *in vitro*. *Drug Metab. Dispos.* 35(11):2035-2039.
Kidd, R. 2008. Exacerbation of hemochromatosis by ingestion of milk thistle. *Can. Fam. Physician* 54(2):182; author reply 182-183.
Kosina, P., P. Maurel, J. Ulrichova, and Z. Dvorak. 2005. Effect of silybin and its glycosides on the expression of cytochromes P450 1A2 and 3A4 in primary cultures of human hepatocytes. *J. Biochem. Mol. Toxicol.* 19(3):149-153.
Mills, E., K. Wilson, M. Clarke, et al. 2005. Milk thistle and indinavir: A randomized controlled pharmacokinetics study and meta-analysis. *Eur. J. Clin. Pharmacol.* 61(1):1-7.
Mills, S., and K. Bone. 2005. *The essential guide to herbal safety*. St. Louis: Elsevier.
Mironets, V., and E. Krasovskaia. 1990. A case of urticaria during carsil treatment. *Vrach Delo* 7:86-87.
Mulrow, C., V. Lawrence, B. Jacobs, et al. 2000. Milk thistle: Effects on liver disease and cirrhosis and clinical adverse effects. *Evid Rep. Technol. Assess. (Summ.)* 21:1-3.
Piscitelli, S.C., E. Formentini, A.H. Burstein, et al. 2002. Effect of milk thistle on the pharmacokinetics of indinavir in healthy volunteers. *Pharmacotherapy* 22(5):551-556.
Rajnarayana, K., M. Reddy, J. Vidyasagar, and D. Krishna. 2004. Study on the influence of silymarin pretreatment on metabolism and disposition of metronidazole. *Arzneimittelforschung* 54(2):109-113.
Rao, B.N., M. Srinivas, Y.S. Kumar, and Y.M. Rao. 2007. Effect of silymarin on the oral bioavailability of ranitidine in healthy human volunteers. *Drug Metabol. Drug Interact.* 22(2-3):175-185.
Sridar, C., T.C. Goosen, U.M. Kent, J.A. Williams, and P.F. Hollenberg. 2004. Silybin inactivates cytochromes P450 3A4 and 2C9 and inhibits major hepatic glucuronosyltransferases. *Drug Metab. Dispos.* 32(6):587-594.
van Erp, N.P., S.D. Baker, M. Zhao, et al. 2005. Effect of milk thistle (*Silybum marianum*) on the pharmacokinetics of irinotecan. *Clin. Cancer Res.* 11(21):7800-7806.
Velussi, M., A.M. Cernigoi, A. De Monte, et al. 1997. Long-term (12 months) treatment with an anti-oxidant drug (silymarin) is effective on hyperinsulinemia, exogenous insulin need and malondialdehyde levels in cirrhotic diabetic patients. *J. Hepatol.* 26(4):871-879.
Vessal G., M. Akmali, P. Najafi, M.R. Moein, and M.M. Sagheb. 2010. Silymarin and milk thistle extract may prevent the progression of diabetic nephropathy in streptozotocin-induced diabetic rats. *Renal Failure* 32(6):733-739.
Whittington, C. 2007. Exacerbation of hemochromatosis by ingestion of milk thistle. *Can. Fam. Physician* 53(10):1671-1673.
Zuber, R., M. Modriansky, Z. Dvorak, et al. 2002. Effect of silybin and its congeners on human liver microsomal cytochrome P450 activities. *Phytother. Res.* 16(7):632-638.

Smilax spp. シオデ科（ユリ科）

Smilax aristolochiifolia Mill.
一般名：サルサパリラ
英　名：sarsaparilla
異　名：*Smilax medica* Schltdl. & Cham., *Smilax ornata* Lem.
別　名：gray sarsaparilla, Mexican sarsaparilla, Vera Cruz sarsaparilla

Smilax febrifuga Kunth
一般名：サルサパリラ
英　名：sarsaparilla
別　名：Ecuadorian sarsaparilla

Smilax regelii Killip & C.V. Morton
一般名：サルサパリラ
英　名：sarsaparilla
異　名：*Smilax officinalis* Kunth, *Smilax ornata* Hook., nom. illeg., *Smilax utilis* Hemsl.
別　名：brown sarsaparilla, Honduran sarsaparilla, Jamaican sarsaparilla

生薬名：局（*S. glabra*の塊茎）サンキライ（山帰来）
使用部位：根

安全性クラス：1
相互作用クラス：A
禁忌　知見なし
他の注意事項　知見なし
薬やサプリメントとの相互作用　知見なし
有害事象と副作用　知見なし
薬理学的考察　ドイツのコミッションEは，サルサパリラはジギタリス配糖体，ビスマス，または催眠薬の吸収を増加させうることを報告したが（Blumenthal et al. 1998），この主張を支持または反論するための情報は発見されなかった。
妊婦と授乳婦　科学的または伝統的文献において，妊娠中および授乳中におけるサルサパリラの安全性は不明である。本書では，妊娠中や授乳期間での使用に関する問題は確認されなかったが，最終的な安全性は確立されていない。

S

レビュー詳細

I. 薬やサプリメントとの相互作用

薬やサプリメントとの相互作用の臨床試験
　確認されなかった。
被疑薬やサプリメントとの相互作用の症例報告
　確認されなかった。
薬やサプリメントとの相互作用の動物試験
　確認されなかった。

II. 有害事象

有害事象の症例報告　確認されなかった。

III. 薬理学および薬物動態学

ヒトの薬理学的研究　確認されなかった。
動物の薬理学的研究　確認されなかった。
*In vitro*の薬理学的研究　確認されなかった。

IV. 妊婦と授乳婦

妊娠中および授乳中におけるサルサパリラの使用に関する情報は確認されなかった。

V. 毒性研究

急性毒性
サルサパリラ抽出物を最大3g/kgまで経口投与したラットで，有害作用は認められなかった（Rafatullah et al. 1991）。
亜慢性毒性
1日当たり最大100mg/kgまでの用量でサルサパリラ抽出物を90日間経口投与したラットでは，有害作用は認められなかった。観察されたパラメータは，体重および血液学的数値を含んだ（Rafatullah et al. 1991）。

参考文献

Blumenthal, M., W. Busse, A. Goldberg, et al. 1998. *The complete German Commission E monographs*. Austin, TX: American Botanical Council.

Rafatullah, S., J.S. Mossa, A.M. Ageel, M.A. Al-Yahya, and M. Tariq. 1991. Hepatoprotective and safety evaluation studies on sarsaparilla. *Int. J. Pharmacog.* 29(4):296-301.

Solidago spp.　キク科

Solidago canadensis L. var. ***lepida*** (DC.) Cronquist
一般名：カナディアンゴールデンロッド
英　名：Canadian goldenrod
異　名：*Solidago lepida* DC.
Solidago gigantea Aiton
一般名：アーリーゴールデンロッド
英　名：early goldenrod
異　名：*Solidago serotina* Aiton
別　名：giant goldenrod
Solidago virgaurea L.
一般名：ヨーロッパゴールデンロッド
英　名：European goldenrod
別　名：virgaurea
使用部位：全草

安全性クラス：1
相互作用クラス：A
禁忌　知見なし
他の注意事項　キク科植物や活性成分に過敏症のある人への使用注意（EMEA 2008）。
薬やサプリメントとの相互作用　知見なし
注意　利尿薬（Chodera et al. 1991; Felter and Lloyd 1898; Remington and Wood 1918），付録2参照。
有害事象と副作用　知見なし
薬理学的考察　知見なし
妊婦と授乳婦　科学的または伝統的文献において，妊娠中および授乳中におけるカナディアンゴールデンロッド，アーリーゴールデンロッド，ヨーロッパゴールデンロッドの安全性は不明である。本書では，妊娠中や授乳期間での使用に関する問題は確認されなかったが，最終的な安全性は確立されていない。

レビュー詳細

I. 薬やサプリメントとの相互作用

薬やサプリメントとの相互作用の臨床試験
　確認されなかった。
被疑薬やサプリメントとの相互作用の症例報告
　確認されなかった。
薬やサプリメントとの相互作用の動物試験
　確認されなかった。

II. 有害事象

有害事象の症例報告　確認されなかった。

III. 薬理学および薬物動態学

ヒトの薬理学的研究　確認されなかった。

動物の薬理学的研究　確認されなかった。

*In vitro*の薬理学的研究　チトクロームP450の薬物代謝酵素CYP1A2およびCYP3A4およびトランスポータータンパク質MDR1における影響に関する異なるハーブ製品のスクリーニングでは，CYP1A2 またはMDR1において，ヨーロッパゴールデンロッドの水エタノール抽出物の影響は認められなかった。CYP3A4における誘導作用が認められた(Brandin et al. 2007)。

IV. 妊婦と授乳婦

妊娠中および授乳中におけるカナディアンゴールデンロッド，アーリーゴールデンロッド，およびヨーロッパゴールデンロッドの安全性に関する情報は確認されなかった。

V. 毒性研究

急性毒性

マウスに腹腔内投与したヨーロッパゴールデンロッド薬抽出物（溶媒は特定されなかった）のLD_{50}は11.2（おそらくg/kg。毒性試験のための用量単位は特定されなかった）であるが，花抽出物のLD_{50}は20.8（おそらくg/kg）である(Racz-Kotilla and Racz 1978)。

参考文献

Brandin, H., E. Viitanen, O. Myrberg, and A.K. Arvidsson. 2007. Effects of herbal medicinal products and food supplements on induction of CYP1A2, CYP3A4 and MDR1 in the human colon carcinoma cell line LS180. *Phytother. Res.* 21(3):239-244.

Chodera, A., K. Dabrowska, A. Sloderbach, L. Skrzypczak, and J. Budzianowski. 1991. Effect of flavonoid fractions of *Solidago virgaurea* L. on diuresis and levels of electrolytes. *Acta Pol. Pharm.* 48(5-6):35.

EMEA. 2008. Community herbal monograph on *Solidago virgaurea* L., herba. London: European Medicines Agency, Committee on Herbal Medicinal Products.

Felter, H.W., and J.U. Lloyd. 1898. *King's American dispensatory.* 18th ed., 3rd rev. 2 vols. Cincinnati: Ohio Valley Co.

Racz-Kotilla, E., and G. Racz. 1978. Hypotensive and sedative effect of extracts obtained from *Solidago virgaurea* L. [abstract]. *Planta Med.* 33(3):300.

Remington, J.P., and H.C. Wood. 1918. *The dispensatory of the United States of America.* 20th ed. Philadelphia: Lippincott.

Sophora flavescens Aiton　マメ科

一般名：クジン

英　名：shrubby sophora

和　名：クララ，クサエンジュ

生薬名：局（根，しばいば周皮を除いたもの）クジン（苦参）

中国名：苦参（*ku shen*）（根）

別　名：light-yellow sophora

使用部位：根

安全性クラス：1

相互作用クラス：A

禁忌　知見なし

他の注意事項　知見なし

薬やサプリメントとの相互作用　知見なし

有害事象と副作用　軽度なめまい，吐き気，嘔吐，便秘のような副作用が時折発生する可能性がある(Bensky et al. 2004; Chen and Chen 2004)。吐き気や嘔吐は通常，クジンの強い苦味が影響している(Chen and Chen 2004)。

クジンへのアレルギー反応が報告されている(Bensky et al. 2004)。

薬理学的考察　知見なし

妊婦と授乳婦　科学的または伝統的文献において，妊娠中および授乳中におけるクジンの安全性は不明である。本書では，妊娠中や授乳期間での使用に関する問題は確認されなかったが，最終的な安全性は確立されていない。

レビュー詳細

I. 薬やサプリメントとの相互作用

薬やサプリメントとの相互作用の臨床試験

確認されなかった。

被疑薬やサプリメントとの相互作用の症例報告

確認されなかった。

薬やサプリメントとの相互作用の動物試験

確認されなかった。

II. 有害事象

有害事象の症例報告　軽度なめまい，吐き気，嘔吐，便秘

S

のような副作用が時折発生する可能性がある。過剰摂取（標準用量は煎剤3～10g）の症状は，過敏症，発作や痙攣，言語障害，不規則な呼吸を含む可能性がある。総過量投与の場合には，呼吸不全が報告されている（Bensky et al. 2004; Chen and Chen 2004）。

クジンでのアレルギー反応が報告されている（Bensky et al. 2004）。

III. 薬理学および薬物動態学

ヒトの薬理学的研究　確認されなかった。

動物の薬理学的研究　心筋梗塞（MI）によって誘発された不整脈のあるラットでは，マトリンは，心筋梗塞によって誘発された長時間の活動電位持続時間の短縮に伴い，抗不整脈活性を示した（Li et al. 2009）。

***In vitro*の薬理学的研究**　クジンのエタノール抽出物のエストロゲン活性は，ヒトエストロゲン受容体発現プラスミドおよびレポータープラスミドでの組換え酵母系で認められた（Kang et al. 2006; Kim et al. 2008）。

クジンのメタノール抽出物はマウス脳のモノアミンオキシダーゼ（MAO）を阻害した（Hwang et al. 2005）。

クジンから単離した化合物は，薬物輸送タンパク質P-gpでは活性がなかった（Choi et al. 1999）。

クジンの抽出物は薬物代謝酵素CYP3A4を阻害した（Lee et al. 2007）。

大動脈平滑筋組織において，マトリンはα-アドレナリン受容体の活性を阻害すること，細胞内カルシウムの放出および細胞外カルシウムの流入を阻害することによる，フェニレフリン誘発性収縮を阻害することが発見された（Zheng et al. 2009）。

IV. 妊婦と授乳婦

妊娠中および授乳中におけるクジンの安全性に関する情報は確認されなかった。

V. 毒性研究

急性毒性

マウスに対するクジンのLD_{50}は，経口投与で14.5g/kg，筋肉注射で14.4g/kgである（Chen and Chen 2004）。

マウスに対するクジンからの総アルカロイドのLD_{50}は，経口投与で1.18g/kgである（Zhu 1998）。マウスに対するオキシマトリンのLD_{50}は，腹腔内投与で521mg/kgである（Zhu 1998）。

短期毒性

1日当たり100～500mg/kgのオキシマトリンを2～4週間腹腔内投与したマウスでは，心臓，脾臓，腎臓への有意な損傷は認められなかった（Zhu 1998）。

遺伝毒性

マウス小核および染色体異常試験において，0.24～3.6 または0.1～2 g/kgの用量でクジンの水抽出物を腹腔内投与したマウスで，変異原性が認められた。染色体異常の発生率の用量依存的な増加が，0.24～3.6g/kgの用量で認められた。小核試験では，多染性赤血球の増加は0.5～2g/ kgの用量レベルで認められた（Yin et al. 1991）。

S9による代謝活性の有無に関わらず，ネズミチフス菌TA98株またはTA100株でのエイムス試験において，クジンの水抽出物の変異原性は認められなかった（Yin et al. 1991）。

参考文献

Bensky, D., S. Clavey, and E. Stöger. 2004. *Chinese herbal medicine: Materia medica*. 3rd ed. Seattle: Eastland Press.

Chen, J.K., and T.T. Chen. 2004. *Chinese medical herbology and pharmacology*. City of Industry, CA: Art of Medicine Press.

Choi, S.U.N., K.H. Kim, E.J. Choi, et al. 1999. P-glycoprotein (Pgp) does not affect the cytotoxicity of flavonoids from *Sophora flavescens*, which also have no effects on Pgp action. *Anticancer Res.* 19(3A):2035-2040.

Hwang, J.S., S.A. Lee, S.S. Hong, et al. 2005. Monoamine oxidase inhibitory components from the roots of *Sophora flavescens*. *Arch. Pharm. Res.* 28(2):190-194.

Kang, S.C., C.M. Lee, H. Choi, et al. 2006. Evaluation of oriental medicinal herbs for estrogenic and antiproliferative activities. *Phytother. Res.* 20(11):1017-1019.

Kim, I.G., S.C. Kang, K.C. Kim, E.S. Choung, and O.P. Zee. 2008. Screening of estrogenic and antiestrogenic activities from medicinal plants. *Environ. Toxicol. Pharmacol.* 25(1):75-82.

Lee, S.S., B. Zhang, M.L. He, V.S. Chang, and H.F. Kung. 2007. Screening of active ingredients of herbal medicine for interaction with CYP450 3A4. *Phytother. Res.* 21(11):1096-1099.

Li, X., W. Chu, J. Liu, et al. 2009. Antiarrhythmic properties of long-term treatment with matrine in arrhythmic rat induced by coronary ligation. *Biol. Pharm. Bull.* 32(9):1521-1526.

Yin, X.J., D.X. Liu, H.C. Wang, and Y. Zhou. 1991. A study on the mutagenicity of 102 raw pharmaceuticals used in Chinese traditional medicine. *Mutat. Res.* 260(1):73-82.

Zheng, J.I.E., P. Zheng, X.U. Zhou, et al. 2009. Relaxant effects of matrine on aortic smooth muscles of guinea pigs. *Biomed. Environ. Sci.* 22(4):327-332.

Zhu, Y.-P. 1998. *Chinese materia medica: Chemistry, pharmacology and applications*. Amsterdam: Harwood Academic Publishers.

Spigelia marilandica (L.) L.　マチン科

一般名：スピゲリア
英　名：spigelia
別　名：Indian pink, pinkroot, woodland pinkroot, wormgrass
使用部位：根

安全性クラス：2b, 2d
相互作用クラス：A
禁忌　妊娠中は，医療従事者監督下以外での使用禁止(Felter and Lloyd 1898; Wood and LaWall 1918)。
長期使用は不可（McGuffin et al. 1997）。
定められた用量を超えないこと（McGuffin et al. 1997）。
他の注意事項　知見なし
薬やサプリメントとの相互作用　知見なし
標準用量　**成人**：2〜5 g, 朝と夜，センナのような強い下剤として（Wren et al. 1988）。
4歳以上の子供：0.5〜4 g, 朝と夜，センナのような強い下剤として（Wren et al. 1988）。
注釈　歴史的には，*Ruellia*または*Phlox*種とスピゲリアとの不純化が報告されている（Grieve 1971）。最近では不純化の症例は報告されていない。
有害事象と副作用　1900年代初頭からの文献では，標準用量，およびスピゲリアまたは同時投与された刺激性瀉下剤のどちらかで便通が起きる場合には，有害作用は予測されないことを報告する（Felter and Lloyd 1898; Osol and Farrar 1955; Wood and LaWall 1918）。大量投与では，スピゲリアは下剤作用や，心臓や血管への負担，めまい，瞳孔の拡張，および筋肉の痙攣のような，様々な不快な症状も引き起こす可能性がある。眼瞼の痙攣単収縮がより頻繁な作用として報告されている（Felter and Lloyd 1898; Wood and LaWall 1918）。後の文献では，スピゲリアは一般的に米国全体で駆虫薬として使用され，副作用は“ほとんど存在しない”と報告された（Osol and Farrar 1955）。
薬理学的考察　知見なし
妊婦と授乳婦　妊娠中のスピゲリアの安全性についての情報は確認されなかったが，駆虫薬（ミミズを駆除するために使用した）としての伝統的な使用は，妊娠中にスピゲリアを使用すべきではないと提案する（Felter and Lloyd 1898; Wood and LaWall 1918）。
授乳期間中のスピゲリアの安全性は不明である。本書では，授乳期間での使用に関する問題は確認されなかったが，最終的な安全性は確立されていない。

レビュー詳細

I. 薬やサプリメントとの相互作用
薬やサプリメントとの相互作用の臨床試験
確認されなかった。
被疑薬やサプリメントとの相互作用の症例報告
確認されなかった。
薬やサプリメントとの相互作用の動物試験
確認されなかった。

II. 有害事象
有害事象の症例報告　1900年代初頭からの文献では，標準用量において，スピゲリアまたは同時投与された刺激性瀉下剤のどちらかで便通が起きる場合には，有害作用は予測されないことを報告する（Felter and Lloyd 1898; Osol and Farrar 1955; Wood and LaWall 1918）。大量投与では，スピゲリアは下剤作用や，心臓や血管への負担，めまい，瞳孔の拡張，および筋肉の痙攣のような，様々な不快な症状も引き起こす可能性がある。眼瞼の痙攣単収縮がより頻繁な作用として報告されている（Felter and Lloyd 1898; Wood and LaWall 1918）。後の文献では，スピゲリアは一般的に米国全体で駆虫薬として使用され，副作用は“ほとんど存在しない”と報告された（Osol and Farrar 1955）。

III. 薬理学および薬物動態学
ヒトの薬理学的研究　確認されなかった。
動物の薬理学的研究　確認されなかった。
*In vitro*の薬理学的研究　確認されなかった。

IV. 妊婦と授乳婦
妊娠中のスピゲリアの安全性についての情報は確認されなかったが，駆虫薬（ミミズを駆除するために使用した）としての伝統的な使用は，妊娠中にスピゲリアを使用すべきではないと提案する（Felter and Lloyd 1898; Wood and LaWall 1918）。
授乳期間中のスピゲリアの安全性情報は確認されなかった。

V. 毒性研究
確認されなかった。

参考文献

Felter, H.W., and J.U. Lloyd. 1898. *King's American dispensatory*. 18th ed., 3rd rev. 2 vols. Cincinnati: Ohio Valley Co.

Grieve, M. 1971. *A modern herbal*. New York: Dover.

McGuffin, M., C. Hobbs, R. Upton, and A. Goldberg. 1997. *Botanical safety handbook*. Boca Raton, FL: CRC Press.

Osol, A., and G. Farrar. 1955. *The dispensatory of the United States of America*. 25th ed. Philadelphia: Lippincott.

Wood, H., and C. LaWall. 1918. *The dispensatory of the United States of America*. 21st ed. Philadelphia: Lippincott.

Wren, R.C., E.M. Williamson, and F.J. Evans. 1988. *Potter's new cyclopaedia of botanical drugs and preparations*. Essex: C.W. Daniel Co. Ltd.

Spilanthes spp.

キク科

Spilanthes acmella (L.) L.

一般名：スピランテス，パラクレス

英　名：spilanthes

和　名：オランダセンニチ

別　名：para cress，toothache plant

Spilanthes oleracea L.

一般名：スピランテス，パラクレス

英　名：spilanthes

和　名：キバナオランダセンニチ

別　名：para cress，spotflower，toothache plant

使用部位：全草

安全性クラス：1

相互作用クラス：A

禁忌　知見なし

他の注意事項　知見なし

薬やサプリメントとの相互作用　知見なし

有害事象と副作用　知見なし

薬理学的考察　1500mg/kgまでの用量のスピランテスを経口投与したマウスは有害作用を経験しなかったが（Ratnasooriya et al. 2004），スピランテスを100mg/kg以上の用量で注射したラットでは，強直間代発作を引き起こした（Moreira et al. 1989, 1991）。

妊婦と授乳婦　妊娠中および授乳中におけるスピランテスの安全性は不明であるが，南アジアにおける調理された野菜やサラダの材料としてのスピランテスの伝統的な使用は，このハーブの相対的な安全性はいくつかの指標を提供している（Burdock and Fenaroli 2005 ; Facciola 1990）。

レビュー詳細

I. 薬やサプリメントとの相互作用

薬やサプリメントとの相互作用の臨床試験

確認されなかった。

被疑薬やサプリメントとの相互作用の症例報告

確認されなかった。

薬やサプリメントとの相互作用の動物試験

確認されなかった。

II. 有害事象

有害事象の症例報告　確認されなかった。

III. 薬理学および薬物動態学

ヒトの薬理学的研究　確認されなかった。

動物の薬理学的研究　スピランテスのヘキサン抽出物を50～150mg/kgの用量で腹腔内投与したラットでは，50または75mg/kgを投与した群で，軽度な行動変化（毛づくろい，および"激しい震え"）が認められた。100～150mg/kgの用量では，完全な強直間代発作が用量依存的に誘発された（Moreira et al. 1989）。スピランテス植物の異なる部分の痙攣活性の評価は，花が最も活性的で，次いで根，そして葉と茎の組み合わせであったことを示した（Moreira et al. 1991）。

スピランテス花の冷水抽出物の利尿作用は，1500mg/kgの用量で経口投与したラットで認められた。500または1000mg/kgの用量は有意に尿量を変化させなかった。その抽出物は尿中ナトリウムおよびカリウムレベルの顕著な増加や，尿のモル浸透圧濃度の減少を引き起こし，その活性はループ利尿薬であることを示唆している（Ratnasooriya et al. 2004）。

*In vitro*の薬理学的研究　スピランテスのエタノール抽出物は，より高い活性を示すスピランテスから単離したアルキルアミドにより，CYP2E1を阻害した（Raner et al. 2007）。

IV. 妊婦と授乳婦

妊娠中および授乳中におけるスピランテスの安全性に関する研究は確認されなかったが，南アジアにおける調理された野菜やサラダの材料としてのスピランテスの伝統的な使用は，このハーブの相対的な安全性のいくつかの指標を提

供している（Burdock and Fenaroli 2005；Facciola 1990）。

V. 毒性研究

急性毒性

ラットに対するスピランテスのヘキサン抽出物のLD_{50}は，腹腔内投与において150mg/kgである（Moreira et al. 1989）。

参考文献

Burdock, G.A., and G. Fenaroli. 2005 *Fenaroli's handbook of flavor ingredients*. Boca Raton, FL: CRC Press.

Facciola, S. 1990. *Cornucopia: A source book of edible plants*. Vista, CA: Kampong Publications.

Moreira, V.M., J.G. Maia, J.M. de Souza, Z.A. Bortolotto, and E.A. Cavalheiro. 1989. Characterization of convulsions induced by a hexanic extract of *Spilanthes acmella* var. *oleracea* in rats. *Braz. J. Med. Biol. Res.* 22(1):65-67.

Moreira, V.M.T., L. Calderazzo, and E.A. Cavalheiro. 1991. Comparison of convulsant effect of extracts of different parts of *Spilanthes oleracea* jack jambu. 19th International Epilepsy Congress, Rio De Janeiro, Brazil, October 14-19, 1991. *Epilepsia* 32(Suppl. 1):47.

Raner, G.M., S. Cornelious, K. Moulick, et al. 2007. Effects of herbal products and their constituents on human cytochrome P450(2E1) activity. *Food Chem. Toxicol.* 45(12):2359-2365.

Ratnasooriya, W.D., K.P. Pieris, U. Samaraṭunga, and J.R. Jayakody. 2004. Diuretic activity of *Spilanthes acmella* flowers in rats. *J. Ethnopharmacol.* 91(2-3):317-320.

Stachys officinalis (L.) Trevis.　シソ科

一般名：ウッドベトニー
英　名：wood betony
和　名：カッコウチョロギ
異　　名：*Betonica officinalis* L.，*Stachys betonica* Benth. nom. illeg.
使用部位：全草

安全性クラス：1
相互作用クラス：A
禁忌　知見なし
他の注意事項　知見なし
薬やサプリメントとの相互作用　知見なし
注釈　ウッドベトニーの使用に関する注意は，歴史的な医学書で報告されていない（Madaus 1938; Sayre 1917）。
有害事象と副作用　知見なし
薬理学的考察　知見なし
妊婦と授乳婦　科学的または伝統的文献において，妊娠中および授乳中におけるウッドベトニーの安全性は不明である。本書では，妊娠中や授乳期間での使用に関する問題は確認されなかったが，最終的な安全性は確立されていない。

レビュー詳細

I. 薬やサプリメントとの相互作用

薬やサプリメントとの相互作用の臨床試験
確認されなかった。

被疑薬やサプリメントとの相互作用の症例報告
確認されなかった。

薬やサプリメントとの相互作用の動物試験
確認されなかった。

II. 有害事象

有害事象の症例報告　確認されなかった。

III. 薬理学および薬物動態学

ヒトの薬理学的研究　確認されなかった。
動物の薬理学的研究　確認されなかった。
*In vitro*の薬理学的研究　確認されなかった。

IV. 妊婦と授乳婦

妊娠中および授乳中におけるウッドベトニーの安全性に関する情報は確認されなかった。

V. 毒性研究

確認されなかった。

参考文献

Madaus, G. 1938. *Lehrbuch der Biologischen Heilmittel*. Leipzig: G. Thieme.

Sayre, L.E. 1917. *A manual of organic materia medica*. Philadelphia: P. Blakiston's Son & Co.

Stellaria media (L.) Vill.

ナデシコ科

一般名：チックウィード
英　名：chickweed
和　名：ハコベ
使用部位：全草

安全性クラス：1
相互作用クラス：A
禁忌　知見なし
他の注意事項　知見なし
薬やサプリメントとの相互作用　知見なし
有害事象と副作用　知見なし
薬理学的考察　知見なし
妊婦と授乳婦　科学的または伝統的文献において，妊娠中および授乳中におけるチックウィードの安全性は不明である。本書では，妊娠中や授乳期間での使用に関する問題は確認されなかったが，最終的な安全性は確立されていない。

レビュー詳細

I. 薬やサプリメントとの相互作用

薬やサプリメントとの相互作用の臨床試験
確認されなかった。
被疑薬やサプリメントとの相互作用の症例報告
確認されなかった。
薬やサプリメントとの相互作用の動物試験
確認されなかった。

II. 有害事象

有害事象の症例報告　症例報告では，多くの一般的な雑草に対するアレルギーのある患者で，チックウィードに対するパッチテストへの陽性反応を示した。試験で使用された植物材料の分析では，ボルネオール，メントール，リナロール，1,8-シネオールの存在を示した。チックウィードに存在することが知られていないすべての化合物は，試験された植物の識別に疑いをもたらしている（Jovanovi et al. 2003）。

軽度の麻痺をもたらしたという，チックウィードに関連する硝酸塩毒性の疑わしい症例の報告が1例ある（Chadha 1988）。チックウィードの標準硝酸塩含有量は0.1%であり（Guil et al. 1997），毒性の症例は，合成肥料が使用された土地で栽培されたような，環境因子によるものであったことを示唆している。

III. 薬理学および薬物動態学

ヒトの薬理学的研究　確認されなかった。
動物の薬理学的研究　確認されなかった。
*In vitro*の薬理学的研究　確認されなかった。

IV. 妊婦と授乳婦

妊娠中および授乳中におけるチックウィードの安全性に関する情報は確認されなかった。

V. 毒性研究

急性毒性
マウスに対するチックウィードのエタノール抽出物のLD_{50}は，腹腔内投与において1g/kgである（Sharma et al. 1978）。

参考文献

Chadha, Y. 1988. *The wealth of India: A dictionary of Indian raw materials and industrial products*. Delhi: Council of Scientific and Industrial Research.

Guil, J.L., I. Rodriguez-Garci, and E. Torija. 1997. Nutritional and toxic factors in selected wild edible plants. *Plant Food Human Nutr.* 51(2):99-107.

Jovanovi, M., N. Mimica-Dukic, M. Poljacki, and P. Boza. 2003. Erythema multiforme due to contact with weeds: A recurrence after patch testing. *Contact Dermat.* 48(1):17-25.

Sharma, M.L., N. Chandokhe, B.J. Ray Ghatak, et al. 1978. Pharmacological screening of Indian medicinal plants. *Indian J. Exp. Biol.* 16:228-240.

Stephania tetrandra S. Moore

ツヅラフジ科

一般名：ボウイ，ステファニア
英　名：stephania
和　名：シマハスノハカズラ
中国名：漢防已（*han fang ji*）（根）
使用部位：根

安全性クラス：1
相互作用クラス：A
禁忌　知見なし
他の注意事項　知見なし
薬やサプリメントとの相互作用　知見なし
注意　利尿薬（Chen and Chen 2004），付録2参照。
注釈　腎毒性の症例が，成分としてボウイが表示された，ヨーロッパで販売された減量製品の摂取において報告された（Vanherweghem et al. 1993）。分析したところ，腎毒性化合物アリストロア酸を含むことが判明した（Schmeiser et al. 1996）。この化合物はボウイの構成成分ではない（Chen et al. 1990; Wu et al. 2007; Zhu and Phillipson 1996），ボウイは漢防已（*han fang ji*）として流通し，時々広防已（*guang fang ji*）として取引されているアリストロア酸含有ハーブ（*Aristolochia fangchi*）と混同されることがある（Bensky et al. 2004; Chen and Chen 2004; Wu et al. 2007）。ボウイと*Aristolochia*種の区別およびアリストロア酸検出のための方法が開発されている（Joshi et al. 2008; Koh et al. 2006; Sorenson and Sullivan 2007）。
有害事象と副作用　知見なし
薬理学的考察　動物研究では，ボウイは血糖値の調節を変化させる可能性があることを実証している。糖尿病を持つ人は，使用前に有資格の医療従事者に相談し，血糖値を厳密に測定することを勧める（Tsutsumi et al. 2003, 2008）。
妊婦と授乳婦　ボウイからの化合物は，胎児肺奇形に対する治療効果があることが動物研究で実証されている（Xu et al. 2009）。科学的または伝統的文献において，妊娠中および授乳中におけるボウイの安全性は不明である。本書では，妊娠中や授乳期間での使用に関する問題は確認されなかったが，最終的な安全性は確立されていない。

レビュー詳細

I. 薬やサプリメントとの相互作用

薬やサプリメントとの相互作用の臨床試験
　確認されなかった。
被疑薬やサプリメントとの相互作用の症例報告
　確認されなかった。
薬やサプリメントとの相互作用の動物試験
　確認されなかった。

II. 有害事象

有害事象の症例報告　通常用量範囲内（4.5～9g）では，有害作用は予測されない。ボウイの過剰摂取（15～30g）は，頭痛，めまい，上肢のしびれや振戦，失神，胸の圧迫感，動悸を含む症状に関連がある（Bensky et al. 2004）。

III. 薬理学および薬物動態学

ヒトの薬理学的研究　確認されなかった。
動物の薬理学的研究　血糖値の低下は，ボウイの水抽出物を60mg/kg経口投与した糖尿病ラットで認められた（Tsutsumi et al. 2008）。

　ファングキノリンを0.3～3mg/kg経口投与した糖尿病マウスで，血糖値の用量依存的低下が認められた。ファングキノリンの活性は，ボウイの水抽出物のものよりも大きかった（Tsutsumi et al. 2003）。

***In vitro*の薬理学的研究**　テトランドリンおよびファングキノリンは，血小板活性化因子（PAF）-誘発のヒト血小板凝集を阻害した。テトランドリンのIC_{50}は28.6 μ*M*であったが，ファングキノリンのIC_{50}は21.7 μ*M*であった。テトランドリンおよびファングキノリンはまた，ヒトの洗浄した血小板で，PAF-，トロンビンおよびアラキドン酸誘発トロンボキサンB_2産生を阻害した。PAF-受容体結合試験では，どちらの化合物もPAFの特異的結合に対するいかなる阻害作用も示さなかった（Kim et al. 1999）。テトランドリンは，2つの胃癌細胞株における化学療法剤5-フルオロウラシル，オキサリプラチンおよびドセタキセルの細胞毒性に対する相乗効果がみられた（Wei et al. 2007）。

IV. 妊婦と授乳婦

先天性横隔膜ヘルニアのモデルのラットの胎児では，妊娠中の母親にテトランドリンを30mg/kg（母体体重に基づく）経口投与したところ，対照群と比較して治療した動物において，形態学的パラメータの改善（肺胞面積の割合，気管支のカウント）につながった（Xu et al. 2009）。

　妊娠中および授乳中におけるボウイの安全性に関する情報は確認されなかった。

V. 毒性研究

急性毒性
マウスに対するボウイの総アルカロイドのLD_{50}は，腹腔内投与において113mg/kgである（Zhu 1998）。

　マウスに対するテトランドリンのLD_{50}は，静脈内投与で82.5mg/kg，筋肉内投与で1450mg/kg，経口投与で3700mg/kgである（Zhu 1998）。

S

参考文献

Bensky, D., S. Clavey, and E. Stöger. 2004. *Chinese herbal medicine: Materia medica*. 3rd ed. Seattle: Eastland Press.

Chen, H.A., G.J. Xu, R. Jin, and L.S. Xu. 1990. Hong Kong samples of the traditional Chinese medicine "Fang Ji" contain aristolochic acid toxins. *China J. Chin. Mat. Med.* 15:707-708.

Chen, J.K., and T.T. Chen. 2004. *Chinese medical herbology and pharmacology*. City of Industry, CA: Art of Medicine Press.

Joshi, V.C., B. Avula, and I.A. Khan. 2008. Authentication of *Stephania tetrandra* S. Moore (fang ji) and differentiation of its common adulterants using microscopy and HPLC analysis. *J. Nat. Med.* 62(1):117-121.

Kim, H.S., Y.H. Zhang, L.H. Fang, Y.P. Yun, and H.K. Lee. 1999. Effects of tetrandrine and fangchinoline on human platelet aggregation and thromboxane B_2 formation. *J. Ethnopharmacol.* 66(2):241-246.

Koh, H.L., H. Wang, S. Zhou, E. Chan, and S.O. Woo. 2006. Detection of aristolochic acid I, tetrandrine and fangchinoline in medicinal plants by high performance liquid chromatography and liquid chromatography/mass spectrometry. *J. Pharm. Biomed. Anal.* 40(3):653-661.

Schmeiser, H.H., C.A. Bieler, M. Wiessler, C. van Ypersele de Strihou, and J.P. Cosyns. 1996. Detection of DNA adducts formed by aristolochic acid in renal tissue from patients with Chinese herbs nephropathy. *Cancer Res.* 56(9):2025.

Sorenson, W.R., and D. Sullivan. 2007. Determination of aristolochic acid I in botanicals and dietary supplements potentially contaminated with aristolochic acid I using LC-UV with confirmation by LC/MS: Collaborative study. *J. AOAC Int.* 90(4):925-933.

Tsutsumi, T., N. Hagino, X.C. Liang, S.S. Guo, and S. Kobayashi. 2008. Effects of oral administration of *Stephania tetrandra* S. Moore on neovascularization of retinal and choroidal capillaries of diabetes in rats. *Phytother. Res.* 22(5):591-596.

Tsutsumi, T., S. Kobayashi, Y.Y. Liu, and H. Kontani. 2003. Antihyperglycemic effect of fangchinoline isolated from *Stephania tetrandra Radix* in streptozotocin-diabetic mice. *Biol. Pharm. Bull.* 26(3):313-317.

Vanherweghem, J.L., M. Depierreux, C. Tielemans, et al. 1993. Rapidly progressive interstitial renal fibrosis in young women: Association with slimming regimen including Chinese herbs. *Lancet* 341(8842):387-391.

Wei, J., B. Liu, L. Wang, et al. 2007. Synergistic interaction between tetrandrine and chemotherapeutic agents and influence of tetrandrine on chemotherapeutic agent-associated genes in human gastric cancer cell lines. *Cancer Chemother. Pharmacol.* 60(5):703-711.

Wu, K.M., J.G. Farrelly, R. Upton, and J. Chen. 2007. Complexities of the herbal nomenclature system in traditional Chinese medicine (TCM): Lessons learned from the misuse of *Aristolochia*-related species and the importance of the pharmaceutical name during botanical drug product development. *Phytomedicine* 14(4):273-279.

Xu, C., W. Liu, Z. Chen, et al. 2009. Effect of prenatal tetrandrine administration on transforming growth factor-beta1 level in the lung of nitrofen-induced congenital diaphragmatic hernia rat model. *J. Pediatr. Surg.* 44(8):1611-1620.

Zhu, M., and J.D. Phillipson. 1996. Hong Kong samples of the traditional Chinese medicine "fang ji" contain aristolochic acid toxins. *Int. J. Pharmacog.* 34:283-289.

Zhu, Y.-P. 1998. *Chinese materia medica: Chemistry, pharmacology and applications.* Amsterdam: Harwood Academic Publishers.

Stevia rebaudiana (Bertoni) Bertoni

キク科

一般名：ステビア
英　名：stevia
異　名：*Eupatorium rebaudianum* Bertoni
別　名：candyleaf, Paraguayan sweet herb, sweetleaf
使用部位：葉

安全性クラス：1
相互作用クラス：A

禁忌　知見なし

他の注意事項　知見なし

薬やサプリメントとの相互作用　知見なし

注釈　ステビアはもともとパラグアイで，また20世紀以降は，他の南アメリカの国々やアジアで，広範囲に飲料の甘味料として用いられている（Leung and Foster 1996）。

有害事象と副作用　ステビアおよびステビアからの化合物のレビューは，有害作用がないことを示している（Carakostas et al. 2008; Chatsudthipong and Muanprasat 2009）。

薬理学的考察　2つの動物研究では，ステビアの大量投与後に雄または雌の生殖能力の低下を報告しているが（Mazzei Planas and Kuc 1968; Melis 1999），他の4つの研究では生殖能力へ有害作用は認められなかった（Akashi and Yokoyama 1975; Mori et al. 1981; Sinchomi and Marcorities 1989; Yodyingyuad and Bunyawong 1991）。

妊婦と授乳婦　動物研究では，ステビオシドの高用量（3g/kgまで）による，妊娠や胎児および母体の健康への有害作用を示していない（Mori et al. 1981; Takanaka et al. 1991; Usami et al. 1995; Yodyingyuad and Bunyawong 1991）。

科学的または伝統的文献において，授乳期間中のステビアの安全性は不明である。本書では，授乳期間での使用に関する問題は確認されなかったが，最終的な安全性は確立されていない。

レビュー詳細

I. 薬やサプリメントとの相互作用

薬やサプリメントとの相互作用の臨床試験

確認されなかった。

被疑薬やサプリメントとの相互作用の症例報告

確認されなかった。

薬やサプリメントとの相互作用の動物試験

確認されなかった。

II. 有害事象

臨床試験で報告された有害事象　ステビアの葉または葉抽出物の3つの臨床試験で報告された有害事象は，ステビアとプラセボ群で同様であった（Chan et al. 2000; Ferri et al. 2006; Hsieh et al. 2003）。

有害事象の症例報告　確認されなかった。

III. 薬理学および薬物動態学

ヒトの薬理学的研究　確認されなかった。

動物の薬理学的研究　1日当たり5gのステビアの水抽出物を18日間経口投与した雌ラットでは，生殖能力の低下が認められた。受精率は，処置後60日間において減少したままであった（Mazzei Planas and Kuc 1968）。その後の研究の多くは，受精能力や繁殖におけるステビオシドまたはステビアのいかなる作用も示していない（Akashi and Yokoyama 1975; Mori et al. 1981; Sinchomi and Marcorities 1989; Yodyingyuad and Bunyawong 1991）。

1日当たり2.66gのステビアの水抽出物を60日間経口投与した雄ラットでは，精巣上体尾部で蓄えた精子の濃度の減少が，精子上体尾および精嚢の重量の減少に伴って認められた（Melis 1999）。

*In vitro*の薬理学的研究　確認されなかった。

IV. 妊婦と授乳婦

1日当たり0.5，1，2.5 g/kgのステビオシドを経口投与したハムスターの3世代では，成長または繁殖への有害作用は認められなかった。3世代すべてからの生殖組織の組織学的検査では，異常の根拠は認められなかった（Yodyingyuad and Bunyawong 1991）。

交配前の14日間および妊娠中の7日間にステビオシドを0.15，0.75，3%（1日当たり150，750，3000mg/kg体重に相当）含む餌を与えたラットでは，生殖能力および胎児の発達に影響は認められなかった。最高用量では，胎児吸収数のわずかな増加が認められた（Mori et al. 1981）。

妊娠6～15日目に1日当たり250，500，1000mg/kgのステビオシドを経口投与した妊娠ラットでは，胎児の発達や母体の健康への有害作用は認められなかった（Takanaka et al. 1991; Usami et al. 1995）。

授乳期間中のステビアの安全性情報は確認されなかった。

V. 毒性研究

ステビアおよびステビオシドの安全性および毒性情報のレビューでは，通常，両方とも安全で，有害作用は認められなかったことを示す（Geuns 2002, 2003）。

急性毒性

ラットに対するステビア抽出物のLD_{50}は，経口投与において17 g/kgである（Mitusuhashi 1976）。マウス，ラット，ハムスターに対するステビオシドの経口LD_{50}は，15g/kgまでの用量で決定することができなかった（Toskulkao et al. 1997）。

亜慢性毒性

腎血漿流量の増加がステビア（1日当たり抽出物を4ml）を60日間投与したラットで認められた。平均動脈圧に対する影響は認められなかった。研究の著者は，ステビアは血管拡張，低血圧，排尿増加を誘発する可能性があることを示唆した（Melis 1995）。

ステビアを（53 g/kg）60日間与えられた雄ラットでは，精巣重量の減少があったが，甲状腺機能および他のパラメータへの影響は認められなかった（Oliveira-Filho et al. 1989）。類似のステビア用量および期間での2つ目の研究では，同様の結果が示されたが，雄の生殖能力の軽度の低下が認められた（Melis 1999）。

レバウディオサイドAを25,000，50,000，75,000，100,000 ppm（～3，6，9，12 g/kg 体重）含む餌を13週間与えたラットでは，高用量群において，味覚嫌悪および餌の低カロリー密度に起因する，体重増加率の減少が認められた。血清胆汁酸およびコレステロールの一貫性のない減少は，レバウディオサイドAの高レベルの排泄による胆汁酸代謝の生理学的変化に起因していた。他のすべての肝機能検査の結果および，肝組織病理学は正常範囲内であった。臓器重量を含む他の臨床病理結果，および精巣および腎臓を含むすべての臓器の肉眼的および顕微鏡検査において，有意な変化は認められなかった。無毒性量（NOAEL）は4.4 g/kgであると決定された（Curry and Roberts 2008）。

1日当たり500，1000，2000mg/kgのレバウディオサイドAを90日間経口投与したラットでは，臨床的観察，血液学，血清化学または尿検査において，処置関連の有害作用は認められなかった。肉眼および顕微鏡所見は，評価されたいずれの臓器においても処置関連の影響がなかったことを明らかにした。体重増加率の減少は，2000mg/kgの用量レベルにおける雄で認められた（Nikiforov and Eapen 2008）。

慢性毒性

0.2，0.6，1.2%（1日当たり100，300，600mg/kg体重に相当）の濃度でステビオシドを含む餌を2年間与えたラットでは，血液学，尿または臨床生化学値において，処置関連の変化は認められなかった。非腫瘍性および腫瘍性変化の重症度は，餌のステビオシドの濃度に関連はなかった。無影響量（NOEL）は1日当たり600mg/kgに等しかった（Xili et al. 1992）。

遺伝毒性

ステビオールおよびステビオシドの遺伝毒性のレビューでは，多くの知見は化合物のいずれにも遺伝毒性活性の根拠がないことを示し，ヒトへのリスクに関連する試験で，ステビオシドおよびステビオールのいずれも，DNAとの直接的な反応および遺伝毒性損傷を実証することは示されていない（Brusick 2008）。

参考文献

Akashi, H., and Y. Yokoyama. 1975. Security of dried-leaf extracts of stevia. Toxicological tests. *Food Ind.* 18:34-43.

Brusick, D.J. 2008. A critical review of the genetic toxicity of steviol and steviol glycosides. *Food Chem. Toxicol.* 46(Suppl. 7):S83-S91.

Carakostas, M.C., L.L. Curry, A.C. Boileau, and D.J. Brusick. 2008. Overview: The history, technical function and safety of rebaudioside A, a naturally occurring steviol glycoside, for use in food and beverages. *Food Chem. Toxicol.* 46(Suppl. 7):S1-S10.

Chan, P., B. Tomlinson, Y.J. Chen, J.C. Liu, M.H. Hsieh, and J.T. Cheng. 2000. A double-blind placebo-controlled study of the effectiveness and tolerability of oral stevioside in human hypertension. *Br. J. Clin. Pharmacol.* 50(3):215-220.

Chatsudthipong, V., and C. Muanprasat. 2009. Stevioside and related compounds: Therapeutic benefits beyond sweetness. *Pharmacol. Ther.* 121(1):41-54.

Curry, L.L., and A. Roberts. 2008. Subchronic toxicity of rebaudioside A. *Food Chem. Toxicol.* 46(Suppl. 7):S11-S20.

Ferri, L.A., W. Alves-Do-Prado, S.S. Yamada, S. Gazola, M.R. Batista, and R.B. Bazotte. 2006. Investigation of the antihypertensive effect of oral crude stevioside in patients with mild essential hypertension. *Phytother. Res.* 20(9):732-736.

Geuns, J. 2002. Safety evaluation of *Stevia* and stevioside. *Stud. Nat. Prod. Chem.* 27:299-319.

Geuns, J.M. 2003. Stevioside. *Phytochemistry* 64(5):913-921.

Hsieh, M.H., P. Chan, Y.M. Sue, J.C. Liu, T.H. Liang, T.Y. Huang, B. Tomlinson, M.S. Chow, P.F. Kao, and Y.J. Chen. 2003. Efficacy and tolerability of oral stevioside in patients with mild essential hypertension: A two-year, randomized, placebo-controlled study. *Clin. Ther.* 25(11):2797-2808.

Leung, A.Y., and S. Foster. 1996. *Encyclopedia of common natural ingredients used in food, drugs, and cosmetics.* New York: Wiley.

Mazzei Planas, G., and J. Kuc. 1968. Contraceptive properties of *Stevia rebaudiana*. *Science* 162(857):1007.

Melis, M.S. 1995. Chronic administration of aqueous extract of *Stevia rebaudiana* in rats: Renal effects. *J. Ethnopharmacol.* 47(3):129-134.

Melis, M.S. 1999. Effects of chronic administration of *Stevia rebaudiana* on fertility in rats. *J. Ethnopharmacol.* 67(2):157-161.

Mitusuhashi, H. 1976. Safety of stevioside. In Tama Biochemical Co. Ltd. Report on safety of stevia. *Cited in* Geuns, J. 2002. Safety evaluation of *Stevia* and stevioside. *Stud. Nat. Prod. Chem.* 27:299-319.

Mori, N., M. Sakanoue, M. Takeuchi, K. Shimpo, and T. Tanabe. 1981. Effect of stevioside on fertility in rats. *Shokuhin Eiseiga Ku Zasshi* 22:409-414.

Nikiforov, A.I., and A.K. Eapen. 2008. A 90-day oral (dietary) toxicity study of rebaudioside A in Sprague-Dawley rats. *Int. J. Toxicol.* 27(1):65-80.

Oliveira-Filho, R.M., O.A. Uehara, C.A.S.A. Minetti, and L.B.S. Valle. 1989. Chronic administration of aqueous extract of *Stevia rebaudiana* Bertoni in rats: Endocrine effects. *Gen. Pharmacol.* 20(2):187-192.

Sinchomi, D., and P. Marcorities. 1989. Etude de l'activité anti-androgénique d'un extrait de *Stevia rebaudiana* Bertoni. *Plant. Med. Phytother.* 23(4):282-287.

Takanaka, T., K. Kawashima, M. Usami, and K. Sakami. 1991. A teratological study of stevioside administered orally to rats. *Cited in* JECFA. 1999. Stevioside. WHO Food Additives Series 42. Geneva: Joint FAO/WHO Expert Committee on Food Additives.

Toskulkao, C., L. Chaturat, P. Temcharoen, and T. Glinsukon. 1997. Acute toxicity of stevioside, a natural sweetener, and its metabolite, steviol, in several animal species. *Drug Chem. Toxicol.* 20:31-44.

Usami, M., K. Sakemi, K. Kawashima, M. Tsuda, and Y. Ohno. 1995. Teratogenicity study of stevioside in rats. *Bull. Nat. Inst. Hyg. (Jap.)* 113:31-35.

Xili, L., B. Chengjiany, X. Eryi, S. Reiming, W. Yuengming, S. Haodong, and H. Zhiyian. 1992. Chronic oral toxicity and carcinogenicity study of stevioside in rats. *Food Chem. Toxicol.* 30(11):957-965.

Yodyingyuad, V., and S. Bunyawong. 1991. Effect of stevioside on growth and reproduction. *Human Reprod.* 6(1):158-165.

Stillingia sylvatica Garden ex L.

トウダイグサ科

一般名：スティリンギア，クイーンズデライト

英　名：stillingia

別　名：queen's delight，queen's root，yaw root

使用部位：根

安全性クラス：3

相互作用クラス：A

禁忌　このハーブの適切な使用において，資格のある専門家監督下以外での使用禁止（Felter and Lloyd 1898; Winston 2010; Wood and LaWall 1918）。

他の注意事項　知見なし

薬やサプリメントとの相互作用　知見なし

標準用量　標準用量はチンキ剤として2～5滴，1日当たり2

〜3回（Winston 2010）。

有害事象と副作用　スティリンギアの過剰摂取は，嘔吐や瀉下，時々胃や消化管の他の部位において灼熱感を伴うような症状を引き起こす可能性がある（Felter and Lloyd 1898; Wood and LaWall 1918）。スティリンギアの使用は，頻脈（速い心拍）と関連がある（Winston 2010）。

薬理学的考察　知見なし

妊婦と授乳婦　妊娠中または授乳中のスティリンギアの安全性に関する情報は確認されていないが，前述の副作用により，妊娠中および授乳中にはスティリンギアを使用すべきではないと提案する（Felter and Lloyd 1898; McGuffin et al. 1997; Wood and LaWall 1918）。

レビュー詳細

I. 薬やサプリメントとの相互作用

薬やサプリメントとの相互作用の臨床試験

確認されなかった。

被疑薬やサプリメントとの相互作用の症例報告

確認されなかった。

薬やサプリメントとの相互作用の動物試験

確認されなかった。

II. 有害事象

有害事象の症例報告　スティリンギアの過剰摂取は，嘔吐や瀉下，時々胃や消化管の他の部位において灼熱感を伴うような症状を引き起こす可能性がある（Felter and Lloyd 1898; Wood and LaWall 1918）。

III. 薬理学および薬物動態学

ヒトの薬理学的研究　確認されなかった。

動物の薬理学的研究　確認されなかった。

*In vitro*の薬理学的研究　確認されなかった。

IV. 妊婦と授乳婦

妊娠中または授乳中のスティリンギアの安全性に関する情報は確認されていないが，前述の副作用により，妊娠中および授乳中にはスティリンギアを使用すべきではないと提案する（Felter and Lloyd 1898; Wood and LaWall 1918）。

V. 毒性研究

確認されなかった。

参考文献

Felter, H.W., and J.U. Lloyd. 1898. *King's American dispensatory*. 18th ed., 3rd rev. 2 vols. Cincinnati: Ohio Valley Co.

McGuffin, M., C. Hobbs, R. Upton, and A. Goldberg. 1997. *Botanical safety handbook*. Boca Raton, FL: CRC Press.

Winston, D. 2010. *Winston's botanical materia medica*. Broadway, NJ: David Winston's Center for Herbal Studies.

Wood, H., and C. LaWall. 1918. *The dispensatory of the United States of America*. 21st ed. Philadelphia: Lippincott.

Styrax spp.　エゴノキ科

S

Styrax benzoin Dryand.

一般名：ベンゾイン

英　名：benzoin tree

別　名：Benjamin tree，Sumatra benzoin

中国名：安息香（*an xi xiang*）

Styrax paralleloneurum Perkins

一般名：ベンゾイン

英　名：benzoin tree

別　名：haminjon toba，Sumatra benzoin

Styrax tonkinensis（Pierre）Craib ex Hartwich

一般名：ベンゾイン

英　名：benzoin tree

別　名：Siam styrax

中国名：安息香（*an xi xiang*）

生薬名：局（*S. benzoin*ほかから得た樹脂）アンソッコウ（安息香）

使用部位：ゴム樹脂

安全性クラス：1

相互作用クラス：A

禁忌　知見なし

他の注意事項　知見なし

薬やサプリメントとの相互作用　知見なし

注釈　他の製品の中で，ベンゾインは，ベンゾイン樹脂およびアルコールを含むベンゾインのチンキ剤，およびアルコール中にベンゾイン樹脂，アロエ樹脂，エゴノキ樹脂，およびトルー樹脂のバルサムを含むベンゾインの化合物チンキで使用される（Scardamaglia et al. 2003）。

有害事象と副作用　パッチテストにより，ベンゾインへのアレルギー性接触皮膚炎が報告された（Coskey 1978; Hoffman and Adams 1978; Klein et al. 2009; Spott and Shelley 1970）。

薬理学的考察　知見なし

妊婦と授乳婦　科学的または伝統的文献において，妊娠中および授乳中におけるベンゾインの安全性は不明である。本書では，妊娠中や授乳期間での使用に関する問題は確認されなかったが，最終的な安全性は確立されていない。

レビュー詳細

I. 薬やサプリメントとの相互作用

薬やサプリメントとの相互作用の臨床試験
　確認されなかった。

被疑薬やサプリメントとの相互作用の症例報告
　確認されなかった。

薬やサプリメントとの相互作用の動物試験
　確認されなかった。

II. 有害事象

有害事象の症例報告　パッチテストにより，ベンゾインへのアレルギー性接触皮膚炎が報告された（Coskey 1978; Hoffman and Adams 1978; Klein et al. 2009; Spott and Shelley 1970）。

III. 薬理学および薬物動態学

ヒトの薬理学的研究　確認されなかった。

動物の薬理学的研究　確認されなかった。

*In vitro*の薬理学的研究　確認されなかった。

IV. 妊婦と授乳婦

妊娠中および授乳中におけるベンゾインの安全性に関する情報は確認されなかった。

V. 毒性研究

急性毒性

ラットに対するベンゾインのLD_{50}は，経口投与において10 g/kgである（Opdyke 1979）。

遺伝毒性

ベンゾインの遺伝毒性試験のレビューでは，ベンゾイン製品は齧歯類での12の試験のうち2つで，変異原性活性が見られたことを示した（Ashby and Shelby 1989）。

参考文献

Ashby, J., and M.D. Shelby. 1989. Overview of the genetic toxicity of caprolactam and benzoin. *Mutat. Res.* 224(3):321-324.

Coskey, R.J. 1978. Contact dermatitis owing to tincture of benzoin. *Arch. Dermatol.* 114(1):128.

Hoffman, T.E., and R.M. Adams. 1978. Contact dermatitis to benzoin in greasepaint makeup. *Contact Dermat.* 4(6):379-380.

Klein, T.G., H.J. Woehlck, and P.S. Pagel. 2009. Severe allergic contact dermatitis resulting from occupational exposure to tincture of benzoin aerosol spray in an anesthesiologist. *J. Anesthes.* 23(2):292-294.

Opdyke, D.L.J. 1979. *Monographs on fragrance raw materials.* New York: Pergamon.

Scardamaglia, L., R. Nixon, and J. Fewings. 2003. Compound tincture of benzoin: A common contact allergen? *Australas. J. Dermatol.* 44(3):180-184.

Spott, D.A., and W.B. Shelley. 1970. Exanthem due to contact allergen (benzoin) absorbed through skin. *J. Am. Med. Assoc.* 214(10):1881-1882.

Symphytum officinale L.　ムラサキ科

一般名：コンフリー

英　名：comfrey

和　名：ヒレハリソウ

別　名：common comfrey，healing-herb，knitbone

使用部位：葉，根

安全性クラス：* 2a, 2b, 2c

相互作用クラス：A

禁忌　外用のみ（Bradley 1992; De Smet 1992; Wichtl 2004）。

　妊娠中および授乳中の使用禁止（Chan et al. 1994; De Smet 1992; Panter and James 1990）。

他の注意事項　知見なし

薬やサプリメントとの相互作用　知見なし

注意　ピロリジジンアルカロイド（葉 0.012〜0.16%，乾燥した根 0.3〜0.6%）（Altamirano et al. 2005; Betz et al. 1994; Cao et al. 2008; Couet et al. 1996; Dąbska et al. 1980; Mattocks 1980; Oberlies et al. 2004; Roitman 1981; Stickel and Seitz 2000; Tittel et al. 1979; Vollmer et al. 1988），付録1参照。

＊　ピロリジジンアルカロイドが除去された(PA-フリーコンフリー)のコンフリー抽出物が市販されている。コンフリー製品の内用に関する懸念は、PA-フリー製品には適用されない。

注釈　コンフリーのピロリジジンアルカロイド化合物は，肝毒性の症例に関連がある（有害事象と副作用参照）。米国ハーブ製品協会は，コンフリーを含む有毒なピロリジジンアルカロイドを含有する植物原料を用いたすべての製品は，内用として販売してはならず，以下の注意を促す商品表示を制定した。

“外用のみ。外傷（切り傷や擦り傷）がある場合には使用してはならない。授乳中も使用してはならない。”

コンフリーの葉における低濃度のアルカロイドおよび，この種のほとんどには含有されていないエチミジンを考慮して（Couet et al. 1996; Roitman 1981），推奨した上記の外用のみの使用に制限することは，コンフリー葉には慎重すぎるかもしれない。この種の差異に関係なく，ある参考文献は，*Symphytum*製品の慢性的な内用は重篤な肝障害を引き起こす可能性があると主張する（De Smet 1992）。

コンフリーの不純物は，*S. asperum* および*S. uplandicum*のような，エチミジン（ピロリジジンアルカロイドのうち最も毒性が強い）を含有する*Symphytum*種である場合がある（Wichtl 2004）。より近年の分析では，“一般にごく少量”から“*Symphytum asperum*で発見された濃度に匹敵するかなり高いエチミジン含有”までとして，*S. officinale*のテストしたサンプルの1/4でエチミジンが存在することが報告されたが（Awang et al. 1993），*Symphytum*種の化学分析では，*S. officinale*でエチミジンの欠如を示した（Huizing et al. 1982）。

ドイツ当局は，コンフリーの外用の適用は，1日当たり100 μg以下の不飽和ピロリジジンアルカロイドの暴露で，1年間に4～6週間に限定することを推奨する（Wichtl 2004）。

有害事象と副作用　肝中静脈閉塞症（肝臓でいくつかの非常に小さな静脈の閉塞）の症例が，コンフリー葉や根を摂取する人で報告されている（Bach et al. 1989; Huxtable et al. 1986; Ridker et al. 1985; Weston et al. 1987; Yeong et al. 1990）。このタイプの肝疾患は，不飽和ピロリジジンアルカロイドの摂取によって引き起こされる（Cao et al. 2008）。

コンフリーとジギタリス（*Digitalis purpurea*）の葉は外観が似ているため，中毒のいくつかの症例は，コンフリーと誤ってジギタリスを摂取した人で報告されている（Awang et al. 1993; Bain 1985; Routledge and Spriggs 1989; Turley and Muir 2008）。

薬理学的考察　2または8%のコンフリー根を含む餌を12週間与えたラットでは，肝毒性を発症しなかったが，肝臓および肺細胞の遺伝子で突然変異率が高く，肝線維症および癌の発生を含む，肝損傷および異常に関連がある遺伝子を発現した（Mei et al. 2005, 2006; Mei and Chen 2007）。

肝疾患の症例報告とは対照的に，コンフリー（種は確認されなかった）葉の常用者（1～10年の定期使用）において肝臓障害の証拠は見出されなかった（Anderson and McLean 1989）。

ある動物研究では，コンフリーの局所投与は，経口投与後で見られるよりも20～50倍低いPA代謝物（*N*-oxides）の排泄をもたらした（Brauchli et al. 1982）。

妊婦と授乳婦　動物研究からのデータでは，コンフリーに存在するピロリジジンアルカロイド化合物は胎盤を通過し，コンフリーを摂取していた動物の母乳中に存在することを示す（Chan et al. 1994; Panter and James 1990）。この情報に基づいて，妊娠中は資格のある医療従事者監督下以外での使用を推奨しない。

レビュー詳細

I. 薬やサプリメントとの相互作用

薬やサプリメントとの相互作用の臨床試験

確認されなかった。

被疑薬やサプリメントとの相互作用の症例報告

抗痙攣薬フェノバルビタールのような，強力なミクロソーム酵素誘導剤は，それらに対応する毒素中のピロリジジンのシトクロムP450媒介活性化の支持は，ピロリジジンの毒性を高める可能性があるという観察からきている（McLean 1974）。

薬やサプリメントとの相互作用の動物試験

確認されなかった。

II. 有害事象

有害事象の症例報告　コンフリー茶の摂取は，肝臓障害，主として，肝硬変および最終的には肝不全に至る小肝静脈の非血栓性の閉塞である肝中静脈閉塞症と関連がある。患者は，主な特徴として，門脈高血圧症，肝肥大，腹痛とともに，急性または慢性の臨床兆候を示す（Stickel and Seitz 2000）。下記の症例報告では，摂取したコンフリーの種は通常報告されていない。

49歳の女性は，バッド・キアリ症候群の一形態である肝中静脈閉塞症と診断された。患者はより小さな肝細静脈の閉塞に関連した門脈高血圧症があった。肝生検体は小葉中心壊死とうっ血を示した。女性は，コンフリーを含んだ2つの製品を，1製品は6か月間，もう一方の製品は4か月間定期的に摂取していた。摂取した製品の分析では，1日当たり0.49～1.45 μg/kgのピロリジジンアルカロイドの推定摂取量を示した。女性が摂取していた他のサプリメントは，多くのビタミン，ミネラル，およびウシ副腎抽出物を含んだ（Ridker et al. 1985）。

コンフリー葉茶（用量，期間，頻度は特定されなかった）を“定期的”に投与されていたクローン病のある13歳の少年で，肝中静脈閉塞症が報告された（Weston et al. 1987）。約4年間（使用した部位および用量は特定されなかった）1日当たりコンフリー茶を10カップ摂取していた47歳の女性で，肝中静脈閉塞症が報告された（Bach et al. 1989）。

死に至った肝中静脈閉塞症が，1日当たり4～5枚の調理されたコンフリー葉を1～2週間摂取した23歳の男性で報告された（Yeong et al. 1990）。6か月間コンフリーペプシン錠剤を摂取した女性で，肝中静脈閉塞症の2症例が報告された。1日量は，1人の患者で280mgの総ピロリジジンアルカロイド，および他の患者で980mg/kgの総ピロリジジンアルカロイドを含んだ（Huxtable 1987）。

コンフリーとジギタリス（*Digitalis purpurea*）の葉は外観が似ているため，中毒のいくつかの症例は，コンフリーと誤ってジギタリスを摂取した人で報告されている（Awang et al. 1993; Bain 1985; Routledge and Spriggs 1989; Turley and Muir 2008）。

III. 薬理学および薬物動態学

ヒトの薬理学的研究　コンフリー葉（種は確認されなかった）の定期摂取者において肝臓障害の証拠は発見されなかった。肝機能検査では，2人の患者でビリルビンおよび，1人の患者でアスパラギン酸アミノトランスフェラーゼ（AST）のわずかに上昇した値を示した。ほとんどの被験者（72%）は1～10年間コンフリーを摂取していた（平均1日当たり3.0gの乾燥葉を摂取），17%は11～20年間コンフリーを使用した（平均1日当たり2.6gの乾燥葉摂取），10%は21～30年間コンフリーを使用した（平均1日当たり11gの乾燥葉摂取）。ピロリジジンアルカロイドの推定摂取量は，1日当たり0.015～0.15mg/kgであった（Anderson and McLean 1989）。

動物の薬理学的研究　194mg/kgのアルカロイドN-オキサイド類に相当するエタノールコンフリー抽出物を局所的に投与したラットでは（主成分として7-アセチルインターメジインおよび7-アセチルリコプサミンとともに，リコプサミン，インターメジイン，シンフィチンおよびわずかな2つの不飽和アルカロイドを伴う），尿中の*N*-オキサイド類の排泄は，投与量の0.1～0.4%の範囲であり，経皮吸収した*N*-オキサイド類の排泄は，ないかわずかであり，残りは（アシル基が脱離した）フリーアルカロイドである。経口投与では，尿中の*N*-オキサイドおよびフリーアルカロイドの20～50倍の高い排泄をもたらした（Brauchli et al. 1982）。1週間に5日の割合でリデリイン（ピロリジジンアルカロイド）を1mg/kg経口投与または，8%のコンフリー根の餌を12週間与えたラットでは，発癌に関連する遺伝子の多くは両群で発現したが，観察された遺伝子発現および生物学的プロセスは，コンフリー群とリデリイン群では有意差があった（Guo et al. 2007）。

コンフリーに見られるような不飽和ピロリジジンアルカロイドは，CYP3A薬物代謝酵素によって代謝される（Fu et al. 2004; Wang et al. 2005; Yarnell and Abascal 2007）。

***In vitro*の薬理学的研究**　確認されなかった。

IV. 妊婦と授乳婦

妊娠中および授乳中にピロリジジンアルカロイドのリデリインを投与したラットの仔は，対照群よりも少ない体重であった。研究の著者は，リデリインは胎盤を通過し，母乳中に見出される可能性があることを示した（Chan et al. 1994）。

コンフリーに存在するものを含むピロリジジンアルカロイドは，これらを含む植物を摂取する動物の乳汁に存在することが示されている（Panter and James 1990）。ピロリジジンアルカロイドを含む植物の種を摂取した授乳中の女性の子で，肝中静脈閉塞症の症例が報告されている（Sperl et al. 1995）。

V. 毒性研究

急性毒性

腹腔内投与したシンフィチンのLD_{50}は，マウスで300mg/kgであり（Culvenor et al. 1980），ラットで130mg/kgである（Hirono et al. 1979）。

短期毒性

コンフリー（部位は不特定）5，10，30%からなる餌を21日間投与したラットでは，30%群は，対照動物よりも体重が少なかった。餌に10または30%のコンフリー，または30%のアルファルファ（*Medicago sativa*）を与えたラットでは，肝アミノピリンN-デメチラーゼ活性の増加を示したが，対照餌を与えたラットと比較して，肝臓のグルタチオンS-トランスフェラーゼおよびエポキシドヒドロラーゼ活性には変化はなかった（Garrett et al. 1982）。

慢性毒性

8，16，33%のコンフリー葉の餌を600日間，または33%のコンフリーの餌を480日間与えたラットでは，肝臓腫瘍の用量依存的な誘導が認められた。1～8%のコンフリー根の餌を与えたラットでは，肝臓腫瘍がまた認められた。8%群はラットが死ぬまで与えられたが，1，2，4%の群は，ラットが死ぬまでまたは，トータル245日間投与した低濃度のコンフリー根（0～2%）とともに，180～275日間投与された（Hirono et al. 1978）。

肝毒性

1日当たり2%のコンフリー根の餌を12週間与えたラットでは，対照餌を与えたラットより，肝臓および肺*cII*遺伝子において，より高い突然変異率が認められた。肝毒性の兆候は認められなかった（Mei et al. 2005; Mei and Chen 2007）。コンフリーのピロリジジンアルカロイドの1つである，リデリインは，0.1，0.3，1.0mg/kgの用量でラットに経口投与後，*cII*遺伝子で用量依存的に変異を誘導することが以前示された（Mei et al. 2004）。8%のコンフリー根の餌を投与したラットの遺伝子発現プロファイルでは，処置した動物の肝臓において差次的に発現した遺伝子は，肝線維症および癌の発生を含む，代謝，内皮細胞の損傷，および肝損傷および異常に関連があった（Mei et al. 2006）。

週に5日の割合で13週間，最大10mg/kgの用量でリデリインを経口投与したラット，および最大25mg/kgまでの用量でリデリインを投与したマウスでは，ラットで用量関連の肝障害および血管内マクロファージの蓄積，およびマウスで巨大肝細胞が認められた。数匹の動物は，処置後14週間の回復期間が与えられ，その間，雄ラットで細胞変化の肝臓病巣，雌ラットおよび雄雌マウスにおいて，胆管増殖の重症度が増加した（Chan et al. 1994）。

遺伝毒性

DNA付加体の形成はコンフリー根の抽出物を経口投与した雌ラットで認められた。リデリインは，コンフリー根よりも付加体の形成を有意に増強させた（Chou and Fu 2006）。

エイムス試験では，コンフリーは，ミクロソーム活性化の非存在下において，ネズミチフス菌TA98株およびTA100株で，“毒性反応”を引き起こしたが，ミクロソーム活性化の存在下では有害作用を示さなかった（White et al. 1983）。

コンフリーのアルカロイド抽出物は，140および1400 µg/mlの濃度で，姉妹染色分体交換（SCE）および染色体異常を示したが，1.4 および14 µg/mlの濃度では示さなかった。S9ミックスの存在下では，染色体異常誘発活性およびSCE誘導作用が高まった（Behninger et al. 1989）。

ショウジョウバエにおいては，コンフリー葉の変異原性は認められなかった（Clark 1982）。

参考文献

AHPA. July 2011. Code of Ethics & Business Conduct. Silver Spring, MD: American Herbal Products Association.

Altamirano, J., S.R. Gratz, and K.A. Wolnik. 2005. Investigation of pyrrolizidine alkaloids and their *N*-oxides in commercial comfrey-containing products and botanical materials by liquid chromatography electrospray ionization mass spectrometry. *J. AOAC Int.* 88(2):406-412.

Anderson, P.C., and A.E.M. McLean. 1989. Comfrey and liver damage. *Human Toxicol.* 8:68-69.

Awang, D.V.C., B.A. Dawson, J. Fillion, M. Girad, and D. Klindack. 1993. Echimidine content of commercial comfrey. *J. Herbs Spices Med. Plants* 2(1):21-34.

Bach, N., S.N. Thung, and F. Schaffner. 1989. Comfrey herb tea-induced hepatic veno-occlusive disease. *Am. J. Med.* 87(1):97-99.

Bain, R.J.I. 1985. Accidental digitalis poisoning due to drinking herbal tea. *Br. Med. J.* 290:1624.

Behninger, C., G. Abel, E. Roder, V. Neuberger, and W. Goggelmann. 1989. Studies on the effect of an alkaloid extract of *Symphytum officinale* on human lymphocyte cultures. *Planta Med.* 55(6):518-522.

Betz, J.M., R.M. Eppley, W.C. Taylor, and D. Andrzejewski. 1994. Determination of pyrrolizidine alkaloids in commercial comfrey products (*Symphytum* sp.). *J. Pharm. Sci.* 83(5):649-653.

Bradley, P.R. 1992. *British herbal compendium: A handbook of scientific information on widely used plant drugs*. Bournemouth, UK: British Herbal Medicine Association.

Brauchli, J., J. Luthy, U. Zweifel, and C. Schlatter. 1982. Pyrrolizidine alkaloids from *Symphytum officinale* L. and their percutaneous absorption in rats. *Experientia* 38(9):1085-1087.

Cao, Y., S.M. Colegate, and J.A. Edgar. 2008. Safety assessment of food and herbal products containing hepatotoxic pyrrolizidine alkaloids: Interlaboratory consistency and the importance of *N*-oxide determination. *Phytochem Anal.* 19(6):526-533.

Chan, P.C., J. Mahler, J.R. Bucher, G.S. Travlos, and J.B. Reid. 1994. Toxicity and carcinogenicity of riddelliine following 13 weeks of treatment to rats and mice. *Toxicon* 32(8):891-908.

Chou, M.W., and P.P. Fu. 2006. Formation of DHP-derived DNA adducts in vivo from dietary supplements and Chinese herbal plant extracts containing carcinogenic pyrrolizidine alkaloids. *Toxicol. Ind. Health* 22 (8):321-327.

Clark, A.M. 1982. The use of larval stages of *Drosophila* in screening for some naturally occurring mutagens. *Mutat. Res.* 92(1):89-97.

Couet, C.E., C. Crews, and A.B. Hanley. 1996. Analysis, separation, and bioassay of pyrrolizidine alkaloids from comfrey (*Symphytum officinale*). *Nat. Toxins* 4(4):163-167.

Culvenor, C.C., M. Clarke, J.A. Edgar, et al. 1980. Structure and toxicity of the alkaloids of Russian comfrey (*Symphytum* × *uplandicum* Nyman), a medicinal herb and item of human diet. *Experientia* 36(4):377-379.

De Smet, P.A.G.M. 1992. *Adverse effects of herbal drugs, Volume 1*. Berlin: Springer.

Dąbska, W., A. Owczarska, and R. Madalihska. 1980. *Radix symphyti* for lasiocarpine content. *Herb. Pol.* 26:47-52.

Fu, P.P., Q. Xia, G. Lin, and M.W. Chou. 2004. Pyrrolizidine alkaloids—Genotoxicity, metabolism enzymes, metabolic activation, and mechanisms. *Drug Metab. Rev.* 36(1):1-55.

Garrett, B.J., P.R. Cheeke, and C.L. Miranda. 1982. Consumption of poisonous plants (*Senecio jacobaea, Symphytum officinale, Pteridium aquilinum, Hypericum perforatum*) by rats: Chronic toxicity, mineral metabolism, and hepatic drug-metabolizing enzymes. *Toxicol. Lett.* 10(2-3):183-188.

Guo, L., N. Mei, S. Dial, J. Fuscoe, and T. Chen. 2007. Comparison of gene expression profiles altered by comfrey and riddelliine in rat liver. *BMC Bioinformatics* 8(Suppl. 7):S22.

Hirono, I., M. Haga, M. Fujii, et al. 1979. Induction of hepatic tumors in rats by senkirkine and symphytine. *J. Natl. Cancer Inst.* 63(2):469-472.

Hirono, I., H. Mori, and M. Haga. 1978. Carcinogenic activity of *Symphytum officinale*. *J. Natl. Cancer Inst.* 61(3):865-869.

Huizing, H.J., T.W.J. Gadella, and E. Kliphuis. 1982. Chemotaxonomical investigations of the *Symphytum officinale* polyploid complex and *S. asperum* (Boraginaceae): The pyrrolizidine alkaloids. *Plant Sys. Evol.* 140(4):279-292.

Huxtable, R.J. 1987. Pyrrolizidine alkaloid poisoning in the United States [abstract]. *Pharmacologist* 29(3):155.

Huxtable, R.J., J. Luthy, and U. Zweifel. 1986. Toxicity of comfrey-pepsin preparations. *N. Engl. J. Med.* 315(17):1095.

Mattocks, A.R. 1980. Toxic pyrrolizidine alkaloids in comfrey. *Lancet* 2(8204):1136-1137.

McLean, E. 1974. *Senecio* and other plants as liver poisons. *Isr. J. Med. Sci.* 436:40.

Mei, N., L. Guo, P.P. Fu, R.H. Heflich, and T. Chen. 2005. Mutagenicity of comfrey (*Symphytum officinale*) in rat liver. *Br. J. Cancer* 92(5):873-875.

Mei, N., L. Guo, L. Zhang, et al. 2006. Analysis of gene expression changes in relation to toxicity and tumorigenesis in the livers of Big Blue transgenic rats fed comfrey (*Symphytum officinale*). *BMC Bioinformatics* 7(Suppl. 2):S16.

Mei, N., R.H. Heflich, M.W. Chou, and T. Chen. 2004. Mutations induced by the carcinogenic pyrrolizidine alkaloid riddelliine in the liver *cII* gene of transgenic Big Blue rats. *Chem. Res. Toxicol.* 17(6):814-818.

Mei, X.B., and T. Chen. 2007. [The mutant frequencies and types of mutations induced by comfrey in the lungs of transgenic Big Blue rats.] *J. Food Drug Anal.* 15(4):458-465.

Oberlies, N.H., N.C. Kim, D.R. Brine, et al. 2004. Analysis of herbal teas made from the leaves of comfrey (*Symphytum officinale*): Reduction of *N*-oxides results in order of magnitude increases in the measurable concentration of pyrrolizidine alkaloids. *Public Health Nutr.* 7(7):919-924.

Panter, K.E., and L.F. James. 1990. Natural plant toxicants in milk: A review. *J. Anim. Sci.* 68(3):892-904.

Ridker, P.M., S. Ohkuma, and W.V. McDermott. 1985. Hepatic veno-occlusive disease associated with the consumption of pyrrolizidine-containing dietary supplements. *Gastroenterol.* 88 (4):1050-1054.

Roitman, J.N. 1981. Comfrey and liver damage. *Lancet* 1(8226):944.

Routledge, P.A., and T.L. Spriggs. 1989. Atropine as possible contaminant of comfrey tea. *Lancet* 1(8644):963-964.

Sperl, W., H. Stuppner, I. Gassner, et al. 1995. Reversible hepatic veno-occlusive disease in an infant after consumption of pyrrolizidine-containing herbal tea. *Eur. J. Pediatr.* 154(2):112-116.

Stickel, F., and H.K. Seitz. 2000. The efficacy and safety of comfrey. *Public Health Nutr.* 3(4A):501-508.

Tittel, G., H. Hinz, and H. Wagner. 1979. Quantitative bestimmung der pyrrolizidinalkaloide in *Symphyti radix* durch HPLC. *Planta Med.* 37(1).

Turley, A.J., and D.F. Muir. 2008. ECG for physicians: A potentially fatal case of mistaken identity. *Resuscitation* 76(3):323-324.

Vollmer, J.J., N.C. Steiner, G.Y. Larsen, K.M. Muirhead, and R.J. Molyneux. 1988. Pyrrolizidine alkaloids: Testing for toxic constituents of comfrey. *J. Chem. Educ.* 64(12):1027-1030.

Weston, C.F., B.T. Cooper, J.D. Davies, and D.F. Levine. 1987. Veno-occlusive disease of the liver secondary to ingestion of comfrey. *Br. Med. J. (Clin. Res. Ed.)* 295(6591):183.

White, R.D., P.H. Krumperman, P.R. Cheeke, and D.R. Buhler. 1983. An evaluation of acetone extracts from six plants in the Ames mutagenicity test. *Toxicol. Lett.* 15(1):25-31.

Wichtl, M. 2004. *Herbal drugs and phytopharmaceuticals: A handbook for practice on a scientific basis.* 3rd ed. Boca Raton, FL: CRC Press.

Yarnell, E., and K. Abascal. 2007. Interaction of herbal constituents with cytochrome P450 enzymes. *Altern. Complement. Ther.* 13(5):239-247.

Yeong, M.L., B. Swinburn, M. Kennedy, and G. Nicholson. 1990. Hepatic veno-occlusive disease associated with comfrey ingestion. *J. Gastroenterol. Hepatol.* 5(2):211-214.

Symphytum spp. ムラサキ科

Symphytum asperum Lepechin
一般名：プリックリーコンフリー
英　名：prickly comfrey
別　名：rough comfrey

Symphytum uplandicum Nyman
一般名：ロシアンコンフリー
英　名：Russian comfrey
別　名：prickly comfrey, Quaker comfrey
使用部位：葉，根

安全性クラス：* **2a, 2b, 2c**
相互作用クラス：**A**

禁忌　外用のみ（Bradley 1992; De Smet 1992; Wichtl 2004）。

妊娠中および授乳中の使用禁止（Chan et al. 1994; De Smet 1992; Panter and James 1990）。

他の注意事項　知見なし

薬やサプリメントとの相互作用　知見なし

注意　ピロリジジンアルカロイド（葉 0.01～0.15%，根最大0.37%）（Culvenor et al. 1980; De Smet 1992; Mattocks 1980; Roitman 1981; Stickel and Seitz 2000; Wuilloud et al. 2004，付録1参照。

注釈　コンフリーのピロリジジンアルカロイド化合物は，肝毒性の症例に関連がある（有害事象と副作用参照）。米国ハーブ製品協会は，プリックリーコンフリーとロシアンコンフリーを含む有毒なピロリジジンアルカロイドを含有する植物原料を用いたすべての製品は，内用として販売してはならず，以下の注意を促す商品表示を制定した。

“外用のみ。外傷（切り傷や擦り傷）がある場合には使用してはならない。授乳中も使用してはならない。”

コンフリーの異なる種で見つかったアルカロイドに従って，ピロリジジンアルカロイドのエチミジンは，他のアルカロイドよりも毒性作用を示している（Culvenor et al. 1980）。プリックリーコンフリーおよびロシアンコンフリーは，コンフリー（*S. officinale*）よりも多い量のエチミジンを含有する（Awang et al. 1993; Jaarsma et al. 1989）。これらの化合物は毒性に関連しているので，ピロリジジンアルカロイドおよびその代謝物は特に興味深い（Stickel and Seitz 2000）。レポートは，プリックリーコンフリーは0.14～0.37%のピロリジジンアルカロイドを含有すると示すが

＊　ピロリジジンアルカロイドが除去されたプリックリーコンフリーおよびロシアンコンフリー抽出物も市販されている。コンフリー製品の内用に関する懸念は、PA-フリー製品には適用されない。

(Mattocks 1980)，ロシアンコンフリーの市販の抽出物のピロリジジンアルカロイドの濃度は0.0001%として報告された（Cao et al. 2008)。

ロシアンコンフリーは，プリックリーコンフリーおよびコンフリーのハイブリッドである（Culvenor et al. 1980)。

有害事象と副作用　*Symphytum*種の葉や根を摂取する人で，肝臓疾患の症例が報告されている（Bach et al. 1989; Huxtable et al. 1986; Ridker et al. 1985; Weston et al. 1987; Yeong et al. 1990)。これらの症例報告は，通常摂取したコンフリーの種を特定していない。肝臓疾患は不飽和ピロリジジンアルカロイドの摂取によって引き起こされる（Cao et al. 2008)。

コンフリーとジギタリス（*Digitalis purpurea*）の葉は外観が似ているため，中毒のいくつかの症例は，コンフリーと誤ってジギタリスを摂取した人で報告されている（Awang and Kindack 1989; Bain 1985; Routledge and Spriggs 1989; Turley and Muir 2008)。

薬理学的考察　肝疾患の症例報告とは対照的に，コンフリー（種は確認されなかった）葉の常用者（1～10年の定期使用）において肝臓障害の証拠は発見されなかった（Anderson and McLean 1989)。

肝機能の用量依存性の障害は，ロシアンコンフリーから抽出されたアルカロイドの混合物を経口投与されたラットで認められた（Culvenor et al. 1980; Yeong et al. 1991)。

妊婦と授乳婦　動物研究からのデータでは，コンフリーに存在するピロリジジンアルカロイド化合物は胎盤を通過し，コンフリーを摂取していた動物の母乳中に存在することを示す（Chan et al. 1994; Panter and James 1990)。この情報に基づいて，妊娠中は資格のある医療従事者監督下以外での使用を推奨しない。

レビュー詳細

I. 薬やサプリメントとの相互作用

薬やサプリメントとの相互作用の臨床試験

確認されなかった。

被疑薬やサプリメントとの相互作用の症例報告

確認されなかった。

薬やサプリメントとの相互作用の動物試験

確認されなかった。

II. 有害事象

有害事象の症例報告　コンフリーとジギタリス（*Digitalis purpurea*）の葉は外観が似ているため，中毒のいくつかの症例は，コンフリーと誤ってジギタリスを摂取した人で報告されている（Awang and Kindack 1989; Bain 1985; Routledge and Spriggs 1989; Turley and Muir 2008)。

コンフリー（*Symphytum officinale*）葉および根の項の有害事象の症例報告も参照。

III. 薬理学および薬物動態学

ヒトの薬理学的研究　コンフリー葉（種は確認されなかった）の常用者において肝臓障害の証拠は発見されなかった。肝機能検査では，2人の患者でビリルビンおよび，1人の患者でASTのわずかに上昇した値を示した。ほとんどの被験者（72%）は1～10年間コンフリーを摂取していた（平均1日当たり3.0gの乾燥葉を摂取），17%は11～20年コンフリーを使用した（平均1日当たり2.6gの乾燥葉摂取），10%は21～30年間コンフリーを使用した（平均1日当たり11gの乾燥葉摂取)。ピロリジジンアルカロイドの推定摂取量は，1日当たり0.015～0.15mg/kgであった（Anderson and McLean 1989)。

動物の薬理学的研究　1週間に5日の割合でリデリインを1mg/kg経口投与または，8%のコンフリー根の餌を12週間与えたラットでは，発癌に関連する遺伝子の多くは両群で発現したが，観察された遺伝子発現および生物学的プロセスは，コンフリーとリデリイン群では有意な差があった。研究の著者らは，コンフリーに含まれるピロリジジンアルカロイドは，植物の発癌性の原因である主な活性成分であると結論付けた（Guo et al. 2007)。

コンフリーに見られるような，不飽和ピロリジジンアルカロイドは，CYP3A薬物代謝酵素によって代謝される（Fu et al. 2004; Wang et al. 2005; Yarnell and Abascal 2007)。

*In vitro*の薬理学的研究　確認されなかった。

IV. 妊婦と授乳婦

妊娠中および授乳中にピロリジジンアルカロイドのリデリインを投与したラットの仔は，対照群よりも少ない体重であった。研究の著者は，リデリインは胎盤を通過し，母乳中に見出される可能性があることを示した（Chan et al. 1994)。

この情報に基づいて，妊娠中は資格のある医療従事者監督下以外での使用を推奨しない。

コンフリーに存在するものを含むピロリジジンアルカロイドは，これらを含む植物を摂取する動物の乳汁に存在することが示されている（Panter and James 1990)。ピロリジジンアルカロイドを含む植物の種を摂取した授乳中の女性の子で，肝中静脈閉塞症の症例が報告されている（Sperl et al. 1995)。

V. 毒性研究

急性毒性

若いラットに対するロシアンコンフリーのアルカロイドの

S

抽出物のLD_{50}は，腹腔内投与において284mg/kgである（Culvenor et al. 1980）。

ラットに対するエチミジンのLD_{50}は，腹腔内投与において200mg/kgである（Bull et al. 1968）。腹腔内投与したシンフィチンのLD_{50}は，マウスで300mg/kgであり（Furuya and Araki 1968），ラットで130mg/kgである（Hirono et al. 1979）。

短期毒性

1日当たり50mg/kgのロシアンコンフリー由来のアルカロイドを6週間経口投与したラットでは，類洞線維症，内皮細胞の脱落，肝細胞膜の損傷が認められた（Yeong et al. 1993）。

ロシアンコンフリーから単離されたピロリジジンアルカロイドを200mg/kgの単回用量，または3週間にわたり1週間に3日の割合で100mg/kg，または3週間にわたり1週間に3日の割合で50mg/kgを経口投与したラットでは，すべてのラットが，肝臓障害の証拠を示した。重度のものは用量依存的であった（Yeong et al. 1991）。

ロシアンコンフリー由来のアルカロイドを投与したラットでは，1週間に3回の割合で71mg/kgの腹腔内投与は，3〜4週以内に重度の肝機能障害および死亡をもたらした。肝酵素のわずかな増加のみとともに，血漿タンパク質およびアルブミン/グロブリン比は40%以上減少した（Culvenor et al. 1980）。

参考文献

AHPA. July 2011. Code of Ethics & Business Conduct. Silver Spring, MD: American Herbal Products Association.

Anderson, P.C., and A.E.M. McLean. 1989. Comfrey and liver damage. *Human Toxicol.* 8:68-69.

Awang, D.V., and D.G. Kindack. 1989. Atropine as possible contaminant of comfrey tea. *Lancet* 2(8653):44.

Awang, D.V.C., B.A. Dawson, J. Fillion, M. Girad, and D. Klindack. 1993. Echimidine content of commercial comfrey. *J. Herbs Spices Med. Plants* 2:1.

Bach, N., S.N. Thung, and F. Schaffner. 1989. Comfrey herb tea-induced hepatic veno-occlusive disease. *Am. J. Med.* 87(1):97-99.

Bain, R.J.I. 1985. Accidental digitalis poisoning due to drinking herbal tea. *Br. Med. J.* 290:1624.

Bradley, P.R. 1992. *British herbal compendium: A handbook of scientific information on widely used plant drugs*. Bournemouth, UK: British Herbal Medicine Association.

Bull, L., C.C. Culvenor, and A. Dick. 1968. *The pyrrolizidine alkaloids*. Amsterdam: North Holland.

Cao, Y., S.M. Colegate, and J.A. Edgar. 2008. Safety assessment of food and herbal products containing hepatotoxic pyrrolizidine alkaloids: Interlaboratory consistency and the importance of *N*-oxide determination. *Phytochem. Anal.* 19(6):526-533.

Chan, P.C., J. Mahler, J.R. Bucher, G.S. Travlos, and J.B. Reid. 1994. Toxicity and carcinogenicity of riddelliine following 13 weeks of treatment to rats and mice. *Toxicon* 32(8):891-908.

Culvenor, C.C., M. Clarke, J.A. Edgar, et al. 1980. Structure and toxicity of the alkaloids of Russian comfrey (*Symphytum × uplandicum* Nyman), a medicinal herb and item of human diet. *Experientia* 36(4):377-379.

De Smet, P.A.G.M. 1992. *Adverse effects of herbal drugs, Volume 1*. Berlin: Springer.

Fu, P.P., Q. Xia, G. Lin, and M.W. Chou. 2004. Pyrrolizidine alkaloids—Genotoxicity, metabolism enzymes, metabolic activation, and mechanisms. *Drug Metab. Rev.* 36(1):1-55.

Furuya, T., and K. Araki. 1968. Studies on constituents of crude drugs. I. Alkaloids of *Symphytum officinale* L. *Chem. Pharm. Bull.* 16(12):2512-2516.

Guo, L., N. Mei, S. Dial, J. Fuscoe, and T. Chen. 2007. Comparison of gene expression profiles altered by comfrey and riddelliine in rat liver. *BMC Bioinformatics* 8(Suppl. 7):S22.

Hirono, I., M. Haga, M. Fujii, et al. 1979. Induction of hepatic tumors in rats by senkirkine and symphytine. *J. Natl. Cancer Inst.* 63(2):469-472.

Huxtable, R.J., J. Luthy, and U. Zweifel. 1986. Toxicity of comfrey-pepsin preparations. *N. Engl. J. Med.* 315(17):1095.

Jaarsma, T.A., E. Lohmanns, T.W.J. Gadella, and T.M. Malingre. 1989. Chemotaxonomy of the *Symphytum officinale* agg. (Boraginaceae). *Plant Sys. Evol.* 167(3-4).

Mattocks, A.R. 1980. Toxic pyrrolizidine alkaloids in comfrey. *Lancet* 2 (8204):1136-1137.

Panter, K.E., and L.F. James. 1990. Natural plant toxicants in milk: A review. *J. Anim. Sci.* 68 (3):892-904.

Ridker, P.M., S. Ohkuma, and W.V. McDermott. 1985. Hepatic veno-occlusive disease associated with the consumption of pyrrolizidine-containing dietary supplements. *Gastroenterology* 88(4):1050-1054.

Roitman, J.N. 1981. Comfrey and liver damage. *Lancet* 1(8226):944.

Routledge, P.A., and T.L. Spriggs. 1989. Atropine as possible contaminant of comfrey tea. *Lancet* 1(8644):963-964.

Sperl, W., H. Stuppner, I. Gassner, et al. 1995. Reversible hepatic veno-occlusive disease in an infant after consumption of pyrrolizidine-containing herbal tea. *Eur. J. Pediatr.* 154(2):112-116.

Stickel, F., and H.K. Seitz. 2000. The efficacy and safety of comfrey. *Public Health Nutr.* 3(4A):501-508.

Turley, A.J., and D.F. Muir. 2008. ECG for physicians: A potentially fatal case of mistaken identity. *Resuscitation* 76(3):323-324.

Wang, Y.P., J. Yan, P.P. Fu, and M.W. Chou. 2005. Human liver microsomal reduction of pyrrolizidine alkaloid *N*-oxides to form the corresponding carcinogenic parent alkaloid. *Toxicol. Lett.* 155(3):411-420.

Weston, C.F., B.T. Cooper, J.D. Davies, and D.F. Levine. 1987. Veno-occlusive disease of the liver secondary to ingestion of comfrey. *Br. Med. J. (Clin. Res. Ed.)* 295(6591):183.

Wichtl, M. 2004. *Herbal drugs and phytopharmaceuticals: A handbook for practice on a scientific basis*. 3rd ed. Boca Raton, FL: CRC Press.

Wuilloud, J.C.A., S.R. Gratz, B.M. Gamble, and K.A. Wolnik. 2004. Simultaneous analysis of hepatotoxic pyrrolizidine alkaloids and *N*-oxides in comfrey root by LC-ion trap mass spectrometry. *Analyst* 129(2):150-156.

Yarnell, E., and K. Abascal. 2007. Interaction of herbal constituents with cytochrome P450 enzymes. *Altern. Complement. Ther.* 13(5):239-247.

Yeong, M.L., S.P. Clark, J.M. Waring, R.D. Wilson, and S.J. Wakefield. 1991. The effects of comfrey derived pyrrolizidine alkaloids on rat liver. *Pathology* 23(1):35-38.

Yeong, M.L., B. Swinburn, M. Kennedy, and G. Nicholson. 1990. Hepatic veno-occlusive disease associated with comfrey ingestion. *J. Gastroenterol. Hepatol.* 5(2):211-214.

Yeong, M.L., S.J. Wakefield, and H.C. Ford. 1993. Hepatocyte membrane injury and bleb formation following low dose comfrey toxicity in rats. *Int. J. Exp. Pathol.* 74(2):211-217.

Symplocarpus foetidus (L.) Salisb. ex Nutt. サトイモ科

一般名：スカンクキャベジ
英　名：skunk cabbage
和　名：アメリカザゼンソウ
異　名：*Dracontium foetidum* L.
使用部位：全草，根

安全性クラス：2d
相互作用クラス：A

禁忌　定められた用量を超えないこと（Felter and Lloyd 1898; Wood and LaWall 1918）。

他の注意事項　腎臓結石の既往歴がある人はスカンクキャベジを注意して使用すること（McGuffin et al. 1997）。

薬やサプリメントとの相互作用　知見なし

標準用量　生の根のチンキ：3～8滴，カップ1杯のジュースや水に希釈。1日当たり2または3回（Winston 2010）。

乾燥根のチンキ：15～30滴，カップ1杯のジュースや水に希釈。1日当たり2または3回（Winston 2010）。

有害事象と副作用　スカンクキャベジの高用量投与は，吐き気および嘔吐，頭痛，めまい，および視界の薄暗さと関連している（Felter and Lloyd 1898; Wood and LaWall 1918）。

スカンクキャベジは，皮膚や粘膜を機械的に刺激する微細な針状構造であるシュウ酸カルシウム結晶を含み，摂取後に，唇や口の痛みを伴う灼熱感を引き起こす（Genua and Hillson 1985; Higley 1880; Keating 2004; Nelson et al. 2006; Rowlee and Nichols 1896）。経口摂取は，しばしば浮腫や水疱とともに，炎症反応を引き起こす可能性があり，時々嗄声と嚥下困難をもたらす（Nelson et al. 2006）。

薬理学的考察　知見なし

妊婦と授乳婦　科学的または伝統的文献において，妊娠中および授乳中におけるスカンクキャベジの安全性は不明である。本書では，妊娠中や授乳期間での使用に関する問題は確認されなかったが，最終的な安全性は確立されていない。

レビュー詳細

I. 薬やサプリメントとの相互作用

薬やサプリメントとの相互作用の臨床試験
確認されなかった。

被疑薬やサプリメントとの相互作用の症例報告
確認されなかった。

薬やサプリメントとの相互作用の動物試験
確認されなかった。

II. 有害事象

有害事象の症例報告　確認されなかった。

III. 薬理学および薬物動態学

ヒトの薬理学的研究　確認されなかった。

動物の薬理学的研究　確認されなかった。

*In vitro*の薬理学的研究　確認されなかった。

IV. 妊婦と授乳婦

妊娠中および授乳中におけるスカンクキャベジの安全性に関する情報は確認されなかった。

V. 毒性研究

確認されなかった。

参考文献

Felter, H.W., and J.U. Lloyd. 1898. *King's American dispensatory*. 18th ed., 3rd rev. 2 vols. Cincinnati: Ohio Valley Co.
Genua, J.M., and C.J. Hillson. 1985. The occurrence, type and location of calcium oxalate crystals in the leaves of fourteen species of Araceae. *Ann. Bot.* 56(3):351.
Higley, W.K. 1880. On the microscopic crystals contained in plants. *Am. Naturalist* 14(10):720-725.
Keating, R.C. 2004. Systematic occurrence of raphide crystals in Araceae. *Ann. Missouri Bot. Gar.* 91(3):495-504.
McGuffin, M., C. Hobbs, R. Upton, and A. Goldberg. 1997. *Botanical safety handbook*. Boca Raton, FL: CRC Press.
Nelson, L., R.D. Shih, M.J. Balick, and K.F. Lampe. 2006. *Handbook of poisonous and injurious plants*. 2nd ed. New York: Springer.
Rowlee, W.W., and M.A. Nichols. 1896. Contributions to the life-history of *Symplocarpus fœtidus*. *Trans. Am. Microsc. Soc.* 17:157-164.
Winston, D. 2010. *Winston's botanical materia medica*. Broadway, NJ: David Winston's Center for Herbal Studies.
Wood, H., and C. LaWall. 1918. *The dispensatory of the United States of America*. 21st ed. Philadelphia: Lippincott.

Syzygium aromaticum (L.) Merr. & L.M. Perry　フトモモ科

一般名：クローブ
英　名：clove
生薬名：局（蕾）チョウジ（丁子）
異　名：*Caryophyllus aromaticus* L.，*Eugenia aromatica*（L.）Baill., nom. illeg.，*Eugenia caryophyllata* Thunb.
アーユルヴェーダ名：*lavanga*
中国名：丁香（*ding xiang*）（蕾）
使用部位：蕾

安全性クラス：2d
相互作用クラス：A
禁忌　定められた用量を超えないこと（Bensky et al. 2004）。
他の注意事項　知見なし
薬やサプリメントとの相互作用　知見なし
標準用量　煎剤として1～5g（Bensky et al. 2004; Chen and Chen 2004），粉末で120 ～300mg（Martindale and Reynolds 1967）。
注釈　このハーブにとっての分類や懸念は，一般的に料理で使用される低用量とは対照的に，治療目的で使用される比較的高用量に基づいており，スパイスとしての使用には関連していない。

クローブは，商業的にも利用可能なクローブ精油と混同すべきではない。精油は歯痛のための局所鎮痛剤として長く使用されており，この使用法は安全と見なされているが（Alqareer et al. 2006），多量の摂取は毒性を引き起こす可能性がある（Hartnoll et al. 1993）。
有害事象と副作用　知見なし
薬理学的考察　オイゲノールおよびアセチルオイゲノールは，*in vitro*で血小板凝集を阻害した（Laekeman et al. 1990; Saeed et al. 1995; Srivastava and Malhotra 1991）。

ある動物研究では，精子形成のいくつかの変化が，クローブ抽出物の投与後に報告された（Mishra and Singh 2008）。
妊婦と授乳婦　科学的または伝統的文献において，妊娠中および授乳中におけるクローブの安全性に関する情報は限られている。本書では，妊娠中や授乳期間での使用に関する問題は確認されなかったが，最終的な安全性は確立されていない。

レビュー詳細

I. 薬やサプリメントとの相互作用

薬やサプリメントとの相互作用の臨床試験
　確認されなかった。
被疑薬やサプリメントとの相互作用の症例報告
　確認されなかった。
薬やサプリメントとの相互作用の動物試験
　確認されなかった。

II. 有害事象

有害事象の症例報告　通常用量範囲（1～3gの煎剤）では，クローブへの有害反応は報告されていない。クローブの過剰摂取は，吐き気，下痢，嘔吐，上部消化管出血の症状をもたらした。重症の過剰投与の症例は，肝機能の変化，呼吸困難，意識消失または死亡を引き起こすことが報告されている（Bensky et al. 2004）。

クローブ精油の5～10mlを摂取した2歳の男児は，昏睡，発作，凝固障害，急性肝障害を経験した（Hartnoll et al. 1993）。

III. 薬理学および薬物動態学

ヒトの薬理学的研究　確認されなかった。
動物の薬理学的研究　クローブの水抽出物を300または700mg/kgを経口投与した絶食マウスおよびラットで，消化管での推進運動の増強が認められた（Agbaje 2008）。

1日当たり15，30，60mg/kgのクローブのヘキサン抽出物を35日間経口投与したマウスでは，15mg/kgの用量は，ヒドロキシステロイドデヒドロゲナーゼの活性およびテストステロンの血清濃度を増加させた。30および60mg/kgの用量では，1日あたりの精子産生の減少，枯渇，および伸長した精子細胞群に関連した精細管における不均衡な退行性の変化の誘導に伴い，これらのパラメータの阻害が認められた（Mishra and Singh 2008）。
*In vitro*の薬理学的研究　クローブのメタノール抽出物は，放射測定試験において，ヒト薬物代謝酵素CYP3A4を阻害した（Usia et al. 2006）。

ヒトの血漿では，オイゲノールが，血小板活性化因子によって誘導された血小板凝集を強く阻害した。アラキドン酸やコラーゲンによって誘導された血小板凝集において，弱い阻害が認められた（Saeed et al. 1995）。アラキドン酸誘発性血小板阻害の阻害は，ウサギの血漿中で認められた（Laekeman et al. 1990）。

オイゲノールおよびアセチルオイゲノールは，ヒト多血小板血漿中（IC_{50}値はオイゲノールで0.8μ*M*およびアセチルオイゲノールで2 μ*M*）で，アスピリン（28 μ*M*のIC_{50}値）よりも大きいアラキドン酸誘導性凝集の影響により，アラキドン酸，アドレナリンおよびコラーゲンによって誘導された血小板凝集を阻害した。2つの化合物の組み合わせは，相加効果があった（Srivastava and Malhotra 1991）。

クローブから単離された2つの多糖類は，抗血栓活性を有することが発見された（Lee et al. 2001）。

IV. 妊婦と授乳婦

0.25%のクローブ精油を含む餌（1日当たり375mg/kgの推定摂取量）を2週間与え，次いで交配させたマウスでは，4日齢胚で細胞死率の増加を示した。胚の数と妊娠率は，対照群よりクローブ群で高かった（Domaracky et al. 2007）。

授乳中におけるクローブの安全性情報は確認されなかった。

V. 毒性研究

急性毒性

ラットに対するクローブ精油のLD_{50}は，経口投与において2.65および3.72g/kgとして報告されている（Opdyke 1979）。クローブ精油の経皮LD_{50}は5g/kgである（Opdyke 1979）。

オイゲノールの経口LD_{50}は，マウスで3g/kg，ラットで1.9または2.7g/kg，モルモットで2.1g/kgである（JECFA 1982）。クローブ精油は約90%のオイゲノールを含む（Chaieb et al. 2007）。

食品添加物に関するFAO/WHO合同専門家委員会は，オイゲノールの1日摂取許容量は2.5mg/kgであると決定した。また，250mg/kgを含む餌をラットに与えたところ，影響を生じないレベルであったことを示した（JECFA 1982）。

短期毒性

1日当たり35または70mgのクローブ精油を8週間経口投与したラットでは，その用量は忍容性が良好であったとして報告された。105mgの用量では，2～3週後に重症な肝臓および腎臓障害が認められた。140mgの単回用量は致命的であった（Opdyke 1979）。

遺伝毒性

ネズミチフス菌TA98株およびTA100株でのエイムス試験では，クローブのエタノール抽出物は，菌株TA100で強い変異原活性およびTA98株で弱い活性を示した（Mahmoud et al. 1992）。

クローブのエタノール抽出物は，エイムス試験で変異原活性を示さなかったが，枯草菌*rec*アッセイで強い陽性の結果を与えた（Morimoto et al. 1982）。

ネズミチフス菌TA100株では，クローブ精油は，代謝活性化なしで変異原性活性を示したが，S9による代謝活性化ありでは変異原性はみられなかった（Park 2002）。TA100株による別の研究では，精油の変異原活性は代謝活性化なしで認められず，変異原効果はS9による代謝活性化ありでは強かったことを示した（Shoeibi et al. 2009）。

クローブの水抽出物は，SOSクロム試験，およびTA97a株，TA98株，TA100株，TA102株を用いたサルモネラ復帰試験で，変異原活性を示さなかった。前進変異誘発試験では，変異誘発の増加がCC104 *mutMmutY*株で認められ，酸化的DNA損傷が生じたことを示唆している（dos Santos et al. 2008）。

マウスの骨髄小核試験では，0.5または2%のクローブを含む餌を10日間与えたマウスは，誘発されたいかなる小核も有していなかった（Kumari 1991）。

クローブのフェニルプロパノイド化合物は，様々な突然変異原で処置されたネズミチフス菌TA1535/pSK1002におけるSOS応答の誘発後に抗変異原活性を示した（Miyazawa and Hisama 2003）。クローブのメタノール抽出物は，ネズミチフス菌TA1535/pSK1002umu試験において，フリルフラマイドのSOS誘導活性の抑制作用を示した（Miyazawa and Hisama 2001）。

S

参考文献

Agbaje, E.O. 2008. Gastrointestinal effects of *Syzigium aromaticum* (L.) Merr. & Perry (Myrtaceae) in animal models. *Nig. Q. J. Hosp. Med.* 18(3):137-141.

Alqareer, A., A. Alyahya, and L. Andersson. 2006. The effect of clove and benzocaine versus placebo as topical anesthetics. *J. Dentist.* 34(10):747-750.

Bensky, D., S. Clavey, and E. Stöger. 2004. *Chinese herbal medicine: Materia medica.* 3rd ed. Seattle: Eastland Press.

Chaieb, K., H. Hajlaoui, T. Zmantar, et al. 2007. The chemical composition and biological activity of clove essential oil, *Eugenia caryophyllata* (*Syzigium aromaticum* L. Myrtaceae): A short review. *Phytother. Res.* 21(6):501-506.

Chen, J.K., and T.T. Chen. 2004. *Chinese medical herbology and pharmacology.* City of Industry, CA: Art of Medicine Press.

Domaracky, M., P. Rehak, S. Juhas, and J. Koppel. 2007. Effects of selected plant essential oils on the growth and development of mouse preimplantation embryos in vivo. *Physiol. Res.* 56(1):97-104.

dos Santos, P.E., L.C. Monte Egito, S.R. Batistuzzo de Medeiros, and L.F. Agnez-Lima. 2008. Genotoxicity induced by *Eugenia caryophyllata* infusion. *J. Toxicol. Environ. Health A* 71(7):439-444.

Hartnoll, G., D. Moore, and D. Douek. 1993. Near fatal ingestion of oil of cloves. *Arch. Dis. Child.* 69(3):392-393.

JECFA. 1982. Eugenol. WHO Food Additives Series 17: FAO/WHO Joint Expert Committee on Food Additives.

Kumari, M.V. 1991. Modulatory influences of clove (*Caryophyllus aromaticus*, L.) on hepatic detoxification systems and bone marrow genotoxicity in male Swiss albino mice. *Cancer Lett.* 60(1):67-73.

Laekeman, G.M., L.V. Hoof, A. Haemers, et al. 1990. Eugenol, a valuable compound for in vitro experimental research and worthwhile for further *in vivo* investigation. *Phytother. Res.* 4 (3):90-96.

Lee, J.I., H.S. Lee, W.J. Jun, et al. 2001. Purification and characterization of antithrombotics from *Syzygium aromaticum* (L.) Merr. and Perry. *Biol. Pharm. Bull.* 24(2):181-187.

Mahmoud, I., A. Alkofahi, and A. Abdelaziz. 1992. Mutagenic and toxic activities of several spices and some Jordanian medicinal plants. *Int. J. Pharmacog.* 30(2):81-85.
Martindale, W., and J.E.F. Reynolds. 1967. *The extra pharmacopoeia.* 25th ed. London: Pharmaceutical Press.
Mishra, R.K., and S.K. Singh. 2008. Safety assessment of *Syzygium aromaticum* flower bud (clove) extract with respect to testicular function in mice. *Food Chem. Toxicol.* 46(10):3333-3338.
Miyazawa, M., and M. Hisama. 2001. Suppression of chemical mutagen-induced SOS response by alkylphenols from clove (*Syzygium aromaticum*) in the *Salmonella typhimurium* TA1535/pSK1002 umu test. *J. Agric. Food Chem.* 49(8):4019-4025.
Miyazawa, M., and M. Hisama. 2003. Antimutagenic activity of phenylpropanoids from clove (*Syzygium aromaticum*). *J. Agric. Food Chem.* 51(22):6413-6422.
Morimoto, I., F. Watanabe, T. Osawa, T. Okitsu, and T. Kada. 1982. Mutagenicity screening of crude drugs with *Bacillus subtilis* rec-assay and *Salmonella*/microsome reversion assay. *Mutat. Res.* 97:81-102.
Opdyke, D.L.J. 1979. *Monographs on fragrance raw materials.* New York: Pergamon.
Park, H.J. 2002. Mutagenicity of the essential oils in Ames test. *Kor. J. Pharmacog.* 33(4):372-375.
Saeed, S.A., R.U. Simjee, G. Shamim, and A.H. Gilani. 1995. Eugenol: A dual inhibitor of platelet activating factor and arachidonic acid metabolism. *Phytomedicine* 2:23-28.
Shoeibi, S., N. Rahimifard, B. Pirouz, et al. 2009. Mutagenicity of four natural flavors: Clove, cinnamon, thyme and *Zataria multiflora* Boiss. *J. Med. Plant* 8 (Suppl. 5):89-96.
Srivastava, K.C., and N. Malhotra. 1991. Acetyl eugenol, a component of oil of cloves (*Syzygium aromaticum* L.) inhibits aggregation and alters arachidonic acid metabolism in human blood platelets. *Prostaglandins Leukot. Essent. Fatty Acids* 42(1):73-81.
Usia, T., H. Iwata, A. Hiratsuka, et al. 2006. CYP3A4 and CYP2D6 inhibitory activities of Indonesian medicinal plants. *Phytomedicine* 13(1-2):67-73.

Syzygium cumini (L.) Skeels　フトモモ科

一般名：ジャンブル
英　名：jambolan
和　名：ムラサキフトモモ
異　名：*Eugenia jambolana* Lam.，*Syzygium jambolana* DC.
アーユルヴェーダ名：*jambu*
別　名：Java plum，jumbul
使用部位：樹皮，種子

安全性クラス：1
相互作用クラス：A
禁忌　知見なし
他の注意事項　知見なし
薬やサプリメントとの相互作用　知見なし
有害事象と副作用　知見なし
薬理学的考察　動物研究では，ジャンブル種子および樹皮は血糖値の調節を変化させる可能性があることを実証している（Mallick et al. 2006; Pandey and Khan 2002; Ravi et al. 2004; Saravanan and Pari 2008; Sharma et al. 2003, 2008; Sridhar et al. 2005; Villaseñor and Lamadrid 2006）。糖尿病を持つ人は，使用前に有資格の医療従事者に相談し，血糖値を厳密に測定することを勧める。
妊婦と授乳婦　科学的または伝統的文献において，妊娠中および授乳中におけるジャンブルの安全性は不明である。本書では，妊娠中や授乳期間での使用に関する問題は確認されなかったが，最終的な安全性は確立されていない。

レビュー詳細

I. 薬やサプリメントとの相互作用

薬やサプリメントとの相互作用の臨床試験
　確認されなかった。
被疑薬やサプリメントとの相互作用の症例報告
　確認されなかった。
薬やサプリメントとの相互作用の動物試験
　確認されなかった。

II. 有害事象

有害事象の症例報告　確認されなかった。

III. 薬理学および薬物動態学

ヒトの薬理学的研究　確認されなかった。

動物の薬理学的研究　1日当たり800mg/kgのジャンブル種子のメタノール抽出物を14日間経口投与した糖尿病ラットでは，血糖値および血漿インスリン値の補正が認められた（Mallick et al. 2006）。

　ジャンブル種子のエタノール抽出物を100mg/kg経口投与した糖尿病ラットでは，血糖値の有意な低下およびグルコース耐性が認められた（Ravi et al. 2004）。

　軽度または重度の糖尿病ラットでは，ジャンブル種子の高濃度のフラボノイド抽出物500mg/kgの経口投与は，空腹時血糖およびピークの血糖値の低下をもたらした（Sharma et al. 2008）。

　中等度または重度の糖尿病のあるウサギでは，1日当たり100mg/kgのジャンブル種子のエタノール抽出物を15日間経口投与した場合，空腹時血糖値および最大血糖値の有意な低下，および血清インスリン値の上昇をもたらした（Sharma et al. 2003）。

1日当たり15%のジャンブル種子粉末を含む餌を21日間与えた糖尿病ラットでは，経口耐糖能の改善に伴って，血糖値の有意な低下が認められた（Pandey and Khan 2002）。

1日当たり250，500，1000mg/kgのジャンブル種子粉末を15日間経口投与した糖尿病ラットでは，500および1000mg/kgの用量で，空腹時血糖および治療後の空腹および最大血糖値の低下が認められた（Sridhar et al. 2005）。

ジャンブル樹皮のメタノール抽出物250mg/kgを経口投与した非糖尿病マウスでは，血糖値の有意な低下が経口ブドウ糖負荷試験で認められた（Villaseñor and Lamadrid 2006）。

1日当たり75，150，300mg/kgのジャンブル樹皮の水抽出物を45日間経口投与した糖尿病ラットでは，血糖および尿糖値での有意な低下が認められた。300mg/kgの用量での活性は，75および150mg/kgの用量での活性よりも大きかった（Saravanan and Pari 2008）。

*In vitro*の薬理学的研究　確認されなかった。

IV. 妊婦と授乳婦

妊娠中および授乳中におけるジャンブルの安全性に関する情報は確認されなかった。

V. 毒性研究

急性毒性

ジャンブル種子粉末2.5 または5 g/kgの単回用量を経口投与したラットでは，死亡および異常は認められなかった（Sridhar et al. 2005）。

短期毒性

1日当たり800mg/kgのジャンブルのメタノール抽出物を14日間経口投与した糖尿病ラットでは，肝臓および腎臓のGOT およびGPT活性の減少が認められた（Mallick et al. 2006）。

参考文献

Mallick, C., R. Maiti, and D. Ghosh. 2006. Antidiabetogenic effects of separate and composite extract of seed of jamun (*Eugenia jambolana*) and root of kadali (*Musa paradisiaca*) in streptozotocin-induced diabetic male albino rat: A comparative study. *Int. J. Pharmacol.* 2(5):492-503.

Pandey, M., and A. Khan. 2002. Hypoglycaemic effect of defatted seeds and water soluble fibre from the seeds of *Syzygium cumini* (Linn.) Skeels in alloxan diabetic rats. *Indian J. Exp. Biol.* 40(10):1178-1182.

Ravi, K., K. Sivagnanam, and S. Subramanian. 2004. Anti-diabetic activity of *Eugenia jambolana* seed kernels on streptozotocin-induced diabetic rats. *J. Med. Food* 7(2):187-191.

Saravanan, G., and L. Pari. 2008. Hypoglycaemic and antihyperglycaemic effect of *Syzygium cumini* bark in streptozotocin-induced diabetic rats. *J. Pharmacol. Toxicol.* 3(1):1-10.

Sharma, B., C. Balomajumder, and P. Roy. 2008. Hypoglycemic and hypolipidemic effects of flavonoid rich extract from *Eugenia jambolana* seeds on streptozotocin induced diabetic rats. *Food Chem. Toxicol.* 46(7):2376-2383.

Sharma, S.B., A. Nasir, K.M. Prabhu, P.S. Murthy, and G. Dev. 2003. Hypoglycaemic and hypolipidemic effect of ethanolic extract of seeds of *Eugenia jambolana* in alloxan-induced diabetic rabbits. *J. Ethnopharmacol.* 85(2-3):201-206.

Sridhar, S.B., U.D. Sheetal, M.R. Pai, and M.S. Shastri. 2005. Preclinical evaluation of the antidiabetic effect of *Eugenia jambolana* seed powder in streptozotocin-diabetic rats. *Braz. J. Med. Biol. Res.* 38(3):463-468.

Villaseñor, I.M., and M.R. Lamadrid. 2006. Comparative anti-hyperglycemic potentials of medicinal plants. *J. Ethnopharmacol.* 104(1-2):129-131.

Tabebuia impetiginosa (Mart. ex DC.) Standl.　ノウゼンカズラ科

一般名：パオダルコ
英　名：pau d'arco
異　名：*Tabebuia avellanedae* Lorentz ex Griseb., *Tabebuia heptaphylla*（Vell.）Toledo, *Tecoma impetiginosa* Mart. ex DC.
別　名：ipe roxo, lapacho, taheebo
使用部位：樹皮

安全性クラス：1
相互作用クラス：A
禁忌　知見なし
他の注意事項　知見なし
薬やサプリメントとの相互作用　知見なし
注釈　パオダルコに関連した研究の多くは，ラパコールに関して行われている。ある参考文献では，ラパコールは2～7%の濃度で心材に存在し，樹皮ではより少ないことが報告されている（Taylor 2005）。しかし，商業用のパオダルコの木および樹皮製品の分析では，木のラパコール含有は0.001%であり，樹皮製品にはラパコールは検出されなかった（Awang et al. 1994）。同様に，ラパコールはパオダルコ内樹皮の水抽出物で確認されなかった（Steinert et al. 1996）。したがって，ここで引用されたものを含むラパコールについての参考文献は，パオダルコを含む製品にはほとんど，あるいはまったく関連がない可能性がある。
有害事象と副作用　職業性喘息およびアレルギー性接触皮膚炎は，パオダルコ粉塵に暴露された木工者で報告されている（Algranti et al. 2005; Estlander et al. 2001）。
　ある臨床試験において，1日1.5g以上の用量におけるラパコールの有害事象として，吐き気および嘔吐が報告された（Block et al. 1974）。
薬理学的考察　1日当たり2gの用量のラパコールは，トロンビン時間の延長が認められたが，他の凝固試験では正常な結果を示した（Block et al. 1974）。
妊婦と授乳婦　動物研究では，妊娠中の動物においてラパコール（注釈参照）の混在した結果を示したが，科学的および伝統的文献において，妊娠中または授乳中のパオダルコの安全性は不明である。本書では，妊娠中や授乳期間での使用に関する問題は確認されなかったが，最終的な安全性は確立されていない。

レビュー詳細

I. 薬やサプリメントとの相互作用
薬やサプリメントとの相互作用の臨床試験
　確認されなかった。
被疑薬やサプリメントとの相互作用の症例報告
　確認されなかった。
薬やサプリメントとの相互作用の動物試験
　確認されなかった。

II. 有害事象
有害事象の症例報告　職業性喘息およびアレルギー性接触皮膚炎は，パオダルコ粉塵に暴露された木工者で報告されている（Algranti et al. 2005; Estlander et al. 2001）。
臨床試験で報告された有害事象　1日当たり2gの用量のラパコールは，トロンビン時間が延長し，ビタミンKの補給を必要とした。他の血液凝固試験では，正常な結果を示した（Block et al. 1974）。毒性は1日当たり1.5gまでの用量では認められなかった。1日当たり1.5g以上では，有害事象として吐き気および嘔吐が報告された（Block et al. 1974）。

III. 薬理学および薬物動態学
ヒトの薬理学的研究　確認されなかった。
動物の薬理学的研究　ラパコールは，モルモットにおいて接触感作作用があった（Schulz et al. 1977）。
　ラパコールを投与したイヌで，トロンビン時間の延長が見られたが，血液凝固時間の変化は認められなかった（Morrison et al. 1970）。
　1日当たり100mgラパコールの水アルコール溶液を5日間投与した雄ラットで，精嚢重量の減少があったが，体重および他の器官の変化は認められなかった（de Cassia da Silveira and Guerra 2007）。
　本項の妊婦と授乳婦もまた参照。
***In vitro*の薬理学的研究**　ラパコールおよびラパコール誘導体は，*in vitro*でA549ヒト乳癌細胞に対する細胞毒性を示した。ラパコールのIC_{50}は0.78 m*M*であった（Oliveira et al. 2002）。
　ラパコールおよびβ-ラパコンは，動物研究での癌細胞，およびある種のヒト癌細胞株における*in vitro*のマイクロモル濃度で，細胞毒性であることが示されている（Li et al. 1999; Menacho-Marquez and Murguia 2006; Ough et al. 2005; Pardee et al. 2002; Perez-Sacau et al. 2007; Queiroz et al. 2008）。β-ラパコンにはDNAトポイソラーゼに対する阻害活性があることが示されており（Lee et al. 2005），細胞

T

死はまた，二電子還元酵素NAD（P）H:キノンオキシドレダクターゼによる薬剤の代謝サイクルの活性化によって引き起こされる可能性がある（Ough et al. 2005; Pardee et al. 2002）。

IV. 妊婦と授乳婦

マウスやラットでの生殖能力におけるラパコール影響を調べた多くの研究を通して，妊娠中または授乳中のパオダルコの安全性の研究は確認されなかった。

妊娠8〜12日にラパコールを55 mg/kg または110 mg/kgの用量を経口投与したラットでは，母体毒性は見られなかったが，それぞれ2つの用量レベルにおいて，99および100%の胎児死亡率が認められた（Guerra et al. 1999, 2001）。妊娠17〜20日にラパコール100 mg/kgを経口投与したラットでは，胎児発育遅延が見られたが，着床および再吸収の発生への影響は認められなかった（Felicio et al. 2002）。1日当たり20 mg/kgのラパコールを2〜7日間筋肉内投与したマウスで，妊娠の阻害が認められた。妊娠1〜7日にラパコールで処置したマウスで100%の妊娠の阻害が認められたが，1〜3日で処置したマウスでは71%の阻害が認められた（Sareen et al. 1995）。妊娠7〜12日に同製品および同用量を投与した場合は79%の胎児吸収率をもたらしたが，妊娠14〜19日に1日当たり100 mg/kgのラパコールを経口投与したラットでは胎児吸収は認められなかった（Rodrigues de Almeida et al. 1988）。妊娠3〜5日に1日当たり100〜200 mg/kgの用量でラパコールを経口投与したラットでは，着床の影響および再吸収は認められなかった（Almeida et al. 1999）。

V. 毒性研究

急性毒性

マウスに対するパオダルコの濃縮水抽出物のLD_{50}は，経口投与において最大5g/kgまで決定することができなかった（de Miranda et al. 2001）。

β-ラパコンで処置した担癌マウスでは，2および5mgの用量では生存に影響を与えなかった。毒性については5mg/kgの用量で明らかであった。未処理の担癌マウスでは17日間後に死亡したのに対し，β-ラクトンで処置した場合では24時間後に33%が死亡した（Queiroz et al. 2008）。

ラパコールの経口LD_{50} は，マウスで621mg/kg，ラットでは2.4 g/kgである（Morrison et al. 1970）。マウスに対するラパコールの腹腔内LD_{50} は1.6g/kgである（de Santana et al. 1968）。

1日当たり0.0625，0.125，0.25，0.5，1g/kgの用量でラパコールを経口投与したサルでは，0.5g/kgの用量を6回投与後，1g/kgの用量を5回投与後に死亡が発生した（Morrison et al. 1970）。

短期毒性

1週間に4回の割合で，1日当たり0.25，0.5，1，2g/kgの用量でラパコールを4週間経口投与したイヌでは，致死効果は認められなかったが，重度の貧血およびアルカリホスファターゼ値の上昇が発生した（Morrison et al. 1970）。

遺伝毒性

エイムス試験において，ラパコールは変異原性を有していなかった（Hakura et al. 1994）。

参考文献

Algranti, E., E.M. Mendonca, S.A. Ali, C.M. Kokron, and V. Raile. 2005. Occupational asthma caused by ipe (*Tabebuia* spp.) dust. *J. Investig. Allergol. Clin. Immunol.* 15(1):81-83.

Almeida, M., M. Brandão, M. Guerra, and V. Peters. 1999. Avaliação preliminar do efeito interceptivo do lapachol em ratas Wistar. *Bol. Centr. Biol. Reprod.* 18:37-48.

Awang, D., B. Dawson, J. Ethier, et al. 1994. Naphthoquinone constituents of commercial lapacho/pau d'arco/taheebo products. *J. Herbs Spices Med. Plants* 2(4):27-43.

Block, J.B., A.A. Serpick, W. Miller, and P.H. Wiernik. 1974. Early clinical studies with lapachol (Nsc-11905). *Cancer Chemother. Rep. Part 2 Suppl.* 4(4):27-28.

de Cassia da Silveira, E.S.R., and M.O. Guerra. 2007. Reproductive toxicity of lapachol in adult male Wistar rats submitted to short-term treatment. *Phytother. Res.* 21(7):658-662.

de Miranda, F., J. Vilar, I. Alves, S. Cavalcanti, and A. Antoniolli. 2001. Antinociceptive and antiedematogenic properties and acute toxicity of *Tabebuia avellanedae* Lor. ex Griseb. inner bark aqueous extract. *BMC Pharmacol.* 1(6).

de Santana, C.F., O. de Lima, I.L. d' Albuquerque, A.L. Lacerda, and D.G. Martins. 1968. Antitumoral and toxicological properties of extracts of bark and various wood components of pau d'arco (*Tabebuia avellanedae*). *Rev. Inst. Antibiot. (Recife)* 8(1):89-94.

Estlander, T., R. Jolanki, K. Alanko, and L. Kanerva. 2001. Occupational allergic contact dermatitis caused by wood dusts. *Contact Dermat.* 44(4):213-217.

Felicio, A.C., C.V. Chang, M.A. Brandao, V.M. Peters, and M.D. Guerra. 2002. Fetal growth in rats treated with lapachol. *Contraception* 66(4):289-293.

Guerra, M.O., A.S. Mazoni, M.A. Brandao, and V.M. Peters. 1999. Interceptive effect of lapachol in rats. *Contraception* 60(5):305-307.

Guerra, M.O., A.S. Mazoni, M.A. Brandao, and V.M. Peters. 2001. Toxicology of lapachol in rats: Embryolethality. *Braz. J. Biol.* 61(1):171-174.

Hakura, A., H. Mochida, Y. Tsutsui, and K. Yamatsu. 1994. Mutagenicity and cytotoxicity of naphthoquinones for Ames *Salmonella* tester strains. *Chem. Res. Toxicol.* 7(4):559-567.

Lee, J.H., J. Cheong, Y.M. Park, and Y.H. Choi. 2005. Down-regulation of cyclooxygenase-2 and telomerase activity by beta-lapachone in human prostate carcinoma cells. *Pharmacol. Res.* 51(6):553-560.

Li, C.J., Y.Z. Li, A.V. Pinto, and A.B. Pardee. 1999. Potent inhibition of tumor survival *in vivo* by beta-lapachone plus taxol: Combining drugs imposes different artificial checkpoints. *Proc. Natl. Acad. Sci. U.S.A.* 96(23):13369-13374.

Menacho-Marquez, M., and J.R. Murguia. 2006. Beta-lapachone activates a Mre11p-Tel1p G1/S checkpoint in budding yeast. *Cell Cycle* 5(21):2509-2516.
Morrison, R.K., D.E. Brown, J.J. Oleson, and D.A. Cooney. 1970. Oral toxicology studies with lapachol. *Toxicol. Appl. Pharmacol.* 17(1):1-11.
Oliveira, M.F., T.G. Lemos, M.C. de Mattos, et al. 2002. New enamine derivatives of lapachol and biological activity. *An. Acad. Bras. Cienc.* 74(2):211-221.
Ough, M., A. Lewis, E.A. Bey, et al. 2005. Efficacy of beta-lapachone in pancreatic cancer treatment: Exploiting the novel, therapeutic target NQO1. *Cancer Biol. Ther.* 4(1):95-102.
Pardee, A.B., Y.Z. Li, and C.J. Li. 2002. Cancer therapy with beta-lapachone. *Curr. Cancer Drug Targets* 2(3):227-242.
Perez-Sacau, E., R.G. Diaz-Penate, A. Estevez-Braun, et al. 2007. Synthesis and pharmacophore modeling of naphthoquinone derivatives with cytotoxic activity in human promyelocytic leukemia HL-60 cell line. *J. Med. Chem.* 50(4):696-706.
Queiroz, M.L.S., M.C. Valadares, C.O. Torello, et al. 2008. Comparative studies of the effects of *Tabebuia avellanedae* bark extract and β-lapachone on the hematopoietic response of tumour-bearing mice. *J. Ethnopharmacol.* 117(2):228-235.
Rodrigues de Almeida, E., E. Santos, A. Filho, and C. Lopes. 1988. The action of 2-hydroxy-3-(3-methyl-2-butenyl)-1,4-naphthoquinone (lapachol) in pregnant rats. *Rev. Port. Farm.* 38:21-23.
Sareen, V., S. Jain, and A. Narula. 1995. Evaluation of estrogenicity and pregnancy interceptory efficacy of lapachol (2-hydroxy-3-(3-methyl-2-butenyl)-1,4-naphthoquinone) in the mouse. *Phytother. Res.* 9(2):139-141.
Schulz, K.H., I. Garbe, B.M. Hausen, and M.H. Simatupang. 1977. The sensitizing capacity of naturally occurring quinones. Experimental studies in guinea pigs. I. Naphthoquinones and related compounds. *Arch. Dermatol. Res.* 258(1):41-52.
Steinert, J., H. Khalaf, and M. Rimpler. 1996. High-performance liquid chromatographic separation of some naturally occurring naphthoquinones and anthraquinones. *J. Chromatogr. A* 723(1):206-209.
Taylor, L. 2005. *The healing power of rainforest herbs*. Garden City Park, NY: Square One Publishers.

Tanacetum parthenium (L.) Sch. Bip. キク科

一般名：フィーバーフュー
英　名：feverfew
和　名：ナツシロギク
異　名：*Chrysanthemum parthenium* (L.) Bernh.
使用部位：全草

安全性クラス：2b
相互作用クラス：A

禁忌　妊娠中は，医療従事者監督下以外での使用禁止（De Smet 1992; Mitchell 1983; Yao et al. 2006）。

他の注意事項　一般的にキク科植物に対するアレルギーの交差反応があるため，キク科の他の種類（カモミール等）へのアレルギーがある人は，フィーバーフューの使用に注意が必要である（Hausen and Osmundsen 1983; Upton 2007）。

フィーバーフューを中止する人は，“ポスト-フィーバーフュー症候群”を避けるために，1か月間以上徐々に投与量を減らす必要がある（Johnson et al. 1985; Mills and Bone 2005; Upton 2007）。

薬やサプリメントとの相互作用　知見なし

有害事象と副作用　フィーバーフューの臨床試験のシステマティックレビューでは，いくつかの副作用とともに一般的に忍容性が良好であることを示す（Ernst and Pittler 2000; Pittler and Ernst 2004）。1日当たり1gまでの用量で，フィーバーフュー標準化エキスの用量漸増試験では有害作用は報告されなかった（Curry et al. 2004）。

生のフィーバーフュー（葉のCO_2抽出物ではない）の1日の摂取量は，（Diener et al. 2005; Pfaffenrath et al. 2002; Upton 2007），口内炎を引き起こす可能性がある。症状はハーブの中止後に改善することが認められている（Johnson 1984）。

およそ10%のフィーバーフューを長期間使用している人で，フィーバーフューの中止後に“ポスト-フィーバーフュー症候群”が，痛みの症状，関節と筋肉の凝り，不安および睡眠不足の症状とともに報告されている（Johnson et al. 1985）。

薬理学的考察　いくつかの*in vitro*研究では，フィーバーフューは血小板凝集を阻害することを示しているが（Loesche et al. 1988; Makheja and Bailey 1982），フィーバーフューおよび凝集に関する1つのヒトに対する研究では，凝集への影響は認められず（Biggs et al. 1982），フィーバーフューに関連した出血の症例は報告されていない（Stargrove et al. 2008）。

妊婦と授乳婦　妊娠中および授乳中のフィーバーフューの安全性に関する限られた情報が利用可能である。妊娠ラットまたは摘出したラットの胎児におけるフィーバーフューの高用量での動物研究は，胎児へのいくつかの有害作用を示している（Yao et al. 2006）。この情報に基づいて，妊娠中は資格のある医療従事者監督下以外での使用を推奨しない。

レビュー詳細

I. 薬やサプリメントとの相互作用

薬やサプリメントとの相互作用の臨床試験

確認されなかった。

被疑薬やサプリメントとの相互作用の症例報告

確認されなかった。

薬やサプリメントとの相互作用の動物試験

確認されなかった。

II. 有害事象

臨床試験で報告された有害事象　6つの臨床試験を含むフィーバーフューの単一製剤の臨床試験のシステマティックレビューでは，軽度かつ一過性の有害事象のみで，一般的にフィーバーフューは忍容性が良好であるとして特徴づけられた。6つの臨床試験のうち2つでは，有害事象はプラセボ群でより高く，3つの試験では，有害事象はプラセボ群とフィーバーフュー群で同等であった（Ernst and Pittler 2000）。ある研究では，フィーバーフュー群よりもプラセボ群で口腔内潰瘍の発生率が高いことを示した（Murphy et al. 1988）。

2〜4年間，1日当たりいくつかのフィーバーフュー葉を噛むことによって，自分の頭痛を自己治療していた270人の片頭痛患者の調査では，回答者の18%が副作用を報告した。7%だけが治療を中止したが，最も頻度の高い症状は口内炎であり，回答者の11.3%にみられた。

他の症状は，舌の痛み，腹痛，消化不良，ピリピリ感，尿の問題，頭痛を含んだ（Johnson 1983）。口内炎はフィーバーフューの中止の1週間以内に改善する全身的な作用であると考えられている（Johnson 1984）。口内炎や潰瘍は，フィーバーフューのCO_2抽出物を使ういかなる臨床試験でも報告されていない（Diener et al. 2005; Pfaffenrath et al. 2002; Upton 2007）。

“ポスト-フィーバーフュー症候群”は，フィーバーフューの長期間使用者のおよそ10%で，使用中止後に報告されている。症状は，痛み，関節と筋肉の凝り，不安，睡眠不足を含んだ（Johnson et al. 1985）。

有害事象の症例報告　新鮮な葉を噛むことにより，全身性の口腔粘膜炎症を誘発する可能性があるが（Johnson et al. 1985），それは植物内におけるセスキテルペンラクトン化合物に起因する可能性が高い。これらの化合物は，自生しているフィーバーフュー植物による接触アレルギーの原因物質と示唆されている（Hausen and Osmundsen 1983）。

時折みられる口腔潰瘍または胃の障害のような副作用は，通常使用の最初の週に6〜15%の使用者で報告されている（Bradley 1992; De Smet 1992; Martindale and Reynolds 1996; Williamson 2003）。長期使用では有害作用は報告されていない（Bradley 1992）。

III. 薬理学および薬物動態学

ヒトの薬理学的研究　フィーバーフューの長期使用者（3.5〜8年の使用）を対象とした小規模研究では，ADPおよびトロンビンへの凝集反応は，少なくとも6か月間フィーバーフューを摂取していなかった対照群と同一であったことを示した（Biggs et al. 1982）。フィーバーフューのレビューでは，血圧，心拍数および他の血液学的パラメータに影響を及ぼさないことを示した（Johnson et al. 1985）。

フィーバーフュー標準化製剤（カプセル当たり125mg，500 μgのパルテノライドを含む）の用量漸増試験では，1日当たり4mgまでの用量のパルテノライドを経口投与したところ，4週間の治療期間での用量制限毒性は認められず，忍容性は良好であった（Curry et al. 2004）。

動物の薬理学的研究　確認されなかった。

***In vitro*の薬理学的研究**　フィーバーフューのメタノール抽出物は，CYP1A2，CYP2C9，CYP2C8，CYP2C19，CYP2D6，CYP3A4に対しいくつかの阻害を示した（Unger and Frank 2004）。エタノール抽出物はCYP3A4で非常に低い阻害作用を示したが，パルテノライドは，CYP3A4を有意に阻害した（Budzinski et al. 2000）。

フィーバーフューの抽出物は，*in vitro*でヒト血小板凝集を阻害したGroenewegen and Heptinstall 1990; Heptinstall et al. 1987, 1988; Loesche et al. 1988; Makheja and Bailey 1982）。

IV. 妊婦と授乳婦

妊娠1〜8または8〜15日に1日当たり839mg/kgのフィーバーフューを投与した妊娠ラットでは，妊娠後期にフィーバーフューを摂取した群からの胎児は，対照群の胎児よりも小さかった（Yao et al. 2006）。この研究で使用した用量は，ヒト推奨用量の60倍であった（Upton 2007）。フィーバーフュー抽出物で処置したラットの血清を用いて，10日齢の胎児に対し26時間培養した場合，毒性を示した（Yao et al. 2006）。片頭痛に対して予防的に使用したフィーバーフューの低用量は，有害作用を誘発しない可能性があるが，よりエビデンスが明らかになるまでフィーバーフューは妊娠中には使用すべきではないことを勧める（Upton 2007）。

授乳中におけるフィーバーフューの安全性情報は確認されなかった。

V. 毒性研究

急性毒性

フィーバーフューのLD_{50}は報告されていない。ラットにおける最高急性無毒性量は860mg/kgであると報告された（Yao and Brown-Woodman 2001）。

短期毒性

1日あたりヒト用量の100〜150倍を5〜7週間与えたモルモットまたはラットにおいて，毒性作用は報告されなかった（Johnson 1983）。

遺伝毒性

ヒトにおけるフィーバーフューの遺伝毒性の研究では姉妹染色分体交換の数を調査し，非使用者と比較したところ，フィーバーフュー使用者では有害作用は認められなかったことを示した。尿サンプルを用いたエイムス変異では，染色体異常の頻度は，対照群よりフィーバーフュー群で低かった（Johnson et al. 1987）。

参考文献

Biggs, M.J., E.S. Johnson, N.P. Persaud, and D.M. Ratcliffe. 1982. Platelet aggregation in patients using feverfew for migraine. *Lancet* 2(8301):776.

Bradley, P.R. 1992. *British herbal compendium: A handbook of scientific information on widely used plant drugs*. Bournemouth, UK: British Herbal Medicine Association.

Budzinski, J.W., B.C. Foster, S. Vandenhoek, and J.T. Arnason. 2000. An *in vitro* evaluation of human cytochrome P450 3A4 inhibition by selected commercial herbal extracts and tinctures. *Phytomedicine* 7(4):273-282.

Curry, E.A., 3rd, D.J. Murry, C. Yoder, et al. 2004. Phase I dose escalation trial of feverfew with standardized doses of parthenolide in patients with cancer. *Invest. New Drugs* 22(3):299-305.

De Smet, P.A.G.M. 1992. *Adverse effects of herbal drugs, Volume 1*. Berlin: Springer.

Diener, H.C., V. Pfaffenrath, J. Schnitker, M. Friede, and H.H. Henneicke-von Zepelin. 2005. Efficacy and safety of 6.25 mg t.i.d. feverfew CO_2-extract (MIG-99) in migraine prevention—A randomized, double-blind, multicentre, placebo-controlled study. *Cephalalgia* 25(11):1031-1041.

Ernst, E., and M.H. Pittler. 2000. The efficacy and safety of feverfew (*Tanacetum parthenium* L.): An update of a systematic review. *Public Health Nutr.* 3(4A):509-514.

Groenewegen, W.A., and S. Heptinstall. 1990. A comparison of the effects of an extract of feverfew and parthenolide, a component of feverfew, on human platelet activity *in vitro*. *J. Pharm. Pharmacol.* 42(8):553-557.

Hausen, B.M., and P.E. Osmundsen. 1983. Contact allergy to parthenolide in *Tanacetum parthenium* (L.) Schulz-Bip. (feverfew, Asteraceae) and cross-reactions to related sesquiterpene lactone containing Compositae species. *Acta Derm. Venereol.* 63(4):308-314.

Heptinstall, S., W.A. Groenewegen, P. Spangenberg, and W. Loesche. 1987. Extracts of feverfew may inhibit platelet behaviour via neutralization of sulphydryl groups. *J. Pharm. Pharmacol.* 39(6):459-465.

Heptinstall, S., W.A. Groenewegen, P. Spangenberg, and W. Losche. 1988. Inhibition of platelet behaviour by feverfew: A mechanism of action involving sulphydryl groups. *Folia Haematol. Int. Mag. Klin. Morphol. Blutforsch.* 115(4):447-449.

Johnson, E.S. 1983. Patients who chew chrysanthemum leaves. *MIMS Mag.* (May 15):32-35.

Johnson, E.S. 1984. *Feverfew: A traditional herbal remedy for migraine and arthritis*. London: Sheldon Press.

Johnson, E.S., N.P. Kadam, D. Anderson, et al. 1987. Investigation of possible genetoxic effects of feverfew in migraine patients. *Human Toxicol.* 6(6):533-534.

Johnson, E.S., N.P. Kadam, D.M. Hylands, and P.J. Hylands. 1985. Efficacy of feverfew as prophylactic treatment of migraine. *Br. Med. J. (Clin. Res. Ed.)* 291(6495):569-573.

Loesche, W., W.A. Groenewegen, S. Krause, P. Spangenberg, and S. Heptinstall. 1988. Effects of an extract of feverfew (*Tanacetum parthenium*) on arachidonic acid metabolism in human blood platelets. *Biomed. Biochim. Acta* 47(10-11):S241-S243.

Makheja, A.N., and J.M. Bailey. 1982. A platelet phospholipase inhibitor from the medicinal herb feverfew (*Tanacetum parthenium*). *Prostaglandins Leukot. Med.* 8(6):653-660.

Martindale, W., and J.E.F. Reynolds. 1996. *The extra pharmacopoeia*. 31st ed. London: Pharmaceutical Press.

Mills, S., and K. Bone. 2005. *The essential guide to herbal safety*. St. Louis: Elsevier.

Mitchell, H. 1983. *British herbal pharmacopoeia*. Bournemouth, U.K.: British Herbal Medicine Association.

Murphy, J.J., S. Heptinstall, and J.R. Mitchell. 1988. Randomised double-blind placebo-controlled trial of feverfew in migraine prevention. *Lancet* 2(8604):189-192.

Pfaffenrath, V., H.C. Diener, M. Fischer, M. Friede, and H.H. Henneicke-von Zepelin. 2002. The efficacy and safety of *Tanacetum parthenium* (feverfew) in migraine prophylaxis—A double-blind, multicentre, randomized placebo-controlled dose-response study. *Cephalalgia* 22(7):523-532.

Pittler, M.H., and E. Ernst. 2004. Feverfew for preventing migraine. *Cochrane Database Syst. Rev.* 1:CD002286.

Stargrove, M., J. Treasure, and D. McKee. 2008. *Herb, nutrient, and drug interactions: Clinical implications and therapeutic solutions*. St. Louis: Elsevier.

Unger, M., and A. Frank. 2004. Simultaneous determination of the inhibitory potency of herbal extracts on the activity of six major cytochrome P450 enzymes using liquid chromatography/mass spectrometry and automated online extraction. *Rapid Commun. Mass Spectrom.* 18(19):2273-2281.

Upton, R. 2007. *Feverfew aerial parts: Tanacetum parthenium (L.) Schultz Bip.* Santa Cruz, CA: American Herbal Pharmacopoeia.

Williamson, E.M. 2003. *Potter's herbal cyclopedia*. Saffron Walden, Essex: C.W. Daniel Co.

Yao, M., and P.D. Brown-Woodman. 2001. Do herbal remedies have an adverse effect on pregnancy outcome in the rat? *Teratology* 64:323-324.

Yao, M., H.E. Ritchie, and P.D. Brown-Woodman. 2006. A reproductive screening test of feverfew: Is a full reproductive study warranted? *Reprod. Toxicol.* 22(4):688-693.

Tanacetum vulgare L. キク科

一般名：タンジー

英　名：tansy

和　名：ヨモギギク，エゾヨモギギク
異　名：*Chrysanthemum vulgare* (L.) Bernh.
使用部位：全草

安全性クラス：2b, 2c, 2d
相互作用クラス：A
禁忌　妊娠中および授乳中は，医療従事者監督下以外での使用禁止（Felter and Lloyd 1898; Wood and LaWall 1918）。
定められた用量を超えないこと（Felter and Lloyd 1898; Opdyke 1979; Wood and LaWall 1918）。
他の注意事項　知見なし
薬やサプリメントとの相互作用　知見なし
標準用量　浸剤として1～2g，1日3回まで（Mitchell 1983）。
流エキス剤（1:1）として1～2ml，1日3回まで（Mitchell 1983）。
チンキ（1:5）として0.6～1.5ml，1日3回まで（Mills and Bone 2005）。
注意　堕胎薬（Felter and Lloyd 1898; Wood and LaWall 1918），付録2参照。
通経薬（Felter and Lloyd 1898; Wood and LaWall 1918），付録2参照。
利尿薬（Lahlou et al. 2007），付録2参照。
数種のケモタイプのツヨン（精油にα-ツヨンが0～73.5%，β-ツヨンが0～97.7%）（Dragland et al. 2005; Holopainen et al. 1987; Rohloff et al. 2004），付録2参照。
注釈　タンジーの異なるケモタイプ（植物学的に同一であるが化学的に異なっている植物）の多くが確認されている。これらのケモタイプの化合物は，α-ツヨンが精油の0～73.5%の範囲，β-ツヨンが精油の0～97%の範囲と大きく異なる。植物の精油含有量は，0.04～0.19ml/kgである（Dragland et al. 2005; Holopainen et al. 1987; Rohloff et al. 2004）。この化学的変動は，タンジーの安全な投与の忌避につながる（Blumenthal et al. 1998; List and Hörhammer 1973）。
有害事象と副作用　タンジーへの接触皮膚炎が報告されており，植物中のセスキテルペンラクトン化合物に起因している。タンジー，ダンディライオン，フィーバーフューおよびヤローを含むキク科のセスキテルペンラクトン化合物含有植物の間で，交差反応性が報告されている（Guin and Skidmore 1987; Hausen 1996; Hausen and Osmundsen 1983; Killoran et al. 2007; Mark et al. 1999; Opdyke 1979; Paulsen et al. 1993, 2001）。
薬理学的考察　動物研究では，タンジーは利尿作用があることを示した（Lahlou et al. 2007）。
妊婦と授乳婦　タンジーおよびタンジー精油は，意図的な流産を引き起こすために使用されてきた。いくつかの文献では，タンジー精油による死亡例が記載されており，そこでの精油の使い方は，“非常に危険で一般的には効果がない”と報告した（Felter and Lloyd 1898; Whitehill 1906; Wood and LaWall 1918）。この情報に基づいて，妊娠中は資格のある医療従事者監督下以外での使用を推奨しない。
科学的または伝統的文献において，授乳期間中のタンジーの安全性は不明である。本書では，授乳期間での使用に関する問題は確認されなかったが，最終的な安全性は確立されていない。

レビュー詳細

I. 薬やサプリメントとの相互作用
薬やサプリメントとの相互作用の臨床試験
確認されなかった。
被疑薬やサプリメントとの相互作用の症例報告
確認されなかった。
薬やサプリメントとの相互作用の動物試験
確認されなかった。

II. 有害事象
有害事象の症例報告　タンジーでのアレルギー性接触皮膚炎が報告されている。パッチテストでは，タンジー，ダンディライオン，フィーバーフュー，ヤローを含むキク科のセスキテルペンラクトン化合物含有植物の多くに交差反応を示した。皮膚炎は，一般的にタンジーのセスキテルペンラクトン化合物に起因する（Guin and Skidmore 1987; Hausen 1996; Hausen and Osmundsen 1983; Killoran et al. 2007; Mark et al. 1999; Paulsen et al. 1993, 2001）。
タンジーとタンジー精油の過剰摂取は，腹痛，嘔吐，痙攣，発作，昏睡，散瞳，不規則な呼吸，頻脈および弱脈を引き起こすことが報告されている。過剰摂取のいくつかの症例は致命的である（Felter and Lloyd 1898; Opdyke 1979; Wood and LaWall 1918）。
この項の妊婦と授乳婦もまた参照。

III. 薬理学および薬物動態学
ヒトの薬理学的研究　確認されなかった。
動物の薬理学的研究　タンジーの水抽出物100mg/kgの単回投与または薬物フロセミド10mg/kgを経口投与したラットでは，尿排出量の増加が認められた。フロセミドはナトリウムの尿中濃度を増加させ，カリウムの尿中濃度を減少させたが，タンジー群でも，ナトリウムおよびカリウムの尿中濃度の増加は認められた。電解質の尿中排泄量の変化に

もかかわらず，ナトリウムおよびカリウムの血漿濃度は影響を受けなかった。8日間の研究では，両方の物質は有意に利尿およびナトリウム利尿を誘発したが，タンジーのみが尿中カリウム排泄を増加させた（Lahlou et al. 2007）。

*In vitro*の薬理学的研究　確認されなかった。

IV. 妊婦と授乳婦

タンジーおよびタンジー精油は，人工流産を引き起こすために使用されてきた。いくつかの文献は，報告されたタンジー精油のいくつかの死亡例とともに，そのような使用は，"非常に危険で一般的には効果がない"と報告する（Felter and Lloyd 1898; Wood and LaWall 1918）。

中絶を試みた18歳の女性では，夕方にわたりタンジー精油の2または3用量を摂取したところ，痙攣発作が報告された。中絶は成功しなかった（Whitehill 1906）。

授乳期間中のタンジーの安全性情報は確認されなかった。

V. 毒性研究

急性毒性

タンジー精油の経口LD_{50}は，ラットで1.15 g/kg，イヌで3 g/kgである（Opdyke 1979）。

マウスに対するフリーズドライタンジー葉水抽出物のLD_{50}は，経口投与で9.9 g/kg，腹腔内投与で2.8 g/kgである（Lahlou et al. 2008）。

亜慢性毒性

フリーズドライタンジー葉水抽出物を1日当たり100，300，600mg/kgの用量で90日間経口投与したマウスでは，生物学的または血液学的パラメータでの有意な有害作用および変化は認められなかった（Lahlou et al. 2008）。

参考文献

Blumenthal, M., W. Busse, A. Goldberg, et al. 1998. *The complete German Commission E monographs*. Austin, TX: American Botanical Council.

Dragland, S., J. Rohloff, R. Mordal, and T.-H. Iversen. 2005. Harvest regimen optimization and essential oil production in five tansy (*Tanacetum vulgare* L.) genotypes under a northern climate. *J. Agric. Food Chem.* 53(12):4946-4953.

Felter, H.W., and J.U. Lloyd. 1898. *King's American dispensatory*. 18th ed., 3rd rev. 2 vols. Cincinnati: Ohio Valley Co.

Guin, J.D., and G. Skidmore. 1987. Compositae dermatitis in childhood. *Arch. Dermatol.* 123(4):500-502.

Hausen, B.M. 1996. A 6-year experience with compositae mix. *Am. J. Contact Dermat.* 7(2):94-99.

Hausen, B.M., and P.E. Osmundsen. 1983. Contact allergy to parthenolide in *Tanacetum parthenium* (L.) Schulz-Bip. (feverfew, Asteraceae) and cross-reactions to related sesquiterpene lactone containing Compositae species. *Acta Derm. Venereol.* 63(4):308-314.

Holopainen, M., R. Hiltunen, and M. Von Schantz. 1987. A study on tansy chemotypes. *Planta Med.* 53(3):284.

Killoran, C.E., G.H. Crawford, and A. Pedvis-Leftick. 2007. Two cases of Compositae dermatitis exacerbated by moisturizer containing feverfew. *Dermatitis* 18(4):225-229.

Lahlou, S., Z.H. Israili, and B. Lyoussi. 2008. Acute and chronic toxicity of a lyophilised aqueous extract of *Tanacetum vulgare* leaves in rodents. *J. Ethnopharmacol.* 117(2):221-227.

Lahlou, S., A. Tahraoui, Z. Israili, and B. Lyoussi. 2007. Diuretic activity of the aqueous extracts of *Carum carvi* and *Tanacetum vulgare* in normal rats. *J. Ethnopharmacol.* 110(3):458-463.

List, P.H., and H. Hörhammer. 1973. *Hagers handbuch der pharmazeutischen praxis*. Berlin: Springer.

Mark, K.A., R.R. Brancaccio, N.A. Soter, and D.E. Cohen. 1999. Allergic contact and photoallergic contact dermatitis to plant and pesticide allergens. *Arch. Dermatol.* 135(1):67-70.

Mills, S., and K. Bone. 2005. *The essential guide to herbal safety*. St. Louis: Elsevier.

Mitchell, H. 1983. *British herbal pharmacopoeia*. Bournemouth, UK: British Herbal Medicine Association.

Opdyke, D.L.J. 1979. *Monographs on fragrance raw materials*. New York: Pergamon.

Paulsen, E., K.E. Andersen, and B.M. Hausen. 1993. Compositae dermatitis in a Danish dermatology department in one year: (I). Results of routine patch testing with the sesquiterpene lactone mix supplemented with aimed patch testing with extracts and sesquiterpene lactones of Compositae plants. *Contact Dermat.* 29(1):6-10.

Paulsen, E., K.E. Andersen, and B.M. Hausen. 2001. Sensitization and cross-reaction patterns in Danish Compositae-allergic patients. *Contact Dermat.* 45(4):197-204.

Rohloff, J., R. Mordal, and S. Dragland. 2004. Chemotypical variation of tansy (*Tanacetum vulgare* L.) from 40 different locations in Norway. *J. Agric. Food Chem.* 52(6):1742-1748.

Whitehill, N. 1906. Poisoning from oil of tansy. *J. Am. Med. Assoc.* 47(7):509.

Wood, H., and C. LaWall. 1918. *The dispensatory of the United States of America*. 21st ed. Philadelphia: Lippincott.

T

Taraxacum officinale Weber ex F.H. Wigg.　キク科

一般名：ダンディライオン

英　名：dandelion

和　名：セイヨウタンポポ

異　名：*Taraxacum dens-leonis* Desf.，*Taraxacum vulgare* (Lam.) Schrank

別　名：lion's tooth

使用部位：葉，根

安全性クラス：1
相互作用クラス：A
禁忌　知見なし
他の注意事項　知見なし
薬やサプリメントとの相互作用　知見なし
注意　利尿薬（Clare et al. 2009; Mitchell 1983; Racz-Kotilla et al. 1974; Schutz et al. 2006），付録2参照。
有害事象と副作用　知見なし
薬理学的考察　ヒトおよび動物研究では，ダンディライオン葉は利尿作用があることを示している（Clare et al. 2009; Racz-Kotilla et al. 1974）。

ダンディライオンの胆汁分泌促進作用により，胆石のある人には注意が必要である（Mills and Bone 2005; Schutz et al. 2006; Wichtl 2004）。

妊婦と授乳婦　科学的または伝統的文献において，妊娠中および授乳中におけるダンディライオンの安全性は不明である。本書では，妊娠中や授乳期間での使用に関する問題は確認されなかったが，最終的な安全性は確立されていない。

レビュー詳細

I. 薬やサプリメントとの相互作用

薬やサプリメントとの相互作用の臨床試験
　確認されなかった。
被疑薬やサプリメントとの相互作用の症例報告
　確認されなかった。
薬やサプリメントとの相互作用の動物試験
　確認されなかった。

II. 有害事象

有害事象の症例報告　パッチテストにより，生のダンディライオン葉の接触皮膚炎が報告された。これらの反応は，通常，ダンディライオンに含まれるセスキテルペンラクトン化合物に起因される（Guin and Skidmore 1987; Hausen 1982; Ingber 2000; Jovanovic et al. 2003; Mark et al. 1999; Paulsen et al. 2008; Wakelin et al. 1997）。

III. 薬理学および薬物動態学

ヒトの薬理学的研究　5時間ごとに3回の投与で，ダンディライオン葉の含水エタノール抽出物8 mlを経口投与した健常な被験者では，排尿の頻度の増加が，最初の投与後に認められ，排泄比の増加（排尿用量：水分摂取量）が2回目の投与後に認められた。3回目の投与後には変化は認められなかった（Clare et al. 2009）。

動物の薬理学的研究　ダンディライオン根の異なる抽出物画分を50 ml/kgの用量で経口投与した，生理食塩水負荷マウスでは，尿量における有意な変化は認められなかった。ナトリウムおよびカリウムの排泄は，対照動物よりも特定の抽出物画分（石油エーテルおよびクロロホルム）を与えた動物で高かった。ナトリウム排泄はフロセミドよりもダンディライオン投与後に有意に低かったが，メタノール抽出物では，フロセミド治療（37.5 mg/kg）で認められたレベルと同等の，尿中でのカリウム濃度を増加させた（Hook et al. 1993）。

マウスおよびラットを用いた研究では，ダンディライオン葉の流体抽出物の投与後に，尿排出量および塩分の排泄の増加が認められた。乾燥したハーブ8 g/kgに応じた用量では，利尿薬フロセミドの80 mg/kgに等しい活性を実証した（Racz-Kotilla et al. 1974）。

薬物代謝酵素CYP2E1の阻害は，2%のダンディライオン根茶を含む飲料水を与えられたラットで認められた（Maliakal and Wanwimolruk 2001）。

*In vitro*の薬理学的研究　確認されなかった。

IV. 妊婦と授乳婦

妊娠中および授乳中におけるダンディライオンの使用に関する情報は確認されなかった。

V. 毒性研究

急性毒性
マウスに対するダンディライオン葉の液体抽出物（1:1）の LD_{50} は，腹腔内投与で28.8 g/kgであるが，根のLD_{50}は36.6 g/kgである（Racz-Kotilla et al. 1974）。

乾燥したホールダンディライオンの6 g/kgに等しい用量で経口投与したウサギでは，有害作用は認められなかった（Akhtar et al. 1985）。ダンディライオン根のエタノール抽出物は，乾燥したハーブの10 g/kgに相当する用量を経口投与，または乾燥したハーブの4 g/kgに等しい用量を腹腔内投与したマウスおよびラットで，非常に低い毒性を示した（Tita et al. 1993）。

参考文献

Akhtar, M.S., Q.M. Khan, and T. Khaliq. 1985. Effects of *Portulaca oleracea* (kulfa) and *Taraxacum officinale* (dhudhal) in normoglycaemic and alloxan-treated hyperglycaemic rabbits. *J. Pak. Med. Assoc.* 35:207-210.

Clare, B.A., R.S. Conroy, and K. Spelman. 2009. The diuretic effect in human subjects of an extract of *Taraxacum officinale* folium over a single day. *J. Altern. Complement. Med.* 15(8):929-934.

Guin, J.D., and G. Skidmore. 1987. Compositae dermatitis in childhood. *Arch. Dermatol.* 123(4):500-502.

Hausen, B.M. 1982. Taraxinsäure-1′-*O*-β-D-glucopyranosid, das Kontaktallergen des Löwenzahns (*Taraxacum officinale* Wiggers). *Dermatosensitivity* 30:51-53.

Hook, I., A. McGee, and M. Henman. 1993. Evaluation of dandelion for diuretic activity and variation in potassium content. *Int. J. Pharmacog.* 31:29-34.

Ingber, A. 2000. Seasonal allergic contact dermatitis from *Taraxacum officinale* (dandelion) in an Israeli florist. *Contact Dermat.* 43(1):49.

Jovanovic, M., N. Mimica-Dukic, M. Poljacki, and P. Boza. 2003. Erythema multiforme due to contact with weeds: A recurrence after patch testing. *Contact Dermat.* 48(1):17-25.

Maliakal, P.P., and S. Wanwimolruk. 2001. Effect of herbal teas on hepatic drug metabolizing enzymes in rats. *J. Pharm. Pharmacol.* 53(10):1323-1329.

Mark, K.A., R.R. Brancaccio, N.A. Soter, and D.E. Cohen. 1999. Allergic contact and photoallergic contact dermatitis to plant and pesticide allergens. *Arch. Dermatol.* 135(1):67-70.

Mills, S., and K. Bone. 2005. *The essential guide to herbal safety*. St. Louis: Elsevier.

Mitchell, H. 1983. *British herbal pharmacopoeia*. Bournemouth, U.K.: British Herbal Medicine Association.

Paulsen, E., A. Otkjaer, and K.E. Andersen. 2008. Sesquiterpene lactone dermatitis in the young: Is atopy a risk factor? *Contact Dermat.* 59(1):1-6.

Racz-Kotilla, E., G. Racz, and A. Solomon. 1974. The action of *Taraxacum officinale* extracts on the body weight and diuresis of laboratory animals. *Planta Med.* 26(3):212-217.

Schutz, K., R. Carle, and A. Schieber. 2006. *Taraxacum*—A review on its phytochemical and pharmacological profile. *J. Ethnopharmacol.* 107(3):313-323.

Tita, B., U. Bello, P. Faccendini, R. Bartolini, and P. Bolle. 1993. *Taraxacum officinale* W.: Pharmacological effect of ethanol extract. *Pharmacol. Res.* 27:23-24.

Wakelin, S.H., P. Marren, E. Young, and S. Shaw. 1997. Compositae sensitivity and chronic hand dermatitis in a seven-year-old boy. *Br. J. Dermatol.* 137(2):289-291.

Wichtl, M. 2004. *Herbal drugs and phytopharmaceuticals: A handbook for practice on a scientific basis*. 3rd ed. Boca Raton, FL: CRC Press.

Taxus brevifolia Nutt. イチイ科

一般名：パシフィックユー
英　名：Pacific yew
和　名：タイヘイヨウイチイ
使用部位：針葉

安全性クラス：2b
相互作用クラス：A

禁忌　妊娠中は，医療従事者監督下以外での使用禁止（Krag 1976）。

他の注意事項　知見なし

薬やサプリメントとの相互作用　知見なし

注意　通経薬（Krag 1976），付録2参照。

注釈　心拍数や心拍リズムへの影響に毒性として認識されている，植物学的に類似種であるユー（*T. baccata*）およびイチイ（*T. cuspidata*）とパシフィックユーを混同すべきではない（Rowinsky et al. 1990; Vance et al. 2001）。心臓への影響はタキシン化合物によって引き起こされる。パシフィックユーでの化合物は0.0007%であるのに対し，ユーでは0.5～1%で存在する（Jenniskens et al. 1996; Tyler 1960）。

パシフィックユーは，いくつかの種類の癌の化学療法に使用されるタキソールの原料である。タキソールの濃度はパシフィックユー針葉でおよそ0.006%，樹皮では0.01%である（Witherup et al. 1990）。

有害事象と副作用　知見なし

薬理学的考察　知見なし

妊婦と授乳婦　パシフィックユーは，伝統的に通経薬として使用されている（Krag 1976）。

科学的または伝統的文献において，授乳期間中のパシフィックユーの安全性は不明である。本書では，授乳期間での使用に関する問題は確認されなかったが，最終的な安全性は確立されてはいない。

レビュー詳細

I. 薬やサプリメントとの相互作用

薬やサプリメントとの相互作用の臨床試験

確認されなかった。

被疑薬やサプリメントとの相互作用の症例報告

確認されなかった。

薬やサプリメントとの相互作用の動物試験

確認されなかった。

II. 有害事象

有害事象の症例報告　確認されなかった。

T

III. 薬理学および薬物動態学

ヒトの薬理学的研究　確認されなかった。

動物の薬理学的研究　確認されなかった。

*In vitro*の薬理学的研究　確認されなかった。

IV. 妊婦と授乳婦

パシフィックユーは，伝統的に通経薬として使用されている（Krag 1976）。

授乳期間中のパシフィックユーの安全性情報は確認されなかった。

V. 毒性研究

急性毒性

パシフィックユーのLD_{50}は，最大5g/kgまでの用量で決定することができなかった（PSL 1999）。

参考文献

Jenniskens, L.H.D., E.L.M. van Rozendaal, T.A. van Beek, P.H.G. Wiegerinck, and H.W. Scheeren. 1996. Identification of six taxine alkaloids from *Taxus baccata* needles. *J. Nat. Prod.* 59(2):117-123.

Krag, K.J. 1976. Plants used as contraceptives by the North American Indians—An ethnobotanical study. Cambridge, MA: Botanical Museum, Harvard University.

PSL. 1999. Montana yew tip powder acute oral toxicity test in rats. Unpublished report. E90601-5D. Dayton, NJ: Product Safety Labs.

Rowinsky, E.K., L.A. Cazenave, and R.C. Donehower. 1990. Taxol: A novel investigational antimicrotubule agent. *J. Natl. Cancer Inst.* 82(15):1247-1259.

Tyler, V.E. 1960. Note on the occurrence of taxine in *Taxus brevifolia*. *J. Am. Pharm. Assoc.* 49(10):683-684.

Vance, N., M. Borsting, D. Pilz, and J. Freed. 2001. Special forest products: Species information guide for the Pacific Northwest. General Technical Report PNW-GTR-513. Portland, OR: U.S. Forest Service.

Witherup, K.M., S.A. Look, M.W. Stasko, et al. 1990. *Taxus* spp. needles contain amounts of taxol comparable to the bark of *Taxus brevifolia*: Analysis and isolation. *J. Nat. Prod.* 53(5):1249-1255.

Terminalia arjuna (Roxb. ex DC.) Wight & Arn.　シクンシ科

一般名：アルジュナ

英　名：arjuna

アーユルヴェーダ名：*arjuna*

使用部位：樹皮

安全性クラス：2b

相互作用クラス：A

禁忌　妊娠中は，医療従事者監督下以外での使用禁止（Gupta et al. 1989; Pole 2006）。

他の注意事項　知見なし

薬やサプリメントとの相互作用　知見なし

注意　タンニン（12～24%）（Chadha 1988; Dwivedi 2007），付録1参照。

有害事象と副作用　知見なし

薬理学的考察　知見なし

妊婦と授乳婦　動物研究では，アルジュナのいくつかの抽出物は，生存胎児の数を減らしたことを示した（Gupta et al. 1989）。

アーユルヴェーダ医学の文献は，アルジュナは妊娠中に使用すべきではないと示す（Pole 2006）。この情報に基づいて，妊娠中は資格のある医療従事者監督下以外での使用を推奨しない。

科学的または伝統的文献において，授乳期間中のアルジュナの安全性は不明である。本書では，授乳期間での使用に関する問題は確認されなかったが，最終的な安全性は確立されていない。

レビュー詳細

I. 薬やサプリメントとの相互作用

薬やサプリメントとの相互作用の臨床試験

深刻な難治性心不全患者におけるアルジュナのフェーズII非盲検研究では，ジギタリスや利尿剤および血管拡張薬に安定した患者は，8時間毎に500 mgのアルジュナ樹皮の水アルコール抽出物を4か月間経口投与された。生化学，心電図，放射線および心エコーのパラメータが測定されたところ有害事象は報告されず，すべての患者で，無症状を維持するために最低限必要な利尿剤の投与量を減らすことができた（Bharani et al. 1995）。

被疑薬やサプリメントとの相互作用の症例報告

確認されなかった。

薬やサプリメントとの相互作用の動物試験

確認されなかった。

II. 有害事象

臨床試験で報告された有害事象　心血管疾患のある患者を対象としたアルジュナ樹皮および樹皮抽出物の臨床試験のレビューでは，通常，1日当たり1～2gの用量でのアルジュナ樹皮は忍容性が良好であることを示した。これらの用量では，軽度の胃炎，頭痛，便秘を含むわずかな有害事象が報告された（Dwivedi 2007)。上記の薬やサプリメントとの相互作用の臨床試験もまた参照。

有害事象の症例報告　確認されなかった。

III. 薬理学および薬物動態学

ヒトの薬理学的研究　確認されなかった。

動物の薬理学的研究　1日当たり250または500 mg/kgのアルジュナのエタノール抽出物を30日間経口投与した糖尿病ラットで，血糖値の用量依存的な低下が認められた（Ragavan and Krishnakumari 2006)。

***In vitro*の薬理学的研究**　健常な人および冠動脈疾患（CAD）のある患者からの血小板を使用した，血小板機能の指標に対するアルジュナのエタノール抽出物の影響は，アデノシン二リン酸（ADP）の存在および非存在下での時間-用量依存的（25～100 μg/mlの濃度）形式で，血小板をアルジュナ抽出物で培養することによって決定された。アルジュナは，CAD患者および健常な対照群からの血小板で血小板凝集を有意に阻害することが示された。細胞内フリーカルシウム放出の有意な減少およびCD62Pの発現もまた，アルジュナ処置後に認められた（Malik et al. 2009)。

IV. 妊婦と授乳婦

妊娠1～7日目にフリーズドライされたアルジュナのエタノール抽出物を200または400mg/kgの用量で経口投与したラットでは，抗着床活性が認められた。12～14日目に同用量を投与した動物では，胎児吸収数の用量依存的な増加が認められた。抽出物のヘキサン（10 mg/kg）およびブタノール（100 mg/kg）画分，アルジュノロン（5 mg/kg）およびバイカレイン（25 mg/kg）は胎児吸収数の増加を生じたが，クロロホルム（50 mg/kg）およびベンゼン（50 mg/kg）画分では確認されなかった（Gupta et al. 1989)。

アーユルヴェーダ医学の文献は，アルジュナは妊娠中に使用すべきではないとしている（Pole 2006)。

授乳期間中のアルジュナの安全性情報は確認されなかった。

V. 毒性研究

短期毒性

1日当たり最大500 mg/kgまでの用量のアルジュナのエタノール抽出物を30日間経口投与した糖尿病ラットでは，毒性の兆候は認められなかった（Ragavan and Krishnakumari 2006)。

参考文献

Bharani, A., A. Ganguly, and K.D. Bhargava. 1995. Salutary effect of *Terminalia arjuna* in patients with severe refractory heart failure. *Int. J. Cardiol.* 49(3):191-199.

Chadha, Y. 1988. *The wealth of India: A dictionary of Indian raw materials and industrial products.* Delhi: Council of Scientific and Industrial Research.

Dwivedi, S. 2007. *Terminalia arjuna* Wight & Arn.—A useful drug for cardiovascular disorders. *J. Ethnopharmacol.* 114(2):114-129.

Gupta, D.N., G. Keshri, V. Lakshmi, and R.S. Kapil. 1989. Post coital contraceptive efficacy of *Terminalia arjuna* in albino rats. *Fitoterapia* 60(3):275-276.

Malik, N., V. Dhawan, A. Bahl, and D. Kaul. 2009. Inhibitory effects of *Terminalia arjuna* on platelet activation in vitro in healthy subjects and patients with coronary artery disease. *Platelets* 20(3):183-190.

Pole, S. 2006. *Ayurvedic medicine: The principles of traditional practice.* New York: Elsevier.

Ragavan, B., and S. Krishnakumari. 2006. Hypoglycemic and hypolipidemic activities of *Terminalia arjuna* stem bark in alloxan induced diabetic rats. *J. Nat. Remedies* 6(2):124-130.

T

Terminalia bellerica (Gaertn.) Roxb.　シクンシ科

一般名：ベレリックミロバラン

英　名：belleric myrobalan

アーユルヴェーダ名：*bibhitaki*

使用部位：果実

安全性クラス：1

相互作用クラス：A

禁忌　知見なし

他の注意事項　知見なし

薬やサプリメントとの相互作用　知見なし

注 意　タンニン（上限21%）(Chadha 1988; List and Hörhammer 1973)，付録1参照。

有害事象と副作用　知見なし

薬理学的考察　知見なし

妊婦と授乳婦　科学的または伝統的文献において，妊娠中および授乳中におけるベレリックミロバランの安全性は不明である。本書では，妊娠中や授乳期間での使用に関する問題は確認されなかったが，最終的な安全性は確立されていない。

レビュー詳細

I. 薬やサプリメントとの相互作用

薬やサプリメントとの相互作用の臨床試験
確認されなかった。
被疑薬やサプリメントとの相互作用の症例報告
確認されなかった。
薬やサプリメントとの相互作用の動物試験
確認されなかった。

II. 有害事象

有害事象の症例報告　確認されなかった。

III. 薬理学および薬物動態学

ヒトの薬理学的研究　確認されなかった。
動物の薬理学的研究　確認されなかった。
*In vitro*の薬理学的研究　確認されなかった。

IV. 妊婦と授乳婦

妊娠中および授乳中におけるベレリックミロバランの安全性情報は確認されなかった。

V. 毒性研究

確認されなかった。

参考文献

Chadha, Y. 1988. *The wealth of India: A dictionary of Indian raw materials and industrial products*. Delhi: Council of Scientific and Industrial Research.

List, P.H., and H. Hörhammer. 1973. *Hagers handbuch der pharmazeutischen praxis*. Berlin: Springer.

Terminalia chebula Retz.

シクンシ科

一般名：ミロバラン，チェブリックミロバラン
英　名：chebulic myrobalan
生薬名：局外（果実）カシ（訶子）
アーユルヴェーダ名：*haritaki*
中国名：訶子（*he zi*）（果実）
別　名：black myrobalan，true myrobalan
使用部位：果実

安全性クラス：1
相互作用クラス：A
禁忌　知見なし
他の注意事項　知見なし
薬やサプリメントとの相互作用　知見なし
注意　タンニン（25～32%）（Chadha 1988; List and Hörhammer 1973），付録1参照。
有害事象と副作用　知見なし
薬理学的考察　動物研究および伝統的なヒトへの使用では，ミロバランは血糖値の調節を変化させる可能性があることを実証している（Kumar et al. 2006; Murali et al. 2007; Rao and Nammi 2006）。糖尿病を持つ人は，使用前に有資格の医療従事者に相談し，血糖値を厳密に測定することを勧める。
妊婦と授乳婦　科学的または伝統的文献において，妊娠中および授乳中におけるミロバランの安全性は不明である。本書では，妊娠中や授乳期間での使用に関する問題は確認されなかったが，最終的な安全性は確立されていない。

レビュー詳細

I. 薬やサプリメントとの相互作用

薬やサプリメントとの相互作用の臨床試験
確認されなかった。
被疑薬やサプリメントとの相互作用の症例報告
確認されなかった。
薬やサプリメントとの相互作用の動物試験
確認されなかった。

II. 有害事象

有害事象の症例報告　確認されなかった。

III. 薬理学および薬物動態学

ヒトの薬理学的研究　確認されなかった。
動物の薬理学的研究　1日当たり200mg/kgのミロバランのエタノール抽出物を30日間経口投与した糖尿病ラットでは，血糖および糖化ヘモグロビンの有意な減少が認められた。血漿インスリン値の測定から，果実抽出物のインスリン刺激作用を明らかにした（Kumar et al. 2006）。1日当たり

100，200，300mg/kgの用量でミロバラン種子のクロロホルム抽出物を最大8週間まで経口投与した糖尿病ラットでは，血糖値の用量依存的な低下が認められた（Rao and Nammi 2006）。1日当たり200mg/kgのアルジュナ水抽出物を2か月間経口投与した糖尿病ラットでは，血糖値の低下が認められた。膵島を用いた関連した*in vitro*研究では，未処置の糖尿病動物に比べて処置した動物では，インスリン放出がほぼ2倍以上であったことを示した（Murali et al. 2007）。

*In vitro*の薬理学的研究　確認されなかった。

IV. 妊婦と授乳婦

妊娠中および授乳中におけるミロバランの安全性情報は確認されなかった。

V. 毒性研究

急性毒性

ラットに対するアルジュナ水抽出物のLD_{50}は，経口投与において最大3 g/kgまでの用量で決定することができなかった。最大3 g/kgまでの用量では，総タンパク，アルカリホスファターゼ，SGPT，SGOT，総ビリルビンおよびクレアチニンを含む肝臓および腎臓機能における血液パラメータの変化は認められなかった（Murali et al. 2007）。

短期毒性

1日当たり25%のミロバラン種子粉末を含む餌を10～14日間与えたラットでは，早期の小葉中心性の静脈破裂および小葉中心性の類洞うっ血が認められた（Arseculeratne et al. 1985）。

遺伝毒性

Vitotox試験では，ミロバランの変異原活性が認められなかったが，コメットアッセイでは，ミロバランの抽出物500 ppmの濃度においてDNA損傷の増加が認められた。著者は，コメットアッセイでのDNA損傷は永久的なものではない可能性があるため，これらの異なる結果は矛盾するものではないことを言及した。ミロバランは，エイムス試験において，以前に有意な抗変異原活性があることが見出された（Arora et al. 2005）。

参考文献

Arora, S., E. Brits, S. Kaur, et al. 2005. Evaluation of genotoxicity of medicinal plant extracts by the comet and VITOTOX tests. *J. Environ. Pathol. Toxicol. Oncol.* 24(3):193-200.

Arseculeratne, S.N., A.A. Gunatilaka, and R.G. Panabokke. 1985. Studies of medicinal plants of Sri Lanka. Part 14: Toxicity of some traditional medicinal herbs. *J. Ethnopharmacol.* 13(3):323-335.

Chadha, Y. 1988. *The wealth of India: A dictionary of Indian raw materials and industrial products*. Delhi: Council of Scientific and Industrial Research.

Kumar, G.P.S., P. Arulselvan, D.S. Kumar, and S.P. Subramanian. 2006. Anti-diabetic activity of fruits of *Terminalia chebula* on streptozotocin induced diabetic rats. *J. Health Sci.* 52(3):283-291.

List, P.H., and H. Hörhammer. 1973. *Hagers handbuch der pharmazeutischen praxis*. Berlin: Springer.

Murali, Y.K., P. Anand, V. Tandon, et al. 2007. Long-term effects of *Terminalia chebula* Retz. on hyperglycemia and associated hyperlipidemia, tissue glycogen content and in vitro release of insulin in streptozotocin induced diabetic rats. *Exp. Clin. Endocrinol. Diabetes* 115(10):641-646.

Rao, N.K., and S. Nammi. 2006. Antidiabetic and renoprotective effects of the chloroform extract of *Terminalia chebula* Retz. seeds in streptozotocin-induced diabetic rats. *BMC Complement. Altern. Med.* 6:17.

Ternstroemia pringlei (Rose) Standl.　サカキ科（ツバキ科）

T

一般名：ティリアエストレラ

英　名：tilia estrella

異　名：*Taonabo pringlei* Rose

別　名：star tilia

使用部位：花

安全性クラス：1

相互作用クラス：A

禁忌　知見なし

他の注意事項　知見なし

薬やサプリメントとの相互作用　知見なし

有害事象と副作用　知見なし

薬理学的考察　知見なし

妊婦と授乳婦　科学的または伝統的文献において，妊娠中および授乳中におけるティリアエストレラの安全性は不明である。本書では，妊娠中や授乳期間での使用に関する問題は確認されなかったが，最終的な安全性は確立されていない。

レビュー詳細

I. 薬やサプリメントとの相互作用

薬やサプリメントとの相互作用の臨床試験

確認されなかった。

被疑薬やサプリメントとの相互作用の症例報告

確認されなかった。

薬やサプリメントとの相互作用の動物試験

確認されなかった。

II. 有害事象

有害事象の症例報告　確認されなかった。

III. 薬理学および薬物動態学

ヒトの薬理学的研究　確認されなかった。

動物の薬理学的研究　確認されなかった。

*In vitro*の薬理学的研究　確認されなかった。

IV. 妊婦と授乳婦

妊娠中および授乳中におけるティリアエストレラの安全性情報は確認されなかった。

V. 毒性研究

急性毒性

マウスに対するティリアエストレラメタノール抽出物のLD_{50}は，腹腔内投与において1.05g/kgである（Aguilar-Santamaria and Tortoriello 1996）。

参考文献

Aguilar-Santamaria, L., and J. Tortoriello. 1996. Anticonvulsant and sedative effects of crude extracts of *Ternstroemia pringlei* and *Ruta chalepensis*. *Phytother. Res.* 10(6):531-533.

Tetradium ruticarpum (A. Juss.) T.G. Hartley　ミカン科

一般名：エボディア

英　名：evodia

生薬名：局（本品ほか2種の果実）ゴシュユ（呉茱萸）

異　名：*Euodia ruticarpa* (A. Juss.) Benth.

中国名：呉茱萸（*wu zhu yu*）（未熟果）

使用部位：未熟果

安全性クラス：2d

相互作用クラス：B

禁忌　長期間の使用禁止（Bensky et al. 2004; Chen and Chen 2004）。

定められた用量を超えないこと（Bensky et al. 2004; Chen and Chen 2004）。

他の注意事項　知見なし

薬やサプリメントとの相互作用　薬理学的考察参照。

注釈　時々，未加工のエボディアが局所的に使用されるが，内用する場合は加工するべきである。エボディアの加工は，通常，リコリスとともに未熟果を加熱調製することによって毒性を減少させる（Bensky et al. 2004; Chen and Chen 2004; Hong et al. 2008）。他の処理方法も時々使用される（Bensky et al. 2004）。

有害事象と副作用　高用量（標準用量は1.5～5gとして記載）は，中枢神経系に刺激作用があり，視覚障害や幻覚につながることがある（Bensky et al. 2004; Chen and Chen 2004）。

薬理学的考察　動物研究は，エボディアおよびエボディアからの化合物がテオフィリン，アセトアミノフェン，クロルゾキサゾン，カフェインの代謝に影響を与える可能性があることを示唆している（Bista et al. 2008; Jan et al. 2005; Lee et al. 2007; Tsai et al. 2005）。これらの研究のすべてにおいて，エボディアおよびエボディアからの化合物は経口投与されたが，薬物は静脈内に投与された。ヒトへの経口投与に対するこれらの研究の関連性は知られていない。

動物研究は，エボディアおよびエボディアからの化合物が薬物代謝酵素CYP1A1，CYP1A2，CYP2E1を誘導する可能性があることを示している（Bista et al. 2008; Jan et al. 2005, 2006; Lee et al. 2004, 2007; Tsai et al. 2005; Ueng et al. 2001, 2002a, 2002c）。

妊婦と授乳婦　科学的または伝統的文献において，妊娠中または授乳中のエボディアの安全性に関する情報は限られている。本書では，妊娠中や授乳期間での使用に関する問題は確認されなかったが，最終的な安全性は確立されていない。

レビュー詳細

I. 薬やサプリメントとの相互作用

薬やサプリメントとの相互作用の臨床試験

確認されなかった。

被疑薬やサプリメントとの相互作用の症例報告

確認されなかった。

薬やサプリメントとの相互作用の動物試験

CYP1A2の基質であるテオフィリン2mg/kgの静脈投与の前に，1日当たりエボディアのエタノール抽出物を1または

2g/kg，またはルテカルピン50mg/kgを3日間経口投与したラットで，薬剤テオフィリンの血清濃度の減少およびクリアランス率の用量依存的な増加が認められた（Jan et al. 2005; Ueng et al. 2005）。

CYP1A2の基質であるカフェイン5mg/kgの静脈内投与前に，エボディアの水アルコール抽出物を1日当たり1g/kg，またはルテカルピン25mg/kgを3日間経口投与したラットで，カフェインの血清濃度の減少およびクリアランス率の増加が認められた（Tsai et al. 2005）。

CYP2E1の基質であるクロルゾキサゾン20mg/kgの静脈投与前に，1日当たりルテカルピン80mg/kgを3日間経口投与したラットで，クロルゾキサゾンの血清濃度の減少が認められた（Bista et al. 2008）。

アセトアミノフェンの静脈内投与前に，1日当たりルテカルピン40または80mg/kgを3日間経口投与したラットで，アセトアミノフェンの血清濃度の減少が認められた（Lee et al. 2007）。

II. 有害事象

有害事象の症例報告　エボディアの過剰摂取（標準用量は15.5〜5gの煎剤）または，未加工のエボディアの内用は，腹痛，下痢，視覚障害，めまい，脱毛，頭痛，胸の圧迫感，発疹と関連している（Bensky et al. 2004; Chen and Chen 2004）。

アレルギー反応は，主に猩紅熱様発疹の形で報告されている（Bensky et al. 2004）。

III. 薬理学および薬物動態学

ヒトの薬理学的研究　確認されなかった。

動物の薬理学的研究　1日当たりエボディアのメタノールまたは水性抽出物2g/kgを経口投与したマウスでは，免疫ブロット分析において，水抽出物がCYP1A2タンパクレベルのみを増加させた一方で，メタノール抽出物は薬物代謝酵素CYP1A1，CYP1A2，CYP2B，GSTYb-免疫反応性タンパク質を増加させたことを示した（Ueng et al. 2002c）。

1日当たりルテカルピン50mg/kgを3日間経口投与したマウスで，薬物代謝酵素CYP1A1およびCYP1A2活性の有意な増加が認められた。CYP3Aの影響は認められなかった（Ueng et al. 2001）。

1日当たりルテカルピンを3.5mg/kgまたはエボディアの濃縮物を0.77g/kg経口投与したマウスで，薬物代謝酵素CYP1A2の誘導が認められた。エボジアミンおよびデヒドロエボジアミンは，CYP1A2活性に有意な影響を及ぼさなかった（Ueng et al. 2002a）。

1日当たり20，40，80 mg/kgのルテカルピンを3日間経口投与したマウスで，薬物代謝CYP1AおよびCYP2Bの誘導が認められた（Lee et al. 2004）。

マウスにおいて，薬物代謝酵素CYP1AおよびCYP2Bは，ルテカルピンのヒドロキシル化において主要な役割を果たしていることが発見された。しかしCYP3Aでは見られなかった（Jan et al. 2006）。

この項の薬やサプリメントとの相互作用の動物試験もまた参照。

***In vitro*の薬理学的研究**　ルテカルピンで処理されたマウスおよびヒト肝臓ミクロソームにおいて，薬物代謝酵素CYP1A2の有意な阻害が認められた。エボジアミンおよびデヒドロエボジアミンもまたテストされたが，CYP1A2への有意な活性は認められなかった（Ueng et al. 2002b）。

ルテカルピンまたはリモニンで処理されたヒト肝臓ミクロソームにおいて，プレインキュベーション時間依存として報告された活性とともに，薬物代謝酵素CYP3A4のメカニズムベースでの阻害が認められた（Iwata et al. 2005）。

カルセインアッセイでは，ルテカルピンまたはエボジアミンで処理されたブタの脳毛細血管内皮細胞において，薬物輸送P-糖タンパク質（P-gp）の中程度の変化が認められた。エボカルピンは，P-gpに影響を及ぼさなかった（Adams et al. 2007）。

エボディア精油は，イブプロフェンの経皮吸収を高めた（Luo et al. 2007）。

ヒト血小板多血漿では，ルテカルピン（40〜200 μ*M*）での処理後に，コラーゲン，ADP，アドレナリンおよびアラキドン酸によって誘導された凝集の阻害が認められた（Sheu et al. 1996）。

IV. 妊婦と授乳婦

*In vitro*の子宮収縮試験では，ルテカルピンおよびデヒドロエボジアミンは子宮収縮作用を示した。エボジアミン塩酸塩の子宮収縮作用は認められなかった（King et al. 1980）。

科学的または伝統的文献において，授乳期間中のエボディアの安全性情報は確認されなかった。本書においても，授乳期間での使用に関する問題は確認されなかったが，最終的な安全性は確立されていない。

V. 毒性研究

急性毒性

エボディアの水およびエタノール抽出物のLD_{50}は，経口投与において最大10 g/kgまでの用量で決定することができなかった（Yang 2008）。処理された（リコリス煎剤と調理した）または未加工のエボディアの水抽出物のLD_{50}は，最大40g/kgまでの用量で決定することができなかった（投与経路はレビューで特定されなかった）（Hong et al. 2008）。

マウスに対するエボディアから単離した化合物の静脈内LD_{50}は，ルテカルピンで65.0mg/kg，エボジアミンで77.8mg/kg，1-メチル-2-ウンデシル-4（1*H*）-キノリンで

T

64.9mg/kg，2-ウンデシル-4（1*H*）-キノロンで36.0mg/kg，1-メチル-2-ウンデカノン-10'-4（1*H*）-キノロンで47.6 mg/kgである。

エボディアの総キノロンのLD50は，静脈内投与において14 mg/kgである（Yang et al. 2006）。

マウスの精子異常試験では，1日当たり最大5g/kgまでの用量のエボディアの水またはエタノール抽出物を5日間経口投与したマウスの精子で，異常は認められなかった（Yang 2008）。

遺伝毒性

ネズミチフス菌TA97株，TA98株，TA100株，TA102株でのエイムス試験およびマウス骨髄小核試験において，エボディアの水およびエタノール抽出物の変異原性活性は認められなかった。マウス骨髄小核試験では，動物は1日当たり最大5 g/kgのエボディアの抽出物を2日間投与された（Yang 2008）。

参考文献

Adams, M., A. Mahringer, O. Kunert, et al. 2007. Cytotoxicity and P-glycoprotein modulating effects of quinolones and indoloquinazolines from the Chinese herb *Evodia rutaecarpa*. *Planta Med.* 73(15):1554-1557.

Bensky, D., S. Clavey, and E. Stöger. 2004. *Chinese herbal medicine: Materia medica*. 3rd ed. Seattle: Eastland Press.

Bista, S.R., S.K. Lee, D. Thapa, et al. 2008. Effects of oral rutaecarpine on the pharmacokinetics of intravenous chlorzoxazone in rats. *Toxicol. Res.* 24(3):195-199.

Chen, J.K., and T.T. Chen. 2004. *Chinese medical herbology and pharmacology*. City of Industry, CA: Art of Medicine Press.

Hong, Y.M., W.H. Wang, Z.M. Wang, and J.H. Wang. 2008. Study of liquorice processing fructus. *Zhongguo Zhong Yao Za Zhi* 33(8):884-888.

Iwata, H., Y. Tezuka, S. Kadota, A. Hiratsuka, and T. Watabe. 2005. Mechanism-based inactivation of human liver microsomal CYP3A4 by rutaecarpine and limonin from evodia fruit extract. *Drug Metab. Pharmacokinet.* 20(1):34-45.

Jan, W.C., M.J. Don, L.K. Ho, C.F. Chen, and Y.F. Ueng. 2006. Characterization of mouse cytochrome P450-catalyzed oxidative metabolism of rutaecarpine, an alkaloid in the herbal medicine *Evodia rutaecarpa*. *J. Food Drug. Anal.* 14(2):159-165.

Jan, W.C., L.C. Lin, C. Chieh Fu, and T.H. Tsai. 2005. Herb-drug interaction of *Evodia rutaecarpa* extract on the pharmacokinetics of theophylline in rats. *J. Ethnopharmacol.* 102(3):440-445.

King, C.L., Y.C. Kong, N.S. Wong, et al. 1980. Uterotonic effect of *Evodia rutaecarpa* alkaloids. *J. Nat. Prod.* 43 (5):577-582.

Lee, S.K., S.R. Bista, H. Jeong, et al. 2007. The effects of rutaecarpine on the pharmacokinetics of acetaminophen in rats. *Arch. Pharm. Res.* 30(12):1629-1634.

Lee, S.K., N.H. Kim, J. Lee, et al. 2004. Induction of cytochrome P450s by rutaecarpine and metabolism of rutaecarpine by cytochrome P450s. *Planta Med.* 70(8):753-757.

Luo, X.Q., Y.H. Gu, and Z.Y. Wu. 2007. Comparison of the effect of eight kinds of volatile oil of Chinese materia medica on percutaneous absorption of ibuprofen in vitro. *Zhong Yao Cai* 30(5):571-573.

Sheu, J.R., W.C. Hung, Y.M. Lee, and M.H. Yen. 1996. Mechanism of inhibition of platelet aggregation by rutaecarpine, an alkaloid isolated from *Evodia rutaecarpa*. *Eur. J. Pharmacol.* 318(2-3):469-475.

Tsai, T.H., C.H. Chang, and L.C. Lin. 2005. Effects of *Evodia rutaecarpa* and rutaecarpine on the pharmacokinetics of caffeine in rats. *Planta Med.* 71(7):640-645.

Ueng, Y.F., M.J. Don, H.C. Peng, et al. 2002a. Effects of *wu chu yu tang* and its component herbs on drug-metabolizing enzymes. *Jpn. J. Pharmacol.* 89(3):267-273.

Ueng, Y.F., W.C. Jan, L.C. Lin, et al. 2002b. The alkaloid rutaecarpine is a selective inhibitor of cytochrome P450 1A in mouse and human liver microsomes. *Drug Metab. Dispos.* 30(3):349-353.

Ueng, Y.F., H.C. Ko, C.F. Chen, J.J. Wang, and K.T. Chen. 2002c. Modulation of drug-metabolizing enzymes by extracts of a herbal medicine *Evodia rutaecarpa* in C57BL/6J mice. *Life Sci.* 71(11):1267-1277.

Ueng, Y.F., T.H. Tsai, M.J. Don, R.M. Chen, and T.L. Chen. 2005. Alteration of the pharmacokinetics of theophylline by rutaecarpine, an alkaloid of the medicinal herb *Evodia rutaecarpa*, in rats. *J. Pharm. Pharmacol.* 57(2):227-232.

Ueng, Y.F., J.J. Wang, L.C. Lin, S.S. Park, and C.F. Chen. 2001. Induction of cytochrome P450-dependent monooxygenase in mouse liver and kidney by rutaecarpine, an alkaloid of the herbal drug *Evodia rutaecarpa*. *Life Sci.* 70(2):207-217.

Yang, X.W. 2008. [Toxicological assessment on safety of water and 70% ethanolic extracts of nearly ripe fruit of *Evodia rutaecarpa*.] *Zhongguo Zhong Yao Za Zhi* 33(11):1317-1321.

Yang, X.W., H. Zhang, M. Li, et al. 2006. Studies on the alkaloid constituents of *Evodia rutaecarpa* (Juss.) Benth. var. *bodinaieri* (Dode) Huang and their acute toxicity in mice. *J. Asian Nat. Prod. Res.* 8(8):697-703.

Thuja occidentalis L.　ヒノキ科

一般名：ツーヤ

英　名：thuja

別　名：eastern white cedar，eastern arborvitae，northern white cedar，swamp cedar

使用部位：葉

安全性クラス：2b, 2d

相互作用クラス：A

禁忌　妊娠中は，医療従事者監督下以外での使用禁止（Felter and Lloyd 1898; Osol and Farrar 1955）。

長期間の使用禁止。定められた用量を超えないこと（Wood and LaWall 1926）。

他の注意事項　知見なし

薬やサプリメントとの相互作用　知見なし

標準用量　標準用量は，茶剤として1〜3g（Remington and Wood 1918）。

注意　堕胎薬（Felter and Lloyd 1898; Osol and Farrar 1955），付録2参照。

ツヨン（ハーブの0.76〜2.4%，精油ではおよそ55%のα-ツヨンおよび16%のβ-ツヨンを含有する）（Naser et al. 2005; Svajdlenka et al. 1999），付録1参照。

注釈　米国において食品添加物としてのツーヤの使用は，最終食品または飲料はツヨンフリーという制限がある（CFR 2011）。しかし，栄養補助食品としての使用には，特に連邦食品添加物の定義から除外される（U.S.C. 2010）。

有害事象と副作用　ツーヤ精油の過剰摂取後に，発作が報告されている（Friesen and Phillips 2006; Millet et al. 1981）。

薬理学的考察　知見なし

妊婦と授乳婦　ツーヤは強い有毒性があると示されているが，歴史的に堕胎薬として使用されていた。最近の研究では，そのような作用はないことが示されている（Felter and Lloyd 1898; Harnischfeger and Stolze 1983; Naser et al. 2005; Osol and Farrar 1955）。ツーヤおよびツーヤ精油は妊娠中には内用および外用で使用すべきではない。

科学的または伝統的文献において，授乳期間中のツーヤの安全性は不明である。本書では，授乳期間での使用に関する問題は確認されなかったが，最終的な安全性は確立されていない。

レビュー詳細

I. 薬やサプリメントとの相互作用

薬やサプリメントとの相互作用の臨床試験

確認されなかった。

被疑薬やサプリメントとの相互作用の症例報告

確認されなかった。

薬やサプリメントとの相互作用の動物試験

確認されなかった。

II. 有害事象

有害事象の症例報告　0.1%のツーヤ精油を最大15mlまで摂取した2歳の少女で，発作が報告された。摂取後20分以内に，各5分間持続する発作が2回起こった（Friesen and Phillips 2006）。1日当たりツーヤ精油20滴を5日間摂取した50歳の女性で，強直発作が報告された（Millet et al. 1981）。

ツーヤの生の新芽や球果を摂取していた子供で，胃腸の痛みが報告された。いくつかの例では，疼痛は，吐血を伴っていた。摂取した量は報告されなかった（Schulte 2002）。

ツーヤへのアレルギー性接触皮膚炎が報告されている（Grimm 1991）。

III. 薬理学および薬物動態学

ヒトの薬理学的研究　確認されなかった。

動物の薬理学的研究　確認されなかった。

*In vitro*の薬理学的研究　確認されなかった。

IV. 妊婦と授乳婦

ツーヤは強い有毒性があると示されているが，歴史的に堕胎薬として使用されていた。最近の研究では，そのような作用はないことが示されている（Felter and Lloyd 1898; Harnischfeger and Stolze 1983; Naser et al. 2005; Osol and Farrar 1955）。

授乳期間中のツーヤの安全性情報は確認されなかった。

V. 毒性研究

急性毒性

ツヨン（α-ツヨンおよびβ-ツヨンの混合物）のLD_{50}は，ラットでの経口投与で500 mg/kg，マウスでの皮下投与で87.5 mg/kg，ラットでの腹腔内投与で240 mg/kg，ウサギでの静脈内投与で0.031 mg/kgである（EMEA 1999; Naser et al. 2005）。

ブラインシュリンプ致死試験では，ツーヤのアルコール抽出物のLC_{50}は11.94 μg/mlである（Lagarto Parra et al. 2001）。

遺伝毒性

ツーヤのチンキ剤の変異原活性は，サルモネラ／哺乳動物ミクロソーム測定およびSOS-クロモテストでは認められなかった（Valsa and Felzenszwalb 2001）。

参考文献

CFR. 2011. *Code of federal regulations*, Title 21 Part 172.510, 2011 ed. Food additives permitted for direct addition to food for human consumption. Flavoring agents and related substances. Natural flavoring substances and natural substances used in conjunction with flavors. Washington, DC: U.S. Government Printing Office.

EMEA. 1999. *Thuja occidentalis* Summary Report. EMEA/MRL/602/99, edited by European Agency for Evaluation of Medicinal Products, V.M.E.U. London.

Felter, H.W., and J.U. Lloyd. 1898. *King's American dispensatory*. 18th ed., 3rd rev. 2 vols. Cincinnati: Ohio Valley Co.

Friesen, M.S., and B. Phillips. 2006. Status epilepticus following pediatric ingestion of thuja essential oil. *Clin. Toxicol.* 44(4):557.

Grimm, I. 1991. Allergic contact dermatitis from a *Thuja occidentalis* extract. *Allergologie* 14(7):272-274.
Harnischfeger, G., and H. Stolze. 1983. *Bewährte Pflanzendrogen in Wissenschaft und Medizin*. Bad Homburg/Melsungen: Notamed Verlag.
Lagarto Parra, A., R. Silva Yhebra, I. Guerra Sardinas, and L. Iglesias Buela. 2001. Comparative study of the assay of *Artemia salina* L. and the estimate of the medium lethal dose (LD_{50} value) in mice, to determine oral acute toxicity of plant extracts. *Phytomedicine* 8(5):395-400.
Millet, Y., J. Jouglard, M.D. Steinmetz, et al. 1981. Toxicity of some essential plant oils. Clinical and experimental study. *Clin. Toxicol.* 18(12):1485-1498.
Naser, B., C. Bodinet, M. Tegtmeier, and U. Lindequist. 2005. *Thuja occidentalis* (arbor vitae): A review of its pharmaceutical, pharmacological and clinical properties. *Evid. Based Complement. Alternat. Med.* 2(1):69-78.
Osol, A., and G. Farrar. 1955. *The dispensatory of the United States of America*. 25th ed. Philadelphia: Lippincott.
Remington, J.P., and H.C. Wood. 1918. *The dispensatory of the United States of America*. 20th ed. Philadelphia: Lippincott.
Schulte, U. 2002. Der Wacholder, Baum des Jahres. *Dtsch. Apoth. Ztg.* 142(4):64-66.
Svajdlenka, E., P. Mártonfi, I. Tomasko, D. Grancai, and M. Nagy. 1999. Essential oil composition of *Thuja occidentalis* L. samples from Slovakia. *J. Essen. Oil Res.* 11:532-536.
U.S.C. 2010. United States Code, Title 21, Part 321 (s)(6). Current as of January 7, 2011. Washington, DC: U.S. Government Printing Office.
Valsa, J.O., and I. Felzenszwalb. 2001. Genotoxic evaluation of the effect of *Thuja occidentalis* tinctures. *Braz. J. Biol.* 61(2):329-332.
Wood, H., and C. LaWall. 1926. *The dispensatory of the United States of America*. 21st ed. Philadelphia: Lippincott.

Thymus vulgaris L. シソ科

一般名：タイム
英　名：thyme
和　名：タチジャコウソウ
別　名：common thyme, garden thyme
使用部位：全草

安全性クラス：2b
相互作用クラス：A
禁忌　妊娠中は，医療従事者監督下以外での使用禁止(Chadha 1988; Felter and Lloyd 1898; Watt and Breyer-Brandwijk 1962; Wichtl 2004)。
他の注意事項　知見なし
薬やサプリメントとの相互作用　知見なし
注意　通経薬（Chadha 1988; Felter and Lloyd 1898; Watt and Breyer-Brandwijk 1962)，付録2参照。
注釈　このハーブにとっての分類や問題は，一般的に料理で使用される低用量とは対照的に，治療目的で使用される比較的高用量に基づいており，スパイスとしての使用には関連していない。
有害事象と副作用　タイムへのアレルギー反応が，時折，ローズマリーやオレガノへの交差反応性とともに報告されている（Armisen et al. 2003; Benito et al. 1996; Le Roy et al. 1981; Lorenzi et al. 1995; Martinez-Gonzalez et al. 2007)。
薬理学的考察　知見なし
妊婦と授乳婦　何人かの研究者は，タイムは通経作用や堕胎作用があるとして記載し，タイム精油は妊娠中に使用すべきではないとしている（Chadha 1988; Felter and Lloyd 1898; Watt and Breyer-Brandwijk 1962; Wichtl 2004)。チモール（タイム精油のおよそ51%を含む）の大量摂取は堕胎作用に関連がある（Gillespie 1973; Sollman 1948)。この情報に基づいて，妊娠中は資格のある医療従事者の監督下以外での使用を推奨しない。

科学的または伝統的文献において，授乳期間中のタイムの安全性は不明である。本書では，授乳期間での使用に関する問題は確認されなかったが，最終的な安全性は確立されていない。

レビュー詳細

I. 薬やサプリメントとの相互作用

薬やサプリメントとの相互作用の臨床試験
確認されなかった。
被疑薬やサプリメントとの相互作用の症例報告
確認されなかった。
薬やサプリメントとの相互作用の動物試験
確認されなかった。

II. 有害事象

有害事象の症例報告　パッチテストにより，タイムでのアレルギー反応が報告されている（Benito et al. 1996; Le Roy et al. 1981; Lorenzi et al. 1995)。何人かのケースでは，オレガノやローズマリーへの交差反応性を示した（Armisen et al. 2003; Benito et al. 1996; Martinez-Gonzalez et al. 2007)。

都市住宅での対照群と比較して，呼吸器疾患および微生物アレルゲンへの感受性は，空気中のタイム粉塵に定期的に暴露したタイム農家で増加した（Golec et al. 2003,

2005)。タイム粉塵によって引き起こされた職業性の空気接触皮膚炎が，タイムを脱穀する数人の農家で報告された（Spiewak et al. 2001）。

III. 薬理学および薬物動態学

ヒトの薬理学的研究　確認されなかった。

動物の薬理学的研究　7日間，1日当たり2%までのチモールを含む餌，またはチモール（200 mg/kg）もしくはカルバクロール（最大200 mg/kg）を経口投与したマウスでは，フェーズⅠおよびフェーズⅡでの酵素の誘導が認められた。生物活性は，タイムのチモールおよびカルバクロールの含有に起因するものであった（Sasaki et al. 2005）。

***In vitro*の薬理学的研究**　タイム精油は，7 μ*M*の濃度においてアラキドン酸誘発性，100 μ*M*の濃度においてADP-誘発性の血小板凝集を阻害したが，U46619-誘発性凝集には影響を及ぼさなかった（Tognolini et al. 2006）。チモールは，コラーゲン，ADP，アラキドン酸およびトロンビンによって誘導された血小板凝集を阻害した（Okazaki et al. 2002）。

タイムの水-エタノール抽出物は，エストラジオールおよびプロゲステロン受容体に競合的に結合した（Zava et al. 1998）。

IV. 妊婦と授乳婦

妊娠の2週間前から妊娠4日目まで，0.25%のタイム精油（1日当たりおよそ375 mg/kgの用量）の餌を与えた妊娠マウスからの4日齢の胚において，発達への有害作用は認められなかった（Domaracky et al. 2007）。

チモールの高用量投与（1g以上）は，流産を引き起こす可能性がある（Sollman 1948）。1970年代には，チモール，ヨウ化カリウム，石鹸および収斂剤の組み合わせは，流産を引き起こす局所刺激剤として適用された。この方法は高リスクと考えられ，母体死亡の多くは，この組み合わせの使用と関連していた（Gillespie 1973）。

授乳期間中のタイムの安全性情報は確認されなかった。

V. 毒性研究

急性毒性

ラットに対するタイム精油のLD_{50}は，経口投与において2.48および4.7 g/kgとして報告された（Opdyke 1974; Skramlik 1959）。

濃縮したタイム抽出物を0.5～3 g/kgの用量（タイムの4.3～25.8 g/kgに相当）で経口投与したマウスでは，自発運動の減少および呼吸器系の軽度の減速が認められた（Qureshi et al. 1991）。

短期毒性

体重増加率の差を含む有意な有害作用は，1%の乾燥タイムの餌（餌の投与期間は特定されなかった）を投与した仔ブタで認められなかった（Jugl-Chizzola et al. 2005）。

亜慢性毒性

1日当たり100 mg/kgの濃縮したタイム抽出物（900 mg/kgのタイムに相当）を3か月間投与したマウスでは，肝臓および精巣重量の増加が認められたが，精子障害作用は認められなかった（Qureshi et al. 1991）。

慢性毒性

タイム精油での餌補給（1日当たり42.5 mg/kgを提供）を28日間与えたラットでは，有意な有害作用は認められなかった（Youdim and Deans 1999）。

遺伝毒性

エイムス試験では，タイム精油またはチモールの変異原作用は認められなかった（Azizan and Blevins 1995; Zani et al. 1991）。同様に，タイム精油の変異原性は，枯草菌での*rec*アッセイで認められなかった（Zani et al. 1991）。

参考文献

Armisen, M., V. Rodriguez, and C. Vidal. 2003. Photoaggravated allergic contact dermatitis due to *Rosmarinus officinalis* cross-reactive with *Thymus vulgaris*. *Contact Dermat.* 48(1):52-53.

Azizan, A., and R.D. Blevins. 1995. Mutagenicity and antimutagenicity testing of six chemicals associated with the pungent properties of specific spices as revealed by the Ames *Salmonella*/microsomal assay. *Arch. Environ. Contam. Toxicol.* 28(2):248-258.

Benito, M., G. Jorro, C. Morales, A. Pelaez, and A. Fernandez. 1996. Labiatae allergy: Systemic reactions due to ingestion of oregano and thyme. *Ann. Allergy Asthma Immunol.* 76(5):416-418.

Chadha, Y. 1988. *The wealth of India: A dictionary of Indian raw materials and industrial products*. Delhi: Council of Scientific and Industrial Research.

Domaracky, M., P. Rehak, S. Juhas, and J. Koppel. 2007. Effects of selected plant essential oils on the growth and development of mouse preimplantation embryos *in vivo*. *Physiol. Res.* 56(1):97-104.

Felter, H.W., and J.U. Lloyd. 1898. *King's American dispensatory*. 18th ed., 3rd rev. 2 vols. Cincinnati: Ohio Valley Co.

Gillespie, A. 1973. Techniques of abortion. *Br. J. Hosp. Med.* Mar.:309-316.

Golec, M., C. Skorska, B. Mackiewicz, and J. Dutkiewicz. 2003. Health effects of exposure to thyme dust in a group of thyme growing farmers. *Ann. Univ. Mariae Curie Sklodowska [Med.]* 58(1):195-203.

Golec, M., C. Skorska, B. Mackiewicz, A. Gora, and J. Dutkiewicz. 2005. Respiratory effects of exposure to dust from herbs. *Ann. Agric. Environ. Med.* 12(1):5-10.

Jugl-Chizzola, M., J. Spergser, F. Schilcher, et al. 2005. Effects of *Thymus vulgaris* L. as feed additive in piglets and against haemolytic *E. coli in vitro*. *Berl. Munch. Tierarztl. Wochenschr.* 118(11-12):495-501.

Le Roy, R., E. Grosshans, and J. Foussereau. 1981. Investigation of contact allergies in 100 cases of ulcus cruris. *Derm. Beruf. Umwelt.* 29(6):168-170.

Lorenzi, S., F. Placucci, C. Vincenzi, F. Bardazzi, and A. Tosti. 1995. Allergic contact dermatitis due to thymol. *Contact Dermat.* 33(6):439-440.

Martinez-Gonzalez, M.C., J.J. Goday Bujan, W. Martinez Gomez, and E. Fonseca Capdevila. 2007. Concomitant allergic contact dermatitis due to *Rosmarinus officinalis* (rosemary) and *Thymus vulgaris* (thyme). *Contact Dermat.* 56(1):49-50.

Okazaki, K., K. Kawazoe, and Y. Takaishi. 2002. Human platelet aggregation inhibitors from thyme (*Thymus vulgaris* L.). *Phytother. Res.* 16(4):398-399.

Opdyke, D.L.J. 1974. Thyme oil, red. *Food Cosmet. Toxicol.* 12:1003-1004.

Qureshi, S., A. Shah, and M. Al-Yahya. 1991. Toxicity of *Achillea fragrantissima* and *Thymus vulgaris* in mice. *Fitoterapia* 62(4):319-323.

Sasaki, K., K. Wada, Y. Tanaka, et al. 2005. Thyme (*Thymus vulgaris* L.) leaves and its constituents increase the activities of xenobiotic-metabolizing enzymes in mouse liver. *J. Med. Food* 8(2):184-189.

Skramlik, E.V. 1959. On the toxicity and tolerance of ethereal oils. *Pharmazie* 14:435-445.

Sollman, T. 1948. *A manual of pharmacology*. 7th ed. Philadelphia: Saunders.

Spiewak, R., C. Skorska, and J. Dutkiewicz. 2001. Occupational airborne contact dermatitis caused by thyme dust. *Contact Dermat.* 44(4):235-239.

Tognolini, M., E. Barocelli, V. Ballabeni, et al. 2006. Comparative screening of plant essential oils: Phenylpropanoid moiety as basic core for antiplatelet activity. *Life Sci.* 78(13):1419-1432.

Watt, J.M., and M.G. Breyer-Brandwijk. 1962. *The medicinal and poisonous plants of southern and eastern Africa*. 2nd ed. Edinburgh: E. & S. Livingstone.

Wichtl, M. 2004. *Herbal drugs and phytopharmaceuticals: A handbook for practice on a scientific basis*. 3rd ed. Boca Raton, FL: CRC Press.

Youdim, K.A., and S.G. Deans. 1999. Dietary supplementation of thyme (*Thymus vulgaris* L.) essential oil during the lifetime of the rat: Its effects on the antioxidant status in liver, kidney and heart tissues. *Mech. Ageing Dev.* 109(3):163-175.

Zani, F., G. Massimo, S. Benvenuti, et al. 1991. Studies on the genotoxic properties of essential oils with *Bacillus subtilis* rec-assay and *Salmonella*/microsome reversion assay. *Planta Med.* 57(3):237-241.

Zava, D.T., C.M. Dollbaum, and M. Blen. 1998. Estrogen and progestin bioactivity of foods, herbs, and spices. *Proc. Soc. Exp. Biol. Med.* 217(3):369-378.

Tilia spp.

アオイ科（シナノキ科）

Tilia cordata Mill.
一般名：リンデン
英　名：linden
和　名：フユボダイジュ
別　名：small-leaf lime tree

Tilia platyphyllos Scop.
一般名：リンデン
英　名：linden
和　名：ナツボダイジュ
別　名：large-leaf linden, tilia

Tilia vulgaris Hayne
英　名：リンデン
一般名：linden
和　名：セイヨウシナノキ，セイヨウボダイジュ
異　名：*Tilia europaea* L.
別　名：European linden, European lime tree, tilia
使用部位：花，葉

安全性クラス：1
相互作用クラス：A

禁忌　知見なし

他の注意事項　知見なし

薬やサプリメントとの相互作用　知見なし

有害事象と副作用　リンデン花茶での花粉へのアレルギー反応が報告された（De Smet 1993; Faillers 1989）。パッチテストにより，リンデン含有シャンプー使用後の接触蕁麻疹の症例が報告された（Picardo et al. 1988）。

薬理学的考察　リンデン花茶および鉄分を補強されたパンの同時投与は，鉄の吸収を減少した（Hurrell et al. 1999）。

妊婦と授乳婦　科学的または伝統的文献において，妊娠中および授乳中におけるリンデンの安全性は不明である。本書では，妊娠中や授乳期間での使用に関する問題は確認されなかったが，最終的な安全性は確立されていない。

レビュー詳細

I. 薬やサプリメントとの相互作用

薬やサプリメントとの相互作用の臨床試験
確認されなかった。

被疑薬やサプリメントとの相互作用の症例報告
確認されなかった。

薬やサプリメントとの相互作用の動物試験
確認されなかった。

II. 有害事象

有害事象の症例報告　リンデン抽出物含有シャンプーの使用後に接触蕁麻疹が報告された。リンデンでのパッチテストは陽性反応を誘発した（Picardo et al. 1988）。

リンデン花茶の花粉へのアレルギー反応が，樹木花粉の複数のタイプにアレルギーのある女性で報告された（De Smet 1993; Failers 1989）。

III. 薬理学および薬物動態学

ヒトの薬理学的研究　リンデン花茶および鉄を補強したパンの同時投与は，鉄の吸収を25%まで減少し，その作用は，紅茶，ココア，ペパーミント，ヨーロッパペニーロイヤル，またはバーベインで作られたお茶よりも顕著ではなかったが，カモミール茶の阻害作用よりも大きかった（Hurrell et al. 1999）。

動物の薬理学的研究　確認されなかった。

***In vitro*の薬理学的研究**　確認されなかった。

IV. 妊婦と授乳婦

妊娠中および授乳中におけるリンデンの使用に関する情報は確認されなかった。

V. 毒性研究

遺伝毒性

リンデンの水抽出物の変異原活性は，キイロショウジョウバエにおける体細胞突然変異および再結合試験（SMART）では認められなかった（Romero-Jimenez et al. 2005）。

参考文献

De Smet, P.A.G.M. 1993. *Adverse effects of herbal drugs, Volume 2*. Berlin: Springer.

Faillers, C.J. 1989. Pine nut allergy in perspective. *Ann. Allerg.* 62:186-189.

Hurrell, R.F., M. Reddy, and J.D. Cook. 1999. Inhibition of non-haem iron absorption in man by polyphenolic-containing beverages. *Br. J. Nutr.* 81(04):289-295.

Picardo, M., R. Rovina, A. Cristaudo, C. Cannistraci, and B. Santucci. 1988. Contact urticaria from *Tilia* (lime). *Contact Dermat.* 19(1):72-73.

Romero-Jimenez, M., J. Campos-Sanchez, M. Analla, A. Munoz-Serrano, and A. Alonso-Moraga. 2005. Genotoxicity and anti-genotoxicity of some traditional medicinal herbs. *Mutat. Res.* 585(1-2):147-155.

Tinospora cordifolia (Willd.) Miers　ツヅラフジ科

一般名：ティノスポラ

英　名：Indian tinospora

和　名：イボツヅラフジ

アーユルヴェーダ名：*guduchi*

使用部位：葉，根，でんぷん，茎

安全性クラス：1

相互作用クラス：A

禁忌　知見なし

他の注意事項　知見なし

薬やサプリメントとの相互作用　知見なし

注意　利尿薬（Kapoor 2001; Nayampalli et al. 1988; Remington and Wood 1918），付録2参照。

有害事象と副作用　知見なし

薬理学的考察　動物研究は，ティノスポラは血糖値の調節を変化させる可能性があることを実証している（Grover et al. 2000; Kar et al. 2003; Panchabhai et al. 2008; Stanely et al. 2000, 2003）。糖尿病を持つ人は，使用前に有資格の医療従事者に相談し，血糖値を厳密に測定することを勧める。

妊婦と授乳婦　科学的または伝統的文献において，妊娠中および授乳中におけるティノスポラの安全性は不明である。本書では，妊娠中や授乳期間での使用に関する問題は確認されなかったが，最終的な安全性は確立されていない。

T

レビュー詳細

I. 薬やサプリメントとの相互作用

薬やサプリメントとの相互作用の臨床試験

確認されなかった。

被疑薬やサプリメントとの相互作用の症例報告

確認されなかった。

薬やサプリメントとの相互作用の動物試験

確認されなかった。

II. 有害事象

有害事象の症例報告　確認されなかった。

III. 薬理学および薬物動態学

ヒトの薬理学的研究　1日当たり50～1520mgのティノスポラの水抽出物を4日間経口投与した健常な男性被験者では，尿量の増加が認められた。血清カリウムおよびクロール濃度の低下が，10人の研究対象者のうち1人で認められた。肝臓酵素レベルおよび他の血清生化学的パラメータに有意な変化は認められなかった。すべての被験者は，食欲の増加を示した（Nayampalli et al. 1988）。

動物の薬理学的研究　1日当たり25，50，100 mg/kgのティノスポラのアルコール抽出物を42日間経口投与した糖尿病ラットでは血糖値の用量依存的な低下が認められた（Stanely et al. 2003）。同様に，ティノスポラの水抽出物2.5または5 g/kgを42日間経口投与した糖尿病ラットで，血糖値の低下が認められた（Stanely et al. 2000）。糖尿病マウスおよびラットでは，1日当たり400mg/kgのティノスポラの水抽出物を15週間投与後に，血糖値の低下が認められた（Grover et al. 2000）。ティノスポラのアルコール抽出物を250mg/kgの単回用量で経口投与した糖尿病ラットでは，血糖値の低下が認められた（Kar et al. 2003）。

1日当たり100 mg/animalのティノスポラのメタノール抽出物を60日間経口投与した雄ラットでは，精巣，精巣上体，精嚢，腹側前立腺の重量の減少が認められた。精子の運動性と密度が有意に減少し，完全な不妊をもたらした（Gupta and Sharma 2003）。

シクロホスファミド誘発性の免疫抑制があるマウスでは，ティノスポラの水抽出物を100 mg/kg経口投与は，白血球数の増加をもたらした。ティノスポラは，シクロホスファミド誘発性の免疫抑制を阻害することが見出された（Manjrekar et al. 2000）。

ティノスポラの水抽出物を100mg/kg経口投与したラットでは，尿量の増加が認められた。ヒドロクロロチアジドの2.5mg/kgと比較すると，ティノスポラはナトリウムおよびカリウムの大きな損失を生じた（Nayampalli et al. 1988）。

***In vitro*の薬理学的研究**　確認されなかった。

IV. 妊婦と授乳婦

妊娠中および授乳中におけるティノスポラの安全性に関する情報は確認されなかった。

V. 毒性研究

短期毒性

1日当たり400mg/kgの用量のティノスポラの水抽出物のフリーズドライ粉末を60日間経口投与したマウスでは，白血球および赤血球数，ヘモグロビン，平均赤血球容積またはヘマトクリットで，有意な変化は認められなかった（Grover et al. 2000）。

遺伝毒性

ティノスポラの水抽出物の遺伝毒性は，4つの異なる遺伝毒性試験のいずれにおいても認められなかった。テストは，5000 μg/plateまでの抽出物の濃度を用いたネズミチフス菌TA97a株，TA98株，TA100株，TA102株，TA1535株でのエイムス試験，染色体異常試験，齧歯類の骨髄小核試験，コメットアッセイを含んだ。骨髄小核およびコメットアッセイでは，マウスは抽出物を150，200，250 mg/kgの濃度で7日間経口投与された（Chandrasekaran et al. 2009）。

参考文献

Chandrasekaran, C.V., L.N. Mathuram, P. Daivasigamani, and U. Bhatnagar. 2009. *Tinospora cordifolia*, a safety evaluation. *Toxicol. In Vitro* 23(7):1220-1226.

Grover, J.K., V. Vats, and S.S. Rathi. 2000. Anti-hyperglycemic effect of *Eugenia jambolana* and *Tinospora cordifolia* in experimental diabetes and their effects on key metabolic enzymes involved in carbohydrate metabolism. *J. Ethnopharmacol.* 73(3):461-470.

Gupta, R.S., and A. Sharma. 2003. Antifertility effect of *Tinospora cordifolia* (Willd.) stem extract in male rats. *Indian J. Exp. Biol.* 41(8):885-889.

Kapoor, L.D. 2001. *Handbook of Ayurvedic medicinal plants*. Boca Raton, FL: CRC Press.

Kar, A., B.K. Choudhary, and N.G. Bandyopadhyay. 2003. Comparative evaluation of hypoglycaemic activity of some Indian medicinal plants in alloxan diabetic rats. *J. Ethnopharmacol.* 84(1):105-108.

Manjrekar, P.N., C.I. Jolly, and S. Narayanan. 2000. Comparative studies of the immunomodulatory activity of *Tinospora cordifolia* and *Tinospora sinensis*. *Fitoterapia* 71(3):254-257.

Nayampalli, S.S., S.S. Ainapure, B.D. Samant, et al. 1988. A comparative study of diuretic effects of *Tinospora cordifolia* and hydrochlorothiazide in rats and a preliminary phase I study in human volunteers. *J. Postgrad. Med.* 34(4):233-236.

Panchabhai, T.S., U.P. Kulkarni, and N.N. Rege. 2008. Validation of therapeutic claims of *Tinospora cordifolia*: A review. *Phytother. Res.* 22(4):425-441.

Remington, J.P., and H.C. Wood. 1918. *The dispensatory of the United States of America.* 20th ed. Philadelphia: Lippincott.

Stanely, P., M. Prince, and V.P. Menon. 2000. Hypoglycaemic and other related actions of *Tinospora cordifolia* roots in alloxan-induced diabetic rats. *J. Ethnopharmacol.* 70(1):9-15.

Stanely, P., M. Prince, and V.P. Menon. 2003. Hypoglycaemic and hypolipidaemic action of alcohol extract of *Tinospora cordifolia* roots in chemical induced diabetes in rats. *Phytother. Res.* 17(4):410-413.

Tribulus terrestris L.　ハマビシ科

一般名：トリブルス

英　名：tribulus

和　名：ハマビシ

生薬名：局（果実）シツリシ（蒺藜子）

アーユルヴェーダ名：*gokshura*

中国名：白蒺藜（*bai ji li*）（果実）

別　名：puncturevine caltrop，small caltrops

使用部位：果実

安全性クラス：2b
相互作用クラス：A
禁忌　妊娠中は，医療従事者監督下以外での使用禁止（Bensky et al. 2004; Chen and Chen 2004）。
他の注意事項　知見なし
薬やサプリメントとの相互作用　知見なし
注 意　利尿薬（Chen and Chen 2004; Wright et al. 2007），付録2参照。
注釈　トリブルス果実は，微量のβ-カルボリンアルカロイドを含む（例えば，ハルマン，ハルミン，ハルモール）。分析では，果実におけるこれらのアルカロイドの含有量は，約0.000045%であることを示している（Tsuchiya et al. 1999）。
有害事象と副作用　トリブルス果実の局所適用は，発疹と痒みに関連がある（Chen and Chen 2004）。

トリブルス果実へのアナフィラキシー反応を含むアレルギー反応が報告されている（Bensky et al. 2004; Chen and Chen 2004）。
薬理学的考察　トリブルス果実抽出物およびトリブルス地上部分の両方を含む製品を使用した20日間のヒトに対する研究では，最初の10日後にテストステロンレベルの一時的な増加を示した（Milašius et al. 2010）。
妊婦と授乳婦　中国伝統医学の文献では，トリブルス果実は妊娠中に注意して使用すべきであると示すが（Bensky et al. 2004），他の文献は，トリブルス果実は流産を引き起こす可能性があり，妊娠中に使用すべきではないと示す（Chen and Chen 2004）。上記の注意により，妊娠を試みる時期には使用を中止すべきである。

科学的または伝統的文献において，授乳期間中のトリブルス果実の安全性は不明である。本書では，授乳期間での使用に関する問題は確認されなかったが，最終的な安全性は確立されていない。

レビュー詳細

I. 薬やサプリメントとの相互作用

薬やサプリメントとの相互作用の臨床試験

確認されなかった。

被疑薬やサプリメントとの相互作用の症例報告

確認されなかった。

薬やサプリメントとの相互作用の動物試験

確認されなかった。

II. 有害事象

有害事象の症例報告　トリブルス果実の過剰摂取（標準用量は6～15gの煎剤）は，めまい，衰弱，眠気，吐き気，嘔吐，動悸，呼吸数および心拍数の増加，皮膚の青色着色と関連がある。過剰摂取の重症例では，肺浮腫および呼吸不全が報告されている（Bensky et al. 2004）。

III. 薬理学および薬物動態学

ヒトの薬理学的研究　1日3回の用量でトリブルス製品625mgを20日間経口投与した健常な被験者では，最初の10日後にテストステロンの血中濃度の増加が認められたが，その濃度は研究の終わりにはベースラインに近い値に戻った（Milašius et al. 2010）。テストした製品は，トリブルス果実抽出物およびトリブルス地上部の独自のブレンドを含むことが報告されている（Optimum Nutrition 2012）。

動物の薬理学的研究　1日当たり10mg/kgの用量でフリーズドライされたトリブルス果実の水抽出物を4週間経口投与した高血圧のあるラットでは，トリブルスの降圧作用が認められた（Sharifi et al. 2003）。

トリブルス果実と薬を組み合わせた水抽出物を5g/kg経口投与したラットでは，トリブルスの利尿作用が認められた（Al-Ali et al. 2003）。

*In vitro*の薬理学的研究　トリブルス果実のメタノール抽出物は，プラスタグランジンE_2産生を阻害することが示された（Hong et al. 2002）。

IV. 妊婦と授乳婦

中国伝統医学の文献では，トリブルス果実は妊娠中に注意して使用すべきであると示すが（Bensky et al. 2004），他の文献は，トリブルス果実は流産を引き起こす可能性があり，妊娠中に使用すべきではないと示す（Chen and Chen 2004）。

授乳期間中のトリブルス果実の安全性情報は確認されなかった。

V. 毒性研究

確認されなかった。

参考文献

Al-Ali, M., S. Wahbi, H. Twaij, and A. Al-Badr. 2003. *Tribulus terrestris*: Preliminary study of its diuretic and contractile effects and comparison with *Zea mays*. *J. Ethnopharmacol.* 85(2-3):257-260.

Bensky, D., S. Clavey, and E. Stöger. 2004. *Chinese herbal medicine: Materia medica*. 3rd ed. Seattle: Eastland Press.

Chen, J.K., and T.T. Chen. 2004. *Chinese medical herbology and pharmacology*. City of Industry, CA: Art of Medicine Press.
Hong, C.H., S.K. Hur, O.J. Oh, et al. 2002. Evaluation of natural products on inhibition of inducible cyclooxygenase (COX-2) and nitric oxide synthase (iNOS) in cultured mouse macrophage cells. *J. Ethnopharmacol.* 83(1-2):153-159.
Milašius, K., M. Pečiukonienė, R. Dadelienė, and J. Skernevičius. 2010. Efficacy of the tribulus food supplement used by athletes. *Acta Med. Lituanica.* 17(1-2):65-70.
Optimum Nutrition. 2012. Product label accessed April 19, 2012: http://www.optimumnutrition.com/products/images/tribulus-facts.jpg.
Sharifi, A.M., R. Darabi, and N. Akbarloo. 2003. Study of antihypertensive mechanism of *Tribulus terrestris* in 2K1C hypertensive rats: Role of tissue ACE activity. *Life Sci.* 73(23):2963-2971.
Tsuchiya, H., H. Shimizu, and M. Iinuma. 1999. Beta-carboline alkaloids in crude drugs. *Chem. Pharm. Bull.* 47(3):440-443.
Wright, C.I., L. Van-Buren, C.I. Kroner, and M.M.G. Koning. 2007. Herbal medicines as diuretics: A review of the scientific evidence. *J. Ethnopharmacol.* 114(1):1-31.

Tribulus terrestris L.

ハマビシ科

一般名：トリブルス
英　名：tribulus
和　名：ハマビシ
アーユルヴェーダ名：*gokshura*
別　名：puncturevine caltrop, small caltrops
使用部位：地上部

安全性クラス：2b
相互作用クラス：A
禁忌　知見なし
他の注意事項　知見なし
薬やサプリメントとの相互作用　知見なし

有害事象と副作用　トリブルスの茎および葉を食べる放牧動物は，時々感光性，黄疸および顔面浮腫を含む玉葱中毒症として知られる状態を時々引き起こす（Aslani et al. 2004; Smith and Henderson 1991）。そのような症状は，トリブルスを摂取する人で関連はみられない。

薬理学的考察　生殖ホルモンレベル（テストステロンおよび関連ホルモン）におけるトリブルスの影響に関するヒトでの研究は，矛盾する結果を提供している。トリブルス果実抽出物およびトリブルス地上部の両方を含む製品を使用したある研究では，最初の10日後にテストステロンの一時的な増加を示した（Milašius et al. 2010）。地上部のみから作られた製品の他の研究では，ホルモンレベルに影響を与えていない（Neychev and Mitev 2005; Saudan et al. 2008）。トリブルス地上部の動物研究もまた矛盾する結果を提供している（Gauthaman and Ganesan 2008; Martino-Andrade et al. 2010）。

トリブルス果実抽出物およびトリブルス地上部分の両方を含む製品における20日間のヒトに対する研究では，最初の10日後にテストステロンレベルの一時的な増加を示した（Milašius et al. 2010; Optimum Nutrition 2012）。

妊婦と授乳婦　トリブルスは，時々生殖能力を促進するために使用されると報告されている（Romm 2010）。

科学的または伝統的文献において，授乳期間中のトリブルス地上部の安全性は不明である。本書では，授乳期間での使用に関する問題は確認されなかったが，最終的な安全性は確立されていない。

レビュー詳細

I. 薬やサプリメントとの相互作用

薬やサプリメントとの相互作用の臨床試験
　確認されなかった。
被疑薬やサプリメントとの相互作用の症例報告
　確認されなかった。
薬やサプリメントとの相互作用の動物試験
　確認されなかった。

II. 有害事象

有害事象の症例報告　女性化乳房の症例は，報告によるとトリブルスを摂取していた“熱心なウェイト・トレーニング者”として確認された21歳の男性で報告された。製品は，植物の地上部由来として説明されたが，使用された製品，用量，および使用期間は特定されなかった。試験では，製品の中止後に正常に戻った，卵胞刺激ホルモン，黄体形成ホルモンの減少，およびテストステロンの減少を明らかにした。トリブルス使用中または使用の前に過形成が起こったどうかについては症例報告からは明らかにされなかったが，男性は異型乳管過形成の既往があった（Jameel et al. 2004）。

III. 薬理学および薬物動態学

ヒトの薬理学的研究　60%ステロイドサポニンにトリブルス標準化エキスを1日当たり10または20 mg/kgの用量で4週間経口投与した健常な男性で，テストステロン，アンドロステンジオンまたは黄体形成ホルモンを含む，血清ホルモン濃度での変化は認められなかった（Neychev and Mitev 2005）。

逆に，20〜22歳の32人のアスリートを対象とした研究では，1日3回の用量でトリブルス製品625mgを20日間経口投与したところ，最初の処置の10日間後に血中テストステロン濃度の増加を測定した。その値は研究の終了時にはベースライン近くに戻った（Milašius et al. 2010）。試験された製品は，トリブルス果実抽出物およびトリブルス地上部を含む独自のブレンドであることが報告されている（Optimum Nutrition 2012）。

1日3回の用量でトリブルス抽出物500mgを2日間摂取した2人の健常な女性被験者では，ホルモンの尿中レベルの変化は認められなかった（Saudan et al. 2008）。

動物の薬理学的研究　トリブルスの地上部の抽出物7.5，15，30 mg/kgの単回用量を静脈内投与したヒヒとアカゲザルでは，投与した15分後にテストステロン値の短時間の上昇が認められた。その後ベーズライン近くまで戻ったが，対照群レベルよりは戻らなかった。

類似のパターンはジヒドロテストステロンで認められたが，デヒドロエピアンドロステロンサルフェイトの血清濃度は一般的に対照群より高かった。すべての3つのホルモンにとって，トリブルス抽出物の影響は用量依存的ではなかった。血圧の有意な変化は発生しなかった。心電図は，心拍数や心音に有意な変化を示さなかった（Gauthaman and Ganesan 2008）。

同じトリブルス抽出物を1日当たり2.5，5，10 mg/kgの用量で8週間経口投与したラットおよびウサギでは，ジヒドロテストステロンの増加は，5および10mg/kgの用量におけるウサギで認められた。1日当たり5.5 mg/kgのトリブルス抽出物を8週間経口投与した去勢したラットでは，血清テストステロン濃度の増加が認められた（Gauthaman and Ganesan 2008）。

乾燥したトリブルス地上部のエタノール抽出物を1日当たり11，42，110 mg/kgの用量で28日間経口投与した雄ラットまたは卵巣摘出雌ラット，あるいは去勢した雄ラットに7日間投与した場合，アンドロゲンホルモンの濃度の変化は認められなかった（Martino-Andrade et al. 2010）。

トリブルス植物が自生している中に放牧して飼育しているヒツジとヤギは，感光性，黄疸，顔面浮腫を含む，玉葱中毒症として知られる状態を時々引き起こす。胆道閉塞症は，高濃度の硫黄を含む小結石の蓄積およびナトリウムおよびカリウムの低下により起こる（Aslani et al. 2004; Smith and Henderson 1991）。

トリブルス果実および葉の組みあわせによる水抽出物を5g/kg経口投与したラットでは，トリブルスの利尿作用は認められなかった（Al-Ali et al. 2003）。

***In vitro*の薬理学的研究**　確認されなかった。

IV. 妊婦と授乳婦

妊娠103〜112日にトリブルスハーブを含む干し草を与えたヒツジでは，母体の健康および妊娠の結果への有害作用は認められなかった。胎児呼吸運動の発生率は，対照群と比較してトリブルス群で低く，呼吸運動は典型的な昼夜の変化を示さなかった（Walker et al. 1992）。

授乳期間中のトリブルス 地上部の安全性情報は確認されなかった。

V. 毒性研究

確認されなかった。

T

参考文献

Al-Ali, M., S. Wahbi, H. Twaij, and A. Al-Badr. 2003. *Tribulus terrestris*: Preliminary study of its diuretic and contractile effects and comparison with *Zea mays*. *J. Ethnopharmacol.* 85(2-3):257-260.

Aslani, M.R., A.R. Movassaghi, M. Mohri, V. Ebrahim-Pour, and A.N. Mohebi. 2004. Experimental *Tribulus terrestris* poisoning in goats. *Small Rumin. Res.* 51(3):261-267.

Gauthaman, K., and A.P. Ganesan. 2008. The hormonal effects of *Tribulus terrestris* and its role in the management of male erectile dysfunction—An evaluation using primates, rabbit and rat. *Phytomedicine* 15(1-2):44-54.

Jameel, J.K., P.J. Kneeshaw, V.S. Rao, and P.J. Drew. 2004. Gynaecomastia and the plant product "*Tribulis terrestris*." *Breast* 13(5):428-430.

Martino-Andrade, A.J., R.N. Morais, K.M. Spercoski, et al. 2010. Effects of *Tribulus terrestris* on endocrine sensitive organs in male and female Wistar rats. *J. Ethnopharmacol.* 127(1):165-170.

Milašius, K., M. Pečiukonienė, R. Dadelienė, and J. Skernevičius. 2010. Efficacy of the tribulus food supplement used by athletes. *Acta Med. Lituanica.* 17(1-2):65-70.

Neychev, V.K., and V.I. Mitev. 2005. The aphrodisiac herb *Tribulus terrestris* does not influence the androgen production in young men. *J. Ethnopharmacol.* 101(1-3):319-323.

Optimum Nutrition. 2012. Product label accessed April 19, 2012: http://www.optimumnutrition.com/products/images/tribulus-facts.jpg.

Romm, A.J. 2010. *Botanical medicine for women's health*. New York: Churchill Livingstone.

Saudan, C., N. Baume, C. Emery, E. Strahm, and M. Saugy. 2008. Short term impact of *Tribulus terrestris* intake on doping control analysis of endogenous steroids. *Forensic Sci. Int.* 178(1):e7-e10.

Smith, J.E., and R.S. Henderson. 1991. *Mycotoxins and animal foods*. Boca Raton, FL: CRC Press.

Walker, D., A. Bird, T. Flora, and B. O'Sullivan. 1992. Some effects of feeding *Tribulus terrestris*, *Ipomoea lonchophylla* and the seed of *Abelmoschus ficulneus* on fetal development and the outcome of pregnancy in sheep. *Reprod. Fertil. Dev.* 4(2):135-144.

Trichosanthes kirilowii Maxim.

ウリ科

一般名：キカラスウリ，チャイニーズキューカンバー
英　名：trichosanthes
和　名：キカラスウリ
生薬名：局（皮層を除いた根）カロコン（栝楼根）
局外（種子）カロニン（栝楼仁）
中国名：栝楼（*gua lou*）（果実），栝楼皮（*gua lou pi*）（果皮），栝楼仁（*gua lou ren*）（種子）
別　名：Chinese cucumber，Mongolian snakegourd
使用部位：果実，果皮，種子

安全性クラス：1
相互作用クラス：A
禁忌　知見なし
他の注意事項　知見なし
薬やサプリメントとの相互作用　知見なし
有害事象と副作用　キカラスウリ果実の錠剤を摂取している人で，まれに軽度の下痢および胃の不快感の症例が報告されている（Chang and But 1986）。

未処理のキカラスウリは吐き気を引き起こす可能性がある。吐き気の頻度を減少させるために，種子を乾煎り処理する（Chen and Chen 2004）。

薬理学的考察　知見なし
妊婦と授乳婦　科学的または伝統的文献において，妊娠中および授乳中におけるキカラスウリの安全性は不明である。本書では，妊娠中や授乳期間での使用に関する問題は確認されなかったが，最終的な安全性は確立されていない。

レビュー詳細

I. 薬やサプリメントとの相互作用
薬やサプリメントとの相互作用の臨床試験
確認されなかった。
被疑薬やサプリメントとの相互作用の症例報告
確認されなかった。
薬やサプリメントとの相互作用の動物試験
確認されなかった。

II. 有害事象
有害事象の症例報告　キカラスウリ果実の錠剤を摂取している人で，まれに軽度の下痢および胃の不快感の症例が報告されている（Chang and But 1986）。

種子の過剰摂取（標準用量は10～15gの煎剤）は，胃の不快感，吐き気，嘔吐，腹痛，下痢をもたらす可能性がある（Chang and But 1986）。未処理のキカラスウリは吐き気を引き起こす可能性がある。吐き気の頻度を減少させるために，種子を乾煎り処理する（Chen and Chen 2004）。

III. 薬理学および薬物動態学
ヒトの薬理学的研究　確認されなかった。
動物の薬理学的研究　確認されなかった。
*In vitro*の薬理学的研究　確認されなかった。

IV. 妊婦と授乳婦
妊娠中および授乳中におけるキカラスウリの安全性情報は確認されなかった。

V. 毒性研究
急性毒性
マウスに対するキカラスウリ果実のLD_{50}は，腹腔内投与で363g/kg，静脈内投与で306g/kgである（Chen and Chen 2004; Zhu 1998）。

参考文献

Bensky, D., S. Clavey, and E. Stöger. 2004. *Chinese herbal medicine: Materia medica*. 3rd ed. Seattle: Eastland Press.
Chang, H.-M., and P.P.H. But. 1986. *Pharmacology and applications of Chinese materia medica*. English ed. Philadelphia: World Scientific.
Chen, J.K., and T.T. Chen. 2004. *Chinese medical herbology and pharmacology*. City of Industry, CA: Art of Medicine Press.
Zhu, Y.-P. 1998. *Chinese materia medica: Chemistry, pharmacology and applications*. Amsterdam: Harwood Academic Publishers.

Trifolium pratense L.

マメ科

一般名：レッドクローバー
英　名：red clover
和　名：ムラサキツメクサ，アカツメクサ
使用部位：花，全草

安全性クラス：1
相互作用クラス：A

禁忌　知見なし

他の注意事項　知見なし

薬やサプリメントとの相互作用　知見なし

注釈　レッドクローバーの全草と花は，通常は花より全草がイソフラボンの含有量が高く（Booth et al. 2006），およそ0.17%のイソフラボンを含む（DerMarderosian and Beutler 2005）。市販のレッドクローバー製品は，この割合のイソフラボンの製品を含む，そして市販品はイソフラボン含有量が最大100%となるよう改良されている。改良された濃度の製品は，レッドクローバーの伝統的な製剤よりも異なる生理学的作用があることが予測される。レッドクローバーおよびレッドクローバー由来のイソフラボンの両方についての情報がこの項で提供されている。

有害事象と副作用　レッドクローバー製品の臨床試験で報告された有害事象は，軽度であり，プラセボ群と同等であった（Coon et al. 2007; Lethaby et al. 2007; Low Dog 2005; Nelson et al. 2006）。

薬理学的考察　レッドクローバーには，クマリンが含まれており強い抗凝固薬としてよく知られているが，クマリンと抗凝血薬クマジン（時にはクマリンという）との混同があるとされる（Abebe 2002; Booth et al. 2004; Fugh-Berman and Kronenberg 2001; Heck et al. 2000）。しかし，天然に存在する17のクマリン類でのレッドクローバーのスクリーニングでは，レッドクローバーには5つのクマリン化合物が同定され，その1つには抗凝血活性，1つには凝血促進活性，そして3つは活性が認められなかった（Booth et al. 2004）。女性においてレッドクローバー摂取の30日後に，出血や血液凝固の変化は認められなかった（Booth et al. 2004）。

レッドクローバーは，ヒトホルモンエストラジオールと構造的に類似し，エストロゲン受容体に結合能力のあるイソフラボンを含む（Umland et al. 2000）。いくつかの研究では，レッドクローバーイソフラボンは，エストロゲン受容体α（主に子宮，乳房，卵巣，副腎に存在する）よりも，エストロゲン受容体β（主に骨，脳，心臓および血管系に存在する）に高い親和性があることが示されている（Beck et al. 2005; Dornstauder et al. 2001）。

ヒトに対する研究では，レッドクローバーのエストロゲン活性における矛盾したデータが報告されている。いくつかの研究では，子宮内膜の厚さや膣細胞診には影響を示さずエストロゲン活性の欠如を示すが（Baber et al. 1999; Clifton-Bligh et al. 2001; Powles et al. 2008），他の研究では，細胞診において子宮内膜の厚さの減少（Imhof et al. 2006）または影響なし（Hale et al. 2001），または膣細胞診で有意な改善を示した（Hidalgo et al. 2005）。

妊婦と授乳婦　科学的および伝統的文献において，妊娠または授乳中におけるレッドクローバーの安全性に関する情報は限られている。本書では，妊娠中や授乳期間での使用に関する問題は確認されなかったが，最終的な安全性は確立されていない。

レビュー詳細

I. 薬やサプリメントとの相互作用

薬やサプリメントとの相互作用の臨床試験
確認されなかった。

被疑薬やサプリメントとの相互作用の症例報告
確認されなかった。

薬やサプリメントとの相互作用の動物試験
確認されなかった。

II. 有害事象

臨床試験で報告された有害事象　レッドクローバーイソフラボンを含む単一製剤での臨床試験のメタ分析では，レビュアーはレッドクローバーの短期間使用中の有害事象における明らかな証拠はなかったが，長期間の研究が欠けていたことを言及した。メタ分析での製品の用量は，1日当たり40～82mgの範囲であった（Coon et al. 2007）。

用量の範囲が1日当たり40～80mg，研究期間が12～16週である，6つのレッドクローバーイソフラボンの比較対照試験を含む2つのメタ分析では，いくつかの試験であまり特徴づけられていなかったが，有害事象はイソフラボン群およびプラセボ群で差はなかったと結論付けた。消化器症状はイソフラボン群およびプラセボ群の両方で最も一般的な有害事象であった（Nelson et al. 2006）。

レッドクローバー由来のイソフラボノイド抽出物の7つの研究からなる，更年期の血管運動神経症状に対するフィトエストロゲンの作用についてのシステマティックレビューでは，フィトエストロゲン製剤を最長1年摂取しても，子宮内膜においてエストロゲンアゴニスト作用は認められなかったと結論付けた。著者らは，高用量のフィトエストロゲンサプリメントの長期間使用における子宮内膜の安全性が十分に確立されていないことを言及した（Lethaby et al. 2007）。同様に，レッドクローバーの臨床試験のレビューでは，有害事象は報告されていないが，特に長期間にわたって高用量の使用を検討する際は，ホルモン感受性組織における安全性への疑問が大きいことを示した（Low Dog

2005)。

有害事象の症例報告　確認されなかった。

III. 薬理学および薬物動態学

ヒトの薬理学的研究　1日当たり44mgのレッドクローバー由来イソフラボンを1年間摂取した49～65歳の女性を対象とした試験では，乳房X線撮影での乳房密度の増加および，エストラジオール，卵胞刺激ホルモン，または黄体形成ホルモンレベルにおいて，有意な変化は認められなかった(Atkinson et al. 2004)。レッドクローバーベースのイソフラボン抽出物を1日当たり40mg摂取後に，膣細胞診，子宮内膜の厚さ，血清エストラジオール，卵胞刺激ホルモン，性ホルモン結合グロブリンの有意な差は認められなかった(Baber et al. 1999)。1日当たり最大85.5mgまでの用量でレッドクローバーイソフラボン製剤を6か月間投与後，子宮内膜の厚さの増加は認められなかった（Clifton-Bligh et al. 2001)。1日当たり80mgのレッドクローバー由来のイソフラボンを90日間投与後の閉経後の女性で，子宮内膜の厚さの減少および血清テストステロンレベルの増加が認められた(Imhof et al. 2006)。1日当たり50gのレッドクローバー由来イソフラボンを3か月間投与した閉経周辺期の女性では，子宮内膜生検のKi-67増殖マーカーにおいて抗増殖作用の根拠は発見されなかった（Hale et al. 2001)。1日当たり80mgのレッドクローバーイソフラボンサプリメントを90日間投与した閉経後の女性では，プラセボ群と比較して，すべての細胞診指標（核濃縮指数，角質化指数，成熟度指数）において，有意な改善が認められた（Hidalgo et al. 2005)。

乳癌の少なくとも第1度近親者である35～70歳の女性で，1日当たり40mgのレッドクローバーイソフラボンを3年間投与した場合では，対照群と比較して，乳房密度，子宮内膜の厚さ，血清コレステロール，卵胞刺激ホルモンレベル，または骨密度におけるいかなる有意な差ももたらさなかった。閉経後の女性では，6か月および12か月の時点で，プラセボ群との間で，骨マーカー値のいくつかの差が見られた(Powles et al. 2008)。

1日当たり80mgのレッドクローバーイソフラボン抽出物を6か月間与えた閉経後の女性の非管理下での臨床試験では，子宮内膜活性のいくつかの変化があったが，子宮内膜の厚さの変化は認められなかった。32人の研究参加者のうち，6人は初期の試験と比較して膣出血をあらわし，3人は子宮内膜の変質を示し，2人は子宮内膜の増殖を発症し，1人は子宮内膜肥厚を引き起こした（Wolff et al. 2006)。

レッドクローバーおよび大豆由来のイソフラボンに関する研究のレビューは，ほとんどの人々にとってのイソフラボンの安全な1日量は2mg/kgであると結論付けた（Barnes 2003)。レッドクローバーおよび大豆由来のイソフラボンの研究の2つ目のレビューでは，イソフラボンの1日用量として40～50mgが推奨されていることを示した 。この推奨量は，日本の伝統的な食生活におけるイソフラボンの1日摂取量に基づいていた（Beck et al. 2005)。

1日当たり400mgのレッドクローバー抽出物を30日間投与した閉経後の女性では，プロトロンビン時間およびINR時間の変化は見られなかった（Booth et al. 2004)。

動物の薬理学的研究　1日当たり250，500，750mgのレッドクローバー抽出物（15%イソフラボン）を21日間投与した卵巣摘出ラットでは，子宮重量および分化した膣細胞の用量依存的な増加が，2つの高用量群で認められたが，乳腺における細胞増殖の刺激は認められなかった。抗エストロゲン活性および付加的なエストロゲン特性のどちらも，研究された組織のいずれでも認められなかった（Burdette et al. 2002)。

レッドクローバー由来の総イソフラボンを20または40mgの用量で14週間投与した卵巣摘出ラットでは，イソフラボンでの処置は，骨ミネラル含有量，脛骨の機械的強度，大腿骨重量，大腿骨密度を有意に増加し，血清アルカリホスファターゼレベルの上昇を抑制した。加えて，イソフラボンでの処置は，卵巣を摘出した対照群ラットと比較して，破骨細胞の数を有意に減少させた（Occhiuto et al. 2007)。

***In vitro*の薬理学的研究**　子宮内膜細胞およびMCF-7（エストロゲン受容体陽性）乳癌細胞におけるレッドクローバー抽出物の*in vitro*研究では，子宮内膜細胞において差次的なエストロゲン活性が認められたが，MCF-7細胞では非差次的な活性が認められた。つまり，レッドクローバーのエストロゲン活性を決定するために使用されたバイオアッセイのタイプの重要性を示している（Booth et al. 2006)。

レッドクローバーイソフラボン製剤の抽出物は，MCF-7乳癌細胞の増殖率を増加させた（Bodinet and Freudenstein 2004)。レッドクローバーイソフラボン標準化エキス（乾燥重量で9%イソフラボン）は，エストロゲン受容体（ER）βに有意に強い親和性のある2つのプラスミドを使用した酵母系において，ERαおよびβの両方にとって親和性を示した(Dornstauder et al. 2001)。

30%イソフラボンアグリコンのレッドクローバー由来の抽出物は，チャイニーズハムスター卵巣において，モルヒネのμ受容体およびδ受容体に結合することが示された(Nissan et al. 2007)。

市販のレッドクローバー製剤のエタノール抽出物は，経口定量的なマイクロタイタープレートアッセイにおいて，薬物代謝酵素CYP3A4を阻害した（Budzinski et al. 2000)。優勢のレッドクローバーイソフラボンのビオカニンAおよびホルモノネチンの代謝物であるゲニステインおよびダイゼインは，酵素CYP1B1を阻害することが示された（Roberts et al. 2004)。

IV. 妊婦と授乳婦

妊娠15および23週の間の女性における羊水サンプルの研究では，イソフラボンはサンプルの92%で検出された。イソフラボノイドのダイゼイン，ゲニステイン，ホルモノネチン，ビオカニンA，クメストロールが検出された（Foster et al. 2002）。

授乳期間中のレッドクローバーの安全性における情報は確認されなかった。

V. 毒性研究

短期毒性

餌として，1日当たり3.5kgのレッドクローバーサイレージを14日間（1日の総フィトエストロゲンが81〜95mg）与えた卵巣摘出ヒツジでは，干し草を与えたヒツジと比較して，T_3およびT_4の血漿濃度の増加および，甲状腺濾胞サイズの増加をもたらした（Madej et al. 2002）。

参考文献

Abebe, W. 2002. Herbal medication: Potential for adverse interactions with analgesic drugs. *J. Clin. Pharm. Ther.* 27(6):391-401.

Atkinson, C., R.M. Warren, E. Sala, et al. 2004. Red-clover-derived isoflavones and mammographic breast density: A double-blind, randomized, placebo-controlled trial. *Breast Cancer Res.* 6(3):R170-R179.

Baber, R.J., C. Templeman, T. Morton, G.E. Kelly, and L. West. 1999. Randomized placebo-controlled trial of an isoflavone supplement and menopausal symptoms in women. *Climacteric* 2(2):85-92.

Barnes, S. 2003. Phyto-oestrogens and osteoporosis: What is a safe dose? *Br. J. Nutr.* 89(Suppl. 1):S101-S108.

Beck, V., U. Rohr, and A. Jungbauer. 2005. Phytoestrogens derived from red clover: An alternative to estrogen replacement therapy? *J. Steroid Biochem. Mol. Biol.* 94(5):499-518.

Bodinet, C., and J. Freudenstein. 2004. Influence of marketed herbal menopause preparations on MCF-7 cell proliferation. *Menopause* 11(3):281-289.

Booth, N.L., D. Nikolic, R.B. van Breemen, et al. 2004. Confusion regarding anticoagulant coumarins in dietary supplements. *Clin. Pharmacol. Ther.* 76(6):511-516.

Booth, N.L., C.R. Overk, P. Yao, et al. 2006. Seasonal variation of red clover (*Trifolium pratense* L., Fabaceae) isoflavones and estrogenic activity. *J. Agric. Food Chem.* 54(4):1277-1282.

Budzinski, J.W., B.C. Foster, S. Vandenhoek, and J.T. Arnason. 2000. An *in vitro* evaluation of human cytochrome P450 3A4 inhibition by selected commercial herbal extracts and tinctures. *Phytomedicine* 7(4):273-282.

Burdette, J.E., J. Liu, D. Lantvit, et al. 2002. *Trifolium pratense* (red clover) exhibits estrogenic effects *in vivo* in ovariectomized Sprague-Dawley rats. *J. Nutr.* 132(1):27-30.

Clifton-Bligh, P.B., R.J. Baber, G.R. Fulcher, M.L. Nery, and T. Moreton. 2001. The effect of isoflavones extracted from red clover (Rimostil) on lipid and bone metabolism. *Menopause* 8(4):259-265.

Coon, J.T., M.H. Pittler, and E. Ernst. 2007. *Trifolium pratense* isoflavones in the treatment of menopausal hot flushes: A systematic review and meta-analysis. *Phytomedicine* 14(2-3):153-159.

DerMarderosian, A., and J. Beutler. 2005. *The review of natural products.* 4th ed. St Louis: Facts and Comparisons.

Dornstauder, E., E. Jisa, I. Unterrieder, et al. 2001. Estrogenic activity of two standardized red clover extracts (Menoflavon) intended for large scale use in hormone replacement therapy. *J. Steroid Biochem. Mol. Biol.* 78(1):67-75.

Foster, W.G., S. Chan, L. Platt, and C.L. Hughes, Jr. 2002. Detection of phytoestrogens in samples of second trimester human amniotic fluid. *Toxicol. Lett.* 129(3):199-205.

Fugh-Berman, A., and F. Kronenberg. 2001. Red clover (*Trifolium pratense*) for menopausal women: Current state of knowledge. *Menopause* 8(5):333-337.

Hale, G.E., C.L. Hughes, S.J. Robboy, S.K. Agarwal, and M. Bievre. 2001. A double-blind randomized study on the effects of red clover isoflavones on the endometrium. *Menopause* 8(5):338-346.

Heck, A.M., B.A. DeWitt, and A.L. Lukes. 2000. Potential interactions between alternative therapies and warfarin. *Am. J. Health Syst. Pharm.* 57(13):1221-1227; quiz 1228-1230.

Hidalgo, L.A., P.A. Chedraui, N. Morocho, S. Ross, and G. San Miguel. 2005. The effect of red clover isoflavones on menopausal symptoms, lipids and vaginal cytology in menopausal women: A randomized, double-blind, placebo-controlled study. *Gynecol. Endocrinol.* 21(5):257-264.

Imhof, M., A. Gocan, F. Reithmayr, et al. 2006. Effects of a red clover extract (MF11RCE) on endometrium and sex hormones in postmenopausal women. *Maturitas* 55(1):76-81.

Lethaby, A., J. Brown, J. Marjoribanks, et al. 2007. Phytoestrogens for vasomotor menopausal symptoms. *Cochrane Database Syst. Rev.* 4:CD001395.

Low Dog, T. 2005. Menopause: A review of botanical dietary supplements. *Am. J. Med.* 118(Suppl. 12B):98-108.

Madej, A., E. Persson, T. Lundh, and Y. Ridderstrale. 2002. Thyroid gland function in ovariectomized ewes exposed to phytoestrogens. *J. Chromatogr. B Anal. Technol. Biomed. Life Sci.* 777(1-2):281-287.

Nelson, H.D., K.K. Vesco, E. Haney, et al. 2006. Nonhormonal therapies for menopausal hot flashes: Systematic review and meta-analysis. *J. Am. Med. Assoc.* 295(17):2057-2071.

Nissan, H.P., J. Lu, N.L. Booth, et al. 2007. A red clover (*Trifolium pratense*) phase II clinical extract possesses opiate activity. *J. Ethnopharmacol.* 112(1):207-210.

Occhiuto, F., R. De Pasquale, G. Guglielmo, et al. 2007. Effects of phytoestrogenic isoflavones from red clover (*Trifolium pratense* L.) on experimental osteoporosis. *Phytother. Res.* 21(2):130-134.

Powles, T.J., A. Howell, D.G. Evans, et al. 2008. Red clover isoflavones are safe and well tolerated in women with a family history of breast cancer. *Menopause Int.* 14(1):6-12.

Roberts, D.W., D.R. Doerge, M.I. Churchwell, et al. 2004. Inhibition of extrahepatic human cytochromes P450 1A1 and 1B1 by metabolism of isoflavones found in *Trifolium pratense* (red clover). *J. Agric. Food Chem.* 52(21):6623-6632.

Umland, E.M., J.S. Cauffield, J.K. Kirk, and T.E. Thomason. 2000. Phytoestrogens as therapeutic alternatives to traditional hormone replacement in postmenopausal women. *Pharmacotherapy* 20(8):981-990.

Wolff, L.P., M.R. Martins, A.J. Bedone, and I.M. Monteiro. 2006. [Endometrial evaluation in menopausal women after six months of isoflavones]. *Rev. Assoc. Med. Bras.* 52(6):419-423.

Trigonella foenum-graecum L.

マメ科

一般名：フェネグリーク
英　名：fenugreek
アーユルヴェーダ名：*methi*, *methika*

中国名：胡蘆巴（*hu lu ba*）（種子）
使用部位：種子

安全性クラス：2b
相互作用クラス：A
禁忌　妊娠中は，医療従事者監督下以外での使用禁止（Friedman et al. 2007; Kassem et al. 2006; Petropoulos 2002; Sethi et al. 1990）。
他の注意事項　知見なし
薬やサプリメントとの相互作用　フェネグリークに存在する粘液質は経口摂取した薬剤の吸収を遅らせる可能性があるため，薬剤はフェネグリークの摂取1時間前か数時間後に摂取するべきである（Leung and Foster 1996; Petropoulos 2002）。
注　意　粘液質（17〜22%）（Leung and Foster 1996; Petropoulos 2002），付録3参照。
注釈　このハーブにとっての分類や懸念は，一般的に料理で使用される低用量とは対照的に，治療目的で使用される比較的高用量に基づいており，スパイスとしての使用には関連していない。

フェネグリークはステロイドサポニン（0.28〜2.2%），特にジオスゲニンおよびヤモゲニンを含む（Taylor et al. 2002; Petropoulos 2002）。

有害事象と副作用　直接または母体摂取を通じてフェネグリークを大量摂取した乳幼児では，メープルシロップの香りがすることが観察され，いくつかの症例はメープルシロップの香りの尿を特徴とする代謝性疾患である，メープルシロップ尿症の誤った疑惑をもたらした（Bartley et al. 1981; Korman et al. 2001; Sewell et al. 1999）。ソトロンがメープルの香りの原因である（Korman et al. 2001）。

フェネグリークでのアレルギー反応が報告されている（Patil et al. 1997）。

薬理学的考察　ヒトに対する研究では，フェネグリークが血糖値の調節を変化させることを実証している（Bordia et al. 1997; Gupta et al. 2001; Madar et al. 1988; Ragurham et al. 1994; Sharma and Raghuram 1990; Sharma et al. 1990）。糖尿病を持つ人は，使用前に有資格の医療従事者に相談し，血糖値を厳密に測定することを勧める。

フェネグリークの抗凝血活性は，クマリンの存在によって広く引用されている（Abebe 2002; Czigle et al. 2006; Heck et al. 2000; Holbrook et al. 2005; Izzo 2005; Izzo et al. 2005; Juurlink 2007; Myers 2002）。いくつかの抗凝血作用は標準用量の何倍もの量を使用したラットで認められているが（Bordia et al. 1997; Hannan et al. 2003; Xue et al. 2007），この作用は，標準的な治療用量でのヒトまたは動物研究では認められていない（Bordia et al. 1997; Sharma et al. 1996）。

妊婦と授乳婦　妊娠中のフェネグリークの使用の情報は矛盾している。食事の5または20%としてフェネグリークを与えたラットでは有害作用は認められなかったが（Mital and Gopaldas 1986），食事の30%としてフェネグリークを与えたウサギでは，胎児においていくつかの有害作用が認められた（Kassem et al. 2006）。中国伝統医学の文献ではそのような活性は認識されていないが（Bensky et al. 2004; Chen and Chen 2004），インドで避妊薬や堕胎薬として使用したハーブの研究において，いくつかの避妊または堕胎特性がフェネグリークに起因している（Casey 1960; Nath et al. 1997）。フェネグリークはステロイドサポニン（0.28〜2.2%），特にジオスゲニンおよびヤモゲニンを含む（Friedman et al. 2007; Petropoulos 2002）。

フェネグリークは，伝統的に授乳中の女性において乳汁の生産を刺激するために多くの培養物で使用されている（Tiran 2003）。

この項の有害事象と副作用もまた参照。

レビュー詳細

I. 薬やサプリメントとの相互作用

薬やサプリメントとの相互作用の臨床試験

確認されなかった。

被疑薬やサプリメントとの相互作用の症例報告

フェネグリークの単一製剤を摂取している人における相互作用の症例報告は確認されなかった。INR値の上昇が，ワルファリン，ボルド（*Peumus boldus*），およびフェネグリークを摂取している人で報告された（Lambert and Cormier 2001）。この症例報告およびフェネグリーク種子のクマリン含有は，ワルファリンおよびフェネグリークの併用に関する警告につながっている（Abebe 2002; Czigle et al. 2006; Heck et al. 2000; Holbrook et al. 2005; Izzo 2005; Izzo et al. 2005; Juurlink 2007; Myers 2002）。

薬やサプリメントとの相互作用の動物試験

確認されなかった。

II. 有害事象

臨床試験で報告された有害事象　糖尿病の人での，フェネグリーク種子粉末および脱脂した種子粉末の作用におけるヒトに対する研究のシステマティックレビューでは，有害事象は3つの研究で“報告されなかった”として記載され，4つの研究において副作用は認められなかった（Yeh et al. 2003）。

有害事象の症例報告　メープルの香りの尿が特徴とされる代謝性疾患であるメープルシロップ尿症の誤った疑いにつながるいくつかの症例では，メープルシロップの香りが数人の乳幼児の尿や皮膚で認められている。2人の乳幼児がフェネグリーク種子を含むお茶を投与され，別の乳幼児の母親は，分娩の開始時にフェネグリーク種子ペーストを摂取していた（Bartley et al. 1981; Korman et al. 2001; Sewell et al. 1999）。フェネグリークを摂取する人は，時々，ソトロンの存在によるメープルシロップ特有の臭いがあり，それは人工的なメープルシロップの生産に使用されているフェネグリークに存在する芳香族化合物である（Korman et al. 2001）。

フェネグリークへのアレルギー反応の2つの症例が報告されている。最初の症例では，フェネグリーク種子粉末の吸入は，鼻漏，喘鳴，失神をもたらした。2つ目の症例では，慢性喘息のある患者は，頭皮にフェネグリークペーストの適用後に，頭皮の無感覚，顔面の血管性浮腫，喘鳴を生じた。皮膚スクラッチ試験では，両方の患者はフェネグリークとヒヨコマメに強い感受性があったことを示した（Patil et al. 1997）。

III. 薬理学および薬物動態学

ヒトの薬理学的研究　フェネグリーク種子および脱脂したフェネグリーク種子の作用に関する研究は，1型または2型糖尿病の人での血糖値において有益な作用を示している。ブドウ糖負荷試験（GTT）スコアおよびグルコースの血清クリアランス率の増加は，グリベンクラミドを制御し，15日間フェネグリーク種子粉末（線維の形態で食事に追加）を25g/日投与した2型糖尿病の人で認められた（Ragurham et al. 1994）。1日当たり100gの脱脂されたフェネグリーク種子粉末を10日間与えられた研究における2型糖尿病患者で，空腹時血糖（FBG），GTTおよび24時間尿糖排泄試験の改善が認められた（Sharma and Raghuram 1990）。2型糖尿病を有する人では，フェネグリーク種子の含水アルコール抽出物を1日当たり1gの投与，または標準化した2か月間の慎重な摂食は，フェネグリーク群および食事制御群の両方でFBGの減少をもたらした（Gupta et al. 2001）。2型糖尿病患者の血糖コントロールのためのフェネグリークの有効性に関するいくつかのケースシリーズのレビューは，フェネグリークはこの集団において血糖値の調節を改善する可能性があることを示した（Basch et al. 2003）。1日当たり5gのフェネグリーク種子を3か月間投与した健常な被験者では，血糖値への影響は認められなかった。しかし，軽度の2型糖尿病患者を対象とした同じ研究では，食後グルコース値（PPG）およびFBGで有意な減少を経験したが，重度の患者ではPPGおよびFBGのわずかな減少のみ認められた（Bordia et al. 1997）。PPGの有意な減少は，水に浸したフェネグリーク種子を15gの単回用量を投与した2型糖尿病患者で認められた（Madar et al. 1988）。

1型糖尿病患者では，食事中にフェネグリーク種子粉末を1日当たり100gの用量で投与後に，24時間尿糖レベル，GTTスコアおよび空腹時血糖の減少が認められた（Sharma et al. 1990）。

血小板凝集，繊維素溶解活性およびフィブリノーゲンの変化は，1日当たり5gのフェネグリークを3か月間投与した冠動脈疾患を持つ患者で認められなかった（Bordia et al. 1997）。1日当たりフェネグリーク種子25gを含む食事を24週間与えた2型糖尿病患者では，血液学的パラメータに変化は認められなかった（Sharma et al. 1996）。

就学前の子供達を対象とした貧血の研究では，貧血のリスクの増加とフェネグリーク摂取（部位や用量は不特定）の相関があったが，フェネグリークは鉄が豊富（6.5 mg/100 g）であると報告され，貧血の予防に奨励されている（Gopaldas 1995）。研究の著者は，フェネグリークの粘液質含有は，鉄の吸収を阻害することを示した（Adish et al. 1999）。

動物の薬理学的研究　ラットおよびマウスにおけるフェネグリーク製剤の多くの研究では，グルコース調節の変化が認められている（Ajabnoor and Tilmisany 1988; Hannan et al. 2003, 2007; Khosla et al. 1995; Mohammad et al. 2006; Mondal et al. 2004; Puri et al. 2002; Raju et al. 2001; Vijayakumar et al. 2005; Xue et al. 2007; Zia et al. 2001）。

凝集を低下させる傾向が認められたが，1日当たり1g/kgのフェネグリーク可溶性食物繊維画分を28日間投与した2型糖尿病モデルラットにおいて，血小板の凝集に対する有意な効果は認められなかった（Hannan et al. 2003）。

1日当たり0.44，0.87，1.74g/kgの用量でフェネグリーク抽出物を6週間経口投与した糖尿病ラットでは，高および中濃度で処置した糖尿病ラットで，血漿粘度，高・低両ずり速度の全血粘度，赤血球沈降速度，全血の粘度低下，血小板癒着が有意に減少したが，低濃度で処置したラットでは減少しなかった（Xue et al. 2007）。

110mg/kgの用量でフェネグリーク種子の乾燥した含水アルコール抽出物を15日間投与した雄マウスおよびラットでは，血清トリヨードサイロニン（T_3）レベルおよびT_3：T_4比の減少をもたらしたが，血清サイロキシン（T_4）レベルおよび体重の増加を引き起こした。著者は，T_3 変換へのT_4

T

の阻害は過酸化媒介されず，SOD活性の阻害はタンパク同化ホルモンT_3の減少の結果による可能性があることを示した（Panda et al. 1999）。

In vitroの薬理学的研究　*In vitro*の研究は確認されたが，ヒトおよび動物研究の類似の可用性により省略した。

IV. 妊婦と授乳婦

フェネグリークは，アーユルヴェーダ文献のレビューで特定された約300の報告された避妊植物の1つとして掲載された（Casey 1960）。研究のレビュアーは堕胎薬の定義は広範囲で，通経薬，陣痛促進薬（子宮収縮），および“代謝拮抗薬”を含んだことを言及したが，堕胎作用はフェネグリークに起因するものであった（Mills and Bone 2005）。インド北東部において流産を促進するために使用した植物の調査では，フェネグリーク種子は一般的に使用された14種類の植物のうちの1つであったことを示した。有効性の情報は報告されなかった（Nath et al. 1997）。避妊活性は，妊娠1～10日目に1日当たり0.5～1.25 g/kgの用量でフェネグリークの溶剤抽出物を投与したラットで認められた（Adhikary et al. 1990）。

妊娠ラットでは，餌の5または20%としてのフェネグリーク種子の摂取は，生殖能力や成長および胎児の発達への有害作用を生じなかった（Mital and Gopaldas 1986）。妊娠1～10日目にフェネグリーク粉末を175mg/kg経口投与した妊娠ラットでは，胎児異常のいくつかの増加が認められた（Sethi et al. 1990）。フェネグリークの水およびアルコール抽出物は，摘出したモルモット子宮で刺激作用を生じた（Abdo and al-Kafawi 1969）。

30%のフェネグリーク種子の餌を3か月間与えた雄ウサギでは，精巣重量が減少し，精細管および間質組織への損傷が認められた。アンドロゲンホルモンの血漿濃度および精子濃度は処置された動物で半減した。受胎の前の3か月間同じ餌を与えた雌ウサギでは，妊娠20日目の時点で発育中の胎児数の有意な減少が認められた。妊娠10および20日における循環血漿プロゲステロン濃度は，前繁殖期のエストロゲンレベルにおける有意な影響なしで，有意に増加した。病理組織学的変化は，子宮内膜腺で認められた（Kassem et al. 2006）。

フェネグリークは催乳剤として考えられ，アーユルヴェーダ，中国伝統医学，西洋の伝統医学において，授乳中の女性によって伝統的に使用されている（Tiran 2003）。妊娠や授乳を含む，生殖寿命の異なる段階でのフェネグリークを投与したラットでは，プロラクチンレベルの増加が認められた。フェネグリークを投与した動物の仔で有害作用は報告されなかった（Basha et al. 1987）。

この項の有害事象の症例報告もまた参照。

V. 毒性研究

急性毒性

ラットに対するフェネグリークのエタノール抽出物のLD_{50}は，腹腔内投与において500 mg/kgである（Sharma et al. 1978）。ラットに対するトリゴネンのLD_{50}は，経口投与において5 g/kgである（Mishkinsky et al. 1974）。

脱苦味したフェネグリーク粉末を2 g/kgの急性用量で経口投与したマウス，または脱脂したフェネグリーク粉末5g/kgを経口投与したラットにおいて，毒性および死亡の兆候は認められなかった（Muralidhara et al. 1999）。

短期毒性

21日間，飲料水内にフェネグリークの粗製種子サポニンを，1日当たり10mgの用量で筋肉内投与，50mg/kgの用量で腹腔内投与，50mg/kgの用量で皮下内投与，または500mg/kgの用量で経口投与したヒヨコにおいて，体重の減少，肝臓や腎臓における病理学的変化，大腿部や胸部における出血の様々な程度が認められた（Nakhla et al. 1991）。

1日2回の用量で1.0，1.5，2.0g/kgのフェネグリーク抽出物を4週間経口投与したラットでは，肝臓および，腎臓組織における壊死が，すべての用量レベルで認められた（Effraim et al. 1999）。

亜慢性毒性

1日当たり0，1，5，10% の脱苦味したフェネグリーク粉末の餌を与えたラットでは，餌摂取量，成長，必要な器官重量，肝臓生化学および血液学的パラメータにおける影響は認められなかった（Muralidhara et al. 1999）。同様に，0，5，10，20%のフェネグリーク種子の餌を90日間与えたラットでは，フェネグリーク群および対照群との間で，体重，餌摂取量，飼料効率，血液学的パラメータ，肝臓機能検査での有意差は認められなかった（Udayasekhara Rao et al. 1996）。

慢性毒性

1日当たり25gのフェネグリーク種子を含む食事を24週間投与した2型糖尿病者において，12週後に血中尿素レベルの減少が認められたが，腎臓および肝毒性，または血液学的パラメータにおける変化は認められなかった（Sharma et al. 1996）。

遺伝毒性

フェネグリーク種子の遺伝毒性作用は，復帰突然変異試験，マウスリンパ腫前進突然変異試験，マウス小核試験を含む，標準化された遺伝毒性試験において認められなかった（Flammang et al. 2004）。

参考文献

Abdo, M., and A. al-Kafawi. 1969. Experimental studies on the effect of *Trigonella foenum-graecum*. *Planta Med.* 17:14-18.

Abebe, W. 2002. Herbal medication: Potential for adverse interactions with analgesic drugs. *J. Clin. Pharm. Ther.* 27(6):391-401.

Adhikary, P., J. Banerji, D. Choudhury, et al. 1990. Anti-implantation activity of some indigenous plants in adult female rats. *Indian J. Pharmacol.* 22(1):24-25.

Adish, A.A., S.A. Esrey, T.W. Gyorkos, and T. Johns. 1999. Risk factors for iron deficiency anaemia in preschool children in northern Ethiopia. *Public Health Nutr.* 2(3):243-252.

Ajabnoor, M.A., and A.K. Tilmisany. 1988. Effect of *Trigonella foenum-graceum* on blood glucose levels in normal and alloxan-diabetic mice. *J. Ethnopharmacol.* 22(1):45-49.

Bartley, G.B., M.D. Hilty, B.D. Andreson, A.C. Clairmont, and S.P. Maschke. 1981. "Maple-syrup" urine odor due to fenugreek ingestion. *N. Engl. J. Med.* 305(8):467.

Basch, E., C. Ulbricht, G. Kuo, P. Szapary, and M. Smith. 2003. Therapeutic applications of fenugreek. *Altern. Med. Rev.* 8(1):20-27.

Basha, L.A., R.M. Hussein, M.M. Badawi, and A.M. Abdalla. 1987. Influence of *Trigonella foenum-graecum* on prolactin release in female albino rats during different phases of reproductive life. *J. Drug Res.* 17(1-2):9-16.

Bensky, D., S. Clavey, and E. Stöger. 2004. *Chinese herbal medicine: Materia medica*. 3rd ed. Seattle: Eastland Press.

Bordia, A., S.K. Verma, and K.C. Srivastava. 1997. Effect of ginger (*Zingiber officinale* Rosc.) and fenugreek (*Trigonella foenum-graecum* L.) on blood lipids, blood sugar and platelet aggregation in patients with coronary artery disease. *Prostaglandins Leukot. Essent. Fatty Acids* 56(5):379-384.

Casey, R.C. 1960. 298 Alleged anti-fertility plants of India. *Indian J. Med. Sci.* 14:590-600.

Chen, J.K., and T.T. Chen. 2004. *Chinese medical herbology and pharmacology*. City of Industry, CA: Art of Medicine Press.

Czigle, S., J. Toth, and D. Kostalova. 2006. Herbal medicine and cardiovascular therapy—The risk of drug interactions. *Farm. Obzor.* 75(2-3):35-43.

Effraim, K.D., T.W. Jaxks, and P.A. Nwafor. 1999. Investigation of the toxicity potential of *Trigonella foenum-graecum* (Linn). *Pak. Vet. J.* 19(1):13-16.

Flammang, A.M., M.A. Cifone, G.L. Erexson, and L.F. Stankowski, Jr. 2004. Genotoxicity testing of a fenugreek extract. *Food Chem. Toxicol.* 42(11):1769-1775.

Gopaldas, T. 1995. India's control programs for iron deficiency anemia in preschool children: Past, present, and future. In Nestel, P., Ed. *Proceedings of conference on iron interventions for child survival, opportunities for micronutrient interventions*. London, United Kingdom: John Snow Inc.

Gupta, A., R. Gupta, and B. Lal. 2001. Effect of *Trigonella foenum-graecum* (fenugreek) seeds on glycaemic control and insulin resistance in type 2 diabetes mellitus: A double blind placebo controlled study. *J. Assoc. Physicians India* 49:1057-1061.

Hannan, J.M., L. Ali, B. Rokeya, et al. 2007. Soluble dietary fibre fraction of *Trigonella foenum-graecum* (fenugreek) seed improves glucose homeostasis in animal models of type 1 and type 2 diabetes by delaying carbohydrate digestion and absorption, and enhancing insulin action. *Br. J. Nutr.* 97(3):514-521.

Hannan, J.M., B. Rokeya, O. Faruque, et al. 2003. Effect of soluble dietary fibre fraction of *Trigonella foenum-graecum* on glycemic, insulinemic, lipidemic and platelet aggregation status of type 2 diabetic model rats. *J. Ethnopharmacol.* 88(1):73-77.

Heck, A.M., B.A. DeWitt, and A.L. Lukes. 2000. Potential interactions between alternative therapies and warfarin. *Am. J. Health Syst. Pharm.* 57(13):1221-1227; quiz 1228-1230.

Holbrook, A.M., J.A. Pereira, R. Labiris, et al. 2005. Systematic overview of warfarin and its drug and food interactions. *Arch. Intern. Med.* 165(10):1095-1106.

Izzo, A.A. 2005. Herb-drug interactions: An overview of the clinical evidence. *Fund. Clin. Pharmacol.* 19(1):1-16.

Izzo, A.A., G. Di Carlo, F. Borrelli, and E. Ernst. 2005. Cardiovascular pharmacotherapy and herbal medicines: The risk of drug interaction. *Int. J. Cardiol.* 98(1):1-14.

Juurlink, D.N. 2007. Drug interactions with warfarin: What clinicians need to know. *Can. Med. Assoc. J.* 177(4):369-371.

Kassem, A., A. Al-Aghbari, M. Al-Habori, and M. Al-Mamary. 2006. Evaluation of the potential antifertility effect of fenugreek seeds in male and female rabbits. *Contraception* 73(3):301-306.

Khosla, P., D.D. Gupta, and R.K. Nagpal. 1995. Effect of *Trigonella foenum-graecum* (fenugreek) on blood glucose in normal and diabetic rats. *Indian J. Physiol. Pharmacol.* 39(2):173-174.

Korman, S.H., E. Cohen, and A. Preminger. 2001. Pseudo-maple syrup urine disease due to maternal prenatal ingestion of fenugreek. *J. Paediatr. Child Health* 37(4):403-404.

Lambert, J.P., and J. Cormier. 2001. Potential interaction between warfarin and boldo-fenugreek. *Pharmacotherapy* 21(4):509-512.

Leung, A.Y., and S. Foster. 1996. *Encyclopedia of common natural ingredients used in food, drugs, and cosmetics*. 2nd ed. New York: Wiley.

Madar, Z., R. Abel, S. Samish, and J. Arad. 1988. Glucose-lowering effect of fenugreek in non-insulin dependent diabetics. *Eur. J. Clin. Nutr.* 42(1):51-54.

Mills, S., and K. Bone. 2005. *The essential guide to herbal safety*. St. Louis: Elsevier.

Mishkinsky, J.S., A. Goldschmied, B. Joseph, Z. Ahronson, and F.G. Sulman. 1974. Hypoglycaemic effect of *Trigonella foenum-graecum* and *Lupinus termis* (Leguminosae) seeds and their major alkaloids in alloxan-diabetic and normal rats. *Arch. Int. Pharmacodyn. Ther.* 210(1):27-37.

Mital, N., and T. Gopaldas. 1986. Effect of fenugreek (*Trigonella foenum-graecum*) seed based diets on the lactational performance in albino-rats. *Nutr. Rep. Int.* 33(3):477-484.

Mohammad, S., A. Taha, R.N. Bamezai, and N.Z. Baquer. 2006. Modulation of glucose transporter (GLUT4) by vanadate and *Trigonella* in alloxan-diabetic rats. *Life Sci.* 78(8):820-824.

Mondal, D.K., B.M. Yousuf, L.A. Banu, et al. 2004. Effect of fenugreek seeds on the fasting blood glucose level in the streptozotocin induced diabetic rats. *Mymensingh Med. J.* 13(2):161-164.

Muralidhara, K. Narasimhamurthy, S. Viswanatha, and B.S. Ramesh. 1999. Acute and subchronic toxicity assessment of debitterized fenugreek powder in the mouse and rat. *Food Chem. Toxicol.* 37(8):831-838.

Myers, S.P. 2002. Interactions between complementary medicines and warfarin. *Austr. Prescriber* 25(3):54-56.

Nakhla, H.B., O.S. Mohamed, I.M. Abu, A.L. Fatuh, and S.E. Adam. 1991. The effect of *Trigonella foenum-graecum* (fenugreek) crude saponins on Hisex-type chicks. *Vet. Human Toxicol.* 33(6):561-564.

Nath, D., N. Sethi, and S. Srivastav. 1997. Survey on indigenous medicinal plants used for abortion in some districts of Uttar Pradesh. *Fitoterapia* 68(3):223-225.

Panda, S., P. Tahiliani, and A. Kar. 1999. Inhibition of triiodothyronine production by fenugreek seed extract in mice and rats. *Pharmacol. Res.* 40(5):405-409.

Patil, S.P., P.V. Niphadkar, and M.M. Bapat. 1997. Allergy to fenugreek (*Trigonella foenum-graecum*). *Ann. Allergy Asthma Immunol.* 78(3):297-300.

Petropoulos, G. 2002. Cultivation. In Petropoulos, G.A. *Fenugreek: The genus Trigonella*. Boca Raton, FL: CRC Press.

Puri, D., K.M. Prabhu, and P.S. Murthy. 2002. Mechanism of action of a hypoglycemic principle isolated from fenugreek seeds. *Indian J. Physiol. Pharmacol.* 46(4):457-462.

Ragurham, T., R. Sharma, B. Sivakumar, and B. Sahay. 1994. Effect of fenugreek seeds on intravenous glucose disposition in non-insulin dependent diabetic patients. *Phytother. Res.* 8(2):83-86.

Raju, J., D. Gupta, A.R. Rao, P.K. Yadava, and N.Z. Baquer. 2001. *Trigonella foenum-graecum* (fenugreek) seed powder improves glucose homeostasis in alloxan diabetic rat tissues by reversing the altered glycolytic, gluconeogenic and lipogenic enzymes. *Mol. Cell. Biochem.* 224(1-2):45-51.

Sethi, N., D. Nath, R.K. Singh, and R.K. Srivastava. 1990. Antifertility and teratogenic activity of some indigenous medicinal plants in rats. *Fitoterapia* 61(1):64-67.

Sewell, A.C., A. Mosandl, and H. Bohles. 1999. False diagnosis of maple syrup urine disease owing to ingestion of herbal tea. *N. Engl. J. Med.* 341(10):769.

Sharma, M.L., N. Chandokhe, B.J. Ghatak, et al. 1978. Pharmacological screening of Indian medicinal plants. *Indian J. Exp. Biol.* 16(2):228-240.

Sharma, R., and T. Raghuram. 1990. Hypoglycemic effect of fenugreek seeds in non-insulin dependent diabetic subjects. *Nutr. Res.* 10:731-739.

Sharma, R.D., T.C. Raghuram, and N.S. Rao. 1990. Effect of fenugreek seeds on blood glucose and serum lipids in type I diabetes. *Eur. J. Clin. Nutr.* 44(4):301-306.

Sharma, R.D., A. Sarkar, D.K. Hazra, et al. 1996. Toxicological evaluation of fenugreek seeds: A long term feeding experiment in diabetic patients. *Phytother. Res.* 10(6):519-520.

Taylor, W.G., H.J. Zulyniak, K.W. Richards, et al. 2002. Variation in diosgenin levels among 10 accessions of fenugreek seeds produced in western Canada. *J. Agric. Food. Chem.* 50 (21):5994-5997.

Tiran, D. 2003. The use of fenugreek for breast feeding women. *Complement. Ther. Nurs. Midwifery* 9(3):155-156.

Udayasekhara Rao, P., B. Sesikeran, P. Srinivasa Rao, et al. 1996. Short term nutritional and safety evaluation of fenugreek. *Nutr. Res.* 16(9):1495-1505.

Vijayakumar, M.V., S. Singh, R.R. Chhipa, and M.K. Bhat. 2005. The hypoglycaemic activity of fenugreek seed extract is mediated through the stimulation of an insulin signalling pathway. *Br. J. Pharmacol.* 146(1):41-48.

Xue, W.L., X.S. Li, J. Zhang, et al. 2007. Effect of *Trigonella foenum-graecum* (fenugreek) extract on blood glucose, blood lipid and hemorheological properties in streptozotocin-induced diabetic rats. *Asia Pac. J. Clin. Nutr.* 16(Suppl. 1):422-426.

Yeh, G.Y., D.M. Eisenberg, T.J. Kaptchuk, and R.S. Phillips. 2003. Systematic review of herbs and dietary supplements for glycemic control in diabetes. *Diabetes Care* 26(4):1277-1294.

Zia, T., S.N. Hasnain, and S.K. Hasan. 2001. Evaluation of the oral hypoglycaemic effect of *Trigonella foenum-graecum* L. (methi) in normal mice. *J. Ethnopharmacol.* 75(2-3):191-195.

Trillium erectum L. シュロソウ科（ユリ科）

一般名：ベスルート
英　名：bethroot
和　名：エンレイソウ
別　名：birth root, purple trillium, red trillium, wakerobin
使用部位：根

安全性クラス：2b

相互作用クラス：A

禁忌　妊娠中は，医療従事者監督下以外での使用禁止（Cook 1869; Foster and Johnson 2008; Wood and LaWall 1918）。

他の注意事項　知見なし

薬やサプリメントとの相互作用　知見なし

有害事象と副作用　エンレイソウ属は胃腸を刺激する可能性がある（McGuffin et al. 1997）。

薬理学的考察　知見なし

妊婦と授乳婦　ベスルートは出産を容易にするために使用されている（Cook 1869; Foster and Johnson 2008; Wood and LaWall 1918）。この情報に基づいて，妊娠中は資格のある医療従事者監督下以外での使用を推奨しない。

科学的または伝統的文献において，授乳期間中のベスルートの安全性は不明である。本書では，授乳期間での使用に関する問題は確認されなかったが，最終的な安全性は確立されていない。

レビュー詳細

I. 薬やサプリメントとの相互作用

薬やサプリメントとの相互作用の臨床試験　確認されなかった。

被疑薬やサプリメントとの相互作用の症例報告　確認されなかった。

薬やサプリメントとの相互作用の動物試験　確認されなかった。

II. 有害事象

有害事象の症例報告　確認されなかった。

III. 薬理学および薬物動態学

ヒトの薬理学的研究　確認されなかった。

動物の薬理学的研究　確認されなかった。

*In vitro*の薬理学的研究　確認されなかった。

IV. 妊婦と授乳婦

ベスルートは出産を容易にするために使用されている（Cook 1869; Foster and Johnson 2008; Wood and LaWall 1918）。

授乳期間中のベスルートの安全性情報は確認されなかった。

V. 毒性研究

確認されなかった。

参考文献

Cook, W. 1869. *Physio-medical dispensatory*. Cincinnati, OH: W.H. Cook.

Foster, S., and R. Johnson. 2008. *Desk reference to nature's medicine*. Washington, DC: National Geographic Society.

McGuffin, M., C. Hobbs, R. Upton, and A. Goldberg. 1997. *Botanical safety handbook*. Boca Raton, FL: CRC Press.

Wood, H., and C. LaWall. 1918. *The dispensatory of the United States of America*. 21st ed. Philadelphia: Lippincott.

Turnera diffusa Willd. ex Schult. var. *diffusa*　トルネラ科

一般名：ダミアナ

英　名：damiana

使用部位：葉

安全性クラス：1

相互作用クラス：A

禁忌　知見なし

他の注意事項　知見なし

薬やサプリメントとの相互作用　知見なし

注 意　青酸配糖体（0.26% tetraphyllin B）（Spencer and Seigler 1981），付録1参照。

有害事象と副作用　知見なし

薬理学的考察　動物研究では，ある研究は血糖値の低下を示したが，他の研究では血糖値への影響がなかったことを示し，健常および糖尿病動物における血糖値へのダミアナの影響について矛盾する結果が得られている（Alarcon-Aguilar et al. 2002; Alarcon-Aguilara et al. 1998）。

妊婦と授乳婦　科学的または伝統的文献において，妊娠中および授乳中におけるダミアナの安全性は不明である。本書では，妊娠中や授乳期間での使用に関する問題は確認されなかったが，最終的な安全性は確立されていない。

レビュー詳細

I. 薬やサプリメントとの相互作用

薬やサプリメントとの相互作用の臨床試験
　確認されなかった。

被疑薬やサプリメントとの相互作用の症例報告
　確認されなかった。

薬やサプリメントとの相互作用の動物試験
　確認されなかった。

II. 有害事象

有害事象の症例報告　8オンスのダミアナ抽出物を摂取後，アルコール依存症の既往のある人は，破傷風のような発作および突然の激しい怒りを経験した。この症例のさらなる詳細は不足している（Kumar et al. 2005）。

III. 薬理学および薬物動態学

ヒトの薬理学的研究　確認されなかった。

動物の薬理学的研究　ダミアナの煎剤4ml/kgを経口投与した健常なウサギでは，最大血糖値の低下および耐糖能曲線下面積の軽度な減少が，ブドウ糖負荷試験で認められた（Alarcon-Aguilara et al. 1998）。

ダミアナの含水エタノール抽出物を500 mg/kg経口投与した健常または糖尿病マウスにおいて，有意な血糖降下作用は認められなかった（Alarcon-Aguilar et al. 2002）。

*In vitro*の薬理学的研究　酵母系によるエストロゲンのスクリーニング試験では，ダミアナはエストロゲン活性を示した。トリチウム化水放出アッセイにおいて，ダミアナのメタノール抽出物は，アロマターゼを用量依存的に阻害した（Zhao et al. 2008）。

IV. 妊婦と授乳婦

妊娠中および授乳中におけるダミアナの安全性に関する情報は確認されなかった。

V. 毒性研究

遺伝毒性

ネズミチフス菌TA98株でのエイムス試験では，S9による代謝活性化の有無に関わらず，ダミアナの水エタノール抽出物の変異原活性は認められなかった（Schimmer et al. 1994）。

参考文献

Alarcon-Aguilar, F.J., R. Roman-Ramos, J.L. Flores-Saenz, and F. Aguirre-Garcia. 2002. Investigation on the hypoglycaemic effects of extracts of four Mexican medicinal plants in normal and alloxan-diabetic mice. *Phytother. Res.* 16(4):383-386.

Alarcon-Aguilara, F.J., R. Roman-Ramos, S. Perez-Gutierrez, et al. 1998. Study of the anti-hyperglycemic effect of plants used as antidiabetics. *J. Ethnopharmacol.* 61(2):101-110.

Kumar, S., R. Taneja, and A. Sharma. 2005. The genus *Turnera*: A review update. *Pharm. Biol.* 43(5):383-391.

Schimmer, O., A. Kruger, H. Paulini, and F. Haefele. 1994. An evaluation of 55 commercial plant extracts in the Ames mutagenicity test. *Pharmazie* 49(6):448-451.

Spencer, K.C., and D.S. Seigler. 1981. Tetraphyllin B from *Turnera diffusa*. *Plant Med.* 43(10):175-178.

Zhao, J., A.K. Dasmahapatra, S.I. Khan, and I.A. Khan. 2008. Anti-aromatase activity of the constituents from damiana (*Turnera diffusa*). *J. Ethnopharmacol.* 120(3):387-393.

Tussilago farfara L.

キク科

一般名：コルツフット
英　名：coltsfoot
和　名：フキタンポポ
中国名：款冬花（カントウカ）（*kuan dong hua*）（蕾）
使用部位：蕾

安全性クラス：* 2b, 2c, 2d
相互作用クラス：A

禁忌　妊娠中および授乳中は，医療従事者監督下以外での使用禁止（Blumenthal et al. 1998; Wichtl 2004）。

1年間に6週間を超えての使用禁止（Wichtl 2004）。

他の注意事項　喀血または膿や出血のある人での使用注意（Bensky et al. 2004）。

薬やサプリメントとの相互作用　知見なし

注意　ピロリジジンアルカロイド（主にセンキルキンとして0.004～0.03%）（Culvenor et al. 1976; De Smet 1992; Lebada et al. 2000; Wichtl 2004; Williamson 2003; Yu et al. 2005），付録1参照。

注釈　米国ハーブ製品協会は，コルツフットの蕾を含み，有毒なピロリジジンアルカロイドを含む植物原料を用いたすべての製品は，内用として販売してはならず，以下のような注意を促す商品表示を制定している（AHPA 2011）。

“外用のみ。外傷（切り傷や擦り傷）には適用してはならない。授乳中も使用してはならない。”

ヨーロッパ原産のコルツフットの蕾は，中国原産のものよりも，ピロリジジンアルカロイドの含有量が少ないと報告されている（De Smet 1992）。

ツシラゴンおよびイソツシラゴンは飽和ネシン環があるアルカロイドであるため，毒性がない。

しかし，センキルシンおよびセネシオニンは肝毒性や発癌性作用を示している（Wichtl 2004）。

有害事象と副作用　中国ハーブの参考文献ではコルツフットの有害反応は報告されていないが，高用量での長期間の投与は，おそらくピロリジジンアルカロイドの存在により，肝臓癌のリスクが存在する可能性を示す（Bensky et al. 2004）。

コルツフットの蕾の過剰摂取は，不穏，興奮，神経過敏，呼吸促迫を引き起こす可能性がある（Chen and Chen 2004）。

薬理学的考察　知見なし

妊婦と授乳婦　妊娠中および授乳中におけるコルツフットの蕾の安全性は不明である（Hirono et al. 1979）。動物研究からのデータは，ピロリジジンアルカロイドは胎盤を通過し，母乳を通して乳児に移行する可能性を示す（Cheeke 1988; Panter and James 1990; Schoental 1968）。この情報に基づいて，妊娠中または授乳中は資格のある医療従事者監督下以外での使用を推奨しない。

---

*　ピロリジジンアルカロイドを除去したコルツフットの抽出物(PA-フリーコルツフット)が市販されている。コルツフット製品の内用に関する懸念は、PA-フリー製品には適用されない。

レビュー詳細

I. 薬やサプリメントとの相互作用

薬やサプリメントとの相互作用の臨床試験

確認されなかった。

被疑薬やサプリメントとの相互作用の症例報告

確認されなかった。

薬やサプリメントとの相互作用の動物試験

確認されなかった。

II. 有害事象

有害事象の症例報告　コルツフットの蕾の過剰摂取は，不穏，興奮，神経過敏，呼吸促迫を引き起こす可能性がある（Chen and Chen 2004）。

III. 薬理学および薬物動態学

ヒトの薬理学的研究　確認されなかった。

動物の薬理学的研究　ツシラゴンは，強力な心血管系および呼吸の刺激剤であることが判明した。化合物を静脈内に投与した麻酔したイヌ，ネコ，ラットでは，ツシラゴンはドーパミンと同様の瞬時および用量依存的な昇圧効果を示したが，タキフィラキシーは認められなかった（Li and Wang 1987, 1988）。

***In vitro*の薬理学的研究**　確認されなかった。

IV. 妊婦と授乳婦

妊娠中および授乳中におけるコルツフットの安全性に関する情報は確認されなかった（Hirono et al. 1979）。動物研究からのデータは，ピロリジジンアルカロイドは胎盤を通過し，母乳を通して乳児に移行する可能性を示す（Cheeke 1988; Panter and James 1990; Schoental 1968）。

V. 毒性研究

急性毒性

マウスに対するコルツフットの蕾の異なる製剤のLD_{50}値は，煎剤での経口投与で124g/kg，アルコール抽出物での腹腔内投与で112g/kg，エーテル抽出物での腹腔内投与で43g/kgである（Chen and Chen 2004）。蕾の過剰摂取は，不穏，興奮，躁病，呼吸促迫，筋硬直，振戦，筋痙攣につながった（Chen and Chen 2004）。

マウスに対するツシラゴンのLD_{50}は，静脈内投与において28.9 mg/kgである（Li and Wang 1988）。ラットに対するセンキルキンのLD_{50}は，腹腔内投与において220 mg/kgである（Hirono et al. 1979）。

慢性毒性

4日間餌の32%として，次いで380日間餌の16%としてコルツフットの蕾を投与したラットでは，12匹のラットのうち8匹が肝臓において血管内皮肉腫を引き起こした。有害作用はセンキルキンに起因していた（Hirono et al. 1976）。

600日間，餌の4または8%としてコルツフットの蕾を与えたラットでは，8%群の10匹のラットのうち1匹が肝臓で血管内皮肉腫を引き起こしたが，4%群では腫瘍は認められなかった（Hirono et al. 1976）。

遺伝毒性

最大1000µ*M*までの濃度でセンキルキンおよびツシラゴンで処置したヒトリンパ球において，構造的な染色体異常数の増加は認められなかった。対照的に，比較のために使用したピロリジジンアルカロイドのヘリオトリンは，100 µ*M*の濃度で染色体異常を誘発した（Kraus et al. 1985）。

参考文献

AHPA. July 2011. Code of Ethics & Business Conduct. Silver Spring, MD: American Herbal Products Association.

Bensky, D., S. Clavey, and E. Stöger. 2004. *Chinese herbal medicine: Materia medica*. 3rd ed. Seattle: Eastland Press.

Blumenthal, M., W. Busse, A. Goldberg, et al. 1998. *The complete German Commission E monographs*. Austin, TX: American Botanical Council.

Cheeke, P.R. 1988. Toxicity and metabolism of pyrrolizidine alkaloids. *J. Anim. Sci.* 66(9):2343.

Chen, J.K., and T.T. Chen. 2004. *Chinese medical herbology and pharmacology*. City of Industry, CA: Art of Medicine Press.

Culvenor, C.C.J., J.A. Edgar, L.W. Smith, and I. Hirono. 1976. The occurrence of senkirkine in *Tussilago farfara*. *Aust. J. Chem.* 29.

De Smet, P.A.G.M. 1992. *Adverse effects of herbal drugs, Volume 1*. Berlin: Springer.

Hirono, I., M. Haga, M. Fujii, et al. 1979. Induction of hepatic tumors in rats by senkirkine and symphytine. *J. Natl. Cancer Inst.* 63(2):469-472.

Hirono, I., H. Mori, and C.C.J. Culvenor. 1976. Carcinogenic activity of coltsfoot, *Tussilago farfara* L. *Gann* 67(1):125-129.

Kraus, C., G. Abel, and O. Schimmer. 1985. Studies on the chromosome damaging effect of some pyrrolizidine alkaloids in human lymphocytes *in vitro*. *Planta Med.* 51(2):89-91.

Lebada, R., A. Schreier, S. Scherz, et al. 2000. Quantitative analysis of the pyrrolizidine alkaloids senkirkine and senecionine in *Tussilago farfara* L. by capillary electrophoresis. *Phytochem. Anal.* 11(6):366-369.

Li, Y.P., and Y.M. Wang. 1987. The effects of tussilagone on the hemodynamics of conscious dogs and dogs during hemorrhagic shock. *Yaoxue Xuebao* 22(7):486-490.

Li, Y.P., and Y.M. Wang. 1988. Evaluation of tussilagone: A cardiovascular-respiratory stimulant isolated from Chinese herbal medicine. *Gen. Pharmacol.* 19(2):261-263.

Panter, K.E., and L.F. James. 1990. Natural plant toxicants in milk: A review. *J. Anim. Sci.* 68(3):892-904.

Schoental, R. 1968. Toxicology and carcinogenic action of pyrrolizidine alkaloids. *Cancer Res.* 28(11):2237.

Wichtl, M. 2004. *Herbal drugs and phytopharmaceuticals: A handbook for practice on a scientific basis*. 3rd ed. Boca Raton, FL: CRC Press.

Williamson, E.M. 2003. *Potter's herbal cyclopedia*. Saffron Walden, Essex: C.W. Daniel Co.

Yu, L., Y. Xu, H. Feng, and S.F. Li. 2005. Separation and determination of toxic pyrrolizidine alkaloids in traditional Chinese herbal medicines by micellar electrokinetic chromatography with organic modifier. *Electrophoresis* 26(17):3397-3404.

Tussilago farfara L.

キク科

一般名：コルツフット
英　名：coltsfoot
和　名：フキタンポポ
使用部位：葉

安全性クラス：* 2b, 2c, 2d
相互作用クラス：A

禁忌　妊娠中および授乳中は，医療従事者監督下以外での使用禁止（Blumenthal et al. 1998; Wichtl 2004）。

1年間に6週間を超えての使用禁止（Wichtl 2004）。

他の注意事項　知見なし

薬やサプリメントとの相互作用　知見なし

標準用量　標準用量は1.5～6gの生または乾燥葉，または同等の加工製剤。不飽和ピロリジジンアルカロイドの1日の摂取量は茶剤で10μg，抽出物としてまたは生の葉の圧搾ジュースとして1μgを超えないこと（Blumenthal et al. 1998; Wichtl 2004）。

注意　ピロリジジンアルカロイド（主としてセンキルキン，少量のセネシオニン，ツシラゴン，イソツシラゴンとして0～0.007%）(Bartkowski et al. 1997; Culvenor et al. 1976; De Smet 1992; Lebada et al. 2000; Miething and Steinbach 1990; Wichtl 2004)，付録1参照。

注釈　米国ハーブ製品協会は，コルツフット葉を含む有毒なピロリジジンアルカロイドを含む植物原料を用いたすべての製品は，内用として販売してはならず，以下のような注意を促す商品表示を制定している（AHPA 2011）

“外用のみ。外傷（切り傷や擦り傷）には適用してはならない。授乳中も使用してはならない。”

不飽和ピロリジジンアルカロイドを含む植物の中で唯一，コルツフット葉は，1年間に4～6週間の限定した使用期間で，ドイツのコミッションEにより内用が許可されている（Wichtl 2004）。

ツシラゴンおよびイソツシラゴンは飽和したピロリジジンアルカロイドであるため，毒性がない。しかし，センキルキンおよびセネシオニンは肝毒性や発癌性作用を示している（Wichtl 2004）。

コルツフット，フキ，セイヨウフキ（*Adenostyles alliariae*）の葉は，外観が似ている。コルツフットの代わりにそれらの種の植物を誤って摂取した人で，毒性の症例が報告されている（Roulet et al. 1988; Sperl et al. 1995）。

有害事象と副作用　知見なし

薬理学的考察　知見なし

妊婦と授乳婦　妊娠中および授乳中におけるコルツフット葉の安全性に関する情報は確認されなかった。動物研究からのデータは，ピロリジジンアルカロイドは胎盤を通過し，母乳を通して乳児に移行する可能性を示す（Cheeke 1988; Panter and James 1990; Schoental 1968）。この情報に基づいて，妊娠中または授乳中は資格のある医療従事者監督下以外での使用を推奨しない。

＊　ピロリジジンアルカロイドを除去したコルツフットの抽出物(PA-フリーコルツフット)が市販されている。コルツフット製品の内用に関する懸念は、PA-フリー製品には適用されない。

レビュー詳細

I. 薬やサプリメントとの相互作用

薬やサプリメントとの相互作用の臨床試験
確認されなかった。

被疑薬やサプリメントとの相互作用の症例報告
確認されなかった。

薬やサプリメントとの相互作用の動物試験
確認されなかった。

II. 有害事象

有害事象の症例報告　有害作用の2つの症例は，コルツフットと間違った植物の使用から報告されている。両方の症例で使用された植物（セイヨウフキ）はピロリジジンアルカロイドを含む（Roulet et al. 1988; Sperl et al. 1995）。

III. 薬理学および薬物動態学

ヒトの薬理学的研究　確認されなかった。

動物の薬理学的研究　コルツフットは，モルモットの感作性試験において，弱い感作能を実証した（Zeller et al. 1985）。

ツシラゴンは，強力な心血管系および呼吸の刺激剤であることが判明した。化合物を静脈内に投与した麻酔したイヌ，ネコ，ラットでは，ツシラゴンはドーパミンと同様の瞬時および用量依存的な昇圧効果を示したが，タキフィラキシーは認められなかった（Li and Wang 1987, 1988）。

***In vitro*の薬理学的研究**　確認されなかった。

IV. 妊婦と授乳婦

妊娠中および授乳中におけるコルツフット葉の安全性に関する情報は確認されなかった。動物研究からのデータは，ピロリジジンアルカロイドは胎盤を通過し，母乳を通して乳児に移行する可能性を示す（Cheeke 1988; Panter and James 1990; Schoental 1968）。

V. 毒性研究

急性毒性

マウスに対するツシラゴンのLD_{50}は，静脈内投与において28.9 mg/kgである（Li and Wang 1988）。ラットに対するセンキルキンのLD_{50}は，腹腔内投与において220 mg/kgである。

遺伝毒性

最大1000 μ*M*までの濃度でセンキルキンおよびツシラゴンで処置したヒトリンパ球において，構造的な染色体異常数の増加は認められなかった。対照的に，比較のために使用したピロリジジンアルカロイドのヘリオトリンは，100 μ*M*の濃度で染色体異常を誘発した（Kraus et al. 1985）。

参考文献

Bartkowski, J.-P.B., H. Wiedenfeld, and E. Roeder. 1997. Quantitative photometric determination of senkirkine in farfarae folium. *Phytochem. Anal.* 8(1):1-4.

Blumenthal, M., W. Busse, A. Goldberg, et al. 1998. *The complete German Commission E monographs*. Austin, TX: American Botanical Council.

Cheeke, P.R. 1988. Toxicity and metabolism of pyrrolizidine alkaloids. *J. Anim. Sci.* 66(9):2343.

Culvenor, C.C.J., J.A. Edgar, L.W. Smith, and I. Hirono. 1976. The occurrence of senkirkine in *Tussilago farfara*. *Aust. J. Chem.* 29.

De Smet, P.A.G.M. 1992. *Adverse effects of herbal drugs, Volume 1*. Berlin: Springer.

Kraus, C., G. Abel, and O. Schimmer. 1985. Studies on the chromosome damaging effect of some pyrrolizidine alkaloids in human lymphocytes *in vitro*. *Planta Med.* 51(2):89-91.

Lebada, R., A. Schreier, S. Scherz, et al. 2000. Quantitative analysis of the pyrrolizidine alkaloids senkirkine and senecionine in *Tussilago farfara* L. by capillary electrophoresis. *Phytochem. Anal.* 11(6):366-369.

Li, Y.P., and Y.M. Wang. 1987. The effects of tussilagone on the hemodynamics of conscious dogs and dogs during hemorrhagic shock. *Yaoxue Xuebao* 22(7):486-490.

Li, Y.P., and Y.M. Wang. 1988. Evaluation of tussilagone: A cardio-vascular-respiratory stimulant isolated from Chinese herbal medicine. *Gen. Pharmacol.* 19(2):261-263.

Miething, H., and R.A. Steinbach. 1990. Evaluation of the senkirkine in aqueous preparations of coltsfoot leaves. *Pharm. Ztg. Wissensch.* 135(4):153-155.

Panter, K.E., and L.F. James. 1990. Natural plant toxicants in milk: A review. *J. Anim. Sci.* 68(3):892-904.

Roulet, M., R. Laurini, L. Rivier, and A. Calame. 1988. Hepatic veno-occlusive disease in newborn infant of a woman drinking herbal tea. *J. Pediatr.* 112(3):433-436.

Schoental, R. 1968. Toxicology and carcinogenic action of pyrrolizidine alkaloids. *Cancer Res.* 28(11):2237.

Sperl, W., H. Stuppner, I. Gassner, et al. 1995. Reversible hepatic veno-occlusive disease in an infant after consumption of pyrrolizidine-containing herbal tea. *Eur. J. Pediatr.* 154(2):112-116.

Wichtl, M. 2004. *Herbal drugs and phytopharmaceuticals: A handbook for practice on a scientific basis*. 3rd ed. Boca Raton, FL: CRC Press.

Zeller, W., M. de Gols, and B.M. Hausen. 1985. The sensitizing capacity of Compositae plants. VI. Guinea pig sensitization experiments with ornamental plants and weeds using different methods. *Arch. Dermatol. Res.* 277(1):28-35.

Ulmus rubra Muhl.

ニレ科

一般名：スリッパーエルム
英　名：slippery elm
異　名：*Ulmus fulva* Michx.
使用部位：樹皮

安全性クラス：1
相互作用クラス：A
禁忌　知見なし
他の注意事項　スリッパーエルムは，少なくとも250ml（8オンス）の水分と一緒に摂取すること。
薬やサプリメントとの相互作用　粘液質は経口摂取した薬の吸収を遅らせる可能性があるため，薬剤はスリッパーエルムを摂取する1時間前もしくは数時間空けて摂取するべきである（Brinker 1997; Evans 2002）。
注意　粘液質（Brinker 1997; Evans 2002），付録3参照。
有害事象と副作用　流産を試みてスリッパーエルムを膣挿入した女性で，膀胱結石が報告されている（Williams 1954）。そのような事象は，通常，スリッパーエルムの経口投与では発生しない。
薬理学的考察　知見なし
妊婦と授乳婦　科学的または伝統的文献において，妊娠中および授乳中におけるスリッパーエルムの安全性は不明である。本書では，妊娠中や授乳期間での使用に関する問題は確認されなかったが，最終的な安全性は確立されていない。

レビュー詳細

I. 薬やサプリメントとの相互作用
薬やサプリメントとの相互作用の臨床試験
　確認されなかった。
被疑薬やサプリメントとの相互作用の症例報告
　確認されなかった。
薬やサプリメントとの相互作用の動物試験
　確認されなかった。

II. 有害事象
有害事象の症例報告　流産を誘導するためにスリッパーエルムの樹皮片を膣投与した妊婦で，膀胱結石の2例が報告されている。
　どちらの症例においても，妊娠を継続しながら，樹皮片が膀胱内に移動した（Williams 1954）。そのような事象は，通常，スリッパーエルムの経口投与では発生しない。

III. 薬理学および薬物動態学
ヒトの薬理学的研究　確認されなかった。
動物の薬理学的研究　確認されなかった。
*In vitro*の薬理学的研究　確認されなかった。

IV. 妊婦と授乳婦
有害事象を参照。妊娠中および授乳中におけるスリッパーエルムの他の安全性情報は確認されなかった。

V. 毒性研究
スリッパーエルムの毒性情報は確認されなかった。

U

参考文献

Brinker, F. 1997. Interactions of pharmaceutical and botanical medicines. *J. Naturopathic Med.* 7(2):14-20.
Evans, W. 2002. *Trease and Evans' pharmacognosy.* 15th ed. New York: Saunders.
Williams, B. 1954. Two cases of slippery elm bladder calculus in pregnancy. *J. Obstet. Gynaecol. Br. Emp.* 61(4):499-500.

Uncaria gambir (Hunter) Roxb.

アカネ科

一般名：ガンビール
英　名：gambir（葉と若枝の乾燥エキス）
生薬名：局（葉および若枝から得た水製乾燥エキス）アセンヤク（阿仙薬）
中国名：棕兒茶（*zong er cha*）
別　名：brown cutch，pale catechu，white cutch
使用部位：葉，若枝

安全性クラス：1
相互作用クラス：A

禁忌　知見なし

他の注意事項　知見なし

薬やサプリメントとの相互作用　知見なし

注意　タンニン（カテキンとして30〜35%）(Bradley 1992; Leung and Foster 1996; List and Hörhammer 1973)，付 録1参照。

有害事象と副作用　知見なし

薬理学的考察　知見なし

妊婦と授乳婦　科学的または伝統的文献において，妊娠中および授乳中におけるガンビールの安全性は不明である。本書では，妊娠中や授乳期間での使用に関する問題は確認されなかったが，最終的な安全性は確立されていない。

レビュー詳細

I. 薬やサプリメントとの相互作用

薬やサプリメントとの相互作用の臨床試験
　確認されなかった。

被疑薬やサプリメントとの相互作用の症例報告
　確認されなかった。

薬やサプリメントとの相互作用の動物試験
　確認されなかった。

II. 有害事象

有害事象の症例報告　確認されなかった。

III. 薬理学および薬物動態学

ヒトの薬理学的研究　確認されなかった。

動物の薬理学的研究　ラットにおいて0.2〜10.0 mg/kgの用量でのガンビリンの静脈内投与は，心拍数と同様に，収縮期および拡張期血圧の用量依存的な低下を引き起こした。すべての用量において，ガンビリンは迅速な作用発現を示した。つまり，5 mg/kg以上の用量では，深刻な徐脈を伴う顕著な低血圧の持続が認められた（Merlini et al. 1967; Mok et al. 1992)。

*In vitro*の薬理学的研究　確認されなかった。

IV. 妊婦と授乳婦

妊娠中および授乳中におけるガンビールの使用に関する情報は確認されなかった。

V. 毒性研究

確認されなかった。

参考文献

Bradley, P.R. 1992. *British herbal compendium: A handbook of scientific information on widely used plant drugs*. Bournemouth, UK: British Herbal Medicine Association.

Leung, A.Y., and S. Foster. 1996. *Encyclopedia of common natural ingredients used in food, drugs, and cosmetics*. 2nd ed. New York: Wiley.

List, P.H., and H. Hörhammer. 1973. *Hagers handbuch der pharmazeutischen praxis*. Berlin: Springer.

Merlini, L., R. Mendelli, G. Nasini, and M. Hesse. 1967. Gambirine, a new indole alkaloid from *Uncaria gambier* Roxb. *Tetrahedron Lett*. 16:1571-1574.

Mok, J.S., P. Chang, K.H. Lee, T.S. Kam, and S.H. Goh. 1992. Cardiovascular responses in the normotensive rat produced by intravenous injection of gambirine isolated from *Uncaria callophylla* Bl. ex Korth. *J. Ethnopharmacol*. 36(3):219-223.

Uncaria tomentosa (Willd.) DC.

アカネ科

一般名：キャッツクロー

英　名：cat's claw

別　名：*uña de gato*

使用部位：根皮，茎皮

安全性クラス：2b

相互作用クラス：A

禁忌　妊娠中または妊娠を試みる女性では，医療従事者監督下以外での使用禁止（De Feo 1992; Jones 1995; Reinhard 1999; Valerio and Gonzales 2005)。

他の注意事項　知見なし

薬やサプリメントとの相互作用　知見なし

注釈　一部の研究者は，キャッツクローの2つのケモタイプ（植物種の化学的に異なる種類）が認識されていることを報告し，1つは五環系オキシインドールアルカロイド（POA）を含み，他は四環系オキシインドールアルカロイド（TOA）を含むことを示している（Laus et al. 1997)，しかしながら他の研究者は，そのようなケモタイプは一般的には発見されておらず，キャッツクローはPOAおよびTOAの両方を含むことを示している（Taylor 2002a, 2002b)。

有害事象と副作用　高濃度のPOAを含むキャッツクロー抽出物を摂取したHIV患者では，軽度の赤血球数の増加の，便秘，軟便，既存のニキビの悪化が少数例報告された（Immodal Pharmaka 1996)。

　腎不全の症例は，キャッツクローを摂取する女性で報告された（Hilepo et al. 1997）。

薬理学的考察　いくつかの参考文献は，自己免疫疾患のある人でのキャッツクロー使用に対する本質的な警告を示している（Jones 1995; Immodal Pharmaka 1996; Mills and Bone 2005）。Jonesは幅広い禁忌を示している。例えば，皮膚移植や臓器移植を受けている患者，新鮮な血漿を投与された血友病患者，特定のワクチン，ホルモン療法，胸腺抽出物およびインスリンの同時投与，そして3歳未満の子供である（Jones 1995）。これらの条件でのキャッツクロー使用に関する問題は本質的であり，これらの問題を支持または反論する決定的なデータは不足している。関節リウマチ（炎症性自己免疫疾患）のある人で高-POA含有のキャッツクローを摂取した1つの臨床試験では，関節痛や腫れの減少を実証した（Mur et al. 2002）。

キャッツクローの抗癌作用は，おそらく四環系インドールアルカロイドを伴う五環系インドールアルカロイドに部分的に起因する可能性がある。それらのうちのいくつかはカルシウムチャンネル遮断薬であり，低血圧を引き起こす（Bacher et al. 2006; Garcia Prado et al. 2007; Laus et al. 1997; Reinhard 1999; Shi et al. 2003）。

妊婦と授乳婦　避妊薬としてのキャッツクローの伝統的な使用は，妊娠中および妊娠を試みる女性はキャッツクローの使用を避けるべきであると示唆している（De Feo 1992; Jones 1995）。

科学的または伝統的文献において，授乳期間中のキャッツクローの安全性は不明である。本書では，授乳期間での使用に関する問題は確認されなかったが，最終的な安全性は確立されていない。

レビュー詳細

I. 薬やサプリメントとの相互作用

薬やサプリメントとの相互作用の臨床試験

スルファサラジンまたはヒドロキシクロロキン治療を受けた活動性関節リウマチのある患者を対象とした，高-POA含有キャッツクロー抽出物の作用を調べる臨床試験を1年を通して行ったところ，痛みおよび腫脹関節数の減少が認められた（Mur et al. 2002）。

被疑薬やサプリメントとの相互作用の症例報告

確認されなかった。

薬やサプリメントとの相互作用の動物試験

確認されなかった。

II. 有害事象

臨床試験で報告された有害事象　高濃度の五環系オキシインドールアルカロイドのキャッツクロー抽出物を服用したHIV患者では，軽度の赤血球数の増加，便秘，軟便，既存のニキビの悪化が少数例報告された。まれに，増加した細胞性免疫系の活性による尿酸値の上昇も報告された（Immodal Pharmaka 1996）。

有害事象の症例報告　不特定期間，キャッツクロー製品（不特定種）を1日当たり4カプセル摂取した全身性エリテマトーデスのある35歳の女性で，急性腎不全が報告された。女性はまたプレドニゾン，アテノロール，メトラゾン，フロセミド，ニフェジピンを含む他の薬を摂取していた。腎機能の生化学的パラメータは，キャッツクロー製品の中止後に正常に戻ることが報告された（Hilepo et al. 1997）。

III. 薬理学および薬物動態学

ヒトの薬理学的研究　確認されなかった。

動物の薬理学的研究　確認されなかった。

*In vitro*の薬理学的研究　ある*in vitro*の研究では，ヒトへの使用に関する適用性は不明であるが，キャッツクローは薬物代謝酵素CYP3A4を阻害したことを示した（Budzinski et al. 2000）。

IV. 妊婦と授乳婦

交尾後の72時間，0.125〜0.5mg/mlのキャッツクロー抽出物を含む飲料水を与えた妊娠マウスでは，有意な異常胚数が認められた（Iziga et al. 1998）。

雌マウスに対し6.25 mg/kgのキャッツクローのタンニンフリー抽出物を経口投与したところ，妊娠が阻害された（Keplinger 1982）。

キャッツクロー製剤の高用量は，伝統的に南米で避妊薬として使用されている（De Feo 1992; Jones 1995）。

授乳期間中のキャッツクローの安全性情報は確認されなかった。

V. 毒性研究

急性毒性

経口投与において，ラットに対するキャッツクロー水抽出物のLD_{50}は8g/kg以上である。キャッツクロー粉末のLD_{50}は2g/kg以上であり，水エタノール抽出物（アルカロイド4%）のLD_{50}は5g/kg以上である（Sheng et al. 1999）。マウスに対するフリーズドライしたキャッツクロー根の水抽出物のLD_{50}は，経口投与において16g/kg以上である（Kynoch and Lloyd 1975）。マウスに対するキャッツクロー水抽出物のLD_{50}は，腹腔内投与において2g/kg以上である（Kreutzkamp 1984）。

短期毒性

1日当たり1000mg/kgのキャッツクロー水抽出物（オキシインドールアルカロイド0.75%）を28日間経口投与したラットでは，リンパ球および腎臓重量の増加と好中性顆粒球数の

U

減少が認められた（Svendsen and Skydsgaard 1986）。

キャッツクロー水抽出物を5〜80mg/kgの用量で56日間経口投与したラットでは，最高用量において，白血球数の増加が認められた。毒性の有意な兆候は認められなかった（Sheng et al. 2000）。

細胞毒性

チャイニーズハムスター卵巣細胞を使用したテトラゾリウムアッセイおよびマイクロトックス試験において，最大100mg/mlまでの用量において，キャッツクロー抽出物の細胞毒性は認められなかった（Santa Maria et al. 1997）。

遺伝毒性

キイロショウジョウバエでの体細胞突然変異および組換え試験において，キャッツクロー水抽出物の遺伝毒性は認められなかった（Romero-Jimenez et al. 2005）。

変異原性

代謝活性の有無に関わらず，ネズミチフス菌における試験では，最大100μg/plateまでの用量で，キャッツクローの変異原性は認められなかった（Rizzi et al. 1993）。

参考文献

Bacher, N., M. Tiefenthaler, S. Sturm, et al. 2006. Oxindole alkaloids from *Uncaria tomentosa* induce apoptosis in proliferating, G_0/G_1-arrested and bcl-2-expressing acute lymphoblastic leukaemia cells. *Br. J. Haematol.* 132(5):615-622.

Budzinski, J.W., B.C. Foster, S. Vandenhoek, and J.T. Arnason. 2000. An *in vitro* evaluation of human cytochrome P450 3A4 inhibition by selected commercial herbal extracts and tinctures. *Phytomedicine* 7(4):273-282.

De Feo, V. 1992. Medicinal and magical plants in the northern Peruvian Andes. *Fitoterapia* 63:417-440.

Garcia Prado, E., M.D. Garcia Gimenez, R. De la Puerta Vazquez, J.L. Espartero Sanchez, and M.T. Saenz Rodriguez. 2007. Antiproliferative effects of mitraphylline, a pentacyclic oxindole alkaloid of *Uncaria tomentosa* on human glioma and neuroblastoma cell lines. *Phytomedicine* 14(4):280-284.

Hilepo, J.N., A.G. Bellucci, and R.T. Mossey. 1997. Acute renal failure caused by cat's claw herbal remedy in a patient with systemic lupus erythematosus. *Nephron* 77(3):361.

Immodal Pharmaka. 1996. Krallendorn. *Uncaria tomentosa* (Willd.) DC. mod. pent. root extract. Report on experiences with probands. Austria: Volders.

Iziga, R., J. Gutierrez-Pajares, and J. Pino. 1998. Efecto *in vivo* de *Uncaria tomentosa* (Willd.) DC. (Rubiaceae) "uña de gato" en el desarrollo de embriones preimplantacionales de ratón de 72 h.p.c. *Bol. Soc. Biol. Concep.* 69:141-145.

Jones, K. 1995. *Cat's claw: Healing vine of Peru.* Seattle: Sylvan Press.

Keplinger, K. 1982. Cytostat, contraceptive, and antiinflammatory agent from *Uncaria tomentosa* roots. PCT Int. Appl. WO 821130 A1.

Kreutzkamp, B. 1984. Niedermolekulare Inhaltsstoffe mit immunstimulierenden Eigenschaften aus *Uncaria tomentosa* und *Okoubaka aubrevillei* und anderen Drogen [dissertation]. Munich: University of Munich. *Cited in* Valerio, L.G., Jr., and G.F. Gonzales. 2005. Toxicological aspects of the South American herbs cat's claw (*Uncaria tomentosa*) and maca (*Lepidium meyenii*): A critical synopsis. *Toxicol. Rev.* 24(1):11-35.

Kynoch, S., and G. Lloyd. 1975. Acute oral toxicity of substance E-2919. Huntington, UK: Huntington Research Centre. *Cited in* Valerio, L.G., Jr., and G.F. Gonzales. 2005. Toxicological aspects of the South American herbs cat's claw (*Uncaria tomentosa*) and maca (*Lepidium meyenii*): A critical synopsis. *Toxicol. Rev.* 24(1):11-35.

Laus, G., D. Brossner, and K. Keplinger. 1997. Alkaloids of Peruvian *Uncaria tomentosa*. *Phytochemistry* 45:855-860.

Mills, S., and K. Bone. 2005. *The essential guide to herbal safety.* St. Louis: Elsevier.

Mur, E., F. Hartig, G. Eibl, and M. Schirmer. 2002. Randomized double blind trial of an extract from the pentacyclic alkaloid-chemotype of *Uncaria tomentosa* for the treatment of rheumatoid arthritis. *J. Rheumatol.* 29(4):678-681.

Reinhard, K.H. 1999. *Uncaria tomentosa* (Willd.) DC.: Cat's claw, una de gato, or saventaro. *J. Altern. Complement. Med.* 5(2):143-151.

Rizzi, R., F. Re, A. Bianchi, et al. 1993. Mutagenic and antimutagenic activities of *Uncaria tomentosa* and its extracts. *J. Ethnopharmacol.* 38(1):63-77.

Romero-Jimenez, M., J. Campos-Sanchez, M. Analla, A. Munoz-Serrano, and A. Alonso-Moraga. 2005. Genotoxicity and anti-genotoxicity of some traditional medicinal herbs. *Mutat. Res.* 585(1-2):147-155.

Santa Maria, A., A. Lopez, M.M. Diaz, et al. 1997. Evaluation of the toxicity of *Uncaria tomentosa* by bioassays *in vitro*. *J. Ethnopharmacol.* 57(3):183-187.

Sheng, Y., C. Bryngelsson, and R. Pero. 1999. Enhanced DNA repair, immune function, and reduced toxicity of C-MED, a novel aqueous extract from *Uncaria tomentosa*. *J. Ethnopharmacol.* 69:115-126.

Sheng, Y., R. Pero, and H. Wagner. 2000. Treatment of chemotherapy-induced leucopenia in a rat model with aqueous extract from *Uncaria tomentosa*. *Phytomedicine* 7:137-143.

Shi, J.S., J.X. Yu, X.P. Chen, and R.X. Xu. 2003. Pharmacological actions of *Uncaria* alkaloids, rhynchophylline and isorhynchophylline. *Acta Pharmacol. Sin.* 24(2):97-101.

Svendsen, O., and K. Skydsgaard. 1986. Test report (extraction *radicis Uncariae tomentosae*). Denmark: Scantox Biological Laboratory Ltd.

Taylor, L. 2002a. Cat's claw. In *Herbal secrets of the rainforest.* Garden City Park, NY: Sage Press.

Taylor, L. 2002b. *The cat's claw TOA/POA controversy.* Carson City, NV: Rain Tree Nutrition.

Valerio, L.G., Jr., and G.F. Gonzales. 2005. Toxicological aspects of the South American herbs cat's claw (*Uncaria tomentosa*) and maca (*Lepidium meyenii*): A critical synopsis. *Toxicol. Rev.* 24(1):11-35.

Urtica dioica L. ssp. *dioica*　　イラクサ科

一般名：ネトル，スティンギングネトル

英　名：stinging nettle

和　名：セイヨウイラクサ
別　名：nettle

使用部位：葉

安全性クラス：1
相互作用クラス：A

禁忌　知見なし

他の注意事項　生のネトルの葉は皮膚に刺激を起こすため，注意して使用すべきである。生のままのネトルは摂取すべきではない。

薬やサプリメントとの相互作用　知見なし

注意　利尿薬（Kirchhoff 1983; Tahri et al. 2000），付録2参照。

有害事象と副作用　ネトルの茎および葉は，ヒスタミン，アセチルコリン，セロトニン，ロイコトリエン，シュウ酸，酒石酸といった生物活性物質を含む管状の棘状毛（毛状突起）をもつ（Collier and Chesher 1956; Czarnetzki et al. 1990; Emmelin and Feldberg 1947; Fu et al. 2006; Ganora 2009; Oliver et al. 1991）。皮膚と接触した場合，植物の中空となっている毛は，含有物質を皮膚の中に放出する。含有物質は，灼熱感，棘が刺すような感覚や刺激およびアレルギー性接触皮膚炎といった軽度から重度までの幅広い皮膚反応を引き起こす原因となる（Lovell 1993; Oliver et al. 1991）。適切に乾燥した全草または刻んだネトルは，上記のような皮膚刺激を起こす可能性があるが，粉末，抽出物，または調理されたネトルの摂取や接触後には発生しない。

ネトル葉の臨床試験のレビューでは，いずれの試験においても重度な有害事象は報告されなかったことを示した。軽度の胃腸の不快感やアレルギー反応が10,368人の参加者のうち1.2～2.7%で報告された（ESCOP 2003）。

薬理学的考察　動物研究では，ネトルは血糖値の調節を変化させる可能性があることを実証している（Bnouham et al. 2003; Farzami et al. 2003; Swanston-Flatt et al. 1989）。糖尿病を持つ人は，使用前に有資格の医療従事者に相談し，血糖値を厳密に測定することを勧める。

ある研究では，ネトルから単離したリン脂質による血小板凝集の増強を示したが（Antonopoulou et al. 1996），いくつかの*in vitro*研究では血小板凝集の阻害を示している（El Haouari et al. 2006; Goun et al. 2002; Mekhfi et al. 2004; Sajid et al. 1991）。これらの*in vitro*研究のヒトへの使用の関連性は知られていない。

妊婦と授乳婦　科学的および伝統的文献において，妊娠または授乳中におけるネトルの安全性に関する情報は限られている。本書では，妊娠中や授乳期間での使用に関する問題は確認されなかったが，最終的な安全性は確立されていない。

レビュー詳細

I. 薬やサプリメントとの相互作用

薬やサプリメントとの相互作用の臨床試験
　確認されなかった。

被疑薬やサプリメントとの相互作用の症例報告
　確認されなかった。

薬やサプリメントとの相互作用の動物試験
　確認されなかった。

II. 有害事象

臨床試験で報告された有害事象　ネトル葉の臨床試験のレビューは，合計10,368人の参加者での5つの臨床試験を報告している。試験では乾燥した含水エタノール抽出物（～9.7 g 乾燥葉）を670㎎の用量で1日2回，3～52週間摂取したところ，重篤な有害事象は報告されなかったことを示した。軽度の胃腸障害やアレルギー反応が参加者の1.2～2.7%で発生した（ESCOP 2003）。1日当たり50gのネトル葉ピューレを14日間摂取した19人の参加者のうち3人で，腹部ガスが報告された（Chrubasik et al. 1997）。

有害事象の症例報告　少年におけるネトル葉への即時および遅延型過敏症は，スティッキングネトルでのパッチテストで報告された。蕁麻疹が12時間にわたり出現し，48時間で細かい小胞発疹が生じた（Edwards 1992）。舌に矮性のネトル（*U. urens*）の生葉をおいた女性で，重度の舌の浮腫の症例が報告された（Caliskaner et al. 2004）。

1日当たりカップ2杯のネトル茶（部位は不特定）を1か月間摂取していた男性で，女性化乳房が報告された。試験では，栄養失調，肝臓および腎疾患，性腺機能不全，精巣腫瘍，腫瘍随伴症候群および甲状腺機能亢進症は否定された。薬物治療は言及されておらず，ネトル摂取中止後2か月で，女性化乳房は外来通院することで解決した（Sahin et al. 2007）。

18か月の乳汁漏出症（母乳の不適切な分泌）の既往のある女性では，試験において複雑な乳房嚢胞，非常に高濃度のエストロゲン（543 pg/ml），および低濃度の卵胞刺激ホルモン（1.2 mIU/ml）および黄体形成ホルモン（1.7 mIU/ml）を明らかにした。女性は，報告医師に会う前の1か月間（乳汁漏斗症と診断されてから17か月後），毎日ネトル茶（用量および部位は不特定）を飲み続けていた。ネトルの中止後，エストロゲンレベルは減少し（45 pg/ml），卵胞刺激ホルモン（5.9 mIU/ml）および黄体形成ホルモン（2.9 mIU）

U

は増加した（Sahin et al. 2007）。

アトロピン中毒は，ネトルとして表示されたお茶を摂取した女性で報告された。分析では，お茶はアトロピン含有植物であるベラドンナ（*Atropa belladonna*）で汚染されていたことが示された（Scholz et al. 1980）。

III. 薬理学および薬物動態学

ヒトの薬理学的研究　心不全または慢性静脈不全のある患者を対象とした研究では，1日当たり45mlのネトル葉汁の投与は，尿量の増加を引き起こしたことを示した。作用は慢性静脈不全の患者でより顕著であり，心不全群では9%の増加に対して，慢性静脈不全群では24%の増加であった（Kirchhoff 1983）。

動物の薬理学的研究　健常なラットにおいて，経口ブドウ糖負荷試験の30分前に，250 mg/kgのネトル葉の水抽出物を投与した場合，強力な血糖低下作用を示した。対照的に，アロキサン誘導糖尿病ラットでは，血糖低下作用は認められなかった（Bnouham et al. 2003）。ネトル葉の抽出物を腹腔内投与したラットにおいて，血清インスリンの増加および血糖値の減少が報告された。この結果は，抽出物の血糖低下作用は，膵臓によるインスリン分泌の増強に起因するものであったことを示した（Farzami et al. 2003）。健常なラットを対象に，飲料水としてネトル水抽出物または，餌の6.25%としてネトル葉を28日間投与した場合，血糖値への影響は見られなかった。一方で，糖尿病ラットを対象に同様の試験を行ったところ，グルコース恒常性に有害な影響を与えることが報告された（Swanston-Flatt et al. 1989）。

麻酔したラットにおいて，1時間当たり4 mg/kgまたは24 mg/kgの割合でネトル葉の水抽出物を1.25時間連続かん流で静脈内投与した場合，低血圧，利尿およびナトリウム利尿活性が認められた。動脈圧の減少は，低用量で15%および高用量で38%まで減少した（Tahri et al. 2000）。ラットに対し，ネトル葉の水抽出物を25 mg/kgの用量で静脈内投与後に，37%のラットにおいて急速だが一過性の血圧の低下が認められた（Lasheras 1986）。ネコにおいて，26.6 mg/kgの投与では，アドレナリンの投与によって補正されなかった降圧作用および徐脈を生じた（Broncano 1983）。

ネトル葉の含水メタノール抽出物の画分は，麻酔したラットの血圧において，顕著かつ一時的な血圧降下作用を示した。同様に，モルモットの心房の自然の拍動において変力作用の顕著な減少を生じた（Testai et al. 2002）。

症例報告では，ネトル葉に暴露されたウマは，時々苦しみ，運動失調や筋力低下を引き起こすことを示した。ネトルへの暴露のそのような事故は，しばしば特徴的な蕁麻疹を伴っている（Bathe 1994; Conwell and Findlay 2008）。

***In vitro*の薬理学的研究**　ネトル地上部の水抽出物において，トロンビンおよびADP-誘導性血小板凝集の弱い阻害が認められた。IC_{50}値はトロンビンで15.5 mg/ml，ADP-誘導性血小板凝集では12.8 mg/mlである（Mekhfi et al. 2004）。メタノール抽出物には弱い抗血栓作用がみられたが（Goun et al. 2002），ネトル葉の親油性抽出物は，水性抽出物よりも強力な抗血栓作用がみられた（El Haouari et al. 2006）。ネトル抽出物のアドレナリン誘導性血小板凝集の阻害が認められた。IC_{50}値は2.17 mg/mlである（Sajid et al. 1991）。逆に，ネトルのリン脂質は，用量依存的に血小板凝集の誘導を生じた（Antonopoulou et al. 1996）。

IV. 妊婦と授乳婦

ネトル葉のエタノール抽出物を250 mg/kg経口投与したラットで，着床における有害作用は認められなかった（Sharma et al. 1983）。ネトル葉は伝統的に妊婦および授乳婦の栄養補助食品として使用されているが，妊娠または授乳中のネトルの安全性に関する他の情報は確認されなかった（Yarnell 1998）。

V. 毒性研究

急性毒性

マウスおよびラットにおいて，ネトルのエタノール抽出物を2 g/kgまでの用量で経口および腹腔内投与した。その結果，エタノール抽出物の最小毒性が認められた（Tita et al. 1993）。他の研究ではその用量より低いLD_{50}値を示しているが，ラットに対するネトル葉浸剤のLD_{50}は，経口投与において1.31 g/kgとして報告されている（Baraibar et al. 1983）。腹腔内投与におけるマウスに対する葉浸剤のLD_{50}は，1.92 g/kg（Baraibar et al. 1983），3.5 g/kg（Bnouham et al. 2003），3.625 g/kg（Lasheras 1986）として報告されているが，煎剤のLD_{50}は1.72 g/kgである（Baraibar et al. 1983）。

遺伝毒性

ネズミチフス菌TA98株またはTA100株において，ネトルの地上部の生理食塩水，水およびクロロホルム抽出物の変異原活性は，代謝活性化の有無に関わらず認められなかった（Basaran et al. 1996）。ヒトへの関連性を決定することは困難であるが，同じ抽出物はコメットアッセイにおいていくつかの活性を示した（Basaran et al. 1996）ショウジョウバエの細胞突然変異および組換え試験において，フラボノイドルチンおよびクエルセチンと同様の，ネトルの水抽出物の弱い遺伝活性が認められた（Graf et al. 1994）。

参考文献

Antonopoulou, S., C.A. Demopoulos, and N.K. Andrikopoulos. 1996. Lipid separation from *Urtica dioica*: Existence of platelet-activating factor. *J. Agric. Food Chem.* 44:3052-3056.

Baraibar, C., F.J. Broncano, M.J. Lazaro-Carrasco, M. Rebuelta, and L. Villanua. 1983. Toxicity study of *Urtica dioica* L. nettles. *An. Bromatol.* 35(1):99-104.

Basaran, A.A., T.W. Yu, M.J. Plewa, and D. Anderson. 1996. An investigation of some Turkish herbal medicines in *Salmonella typhimurium* and in the COMET assay in human lymphocytes. *Teratog. Carcinog. Mutagen.* 16(2):125-138.

Bathe, A.P. 1994. An unusual manifestation of nettle rash in three horses. *Vet. Rec.* 134(1):11-12.

Bnouham, M., F.Z. Merhfour, A. Ziyyat, et al. 2003. Antihyperglycemic activity of the aqueous extract of *Urtica dioica*. *Fitoterapia* 74(7-8):677-681.

Broncano, F.J. 1983. Etude de l'effet sur le centre cardiovasculaire de quelques préparations de l'*Urtica dioica* L. *Planta Med.* 17:222-229.

Caliskaner, Z., M. Karaayvaz, and S. Ozturk. 2004. Misuse of a herb: Stinging nettle (*Urtica urens*) induced severe tongue oedema. *Complement. Ther. Med.* 12(1):57-58.

Chrubasik, S., W. Enderlein, R. Bauer, and W. Grabner. 1997. Evidence for antirheumatic effectiveness of *Herba Urticae dioicae* in acute arthritis: A pilot study. *Phytomedicine* 4(2):105-108.

Collier, H.O.J., and G.B. Chesher. 1956. Identification of 5-hydroxytryptamine in the sting of the nettle (*Urtica dioica*). *Br. J. Pharmacol. Chemother.* 11(2):186.

Conwell, R., and C. Findlay. 2008. Nettle reaction in a horse. *Vet. Rec.* 162(8):256.

Czarnetzki, B.M., T. Thiele, and T. Rosenbach. 1990. Immunoreactive leukotrienes in nettle plants (*Urtica urens*). *Int. Arch. Allergy Appl. Immunol.* 91(1):43-46.

Edwards, E. 1992. Immediate and delayed hypersensitivity to the nettle plant. *Contact Dermat.* 27(4):264-265.

El Haouari, M., M. Bnouham, M. Bendahou, et al. 2006. Inhibition of rat platelet aggregation by *Urtica dioica* leaves extracts. *Phytother. Res.* 20(7):568-572.

Emmelin, N., and W. Feldberg. 1947. The mechanism of the sting of the common nettle (*Urtica urens*). *J. Physiol.* 106(4):440.

ESCOP. 2003. *ESCOP monographs: The scientific foundation for herbal medicinal products.* 2nd ed. Exeter, UK: European Scientific Cooperative on Phytotherapy.

Farzami, B., D. Ahmadvand, S. Vardasbi, F.J. Majin, and S. Khaghani. 2003. Induction of insulin secretion by a component of *Urtica dioica* leave extract in perifused islets of Langerhans and its *in vivo* effects in normal and streptozotocin diabetic rats. *J. Ethnopharmacol.* 89(1):47-53.

Fu, H.Y., S.J. Chen, R.F. Chen, et al. 2006. Identification of oxalic acid and tartaric acid as major persistent pain-inducing toxins in the stinging hairs of the nettle, *Urtica thunbergiana*. *Ann. Bot.* 98(1):57-65.

Ganora, L. 2009. *Herbal constituents: Foundations of phytochemistry.* Louisville, CO: Herbalchem Press.

Goun, E.A., V.M. Petrichenko, S.U. Solodnikov, et al. 2002. Anticancer and antithrombin activity of Russian plants. *J. Ethnopharmacol.* 81(3):337-342.

Graf, U., A. Alonso Moraga, R. Castro, and E. Diaz Carrillo. 1994. Genotoxicity testing of different types of beverages in the *Drosophila* wing somatic mutation and recombination test. *Food Chem. Toxicol.* 32(5):423-430.

Kirchhoff, H.W. 1983. *Urtica* juice as a diuretic. *Z. Phytother.* 4:621-626.

Lasheras, B. 1986. Etude pharmacologique préliminaire de *Prunus spinosa* L., *Amelanchier ovalis* medikus, *Juniperus communis* L. et *Urtica dioica* L. *Plant. Med. Phytother.* 20:219-226.

Lovell, C.R. 1993. *Plants and the skin.* Boston: Blackwell Scientific Publications.

Mekhfi, H., M. El Haouari, A. Legssyer, et al. 2004. Platelet anti-aggregant property of some Moroccan medicinal plants. *J. Ethnopharmacol.* 94(2-3):317-322.

Oliver, F., E.U. Amon, A. Breathnach, et al. 1991. Contact urticaria due to the common stinging nettle (*Urtica dioica*)—Histological, ultrastructural and pharmacological studies. *Clin. Exp. Dermatol.* 16(1):1-7.

Sahin, M., H. Yilmaz, A. Gursoy, et al. 2007. Gynaecomastia in a man and hyperoestrogenism in a woman due to ingestion of nettle (*Urtica dioica*). *N. Z. Med. J.* 120(1265):U2803.

Sajid, T.M., S. Rashid, and S.A. Saeed. 1991. Inhibition of adrenaline-induced aggregation of human platelets by Pakistani medicinal plants. *Pak. J. Pharm. Sci.* 4(2):145-152.

Scholz, H., S. Kascha, and H. Zingerle. 1980. Atropine poisoning from "health tea." *Fortschr. Med.* 98(39):1525-1526.

Sharma, B.B., M.D. Varshney, D.N. Gupta, and A.O. Prakash. 1983. Antifertility screening of plants. Part I. Effect of ten indigenous plants on early pregnancy in Albino rats. *Pharm. Biol.* 21(4):183-187.

Swanston-Flatt, S.K., C. Day, P.R. Flatt, B.J. Gould, and C.J. Bailey. 1989. Glycaemic effects of traditional European plant treatments for diabetes. Studies in normal and streptozotocin diabetic mice. *Diabetes Res.* 10(2):69-73.

Tahri, A., S. Yamani, A. Legssyer, et al. 2000. Acute diuretic, natriuretic and hypotensive effects of a continuous perfusion of aqueous extract of *Urtica dioica* in the rat. *J. Ethnopharmacol.* 73(1-2):95-100.

Testai, L., S. Chericoni, V. Calderone, et al. 2002. Cardiovascular effects of *Urtica dioica* L. (Urticaceae) roots extracts: *In vitro* and *in vivo* pharmacological studies. *J. Ethnopharmacol.* 81(1):105-109.

Tita, B., P. Faccendini, U. Bello, L. Martinoli, and P. Bolle. 1993. *Urtica dioica* L.: Pharmacological effect of ethanol extract. *Pharmacol. Res.* 27 (Suppl. 1):21-22.

Yarnell, E. 1998. Stinging nettle: A modern view of an ancient healing plant. *Altern. Complement. Ther.* 4:180-186.

Urtica dioica L. ssp. *dioica* イラクサ科

一般名：ネトル，スティンギングネトル

英　名：stinging nettle

和　名：セイヨウイラクサ

別　名：nettle

使用部位：根

安全性クラス：1
相互作用クラス：A
禁忌　知見なし
他の注意事項　知見なし
薬やサプリメントとの相互作用　知見なし
有害事象と副作用　合計16,000人以上の参加者による15の臨床試験のレビューでは，ネトル根は重症な有害事象は報告されず，一般的に忍容性が良好であった（ESCOP 2003）。
薬理学的考察　知見なし
妊婦と授乳婦　科学的または伝統的文献において，妊娠中および授乳中におけるネトル根の安全性は不明である。本書では，妊娠中や授乳期間での使用に関する問題は確認されなかったが，最終的な安全性は確立されていない。

レビュー詳細

I. 薬やサプリメントとの相互作用

薬やサプリメントとの相互作用の臨床試験
　確認されなかった。
被疑薬やサプリメントとの相互作用の症例報告
　確認されなかった。
薬やサプリメントとの相互作用の動物試験
　確認されなかった。

II. 有害事象

臨床試験で報告された有害事象　合計16,000人以上の参加者による15の臨床試験のレビューでは，ネトル根は重症な有害事象は報告されず，一般的に忍容性が良好であった。研究の中には1日300 mgの用量を24か月間摂取していた実験も確認されたが，参加者が摂取した1日用量は最大756 mgまでの用量のエキス剤を最大6か月間摂取していた。研究で報告された有害事象は主に軽度の胃腸の不調であり，参加者の5%未満で確認された（ESCOP 2003）。ネトル根の抽出物の研究では，有害事象は1319人の参加者のうちおよそ1%であり，治療に関連して発生したと見なされた（Kaldewey 1995）。
有害事象の症例報告　確認されなかった。

III. 薬理学および薬物動態学

ヒトの薬理学的研究　確認されなかった。
動物の薬理学的研究　確認されなかった。
*In vitro*の薬理学的研究　確認されなかった。

IV. 妊婦と授乳婦

妊娠中および授乳中におけるネトル根の安全性に関する情報は確認されなかった。

V. 毒性研究

急性毒性
ラットに対するネトル根のLD_{50}は，経口投与において最大30 g/kgまでの用量で決定できなかった（Chrubasik et al. 2007）。
遺伝毒性
ネズミチフス菌TA98株およびTA100株でのエイムス試験において，ネトル根抽出物の変異原活性は，5000 μg/plateまでの濃度で認められなかった（de Meester and Leonard 1988）。
細胞毒性
ネトル根の水抽出物で処置したマウスの白血球細胞（脾臓細胞および腹腔マクロファージ）において，細胞生存率への影響は認められなかった（Harput et al. 2005）。

参考文献

Chrubasik, J.E., B.D. Roufogalis, H. Wagner, and S. Chrubasik. 2007. A comprehensive review on the stinging nettle effect and efficacy profiles. Part II: *Urticae radix*. *Phytomedicine* 14(7-8):568-579.

de Meester, C., and A. Leonard. 1988. Ames reversion mutation test with *Salmonella typhimurium*. Brussels: Laboratory of Teratogenesis and Mutagenesis, Université Catholique de Louvani.

ESCOP. 2003. *ESCOP monographs: The scientific foundation for herbal medicinal products*. 2nd ed. Exeter, UK: European Scientific Cooperative on Phytotherapy.

Harput, U.S., I. Saracoglu, and Y. Ogihara. 2005. Stimulation of lymphocyte proliferation and inhibition of nitric oxide production by aqueous *Urtica dioica* extract. *Phytother. Res.* 19(4):346-348.

Kaldewey, W. 1995. Behandlung der benignen Prostatahyperplasie und der Prostatitis mit einem standardisierten *Urticae-radix*-Extrakt. *Urologe B* 35:430-433.

Usnea barbata (L.) F.H. Wigg.

サルオガセ科

一般名：ウスネア
英　名：usnea
別　名：usnea lichen，old man's beard
使用部位：苔癬

安全性クラス：1
相互作用クラス：A
禁忌　知見なし
他の注意事項　知見なし
薬やサプリメントとの相互作用　知見なし
注釈　ウスネアに関して報告された安全性で最も問題とされることは，1～3%の濃度で存在するウスニン酸の研究に基づいている（Cansaran et al. 2006, 2008; Cocchietto et al. 2002）。この単離した化合物に関するデータは，ウスネアから作られた製品または抽出物に直接適用されない可能性がある。
有害事象と副作用　肝不全の症例が，1日当たりウスニン酸500mgを2週間摂取していた女性で報告された（Durazo et al. 2004）。肝臓毒性の他の症例は，ウスニン酸を含む異なるマルチハーブ製品を摂取する人で報告されている（Durazo et al. 2004; Favreau et al. 2002; Neff et al. 2004; Sanchez et al. 2006）。使用された製品のウスニン酸の日用量は，300～1350mgの範囲であった（Guo et al. 2008）。
薬理学的考察　知見なし
妊婦と授乳婦　科学的または伝統的文献において，妊娠中および授乳中におけるウスネアの安全性は不明である。本書では，妊娠中や授乳期間での使用に関する問題は確認されなかったが，最終的な安全性は確立されていない。

レビュー詳細

I. 薬やサプリメントとの相互作用
薬やサプリメントとの相互作用の臨床試験
　確認されなかった。
被疑薬やサプリメントとの相互作用の症例報告
　確認されなかった。
薬やサプリメントとの相互作用の動物試験
　確認されなかった。

II. 有害事象
有害事象の症例報告　移植を必要とする劇症肝不全が，ウスニン酸500mgを2週間摂取，次いで2週間中断し，その後4日間再開した28歳の女性で報告された。その女性は，症状が発症する3週間前に，アルブミン，オリゴペプチド，ゼラチン，セルロース，マグネシウムを含む減量製品を2回分以外，他の薬剤やサプリメントは摂取していなかった（Durazo et al. 2004）。

III. 薬理学および薬物動態学
ヒトの薬理学的研究　確認されなかった。
動物の薬理学的研究　確認されなかった。
*In vitro*の薬理学的研究　ウスニン酸は，薬物代謝酵素CYP1A2，CYP2B6，CYP2C8，CYP2C9，CYP2C19，CYP2D6，CYP3A4/5との活性について試験された。結果は，ウスニン酸の酸化的代謝は主にCYP1A2によって媒介されることを示唆した。ウスニン酸は，CYP2D6の弱い阻害剤，CYP2C19およびCYP2C9の強力な阻害剤，CYP2C8およびCYP2C18の少し弱い阻害剤であった（Foti et al. 2008）。
　摘出したラット肝細胞におけるウスニン酸の研究では，1時間100 または1000μMウスニン酸での処置は，肝トランスアミナーゼ（ASTおよびALT）の放出，還元型グルタチオンの含有量の減少，細胞膜の損傷を引き起こした。肝臓毒素の四塩化炭素およびウスニン酸は，同様の細胞応答を示し，化合物が同じメカニズムを介して作用を誘発することを示唆している（Pramyothin et al. 2004）。
　マウス初代培養肝細胞では，16時間の5μMウスニン酸での処置は，アポトーシスよりもむしろ，細胞壊死に関連すると思われる98%の細胞死をもたらした。結果は，ウスニン酸がミトコンドリア内の電子伝達系の阻害および脱共役と関連していたことを示した。ウスニン酸は，フリーラジカル発生を増加することによる酸化ストレスを誘発し，酸化ストレスはウスニン酸誘発肝毒性において重要であると思われる（Han et al. 2004）。

IV. 妊婦と授乳婦
妊娠中および授乳中におけるウスネアの安全性に関する情報は確認されなかった。

V. 毒性研究
急性毒性
ラットでのウスネアの含水アルコール抽出物のLD_{50}は，腹腔内投与で22.53 g/kg，静脈内投与で7.43 g/kg，そして経口投与では32 g/kgまでの用量で決定することができなかった（Dobrescu et al. 1993）。
　1日当たり50または200mg/kgのウスニン酸を5日間腹腔内投与した雄ラットでは，肝臓ミトコンドリアおよび小胞体の膨張が電子顕微鏡で認められた。血清トランスアミナーゼ活性は変化しなかった（Pramyothin et al. 2004）。
　ウスニン酸500，1000，2000 mg/kgの単回用量を経口投与したラットでは，1000 mg/kgまでの用量で毒性の兆候は認められなかったが，不特定の“毒性作用”が2000 mg/kgの用量で認められた（Odabasoglu et al. 2006）。
短期毒性

U

1日当たり5，30，100，200 mg/kgのウスニン酸を14日間経口投与したマウスおよびラットでは，100 mg/kg以上の用量で肝毒性が認められた（Guo et al. 2008）。

1日当たり15 mg/kgのウスニン酸を15日間腹腔内投与したマウスでは，血清トランスアミナーゼ活性値の上昇および広範な肝臓壊死が認められた。腎臓や脾臓などの他の臓器では，毒性の兆候は検出されなかった。同様の毒性パターンは，胆腫瘍マウスで明らかになった（da Silva Santos et al. 2006; Ribeiro-Costa et al. 2004）。

1日当たり323～776mg/kgのウスニン酸を含む餌を最大9日間与えたヒツジでは，無気力および食欲不振，場合によっては死亡が認められた。推定された毒性用量は，485～647mgの間であった。それらの用量において，血清乳酸脱水素酵素，アスパラギン酸アミノトランスフェラーゼ，クレアチンキナーゼは上昇していた。検死では，ヒツジの病理学的変化は，骨格筋で独占的に発生したことを明らかにした（Dailey et al. 2008）。

ウスニン酸毒性のレビューでは，ヒツジで観察された骨格筋の毒性は，肝臓がウスニン酸に対して最も影響を受けやすい臓器であると考えられているマウス，ラット，ヒトでの所見と比較して急速であることを示した（Guo et al. 2008）。

20 mg/animalのウスニン酸を6日間皮下投与した結核のある雌モルモットでは，体重の減少が認められた。肝臓，脾臓，肺における特異的な毒性は認められなかった（Marshak and Kuschner 1950）。

遺伝毒性

ネズミチフス菌TA98株およびTA100株でのエイムス試験では，S9による代謝活性化の有無にかかわらず，いずれの株においても，ウスニン酸の変異原活性は認められなかった（Shibamoto and Wei 1984）。

2人の健常な男性ドナーからのリンパ球での小核試験において，化合物（+）-ウスニン酸および（-）-ウスニン酸の遺伝毒性活性は認められなかった（Koparal et al. 2006）。

参考文献

Cansaran, D., S. Aras, and O. Atakol. 2008. Determination of usnic acid content in some lichen species found in Anatolia. *J. Appl. Biol. Sci.* 2(3):41-44.

Cansaran, D., D. Kahya, E. Yurdakulol, and O. Atakol. 2006. Identification and quantitation of usnic acid from the lichen *Usnea* species of Anatolia and antimicrobial activity. *Z. Naturfor.* 61(11/12):773.

Cocchietto, M., N. Skert, P.L. Nimis, and G. Sava. 2002. A review on usnic acid, an interesting natural compound. *Naturwissenschaften* 89:137-146.

da Silva Santos, N.P., S.C. Nascimento, M.S.O. Wanderley, et al. 2006. Nanoencapsulation of usnic acid: An attempt to improve antitumour activity and reduce hepatotoxicity. *Eur. J. Pharm. Biopharm.* 64(2):154-160.

Dailey, R.N., D.L. Montgomery, J.T. Ingram, et al. 2008. Toxicity of the lichen secondary metabolite (+)-usnic acid in domestic sheep. *Vet. Pathol. Online* 45(1):19.

Dobrescu, D., M. Tanasescu, A. Mezdrea, et al. 1993. Contributions to the complex study of some lichens—*Usnea* genus. Pharmacological studies on *Usnea barbata* and *Usnea hirta* species. *Rom. J. Physiol.* 30(1-2):101-107.

Durazo, F.A., C. Lassman, S.H.B. Han, et al. 2004. Fulminant liver failure due to usnic acid for weight loss. *Am. J. Gastroenterol.* 99(5):950-952.

Favreau, J.T., M.L. Ryu, G. Braunstein, et al. 2002. Severe hepatotoxicity associated with the dietary supplement LipoKinetix. *Ann. Int. Med.* 136(8):590-595.

Foti, R.S., L.J. Dickmann, J.A. Davis, et al. 2008. Metabolism and related human risk factors for hepatic damage by usnic acid containing nutritional supplements. *Xenobiotica* 38(3):264-280.

Guo, L., Q. Shi, J.L. Fang, et al. 2008. Review of usnic acid and *Usnea barbata* toxicity. *J. Environ. Sci. Health C Environ. Carcinog. Ecotoxicol. Rev.* 26(4):317-338.

Han, D., K. Matsumaru, D. Rettori, and N. Kaplowitz. 2004. Usnic acid-induced necrosis of cultured mouse hepatocytes: Inhibition of mitochondrial function and oxidative stress. *Biochem. Pharmacol.* 67 (3):439-451.

Koparal, A.T., B.A. Tüylü, and H. Türk. 2006. In vitro cytotoxic activities of (+)-usnic acid and (−)-usnic acid on V79, A549, and human lymphocyte cells and their non-genotoxicity on human lymphocytes. *Nat. Prod. Res.* 20(14):1300.

Marshak, A., and M. Kuschner. 1950. The action of streptomycin and usnic acid on the development of tuberculosis in guinea pigs. *Public Health Rep.* 65(5):131-162.

Neff, G.W., K. Rajender Reddy, F.A. Durazo, et al. 2004. Severe hepatotoxicity associated with the use of weight loss diet supplements containing ma huang or usnic acid. *J. Hepatol.* 41(6):1062-1064.

Odabasoglu, F., A. Cakir, H. Suleyman, et al. 2006. Gastroprotective and antioxidant effects of usnic acid on indomethacin-induced gastric ulcer in rats. *J. Ethnopharmacol.* 103(1):59-65.

Pramyothin, P., W. Janthasoot, N. Pongnimitprasert, S. Phrukudom, and N. Ruangrungsi. 2004. Hepatotoxic effect of (+) usnic acid from *Usnea siamensis* Wainio in rats, isolated rat hepatocytes and isolated rat liver mitochondria. *J. Ethnopharmacol.* 90(2-3):381-387.

Ribeiro-Costa, R.M., A.J. Alves, N.P. Santos, et al. 2004. In vitro and in vivo properties of usnic acid encapsulated into PLGA-microspheres. *J. Microencaps.* 21(4):371-384.

Sanchez, W., J.T. Maple, L.J. Burgart, and P.S. Kamath. 2006. Severe hepatotoxicity associated with use of a dietary supplement containing usnic acid. *Mayo Clin. Proc.* 81:541-544.

Shibamoto, T., and C.I. Wei. 1984. Mutagenicity of lichen constituents. *Environ. Mutagen.* 6:757-762.

Vaccinium myrtillus L.　ツツジ科

一般名：ビルベリー
英　名：bilberry
和　名：ヒメウスノキ
別　名：European blueberry，huckleberry，whortleberry
使用部位：果実

安全性クラス：1
相互作用クラス：A
禁忌　知見なし
他の注意事項　知見なし
薬やサプリメントとの相互作用　知見なし
注釈　ビルベリー果実は伝統的に食品として摂取されている（Upton 2001）。
有害事象と副作用　ビルベリーまたはビルベリーのアントシアノサイドの臨床試験のシステマティックレビューでは，いずれの試験においても有意な有害事象は報告されなかった（Canter and Ernst 2004）。

ビルベリーと症状との間に因果関係は確立されなかったが，ビルベリー果実の抽出物を摂取する人を対象とした調査では，消化管，皮膚，または神経系に関係する有害事象が報告された（Eandi 1987）。

薬理学的考察　手術前のビルベリー果実の抽出物の使用に関する研究では，手術中の出血が減少した（Gentile 1987）。1つの*ex vivo*でのヒトに対する研究，1つの動物研究，2つの*in vitro* 研究は，ビルベリー果実は血液凝固を減少する可能性があることを示した（Gomez-Serranillos et al. 1983; Morazzoni and Magistretti 1990; Pulliero et al. 1989; Zaragoza et al. 1985）。
妊婦と授乳婦　妊娠中に使用されたビルベリー果実のいくつかのヒトに対する研究では，母親または胎児への有害作用を示していない（Eandi 1987; Grismondi 1980; Pourrat et al. 1967; Zaragoza et al. 1985）。食品としての伝統的な摂取はビルベリーでの有害作用はないことを示唆している（Upton 2001）が，授乳中のビルベリー果実や葉の安全性は不明である。

レビュー詳細

I. 薬やサプリメントとの相互作用

薬やサプリメントとの相互作用の臨床試験
　確認されなかった。
被疑薬やサプリメントとの相互作用の症例報告
　確認されなかった。
薬やサプリメントとの相互作用の動物試験
　確認されなかった。

II. 有害事象

臨床試験で報告された有害事象　ビルベリー果実のアントシアノサイドに関するプラセボ対照研究のシステマティックレビューは，ビルベリー抽出物のいずれの臨床試験においても有害作用は報告されなかったことを示した（Canter and Ernst 2004）。ビルベリー果実抽出物を摂取した人の購入後の調査では，2295人の調査回答者のうち94人が，主に消化管，皮膚，または神経系に関連する副作用を指摘した。調査の性質上，ビルベリーと症状の因果関係は確立できなかった（Eandi 1987）。
有害事象の症例報告　確認されなかった。

III. 薬理学および薬物動態学

ヒトの薬理学的研究　健常な被験者へのビルベリー果実抽出物（毎日173mg）の経口投与後，ビルベリー投与の30日後に*ex vivo*でテストされた血液サンプルで，血小板凝集が阻害され，摂取の60日後においても阻害効果は持続した（Pulliero et al. 1989）。対照的に，耳，鼻，喉の手術を受ける患者において，ビルベリー果実標準化エキス（1日当たり160～320mg）での術前処置は，有意に術中および術後出血，出血性合併症の発生率，重症度を減少させた（Gentile 1987）。ある古い研究では，ビルベリーアントシアニンは，抗凝固療法による出血性網膜症を減少させる傾向があったことを報告した（Scharrer and Ober 1981）。
動物の薬理学的研究　ラットに対し高濃度のアントシアノサイドを含むビルベリー果実の抽出物2.5～400 mg/kgの経口投与は，5 mg/kg以上の用量で出血時間を有意に増加させた（Morazzoni and Magistretti 1990）。
***In vitro*の薬理学的研究**　ビルベリー果実のアントシアノサイドの2つの*in vitro* 研究は，ビルベリーによる血小板凝固の阻害はアスピリンよりも大きかったことを示した（Gomez-Serranillos et al. 1983; Zaragoza et al. 1985）。

IV. 妊婦と授乳婦

妊娠6か月から，ビルベリー果実標準化エキス（1日当たり320mgアントシアニン）を60～90日間摂取した妊婦の研究において，治療関連の有害事象は報告されなかった（Grismondi 1980）。標準化エキス（1日当たり160～320mg）

を90日間摂取した妊婦でも報告されなかった（Teglio et al. 1987）。

ビルベリー果実標準化エキスは，ラットにおける生殖能力に有害作用がなかったことを実証した（Eandi 1987）。アントシアニンまたは標準化エキスの投与は，1世代のラット，3世代のラットおよびウサギにおいて催奇形作用を生じなかった（Eandi 1987; Pourrat et al. 1967）。

授乳中のビルベリー果実の安全性に関する情報は確認されなかった。ビルベリー果実の食品としての伝統的な摂取に基づいて，有害作用は予想されない（Upton 2001）。

V. 毒性研究

急性毒性

ラットに対する標準化エキスのLD_{50}は，腹腔内投与で2.4g/kg，静脈内投与では0.24g/kgである。ラットに対する標準化エキスの致死用量は，経口投与において20g/kgまでの用量で決定できなかった（Pourrat et al. 1967）。マウスに対する標準化エキスのLD_{50}は，腹腔内投与で4.1g/kg，静脈内投与では0.84g/kgである。マウスに対する標準化エキスの致死用量は，経口投与において25g/kgまでの用量で決定できなかった（Pourrat et al. 1967）。他の急性毒性試験では，マウスおよびラットで2 g/kg以上，イヌで3g/kgの用量で，経口投与したビルベリー果実エキスにおける毒性の兆候は認められなかった。尿と便の黒ずみが動物で認められた（Eandi 1987）。

短期毒性

1日当たり最大43mg/kgまでの用量でビルベリー果実の抽出物を2週間投与したモルモットで，毒性作用は認められず，同用量を6週間与えたラットでも認められなかった（Pourrat et al. 1967）。

同様に，尿，皮膚，目，および時々肝臓，腎臓，卵巣の暗青い色素沈着がラットおよびイヌで認められたが，毎日最大36mg/kgまでの用量のビルベリー抽出物を4週間静脈内投与したラット，または毎日12mg/kgのビルベリー抽出物を13週間静脈内投与したイヌで，毒性作用は認められなかった（Eandi 1987）。

慢性毒性

尿，血液学的，肉眼的および顕微鏡パラメータにおける変化は，標準化エキスを1日当たり125～500mg/kgの用量で6か月間経口投与したラット，および1日当たり80～320mg/kgを6日間投与したイヌで認められなかった（Eandi 1987）。

参考文献

Canter, P.H., and E. Ernst. 2004. Anthocyanosides of *Vaccinium myrtillus* (bilberry) for night vision—A systematic review of placebo-controlled trials. *Surv. Ophthalmol.* 49(1):38-50.

Eandi, M. 1987. Relazione del'esperto sulla Documentazione Farmacologica e Tossicologica Relative alla Specialità Tegens. Inverni della Beffa SpA. *Cited in* Morazzoni, P., and E. Bombardelli. 1996. *Vaccinium myrtillus* L. *Fitoterapia* 67(1):3-29.

Gentile, A. 1987. Relazione clinica nel' impiego preventivo a scopo antiemorragico degli antociandioli del mirtillo (Tegens Inverni della Beffa) in chirurgia otorinolaringoiatrica. Milan, Italy: Indena. Unpublished study. *Cited in* Morazzoni, P., and E. Bombardelli. 1996. *Vaccinium myrtillus* L. *Fitoterapia* 67(1):3-29.

Gomez-Serranillos, F., F. Zaragoza, and P. Alvarez. 1983. Efectos sobre la agregacion plaquetaria 'in vitro' de los antocianosidos del *Vaccinium myrtillus* L. *An. R. Acad. Farm.* 49:79.

Grismondi, G. 1980. Contributo al trattamento delle flebopatie da stasi in gravidanza. *Min. Gin.* 32(1):1-10.

Morazzoni, P., and M.J. Magistretti. 1990. Activity of bilberry, an anthocyanoside complex from *Vaccinium myrtillus* (VMA), on platelet aggregation and adhesiveness. *Fitoterapia* 61(1):13-21.

Pourrat, H., P. Bastide, P. Dorier, A. Pourrat, and A. Tronche. 1967. Préparation et activité thérapeutique de quelques glycosides d'anthocyanes. *Chim. Ther.* 2:33-38.

Pulliero, G., S. Montin, V. Bettini, et al. 1989. Ex vivo study of the inhibitory effects of *Vaccinium myrtillus* anthocyanosides on human platelet aggregation. *Fitoterapia* 60:69-74.

Scharrer, A., and M. Ober. 1981. Anthocyanosides in the treatment of retinopathies. *Klin. Monatsbl. Augenheilkd.* 178:386-389.

Teglio, L., C. Mazzanti, R. Tronconi, and E. Guerresi. 1987. *Vaccinium myrtillus* anthocyanosides (Tegens) in the treatment of venous insufficiency of lower limbs and acute piles in pregnancy [in Italian]. *Q. Clin. Ostet. Ginecol.* 42:221. *Cited in* Morazzoni, P., and E. Bombardelli. 1996. *Vaccinium myrtillus* L. *Fitoterapia* 67(1):3-29.

Upton, R. 2001. *Bilberry fruit: Vaccinium myrtillus L.: Standards of analysis, quality control, and therapeutics. American Herbal Pharmacopoeia and therapeutic compendium.* Santa Cruz, CA: American Herbal Pharmacopoeia.

Zaragoza, F., I. Iglesias, and J. Benedi. 1985. Comparative study of the anti-aggregation effects of anthocyanosides and other agents. *Arch. Farmacol. Toxicol.* 11(3):183-188.

Vaccinium spp. ツツジ科

Vaccinium angustifolium Aiton

一般名：ブルーベリー，ローブッシュ

英　名：blueberry

別　名：low-bush blueberry

Vaccinium corymbosum L.

一般名：ブルーベリー，ハイブッシュ

英　名：blueberry

別　名：giant whortleberry，high-bush blueberry

Vaccinium pallidum Aiton
一般名：ブルーベリー
英　名：blueberry
使用部位：果実

安全性クラス：1
相互作用クラス：A
禁忌　知見なし
他の注意事項　知見なし
薬やサプリメントとの相互作用　知見なし
注釈　ブルーベリー果実は，伝統的に食品として摂取されている（McGee 2004; Rombauer et al. 1997）。
有害事象　ブルーベリー果実の最近の臨床試験では有害事象は報告されなかった（Hiraishi et al. 1995; Kay and Holub 2002; Pedersen et al. 2000）。
薬理学的考察　知見なし
妊婦と授乳婦　食品としての伝統的な摂取が有害作用は予想されないことを示唆しているが，妊娠中または授乳中のブルーベリー果実の安全性は不明である。

レビュー詳細

I. 薬やサプリメントとの相互作用
薬やサプリメントとの相互作用の臨床試験
確認されなかった。
被疑薬やサプリメントとの相互作用の症例報告
確認されなかった。
薬やサプリメントとの相互作用の動物試験
確認されなかった。

II. 有害事象
臨床試験で報告された有害事象　ブルーベリー果実の最近の臨床試験では有害事象は報告されなかった（Hiraishi et al. 1995; Kay and Holub 2002; Pedersen et al. 2000）。
有害事象の症例報告　確認されなかった。

III. 薬理学および薬物動態学
ヒトの薬理学的研究　確認されなかった。
動物の薬理学的研究　確認されなかった。
***In vitro*の薬理学的研究**　確認されなかった。

IV. 妊婦と授乳婦
食品としてのブルーベリーの伝統的な摂取が有害作用は予想されないことを示唆しているが，妊娠中または授乳中のブルーベリー果実の使用に関する情報は確認されなかった。

V. 毒性研究
ブルーベリー果実および葉の毒性研究は確認されなかった。

参考文献

Hiraishi, K., I. Narabayashi, O. Fujita, et al. 1995. Blueberry juice: Preliminary evaluation as an oral contrast agent in gastrointestinal MR imaging. *Radiology* 194(1):119-123.

Kay, C.D., and B.J. Holub. 2002. The effect of wild blueberry (*Vaccinium angustifolium*) consumption on postprandial serum antioxidant status in human subjects. *Br. J. Nutr.* 88(4):389-398.

McGee, H. 2004. *On food and cooking: The science and lore of the kitchen*. New York: Simon and Schuster.

Pedersen, C.B., J. Kyle, A.M. Jenkinson, et al. 2000. Effects of blueberry and cranberry juice consumption on the plasma antioxidant capacity of healthy female volunteers. *Eur. J. Clin. Nutr.* 54(5):405-408.

Rombauer, I.S., M.R. Becker, E. Becker, and M. Guarnaschelli. 1997. *Joy of cooking*. New York: Simon and Schuster.

Vaccinium spp.　ツツジ科

Vaccinium angustifolium Aiton
一般名：ブルーベリー，ローブッシュ
英　名：blueberry
別　名：low-bush blueberry
Vaccinium myrtillus L.
一般名：ビルベリー
英　名：bilberry
別　名：European blueberry，huckleberry，whortleberry
Vaccinium pallidum Aiton
一般名：ブルーベリー
英　名：blueberry
使用部位：葉

安全性クラス：2d
相互作用クラス：A
禁忌　長期間の使用禁止（Wichtl 2004）。
他の注意事項　知見なし

薬やサプリメントとの相互作用　知見なし
有害事象と副作用　知見なし
薬理学的考察　知見なし
妊婦と授乳婦　科学的または伝統的文献において，妊娠中および授乳中におけるビルベリーとブルーベリー葉の安全性は不明である。本書では，妊娠中や授乳期間での使用に関する問題は確認されなかったが，最終的な安全性は確立されていない。

レビュー詳細

I. 薬やサプリメントとの相互作用
薬やサプリメントとの相互作用の臨床試験
確認されなかった。
被疑薬やサプリメントとの相互作用の症例報告
確認されなかった。
薬やサプリメントとの相互作用の動物試験
確認されなかった。

II. 有害事象
有害事象の症例報告　確認されなかった。

III. 薬理学および薬物動態学
ヒトの薬理学的研究　確認されなかった。
動物の薬理学的研究　確認されなかった。
*In vitro*の薬理学的研究　確認されなかった。

IV. 妊婦と授乳婦
妊娠中および授乳中におけるビルベリーとブルーベリー葉の安全性に関する情報は確認されなかった。

V. 毒性研究
慢性毒性
動物研究では，慢性的なビルベリー葉の高用量（1.5 g/kgまで）は，筋萎縮症，体重減少，貧血，皮膚の黄変のような慢性中毒の症状および，急性の興奮状態に関連がある（Wichtl 2004）。

参考文献

Wichtl, M. 2004. *Herbal drugs and phytopharmaceuticals: A handbook for practice on a scientific basis*. 3rd ed. Boca Raton, FL: CRC Press.

Vaccinium spp.　ツツジ科

Vaccinium macrocarpon Aiton
一般名：クランベリー
英　名：cranberry
和　名：オオミノツルコケモモ
別　名：American cranberry，large cranberry

Vaccinium oxycoccos L.
一般名：ヨーロピアンクランベリー
英　名：cranberry
和　名：ツルコケモモ
別　名：small cranberry
使用部位：果実

安全性クラス：1
相互作用クラス：A
禁忌　知見なし
他の注意事項　知見なし
薬やサプリメントとの相互作用　知見なし
注釈　飲料としてのクランベリージュースの広範な消費（USDA 2007）と比較して，これまでに報告された比較的少数の有害事象は，相対的にリスクが低いことを示している。
有害事象と副作用　高カリウム値，代謝性アシドーシスおよび腎臓結石の症例が，クランベリージュースを摂取する人で報告されている（Garcia-Calatayud et al. 2002; Terris et al. 2001; Thomson and Perry 2001）。そのような事象とクランベリージュースとの関連性は証明されていない。
薬理学的考察　いくつかの症例報告ではクランベリージュースとワルファリンにおける潜在的な相互作用の問題を示しているが（CSM 2003; Grant 2004; Rindone and Murphy 2006; Suvarna et al. 2003），ヒトの臨床試験では，1日当たり最大480ml（～2カップ）までの用量で相互作用を示していない（Ansell et al. 2009; Li et al. 2006; Lilja et al. 2007; Mellen et al. 2010）。臨床試験および公表された（あるいは未公表の）症例報告のレビューは，クランベリージュースとワルファリンとの相互作用を支持する限定的な根拠を示した（Zikria et al. 2010）。クランベリージュースの濃縮物を使用した研究では，ワルファリンとの相互作用の可能性を示している（Abdul et al. 2008）。
　ヒトに対する研究は，シュウ酸カルシウム形成とクランベリー抽出物摂取の関連性について矛盾するデータを提供している（Brinkley et al. 1981; Gettman et al. 2005; Kahn et al. 1967; Leahy et al. 2001; Light et al. 1973; Massey et al. 1993; Terris et al. 2001）。

妊婦と授乳婦　食品や飲料としての伝統的な摂取から生じる有害作用は予想されないことを示唆しているが，妊娠中または授乳中のクランベリーの安全性は不明である。

レビュー詳細

I. 薬やサプリメントとの相互作用

薬やサプリメントとの相互作用の臨床試験

ワルファリンによる治療が安定した患者における2つの研究では，1日当たり250または480mlのクランベリージュースを7または14日間投与後，プロトロンビン時間およびINR値（血液凝固試験の結果を報告するために使用される国際標準化された値。INR値の上昇は血液凝固時間の延長を示す）における有意な変化を示さなかった（Li et al. 2006; Mellen et al. 2010）。ワルファリンによる治療が安定した別の患者の研究では，1日当たり240mlのクランベリージュースを2週間摂取した場合，30人の患者のうち8人でINR値の軽度な上昇をもたらした。平均INR値レベルは，治療の12日目にのみ上昇した。クランベリージュースは，ワルファリンの血漿濃度に影響を与えなかった（Ansell et al. 2009）。

健常な被験者におけるクランベリージュース（1日当たり200ml）およびワルファリンの研究では，ワルファリン代謝に対するクランベリージュースの臨床的な影響は，治療後10日目で認められなかった（Lilja et al. 2007）。

ワルファリン25mgの単回用量の前後に，1日当たり1000mgのクランベリージュースの濃縮物（クランベリー57gに相当）を経口投与した健常な被験者において，INR値の上昇が認められた。ワルファリンの血漿濃度は変化しなかった（Abdul et al. 2008）。

クランベリージュース（240ml）およびシクロスポリンの研究では，クランベリージュースの単回投与はシクロスポリン代謝に影響を与えなかったが，柑橘類ジュース（pomelo）の単回投与は有意に影響を与えたことを示した（Grenier et al. 2006）。

7週間のクランベリージュース（1日当たり100〜150ml）の摂取は，糖およびヘモグロビンのための尿検査の弊害となることが報告された（Kilbourn 1987）。

被疑薬やサプリメントとの相互作用の症例報告

クランベリージュースとワルファリンの相互作用の可能性があるいくつかの詳細な症例が文献で報告されている。すべての症例において，患者はINR値の上昇がみられた。2つの症例では，患者は病弱であり，およそ2週間のクランベリージュースの摂取を除いてはほとんど何も摂取しなかった（Griffiths et al. 2008; Suvarna et al. 2003）。他の症例では，患者はクランベリージュースを1日当たりおよそ700または2000ml摂取しており，INR値はクランベリー摂取の中止後に正常に戻った（Grant 2004; Rindone and Murphy 2006）。INR値上昇のある症例は，感謝祭の間，1日当たり113gのクランベリーソースで七面鳥のサンドイッチを摂取していた（Mergenhagen and Sherman 2008）。

1999年から2003年の間，1つの死亡例を含む，クランベリーとワルファリンの相互作用の可能性によるINR値の上昇の5つの症例が，医薬品の安全性に関する英国委員会に報告された。症例の詳細は報告されなかった（CSM 2003）。

ワルファリンと食品の相互作用のシステマティックレビューでは，クランベリーの相互作用の可能性は，“かなり確実，確実，可能性あり，かなりありそうにない”のランキングを含んだスケールの“可能性あり”として位置づけられた（Holbrook et al. 2005）。クランベリーとワルファリンの潜在的な相互作用に関する症例報告および臨床研究のレビューは，入手可能な情報は臨床的に関連する相互作用を支持しないと結論付けたが，ワルファリンを服用している患者は潜在的な相互作用について注意すべきである（Pham and Pham 2007）。クランベリーとワルファリンの3つ目のレビューでは，大量のクランベリージュースはワルファリン服用中の患者に有害な影響を与える可能性があると示唆したが，少量のジュースは相互作用を引き起こすことは予測されない（Aston et al. 2006）。

薬やサプリメントとの相互作用の動物試験

確認されなかった。

II. 有害事象

臨床試験で報告された有害事象　有意な有害事象はレビューされた試験で報告されなかったが，クランベリージュースの臨床試験のレビューでは，多くの試験で離脱率が高かった（Jepson et al. 2007）。

有害事象の症例報告　高カリウム血症の1つの症例は，1日当たり2リットルのクランベリージュースを数日間摂取していた男性で報告された。男性は，他の薬剤摂取，外傷および排尿障害の既往があった（Thomson and Perry 2001）。

中毒の1つの症例は，クランベリージュース180mlを与えられた4か月の乳児で報告された。中毒の症状は，下痢，高血糖，代謝性アシドーシスを含んだ（Garcia-Calatayud et al. 2002）。

腎臓結石の1つの症例は，クランベリー濃縮錠を6か月間摂取していた男性で報告された。男性は6年前に2度の腎臓結石を排出していた（Terris et al. 2001）。

III. 薬理学および薬物動態学

ヒトの薬理学的研究　健常な被験者での臨床試験では，クランベリージュース（1日当たり200mlまたは240mlの2回投与を10日間）の影響は，薬物代謝シトクロムP450のCYP2C9，CYP1A2，CYP3A4で認められなかった（Greenblatt et al. 2006; Lilja et al. 2007）。

7日間摂取したクランベリー濃縮錠剤は，尿路結石形成阻害作用のあるマグネシウムおよびカリウムに伴い，尿シュウ酸塩値および尿中カルシウム，リン，ナトリウムを有意に増加させることが1つの試験で示された（Terris et al. 2001）。これらの研究は，錠剤のシュウ酸含有量を測定する方法に欠陥があり，尿シュウ酸濃度上昇の原因となるカルシウムおよびビタミンCの食事摂取を評価していない等の方法論的な欠陥があるとして批判されている（Leahy et al. 2001）。

クランベリージュース500mlの単回用量は尿シュウ酸分泌に影響を与えなかったが，平均尿カルシウム値を有意に増加させた（Brinkley et al. 1981）。クランベリージュース2パイントの摂取後，尿中カルシウム排泄量の有意な増加が認められた（Kahn et al. 1967）。1日当たり2パイントのクランベリージュースを1か月間摂取したところ，尿中カルシウムイオンを50%まで減少させた（Light et al. 1973）。食事摂取とシュウ酸の尿中排泄に関する研究では，クランベリージュースはシュウ酸排泄には影響を与えなかったことを示した（Massey et al. 1993）。

尿路結石形成のリスクを持つ健常な被験者，およびシュウ酸カルシウム形成の既往のある被験者におけるクランベリージュース（1日1リットルを7日間）の研究では，尿中カルシウムおよびシュウ酸値の有意な増加および尿のpHの低下が認められた。これらの結果は，クランベリージュースはシュウ酸カルシウムおよび尿酸結石のリスクを高める可能性があるが，ブルシャイト結石形成のリスクは減少させる可能性があることを示唆する（Gettman et al. 2005）。

ストルバイト結石の既往のある患者では，1日当たり2パイントのクランベリージュースを9年間摂取した患者の60%で再発せず，32%で結石サイズの増加はなく，6%で新しい結石形成および結石サイズの増加をもたらさなかった。その研究は対照群を含まなかった（Zinsser et al. 1968）。

動物の薬理学的研究　確認されなかった。

***In vitro*の薬理学的研究**　ヒトの肝臓およびラットの小腸ミクロソームにおけるクランベリージュースの*in vitro*研究では，クランベリージュースがヒトおよびラットの薬物代謝シトクロムP450のCYP3Aの活性を有意に阻害することを実証した（Uesawa and Mohri 2006）。

IV. 妊婦と授乳婦

妊娠中または授乳中のクランベリーの安全性に関する情報は確認されなかった。食品としてのクランベリーの伝統的で安全な摂取に基づいて，有害作用は予想されない（Mills and Bone 2005; Upton 2002）。

V. 毒性研究

確認されなかった。

参考文献

Abdul, M.I.M., X. Jiang, K.M. Williams, et al. 2008. Pharmacodynamic interaction of warfarin with cranberry but not with garlic in healthy subjects. *Br. J. Pharmacol.* 154(8):1691.

Ansell, J., M. McDonough, Y. Zhao, J.S. Harmatz, and D.J. Greenblatt. 2009. The absence of an interaction between warfarin and cranberry juice: A randomized, double-blind trial. *J. Clin. Pharmacol.* 49(7):824.

Aston, J.L., A.E. Lodolce, and N.L. Shapiro. 2006. Interaction between warfarin and cranberry juice. *Pharmacotherapy* 26(9):1314-1319.

Brinkley, L., J. McGuire, J. Gregory, and C.Y. Pak. 1981. Bioavailability of oxalate in foods. *Urology* 17(6):534-538.

CSM. 2003. Possible interaction between warfarin and cranberry juice. Committee on the Safety of Medicines. *Curr. Prob. Pharmacovigilance* 29:8.

Garcia-Calatayud, S., J.J. Larreina Cordoba, and M.J. Lozano De La Torre. 2002. Severe cranberry juice poisoning. *An. Esp. Pediatr.* 56(1):72-73.

Gettman, M.T., K. Ogan, L.J. Brinkley, et al. 2005. Effect of cranberry juice consumption on urinary stone risk factors. *J. Urol.* 174(2):590-594; quiz 801.

Grant, P. 2004. Warfarin and cranberry juice: An interaction? *J. Heart Valve Dis.* 13(1):25-26.

Greenblatt, D.J., L.L. von Moltke, E.S. Perloff, et al. 2006. Interaction of flurbiprofen with cranberry juice, grape juice, tea, and fluconazole: In vitro and clinical studies. *Clin. Pharmacol. Ther.* 79(1):125-133.

Grenier, J., C. Fradette, G. Morelli, et al. 2006. Pomelo juice, but not cranberry juice, affects the pharmacokinetics of cyclosporine in humans. *Clin. Pharmacol. Ther.* 79(3):255-262.

Griffiths, A.P., A. Beddall, and S. Pegler. 2008. Fatal haemopericardium and gastrointestinal haemorrhage due to possible interaction of cranberry juice with warfarin. *J. Roy. Soc. Prom. Health* 128(6):324-326.

Holbrook, A.M., J.A. Pereira, R. Labiris, et al. 2005. Systematic overview of warfarin and its drug and food interactions. *Arch. Intern. Med.* 165(10):1095-1106.

Jepson, R.G., L. Mihaljevic, and J. Craig. 2007. Cranberries for preventing urinary tract infections. *Cochrane Database Syst. Rev.* 2:CD001321.

Kahn, H., V. Panariello, J. Saeli, J. Sampson, and E. Schwartz. 1967. Implications for therapy of urinary tract infection and calculi: Effect of cranberry juice on urine. *J. Am. Diet. Assoc.* 51:251-254.

Kilbourn, J.P. 1987. Interference with dipstick tests for glucose and hemoglobin in urine by ascorbic acid in cranberry juice. *Clin. Chem.* 33(7):1297.

Leahy, M., R. Roderick, and K. Brilliant. 2001. The cranberry—Promising health benefits, old and new. *Nutr. Today* 36(5):254-265.
Li, Z., N.P. Seeram, C.L. Carpenter, et al. 2006. Cranberry does not affect prothrombin time in male subjects on warfarin. *J. Am. Diet. Assoc.* 106(12):2057-2061.
Light, I., E. Gursel, and H. Zinnser. 1973. Urinary ionized calcium in urolithiasis. *Urology* 1(1):67-70.
Lilja, J.J., J.T. Backman, and P.J. Neuvonen. 2007. Effects of daily ingestion of cranberry juice on the pharmacokinetics of warfarin, tizanidine, and midazolam—Probes of CYP2C9, CYP1A2, and CYP3A4. *Clin. Pharmacol. Ther.* 81(6):833-839.
Massey, L.K., H. Roman-Smith, and R.A. Sutton. 1993. Effect of dietary oxalate and calcium on urinary oxalate and risk of formation of calcium oxalate kidney stones. *J. Am. Diet. Assoc.* 93(8):901-906.
Mellen, C.K., M. Ford, and J.P. Rindone. 2010. Effect of high dose cranberry juice on the pharmacodynamics of warfarin in patients. *Br. J. Clin. Pharmacol.* 70(1):139-142.
Mergenhagen, K.A., and O. Sherman. 2008. Elevated international normalized ratio after concurrent ingestion of cranberry sauce and warfarin. *Am. J. Health Syst. Pharm.* 65(22):2113-2116.
Mills, S., and K. Bone. 2005. *The essential guide to herbal safety*. St. Louis: Elsevier.
Pham, D.Q., and A.Q. Pham. 2007. Interaction potential between cranberry juice and warfarin. *Am. J. Health Syst. Pharm.* 64(5):490-494.
Rindone, J.P., and T.W. Murphy. 2006. Warfarin-cranberry juice interaction resulting in profound hypoprothrombinemia and bleeding. *Am. J. Ther.* 13(3):283-284.
Suvarna, R., M. Pirmohamed, and L. Henderson. 2003. Possible interaction between warfarin and cranberry juice. *Br. Med. J.* 327(7429):1454.
Terris, M.K., M.M. Issa, and J.R. Tacker. 2001. Dietary supplementation with cranberry concentrate tablets may increase the risk of nephrolithiasis. *Urology* 57(1):26-29.
Thomson, F., and L. Perry. 2001. Hyperkalaemia associated with cranberry juice. *Pharm. Prac.* 11(7):215-216.
Uesawa, Y., and K. Mohri. 2006. Effects of cranberry juice on nifedipine pharmacokinetics in rats. *J. Pharm. Pharmacol.* 58(8):1067-1072.
Upton, R. 2002. *Cranberry fruit: Vaccinium macrocarpon Aiton: Standards of analysis, quality control, and therapeutics. American Herbal Pharmacopoeia and therapeutic compendium.* Santa Cruz, CA: American Herbal Pharmacopoeia.
USDA. 2007. Fruit juices: Per capita consumption. In *Food availability (per capita) data system*. Washington, DC: U.S. Dept. of Agriculture, Economic Research Service.
Zikria, J., R. Goldman, and J. Ansell. 2010. Cranberry juice and warfarin: When bad publicity trumps science. *Am. J. Med.* 123(5):384-392.
Zinsser, H.H., H. Seneca, I. Light, et al. 1968. Management of infected stones with acidifying agents. *N.Y. State J. Med.* 68(23):3001-3010.

Valeriana spp.

スイカズラ科（オミナエシ科）

Valeriana edulis Nutt. ex Torr. & A. Gray ssp. ***procera*** (Kunth) F.G. Mey.
一般名：メキシコバレリアン
英　名：Mexican valerian
異　名：*Valeriana procera* Kunth

Valeriana jatamansi Jones
一般名：インディアンバレリアン
英　名：Indian valerian
異　名：*Nardostachys jatamansi* (Jones) DC., *Valeriana wallichii* DC.
アーユルヴェーダ名：*sugandhabala*, *tagara*

Valeriana officinalis L.
一般名：バレリアン
英　名：valerian
和　名：セイヨウカノコソウ
異　名：*Valeriana exaltata* J.C. Mikan
アーユルヴェーダ名：*sugandhbala*, *tagara*
別　名：garden heliotrope, garden valerian

Valeriana sitchensis Bong.
一般名：パシフィックバレリアン
英　名：Pacific valerian
異　名：*Valeriana scouleri* Rydb.
別　名：mountain heliotrope, Sitka valerian

生薬名：局（*V. fauriei*の根および根茎）カノコソウ（吉草根）
使用部位：根茎，根

安全性クラス：1
相互作用クラス：B
禁忌　知見なし
他の注意事項　知見なし
薬やサプリメントとの相互作用　バレリアンは，いくらか鎮静作用を増強させることが推測されているため，バルビツレート，ベンゾジアゼピン，および他の鎮静剤の使用者には注意が必要である（Brinker 2001）。

注釈　バリポトリエイトと呼ばれる化合物の毒性の報告が公表されているが，バリポトリエイトは吸収されにくく，毒性の低い代謝物に急速に分解されるため，そのような報告は臨床的に関連があると考えられていない（Bradley 1992; Leung and Foster 1996）。
有害事象と副作用　バレリアンの臨床試験のシステマティックレビューは，バレリアン群の有害事象について，ある研究では下痢として，他の研究では頭痛や胃腸障害として

V

報告されたことを示した。残りの研究では，有害事象はプラセボ群と同様であるかまたは認められなかったかのいずれかであった（Bent et al. 2006）。

肝臓関連の有害作用の症例は，米国（Cohen and del Toro 2008）およびギリシャ（Vassiliadis et al. 2009）においてバレリアン標準化エキスを含んだ製品を摂取した2人の女性および，お茶としてバレリアンを使用したフランスでのもう1つの症例（Mennecier et al. 1999）が報告されている。バレリアン成分の性質はこれらの3つの報告のいずれでも実証されなかった。製品摂取の中止後にそれぞれの症例は回復した。米国の事象の著者は，“バレリアンがこの症例での肝臓の異常の原因だったと確認するための特別な診断検査はなかった”とすることを認めているが，“これは，バレリアン関連の肝毒性の症例を表している”としている（Cohen and del Toro 2008）。ギリシャの報告書では，“本件は急性肝炎として現れたバレリアンへの特異な反応を表している”と結論付けた（Vassiliadis et al. 2009）。

薬理学的考察　著者らは運転や重機を操る際のバレリアン使用の注意を示しているが（Bradley 1992），臨床試験では，1800mgまでの用量で認知または精神運動能力の機能障害を示していない（Albrecht et al. 1995; Gutierrez et al. 2004; Hallam et al. 2003; Mills and Bone 2005）。

バレリアンは一般的に鎮静および抗不安作用を有することが認識されているが，メディカルハーバリストは，少数の割合（～2～3%）において，興奮および心拍数の増加を含む刺激作用の可能性があることを報告している（Kuhn and Winston 2007）。ヒトに対する研究では，CYP450におけるバレリアンの作用の欠如を示している（Donovan et al. 2004; Gurley et al. 2005）。

妊婦と授乳婦　動物研究およびヒトの症例報告では，妊娠中のバレリアンの比較的高用量（2.8g/kg）の使用における有害作用はないことを示している（Czeizel et al. 1997; Tufik et al. 1994; Yao et al. 2003, 2007）。

科学的または伝統的文献において，授乳期間中のバレリアンの安全性は不明である。本書では，授乳期間での使用に関する問題は確認されなかったが，最終的な安全性は確立されていない。

レビュー詳細

I. 薬やサプリメントとの相互作用

薬やサプリメントとの相互作用の臨床試験

確認されなかった。

被疑薬やサプリメントとの相互作用の症例報告

確認されなかった。

薬やサプリメントとの相互作用の動物試験

マウスへのチオペンタールおよびバレリアンアルカリ性の水抽出物2mg/kgの同時投与は，チオペンタール誘導性睡眠時間を1.6倍に増加させた。200mg/kgの投与は，7.6倍に増加させた（Leuschner et al. 1993）。

ハロペリドール（1日当たり1mg/kgに相当）の筋肉内注射とともに，1%バレリアンチンキ（1日200～250mg推定用量）を含む飲料水を12週間摂取したラットでは，肝組織において，脂質過酸化反応レベルおよびジクロロフルオレセイン反応種産生の増加が認められた。肝臓と腎臓では，δ-アミノレブリン酸脱水素酵素活性が阻害された。対照群と比較して，血清アラニンアミノトランスフェラーゼ（ALT）は上昇したが，アスパラギン酸アミノトランスフェラーゼ（AST）は変化しなかった（Dalla Corte et al. 2008）。

イソフルラン単独（5%），あるいはイソフルランにバレリアン（30mg/kg）あるいはミダゾラム（2mg/kg）を加えたもの，またはバレリアン（30mg/kg）とミダゾラム（2mg/kg）の両方を加えたものを投与したラットでは，イソフルランとバレリアン群では麻酔からの覚醒までの時間に有意な差はなかったが，イソフルラン，バレリアン，ミダゾラムの混合を投与された群において，より大きな遅延が認められたとともに，イソフルランとミダゾラム群では，覚醒の遅延が認められた（Chaplin et al. 2007）。

II. 有害事象

臨床試験で報告された有害事象　バレリアンの16の臨床試験のシステマティックレビューでは，ある研究では，対照群と比較して，バレリアン群における下痢の有意な増加があることが認められた。他の研究では，有害事象はプラセボと同様か，あるいは認められないかのいずれかであった（Bent et al. 2006）。バレリアンのある臨床試験で報告された有害事象は，頭痛と胃腸障害を含んだ（Seifert 1988）。

有害事象の症例報告　肝毒性の症例は，1日当たり300mgのバレリアンを3か月間摂取していた27歳の女性で報告された。バレリアンが中止された後，4週間以内に肝臓酵素レベルは正常に戻った（Cohen and del Toro 2008）。それぞれ125mgのバレリアン抽出物を含む10錠の錠剤（単回か総投与量であったかは不明）と一緒に1週間に3回の頻度で5mlのバレリアン抽出物を3週間摂取していた50歳の女性で，肝酵素の上昇が認められた。肝臓酵素レベルは，バレリアン使用中止後2か月以内に正常に戻った（Vassiliadis et al. 2009）。急性肝炎の症例が，数週間バレリアン茶を飲んでいた女性で報告された（Mennecier et al. 1999）。2008年の報告書の著者らは，“バレリアンが肝臓の異常の原因だったと確認するための特別な診断検査はなかった”と認めたが，“これは，バレリアン関連の肝毒性の症例を表している”とする彼らの考えを表した（Cohen and del Toro 2008）。2009年の報告書では，“本件は急性肝炎として現れたバレリアンへの特異な反応を表している”と結論付けた（Vassiliadis et al. 2009）。

女性は自殺を試みて，20gのバレリアン粉末を摂取した。摂取から30分後，疲労，腹痛，胸の圧迫感，震え，頭のふらつきを経験した。彼女の血圧は低く，肝酵素は正常であった。女性は，活性炭で治療され，すべての症状が24時間以内に消失した（Willey et al. 1995）。胸痛および腹痛のある症例が，自家製バレリアンの水抽出物を自身で静脈内投与した女性で報告された（Wells 1995）。

5年間，バレリアン（1日当たり500〜2000mg）およびまた多くの薬剤やサプリメント（硝酸イソソルビド，ジゴキシン，フロセミド，ベナゼプリル，アスピリン，ロバスタチン，イブプロフェン，カリウム，亜鉛，ビタミン）を摂取していた心血管疾患の有意な病歴のある男性で，せん妄とともに心不全の症例が報告された。報告医師は，バレリアンはγ-アミノ酪酸神経伝達の強化を通して，ベンゾジアゼピン様作用を発揮すると考えられることを述べた。彼らは，これらの症状は，ベンゾジアゼピン離脱症状と類似しており，心不全はバレリアンの離脱によるものであったとする仮説を示唆した（Garges et al. 1998）。

セントジョーンズワートおよびロペラミドと一緒に，6か月間バレリアンを摂取していた女性で，せん妄が報告された（Khawaja et al. 1999）。

失神およびパラノイアは，2年間バレリアンを摂取しており，発症の前にワイン3.5リットル，ウォッカ1.25リットル以上，そして不特定量のイチョウを消費していた女性で報告された（Chen et al. 2002）。

III. 薬理学および薬物動態学

ヒトの薬理学的研究　1日当たり375mgのバレリアンを28日間経口投与された健常な被験者では，薬物代謝酵素CYP1A2，CYP2D6，CYP2E1，CYP3A4/5の活性における有意な変化は認められなかった。この研究で使用した検査薬は，ミダゾラム（CYP3A4/5），カフェイン（CYP1A2），クロルゾキサゾン（CYP2E1），デブリソキン（CYP2D6）であった（Gurley et al. 2005）。

14日間，毎晩1000mgのバレリアンを経口投与した健常な被験者では，CYP2D6活性の変化なしに，臨床的には有意でない薬物代謝酵素CYP3A4の軽度の阻害が認められた（Donovan et al. 2004）。

認知および精神運動能力におけるバレリアン（500〜1800mg）の研究では，反応時間および濃度を含む測定されたパラメータのいずれにおいても有意な影響は認められなかった（Albrecht et al. 1995; Gutierrez et al. 2004; Hallam et al. 2003）。

動物の薬理学的研究　最大1000mgまでバレリアンのアルコール抽出物を経口投与したラットとマウスでは，鎮静作用や筋弛緩作用なしに，抗不安および抗鬱作用が認められた（Hattesohl et al. 2008）。

***In vitro*の薬理学的研究**　培養されたヒト肝細胞では，バレリアンの抽出物は薬物代謝酵素CYP2C19の弱い誘導，CYP3A4およびCYP2D6の阻害，そしてCYP2E1には影響がないことが発見された（Hellum et al. 2007, 2009）。

肝毒性の試験では，ヒト肝細胞を2.0または20mg/mlのバレリアン（これ以上の説明は提供されなかった）でインキュベートした結果，より高い濃度でのみいくつかの細胞死を示した（Vo et al. 2003）。

IV. 妊婦と授乳婦

妊娠1〜8または8〜15日にバレリアンのエタノール抽出物を2790mg/kg（ヒト用量の65倍まで）経口投与した妊娠ラットでは，胎児の発達に有害作用はなく，母体毒性の兆候は認められなかった（Yao et al. 2007）。

妊娠の1〜8日にバレリアンの様々な濃度を与えた妊娠ラットの観察では，バレリアンの最大無毒性量は2.8g/kgであったことを示した。2.8g/kg以上の用量は胎盤重量の減少をもたらしたが，対照群と比較して出生体重は減少しなかった（Yao et al. 2003）。

妊娠前の30日間または，妊娠1〜19日を通して，1日当たり6〜24mg/kgのバリポトリエイトの混合物を与えた雌ラットでは，生殖能力への影響や胎児毒性の兆候は認められなかった。バレリアンの最高用量（12および24mg/kg）では，骨形成の遅延とともに胎児数の増加が認められた（Tufik et al. 1994）。

妊娠3〜10週に“意図的なバレリアンの過剰摂取（2〜5g）”として示された3つの症例では，バレリアンの有害作用は認められなかった（Czeizel et al. 1997）。信頼できる情報として，1日当たり1〜5gのバレリアンの標準用量を表示している（ESCOP 2003; Wichtl 2004）。

授乳期間中のバレリアンの安全性情報は確認されなかった。

V. 毒性研究

急性毒性

マウスに対するバレリアン抽出物（9.5：1エタノール抽出物）のLD_{50}は，腹腔内投与において3.3g/kgである（Rosecrans et al. 1961）。

ラットに対するバレリアン精油の経口LD_{50}は，15g/kgである（Skramlik 1959）。メキシコバレリアンの経口LD_{50}は3.8g/kgである（Deciga-Campos et al. 2007）。

短期毒性

1日当たり600mg/kgのバレリアン抽出物を30日間与えたラットでは，顕著な有害作用は認められなかった（Fehri et al. 1991）。

亜慢性毒性

1日当たり400〜600mg/kgのバレリアンを45日間腹腔内投与したラットでは，対照群と比較して，体重，血液，尿における有意な変化は認められなかった（Rosecrans et al. 1961）。

3.1g/kgの日用量を28日間，または18.6g/kgの単回経口投与でバレリアンを与えたラットでは，胆汁流量，肝酵素活性，肝臓組織学において変化は認められなかった（Vo et al. 2003）。

遺伝毒性

エイムス試験では，テストされた最高濃度におけるヒト肝臓のS9画分の存在下で，メタノール-ジクロロメタン抽出物はネズミチフス菌TA100株で突然変異を誘発したが，メキシコバレリアンのチンキは変異原性の兆候を示さなかった（Deciga-Campos et al. 2007）。

遺伝毒性試験では，55.2mg/mlまでの濃度のバレリアン水抽出物に暴露されたミバエ（キイロショウジョウバエ）で変異原性を示さなかった（Romero-Jimenez et al. 2005）。

参考文献

Albrecht, M., W. Berger, and P. Laux. 1995. Psychopharmaceuticals and safety in traffic. *Z. Allgemeinmed.* 71:1215-1225.

Bent, S., A. Padula, D. Moore, M. Patterson, and W. Mehling. 2006. Valerian for sleep: A systematic review and meta-analysis. *Am. J. Med.* 119(12):1005-1012.

Bradley, P.R. 1992. *British herbal compendium: A handbook of scientific information on widely used plant drugs*. Bournemouth, UK: British Herbal Medicine Association.

Brinker, F. 2001. *Herb contraindications and drug interactions*. 3rd ed. Sandy, OR: Eclectic Medical Publications.

Chaplin, R.L., Jr., J. Jedynak, D. Johnson, et al. 2007. The effects of valerian on the time course of emergence from general anesthesia in Sprague-Dawley rats (*Rattus norvegicus*). *Am. Assoc. Nurse Anesthetists J.* 75(6):431-435.

Chen, D., J. Klesmer, A. Giovanniello, and J. Katz. 2002. Mental status changes in an alcohol abuser taking valerian and *Ginkgo biloba*. *Am. J. Addict.* 11(1):75-77.

Cohen, D.L., and Y. del Toro. 2008. A case of valerian-associated hepatotoxicity. *J. Clin. Gastroenterol.* 42(8):961-962.

Czeizel, A.E., M. Tomcsik, and L. Timar. 1997. Teratologic evaluation of 178 infants born to mothers who attempted suicide by drugs during pregnancy. *Obstet. Gynecol.* 90(2):195-201.

Dalla Corte, C.L., R. Fachinetto, D. Colle, et al. 2008. Potentially adverse interactions between haloperidol and valerian. *Food Chem. Toxicol.* 46(7):2369-2375.

Deciga-Campos, M., I. Rivero-Cruz, M. Arriaga-Alba, et al. 2007. Acute toxicity and mutagenic activity of Mexican plants used in traditional medicine. *J. Ethnopharmacol.* 110(2):334-342.

Donovan, J.L., C.L. DeVane, K.D. Chavin, et al. 2004. Multiple night-time doses of valerian (*Valeriana officinalis*) had minimal effects on CYP3A4 activity and no effect on CYP2D6 activity in healthy volunteers. *Drug Metab. Dispos.* 32(12):1333-1336.

ESCOP. 2003. *ESCOP monographs: The scientific foundation for herbal medicinal products*. 2nd ed. Exeter, U.K.: European Scientific Cooperative on Phytotherapy.

Fehri, B., J.M. Aiache, K. Boukef, A. Memmi, and B. Hizaoui. 1991. [*Valeriana officinalis* and *Crataegus oxyacantha*: Toxicity from repeated administration and pharmacologic investigations.] *J. Pharm. Belg.* 46(3):165-176.

Garges, H.P., I. Varia, and P.M. Doraiswamy. 1998. Cardiac complications and delirium associated with valerian root withdrawal. *J. Am. Med. Assoc.* 280(18):1566-1567.

Gurley, B.J., S.F. Gardner, M.A. Hubbard, et al. 2005. In vivo effects of goldenseal, kava kava, black cohosh, and valerian on human cytochrome P450 1A2, 2D6, 2E1, and 3A4/5 phenotypes. *Clin. Pharmacol. Ther.* 77(5):415-426.

Gutierrez, S., M.K. Ang-Lee, D.J. Walker, and J.P. Zacny. 2004. Assessing subjective and psychomotor effects of the herbal medication valerian in healthy volunteers. *Pharmacol. Biochem. Behav.* 78(1):57-64.

Hallam, K.T., J.S. Olver, C. McGrath, and T.R. Norman. 2003. Comparative cognitive and psychomotor effects of single doses of *Valeriana officianalis* and triazolam in healthy volunteers. *Human Psychopharmacol.* 18(8):619-625.

Hattesohl, M., B. Feistel, H. Sievers, et al. 2008. Extracts of *Valeriana officinalis* L. s.l. show anxiolytic and antidepressant effects but neither sedative nor myorelaxant properties. *Phytomedicine* 15(1-2):2-15.

Hellum, B.H., Z. Hu, and O.G. Nilsen. 2007. The induction of CYP1A2, CYP2D6 and CYP3A4 by six trade herbal products in cultured primary human hepatocytes. *Basic Clin. Pharmacol. Toxicol.* 100(1):23-30.

Hellum, B.H., Z. Hu, and O.G. Nilsen. 2009. Trade herbal products and induction of CYP2C19 and CYP2E1 in cultured human hepatocytes. *Basic Clin. Pharmacol. Toxicol.* 105(1):58-63.

Khawaja, I.S., R.F. Marotta, and S. Lippmann. 1999. Herbal medicines as a factor in delirium. *Psychiatr. Serv.* 50(7):969-970.

Kuhn, M.A., and D. Winston. 2007. *Herbal therapy and supplements: A scientific and traditional approach*. Philadelphia: Lippincott, Williams & Wilkins.

Leung, A.Y., and S. Foster. 1996. *Encyclopedia of common natural ingredients used in food, drugs, and cosmetics*. 2nd ed. New York: Wiley.

Leuschner, J., J. Müller, and M. Rudmann. 1993. Characterization of the central nervous depressant activity of a commercially available valerian root extract. *Arzneim. Forsch. Drug Res.* 43[Suppl. 1 (6)]:638-644.

Mennecier, D., T. Saloum, P.M. Dourthe, et al. 1999. Acute hepatitis after phytotherapy. *Presse Med.* 28(18):966.

Mills, S., and K. Bone. 2005. *The essential guide to herbal safety*. St. Louis: Elsevier.

Romero-Jimenez, M., J. Campos-Sanchez, M. Analla, A. Munoz-Serrano, and A. Alonso-Moraga. 2005. Genotoxicity and anti-genotoxicity of some traditional medicinal herbs. *Mutat. Res.* 585(1-2):147-155.

Rosecrans, J.A., J.J. Defeo, and H.W. Youngken, Jr. 1961. Pharmacological investigation of certain *Valeriana officinalis* L. extracts. *J. Pharm. Sci.* 50:240-244.

Seifert, T. 1988. Therapeutische Effekte von Baldrian bei nervösen Störungen. *Klin. Praxis Ther.* 2:94-98.

Skramlik, E.V. 1959. On the toxicity and tolerance of ethereal oils. *Pharmazie* 14:435-445.

Tufik, S., K. Fujita, L. Seabra Mde, and L.L. Lobo. 1994. Effects of a prolonged administration of valepotriates in rats on the mothers and their offspring. *J. Ethnopharmacol.* 41(1-2):39-44.
Vassiliadis, T., P. Anagnostis, K. Patsiaoura, et al. 2009. Valeriana hepatotoxicity. *Sleep Med.* 10(8):935.
Vo, L.T., D. Chan, and R.G. King. 2003. Investigation of the effects of peppermint oil and valerian on rat liver and cultured human liver cells. *Clin. Exp. Pharmacol. Physiol.* 30(10):799-804.
Wells, S.R. 1995. Intentional intravenous administration of a crude valerian root extract. North American Congress of Clinical Toxicology Annual Meeting, Rochester, New York, September 16-19, 1995. *J. Toxicol. Clin. Toxicol.* 33(5):542.
Wichtl, M. 2004. *Herbal drugs and phytopharmaceuticals: A handbook for practice on a scientific basis.* 3rd ed. Boca Raton, FL: CRC Press.
Willey, L.B., S.P. Mady, D.J. Cobaugh, and P.M. Wax. 1995. Valerian overdose: A case report. *Vet. Human Toxicol.* 37(4):364-365.
Yao, M., P.D. Brown-Woodman, and H. Ritchie. 2003. Do the herbal remedies feverfew and valerian have an adverse effect on pregnancy outcome in the rat? *Birth Defects Res. A Clin. Mol. Teratol.* 67(2):145-146.
Yao, M., H.E. Ritchie, and P.D. Brown-Woodman. 2007. A developmental toxicity-screening test of valerian. *J. Ethnopharmacol.* 113(2):204-209.

Vanilla spp.　ラン科

Vanilla planifolia Jacks.
一般名：バニラ
英　名：vanilla
異　名：*Vanilla fragrans* (Salisb.) Ames
別　名：Bourbon vanilla，Mexican vanilla，Madagascar vanilla

Vanilla tahitensis J.W. Moore
一般名：バニラ
英　名：vanilla
別　名：Tahitian vanilla
使用部位：果実

安全性クラス：1
相互作用クラス：A
禁忌　知見なし
他の注意事項　知見なし
薬やサプリメントとの相互作用　知見なし
有害事象と副作用　知見なし
薬理学的考察　知見なし
妊婦と授乳婦　科学的または伝統的文献において，妊娠中および授乳中におけるバニラの安全性は不明である。本書では，妊娠中や授乳期間での使用に関する問題は確認されなかったが，最終的な安全性は確立されていない。

レビュー詳細

I. 薬やサプリメントとの相互作用
薬やサプリメントとの相互作用の臨床試験
確認されなかった。
被疑薬やサプリメントとの相互作用の症例報告
確認されなかった。
薬やサプリメントとの相互作用の動物試験
確認されなかった。

II. 有害事象
有害事象の症例報告　確認されなかった。

III. 薬理学および薬物動態学
ヒトの薬理学的研究　確認されなかった。
動物の薬理学的研究　確認されなかった。
*In vitro*の薬理学的研究　確認されなかった。

IV. 妊婦と授乳婦
妊娠中および授乳中におけるバニラの安全性に関する情報は確認されなかった。

V. 毒性研究
急性毒性
バニリンの経口LD_{50}は，ウサギで3 g/kg，ラットで1.58～2.8 g/kg，モルモットで1.4 g/kgである（Deichmann and Kitzmiller 1940; Hake and Rowe 1963; Hodge and Downs 1961; Jenner et al. 1964; Taylor et al. 1964）。

イヌにおけるバニリンの静脈内LD_{50}は，1.32 g/kgである（Caujolle and Meynier 1954）。

バニリンの腹腔内LD_{50}は，マウスで0.47～0.78 g/kg，モルモットで1.19 g/kg，ラットで1.16 g/kgである（Caujolle and Meynier 1954; Caujolle et al. 1956; NIOSH 1975）。

1日当たり530 mg/kgのバニリンを4日間経口投与したラットにおいて，死亡および肉眼的変化は認められなかった（Taylor et al. 1964）。

亜慢性毒性
1週間に2回の頻度で300mg/kgのバニリンを14週間経口投与したラットでは，有害作用は認められなかった（Deichmann and Kitzmiller 1940）。

20mg/kgの用量のバニリンを含む餌を18週間与えたラッ

V

トでは，有害作用はなかったが，1日当たり64mg/kgの用量を10週間投与したところ，成長抑制を示し，心筋，肝臓，腎臓，肺，脾臓，胃に損傷をもたらした（Deichmann and Kitzmiller 1940）。

バニリンを含む餌を13週間与えたラットでは，5%の餌レベル（1日当たり2500 mg/kg）において，成長抑制および肝臓，腎臓，脾臓の肥大が認められたが，1%の餌レベル（1日当たり500 mg/kg）では軽度な変化が認められ，0.3%の餌レベル（1日当たり150 mg/kg）では変化は認められなかった（Deichmann and Kitzmiller 1940）。

バニリンを3,000，10,000，50,000 ppm（1日当たり150，500，2500 mg/kgの用量に相当）含む餌を与えたラットでは，3000ppmでは有害作用は認められなかったが，10,000ppmは軽度な有害作用が認められ，50,000ppmでは成長抑制および，肝臓，腎臓，脾臓の肥大が認められた（Hake and Rowe 1963）。

慢性毒性

下記の用量のバニリンを含む餌を与えたラットでは，成長における有害作用および組織における血液学的，肉眼的，微視的な変化は認められなかった。10,000ppm（1日当たり500mg/kg）を16週間，1000ppm（1日当たり50 mg/kg）を27週間，20,000または50,000ppm（1日当たり1000または2500 mg/kg）を1年間，または5000，10,000，20,000 ppm（1日当たり250，500，1000mg/kg）を2年間（Hagan et al. 1967）。

参考文献

Caujolle, F., and D. Meynier. 1954. Comparative toxicity of orthovaniline and of ethylorthovaniline. *C. R. Hebd. Seances Acad. Sci.* 238(26):2576-2578.

Caujolle, F., D. Meynier, and J.M. et Farthouat. 1956. Sur la toxicité des acides et diethylamides de la série vanillique. *C. R. Hebd. Seances Acad. Sci.* 243:609.

Deichmann, W., and K.V. Kitzmiller. 1940. On the toxicity of vanillin and ethyl vanillin for rabbits and rats. *J. Am. Pharm. Assoc.* 29(10):425-428.

Hagan, E.C., W.H. Hansen, O.G. Fitzhugh, et al. 1967. Food flavourings and compounds of related structure. II. Subacute and chronic toxicity. *Food Cosmet. Toxicol.* 5(2):141.

Hake, C.L., and V.K. Rowe. 1963. Ethers. In Patty, F.A., ed., *Industrial hygiene and toxicology.* New York: Wiley.

Hodge, H.C., and W.L. Downs. 1961. The approximate oral toxicity in rats of selected household products. *Toxicol. Appl. Pharmacol.* 3(6):689-695.

Jenner, P.M., E.C. Hagan, J.M. Taylor, E.L. Cook, and O.G. Fitzhugh. 1964. Food flavourings and compounds of related structure. I. Acute oral toxicity. *Food Cosmet. Toxicol.* 2:327.

NIOSH. 1975. Entry No. YW57750. In Christensen, A.E., and T.T. Luginbyhl, eds., *Registry of toxic effects of chemical substances.* Washington, DC: National Institute for Occupational Safety and Health.

Taylor, J.M., P.M. Jenner, and W.I. Jones. 1964. A comparison of the toxicity of some allyl, propenyl, and propyl compounds in the rat. *Toxicol. Appl. Pharmacol.* 6(4):378-387.

Veratrum viride Aiton

シュロソウ科（ユリ科）

一般名：アメリカンヘレボール

英　名：American hellebore

別　名：American white hellebore，false hellebore，Indian poke

使用部位：根

安全性クラス：3

相互作用クラス：A

禁忌　このハーブの適切な使用において，資格のある専門家の監督下以外での使用禁止（Felter and Lloyd 1898; Freis et al. 1949; Prince and Stork 2000; Remington and Wood 1918）。

他の注意事項　下記の有害事象と副作用参照。

薬やサプリメントとの相互作用　血圧および心臓の薬との併用は注意が必要（Coe et al. 1950; Elek et al. 1953; Freis et al. 1949）。

有害事象と副作用　副作用はアメリカンヘレボールの治療的使用で共通しており，吐き気，嘔吐，顔面の紅潮，発汗，口や喉の炎症を含む（Alban et al. 1952; Assali 1950; Assali et al. 1950）。多量では心拍数を遅くする可能性がある（Crummett et al. 1985; Freis et al. 1949; Jaffe et al. 1990; Prince and Stork 2000）。

アメリカンヘレボールの中毒の症状は，吐き気を伴う嘔吐，心拍数の鈍化（徐脈），筋力低下，体温の低下，冷や汗，めまい，脱力，視力の障害，瞳孔の拡張，ゆっくりと浅い呼吸，失神，房室ブロック（心臓での電気信号の障害）を含む（Crummett et al. 1985; Felter and Lloyd 1898; Freis et al. 1949; Jaffe et al. 1990; Prince and Stork 2000; Remington and Wood 1918; Zumoff 1954）。

薬理学的考察　ヒトに対する研究および臨床使用は，アメリカンヘレボールは急速に血圧を下げる可能性があることを示している（Coe et al. 1950; Elek et al. 1953; Freis et al.

1949)。アメリカンヘレボールは，1930～1960年代を通して，高血圧の治療に使用された。効果は経口および静脈内投与後の両方で認められた。比較的重症な副作用のために使用は中止された（有害事象と副作用参照）。

妊婦と授乳婦　アメリカンヘレボールは，以前は子癇前症および子癇（妊娠誘発性高血圧）の治療に使用された。上記に示された副作用により，使用は1960年代に廃止された（Alban et al. 1952; Assali 1950; Assali et al. 1950, 1954; Bryant and Fleming 1962; Remington and Wood 1918）。

動物研究は，アメリカンヘレボールから単離した，いくつかの化合物の催奇形性を報告している（Omnell et al. 1990; Young et al. 1976）。

科学的または伝統的文献において，授乳期間中のアメリカンヘレボールの安全性は不明である。本書では，授乳期間での使用に関する問題は確認されなかったが，最終的な安全性は確立されていない。そして，この物質の適切な使用において，資格のある専門家監督下以外での使用禁止。

レビュー詳細

I. 薬やサプリメントとの相互作用

薬やサプリメントとの相互作用の臨床試験

確認されなかった。

被疑薬やサプリメントとの相互作用の症例報告

確認されなかった。

薬やサプリメントとの相互作用の動物試験

確認されなかった。

II. 有害事象

有害事象の症例報告　1800年代後半および1900年代初頭の医学テキストでは，アメリカンヘレボール中毒は，重度の吐き気およびひどい悪心，徐脈，筋力低下，体温低下，冷や汗，めまい，失神，視力障害，瞳孔の拡張，ゆっくりと浅い呼吸，眠気，昏睡，意識不明およびいびき呼吸を含む。報告によると，アメリカンヘレボールの急速な嘔吐の発症は，致死作用を防ぐ（Felter and Lloyd 1898; Remington and Wood 1918）。

アメリカンヘレボール中毒のいくつかの症例は，野生の食用ネギと，ヒラタマネギ（*Allium tricoccum*）を間違えた人で報告されている。症例は典型的には，嘔吐，心拍数低下，血圧の低下を含んだ。いくつかの症例は，1度および2度の房室ブロックを含む（Crummett et al. 1985; Jaffe et al. 1990; Prince and Stork 2000）。

多くの中毒の症例が，アメリカンヘレボールのアルカロイドを含んだくしゃみパウダーに偶然毒された人で報告された（Carlier et al. 1983; Charles et al. 1984）。共に報告された9例のうち，すべては7歳から18歳の男の子で，1人はパウダーを摂取し，5人の少年はパウダーを摂取および吸入し，そして3人はパウダーを吸入しただけだった。くしゃみとは別に，すべての患者で嘔吐が報告され，心窩部痛が2人の患者で報告され，3人の患者で失神，7人の患者で心拍数低下，5人の患者で血圧が低下した（Carlier et al. 1983）。

皮膚への適用では，アメリカンヘレボールは皮膚を赤くさせ，鼻に適用されると，くしゃみを引き起こす（Felter and Lloyd 1898）。

III. 薬理学および薬物動態学

ヒトの薬理学的研究　確認されなかった。

動物の薬理学的研究　確認されなかった。

*In vitro*の薬理学的研究　確認されなかった。

IV. 妊婦と授乳婦

1900年代初頭から1960年代を通して，アメリカンヘレボールから単離したアルカロイドは，子癇前症および子癇（妊娠誘発性高血圧）の治療に使用された。もともと製剤は経口的に使用されていたが，後の使用法では，調剤技術が発達したため，静脈内に使用された。治療の副作用は一般的に，吐き気，嘔吐，顔面の紅潮，発汗，口と喉の炎症を含んだ（Alban et al. 1952; Assali 1950; Assali et al. 1950, 1954; Bryant and Fleming 1962; Jaffe et al. 1990; Remington and Wood 1918）。

妊娠8，9，10日目にジェルビンを70，150，300 mg/kgの単回用量で経口投与したマウスでは，マウスのいくつかの種（C57BL/6J and A/J）で催奇形性が認められたが（Swiss N:GP［S］and Swiss Webster），他には認められなかった。催奇形性は，口唇裂，口蓋裂，分離した口蓋裂，下顎および四肢奇形を含んだ。胎児催奇形性および母体および胎児毒性は強い相関がみられた（Omnell et al. 1990）。

アメリカンヘレボールからのステロイド性アルカロイド（シクロパミンおよびジェルビン）を経口投与したハムスターで，催奇形性が認められた。使用した用量は公表されたレビューでは報告されなかった（Young et al. 1976）。

授乳期間中のアメリカンヘレボールの安全性情報は確認されなかった。

V. 毒性研究

急性毒性

ウサギに対するアメリカンヘレボールのLD_{50}は，経口投与において300 mg/kgである。ラットでは腹腔内投与で118 mg/kgであるが，経口投与では最大8g/kgまでの用量で決定することができなかった（Perdue et al. 1950）。

亜慢性毒性

アメリカンヘレボールを0.66，1.8，2.0，2.9，3.7%含む餌を60日間与えたラットでは，2.9%レベル以上の摂取で重度の毒性が認められた。報告された毒性作用は（おそらく嘔吐による）栄養不足に起因し，臓器重量および血液化学における有意な有害作用は認められなかった（Perdue et al. 1950）。

慢性毒性

アメリカンヘレボールから精製した抽出物を含む餌を与えた成犬で，体重減少および嘔吐が報告された。1日用量はイヌごとの嘔吐および餌の拒否の既往に左右された。アメリカンヘレボール製剤の平均1日摂取量は0.19mg/kgであった。器官特異毒性は，投与の6または13か月後に認められなかった（Gourzis and Bauer 1951）。

アメリカンヘレボールの精製された抽出物を7.3，11，19%含む餌を12か月間与えたラットで，成長遅延が認められた。臓器の病理学的変化は認められなかった（Gourzis and Bauer 1951）。

参考文献

Alban, E.J., M.S. Dennis, and C.N. Swanson. 1952. Intravenous *Veratrum viride* in the treatment of toxemia of pregnancy. *Am. J. Obstet. Gynecol.* 64(5):1083-1092.

Assali, N.S. 1950. Studies on *Veratrum viride*: Standardization of intravenous technique and its clinical application in the treatment of toxemia of pregnancy. *Am. J. Obstet. Gynecol.* 60(2):387-394.

Assali, N.S., A.A. Brust, S.T. Garber, and E.B. Ferris. 1950. Comparative study of the effects of tetraethyl-ammonium chloride and *Veratrum viride* on blood pressure in normal and toxemic pregnancy. *J. Clin. Invest.* 29(3):290-296.

Assali, N.S., B. Neme, and J.G. Rosenkrantz. 1954. *Veratrum viride* alkaloids; the hypotensive effects of the mixture (deravine) in human subjects. *Obstet. Gynecol.* 3(3):270-273.

Bryant, R.D., and J.G. Fleming. 1962. *Veratrum viride* in the treatment of eclampsia. III. *Obstet. Gynecol.* 19:372-383.

Carlier, P., M.L. Efthymiou, and R. Garnier. 1983. Poisoning with *Veratrum*-containing sneezing powders. *Human Toxicol.* 2(2):321-325.

Charles, M.H., R. Grimee, and F. Crucke. 1984. Toxicity of sneezing powders. *J. Pharm. Belg.* 39(6):371-382.

Coe, W.S., M.M. Best, and J.M. Kinsman. 1950. *Veratrum viride* in the treatment of hypertensive vascular disease. *J. Am. Med. Assoc.* 143(1):5-7.

Crummett, D., D. Bronstein, and Z. Weaver, 3rd. 1985. Accidental *Veratrum viride* poisoning in three "ramp" foragers. *N.C. Med. J.* 46 (9):469-471.

Elek, S.R., J. Douglas McNair, and G.C. Griffith. 1953. *Veratrum viride*; hypotensive and cardiac effects of intravenous use. *Calif. Med.* 79(4):300-305.

Felter, H.W., and J.U. Lloyd. 1898. *King's American dispensatory*. 18th ed., 3rd rev. 2 vols. Cincinnati: Ohio Valley Co.

Freis, E.D., J.R. Stanton, J.W. Culbertson, et al. 1949. The hemodynamic effects of hypotensive drugs in man. I. *Veratrum viride*. *J. Clin. Invest.* 28(2):353-368.

Gourzis, J., and R.O. Bauer. 1951. Chronic toxicity of a purified extract of *Veratrum viride*. *Proc. Soc. Exp. Biol. Med.* 76(4):767-770.

Jaffe, A.M., D. Gephardt, and L. Courtemanche. 1990. Poisoning due to ingestion of *Veratrum viride* (false hellebore). *J. Emerg. Med.* 8(2):161-167.

Omnell, M.L., F.R.P. Sim, R.F. Keeler, L.C. Harne, and K.S. Brown. 1990. Expression of *Veratrum* alkaloid teratogenicity in the mouse. *Teratology* 42(2):105-119.

Perdue, A.S., F. Bell, et al. 1950. Acute and chronic toxicity of *Veratrum viride*. *J. Am. Pharm. Assoc. A (Sci. Ed.)* 39(2):91-94.

Prince, L.A., and C.M. Stork. 2000. Prolonged cardiotoxicity from poison lily (*Veratrum viride*). *Vet. Human Toxicol.* 42(5):282-285.

Remington, J.P., and H.C. Wood. 1918. *The dispensatory of the United States of America*. 20th ed. Philadelphia: Lippincott.

Young, S., R.F. Keeler, and D. Brown. 1976. Teratologic effects in hamsters of *Veratrum* and *Solanum* steroidal alkaloids [abstract]. *Teratology* 13(2):41A.

Zumoff, B. 1954. Temporary atrioventricular conduction disturbance associated with ingestion of *Veratrum viride*. *Am. Heart J.* 47(4):630-633.

Verbascum spp.

ゴマノハグサ科

Verbascum densiflorum Bertol.

一般名：マレイン

英　名：mullein

Verbascum phlomoides L.

一般名：マレイン

英　名：mullein

別　名：orange mullein

Verbascum thapsus L.

一般名：マレイン

英　名：mullein

和　名：ビロードモウズイカ，ニワタバコ

別　名：Aaron's rod

使用部位：花，葉

安全性クラス：1

相互作用クラス：A

禁忌　知見なし

他の注意事項　知見なし

薬やサプリメントとの相互作用　知見なし

注釈　抽出物が濾過されていない場合，マレイン葉の細か

い毛が口や喉を刺激することがある。

有害事象と副作用　知見なし

薬理学的考察　知見なし

妊婦と授乳婦　科学的または伝統的文献において，妊娠中および授乳中におけるマレインの安全性は不明である。本書では，妊娠中や授乳期間での使用に関する問題は確認されなかったが，最終的な安全性は確立されていない。

レビュー詳細

I. 薬やサプリメントとの相互作用

薬やサプリメントとの相互作用の臨床試験
　確認されなかった。

被疑薬やサプリメントとの相互作用の症例報告
　確認されなかった。

薬やサプリメントとの相互作用の動物試験
　確認されなかった。

II. 有害事象

有害事象の症例報告　確認されなかった。

III. 薬理学および薬物動態学

ヒトの薬理学的研究　確認されなかった。

動物の薬理学的研究　確認されなかった。

*In vitro*の薬理学的研究　確認されなかった。

IV. 妊婦と授乳婦

妊娠中および授乳中におけるマレインの安全性に関する情報は確認されなかった。

V. 毒性研究

急性毒性

マウスに対するマレインのエタノール抽出物のLD_{50}は，腹腔内投与において1 g/kgである（Bhakuni et al. 1969）。

　マレインの抽出物のブラインシュリンプ致死試験では，煎剤でおよそ1 g/lの濃度で有毒であり，浸剤よりも大きい毒性を示した（Turker and Camper 2002）。

参考文献

Bhakuni, O.S., M.L. Dhar, M.M. Dhar, B.N. Dhawan, and B.N. Mehrotra. 1969. Screening of Indian plants for biological activity: Part II. *Indian J. Exp. Biol.* 7:250-262.

Turker, A.U., and N.D. Camper. 2002. Biological activity of common mullein, a medicinal plant. *J. Ethnopharmacol.* 82(2-3):117-125.

Verbena spp.　クマツヅラ科

Verbena hastata L.

一般名：ブルーバーベイン

英　名：blue vervain

別　名：American blue vervain，wild hyssop

Verbena officinalis L. ssp. ***officinalis***

一般名：バーベイン

英　名：European vervain

和　名：クマツヅラ，バベンソウ

中国名：馬鞭草（*ma bian cao*）

使用部位：全草

安全性クラス：2b

相互作用クラス：A

禁忌　妊娠中は，医療従事者監督下以外での使用禁止（Bensky et al. 2004; Chen and Chen 2004）。

他の注意事項　知見なし

薬やサプリメントとの相互作用　知見なし

有害事象と副作用　バーベインへのアレルギー性接触皮膚炎が報告されている（Del Pozo et al. 1994）。

薬理学的考察　バーベイン茶と鉄分補強のパンの同時投与は，鉄の吸収を減少した（Hurrell et al. 1999）。

妊婦と授乳婦　中国伝統医学の文献は，バーベインは妊娠中には注意して使用すべきであると示す（Bensky et al. 2004; Chen and Chen 2004）。この情報に基づいて，妊娠中は資格のある医療従事者監督下以外での使用を推奨しない。

　科学的または伝統的文献において，授乳期間中のバーベインの安全性は不明である。本書では，授乳期間での使用に関する問題は確認されなかったが，最終的な安全性は確立されていない。

レビュー詳細

I. 薬やサプリメントとの相互作用

薬やサプリメントとの相互作用の臨床試験

確認されなかった。

被疑薬やサプリメントとの相互作用の症例報告

確認されなかった。

薬やサプリメントとの相互作用の動物試験

確認されなかった。

II. 有害事象

有害事象の症例報告　バーベインへのアレルギー性接触皮膚炎が報告されている（Del Pozo et al. 1994）。

バーベインの過剰摂取（標準用量は浸剤として4.5～30gとして記載）は，腹痛，下痢，嘔吐，めまい，頭痛を引き起こす可能性がある。報告によると，症状はハーブの摂取中止後に消失した（Bensky et al. 2004）。

III. 薬理学および薬物動態学

ヒトの薬理学的研究　バーベイン茶と鉄分補強のパンの同時摂取は，鉄の吸収を59%まで減少させた。その作用は，紅茶，ココア，ペパーミントまたはヨーロッパペニーロイヤルで作られた茶より少なかったが，リンデン花茶またはカモミール茶の阻害作用よりも大きかった（Hurrell et al. 1999）。

動物の薬理学的研究　確認されなかった。

***In vitro*の薬理学的研究**　乳幼児による鉄の吸収におけるバーベインの浸剤の作用を決定するために使用した，消化および分解の*in vitro* のモデルでは，2つの胃のpH値が使われ，pH4は生後1週の値，pH 2.5は年長児の値として使用された。pH4およびpH2.5では，バーベイン単独によって鉄の吸収が減少し，アスコルビン酸単独によって増加した。バーベインおよびアスコルビン酸との併用により増加したが，アスコルビン酸単独ほど高くはなかった（Zaida et al. 2006）。

エストロゲンおよびプロゲステロン受容体とのヒト乳癌細胞における競合結合試験では，バーベインは両方の受容体型に結合し，テストされた150種のハーブのうち，最も高い結合を示した6つのハーブの1つであった（Zava et al. 1998）。

IV. 妊婦と授乳婦

中国伝統医学の文献は，バーベインは妊娠中には注意して使用すべきであると示す（Bensky et al. 2004; Chen and Chen 2004）。

1950年代からのインドの文献は，バーベインは堕胎薬として掲載されていることを示す。部位や使用された用量などの詳細やその植物が単体で使用されたか形式の一部として使用されたかどうかについては欠如している（Casey 1960）。

授乳期間中のバーベインの安全性情報は確認されなかった。

V. 毒性研究

確認されなかった。

参考文献

Bensky, D., S. Clavey, and E. Stöger. 2004. *Chinese herbal medicine: Materia medica*. 3rd ed. Seattle: Eastland Press.

Casey, R.C.D. 1960. Alleged anti-fertility plants of India. *Indian J. Med. Sci.* 14:590-600.

Chen, J.K., and T.T. Chen. 2004. *Chinese medical herbology and pharmacology*. City of Industry, CA: Art of Medicine Press.

Del Pozo, M.D., G. Gastaminza, J.A. Navarro, et al. 1994. Allergic contact dermatitis from *Verbena officinalis* L. *Contact Dermat.* 31(3):200-201.

Hurrell, R.F., M. Reddy, and J.D. Cook. 1999. Inhibition of non-haem iron absorption in man by polyphenolic-containing beverages. *Br. J. Nutr.* 81(04):289-295.

Zaida, F., F. Bureau, S. Guyot, et al. 2006. Iron availability and consumption of tea, vervain and mint during weaning in Morocco. *Ann. Nutr. Metab.* 50(3):237-241.

Zava, D.T., C.M. Dollbaum, and M. Blen. 1998. Estrogen and progestin bioactivity of foods, herbs, and spices. *Proc. Soc. Exp. Biol. Med.* 217(3):369-378.

Veronicastrum virginicum (L.) Farw.

オオバコ科（ゴマノハグサ科）

一般名：ブラックルート

英　名：Culver's root

和　名：クガイソウ

異　名：*Leptandra virginica*（L.）Nutt.

別　名：blackroot

使用部位：乾燥した根

安全性クラス：1

相互作用クラス：A

禁忌　知見なし

他の注意事項　知見なし

薬やサプリメントとの相互作用　知見なし

注釈　生のブラックルートは強い下剤作用があり，めまいを伴う激しい嘔吐と血液を伴う下痢を引き起こす。この項の主題である乾燥根は，軽度な下剤として作用する（Felter and Lloyd 1898; Remington and Wood 1918）。

有害事象と副作用　知見なし

薬理学的考察　知見なし

妊婦と授乳婦　科学的または伝統的文献において，妊娠中および授乳中におけるブラックルートの安全性は不明である。本書では，妊娠中や授乳期間での使用に関する問題は確認されなかったが，最終的な安全性は確立されていない。

レビュー詳細

I. 薬やサプリメントとの相互作用

薬やサプリメントとの相互作用の臨床試験
　確認されなかった。
被疑薬やサプリメントとの相互作用の症例報告
　確認されなかった。
薬やサプリメントとの相互作用の動物試験
　確認されなかった。

II. 有害事象

有害事象の症例報告　確認されなかった。

III. 薬理学および薬物動態学

ヒトの薬理学的研究　確認されなかった。
動物の薬理学的研究　確認されなかった。
*In vitro*の薬理学的研究　確認されなかった。

IV. 妊婦と授乳婦

妊娠中および授乳中におけるブラックルートの安全性に関する情報は確認されなかった。

V. 毒性研究

確認されなかった。

参考文献

Felter, H.W., and J.U. Lloyd. 1898. *King's American dispensatory.* 18th ed., 3rd rev. 2 vols. Cincinnati: Ohio Valley Co.

Remington, J.P., and H.C. Wood. 1918. *The dispensatory of the United States of America.* 20th ed. Philadelphia: Lippincott.

Viburnum opulus L.　　レンプクソウ科（スイカズラ科）

一般名：クランプバーク
英　名：cramp bark
和　名：ヨウシュカンボク
別　名：guelder rose，high-bush cranberry
使用部位：樹皮，根皮

安全性クラス：1
相互作用クラス：A
禁忌　知見なし
他の注意事項　知見なし
薬やサプリメントとの相互作用　知見なし
有害事象と副作用　知見なし
薬理学的考察　知見なし

妊婦と授乳婦　クランプバークは，伝統的に流産や早産を防ぐために妊娠中に使用され，出産調整剤として妊娠第3期中に摂取される（Felter and Lloyd 1898; Upton 2000）。

　科学的または伝統的文献において，授乳期間中のクランプバークの安全性は不明である。本書では，授乳期間での使用に関する問題は確認されなかったが，最終的な安全性は確立されてはいない。

レビュー詳細

I. 薬やサプリメントとの相互作用

薬やサプリメントとの相互作用の臨床試験
　確認されなかった。
被疑薬やサプリメントとの相互作用の症例報告
　確認されなかった。
薬やサプリメントとの相互作用の動物試験
　確認されなかった。

II. 有害事象

有害事象の症例報告　確認されなかった。

III. 薬理学および薬物動態学

ヒトの薬理学的研究　確認されなかった。
動物の薬理学的研究　確認されなかった。
*In vitro*の薬理学的研究　クランプバークの含水アルコール抽出物は，ヒト乳癌細胞においてエストロゲンおよびプロゲステロン受容体への結合を示さなかった（Zava et al. 1998）。

IV. 妊婦と授乳婦

クランプバークは，伝統的に流産や早産を防ぐために妊娠中に使用され，出産調整薬として妊娠第3期中に摂取される（Felter and Lloyd 1898; Upton 2000）。

授乳期間中のクランプバークの安全性情報は確認されなかった。

V. 毒性研究

確認されなかった。

参考文献

Felter, H.W., and J.U. Lloyd. 1898. *King's American dispensatory*. 18th ed., 3rd rev. 2 vols. Cincinnati: Ohio Valley Co.

Upton, R. 2000. *Cramp bark: Viburnum opulus: Analytical, quality control, and therapeutic monograph. American Herbal Pharmacopoeia and therapeutic compendium*. Santa Cruz, CA: American Herbal Pharmacopoeia.

Zava, D.T., C.M. Dollbaum, and M. Blen. 1998. Estrogen and progestin bioactivity of foods, herbs, and spices. *Proc. Soc. Exp. Biol. Med*. 217(3):369-378.

Viburnum prunifolium L.

スイカズラ科

一般名：ビブルヌム，ブラックホー

英　名：black haw

和　名：アメリカカンボク

別　名：nannybush

使用部位：樹皮

安全性クラス：1

相互作用クラス：A

禁忌　知見なし

他の注意事項　ビブルヌムは腎臓結石の既往のある人では注意して使用すべきである（McGuffin et al. 1997）。

薬やサプリメントとの相互作用　知見なし

有害事象と副作用　知見なし

薬理学的考察　知見なし

妊婦と授乳婦　ビブルヌムは，伝統的に流産や早産を防ぐために妊娠中に使用され，出産調整薬として妊娠第3期中に摂取される（Felter and Lloyd 1898; Upton 2000）。

科学的または伝統的文献において，授乳期間中のビブルヌムの安全性は不明である。本書では，授乳期間での使用に関する問題は確認されなかったが，最終的な安全性は確立されていない。

レビュー詳細

I. 薬やサプリメントとの相互作用

薬やサプリメントとの相互作用の臨床試験
確認されなかった。

被疑薬やサプリメントとの相互作用の症例報告
確認されなかった。

薬やサプリメントとの相互作用の動物試験
確認されなかった。

II. 有害事象

有害事象の症例報告　確認されなかった。

III. 薬理学および薬物動態学

ヒトの薬理学的研究　確認されなかった。

動物の薬理学的研究　確認されなかった。

*In vitro*の薬理学的研究　確認されなかった。

IV. 妊婦と授乳婦

ビブルヌムは，伝統的に流産や早産を防ぐために妊娠中に使用され，出産調整薬として妊娠第3期中に摂取される（Felter and Lloyd 1898; Upton 2000）。

授乳期間中のビブルヌムの安全性情報は確認されなかった。

V. 毒性研究

確認されなかった。

参考文献

Felter, H.W., and J.U. Lloyd. 1898. *King's American dispensatory*. 18th ed., 3rd rev. 2 vols. Cincinnati: Ohio Valley Co.

McGuffin, M., C. Hobbs, R. Upton, and A. Goldberg. 1997. *Botanical safety handbook*. Boca Raton, FL: CRC Press.

Upton, R. 2000. *Black haw bark: Viburnum prunifolium: Analytical, quality control, and therapeutic monograph. American Herbal Pharmacopoeia and therapeutic compendium*. Santa Cruz, CA: American Herbal Pharmacopoeia.

Vinca minor L.

キョウチクトウ科

一般名：レッサーペリウィンクル
英　名：lesser periwinkle
和　名：ヒメツルニチニチソウ
使用部位：全草

安全性クラス：1
相互作用クラス：A
禁忌　知見なし
他の注意事項　知見なし
薬やサプリメントとの相互作用　知見なし
注釈　レッサーペリウィンクルは，ビンカミン（0.02〜0.13%）を少量含む（Karabaev et al. 1972; Proksa and Grossmann 1991; Vachnadze et al. 2001）。ビンカミンおよび密接に関連のあるビンポセチンは広く研究されており，ビンポセチンは栄養補助食品として販売されている（EMEA 1999; NCI 2003; Szatmari and Whitehouse 2003）。
有害事象と副作用　知見なし
薬理学的考察　知見なし
妊婦と授乳婦　科学的または伝統的文献において，妊娠中および授乳中におけるレッサーペリウィンクルの安全性は不明である。本書では，妊娠中や授乳期間での使用に関する問題は確認されなかったが，最終的な安全性は確立されていない。

レビュー詳細

I. 薬やサプリメントとの相互作用

薬やサプリメントとの相互作用の臨床試験
確認されなかった。
被疑薬やサプリメントとの相互作用の症例報告
確認されなかった。
薬やサプリメントとの相互作用の動物試験
確認されなかった。

II. 有害事象

有害事象の症例報告　確認されなかった。

III. 薬理学および薬物動態学

ヒトの薬理学的研究　確認されなかった。
動物の薬理学的研究　確認されなかった。
*In vitro*の薬理学的研究　確認されなかった。

IV. 妊婦と授乳婦

妊娠中および授乳中におけるレッサーペリウィンクルの安全性に関する情報は確認されなかった。

V. 毒性研究

急性毒性
ビンカミンの経口LD_{50}は，ラットで810または1200 mg/kg，マウスで460，825，1000 mg/kgとして報告されている（EMEA 1999; NCI 2003）。

動物研究では，レッサーペリウィンクルの投与は，白血球数の減少，リンパ球減少症を引き起こし，α-，α_2-，γ-グロブリンレベルの減少を引き起こすことが報告されている。使用された用量，研究の期間および動物の種類は報告されなかった（Blumenthal et al. 1998）。

ビンカミン20mgの経口投与後に，ウサギで心室性期外収縮が認められた（EMEA 1999）。

短期毒性
1日当たり30または100mg/kgのビンカミンを6週間経口投与したラットでは，毒性の兆候は認められなかった（EMEA 1999）。

1日当たり120mg/kgのビンカミンを6日間経口投与したラットでは，肝臓酵素レベルの変化は認められなかった（Porquet et al. 1992）。

亜慢性毒性
1日当たり6.6，20，62 mg/kgのビンカミンを3か月間経口投与したラット，または2.5 mg/kg投与したモルモットにおいて，毒性の兆候は認められなかった（EMEA 1999）。

1日当たり1，7，20mg/kgのビンカミンを3か月間経口投与したイヌでは，20mg/kgの用量で行動の変化が認められた。低用量では影響は示さなかった（EMEA 1999）。

参考文献

Blumenthal, M., W. Busse, A. Goldberg, et al. 1998. *The complete German Commission E monographs*. Austin, TX: American Botanical Council.

EMEA. 1999. Committee for Veterinary Medicinal Products; Vincamine Summary Report. EMEA/MRL/587/99. London: European Agency for the Evaluation of Medicinal Products.

Karabaev, S.S., K.N. Aripov, and T.T. Shakirov. 1972. Isolation of vincamine from *Vinca minor*. *Chem. Nat. Compd.* 8(5):674.

NCI. 2003. Summary of data for chemical selection: Vincamine. Vincamine dietary supplements. 1617-90-9. Technical Resources International for the National Cancer Institute.

V

Porquet, D., M. Appel, T. Fournier, et al. 1992. Evaluation of the hepatotoxicological effects of a drug in an in vivo/in vitro model. *Experientia* 48:257-261.

Proksa, B., and E. Grossmann. 1991. High performance liquid chromatographic determination of alkaloids from *Vinca minor* L. *Phytochem. Anal.* 2(2):74-76.

Szatmari, S.Z., and P.J. Whitehouse. 2003. Vinpocetine for cognitive impairment and dementia. *Cochrane Database Syst. Rev.* CD003119.

Vachnadze, V.Y., E.Z. Dzhakeli, Z.V. Robakidze, et al. 2001. Chemical composition and pharmacological activity of alkaloids from the common periwinkle cultured in Georgia. *Pharm. Chem. J.* 35(5):268-270.

Viola odorata L.

スミレ科

一般名：スィートバイオレット
英　名：sweet violet
和　名：ニオイスミレ
別　名：English violet, garden violet, sweet blueviolet
使用部位：葉

安全性クラス：1
相互作用クラス：A
禁忌　知見なし
他の注意事項　知見なし
薬やサプリメントとの相互作用　知見なし
有害事象と副作用　知見なし
薬理学的考察　動物研究は，スィートバイオレットが利尿作用を有することを示した（Rebuelta et al. 1983）。
妊婦と授乳婦　科学的または伝統的文献において，妊娠中および授乳中におけるスィートバイオレットの安全性は不明である。本書では，妊娠中や授乳期間での使用に関する問題は確認されなかったが，最終的な安全性は確立されていない。

レビュー詳細

I. 薬やサプリメントとの相互作用

薬やサプリメントとの相互作用の臨床試験
確認されなかった。
被疑薬やサプリメントとの相互作用の症例報告
確認されなかった。
薬やサプリメントとの相互作用の動物試験
確認されなかった。

II. 有害事象

有害事象の症例報告　確認されなかった。

III. 薬理学および薬物動態学

ヒトの薬理学的研究　確認されなかった。
動物の薬理学的研究　77.4 mg/animalの水性浸剤，または34.3 mg/animalのバイオレット葉の乾燥メタノール抽出物またはバイオレット葉灰のラットへの経口投与後に，スィートバイオレット葉の利尿作用が認められた（動物の体重は特定されなかった）。報告によると，利尿作用はテオフィリン5 mg/kgで認められたものよりも大きかった。軽度の利尿およびカリウム利尿作用も認められた（Rebuelta et al. 1983）。
*In vitro*の薬理学的研究　確認されなかった。

IV. 妊婦と授乳婦

妊娠中および授乳中におけるスィートバイオレットの安全性に関する情報は確認されなかった。

V. 毒性研究

急性毒性
スィートバイオレットのヘキサン，クロロホルムおよび水抽出物は，1.2g/kgの用量の経口投与後のラットにおいて忍容性が良好である（Khattak et al. 1985）。
細胞毒性
スィートバイオレットからのシクロチド化合物は，*in vitro* でのヒト腫瘍株において細胞毒性活性を示している（Lindholm et al. 2002）。スィートバイオレットから単離されたシクロビオラシン O2は，0.1～0.3 μMのIC_{50}で，ヒト腫瘍細胞株において有意な細胞毒性を示した（Lindholm et al. 2002）。

参考文献

Khattak, S.G., S.N. Gilani, and M. Ikram. 1985. Antipyretic studies on some indigenous Pakistani medicinal plants. *J. Ethnopharmacol.* 14(1):45-51.

Lindholm, P., U. Goransson, S. Johansson, et al. 2002. Cyclotides: A novel type of cytotoxic agents. *Mol. Cancer Ther.* 1(6):365-369.

Rebuelta, M., J.M. Vivas, L. San Roman, and G. Serranillo-Fdez. 1983. Study of the diuretic effect of various preparations of the leaves of *Viola odorata*. *Plant. Med. Phytother.* 17:215-221.

Viola sororia Willd.

スミレ科

一般名：バイオレット
英　名：violet
異　名：*Viola papilionacea* Pursh
アーユルヴェーダ名：*banafsha*
別　　名：common blue violet, downy blueviolet, hooded blueviolet
使用部位：葉

安全性クラス：1
相互作用クラス：A

禁忌　知見なし

他の注意事項　知見なし

薬やサプリメントとの相互作用　知見なし

有害事象と副作用　知見なし

薬理学的考察　知見なし

妊婦と授乳婦　科学的または伝統的文献において，妊娠中および授乳中におけるバイオレットの安全性は不明である。本書では，妊娠中や授乳期間での使用に関する問題は確認されなかったが，最終的な安全性は確立されていない。

レビュー詳細

I. 薬やサプリメントとの相互作用

薬やサプリメントとの相互作用の臨床試験
　確認されなかった。

被疑薬やサプリメントとの相互作用の症例報告
　確認されなかった。

薬やサプリメントとの相互作用の動物試験
　確認されなかった。

II. 有害事象

有害事象の症例報告　確認されなかった。

III. 薬理学および薬物動態学

ヒトの薬理学的研究　確認されなかった。

動物の薬理学的研究　確認されなかった。

*In vitro*の薬理学的研究　確認されなかった。

IV. 妊婦と授乳婦

妊娠中および授乳中におけるバイオレットの安全性に関する情報は確認されなかった。

V. 毒性研究

細胞毒性

バイオレットからのシクロチド化合物は，*in vitro*でのヒト腫瘍株で細胞毒性活性を示している（Goransson et al. 2003; Lindholm et al. 2002）。

参考文献

Goransson, U., A.M. Broussalis, and P. Claeson. 2003. Expression of *Viola* cyclotides by liquid chromatography-mass spectrometry and tandem mass spectrometry sequencing of intercysteine loops after introduction of charges and cleavage sites by aminoethylation. *Anal. Biochem.* 318(1):107-117.

Lindholm, P., U. Goransson, S. Johansson, et al. 2002. Cyclotides: A novel type of cytotoxic agents. *Mol. Cancer Ther.* 1(6):365-369.

Viola tricolor L.

スミレ科

一般名：ハートシーズ
英　名：heartsease
和　名：サンシキスミレ
別　名：European wild pansy, Johnny-jump-up, wild violet
使用部位：全草

安全性クラス：1
相互作用クラス：A

禁忌　知見なし
他の注意事項　知見なし
薬やサプリメントとの相互作用　知見なし
注釈　米国において食品添加物としてのこの種の使用は，アルコール飲料の香料としての機能に限られている（CFR 2011）。しかし，栄養補助食品に使用するための栄養成分は，特に連邦食品添加物の定義から除外される（U.S.C. 2010）。
有害事象と副作用　グルコース-6-リン酸デヒドロゲナーゼ（G6PD）欠損症（ソラマメ中毒として知られる遺伝性疾患）を持つ乳児は，ハートシーズの水抽出物を摂取後に，中程度の溶血を引き起こした（Behmanesh and Abdollahi 2002）。
薬理学的考察　知見なし
妊婦と授乳婦　科学的または伝統的文献において，妊娠中および授乳中におけるハートシーズの安全性は不明である。本書では，妊娠中や授乳期間での使用に関する問題は確認されなかったが，最終的な安全性は確立されていない。

レビュー詳細

I. 薬やサプリメントとの相互作用

薬やサプリメントとの相互作用の臨床試験
　確認されなかった。
被疑薬やサプリメントとの相互作用の症例報告
　確認されなかった。
薬やサプリメントとの相互作用の動物試験
　確認されなかった。

II. 有害事象

有害事象の症例報告　G6PD欠損症（ソラマメ中毒として知られる遺伝性疾患）の既往のある9か月の乳児は，沸騰したハートシーズ飲料の半カップを摂取後に，中程度の溶血を引き起こした（Behmanesh and Abdollahi 2002）。

III. 薬理学および薬物動態学

ヒトの薬理学的研究　確認されなかった。
動物の薬理学的研究　確認されなかった。
*In vitro*の薬理学的研究　確認されなかった。

IV. 妊婦と授乳婦

妊娠中および授乳中におけるハートシーズの安全性に関する情報は確認されなかった。

V. 毒性研究

細胞毒性
ハートシーズからのシクロチドは，*in vitro* でのヒト腫瘍株において細胞毒性活性を示している（Goransson et al. 2003; Lindholm et al. 2002）。ヒト癌細胞株において，ハートシーズから単離した最も活性的なシクロチドは，0.6～6 μMのIC_{50}値であった（Svangård et al. 2004）。

参考文献

Behmanesh, Y., and M. Abdollahi. 2002. Haemolysis after consumption of *Viola tricolor*. *WHO Drug Info.* 16(1):15-16.
CFR. 2011. *Code of federal regulations,* Title 21 Part 172.510, 2011 ed. Food additives permitted for direct addition to food for human consumption. Flavoring agents and related substances. Natural flavoring substances and natural substances used in conjunction with flavors. Washington, DC: U.S. Government Printing Office.
Goransson, U., A.M. Broussalis, and P. Claeson. 2003. Expression of *Viola* cyclotides by liquid chromatography-mass spectrometry and tandem mass spectrometry sequencing of intercysteine loops after introduction of charges and cleavage sites by aminoethylation. *Anal. Biochem.* 318(1):107-117.
Lindholm, P., U. Goransson, S. Johansson, et al. 2002. Cyclotides: A novel type of cytotoxic agents. *Mol. Cancer Ther.* 1(6):365-369.
Svangård, E., U. Goransson, Z. Hocaoglu, et al. 2004. Cytotoxic cyclotides from *Viola tricolor*. *J. Nat. Prod.* 67(2):144-147.
U.S.C. 2010. United States Code, Title 21, Part 321 (s)(6). Current as of January 7, 2011. Washington, DC: U.S. Government Printing Office.

Viscum album L.　ビャクダン科（ヤドリギ科）

一般名：ミスルトゥ
英　名：European mistletoe
和　名：オウシュウヤドリギ
使用部位：全草

安全性クラス：2b, 2d
相互作用クラス：A
禁忌　妊娠中は，医療従事者監督下以外での使用禁止（Büssing 1996）。
推奨用量を超えないこと（McGuffin et al. 1997）。
他の注意事項　知見なし

薬やサプリメントとの相互作用　知見なし

標準用量　標準用量は，2.5gを冷水で10〜12時間抽出し，1日2回を限度に服用する（Wichtl 2004）。

有害事象と副作用　数十の臨床試験のシステマティックレビュー（すべて1〜200mgの皮下注射）は，ミスルトゥは，重篤な有害事象の報告はなく，一般的に忍容性が良好であると報告された。注射部位での軽度な局所反応がミスルトゥの注射に関連しているが，そのような作用は経口使用後には予測されない（Horneber et al. 2009; Kienle et al. 2009; Stein and Berg 2000）。

ミスルトゥへのアナフィラキシー反応を含むアレルギー反応が報告されている（Bauer et al. 2005; Horneber et al. 2009; Hutt et al. 2001; Kienle et al. 2009）。

薬理学的考察　動物研究はミスルトゥが血糖値の調節を変化させる可能性があることを実証している（Eno et al. 2008; Nwaegerue et al. 2007; Ohiri et al. 2003）。糖尿病を持つ人は，使用前に有資格の医療従事者に相談し，血糖値を厳密に測定することを勧める。

いくつかの関係当局は，ミスルトゥ茶を摂取する人は，定期的に血圧をチェックする必要があることを示唆する（Wichtl 2004）。

妊婦と授乳婦　科学的または伝統的文献において，妊娠中および授乳中におけるミスルトゥの安全性は不明である。ミスルトゥのいくつかの化合物の相対的な毒性のために，妊娠中は資格のある医療従事者監督下以外での使用を推奨しない（Büssing 1996）。

レビュー詳細

I. 薬やサプリメントとの相互作用

薬やサプリメントとの相互作用の臨床試験

確認されなかった。

被疑薬やサプリメントとの相互作用の症例報告

確認されなかった。

薬やサプリメントとの相互作用の動物試験

確認されなかった。

II. 有害事象

臨床試験で報告された有害事象　臨床試験のシステマティックレビューでは，ミスルトゥは，有害事象の報告は非常に少なく，一般的に忍容性が良好であることを示した。レビューは，数週間から1年以上の間，1日当たり1〜200mgの用量でミスルトゥ標準化エキスを皮下投与した合計9,949人の患者で，選択基準を満たした46の臨床試験を検証した（数か月より長い治療では，治療と休息のサイクルが構成された）（Horneber et al. 2009; Kienle et al. 2009）。発赤，腫れ，痒み，発疹，硬結（投与部位での硬化）を含む，注射部位での局所的な反応は，患者のおよそ3分の1で発生した。反応は，用量依存性であることが報告され，化学療法の併用中に増強する可能性があることが示された（Horneber et al. 2009; Kienle et al. 2009; Stein and Berg 2000）。インフルエンザ様症状および好酸球の増加もまた，ミスルトゥの注入後に報告されている（Horneber et al. 2009; Kienle et al. 2009; Stein and Berg 2000）。これらの反応は，一般的に投与経路に起因しており，経口使用後には予測されない。

好酸球数（白血球の一種）の増加は，高濃度のレクチンを含むミスルトゥ製剤の投与後に報告されている（Huber et al. 2005; Stein and Berg 2000）。

有害事象の症例報告　ミスルトゥでのアナフィラキシー反応を含むアレルギー反応が報告されている（Bauer et al. 2005; Horneber et al. 2009; Hutt et al. 2001; Kienle et al. 2009）。

III. 薬理学および薬物動態学

ヒトの薬理学的研究　前立腺癌，乳癌，結腸直腸癌のある患者でのTリンパ球におけるミスルトゥの研究では，結腸直腸および前立腺癌患者における“迅速な”用量増加計画では，Tリンパ球機能の低下が認められた。“ゆっくりな”用量増加計画では，Tリンパ球の減少は少なかった。一定期間以上の用量増加投与は，ミスルトゥにとっては標準的な治療方法である。この研究では，皮下投与は0.01mgから20mgまでの用量となった（Bussing et al. 2007）。

動物の薬理学的研究　ミスルトゥ100mgを静脈内投与した糖尿病および健常ラットでは，糖尿病ラットで血糖値の低下が認められたが，健常ラットでは認められなかった。インスリン分泌の増加は，健常および糖尿病動物の両方で認められた（Eno et al. 2008）。

ミスルトゥの水抽出物を200または400mg/kg腹腔内投与した糖尿病マウスおよびウサギでは，血糖値の低下が認められた（Ohiri et al. 2003）。

ミスルトゥの含水エタノール抽出物を250，500，750，1000mg/kg投与した糖尿病および健常ラットでは，グルコース値の用量依存的な減少が認められた（Nwaegerue et al. 2007）。

*In vitro*の薬理学的研究　著者らはCYP3A4との臨床的に関連する全身性または腸の相互作用は起こりそうもないことを示したが，薬物代謝酵素CYP3A4の一部の阻害は，ミスルトゥでの処置後に認められた（Engdal and Nilsen 2009）。

ミスルトゥの含水抽出物は，クローンの膵臓のB細胞からのインスリン分泌を刺激することが発見された（Gray and Flatt 1999）。

IV. 妊婦と授乳婦

V

妊娠中および授乳中におけるミスルトゥの安全性に関する情報は確認されなかった。

V. 毒性研究

急性毒性

マウスに対するミスルトゥの水抽出物の腹腔内LD_{50}は，4.18 g/kgである（Ohiri et al. 2003）。

ミスルトゥ標準化エキスの腹腔内LD_{50}は，マウスで700mg/kg，ラットで378mg/kgである（Stein 2000）。マウスへの静脈内投与後のLD_{50}は500mg/kg，マウスへの皮下投与後のLD_{50}は1200mg/kgである（Luther et al. 1986）。ビスコトキシンのLD_{50}は，マウスへの腹腔内投与で0.5mg/kg，ネコへの静脈内投与で0.1mg/kg。亜致死量は，低血圧，徐脈，陰性変力作用を引き起こすことが報告された（Samuelsson 1974）。

短期毒性

ラットに対し，1日当たり最大5 mg/kgまでの用量のミスルトゥ標準化エキスを28日間静脈内投与した場合，関連のある臓器毒性は認められず，臨床兆候，臓器重量，血液学，組織学および他のパラメータにおける変化は見られなかった（Mengs 1998）。

遺伝毒性

細菌の突然変異試験，哺乳類細胞遺伝子突然変異試験，*in vitro* の細胞遺伝学的試験，細胞形質転換試験，およびエイムス試験において，ミスルトゥの遺伝毒性活性は認められなかった（Mengs 1998; Mengs et al. 1997）。

参考文献

Bauer, C., T. Oppel, F. Rueff, and B. Przybilla. 2005. Anaphylaxis to viscotoxins of mistletoe (*Viscum album*) extracts. *Ann. Allergy Asthma Immunol.* 94(1):86-89.

Büssing, A. 1996. Induction of apoptosis by the mistletoe lectins: A review on the mechanisms of cytotoxicity mediated by *Viscum album* L. *Apoptosis* 1(1):25-32.

Bussing, A., C. Stumpf, W. Troger, and M. Schietzel. 2007. Course of mitogen-stimulated T lymphocytes in cancer patients treated with *Viscum album* extracts. *Anticancer Res.* 27(4C):2903-2910.

Engdal, S., and O.G. Nilsen. 2009. *In vitro* inhibition of CYP3A4 by herbal remedies frequently used by cancer patients. *Phytother. Res.* 23(7):906-912.

Eno, A.E., O.E. Ofem, C.O. Nku, E.J. Ani, and E.H. Itam. 2008. Stimulation of insulin secretion by *Viscum album* (mistletoe) leaf extract in streptozotocin-induced diabetic rats. *Afr. J. Med. Med. Sci.* 37(2):141.

Gray, A.M., and P.R. Flatt. 1999. Insulin-secreting activity of the traditional antidiabetic plant *Viscum album* (mistletoe). *J. Endocrinol.* 160(3):409.

Horneber, M., G. Bueschel, R. Huber, K. Linde, and M. Rostock. 2009. Mistletoe therapy in oncology (review). *Cochrane Lib.* 2:1-93.

Huber, R., M. Rostock, R. Goedl, et al. 2005. Mistletoe treatment induces GM-CSF- and IL-5 production by PBMC and increases blood granulocyte- and eosinophil counts: A placebo controlled randomized study in healthy subjects. *Eur. J. Med. Res.* 10(10):411-418.

Hutt, N., M. Kopferschmitt-Kubler, J. Cabalion, et al. 2001. Anaphylactic reactions after therapeutic injection of mistletoe (*Viscum album* L.). *Allergol. Immunopathol.* 29(5):201-203.

Kienle, G.S., A. Glockmann, M. Schink, and H. Kiene. 2009. *Viscum album* L. extracts in breast and gynaecological cancers: A systematic review of clinical and preclinical research. *J. Exp. Clin. Cancer Res.* 28:79.

Luther, P., G. Uhlenbruck, H. Reuigen, et al. 1986. Are lectins from *Viscum album* interesting tools in lung disease? *Z. Erkrank. Atm. Org.* 166:247-256.

McGuffin, M., C. Hobbs, R. Upton, and A. Goldberg. 1997. *Botanical safety handbook.* Boca Raton, FL: CRC Press.

Mengs, U. 1998. Toxicity of an aqueous mistletoe extract: Acute and subchronic toxicity in rats, genotoxicity *in vitro.* In Bardocz, S., U. Pfueller, and A. Pusztai, eds. *Effects of antinutrients on the nutritional value of legume diets.* Luxembourg: European Commission.

Mengs, U., C.B. Clare, and J.A. Poiley. 1997. Genotoxicity testing of an aqueous mistletoe extract *in vitro. Arzneimittelforschung* 47:316-319.

Nwaegerue, E., I.N. Nweke, C.C. Ezeala, and P.C. Unekwe. 2007. Glucose lowering effect of leaf extracts of *Viscum album* in normal and diabetic rats. *J. Res. Med. Sci.* 12(5):235-240.

Ohiri, F.C., C.O. Esimone, S.V. Nwafor, C.O. Okoli, and O.O. Ndu. 2003. Hypoglycemic properties of *Viscum album* (mistletoe) in alloxan-induced diabetic animals. *Pharm. Biol.* 41(3):184-187.

Samuelsson, G. 1974. Mistletoe toxins. *Syst. Zool.* 22:566-569.

Stein, G.M. 2000. Toxicology of mistletoe extracts and their components. In Bussing, A., ed. *Mistletoe: The genus Viscum.* Boca, Raton, FL: CRC Press.

Stein, G.M., and P.A. Berg. 2000. Adverse effects during therapy with mistletoe extracts. In Bussing, A., ed. *Mistletoe: The genus Viscum.* Boca Raton, FL: CRC Press.

Wichtl, M. 2004. *Herbal drugs and phytopharmaceuticals: A handbook for practice on a scientific basis.* 3rd ed. Boca Raton, FL: CRC Press.

Vitex agnus-castus L.

シソ科（クマツヅラ科）

一般名：チェストツリー

英　名：chastetree

和　名：イタリアニンジンボク

アーユルヴェーダ名：*renuka*

別　名：agnus-castus，chasteberry，monk's pepper

使用部位：果実（液果）

安全性クラス：1

相互作用クラス：A

禁忌　知見なし

他の注意事項　ホルモン避妊薬との併用は推奨されない（Hobbs 1990; Krochmal et al. 2004; Mills and Bone 2000; Stargrove et al. 2008）。

薬やサプリメントとの相互作用　知見なし

有害事象と副作用　チェストツリー製品の臨床試験および症例報告のレビューでは，チェストツリーは通常忍容性が良好であり，報告されたどの有害事象も軽度かつ一過性であったと結論付けた（Daniele et al. 2005）。

薬理学的考察　ヒトに対する研究では，チェストツリーは，プロラクチン分泌を阻害する可能性があることを示している（Upton 2001）。

妊婦と授乳婦　ハーブの専門家は，流産の既往のある女性で，流産を防ぐために伝統的にチェストツリーを使用してきた。チェストツリー服用中に妊娠した研究では，妊娠の結果や新生児の健康におけるフォローアップ研究は完結されていない（Romm 2010）。

チェストツリーは，伝統的に催乳薬（授乳を促進する物質）として使用されてきた（Brown 1994; Upton 2001）。

ヒトに対する研究は，チェストツリーはプロラクチン分泌を減少させることを示したが，授乳中のチェストツリーの安全性におけるヒトおよび動物の最近の研究は確認されなかった（Upton 2001）。

レビュー詳細

I. 薬やサプリメントとの相互作用

薬やサプリメントとの相互作用の臨床試験

確認されなかった。

被疑薬やサプリメントとの相互作用の症例報告

確認されなかった。

薬やサプリメントとの相互作用の動物試験

確認されなかった。

II. 有害事象

臨床試験で報告された有害事象　臨床試験，症例報告，医薬品安全性データ，市販後のサーベイランス研究で報告された有害事象のシステマティックレビューでは，チェストツリーの安全性を評価するにはさらなる研究が必要であるが，利用可能なデータは，チェストツリーは健康に対する深刻なリスクとは関連がなく，チェストツリー使用に関連して報告された有害事象の大部分は軽度かつ一過性であったと結論付けた（Daniele et al. 2005）。チェストツリー製品のヒトへの研究のレビューは，有害事象はチェストツリー群およびプラセボ群で同様であり，報告された有害事象はしばしば類似していたことを示した。最も一般的な有害事象は，頭痛，疲労，ホルモン関連症状を含む副作用とともに，胃腸障害（特に吐き気）と皮膚への影響として掲載された（Upton 2001）。

有害事象の症例報告　時折，軽度な皮膚炎がチェストツリー製剤を摂取する人で報告されている（Leung and Foster 1996）。

III. 薬理学および薬物動態学

ヒトの薬理学的研究　血圧，心拍数，テストステロン，卵胞刺激ホルモン，黄体形成ホルモンに対する影響は，1日当たり120～480mgのチェストツリー抽出物を14日間投与した健康な男性で認められなかった（Loew et al. 1996; Merz et al. 1996）。

チェストツリーの化合物は，心臓，血管系，骨，膀胱におけるエストロゲン受容体β（ERβ）へ結合することが報告されている（Wuttke et al. 2003）。

動物の薬理学的研究　チェストツリー抽出物を投与したラットにおけるプロラクチン分泌の減少が報告された（Winterhoff et al. 1991）。

***In vitro*の薬理学的研究**　1つ目の*in vitro*研究において，チェストツリーはエストロゲン受容体β（ERβ）に結合したが，ERαには結合しなかったことを示しているが（Jarry et al. 2003），2つ目の研究では，チェストツリーのメタノール抽出物はERαおよびERβに競合的に結合することが発見されたことを示した（Liu et al. 2001）。チェストツリーはまた，チャイニーズハムスター卵巣でμ-オピエート受容体に結合することを示している（Webster et al. 2006）。

高濃度では，チェストツリーは下垂体のドパミン（D2）受容体に対するアゴニストとしての作用を有する（Jarry et al. 1994; Wuttke 1996）。

培養したラットの下垂体細胞では，チェストツリー抽出物は，甲状腺刺激ホルモン放出ホルモンの刺激によるプロラクチン分泌を阻害することが認められた（Sliutz et al. 1993）。

IV. 妊婦と授乳婦

ハーブの専門家は，流産の既往のある女性で，流産を防ぐために伝統的にチェストツリーを使用してきた。チェストツリーの使用に関連した黄体機能改善の結果としてのプロゲステロンレベルの増加は，流産の予防のための作用機序として仮定されている。チェストツリー服用中に妊娠した研究では，妊娠の結果や新生児の健康におけるフォローアップ研究は完結されていない（Romm 2010）。

妊娠1～10日に1日当たり1～2 g/kgの用量でチェストツリー果実を経口投与した妊娠ラットにおいて，胎児数の減少は認められなかった（Lal et al. 1985）。

チェストツリーは，伝統的に催乳剤として使用されてきた（Brown 1994; Upton 2001）。古いヒトの研究ではチェストツリーは乳汁産生増加に貢献することが示されている（Mohr 1954; Noack 1943）。プロラクチン分泌におけるチェストツリーの作用に関する9つのヒトの研究（プラセボ対照および一般試験を含む）のレビューでは，4つの研究はプロラクチンの有意な減少を示し，1つは有意な増加を，1つは有意ではない増加を示し，そして3つの研究は影響がなかったことを示した（Upton 2001）。

授乳中のチェストツリーの安全性に関するレビューは，“チェストツリーの低い毒性プロファイルおよび忍容性においては，特に母親を通して濾過および希釈された後は，新生児に対して毒性にはなりそうもない”と結論付けた（Dugoua et al. 2008）。

V. 毒性研究

急性毒性

急性毒性試験では，チェストツリー標準化エキスを最大2 g/kgまで経口投与したラットとマウスでは，死亡は認められなかった（Bionorica 2001）。

短期毒性

標準化エキスを28日間経口投与したラットおよびマウスでは，無毒性量（NOAEL）は50 mg/kgであった。より高い用量で，脾臓における造血作用のわずかな増加および肝臓重量の増加が認められた。これらの変化は，一時的なものとして言及され，毒性よりもむしろ適応できるものとして解釈された（Bionorica 2001）。

亜慢性毒性

マウスおよびラットに対する標準化エキスの慢性経口毒性試験では，NOAELは投与の26週後で40 mg/kgであった（Bionorica 2001）。

遺伝毒性

標準化エキスの遺伝毒性作用は，哺乳動物細胞実験，DNA損傷試験，または染色体断裂試験で認められなかった（Bionorica 2001）。

参考文献

Bionorica. 2001. Unpublished data. *Cited in* Upton, R. 2001. *Chaste tree fruit: Vitex agnus-castus*. Santa Cruz, CA: American Herbal Pharmacopoeia.

Brown, D. 1994. *Vitex agnus-castus* clinical monograph. *Q. Rev. Nat. Med.* Summer:111-121.

Daniele, C., J. Thompson Coon, M.H. Pittler, and E. Ernst. 2005. *Vitex agnus-castus*: A systematic review of adverse events. *Drug Saf.* 28(4):319-332.

Dugoua, J.J., D. Seely, D. Perri, G. Koren, and E. Mills. 2008. Safety and efficacy of chastetree (*Vitex agnus-castus*) during pregnancy and lactation. *Can. J. Clin. Pharmacol.* 15(1):e74-e79.

Hobbs, C. 1990. *Vitex: The women's herb*. Santa Cruz: Botanica Press.

Jarry, H., S. Leonhardt, C. Gorkow, and W. Wuttke. 1994. *In vitro* prolactin but not LH and FSH release is inhibited by compounds in extracts of *agnus-castus*: Direct evidence for a dopaminergic principle by the dopamine receptor assay. *Exp. Clin. Endocrinol.* 102(6):448-454.

Jarry, H., B. Spengler, A. Porzel, et al. 2003. Evidence for estrogen receptor beta-selective activity of *Vitex agnus-castus* and isolated flavones. *Planta Med.* 69(10):945-947.

Krochmal, R., M. Hardy, S. Bowerman, et al. 2004. Phytochemical assays of commercial botanical dietary supplements. *Evid. Based Complement. Alternat. Med.* 1(3):305-313.

Lal, R., A. Sankaranarayanan, V.S. Mathur, and P.L. Sharma. 1985. Antifertility and oxytocic activity of *Vitex agnus-castus* (seeds) in female albino rats. *Bull. Postgrad. Inst. Med. Educ. Res. Chandigarh* 19(2):44-47.

Leung, A.Y., and S. Foster. 1996. *Encyclopedia of common natural ingredients used in food, drugs, and cosmetics*. 2nd ed. New York: Wiley.

Liu, J., J.E. Burdette, H. Xu, et al. 2001. Evaluation of estrogenic activity of plant extracts for the potential treatment of menopausal symptoms. *J. Agric. Food Chem.* 49 (5):2472-2479.

Loew, D., C. Gorkow, A. Schrödter, et al. 1996. Zur dosisabhaengigen Vertraeglichkeit eines *Agnus-castus*-Spezialextraktes. *Z. Phytother.* 17(4):237-243.

Merz, P.G., C. Gorkow, A. Schroedter, et al. 1996. The effects of a special *agnus-castus* extract (BP1095E1) on prolactin secretion in healthy male subjects. *Exp. Clin. Endrocrin. Diabetes* 104(6):447-453.

Mills, S., and K. Bone. 2000. *Principles and practice of phytotherapy: Modern herbal medicine*. New York: Churchill Livingstone.

Mohr, H. 1954. Clinical investigations of means to increase lactation. *Dtsch. Med. Wochenschr.* 79(41):1513-1516.

Noack, M. 1943. Unsere Erfalwungen mit *Agnus castus* Oligoplex bei der Lalctationssteigerung. *Dtsch. Med. Wochenschr.* 204-206.

Romm, A. 2010. *Botanical medicine for women's health*. London: Churchill Livingstone.

Sliutz, G., P. Speiser, A.M. Schultz, J. Spona, and R. Zeillinger. 1993. *Agnus-castus* extracts inhibit prolactin secretion of rat pituitary cells. *Horm. Metab. Res.* 25(5):253-255.

Stargrove, M., J. Treasure, and D. McKee. 2008. *Herb, nutrient, and drug interactions: Clinical implications and therapeutic solutions.* St. Louis, MO: Elsevier.

Upton, R. 2001. *Chaste tree fruit: Vitex agnus-castus: Standards of analysis, quality control, and therapeutics. American Herbal Pharmacopoeia and therapeutic compendium.* Santa Cruz, CA: American Herbal Pharmacopoeia.

Webster, D.E., J. Lu, S.N. Chen, N.R. Farnsworth, and Z.J. Wang. 2006. Activation of the mu-opiate receptor by *Vitex agnus-castus* methanol extracts: Implication for its use in PMS. *J. Ethnopharmacol.* 106(2):216-221.

Winterhoff, H., C. Gorkow, and B. Behr. 1991. Reduced lactation in rats following application of *agnus-castus*-extract. An indirect evidence for the prolactin inhibiting activity. *Ztschr. Phytother.* 12(6):175-179.
Wuttke, W. 1996. Dopaminergic action of extracts of agnus castus. *Forsch. Komplementarmed.* 3:329-330.
Wuttke, W., H. Jarry, V. Christoffel, B. Spengler, and D. Seidlova-Wuttke. 2003. Chaste tree (*Vitex agnus-castus*)—Pharmacology and clinical indications. *Phytomedicine* 10(4):348-357.

V

Withania somnifera (L.) Dunal

ナス科

一般名：アシュワガンダ
英　名：ashwagandha
アーユルヴェーダ名：*ashvagandha*
別　名：winter cherry
使用部位：根

安全性クラス：2b
相互作用クラス：A
禁忌　妊娠中は，医療従事者監督下以外での使用禁止(Chadha 1988; Upton 2000)。
他の注意事項　知見なし
薬やサプリメントとの相互作用　知見なし
有害事象と副作用　アシュワガンダの"高用量"（未定義の量）摂取は，粘膜や漿膜への刺激により，胃の不調，下痢，嘔吐を引き起こすことが報告されている（Chadha 1976）。
薬理学的考察　ヒトおよび動物の研究では，アシュワガンダは血糖値の調節を変化させる可能性があることを示し，アシュワガンダを摂取する糖尿病を持つ人は，血糖値の監視を続けるべきであることを勧める（Andallu and Radhika 2000）。

ある研究では，アシュワガンダはペントバルビタールの効果を減少させることを示したが（Singh et al. 1978），いくつかの古い研究では，アシュワガンダはペントバルビタールの作用を増強する可能性があることを示唆している(Malhotra et al. 1960; Rao and Karanth 1990; Singh et al. 1979)。

In vitro では，アシュワガンダが血清に添加された場合，ジゴキシンアッセイのいくつかのタイプにおいて，見かけのジゴキシン値の上昇が認められた（Dasgupta and Reyes 2005; Dasgupta et al. 2008)。
妊婦と授乳婦　民族植物学では"堕胎薬"(Badhwar and "Chopra 1946; Casey 1960; Chadha 1976）および"妊娠強壮薬"(Kapoor 1990; Tirtha 1998; Upton 2000）の両方としての，アシュワガンダ使用の参考文献がある。この情報の精度は，用量，期間，使用された植物の部位の詳細が欠けているため評価することは困難である。科学的文献のレビューでは，動物研究では，ラットに対し，根の水抽出物を100mg/kgの用量で8か月間投与した場合に，妊娠回数の減少，産子数の変化，または流産は認められなかった(Sharma et al. 1986)。このデータに基づいて，アシュワガンダの低用量は軽度の危険をもたらす可能性があるが，妊娠中の使用についてカウンセリングする場合には，その効果と限界について議論すべきである。

アーユルヴェーダ医学では，アシュワガンダは伝統的に授乳を促進するために使用されている（Kapoor 1990)。

レビュー詳細

I. 薬やサプリメントとの相互作用

薬やサプリメントとの相互作用の臨床試験

確認されなかった。

被疑薬やサプリメントとの相互作用の症例報告

確認されなかった。

薬やサプリメントとの相互作用の動物試験

マウスに対しアシュワガンダを700mg/kg以上の用量で腹腔内投与した後，ペントバルビタールの活性を増強することが報告された（Malhotra et al. 1960)。アシュワガンダ300mg/kgの投与では，バルビツール酸の相乗作用（Rao and Karanth 1990）またはバルビツール酸誘導性の睡眠時間の減少が報告された（Singh et al. 1978)。別の研究では，1 g/kgの用量のアシュワガンダは，バルビツール酸の相乗作用を生じたことを示している（Singh et al. 1979)。

II. 有害事象

有害事象の症例報告　確認されなかった。

III. 薬理学および薬物動態学

ヒトの薬理学的研究　性欲や性的機能の減少を報告した動物研究とは対照的に，1日当たり3gのアシュワガンダを1年間投与した健常な男性（50〜59歳）で，性的機能の向上が報告された（Kuppurajan et al. 1980)。

軽度のインスリン非依存性糖尿病患者では，1日当たり3gのアシュワガンダ根の粉末を30日間投与したところ，経口血糖降下薬に匹敵した血糖値の減少をもたらした（Andallu and Radhika 2000)。

動物の薬理学的研究　インスリン非依存性糖尿病のあるラットでは，1日当たり200または400mg/kgのアシュワガンダを5週間経口投与した場合，血糖値，HbA（1）cおよびインスリンの上昇を抑制した。耐糖能の改善は，経口ブドウ糖負荷試験で認められ，インスリン感受性の指標を有意に改善した（Anwer et al. 2008; Jain et al. 2006)。

空腹時血糖値の減少は，アシュワガンダのアルコール抽出物を20 mg/kg腹腔内投与した糖尿病ラットで認められた(Jain et al. 2006)。

血清T_3およびT_4レベルの増加は，1日当たり1.4 g/kgのアシュワガンダ根を20日間胃内投与したマウスで認められた(Panda and Kar 1998)。

ジアゼパムの有効量の低減（Kulkarni et al. 1998）およびペンチレンテトラゾール誘発性発作に対する発作閾値の増加（Kulkarni et al. 2008; Kulkarni and Dhir 2008）を示す研究とともに，マウスにおいて，アシュワガンダはGABA受容体に結合することが示されている。

アシュワガンダの凍結乾燥した水抽出物を470mg/kg投与した雄ラットでは，精巣重量の増加が認められた。組織学的検査では，対照群と比較して，精巣の精細管の直径および精細管細胞層の数の顕著な増加を明らかにした。血清テストステロンおよびFSHレベルの減少，およびLHレベルの増加もまた認められた（Abdel-Magied et al. 2001)。

1日当たり3 g/kgのアシュワガンダのメタノール抽出物を7日間経口投与した雄ラットでは，性欲，性的機能，性的な活力の障害が，陰茎勃起不全とともに認められた。その影響は，処置の中止において部分的に可逆的であり，テストステロンのレベルまたは毒性の変化によるものでなかったが，代わりに，抽出物の高プロラクチン血症，GABA作動性，セロトニンまたは鎮静活動に起因するものであった(Ilayperuma et al. 2002)。

1日当たり25 mg/kgのアシュワガンダを10日間経口投与した雄および雌マウスで，1腹子数の減少およびいくらかの不妊が認められた（Garg and Parasar 1965)。

In vitroの薬理学的研究　アシュワガンダの含水エタノール抽出物を25または50 μl/mlで処理した血清中のジゴキシンⅢジゴキシンアッセイにおいて，見かけ上の高い値が認められたが，10 μl/mlでの処置後には変化は認められなかった。Tina-quantおよびFPIAジゴキシンアッセイでは，50 μl/mlで処置した血清では，見かけ上の高ジゴキシンレベルが認められたが，10 または25 μl/mlで処置した血清では認められなかった（Dasgupta and Reyes 2005; Dasgupta et al. 2008)。

ウィザフェリンAは，白血病細胞においてアポトーシスを誘導することが示されている（Malik et al. 2007; Mandal et al. 2008; Oh et al. 2008; Senthil et al. 2007)。

IV. 妊婦と授乳婦

1日当たり100 mg/kgのアシュワガンダ煎剤を8か月間投与した妊娠マウスからの仔は，対照群の仔よりも出生時体重が増加していた（Sharma et al. 1986)。

妊婦へのアシュワガンダ使用の歴史における情報は矛盾している。いくつかの文献では，アシュワガンダは中絶のために使用されていたことを示すが（Casey 1960; Chadha 1976; Svoboda 1992)，他の研究では，アシュワガンダは流産の予防や胎児の安定化のために使用されていることを示す（Kapoor 1990; Tirtha 1998)。この情報の精度は，使用された植物の部位，与えられた用量および期間に関する詳細の欠如により評価することは困難である。流産への作用を引用している1つの文献は，陣痛促進作用（子宮収縮刺激)，抗代謝産物および“その他”の作用も有する植物による無月経のために使用したものを含み，幅広い堕胎薬の定義を使している。

アーユルヴェーダ医学では，アシュワガンダは伝統的に授乳を促進するために使用されている（Kapoor 1990)。

V. 毒性研究

急性毒性

マウスに対するアシュワガンダのLD_{50}は，経口投与においておよそ7.7 g/kgであった（Singh et al. 1982)。アシュワガンダのエタノール抽出物を1.1，1.2，1.3，1.4，1.5 g/kgの単回用量を腹腔内投与したマウスでは，1.1g/kgの用量ではどのマウスも死亡しなかったが，1.5g/kgの用量はすべてのマウスで致死的であった。これらの結果に基づいて，抽出物のLD_{50}は，1.26g/kgであると推定された（Sharada et al. 1993)。アシュワガンダのエタノール抽出物1g/kgを腹腔内投与したマウスでは，毒性作用は認められなかった(Sharada et al. 1993)。

マウスに対するグルコシドVII，VIII，IX，Xの腹腔LD_{50}は，それぞれ1076，1564，518，808 mg/kgであった(Bhattacharya et al. 1987; Ghosal et al. 1989)。グルコシドIX およびXを最大1 g/kgまで経口投与したマウスでは，死亡は報告されなかった（Ghosal et al. 1989)。

マウスに対するアシュワガンダのアルコール抽出物のLD_{50}は，腹腔内投与において1.26g/kgであった（Sharada et al. 1993)。

短期毒性

餌の25%として（1日当たりおよそ5gの用量）のアシュワガンダを10～14日間与えたラットでは，巨視的異常は認められなかったが，顕微鏡検査では，肝臓における小葉中心性水腫性変性，肺における気管支周囲および静脈周囲浮腫，脈管構造のうっ血，管状円柱，および腎臓での管状変性を明らかにした（Arseculeratne et al. 1985)。

1日当たり100 mg/kgのアシュワガンダのエタノール抽出物を30日間腹腔内投与したマウスでは，雄ラットにおいて，脾臓，胸腺，副腎重量の有意な減少が認められ，両性のマウスにおいて，血液の酸性ホスファターゼ活性の有意な増加が認められた（Sharada et al. 1993)。

他の毒性

10%のアシュワガンダ抽出物100μlでの新生児および成体ラットの治療は，カルシウム過負荷による新生児心筋細胞での拍動の停止をもたらしたが，逐次希釈剤は，低用量（培地の0.01% v/v，0.1μl/ml）での処置は，一定の，定期的な拍動（一過性)，および過負荷なしの拡張期カルシウムのわずかな上昇をもたらした。カルシウム-寛容成体心筋細胞へのアシュワガンダの追加は，カルシウムトランジェントの開始をもたらし，成体細胞は高濃度の抽出物への暴露を許容することができた（Poindexter et al. 2006)。

参考文献

Abdel-Magied, E.M., H.A. Abdel-Rahman, and F.M. Harraz. 2001. The effect of aqueous extracts of *Cynomorium coccineum* and *Withania somnifera* on testicular development in immature Wistar rats. *J. Ethnopharmacol.* 75 (1):1-4.

Andallu, B., and B. Radhika. 2000. Hypoglycemic, diuretic and hypocholesterolemic effect of winter cherry (*Withania somnifera*, Dunal) root. *Indian J. Exp. Biol.* 38 (6):607-9.

Anwer, T., M. Sharma, K.K. Pillai, and M. Iqbal. 2008. Effect of *Withania somnifera* on insulin sensitivity in non-insulin-dependent diabetes mellitus rats. *Basic Clin. Pharmacol. Toxicol.* 102 (6):498-503.

Arseculeratne, S.N., A.A. Gunatilaka, and R.G. Panabokke. 1985. Studies of medicinal plants of Sri Lanka. Part 14: Toxicity of some traditional medicinal herbs. *J. Ethnopharmacol.* 13 (3):323-35.

Badhwar, R.L., and I.C. Chopra. 1946. Reputed abortifacient plants of India. *Indian J. Agric. Sci.* 16:342-355.

Bhattacharya, S.K., R.K. Goel, R. Kaur, and S. Ghosal. 1987. Antistress activity of Sitoindosides VII and VIII, new acylsterylglucosides from *Withania somnifera*. *Phytother. Res.* 1 (1):32-37.

Casey, R. 1960. Alleged antifertility plants of India. *Indian J. Med. Res.* 14:590-600.

Chadha, Y. 1976. *The Wealth of India: A dictionary of Indian raw materials and industrial products*. Vol. 10. New Delhi: Council of Scientific and Industrial Research.

Chadha, Y. 1988. *The Wealth of India: A dictionary of Indian raw materials and industrial products*. Delhi: Council of Scientific and Industrial Research.

Dasgupta, A., and M.A. Reyes. 2005. Effect of Brazilian, Indian, Siberian, Asian, and North American ginseng on serum digoxin measurement by immunoassays and binding of digoxin-like immunoreactive components of ginseng with Fab fragment of antidigoxin antibody (Digibind). *Am. J. Clin. Pathol.* 124 (2):229-236.

Dasgupta, A., G. Tso, and A. Wells. 2008. Effect of Asian ginseng, Siberian ginseng, and Indian ayurvedic medicine Ashwagandha on serum digoxin measurement by Digoxin III, a new digoxin immunoassay. *J. Clin. Lab. Anal.* 22 (4):295-301.

Garg, L.C., and G.C. Parasar. 1965. Effect of *Withania somnifera* on reproduction in mice. *Planta Medica* 13 (1):46-47.

Ghosal, S., J. Lal, R. Srivastava, et al. 1989. Immunomodulatory and CNS effects of sitoindosides IX and X, two new glycowithanolides from *Withania somnifera*. *Phytother. Res.* 3 (5):201-206.

Ilayperuma, I., W.D. Ratnasooriya, and T.R. Weerasooriya. 2002. Effect of *Withania somnifera* root extract on the sexual behaviour of male rats. *Asian J. Androl.* 4 (4):295-298.

Jain, S., P. Pandhi, A.P. Singh, and S. Malhotra. 2006. Efficacy of standardised herbal extracts in type 1 diabetes—An experimental study. *Afric. J. Trad., Complemen. Altern. Med.* 3 (4):23-33.

Kapoor, L. 1990. *CRC handbook of Ayurvedic medicinal plants*. Boca Raton CRC Press.

Kulkarni, S.K., K.K. Akula, and A. Dhir. 2008. Effect of *Withania somnifera* Dunal root extract against pentylenetetrazol seizure threshold in mice: Possible involvement of GABAergic system. *Indian J. Exp. Biol.* 46 (6):465-469.

Kulkarni, S.K., and A. Dhir. 2008. *Withania somnifera*: An Indian ginseng. *Prog. Neuropsychopharmacol. Biol. Psychiatry* 32 (5):1093-1105.

Kulkarni, S.K., B. George, and R. Mathur. 1998. Protective effect of *Withania somnifera* root extract on electrographic activity in lithium palocarpine model of status epiteplicus. *Phytother. Res.* 12:451-453.

Kuppurajan, K., S. Rajagopalan, R. Sitaraman, et al. 1980. Effect of ashwagandha (*Withania somnifera* Dunal) on the process of aging in human volunteers. *J. Res. Ayurveda Siddha* 1:247-258.

Malhotra, C.L., P.K. Das, and N.S. Dhalla. 1960. Studies on *Withania ashwagandha*. (Part II): Effect of total extract on cardiovascular system, respiration and skeletal muscle. *Indian J. Physiol. Pharmacol.* 4:49-64.

Malik, F., A. Kumar, S. Bhushan, et al. 2007. Reactive oxygen species generation and mitochondrial dysfunction in the apoptotic cell death of human myeloid leukemia HL-60 cells by a dietary compound withaferin A with concomitant protection by N-acetyl cysteine. *Apoptosis* 12 (11):2115-2133.

Mandal, C., A. Dutta, A. Mallick, et al. 2008. Withaferin A induces apoptosis by activating p38 mitogen-activated protein kinase signaling cascade in leukemic cells of lymphoid and myeloid origin through mitochondrial death cascade. *Apoptosis* 13 (12):1450-1464.

Oh, J.H., T.J. Lee, S.H. Kim, et al. 2008. Induction of apoptosis by withaferin A in human leukemia U937 cells through down-regulation of Akt phosphorylation. *Apoptosis* 13 (12):1494-1504.

Panda, S., and A. Kar. 1998. Changes in thyroid hormone concentrations after administration of ashwagandha root extract to adult male mice. *J. Pharm. Pharmacol.* 50 (9):1065-1068.

Poindexter, B.J., A.W. Allison, R.J. Bick, and A. Dasgupta. 2006. Ginseng: Cardiotonic in adult rat cardiomyocytes, cardiotoxic in neonatal rat cardiomyocytes. *Life Sci.* 79 (25):2337-2344.

Rao, A., and K. Karanth. 1990. Neuropharmacological activity of *Withania somnifera*. *Fitoterapia* 61 (3):237-40.

Senthil, V., S. Ramadevi, V. Venkatakrishnan, et al. 2007. Withanolide induces apoptosis in HL-60 leukemia cells via mitochondria mediated cytochrome c release and caspase activation. *Chem. Biol. Interact.* 167 (1):19-30.

Sharada, A.C., F.E. Solomon, and P.U. Devi. 1993. Toxicity of *Withania somnifera* root extract in rats and mice. *Int. J. Pharmacog.* 31 (3):205-212.

Sharma, S., S. Dahanukar, and S.M. Karandikar. 1986. Effects of long-term administration of the roots of ashwagandha (*Withania somnifera*) and shatavari (*Asparagus racemosus*) in rats. *Indian Drugs* 23:133-139.

Singh, N., R. Nath, A. Lata, et al. 1982. *Withania somnifera* (Ashwagandha), a rejuvenating herbal drug which enhances survival during stress (an adaptogen). *Pharmaceutical Biol.* 20 (1):29-35.

Singh, N., R. Nath, D. Singh, M. Gupta, and R. Kohli. 1978. An experimental evaluation of protective effects of some indigenous drugs on carbon tetrachloride-induced hepatotoxicity in mice and rats. *Int. J. Crude Drug Res.* 16 (1):8-16.

Singh, R., P. Malviya, F. Sarkar, and K. Udupa. 1979. Studies on the psychotropic effect of Indian indigenous drug, asvagandha [*Withania somnifera* Dunal.]. Part II: Experimental studies. *J. Res. Indian Med. Yoga Homeop.* 14 (1):49-54.

Svoboda, R. 1992. *Ayurveda: Life, health and longevity.* London: Arkana Penguin.

Tirtha, S. 1998. *The Ayurveda encyclopedia.* Bayville, NY: Ayurvedic Holistic Center.

Upton, R. 2000. *Ashwagandha root: Withania somnifera: Analytical, quality control, and therapeutic monograph, American Herbal Pharmacopoeia and therapeutic compendium;* Santa Cruz, CA: American Herbal Pharmacopoeia.

Wolfiporia cocos (F.A. Wolf) Ryvarden & Gilb. サルノコシカケ科

一般名：ポリア
英　名：poria
和　名：マツホド
異　名：*Poria cocos* F.A. Wolf
生薬名：局（通例，外層をほとんど除いた菌核）ブクリョウ（茯苓）
中国名：茯苓（*fu ling*）（菌核）
別　名：hoelen，Indian bread（菌核），polyporus
使用部位：菌核

安全性クラス：1
相互作用クラス：A
禁忌　知見なし
他の注意事項　知見なし
薬やサプリメントとの相互作用　知見なし
有害事象と副作用　知見なし
薬理学的考察　知見なし
妊婦と授乳婦　科学的または伝統的文献において，妊娠中および授乳中におけるポリアの安全性は不明である。本書では，妊娠中や授乳期間での使用に関する問題は確認されなかったが，最終的な安全性は確立されていない。

レビュー詳細

I. 薬やサプリメントとの相互作用

薬やサプリメントとの相互作用の臨床試験
確認されなかった。
被疑薬やサプリメントとの相互作用の症例報告
確認されなかった。
薬やサプリメントとの相互作用の動物試験
確認されなかった。

II. 有害事象

有害事象の症例報告　ポリアでのアレルギー反応が報告されている。過敏な人は，ポリア粉末への接触は，アレルギー性喘息，アレルギー性鼻炎，呼吸促迫，冷汗を誘発する可能性がある（Bensky et al. 2004）。

III. 薬理学および薬物動態学

ヒトの薬理学的研究　確認されなかった。
動物の薬理学的研究　確認されなかった。
*In vitro*の薬理学的研究　ヒト肝癌由来細胞株では，ポリアの抽出物は，プレグナンX受容体の活性化を介して，薬物代謝酵素CYP3A4の遺伝子転写の発現を誘導することが見出された（Dong et al. 2008a）。

ラットの肝臓ミクロソームでは，薬物代謝酵素CYP3A，CYP3A1，CYP3A2において，ポリアの影響は認められなかった（Dong et al. 2008b）。

ヒト子宮頸癌細胞における化学療法薬の取り込みにおけるポリアの影響に関するスクリーニングでは，ポリアの水抽出物はP-糖タンパク質（P-gp）基質パクリタキセルへの標的細胞の感受性を強化した。P-gp基質ではない5-フルオロウラシルに対しては変化は見られなかった。ポリアは，ローダミン123の細胞取り込みを増加した（Takara et al. 2005）。

10%のポリア抽出物を含む単球培地では，単球からのTNF-α，IL-β，IL-6，およびGM-CSFの分泌の有意な阻害が認められた（Tseng and Chang 1992）。

抗コリンエステラーゼ活性に関する植物のスクリーニングにおいて，ポリアのメタノール抽出物の有意な抗コリンエステラーゼ活性は認められなかった（Oh et al. 2004）。

IV. 妊婦と授乳婦

妊娠中および授乳中におけるポリアの安全性に関する情報は確認されなかった。

V. 毒性研究

急性毒性
マウスに対するポリアの水抽出物のLD_{50}は，経口投与で10 g/kgまで，腹腔内投与では2 g/kgまでの用量で決定することができなかった（Zhu 1998）。

参考文献

Bensky, D., S. Clavey, and E. Stöger. 2004. *Chinese herbal medicine: Materia medica*. 3rd ed. Seattle: Eastland Press.

Dong, H.Y., J.W. Shao, J.F. Chen, et al. 2008a. Transcriptional regulation of cytochrome P450 3A4 by four kinds of traditional Chinese medicines. *Zhongguo Zhongyao Zazhi* 33 (9):1014-1017+1089.

Dong, H.Y., J.W. Shao, T. Wang, Y.H. Guo, and L.Y. Yan. 2008b. Effects on the activities and mRNA expression of CYP3A in rat's liver by four kinds of extracts from anti-cancer traditional Chinese medicines. *Zhong Yao Cai* 31 (1):68-71.

Oh, M.H., P.J. Houghton, W.K. Whang, and J.H. Cho. 2004. Screening of Korean herbal medicines used to improve cognitive function for anti-cholinesterase activity. *Phytomedicine* 11 (6):544-548.

Takara, K., S. Horibe, Y. Obata, et al. 2005. Effects of 19 herbal extracts on the sensitivity to paclitaxel or 5-fluorouracil in HeLa cells. *Bio. Pharm. Bull.* 28 (1):138-142.

Tseng, J., and J.G. Chang. 1992. Suppression of tumor necrosis factor-alpha, interleukin-1 beta, interleukin-6 and granulocyte-monocyte colony stimulating factor secretion from human monocytes by an extract of *Poria cocos*. *Zhonghua Min Guo Wei Sheng Wu Ji Mian Yi Xue Za Zhi* 25 (1):1-11.

Zhu, Y.-P. 1998. *Chinese materia medica: Chemistry, pharmacology and applications*. Amsterdam: Harwood Academic Publishers.

W

Yucca spp.

キジカクシ科（リュウゼツラン科）

Yucca aloifolia L.
一般名：ユッカ
英　名：yucca
和　名：センジュラン
別　名：aloe yucca，amole，dagger plant，Spanish bayonet
Yucca brevifolia Engelm.
一般名：ジョシュアツリー
英　名：Joshua tree
別　名：yucca
Yucca glauca Nutt.
一般名：ソープウィード
英　名：yucca
別　名：amole，soapweed，soapwell
Yucca schidigera Roezl ex Ortgies
一般名：モハベユッカ
英　名：Mojave yucca
別　名：amole
Yucca whipplei Torr.
一般名：アワーローズキャンドル
英　名：our Lord's candle
別　名：amole
使用部位：根

安全性クラス：2d
相互作用クラス：A
禁忌　推奨用量を超えてはならない。
他の注意事項　知見なし
薬やサプリメントとの相互作用　知見なし
標準用量　標準用量は，1日当たり2～4gのハーブ（Moore 2003）。
有害事象と副作用　皮膚プリックテストにより，ユッカでのアレルギー反応が報告された（Kanerva et al. 2001）。
薬理学的考察　知見なし
妊婦と授乳婦　妊娠しているブタに対し，出産の3週間前にモハベユッカ粉末を供給したところ，死産の減少および仔ブタの健康状態の改善が認められた（Herpin et al. 2004）。

科学的または伝統的文献において，授乳期間中の記載されたどのユッカ種においても安全性は不明である。本書では，授乳期間での使用に関する問題は確認されなかったが，最終的な安全性は確立されていない。

レビュー詳細

I. 薬やサプリメントとの相互作用

薬やサプリメントとの相互作用の臨床試験
　確認されなかった。
被疑薬やサプリメントとの相互作用の症例報告
　確認されなかった。
薬やサプリメントとの相互作用の動物試験
　確認されなかった。

II. 有害事象

臨床試験で報告された有害事象　関節炎のあるおよそ700人の患者を対象としたユッカサポニンの臨床試験では，有意な有害事象は認められなかった（Bingham et al. 1975）。
有害事象の症例報告　ユッカ（*Yucca aloifolia*）の葉，ベンジャミン（*Ficus benjamina*）およびスパティフィラムの花（*Spathiphyllum wallisii*）に日常的に暴露されたアトピー性皮膚炎のある労働者で，職業性接触皮膚炎が報告された。皮膚プリックテストでは，すべての植物に陽性反応を示し，IgE抗体はベンジャミンとスパティフィラムの花で発見された（Kanerva et al. 2001）。

およそ600人を対象とした皮膚プリックテストでは，5.8%にユッカ（*Yucca aloifolia*）への陽性反応が認められた（Kanerva et al. 2001）。

III. 薬理学および薬物動態学

ヒトの薬理学的研究　確認されなかった。
動物の薬理学的研究　確認されなかった。
*In vitro*の薬理学的研究　サルササポゲニンは，ヒトの血液サンプルで溶血活性があることを示している（Zhang et al. 1999）。サルササポゲニン等のサポニン化合物は，*in vitro*では溶血活性を有することが認識されているが，静脈内や経口投与された場合には活性が低下する。サポニンは胃腸管で不十分に吸収されると考えられ，一般的には安全な食品添加物と見なされている（Bingham et al. 1975; Oakenfull 1981）。

ブタの血小板では，トランス-3，3'，5，5'-テトラヒドロキシン-4'-メトキシスチルベン，ユッカオールA，Cを含むフェノール化合物の適用は，ADP誘発性血小板凝集をわずかに減少させた。トロンビン誘発血小板凝集では有意な阻害を示した（Olas et al. 2002）。

レスベラトロール，ユッカオールC，および他の化合物を含むモハベユッカから単離されたフェノール化合物は，NF-κBを阻害することが示されている（Cheeke et al. 2006）。

Y

IV. 妊婦と授乳婦

妊娠107日目から生後21日目を通して，1日当たり120mg/kgのモハベユッカ粉末を与えた妊娠ブタでは，死産数の減少が認められた。生まれた仔ブタは，出生後の体温調節能力が改善したことが示され，死産や離乳前死亡の発生率が低い傾向にあった（Herpin et al. 2004）。

授乳期間中の記載されたどのユッカ種においても安全性情報は確認されなかった。

V. 毒性研究

短期毒性

1日当たり150mg/kgのモハベユッカ抽出物を40日間経口投与したネコでは，有害作用，赤血球および白血球数，ヘマトクリット，ヘモグロビンまたは血中尿素窒素を含む血液学的パラメータの変化は認められなかった（Lowe and Kershaw 1997）。

1日当たり60gのモハベユッカ抽出物（10%サポニン）を経口投与したウシ（平均動物体重は730 kg）では，有害作用は認められなかった（Benchaar et al. 2008）。

モハベユッカサポニン55mg/kgを11日間皮下投与した仔ヒツジでは，毒性の兆候は認められなかった（Flaoyen et al. 2002）。

毒性試験では，仔ヒツジを3群に分けて実験を行った。いずれの群もモハベユッカ抽出物またはモハベユッカジュースの可変量を21日間投与された。1群では，モハベユッカ抽出物（サポゲニン63mg）を投与された。2群では，モハベユッカジュースを1.5g/kg投与された。3群では，次のように投与された。1日および2日目にジュースを1.5g/kg，3日および4日目に3.0g/kg，5日目に4.5g/kg，6日および7日目に3.0g/kg，8日，9日および10日目に1.5g/kg，11日～21日目に3.0g/kg。実験を始めて最初の11日間に，2群から6匹および3群から6匹のヒツジが死んでいる，または倫理的な理由で安楽死させなければならなかった。これらの動物では下痢と脱水が主な兆候であり，そして典型的に，クレアチニンおよび尿素レベルの上昇，腎臓における急性尿細管壊死，および消化管における水様性内容物を伴っていた。サポニンは，モハベユッカジュースを投与されたすべてのヒツジの肝臓および腎臓サンプルで発見された（Wisloff et al. 2008）。

遺伝毒性

ユッカオールA，B，C，トランス-レスベラトロール，およびトランス-3，3’，5，5’-テトラヒドロキシン-4’-メトキシスチルベンを含むモハベユッカから単離された化合物の変異原活性は，S9による代謝活性化の有無に関わらずネズミチフス菌TA97株，TA98株，TA100株，TA102株でのエイムス試験で認められなかった（Czeczot et al. 2003）。

参考文献

Benchaar, C., T.A. McAllister, and P.Y. Chouinard. 2008. Digestion, ruminal fermentation, ciliate protozoal populations, and milk production from dairy cows fed cinnamaldehyde, quebracho condensed tannin, or *Yucca schidigera* saponin extracts. *J. Dairy Sci.* 91(12):4765-4777.

Bingham, R., B.A. Bellow, and J.G. Bellow. 1975. Yucca plant saponin in the management of arthritis. *J. Appl. Nutr.* 27:45-50.

Cheeke, P.R., S. Piacente, and W. Oleszek. 2006. Anti-inflammatory and anti-arthritic effects of *Yucca schidigera*: A review. *J. Inflamm.* 3:6.

Czeczot, H., M. Podsiad, M. Skrzycki, A. Stochmal, and W. Oleszek. 2003. Evaluation of the mutagenic activity of phenolics from the bark of *Yucca schidigera* Roezl. *Acta Pol. Pharm.* 60(5):357-362.

Flaoyen, A., A.L. Wilkins, and M. Sandvik. 2002. Ruminal metabolism in sheep of saponins from *Yucca schidigera*. *Vet. Res. Commun.* 26(2):159-169.

Herpin, P., A. Vincent, and P.R. Cheeke. 2004. Effect of feeding *Yucca schidigera* (DK powder) to the sow on piglet blood oxygenation and survival. *Proc. West. Sect. Am. Soc. An. Sci.* 55:145-150.

Kanerva, L., T. Estlander, L. Petman, and S. Makinen-Kiljunen. 2001. Occupational allergic contact urticaria to yucca (*Yucca aloifolia*), weeping fig (*Ficus benjamina*), and spathe flower (*Spathiphyllum wallisii*). *Allergy* 56(10):1008-1011.

Lowe, J.A., and S.J. Kershaw. 1997. The ameliorating effect of *Yucca schidigera* extract on canine and feline faecal aroma. *Res. Vet. Sci.* 63(1):61-66.

Moore, M. 2003. *Medicinal plants of the Mountain West*. Revised and expanded edition. Santa Fe: Museum of New Mexico Press.

Oakenfull, D. 1981. Saponins in food—A review. *Food Chem.* 7(1):19-40.

Olas, B., B. Wachowicz, A. Stochmal, and W. Oleszek. 2002. Anti-platelet effects of different phenolic compounds from *Yucca schidigera* Roezl. bark. *Platelets* 13(3):167-173.

Wisloff, H., S. Uhlig, E. Scheie, et al. 2008. Toxicity testing of saponin-containing *Yucca schidigera* Roetzl. juice in relation to hepato- and nephrotoxicity of *Narthecium ossifragum* (L.) Huds. *Toxicon* 51(1):140-150.

Zhang, J., Z. Meng, M. Zhang, et al. 1999. Effect of six steroidal saponins isolated from *Anemarrhenae rhizoma* on platelet aggregation and hemolysis in human blood. *Clin. Chim. Acta* 289(1-2):79-88.

Zanthoxylum spp.

ミカン科

Zanthoxylum americanum Mill.

一般名：プリックリーアッシュ

英　名：prickly ash

和　名：アメリカサンショウ

別　名：northern prickly ash, toothache tree

Zanthoxylum clava-herculis L.

一般名：サザンプリックリーアッシュ

英　名：southern prickly ash

別　名：Hercules' club

使用部位：樹皮

安全性クラス：2b

相互作用クラス：A

禁忌　妊娠中は，医療従事者監督下以外での使用禁止（Bradley 1992）。

他の注意事項　知見なし

薬やサプリメントとの相互作用　知見なし

注意　通経薬（Felter and Lloyd 1898），付録2参照。

有害事象と副作用　プリックリーアッシュおよびサザンプリックリーアッシュは，ウシや魚に対して毒性がある（Bowen et al. 1996; Yin et al. 2007）。ヒトに関連した毒性の症例は確認されなかった。

薬理学的考察　知見なし

妊婦と授乳婦　英国の参考文献は，妊娠中のプリックリーアッシュおよびサザンプリックリーアッシュの使用を禁じている（Bradley 1992）。

科学的または伝統的文献において，授乳期間中のプリックリーアッシュの安全性は不明である。本書では，授乳期間での使用に関する問題は確認されなかったが，最終的な安全性は確立されていない。

レビュー詳細

I. 薬やサプリメントとの相互作用

薬やサプリメントとの相互作用の臨床試験

確認されなかった。

被疑薬やサプリメントとの相互作用の症例報告

確認されなかった。

薬やサプリメントとの相互作用の動物試験

確認されなかった。

II. 有害事象

有害事象の症例報告　確認されなかった。

III. 薬理学および薬物動態学

ヒトの薬理学的研究　確認されなかった。

動物の薬理学的研究　確認されなかった。

*In vitro*の薬理学的研究　プリックリーアッシュおよびサザンプリックリーアッシュは林間放牧されたウシで，毒性および，時には致命的な反応を引き起こしている（Bowen et al. 1996）。樹皮は魚に対しても毒性がある（Yin et al. 2007）。ラットから摘出した神経を用いた研究では，サザンプリックリーアッシュ抽出物は，おそらく接合部後や終板の受容体，または強化された神経伝達物質の放出を遮断を介して，神経筋伝達に対し作用を及ぼすことを示した（Bowen et al. 1996）。

IV. 妊婦と授乳婦

英国の参考文献は，妊娠中のプリックリーアッシュおよびサザンプリックリーアッシュの使用を禁じている（Bradley 1992）。

授乳期間中のプリックリーアッシュの安全性情報は確認されなかった。

V. 毒性研究

確認されなかった。

参考文献

Bowen, J.M., R.J. Cole, D. Bedell, and D. Schabdach. 1996. Neuromuscular effects of toxins isolated from southern prickly ash (*Zanthoxylum clava-herculis*) bark. *Am. J. Vet. Res.* 57(8):1239-1244.

Bradley, P.R. 1992. *British herbal compendium: A handbook of scientific information on widely used plant drugs, Volume 1.* Bournemouth, UK: British Herbal Medicine Association.

Felter, H.W., and J.U. Lloyd. 1898. *King's American dispensatory.* 18th ed., 3rd rev. 2 vols. Cincinnati: Ohio Valley Co.

Yin, Y., W. Fu, M. Fu, G. He, and L. Traore. 2007. The immune effects of edible fungus polysaccharides compounds in mice. *Asia Pac. J. Clin. Nutr.* 16(Suppl. 1):258-260.

Zanthoxylum spp. ミカン科

Zanthoxylum bungeanum Maxim.
一般名：カショウ
英　名：Sichuan pepper
和　名：カホクザンショウ
中国名：花椒（*hua jiao*）（果皮）
別　名：Bunge's prickly ash，Sichuan peppercorn
Zanthoxylum schinifolium Siebold & Zucc.
一般名：カショウ
英　名：Sichuan pepper
和　名：イヌザンショウ
中国名：青花椒（青椒）（*qing hua jiao*）（果皮）
別　名：Sichuan peppercorn
Zanthoxylum simulans Hance
一般名：カショウ
英　名：Sichuan pepper
和　名：トウザンショウ
中国名：野花椒（*ye hua jiao*）（果皮）
別　名：wild Sichuan pepper

生薬名：局（*Z. piperitum*の成熟した果皮から分離した種子をできるだけ除いたもの）サンショウ（山椒）
使用部位：果実の果皮

安全性クラス：2b
相互作用クラス：A
禁忌　妊娠中は，医療従事者監督下以外での使用禁止（Bensky et al. 2004; Chen and Chen 2004）。
他の注意事項　知見なし
薬やサプリメントとの相互作用　知見なし
有害事象と副作用　知見なし
薬理学的考察　知見なし
妊婦と授乳婦　中国伝統医学の文献では，カショウは妊娠中には注意して使用すべきであることを示す（Bensky et al. 2004; Chen and Chen 2004）。この情報に基づいて，妊娠中は資格のある医療従事者監督下以外での使用を推奨しない。
　科学的または伝統的文献において，授乳期間中のカショウの安全性は不明である。本書では，授乳期間での使用に関する問題は確認されなかったが，最終的な安全性は確立されていない。

レビュー詳細

I. 薬やサプリメントとの相互作用

薬やサプリメントとの相互作用の臨床試験
　確認されなかった。
被疑薬やサプリメントとの相互作用の症例報告
　確認されなかった。
薬やサプリメントとの相互作用の動物試験
　確認されなかった。

II. 有害事象

有害事象の症例報告　カショウの過剰摂取（標準用量は3～6 gの水抽出物）は，吐き気，嘔吐，口渇，めまいを引き起こす可能性がある。重症の場合は，せん妄，痙攣，呼吸困難，意識消失，呼吸不全と関連がある（Bensky et al. 2004）。

III. 薬理学および薬物動態学

ヒトの薬理学的研究　確認されなかった。
動物の薬理学的研究　確認されなかった。
*In vitro*の薬理学的研究　塩化ケレリトリンは，ウサギの洗浄血小板において，ADP，アラキドン酸，PAF，コラーゲン，イオノフォアA23187，トロンビンによって誘導された血小板凝集を阻害した。多血小板血漿では，より少ない阻害が認められた。洗浄血小板での塩化ケレリトリンの処理では，アラキドン酸，コラーゲン，イオノフォアA23187，トロンビンによって誘導されたトロンボキサンB_2の産生を減少させた（Ko et al. 1990）。

IV. 妊婦と授乳婦

中国伝統医学の文献では，カショウは妊娠中には注意して使用すべきであることを示す（Bensky et al. 2004; Chen and Chen 2004）。
　授乳期間中のカショウの安全性情報は確認されなかった。

V. 毒性研究

確認されなかった。

参考文献

Bensky, D., S. Clavey, and E. Stöger. 2004. *Chinese herbal medicine: Materia medica.* 3rd ed. Seattle: Eastland Press.

Chen, J.K., and T.T. Chen. 2004. *Chinese medical herbology and pharmacology.* City of Industry, CA: Art of Medicine

Press.
Ko, F.N., I.S. Chen, S.J. Wu, et al. 1990. Antiplatelet effects of chelerythrine chloride isolated from *Zanthoxylum simulans*. *Biochim. Biophys. Acta* 1052（3）:360-365.

Zea mays L.

イネ科

一般名：コーン
英　名：corn
和　名：トウモロコシ
中国名：玉米鬚（ギョクベイジュ）（*yu mi xu*）（柱頭）
別　名：maize
使用部位：柱頭

安全性クラス：1
相互作用クラス：A
禁忌　知見なし
他の注意事項　知見なし
薬やサプリメントとの相互作用　知見なし
注意　利尿薬（Chen and Chen 2004; Felter and Lloyd 1898; Remington and Wood 1918; Velazquez et al. 2005; Wichtl 2004），付録2参照。
有害事象と副作用　知見なし
薬理学的考察　知見なし
妊婦と授乳婦　科学的または伝統的文献において，妊娠中および授乳中におけるコーン柱頭の安全性は不明である。本書では，妊娠中や授乳期間での使用に関する問題は確認されなかったが，最終的な安全性は確立されていない。

レビュー詳細

I. 薬やサプリメントとの相互作用

薬やサプリメントとの相互作用の臨床試験
　確認されなかった。
被疑薬やサプリメントとの相互作用の症例報告
　確認されなかった。
薬やサプリメントとの相互作用の動物試験
　確認されなかった。

II. 有害事象

有害事象の症例報告　確認されなかった。

III. 薬理学および薬物動態学

ヒトの薬理学的研究　確認されなかった。
動物の薬理学的研究　コーン柱頭抽出物25，50，200，350，500mg/kgの単回用量を経口投与した水負荷ラットでは，350および500mg/kgの用量において，カリウム排泄の増加が認められた。500mg/kgの用量では，利尿作用が認められた。同じ抽出物の500mg/kgの単回用量を投与したラットでは，近位尿細管機能，ナトリウムまたは尿酸排泄に影響を与えることなく，糸球体濾過および濾過負荷量が減少した（Velazquez et al. 2005）。
*In vitro*の薬理学的研究　確認されなかった。

IV. 妊婦と授乳婦

妊娠中および授乳中におけるコーン柱頭の安全性に関する情報は確認されなかった。

V. 毒性研究

急性毒性
ウサギに対するコーン柱頭のLD_{50}は，静脈内投与において250mg/kgである（Chen and Chen 2004）。ラットに対するコーン柱頭の水抽出物のLD_{50}は，腹腔内投与において14.5g/kgである（Al-Ali et al. 2003）。
短期毒性
1日当たり50，100，150mg/kgのコーン柱頭の水抽出物を21日間経口投与したラットでは，50および100mg/kgの用量では有意な毒性は認められなかった。ヘモグロビン，赤血球，凝固時間，平均赤血球容積，ヘマトクリット，血中尿素窒素，アスパラギン酸トランスアミナーゼ，アラニントランスアミナーゼ，カルシウム，総タンパク，総アルブミン，総酸性ホスファターゼレベルの減少が報告された。白血球，平均赤血球ヘモグロビン，アルカリホスファターゼ，クレアチニンで増加が報告された（Garg and Goyal 1992）。
亜慢性毒性
餌の0.5%，2.0%，8.0%（w/w）としてコーンシルクを90日間投与したラットでは，体重，餌摂取量，血液学，血液化学，臓器重量，組織の肉眼および顕微鏡像での有害な変化は認められなかった。この研究の著者らは，コーンシルクの無毒性量（NOAEL）は少なくとも8.0%であり，1日当たりの平均コーンシルクの摂取に換算すると，雄でおよそ9.354g/kg，雌で10.308 g/kgに相当することを示した（Wang et al 2011）。

参考文献

Al-Ali, M., S. Wahbi, H. Twaij, and A. Al-Badr. 2003. *Tribulus terrestris*: Preliminary study of its diuretic and contractile effects and comparison with *Zea mays*. *J. Ethnopharmacol.* 85(2-3):257-260.

Chen, J.K., and T.T. Chen. 2004. *Chinese medical herbology and pharmacology*. City of Industry, CA: Art of Medicine Press.

Felter, H.W., and J.U. Lloyd. 1898. *King's American dispensatory*. 18th ed., 3rd rev. 2 vols. Cincinnati: Ohio Valley Co.

Garg, D.K., and R.N. Goyal. 1992. Haematological and hepatotoxic effects of silken styles of corn in albino rats. *J. Appl. Toxicol.* 12(5):359-363.

Remington, J.P., and H.C. Wood. 1918. *The dispensatory of the United States of America*. 20th ed. Philadelphia: Lippincott.

Velazquez, D.V., H.S. Xavier, J.E. Batista, and C. de Castro-Chaves. 2005. *Zea mays* L. extracts modify glomerular function and potassium urinary excretion in conscious rats. *Phytomedicine* 12(5):363-369.

Wang, C., T. Zhang, J. Liu, S. Lu, C. Zhang, E. Wang, Z. Wang, Y. Zhang, J. Liu. 2011. Subchronic toxicity study of corn silk with rats. *J. Ethnopharmacol.* 137(1):36-43.

Wichtl, M. 2004. *Herbal drugs and phytopharmaceuticals: A handbook for practice on a scientific basis*. 3rd ed. Boca Raton, FL: CRC Press.

Zingiber officinale Roscoe

ショウガ科

一般名：ジンジャー
英　名：ginger
和　名：ショウガ
生薬名：局（根茎を湯通しまたは蒸したもの）カンキョウ（乾姜）
局（根茎）ショウキョウ（生姜）

アーユルヴェーダ名：*ardraka*（生の根茎），*shunthi*（乾燥した根茎）
中国名：生姜（*sheng jiang*）（生の根茎），乾姜（*gan jiang*）（乾燥した根茎），炮姜（*pao jiang*）（調製した根茎），生姜皮（*sheng jiang pi*）（生の根茎皮）
使用部位：根茎

安全性クラス：1
相互作用クラス：B

禁忌　知見なし

他の注意事項　胆石症がある人は，資格のある医療従事者監督下で使用すべきである（Mills and Bone 2005; Srinivasan and Sambaiah 1991; Yamahara et al. 1985）。

薬やサプリメントとの相互作用　ヒトに対する試験では，ジンジャーとニフェジピンの使用は，ニフェジピン単独よりもより明確な抗血小板作用を示した（Young et al. 2006）。

有害事象と副作用　胸やけのような消化器症状は，特にジンジャーの高用量摂取に関連がある（Chittumma et al. 2007; Sripramote and Lekhyananda 2003; Vutyavanich et al. 2001; Wigler et al. 2003; Willetts et al. 2003）。ジンジャーでのアレルギー反応が，特にスパイス工場の労働者で報告されている（Futrell and Rietschel 1993; Kanerva et al. 1996; Stager et al. 1991; Zuskin et al. 1988）。

生のジンジャーから作られた製剤の過剰投与は，口渇，喉の痛み，鼻血，腎臓の炎症を引き起こすことが報告されている（Bensky et al. 2004）。

薬理学的考察　ジンジャーは抗血小板作用がある（Srivastava 1984）。ゆえに血液凝固を遅らせることが報告されているが，ヒトへの研究ではいずれの抗血小板作用も実証していない（Bordia et al. 1997; Janssen et al. 1996; Lumb 1994; Srivastava 1989）。胆汁刺激作用が動物研究で報告されている（Srinivasan and Sambaiah 1991; Yamahara et al. 1985）。

ジンジャーとワルファリンのヒトへの研究では，凝固への影響は認められなかった（Jiang et al. 2005, 2006）。

妊婦と授乳婦　中国伝統医学の文献では，妊娠中の乾燥ジンジャーの使用を注意しているが（Bensky et al. 2004; Chen and Chen 2004），900人以上の妊婦を含むいくつかの臨床研究からのデータは，1日当たり1〜2gのジンジャー使用において有害事象を報告していない（Chittumma et al. 2007; Fischer-Rasmussen et al. 1991; Keating and Chez 2002; Smith et al. 2004; Sripramote and Lekhyananda 2003; Vutyavanich et al. 2001; Willetts et al. 2003）。

科学的または伝統的文献において，授乳期間中のジンジャーの安全性は不明である。本書では，授乳期間での使用に関する問題は確認されなかったが，最終的な安全性は確立されていない。

レビュー詳細

I. 薬やサプリメントとの相互作用

薬やサプリメントとの相互作用の臨床試験

7日間のジンジャー（1日当たり3.6g）の投与後において，ワルファリン（25mg）の影響は認められなかった（Jiang et al. 2005, 2006）。

1日当たり10mgのニフェジピンとともに1gのジンジャーを7日間投与した場合，ジンジャーまたはニフェジピンの単独投与と比較し，血小板凝集のより有意な阻害を示したことから，2つの薬剤の相乗効果が認められた。効果は，高血圧の人よりも正常血圧の被験者でより顕著であった。ニフェジピンは，一般的に高血圧を治療するために使用されるカルシウム拮抗薬であるが，この薬はまた血小板凝集を減少させることも示している（Young et al. 2006）。

被疑薬やサプリメントとの相互作用の症例報告

フェンプロクモンおよびセレコキシブとの疑わしい薬物相互作用の2つの症例報告が確認されたが，その報告書は，投与量や使用された製品の種類を特定しなかった（Handler 2003; Kruth et al. 2004）。

薬やサプリメントとの相互作用の動物試験

確認されなかった。

II. 有害事象

臨床試験で報告された有害事象　合計675人の被験者による，妊娠中のジンジャーの使用に関する無作為化対照試験のシステマティックレビューでは，妊娠の結果における有意な副作用や有害事象がないことを示した。レビューは，“ジンジャーの安全性についてより有効な予備データを確認するためには，大規模なサンプルサイズでの観察研究が必要”と結論付けた（Borrelli et al. 2005）。胸やけは，いくつかの臨床試験におけるジンジャーの有害作用として報告されている（Chittumma et al. 2007; Sripramote and Lekhyananda 2003; Vutyavanich et al. 2001; Wigler et al. 2003; Willetts et al. 2003）。

有害事象の症例報告　ジンジャーに対するアレルギー反応の症例が報告されている。これらの症例は主に，スパイス工場または食品サービスの労働者のアレルギーパッチテストで認められた（Futrell and Rietschel 1993; Kanerva et al. 1996; Stager et al. 1991; Zuskin et al. 1988）。交替関連性が疑問を呈されていたが，ジンジャーアレルギーとカバノキ-ヨモギ-セロリアレルギー症候群との交替関連性が明らかとなった（Moneret-Vautrin et al. 2002; Stager et al. 1991）。

胸やけのような消化器症状は，特にジンジャーの高用量摂取に関連がある（De Smet 1997; Desai et al. 1990）。

III. 薬理学および薬物動態学

ヒトの薬理学的研究　ジンジャーは抗血小板作用を有することが報告されているが（Srivastava 1984），ヒトに対する研究からは，そのような問題を検証していない。血小板凝集の有意な減少は，粉末ジンジャー10gの単回投与後の男性で認められたが（Bordia et al. 1997），1日当たり4gの粉末ジンジャーを3か月間摂取していた冠動脈疾患またはインスリン非依存性糖尿病のある被験者では，血小板凝集および繊維素溶解活性への影響は認めらなかった（Bordia et al. 1997）。粉末ジンジャー2gの単回投与後では影響は認められなかった（Lumb 1994）。同様に，1日当たり5gの生のジンジャーを7日間摂取した健康な女性で，トロンボキサンB_2の産生における有意な変化は認められなかった（Srivastava 1989）。1日当たり15gの生のジンジャーまたは40gの加熱したジンジャーを2週間摂取した健常な被験者から採取した血液では，トロンボキサン産生における生体外での影響は認められなかった（Janssen et al. 1996）。

動物の薬理学的研究　ラットに対しジンジャーのアセトン抽出物を十二指腸内に投与した場合，胆汁分泌の増加をもたらした。同じ研究において，ジンジャー水抽出物では，胆汁分泌に影響はなかった（Yamahara et al. 1985）。ラットにおいて，ジンジャーは，胆汁酸へのコレステロールの変換に関与する酵素である肝コレステロール7α-ヒドロキシラーゼを刺激することが示されている（Srinivasan and Sambaiah 1991）。

他の動物薬理学的研究も確認されたが，ヒトデータの可用性のために省略された。

***In vitro*の薬理学的研究**　ジンジャーはいくつかの*in vitro*モデルにおいて，血圧を下げることを示した（Ghayur and Gilani 2005）。ある*in vitro*の酵母アッセイ研究において，ジンジャー抽出物のエストロゲン作用が高濃度で認められた（Kang et al. 2006）。

IV. 妊婦と授乳婦

つわりへのジンジャー使用を評価する多くの臨床試験および疫学的研究が完了している。合計675人の被験者を含む，妊娠中のジンジャーの使用に関する無作為化対照試験のシステマティックレビューでは，研究中に有害事象は報告されなかったことを示した。レビューは，“ジンジャーの安全性についてより有効な予備データを確認するためには，大規模なサンプルサイズでの観察研究が必要”と結論付けた（Borrelli et al. 2005）。

いくつかの研究は2または3週間続けられていたが，妊娠中のジンジャーの臨床試験は一般的に4日の処置に限られている（Keating and Chez 2002; Smith et al. 2004）。投与量は，最も一般的な投与計画である，1日当たり1gを3回に分けるもので，1日当たり1～2gの範囲であった。1つの研究ではジンジャーシロップを使用していたが，研究された最も多い製品は乾燥したジンジャーのカプセルであった。母親，妊娠，または胎児への有意な有害作用は認められなかった（Chittumma et al. 2007; Fischer-Rasmussen et al. 1991; Keating and Chez 2002; Smith et al. 2004; Sripramote and Lekhyananda 2003; Vutyavanich et al. 2001; Willetts et al. 2003）。1日当たり1.95 gのジンジャーを摂取している女性を対象とした研究では，参加者の12%で胸やけが報告された（Chittumma et al. 2007）。ジンジャーを含む製品を自己摂取していた妊婦と対照群の妊婦との間で，有意な差は認められなかった（Portnoi et al. 2003）。

オーストラリアとカナダにおける妊婦の調査では，およそ12〜30%の女性が妊娠中の吐き気の緩和のためにジンジャーを使用しており，ジンジャーの比較的高い使用率を示した（Forster et al. 2006; Hollyer et al. 2002; Maats and Crowther 2002）。

妊娠6〜15日に生のジンジャー茶を投与したラットでは，対照群と比較して高い胚損失が認められた。一方で生存した胎児はより重く，より高度な骨格の発達があった。胎児の奇形や母体毒性の兆候は認められなかった（Wilkinson 2000）。

科学的または伝統的文献において，授乳期間中のジンジャーの安全性情報は確認されなかった。本書においても，授乳期間での使用に関する問題は確認されなかったが，最終的な安全性は確立されていない。

V. 毒性研究

急性毒性

ラットに対するジンジャーのLD_{50}は，経口投与において250 g/kg以上である（Wu et al. 1990）。

参考文献

Bensky, D., S. Clavey, and E. Stöger. 2004. *Chinese herbal medicine: Materia medica*. 3rd ed. Seattle: Eastland Press.

Bordia, A., S.K. Verma, and K.C. Srivastava. 1997. Effect of ginger (*Zingiber officinale* Rosc.) and fenugreek (*Trigonella foenumgraecum* L.) on blood lipids, blood sugar and platelet aggregation in patients with coronary artery disease. *Prostaglandins Leukot. Essent. Fatty Acids* 56(5):379-384.

Borrelli, F., R. Capasso, G. Aviello, M.H. Pittler, and A.A. Izzo. 2005. Effectiveness and safety of ginger in the treatment of pregnancy-induced nausea and vomiting. *Obstet. Gynecol.* 105(4):849-856.

Chen, J.K., and T.T. Chen. 2004. *Chinese medical herbology and pharmacology*. City of Industry, CA: Art of Medicine Press.

Chittumma, P., K. Kaewkiattikun, and B. Wiriyasiriwach. 2007. Comparison of the effectiveness of ginger and vitamin B_6 for treatment of nausea and vomiting in early pregnancy: A randomized double-blind controlled trial. *J. Med. Assoc. Thai.* 90(1):15-20.

De Smet, P.A.G.M. 1997. *Adverse effects of herbal drugs, Volume 3*. Berlin: Springer.

Desai, H.G., R.H. Kalro, and A.P. Choksi. 1990. Effect of ginger and garlic on DNA content of gastric aspirate. *Indian J. Med. Res.* 92:139-141.

Fischer-Rasmussen, W., S.K. Kjaer, C. Dahl, and U. Asping. 1991. Ginger treatment of hyperemesis gravidarum. *Eur. J. Obstet. Gynecol. Reprod. Biol.* 38(1):19-24.

Forster, D.A., A. Denning, G. Wills, M. Bolger, and E. McCarthy. 2006. Herbal medicine use during pregnancy in a group of Australian women. *BMC Pregnancy Childbirth* 6:21.

Futrell, J.M., and R.L. Rietschel. 1993. Spice allergy evaluated by results of patch tests. *Cutis* 52(5):288-290.

Ghayur, M.N., and A.H. Gilani. 2005. Ginger lowers blood pressure through blockade of voltage-dependent calcium channels. *J. Cardiovasc. Pharmacol.* 45(1):74-80.

Handler, J. 2003. Drug-induced hypertension. *J. Clin. Hypertens. (Greenwich)* 5(1):83-85.

Hollyer, T., H. Boon, A. Georgousis, M. Smith, and A. Einarson. 2002. The use of CAM by women suffering from nausea and vomiting during pregnancy. *BMC Complement. Altern. Med.* 2:5.

Janssen, P.L., S. Meyboom, W.A. van Staveren, F. de Vegt, and M.B. Katan. 1996. Consumption of ginger (*Zingiber officinale* Roscoe) does not affect *ex vivo* platelet thromboxane production in humans. *Eur. J. Clin. Nutr.* 50(11):772-774.

Jiang, X., E.Y. Blair, and A.J. McLachlan. 2006. Investigation of the effects of herbal medicines on warfarin response in healthy subjects: A population pharmacokinetic-pharmacodynamic modeling approach. *J. Clin. Pharmacol.* 46(11):1370-1378.

Jiang, X., K.M. Williams, W.S. Liauw, et al. 2005. Effect of ginkgo and ginger on the pharmacokinetics and pharmacodynamics of warfarin in healthy subjects. *Br. J. Clin. Pharmacol.* 59(4):425-432.

Kanerva, L., T. Estlander, and R. Jolanki. 1996. Occupational allergic contact dermatitis from spices. *Contact Dermat.* 35(3):157-162.

Kang, S.C., C.M. Lee, H. Choi, et al. 2006. Evaluation of oriental medicinal herbs for estrogenic and antiproliferative activities. *Phytother. Res.* 20(11):1017-1019.

Keating, A., and R.A. Chez. 2002. Ginger syrup as an antiemetic in early pregnancy. *Altern. Ther. Health Med.* 8(5):89-91.

Kruth, P., E. Brosi, R. Fux, K. Morike, and C.H. Gleiter. 2004. Ginger-associated overanticoagulation by phenprocoumon. *Ann. Pharmacother.* 38(2):257-260.

Lumb, A.B. 1994. Effect of dried ginger on human platelet function. *Thromb. Haemost.* 71(1):110-111.

Maats, F.H., and C.A. Crowther. 2002. Patterns of vitamin, mineral and herbal supplement use prior to and during pregnancy. *Aust. N.Z. J. Obstet. Gynaecol.* 42(5):494-496.

Mills, S., and K. Bone. 2005. *The essential guide to herbal safety*. St. Louis: Elsevier.

Moneret-Vautrin, D.A., M. Morisset, P. Lemerdy, A. Croizier, and G. Kanny. 2002. Food allergy and IgE sensitization caused by spices: CICBAA data (based on 589 cases of food allergy). *Allerg. Immunol. (Paris)* 34(4):135-140.

Portnoi, G., L-A. Chng, L. Karimi-Tabesh, et al. 2003. Prospective comparative study of the safety and effectiveness of ginger for the treatment of nausea and vomiting in pregnancy. *Am. J. Obstet. Gynecol.* 189(5):1374-1377.

Smith, C., C. Crowther, K. Willson, N. Hotham, and V. McMillian. 2004. A randomized controlled trial of ginger to treat nausea and vomiting in pregnancy. *Obstet. Gynecol.* 103(4):639-645.

Srinivasan, K., and K. Sambaiah. 1991. The effect of spices on cholesterol 7 alpha-hydroxylase activity and on serum and hepatic cholesterol levels in the rat. *Int. J. Vitam. Nutr. Res.* 61(4):364-369.

Sripramote, M., and N. Lekhyananda. 2003. A randomized comparison of ginger and vitamin B_6 in the treatment of nausea and vomiting of pregnancy. *J. Med. Assoc. Thai.* 86:846-853.

Srivastava, K.C. 1984. Aqueous extracts of onion, garlic and ginger inhibit platelet aggregation and alter arachidonic acid metabolism. *Biomed. Biochim. Acta* 43(8-9):S335-S346.

Srivastava, K.C. 1989. Effect of onion and ginger consumption on platelet thromboxane production in humans. *Prostaglandins Leukot. Essent. Fatty Acids* 35(3):183-185.
Stager, J., B. Wuthrich, and S.G. Johansson. 1991. Spice allergy in celery-sensitive patients. *Allergy* 46(6):475-478.
Vutyavanich, T., T. Kraisarin, and R. Ruangsri. 2001. Ginger for nausea and vomiting in pregnancy: Randomized, double-masked, placebo-controlled trial. *Obstet. Gynecol.* 97(4):577-582.
Wigler, I., I. Grotto, D. Caspi, and M. Yaron. 2003. The effects of Zintona EC (a ginger extract) on symptomatic gonarthritis. *Osteoarthritis Cartilage* 11(11):783-789.
Wilkinson, J.M. 2000. Effect of ginger tea on the fetal development of Sprague-Dawley rats. *Reprod. Toxicol.* 14(6):507-512.
Willetts, K.E., A. Ekangaki, and J.A. Eden. 2003. Effect of a ginger extract on pregnancy-induced nausea: A randomised controlled trial. *Aust. N.Z. J. Obstet. Gynaecol.* 43(2):139-144.
Wu, H., D. Ye, Y. Bai, and Y. Zhao. 1990. Effect of dry ginger and roasted ginger on experimental gastric ulcers in rats. *Zhongguo Zhong Yao Za Zhi* 15(5):278-280, 317-318.
Yamahara, J., K. Miki, T. Chisaka, et al. 1985. Cholagogic effect of ginger and its active constituents. *J. Ethnopharmacol.* 13(2):217-225.
Young, H.Y., J.C. Liao, Y.S. Chang, et al. 2006. Synergistic effect of ginger and nifedipine on human platelet aggregation: A study in hypertensive patients and normal volunteers. *Am. J. Chin. Med.* 34(4):545-551.
Zuskin, E., B. Kanceljak, Z. Skuric, et al. 1988. Immunological and respiratory findings in spice-factory workers. *Environ. Res.* 47(1):95-108.

Ziziphus jujuba Mill.　　クロウメモドキ科

一般名：ジュージューブ
英　名：jujube
和　名：ナツメ
生薬名：局（果実）タイソウ（大棗）
異　名：*Ziziphus vulgaris* Lam.
アーユルヴェーダ名：*badara*
中国名：大棗（*da zao*）（果実）
別　名：Chinese date，Chinese jujube，jujube date
使用部位：果実

安全性クラス：1
相互作用クラス：A
禁忌　知見なし
他の注意事項　知見なし
薬やサプリメントとの相互作用　知見なし
注釈　しばしばジュージューブデイトと呼ばれるジュージューブ果実は，一般的にアジアの料理で使用される甘いドライフルーツである（Chen and Chen 2004）。
有害事象と副作用　知見なし
薬理学的考察　ジュージューブ果実へのアレルギー反応が報告されている（Bensky et al. 2004）。
妊婦と授乳婦　科学的または伝統的文献において，妊娠中および授乳中におけるジュージューブ果実の安全性は不明である。本書では，妊娠中や授乳期間での使用に関する問題は確認されなかったが，最終的な安全性は確立されていない。

レビュー詳細

I. 薬やサプリメントとの相互作用

薬やサプリメントとの相互作用の臨床試験
確認されなかった。
被疑薬やサプリメントとの相互作用の症例報告
確認されなかった。
薬やサプリメントとの相互作用の動物試験
確認されなかった。

II. 有害事象

有害事象の症例報告　ジュージューブ果実へのアレルギー反応が報告されている（Bensky et al. 2004）。

III. 薬理学および薬物動態学

ヒトの薬理学的研究　確認されなかった。
動物の薬理学的研究　確認されなかった。
*In vitro*の薬理学的研究　確認されなかった。

IV. 妊婦と授乳婦

妊娠中および授乳中におけるジュージューブ果実の安全性に関する情報は確認されなかった。

V. 毒性研究

確認されなかった。

Z

参考文献

Bensky, D., S. Clavey, and E. Stöger. 2004. *Chinese herbal medicine: Materia medica*. 3rd ed. Seattle: Eastland Press.
Chen, J.K., and T.T. Chen. 2004. *Chinese medical herbology and pharmacology*. City of Industry, CA: Art of Medicine Press.

Ziziphus jujuba Mill. var. *spinosa* (Bunge) Hu ex H.F. Chow　クロウメモドキ科

一般名：サネブトナツメ
英　名：ziziphus
生薬名：局（種子）サンソウニン（酸棗仁）
異　名：*Ziziphus spinosa* (Bunge) Hu ex Chen
中国名：酸棗仁（*suan zao ren*）（種子）
別　名：sour date，sour jujube
使用部位：種子

安全性クラス：2b
相互作用クラス：A
禁忌　妊娠中は，医療従事者監督下以外での使用禁止(Chen and Chen 2004)。
他の注意事項　下痢を起こしている人への使用注意（Bensky et al. 2004; Chen and Chen 2004)。
薬やサプリメントとの相互作用　知見なし
注意　子宮刺激薬 (Chen and Chen 2004)，付録2参照。
有害事象と副作用　サネブトナツメを摂取しており，その後ベンラファキシンを摂取し始めた女性で，急性セロトニン反応が報告された（Stewart 2004)。
　サネブトナツメへのアレルギー反応が報告されている(Bensky et al. 2004)。
薬理学的考察　サネブトナツメは，眠気や鎮静を引き起こす可能性がある（Chen and Chen 2004; Jiang et al. 2007; Ma et al. 2008; Peng et al. 2000)。
　*In vitro*研究では，サネブトナツメはセロトニン受容体およびドーパミン受容体に対する拮抗作用を有することを示した（Koetter et al. 2009)。
妊婦と授乳婦　中国伝統医学の文献は，サネブトナツメは子宮刺激作用があるために，妊娠中に注意して使用すべきであることを示す（Chen and Chen 2004)。この情報に基づいて，妊娠中は資格のある医療従事者監督下以外での使用を推奨しない。
　授乳期間中のサネブトナツメの安全性は不明である。本書では，授乳期間での使用に関する問題は確認されなかったが，最終的な安全性は確立されていない。

レビュー詳細

I. 薬やサプリメントとの相互作用
薬やサプリメントとの相互作用の臨床試験
　確認されなかった。
被疑薬やサプリメントとの相互作用の症例報告
　アナフィラキシーの特徴とともに重症の急性セロトニン反応が40歳の女性で報告された。その女性は，1日当たり0.5gのサネブトナツメを数週間摂取しており，その後1日当たり37.5mgのベンラファキシンを処方された。就寝時にベンラファキシンとサネブトナツメを摂取しておよそ1時間後に，患者は興奮し，落ち着かず，吐き気，めまい，運動失調となり，その後卒倒した。検査では，彼女は青ざめ，涎を流し，座っていることができず，過度な発汗，過換気，身震い，震えがあった。患者は，サネブトナツメの摂取を中止し，代わりに1日当たり150mgのベンラファキシンを摂取するよう指示され，彼女は1か月間服用した。その間は有害作用はみられなかった（Stewart 2004)。
薬やサプリメントとの相互作用の動物試験
　確認されなかった。

II. 有害事象
有害事象の症例報告　サネブトナツメに対するアレルギー反応が報告されている。症状は，掻痒感，蕁麻疹，口や唇のしびれ，息切れ，めまい，吐き気，嘔吐，顔面蒼白，冷汗などである（Bensky et al. 2004)。
　中国伝統医学のある文献では，サネブトナツメの過剰摂取（標準用量は9～15gの抽出物として掲載）は避けるべきであると示すが（Bensky et al. 2004)，他の文献では，最大30gまでは使用されている可能性があり，70gまでは毒性反応なしに専門家の監督下で使用されていることを示す(Chen and Chen 2004)。

III. 薬理学および薬物動態学
ヒトの薬理学的研究　確認されなかった。
動物の薬理学的研究　サネブトナツメ種子のエタノール抽出物1g/kgを経口投与したマウスでは，ヘキソバルビタール誘導性の睡眠時間の延長が認められた（Peng et al. 2000)。サネブトナツメのシクロペプチドアルカロイド画分は，睡眠の開始を短縮し，ペントバルビタール（42mg/kg）睡眠薬によって誘導された睡眠時間を延長し，入眠速度およびペントバルビタール（28mg/kg）の低用量での睡眠時間の持続時間を増加した（Ma et al. 2008)。サネブトナツメからのサポニン化合物はまた，マウスにおけるペントバルビタール誘導性の睡眠時間を延長することが発見された（Jiang et al. 2007)。
*In vitro*の薬理学的研究　サネブトナツメの含水エタノール抽出物は，100 μg/mlでの制御結合（10 μ*M*イミプラミン）

の23%阻害とともに，セロトニン5-HT_{1B}レセプターでの拮抗作用があった。100μg/mlでの制御結合（10μ*M*ドーパミン）の阻害とともに，ドーパミンD1受容体の拮抗作用が報告された（Koetter et al. 2009）。

IV. 妊婦と授乳婦

中国伝統医学の文献は，サネブトナツメ種子は子宮刺激作用があるために，妊娠中に注意して使用すべきであることを示す（Chen and Chen 2004）。

授乳期間中のサネブトナツメ種子の安全性情報は確認されなかった。

V. 毒性研究

急性毒性

マウスに対するサネブトナツメ種子のLD_{50}は，腹腔内投与において14.3g/kgである（Chen and Chen 2004）。サネブトナツメ種子の水抽出物10〜15g/kgの腹腔内投与は，モルモットに対し致死的であった（Zhu 1998）。

短期毒性

1日当たり20g/kgのサネブトナツメ種子の水抽出物を30日間経口投与したラットにおいて，毒性の兆候は認められなかった（Zhu 1998）。

参考文献

Bensky, D., S. Clavey, and E. Stöger. 2004. *Chinese herbal medicine: Materia medica*. 3rd ed. Seattle: Eastland Press.

Chen, J.K., and T.T. Chen. 2004. *Chinese medical herbology and pharmacology*. City of Industry, CA: Art of Medicine Press.

Jiang, J.G., X.J. Huang, and J. Chen. 2007. Separation and purification of saponins from *Semen Ziziphus jujuba* and their sedative and hypnotic effects. *J. Pharm. Pharmacol.* 59(8):1175-1180.

Koetter, U., M. Barrett, S. Lacher, A. Abdelrahman, and D. Dolnick. 2009. Interactions of *Magnolia* and *Ziziphus* extracts with selected central nervous system receptors. *J. Ethnopharmacol.* 124(3):421-425.

Ma, Y., H. Han, S.Y. Nam, et al. 2008. Cyclopeptide alkaloid fraction from Zizyphi Spinosi Semen enhances pentobarbital-induced sleeping behaviors. *J. Ethnopharmacol.* 117(2):318-224.

Peng, W.H., M.T. Hsieh, Y.S. Lee, Y.C. Lin, and J. Liao. 2000. Anxiolytic effect of seed of *Ziziphus jujuba* in mouse models of anxiety. *J. Ethnopharmacol.* 72(3):435-441.

Stewart, D.E. 2004. Venlafaxine and sour date nut. *Am. J. Psychiatr.* 161(6):1129-1130.

Zhu, Y.P. 1998. *Chinese materia medica: Chemistry, pharmacology and applications*. Boca Raton, FL: CRC Press.

Z

付録 1：植物化学成分

アルケニルベンゼン　Alkenylbenzenes

Soaring Bear, Ph.D著

アリルベンゼンまたはアリルフェノールとして知られるアルケニルベンゼンは，いくつかの植物の芳香成分として寄与している。薬用植物の中から見出されたアルケニルベンゼンは，特に，アサロン，エストラゴール，サフロール，メチルオイゲノールを含んでいる。β-アサロンはショウブ属とカンアオイ属の種に見出されている。タラゴン（*Artemisia dracunculus*），バジル（*Ocimum basilicum*），フェンネル（*Foeniculum vulgare*）などのハーブにおいて少量のエストラゴールを見出すことができる（EMEA 2005）。サフロールは，ナツメグ（*Myristica fragrans*），シナモン（*Cinnamomum verum*）の葉，カンファー（*Cinnamomum camphora*）からの芳香油の微量成分であり，サッサフラス（*Sassafras albidum*）精油の主要成分でもある（Keeler and Tu 1983）。サフロールはまた，ブラックペッパー（*Piper nigrum*）やバジル（*Ocimum basilicum*）に微量に含まれている（Farag and Abo-Zeid 1997; Leung and Foster 1996）。

有害事象

アルケニルベンゼンを含む植物の使用上の安全性について，多少の論争が存在する。このうちのある植物に対しては規制当局により使用制限が設けられている。サッサフラスのエキスは，清涼飲料業界において香味剤として長年使用されており，ルートビアでおなじみの自然な風味の一種として提供されてきた。しかし，1960年に，研究者達はサフロールの安全性を疑問視し始めた（Barceloux 2008）。動物実験では，長期間（2年間，ヒトの暴露の約68年分に相当）にわたって精製されたサフロールを比較的高用量（餌の0.01～0.1％）与えた場合，肝腫瘍の増加が認められた（Abbott et al.1961; Hagan et al.1967; Hagan et al.1965; Long et al.1963）。

1961年に報告された“ラットにおける4-アリル-1,2-メチレンジオキシベンゼン（サフロール）の毒性および発癌性の可能性”が，FDAによって禁止となっていた*in vitro*での研究の促進につながった（CFR 2011; Homburger et al.1961）。ヒトに対するサフロールの潜在的なDNA損傷はまだ確認されていない。それは，公衆衛生機関が誤って安全側に傾く傾向があるという非常に重要な結果を表している。サフロールはまた，ピペロニルブトキシドの秘密製造において合成の前駆体に使用，あるいはMDMA（エクスタシー）の秘密製造のために用いられる（Barceloux 2008）。これらの問題について政治的な取り締まりが提起されている。

エストラゴールは肝癌に対しては“弱い誘導物質”としてみなされているが，単離したエストラゴールを用いた動物実験では，エストラゴールと肝臓癌との関連性について，規制当局と同様の問題が提起された。代謝の研究では，高用量（150～600mg/ kåg）における，1'-ヒドロキシエストラゴールの産生は，低用量（0.05～50mg/kg）に比べて約5～10倍であることを示している。欧州当局は予防上の理由で，食品中のエストラゴールやメチルオイゲノールの含有量は，可能な限り軽減することを推奨している（BGVV 2002）。EMEAのメディカルハーブ製品に関する委員会は，エストラゴールを含むハーブ医薬品の使用に関する公式声明を発表しており，“メディカルハーブ製剤の消費（推奨薬量での成人に対する短時間の使用）により生じるエストラゴールの暴露は，重要な癌のリスクをもたらすことはない”と結論付けた（EMEA 2005）。

毒性学において，一般的には毒性を示さない下限値から，通常の解毒作用が機能しない上限値まで，いくらかの閾値量が存在する。少量のアルケニルベンゼンは，肝臓の細胞質およびミクロソームエポキシ加水分解酵素によって迅速に破壊される。すなわち，低用量のアルケニルベンゼン（例えば，β-アサロン，エストラゴール，サフロール）のヒトに対する潜在的な危険は最小限であるというエビデンスである。しかし，実際にどの程度が過量なのかという疑問は，まだ明らかにされていない。

作用機序

アルケニルベンゼンは，直接的な肝毒性や肝臓癌誘発性はない。肝臓におけるシトクロムP450は，アルケニルベンゼンの二重結合をエポキシ化させ，主に排泄のためにグルタチオンにより抱合される。しかし，解毒能力を超えるレベルでは，その過剰物質が求電子反応することで，DNA付加体を生じさせる変異原性の硫酸エステルができる。ヒドロキシル化1位に水酸化できないプロペニル類縁体である，イソサフロール，アネトールとメチルイソオイゲノールには，遺伝毒性はみられない（Hasheminejad and Caldwell 1994）。

他の発癌性物質と比較して，アルケニルベンゼンの危険性は小さいが存在する。ある研究では，よく知られている発癌作用を有する1組の化合物について，マウスでの肝腫瘍（肝癌）の数を比較した。ジエチルニトロソアミンおよびアフラトキシンB1は，それぞれ体重1グラムあたり1100および350マイクロモルにおいて肝臓癌を誘発した。それに対し，エストラゴールおよびサフロールヒドロキシル代謝物は，それぞれ体重1グラムあたり32および20マイクロモルにおいて肝臓癌を誘発した（Wiseman et al.1987）。

ハーブリスト

本書中に列挙したアルケニルベンゼン含有のハーブ

- *Acorus calamus*
  アサロン含有の3倍体か4倍体の品種の根茎
- *Acorus gramineus*　根茎
- *Artemisia dracunculus*　全草
- *Cinnamomum camphora*　木部の蒸留物
- *Foeniculum vulgare*　果実
- *Pimpinella anisum*　果実
- *Piper nigrum*　果実
- *Ocimum basilicum*　葉
- *Ocimum gratissimum*　地上部
- *Ocimum tenuiflorum*　葉
- *Sassafras albidum*　根

参考文献

Abbott, D.D., E.W. Packman, J.W.E. Harrisson, and B.M. Wagner. 1961. Chronic oral toxicity of oil of sassafras and safrole. *Pharmacologist* 3:62.

Barceloux, D.G. 2008. *Medical toxicology of natural substances: Foods, fungi, medicinal herbs*. New York: John Wiley and Sons.

BGVV. 2002. Reduce estragole and methyleugenol contents in foods. German Federal Institute for Health Protection of Consumers and Veterinary Medicine (BgVV). Berlin.

CFR. 2011. *Code of federal regulations*, Title 21 Part 189.180, 2011 ed. Substances generally prohibited from direct addition or use as human food. Safrole. Washington, DC: U.S. Government Printing Office.

EMEA. 2005. Final position paper on the use of herbal medicinal products containing estragole. European Agency for the Evaluation of Medicinal Products, Committee on Herbal Medicinal Products. EMEA/HMPC/137212/2005.

Farag, S.E.A., and M. Abo-Zeid. 1997. Degradation of the natural mutagenic compound safrole in spices by cooking and irradiation. *Nahrung* 41:359–361.

Hagan, E.C., W.H. Hansen, O.G. Fitzhugh, et al. 1967. Food flavourings and compounds of related structure. II. Subacute and chronic toxicity. *Food Cosmet. Toxicol.* 5 (2):141-157.

Hagan, E.C., P.M. Jenner, W.I. Jones, et al. 1965. Toxic properties of compounds related to safrole. *Toxicol. Appl. Pharmacol.* 7 (1):18-24.

Hasheminejad, G., and J. Caldwell. 1994. Genotoxicity of the alkenylbenzenes α- and β-asarone, myristicin and elemicin as determined by the UDS assay in cultured rat hepatocytes. *Food Chem. Toxicol.* 32 (3):223-231.

Homburger, F., T. Kelley, G. Friedler, and A.B. Russfield. 1961. Toxic and possible carcinogenic effects of 4-allyl-1,2-methylenedioxybenzene (safrole) in rats on deficient diets. *Med. Exp. Int. J. Exp. Med.* 4:1-11.

Keeler, R.F., and A.T. Tu. 1983. *Plant and fungal toxins*. New York: Marcel Dekker.

Leung, A.Y., and S. Foster. 1996. *Encyclopedia of common natural ingredients used in food, drugs, and cosmetics*. 2nd ed. New York: Wiley.

Long, E.L., A.A. Nelson, O.G. Fitzhugh, and W.H. Hansen. 1963. Liver tumors produced in rats by feeding safrole. *Arch. Pathol.* 75 (6):595–604.

Wiseman, R.W., E.C. Miller, J.A. Miller, and A. Liem. 1987. Structure-activity studies of the hepatocarcinogenicities of alkenylbenzene derivatives related to estragole and safrole on administration to preweanling male C57BL/6J. x C3H/HeJ F_1 mice. *Canc. Res.* 47 (9):2275-2283.

ベルベリン　Berberine

Lisa Ganora著

ベルベリンは，プロトベルベリンとして知られているイソキノリンアルカロイドのサブクラスに属する苦く，黄色い化合物である。ベルベリンは，正電荷を帯びた第4級アミンを有するため，水に対し非常に可溶性である。ベルベリンは，ゴールドスレッド（*Coptis* spp.），ゴールデンシール（*Hydrastis canadensis*），バーベリー（*Berberis* spp.），オレゴングレープ（*Mahonia* spp.），アムールコルクツリー（*Phellodendron* spp.），カリフォルニアポピー（*Eschscholzia californica*），グレーターセランディン（*Chelidonium majus*），ブラッドルート（*Sanguinaria canadensis*）などの多くの薬用植物に見出されている。

伝統的に，ベルベリンが豊富に含まれているハーブは，胆汁分泌促進や利胆，収斂，抗炎症，抗菌，抗癌，抗糖尿病薬として苦味が利用されてきた。また，ベルベリンが豊富なハーブは，消化器，生殖器，眼，呼吸器系の器官の粘膜に対しても使用されてきた。さらに，ベルベリンは，抗高血圧，抗アテローム硬化性，抗不整脈，抗凝集性への効果とともに，心血管系に対する活性がある。

有害事象

通常，ベルベリンは臨床用量では有害であるとは考えられていない（Imanshahidi and Hosseinzadeh 2008）。しかし，数人の著者は，ベルベリンの高用量は，*in vitro* 研究でのヒト血清アルブミンおよびラットに対し2mg/kg以上を腹腔内投与した動物研究の両方で，ビリルビンの置換が増強されたという事実に基づいて，妊娠中や授乳中はベルベリンを多く含むハーブを使用するべきではないと提案している（Chan 1993）。高濃度の間接型ビリルビンは蓄積することで，ヒトの脳組織への損傷を引き起こす原因となる。妊娠中にベルベリンが過剰に摂取された場合，新生児において，先天性の黄疸や高ビリルビン血症を伴う遺伝性疾患（ジルベール症候群やクリグラー・ナジャー症候群等）を引き起こす懸念がある。

ベルベリンのビリルビン置換効果の臨床的意義に関するいくつかの論争がある。1970年代と1980年代からの中国の文献では，妊産婦と新生児における，チャイニーズゴールドスレッド（ベルベリン約7～9%含量）を含む人工乳の使用と，新生児黄疸のある新生児の核黄疸発生率の増加との間の関連性を報告した（Chan 1993; Upton 2001）。ゴールドスレッド（*Coptis*）を含む人工乳は，赤血球グルコース-6-リン酸脱水素酵素（G6PD）欠損症で生まれた乳幼児にとって危険であり，そのような人工乳は溶血性貧血を引き起こす可能性があると，中国では広く信じられている。しかし，新生児に与えられた人工乳の中のゴールドスレッド，または他のいくつかの物質が，このような結果を引き起こしたかどうかは不明である（Yeung et al.1990）。新生児黄疸の症例において，中国伝統医学では，新生児における致命的な溶血性貧血および核黄疸とゴールドスレッド（*Coptis*）への曝露と関連がある一つの症例を明らかにした（Fok 2001）。このような状況について，ゴールデンシール，バーベリー，オレゴングレープなどのベルベリン含有の西洋ハーブに関連した，現代の文献報告はない。しかし，MillsとBoneは，妊娠期間中は，医療従事者の監督下以外でベルベリン含有ハーブを使用することは推奨できない，としている（Mills and Bone 2005）。

妊娠期間中におけるベルベリン使用を禁忌とする他の根拠は，ベルベリンが，マウスにおける子宮収縮を誘発する可能性があると主張する，いくつかの古い報告に基づいている（Furuya 1957; Imaseki et al.1961）。最近の文献では，ベルベリン含有ハーブの使用に起因するような活性は，文献には見出されなかった。他の研究では，ベルベリンが抗痙攣性および弛緩性があることを見出したが，（摘出した組織を使用している）いくつかの研究では，ベルベリンが平骨筋収縮作用を有することを見出している（Tice 1997）。ゴールデンシール中のベルベリンと一緒に見出されたアルカロイドであるヒドラスチンは，歴史的に折衷医学の医師によって，子宮収斂薬および止血薬として使用していた（Felter and Lloyd 1898）。少なくとも1つの歴史的な情報では，ゴールデンシールを上記の目的のために使用したところ，収縮を引き起こす，あるいは増強することが観察されなかったことを指摘している（Shoemaker 1906）。

単離したベルベリン塩は，高用量では中程度の毒性である。腹腔内投与における塩化ベルベリン二水和物（BCD）のLD_{50}は，マウスで30mg/kg，ラットで205mg/kgであることが報告された（Jahnke et al. 2006）。経口投与における硫酸ベルベリンのLD_{50}は，ラットで1000mg/kgを大きく超えたことが報告された（Kowalewskil et al. 1975）。これらの投与量は，ヒトにおけるベルベリン含有ハーブの臨床使用から得られる量をはるかに超えており，一般的な濃度の範囲は，ゴールデンシールの根で0.5～6%であり，ゴールデンシールで4～7%である（Chang and But 1986; Upton 2001）。

生殖毒性の評価において，単離したベルベリン塩は，11日間にわたって妊娠マウスに経口投与された。その結果，母体の最小毒性量（LOAEL）は，1日あたり841mg/kgのBCD（純粋なベルベリンの約698㎎に相当）であると決定された。投与量が1日当たりおおよそ938 mg/kgのBCDに達するまで，発達毒性の兆候は観察されなかった。そして，胎児の平均体重においては5~6%の減少にとどまり，催奇形性の証拠もみられなかった（PriceとGeorge 2003）。別の評価では，ラットにおいて，1日当たり1000 mg/kgまでの用量でBCDを投与したところ，有害作用は認められなかった。著者らは，ラットとマウス両方の無毒性量（NOAEL）は，栄養補助食品として使用されるハーブから得られると推定されるベルベリン量のおよそ500倍であったことを指摘した（Jahnke et al.2006）。

2005年のラットでの生殖スクリーニングでは，1日当たり1.86g/kgのゴールデンシールのヒドロエチジンエキスの投与（ヒトへの推奨用量の65倍）では，有害事象は発見されなかった。その理由として，不十分な腸吸収によって，血漿中のベルベリンが毒性濃度に到達した可能性は低いと結論付けた（Yao et al. 2005）。ヒトにおいて，ベルベリンの過剰摂取の症状は低血圧，徐脈，呼吸困難，および胃腸障害を含むと報告されている（Lau et al. 2001）。

作用機序

ベルベリンは，多数の異なる細胞株および組織型において，いくつもの抗炎症性および抗癌特性を示している。最近の調査では，これらの作用の基礎となる主要なメカニズムとして，NF-Kβの変調を明らかにした。ベルベリンは，いくつかの異なる炎症促進性および発癌性物質によって誘導された場合，NF-Kβの活性化を抑制することが見出された。この活性は，COX-2の誘導を介して炎症を促進するため，あるいは腫瘍転移を可能にするために，癌細胞での細胞死を阻止する役割を持つ遺伝子産物の下方制御をもたらした（Pandey et al.2008）。

スタチン系薬剤の異なるメカニズムとして，ベルベリンは，有意にLDLコレステロールの血漿濃度を低下させることができる。このメカニズムは，肝臓中の低密度リポタンパク質受容体（LDLR）の上方制御に関連する。LDL受容体システムは，コレステロール代謝を調節し，過剰なLDLコレステロールを血流から排除することを可能にする（Goldstein and Brown 2009）。ベルベリンは，（遺伝子転写に影響を与えることなく）LDLR mRNAの半減期を引き延ばすことが見出され，それはLDLRの発現量の強い増加をもたらした（Abidi et al.2006）。中国における高コレステロール血症患者を対象とした臨床研究では，1日当たり1gのベルベリンを3ヶ月間経口投与した場合に，総コレステロール29%，LDL25%，そして中性脂肪を35%まで低下させたことが判明した（Kong et al. 2004）。

ハーブリスト

本書中に列挙したベルベリン含有ハーブ

- *Berberis vulgaris*　根，根皮
- *Chelidonium majus*　全草
- *Coptis chinensis*　根茎
- *Coptis groenlandica*　根茎
- *Corydalis yanhusuo*　塊茎
- *Hydrastis canadensis*　根茎，根
- *Mahonia aquifolium*　根
- *Mahonia nervosa*　根
- *Mahonia repens*　根
- *Phellodendron amurense*　樹皮
- *Phellodendron chinense*　樹皮
- *Sanguinaria canadensis*　根茎，根

参考文献

Abidi, P., W. Chen, F.B. Kraemer, H. Li, and J.W. Liu. 2006. The medicinal plant goldenseal is a natural LDL-lowering agent with multiple bioactive components and new action mechanisms. *J. Lipid Res.* 47 (10):2134-2147.

Chan, E. 1993. Displacement of bilirubin from albumin by berberine. *Biol. Neonate* 63 (4):201-208.

Chang, H.-M., and P.P.H. But. 1986. *Pharmacology and applications of Chinese materia medica*. English ed. Singapore: Philadelphia, PA, USA.

Felter, H.W., and J.U. Lloyd. 1898. *King's American dispensatory*. Cincinnati: Ohio Valley Co.

Fok, T.F. 2001. Neonatal jaundice—traditional Chinese medicine approach. *J. Perinatol.* 21 Suppl 1:S98-S100, 104-107.

Furuya, T. 1957. Pharmacological action, including toxicity and excretion of berberine hydrochloride and its oxidation product. *Bull. Osaka Med. School* 3:62-67.

Goldstein J.L. and M.S. Brown. 2009. The LDL receptor. *Arterioscler. Thromb. Vasc. Biol.* 29(4):431-438.

Imanshahidi, M., and H. Hosseinzadeh. 2008. Pharmacological and therapeutic effects of *Berberis vulgaris* and its active constituent, berberine. *Phytother. Res.* 22 (8):999-1012.

Imaseki, I., Y. Kitabatakea, and T. Taguchi. 1961. Studies on the effect of berberine alkaloids on intestine and uterus in mice. *Yakugaku Zasshi* 81:1281-1284.

Jahnke, G.D., C.J. Price, M.C. Marr, C.B. Myers, and J.D. George. 2006. Developmental toxicity evaluation of berberine in rats and mice. *Birth Defects Res. B* 77 (3):195-206.

Kong, W., J. Wei, P. Abidi, et al. 2004. Berberine is a novel cholesterol-lowering drug working through a unique mechanism distinct from statins. *Nature Medicine* 10:1344-1351.

Kowalewski, Z., A. Mrozikiewicz, T. Bobkiewicz, K. Drost, and B. Hladon. 1975. Studies of toxicity of berberine sulfate. *Acta Polon. Pharmaceut.* 32 (1):113-120.

Lau, C.W., X.Q. Yao, Z.Y. Chen, W.H. Ko, and Y. Huang. 2001. Cardiovascular actions of berberine. *Cardiovasc. Drug Rev.* 19 (3):234-244.

Mills, S., and K. Bone. 2005. *The essential guide to herbal safety*. St. Louis: Elsevier

Pandey, M.K., B. Sung, A.B. Kunnumakkara, et al. 2008. Berberine modifies cysteine 179 of I kappa B alpha kinase, suppresses nuclear factor-kappa B-regulated antiapoptotic gene products, and potentiates apoptosis. *Cancer Res.* 68 (13):5370-5379.

Price, C.J., and J.D. George. 2003. Final study report on the developmental toxicity evaluation for berberine chloride dihydrate (CAS no. 5956-60-5) administered in the feed to Swiss (cd-1) mice on gestational days 6 through 17. *Gov. Rep. Announce. Index* (20):112.

Shoemaker, J. 1906. *A practical treatise on materia medica and therapeutics: With especial reference to the clinical application of drugs*. 6th ed. Philadelphia: F.A. Davis.

Tice, R. 1997. Goldenseal (*Hydrastis canadensis* L.) and two of its constituent alkaloids berberine and hydrastine; review of toxicological literature. Research Triangle Park, NC: Integrated Laboratory Systems.

Upton, R. 2001. *Goldenseal root: Hydrastis canadensis; standards of analysis, quality control, and therapeutics*. Santa Cruz, CA: American Herbal Pharmacopoeia.

Yao, M., H.E. Ritchie, and P.D. Brown-Woodman. 2005. A reproductive screening test of goldenseal. *Birth Defects Res. B* 74 (5):399-404.

Yeung, C.Y., F.T. Lee, and H.N. Wong. 1990. Effect of a popular Chinese herb on neonatal bilirubin protein-binding. *Biol. Neonate* 58 (2):98-103.

カフェイン　Caffeine

Zoë Gardner, Ph.D. (c) 著

カフェインは，同様の生理学的作用を有するカフェイン，テオフィリン，テオブロミンを含む化合物群である，メチルキサンチン類として分類されるアルカロイドである。カフェインは世界で最も広く消費され，研究されている精神活性物質である。世界的に，カフェインの1日平均摂取量は1人当たり159mgであり，オランダでは1日あたり平均414mgと最も多く摂取しているが，アメリカ人は1日当たり約168mgを摂取している（Fredholm et al.1999）。

有害事象

カフェインの摂取は，中枢神経刺激，急性血圧上昇，代謝率の増加，胃腸の活性増加，そして利尿活性などの，数多くの生理学的作用をもたらす（Higdon and Frei 2006; James 2000）。カフェインの長期使用は，通常，生理学的および行動学的効果のいくつかに対し耐性をもたらす（Griffiths and Mumford 1996）。カフェインの利尿作用についての詳細な情報は，付録2を参照。

カフェインの過剰摂取は，緊張，不安，不穏，不眠，胃腸障害，振戦，心拍数増加などのカフェイン中毒を引き起こす可能性がある（APA 1994）。カフェイン中毒の症状は，不安または他の気分障害の症状と似ている（Greden 1974）。カフェイン含有の飲料を飲むよりも，カフェイン錠剤やタブレットを服用する意図的な自己中毒によるが，まれなケースとして，カフェインの過剰摂取が致命的となることがある（Holmgren et al. 2004; Mrvos et al. 1989）。

カフェインを定期的に摂取することは，カフェインに対する身体的依存を形成し，カフェイン摂取の中断や減量とともに離脱症状が共通して現れる（Hughes et al. 1998; Strain et al. 1994）。離脱症状は，カフェインの消費を控えた12〜24時間後に生じ始める。離脱症状の最も一般的な症状は，疲労，エネルギーの減少，注意力の減退，抑鬱，神経過敏とともに頭痛がみられ，その他の関連する症状もまた共通して報告されている（Juliano and Griffiths 2004）。

血圧に対するカフェインの影響に関する研究では，カフェインは，通常，摂取後30分〜4時間の間に血圧の急な上昇を引き起こすことを示している（Nurminen et al. 1999）。血圧の上昇は，高血圧の人でより顕著に表れることがある（Nurminen et al. 1999）。日常的なカフェインの摂取において，一部の人はそうではないが，ほとんどの人は，血圧上昇作用について耐性をつくる（James 1994; Lovallo et al. 2004）。血圧に対するカフェインまたはコーヒーの研究では，混在した結果を示している。いくつかの研究では，カフェイン摂取後に，ゆるやかな血圧上昇を示しているが（James 2004），他の研究では作用への効果や習慣性は示されなかった。加えて，コーヒーは典型的に心血管系に有益な効果を有する他の化合物，例えば，ポリフェノール類，可溶性繊維，カリウム等を含んでいるため，他のカフェイン含有の物質と効果は異なるとしている（Geleijnse 2008）。

人間の生殖と妊娠に対するカフェインの影響は，広く研究されている。現在のレビューでは，胎児の発育や妊娠の結果に対するカフェインの有害作用はないことを示しているが（Christian and Brent 2001; Peck et al. 2010），カフェイン摂取量について，通常，妊娠期間中はおよそ1日300mg，授乳期間中では1日200〜300mgまでの制限を勧めている（AAP 2001; ADA 2008; PDR 2006）。

米国ハーブ製品協会は，カフェインを含む*栄養補助食品は，直接の成分，またはハーブ製品の構成成分としてでも，次のいずれにも適合するように，商品表示（AHPA 2011）を制定した。

1.カフェイン含有の栄養補助食品のラベルには，製品中のカフェインの存在を開示すること。
2.カフェイン含有の栄養補助食品のラベルやラベル表示には，下記の第3項に記載されているようなサプリメントを除いて，栄養補助食品の推奨する1食当たりのカフェイン量を提示すること。それは，1食当たりのミリグラム数と，コーヒー何杯分に相当するかの両方で表すこと。コーヒー1杯には100mgのカフェインが存在する。
3.カフェイン含有の栄養補助食品のラベルには，カフェインの存在について開示するが，もし，以下の条件のうち少なくとも1つが満たされていれば，必ずしも推奨されるカフェイン量の表示は必要ではない。
カフェイン含有の食品成分において，食品成分に対する生のハーブの1:1の重量比または体積比よりもハーブやハーブ由来成分が低濃度である場合，または，推奨されるカフェイン含有の栄養補助食品の1人分当たりのカフェイン量が25mg未満である場合。
4.カフェイン含有の栄養補助食品の適切な使用方法についてラベルに明記すること。1回分のカフェイン量は最大200mgであり，3〜4時間毎よりも頻繁に摂取しないことを推奨する。
5.下記または類似の注意書きを，ラベリングを必要と判

＊カフェインおよびいわゆるすべてのカフェイン類から構成されるものは，以下に限定されるわけではないが，これらの用語を含む：カフェイン，ガラナ，マテイナ，マテイン，メチルテオブロミン，テイン，1, 3, 7-トリメチルキサンチン，1, 3, 7-トリメチル-2, 6-ジオキソプリン，7-メチルテオフィリン

断するのに十分な量のカフェインを含む栄養補助食品に記載する。

過剰なカフェイン摂取は，神経質，過敏，不眠，そして，時々頻脈を引き起こす可能性がある。18歳未満の子供には勧められない。

薬との相互作用

カフェインは，CYP1A2により代謝される。この酵素を阻害する薬（フルボキサミン，シプロフロキサシン，シメチジン，アミオダロン，フルオロキノロン，フラフィリン，インターフェロン，メトキサレン，ミベフラジル）は，カフェインの代謝を遅くする可能性がある。毎日コーヒーを何杯も飲む人では，高濃度のカフェインを蓄積する（Carrillo and Benitez 2000）。

作用機序

カフェインを含むメチルキサンチンは，中枢神経系および心臓を刺激し，腎臓での利尿作用を誘発し，また平滑筋を弛緩させる。

カフェインは，覚醒時間中に脳に蓄積し，睡眠を誘導するのに役立つ神経伝達物質であるアデノシンに拮抗作用を示す。

カフェインは，アデノシン受容体に結合し，効果的にアデノシンをブロックする。その結果，覚醒を促進し，眠りに落ちる能力を減少させる。運動活性の変化は，運動制御や他の活動を担う脳の領域における大脳基底核での神経伝達物質上のカフェインの効果によるものである（Fisone et al. 2004）。

8オンス(約240mL)，カップあたりのカフェインの平均量

緑茶	25～40 mg
紅茶	25～55 mg
エスプレッソ（シングルショット）	60～75 mg
コーヒー	70～125 mg
コーラ飲料	23～31 mg

（China et al. 2008; McCusker et al. 2003）

ハーブリスト

本書中に列挙したカフェイン含有ハーブ

・*Camellia sinensis*　葉，茎
・*Coffea arabica*　種子の仁
・*Cola acuminata*　種子
・*Cola nitida*　種子
・*Ilex paraguariensis*　葉
・*Paullinia cupana*　種子

参考文献

AAP. 2001. The transfer of drugs and other chemicals into human milk. American Academy of Pediatrics Committee on Drugs. *Pediatrics* 108 (3):776-789.

ADA. 2008. Position of the American Dietetic Association: Nutrition and lifestyle for a healthy pregnancy outcome. *J. Am. Diet. Assoc.* 108:553-561.

APA. 1994. *Diagnostic and statistical manual of mental disorders: DSM-IV*. Washington DC: American Psychiatric Association.

Carrillo, J.A., and J. Benitez. 2000. Clinically significant pharmacokinetic interactions between dietary caffeine and medications. *Clin. Pharmacokin.* 39 (2):127-153.

China, J.M., M.L. Merves, B.A. Goldberger, A. Sampson-Cone, and E.J. Cone. 2008. Caffeine content of brewed teas. *J. Analyt. Toxicol.* 32 (8):702-704.

Christian, M.S., and R.L. Brent. 2001. Teratogen update: Evaluation of the reproductive and developmental risks of caffeine. *Teratol.* 64 (1):51-78.

Fisone, G., A. Borgkvist, and A. Usiello. 2004. Caffeine as a psychomotor stimulant: Mechanism of action. *Cell Molec. Life Sci.* 61 (7):857-872.

Fredholm, B.B., K. Bättig, J. Holmén, A. Nehlig, and E.E. Zvartau. 1999. Actions of caffeine in the brain with special reference to factors that contribute to its widespread use. *Pharmacol. Rev.* 51 (1):83-133.

Geleijnse, J.M. 2008. Habitual coffee consumption and blood pressure: An epidemiological perspective. *Vasc. Health Risk Manag.* 4 (5):963-970.

Greden, J.F. 1974. Anxiety or caffeinism: A diagnostic dilemma. *Am J. Psych.* 131 (10):1089.

Griffiths, R.R., and G.K. Mumford. 1996. Caffeine reinforcement, discrimination, tolerance, and physical dependence in laboratory animals and humans. In *Pharmacological aspects of drug dependence: Toward an integrated neurobehavioral approach*, edited by Schuster, C.R. and M.J. Kuhar. New York: Springer.

Higdon, J.V., and B. Frei. 2006. Coffee and health: A review of recent human research. *Crit. Rev. Food Sci. Nutr.* 46 (2):101-123.

Holmgren, P., L. Nordén-Pettersson, and J. Ahlner. 2004. Caffeine fatalities—four case reports. *Forensic Sci. Int.* 139 (1):71-73.

Hughes, J.R., A.H. Oliveto, A. Liguori, J. Carpenter, and T. Howard. 1998. Endorsement of DSM-IV dependence criteria among caffeine users. *Drug Alc. Depend.* 52 (2):99-107.

James, J.E. 1994. Chronic effects of habitual caffeine consumption on laboratory and ambulatory blood pressure levels. *J. Cardiovasc. Risk* 1:159-164.
James, J.E. 2000. Acute and chronic effects of caffeine on performance, mood, headache, and sleep. *Neuropsychobiology* 38 (1):32-41.
James, J.E. 2004. Critical review of dietary caffeine and blood pressure: A relationship that should be taken more seriously. *Psychosom. Med.* 66 (1):63-71.
Juliano, L.M., and R.R. Griffiths. 2004. A critical review of caffeine withdrawal: Empirical validation of symptoms and signs, incidence, severity, and associated features. *Psychopharmacology* 176 (1):1-29.
Lovallo, W.R., M.F. Wilson, and A.S. Vincent. 2004. Blood pressure response to caffeine shows incomplete tolerance after short-term regular consumption. *Hypertension* 43:760-765.
McCusker, R.R., B.A. Goldberger, and E.J. Cone. 2003. Technical note: Caffeine content of specialty coffees. *J. Analyt. Toxicol.* 27 (7):520-522.
Mrvos, R.M., P.E. Reilly, B.S. Dean, and E.P. Krenzelok. 1989. Massive caffeine ingestion resulting in death. *Vet. Hum. Toxicol.* 31 (6):571-572.
Nurminen, M.L., L. Niittynen, R. Korpela, and H. Vapaatalo. 1999. Coffee, caffeine and blood pressure: A critical review. *Eur. J. Clin. Nutr.* 53:831–839.
PDR. 2006. *Physicians' desk reference for nonprescription drugs and dietary supplements.* 27th ed. Montvale, NJ: Medical Economics Co.
Peck, J.D., A. Leviton, and L.D. Cowan. 2010. A review of the epidemiologic evidence concerning the reproductive health effects of caffeine consumption: A 2000–2009 Update. *Food Chem. Toxicol.* 48 (10):2549-2576.
Strain, E.C., G.K. Mumford, K. Silverman, and R.R. Griffiths. 1994. Caffeine dependence syndrome: Evidence from case histories and experimental evaluations. *JAMA.* 272 (13):1043.

青酸配糖体　Cyanogenic Glycosides

Michael McGuffi著; Zoë Gardner, Ph.D. (c) 編著

青酸配糖体は，ニトリル基（3重結合した窒素をもつ）を有する糖含有化合物である。代謝された後，これらの化合物は，ヒトおよび他の動物に対して毒性を示すシアン化合物（シアン化水素の形態で）を，相当量放出する。最もよく知られている青酸配糖体はアミグダリンで，一般的にチェリー，リンゴ，ピーチ，アプリコット，アーモンドや西洋ナシなど，多くのバラ科の果物の種子中から発見されている（Vetter 2000）。

筍，キャッサバ，リマ豆を含む食用植物には，青酸配糖体が含まれている（FSANZ 2004; Ologhobo et al.1984）。医学的に，ワイルドチェリー（*Prunus serotina*）の樹皮やビワ（ロウクワット *Eriobotrya japonica*）の葉といった青酸配糖体を含む多くの植物は，伝統的に鎮咳薬として使用されてきた（Mills and Bone 2000）。一般的に，低用量の青酸配糖体を含む食品や植物の摂取は危険ではない。

有害事象

シアン化合物は，青酸配糖体の代謝の際に放出される。確立された最も重要なシアン化合物の毒性作用は，酸素を消費する細胞のメカニズムの無能力化であり，結果として化学窒息（酸素欠乏）を引き起こす（Nelson 2006）。

本書に記載しているこの種の配糖体を含む植物は，サクラ属のいくつかの種子だけを掲載しており，そして問題とされている。ピーチカーネルには2～6%のアミグダリンが含まれ，アプリコットカーネルには最大で8%のアミグダリンが含まれている（Encarna et al. 1998; Femenia et al. 1995; Gunders et al. 1969; Holzbecher et al.1984; Machel and Dorsett 1970）。種皮の除去および種子の加熱はアミグダリン含有量を減少させるが，アプリコット種子の毒性用量は小児で10～20種子および成人では40～60種子として報告されている（Bensky et al.2004; Chen and Chen 2004）。以下に列挙する他の種における青酸配糖体の濃度は，一般的に毒性学的な問題はない。

アプリコットの種子で見出されるアミグダリンのLD_{50}は，ラットで522mg/kgであるが，シアン化水素のLD_{50}は，マウスで3.7mg/kgであり，イヌで4mg/kgである（Milne 1995; Newton 1981）。アプリコット種子中のアミグダリンの濃度に基づくと，毒性用量は，標準体重の成人で，34～49gのアミグダリンに相当する。成人がこの毒性濃度に達するには，アプリコット種子を425～480g摂取する必要がある。

シアン化物中毒の症状は，産業曝露や，住宅または工場火災からの煙中のシアン化合物による被曝がよく知られている。初期兆候および急性シアン化物中毒の症状は，組織低酸素（全身酸素欠乏）を克服するための呼吸器系，神経系，心血管系の働きを含む。これらは，一過性の血圧上昇および心拍数の増加，過換気，息切れ，動悸，頭痛が挙げられる。遅延症状または重度の中毒症状は，神経系，呼吸器系，心血管系の機能低下を含む。それらは，組織が酸素を使用する能力が低下しているためである（Borron 2006; Nelson 2006）。多くの情報が，利用可能なシアン化物中毒の治療の実施要項をレビューしている（Cummings 2004; Goldfrank and Flomenbaum 2006; Hall et al. 2009）。

作用機序

青酸配糖体を含む植物は，検出可能な遊離シアン化水素を含まない。その代わりに，配糖体および配糖体を分解する酵素は別々に保存され，植物組織が粉砕，咀嚼，萎れ，または擾乱された時に配糖体と酵素が一体となり，シアン化合物（シアン化水素の形状）が放出される（Ganora 2009; Thayer and Conn 1981）。

シアン化合物は，タンパク質分解の正常な老廃物であり，ヒトは1時間ごとに約1mg/kgのシアン化合物を解毒することができる（Aminlari et al. 2007; Nelson 2006）。さらに，ヒトの胃の酸性環境は，青酸配糖体からシアン化水素を遊離する主酵素であるβ-グルコシターゼにとって最適な環境ではない。ウシなどの反芻動物では，消化管のpHが比較的中性のため，青酸配糖体を含む植物由来の毒性の影響を受けやすい（Ganora 2009; Majak 1992）。

食品中のシアン化物の含有量を減量させるために，別の処理方法が開発されている。熱帯地域で主食として広く使用されている根菜類のキャッサバは，2つの青酸配糖体が含まれており，消費前に必ず加工処理されなければならない。処理方法として，圧搾，浸漬，乾燥，発酵，または焙煎を含む，いくつかの工程を組み合わせている（Cardoso et al. 2005; Lancaster et al. 1982）。

ハーブリスト

本書中に列挙した青酸配糖体含有ハーブ

- *Eriobotrya japonica*　葉（アミダグリン0.06%）
- *Hydrangea arborescens*　根（ヒドランギン1～3%）
- *Linum usitatissimum*　種子（リナスタチンおよびネオリナスタチン0.1～1.5%）
- *Prunus armeniaca*　種子（アミダグリン最大8%まで）
- *Prunus persica*　種子（アミダグリン2～6%，葉には0.5～1.5%）
- *Prunus serotina*　乾燥樹皮（プルナシンはシアン化水素の収率0.15%まで）
- *Prunus spinosa*　種子，生花（少量）
- *Sambucus canadensis*　葉，樹皮，種子，生の未熟果実（少量）
- *Sambucus nigra*　葉，樹皮，種子，生の未熟果実（少量）
- *Turnera diffusa*　葉（テトラフィリンB 0.26%）

参考文献

Aminlari, M., A. Malekhusseini, F. Akrami, and H. Ebrahimnejad. 2007. Cyanide-metabolizing enzyme rhodanese in human tissues: Comparison with domestic animals. *Compar. Clin. Pathol.*16 (1):47-51.

Bensky, D., S. Clavey, and E. Stöger. 2004. *Chinese herbal medicine: Materia medica.* 3rd ed. Seattle: Eastland Press.

Borron, S.W. 2006. Recognition and treatment of acute cyanide poisoning. *J. Emerg. Nurs.* 32 (4 Suppl):S12-S18.

Cardoso, A.P., E. Mirione, M. Ernesto, et al. 2005. Processing of cassava roots to remove cyanogens. *J. Food Comp. Anal.* 18 (5):451-460.

Chen, J.K., and T.T. Chen. 2004. *Chinese medical herbology and pharmacology*. City of Industry, CA: Art of Medicine Press.

Cummings, T.F. 2004. The treatment of cyanide poisoning. *Occ. Med.* 54 (2):82.

Encarna, G., B. Lorenzo, S. Constanza, and M. Josefa. 1998. Amygdalin content in the seeds of several apricot cultivars. *J. Sci. Food Agric.* 77 (2):184-186.

Femenia, A., C. Rossello, A. Mulet, and J. Canellas. 1995. Chemical composition of bitter and sweet apricot kernels. *J. Agric. Food Chem.* 43 (2):356-361.

FSANZ. 2004. Cyanogenic glycosides in cassava and bamboo shoots. Technical Report Series No. 28, Food Standards Australia New Zealand. Canberra.

Ganora, L. 2009. *Herbal constituents: Foundations of phytochemistry.* Louisville, CO: HerbalChem Press.

Goldfrank, L.R., and N. Flomenbaum. 2006. *Goldfrank's toxicologic emergencies*. New York: McGraw-Hill Professional.

Gunders, A.E., A. Abrahamov, E. Weisenberg, S. Gertner, and S. Shafran. 1969. Cyanide poisoning following ingestion of apricot (*Prunus armeniaca*) kernels. *Harefuah* 76 (12):536-538.

Hall, A.H., J. Saiers, and F. Baud. 2009. Which cyanide antidote? *Crit. Rev. Toxicol.* 39 (7):541-552.

Holzbecher, M.D., M.A. Moss, and H.A. Ellenberger. 1984. The cyanide content of laetrile preparations, apricot, peach and apple seeds. *Clin. Toxicol.* 22 (4):341-347.

Lancaster, P.A., J.S. Ingram, M.Y. Lim, and D.G. Coursey. 1982. Traditional cassava-based foods: Survey of processing techniques. *Econ. Bot.* 36 (1):12-45.

Machel, A.R., and C.I. Dorsett. 1970. Cyanide analyses of peaches. *Econ. Bot.* 24:51-52.

Majak, W. 1992. Metabolism and absorption of toxic glycosides by ruminants. *J. Range Manag.* 45 (1):67-71.

Mills, S., and K. Bone. 2000. *Principles and practice of phytotherapy: Modern herbal medicine*. New York: Churchill Livingstone.

Milne, G.W.A. 1995. *CRC handbook of pesticides*. Boca Raton, FL: CRC Press.

Nelson, L. 2006. Acute cyanide toxicity: Mechanisms and manifestations. *J. Emerg. Nurs.* 32:S8-11.

Newton, G.W., E.S. Schmidt, J.P. Lewis, R. Lawrence, and E. Conn. 1981. Amygdalin toxicity studies in rats predict chronic cyanide poisoning in humans. *West. J. Med.* 134 (2):97.

Ologhobo, A.D., B.L. Fetuga, and O.O. Tewe. 1984. The cyanogenic glycoside contents of raw and processed limabean varieties. *Food Chem.* 13 (2):117-128.

Thayer, S.S., and E.E. Conn. 1981. Subcellular localization of dhurrin β-glucosidase and hydroxynitrile lyase in the mesophyll cells of sorghum leaf blades. *Plant Physiol.* 67 (4):617.

Vetter, J. 2000. Plant cyanogenic glycosides. *Toxicon* 38 (1):11-36.

ピロリジジン・アルカロイド Pyrrolizidine Alkaloids

Michael McGuffin著; Zoë Gardner, Ph.D. (c) 編著

ピロリジジン・アルカロイド（PA）は，肝臓毒性に関連している多くの植物種に見出される化合物である。それらの化学的性質に基づくPAの違いは，飽和なのか不飽和なのかである（この違いは，環状構造中の特定の炭素原子間の化学結合が二重結合か否かによって決まる）。アイブライト属（*Euphrasia* spp.）やエキナセア属（*Echinacea* spp.）に見出されるような飽和PAには，毒性はない。セネシオ属（*Senecio* spp.）で発見された不飽和PAは，十分な量を摂取すると肝臓毒性を引き起こすと認識されている。特定の不飽和PAは他のものよりも有毒である。

有害事象

PAに関する初期の問題は，セネシオとアムシンクキアの摂取で起こる，家畜の中毒症例に基づいていた（Cheeke 1988; Johnson. et al. 1985)。穀物の供給は，穀物畑においてPAを含む穀雑草によって汚染され，PA毒性の発生を引き起こし，汚染された穀物を食べた人で，急性の肝臓障害を引き起こした（Prakash et al. 1999)。また，重篤な肝障害が，伝統的に治療目的のために使用されていたPA含有薬用植物の，慢性的な消費後に発生していた。

米国で最も広く使用されているPAを含有するハーブは，コンフリー類（*Symphytum* spp.）の根や葉，コルツフット（*Tussilago farfara*）の葉や花，ボリジ（*Borago officinale*）の葉である。これらの植物や植物の使用部位によって，PAの量や相対的な安全性は大きく異なる。例えば，コンフリー類のアルカロイドの濃度は，葉よりも根において約10倍である（Tyler 1994)。コンフリー類に見出される最も毒性が高いアルカロイドであるエキミジンは，プリックリーコンフリーおよびロシアンコンフリー（*S.* x *uplandicum*）に存在するが，コンフリー（*S. officinale*）にはまったく存在しない（Awang et al. 1993; Huizing et al. 1982; Jaarsma et al. 1989)。*Eutrochium* 種（最近ヒヨドリバナ属から再分類された）の多くの種はPAが含まれていることが知られているが（Zhang et al. 2008)，米国で使用されているPA含有のいくつかの種（*E. fistulosum, E. purpureum, E. maculatum*）については十分な調査はされていない。

これらの植物におけるPA濃度に関する信頼できる情報は不足しているが，ボリジ等の他の植物において，PAの量は，一般的に“低い”とされている。

これらのアルカロイドのいくつかは，発癌性と突然変異原性を示しており，腎毒性が報告されているが，これらのハーブを使用することによる主な問題は，重篤な肝障害，特に肝静脈閉塞症（肝臓内の静脈が閉塞される状態）が起こる可能性である。この潜在的に致命的な状態においては，腹痛，肝臓や脾臓の腫脹，腹腔内の体液の貯留，ビリルビン値の上昇，黄疸，肝硬変および肝不全といった明らかな症状が現れる（Chen and Huo 2010; McDermott and Ridker 1990)。

AHPAは，不飽和PA（毒性）を含むすべてのハーブの使用について，傷のない皮膚への外用的に用いるだけに限り，育児中は使用しないよう，慎重な使用を勧告してきた（AHPA 2011)。妊娠中や肝臓病歴のある人には，いかなる使用も禁忌である。

作用機序

PAsは，N-オキシドおよび共役ジエンピロール（タンパク質と核酸との反応性が高いアルキル化剤）を形成するために，薬物代謝酵素CYP3A4によって，肝臓で代謝される。N-オキシドは，エポキシドおよび毒性をもつネシン類に変換されることがあるが，タンパク質および核酸とともにピロール錯体は組織内に残り，慢性障害を引き起こすことがある。CYP3A4の抑制物質は毒性を低減するかもしれないが，CYP3A4の誘導物質はPAの毒性を高めると思われる。研究において，内皮細胞の障害，サイトカイン，および止血障害がすべて関与していることが示唆されたものの，肝静脈閉塞性疾患の発症に関しては不十分な点が多い。PAの消費量と肝静脈閉塞症の発症との用量依存的な関連性が成り立たない場合があり，PAを摂取するすべての人がその病気を発症するわけではない（Chen and Huo 2010)。

動物実験では，炎症，切り傷，擦過皮膚に塗布した後に吸収量が増加するが，外用後のPAsの生物学的利用能は，経口摂取後に比べて約20〜50倍低くなることを示した（Brauchli et al. 1982)。

ハーブリスト

本書中に列挙した不飽和ピロリジジン・アルカロイド含有ハーブ[*1]

- *Alkanna tinctoria*　根
- *Borago officinalis*[*2]　全草
- *Eutrochium fistulosum*　全草，根，根茎
- *Eutrochium maculatum*　全草，根，根茎
- *Eutrochium purpureum*[*3]　全草，根，根茎
- *Symphytum asperum*[*4]　葉，根

・*Symphytum officinale*[*4]　葉，根
・*Symphytum uplandicum*[*4]　葉，根
・*Tussilago farfara*[*4]　花，葉

[*1]　パープルバターバー(*Petasites hybridus*)およびアークティクバターバー(*Petasites frigidus*)を含む*Petasites*の薬用種は本書には掲載されていないが，これらの種もまたピロリジジンアルカロイドを含んでいることに注意すること。*Petasites* 種のPAフリーエキスが入手可能であり，内用に適していると考えられる。
[*2]　ボリジ種子油の加工はPAを排除している。
[*3]　PAの存在およびタイプは確認されていない。
[*4]　*Symphytum*属，*Tussilago farfara*，および他の植物のPAフリーエキスが市販されている。

参考文献

AHPA. July 2011. Code of Ethics & Business Conduct. Silver Spring, MD: American Herbal Products Association.

Awang, D.V.C., B.A. Dawson, J. Fillion, M. Girad, and D. Klindack. 1993. Echimidine content of commercial comfrey. *J. Herbs Spices Med. Plants* 2 (1):21-34.

Brauchli, J., J. Luthy, U. Zweifel, and C. Schlatter. 1982. Pyrrolizidine alkaloids from *Symphytum officinale* L. and their percutaneous absorption in rats. *Experientia* 38 (9):1085-1087.

Cheeke, P.R. 1988. Toxicity and metabolism of pyrrolizidine alkaloids. *J. Animal Sci.* 66 (9):2343-2350.

Chen, Z., and R.-H. Huo. 2010. Hepatic veno-occlusive disease associated with toxicity of pyrrolizidine alkaloids in herbal preparations. *Neth. J. Med.* 68 (6):252-260.

Fu, P.P., Q. Xia, G. Lin, and M.W. Chou. 2004. Pyrrolizidine alkaloids—Genotoxicity, metabolism enzymes, metabolic activation, and mechanisms. *Drug Metab. Rev.* 36 (1):1-55.

Huizing, H.J., T.W.J. Gadella, and E. Kliphuis. 1982. Chemotaxonomical investigations of the *Symphytum officinale* polyploid complex and *S. asperum* (Boraginaceae): The pyrrolizidine alkaloids. *Plant Systemat. Evol.* 140 (4):279-292.

Jaarsma, T.A., E. Lohmanns, T.W.J. Gadella, and T.M. Malingre. 1989. Chemotaxonomy of the *Symphytum officinale* agg. (Boraginaceae). *Plant Sys. Evol.* 167 (3-4).

Johnson, A.E., R.J. Molyneux, and G.B. Merrill. 1985. Chemistry of toxic range plants. Variation in pyrrolizidine alkaloid content of *Senecio*, *Amsinckia*, and *Crotalaria* species. *J. Agric. Food Chem.* 33 (1):50-55.

McDermott, W.V., and P.M. Ridker. 1990. The Budd-Chiari syndrome and hepatic veno-occlusive disease: Recognition and treatment. *Arch. Surg.* 125 (4):525-527.

Prakash, A.S., T.N. Pereira, P.E.B. Reilly, and A.A. Seawright. 1999. Pyrrolizidine alkaloids in human diet. *Mutat. Res.* 443 (1-2):53-67.

Tyler, V. 1994. *Herbs of choice*. Binghamton, NY: Pharmaceutical Products Press.

Zhang, M.L., M. Wu, J.J. Zhang, et al. 2008. Chemical constituents of plants from the genus *Eupatorium*. *Chem. Biodivers.* 5 (1):40-55.

サリチル酸塩　Salicylates

Michael McGuffin著; Zoë Gardner, Ph.D. (c) 編著

サリチル酸塩は，サリチル酸由来のフェノール酸であり，サリシン（ヤナギ種），ポプリン（ポプラ種），サリチル酸メチル（シラタマノキやダケカンバ種）およびアセチルサリチル酸（アスピリン）を含む。サリチル酸は，1860年に初めて合成され，サリチル酸を含む植物は，すぐに合成類縁体であるアセチルサリチル酸にとって代わられた（Weissmann 1991）。サリチル酸塩は，一般的に特に低強度の痛み止めとして使用され，世界中で毎年推定40,000トンのアスピリンが消費されている（Warner and Mitchell 2002）。

有害事象

サリシン含有植物を摂取した場合の問題については，ここでは主に，アスピリンの既知の副作用がこの天然類似化合物に関連する事を確かめるために述べる。アスピリンや他のサリチル酸塩に対し既知の感受性をもつ人は，これらの植物に注意を払う必要があるが，サリチル酸製剤の反応様式がヤナギ属（*Salix*）や他のすべての種で観察されるという保証は全くない。ヤナギの樹皮エキス（1日当たり240mgのサリシンを28日間提供）を服用した人からの血清を用いた研究では，血小板凝集に対する適度な影響に注意していたが，1日100mgのアスピリン（アセチルサリチル酸）で見られる効果よりも少なかった（Krivoy et al.2001）。血栓性機能障害がある患者を対象とした研究は実施されていないが，この用量では，サリシンは出血に有害な影響を与えない可能性がある。また，サリシンは，心臓発作や脳卒中の予防におけるアスピリンの代用として使用されるべきではないことを提案している。

ここに列挙しているほとんどの植物中のサリチル酸塩の濃度は非常に低い。そして，サリチル酸の過剰摂取は，ウィンターグリーン精油（サリチル酸メチル98%）の場合を除いてほとんどなく，過剰摂取の症例は経口あるいは局所使用後に報告されている（Chan 1996; Chyka et al. 2007; Stevenson 1937）。軽度のサリチル酸中毒（血清濃度30〜

50mg/dl）の症状は，深い呼吸（過呼吸），吐き気，嘔吐，耳鳴り，めまいである。中程度の中毒（50～70mg/dl）では，急速な呼吸（頻呼吸），発熱，発汗，脱水，協調運動障害，無気力を生じる。重度の中毒（>75mg/dl）では，昏睡，発作，幻覚，昏迷，脳浮腫，不整脈，心不全，低血圧，尿量の減少（乏尿），または腎不全が含まれる（Pearlman and Gambhir 2009）。

作用機序

ほとんどの研究が，痛みや炎症，発熱に不可欠な役割を果たすホルモンである，プロスタグランジンの合成を抑制するサリチル酸塩の能力に焦点を当てている。2つの特異的酵素，シクロオキシゲナーゼ1と2（COX1 およびCOX2）が，この過程では支配的であると考えられている。COX1は血小板のほか血管や他の器官に存在し，COX2は主に炎症を起こした組織内で作用している。

アスピリンは，最も一般的に用いられるサリチル酸塩である。アスピリンは，アセチル基を不可逆的に酵素に移転させることによってシクロオキシナーゼ，特にCOX1をアセチル化し，その結果，プロスタグランジン合成を遮断する（Hardman and Limbird 1996）。アセチル基を欠いたサリチル酸（サリシン）やサリチル酸塩は，アスピリンほど血小板凝集に対し阻害作用はみられない。したがって，サリシン含有植物が血液病学的な障害の原因となる懸念はほとんどない。逆に，これらの植物はアスピリン摂取と関連して，脳卒中に対する予防処置としては適さない。

ハーブリスト

本書中に列挙したサリチル酸塩含有ハーブ

- *Betula lenta*　葉，樹皮
- *Filipendula ulmaria*　全草
- *Gaultheria procumbens*　葉
- *Populus balsamifera* ssp. *balsamifera*　葉芽
- *Salix alba*　樹皮
- *Salix daphnoides*　樹皮
- *Salix fragilis*　樹皮
- *Salix pentandra*　樹皮
- *Salix purpurea*　樹皮

参考文献

Chan, T.Y. 1996. Potential dangers from topical preparations containing methyl salicylate. *Hum. Exp. Toxicol.* 15 (9):747-50.

Chyka, P.A., A.R. Erdman, G. Christianson, et al. 2007. Salicylate poisoning: An evidence-based consensus guideline for out-of-hospital management. *Clin. Toxicol.* 45 (2):95-131.

Hardman, J.G., and L.E. Limbird, eds. 1996. *Goodman and Gilman's the pharmacological basis of therapeutics*. New York: McGraw Hill.

Krivoy, N., E. Pavlotzky, S. Chrubasik, E. Eisenberg, and G. Brook. 2001. Effect of salicis cortex extract on human platelet aggregation. *Planta Med.* 2001; 67(3): 209-212.

Pearlman, B.L., and R. Gambhir. 2009. Salicylate intoxication: A clinical review. *Postgrad. Med.* 121 (4):162-168.

Stevenson, C.S. 1937. Oil of wintergreen (methyl salicylate) poisoning: Report of three cases, one with autopsy, and a review of the literature. *Am. J. Med. Sci.* 193 (6):772-788.

Warner, T.D., and J.A. Mitchell. 2002. Cyclooxygenase-3 (COX-3): Filling in the gaps toward a COX continuum? *P.N.A.S. U.S.* 99 (21):13371-13373.

Weissmann, G. 1991. Aspirin. *Sci. Amer.* 264 (1):84-90.

タンニン　Tannins

Michael McGuffin著

タンニンは加水分解型タンニン（ガロタンニン）と縮合型タンニン（プロアントシアニジン）で構成される，複雑なフェノール化合物の幅広い一群である。タンニンは，タンパク質と結合して沈殿することで，タンニン含有ハーブの収斂作用を引き起こす。タンニンは，多くのハーブや食品の天然成分であり，いくつかのタンニンは食品，アルコール飲料，医薬品の加工に使用されている。縮合型タンニンは，グレープ（*Vitis vinifera*），グリーンティー（*Camellia sinensis*），ホーソン（*Crataegus* spp.），および他の多くの植物で見出されており，加水分解型タンニンは，パメグラネット（ザクロ *Punica granatum*），グリーンティーやブラックティー（*Camellia sinensis*），ホワイトオーク（*Quercus alba*），ウィッチヘーゼル（*Hamamelis virginiana*），グレインズビル（*Geranium maculatum*）で見出されている。両方のタイプのタンニンが収斂性を持ち，タンニン含有植物の医療面での歴史的な使用法において，多くの根拠を提供している。

有害事象

タンニンは植物界全体に広く分布し，樹皮，根，葉，果実，種子といった様々な部位に存在する。本書においては，

少なくとも10％のタンニンを含むと報告されている植物だけが，タンニン摂取による潜在的な有害作用の議論に関連があるとして提示している。

タンニンは特定の栄養素に対し有用性を減少させることが示されている。消化管でのタンニンは，タンパク質，デンプンおよび消化酵素とともに複合体を形成し，それによって摂取された食品の栄養価を減少させる。消化管における縮合型タンニンの主要な効果は，植物タンパク質とともに難消化性の複合体の形成に起因すると考えられているが，縮合型タンニンは特に消化酵素を阻害する（Chung et al. 1998a）。タンニンはまた，特定のビタミンおよびミネラルの吸収，特に鉄の吸収を妨げることが知られている（Chung et al. 1998a; Disler et al. 1975; Salunkhe et al. 1990）。栄養素の吸収を最適化するために，タンニンを含むサプリメントや飲料は，食事とは別に摂取するべきである。

タンニンに関連する既知の副作用のほとんどは，厳密には，（コナラ類*Quercus* spp.にできる）没食子のエーテルまたは含水アルコール抽出物であるタンニン酸を摂取した場合に限って記録されており，この副作用には，肝臓での重篤な壊死状態の他，胃腸障害や腎臓障害などがある（Gilman et al. 1985; Osol and Farrar 1955）。これらの問題はすべてタンニン高含有のハーブの使用に関連するが，タンニンの消化刺激特性だけは，伝統的にこれらの他の植物の摂取に関連している。

タンニンの発癌性および抗癌作用の両方が，タンニンの影響を評価した動物実験で報告されている（Chung et al. 1998a; Chung et al. 1998b）。また，プロアントシアニジンと呼ばれる縮合型タンニンは，有意な抗酸化活性および潜在的な抗癌活性を有することが認識されている（Nandakumar et al. 2008）。

作用機序

タンニン類の治療活性は，タンニンがタンパク質に結合して沈殿し，粘膜組織において強制的に脱水状態を起こさせる能力に関連している。外用で用いた場合，これらの作用によって，固定収縮した細胞の保護層形成が可能になる。内用で用いた場合には，あらゆる種類の正常分泌物や病理学的分泌物が減少する。そのため，タンニンが腸内容物の流動性を変化させ，その結果，止瀉薬として使用することができる。

ハーブリスト

本書中に列挙したタンニンを10％以上含有するハーブ

- *Agrimonia eupatoria*　全草
- *Alchemilla xanthochlora*　全草
- *Arctostaphylos uva-ursi*　葉
- *Camellia sinensis*　葉，茎
- *Castanea dentata*　葉
- *Corylus avellana*　葉，樹皮
- *Corylus cornuta*　葉，樹皮
- *Epilobium parviflorum*　全草
- *Eucalyptus globulus*　葉
- *Euphrasia rostkoviana*　全草
- *Euphrasia stricta*　全草
- *Filipendula ulmaria*　全草
- *Geranium maculatum*　根
- *Hamamelis virginiana*　樹皮，葉
- *Heuchera micrantha*　根
- *Ilex paraguariensis*　葉
- *Juglans nigra*　葉
- *Krameria argentea*　根
- *Krameria lappacea*　根
- *Paullinia cupana*　種子
- *Polygonum bistorta*　根
- *Potentilla erecta*　根茎
- *Punica granatum*　果皮
- *Quercus alba*　樹皮
- *Quercus petraea*　樹皮
- *Quercus robur*　樹皮
- *Rheum officinale*　根茎，根
- *Rheum palmatum*　根茎，根
- *Rheum tanguticum*　根茎，根
- *Rubus fruticosus*　葉
- *Rumex acetosa*　葉
- *Rumex acetosella*　葉
- *Rumex crispus*　根
- *Rumex hymenosepalus*　根
- *Rumex obtusifolius*　根
- *Salix alba*　根
- *Salix daphnoides*　樹皮
- *Salix fragilis*　樹皮
- *Salix pentandra*　樹皮
- *Salix purpurea*　樹皮
- *Schinus molle*　樹皮
- *Schinus terebinthifolius*　樹皮
- *Terminalia arjuna*　樹皮
- *Terminalia bellerica*　果実
- *Terminalia chebula*　果実
- *Uncaria gambir*　葉，若枝

参考文献

Chung, K.T., C.I. Wei, and M.G. Johnson. 1998a. Are tannins a double-edged sword in biology and health? *Trends Food Sci. Tech.* 9 (4):168-175.

Chung, K.T., T.Y. Wong, C.I. Wei, Y.W. Huang, and Y. Lin. 1998b. Tannins and human health: A review. *Crit. Rev. Food Sci. Nutr.* 38 (6):421-464.

Disler, P.B., S.R. Lynch, R.W. Charlton, et al. 1975. The effect of tea on iron absorption. *Gut* 16 (3):193-200.

Gilman, A.G., L.S. Goodman, T.W. Rall, and F. Murad, eds. 1985. *Goodman and Gilman's the pharmacological basis of therapeutics.* New York: Macmillan Publishing Company.

Nandakumar, V., T. Singh, and S.K. Katiyar. 2008. Multi-targeted prevention and therapy of cancer by proanthocyanidins. *Cancer Lett.* 269 (2):378-387.

Osol, A., and G. Farrar. 1955. *The dispensatory of the United States of America, 25th ed.* Philadelphia: J.B. Lippincott Company.

Salunkhe, D.K., J.K. Chavan, and S.S. Kadam. 1990. *Dietary tannins: Consequences and remedies.* Boca Raton, FL: CRC Press.

ツヨン　Thujone

Lisa Ganora著

ツヨン（α-ツヨンやその異性体であるβ-ツヨンの両方が存在）は，特定の揮発性油の成分として見出される二環式モノテルペンケトンである。α-ツヨンは，$GABA_A$および$5\text{-}HT_3$受容体の調節因子であり，高用量では神経毒性を示し，哺乳動物において，てんかん発作を起こす（Dettling et al. 2004）。この点ではβ-ツヨンの活性は低い。毒性学的問題のため，単離したツヨンの食品添加物としての使用は多くの国で禁止されている。アブサン（ビター）には35mg/Lのツヨンが含まれているかもしれないが，現代のEU規制では，セージ含有食品において含有量を25mg/kgまでに制限している（ECSCF 2003）。2011年1月に発行された欧州医薬品局のドラフト文書では，植物製剤からのツヨンの摂取量は1日あたり6mgに制限されることを指示し，ケースバイケースで適切と判断した場合にのみ，より高用量が許容可能となることを示した（EMA 2011）。

ワームウッド（*Artemisia absinthium*）の精油は部位に限らず0～90%の総ツヨンを含むと報告されているが（Lachenmeier et al. 2006），ある分析では，一般的なセージ（*Salvia officinalis*）精油における総ツヨンは，9～44%までの範囲であったことが発見された（Perry et al. 1999）。ツーヤ（*Thuja occidentalis*）オイルは最大73%の総ツヨンを含み（Naser et al. 2005），タンジー（*Tanacetum vulgare*）オイルは最大81%（Rohloff et al. 2004），そしてヤロー（*Achillea millefolium*）オイルは0～27%までのα-ツヨンと0～11%までのβ-ツヨンを含む（Orav et al. 2006）。植物の発達段階や，化学型および地理的起源によって，α-ツヨンとβ-ツヨンの割合と同様に総ツヨンの含有においても，幅広い変動が起こる場合がある。

以前には，ツヨン（*Artemisia absinthium*から）は，疑義的な向精神作用やアブサンの毒性の原因であったと考えられていた。近年では，歴史的および現代的の双方の飲料例において，複数の分析により重要ではない化合物の濃度が存在することが証明されたことから，上記の見解は論破された。一般的に，アブサンの高濃度のエタノール含有量や，化学的不純物の存在（例えば，銅塩は下位等級のアブサンに緑色の着色料として追加された），または他の潜在的な毒性が，実際の神経学的な影響の原因になっていたと考えられている（Lachenmeier et al. 2008）。

有害事象

ツヨンは，水に極めて溶けにくい。したがって，水性製剤（例えばお茶）ではわずかに含まれるのみであるが，高濃度のエタノール，特に蒸留製品である含水エタノール抽出物中には存在することができる（Tegtmeier and Harnischfeger 1994）。マウスでのツヨンの毒性評価では，体重あたり5mg/kg未満の濃度を14週間経口投与した場合では，有害作用は発見されなかった（Council of Europe 1999）。ラットに対するツヨンのLD_{50}は，経口投与において192～500mg/kgであると報告されている（ECSCF 2003）。

数々の調査では，ヨモギの精油が動物で痙攣を引き起こす可能性があることが確認されている（Padosch et al. 2006）。症例報告では，31歳の男性において，約10mlのオイルの摂取が，痙攣，精神錯乱，興奮を引き起こしたと関連づけている。さらに，明らかな横紋筋融解症と腎不全（治療後に回復した）が続いた（Weisbord et al.1997）。別の症例では，2歳児において希釈したツーヤ油を15mlまで摂取したところ発作が生じた。発作はロラゼパムとフェニトインでの治療に反応し，明らかな後遺症なしに，15時間後には退院できた（Friesen and Phillips 2006）。

最近の調査では，ツヨン（100mg/L）の高濃度のエタノール飲料は，ヒトにおいて，注意力の低下や，エタノール単独の抗不安作用を中和することが実証された。低濃度のツヨン（10mg/L）の製剤では，これらの特性はみられなかった（Dettling et al.2004）。

作用機序

非競合性の遮断部位に結合するα-ツヨンは，$GABA_A$受容体の可逆的な調節因子として確立されている。このモノテルペンは，ピクロトキシンや農薬ディルドリンと似た興奮作用を示す。双方ともに$GABA_A$受容体遮断薬を持ち，結合による毒性は，ジアゼパム，フェノバルビタール，およびエタノールによって遮断される。β-ツヨンは，2.3倍低い結合親和性を有することが判明し，マウスにおいて低い毒性を示した（Hold et al. 2000）。$GABA_A$受容体におけるツヨンの活性は，発作促進作用が大きく関与していると思われる。

ある研究では，α-ツヨンはクローン化されたヒトの5-HT_3受容体の活性を低下させ，セロトニン作動性反応の阻害をもたらしたことを報告している。このメカニズムにおいて，神経学的影響に寄与するか否かについてはまだ明らかにされていない（Deiml et al. 2004）。

以前，ツヨンは向精神作用をもたらすことから，CNSにおいてカンナビノイド受容体と相互作用する可能性があることが示唆されていた。インターネット市場での主張にも関わらず，この見解は，ツヨンがカンナビノイド受容体に対する親和性が低いことや，大麻類似性の特性を示さないことが明らかになった研究にもかかわらず，信頼性に欠ける（Meschler and Howlett 1999）。

ニワトリ胚幹細胞において，ツヨンはポルフィリン生成作用を示した。すなわち，ツヨンは肝臓でのヘム合成の遺伝的または後天的欠陥を持つ患者に対して有害な場合があることが示唆された（Bonkovsky et al. 1992）。ヒトの細胞では，ツヨンの異性体は，CYP2D6およびCYP3A4を含むいくつかのチトクロムP450酵素系によって代謝される。7-ヒドロキシ-α-ツヨンと7-ヒドロキシ-β-ツヨンは，主要な代謝物であり，次いで4-ヒドロキシ化の同族体である（Jiang et al. 2006）。これらの代謝産物は，親化合物と比較して，$GABA_A$結合親和性を有意に低下しているため，毒性が低いと考えられている（Hold et al. 2000）。ヒトにおけるツヨンの薬物動態については，ほとんど知られていない。

ハーブリスト

本書中に列挙したツヨン含有ハーブ

- *Achillea millefolium*　全草
- *Artemisia absinthium*　全草
- *Artemisia capillaris*　全草
- *Artemisia douglasiana*　全草
- *Artemisia lactiflora*　全草
- *Artemisia scoparia*　全草
- *Evernia furfuracea*　葉状体*1
- *Evernia prunastri*　葉状体*1
- *Hyssopus officinalis*　全草
- *Platycladus orientalis*　枝先
- *Salvia officinalis*　葉
- *Tanacetum vulgare*　全草*2
- *Thuja occidentalis*　葉

*1　ツヨンを含むと思われる。

*2　ケモタイプがツヨンを含む。

参考文献

Bonkovsky, H.L., E.E. Cable, J.W. Cable, et al. 1992. Porphyrogenic properties of the terpenes camphor, pinene, and thujone (with a note on historic implications for absinthe and the illness of Vincent van Gogh). *Biochem. Pharmacol.* 43 (11):2359-2368.

Council of Europe, 1999. Revised detailed datasheet on thujone. Document RD 4.2/14-44.

Deiml, T., R. Haseneder, W. Zieglgansberger, et al. 2004. Alpha-thujone reduces 5-HT_3 receptor activity by an effect on the agonist-induced desensitization. *Neuropharmacol.* 46 (2):192-201.

Dettling, A., H. Grass, A. Schuff, et al. 2004. Absinthe: Attention performance and mood under the influence of thujone. *J. Stud. Alcohol* 65 (5):573-581.

ECSCF. 2003. Opinion of the Scientific Committee on Food on thujone. European Commission Scientific Committee on Food. SCF/CS/FLAV/FLAVOUR/23 ADD2 Final.

EMA. 2011. Public statement on the use of herbal medicinal products containing thujone: Draft. European Medicines Agency, Committee on Herbal Medicinal Products. EMA/HMPC/732886/2010.

Friesen, M., and B. Phillips. 2006. Status epilepticus following pediatric ingestion of Thuja essential oil. LCLT abstracts of the European Association of Poisons Centres and Clinical Toxicologists XXVI International Congress. 219.

Hold, K.M., N.S. Sirisoma, T. Ikeda, T. Narahashi, and J.E. Casida. 2000. Alpha-thujone (the active component of absinthe): Gamma-aminobutyric acid type A receptor modulation and metabolic detoxification. *P.N.A.S. U.S.* 97 (8):3826-3831.

Jiang, Y.Y., X. He, and P.R.O. de Montellano. 2006. Radical intermediates in the catalytic oxidation of hydrocarbons by bacterial and human cytochrome P450 enzymes. *FASEB J.* 20 (4):A42-A42.

Lachenmeier, D.W., D. Nathan-Maister, T.A. Breaux, et al. 2008. Chemical composition of vintage preban absinthe with special reference to thujone, fenchone, pinocamphone, methanol, copper, and antimony concentrations. *J. Agric. Food Chem.* 56 (9):3073-3081.

Lachenmeier, D.W., S.G. Walch, S.A. Padosch, and L.U. Kroner. 2006. Absinthe—A review. *Crit. Rev. Food Sci. Nutr.* 46 (5):365-377.

Meschler, J.P., and A.C. Howlett. 1999. Thujone exhibits low affinity for cannabinoid receptors but fails to evoke cannabimimetic responses. *Pharmacol. Biochem. Behav.* 62 (3):473-480.

Naser, B., C. Bodinet, M. Tegtmeier, and U. Lindequist. 2005. Thuja occidentalis (Arbor vitae): A review of its pharmaceutical, pharmacological and clinical properties. *Evid.-Based Compl. Altern. Med.* 2 (1):69-78.

Orav, A., E. Arak, and A. Raal. 2006. Phytochemical analysis of the essential oil of *Achillea millefolium* L. from various European countries. *Nat. Prod. Res.* 20 (12):1082-1088.

Padosch, S.A., D.W. Lachenmeier, and L.U. Kroner. 2006. Absinthism: A fictitious 19th century syndrome with present impact. *Subst Abuse Treat Prev Policy* 1 (1):14.

Perry, N.B., R.E. Anderson, N.J. Brennan, et al. 1999. Essential oils from Dalmatian sage (*Salvia officinalis* L.): Variations among individuals, plant parts, seasons, and sites. *J. Agric. Food Chem.* 47 (5):2048-2054.

Rohloff, J., R. Mordal, and S. Dragland. 2004. Chemotypical variation of tansy (*Tanacetum vulgare* L.) from 40 different locations in Norway. *J. Agric. Food Chem.* 52 (6):1742-1748.

Tegtmeier, M., and G. Harnischfeger. 1994. Methods for the reduction of thujone content in pharmaceutical preparations of artemisia, salvia and thuja. *Eur. J. Pharm. Biopharm.* 40 (5):337-340.

Weisbord, S.D., J.B. Soule, and P.L. Kimmel. 1997. Poison on line—Acute renal failure caused by oil of wormwood purchased through the internet. *NEJM.* 337 (12):825-827.

付録 2：メディカルハーブの薬理作用

堕胎薬　Abortifacients

Michael McGuffin著, Aviva Romm, M.D. and Tieraona Low Dog, M.D編著

堕胎薬は流産を誘発し，妊娠を終了させるために用いられる薬物である。意図的な妊娠中絶において，ハーブの使用は推奨されるものではない。

有害事象

堕胎薬としての植物の使用には，長い歴史がある。中絶を誘発する植物の使用に関する研究は非常に限られており，多くの情報は，歴史的かつ経験的な文献からきている。有効性や毒性，発育中の胎児に対する植物の影響の可能性に関しては信頼できるデータがわずかに存在するのみである。

健全な人間にとって，胎児を堕胎するということは，困難かつ潜在的にとても危険なプロセスである。中絶のために植物を使用する場合において，一般に中絶を起こすのに必要な植物の用量は非常に多く，母親に対し毒性リスクをもたらし，中絶が失敗した場合には胎児の発達に悪影響を起こす可能性がある。このため，ハーブによる中絶が成功しない場合には，医療機関による中絶を考慮すべきである。現在までに，母体への毒性に関する症例は報告されているが，胎児に損傷をもたらしたとされる中絶の失敗についての報告は見つかっていない。1978年に記録された，中絶を試みた母体に関する症例報告では，ペニーロイヤル精油（*Mentha pulegium*や*Hedeoma pulegioides*として識別される）の非常に高用量を摂取した後に死亡した。その女性は死亡する前に，2回の心臓発作，肝不全，腎不全，汎発生血管内凝固症候群に苦しんだ（Sullivan et al. 1979）。さらに，ブルーコホシュ（*Caulophyllum thalictroides*）の高用量を使用して中絶を試みた後に，ニコチン中毒の症例が報告された（Rao and Hoffman 2002; Rao et al. 1998）。

堕胎薬における胎児への潜在的な有害事象について，一般的には，非常に多くの植物や植物由来の製剤を長期間にわたり摂取する必要がある。つまり，まれな場合を除いて，妊娠中に下記のハーブを少量摂取することは，警告の対象とはならない。加えて，サフラン（*Crocus sativus*），サフラワー（*Carthamus tinctorius*），ローマンカモミール（*Chamaemelum nobile*）のような，堕胎薬として記載されているハーブは，一般的に消費される食物や飲料の用量においては，妊娠中でも安全に使用可能であると考える。

作用機序

堕胎薬は多くの作用機序を持つ。いくつかの堕胎薬は間接的に作用しており，内分泌，循環器，消化器，または神経系などの末梢系を通じて堕胎を誘導している。直接的に作用する堕胎薬では，子宮，子宮内膜，または胎児を標的としており，その結果堕胎が開始される。堕胎薬として本書に掲載されている植物の作用機序はよく研究されていないため，その作用，効果，または安全性について一般的に述べることはできない（Bingel and Farnsworth 1980）。

特定の堕胎薬は嘘下作用，あるいは反射的な子宮収縮を起こしうる胃腸刺激薬である。タンジー（*Tanacetum vulgare*）油のような多くの揮発性油や，エンレイソウ類（*Trillium erectum*）の根にみられるサポニン配糖体は，このような作用がある。

ハーブリスト

本書中に列挙した堕胎作用を示しうるハーブ

- *Andrographis paniculata*　全草
- *Carthamus tinctorius*　花
- *Catharanthus roseus*　全草
- *Caulophyllum thalictroides*　根
- *Chamaemelum nobile*　花
- *Chrysopogon zizanoides*　根
- *Crocus sativus*　柱頭
- *Cytisus scoparius*　花付きの頭部
- *Gossypium herbaceum*　根皮
- *Gossypium hirsutum*　根皮
- *Juniperus virginiana*　葉，実
- *Mentha pulegium*　葉，精油
- *Podophyllum peltatum*　根
- *Podophyllum hexandrum*　根
- *Ruta graveolens*　全草

・*Tanacetum vulgare*　全草

・*Thuja occidentalis*　葉

参考文献

Bingel, A., and N. Farnsworth. 1980. Botanical sources of fertility regulating agents: Chemistry and pharmacology. In *Progress in hormone biochemistry and pharmacology* edited by Briggs, M. and A. Corbin. St. Albans, VT: Eden Medical Research.

Rao, R.B., and R.S. Hoffman. 2002. Nicotinic toxicity from tincture of blue cohosh (*Caulophyllum thalictroides*) used as an abortifacient. *Vet. Hum. Toxicol.* 44 (4):221-222.

Rao, R.B., R.S. Hoffman, R. Desiderio, et al. 1998. Nicotinic toxicity from tincture of blue cohosh (*Caulophyllum thalictroides*) used as an abortifacient. *J. Toxicol. Clin. Toxicol.* 36 (5):455.

Sullivan, J.B., B.H. Rumack, H. Thomas, Jr., R.G. Peterson, and P. Bryson. 1979. Pennyroyal oil poisoning and hepatotoxicity. *JAMA* 242(26):2873-2874.

膨張性緩下薬　Bulk-forming Laxatives

Michael McGuffin著; Eric Yarnell, N.D.編著

膨張性緩下薬は，便の体積と水分含有量を増加させることによって，腸内容物の排泄を促進させる物質である。これらは，一般的に最も安全な瀉下薬であると考えられている。

有害事象

膨張性緩下薬は腸閉塞には禁忌であり，便秘や食道閉塞または腸閉塞を避けるために，十分な水分と共に摂取されなければならない（Frohna 1992; Herrle et al. 2004; Noble and Grannis 1984; Schapira et al. 1995）。一般的に，食道や腸閉塞の症例は，異常な食道狭窄や腸管狭窄のある人，あるいは少量の水分で下剤を摂取した人で起きる（Angueira and Kadakia 1993; Frohna 1992; Herrle et al. 2004）。

米国食品医薬局（FDA）は，アガー（*Gelidiella acerosa*, *Gelidium* spp.），グアールガム（*Cyamopsis tetragonolobus*），プランテーン（*Plantago* spp.）など，ここに列挙したハーブを使用した，一般用医薬品として分類されている製品に対し，カプセル剤や粉剤といった「乾燥または不完全な水和物の形」で市場に出回っている場合には，特別なラベルを貼るよう要求している。

> **窒息（目立つ太字で）**：十分な水分を摂らずにこの製品を摂取すると，本製品が膨張し，喉や食道を詰まらせ，窒息の原因となる場合がある。嚥下障害がある場合はこの製品を服用しないこと。服用した後に，胸痛，嘔吐，嚥下や呼吸困難が起こった場合には，すみやかに医師の診察を受けること（CFR 2011）。

使用法について，次の記載が追加で求められている。

> **使用法（目立つ太字で）**：(以下の文に必要に応じて“摂取”または“混合”の表現を選んで）本製品（子供または大人の用量）を，少なくとも8オンス（コップ1杯）の水または他の液体と共に摂取すること。少量の水分では窒息の原因となる場合がある。窒息の警告を参照すること。

栄養補助食品に対しては，FDAによって上記表示は義務付けられていないが，緩下薬の成分が含まれている栄養補助食品のラベルには上記または類似した表示が含まれることや，これらのいずれかが大量に販売されているすべての小売環境において，販売時に表示されることが提案されている。

膨張性緩下薬は，他の薬の吸収を阻害する可能性がある。この点に関連する薬として，アスピリン，ジギタリスやその他の強心配糖体，抗生物質，甲状腺ホルモンおよび抗凝固剤がある。薬の吸収を確実にするために，膨張性緩下薬とその他の薬剤は，数時間あけて摂取するべきである（Brunton et al. 2006）。カルシウム，鉄，亜鉛，ナトリウム，カリウムを含む食物栄養素の吸収もまた抑制される（ESCOP 2003）。したがって，膨張性緩下薬を長期間使用する際は，これらの栄養素を適切に補えるよう考慮しなければならない。低繊維食を習慣とする人に対しては，食物繊維製剤を使用する前に，食事中の繊維の摂取量を徐々に増やすことが勧められる。

作用機序

膨張性緩下薬には，サイリウム（オオバコ属）およびフラックスシード（*Linum usitatissimum*）のようなゲル状の繊維が含まれている。ゲル状の繊維には，ムコ多糖から成る粘液質と呼ばれるデンプンの一種と，セルロースと呼ばれる繊維成分や難消化性の食物繊維が含まれている。このような植物性のデンプンは親水性であり，水などの液体を吸収して粘液質やゲル様物質を形成する。これらのハーブはまた，液体と接触すると膨張するため，結腸中で便の水

分や体積を増大させる（Brunton et al. 2006; Williams et al. 2006）。

粘液質が含まれている膨張性緩下薬は，便秘を緩和するという主要な効果を補う別の副次的効果がある。粘液質のハーブは，緩和薬として炎症を起こした粘膜表面を鎮静化する（Brunton et al. 2006）。緩和薬は，腸内の腐食物質が原因で起こる炎症から腸壁を保護するゼラチン質の防護壁を一時的に形成し，これによって，隣接組織の修復を可能にする。

膨張性緩下薬の難消化性セルロース繊維は，これらの植物の粘液質含有に関連した緩和薬特性を提供する他に，食事や消化に関連した追加の役目も果たしている。繊維は，食物脂肪を吸収し，血中へのコレステロール吸収を減少させる。さらに，膨張性緩下薬からの食物繊維は消化されないため，これらのハーブはカロリーを伴わずに満腹感を与えることができる。繊維はまた，消化管から血中への食物の糖の放出を遅らせ，血糖値の安定化に寄与する（Brennan 2005; Singh 2007; Sirtori et al. 2009）。

ハーブリスト

本書中に列挙した膨張性緩下薬ハーブ

- *Gelidiella acerosa*　葉状体
- *Gelidium amansii*　葉状体
- *Gelidium cartilagineum*　葉状体
- *Gelidium crinale*　葉状体
- *Gelidium divaricatum*　葉状体
- *Gelidium pacificum*　葉状体
- *Gelidium vagum*　葉状体
- *Linum usitatissimum*　種子
- *Plantago arenaria*　種子，種皮
- *Plantago asiatica*　種子，種皮
- *Plantago ovata*　種子，種皮

参考文献

Angueira, C., and S. Kadakia. 1993. Esophageal and duodenal bezoars from Perdiem. *Gastrointest. Endosc.* 39 (1):110-111.

Brennan, C.S. 2005. Dietary fibre, glycaemic response, and diabetes. *Molec. Nutr. Food Res.* 49 (6):560-570.

Brunton, L.L., J.S. Lazo, and K.L. Parker. 2006. *Goodman & Gilman's the pharmacological basis of therapeutics,* 11th ed. New York: McGraw-Hill.

CFR. 2011. *Code of federal regulations*, Title 21 Part 201.319, 2011 ed. Specific labeling requirements for specific drug products. Water-soluble gums, hydrophilic gums, and hydrophilic mucilloids (including, but not limited to agar, alginic acid, calcium polycarbophil, carboxymethylcellulose sodium, carrageenan, chondrus, glucomannan ((B-1,4 linked) polymannose acetate), guar gum, karaya gum, kelp, methylcellulose, plantago seed (psyllium), polycarbophil tragacanth, and xanthan gum) as active ingredients; required warnings and directions. Washington, DC: U.S. Government Printing Office.

ESCOP. 2003. *ESCOP monographs: The scientific foundation for herbal medicinal products*. 2nd ed. New York: Thieme.

Frohna, W.J. 1992. Metamucil bezoar: An unusual cause of small bowel obstruction. *Am. J. Emerg. Med.* 10 (4):393-395.

Herrle, F., T. Peters, C. Lang, et al. 2004. Bolus obstruction of pouch outlet by a granular bulk laxative after gastric banding. *Obes. Surg.* 14 (7):1022-1024.

Noble, J.A., and F.W. Grannis, Jr. 1984. Acute esophageal obstruction by a psyllium-based bulk laxative. *Chest* 86 (5):800.

Schapira, M., J. Henrion, P. Jonard, et al. 1995. Esophageal bezoar: Report of five more cases. *Endoscopy* 27 (4):342.

Singh, B. 2007. Psyllium as therapeutic and drug delivery agent. *Int. J. Pharmaceut.* 334 (1-2):1-14.

Sirtori, C.R., C. Galli, J.W. Anderson, E. Sirtori, and A. Arnoldi. 2009. Functional foods for dyslipidaemia and cardiovascular risk prevention. *Nutr. Res. Rev.* 22 (02):244-261.

Williams, P.A., G.O. Phillips, A.M. Stephen, and S.C. Churms. 2006. Gums and mucilages. In *Food polysaccharides and their applications*, edited by Stephen, A.M., G.O. Phillips, and P.A. Williams. Boca Raton, FL: CRC Press.

利尿薬　Diuretics

Zoë Gardner, Ph.D. (c) 著, Roy Upton, RH（AHG）, DAyu and Lana Dvorkin-Camiel, Pharm.D., R.Ph.編著

利尿薬は，尿の容積または尿排泄量の割合を増加させる物質である。

利尿作用を有する植物は，一般的に2つのカテゴリーに分類することができる。1つは，ナトリウムイオンの排泄による体液損失において尿量を誘導するもの（ナトリウム排泄増加薬），そしてもう1つは，電解質バランスの影響を受けることなく尿量を誘導するもの（水利尿薬）である。

従来の医学では，利尿剤は，うっ血性心不全，肺水腫および肝不全のような状態において，体内に蓄積している過剰な水分を取り除き，腎機能を助けるために使用されている（Brunton et al. 2006）。このような適応において，臨床的に有用であるためには，利尿薬はまた，実質的な水分の排泄を生じさせるためにナトリウムまたは塩化ナトリウムイオンの排泄を引き起こす必要がある（Wright 2007）。利尿薬はまた，軽度の原発性高血圧のような症状を軽減し，尿路感染症の場合は尿量を増加させるなど，尿路やその他の症状にも使用される（Brunton et al. 2006; Yarnell 2001）。

本書中の利尿薬としてのハーブのリストは，一般的に伝

統的な使用と臨床的観察に基づいている。利尿作用が確認されている植物が多くみられるが，これらの植物について，特定の活性（ナトリウム排泄増加薬や水利尿薬）および影響の度合いに関する研究は欠如している（Wright et al. 2007）。このことにより，問題を引き起こす利尿薬としての量や種についてのガイドラインを示すことが困難となっている。同時に，選択された植物（例えば，ダンディライオンの葉 *Taraxacum officinale*）の利尿薬は，従来の多くの利尿薬に共通するカリウム欠損をもたらさないことを示唆する根拠がある（Racz-Kotilla et al. 1974）。ここに列挙した種の利尿活性の強さは，医薬品の利尿薬よりも，一般的に作用が穏やかであると多くの人に考えられている（Racz-Kotilla et al. 1974; Wright et al. 2007）。そのため，正式な調査は，植物性の利尿薬が，従来の利尿薬と比較して，臨床的な有効性，潜在的な有害事象のプロファイル，潜在的な利点を決定する際の参考となるだろう。

有害事象

利尿薬に関連する潜在的な有害作用は，一般的に，電解質バランスの変化に関連している。植物由来の利尿薬は一般的な医薬品の利尿薬ほど強くはなく，医薬品の利尿薬での多くの副作用（低血圧，脱水，重要な電解質の損失等）と関連付けられていないが，植物由来の利尿薬は，理論的には電解質の不均衡が生じる可能性がある（Brunton et al. 2006; Wright et al. 2007）。したがって，電解質の不均衡を引き起こす可能性がある状態の人（すなわち，うっ血性心不全，肝不全，腎不全など）では，電解質バランスの変化が疾患の状態を悪化させるため，利尿薬としてハーブを使用する際には，医療従事者監督下で慎重に行うべきである。

利尿薬の使用は，ワルファリン，ステロイド（例えばプレドニン），ジゴキシン，タクロリムス，シクロスポリン，バルプロ酸，フェニトインやカルバマゼピンのような，治療範囲（効果用量と毒性用量の範囲）の狭い薬を服用している人は，ナトリウムおよびカリウムの血清濃度の変化がこれらの薬の血清濃度に影響を与える可能性があるため，一般に注意して使用されるべきである。血清電解質の変化，特にナトリウムは，血清リチウム濃度の上昇を引き起こす可能性があり，リチウム毒性をもたらすことがある（Finley ら 1995）。利尿薬とリチウムの併用は勧められないが，仮に摂取された場合には，血清薬物および電解質の濃度は，厳密に監視される必要がある。副腎皮質ステロイドやリコリスは，利尿薬のカリウム低下を増強するだろう（Brunton et al. 2006; Isbrucker and Burdock 2006）。

処方されたループ利尿薬，チアチド系利尿薬，浸透圧性利尿薬，カリウム保持性利尿薬と利尿薬のハーブの併用は，体内での過剰な水分排泄を引き起こすことがある。利尿薬によって引き起こされるカリウム濃度の低下は，ジゴキシンのような強心配糖体の毒性を増強させることがあるため，それらの組み合わせは避けるべきである（Anon 2010）。

利尿薬は，腎臓結石の症状を刺激し悪化させることがあるため，これらの利尿薬を使用する場合は専門家の指導が勧められる（Chitme et al. 2010）。いくつかの自然療法における治療の実施要項では，5mmより小さい腎臓結石は，利尿作用を有するハーブの使用により自然に流れることを提案しているが，そのような治療は，資格のある医療従事者の監督下でのみ行われるべきである（Yarnell 2001）。

作用機序

研究不足のため，植物性利尿薬は，非植物性利尿薬の作用機序との相違の有無は知られていない。

ハーブリスト

本書中に列挙された利尿薬ハーブ

- *Agathosma betulina*　葉
- *Agathosma crenulata*　葉
- *Agathosma serratifolia*　葉
- *Alisma plantago-aquatica*　根茎
- *Anethum graveolens*　全草，果実
- *Apocynum androsaemifolium*　根
- *Apocynum cannabinum*　根
- *Asparagus officinalis*　根茎
- *Asparagus racemosus*　根茎
- *Betula pendula*　葉
- *Betula pubescens*　葉
- *Boerhavia diffusa*　根
- *Camellia sinensis*　葉，茎
- *Chamaesyce hirta*　全草
- *Coffea Arabica*　種子仁
- *Cola acuminata*　種子
- *Cola nitida*　種子
- *Daucus carota*　果実
- *Equisetum arvense*　全草
- *Equisetum hyemale*　全草
- *Equisetum telmateia*　全草
- *Gossypium herbaceum*　根皮
- *Gossypium hirsutum*　根皮

- *Ilex paraguariensis*　葉
- *Juniperus communis*　果実
- *Juniperus monosperma*　果実
- *Juniperus osteosperma*　果実
- *Juniperus oxycedrus*　果実
- *Nardostachys jatamansi*　根茎，根
- *Parietaria judaica*　全草
- *Parietaria officinalis*　全草
- *Paullinia cupana*　種子
- *Petroselinum crispum*　根
- *Phyllanthus amarus*　植物全体
- *Phyllanthus fraternus*　植物全体
- *Phyllanthus niruri*　植物全体
- *Polygala senega*　根
- *Polygala sibirica*　根
- *Polygala tenuifolia*　根
- *Portulaca oleracea*　全草
- *Prunus spinosa*　種子，生花
- *Ribes nigrum*　葉
- *Satureja hortensis*　葉
- *Satureja montana*　葉
- *Selenicereus grandifloras*　花，茎
- *Solidago canadensis* var. *lepida*　全草
- *Solidago gigantea*　全草
- *Solidago virgaurea*　全草
- *Stephania tetrandra*　根
- *Tanacetum vulgare*　全草
- *Taraxacum officinale*　葉，根
- *Tinospora cordifolia*　根，茎，葉
- *Tribulus terrestris*　果実
- *Urtica dioica*　葉
- *Zea mays*　柱頭

参考文献

Anon. 2010. Digoxin: Serious drug interactions. *Prescrire Int.* 19 (106):68-70.

Brunton, L.L., J.S. Lazo, and K.L. Parker. 2006. *Goodman & Gilman's the pharmacological basis of therapeutics*, 11th ed. New York: McGraw-Hill.

Chitme, H.R., S. Alok, S.K. Jain, and M. Sabharwal. 2010. Herbal treatment for urinary stones. *Int. J. Pharm. Sci. Res.* 1 (24-31).

Combest, W., M. Newton, A. Combest, and J.H. Kosier. 2005. Effects of herbal supplements on the kidney. *Urol. Nurs.* 25 (5):381-386.

Finley, P.R., M.D. Warner, and C.A. Peabody. 1995. Clinical relevance of drug interactions with lithium. *Clin. Pharmacokin.* 29 (3):172-191.

Isbrucker, R.A., and G.A. Burdock. 2006. Safety and risk assessment on the consumption of licorice root. *Regul. Toxicol. Pharmacol.* 46:168-192.

Racz-Kotilla, E., G. Racz,, and A. Solomon. 1974. The action of *Taraxacum officinale* extracts on the body weight and diuresis of laboratory animals. *Planta Med* 26(3):212-217.

Supuran, C.T., A. Scozzafava, and J. Conway, eds. 2004. *Carbonic anhydrase—Its inhibitors and activators*. Boca Raton, FL: CRC Press.

Wright, C.I., L. Van-Buren, C.I. Kroner, and M.M.G. Koning. 2007. Herbal medicines as diuretics: A review of the scientific evidence. *J. Ethnopharmacol.* 114 (1):1-31.

Yarnell, E. 2001. *Naturopathic urology and men's health*. Wenatchee, WA: Healing Mountain Publishing.

催吐薬　Emetics

Michael McGuffin著; Zoë Gardner, Ph.D. (c) 編著

催吐薬は，十分な量の嘔吐を誘発する物質である。催吐薬は主に2つの機能がある。1つ目は，特に非苛性の毒を摂取した際，胃を空にさせるためであり，2つ目として，主に細気管支から粘液や痰を排出させる，呼吸器疾患のための去痰薬である。歴史的には，呼吸器疾患での使用は，効果的に痰を吐き出す前に，喘息，気管支炎，ジフテリア等の状態にある子供達に対する使用が主であった。この後者の使用のための投与量は，胃を空にするための投与量よりも少ない。

有害事象

催吐作用をもつハーブに関する懸念は，嘔吐を生じるのに十分な用量で摂取する場合にのみ，重要となる。このような使用は，一般的には，単回用量または数回の用量での一定期間に制限されており，催吐薬を3～4日以上継続して使用することは，脱水や重度の電解質不均衡を引き起こす可能性がある。慢性的な嘔吐からの継続的なむかつきは，腹部や胃の筋肉や横隔膜に負担をかけ，激しい痙攣や潜在的なヘルニアの誘発を引き起こす（Rakel 1996; Hardman & Limbird 1996; Katcher et al. 1983）。摂食障害を持つ人による慢性的な使用は，一般的な筋力低下，下痢，軽度の震え，体液貯留，脱水，代謝障害（低カリウム血症，低クロール血性アシドーシス，クレアチニンホスホキナーゼの上昇）につながる可能性がある（Manno and Manno 1977; Quang and Woolf 2000）。

催吐薬は，動脈瘤，ヘルニア，動脈硬化症，出血中の症例には禁忌である。催吐薬の使用は，多くの場合，中枢性

運動機能の抑制に関連していることから，適切な医療の監督下で使用される。

以下のガイドラインは，一般的に最も使用される植物性催吐薬の1つであるイペカック（*Cephaelis ipecacuanha*）の使用のために開発されたが，中毒を起こした場合に嘔吐を引き起こさせる目的で使用されるいくつかの植物に対しても適用される。イペカック（または他の催吐薬）は，資格のある医療従事者（医師，毒物管理センター，他の専門家）の監督下以外で使用すべきではない。また，次の場合は使用すべきではない。

- 患者が昏睡状態であるか，精神状態に変化がみられ，胃の内容物を吸い込む危険性が高い。
- 患者が痙攣発作を起こしている。
- 摂取された物質が，精神状態の変化や痙攣を引き起こすことのできるものである。
- 摂取された物質が，苛性ソーダや腐食剤である。
- 摂取された物質が，誤嚥される可能性がある低粘度の石油蒸留物である。
- 患者が嘔吐することによって悪化する可能性がある病気を持っている場合（例えば，重度の高血圧，叙脈，出血傾向）（Manoguerra and Cobaugh 2005）。

その他のガイドラインとして，上記リストの“絶対禁忌”を超えて，“相対的禁忌”をリストに加えた。

これらのガイドラインは，次の場合にイペカックを使用すべきでないことを示している。

- 患者がすでに吐いている。
- 心配のある製品の摂取から1時間以上経過した。
- 患者が，出血や大量出血（出血性素因）しやすい。
- 摂取した毒に対する経口解毒薬が投与されている。
- 患者が生後6か月未満である。
- 患者が高齢者であるか，心臓病の既往を持っている。
- 患者が心毒性の薬剤（すなわち，カルシウムチャネル遮断薬，β遮断薬）を摂取した（QuangとWoolf 2000）。

イペカックのような催吐薬は，過去に，中毒を起こした場合に胃を空にするための治療薬であったが，近年の勧告では，催吐薬は特定の状況では使用すべきではなく，他の治療方法が望ましいとしている（ManoguerraとCobaugh 2005; QuangとWoolf 2000）。炭は，嘔吐によって吐き出された催吐性物質を吸収して催吐効果を減弱させるため，活性炭と催吐薬を一緒に投与すべきではない（HardmanとLimbird 1996）。

イペカックはエメチンを含んでおり，心臓に悪影響を与える可能性がある。イペカックの投与後に嘔吐が起こらない場合には，エメチンに対する毒性反応を回避するために，胃洗浄を行うべきである（MannoとManno 1977）。

作用機序

催吐薬は主に2種類に分類される。延髄における嘔吐中枢で起こるものと（中枢性催吐薬），直接胃に作用するもの（胃部催吐薬）がある。ほとんどの植物性催吐薬の作用機序は完全には理解されていないが，各クラスに分類される植物性催吐薬がある。中枢性吐剤は，化学受容器引金帯（CTZ）として知られており，脳幹の部位に影響を与えることで作用する。この部位は，体内の特定の化学異常によって影響を受け，嘔吐中枢に信号が送られる。そして嘔吐が起こる過程を刺激し調整する。イペカックのような胃部催吐薬は，消化管において刺激物として作用し，迷走神経を経由して，嘔吐中枢に信号を送る（Hardman and Limbird 1996）。

ハーブリスト

本書中に催吐薬として列挙したハーブ

- *Apocynum androsaemifolium*　根
- *Apocynum cannabinum*　根
- *Asclepias tuberosa*　根
- *Cephaelis ipecacuanha*　根茎
- *Genista tinctoria*　全草，花
- *Ipomoea purga*　根
- *Iris versicolor*　根茎，根
- *Iris virginica*　根茎，根
- *Lobelia inflata*　全草
- *Lobelia siphilitica*　全草
- *Melia azedarach*　果実，根皮
- *Podophyllum peltatum*　根
- *Podophyllum hexandrum*　根
- *Sanguinaria canadensis*　根

参考文献

Hardman, J.G., and L.E. Limbird, eds. 1996. *Goodman & Gilman's the pharmacological basis of therapeutics*. New York: McGraw-Hill.

Katcher, B.S., L.Y. Young, and M.A. Koda-Kimble. 1983. *Applied therapeutics — The clinical use of drugs*, 3rd ed. Spokane, WA: Applied Therapeutics.

Manno, B.R., and J.E. Manno. 1977. Toxicology of ipecac: A review. *Clin. Toxicol.* 10 (2):221-242.

Manoguerra, A.S., and D.J. Cobaugh. 2005. Guideline on the use of ipecac syrup in the out-of-hospital management of ingested poisons. *Clin. Toxicol.* 43 (1):1-10.

Quang, L.S., and A.D. Woolf. 2000. Past, present, and future role of ipecac syrup. *Curr. Opin. Pediatr.* 12 (2):153-162.

Rakel R, editor. 1996. *Conn's Current Therapy.* Philadelphia: W.B. Saunders Co.

通経薬/子宮収縮薬　Emmenagogues and Uterine Stimulants

Tieraona Low Dog, M.D.著

通経薬は，月経を促進するために使われる薬剤である。子宮収縮薬は，子宮を収縮させるため，あるいは収縮の頻度や収縮力を増強させるために使用される。

分類としては，通経薬は明確に定義されておらず，その作用機序については研究が進んでいないため，理解もされていない。通経薬は主に，多種多様な原因による無月経の患者に対し使用されている。無月経の因果関係を論理的に考えると，その分類には，栄養価が高いハーブ，神経系を落ち着かせる効果があるハーブ，循環を高めたり促進するハーブ，子宮収縮を誘導または増強させる作用（陣痛促進薬），そして視床下部-副腎-生殖線系（神経内分泌系の一部）と相互作用するハーブが含まれる。下記に例を挙げる。

貧血や栄養失調による続発性無月経は，栄養価が高いハーブ（すなわち，ネトル，レッドクロバー，トウキ）で治療されるだろう。

外傷や，大きな精神的ストレスによる続発性無月経は，神経に作用するハーブ（すなわち，カモミール，マザーワート，ミンマサイコ）で治療されるだろう。

妊娠による無月経は，堕胎薬や子宮刺激作用のあるハーブ（例えば，ペニーロイヤル，ヨモギ，綿の根皮）が使用されると考える。堕胎促進作用は，免疫反応細胞の増加とともに，母体のプロゲストゲンやテストステロンレベルの低下を伴う（Al-Dissi et al. 2001; Boareto et al. 2008; Mukherjee et al. 1996; Talwar et al. 1997）。

中国伝統医学では，血液を循環させるハーブ，または“血液を活性化するハーブ”は，子宮の血管を調節する，もしくは血液循環を刺激することによって，月経血流を増加させると考えられている（例えば，サフラワー（*Carthamus tinctorius*）の花やミルラ（*Commiphora wightii*）のゴム樹脂）(Bensky et al. 2004; Chen and Chen 2004)。

“月経をもたらす”ために使用される幅広い種類のハーブにより，作用機構を一般化することはできない。

有害事象

植物および意図される用途によって，起こりうるいくつかの有害事象を予測することができる。広く堕胎薬または子宮収縮薬として知られるハーブは，妊娠中および月経過多の（月経出血が多い）女性への使用は避けるべきである(Chalker and Downer 1992)。

分娩誘発のための子宮収縮薬は，常に資格のある経験豊富な者の直接の監督下で使用されるべきである。不適切に使用した場合，これらのハーブは，潜在的に子宮の過剰収縮，子宮破裂，母体の低血圧等の合併症を引き起こす可能性がある(Kelsey and Prevost 1994)。

カモミールやキャットミントのような，流産を起こす作用がない通経薬の使用による妊娠中の有害作用は，通常の習慣用量で使用する場合はほとんどない。タイム，パセリ，ローズマリーのような料理に用いるハーブを，風味食品として使用する場合も同じである。

本書の編者は，通経薬として表示されるハーブに関しては，コンセンサスの欠如があることを認識しており，妊娠中に使用される時の安全性に関してはグレーゾーンである。編者は，母親と胎児に潜在的な深刻かつ重大なリスクのために，堕胎薬として通経薬のいかなる使用も積極的にやめさせることとしている。彼らは，ハーブ・医療・研究分野の人々に対し，このカテゴリーのより完全な（作用や安全性のメカニズムの解明に役立つ）調査について探究することを奨励している。

ハーブリスト

本書中に通経薬または子宮収縮薬として列挙したハーブ。

通経薬

- *Angelica archangelica*　根，果実
- *Angelica atropurpurea*　根，果実
- *Anthriscus cerefolium*　全草
- *Artemisia abrotanum*　全草
- *Artemisia douglasiana*　全草
- *Artemisia lactiflora*　全草

- *Artemisia vulgaris*　全草
- *Caulophyllum thalictroides*　根
- *Chamaemelum nobile*　花
- *Ferula assa-foetida*　オレオガム樹脂
- *Ferula foetida*　オレオガム樹脂
- *Forsythia suspensa*　果実
- *Gentiana lutea*　根
- *Hyssopus officinalis*　全草
- *Inula helenium*　根
- *Leonurus cardiaca*　全草
- *Leonurus heterophyllus*　全草
- *Leonurus sibiricus*　全草
- *Marrubium vulgare*　全草
- *Mentha pulegium*　葉，精油
- *Monarda clinopodia*　全草
- *Monarda didyma*　全草
- *Monarda fistulosa*　全草
- *Monarda pectinata*　全草
- *Monarda punctata*　全草
- *Nardostachys jatamansi*　根茎，根
- *Nepeta cataria*　全草
- *Petroselinum crispum*　葉
- *Polygala senega*　根
- *Rosmarinus officinalis*　葉
- *Ruta graveolens*　全草
- *Satureja hortensis*　葉
- *Satureja montana*　葉
- *Tanacetum vulgare*　全草
- *Taxus brevifolia*　鉤
- *Thymus vulgaris*　全草
- *Zanthoxylum americanum*　樹皮
- *Zanthoxylum clava-herculis*　樹皮

子宮収縮薬

- *Achyranthes bidentata*　根
- *Capsella bursa-pastoris*　全草
- *Carthamus tinctorius*　花
- *Commiphora mukul*　ゴム樹脂
- *Commiphora wightii*　ゴム樹脂
- *Corydalis yanhusuo*　塊茎
- *Cytisus scoparius*　花付きの頭部
- *Gossypium herbaceum*　根皮
- *Gossypium hirsutum*　根皮
- *Leonurus heterophyllus*　全草
- *Leonurus sibiricus*　全草
- *Ziziphus jujuba* var. *spinosa*　種子

参考文献

Al-Dissi, N.M., A.S. Salhab, and H.A. Al-Hajj. 2001. Effects of *Inula viscosa* leaf extracts on abortion and implantation in rats. *J. Ethnopharmacol.* 77 (1):117-121.

Bensky, D., S. Clavey, and E. Stöger. 2004. *Chinese herbal medicine: Materia medica,* 3rd ed. Seattle: Eastland Press.

Boareto, A.C., J.C. Muller, A.C. Bufalo, et al. 2008. Toxicity of artemisinin (*Artemisia annua* L.) in two different periods of pregnancy in Wistar rats. *Repro. Toxicol.* 25 (2):239-246.

Chalker, R., and C. Downer. 1992. *A woman's book of choices: Abortion, menstrual extraction, RU-486.* New York: Four Walls Eight Windows.

Chen, J.K., and T.T. Chen. 2004. *Chinese medical herbology and pharmacology.* City of Industry, CA: Art of Medicine Press.

Kelsey, J.J., and R.R. Prevost. 1994. Drug-therapy during labor and delivery. *Am. J. Hosp. Pharm.* 51 (19):2394-2402.

Mukherjee, S., N.K. Lohiya, R. Pal, M.G. Sharma, and G.P. Talwar. 1996. Purified neem (*Azadirachta indica*) seed extracts (Praneem) abrogate pregnancy in primates. *Contraception* 53 (6):375-378.

Talwar, G.P., S. Shah, S. Mukherjee, and R. Chabra. 1997. Induced termination of pregnancy by purified extracts of Azadirachta Indica (Neem): Mechanisms involved. *Am. J. Reprod. Immunol.* 37 (6):485.

光感作薬　Photosensitizing Agents

Zoë Gardner, Ph.D. (c) 著

光感作は，日光にあたることで，皮膚や目の異常が増強された反応による症状の発生を引き起こす。光感作物質や光のいずれか単独の暴露では発疹，水疱，皮膚刺激，腫脹または過剰な色素沈着を含む反応を引き起こすのに十分ではない。このような反応は，光感作物質の局所塗布や摂取の後に発生する可能性がある（Moore 2002）。

局所暴露後に反応を引き起こす多くの植物は，内用後にリスクをもたらすことはない。例えば，ビャクシの摂取後の光感作の症例は知られていないが，ビャクシ（*Angelica dahurica*）に存在するようなフラノクマリン類は，皮膚接触後に光感作の影響を有する（Bensky et al. 2004)。特定の植物は多くの人々に光感作を引き起こすが，本書に列挙されている光感作性植物の大部分は，繊細またはその他の素因がある人々（色白の人々），または光線療法を受けた人々（レーザーまたはUV治療）に影響する。

有害事象

光感作薬の使用に関連する光感作反応には，異なる2つの種類がある。それは，光毒性反応と光アレルギー反応である。光毒性反応は用量依存性であり，日光にさらされた後，数分から数時間で発症する可能性がある。これらの反応は，日光に暴露した皮膚に限定され，一般的には重度の日焼けに似ており，時に紅斑（皮膚の発赤），浮腫（むくみや体液貯留），そして水疱を伴う。皮膚の色素沈着もまた発生する（Stein and Scheinfeld 2007）。セントジョーンズワート（*Hypericum perforatum*）に含まれるヒペリシン等の化合物は，光感作に寄与するかもしれないが，光毒性反応は，一般的にソラレン（直線型フロクマリン）を含む製品に関連がある（Brockmöller et al. 1997; Stein and Scheinfeld 2007）。ソラレンは，ミカン科（*Ruta graveolens, Citrus aurantifolia, C. bergami*），セリ科（*Ammi majus, Apium graveolens*），マメ科（*Psoralea* spp）やクワ科（*Ficus carica*）系を含む24以上の植物源で発見されている（Bollero et al. 2001; Egan and Sterling 1993; Eickhorst et al. 2007; Maso et al. 1991; Thomson et al. 2007; Wagner et al. 2002; Wang et al. 2002）。

光アレルギー反応は，光により物質が非アレルゲン性からアレルゲン性に変化した後に起こる反応である。これらの反応は，光毒性反応よりも一般的ではなく，光暴露の量や摂取する物質の量（非常に少量）に依存せず，前感作を必要としない。光アレルギー反応は，典型的には最初の暴露から24時間以上たって発症し，日光に暴露した皮膚を超えて広がり，湿疹のような発疹が生じる（Nigel et al. 2003; Stein and Scheinfeld 2007）。

光アレルギー反応は，日光に暴露された領域に限定された反応とともに，アレルギー性接触皮膚炎の皮膚の状態特性として表れる。しかしながら，その反応が重度または長期である場合，それらは皮膚の他の領域にも広がる可能性がある（Stein and Scheinfeld 2007）。

例外はあるが，セントジョーンズワートのような一般的なハーブの使用に関連する光感作は，通常，推奨標準用量の何倍も高い用量で起こる。光感作反応は，いくつかの植物では経口摂取後に起こることがあるが，一般的には局所使用または偶発的な局所暴露後に起こる。色白の人は，そうでない人よりも，より光感作の発症に影響を受けやすい。重度の反応は，紫外線（UV）の高いレベルの暴露や，特にUV治療中に発生する（Beattie et al. 2005）。

作用機序

光毒性反応は，ソラレンのような化合物の光活性によって引き起こされる。皮膚においてソラレンまたは他の化合物が，エネルギーを吸収することで，化合物の電子のエネルギーが増加し励起状態となる。電子が基底状態に戻るにつれ，エネルギーが放出されることで，炎症反応を刺激し，細胞分子や細胞小器官に障害を与える。損傷は，ラジカルの形成や，一重項酸素の産生によって起こり，セル構造体を酸化する（Stein and Scheinfeld 2007）。

光アレルギー反応は，光により非アレルギー性物質からアレルギー性物質への転換が引き起こされた後に発生する（Nigel et al. 2003; Stein and Scheinfeld 2007）。放射エネルギーは，皮膚において（植物や薬からの）化合物を光活性化合物に転換することで，免疫に関する細胞媒介性の過敏性反応を開始する。これは，光安定剤の産生を通して起こり，そのうちの一つは，抗原（抗体の産生を誘発する物質）形成のための担体分子と接合するハプテンとして作用する。あるいは，放射エネルギーによって，化合物はより高いエネルギー状態に変換され，基底状態に戻る際に放出されたエネルギーが，担体タンパク質に化合物の結合を促進し，完全に新しい抗原を形成する。（Stein and Scheinfeld 2007）。

ハーブリスト

本書中に列挙した光感作薬作用があるハーブ

- *Angelica pubescens*　根
- *Apium graveolens*　果実
- *Citrus × aurantifolia*　果皮
- *Citrus bergamia*　果皮
- *Cullen corylifolia*　種子
- *Hypericum perforatum*　全草
- *Ruta graveolens*　全草

参考文献

Beattie, P.E., R.S. Dawe, N.J. Traynor, et al. 2005. Can St John's wort (hypericin) ingestion enhance the erythemal response during high-dose ultraviolet A1 therapy? *Br. J. Dermatol.* 153 (6):1187-1191.

Bensky, D., S. Clavey, and E. Stöger. 2004. *Chinese herbal medicine: Materia medica,* 3rd ed. Seattle: Eastland Press.

Bollero, D., M. Stella, A. Rivolin, et al. 2001. Fig leaf tanning lotion and sun-related burns: Case reports. *Burns* 27 (7):777-779.

Brockmöller, J., T. Reum, S. Bauer, et al. 1997. Hypericin and pseudohypericin: Pharmacokinetics and effects on photosensitivity in humans. *Pharmacopsych.* 30:94-101.

Egan, C.L., and G. Sterling. 1993. Phytophotodermatitis: A visit to Margaritaville. *Cutis* 51 (1):41.

Eickhorst, K., V. DeLeo, and J. Csaposs. 2007. Rue the herb: *Ruta graveolens*-associated phytophototoxicity. *Dermatitis* 18 (1):52-55.

Maso, M.J., A.M. Ruszkowski, J. Bauerle, V.A. DeLeo, and F.P. Gasparro. 1991. Celery phytophotodermatitis in a chef. *Arch. Dermatol.* 127 (6):912.

Moore, D.E. 2002. Drug-induced cutaneous photosensitivity: Incidence, mechanism, prevention and management. *Drug Safety* 25 (5):345-372.

Nigel, S., S.R. Knowles, and N.H. Shear. 2003. Drug eruptions: Approaching the diagnosis of drug-induced skin diseases. *J. Drugs Dermatol.* 2 (3):278-299.

Stein, K.R., and N.S. Scheinfeld. 2007. Drug-induced photoallergic and phototoxic reactions. *Exp. Opin. Drug Safe.* 6 (4):431-443.

Thomson, M.A., P.W. Preston, L. Prais, and I.S. Foulds. 2007. Lime dermatitis from gin and tonic with a twist of lime. *Contact Derm.* 56 (2):114-115.

Wagner, A.M., J.J. Wu, R.C. Hansen, H.N. Nigg, and R.C. Beiere. 2002. Bullous phytophotodermatitis associated with high natural concentrations of furanocoumarins in limes. *Am. J. Cont. Derm.* 13 (1):10-14.

Wang, L., B. Sterling, and P. Don. 2002. Berloque dermatitis induced by "Florida water." *Cutis* 70 (1):29-30.

刺激性瀉下薬　Stimulant Laxatives

Michael McGuffin, updated by Eric Yarnell, N.D.著

刺激性瀉下薬は，結腸の平滑筋の局所刺激と収縮によって，便秘を緩和するために使用される薬剤である。これによって，より早く便を腸内から押し出す蠕動運動が増大する。

有害事象

刺激性瀉下薬の短期使用時の副作用は，腸痙攣，子宮収縮や水様性下痢が含まれる。10日間以上の継続的な使用は大腸の無緊張状態を引き起こす可能性がある。結果として便通を起こすために刺激性瀉下薬の助けを必要とし，依存を引き起こす。過剰にまたは長期間使用すると，体液や電解質の喪失，特にカリウムの損失が起こり，結腸や腎臓の機能不全や心悸亢進といった病理学的変化を引き起こす可能性がある（De Smet 1993）。

米国ハーブ製品協会（AHPA）は，アロエ属，ラテックス，*Frangula alnu*の樹皮，*Frangula purshiana*の樹皮，クロウメモドキ（*Rhamnus catahrtica*）の果実，ダイオウ属（*Rheum* spp.）の根や根茎，センナ属の果実と葉を含む製品には，以下のラベルの表示を推奨している。

> **注意**：腹痛や下痢がある場合には，本製品を使用しないこと。妊娠中または授乳中であれば，使用前に医療従事者に相談すること。下痢や水様便の場合には使用を中止すること。推奨用量を超えないようにすること。長期の使用禁止。

カリフォルニア州では，カリフォルニアで販売される製品に対し，AHPA勧告に取って代わる商品表示を制定した。上記に列挙されたいずれかの成分を含むすべての栄養補助食品は，次のラベル表記が要求される（California 2010）。

> **注意**：この製品には，「物質（類）名および異なる場合にはその一般名」が含まれている。使用法をよく読み，これに従うこと。（この製品は）状態を悪化させたり，健康被害が起きる可能性があるため，下痢や軟便，腹痛があるか発生した場合には，使用しないこと。頻回な下痢，妊娠，授乳，服薬中，また何か疾患がある場合には，かかりつけ医に相談すること。

これらの規制を超えて，刺激性瀉下薬を摂食障害患者に与えてはならず，そのような患者がそれらを乱用している場合は，問題解決のために全ての試みが行われるべきである。このような患者による慢性的な悪習は，深刻な筋肉の損傷，腎不全および死をもたらしている。そのような患者において，尿検査は，アントラキノンの存在を検出するためにある（Roerig et al. 2010）。

刺激性瀉下薬は，尿や便を赤色および暗色に変えることがある（Roerig et al. 2010）。これは健康上の問題を表すものではないが，下剤を服用中の人々はこのことについて告知されるべきであり，それによって彼らは，赤い色を血液と勘違いして不必要に病院に行くことがなくなる。

多くのエビデンスが，アントラキノン配糖体が数か月間蓄積することで，腸内に黒斑（大腸偽メラノーシスとしても知られている）が生じるが，これは大腸癌のリスクを増加するものでも，その前駆体でもないということを示している（Sonnenberg and Müller 1993）。

ほとんどの刺激性瀉下薬は，伝統的に，子宮収縮の刺激に関連する懸念のために，妊娠中の使用を禁じているが，センナ（*Senna alexandrina*）やシックルポッドセンナ（*Senna obtusifolia, S. tora*）は，推奨用量を投薬スケジュールに従って使用する場合には，胎児や妊婦への有害作用はないことが示されている（Ács et al. 2010; ESCOP 2003）。

このように，現在，センナ下剤は，妊娠第2・第3期中の使用に関して適切であると考えられている（ESCOP 2003; Prather 2004）。しかしながら，特定のアントラキノン成分の潜在的な遺伝毒性のために，妊娠初期においてはセンナの使用を避けるか，専門家の監督下で使用することが勧められる（ESCOP 2003）。

作用機序

刺激性瀉下薬のハーブの作用は，多くの場合，主にアントラキノン成分によって起こるものである。このカテゴリーに列挙しているハーブの中で唯一の例外は，ヒマシ油（*Ricinus communis*由来）であり，その作用はリシノール酸によるものである（Brunton et al. 2006）。

刺激性瀉下薬は，結腸の流動性を増強し，結腸の表面細胞に変化を生じさせ，水分や電解質の損失を引き起こす。多くの研究が行われているが，作用に関する正確なメカニズムは依然として不明である。しかし，アントラキノンが含まれているハーブは，結腸粘膜に影響を及ぼし瀉下効果をもたらす。アントラキノンは，腸の内腔からの水分の吸収（ナトリウムの能動輸送を介して）と静水圧の血圧やプロスタグランジン依存性の塩化物分泌による内腔への水分の分泌との間の平衡を阻害する。アントラキノン配糖体は，瀉下効果が得られるように，腸内細菌叢を利用している。そして，作用においては胃や十二指腸で吸収されるアントラキノン・アグリコンよりも強力である（De Smet 1993）。アグリコンと配糖体の両方が，アロエ，クロウメモドキ属，ダイオウに存在する。

ハーブリスト

本書中に刺激性瀉下薬として列挙したハーブ

- *Aloe ferox*　アロエ・ラテックス
- *Aloe perryi*　アロエ・ラテックス
- *Aloe vera*　アロエ・ラテックス
- *Frangula alnus*　樹皮
- *Frangula purshiana*　樹皮
- *Ipomoea purga*　根
- *Iris versicolor*　根茎，根
- *Iris virginica*　根茎，根
- *Podophyllum peltatum*　根
- *Podophyllum hexandrum*　根
- *Reynoutria multiflora*　未加工の根，塊根
- *Rhamnus cathartica*　果実
- *Rheum officinale*　根茎，根
- *Rheum palmatum*　根茎，根
- *Rheum tanguticum*　根茎，根
- *Ricinus communis*　種子油
- *Senna alexandrina*　果実（さや），葉
- *Senna obtusifolia*　果実（さや），葉
- *Senna tora*　果実（さや），葉

参考文献

Ács, N., F. Bánhidy, E.H. Puhó, and A.E. Czeizel. 2010. No association between severe constipation with related drug treatment in pregnant women and congenital abnormalities in their offspring: A population based case control study. *Congen. Anom.* 50 (1):15-20.

Brunton, L.L., J.S. Lazo, and K.L. Parker. 2006. *Goodman & Gilman's the pharmacological basis of therapeutics*, 11th ed. New York: McGraw-Hill.

California. 2010. State of California, Title 17, California Code of Regulations, Section 10750.

De Smet, P.A.G.M. 1993. *Adverse effects of herbal drugs, volume 2*. Berlin: Springer.

ESCOP. 2003. *ESCOP monographs: The scientific foundation for herbal medicinal products*. 2nd ed., completely rev. and expand ed. New York: Thieme.

Prather, C.M. 2004. Pregnancy-related constipation. *Curr. Gastroenterol. Reports* 6 (5):402-404.

Roerig, J.L., K.J. Steffen, J.E. Mitchell, and C. Zunker. 2010. Laxative abuse: Epidemiology, diagnosis and management. *Drugs* 70 (12):1487-1503.

Sonnenberg, A., and A. Müller. 1993. Constipation and cathartics as risk factors of colorectal cancer: A meta-analysis. *Pharmacology* 47 (Supp 1):224-233.

付録 3：メディカルハーブの相互作用プロファイル

薬物動態学的薬物相互作用：CYP450とP-糖タンパク質

Bill Gurley, Ph.D. and Zoë Gardner, Ph.D.(c)

薬物相互作用は，主に2種類に分類される。1つは，薬力学的相互作用である。薬力学的相互作用は，2つの異なる物質の相加効果または相反効果のために引き起こされる相互作用であり，異なる薬剤やハーブの生物学的活性（たとえば，興奮薬と鎮静薬の相反効果）に基づいて予測される。もう1つは，薬物動態学的相互作用である。薬物動態学的相互作用は，摂取される薬剤やハーブの治療活性とは無関係であり，薬剤やハーブ，食物からの化合物を代謝，または細胞内外にこれらの物質を運ぶ，酵素や輸送タンパク質に関係する。いくつかのハーブや食品，多くの医薬品は，これらの酵素およびタンパク質の活性を変化させることで，阻害または誘導が起こり，特定の薬剤や他の化合物の血中濃度に影響を与える。一方で，活性の変化は非常に少なく，ハーブや薬剤の有効性に関する変化はわずかであるが，他の変化は臨床的に関連する相互作用を生じる可能性がある。薬物動態学的相互作用では，相互作用の問題となる程度は，潜在的な薬物毒性が引き起こされる（薬の血中濃度が増加した場合），あるいは治療用量未満となること（薬の血中濃度が減少した場合）に基づいている。一般的に，試験や十分に裏付けられた症例報告を通して明らかにされるまで，これらの相互作用を予測することはできない。しかしながら，いったん明らかにされれば，相互作用を簡単に防ぐことができる。

ハーブと薬剤の相互作用もまた，一度でも理解されると，治療的に使用することができるだろう。例えば，薬物代謝酵素または輸送タンパク質の阻害は，血中や細胞内における薬物濃度の維持や増加を助け，薬の減量（時には副作用の低減）や治療活性を増強することを可能にする（Dresser et al. 2000; Padowski and Pollack 2010）。治療的相互作用に関しては，少数のヒトを対象とした研究は完了しているが，新たな分野の研究である（Bano et al. 1987; Kasibhatta and Naidu 2007）。

グレープフルーツ（*Citrus*×*paradisi*），セントジョーンズワート（*Hypericum perforatum*），シサンドラ（*Schisandra sphenanthera*）などのいくつかの植物やハーブは，臨床的に重要な方法でCYP450酵素系やP-糖タンパク質に影響を与えることが示されているが，ブラックコホシュやミルクシスルのような他の植物では，ヒトに対する研究において代謝相互作用の欠如を示している（Fuhr et al. 2007; Gurley et al. 2006a; Gurley et al. 2006b; Gurley et al. 2008; Rajnarayana et al. 2004; Rao et al. 2007）。

シトクロムP450 (CYP)　Cytochrome P450

シトクロムP450酵素系は，ほぼすべての生物において見出される酵素の“スーパーファミリー”として知られている。これらの酵素は，食品，医薬品，環境汚染物質からの様々な化合物，および体内で生産される化合物の代謝にとって重要である。ヒトにおいて，シトクロムP450酵素系は，主に多くの薬物を抱合（フェーズII）し，排泄するための初期代謝（フェーズI）の役割を担っている。これらの酵素は，潜在的な薬物相互作用や特定の薬に対する個体の反応を理解するために重要である（Danielson 2002）。

CYPの薬物相互作用　CYP-Based Drug Interactions

特定のCYP酵素は，酵素活性の増加または減少をもたらす従来の薬剤や植物の化合物によって，誘導または阻害される。もしCYP酵素が誘導される場合，その酵素によって薬物代謝が早くなり，血漿中濃度を著しく低下させるために有効用量を下回る可能性がある。例えば，セントジョーンズワートの化合物であるハイパーフォリンは，CYP3A4を誘導しシクロスポリンの血漿濃度を低下させる。シクロスポリンは，臓器移植を受けた患者に対し免疫系抑制のために使用される薬剤である（Mai et al. 2004）。この相互作用は，シクロスポリンの濃度を有効用量以下にし，移植患者における臓器拒絶反応を引き起こした（Barone et al. 2000; Breidenbach et al. 2000）。逆に，CYP酵素が阻害される場合，その酵素によって薬物代謝が遅くなり，薬剤の血漿濃度が上昇し潜在的な薬物毒性や過剰暴露を引き起こす。グレープフルーツジュースは，CYP3A4の阻害剤としてよく知られていることから（David et al. 1998），CYP3A4によって代謝される医薬品を服用している患者には与えるべきではない。

いくつかの誘導物質または阻害剤が，弱い作用や強力な作用を生み出すように，CYP酵素の誘導または阻害は様々な濃度で起こる。治療指数が狭い（効果用量と毒性用量の差が小さい）範囲の薬における，潜在的に"弱い"誘導または阻害は，著しく有害な副作用をもたらす可能性がある（Huang et al. 2007)。異なるCYP酵素における薬剤やハーブ製品の効果と，既知の基質，誘導物質や阻害剤とを相互参照し理解することで，潜在的に危険な相互作用を避けることができる。

グラス1杯のグレープフルーツジュースを飲んだ患者では，CYP酵素への影響が数日間観察されたが3日後には正常な酵素活性を示した。一方，2週間セントジョーンズワートを摂取した患者では，服用をやめて1週間後に正常な酵素活性がみられた（Greenblatt et al. 2003; Imai et al. 2008)。このように，正常な酵素活性に戻るまでに要する日数の違いは，単にCYP代謝薬とCYP誘導または阻害剤とを時間に分けて摂取するだけでは，相互作用を防ぐために十分ではなく，CYP酵素に影響を与える製品は，CYP代謝薬による治療期間中は使用すべきではないことを示唆している。最も問題視されている点として，ハーブが薬の効果を変えてしまうことである。しかしながら，薬もまた，ハーブやハーブに含まれる化合物の活性を変えてしまう。例えば，CYP1A2の阻害薬は，カフェインの代謝を遅くする可能性がある（Carrillo and Benitez 2000; Christensen et al. 2002)。これは，平均的なカフェイン摂取量ではリスクをもたらす可能性は低いが，CYP1A2の阻害薬を併用することで，コーヒーを多量に飲む人（1日当たり10杯以上）は，カフェインの効果がより顕著に長期化する可能性がある。

P-糖タンパク質　P-Glycoprotein

P-糖タンパク質（P-gp）は，ABCB1または多剤耐性タンパク質1（MDR1）としても知られており，細胞膜を通過する多種多様な化合物を輸送することができる多剤排出ポンプ（細胞から薬物および関連化合物を除去するタンパク質）である。P-gpは，排泄組織（肝臓や腎臓）や関門組織（腸，血液脳関門，胎盤関門，血液精巣関門，血液卵巣関門）に集中しており，特定の器官や胎児への解毒や保護に貢献している（Cordon-Cardo et al. 1989; Fojo et al. 1987; Thiebaut et al. 1987)。

P-gpはまた，腫瘍細胞中にも集結しており，化学療法を受けている患者に見られる多剤耐性の主な原因でもある Bellamy 1996)。

P-糖タンパク質の薬物相互作用

CYP450酵素系と同様に，P-gpは阻害と誘導の両方に関連している。P-gpの誘導は，P-gpによって輸送される薬の血漿濃度を低下させ，潜在的に薬物の効果を減少させる。例えば，セントジョーンズワートは，P-gpを誘導することが示されており，P-gpによって輸送されるジゴキシンの血漿濃度の低下を引き起こす。ジゴキシンは，心不全や不整脈の治療に使用される薬である（Durr et al. 2000; Johne et al. 1999)。P-gpの阻害は，P-gpによって輸送される薬物の細胞内濃度を上昇させ，潜在的な薬物毒性を生じる。

ヒト，動物, *in vitro* 研究における所見の違い

CYP450の潜在的な相互作用を決定するために，臨床的に関連する相互作用を予測するための精度の様々なレベルで，*in vitro*，動物およびヒトへの研究が行われた。これまでの多くは*in vitro* の研究であったが，*in vitro* の研究結果は，しばしば動物やヒトへの研究結果とでかなり異なっていた。このような差は，*in vitro* 研究において化学物質を加えることで引き起こされる。化学物質は，実験結果を誇張するいくつかの化合物の取り込みを促進するために，溶解性を変化させている。そうでなければ，取り込みは阻害される。

In vitro 研究では時々，ヒトまたは動物での適応用量を超えた植物化学成分の濃度を使用するか，単離した化合物に焦点をあてており，生物活性に寄与する植物化学成分の複雑な固有の抽出物に反映されていない。多くの化合物および抽出物はまた，腸や肝臓での広範囲な代謝を受け，生物活性を変化させる可能性がある（Brinker 2009; Hines 1999; Markowitz et al. 2008; Venkataramanan et al. 2006)。動物研究は臨床的に関連のある薬物相互作用を予測する上でより正確であるが，これらの研究は大規模であり，しばしば非生理的用量が投与されるため，決定的なものとすることができない。また種による代謝や輸送に変動があるため，結果についてはほとんどがヒトに応用することができない（Brinker 2009; Venkataramanan et al. 2006)。本書におけるハーブの相互作用評価の考察では，利用可能な根拠の様々な種類（ヒト，動物，*in vitro*（試験管内））は，潜在的な相互作用の懸念のレベルを決定するために重要であった。

参考文献

Bano, G., V. Amla, R.K. Raina, U. Zutshi, and C.L. Chopra. 1987. The effect of piperine on pharmacokinetics of phenytoin in healthy volunteers. *Planta Med.* 53 (6):568-569.

Barone, G.W., B.J. Gurley, B.L. Ketel, M.L. Lightfoot, and S.R. Abul-Ezz. 2000. Drug interaction between St. John's wort and cyclosporine. *Ann. Pharmacother.* 34 (9):1013-1016.

Bellamy, W.T. 1996. P-Glycoproteins and multidrug resistance. *Ann. Rev. Pharmacol. Toxicol.* 36 (1):161-183.

Breidenbach, T.H., V. Kliem, M. Burg, et al. 2000. Profound drop of cyclosporin A whole blood trough levels caused by St. John's wort (*Hypericum perforatum*). *Transplantation* 69 (10):2229-2230.

Brinker, F. 2009. Managing and interpreting the complexities of botanical research. *HerbalGram* 82:42-49.

Carrillo, J.A., and J. Benitez. 2000. Clinically significant pharmacokinetic interactions between dietary caffeine and medications. *Clin. Pharmacokinet.* 39:127-153.

Christensen, M., G. Tybring, K. Mihara, et al. 2002. Low daily 10-mg and 20-mg doses of fluvoxamine inhibit the metabolism of both caffeine (cytochrome P4501A2) and omeprazole (cytochrome P4502C19). *Clin. Pharmacol. Ther.* 71 (3):141-152.

Cordon-Cardo, C., J.P. O'Brien, D. Casals, et al. 1989. Multidrug-resistance gene (P-glycoprotein) is expressed by endothelial cells at blood-brain barrier sites. *P.N.A.S. U.S.* 86 (2):695.

Danielson, P.B. 2002. The cytochrome P450 superfamily: Biochemistry, evolution and drug metabolism in humans. *Curr. Drug Metab.* 3 (6):561-597.

David, G.B., J. Malcolm, O. Arnold, and J.D. Spence. 1998. Grapefruit juice-drug interactions. *Br. J. Clin. Pharmacol.* 46 (2):101-110.

Dresser, G.K., J.D. Spence, and D.G. Bailey. 2000. Pharmacokinetic-pharmacodynamic consequences and clinical relevance of cytochrome P450 3A4 inhibition. *Clin. Pharmacokinet.* 38 (1):41-57.

Durr, D., B. Stieger, G.A. Kullak-Ublick, et al. 2000. St John's Wort induces intestinal P-glycoprotein/MDR1 and intestinal and hepatic CYP3A4. *Clin. Pharmacol. Ther.* 68 (6):598-604.

Fojo, A.T., K. Ueda, D.J. Slamon, et al. 1987. Expression of a multidrug-resistance gene in human tumors and tissues. *P.N.A.S. U.S.* 84 (1):265.

Fuhr, U., S. Beckmann-Knopp, A. Jetter, H. Luck, and U. Mengs. 2007. The effect of silymarin on oral nifedipine pharmacokinetics. *Planta Med.* 73 (14):1429-1435.

Greenblatt, D.J., L.L. von Moltke, J.S. Harmatz, et al. 2003. Time course of recovery of cytochrome p450 3A function after single doses of grapefruit juice. *Clin. Pharmacol. Ther.* 74 (2):121-129.

Gurley, B., M.A. Hubbard, D.K. Williams, et al. 2006a. Assessing the clinical significance of botanical supplementation on human cytochrome P450 3A activity: Comparison of a milk thistle and black cohosh product to rifampin and clarithromycin. *J. Clin. Pharmacol* 46 (2):201-213.

Gurley, B.J., G.W. Barone, D.K. Williams, et al. 2006b. Effect of milk thistle (*Silybum marianum*) and black cohosh (*Cimicifuga racemosa*) supplementation on digoxin pharmacokinetics in humans. *Drug Metab. Dispos.* 34 (1):69-74.

Gurley, B.J., A. Swain, M.A. Hubbard, et al. 2008. Clinical assessment of CYP2D6-mediated herb-drug interactions in humans: Effects of milk thistle, black cohosh, goldenseal, kava kava, St. John's wort, and Echinacea. *Mol. Nutr. Food Res.* 52 (7):755-763.

Hines, E. 1999. Standardizing botanical extracts: Can the part exceed the whole? *Pharmaceut. Formulat. Qual.* 3:28-33.

Huang, S.M., R. Temple, D.C. Throckmorton, and L.J. Lesko. 2007. Drug interaction studies: Study design, data analysis, and implications for dosing and labeling. *Clin. Pharmacol. Ther.* 81 (2):298-304.

Imai, H., T. Kotegawa, K. Tsutsumi, et al. 2008. The recovery time-course of CYP3A after induction by St John's wort administration. *Br. J. Clin. Pharmacol* 65 (5):701-707.

Johne, A., J. Brockmoller, S. Bauer, et al. 1999. Pharmacokinetic interaction of digoxin with an herbal extract from St. John's wort (*Hypericum perforatum*). *Clin. Pharmacol. Ther.* 66 (Oct):338-345.

Kasibhatta, R., and M.U.R. Naidu. 2007. Influence of piperine on the pharmacokinetics of nevirapine under fasting conditions: A randomised, crossover, placebo-controlled study. *Drugs R&D* 8 (6):383-391.

Mai, I., S. Bauer, E.S. Perloff, et al. 2004. Hyperforin content determines the magnitude of the St John's Wort–cyclosporine drug interaction. *Clin. Pharmacol. Ther.* 76 (4):330-340.

Markowitz, J.S., L.L. von Moltke, and J.L. Donovan. 2008. Predicting interactions between conventional medications and botanical products on the basis of in vitro investigations. *Molec. Nutr. Food Res.* 52 (7):747-754.

Padowski, J.M., and G.M. Pollack. 2010. Pharmacokinetic and pharmacodynamic implications of P-glycoprotein modulation. *Meth. Mol. Biol.* 596:359-384.

Rajnarayana, K., M. Reddy, J. Vidyasagar, and D. Krishna. 2004. Study on the influence of silymarin pretreatment on metabolism and disposition of metronidazole. *Arzneim-Forsch* 54 (2):109-113.

Rao, B.N., M. Srinivas, Y.S. Kumar, and Y.M. Rao. 2007. Effect of silymarin on the oral bioavailability of ranitidine in healthy human volunteers. *Drug Metabol. Drug Interact.* 22 (2-3):175-185.

Thiebaut, F., T. Tsuruo, H. Hamada, et al. 1987. Cellular localization of the multidrug-resistance gene product P-glycoprotein in normal human tissues. *P.N.A.S. U.S.* 84 (21):7735.

Venkataramanan, R., B. Komoroski, and S. Strom. 2006. In vitro and in vivo assessment of herb drug interactions. *Life Sci.* 78 (18):2105-2115.

粘液質 Mucilages

Zoë Gardner, Ph.D. (c) 著

定義

粘液質は，水と混和したときに，ゲルまたは粘性溶液を形成する多糖類である。これらの化合物は高度に枝分かれしており，水分を捕捉する能力がある，大きな親水性（水を好む）のある籠様構造を形成する（Williams et al. 2006）。水と混合した後，粘液ハーブは水を吸収するにつれて元の大きさよりも何倍にも膨張する（Millsand and Bone 2000）。

粘液質の薬物相互作用

粘液質は，食物繊維の供給源であり，水溶性食物繊維の別の供給源のようであり，いくつかの薬剤の吸収を阻害する（Brunton et al. 2006）。確実に薬剤を全て吸収させるために，粘液性植物は，他の薬剤または栄養補助食品の摂取後，少なくとも1時間空けて摂取するべきである（Wichtl 2004）。

粘液質はまた，特定の栄養素の吸収も阻害するため，粘液性ハーブを摂取する糖尿病患者は，血糖値の濃度の観察を続けるべきである（Ziai et al. 2005）。

粘液性植物と一緒にグラス1杯の水を飲むことは（粉末や顆粒状で摂取するときは特に），植物の素材が固まりとなって膨張することや，食道や腸内での閉塞を引き起こすことを防ぐために重要である（Angueira and Kadakia 1993; Frohna 1992; Herrle et al. 2004）。多くの粘液性ハーブはまた，膨張性緩下薬として使用される。詳細については，付録2を参照。

＊マレイン(*Verbascum thapsus*)やシナモン(*Cinnamomum verum*)のように，これらの他にも少量の粘液質を含有し，薬剤や栄養素の吸収を阻害する疑いのあるハーブも多数ある。

本書中に列挙した粘液質を含むハーブ＊

- *Alcea rosea*　根
- *Aloe ferox*　葉のゲル
- *Aloe perryi*　葉のゲル
- *Aloe vera*　葉のゲル
- *Althaea officinalis*　根，葉，花
- *Laminaria hyperborea*　葉状体
- *Laminaria japonica*　葉状体
- *Laminaria setchellii*　葉状体
- *Laminaria sinclairii*　葉状体
- *Linum usitatissimum*　種子
- *Malva sylvestris*　葉，花
- *Nereocystis luetkeana*　葉状体
- *Plantago arenaria*　種子，種皮
- *Plantago asiatica*　種子，種皮
- *Plantago ovata*　種子，種皮
- *Trigonella foenum-graecum*　種子
- *Ulmus rubra*　樹皮

参考文献

Angueira, C., and S. Kadakia. 1993. Esophageal and duodenal bezoars from Perdiem. *Gastrointest. Endosc.* 39 (1):110-111.

Brunton, L.L., J.S. Lazo, and K.L. Parker. 2006. *Goodman & Gilman's the pharmacological basis of therapeutics*, 11th ed. New York: McGraw-Hill.

Frohna, W.J. 1992. Metamucil bezoar: An unusual cause of small bowel obstruction. *Am J. Emerg. Med.* 10 (4):393-395.

Herrle, F., T. Peters, C. Lang, et al. 2004. Bolus obstruction of pouch outlet by a granular bulk laxative after gastric banding. *Obes. Surg.* 14 (7):1022-1024.

Mills, S., and K. Bone. 2000. *Principles and practice of phytotherapy: Modern herbal medicine*. New York: Churchill Livingstone.

Wichtl, M. 2004. *Herbal drugs and phytopharmaceuticals: A handbook for practice on a scientific basis*. 3rd ed. Boca Raton, FL: CRC Press.

Williams, P.A., G.O. Phillips, A.M. Stephen, and S.C. Churms. 2006. Gums and mucilages. In *Food polysaccharides and their applications*, edited by Stephen, A.M., G.O. Phillips and P.A. Williams. Boca Raton, FL: CRC Press.

Ziai, S.A., B. Larijani, S. Akhoondzadeh, et al. 2005. Psyllium decreased serum glucose and glycosylated hemoglobin significantly in diabetic outpatients. *J. Ethnopharmacol.* 102 (2):202-207.

ピペリン　Piperine

Zoë Gardner, Ph.D. (c) 著

ピペリンは，ブラックペッパー（*Piper nigrum*），ロングペッパー（*Piper longum*），クベバ（*Piper cubeba*），グレインオブパラダイス（Aframomum melegueta）で発見されるアルカロイドであり，これらのスパイスの辛味成分を担っている。これらの植物内に自然に発見されることに加え，単離されたピペリンは，時々，吸収やバイオアベイラビリティを増加するのを助けるために，他のハーブ製品に添加される。

ピペリンの薬物相互作用

ピペリンは，多くの薬物および他の物質のバイオアベイラビリティを増加させることが知られている。ヒトに対する研究では，ピペリンは一般的に，吸収および血漿濃度を増加させ，フェニトイン（Bano et al. 1987; Pattanaik et al. 2006; Velpandian et al. 2001），カルバマゼピン（Pattanaik et al.. 2009），プロプラノール（Bano et al. 1991），テオフィリン（Bano et al. 1991），リファンピシン（Zutshi et al. 1985），ネビラピン（Kasibhatta and Naidu 2007），サプリメントのコエンザイムQ10（Badmaev et al. 2000），クルクミン（Shoba et al. 1998）を含む薬剤の排出速度を低下させ

ることが知られている。これらの物質の血漿濃度の上昇は，30〜120％の範囲であった。ある研究では，黒胡椒入りのスープを摂取したヒトにおけるフェニトインの排泄速度の低下を測定したが，ヒトに対する研究で使用されたピペリンの標準用量は1日当たり20mgである（Velpandian et al. 2001）。治療指数が狭い（効果用量と毒性用量の差が小さい）薬物の場合，ピペリンやピペリン含有ハーブは使用上の注意を必要とするかもしれないが，多くの場合，バイオアベイラビリティの増加は，治療効果の増強をもたらす。

動物研究では，ピペリンは，薬物フェキソフェナジン（Jin and Han 2010），ターメリックからのクルクミン（Shoba et al. 1998），緑茶からのEGCG（Lambert et al. 2004）のバイオアベイラビリティを増加させうることを示している。

作用機序

ピペリンのバイオアベイラビリティを高めるメカニズムについては，一般的に吸収の増加に起因するとされているが，完全には解明されていない。それは膜脂質のダイナミクスの変化，もしくは腸内での酵素形態の変化が原因であると考えられている（Khajuria et al.2002）。

動物研究では，ピペリンが固形食の胃腸通過時間や胃内容排泄時間を遅らせたことを示した（Bajad et al.2001）。*In vitro* 研究では，ピペリンが薬物代謝酵素CYP3A4と薬物輸送タンパク質P-gpの両方を阻害したことが示唆された（Bhardwaj et al.2002; Han et al.2008）。いくつかの研究では，ピペリンは，MAO阻害薬として作用することが示唆されている（Rahman and Rahmatullah 2010）。

本書中に列挙したピペリン含有のハーブ
- *Aframomum melegueta*　果実，種子
- *Piper cubeba*　未熟果
- *Piper longum*　果実
- *Piper nigrum*　果実

参考文献

Badmaev, V., M. Majeed, and L. Prakash. 2000. Piperine derived from black pepper increases the plasma levels of coenzyme q10 following oral supplementation. *J. Nutr. Biochem.* 11 (2):109-113.

Bajad, S., K.L. Bedi, A.K. Singla, and R.K. Johri. 2001. Piperine inhibits gastric emptying and gastrointestinal transit in rats and mice. *Planta Med.* 67 (2):176-179.

Bano, G., V. Amla, R.K. Raina, U. Zutshi, and C.L. Chopra. 1987. The effect of piperine on pharmacokinetics of phenytoin in healthy volunteers. *Planta Med.* 53 (6):568-569.

Bano, G., R.K. Raina, U. Zutshi, et al. 1991. Effect of piperine on bioavailability and pharmacokinetics of propranolol and theophylline in healthy volunteers. *Eur. J. Clin. Pharmacol.* 41 (6):615-617.

Bhardwaj, R.K., H. Glaeser, L. Becquemont, et al. 2002. Piperine, a major constituent of black pepper, inhibits human P-glycoprotein and CYP3A4. *J. Pharmacog. Exp. Ther.* 302 (2):645-650.

Han, Y., T.M. Chin Tan, and L.Y. Lim. 2008. In vitro and in vivo evaluation of the effects of piperine on P-gp function and expression. *Toxicol. Appl. Pharmacol.* 230 (3):283-289.

Jin, M.J., and H.K. Han. 2010. Effect of piperine, a major component of black pepper, on the intestinal absorption of fexofenadine and its implication on food-drug interaction. *J. Food Sci.* 75 (3):H93-6.

Kasibhatta, R., and M.U.R. Naidu. 2007. Influence of piperine on the pharmacokinetics of nevirapine under fasting conditions: A randomised, crossover, placebo-controlled study. *Drugs R&D* 8 (6):383-391.

Khajuria, A., N. Thusu, and U. Zutshi. 2002. Piperine modulates permeability characteristics of intestine by inducing alterations in membrane dynamics: Influence on brush border membrane fluidity, ultrastructure and enzyme kinetics. *Phytomed.* 9 (3):224-231.

Lambert, J.D., J. Hong, D.H. Kim, V.M. Mishin, and C.S. Yang. 2004. Piperine enhances the bioavailability of the tea polyphenol (-)-epigallocatechin-3-gallate in mice. *J. Nutr.* 134 (8):1948.

Pattanaik, S., D. Hota, S. Prabhakar, P. Kharbanda, and P. Pandhi. 2006. Effect of piperine on the steady-state pharmacokinetics of phenytoin in patients with epilepsy. *Phytother. Res.* 20 (8):683-686.

Pattanaik, S., D. Hota, S. Prabhakar, P. Kharbanda, and P. Pandhi. 2009. Pharmacokinetic interaction of single dose of piperine with steady-state carbamazepine in epilepsy patients. *Phytother. Res.* 23 (9):1281-1286.

Rahman, T., and M. Rahmatullah. 2010. Proposed structural basis of interaction of piperine and related compounds with monoamine oxidases. *Bioorg. Med. Chem. Lett.* 20 (2):537-540.

Shoba, G., D. Joy, T. Joseph, et al. 1998. Influence of piperine on the pharmacokinetics of curcumin in animals and human volunteers. *Planta Med.* 64:353-356.

Velpandian, T., R. Jasuja, R.K. Bhardwaj, J. Jaiswal, and S.K. Gupta. 2001. Piperine in food: Interference in the pharmacokinetics of phenytoin. *Eur. J. Drug Metab. Pharmacokinet.* 26 (4):241-247.

Zutshi, R.K., R. Singh, U. Zutshi, R.K. Johri, and C.K. Atal. 1985. Influence of piperine on rifampicin blood levels in patients of pulmonary tuberculosis. *J. Assoc. Physicians India* 33 (3):223-224.

付録 4：妊婦と授乳婦におけるメディカルハーブの安全性

Aviva Romm著

緒言

ハーブは，少なくとも古代エジプト時代にさかのぼる文献や資料で，出産の準備や授乳の促進のために，妊婦に使用されてきた（O'Dowd 2001）。メディカルハーブでは，例えば"つわり"の治療にはジンジャー（*Zingiber officinale*），子宮収縮薬としてラズベリーリーフ（*Rubus* spp.），風邪にはエキナセア（*Echinacea* spp.）など様々な理由で使用されており，現在も一般的に妊娠中に使用されている（Ernst 2002; Gibson et al. 2001; Hepner et al. 2002; Pinn and Pallett 2002）。研究では，妊娠中に使用されるこれらの共通のハーブの安全性が示唆された。2つの臨床試験では，分娩におけるラズベリーリーフの効果を評価しており，有害作用は示されなかった（Parsons et al. 1999; Simpson et al. 2001）。妊娠の様々な段階で使用した場合の観察研究では，エキナセアの有害な作用は示されなかった（Gallo et al. 2000）。また，多くの研究では，妊娠中の吐き気や嘔吐を軽減するためにジンジャー の根を評価しておいり，使用されたジンジャーの投与量（乾燥した根茎を1日1000～1500mg）での効果と安全性の両方が示された（Bryer 2005）。助産師や産科医のような現在の産科専門家が，特に分娩促進や他の問題に対して，妊娠中にハーブの使用を推奨しているという，無視できない根拠がある（Allaire et al. 2000; Chez and Jonas 1999; Hardy 2000; Hepner et al. 2002; Low Dog 2009; Pinn and Pallett 2002; Romm 2009b）。妊娠は，人間の発達期で最も繊細な時期であり，多くの物質が胎盤を通過するため，妊娠中のメディカルハーブの安全性について疑問が提起されている。

同じような安全上の疑問は，授乳中の母親に対するメディカルハーブの安全性についても提起されている。授乳中の母親が摂取するあらゆる物質の約1%が，母乳を通じて赤ちゃんに渡される。そこで，多くのハーブはおそらく安全であるが，我々はまた授乳中の母親が摂取するハーブ製品について，留意する必要がある。生後4週の新生児と12か月の乳児では肝臓や腎臓の機能にかなりの違いがあるように，子どもの月齢に対する考慮もされるべきである（Humphrey and McKenna 1997）。

ほとんどのハーブは，出産周期における安全性について評価が行われていない。また，この期間中の安全性を支持または論破するための少しの科学的根拠があるのみである。妊娠中の女性を対象とした実験へは倫理的な配慮があり，妊娠期間中のヒトへの大規模な臨床試験は厳しく制限されている（Hepner et al. 2002; Low Dog 2009; Romm 2009b）。この章では，妊娠中および授乳中のハーブの使用を取り巻く重要な問題のいくつかを明らかにし，本書で見出した妊娠および授乳期の安全性評価を考案する上での慎重なプロセスを説明する。

禁忌とされたハーブリストと植物の安全性分類

ハーブの文献は，妊娠および授乳中に禁忌とするハーブのリストに溢れかえっている。ほとんどのリストにおいて固有の制限があり，特に各ハーブがどのように・いつ・なぜ禁忌とされているかについての詳細は欠如している。ハーブは時々，妊娠中に広く禁忌であるが，実際には文脈上の禁忌のみである。例えば，いくつかのハーブは妊娠第1・2期には絶対的に禁忌とされているが，分娩中には適度に使用されている。また，たとえ禁忌であっても非常に限られた期間であれば，少量の使用は安全とされている。料理に使用するハーブは，多くの禁忌リストに表示されてはいるが，食品の調味料として少量摂取した時の胎児や母親には害がない。ゴールデンシール（*Hydrastis canadensis*）根のようなハーブは，危険性なしに使用することができると考えられるが，内用としての使用はさけるべきである。しかし，特にそのような区別はなく，リストにおいては禁忌となっており，安全性についての混乱につながる。特定の禁忌は普及力のある神話にようになってしまう。例えば，妊娠中のカモミール（*Matricaria recutita*）の使用に対する頻繁な禁忌は，それが堕胎薬として作用すると主張されたためである（McKenna et al. 2002)。カモミールはいかに科学的知見の誤用が，安全なハーブの不当な禁忌につながるか，という例を示している。1979年に行われた調査で，ビサボロールの濃縮エキスは，高用量で先天性欠損症を引き起こしたことが明らかとなった。低用量では先天性欠損症は見られなかったが，欠損を引き起こすのに必要な用量のビサボロールは，お茶として飲用する人の摂取可能な量よりもはるかに多かった。しかし，この1つの研究に基づいて，その後妊娠中のカモミールの摂取が不適切に禁忌にされ続けている（Low Dog 2004)。

最後に，ハーブは限られた知見や矛盾する知見に基づいて禁忌になっている可能性がある。例えば，伝統的な使用に基づく情報では，アシュワガンダ（*Withania somnifera*）は"堕　胎　薬"（Badhwar and Chopra 1946; Casey 1960; Chadha 1976）や"妊 娠 の 強 壮 剤"（Kapoor 1990; Tirtha 1998; Upton 2000）の両方として使用されていた。しかしながら，植物の部位，使用された用量や使用期間に関する詳細な情報はない。最近の動物研究では，妊娠中のアシュワガンダ使用には有害作用がないことが示された（Sharma et al. 1986)。問題が複雑化する点として，妊娠期間中の使用について，西洋のハーバリストでは禁忌にされている特定のハーブが，非西洋文化の伝統医療では，日常的に使われていることがある。例えば，トウキは，中国では妊娠中の女性のために，血液強壮薬の形で処方されており，流産予防のためとして正式な中国や日本の文献に記載されているが，いまだ西洋のハーバリストには妊娠中の使用には禁忌であると考えられている（Brinker 2001; Mills and Bone 2005)。

妊婦と授乳婦におけるハーブの安全性

妊娠中の多くの植物療法の安全性や有効性に関するヒトへの臨床試験は不足している。妊娠中のハーブの使用に関連するリスクに含まれるのは

- 間接的に胚や胎児に影響を与える母親への毒性
- 催奇形性，変異原性，または胎児毒性といった直接的な影響
- 堕胎作用
- 新生児への悪影響
- ハーブの安全性を考慮せずにハーブを使用することで，本来必要な現代医療の対応が遅れること（Mills and Bone 2005; Romm 2009b)

米国の市場における多くのハーブは概して，安全性についてはかなりの実績を積み上げているが，副作用についての症例報告は少ない（Hansten 2000)。否定的な結果としては，分娩時や分娩直近の女性によって使用されたハーブ製品のごく限られた数においてのみ報告されている（Beal 1998; Ernst 2002; Mabina et al. 1997; Romm 2009a)。明らかな有害事象が発生した場合，幅広い交絡因子のために，原因と結果の因果関係を確立することは困難であった（Ernst and Schmidt 2002)。有害事象は，一般的には，有害なハーブや，汚染されたあるいは不純物が混合したハーブの摂取，また，植物療法の不適切な使用または投与量に関連していた。しかしながら，ハーブによる被害の証拠がないということは，ハーブの安全性を証明するということと同義ではない。ハーブの有害作用のいくつかは，ハーブの使用を中止するまでは簡単に判断できず，また累積使用によって発生する可能性もある。

そこで，安全性の科学的な証拠がない場合には，妊娠中は，治療上の理由のために使用されるハーブは避けるべきであると考える研究者もいる（Ernst 2002)。しかしながら，ハーバリスト，ナチュロパシー医，助産師を含む多くの専門家は，歴史的なデータや観測的な証拠に基づき，妊娠中に推奨される多くの医薬品もまた未知のリスクを伴っていることにより，ハーブを使用し続けている（Low Dog 2004; Romm 2009b)。

かなり慎重に検討した後，本書の編者は以下のように判断した。妊娠の安全性評価に基づく最も理にかなった基準は，最良の利用可能な根拠の組み合わせであり，下記に示す。

- 医学/科学的文献における臨床的根拠
- 動物および*in vitro*研究
- 症例報告
- ハーブの既知および疑わしい作用機序
- 使用される可能性が最も高い剤形でのハーブの安全性とバイオアベイラビリティ（すなわち，粉末，茶，チンキ，標準化エキスなど）
- 典型的なハーブの摂取用量および使用期間
- 安全性/リスクの臨床的（経験的，観察的）コンセンサス
- 化学成分のプロファイル

- 催奇形性	- 変異原性
- 毒性	- 抽出率
-バイオアベイラビリティ	

- 古くからの用例や伝統的用法は，書物や伝承に由来していることもある。

特定のハーブや薬に関して，妊娠期間中の使用における

絶対的な安全性を判定できる正式な研究結果はない。妊娠や授乳期間中の使用に関しては，少しのデータや臨床経験がある植物も多くある。編者としては，妊娠や授乳期間中の使用に関する正式なデータや臨床経験の欠如自体が，妊娠や授乳期間中の植物使用を禁忌とするには正当ではないという意見である。重要な歴史的なデータも科学的データもない場合には，編者は最も適切な決定を行うことが可能なデータを総合的に見ることで，それらの最善の判断を行った。しかしながら，消費者および医療従事者ともに，植物の分類に関わらず，妊娠および授乳期間中のハーブの摂取には注意をする必要がある。このことは，安全性の伝統的あるいは科学的根拠が不十分なため，ハーブに関しては特に注意が必要である。妊娠・授乳期間の使用に関するハーブについては，以下の注釈において，妊娠や授乳期間中に関して特に相対的なデータが不足していることを強調するだけではなく，いくつかの安全上の問題が存在することを示唆するデータ不足も含んでいる。

科学的または伝統的文献において，妊娠中および授乳中における本ハーブの安全性は不明である。本書では，妊娠中や授乳期間での使用に関する問題は確認されなかったが，最終的な安全性は確立されていない。

植物療法は，母乳量の増加から，多くの産後や一般的な状態に対する手当に至るまで，様々な授乳期間中の問題に対して使用されている。授乳中にハーブを使用する場合のリスクは，妊娠中に使用するより重要性が少なく，母乳を通してほんの少量しか植物成分を子供が摂取しないため，先天性欠損症や流産活性のリスクは問題とならなかった（Humphrey 2009）。しかしながら，母乳中におけるハーブ由来の化学成分の定量は，ほとんどのハーブで測定されていないため，いくつかの要因にとっては依然注意が必要である。妊娠と同様に，毒性が知られているハーブは，神経系や内分泌系のような，生体システムの発達上に影響を与える可能性があるため，避ける方が賢明である。本書の編者は，妊娠や授乳期間中のハーブの安全性の分類を割り当てる際に，これらの点を考慮している。

通経薬，子宮収縮薬，堕胎薬および分娩調整薬

これらのカテゴリーに関する文献の多くは，現代のハーバリストの経験だけではなく，Felter とLloydの*King's American Dispensatory*（Felter and Lloyd 1898）のような19世紀後半の文献から由来している。

歴史的に，近代においては，通経薬という言葉は，月経をもたらすことを意図して使用された植物や成分を指していた（Santow 2001）。このため，これらのハーブの多くは，妊娠中には禁忌とされている。これらのハーブは，疑いなく堕胎薬として使用されたが，いくつかは，貧血や栄養失調または重度のストレスのために月経が止まった可能性の女性に対し，滋養強壮のために使用されており，非常に妥当である。これらを，通経薬と呼ぶべきか否かについて，かなりの意見の相違をもたらした。妊娠中に危険と考えられているものは，ルー（*Ruta graveolens*），スコッチブルーム（*Cytisus scoparius*），タンジー（*Tanacetum vulgare*），ツーヤ（*Thuja occidentalis*），ワームウッド（*Artemisia absinthium*），ヨーロピアンペニーロイヤル（*Mentha pulegium*）など。

子宮刺激薬は分娩を誘発，あるいは月経をもたらすと考えられているが，子宮強壮薬は，それらが子宮筋肉の増強や状態を改善するという確信により，歴史的に使用されている。これらは相方ともに現代のハーブ療法において重要なカテゴリーであるが，作用，有効用量，また安全性に関して，理解や研究がほとんどされていない。トウキ（*Angelica sinensis*）のようなハーブは，いくつかの情報源によって，通経薬となると考えられているだけではなく，子宮弛緩および子宮刺激作用の両方を持つと思われている。そして，中国や日本では，流産の予防のために，ハーブの形式で使用されている（Chen and Chen 2004; Liang 2004; Upton 2003; Zhu 1998）。明らかに，これはより多くの研究を必要とする領域である。意図的に，分娩を誘発させるために使用されるハーブは，通常は助産師のような経験豊富で資格のある専門家の直接的な監督下で使用されるべきである。

堕胎薬は，流産を促進するか，中絶を誘発するために使用するハーブである。これらのハーブは，中絶を誘導するためにどの程度効果的かは不明であるが，流産するための必要量は，腎臓や肝臓への損傷も生じ，母親の健康への重大なリスクをもたらす可能性が十分にあり，かつ，中絶が成功しない可能性がある。しかし，これらのハーブの胎児へのリスクは不明であるため，中絶を試みて失敗した場合は，病院での中絶を忠告されるだろう。堕胎薬は，妊娠中には完全に避けられるべきであり，意図的な妊娠中絶としてのハーブによる中絶は推奨される方法ではない（付録2の堕胎薬を参照）。

分娩調節薬は，一般的に出産までの最終の数週間に摂取され，歴史的には，タイミングの良い出産を促進するために使用されてきた。一般的にブルーコホシュ（*Caulophyllum thalictroides*）は，この目的のために最もよく使用されている。有害事象の症例報告では，ブルーコホシュ

（*Caulophyllum thalictroides*の項参照）に含まれる異なる化合物の活性から，分娩調整薬としては避けるべきであり，分娩を誘発または増強するための短期的な使用に限定し，そして資格のある専門家の適切な指導と監督下でのみの使用に限定すべきである（Jones and Lawson 1998; Wright 1999）。

催奇形物質と突然変異原

催奇形物質は，胎児の形成異常や先天性欠損症を引き起こす物質である。ハーブが催奇形性物質として作用する可能性については，非常に限られた情報しかない。主に動物研究，草食動物での催奇形性の観察，疑いのある有害なハーブ製品のヒトへの摂取から由来している。主な評価方法は，医薬品安全性監視プログラム（有害事象のための薬やサプリメントの監視）または，毒性スクリーニングである。

変異物質は，細胞内の遺伝子変異を引き起こす物質である。変異原性の可能性は，一般には*in vitro*で研究され，続いて動物研究によって行われる。これらの研究では，ハーブ全体というよりもむしろ，単離された化合物を中心に研究されている。*in vitro* の研究は便利ではあるが，一般にヒトへの使用に推定できることは非常に限られている。ハーブでの変異原性の結果は，自ずと妊娠中の使用への禁忌とはならない。潜在的な変異原性の化合物を含むバジル（*Ocimum basilicum*），ブラックペッパー（*Piper nigrum*），コーヒー（*Coffea arabica*），トマト（*Solanum lycopersicum*）やジャガイモのように，一般的に摂取される植物は多くある（ACHS 1996）。しかしながら，妊娠中のこれらの植物の摂取は，通常の食生活で摂取する場合には禁忌とされておらず，食品やハーブに含まれる化合物は，胎盤を通過したり，臨床的に重大な量が胎児に届くことを意味するものではない。

フィトエストロゲン

植物性エストロゲンは，豆やその他の豆科植物（特に大豆食品）や緑黄色野菜のような一般的な食品に含まれる，多数の植物に見られる植物エストロゲンの弱い形である（Franke et al. 1994; Kuiper et al.1998）。豆腐や他の大豆製品を多く含むいくつかのアジアの伝統的な料理は，特に植物エストロゲンが高いが，他の人口集団と比較して，胎児や新生児の異常についての問題は観察されていない。それにもかかわらず，妊娠中の濃縮用量の植物エストロゲン（すなわち，単離した大豆イソフラボン）の摂取は，非ステロイド性エストロゲンの合成化合物であるジエチルスチルベストロール（DES）で生じたように，特に女性の胚形成において，胚または胎児の発達に異常なホルモンの影響を及ぼす可能性がある。植物源で発見された量は，DES（Kuiper et al.1998）と比較できないほどごくわずかではあるが，女性は，妊娠期間中に，大豆イソフラボンを摂取する際は濃縮した植物エストロゲン製品で補完しないことを勧める。さらに，ホップ，アルファルファ，レッドクローバーを含む，内分泌系に作用またはエストロゲン活性が知られる，あるいは疑われるハーブは，長期間の使用や妊娠中の大量摂取は避けるのが好ましい。

神経系興奮薬または抑制薬

エフェドラ（*Ephedra sinica*），ガラナ（*Paullinia cupana*），コーヒー（*Coffea arabica*），グリーンティーまたはブラックティー（*Camellia sinensis*）のような興奮薬を含む，神経系に強い影響を与えるハーブは，妊婦や胎児の神経系の発達に有害作用を与える可能性がある。カフェインは，妊娠中には1日300mg以下（約コーヒー3杯）に制限するか避けるべきである（ADA 2008）。強力な抗不安作用と鎮静作用があるハーブのカバ（*Piper methysticum*）は，肝毒性の多くの症例に関連している（Teschke et al. 2008）。因果関係は不明であるが，カバと肝毒性との関連が完全に解明されるまでは，妊娠および授乳中のカバの摂取はさけるべきである。

要約

女性は，妊娠・出産そして授乳中に起こる一般的な不定愁訴，不安の緩和のために，ハーブを摂取するかもしれない。 ハーブの力は尊重されるべきであり，そのため，妊娠期間中には慎重に使用する必要がある。しかしながら，多くのハーブが，非常に限られた調査結果や，誤った，または不完全な報告書をもとに，現代のハーブの文献上で禁忌にされている。消費者，生産者，専門家は，妊娠や授乳中のメディカルハーブの使用が安全となるように教育される必要がある。母親と赤ちゃんの両方のためにハーブが安全で効果的に使用されるためにはさらなる研究が行われる必要があるだけではなく，妊娠期間中に一般的に使用される医薬品やハーブにおける相対的な安全性評価が行われるべきである。本書の編者は，医療従事者や生産者，そして消費者が，妊娠や授乳期間中に避けられるべきハーブから，一般的に安全と考えられるハーブを区別しやすくするために，安全性ランクを提供することで複雑な問題に光を当てるための最善の努力を行った。

参考文献

ACHS. 1996. Does nature know best? Natural carcinogens and anticarcinogens in America's food. New York: American Council on Science and Health.

Ács, N., F. Bánhidy, E.H. Puhó, and A.E. Czeizel. 2009. Senna treatment in pregnant women and congenital abnormalities in their offspring: A population-based case-control study. *Repro. Toxicol.* 28 (1):100-104.

ADA. 2008. Position of the American Dietetic Association: Nutrition and lifestyle for a healthy pregnancy outcome. *J. Am. Diet. Assoc.* 108:553-561.

Allaire, A.D., M.K. Moos, and S.R. Wells. 2000. Complementary and alternative medicine in pregnancy: A survey of North Carolina certified nurse-midwives. *Obstet. Gynecol.* 95 (1):19-23.

Badhwar, R.L., and I.C. Chopra. 1946. Reputed abortifacient plants of India. *Ind. J. Agric. Sci.* 16:342-355.

Beal, M.W. 1998. Women's use of complementary and alternative therapies in reproductive health care. *J. Nurse-Midwifery* 43 (3):224-234.

Brinker, F. 2001. *Herb contraindications and drug interactions*. 3rd ed. Sandy, OR: Eclectic Medical Publications.

Bryer, E. 2005. A literature review of the effectiveness of ginger in alleviating mild-to-moderate nausea and vomiting of pregnancy. *J. Midwifery Womens Health* 50 (1):e1-3.

Casey, R. 1960. Alleged antifertility plants of India. *Indian J. Med. Res.* 14:590-600.

Chadha, Y. 1976. *The wealth of India; a dictionary of Indian raw materials and industrial products*. New Delhi: Council of Scientific and Industrial Research.

Chen, J.K., and T.T. Chen. 2004. *Chinese medical herbology and pharmacology*. City of Industry, CA: Art of Medicine Press.

Chen, Z., and J.R. Huo. 2010. Hepatic veno-occlusive disease associated with toxicity of pyrrolizidine alkaloids in herbal preparations. *Neth. J. Med.* 68 (6):252-260.

Chez, R.A., and W.B. Jonas. 1999. Complementary and alternative medicine. Part I: Clinical studies in obstetrics. *Obstet. Gynecol. Survey* 54 (11):118-122.

Ernst, E. 2002 Herbal medicinal products during pregnancy: Are they safe? *B.J.O.G.* 109 (3):227-235.

Ernst, E., and K. Schmidt. 2002. Health risks over the internet: Advice offered by "medical herbalists" to a pregnant woman. *Wien. Med. Wschr.* 152 (78):190-192.

Felter, H.W., and J.U. Lloyd. 1898. *King's American dispensatory*. Cincinnati: Ohio Valley Co.

Franke, A.A., L.J. Custer, C.M. Cerna, and K.K. Narala. 1994. Quantitation of phytoestrogens in legumes by HPLC. *J. Agric. Food Chem.* 42 (9):1905-1913.

Gallo, M., M. Sarkar, W. Au, et al. 2000. Pregnancy outcome following gestational exposure to echinacea: A prospective controlled study. *Arch. Int. Med.* 160 (20):3141-3143.

Gibson, P.S., R. Powrie, and J. Star. 2001. Herbal and alternative medicine use during pregnancy: A cross-sectional survey. *Obstet. Gynecol.* 97 (4):S44-S45.

Hansten, P. 2000. Managing drug interactions with herbal products. A.S.H.P. Midyear Clinical Meeting. 35:102.

Hardy, M.L. 2000. Herbs of special interest to women. *J. Am. Pharm. Assoc.* 40 (2):234-239.

Hepner, D.L., M. Harnett, S. Segal, et al. 2002. Herbal medicine use in parturients. *Anesth. Analg.* 94 (3):690.

Humphrey, S. 2009. A comprehensive review of safety considerations and breastfeeding concerns for the mother-infant dyad. In Romm, A., *Botanical medicines for women's health*. St. Louis: Churchill Livingstone Elsevier.

Humphrey, S.I., and D.J. McKenna. 1997. Herbs and breastfeeding. *Breastfeed. Abstr.* 17 (2):11-12.

Jones, T.K., and B.M. Lawson. 1998. Profound neonatal congestive heart failure caused by maternal consumption of blue cohosh herbal medication. *J. Pediatr.* 132 (3):550-552.

Kapoor, L. 1990. *CRC handbook of Ayurvedic medicinal plants*. Boca Raton, FL: CRC Press.

Kuiper, G.G.J.M., J.G. Lemmen, B.O. Carlsson, et al. 1998. Interaction of estrogenic chemicals and phytoestrogens with estrogen receptor β. *Endocrinol.* 139 (10):4252-4263.

Liang, L. 2004. *Acupuncture & IVF*. Boulder, CO: Blue Poppy Enterprises.

Low Dog, T. 2004. *Women's health in complementary and integrative medicine: A clinical guide*. St Louis: Elsevier.

Low Dog, T. 2009. The use of botanicals during pregnancy and lactation. *Altern. Ther. Health. Med.* 15 (1):54-58.

Mabina, M.H., S.B. Pitsoe, and J. Moodley. 1997. The effect of traditional herbal medicines on pregnancy outcome. *S.A.J.M.* 87 (8):1008-1010.

McKenna, D., K. Jones, K. Hughes, and S. Humphrey. 2002. *Botanical medicines: The desk reference for major herbal supplements*. New York: Haworth Press.

Mills, S., and K. Bone. 2005. *The essential guide to herbal safety*. St Louis: Elsevier.

O'Dowd, M. 2001. *The history of medications for women: Materia medica woman*. New York: Parthenon Publishing Group.

Parsons, M., M. Simpson, and T. Ponton. 1999. Raspberry leaf and its effect on labour: Safety and efficacy. *Austral. Coll. Midwives J.* 12 (3):20-25.

Pinn, G., and L. Pallett. 2002. Herbal medicine in pregnancy. *Comp. Ther. Nurs. Midwif.* 8 (2):77-80.

Romm, A. 2009a. Blue cohosh: History, science, safety, and midwife prescribing of a potentially fetotoxic herb. New Haven: Yale University School of Medicine.

Romm, A. 2009b. *Botanical medicines for women's health*. St Louis: Elsevier.

Santow, G. 2001. Emmenagogues and abortifacients in the twentieth century: An issue of ambiguity. In *Regulating menstruation: Beliefs, practices, interpretations*. In Van de Walle, É. and E.P. Renne. Chicago: University of Chicago Press.

Sharma, S.S., S. Dahanukar, and S. Karandikar. 1986. Effects of long-term administration of the roots of ashwagandha (*Withania somnifera*) and shatavari (*Asparagus racemosus*) in rats. *Indian Drugs* 23:133-139.

Simpson, M., M. Parsons, J. Greenwood, and K. Wade. 2001. Raspberry leaf in pregnancy: Its safety and efficacy in labor. *J. Midwif. Womens Health* 46 (2):51-59.

Teschke, R., A. Schwarzenboeck, and K.H. Hennermann. 2008. Kava hepatotoxicity: A clinical survey and critical analysis of 26 suspected cases. *Eur. J. Gastroenterol. Hepatol.* 20 (12):1182-1193.

Tirtha, S. 1998. *The Ayurveda encyclopedia*. Bayville, NY: Ayurvedic Holistic Center.

Upton, R. 2000. *Ashwagandha root:* Withania somnifera*: Analytical, quality control, and therapeutic monograph*. Santa Cruz, CA: American Herbal Pharmacopoeia.

Upton, R. 2003. *Dang gui root:* Angelica sinensis *(Oliv.) Diels: Standards of analysis, quality control, and therapeutics*. Scotts Valley, CA: American Herbal Pharmacopoeia.

Wright, I.M. 1999. Neonatal effects of maternal consumption of blue cohosh. *J. Pediatr.* 134 (3):384-385.

Zhu, Y. P. 1998. *Chinese materia medica: Chemistry, pharmacology and applications.* Amsterdam: Harwood Academic Publishers.

付録 5：メディカルハーブ　クラス分類リスト

本書の主なセクションにおいて，安全性クラス2a，2b，2c，3，あるいは相互作用クラスのB，Cに分類されたすべての植物のリストを以下に示す。記載中のハーブの使用に関し，特に資格のある専門家による指示がない限り，これらの安全性クラス（このリストにはないクラス2dも同様に）の記載した使用制限が適用されることに注意すべきである。

ここに列記するリストは，本書中に個々のハーブの項で示された分類の集大成として提示している。これらの分類の中のそれぞれについては，いくつかの例外のケースを含む追加情報が，具体的な各ハーブの項で確認できる。

安全性クラス2A：外用のみ

- *Alkanna tinctoria*　根
- *Borago officinalis*　全草
- *Eutrochium fistulosum*　全草，根茎，根
- *Eutrochium maculatum*　全草，根茎，根
- *Eutrochium purpureum*　全草，根茎，根
- *Lawsonia inermis*　葉
- *Mentha pulegium*　全草精油
- *Symphytum asperum*　葉，根
- *Symphytum officinale*　葉，根
- *Symphytum uplandicum*　葉，根

安全性クラス2B：妊娠中に使用しない

- *Achyranthes bidentate*　根
- *Actaea racemosa*　根茎
- *Adiantum capillus-veneris*　全草
- *Adiantum pedatum*　全草
- *Agathosma betulina*　葉
- *Agathosma crenulata*　葉
- *Agathosma serratifolia*　葉
- *Albizia julibrissin*　樹皮
- *Alkanna tinctoria*　根
- *Aloe ferox*　ラテックス
- *Aloe perryi*　ラテックス
- *Aloe vera*　ラテックス
- *Andrographis paniculata*　全草
- *Angelica archangelica*　果実，根
- *Angelica atropurpurea*　果実，根
- *Anthriscus cerefolium*　全草
- *Apium graveolens*　果実
- *Aralia racemosa*　根茎
- *Artemisia abrotanum*　全草
- *Artemisia absinthium*　全草
- *Artemisia annua*　地上部
- *Artemisia douglasiana*　全草
- *Artemisia lactiflora*　全草
- *Artemisia vulgaris*　全草
- *Asclepias asperula*　根
- *Asclepias tuberosa*　根
- *Baptisia tinctoria*　根
- *Berberis vulgaris*　根，根皮
- *Boswellia sacra*　ゴム樹脂
- *Boswellia serrata*　ゴム樹脂
- *Capsella bursa-pastoris*　全草
- *Carica papaya*　葉
- *Carthamus tinctorius*　花
- *Catharanthus roseus*　全草
- *Caulophyllum thalictroides*　根
- *Chamaemelum nobile*　花
- *Changium smyrnioides*　根
- *Chelidonium majus*　全草
- *Chrysopogon zizanioides*　根
- *Cinchona calisaya*　樹皮
- *Cinchona officinalis*　樹皮
- *Cinchona pubescens*　樹皮
- *Cinnamomum aromaticum*　樹皮
- *Cinnamomum camphora*　木の蒸留物
- *Cinnamomum verum*　樹皮
- *Coix lacryma-jobi*　種子
- *Commiphora madagascariensis*　ゴム樹脂
- *Commiphora molmol*　ゴム樹脂
- *Commiphora myrrha*　ゴム樹脂
- *Commiphora wightii*　ゴム樹脂

- *Coptis chinensis*　根茎
- *Coptis trifolia*　根茎
- *Corydalis yanhusuo*　塊茎
- *Crocus sativus*　柱頭
- *Cullen corylifolium*　種子
- *Curculigo orchioides*　根茎
- *Curcuma zedoaria*　根茎
- *Cyathula officinalis*　根
- *Daemonorops draco*　樹脂
- *Daucus carota ssp. carota*　種子
- *Equisetum hyemale*　地上部
- *Eschscholzia californica*　花をつける時期の全草
- *Eucalyptus globulus*　精油
- *Euonymus atropurpureus*　根，樹皮
- *Eutrochium fistulosum*　全草，根茎，根
- *Eutrochium maculatum*　全草，根茎，根
- *Eutrochium purpureum*　全草，根茎，根
- *Ferula assa-foetida*　オレオガム樹脂
- *Ferula foetida*　オレオガム樹脂
- *Fouquieria splendens*　茎
- *Frangula alnus*　樹皮
- *Frangula purshiana*　樹皮
- *Fraxinus americana*　樹皮
- *Genista tinctoria*　花，全草
- *Glycyrrhiza echinata*　根茎，根
- *Glycyrrhiza glabra*　根茎，根
- *Glycyrrhiza uralensis* 根茎，根
- *Gossypium herbaceum*　根皮
- *Gossypium hirsutum*　根皮
- *Hedeoma pulegioides*　全草
- *Hepatica nobilis* var. *obtusa*　全草
- *Hydrastis canadensis*　根茎，根
- *Hyssopus officinalis*　全草
- *Iris versicolor*　根茎，根
- *Iris virginica*　根茎，根
- *Juniperus communis*　果実
- *Juniperus monosperma*　果実
- *Juniperus osteosperma*　果実
- *Juniperus oxycedrus*　果実
- *Juniperus virginiana*　液果，葉
- *Larrea tridentata*　葉
- *Leonurus cardiaca*　全草
- *Leonurus japonicus*　地上部，全草
- *Leonurus sibiricus*　地上部，全草
- *Ligusticum porteri*　根茎
- *Ligusticum sinense'Chuanxiong'*　根茎
- *Ligusticum wallichii*　根茎
- *Lobelia inflata*　全草
- *Lobelia siphilitica*　全草
- *Lomatium dissectum*　根
- *Lycopus americanus*　全草
- *Lycopus europaeus*　全草
- *Lycopus virginicus*　全草
- *Magnolia biondii*　花蕾
- *Magnolia denudata*　花蕾
- *Magnolia officinalis*　樹皮，根皮
- *Magnolia sprengeri*　花蕾
- *Magnolia virginiana*　樹皮
- *Marrubium vulgare*　全草
- *Mentha piperita*　精油
- *Mentha pulegium*　精油
- *Mentha pulegium*　全草
- *Monarda clinopodia*　全草
- *Monarda didyma*　全草
- *Monarda fistulosa*　全草
- *Monarda pectinata*　全草
- *Monarda punctata*　全草
- *Morinda citrifolia*　果実
- *Mucuna pruriens*　根，種子
- *Myristica fragrans*　仮種皮，種子
- *Nardostachys jatamansi*　根茎，根
- *Ocimum basilicum*　葉
- *Ocimum gratissimum*　地上部
- *Paeonia suffruticosa*　根，樹皮
- *Pausinystalia johimbe*　樹皮
- *Phyllanthus amarus*　地上部，植物全体
- *Phyllanthus fraternus*　地上部，植物全体
- *Phyllanthus niruri*　地上部，植物全体
- *Picrasma excelsa*　樹皮，根，材
- *Piper longum*　果実
- *Piper methysticum*　根茎，根
- *Polygala senega*　根
- *Polygala sibirica*　根
- *Polygala tenuifolia*　根
- *Portulaca oleracea*　地上部
- *Punica granatum*　果皮
- *Quassia amara*　樹皮，根，材
- *Rhamnus cathartica*　果実
- *Rheum officinale*　根茎，根
- *Rheum palmatum*　根茎，根
- *Rheum palmatum* var. *tanguticum*　根茎，根
- *Ricinus communis*　種子油
- *Ruta graveolens*　全草
- *Salvia miltiorrhiza*　根

- *Salvia officinalis*　葉
- *Sanguinaria canadensis*　根茎，根
- *Sassafras albidum*　根
- *Spigelia marilandica*　根
- *Symphytum asperum*　葉，根
- *Symphytum officinale*　葉，根
- *Symphytum uplandicum*　葉，根
- *Tanacetum parthenium*　全草
- *Tanacetum vulgare*　全草
- *Taxus brevifolia*　針葉
- *Terminalia arjuna*　樹皮
- *Thuja occidentalis*　葉
- *Thymus vulgaris*　全草
- *Tribulus terrestris*　地上部
- *Tribulus terrestris*　果実
- *Trigonella foenum-graecum*　種子
- *Trillium erectum*　根
- *Tussilago farfara*　蕾
- *Tussilago farfara*　葉
- *Uncaria tomentosa*　根皮，茎皮
- *Verbena hastata*　全草
- *Verbena officinalis* ssp. *officinalis*　全草
- *Viscum album*　全草
- *Withania somnifera*　根
- *Zanthoxylum americanum*　樹皮
- *Zanthoxylum bungeanum*　果皮
- *Zanthoxylum clava-herculis*　樹皮
- *Zanthoxylum schinifolium*　果皮
- *Zanthoxylum simulans*　果皮
- *Ziziphus jujuba var. spinosa*　種子

安全性クラス2C：授乳中に使用しない

- *Alkanna tinctoria*　根
- *Aloe ferox*　ラテックス
- *Aloe perryi*　ラテックス
- *Aloe vera*　ラテックス
- *Artemisia absinthium*　全草
- *Chelidonium majus*　全草
- *Euonymus atropurpureus*　根皮
- *Eutrochium fistulosum*　全草，根茎，根
- *Eutrochium maculatum*　全草，根茎，根
- *Eutrochium purpureum*　全草，根茎，根
- *Frangula alnus*　樹皮
- *Frangula purshiana*　樹皮
- *Hedeoma pulegioides*　全草
- *Lycopus americanus*　全草
- *Lycopus europaeus*　全草
- *Lycopus virginicus*　全草
- *Mentha pulegium*　精油
- *Mentha pulegium*　全草
- *Pausinystalia johimbe*　樹皮
- *Piper methysticum*　根茎，根
- *Rhamnus cathartica*　果実
- *Rheum officinale*　根茎，根
- *Rheum palmatum*　根茎，根
- *Rheum palmatum* var. *tanguticum*　根茎，根
- *Symphytum asperum*　葉，根
- *Symphytum officinale*　葉，根
- *Symphytum uplandicum*　葉，根
- *Tanacetum vulgare*　全草
- *Thuja occidentalis*　葉
- *Tussilago farfara*　蕾
- *Tussilago farfara*　葉

安全性クラス 3：資格のある専門家監督下でのみ使用

- *Aconitum carmichaelii*　加工した根
- *Acorus calamus*　根茎
- *Acorus gramineus*　根茎
- *Apocynum androsaemifolium*　根
- *Apocynum cannabinum*　根
- *Arisaema amurense*　加工した根茎
- *Arisaema erubescens*　加工した根茎
- *Arisaema heterophyllum*　加工した根茎
- *Arnica latifolia*　根，根茎，植物全体
- *Arnica montana*　根，根茎，植物全体
- *Atropa belladonna*　葉
- *Buxus sempervirens*　葉
- *Cephaelis ipecacuanha*　根茎
- *Convallaria majalis*　植物全体
- *Cytisus scoparius*　花付きの頭部
- *Digitalis purpurea*　葉
- *Digitalis lanata*　葉
- *Dryopteris filix-mas*　根茎
- *Ipomoea purga*　根
- *Melia azedarach*　樹皮，果実，根皮

- *Phoradendron leucarpum*　全草
- *Phytolacca americana*　根
- *Pilocarpus jaborandi*　葉
- *Pilocarpus microphyllus*　葉
- *Pilocarpus pennatifolius*　葉
- *Pinellia ternata prepared*　根茎
- *Podophyllum hexandrum*　根茎，根
- *Podophyllum peltatum*　根
- *Prunus armeniaca*　種子
- *Prunus persica*　葉，種子，小枝
- *Reynoutria multiflora*　未加工の塊根
- *Stillingia sylvatica*　根
- *Veratrum viride*　根

相互作用クラス B：臨床的に関連する相互作用が起こりうることが生物学的に妥当であるハーブ

- *Apocynum androsaemifolium*　根
- *Apocynum cannabinum*　根
- *Astragalus mongholicus*　根
- *Carthamus tinctorius*　花
- *Commiphora wightii*　ゴム樹脂
- *Convallaria majalis*　植物全体
- *Cytisus scoparius*　花付きの頭部
- *Ginkgo biloba*　葉
- *Glycyrrhiza echinata*　根茎，根
- *Glycyrrhiza glabra*　根茎，根
- *Glycyrrhiza uralensis*　根茎，根
- *Lycopus americanus*　全草
- *Lycopus europaeus*　全草
- *Lycopus virginicus*　全草
- *Panax quinquefolius*　根
- *Pausinystalia johimbe*　樹皮
- *Pilocarpus jaborandi*　葉
- *Pilocarpus microphyllus*　葉
- *Pilocarpus pennatifolius*　葉
- *Piper longum*　果実
- *Piper methysticum*　根茎，根
- *Piper nigrum*　果実
- *Scutellaria baicalensis*　根
- *Selenicereus grandiflorus*　花，茎
- *Tetradium ruticarpum unripe*　果実
- *Valeriana edulis* ssp. *procera*　根茎，根
- *Valeriana jatamansi*　根茎，根
- *Valeriana officinalis*　根茎，根
- *Valeriana sitchensis*　根茎，根
- *Zingiber officinale*　根茎

安全性クラス C：臨床的に関連する相互作用が起こることが知られているハーブ

- *Angelica sinensis*　根
- *Atropa belladonna*　葉
- *Camellia sinensis*　葉，茎
- *Citrus × aurantium*　果実
- *Coffea arabica roasted*　種子仁
- *Cola acuminata*　種子
- *Cola nitida*　種子
- *Digitalis purpurea*　葉
- *Digitalis lanata*　葉
- *Hypericum perforatum*　花付きの頭部，全草
- *Ilex paraguariensis*　葉
- *Paullinia cupana*　種子
- *Salvia miltiorrhiza*　根
- *Schisandra chinensis*　果実
- *Schisandra sphenanthera*　果実

学名　索引

A

B

C

D

E

F

G

H

I

J

K

Q

R

S

T

英名・別名　索引

A

B

D

H

I

J

K・L

M

N・O

P

Q・R

S

T

U・V

W

Y・Z

一般名・和名　索引

ア　行

カ　行

サ　行

タ　行

ナ　行

ハ　行

マ　行

ヤ　行

ラ　行

ワ　行

AHPA（AMERICAN HERBAL PRODUCTS ASSOCIATION 米国ハーブ製品協会）
健康とクオリティオブライフの向上のために，ハーブ製品の流通において責任ある販売の促進を目的とする米国の団体。

〈日本語版監修〉**小池 一男**（こいけ かずお）
薬剤師。東邦大学薬学部生薬学教室・薬用植物園教授　薬学博士（東京大学）。
1955年群馬県生まれ。東邦大学薬学部卒業。
自然からの贈り物である薬用植物の育成と機能の解明について研究を行っている。

〈日本語版監訳〉**林 真一郎**（はやし しんいちろう）
薬剤師，臨床検査技師。グリーンフラスコ㈱代表。東邦大学薬学部客員講師，日本赤十字看護大学大学院および静岡県立大学大学院非常勤講師。特定非営利活動法人日本メディカルハーブ協会 副理事長。
1959年東京生まれ。東邦大学薬学部薬学科卒業。
医師，薬剤師などと情報交換しながら統合医療における植物療法の普及に取り組む。

渡辺 肇子（わたなべ はつこ）
薬剤師。オフィス パナケイア代表。特定非営利活動法人日本メディカルハーブ協会 理事。
1968年東京生まれ。北里大学薬学部製薬学科卒業。
外資系製薬会社を経て現在に至る。植物療法の分野における臨床，研究，教育の三本柱を基本構造としながら，統合医療の発展を目指して活動中。

〈翻訳〉**今　知美**（こん ともみ）
MPH，保健師，JAMHA認定ハーバルプラクティショナー，メディカルヘルスコーチ。グリーンフラスコ研究所所属。
1974年北海道生まれ。La Trobe大学公衆衛生学修士課程卒業。
行政保健師を経てオーストラリアに留学。帰国後，介護施設で看護師として従事し，グリーンフラスコ㈱入社。健康増進・疾病予防，介護やケアラーケアの分野において，公衆衛生学の視点を取り入れたIntegrated healthの普及に取り組む。

メディカルハーブ安全性ハンドブック 第2版

2016年３月15日初版印刷
2016年３月25日初版発行

編　著	AHPA（米国ハーブ製品協会） ゾーイ・ガードナー マイケル・マクガフィン
日本語版監修	小池 一男
日本語版監訳	林 真一郎　　渡辺 肇子
翻　訳	今 知美
発行者	大橋 信夫
DTP	㈱明昌堂
印刷・製本	中央精版印刷㈱
発行所	㈱東京堂出版 http://www.tokyodoshuppan.com/ 〒101-0051　東京都千代田区神田神保町1-17 Tel 03-3233-3741　　振替00130-7-270

ISBN 978-4-490-20935-8
C3047

安全性・相互作用 クラス

メディカルハーブ安全性ハンドブック 第２版では、掲載するハーブについて、安全性クラス(１つもしくは複数)と相互作用クラスにクラス分類をしている。クラスの定義は以下に示す。クラス分類についての詳しい情報、各特定クラスに含める基準と考慮事項は本書緒言を参照のこと。

安全性クラス

Class 1. 適切に使用する場合、安全に摂取することができるハーブ

Class 2. 記載された植物含有成分の使用に関する資格のある専門家による特別な指示がない限り、以下の使用制限が適用されるハーブ

- **2a:** 外用のみ
- **2b:** 妊娠中に使用しない
- **2c:** 授乳中に使用しない
- **2d:** 注釈にあるような他の特定の使用制限がある

Class 3. 資格のある専門家監督下でのみ使用することができるハーブ。クラス3のハーブには、特定のラベル表示が推奨されている (xxii頁　参照) 。

相互作用クラス

Class A. 臨床的に関連のある相互作用が予測されないハーブ

Class B. 臨床的に関連する相互作用が起こりうることが生物学的に妥当であるハーブ

Class C. 臨床的に関連する相互作用が起こることが知られているハーブ